Patologia do Trabalho

O Essencial, o Novo e a Prática

4ª edição

Patologia do Trabalho

O Essencial, o Novo e a Prática

4ª edição

Organizador Editorial

René Mendes

Organizadores Editoriais Associados

Álvaro Roberto Crespo Merlo
Ildeberto Muniz de Almeida
João Silvestre Silva-Junior
Marcia Bandini

Atheneu

Rio de Janeiro • São Paulo
2024

EDITORA ATHENEU

São Paulo	—	Rua Maria Paula, 123 – 13° andar Conjuntos 133 e 134 Tel.: (11) 2858-8750 E-mail: atheneu@atheneu.com.br
Rio de Janeiro	—	Rua Bambina, 74 Tel.: (21) 3094-1295 E-mail: atheneu@atheneu.com.br

CAPA: Paulo Verardo
PRODUÇÃO EDITORIAL: RDL Produção Editorial

CIP-BRASIL. CATALOGAÇÃO NA PUBLICAÇÃO
SINDICATO NACIONAL DOS EDITORES DE LIVROS, RJ

P338
4. ed.

Patologia do trabalho : o essencial, o novo e a prática / organizador René Mendes ; organizadores associados Álvaro Roberto Crespo Merlo ... [et al.]. - 4. ed. - Rio de Janeiro : Atheneu, 2024.
28 cm.

ISBN 978-65-5586-811-1

1. Medicina do trabalho. 2. Doenças profissionais. 3. Serviços de saúde ocupacional. I. Mendes, René. II. Merlo, Álvaro Roberto Crespo.

CDD: 616.9803
24-89070 CDU: 616-057

Meri Gleice Rodrigues de Souza - Bibliotecária - CRB-7/6439

27/03/2024 03/04/2024

Mendes R.
Patologia do Trabalho – O Essencial, o Novo e a Prática – 4ª edição.

Colaboradores

ADELAIDE NASCIMENTO

Mestre e Doutora em Ergonomia pelo *Conservatoire National des Arts et Métiers* (CNAM), Paris. Mestre em Engenharia de Produção pela Universidade Federal da Paraíba (UFPB). Graduação em Fisioterapia pela UFPB. Pesquisadora na *Université Paris Saclay, INRAE AgroParis Tech*. Paris/França.

ADRIANA JARDIM ARIAS

Médica pela Universidade do Estado do Pará (UEPA). Pós-Graduada em Medicina do Trabalho pela Universidade Estadual de Campinas (Unicamp). Título de Especialista em Medicina do Trabalho pela Associação Nacional de Medicina do Trabalho e Associação Médica Brasileira (ANAMT/AMB). Pós-Graduada em Higiene Ocupacional pela Universidade de São Paulo (USP). MBA em *Data Science & Analytics* pela Escola Superior de Agricultura "Luiz de Queiroz" da Universidade de São Paulo (ESALQ/USP). Médica do Corpo Clínico do Hospital Israelita Albert Einstein. Sub-Coordenadora e Professora do Curso de Pós-Graduação em Medicina do Trabalho e Enfermagem do Trabalho da Faculdade Israelita de Ciências da Saúde Albert Einstein. Professora Colaboradora da Disciplina Saúde do Trabalhador (Saúde Coletiva) no Curso de Medicina da Faculdade de Medicina de Jundiaí; da Pós-Graduação em Medicina do Trabalho do Centro Universitário São Camilo e da FUNORTE. Membro da Diretoria da Associação Paulista de Medicina do Trabalho (APMT) (2022-2025). Associada da ANAMT e da *International Commission on Occupational Health* (ICOH). Gestora de Saúde Corporativa de grandes empresas. São Paulo/SP.

ADRIANA REGINA CAMPOLINA CENACHI

Médica. Residência Médica em Infectologia no Hospital Eduardo de Menezes da Fundação Hospitalar do Estado de Minas Gerais (FHEMIG). Mestranda em Microbiologia Aplicada na Universidade Federal de Minas Gerais (UFMG). Professora na Universidade José do Rosário Vellano (Unifenas). Colaboradora da Organização Pan-Americana de Saúde (OPAS/OMS) como Referência Técnica do Centro de Informações Estratégicas em Vigilância em Saúde da Secretaria Estadual de Saúde de Minas Gerais. Belo Horizonte/MG.

ADRIANA SKAMVETSAKIS

Médica Pós-Graduada em Medicina do Trabalho. Aperfeiçoamento em Saúde do Trabalhador. Médica do Trabalho em Equipe Multidisciplinar no Centro Regional de Referência em Saúde do Trabalhador da Região dos Vales (CEREST/Vales-RS). Presidente da Associação Brasileira de Saúde do Trabalhador e da Trabalhadora (ABRASTT) (2024-2025). Revisora *ad hoc* do periódico científico *Epidemiologia e Serviços de Saúde*, da Secretaria de Vigilância em Saúde do Ministério da Saúde. Professora Colaboradora na Escola Nacional de Saúde Pública Sérgio Arouca (ENSP/Fiocruz). Santa Cruz do Sul/RS.

ALBERTO JOSÉ NIITUMA OGATA

Médico pela Faculdade de Medicina de Jundiaí (FMJ). Mestre em Medicina pela Escola Paulista de Medicina da Universidade Federal de São Paulo (EPM/Unifesp). Mestre em Economia da Saúde pela Unifesp. Doutor em Saúde Coletiva pela Faculdade de Medicina da Universidade de São Paulo (FMUSP). Pesquisador Associado do Centro de Estudos em Gestão e Administração em Saúde da Escola de Administração de São Paulo da Fundação Getúlio Vargas (FGV-EAESP). São Paulo/SP.

ALEXANDER BUARQUE CARDOSO

Médico pela Universidade Federal do Paraná (UFPR). Pós-Graduado em Medicina do Trabalho pela UFPR. Título de Especialista em Medicina do Trabalho pela Associação Nacional de Medicina do Trabalho (ANAMT/AMB). MBA em Gestão Estratégica Empresarial na Fundação Getúlio Vargas. Mestrado em Patologia pela UFPR. Ergonomista pelo *Conservatoire National des Arts et Métiers* (CNAM), Paris. Gerente Corporativo de Saúde Ocupacional em diversos segmentos da indústria e experiência na implantação de projetos nas áreas de Saúde Pública e Saúde Ocupacional. Consultoria em Ergonomia e Saúde Ocupacional. Professor Convidado dos Cursos de Pós-Graduação em Medicina do Trabalho da Faculdade de Medicina da Universidade de São Paulo (FMUSP) e Faculdade Israelita Albert Einstein. Preceptor dos estágios do Programa de Residência Médica em Medicina do Trabalho da FMUSP e da Faculdade de Ciências Médicas da Santa Casa. Coordenador do Curso de Gestão Integrada do Centro de Estudos Augusto Leopoldo Ayrosa Galvão (CEALAG). Diretor da Associação Paulista de Medicina do Trabalho (APMT). Membro da Comissão Internacional de Saúde no Trabalho (ICOH). São Paulo/SP.

ÁLVARO ROBERTO CRESPO MERLO

Médico pela Universidade Federal do Rio Grande do Sul (UFRGS). Especialista em Saúde Pública pela *Université Paris I* (Sorbonne). Mestre em Sociologia pela UFRGS. Doutor em Sociologia pela *Université Paris 7* (*Denis Diderot*). Professor Titular na Faculdade de Medicina da UFRGS. Professor Médico-Docente do Hospital de Clínicas de Porto Alegre, no Serviço de Medicina Ocupacional/Ambulatório de Doenças do Trabalho e na Residência em Medicina do Trabalho. Coordenou o Laboratório de Psicodinâmica do Trabalho, no Programa de Pós-Graduação em Psicologia Social e Institucional (PPGPSI-UFRGS). Porto Alegre/RS.

ANA CECÍLIA AMADO XAVIER DE OLIVEIRA

Médica Graduada pela Escola Médica do Rio de Janeiro da Universidade Gama Filho. Mestre em Biologia Celular e Molecular pelo Instituto Oswaldo Cruz (Fiocruz). Doutora em Farmacologia e Imunologia pela Fiocruz. Pós-Doutora em Farmacologia Bioquímica e Molecular pela Faculdade de Farmácia da Universidade de Kuopio, Finlândia. Pesquisadora Titular da Escola Nacional de Saúde Pública da Fundação Oswaldo Cruz (ENSP/Fiocruz). Rio de Janeiro/RJ.

ANA CLAUDIA CAMARGO GONÇALVES GERMANI

Médica pela Faculdade de Medicina do ABC. Residência em Medicina Preventiva pela Faculdade de Medicina da Universidade de São Paulo (FMUSP). Pós-Graduada em Medicina do Trabalho pela FMUSP. Mestre e Doutora pela FMUSP. Professora do Departamento de Medicina Preventiva da FMUSP. Tem experiência na área de Promoção da saúde, com ênfase na reorientação dos serviços de saúde, e em Educação Médica. Desde 2021, coordena o Grupo de Pesquisa Race.ID, cujo objetivo é produzir conhecimentos e ações voltados à melhoria da saúde da população negra. São Paulo/SP.

ANA CLAUDIA MOREIRA CARDOSO

Doutora em Sociologia pela Universidade de São Paulo (USP) e pela Universidade de Paris VIII. Pós-Doutorado pelo *Centre de Recherche Sociologiques et Politiques de Paris* (CRESPPA). Consultora na Escola Nacional de Saúde Pública/Fiocruz e no Ministério das Mulheres. Pesquisadora da Rede Nacional de Estudos e Acompanhamento Interdisciplinar das Relações de Trabalho (REMIR). Atua nas áreas de Sociologia do Trabalho, Saúde do Trabalhador, Relações Trabalhistas, Sindicatos, Movimentos Sociais, Gênero, Plataformatização do Trabalho e Reestruturação Produtiva. São Paulo/SP.

ANA PAULA SCALIA CARNEIRO

Médica pela Faculdade de Medicina da Universidade Federal de Minas Gerais (FM-UFMG). Mestre em Saúde Pública/Epidemiologia pela Faculdade de Medicina da UFMG. Doutora em Saúde Pública pela FM-UFMG. Médica Pneumologista do Serviço Especializado em Saúde do Trabalhador do Hospital das Clínicas da UFMG. Médica Intensivista do Instituto de Previdência dos Servidores do Estado de Minas Gerais (IPSEMG). Tem experiência na área de Medicina, com ênfase em Pneumologia e Doenças Relacionadas ao Trabalho, atuando principalmente nos seguintes temas: Pneumoconioses, Asma, Exposição Ocupacional, Imagens de Tórax, Função Pulmonar. Belo Horizonte/MG.

ANDRÉA GARBOGGINI MELO ANDRADE

Terapeuta Ocupacional pela Escola Bahiana de Medicina e Saúde Pública (EBMSP). Especialização em Terapia da Dor e Cuidados Paliativos pela EBMSP e em Saúde do Trabalhador pelo Instituto de Saúde Coletiva da Universidade Federal da Bahia (ISC/UFBA). Mestre em Saúde, Ambiente e Trabalho pela UFBA. Doutoranda em Saúde Coletiva pela Universidade Federal do Rio de Janeiro (UFRJ). Coordenadora de Atenção à Saúde do Trabalhador do Centro Estadual de Referência em Saúde do Trabalhador/Diretoria de Vigilância e Atenção à Saúde do Trabalhador/Superintendência de Vigilância à Saúde/Secretaria de Saúde do Estado da Bahia (Cesat/Divast/Suvisa/Sesab). Salvador/BA.

ANTONIO CARLOS CAMPOS D'ALMEIDA

Médico pela Fundação Faculdade Federal de Ciências Médicas de Porto Alegre. Residência Médica em Medicina Interna e em Hematologia/Hemoterapia no Hospital de Clínicas de Porto Alegre (HCPA). Título de Especialista pela Associação Médica Brasileira (AMB) em Hematologia e Medicina Laboratorial. Mestre em Saúde Coletiva pela Universidade Luterana do Brasil (ULBRA). Médico Consultor do Comitê de Medicina Laboratorial do Hospital Moinhos de Vento de Porto Alegre. Médico do Serviço de Hematologia do Hospital Moinhos de Vento de Porto Alegre. Professor Adjunto da Disciplina de Oncologia-Hematologia e de Semiologia da ULBRA. Médico Consultor em Hematologia Ocupacional. Porto Alegre/RS.

ARLINE SYDNEIA ABEL ARCURI

Bacharel e Licenciada em Química pela Faculdade de Filosofia, Ciências e Letras da Universidade de São Paulo (USP). Doutora em Ciências, Área de Concentração: Físico-Química, Instituto de Química da USP. Pesquisadora da Fundacentro, foi Diretora Técnica. Atualmente, aposentada. Atuação em mais de 40 anos na área da prevenção da exposição ocupacional a produtos químicos. São Paulo/SP.

AUGUSTO DE SOUZA CAMPOS

Psicólogo pela Universidade Federal de Minas Gerais (UFMG). Especialista em Saúde do Trabalhador e em Saúde Global e Diplomacia da Saúde pela Fundação Oswaldo Cruz (Fiocruz). Mestre em Saúde Pública pela UFMG. Atuou em projetos e serviços de Atenção e Vigilância em Saúde do Trabalhador na Fiocruz. Atuou como Consultor Nacional em Políticas de Recursos Humanos em Saúde na Representação da Organização Pan-Americana da Saúde (OPAS/OMS) no Brasil. Pesquisador da Fiocruz. Brasília/DF.

BIANCA FONTANA AGUIAR

Enfermeira pela Universidade Estadual de Ponta Grossa (UEPG). Mestre em Enfermagem pela Universidade Federal do Paraná (UFPR). Doutoranda em Enfermagem pela UFPR. Membro do Grupo de Pesquisa Multiprofissional em Saúde do Adulto (GEMSA/UFPR). Analista de Pesquisa Científica da Unimed Curitiba. Curitiba/PR.

CAMILA PEREIRA BALDIN

Médica pela Universidade Federal do Rio Grande do Sul (UFRGS). Residência em Clínica Médica no Hospital Nossa Senhora da Conceição. Pós-Graduação em Medicina Ocupacional pela UFRGS. Médica do Hospital de Clínicas de Porto Alegre (HCPA), atuando no Serviço de Medicina Ocupacional. Mestranda em Ciências em Gastroenterologia e Hepatologia pela UFRGS. Porto Alegre/RS.

CARLA GARCIA BOTTEGA

Professora Adjunta de Saúde Coletiva na Universidade Estadual do Rio Grande do Sul (UERGS). Psicóloga pela Pontifícia Universidade Católica do Rio Grande do Sul (PUC-RS). Doutora e Mestre em Psicologia Social e Institucional pela UFRGS. Pós-Doutorado em Saúde Coletiva pela UFRGS. Especialização em Docência na Saúde e em Saúde e Trabalho. Atua em gestão em saúde, saúde e trabalho, saúde mental, planejamento. Coordenadora do Curso de Administração Sistemas e Serviços de Saúde da UERGS. Porto Alegre/RS.

CARMEM REGINA GIONGO

Psicóloga pela Universidade Feevale. Especialista em Psicologia Organizacional pela Universidade Federal do Rio Grande do Sul (UFRGS). Mestre em Psicologia pela Universidade do Vale do Rio dos Sinos (Unisinos). Doutora em Psicologia Social e Institucional pela UFRGS. Pós-Doutorado em Psicologia Social e Institucional pela UFRGS. Pós-Doutorado em Antropologia pela *Université Paris Nanterre*, França. Pós-Doutoranda em Política Social e Serviço Social pela UFRGS. É pesquisadora do Núcleo de Estudos e Pesquisa em Saúde e Trabalho (NEST) da UFRGS. Docente da Graduação e do Mestrado em Psicologia da Universidade Feevale, onde desenvolve projetos de pesquisa e extensão no campo da Saúde, Trabalho e Direitos Humanos com populações em situação de risco e vulnerabilidade social. Porto Alegre/RS.

CINTHIA VERSIANI SCOTT VARELLA

Engenheira de Produção pela Universidade Federal de Minas Gerais (UFMG). Mestre e Doutora em Engenharia de Produção pela UFMG. Professora do Departamento de Engenharia de Produção (DEENP), do Instituto de Ciências Exatas e Aplicadas (ICEA) da Universidade Federal de Ouro Preto (UFOP). Pesquisadora da Incubadora de Empreendimentos Sociais e Solidários da UFOP (INCOP/ICEA), do Núcleo Alter-Nativas de Produção (NAP), do Instituto de Análise do Trabalho e das Mutações Industriais e dos Serviços (Atemis) e do Observatório da Reciclagem Inclusiva e Solidária (ORIS). Tem experiência na área de Engenharia de Produção, com ênfase em Organização do Trabalho, Ergonomia e Projetos. Desenvolve projetos de pesquisa e extensão em economia solidária, desenvolvimento sustentável, resíduos sólidos urbanos e tecnologia social com enfoque na cadeia da reciclagem popular. João Monlevade/MG.

CLAUDIO CAZARINI JUNIOR

Fisioterapeuta pela Universidade São Judas (USJT). Especialização em Fisioterapia Musculoesquelética pela Irmandade da Santa Casa de Misericórdia de São Paulo (ISCMSP). Mestre em Ciências da Saúde pela Universidade Federal de São Paulo (Unifesp). Doutor em Ciências da Saúde pela Faculdade de Ciências Médicas da Santa Casa de São Paulo (FCMSCSP). Fisioterapeuta do Instituto Vita e Fisioterapeuta e Preceptor do Hospital Irmandade da Santa Casa de Misericórdia de São Paulo. São Paulo/SP.

CLEBER CREMONESE

Biólogo. Mestre em Saúde Coletiva pela Universidade do Vale do Rio dos Sinos (Unisinos). Doutor em Saúde Pública e Meio Ambiente pela Escola Nacional de Saúde Pública da Fundação Oswaldo Cruz (ENSP/Fiocruz). Docente e Pesquisador do Instituto de Saúde Coletiva da Universidade Federal da Bahia (ISC/UFBA). Colabora na elaboração e execução de projetos de pesquisa no Programa Integrado de Ensino, Pesquisa e Cooperação Técnica em Saúde Ambiental e do Trabalhador (PISAT), programa que apoia a consolidação da Vigilância Epidemiológica em Saúde do Trabalhador na Rede Nacional de Atenção em Saúde do Trabalhador, com ações de pesquisa, ensino e cooperação técnica. Salvador/BA.

CRISTIANE HELENA GALLASCH

Enfermeira pela Universidade Estadual de Campinas (Unicamp). Doutora e Mestre em Enfermagem pela Unicamp. Professora Associada da Faculdade de Enfermagem da Universidade do Estado do Rio de Janeiro (ENF/Uerj). Especialista em Enfermagem do Trabalho pela Universidade Paulista. Especialista em *Work Disability Prevention* pelo *CIHR Strategic Training Program* da *Dalla Lana School of Public Health, University of Toronto*, Canadá. Estágio Pós-Doutoral em Psicometria pela Universidade de São Paulo (USP). Membro do *Work Disability Prevention Executive Committee* da *International Commission on Occupational Health* (ICOH). Rio de Janeiro/RJ.

DANIELA TREVISAN MONTEIRO

Psicóloga. Pós-Doutoranda em Psicologia Social e Institucional pela Universidade Federal do Rio Grande do Sul (UFRGS). Pós-Doutorado em Psicologia pela Universidade Federal de Santa Maria (UFSM). Doutora em Psicologia Social e Institucional (UFRGS). Mestra em Psicologia, ênfase em saúde (UFSM). Pós-Graduada em Criança e Adolescente em Situação de Risco. Pós-Graduada em Psicologia Clínica: escutas da infância, pela Universidade Franciscana (UFN). Pesquisadora do Núcleo de Estudos e Pesquisa em Saúde e Trabalho (NEST/UFRGS). Porto Alegre/RS.

DANIELE ALMEIDA DUARTE

Psicóloga pela Universidade Estadual Paulista "Júlio de Mesquita Filho" (UNESP). Doutora em Psicologia e Sociedade pela UNESP. Professora Associada do Departamento de Psicologia da Universidade Estadual de Maringá (UEM). Docente do Programa de Pós-Graduação em Psicologia (PPI) da UEM. Pós-Doutorado na *Univerisity of Manchester*, Inglaterra (em andamento 2023/2024). Faz parte da *Red Iberoamericana de Investigación en Trabajo, Género y Vida Cotidiana* (TRAGEVIC). Participante do Grupo de Trabalho Saúde Mental e Riscos Psicossociais Relacionados ao Trabalho da Associação Brasileira de Ergonomia (Abergo). Integrante do grupo de pesquisa (CNPq) "Laboratório Interinstitucional de Subjetividade e Trabalho" (LIST). Maringá/PR.

DEBORA FARIAS BATISTA LEITE

Médica pela Universidade Federal de Campina Grande. Especialista em Ginecologia e Obstetrícia pelo Hospital das Clínicas da Universidade Federal de Pernambuco (UFPE). Mestre em Ciências da Saúde pela UFPE. Doutora em Tocoginecologia pela Universidade Estadual de Campinas (Unicamp). Docente Adjunta da UFPE. Professora Permanente do Programa de Pós-Graduação em Saúde da Criança e do Adolescente. Líder do Grupo Integrado de Pesquisas em Ginecologia e Obstetrícia (CNPq/CAPES). Participa de Pesquisas sobre Gestação de Alto Risco. Recife/PE.

DEILSON ELGUI DE OLIVEIRA

Biomédico, com habilitações em Patologia e Biologia Molecular. Professor Associado do Departamento de Patologia da Faculdade de Medicina de Botucatu da Universidade Estadual Paulista (FMB/UNESP). Pós-Doutorado em Carcinogênese Viral pela *Weill Medical College of Cornell University*, EUA. Livre-Docente em Biologia dos Cânceres pela FMB/UNESP. É pesquisador do Instituto de Biotecnologia (IBTEC) da UNESP e investigador principal do ViriCan – Grupo de Estudos em Carcinogênese Viral e Biologia dos Cânceres. Botucatu/SP.

DOLORES SANCHES WÜNSCH

Assistente Social. Mestre e Doutora em Serviço Social pela Pontifícia Universidade Católica do Rio Grande do Sul (PUC-RS). Professora do Departamento de Serviço Social da Universidade Federal do Rio Grande do Sul e do Programa de Pós-Graduação em Política Social e Serviço Social (UFRGS). É pesquisadora e Vice Coordenadora do Núcleo de Estudos e Pesquisas em Saúde e Trabalho (NEST/UFRGS), com participação em pesquisas e estudos relacionados a proteção social, saúde do trabalhador(a), previdência social e trabalho. Membro do Corpo Clínico Docente do Hospital de Clínicas de Porto Alegre (HCPA) e tutora do Programa de Residência Integrada Multiprofissional em Saúde (RIMS/HCPA). Porto Alegre/RS.

DVORA JOVELEVITHS

Professora Associada da Faculdade de Medicina da Universidade Federal do Rio Grande do Sul (FAMED/UFRGS). Coordenadora do Programa de Pós-Graduação em Gastro-hepatologia da UFRGS. Coordenadora da Residência Médica em Medicina do Trabalho e Coordenadora do Ambulatório de Doenças do Trabalho do Hospital de Clínicas de Porto Alegre (HCPA). Especialização em Medicina do Trabalho pela Associação Nacional de Medicina do Trabalho (ANAMT). Residência em Medicina Preventiva e Social pelo HCPA/UFRGS. Porto Alegre/RS.

EDUARDO ALGRANTI

Médico pela Faculdade de Ciências Médicas da Santa Casa de São Paulo (FCMSCSP). Residência Médica em Clínica Médica e em Pneumologia. Mestre em Pneumologia pela *University of Wales*. Doutor em Saúde Pública pela Universidade de São Paulo (USP). É 'Leitor B' Certificado pelo *National Institute for Occupational Safety and Health* (NIOSH/EUA). Foi Chefe de Projeto e Pesquisador/Médico da Fundacentro. Aposentado, é Pesquisador da Diretoria de Pesquisa Aplicada da Fundacentro. Membro do *Collegium Ramazzini*. Tem experiência na área de Pneumologia e Saúde Pública, com ênfase em Epidemiologia Clínica, atuando principalmente nos seguintes temas: epidemiologia, silicose, exposição à sílica e asbesto, asma ocupacional, métodos de imagem em doenças ocupacionais pulmonares. São Paulo/SP.

EDUARDO COSTA SÁ

Médico. Doutor e Mestre em Ciências pela Faculdade de Saúde Pública da Universidade de São Paulo (FSP/SP). Professor Adjunto da Escola Paulista de Medicina da Universidade Federal de São Paulo (EPM/Unifesp). Título de Especialista em Medicina Legal e Perícia Médica pela Associação Brasileira de Medicina Legal e Perícia Médica (ABMLPM), em Medicina do Trabalho pela Associação Nacional de Medicina do Trabalho (ANAMT), em Medicina do Tráfego pela Associação Brasileira de Medicina do Tráfego (ABRAMET) e em Oftalmologia pelo Conselho Brasileiro de Oftalmologia (CBO). Perito Médico Federal da Subsecretaria da Perícia Médica Federal do Ministério da Previdência Social. Secretário do Comitê Científico *"Work and Vision"* da *International Commission on Occupational Health* (ICOH). São Paulo/SP.

EDUARDO DE MELO CARVALHO ROCHA

Médico pela Faculdade de Ciências Médicas da Santa Casa de São Paulo (FCMSCSP). Título de Especialista em Medicina Física e Reabilitação pela Associação Brasileira de Medicina Física e Reabilitação e Associação Médica Brasileira (ABMFR/AMB). Mestre em Ortopedia e Traumatologia pela FCMSCSP. Doutor em Ciências da Saúde Aplicadas ao Aparelho Locomotor pela Faculdade de Medicina de Ribeirão Preto da Universidade de São Paulo (FMRP-USP). São Paulo/SP.

EDUARDO MELLO DE CAPITANI

Médico pela Faculdade de Ciências Médicas da Universidade Estadual de Campinas (FCM/Unicamp). Mestre em Ciências Médicas pela Unicamp. Doutor em Saúde Coletiva pela Unicamp. Professor Associado, Livre-Docente, do Departamento de Clínica Médica da FCM/Unicamp, atuando em docência, assistência e pesquisa nas áreas de Saúde Coletiva, Toxicologia e Pneumologia com ênfase em Saúde Ocupacional e Saúde Ambiental (pneumoconioses e exposição e intoxicações por metais). Campinas/SP.

ELIANE CARDOSO SALES

Médica pela Escola Bahiana de Medicina e Saúde Pública (EBMSP). Residência em Medicina Social pela Universidade Federal da Bahia (UFBA). Título de Especialista em Medicina do Trabalho pela Associação Nacional de Medicina do Trabalho (ANAMT). Mestre em Saúde Comunitária pelo Instituto de Saúde Coletiva (ISC/UFBA). Doutora em Saúde Pública pelo ISC/UFBA. Professora do Curso de Medicina da UNIFACS Bahia. Médica do Trabalho na Diretoria de Vigilância e Atenção à Saúde do Trabalhador SESAB/SUVISA/DIVAST-CESAT. Preceptora da Residência em Medicina do Trabalho da Faculdade de Medicina FAMEB-UFBA. Salvador/BA.

ELVIO FERREIRA JUNIOR

Médico pela Faculdade de Medicina da Universidade de São Paulo (FMUSP). Especialização em Medicina do Trabalho e em Medicina de Tráfego pela FMUSP. Residência Médica em Oftalmologia pela FMUSP. Especialização em Higiene Ocupacional pela Escola Politécnica da USP. Preceptor da Disciplina de Oftalmologia da Faculdade de Medicina da Universidade de Santo Amaro (UNISA). Responsável pelo Serviço de Oftalmologia Pediátrica da Clínica Oftalmológica do Complexo Hospitalar Padre Bento de Guarulhos (CHPBG). São Paulo/SP.

ÉRICA LUI REINHARDT

Bióloga pela Universidade de São Paulo (USP). Especialização em Saúde Pública na Faculdade de Saúde Pública da USP (FSP/USP). Mestre em Biotecnologia na USP. Doutora em Saúde Pública pela FSP/USP. Pesquisadora Titular da Fundacentro. São Paulo/SP.

EUGÊNIO PACELI HATEM DINIZ

Engenheiro Industrial Eletricista pelo Centro Federal de Educação Tecnológica (CEFET/MG). Especialista em Engenharia de Segurança do Trabalho pela Fundação Christiano Ottoni da Universidade Federal de Minas Gerais (FCO-UFMG). Mestre em Engenharia de Produção e Doutor em Saúde Pública pela UFMG. Pesquisador da Fundacentro, regional de Minas Gerais. Belo Horizonte/MG.

EVELISE DIAS ANTUNES

Fisioterapeuta. Mestra em Educação pela Universidade Estadual de Campinas (Unicamp). Doutora em Ciências pela Faculdade de Saúde Pública da Universidade de São Paulo (FSP/USP) com período de estágio sanduíche na Faculdade de Psicologia da Universidade do Porto (Portugal). Professora do Instituto Federal de Educação, Ciência e Tecnologia do Paraná (IFPR). Membro da *International Commission on Occupational Health* (ICOH). Pesquisa as novas formas de organização do trabalho, com foco no teletrabalho. Curitiba/PR.

EVERARDO ANDRADE DA COSTA

Médico. Especialista em Otorrinolaringologia. Mestre em Distúrbios da Comunicação pela Pontifícia Universidade Católica de São Paulo (PUC/SP). Doutorado em Saúde Coletiva pela Universidade Estadual de Campinas (Unicamp). Foi Docente em Otorrinolaringologia Ocupacional na Faculdade de Ciências Médicas (FCM) da UNICAMP. Atuou no desenvolvimento de Classificação de Perdas Auditivas Induzidas pelo Ruído, Teste de Percepção de Fala em Ruído, para aplicação em Audiologia Ocupacional. Foi Membro dos Comitês de elaboração da Portaria nº 19 do MT e da OS nº 608. Autor e organizador de diversos capítulos e livros de Otorrinolaringologia Ocupacional. Campinas/SP.

FÁBIO RAMOS CANNAS

Doutor em Psicologia Social e Institucional pela Universidade Federal do Rio Grande do Sul (UFRGS). Mestre em Políticas Sociais e Serviço Social pela UFRGS. Graduação em Ciências Sociais – Licenciatura pela Universidade Luterana do Brasil (ULBRA). Graduação em Serviço Social pela ULBRA. Especialização em Planejamento e Gestão pela ULBRA. Pesquisador do Núcleo de Estudos e Pesquisa em Saúde e Trabalho (NEST/UFRGS). Porto Alegre/RS.

FÁTIMA SUELI NETO RIBEIRO

Nutricionista pela Universidade Federal Fluminense (UFF). Especialista em Saúde do Trabalhador pela Fundação Oswaldo Cruz (Fiocruz). Mestre em Saúde Coletiva pela Escola Nacional de Saúde Pública da Fundação Oswaldo Cruz (ENSP/Fiocruz). Doutora em Saúde Pública pela Faculdade de Saúde Pública da Universidade de São Paulo (FSP/USP). Professora Associada da Universidade do Estado do Rio de Janeiro (Uerj). Coordenadora do Grupo de Ensino e Pesquisa/GEPEC Uerj. Coordenadora do Grupo de Trabalho Racionalidade Médica e Práticas Integrativas e Complementares em Saúde da Associação Brasileira de Saúde Coletiva (Abrasco). Rio de Janeiro/RJ.

FERNANDA DE ALBUQUERQUE MELO NOGUEIRA

Nutricionista pela Universidade do Estado do Rio de Janeiro (Uerj). Especialista em Nutrição Clínica pela Uerj, Mestre em Saúde Pública, área de Epidemiologia pelo Instituto de Medicina Social (IMS/Uerj). Doutora em Ciências da Informação e Comunicação em Saúde pelo Instituto de Comunicação e Informação Científica e Tecnológica em Saúde (ICICT/Fiocruz). Atua como epidemiologista do Instituto Nacional de Câncer (INCA), desde 2011, na Área Técnica Ambiente, Trabalho e Câncer da Coordenação de Prevenção e Vigilância. É membro do Grupo de Trabalho de Comunicação da Agência Internacional de Pesquisa em Câncer (IARC). É Docente Externa do Programa de Pós-Graduação em Informação e Comunicação em Saúde (PPGICS/ICICT/Fiocruz). Coordenadora do curso de atualização na modalidade EaD – Câncer relacionado ao trabalho e Ambiente (INCA). Membro do Grupo Técnico Saúde da Associação Brasileira de Agroecologia. Rio de Janeiro/RJ.

FERNANDA MOURA D'ALMEIDA MIRANDA

Enfermeira pela Universidade Federal do Paraná (UFPR). Especialista em Epidemiologia e Controle de Infeção Hospitalar pela Faculdade Pequeno Príncipe. Mestre em Enfermagem pela UFPR. Doutora em Enfermagem pela UFPR, com estágio na Clínica de Lavoro de Milão (Itália) da *Università degli Studi di Milano*. Enfermeira da Secretaria Estadual de Saúde do Paraná, na Unidade Saúde do Trabalhador do Hospital do Trabalhador (2018). Presidente da Associação Brasileira de Saúde do Trabalhador e Trabalhadora (ABRASTT, 2022/2023). Professora Adjunta do Departamento de Enfermagem da UFPR. Professora Permanente do Programa de Pós-Graduação em Enfermagem da UFPR. Vice-líder do Grupo de Estudo Multiprofissional em Saúde do Adulto da UFPR. Membro da Rede Internacional de Enfermagem Ocupacional (REDENSO). Membro do Grupo de Estudos em Trabalho, Enfermagem, Saúde, Segurança e Meio Ambiente da Universidade Federal de Santa Maria. Curitiba/PR.

FERNANDO RIBAS FEIJÓ

Médico pela Universidade Federal do Rio Grande do Sul (UFRGS). Pós-Graduado em Medicina do Trabalho pelo Centro de Documentação, Pesquisa e Formação em Saúde e Trabalho (CEDOP/UFRGS), com Título de Especialista em Medicina do Trabalho pela Associação Nacional de Medicina do Trabalho e pela Associação Médica Brasileira (ANAMT/AMB). Mestre em Saúde Coletiva pela UFRGS. Doutor em Epidemiologia pela Universidade Federal de Pelotas (UFPEL). Foi pesquisador visitante na *London School of Hygiene and Tropical Medicine*, Inglaterra. Professor Adjunto do Departamento de Medicina Preventiva e Social da Faculdade de Medicina da Bahia (UFBA). Professor do Programa de Pós-Graduação em Saúde, Ambiente e Trabalho (PPGSAT/UFBA). Pesquisador Colaborador do Programa Integrado em Saúde Ambiental e do Trabalhador (PISAT) do Instituto de Saúde Coletiva (ISC/UFBA), onde realizou estágio Pós-Doutoral. Salvador/BA.

FRANCISCO DE PAULA ANTUNES LIMA

Engenheiro Mecânico pela Universidade Federal de Minas Gerais (UFMG). Mestre em Engenharia Mecânica pela Universidade Federal de Santa Catarina (UFSC). Doutor em ergonomia pela CNAM-Paris. Pós-Doutorado em Ergologia (*Université de Provence*-França) e Pós-Doutoramento na *Université Lumières* (Lyon II). Professor Titular da Escola de Engenharia da UFMG; coordena a especialização em ergonomia. Desenvolve pesquisa e consultoria nas áreas de saúde e trabalho, segurança do trabalho e economia solidária. Membro do corpo editorial da Revista Brasileira de Saúde Ocupacional e editor da série Confiabilidade Humana, na Editora Fabrefactum. Assessor do Ministério Público do Trabalho em questões relacionadas à saúde ocupacional e consultor de várias empresas de serviços e industriais, públicas e privadas. Belo Horizonte/MG.

FRANCISCO JOSÉ ROMA PAUMGARTTEN

Médico graduado pela Faculdade Nacional de Medicina da Universidade Federal do Rio de Janeiro (UFRJ). Especialização em Psiquiatria pela Universidade do Estado do Rio de Janeiro (Uerj). Doutor em Farmacologia pela Escola Paulista de Medicina, hoje Universidade Federal de São Paulo (Unifesp). Pós-Doutorado no Instituto de Toxicologia e Embriofarmacologia da Universidade Livre de Berlin (Alemanha). Sucessivos períodos como pesquisador convidado da *Charité – Universitätsmedizin Berlin*. Professor da Universidade Federal Fluminense (UFF). Professor e Pesquisador Titular da Escola Nacional de Saúde Pública da Fundação Oswaldo Cruz (ENSP/Fiocruz). Rio de Janeiro/RJ.

GUILHERME A. MURTA

Médico pela Universidade Federal do Paraná (UFPR). Pós-Graduado em Medicina do Trabalho pela Pontifícia Universidade Católica do Paraná (PUC-PR). Mestre em Ensino nas Ciências da Saúde na Faculdade Pequeno Príncipe. Professor do Curso de Especialização em Medicina do Trabalho da UFPR. Membro da comissão de saúde suplementar do Conselho Federal de Medicina (CFM). Ex-Presidente da Associação Paranaense de Medicina do Trabalho (APAMT) (2017-2018). Curitiba/PR.

GULNAR AZEVEDO E SILVA

Médica pela Universidade do Estado do Rio de Janeiro (Uerj). Mestre em Saúde Coletiva pela Uerj. Doutora em Medicina pela Universidade de São Paulo (USP). Foi coordenadora de prevenção do Instituto Nacional de Câncer (2003-2007). É professora do Instituto de Medicina Social (IMS/Uerj). Atualmente é Reitora da Uerj (2024-2027). Faz parte do *Steering Committee* do programa global de vigilância da sobrevida em câncer (CONCORD), liderado pela *London School of Hygiene & Tropical Medicine* (LSHTM). Foi presidente da Associação Brasileira de Saúde Coletiva (Abrasco) (2018-2021). Foi vencedora do 3º Prêmio Carolina Bori Ciência & Mulher na área de Biológicas e Saúde. É Editora Associada da Revista Brasileira de Epidemiologia e faz parte do Conselho Editorial Científico da Revista Brasileira de Cancerologia. Rio de Janeiro/RJ.

HUGO CARLOS PEDROSO

Enfermeiro pela Pontifícia Universidade Católica do Paraná (PUC-PR). Especialista em Saúde do Trabalhador pela PUC-PR. Especialista em Pneumologia Sanitária pela Fundação Oswaldo Cruz (Fiocruz). Especialista em Gestão em Saúde Pública pela Universidade Evangélica. Mestre em Distúrbios da Comunicação, linha da Saúde do Trabalhador pela Universidade Tuiuti. Doutor em Distúrbio da Comunicação, linha Saúde do Trabalhador pela Universidade Tuiuti. Enfermeiro do Trabalho na Secretaria Municipal de Saúde de Curitiba, lotado no Cerest Municipal (até 2018). Enfermeiro do Trabalho pela Universidade Federal do Paraná, lotado no Serviço de Reinserção Funcional/ Perícia Médica da Pró-reitoria de Gestão de Pessoas (até 2023). Curitiba/PR.

ILDEBERTO MUNIZ DE ALMEIDA

Médico com Especializações em Medicina do Trabalho, Administração em Serviços de Saúde e em Ergonomia. Atuando no estado do Espírito Santo foi Médico do Trabalho do sindicato dos Metalúrgicos, pesquisador do Centro Técnico Estadual da Fundacentro e Coordenador Regional de Promoção da Integração dos Serviços de Saúde no Instituto Nacional de Assistência Médica e Previdência Social (INAMPS). Mestre e Doutor em Saúde Ambiental pela Faculdade de Saúde Pública da Universidade de São Paulo (FSP/USP). Livre-Docente pela FSP/USP. Desde 1989 atua como Docente na Graduação e na Pós-Graduação do Departamento de Saúde Pública da Faculdade de Medicina de Botucatu da Universidade Estadual Júlio de Mesquita Filho (UNESP). É um dos criadores do Portal Fórum Acidentes do Trabalho (www.forumat.net.br/) e de seu Canal Youtube (www.youtube.com/ForumAcidentes). Estágios Pós-Doutorado com o Grupo de Análise de Acidentes de Glasgow, Universidade de Glasgow, Escócia e no *Center for Research on Activity, Development and Learning* (CRADLE), *Departament of Education*, Universidade de Helsinque, Finlândia. Tem experiência na área de Saúde do Trabalhador atuando principalmente nos seguintes temas: concepções de acidentes, análise de acidentes, prevenção de acidentes, vigilância em Saúde do Trabalhador. Botucatu/SP.

IRANISE MORO PEREIRA JORGE

Terapeuta Ocupacional. Mestre e Doutora em Engenharia de Produção, com área de concentração em Ergonomia, pela Universidade Federal de Santa Catarina (UFSC). Pós-Doutorado em Ciências Sociais pela Universidade Nova de Lisboa (Portugal). Professora Associada do Departamento de Terapia Ocupacional da Universidade Federal do Paraná (UFPR). Curitiba/PR.

IRLON DE ÂNGELO DA CUNHA

Engenheiro Elétrico e de Segurança do Trabalho. Mestre e Doutor em Engenharia. Higienista certificado e Membro Fundador da Associação Brasileira de Higienistas Ocupacionais (ABHO). Atua na área de Saúde e Segurança do Trabalho desde 1985 junto à iniciativa privada e como Tecnologista da Fundacentro, tendo assumido diversos cargos de direção, desenvolvendo estudos, pesquisas, assessorias técnicas e atividades educativas. Tem participado em diversos grupos técnicos, incluindo de revisão de Normas Regulamentadoras (NR) no Ministério do Trabalho, Associação Brasileira de Normas Técnicas (ABNT) e em outras instituições. Autor de normas e publicações técnicas. Docente e Orientador em cursos *lato* e *stricto sensu*, incluindo atividades voltadas à formação e especialização em Engenharia de Segurança do Trabalho e Higiene Ocupacional. São Paulo/SP.

ISABELA DIAS LAUAR

Médica. Residência Médica em Infectologia no Hospital Eduardo de Menezes da Fundação Hospitalar do Estado de Minas Gerais (FHEMIG). Mestrado em Saúde do Adulto pela Faculdade de Medicina na Universidade Federal de Minas Gerais (FM/UFMG). Coordenadora da disciplina de Síndromes Infecciosas e Professora na Universidade José do Rosário Vellano (Unifenas). Médica infectologista do Serviço de Controle de Infecção Hospitalar no Hospital Júlia Kubitscheck da FHEMIG. Médica infectologista do Centro de Informações Estratégicas em Vigilância a Saúde da Prefeitura de Belo Horizonte. Belo Horizonte/MG.

JAIR FELICIO

Engenheiro Eletricista pela Faculdade de Engenharia Industrial (FEI). Especialista em Engenharia de Segurança do Trabalho pela FEI. Mestre em Engenharia pela Escola Politécnica da Universidade de São Paulo (EPUSP). Membro fundador da Associação Brasileira de Higienistas Ocupacionais (ABHO). Higienista Ocupacional Certificado pela ABHO – HOC 0016. Membro da AIHA e da ACGIH (associações americanas de Higiene Ocupacional). Experiência de mais de 30 anos nas atividades de Higiene Ocupacional/Ambiental em empresas do grupo Telebrás. Docente da Disciplina Higiene Ocupacional, do Programa PECE da EPUSP. Engenheiro concursado da Prefeitura de Jundiaí/SP, atuando por 11 anos como autoridade sanitária na vigilância em saúde do trabalhador (VISAT/CEREST). Título de Especialista em Saúde do Trabalhador e Ecologia Humana pela Escola Nacional de Saúde Pública (ENSP/Fiocruz). Jundiaí/SP.

JANAÍNA CRISTINA DA SILVA

Pesquisadora e Doutoranda do Programa de Pós-Graduação em Saúde Coletiva da Universidade do Vale do Rio dos Sinos (Unisinos). Nutricionista pela Universidade de Caxias do Sul (UCS). Residência em Saúde da Família e Comunidade pelo Programa de Residência Integrada em Saúde do Grupo Hospitalar Conceição (RIS/GHC). Mestre em Saúde Coletiva pela Unisinos. Porto Alegre/RS.

JANAINA MARTINS ANDRADE

Médica pelo Centro Universitário de Caratinga. Farmacêutica pela Universidade de Alfenas. Pós-Graduada em Farmacologia Clínica e Pneumologia. Mestre pelo Programa de Pós-Graduação em Reabilitação e Desempenho Funcional da Universidade Federal dos Vales do Jequitinhonha e Mucuri (UFVJM). Docente do Curso de Medicina, Departamento de Clínica Médica, da UFVJM. Preceptora da Residência de Clínica Médica da Santa Casa de Caridade de Diamantina. Diamantina/MG.

JOÃO SILVESTRE SILVA-JUNIOR

Médico pela Universidade de Pernambuco (UPE). Pós-Graduado em Medicina do Trabalho pela Faculdade de Ciências Médicas da Santa Casa de São Paulo (FCMSCSP), com Título de Especialista em Medicina do Trabalho pela Associação Nacional de Medicina do Trabalho e Associação Médica Brasileira (ANAMT/AMB). Título de Especialista em Medicina Legal e Perícia Médica pela Associação Brasileira de Medicina Legal e Perícia Médica (ABMLPM/AMB). Mestre e Doutor em Saúde Pública pela Universidade de São Paulo (USP). Professor do Departamento de Medicina Legal, Bioética, Medicina do Trabalho e Medicina Física e Reabilitação da Faculdade de Medicina da Universidade de São Paulo (FMUSP). Supervisor do Programa de Residência Médica em Medicina do Trabalho do Hospital das Clínicas (HC) da FMUSP. Professor do Curso de Especialização em Medicina do Trabalho da FMUSP. Professor do Departamento de Medicina do Centro Universitário São Camilo. Perito Médico Federal do Ministério da Previdência Social. Diretor de Relações Internacionais da ANAMT (2016-2019). Diretor Científico da Associação Paulista de Medicina do Trabalho (2022-2025); (2014-2016). Coordenador do Conselho de Ensino, Titulação e Certificação da ABMLPM (2023-2024). São Paulo/SP.

JORGE HENRIQUE SANTOS SALDANHA

Fisioterapeuta. Mestre em Saúde, Ambiente e Trabalho pelo Programa de Pós-Graduação em Saúde, Ambiente e Trabalho (PPGSAT/FMB/UFBA). Doutor em Saúde Pública pelo Instituto de Saúde Coletiva da Universidade Federal da Bahia (ISC/UFBA). Professor Assistente do Departamento de Fisioterapia da Universidade Federal da Bahia e professor do Programa de Pós-Graduação em Saúde, Ambiente e Trabalho (PPGSAT/UFBA). Pesquisa temas ligados à saúde coletiva; saúde do trabalhador; gênero, trabalho e saúde; incapacidade para o trabalho e saúde das pessoas com deficiência. Salvador/BA.

JOSÉ MARÇAL JACKSON FILHO

Doutor em Ergonomia pelo *Conservatoire National des Arts et Métiers* (CNAM), Paris. Graduação em Engenharia de Minas pela Escola Politécnica da Universidade de São Paulo. Pesquisador Titular da Fundacentro, lotado no Paraná, e foi Editor-Chefe da Revista Brasileira de Saúde Ocupacional, entre 2005 e 2024. Desenvolve pesquisas e intervenções na área de ergonomia da atividade, saúde do trabalhador, formação de adultos, políticas públicas e investigação de acidentes. Participou como membro da bancada de governo na elaboração da norma regulamentadora NR 17 e de seu Anexo 1. Curitiba/PR.

JOSÉ REGINALDO INÁCIO

Pedagogo. Doutor em Serviço Social pela Universidade Estadual Paulista (UNESP). Mestre em Filosofia pela Pontifícia Universidade Católica de Campinas (PUC – Campinas/SP). Pós-Doutorado no Programa de Pós-Graduação em Serviço Social da Universidade Federal de Santa Catarina (UFSC). Pesquisador junto aos grupos de pesquisas "Núcleo de Estudos e Pesquisas: Trabalho, Questão Social e América Latina – NEPTQSAL, da UFSC" e "Mundo do Trabalho, Serviço Social e Saúde do/a Trabalhador/a – GEMTSSS", da UNESP/Franca. Sindicalista, atualmente Secretário de Educação da Confederação Nacional dos Trabalhadores na Indústria (CNTI). Vice Presidente da Associação Brasileira de Saúde do Trabalhador e da Trabalhadora (ABRASTT), gestão 2024/25. Diretor de Estudos e Pesquisas do Observatório Sindical Brasileiro Clodesmidt Riani (OSBCR). Pouso Alegre/MG.

JOSÉ TARCÍSIO PENTEADO BUSCHINELLI

Farmacêutico-Bioquímico pela Faculdade de Ciências Farmacêuticas da Universidade de São Paulo (FCF/USP). Médico pela Faculdade de Ciências Médicas da Santa Casa de São Paulo (FCMSCSP). Especialista em Medicina do Trabalho. Mestre em Saúde Pública pela USP. Doutor em Toxicologia pela USP. Pesquisador aposentado do Centro Técnico Nacional da Fundacentro. Professor Assistente em Medicina do Trabalho da FCMSCSP. Tem experiência na área de Saúde Coletiva, com ênfase em Saúde Pública, atuando principalmente nos seguintes temas: medicina do trabalho, riscos químicos, saúde do trabalhador, monitoramento biológico e toxicologia ocupacional. São Paulo/SP.

JULIANA CASTELO BRANCO LEITUNE

Médica. Pós-Graduada em Medicina do Trabalho pela Universidade Federal do Rio Grande do Sul (UFRGS) e em Perícias Médicas pelo IBCMED. Cirurgiã geral pelo HSL-Pontifícia Universidade Católica do Rio Grande do Sul (PUC-RS). Médica do Trabalho pelo Hospital de Clínicas de Porto Alegre. Porto Alegre/RS.

JULIANA MARIA ARAUJO CALDEIRA

Médica. Oficial Superior da Força Aérea Brasileira. Título de Especialista em Otorrinolaringologia e em Medicina Legal e Perícia Médica. Doutora em Ciências pela Universidade de São Paulo (USP). Chefe da Seção de Otorrinolaringologia do Hospital de Força Aérea de São Paulo. Especialista em Medicina Aeroespacial pela Universidade da Força Aérea. MBA em Gestão Pública com ênfase em Projetos e Processos pela Universidade da Força Aérea Brasileira. Perita Judicial do Juizado Especial Federal de São Paulo e Perita Médica Auxiliar do Tribunal de Justiça do Estado de São Paulo. São Paulo/SP.

JUSSARA DE SOUZA MAYRINK

Médica pela Universidade Estadual de Campinas (Unicamp). Especialista em Ginecologia e Obstetrícia pelo Hospital da Mulher Prof. Dr. J. A. Pinotti, da Unicamp. Mestre em Tocoginecologia e Saúde Materno-Infantil pela Unicamp. Doutora em Tocoginecologia pela Unicamp. Docente Adjunta da Universidade Federal de Minas Gerais (UFMG). Editora Associada da Revista *Women & Health*. Participa e lidera pesquisas sobre gestação de alto risco. Belo Horizonte/MG.

JUSSARA MARIA ROSA MENDES

Graduada em Serviço Social. Mestre em Serviço Social pela Pontifícia Universidade Católica do Rio Grande do Sul (PUC-RS). Doutora em Serviço Social pela Pontifícia Universidade Católica de São Paulo (PUC–SP). Docente Credenciada ao Programa de Pós-Graduação em Psicologia Social e Institucional da Universidade Federal do Rio Grande do Sul (UFRGS) e ao Programa de Pós-Graduação em Política Social e Serviço Social da UFRGS. Porto Alegre/RS.

KARINE VANESSA PEREZ

Doutora e Mestre em Psicologia Social e Institucional pela Universidade Federal do Rio Grande do Sul (UFRGS). Estágio Sanduíche na *Université Catholique de Louvain-la Neuve*, Bélgica onde desenvolveu estudos sobre a Clínica do Trabalho na Bélgica e na França. Pós-Doutorado na *Université du Québec à Montréal*. Docente do Mestrado Profissional em Psicologia da Universidade de Santa Cruz do Sul (UNISC). Integrante do Laboratório de Psicodinâmica do Trabalho (PPGPSI/UFRGS). Atua na área de Psicologia, ênfase em Psicologia do Trabalho, Clínica do Trabalho, Saúde Mental e Trabalho, Psicologia Social e Institucional e Orientação de Carreira. Québec/Canadá.

KLEBER JOSÉ DO PRADO CAMPOS

Médico. Pós-Graduado em Medicina do Trabalho e Medicina do Tráfego pela Universidade de São Paulo (USP). Pós-Graduado em Perícias Médicas pela Faculdade de Ciências Médicas da Santa Casa de São Paulo (FCMSCSP). Pós-Graduado em Higiene Ocupacional pela Escola Politécnica da USP. Pós-Graduado em Medicina Hiperbárica pela Sociedade Brasileira de Medicina Hiperbárica (SBMH). Professor Colaborador do Curso de Especialização em Medicina do Trabalho da Escola de Educação Permanente do Hospital das Clínicas da Faculdade de Medicina da USP (EEP-HCFMUSP). Concursado, atua como médico perito da Prefeitura Municipal de São Paulo e Médico do Trabalho do Banco do Brasil. São Paulo/SP.

LÉSLIE PICCOLOTTO FERREIRA

Fonoaudióloga pela Pontifícia Universidade Católica de São Paulo (PUC-SP). Mestre em Linguística Aplicada ao Ensino de Línguas pela PUC-SP. Doutora em Distúrbios da Comunicação Humana pela Escola Paulista de Medicina da Universidade Federal de São Paulo (EPM/Unifesp). Professora Titular do Departamento de Teorias e Métodos em Fonoaudiologia e Fisioterapia na PUC SP. Coordenadora do Curso de Fonoaudiologia da PUC-SP. Coordenadora do Laboratório de Voz (LaborVox) da PUC-SP. Editora Executiva da Revista Distúrbios da Comunicação da PUC-SP. São Paulo/SP.

LUCIANA NUSSBAUMER

Graduação em Medicina pela Pontifícia Universidade Católica do Rio Grande do Sul (PUC-RS). Residência Médica em Medicina Preventiva e Social com ênfase em Saúde do Trabalhador. Especialização em Medicina do Trabalho pela Universidade Federal do Rio Grande do Sul (UFRGS). Especialização em Toxicologia Aplicada pela PUC-RS. Atua como Especialista em Saúde no Centro Estadual de Vigilância em Saúde/CEREST Estadual da Secretaria da Saúde/RS. Médica do Trabalho em sindicatos de trabalhadores do ramo metalúrgico, da alimentação e da saúde. Porto Alegre/RS.

LUIZ ALFREDO SCIENZA

Graduação em Engenharia Civil pela Faculdade de Engenharia da Pontifícia Universidade Católica do Rio Grande do Sul. Pós-Graduação *lato sensu* em Engenharia de Segurança do Trabalho pela Faculdade de Engenharia da Pontifícia Universidade Católica. Pós-Graduação *lato sensu* em Toxicologia Aplicada pelo Instituto de Biociências da Pontifícia Universidade Católica. Auditor-Fiscal do Trabalho do Ministério do Trabalho e Emprego, área de segurança e saúde no trabalho. Professor do Departamento de Medicina Social da Faculdade de Medicina da Universidade Federal do Rio Grande do Sul (FAMED-UFRGS). Ex-Presidente do Instituto Trabalho Digno (ITD). Porto Alegre/RS.

LUIZ AUGUSTO FACCHINI

Médico pela Universidade Federal de Santa Maria (UFSM). Mestre em Medicina Social pela *Universidad Autónoma de México* (UAM). Doutor em Medicina pela Universidade Federal do Rio Grande do Sul (UFRGS). Pós-Doutorado em Saúde Internacional pela *Harvard School of Public Health* (EUA). Professor Titular do Departamento de Medicina Social da Universidade Federal de Pelotas (UFPEL). Aposentado, é Docente Permanente dos Programas de Pós-Graduação em Epidemiologia, Enfermagem e Saúde da Família da UFPEL. Coordena o Grupo de Pesquisa AQUARES sobre Avaliação de Políticas e Programas de Saúde. Coordenou e participou de estudos sobre saúde de trabalhadoras e trabalhadores na indústria, agricultura, serviços, trabalho infantil e trabalho da mulher. Pelotas/RS.

LUIZ CARLOS DE MIRANDA JÚNIOR

Engenheiro Ambiental e de Segurança do Trabalho, atuando há 37 anos em grandes empresas (Mercedes Benz do Brasil, RIPASA Celulose e Papel, CPFL Energia). Especialista em Recursos Humanos, Administração de Empresas, Ergonomia e Radioproteção. MBA em Gestão de Saúde e Mestrado em Saúde e Meio Ambiente. Também é Higienista Ocupacional Certificado, pela Associação Brasileira de Higienistas Ocupacionais (ABHO), entidade em que atua como presidente em seu segundo mandato. Desde 1994, é Professor de Graduação e Pós-Graduação na Universidade Estadual de Campinas (Unicamp) e consultor nas áreas de Segurança, Saúde e Higiene Ocupacional. Limeira/SP.

LUIZ EUGÊNIO NIGRO MAZZILLI

Cirurgião-Dentista pela Faculdade de Odontologia da Universidade de São Paulo (FO/USP). Especialista em Odontologia do Trabalho e em Odontologia Legal. Mestre e Doutor em Ciências Odontológicas/Odontologia Social pela FO/USP. Docente do Departamento de Odontologia Social da FO/USP. Livre-Docente na Área de Antropologia Forense. Foi Servidor do quadro efetivo da Prefeitura Municipal de SP (1984 a 2011), exercendo atividades em Saúde Ocupacional e do Trabalhador, e na Atenção Básica em Saúde. Exerceu atividades em Pós-Graduação *lato sensu* na área de Odontologia do Trabalho e de Odontologia Forense em cursos de especialização. É Docente e Orientador no Programa de Pós-Graduação Interunidades Mestrado Profissional-Formação Interdisciplinar em Saúde FO/FSP/EE - USP. São Paulo/SP.

LUIZ GUILHERME CARDOSO MOLL

Médico. Membro Titular da Associação Nacional de Medicina do Trabalho (ANAMT), da Associação Brasileira de Medicina Legal e Perícia Médica (ABMLPM) e da Sociedade Brasileira de Ortopedia e Traumatologia (SBOT). Pós-Graduado em Valoração do Dano Corporal pelo Departamento de Medicina Legal, Psiquiatria e Anatomia Patológica da Faculdade de Medicina da Universidade Complutense de Madri (Espanha) e em Direito Médico pelo Centro de Direito Biomédico da Faculdade de Direito da Universidade de Coimbra (Portugal). Docente Convidado das Pós-Graduações *lato sensu* em Medicina do Trabalho da Universidade Federal do Rio Grande do Sul (UFRGS) e de Ergonomia da Universidade Federal do Rio de Janeiro (UFRJ). Foi Membro da Câmara Técnica de Perícias Médicas do Conselho Regional de Medicina do Rio Grande do Sul (CREMERS). Coordenador do Grupo Técnico de Ergonomia Forense da Associação Brasileira de Ergonomia (ABERGO) e Secretário do Comitê de Ergonomia e Organização do Trabalho da ANAMT. Porto Alegre/RS.

LUIZ OSVALDO RODRIGUES

Médico pela Faculdade de Medicina da Universidade Federal de Minas Gerais (FM/UFMG). Especialização em Medicina Esportiva pela Associação Médica Brasileira (AMB). Doutor e Mestre em Ciências Biológicas pelo Instituto de Ciências Biológicas (ICB) da UFMG. Professor Titular aposentado e voluntário da Escola de Educação Física, Fisioterapia e Terapia Ocupacional (EEFFTO) da UFMG. Médico e Pesquisador do Centro de Referência em Neurofibromatoses do Hospital das Clínicas da UFMG. Presidente da Associação Mineira de Apoio aos Portadores de Neurofibromatoses (AMANF). Escritor, cartunista (LOR), produz o blog lorcartunista.blogspot.com. Belo Horizonte/MG.

LUIZA MONTEIRO BARROS

Fisioterapeuta pela Escola de Medicina e Saúde Pública. Doutoranda em Saúde Coletiva no Instituto de Estudos em Saúde Coletiva da Universidade Federal do Rio de Janeiro (UFRJ). Mestre em Saúde, Ambiente e Trabalho pelo Programa de Pós-Graduação em Saúde, Ambiente e Trabalho da Faculdade de Medicina da Bahia da Universidade Federal da Bahia (PPGSAT/FMB/UFBA). Especialista em Saúde da Família pela Fundação Estatal Saúde da Família e Fundação Oswaldo Cruz Bahia (FESF-SUS/FIOCRUZ). Salvador/BA.

MARA EDWIRGES ROCHA GANDARA

Médica. Especialista em Otorrinolaringologia e em Medicina do Trabalho pela Associação Médica Brasileira (AMB). Especialização em Audiologia pela *Fundación General Universidad de Salamanca,* Espanha. Assistente da Divisão de Otorrinolaringologia do Hospital das Clínicas da Faculdade de Medicina da Universidade de São Paulo (HCFMUSP). Coordenadora do Programa Reouvir do Ambulatório de Reabilitação Auditiva do HCFMUSP. Presidente da Sociedade Paulista de Otorrinolaringologia (2020-2023). Membro do departamento das Doenças Otorrinolaringológicas relacionadas ao Trabalho da Associação Brasileira de Otorrinolaringologia e Cirurgia Cérvico-Facial. São Paulo/SP.

MARA ALICE BATISTA CONTI TAKAHASHI

Cientista Social. Mestre e Doutor em Saúde Coletiva. Pós-Doutorado em Saúde do Trabalhador e Saúde Ambiental na Faculdade de Saúde Pública da Universidade de São Paulo (FSP/USP). Pós-Doutoramento no Departamento de Saúde Pública na Faculdade de Medicina de Botucatu, Universidade Estadual Paulista Júlio de Mesquita Filho (UNESP). Socióloga aposentada do Centro de Referência em Saúde do Trabalhador (CEREST), Piracicaba. Pesquisadora Voluntária do Instituto Walter Leser – Escola de Sociologia e Política de São Paulo. Americana/SP.

MARCELE SCHREINER TONET

Psicóloga. Mestre em Promoção da Saúde pela Universidade de Santa Cruz do Sul (UNISC). Doutora em Psicologia Social e Institucional pela Universidade Federal do Rio Grande do Sul (UFRGS). Atuou como Docente da Universidade Luterana do Brasil (ULBRA). Experiência na área de Psicologia, ênfase em Psicologia do Trabalho, Clínica do Trabalho, Saúde Mental e Trabalho e Psicologia Social e Institucional. Desenvolve a Clínica do Trabalho em Consultório. Santa Cruz do Sul/RS.

MARCELO RIBERTO

Médico pela Faculdade de Medicina da Universidade de São Paulo (FMUSP). Mestre, Doutor e Livre-Docente pela FMUSP. Especialização em Medicina Física e Reabilitação, em Medicina do Trabalho, e em Acupuntura pela Associação Médica Brasileira (AMB). Certificado na área de atuação em Dor pela AMB. Professor da Universidade de Ribeirão Preto. São Paulo/SP.

MARCIA BANDINI

Médica. Pesquisadora e Professora Associada do Departamento de Saúde Coletiva da Faculdade de Ciências Médicas da Universidade Estadual de Campinas (FCM/Unicamp). Doutora em Promoção da Saúde pela Faculdade de Medicina da Universidade de São Paulo (FMUSP). Livre Docente em Política, Gestão e Saúde pela Faculdade de Saúde Pública da Universidade de São Paulo (FSP/USP). Membro do Grupo de Trabalho de Saúde do Trabalhador e da Trabalhadora da Associação Brasileira de Saúde Coletiva (Abrasco). Diretora da Associação Brasileira de Saúde do Trabalhador e da Trabalhadora (ABRASTT) (2022-2023). Presidente da Associação Nacional de Medicina do Trabalho (ANAMT)(2016-2019). Campinas/SP.

MÁRCIA SARPA DE CAMPOS MELLO

Bióloga (Modalidade Médica) pela Universidade Federal do Estado do Rio de Janeiro (Unirio). Mestre em Saúde Pública, com ênfase em Toxicologia Ocupacional e Ambiental, pela Fundação Oswaldo Cruz. Doutora em Vigilância Sanitária, com ênfase em Toxicologia, pela Fundação Oswaldo Cruz (Fiocruz). Tecnologista e Coordenadora da Coordenação de Prevenção e Vigilância do Instituto Nacional de Câncer (CONPREV/INCA/MS). Professora Associada de Toxicologia da Unirio. Entre 2019 e 2021 foi Pesquisadora Visitante do *National Cancer Institute – National Institutes of Health* (NCI-NIH, EUA). Rio de Janeiro/RJ.

MÁRCIA TIVERON DE SOUZA

Fonoaudióloga pela Pontifícia Universidade Católica de São Paulo (PUC-SP). Mestre em Fonoaudiologia pela PUC-SP. Doutora em Saúde Pública pela Faculdade de Saúde Pública da Universidade de São Paulo (FSP/USP). Especialista em Saúde do Trabalhador e Ecologia Humana pela Escola Nacional de Saúde Pública da Fundação Oswaldo Cruz (ENSP/Fiocruz). Especialista em Gerência de Cidade pela Fundação Armando Alvares Penteado (FAAP). Diretora Técnica de Saúde I do Centro de Referência em Saúde do Trabalhador (CEREST) Estadual de São Paulo, Centro de Vigilância Sanitária, Secretaria de Estado da Saúde de São Paulo (CVS/SES-SP). São Paulo/SP.

MARCO AKERMAN

Médico. Professor Titular do Departamento de Política, Gestão e Saúde da Faculdade de Saúde Pública da Universidade de São Paulo (FSP/USP). Especialista em Saúde Pública e Medicina Social pela Universidade Federal de Minas Gerais (UFMG). Especialista em Gestão Hospitalar para o Setor Público pela Fundação Getúlio Vargas (FGV). Mestre em Planejamento e Financiamento do Setor de Saúde e Doutor em Epidemiologia e Saúde Pública pela Universidade de Londres. Especialista em Ativação de Mudanças na Graduação de Profissionais de Saúde pela Fundação Oswaldo Cruz (Fiocruz). Livre-Docente pela FSP/USP. Pesquisador do Centro de Estudos, Pesquisa e Documentação (CEPEDOC) em Cidades Saudáveis. São Paulo/SP.

MARCO ANTONIO GOMES PÉREZ

Médico. Especialista em Saúde Pública pela Universidade Estadual de Campinas (Unicamp). Especialista em Medicina Preventiva e Social pela Unicamp. Mestre em Saúde Coletiva pela Unicamp. *Máster en Prevención y Protección de Riesgos Laborales* pela *Universidad de Alcalá*, Espanha. Médico do Centro de Referência em Saúde do Trabalhador (Cerest) de Campinas (SP). Foi Coordenador de Saúde do Trabalhador dos Municípios de Campinas/SP e de São Paulo/SP. Foi Coordenador Nacional em Saúde do Trabalhador do Ministério da Saúde. Foi Diretor de Políticas de Saúde e Previdência do Ministério do Planejamento, Orçamento e Gestão. Foi Diretor de Políticas de Saúde e Segurança Ocupacional do Ministério da Previdência Social. Campinas/SP.

MARCOS RIBEIRO BOTELHO

Engenheiro Civil pela Universidade Federal de Minas Gerais (UFMG). Especialização em Engenharia de Segurança Trabalho pela Fundação Mineira de Educação e Cultura (FUMEC). Especialização em Ergonomia pela UFMG. Mestre em Saúde, Ambiente e Trabalho pela Fundacentro. Doutor em Ciências pela Universidade de São Paulo (USP). Professor de cursos de Pós-Graduação de Engenharia em Segurança do Trabalho e Mineração e Meio Ambiente. Auditor-Fiscal do Trabalho do Ministério do Trabalho e Emprego. Diretor da Associação Mineira de Engenharia de Segurança (AMES). Belo Horizonte/MG.

MARCOS VINICIUS DE SOUSA

Médico pela Universidade de Brasília (UnB). Mestre em Clínica Médica pela Universidade Estadual de Campinas (Unicamp). Doutor em Clínica Médica pela Unicamp. Professor Colaborador do Programa de Pós-Graduação em Clínica Médica da Faculdade de Ciências Médicas da Unicamp. Preceptor do Programa de Residência Médica em Transplante de Rim – Nefrologia da Unicamp. Pesquisador do Laboratório de Investigação em Transplante (LInT), Unicamp. Médico Assistente do Programa de Transplante Renal do HC-Unicamp. Especialista em Nefrologia pela Unicamp e pela Sociedade Brasileira de Nefrologia (SBN). Paulínia/SP.

MARIA CARLOTA BORBA BRUM

Médica pela Universidade Federal de Pelotas (UFPEL). Residência em Medicina Preventiva e Social. Especialista em Medicina do Trabalho pela Associação Nacional de Medicina do Trabalho (ANAMT). Mestre em Pneumologia pela Universidade Federal do Rio Grande do Sul (UFRGS). Doutora em Endocrinologia pela UFRGS. Professora Adjunta do Departamento de Medicina Social da Faculdade de Medicina da UFRGS. Supervisora do Programa de Residência Médica em Medicina do Trabalho do Hospital de Clínicas de Porto Alegre. Porto Alegre/RS.

MARIA JOSÉ FERNANDES GIMENES

Médica. Especialista em Otorrinolaringologia e em Medicina do Trabalho. Professora Titular do Departamento de Saúde da Coletividade da Faculdade de Medicina do ABC (FMABC). Doutora em Ciências Médicas pela Faculdade de Medicina da Universidade de São Paulo (FMUSP). Coordenadora do Programa de Residência Médica em Medicina do Trabalho e Pesquisadora do Centro Universitário FMABC. Professora convidada dos cursos de Pós-Graduação em Medicina do Trabalho da FMUSP e em Engenharia de Segurança do Trabalho na Escola Politécnica da USP (POLI-USP). São Paulo/SP.

MARIA LÚCIA VAZ MASSON

Fonoaudióloga pela Pontifícia Universidade Católica de São Paulo (PUC-SP). Mestre em Distúrbios da Comunicação pela PUC-SP. Doutora em Educação pela Universidade Estadual Paulista (UNESP). Pós-Doutorado em Voz pela *Harvard Medical School/MGH-Voice Center*. Professora Associada do Departamento de Fonoaudiologia da Universidade Federal da Bahia (UFBA). Vice-Coordenadora do Programa de Pós-Graduação em Ciências da Reabilitação do Instituto Multidisciplinar de Reabilitação e Saúde (IMRS/UFBA). Professora do Programa de Pós-Graduação em Saúde, Ambiente e Trabalho da Faculdade de Medicina da UFBA. Coordenadora do Grupo Trabalho e Saúde Docente (TRASSADO/UFBA). Vice-Coordenadora do Grupo de Trabalho-Agravos da Comunicação Distúrbios da Voz Relacionados ao Trabalho/ Perda Auditiva Induzida pelo Ruído – DVRT/PAIR (Sociedade Brasileira de Fonoaudiologia – SBFa). Editora Associada da Revista Brasileira de Saúde Ocupacional. Salvador/BA.

MARIANA DE FIGUEIREDO SILVA HAFNER

Médica pela Faculdade de Ciências Médicas da Santa Casa de São Paulo (FCMSCSP). Especialização em Dermatologia pela Clínica de Dermatologia da Santa Casa de São Paulo. Especialista em Dermatologia pela Sociedade Brasileira de Dermatologia e Associação Médica Brasileira (SBD/AMB). Médica Assistente da Clínica de Dermatologia da Santa Casa de São Paulo. Médica do Hospital Israelita Albert Einstein. São Paulo/SP.

MARILDA MAZZALI

Médica pela Universidade Estadual de Campinas (Unicamp). Mestre em Clínica Médica pela Unicamp. Doutor em Clínica Médica pela Unicamp. Pós-Doutorado em Nefrologia pela *University of Washington – Baylor College of Medicine*. Livre-Docente em Clínica Médica pela Unicamp. Professora Associada de Nefrologia do Departamento de Clínica Médica (DCM) da Faculdade de Ciências Médicas (FCM) da Unicamp. Coordenadora do Programa de Transplante Renal do Hospital de Clínicas da Unicamp. Coordenadora do Laboratório de Investigação em Transplantes da FCM/Unicamp. Coordenadora da Comissão de Residência Médica da FCM/Unicamp. Professora plena do curso de Pós-Graduação em Clínica Médica da FCM/Unicamp. Vice coordenadora do Departamento de Ética da ABTO (Associação Brasileira de Transplante de Órgãos). Membro do Departamento de Ensino e Titulação da Sociedade Brasileira de Nefrologia (SBN). Membro fundadora do capítulo Brasil do *Women in Transplantation*. Campinas/SP.

MÁRIO EDVIN GRETERS

Médico. Especialista em Otorrinolaringologia. Professor da Faculdade de Medicina da Pontifícia Universidade Católica de Campinas (PUC-Campinas). Doutor pela Faculdade de Medicina da Universidade de São Paulo (FMUSP). Coordenador do Departamento de Otoneurologia da Associação Brasileira de Otorrinolaringologia (2022-2023). Membro do Departamento de Doenças Otorrinolaringológicas do Trabalho. São Paulo/SP

MARIO HENRIQUE CAMARGOS DE LIMA

Médico pela Faculdade de Medicina da Universidade Federal de Minas Gerais (UFMG). Residência médica em Oftalmologia pelo Instituto dos Servidores do Estado de Minas Gerais (IPSEMG). Doutor e Pós-Doutorado pela Faculdade de Medicina da Universidade de São Paulo (FMUSP). Professor da disciplina de Oftalmologia da Faculdade de Medicina da Universidade de Santo Amaro (UNISA). Diretor do Serviço de Oftalmologia da Clínica Oftalmológica do Complexo Hospitalar Padre Bento de Guarulhos (CHPBG). São Paulo/SP.

MARIO LUIZ FANTAZZINI

Engenheiro Mecânico de Projetos pela Escola Politécnica da Universidade de São Paulo (EPUSP). Especialista em Engenharia de Segurança do Trabalho. Higienista Ocupacional Certificado pela Associação Brasileira de Higienistas Ocupacionais (ABHO), nº 005. Foi pesquisador – higienista e Diretor Técnico da Fundacentro, e Diretor Técnico do Itsemap do Brasil. É Vice-Presidente de Estudos e Pesquisas da ABHO. Desenvolveu o primeiro curso no Brasil sobre Estratégia de Amostragem de Agentes Ambientais, em 1992. Desenvolveu metodologias de avaliação ambiental pioneiras em sílica, ultrassom, campos magnéticos estáticos, radiação ultravioleta. Atua em docência desde 1976, nos cursos de Pós-Graduação para engenheiros de segurança e médicos do trabalho, destacando-se: Fundacentro, USP, Faculdade de Ciências Médicas da Santa Casa de São Paulo, Faculdade de Engenharia Industrial (FEI), Faculdades Oswaldo Cruz, Universidade Estadual de Campinas (Unicamp). Possui mais de 20 títulos (livros, compilações e livretos), como autor, coautor e participante em obras de segurança e higiene ocupacional. Membro do Grupo tradutor dos *Threshold Limit Values (TLVs®) TLV* da *American Conference of Governmental Industrial Hygienists* (ACGIH). São Paulo/SP.

MARLOS FÁBIO ALVES DE AZEVEDO

Médico pela Universidade Iguaçu (UNIG). Residência Médica em Neurologia pela Universidade Federal do Rio de Janeiro (UFRJ). Título de Especialista em Neurologia (Academia Brasileira de Neurologia – ABN). Mestre em Clínica Médica no Setor de Neurologia da UFRJ. Doutor em Saúde Coletiva pelo Instituto de Saúde Coletiva (IESC/UFRJ). Pós-Graduação em Medicina do Trabalho. Membro Titular da Academia Brasileira de Neurologia (ABN). Membro Fundador da Associação de Neurologia do Estado do Rio de Janeiro (ANERJ). Membro da Sociedade Brasileira de Toxicologia (SBTox). Trabalha no Setor de Neurotoxicologia Ocupacional e Ambiental do Centro de Estudos da Saúde do Trabalhador e Ecologia Humana (Cesteh) da Escola Nacional de Saúde Pública da Fundação Oswaldo Cruz (ENSP/Fiocruz). Rio de Janeiro/RJ.

MÔNICA ANGELIM GOMES DE LIMA

Médica Sanitarista e Médica do Trabalho. Professora Titular do Departamento de Medicina Preventiva e Social da Faculdade de Medicina da Bahia da Universidade Federal da Bahia (FMB/UFBA). Docente Permanente do Programa de Pós-Graduação em Saúde, Ambiente e Trabalho (PPGSAT) da FMB/UFBA. Doutora em Saúde Pública pelo Instituto de Saúde Coletiva da UFBA. Estágio Pós-Doutoral na temática Incapacidade para o Trabalho na *Dalla Lana School of Public Health, University of Toronto* (Canadá). Pesquisa temas ligados à saúde coletiva, saúde do trabalhador, trabalhador da pesca artesanal, prevenção da incapacidade prolongada e Programas de Retorno ao Trabalho, Classificação de Incapacidade, Funcionalidade e Saúde (CIF). Líder de Grupo de Pesquisa CNPq: Atenção Integral à Saúde: Saúde, Trabalho e Funcionalidade. Salvador/BA.

NATALI CRUZ DE CASTRO NICOLINO

Médica. Residência Médica em Infectologia no Hospital Eduardo de Menezes da Fundação Hospitalar do Estado de Minas Gerais (FHEMIG). Médica e Preceptora da Residência Médica de Infectologia na Unidade de Internação do Hospital Eduardo de Menezes da FHEMIG. Professora na Universidade José do Rosário Vellano (Unifenas). Colaboradora da Organização Pan-americana de Saúde (OPAS/OMS) como Referência Técnica do Centro de Informações Estratégicas em Vigilância a Saúde da Secretaria Estadual de Saúde de Minas Gerais. Belo Horizonte/MG.

NATHALIE M. SUZUKI

Médica pela Faculdade de Ciências Médicas da Santa Casa de São Paulo (FCMSCSP). Especialização em Dermatologia pela Clínica de Dermatologia da Santa Casa de São Paulo. Aperfeiçoamento em Alergias Cutâneas e Testes de Contato pela Clínica de Dermatologia da Santa Casa de São Paulo. Mestrado em Ciências da Saúde pela FCMSCSP. Médica do Hospital Israelita Albert Einstein. São Paulo/SP.

NICOLE CARMONA ACHING

Médica pela Faculdade de Ciências Médicas da Santa Casa de São Paulo (FCMSCSP). Residência Médica em Medicina Física e Reabilitação pela Irmandade da Santa Casa de Misericórdia de São Paulo. São Paulo/SP.

PAULO ANTONIO BARROS OLIVEIRA

Médico. Professor Titular de Medicina Social da Universidade Federal do Rio Grande do Sul (UFRGS). Auditor Fiscal do Trabalho do Ministério do Trabalho e Emprego, aposentado. Especialista em Medicina do Trabalho pela Universidade Federal de Ciências da Saúde de Porto Alegre (UFCSPA). Mestre em Educação pela Pontifícia Universidade Católica (PUC-RS). Doutor em Engenharia de Produção pelo Instituto Alberto Luiz Coimbra de Pós-Graduação e Pesquisa de Engenharia da Universidade Federal do Rio de Janeiro (COPPE/UFRJ). Presidente da Associação Brasileira de Ergonomia (ABERGO) (2015-2017 e 2018-2020). *Co-Chair* para a América Latina do *International Development Committee* (2015/2017; 2018/2020). Membro do Comitê de Certificação (2018-2020; 2021-2023) da *International Ergonomics Association* (IEA). Diretor de Relações Internacionais (2018-2019; 2020-2022) e Diretor de Pesquisas do Instituto Trabalho Digno (ITD) (2023-2025). Porto Alegre/RS.

PAULO SÉRGIO DE ANDRADE CONCEIÇÃO

Médico pela Faculdade de Medicina da Universidade Federal da Bahia (UFBA). Residência em Medicina Social com concentração em Saúde do Trabalhador pelo Departamento de Medicina Preventiva e Social (DMPS/UFBA). Especialista em Medicina Sanitária, Medicina do Trabalho e em Acupuntura. Doutor em Saúde Pública pelo Instituto de Saúde Coletiva (ISC/UFBA). Foi Professor Substituto da Disciplina Epidemiologia do DMPS da Faculdade de Medicina da UFBA. Foi Professor da Disciplina Medicina Ocupacional da Faculdade de Medicina da Escola Bahiana de Medicina e Saúde Pública (EBMSP). Professor Convidado do Curso de Especialização em Higiene Ocupacional da Escola Politécnica da UFBA e do Curso de Especialização em Saúde do Trabalhador do ISC/UFBA em parceria com o Centro Estadual de Referência em Saúde do Trabalhador CESAT/SESAB. Foi Subgerente da Diretoria de Vigilância e Atenção à Saúde do Trabalhador (DIVAST)/Centro Estadual de Referência em Saúde do Trabalhador (CESAT). Auditor-Fiscal do Trabalho (AFT) da Secretaria de Inspeção do Trabalho do Ministério do Trabalho e Emprego desde 2007. Salvador/BA.

PAULO ROBETO ZÉTOLA

Médico pela Universidade Federal do Paraná (UFPR). Especialista em Medicina do Trabalho e Medicina do Esporte. Mestre em Ergonomia. MBA em Gestão Executiva em Saúde. Foi Presidente da Associação Paranaense de Medicina do Trabalho (APAMT). Foi Conselheiro fiscal da Associação Nacional de Medicina do Trabalho (ANAMT). É Coordenador da Comissão Técnica de Gestão em Saúde do Trabalhador da ANAMT. Docente da Graduação em Medicina e Coordenador da Pós-Graduação de Medicina do Trabalho e Perícias Médicas da UFPR. Experiência de mais de 20 anos como Executivo em Saúde no Brasil e América Latina. Diretor Executivo da PrevLine – consultoria em Saúde. Sócio-Fundador do iZETA Instituto de Educação. Autor e organizador do livro "Tratado de Gestão em Saúde do Trabalhador" – Editora Ergo 2020, e outros capítulos de livros da ANAMT. Curitiba/PR.

RAFAEL FUTOSHI MIZUTANI

Médico pela Faculdade de Medicina da Universidade de São Paulo (FMUSP). Residência Médica em Clínica Médica pelo Hospital das Clínicas da FMUSP. Residência Médica em Pneumologia pelo Instituto do Coração (Incor-HCFMUSP). Especialização na área de Doenças Respiratórias Ocupacionais e Ambientais e em Cessação de Tabagismo pelo Incor-HCFMUSP. Médico Assistente da divisão de Pneumologia do HCFMUSP. São Paulo/SP.

RAONI ROCHA

Doutor em Ciências Cognitivas e Ergonomia pela Universidade de Bordeaux, França. Mestre em Ciências do Trabalho e da Sociedade pelo *Conservatoire National des Arts et Métiers* (CNAM), Paris. Especialização em Ergonomia pela Universidade Federal de Minas Gerais (UFMG). Graduação em Fisioterapia pela Pontifícia Universidade Católica de Minas Gerais (PUC-MG) e em Engenharia de Produção pela Universidade Pitágoras. Professor Adjunto do Departamento de Engenharia de Produção, Administração e Economia da Universidade Federal de Ouro Preto (UFOP). Desenvolve pesquisas na área de ergonomia e fatores humanos, saúde do trabalhador, gestão da segurança, gestão de pessoas e inovação. Belo Horizonte/MG.

RAQUEL CANUTO

Professora do Departamento Nutrição e do Programa de Pós-Graduação em Alimentação, Nutrição e Saúde da Faculdade de Medicina pela Universidade Federal do Rio Grande do Sul (UFRGS). Nutricionista pela Universidade Federal de Santa Catarina (UFSC). Mestre em Saúde Coletiva pela Universidade do Vale do Rio dos Sinos (Unisinos). Doutora em Endocrinologia pela UFRGS. Porto Alegre/RS.

RENATO PASSINI JÚNIOR

Médico pela Universidade Estadual de Campinas (Unicamp). Especialista em Ginecologia e Obstetrícia pela Unicamp. Mestre em Tocoginecologia pela Unicamp. Doutor em Tocoginecologia pela Unicamp. Livre-Docente pela Unicamp. Professor Associado e Docente do Programa de Pós-Graduação do Departamento de Tocoginecologia da Faculdade de Ciências Médicas (FCM) da Unicamp. Participa de pesquisas envolvendo gestação de alto risco. Campinas/SP.

RENATO TEIXEIRA SOUZA

Médico pela Universidade Federal do Paraná (UFPR). Especialista em Ginecologia e Obstetrícia pela UFPR. Residência ano opcional com ênfase em Gestação de Alta Complexidade pela Universidade Federal de São Paulo (Unifesp). Mestrado e Doutorado em Tocoginecologia pela Faculdade de Ciências Médicas da Universidade Estadual de Campinas (Unicamp). Professor do Programa de Pós-Graduação em Tocoginecologia da Faculdade de Ciências Médicas (FCM) da Unicamp. Médico Assistente do Hospital da Mulher Prof. Dr. José Aristodemo Pinotti da Unicamp e do Hospital Universitário de Jundiaí. Professor Colaborador do Departamento de Tocoginecologia da Faculdade de Medicina de Jundiaí. Membro da Comissão Nacional Especializada de Gestação de Alto Risco da Federação Brasileira das Associações de Ginecologia e Obstetrícia (Febrasgo). Campinas/SP.

RENÉ MENDES

Médico pela Escola Paulista de Medicina (EPM/Unifesp). Especialista em Saúde Pública e em Medicina do Trabalho. Mestre, Doutor, Livre-Docente em Saúde Pública pela Universidade de São Paulo (USP). Professor Titular de Medicina Preventiva e Social da Universidade Federal de Minas Gerais (UFMG). Ocupou cargos de Direção na Fundacentro, Ministério do Trabalho, Ministério da Saúde, Secretaria de Estado da Saúde de São Paulo, Organização Pan-Americana de Saúde (OPAS) e Organização Internacional do Trabalho. Na carreira acadêmica, foi Docente na Universidade Estadual de Campinas (Unicamp); na UFMG e na Escola de Saúde Pública da Universidade Johns Hopkins (Baltimore/EUA). Cerca de 300 trabalhos científicos publicados; organização do livro "Patologia do Trabalho" (edições de 1995; 2003; 2013) e do "Dicionário de Saúde e Segurança do Trabalhador: conceitos – definições – história – cultura". Fundador, Ex-Presidente e Ex-Diretor da Associação Brasileira de Saúde do Trabalhador e da Trabalhadora (ABRASTT) e um dos articuladores do movimento social Frente Ampla em Defesa da Saúde dos Trabalhadores. Atualmente é Pesquisador Visitante Sênior do Centro de Relações Internacionais em Saúde (CRIS), órgão assessor da Presidência da Fundação Oswaldo Cruz (CRIS/Fiocruz – Rio de Janeiro/RJ) e Pesquisador Colaborador do Instituto de Estudos Avançados da Universidade de São Paulo (IEA/USP). Reside em Santos/SP.

ROBSON DA FONSECA NEVES

Fisioterapeuta pela Universidade Católica do Salvador (UCSAL). Mestre em Saúde Comunitária e Doutor em Saúde Coletiva pela Universidade Federal da Bahia (UFBA). Professor Associado do Departamento de Fisioterapia da Universidade Federal da Paraíba (UFPB). Docente Permanente do Programa de Pós-Graduação em Fisioterapia (PPGFIS) da UFPB. Pesquisa temas ligados à saúde coletiva, saúde do trabalhador, prevenção da incapacidade prolongada, Programas de Retorno ao Trabalho e Educação permanente com ênfase na Classificação de Incapacidade, Funcionalidade e Saúde (CIF) para profissionais de Centros Especializados em Reabilitação. Colíder e pesquisador do Grupo de Pesquisa CNPq/UFBA: Atenção Integral à Saúde: Saúde, Trabalho e Funcionalidade e pesquisador do Grupo de Pesquisa CNPq/UFPB: Grupo de Estudos em Saúde Coletiva. Salvador/BA.

RODOLFO ANDRADE DE GOUVEIA VILELA

Engenheiro Mecânico pela Universidade de São Paulo (USP). Especialização em Engenharia de Segurança do Trabalho pela Fundação Armando Alvares Penteado (FAAP). Especialização em Ergonomia pela Universidade Metodista de Piracicaba (UNIMEP) e Universidade Federal de Minas Gerais (UFMG). Foi engenheiro e coordenador do Centro de Referência em Saúde do Trabalhador (CEREST) Piracicaba. Mestre e Doutor em Saúde Coletiva pela Universidade Estadual de Campinas (Unicamp). Pós-Doutorado na Universidade de Helsinque, Finlândia. É Professor Livre-Docente e Professor Sênior na Faculdade de Saúde Pública da USP. Reside em Piracicaba/SP.

ROGÉRIO MUNIZ DE ANDRADE

Médico pela Faculdade de Medicina de Marília (FAMEMA). Residência em Clínica Médica pela Secretaria de Estado de Saúde de São Paulo (SES-SP). Pós-Graduação em Medicina do Trabalho e em Educação em Saúde pela Faculdade de Medicina da Universidade de São Paulo (FMUSP). Médico Chefe da Seção Técnica de Doenças do Trabalho do Serviço de Saúde Ocupacional do Hospital das Clínicas da FMUSP. Professor do Curso de Especialização em Medicina do Trabalho da FMUSP. São Paulo/SP.

ROSANA LAZZARINI

Médica pela Faculdade de Ciências Médicas da Santa Casa de São Paulo (FCMSCSP). Título de Especialista em Dermatologia pela Sociedade Brasileira de Dermatologia e Associação Médica Brasileira (SBD/AMB). Pós-Graduação em Medicina do Trabalho (FCMSCSP). Mestrado em Ciências da Saúde (FCMSCSP). Médica Primeira Assistente da Clínica de Dermatologia da Santa Casa de São Paulo. Professora Instrutora da FCMSCSP. São Paulo/SP.

ROSANE ISABEL BITTENCOURT

Médica pela Universidade Federal de Pelotas (UFPel). Mestre em Medicina (Ciências Médicas) pela Universidade Federal do Rio Grande do Sul (UFRGS). Médica do Serviço de Hematologia do Hospital de Clínicas de Porto Alegre (HCPA). Médica da Universidade Luterana do Brasil (ULBRA). Médica da Secretaria Municipal de Saúde de Porto Alegre. Tem experiência na área de Medicina, com ênfase em Hematologia, atuando principalmente nos seguintes temas: mieloma múltiplo, hematologia, leucemia mieloide aguda e transplante autólogo. Porto Alegre/RS.

ROSANE HÄRTER GRIEP

Enfermeira pela Universidade Federal de Pelotas (UFPEL). Mestre e Doutora pela Escola Nacional de Saúde Pública Sérgio Arouca da Fundação Oswaldo Cruz (ENSP/Fiocruz). Foi Pesquisadora Visitante no *Centre for Health Equity Studies, Stockholm University/Karolinska* (Suécia). Pesquisadora do Laboratório de Educação em Ambiente e Saúde (LEAS) do Instituto Oswaldo Cruz (Fiocruz). Professora do Programa de Pós-Graduação em Epidemiologia em Saúde Pública da Fiocruz. É Cientista do Nosso Estado pela Fundação de Amparo à Pesquisa do Estado do Rio de Janeiro (FAPERJ) e bolsista PQ-1C do Conselho Nacional de Desenvolvimento Científico e Tecnológico (CNPq). Coordenadora do Estudo Longitudinal de Saúde do Adulto (ELSA-Brasil) na Fiocruz. Rio de Janeiro/RJ.

SANDRA LORENA BELTRAN HURTADO

Fisioterapeuta pela Universidade Nacional da Colômbia. Mestre e Doutora em Ciências pela Faculdade de Saúde Pública da Universidade de São Paulo (USP). Atualmente desenvolve pesquisa de Pós-Doutorado na mesma faculdade com o estudo de Políticas e Intervenções Formativas na Saúde do Trabalhador. São Paulo/SP.

SANTIAGO LUIS VALLEJOS RIART

Médico. Especialista em Otorrinolaringologia pela *Universidad Nacional de Asunción* (Paraguai). Especialista em Didática Universitária pela *Universidad del Norte* (Assunção, Paraguai). *Fellow* de Otologia e Neurotologia do Hospital das Clínicas da Faculdade de Medicina da Universidade de São Paulo (HC-FMUSP). Doutorando pelo Programa de Otorrinolaringologia da Faculdade de Medicina da Universidade de São Paulo (FMUSP). São Paulo/SP.

SERGIO ROBERTO DE LUCCA

Médico pela Universidade Estadual de Campinas (Unicamp). Doutor em Medicina pela Unicamp. Livre-Docente em Saúde do Trabalhador pela Unicamp. Professor Associado do Departamento de Saúde Coletiva da Faculdade de Ciências Médicas (FCM) da Unicamp. Docente Permanente dos programas de Pós-Graduação do Departamento de Saúde Coletiva (acadêmico e profissional) e de Ciência Aplicada na Qualificação Médica (profissional). Coordena o Laboratório de Estudos sobre Saúde e Trabalho – ESTER (FCM/Unicamp). Pesquisador do projeto Transtornos mentais relacionados ao trabalho e suicídio, do convênio entre a área de Saúde do Trabalhador – Unicamp e Ministério Público do Trabalho (MPT) da 15ª Região. Campinas/SP.

SHEILA DE CASTRO CARDOSO TONIASSO

Médica pela Universidade Federal do Rio Grande do Sul (UFRGS). Especialização em Medicina do Trabalho pela Associação Nacional de Medicina do Trabalho (ANAMT). Mestre em Pesquisa pelo Hospital de Clínicas de Porto Alegre (HCPA). Doutoranda do Programa de Pós-Graduação (PPG) de Gastro-Hepatologia (UFRGS). Especialização em Acupuntura. Médica do trabalho do HCPA e do Banco do Brasil. Preceptora da Residência em Medicina do Trabalho do HCPA. Tem experiência na área de Medicina, com ênfase em Medicina do Trabalho, atuando nos seguintes temas: produção conhecimento, SARS-COV-2, COVID-19, profissionais da saúde, exames ocupacionais, agrotóxicos, hepatotoxicidade. Porto Alegre/RS.

SUSANA PIMENTEL PINTO GIANNINI

Fonoaudióloga pela Universidade Federal de São Paulo (Unifesp). Mestre em Fonoaudiologia pela Pontifícia Universidade Católica de São Paulo (PUC-SP). Doutora em Epidemiologia pela Faculdade de Saúde Pública da Universidade de São Paulo (FSP/USP). Pós-Doutorado em Fonoaudiologia pela PUC-SP. Especialista em Voz. Especialista em Saúde do Trabalhador e Ecologia Humana pela Escola Nacional de Saúde Pública da Fundação Oswaldo Cruz (ENSP/Fiocruz). São Paulo/SP.

SUZANE BEATRIZ FRANTZ KRUG

Enfermeira. Pós-Graduação em Administração Hospitalar e em Enfermagem do Trabalho. MBA em Gestão da Aprendizagem e Modelos Híbridos de Educação. Mestre em Desenvolvimento Regional. Doutora em Serviço Social. Professora Adjunta e Chefe do Departamento de Ciências da Saúde da Universidade de Santa Cruz do Sul (UNISC). Consultora ad hoc do Instituto Nacional de Estudos e Pesquisas Educacionais (INEP/MEC). Líder do Grupo Interdisciplinar Ampliado de Trabalho e Estudos em Saúde (GIATES) e do Grupo de Estudos e Pesquisa em Saúde (GEPS), desenvolvendo pesquisas com apoio do CNPq, FAPERGS, CAPES e Ministério da Saúde/OPAS. Docente de Cursos de Graduação da Saúde e do Corpo Permanente do Mestrado e Doutorado em Promoção da Saúde da UNISC. Editora-Chefe da Revista Interdisciplinar de Promoção da Saúde e revisora de diversos periódicos científicos. Santa Cruz do Sul/RS.

TÂNIA MARIA DE ARAÚJO

Psicóloga pela Universidade Federal de Minas Gerais (UFMG). Mestre em Saúde Comunitária pela Universidade Federal da Bahia (UFBA). Doutora em Saúde Pública pela UFBA. Pós-Doutorado pela *University of Massachusetts* (EUA) e *Heinrich-Heine-Universität Düsseldorf* (Alemanha). Professora da Universidade Estadual de Feira de Santana (UEFS). Coordenadora do Núcleo de Epidemiologia da UEFS. Docente dos Programas de Pós-Graduação em Saúde Coletiva (UEFS) e Saúde, Ambiente e Trabalho (UFBA). Coordenação Colegiada da Comissão de Epidemiologia da Associação Brasileira de Saúde Coletiva (Abrasco) (2022-2024). *Co-Chair* do Comitê de *Work Organization Psychosocial Factors* da *International Commission on Occupational Health* (ICOH). Coordena o Grupo de Trabalho Saúde Mental e Trabalho da Frente Ampla em Defesa da Saúde dos Trabalhadores. Editora Associada da Revista Brasileira de Epidemiologia, Revista Ciência & Saúde Coletiva (Saúde e Trabalho) e da Revista Brasileira de Saúde Ocupacional. Diretora Científica da Associação Brasileira de Saúde do Trabalhador e da Trabalhadora (ABRASTT), gestão 2024/25. Salvador/BA.

TARCÍSIO MÁRCIO MAGALHÃES PINHEIRO

Médico pela Faculdade de Medicina da Universidade Federal de Minas Gerais (FM/UFMG). Residência em Medicina Preventiva e Social pelo Hospital das Clínicas da UFMG. Especialização em Medicina do Trabalho pela Fundacentro/MG. Doutor em Saúde Coletiva pela Universidade Estadual de Campinas (Unicamp). Professor Titular do Departamento de Medicina Preventiva e Social da FM/UFMG. Coordenador do Observatório de Saúde do Trabalhador de Belo Horizonte (OSAT). Coordenador do Mestrado Profissional em Promoção da Saúde e Prevenção da Violência (FM/UFMG). Membro do Serviço Especializado em Saúde do Trabalhador (SEST/HC/UFMG). Belo Horizonte/MG.

TIAGO RISSI NOER

Fisioterapeuta pelo Instituto Porto Alegre. Educador Físico pela Universidade Federal do Rio Grande do Sul (UFRGS). Graduando em Engenharia de Produção (Uniritter). Pós-Graduado em Fisioterapia Traumato Ortopédica (CBES) e em Engenharia de Produção com ênfase em Ergonomia (UFRGS). Oficial Militar R2 do Exército Brasileiro. Perito Judicial e Assistente Técnico em Ergonomia junto ao Tribunal Regional do Trabalho – 4ª Região (TRT4). Porto Alegre/RS.

TOR HUGO GUNNAR ONSTEN

Médico pela Fundação Faculdade Federal de Ciências Médicas de Porto Alegre. Residência Médica em Hematologia e Hemoterapia no Hospital de Clínicas de Porto Alegre (HCPA). Mestre em Genética e Biologia Molecular pela Universidade Federal do Rio Grande do Sul (UFRGS). Doutor em Ciências Médicas pela UFRGS. Professor Associado do Departamento de Medicina Interna da UFRGS. Professor Adjunto do Curso de Medicina da Universidade Luterana do Brasil (ULBRA). Tem experiência em Hematologia Clínica e Laboratorial, Transplante de Células Progenitoras Hematopoiéticas e Medicina Transfusional. Responsável pelo Ambulatório de Sobrecarga de Ferro do Serviço de Hemoterapia do HCPA. Porto Alegre/RS.

UBIRANI BARROS OTERO

Nutricionista pela Universidade do Estado do Rio de Janeiro (Uerj). Especialização em Saúde Pública, subárea Epidemiologia Geral, na Escola Nacional de Saúde Pública (ENSP/Fiocruz). Mestre e Doutora pela ENSP/Fiocruz. Em 2001 ingressou no Instituto Nacional de Câncer, na Coordenação de Prevenção e Vigilância, e em 2010 assumiu a Gerência da Área Técnica Ambiente, Trabalho e Câncer. Professora do Mestrado Profissional do Programa de Pós-Graduação em Saúde Coletiva e Controle do Câncer (PPGCAN/INCA), onde coordena a Disciplina Eletiva Câncer e Ambiente. Professora convidada do Programa de Pós-Graduação em Informação e Comunicação em Saúde (PPGICS/ICICT/Fiocruz). Rio de Janeiro/RJ.

VALDINEY CAMARGOS DE SOUSA

Engenheiro Civil pela Faculdade Una. Especialista em Engenharia de Segurança do Trabalho. Autor de artigos técnicos sobre acústica e vibração em revistas especializadas, é membro do Conselho Técnico da Associação Brasileira de Higienistas Ocupacionais (ABHO). Especialista Técnico na Associação Brasileira de Normas Técnicas (ABNT)/Comissão de Estudo Especial de Acústica – 196 (CEE 196). Atualmente, realiza consultorias na área de Higiene Ocupacional e Segurança do Trabalho na VSHO. Contagem/MG.

VALMIR ZULIAN AZEVEDO

Médico. Residência em Medicina Preventiva e Social e em Medicina do Trabalho. Doutor em Saúde Coletiva pela Universidade Estadual de Campinas (Unicamp). Especialista em Psicanálise Aplicada ao Campo da Saúde Mental e Trabalho. Ergonomista Coordenador do Laboratório de Ergonomia (Labergo) da Faculdade de Ciências Médicas da Unicamp (FCM/Unicamp). Professor Doutor na Área de Saúde do Trabalhador do Departamento de Saúde Coletiva da FCM/UNICAMP. Reside em Valinhos/SP.

Prefácio à 4ª Edição

O livro *Patologia do Trabalho: o Essencial, o Novo e a Prática* surge dez anos após a 3ª edição de *Patologia do Trabalho* (2013); 21 anos após a 2ª edição desta obra (2002/2003); 28 anos após sua 1ª edição (1995); e 43 anos após o nascimento do seu precursor, *Medicina do Trabalho – Doenças Profissionais*, lançado em 1980 por outra editora. A presente obra pode ser considerada como a 4ª edição de *Patologia do Trabalho*, embora incorpore algumas mudanças importantes, começando por seu título, que já revela sua tríplice intenção: focar o *essencial;* trazer o *novo*; e ser útil à *prática.*

Concentrar-se no *essencial* é, de certa forma, um eufemismo para anunciar que um livro que, nas 2ª e 3ª edições, era dividido em dois volumes de mais de 1.000 páginas cada agora se apresenta de forma mais abreviada, atendendo às diretrizes da casa editora. Por outro lado, selecionar o que é 'essencial' pode ser uma tarefa complexa, que pressupõe um direcionamento dado pelos organizadores.

Esta 'seleção' visa facilitar a interação entre os autores e autoras e o público-alvo mais provável: profissionais de saúde que cuidam das pessoas trabalhadoras, ao longo das linhas de cuidado, em todas as suas dimensões e em todos os serviços de saúde, mas principalmente na Atenção Básica, Atenção Primária de Saúde, na Medicina Comunitária e da Família (ou outras denominações), na Medicina do Trabalho, entre outras áreas e elos dos sistemas de saúde, especialmente do Sistema Único de Saúde (SUS). Também os estudantes de graduação e de pós-graduação em Saúde Coletiva, Saúde Comunitária, Saúde Pública, assim como em programas de residência, de todas as profissões de saúde, são públicos que podem, e devem, interessar-se pela obra. Por certo, a área jurídica – Direito do Trabalho, Direito Previdenciário e Direito Ambiental – também irá se beneficiar deste livro como obra de referência. Trabalhadores e trabalhadoras e seus sindicatos estão no centro das preocupações dos organizadores, autores e autoras desta obra.

Esta edição de *Patologia do Trabalho*, doravante denominada *Patologia do Trabalho: o Essencial, o Novo e a Prática*, inova também ao aumentar seu quadro de 'organizadores'. Além de ampliar a 'massa crítica' da função planejadora e organizadora desta obra coletiva (que também ampliou o número de autores e autoras de capítulos), essa mudança sinaliza um processo de 'transição intergeracional', pois desde 1980 – há 43 anos, portanto – essa função vinha sendo exercida apenas pelo Prof. René Mendes. Aos 78 anos de idade, torna-se necessário 'pavimentar' o processo de transição, para que esta obra se consolide, se fortaleça e se perpetue. A *obra* tem esse potencial; organizadores e autores, não.

Colegas, amigos e amigas ilustres que já eram autores e autoras em edições anteriores ou em outros livros aceitaram o convite para, além de autores e autoras, também se tornarem 'organizadores' associados desta edição. Sem eles, ela não teria acontecido. No entanto, como evidência de que o 'DNA' deste livro, em 2024, continua o mesmo, materializado em 1980, em 1995, em 2002/2003 e em 2013, selecionamos dos prefácios anteriores algumas afirmações que – a despeito do tempo – permanecem vivas, válidas e vigentes, a saber:

"Sempre que possível, os temas representam experiência pessoal, nas condições brasileiras. Isto, evidentemente, representa muito mais do que traduzir textos alienígenas, por melhor que possam vir a ser." (Do Prefácio de *Medicina do Trabalho – Doenças Profissionais*, 1980)

"O conteúdo técnico-científico é o mais atualizado possível, complementado sempre com farta bibliografia. Além disto, procuramos transmitir, principalmente, nos primeiros capítulos, conteúdo doutrinário, que embora potencialmente polêmico, representa um embrião de 'escola' que temos a pretensão estar formando." (Idem)

"Este livro incomodará a muitos, na medida em que subverte a 'ordem estabelecida'. Estabelecida pela tradição, pela burocracia, pelo comodismo, para não dizer pela ignorância." (Do Prefácio da 1ª edição de *Patologia do Trabalho*, 1995)

"Ao avançar doutrinariamente, ele não deixa de ser, também, uma ferramenta de trabalho, prática, para o aqui e o agora. Nas palavras do nosso poeta maior – Drummond – "...o tempo é a minha matéria, o tempo presente, os homens presentes, a vida presente" (em "Mãos Dadas")." (Idem)

"Fecho o prefácio com a crença de que este livro ajudará a mudar o futuro. Cito Drummond outra vez, para com ele recitar sua utopia: "Ó vida futura! Nós te criaremos." (em "Elegia", 1938). (Idem)

"O livro todo, mas principalmente a Seção IV, revelam nossa preocupação em trazer diferentes olhares e diferentes escolas de pensamento e posicionamento ideológico, desde que comprometidas com a saúde dos trabalhadores. E esta é a grande riqueza desta obra, pois ela está explicitamente posicionada em favor da defesa da saúde dos trabalhadores e da mudança das relações entre Trabalho e Saúde, atualmente marcadas por grande assimetria de forças, e por perversa inequidade (quando não, também, iniquidade) das políticas, dos programas e das ações para reduzir e eliminar a nocividade do trabalho." (Do Prefácio da 2ª edição de *Patologia do Trabalho*, 2002/2003)

"Neste sentido, portanto, além de se constituir em preciosa fonte de informações e farta demonstração de erudição bibliográfica, capazes de multiplicar ao infinito a utilidade do que consta em seu texto, o tratado de Patologia do Trabalho constitui uma referência nacional e até internacional, de como uma sociedade (ou parte dela), num dado momento histórico, se posiciona a respeito da doença relacionada ao trabalho. Estuda-a, investiga-a, mas, sobretudo, não a aceita como 'inerente' ao trabalho ou como um 'infortúnio' do trabalho. Esta sociedade – constituída não somente pelos autores e autoras desta obra e pelas instituições que representam, mas, também, pelos milhares de leitores e estudiosos que leem, estudam, discutem e divulgam esta obra, bem como por tantos outros batalhadores de mesma estirpe – quer dizer ao mundo que acredita na utopia do trabalho sem doença, melhor dito, do trabalho com saúde. Por conseguinte, a leitura deste tratado não será um passatempo para ocupar a ociosidade de curiosos e desocupados, nem um exercício de diletantismo e erudição, mas, sim, antes de tudo, uma expressão do compromisso, do engajamento, do inconformismo e da disposição de luta pela mudança, no contrafluxo de uma cultura fortemente permissiva e tolerante em relação à violência do trabalho e no trabalho." (Idem)

"O primeiro segredo dessa riqueza [este livro] continua o mesmo: identificar as pessoas certas para os temas certos; convidá-las para serem parceiras em uma obra coletiva, neste projeto coletivo, longo e penoso, mas, por certo, recompensador nos resultados, como mais uma vez se pode ver e ler, já com o livro na mão. Mais de uma centena de amigos e colegas ilustres se dispuseram a essa empreitada, e a todos expressamos nossa gratidão imensurável." (Do Prefácio da 3ª edição de *Patologia do Trabalho*, 2013)

"Não se trata tão somente de concretizar a edição de um grande livro, ou de um livro grande (e até uma 'obra de peso', literalmente). Trata-se, sim – e este é o segundo segredo –, de capitalizar ao máximo a vivência e experiência nacionais dos problemas do mundo real, nas condições brasileiras atuais. Aqui e agora. Muito mais, portanto, do que traduções e adaptações de textos gerados em outras realidades, que, contudo, devem ser conhecidos, sobretudo num mundo globalizado." (Idem)

Como "Organizador Editorial Principal" desta obra, e agora com "Organizadores Editoriais Associados", gostaríamos ainda de acrescentar alguns breves comentários, que completam este híbrido entre Prefácio e Apresentação do livro *Patologia do Trabalho: o essencial, o novo e a prática.*

O livro, organizado em quatro partes, foi idealizado para possibilitar diferentes modos de manuseio pelos leitores, sendo possível realizar a leitura dos capítulos em uma sequência progressiva da linha de conhecimento e atualização; ou optar por escolher de forma avulsa os temas de maior interesse dentro de cada parte. É possível também identificar a inter-relação entre capítulos, que têm abordagens diferentes e complementares de temas similares, reduzindo redundâncias e tornando a leitura mais dinâmica.

Iniciamos a Parte 1 com os Fundamentos da Patologia do Trabalho, que reúne os princípios e conhecimentos basilares para compreender a relação saúde, ambiente e trabalho. A Parte 2 apresenta aos leitores capítulos sobre novas causas de adoecimento e morte entre trabalhadores, que convivem com outras já bem conhecidas. Esse delineamento de um cenário heterogêneo e desigual do trabalho no Brasil merece estudo e reflexões de todos os profissionais que atuam no campo da saúde de trabalhadoras e trabalhadores.

Os efeitos à saúde são discutidos na Parte 3, estruturada a partir da 10ª versão da Classificação Internacional de Doenças e Problemas Relacionados à Saúde (CID-10), mas também com vistas à iminente 11ª versão, que tem previsão de vigência no Brasil a partir de 2025. A Parte 4 foi dedicada a apresentar e discutir possíveis respostas aos problemas mais comuns para a saúde de trabalhadores e trabalhadoras, sendo o capítulo de fechamento do livro iniciado com uma pergunta a ser amplamente debatida – o trabalho pode promover saúde?

Entendemos que a nova edição de *Patologia do Trabalho* é ousada quando encara o desafio de tentar reconhecer e lidar com inovações tecnológicas, sociais e de materiais em um mundo de desigualdade que alimenta processos de vulnerabilização de ambientes e de populações trabalhadoras. Em uma sociedade marcada pela globalização, pelo crescimento da economia de serviços, da feminilização, pelo desmonte do Estado e de políticas públicas, pela fragilização de sindicatos e por outras mudanças que criam perigos e riscos, cuja abordagem que, para além da retomada de atuação política dos trabalhadores, exige atuação compromissada e ética dos profissionais de saúde ancorada em formação, estratégias de educação permanente e compreensão crítica. Em um mundo de informação digital de fácil acesso a novos conhecimentos, o papel dos profissionais cada vez mais é o de fugir das receitas que vendem soluções fáceis e tão frequentes no mercado em momentos como esses. Enfim, cabe ao profissional consciente não apenas saber formular adequadamente os problemas que se propõe a enfrentar.

Por último, esperamos que esta obra, pensada como o fruto da pluralidade do contexto brasileiro em termos de visões e vivências, seja capaz de atualizar o público-leitor sobre o campo do conhecimento, mas também de desenvolver a capacidade crítica de reconhecer e intervir nas condições potencialmente nocivas, a fim de cuidarmos da saúde daqueles que trabalham.

Outono de 2024
René Mendes
Álvaro Roberto Crespo Merlo
Ildeberto Muniz de Almeida
João Silvestre Silva-Junior
Marcia Bandini

Sumário

PARTE 1

FUNDAMENTOS DA PATOLOGIA DO TRABALHO

1 DETERMINAÇÃO SOCIAL E CENTRALIDADE DO TRABALHO NA SAÚDE, 3
Luiz Augusto Facchini

2 O TRABALHO CONTEMPORÂNEO E AS TRANSFORMAÇÕES NO MUNDO E NA ORGANIZAÇÃO DO TRABALHO, 25
Ana Claudia Moreira Cardoso

3 PERFIL EPIDEMIOLÓGICO DO ADOECIMENTO E MORTE RELACIONADOS AO TRABALHO, 39
Cleber Cremonese ▪ Augusto de Souza Campos

4 CARACTERIZAÇÃO E CATEGORIZAÇÃO DO ADOECIMENTO RELACIONADO AO TRABALHO, 59
René Mendes

5 FUNDAMENTOS DE PATOLOGIA GERAL PARA O ENTENDIMENTO DA PATOLOGIA DO TRABALHO, 77
Deilson Elgui de Oliveira

6 FUNDAMENTOS DE TOXICOLOGIA ESSENCIAIS PARA O ENTENDIMENTO DA PATOLOGIA DO TRABALHO, 105
José Tarcísio Penteado Buschinelli

7 PSICOPATOLOGIA DO TRABALHO: O ESSENCIAL E O NOVO, 125
Álvaro Roberto Crespo Merlo ▪ Carla Garcia Bottega ▪ Karine Vanessa Perez ▪ Marcele Schreiner Tonet

8 ERGONOMIA DA ATIVIDADE COMO OPORTUNIDADE PARA A MEDICINA PARTICIPAR DO PROJETO/REPROJETO DO TRABALHO, 133
Raoni Rocha ▪ José Marçal Jackson Filho ▪ Adelaide Nascimento

9 ABORDAGEM CLÍNICO-EPIDEMIOLÓGICA PARA O ESTUDO DE ASSOCIAÇÃO ENTRE ADOECIMENTO E TRABALHO, 145
Ildeberto Muniz de Almeida

PARTE 2

NOVAS E ANTIGAS CAUSAS DE ADOECIMENTO E MORTE DE TRABALHADORES E TRABALHADORAS

10 INTRODUÇÃO AO ESTUDO DA NOCIVIDADE DO TRABALHO: O 'VELHO' E O 'NOVO', FACES DA MESMA MOEDA, 167
René Mendes

11 NOCIVIDADE DO TRABALHO DEVIDA A FATORES DE RISCO DE NATUREZA QUÍMICA, 195
Arline Sydneia Abel Arcuri

12 NOCIVIDADE DO TRABALHO DEVIDA A FATORES DE RISCO DE NATUREZA FÍSICA, 209
Luiz Carlos de Miranda Júnior ▪ Irlon de Ângelo da Cunha ▪ Jair Felicio
Kleber José do Prado Campos ▪ Mario Luiz Fantazzini ▪ Valdiney Camargos de Sousa

13 NOCIVIDADE DO TRABALHO DEVIDA A FATORES DE RISCO DE NATUREZA BIOLÓGICA, 239
Paulo Sérgio de Andrade Conceição ▪ Eliane Cardoso Sales ▪ Maria Carlota Borba Brum

14 NOCIVIDADE NO TRABALHO RELACIONADA AOS FATORES DE RISCO BIOMECÂNICOS, ORGANIZACIONAIS E PSICOSSOCIAIS, 263
Paulo Antônio Barros Oliveira ▪ Luiz Guilherme Cardoso Moll ▪ Tiago Rissi Noer

15 TECNOLOGIA E SAÚDE, 283
Francisco de Paula Antunes Lima ▪ Cinthia Versiani Scott Varella

16 ANÁLISE E TRANSFORMAÇÃO DA ATIVIDADE DE TRABALHO PARA PREVENÇÃO DE ACIDENTES, 303
Sandra Lorena Beltran Hurtado ▪ Marcos Ribeiro Botelho ▪ Eugênio Paceli Hatem Diniz
Rodolfo Andrade de Gouveia Vilela ▪ Ildeberto Muniz de Almeida

17 TRABALHADORES EM SITUAÇÃO DE VULNERABILIDADE NO CONTEXTO DA PRECARIZAÇÃO DO E NO TRABALHO, 325
Jussara Maria Rosa Mendes ▪ Dolores Sanches Wünsch ▪ Daniela Trevisan Monteiro ▪ Carmem Regina Giongo ▪ Fábio Ramos Cannas

18 TÉCNICAS E FERRAMENTAS PARA AVALIAÇÃO DO RISCO DE AGRAVOS À SAÚDE NO TRABALHO, 331
Luiz Alfredo Scienza

PARTE 3

DOENÇAS E OUTROS AGRAVOS À SAÚDE RELACIONADOS AO TRABALHO

19 IMPORTÂNCIA DA IDENTIFICAÇÃO DAS DOENÇAS E AGRAVOS RELACIONADOS AO TRABALHO, 345
Adriana Skamvetsakis ▪ Luciana Nussbaumer ▪ Suzane Beatriz Frantz Krug

20 DOENÇAS INFECCIOSAS E PARASITÁRIAS RELACIONADAS AO TRABALHO, 367
Isabela Dias Lauar ▪ Adriana Regina Campolina Cenachi ▪ Natali Cruz de Castro Nicolino

21 TUMORES MALIGNOS RELACIONADOS AO TRABALHO, 395
Ubirani Barros Otero ▪ Fernanda de Albuquerque Melo Nogueira ▪ Márcia Sarpa de Campos Mello ▪ Gulnar Azevedo e Silva

22 DOENÇAS HEMATOLÓGICAS RELACIONADAS AO TRABALHO, 423
Antonio Carlos Campos D'Almeida ▪ Rosane Isabel Bittencourt ▪ Tor Hugo Gunnar Onsten

23 DOENÇAS ENDÓCRINAS, NUTRICIONAIS E METABÓLICAS RELACIONADAS AO TRABALHO, 437
Maria Carlota Borba Brum ▪ Érica Lui Reinhardt ▪ Sheila de Castro Cardoso Toniasso ▪ Raquel Canuto ▪ Janaína Cristina da Silva

24 TRANSTORNOS MENTAIS RELACIONADOS AO TRABALHO, 455
Sergio Roberto de Lucca

25 SUICÍDIO RELACIONADO AO TRABALHO, 471
Álvaro Roberto Crespo Merlo ▪ Sergio Roberto de Lucca ▪ Tânia Maria de Araújo

26 DOENÇAS DO SISTEMA NERVOSO RELACIONADAS AO TRABALHO, 485
Marlos Fábio Alves de Azevedo

27 DOENÇAS DO OLHO RELACIONADAS AO TRABALHO, 509
Elvio Ferreira Junior ▪ Mario Henrique Camargos de Lima ▪ Eduardo Costa Sá

28 DOENÇAS DO OUVIDO RELACIONADAS AO TRABALHO, 521
Mara Edwirges Rocha Gandara ▪ Everardo Andrade da Costa ▪ Juliana Maria Araujo Caldeira
Maria José Fernandes Gimenes ▪ Mário Edvin Greters ▪ Santiago Luis Vallejos Riart

29 DISTÚRBIO DE VOZ RELACIONADO AO TRABALHO, 543
Léslie Piccolotto Ferreira ▪ Maria Lúcia Vaz Masson ▪ Susana Pimentel Pinto Giannini ▪ Márcia Tiveron de Souza

30 DOENÇAS CARDIOVASCULARES RELACIONADAS AO TRABALHO, 553
Rogério Muniz de Andrade

31 DOENÇAS RESPIRATÓRIAS RELACIONADAS AO TRABALHO, 559
Eduardo Algranti ▪ Eduardo Mello de Capitani ▪ Ana Paula Scalia Carneiro ▪ Janaina Martins Andrade ▪ Rafael Futoshi Mizutani

32 ALTERAÇÕES E PATOLOGIAS DA CAVIDADE ORAL RELACIONADAS AO TRABALHO, 583
Luiz Eugênio Nigro Mazzilli

33 DOENÇAS HEPÁTICAS RELACIONADAS AO TRABALHO, 595
Dvora Joveleviths ▪ Maria Carlota Borba Brum ▪ Sheila de Castro Cardoso Toniasso ▪ Camila Pereira Baldin ▪ Juliana Castelo Branco Leitune

34 DOENÇAS DA PELE E DO TECIDO SUBCUTÂNEO (DERMATOSES) RELACIONADAS AO TRABALHO, 613
Rosana Lazzarini ▪ Mariana de Figueiredo Silva Hafner ▪ Nathalie M. Suzuki

35 DOENÇAS DO SISTEMA OSTEOMUSCULAR E DO TECIDO CONJUNTIVO RELACIONADAS AO TRABALHO, 625
Eduardo de Melo Carvalho Rocha ▪ Marcelo Riberto ▪ Claudio Cazarini Junior ▪ Nicole Carmona Aching

36 DOENÇAS DO APARELHO GENITURINÁRIO RELACIONADAS AO TRABALHO, 639
Marilda Mazzali ▪ Marcos Vinicius de Sousa

37 CONDIÇÕES DA GESTAÇÃO, PARTO, PUERPÉRIO E PERÍODO PERINATAL RELACIONADAS AO TRABALHO, 649
Renato Passini Júnior ▪ Debora Farias Batista Leite ▪ Jussara de Souza Mayrink ▪ Renato Teixeira Souza

38 DOENÇAS DA REPRODUÇÃO E MALFORMAÇÕES CONGÊNITAS RELACIONADAS AO TRABALHO, 669
Francisco José Roma Paumgartten ▪ Ana Cecilia Amado Xavier de Oliveira

39 CONSEQUÊNCIAS TARDIAS DE ACIDENTES E DESASTRES DE CAUSAS EXTERNAS RELACIONADAS AO TRABALHO, 683
Ildeberto Muniz de Almeida ▪ Mara Alice Batista Conti Takahashi

40 ORIENTAÇÕES A PARTIR DA IDENTIFICAÇÃO DE UMA DOENÇA OU AGRAVO RELACIONADO AO TRABALHO, 695
Mônica Angelim Gomes de Lima ▪ Andréa Garboggini Melo Andrade ▪ Fernando Ribas Feijó
Luiza Monteiro Barros ▪ Jorge Henrique Santos Saldanha ▪ Robson da Fonseca Neves

PARTE 4

POSSÍVEIS RESPOSTAS AOS PROBLEMAS MAIS COMUNS PARA A SAÚDE DE TRABALHADORES E TRABALHADORAS

41 PRINCÍPIOS GERAIS DE PREVENÇÃO DOS AGRAVOS À SAÚDE RELACIONADOS AO TRABALHO, 717
René Mendes

42 MEDIDAS DE PREVENÇÃO E CONTROLE NA SAÚDE DO TRABALHADOR: UMA ABORDAGEM MULTIPROFISSIONAL, 735
Fernanda Moura D'Almeida Miranda ▪ Daniele Almeida Duarte ▪ Evelise Dias Antunes
Hugo Carlos Pedroso ▪ Iranise Moro Pereira Jorge ▪ Bianca Fontana Aguiar

43 INSTRUMENTOS ÚTEIS NAS PRÁTICAS EM SAÚDE DO TRABALHADOR, 757
Rosane Härter Griep ▪ Fernando Ribas Feijó

44 VIGILÂNCIAS EM SAÚDE DOS TRABALHADORES E DAS TRABALHADORAS, 771
Tarcísio Márcio Magalhães Pinheiro ▪ Fátima Sueli Neto Ribeiro ▪ Luiz Osvaldo Rodrigues

45 AVALIAÇÃO DA (IN)CAPACIDADE PARA O TRABALHO E A (RE)INTEGRAÇÃO LABORAL, 787
João Silvestre Silva-Junior ▪ Cristiane Helena Gallasch

46 POLÍTICA EM SAÚDE DO TRABALHADOR NO SISTEMA ÚNICO DE SAÚDE, 805
Marco Antonio Gomes Pérez

47 SAÚDE DE TRABALHADORES E TRABALHADORAS NO SISTEMA SUPLEMENTAR DE SAÚDE, 813
Guilherme A. Murta ▪ Alberto José Niituma Ogata

48 GESTÃO DA SAÚDE DE TRABALHADORES E TRABALHADORAS, 825
Alexander Buarque ▪ Paulo Robeto Zétola ▪ Adriana Jardim Arias

49 PARTICIPAÇÃO SOCIAL DE TRABALHADORES E TRABALHADORAS NA PROMOÇÃO E DEFESA DE SUA SAÚDE E SEGURANÇA DO E NO TRABALHO, 853
José Reginaldo Inácio

50 PARA ALÉM DA PATOLOGIA: O TRABALHO PODE PROMOVER SAÚDE?, 873
Marcia Bandini ▪ Marco Akerman ▪ Ana Claudia Camargo Gonçalves Germani ▪ Valmir Zulian Azevedo

ÍNDICE REMISSIVO, 901

PARTE 1

Fundamentos da Patologia do Trabalho

1

Determinação Social e Centralidade do Trabalho na Saúde

Luiz Augusto Facchini

- Introdução
- Concepção social e centralidade do trabalho na Saúde Pública
- Saúde do Trabalhador e Saúde Pública no nascimento do capitalismo
- Revoluções, reformas e Medicina Social
- Determinação Social da Saúde: contribuições da América Latina ao paradigma multicausal
- Considerações finais

Introdução

Atualmente, existe um sólido consenso no meio acadêmico, no Sistema Único de Saúde (SUS) e em grande parte da população sobre a importância dos *determinantes sociais* na ocorrência, distribuição e gravidade dos problemas de saúde.[1,2] Nos últimos 40 anos, milhares de estudos realizados no Brasil e no mundo mostraram, sistematicamente, desigualdades e graves iniquidades nas condições de saúde, sobrevivência e óbito, decorrentes de diferenças de *classe social*,[3,4] *trabalho*,[5,6] educação, local de moradia, idade, gênero, comportamento e cobertura de serviços de saúde.[7-10]

Contudo, nem sempre foi assim! Houve períodos em que se acreditava que os problemas de saúde eram causados por bruxarias, maldades ou castigo divino. Essa concepção perdurou por bastante tempo e ainda hoje se difunde, por exemplo, na desinformação promovida no enfrentamento da COVID-19, inclusive por autoridades do governo brasileiro à época. Também houve um tempo em que os problemas de saúde eram majoritariamente causados por germes, micróbios, bactérias e vírus. Embora essas causas de doença tenham sido significativas e continuem a sê-lo, como evidenciado pela magnitude da pandemia que acabamos de atravessar, a *teoria dos germes* atribui a essas doenças uma única causa necessária e suficiente, o que não se aplica a um amplo conjunto de doenças e condições de saúde, incluindo aquelas de origem infecciosa.[6]

Ao longo do século XX, de modo crescente, as condições crônicas de saúde, muitas permanentes ou de longa duração, tornaram-se as principais causas de adoecimento e morte, principalmente com o envelhecimento populacional. Doenças cardiovasculares, hipertensão, diabetes, câncer, intoxicações químicas, obesidade, doenças neurológicas e mentais, Alzheimer, depressão, problemas articulares e de mobilidade, reumatismo, artroses, fraturas, incapacidade de viver sem apoio ou suporte social e de saúde, destacam-se no perfil epidemiológico da população, em países pobres e ricos, mesmo com a emergência da pandemia de COVID-19.[10]

Para explicar a ocorrência desses problemas e organizar o cuidado das pessoas com condições crônicas, não basta crer em magia, castigo divino, tampouco na exclusividade dos germes como causa. É preciso levar em conta que todos os problemas de saúde, infecciosos ou não, agudos e crônicos, estão vinculados a uma *multiplicidade de causas*. Um conjunto diverso que engloba desde a organização social do país, as estruturas de poder e as políticas públicas até as características do lugar em que a população vive e trabalha, como seu bairro, comunidade, empresa e município, passando por aspectos da própria população, como idade, gênero, cor da pele, renda, educação, profissão, moradia, comportamento e, também, o acesso aos serviços de saúde necessários. Ao longo do século XX, a *concepção multicausal* da saúde ganhou relevância com os embates sociais e as revoluções modernas. A *multicausalidade* alcançou uma potente base teórica, com um amplo arsenal metodológico e técnico, que inclui o *paradigma da determinação social da saúde*.[6]

Este capítulo apresenta um recorte histórico sobre as origens do *pensamento social em saúde* e a *centralidade do trabalho* na explicação das diferenças no adoecimento e na mortalidade da população. A narrativa destaca alguns percursos na configuração dos paradigmas causais em saúde, em meio aos processos políticos e científicos ocorridos majoritariamente na Europa, entre os séculos XVI e XIX, logo globalizados na expansão do capitalismo, em suas diversas peculiaridades nacionais, onde se destacam a *posição de classe* e a *centralidade do trabalho* para a explicação das desigualdades em saúde. No continente americano, local das colônias mais ricas já conquistadas pela Europa, as transformações capitalistas continuaram a promover a escravização e submissão da classe trabalhadora em larga escala, até fins do século XIX. Neste contexto de contrastes marcantes e trágicas lutas libertárias, na América Latina, assolada pelas maiores iniquidades sociais do planeta, emergiu uma contribuição inestimável à formulação do *paradigma da determinação social da saúde*.

Concepção social e centralidade do trabalho na Saúde Pública

As origens da concepção social na Saúde Pública

As referências às características sociais, modos de vida e trabalho como causas das doenças permeiam a história da humanidade, desde as grandes civilizações da Antiguidade. No entanto, formulações teóricas socialmente fundamentadas foram relativamente escassas por muitos milênios. Em sociedades fortemente teocráticas, que excluíam os trabalhadores de benefícios sociais, predominava o *paradigma mágico-religioso* na interpretação dos problemas de saúde.[6,11,12]

Na Antiguidade, o trabalho na agricultura, a criação de animais e a mineração dependiam fortemente da servidão e escravização de pessoas pobres e endividadas da própria sociedade, assim como de estrangeiros capturados em guerras. Os sumérios, por exemplo, já utilizavam escravos em atividades produtivas que, juntamente com os agricultores, viviam fora dos muros das cidades-estado. Havia grande diversidade de cultivos de alimentos, e as mulheres escravas desempenhavam papéis diversos, como tecelãs, prensadoras, moleiras e carregadoras. A cerâmica suméria decorava vasos com pinturas em óleo de cedro. Os ceramistas utilizavam furadeiras arqueadas para produzir o fogo necessário ao cozimento da cerâmica. Os pedreiros e ourives sumérios conheciam e faziam uso de marfim, ouro, prata, galena e lápis-lazúli. Com a expansão dos impérios da Antiguidade, um grande número de escravos foi incorporado à sociedade, resultando em trabalhos penosos, mesmo para pessoas não escravizadas e havia registro de elevada mortalidade em pedreiras egípcias localizadas no deserto.[12] Em todas as atividades havia riscos, perigos e desgastes, evidenciando a *centralidade do trabalho* na vida social e, assim, na *determinação da saúde*.

Na Grécia Clássica (século V a.C.), Hipócrates (460-370 a.C.) enfatizou a relevância do trabalho para a saúde, sendo um dos primeiros médicos a descrever o saturnismo, ou intoxicação por chumbo, em trabalhadores de mineração, e a recomendar a avaliação do ambiente, do estilo de vida e da ocupação na definição das causas das doenças. Em sua obra *Sobre Águas, Ares e Lugares*, registrou "Quem deseja investigar a medicina adequadamente deveria considerar o modo de vida da população e suas necessidades de saúde, se eles bebem e comem em excesso, se são dados a indolência, ou se realizam exercícios e trabalham".[6] Cabe lembrar que, nessa época, Atenas possuía cerca de 20 mil cidadãos livres e 400 mil escravos, responsáveis pela maior parte do trabalho na mineração e agricultura.[13]

Entre 157 e 201, Claudius Galeno (129-216), filósofo greco-romano, tornou-se um dos mais talentosos pesquisadores médicos da Antiguidade, difundindo e aprofundando a teoria hipocrática dos humores. Ele influenciou o desenvolvimento de várias disciplinas científicas, incluindo anatomia, fisiologia, patologia, farmacologia e neurologia. Em contraposição ao misticismo metafísico dominante, Galeno afirmava que o diagnóstico correto dependia da observação e do raciocínio do médico. Ele também expandiu a *teoria do mau ar*, indicando o quanto a poluição prejudicaria o corpo humano, sendo identificada como a causa de qualquer doença. Os *miasmas* continuaram influenciando a área médica como explicação para o contágio durante a Idade Média. Em seus escritos, ele descreveu as várias qualidades do ar e como o ar deteriorado poderia causar doença específicas no corpo humano.[14]

O ano de 476 marca a queda do Império Romano do Ocidente e, assim, o fim da Antiguidade na Europa. A fragmentação do grande Império multiplicou o número de feudos, reinos e domínios na Europa. Com o decorrer da Idade Média, há uma redução gradual do trabalho escravo e um aumento da servidão. Nesse modo de produção, desenvolvido desde a Antiguidade, buscava-se garantir a participação relativa do trabalhador nos resultados da produção, ocorrendo em feudos e oficinas de artesanato fabril, mas sem uma transformação importante das condições de trabalho. As sociedades medievais tornaram-se mais fechadas, com forte orientação religiosa na vida e em seus problemas, resultando na estagnação da concepção racionalista da realidade e de sua aplicação na identificação das causas das doenças e na definição de estratégias de diagnóstico e tratamento.[6]

Enquanto isso, no mundo islâmico, após as sucessivas conquistas ocorridas entre os séculos VIII e IX, que incluíam parte expressiva das penínsulas Ibérica e Itálica, o crescimento econômico impulsionou o desenvolvimento urbano e as concepções racionalistas clássicas. A florescente cultura intelectual islâmica, liderada por muitos sábios reconhecidos no Ocidente, como o persa Ibn Sīnā (980-1037), ou Avicena, em latim, influenciou as transformações da ciência e da formação em Medicina e Saúde Pública na Europa. No século XI, Avicena notabilizou-se por seu famoso *Canon Medicinae*, uma enciclopédia em cinco volumes, traduzida pela primeira vez do árabe para o latim no século XII. O livro tornou-se a referência médica mais importante no Ocidente até o século XVII, introduzindo a terminologia técnica usada durante séculos depois. Avicena elaborou uma longa descrição da cólica em pintores, associando-a à exposição ao chumbo presente nas tintas. No segundo volume do Cânone, ele compilou o conhecimento anterior sobre o problema e acrescentou observações precisas sobre o nexo ocupacional da doença, que também causava epilepsia fatal.[15]

A partir do século XIV, a expansão mercantil medieval e o resgate de valores da Antiguidade Clássica, no mundo islâmico, resultaram no movimento cultural, econômico e político, denominado Renascimento. Surgido na Itália, até o século XVII, o Renascimento já havia se espalhado por toda a Europa, promovendo modificações econômicas e sociais da vida medieval e dando início à Idade Moderna. A valorização do humanismo e da razão, do antropocentrismo e do conhecimento científico aumentou o engajamento de médicos e intelectuais na defesa da melhoria das condições de vida e trabalho durante a transição do Renascimento para a Idade Moderna.[6,16]

Paradigma científico e globalização

Entre os anos de 1439 e 1440, o avanço das ciências na Europa Ocidental ganhou notável impulso. A "invenção" da máquina de impressão com tipos móveis pelo alemão Johannes Gutenberg (1398-1468) desencadeou uma das mais importantes revoluções da modernidade, possibilitando a publicação de um amplo acervo de obras de interesse técnico e acadêmico. Essa inovação tecnológica tornou as informações, antes restritas a um grupo seleto de pessoas, mais acessíveis. O *paradigma religioso* passou a ser questionado e renegado em favor de um conhecimento produzido com base em provas e argumentação bem fundamentada. Um exemplo marcante da popularização da imprensa e do enfrentamento de dogmas religiosos foi a publicação da Bíblia em alemão por Martinho Lutero (1483-1546), líder da Reforma Protestante na Alemanha, que, segundo Max Weber (1864-1920), está na base do modo de produção capitalista.[17]

Na Saúde e na Medicina, a valorização do *paradigma hipocrático*, aliada à ênfase racional e empírica na clínica, expandiu a explicação socioambiental dos problemas de Saúde Pública. Em um contexto de pobreza e condições de trabalho muito precárias, no campo, em oficinas pré-industriais e, principalmente, na mineração, o adoecimento crônico abreviava a vida dos trabalhadores e de seus descendentes. As evidências de um prejuízo sistemático dos trabalhadores abriram a perspectiva de negação do *paradigma mágico-religioso* e fortaleceram a *teoria das coisas*. A *teoria dos miasmas* explicava as desigualdades de saúde em função de diferenças na densidade e perfil da população e nas características geográficas e topográficas de cada lugar. De modo geral, a doença e a morte da população variavam entre regiões montanhosas e pântanos, locais próximos a rios, ou desérticos, com fontes de poluentes e contaminantes, ou límpidos. O novo paradigma incentivava intervenções de Saúde Pública destinadas ao saneamento, à higiene e à melhoria urbana nas principais cidades europeias, mas também em colônias do Novo Mundo.[6,11,18]

A tomada de Constantinopla pelos turcos, em 1453, determinou o fim do Império Romano do Oriente e um forte abalo do comércio entre a Ásia e a Europa. Com o aumento no preço dos produtos importados, devido aos impostos que os turcos passaram a cobrar dos europeus, os reis absolutistas dos nascentes Estados Modernos, em aliança com a burguesia e a Igreja Católica, passaram a investir em expedições marítimas para a África, Ásia e América, em busca de vantagens econômicas mercantis, acúmulo de riqueza e disseminação mundial da fé cristã. A conquista de novas terras possibilitou encontrar metais e riquezas minerais nas colônias e financiar o desenvolvimento dos nascentes Estados monárquicos europeus. As expedições colonizadoras, inauguradas com a viagem de Colombo em 1492, descortinaram um novo mundo, inicialmente apropriado por Espanha e Portugal e, logo em seguida, por Inglaterra, França e Holanda. A busca de matérias-primas lucrativas, especiarias, metais preciosos e qualquer conteúdo de valor mercantil resultou em um terrível processo de aculturação, escravização e maus-tratos dos povos originários e de africanos traficados, que está na raiz das desigualdades sociais e de saúde nas Américas, até os dias atuais.[19]

Na Europa, a partir do século XVI, acelera-se o desenvolvimento científico e a inovação tecnológica. A disputa de Galileu Galilei (1564-1642) contra a Igreja Católica na comprovação do heliocentrismo tornou-se um ponto de inflexão na expansão da ciência moderna, conforme Stephen Hawking (1942-2018), em *Uma breve história do tempo*.[20] A chamada Ciência Moderna passa a articular sua base racional com métodos observacionais e experimentais, apoiados por instrumentos técnicos precisos, como o telescópio e o microscópio. O conhecimento científico inovador, difundido pela produção em série de livros, enciclopédias, mapas e publicações, facilitou a desafiadora empreitada das grandes navegações. Ao mesmo tempo, a ciência se beneficiou do processo de globalização em curso, que promoveu a conexão entre todos os continentes e o domínio europeu do mundo.[17]

Em 1545, 53 anos após a chegada de Colombo ao Caribe, toda a América Latina e, particularmente, a América do Sul já estava sob domínio espanhol e português. Inicialmente, a acumulação de ouro, prata e pedras preciosas ocorreu pelo saque de tesouros dos povos originários, especialmente Incas e Astecas. Logo em seguida, a colonização do Novo Mundo expandiu a mineração, agricultura e pecuária, desde as mais altas montanhas andinas até planícies, planaltos e regiões litorâneas do Atlântico e do Pacífico. Nas regiões de mineração, milhares de indígenas e africanos escravizados, submetidos à servidão ou ao trabalho precário, garantiam a produção, a partir de 1530 no México; na

Bolívia, em Potosí em 1545, e em Oruro em 1606; e em Minas Gerais, no Brasil, em 1693.[21,22]

Na Cordilheira Oriental da Bolívia, a disponibilidade de prata, estanho, zinco, chumbo, tungstênio e lítio, dentre outros metais, ainda hoje está entre as maiores do mundo. Durante o século XVI, Potosí superou os 200.000 habitantes, sua mina tornou-se a fonte de 60% da prata do mundo e ocupou o centro da grande riqueza do Império espanhol. À época, havia escassez de metais preciosos resultantes de um *boom* de crescimento populacional e expansão comercial na Europa e na Ásia. Assim, Potosí tornou-se o motor de uma rede internacional de fluxo de prata que alcançava não apenas a Espanha e a Europa, mas também os Impérios Otomano, da Pérsia, Índia e China. Lá originou-se a primeira moeda de troca global, as "peças de oito", cada uma com a marca "P" para a Casa da Moeda de Potosí estabelecida pelo vice-rei do Peru (1569-1581), Francisco Alvares de Toledo, em 1574.[21,23]

Em décadas de exploração, os mineradores atingiram o lençol freático de 400 a 500 metros de profundidade. Além das grandes profundidades para a extração do metal, a adoção do processo de amálgama de minério de prata com mercúrio aumentava os lucros ao viabilizar a separação de minérios de prata de grau inferior, mas também aumentava os riscos à saúde dos trabalhadores. As condições de trabalho nas minas subterrâneas eram muito penosas. As galerias eram aleatórias, abafadas e cheias de poeira, e poucos mineiros escapavam de doenças incapacitantes por intoxicação aguda e crônica por metais. O minério era escavado por martelos, picaretas e pés-de-cabra e eram carregados em sacos de couro de aproximadamente 50 kg para a superfície. As inundações eram um problema constante. A mão de obra na mineração era quase exclusivamente fornecida pela população indígena. Em Potosí, as jornadas costumavam ser de 12 horas, mas os mineiros podiam permanecer no subsolo durante toda a semana de trabalho. Silicose e pneumonia eram comuns em trabalhadores subterrâneos, e o número de mortes e doenças era grande. Entre os anos de 1573 e 1812, no Peru e na Bolívia, então colônias espanholas, foi implantada a *mita*, sistema de trabalho forçado, que obrigava homens entre 18 e 50 anos a trabalhar nas minas sem nenhuma remuneração. Este terrível sistema de trabalho até hoje expressa seus impactos na vida das comunidades andinas. Segundo Acemoglu, Johnson & Robinson,[24] a colonização europeia da América Latina transformou áreas outrora altamente prósperas e povoadas em áreas relativamente pobres.[21,23,25]

Saúde do Trabalhador e Saúde Pública no nascimento do capitalismo

A longa crise final do feudalismo europeu e a emergência progressiva do capitalismo, primeiro mercantil e logo industrial, provocaram a migração de grandes contingentes de trabalhadores anteriormente submetidos à servidão para os centros urbanos, em busca de salários e diversidade de empregos. A multidão de pessoas era obrigada a trabalhar e viver nos lugares mais insalubres e precários das cidades, sem acesso à alimentação e a cuidados de saúde. Homens e mulheres, muitas delas grávidas, e crianças desde os 5 anos, eram contratadas para imensas jornadas de trabalho precário e perigoso, em numerosas atividades. Em uma época de direitos sociais escassos para os trabalhadores, o estudo da relação trabalho-saúde tornou-se progressivamente mais criterioso e com base empírica.[11,26,27]

Em 1556, quando a mineração colonial escravista estava em seu início nas Américas, em Basel, na Suíça foi publicada *De Re Metallica*, a obra póstuma de Georg Bauer (1494-1555), um erudito 'polivalente' de origem alemã, que utilizava o nome latino Georgius Agricola. Entre suas múltiplas áreas de interesse, também exerceu a Medicina. Esse livro foi o primeiro livro sobre mineração e um dos primeiros estudos baseados em pesquisa de campo e observação, antecipando os cânones do método da ciência moderna. Por mais de dois séculos, foi o tratado mais abrangente sobre o estado da arte da mineração, refino e fundição de metais. Também foi pioneiro ao abordar acidentes e doenças mais comuns entre os trabalhadores, associando-os aos métodos primitivos de ventilação e proteção pessoal em uso. Agricola detalhou as doenças, muitas vezes fatais, que afetavam as articulações, os pulmões e os olhos dos mineiros. Discutiu os acidentes de trabalho e propôs recursos para evitá-los. Vinculou a "dificuldade em respirar e destruição dos pulmões", que os gregos chamavam de "asma", aos efeitos nocivos da inalação de poeira (primeira referência à silicose). Dedicou muitas páginas e ilustrações às "máquinas de ventilação" das minas subterrâneas, mas também recomendou o uso de botas, luvas e proteção para os olhos. Mencionou o excesso de mortalidade em minas subterrâneas, cuja expectativa de vida dos mineiros era tão curta que as mulheres residentes em regiões extrativas se casavam numerosas vezes.[28-30]

Se o trabalho nas minas era perigoso, a vida nas grandes cidades europeias e coloniais não era muito melhor. Em 1610, a Vila Imperial de Potosí, a mais fascinante do império espanhol, com mais de 160.000 habitantes, superava as principais cidades da Espanha e se assemelhava a Paris e Londres, tanto em população quanto em riqueza. No entanto, a classe trabalhadora vivia em condições miseráveis, exposta a condições infames de trabalho, que envolviam toda a família, homens adultos, mulheres grávidas, meninos e meninas desde os 10 anos de idade. Em 1666, Londres era uma das maiores cidades da Europa e alcançava cerca de 350.000 pessoas. A cidade fervilhava de gente e atraía trabalhadores migrantes de todos os lados. A maioria da população ocupava habitações improvisadas com muitos moradores, como nas favelas mais miseráveis do século XXI. A cidade vivia um grande surto de peste, e o verão havia sido seco e quente. A crise hídrica se espalhava pelos bairros pobres, repletos de habitações de madeira cobertas com palha. No dia 2 de setembro houve um incêndio em uma padaria em *Pudding Lane*, próximo ao rio Tâmisa. A cidade não contava com serviços de bombeiros e o fogo se alastrou, e até o dia 5 daquele mês a imensa maioria da cidade estava destruída.[31-33] A reconstrução da cidade tardou 30 anos e, apesar da reurbanização e melhorias na infraestrutura, as condições de vida e trabalho das classes populares não foram amenizadas.

Em 1700, em antecipação do movimento enciclopedista do século XVIII, que estabeleceu as bases do pensamento científico fundado na investigação e em procedimentos metodológicos criteriosamente descritos, Bernardino Ramazzini (1633-1714) publicou um dos relatos mais abrangente dos problemas de saúde dos trabalhadores na Itália. Ramazzini foi professor de medicina na Universidade de Modena e posteriormente na Universidade de Pádua e de Veneza. Em seu livro *De Morbis Artificum Diatriba* (Doenças dos Trabalhadores), descreve doenças associadas a mais de 50 ocupações, desde o envenenamento por mercúrio dos fabricantes de espelhos venezianos até as doenças que afetavam os homens eruditos. Ramazzini atribuiu ao estilo de vida celibatário das freiras a baixa ocorrência de câncer cervical e a elevada incidência de câncer de mama. Ele sistematizou com objetividade a relevância do trabalho, de seus riscos físicos, químicos e biológicos, para explicar o adoecimento e a sobrevivência dos trabalhadores, assim como suas condições de vida. Ramazzini incluiu o trabalho não apenas no roteiro da história clínica, para descobrir a causa do distúrbio do paciente, mas também na Saúde Pública, mais especificamente na Epidemiologia, antecipando a disciplina em mais de 1 século. Tamanha contribuição ao conhecimento do *trabalho* na determinação das doenças tornou Ramazzini conhecido como o "pai da medicina do trabalho".[34]

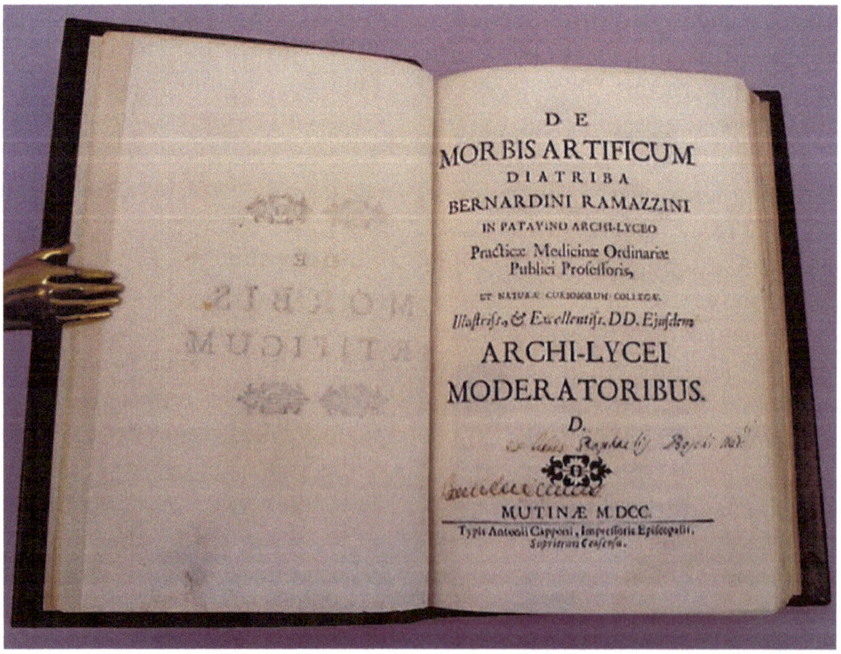

Figura 1.1. Fotografia da página de rosto da obra pioneira de Bernardino Ramazzini (1633-1714), publicada em Modena (Itália) em 1700, sob o título *De Morbis Artificum Diatriba.*

Fonte: Domínio público.

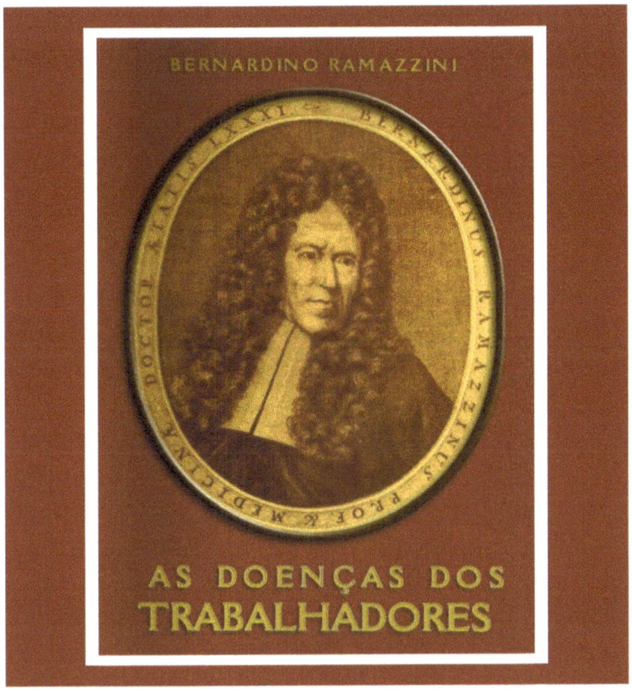

Figura 1.2. Fotografia da capa do livro de Bernardino Ramazzini (1633-1714), traduzido para o português por Raimundo Estrela (1911-2000), em uma edição especial da Fundacentro, lançada no ano 2000, em comemoração aos 300 anos da publicação da obra original.

Fonte: Domínio público.

Entre 1751 e 1772, Denis Diderot (1713-1784) e o matemático Jean d'Alembert (1717-1783) dirigiram o projeto de 35 volumes da *Encyclopédie*, ou *Dicionário Lógico das Ciências, Artes e Ofícios*, publicado em Paris, com a colaboração dos escritores Montesquieu, Voltaire e Jean Jacques Rousseau. Enquanto as ciências sociais e humanas ganhavam constituição acadêmica, em Londres, em consequência ao Grande Incêndio, tornou-se obrigatório o uso de chaminés para a exaustão de fogões, lareiras, fornos, caldeiras nas residências. Embora as chaminés tornassem a cidade mais segura, exigiam limpeza periódica e uma legião de trabalhadores para essa função. Esses trabalhadores não eram adultos, mas sim crianças pequenas, algumas com apenas 5 anos ou um pouco mais, que eram enclausuradas em espaços confinados repletos de fuligem/picumã de chaminés por muitas horas todos os dias. Ao saírem da rotina de limpeza, as crianças estavam imundas e cobertas de detritos do carvão. Os efeitos nocivos do picumã no sistema respiratório das crianças eram pronunciados e observados de imediato. Lesões e sufocamento resultavam em acidentes fatais e adoecimento crônico. Entretanto, com o passar dos anos, muitas crianças sobreviventes desse trabalho horrendo passaram a sofrer outros danos à saúde.[27]

Em 1775, Percivall Pott (1714-1788) publicou um relato dramático sobre câncer ocupacional em limpadores de chaminés, sendo um dos primeiros tumores malignos de origem ocupacional descritos.[27,36] Depois de documentar rigorosamente doenças que afetavam pintores, encanadores e outros trabalhadores em "chumbo branco", Pott chamou a atenção para uma doença diferente, peculiar a um certo grupo de pessoas. O "câncer do limpador de chaminés" (mais tarde classificado como 'epitelioma maligno') aparecia pela primeira vez na parte inferior do escroto, produzindo uma ferida dolorosa, irregular e popularmente chamada de verruga de fuligem. Seu surgimento relativamente tardio, muitos anos após cessar a exposição, tornava-a uma doença pós-puberal, afetando jovens e adultos de até 40 anos. Por isso e por sua localização, foi inicialmente considerada de transmissão sexual e tratada, à época, com mercuriais. No entanto, independente do tratamento, a doença persistia e se espalhava pelos testículos, linfonodos e abdome, tornando-se dolorosa e consuntiva. Pott lamentava o destino dos limpadores de chaminés denunciando que, na infância, eram frequentemente tratados com grande brutalidade e quase morriam de fome e frio. As crianças eram empurradas para chaminés estreitas e, às vezes, quentes, onde sofriam machucados, queimaduras e sufocamento pela fuligem, que destruía seus pulmões. Caso sobrevivessem, ao chegarem à puberdade, tornavam-se particularmente suscetíveis a uma doença muito incômoda, dolorosa e fatal: o câncer escrotal.[27]

Pott tinha pouca esperança no êxito do tratamento cirúrgico, mesmo quando o tumor estava confinado à pele. Ele evitava cirurgias muito drásticas e mutiladoras, afirmando que à época os médicos priorizavam as operações cirúrgicas em detrimento do cuidado ao paciente.[35,36] Pott estabeleceu a conexão entre o agente causador, a fuligem, alojada nas dobras da pele escrotal, e a doença. Embora não houvesse conhecimento sobre os mecanismos químicos e genéticos envolvidos na gênese do câncer dos limpadores de chaminé, ele enfatizava a necessidade de prevenção do problema. Seus achados levaram à criação de normas em vários países europeus, como a Dinamarca, mas foram ignoradas por muito tempo na Inglaterra.[31] Em 1788, uma Lei do Parlamento inglês foi promulgada, autorizando o emprego de crianças maiores de 8 anos na limpeza de chaminés e mencionando que elas deveriam ser mantidas limpas e receber banho uma vez por semana. Infelizmente, a eficácia da lei foi pouco animadora, e entre 1910 e 1912, 29% das mortes de limpadores de chaminés na Inglaterra foram causadas por câncer escrotal.[27]

Revoluções, reformas e Medicina Social

O florescimento do capitalismo industrial e colonial europeu contrastava com a pobreza e precariedade das condições de vida, trabalho e saúde da maioria da população. Nas últimas décadas do século XVIII, enquanto as indústrias têxteis mecanizadas se espalhavam pela Inglaterra e pelo resto do mundo, inclusive no continente americano, utilizando o carvão barato produzido na mineração e as ferramentas e máquinas da metalurgia, as condições de trabalho ganhavam destaque, eram denunciadas, e as evidências divulgadas. O contexto contrastante alimentou questionamentos, lutas e revoltas dos trabalhadores, mas também das classes abastadas das colônias americanas, que buscavam independência do domínio europeu.

No campo da ciência, uma legião de profissionais, professores, intelectuais e reformadores sociais impulsionava a realização de estudos e a proposição de medidas de proteção ocupacional e populacional, convergindo para a conformação da Medicina Social como campo de conhecimento.[11,16]

Este é o período de constituição da classe operária e de sua consciência de protagonismo nos rumos da sociedade e da organização do trabalho. Apesar das mudanças nas relações sociais de produção, o capitalismo nascente manteve a histórica dualidade de classe, entre a elite dirigente, proprietária da riqueza, e a classe trabalhadora, produtora da riqueza.

Na estratificação social capitalista, a classe operária ampliou significativamente o contingente das chamadas classes populares, que incluíam trabalhadores, agricultores, desempregados e camadas médias empobrecidas, dentre outros grupos historicamente excluídos de benefícios sociais e da tomada de decisão em grandes instituições políticas, econômicas, religiosas e culturais. Nas colônias americanas, as classes populares incluíam também a imensa população indígena e negra escravizada e submetida à servidão.[13,37]

Entre fins do século XVIII e meados do século XIX, ocorreram vários movimentos revolucionários na maior parte da Europa e das Américas, que transformaram profundamente essas sociedades. O período foi chamado por Eric Hobsbawm (1917-2012) de *Era das Revoluções*[38] e foi marcado pela mudança de monarquias absolutistas para governos representativos, com uma constituição escrita e a criação de estados-nação.[40] Influenciado pelas novas ideias do Iluminismo, o período revolucionário se inicia em 1775 com a Guerra de Independência dos Estados Unidos (1765-1783) do domínio inglês, tornando-se a primeira nação na região das Américas.

O período segue com a queda da Bastilha e início da Revolução Francesa, em 1789, que rapidamente se espalhou para o resto da Europa por meio de revoluções. Em 1799, Napoleão assumiu o poder na França, conquistando a maior parte da Europa continental.[38] As revoluções garantiram a ascensão da burguesia, a difusão do capitalismo e a consolidação do Iluminismo, que pregava a primazia da razão e do estudo científico como forma de garantir o desenvolvimento humano.[39,40] O desenvolvimento científico se acelerou e as sociedades, sobretudo ocidentais, tornaram-se gradativamente mais laicas. Com isso, as questões de Estado desvincularam-se da Igreja, e o poderio político-religioso diminuiu. Ainda assim, as condições sociais e de trabalho das classes populares continuavam penosas, sem dispor de proteção legal.

Na Baviera, então sob disputa entre a Áustria e a Prússia, entre 1779 e 1816, Johann Peter Frank (1745-1821), renomado clínico, professor em universidades europeias de prestígio e administrador hospitalar, publicou um tratado de seis volumes intitulado *System einer vollständigen medizinischen Polizei*, conhecido em inglês como *System of a Complete Medical Policy*. A obra, continuada postumamente até 1827, totalizou nove volumes, abordando a higiene em todas as fases da vida humana e representando uma ampla sistematização do conhecimento da época sobre Saúde Pública. Frank foi um dos primeiros defensores da regulamentação internacional de questões de saúde, advogando por reformas sociais e econômicas. Seu sistema de "polícia médica" inaugurou um dos primeiros programas de Saúde Pública no capitalismo nascente, prevendo um amplo esquema de regulamentos, programas e intervenções no ambiente humano para proteger a população contra doenças e promover a saúde. Frank defendia uma concepção social dos problemas de saúde, fruto de condições precárias de vida, trabalho e nutrição, entre outras causas. O reconhecimento objetivo da responsabilidade do Estado pela saúde da população e dos indivíduos está na raiz do movimento da Medicina Social e da Saúde Pública, difundido desde fins do século XIX, primeiro na Europa e, posteriormente, em todo o mundo.[41]

As demandas de Saúde Pública cresceram com o ritmo impressionante de urbanização ao longo do século XIX. Na Europa, cidades como Viena, Berlim, Paris e Londres testemunharam um aumento significativo na população. Viena passou de mais de 400.000 em 1846 para 700.000 habitantes em 1880; Berlim, de 378.000 (1849) para quase 1 milhão de pessoas (1875); Paris, de 1 para cerca de 2 milhões; e Londres, de 2,5 para quase 4 milhões (1851-1881). Nas Américas, a urbanização também se acelerou. Apesar das mudanças na imagem e na estrutura das cidades, incentivadas por disputas e iniciativas políticas, econômicas e até sanitárias, as classes trabalhadoras, representando a maioria da população, eram consideradas um perigo público. Assim, além de continuarem excluídas do desenvolvimento, eram submetidas a remoções forçadas para áreas remotas da periferia, cedendo espaço para modernizações urbanísticas e especulação imobiliária.[42]

Na esteira das Guerras Napoleônicas, a França vanguardista foi surpreendida pela Revolução Haitiana, em 1804, cuja independência e libertação dos escravos provocaram resistência de vários países das Américas. Os Estados Unidos, por exemplo, reconheceram oficialmente a nova nação apenas em 1862, após o reconhecimento da própria França em 1825. A contradição decorria da relevância da escravidão para garantir a economia dos Estados Unidos. O ineditismo da independência do Haiti alimentava o temor das elites escravocratas de propagação do exemplo em seus países. As revoluções burguesas não visavam proteger a saúde dos trabalhadores e libertar os povos escravizados na América. No entanto, os movimentos de independência na América Latina, além de dependerem das classes populares para formar seus exércitos e forças de apoio, foram confrontados por demandas de reformas sociais, libertação dos escravos e melhorias nos ambientes de trabalho e nas condições de vida.[38,43-45]

Apesar das demandas dos operários, a proteção trabalhista avançava a passos lentos também na sede do Império Britânico, que hegemonizava a globalização à época. Somente em 1802, a *Lei da Saúde e Moral dos Aprendizes*, ou *Lei das Fábricas*, foi aprovada no parlamento inglês, tornando-se a primeira legislação trabalhista. Ela limitava a jornada máxima de trabalho a 12 horas, tornava obrigatória a ventilação ambiental e proibia o trabalho noturno. A principal fraqueza da lei era a falta de meios para aplicá-la.[46]

Enquanto isso, Napoleão dominava boa parte da Europa, provocando a dissolução do Sacro Império Romano em 1806, após um período de declínio e conflito entre os dois maiores estados germânicos, Áustria e Prússia. As Guerras Napoleônicas também enfraqueceram consideravelmente a Espanha, que não conseguiu controlar suas colônias americanas, quase todas proclamando independência entre 1810 e 1830. Em 1822, o Brasil proclamou sua independência de Portugal, tornando-se o mais extenso e um dos mais ricos e populosos países da América Latina. Infelizmente, as relações de trabalho no novo país eram precárias, com predomínio do trabalho escravo em larga escala nas extensas monoculturas comandadas por coronéis e barões. A situação era especialmente crítica após um período de aumento expressivo na quantidade de africanos escravizados entre 1808, com a chegada da família real portuguesa ao Brasil, e 1820. À exceção do Haiti, a classe trabalhadora brasileira, assim como nos demais países do continente, carecia de proteção social e, especialmente, de liberdade para conduzir seu destino.[38,44]

O atraso social brasileiro na época manifestava-se nas relações de trabalho e no desenvolvimento científico. O Brasil foi um dos últimos países das Américas a libertar os trabalhadores escravizados, em 1888, e a implantar universidades em 1920. Centros de ensino superior existiam há centenas de anos no Ocidente e até milênios, como a Universidade Al-Azhar, estabelecida em 970 d.C. no Cairo, Egito. Na América espanhola, a primeira universidade foi fundada em 1538, em Santo Domingo, na atual República Dominicana, sendo a Universidade de San Marcos, fundada em 1551, em Lima, Peru, a mais antiga em atividade contínua. No início do século XIX na Europa e nas Américas, havia uma ênfase na constituição de centros de pesquisa e pós-graduação voltados à difusão e aprofundamento científico. Na Inglaterra, sede da Universidade de Oxford, a segunda mais antiga do Ocidente, fundada em 1096 (https://www.ox.ac.uk), apenas em 1826 foi fundada a Universidade de Londres. A atual UCL (University College, London) foi a primeira universidade inglesa laica e aberta a pessoas de todas as crenças, com o intuito de estender o acesso à universidade à crescente classe média, conforme as concepções de Jeremy Bentham (1748-1832). Apesar das resistências e ataques da Igreja Anglicana e do Partido Conservador, a ciência prosperou no novo ambiente acadêmico, produzido estudos e evidências sobre a relevância das condições sociais e de trabalho na gênese dos problemas de saúde, e recomendações aos serviços públicos para enfrentar esses problemas em prol da Saúde Pública.[47,48]

Entre 1830 e 1848, duas ondas revolucionárias abalaram a Europa continental, com demandas democráticas que muitas vezes se fundiram com os movimentos de independência ou de unificação nacional, como na Itália, Alemanha, Polônia, Hungria e nas Américas. O período encerrou-se com a violenta repressão, marcando o fim da era e a derrota dos movimentos socialistas e operários, estabelecendo um "absolutismo esclarecido" em alguns lugares, como na Prússia. Esse período promoveu o desenvolvimento da economia e da educação, realizou reformas legais, incluindo a abolição da tortura, melhorou o *status* dos judeus e iniciou a emancipação dos camponeses. Em 1831, Charles Turner Thackrah (1795-1833), um dos fundadores da Escola de Medicina de Leeds, publicou a primeira edição de sua obra seminal *The Effects of the Principal Arts, Trades and Professions, and of Civic States and Habits of Living on Health and Longevity, with Suggestions for the Removal of many of the Agents which Produce Disease and Shorten the Duration of Life.* No ano seguinte, em nova edição, Thackrah abordou problemas de saúde associados a mais de 120 ofícios, e sua distribuição de todos os órgãos e sistemas corporais. Também apresentou sugestões para remover agentes nocivos, melhorar a ventilação, reduzir as horas de trabalho em pé, retirar o chumbo do esmaltado da cerâmica, remover fumos, poeiras e altas temperaturas, e, não menos importante, reduzir as horas de trabalho das crianças. Denunciou a exploração de milhares de crianças em Leeds, muitas com apenas 6 ou 7 anos, que começavam a trabalhar nas fábricas às 5 ou 6 da manhã e ficavam lá até tarde da noite, quase sem interrupção.[49,50]

O livro foi acolhido favoravelmente e chamou a atenção de reformadores sociais empenhados em melhorar as condições de trabalho dos trabalhadores agrícolas e das fábricas de lã de West Yorkshire. Em 15 de dezembro de 1831, um projeto de lei foi apresentado no Parlamento para regulamentação do trabalho de crianças e jovens nas usinas e fábricas. A proposta visava restringir a jornada de trabalho dos menores de 18 anos empregados nas fábricas a um máximo de 10 horas diárias, com a proibição de empregar menores de 9 anos. Embora a proposição não tenha se tornado lei naquele momento, o ímpeto não foi perdido. Em 1833, uma nova *Lei das Fábricas* foi aprovada, restringindo o horário de trabalho das crianças e mulheres, estabelecendo a idade mínima de 13 anos para exercer as atividades de trabalho e proibindo o trabalho noturno para menores de 18 anos. Além disso, a lei exigia exame médico para todas as crianças trabalhadoras.[49,50]

A partir de 1840, enquanto a indústria têxtil continuava a crescer mundo afora, houve a expansão da fundição de ferro, o uso de locomotivas, motores e navios a vapor, e a introdução do telégrafo elétrico. Nesse período, em Paris, Louis-René Villermé (1782-1863), economista, médico e renomado reformador social francês, tornou-se conhecido por seus estudos de Epidemiologia Social, explorando os efeitos da condição socioeconômica na saúde. Era o início da industrialização na França, e ele era um defensor destacado da reforma de Higiene e Saúde Pública em fábricas e prisões. Villermé foi pioneiro nos campos da Sociologia, Epidemiologia e Estatística, abordando as condições das prisões na França e os benefícios da reintegração social dos prisioneiros após o cumprimento das sentenças.[18,51]

No livro *Tableau de l'état physique et moral des ouvriers employés dans les manufactures de coton, de laine et de soie*, publicado em 1840, Villermé discutiu o papel da industrialização na saúde geral e na qualidade de vida da classe trabalhadora. Não condenou peremptoriamente o processo de industrialização, considerado benéfico para o futuro da sociedade, citou exemplos desse processo nos Estados Unidos, que seriam melhores do que a realidade francesa. Porém, evidenciou uma relação direta entre pobreza e alta taxa de mortalidade. Utilizando três indicadores de renda (índice de tributação, aluguel médio e índice de tributação comercial), Villermé correlacionou significativamente esses fatores com a mortalidade doméstica.[18,51] O livro abordou a situação de vida e trabalho inadequada dos trabalhadores das indústrias de algodão, lã e seda, destacando os baixos salários e a exploração de crianças e adolescentes nessas indústrias, onde, em algumas fábricas, mais da metade da força de trabalho era composta por eles. Seu estudo tornou-se valioso para instituições e conselhos médicos, alcançando também ampla aceitação pelo público.[51,52]

Em julho de 1842, foi lançada uma das publicações mais importantes do século XIX sobre reforma social, intitulada *Report on the Sanitary Condition of the Labouring Population of Great Britain*. A investigação, idealizada pelo advogado Edwin Chadwick (1800-1890), levou uma equipe de pesquisadores a viajar pelo país, documentando a vida dos pobres. Chadwick, que havia trabalhado com o reformista Jeremy Bentham no início de sua carreira, baseou-se na filosofia de 'maior felicidade'. O relatório abordou as frequentes epidemias de cólera nas classes populares, utilizando informações estatísticas para evidenciar as variações na expectativa de vida causadas por classe ou residência.[11,53] Os resultados foram motivo de grande debate, sendo inicialmente rejeitados pelo *Comitê da Lei dos Pobres*, que havia encomendado o relatório. Felizmente, em 1848, a *Lei de Saúde Pública* foi aprovada, reconhecendo alguma responsabilidade do Estado pela manutenção da saúde da população.

Em 1845, o filósofo Friedrich Engels (1820-1895) publicou em alemão o livro *A condição da classe trabalhadora na Inglaterra*,[54] cuja edição inglesa foi lançada em 1887. O estudo foi escrito entre 1842 e 1844, durante a estada de Engels em Manchester, a cidade no coração da Revolução Industrial. Nessa época, durante um encontro em Paris, Engels apresentou o livro a Karl Marx (1818-1883), que ficou profundamente impressionado com a situação dos trabalhadores. O livro é considerado um relato clássico da condição universal da classe trabalhadora industrial de sua época. A parceria intelectual de ambos resultou na defesa intransigente dos direitos dos trabalhadores e no reconhecimento da classe trabalhadora como agente histórico da revolução social.

Engels argumentava que a Revolução Industrial piorou a situação dos trabalhadores. Ele mostrou, por exemplo, que em grandes cidades industriais como Manchester e Liverpool, a mortalidade por doenças (como varíola, sarampo, escarlatina e coqueluche) era quatro vezes maior do que nas áreas rurais vizinhas, e a mortalidade por convulsões era dez vezes maior. A taxa geral de mortalidade em Manchester e Liverpool foi significativamente maior do que a média nacional. Um exemplo interessante destacado por Engels foi o aumento nas taxas gerais de mortalidade na cidade industrial de Carlisle. Antes da introdução dos moinhos (1779-1787), a mortalidade de crianças menores de 5 anos e a de adultos antes de completar 39 anos era menor, aumentando após a introdução deles.[54]

O grave contexto social e sanitário era combustível para as revoluções, e na Alemanha, Rudolf Virchow (1821-1902), um dos principais líderes em Medicina e Patologia do século XIX, e seu amigo Salomon Neumann (1819-1908), pertenciam ao movimento de médicos democratas, participando ativamente da revolução de 1848. Eles afirmavam que *a Medicina é uma Ciência Social, e a Política não é outra coisa, senão a Medicina em grande escala*. A Medicina, sendo Ciência Social, tem a obrigação de apontar problemas e tentar a sua solução teórica. Virchow liderou o desenvolvimento das bases da Medicina Social e considerava os médicos como advogados naturais dos pobres. No *Relatório sobre a Epidemia de Tifo na Alta Silésia* (1848), encomendado pelo governo prussiano, Virchow afirmava que o surto não seria resolvido mediante o tratamento de pacientes individuais, com as drogas ou com pequenas alterações na alimentação, habitação, vestuário ou leis, em uma área rural de imensas carências. Apoiado em publicações francesas e inglesas, Virchow aplicou ideias sobre a *causa social* da doença às condições da Silésia. Seus resultados e suas interpretações mostram forte coincidência com os de Friedrich Engels em *Condição da Classe Trabalhadora na Inglaterra* (1845).[54] Em seu empenho revolucionário, recomendou uma ação radical para promover "democracia plena e ilimitada" e "educação, liberdade e prosperidade" para o avanço de toda a população.[11,16,55-57]

Apesar dos avanços no conhecimento científico e social na Europa e nas Américas, o mundo da década de 1850 ainda acreditava que o cólera se espalhava por meio de *miasmas* no ar. Os *germes* ainda não haviam sido identificados, e o recente surto de cólera em Londres continuava mal explicado. Em 1854, John Snow (1813-1858) publicou seu relatório sobre a epidemia que afetava gravemente a área do Soho. Além de indicar a contaminação da água como fonte da epidemia, Snow, com o apoio estatístico de William Farr (1807-1883), evidenciou a maior gravidade da doença entre os mais pobres, os trabalhadores informais e os desempregados, que viviam em domicílios sem coleta de esgoto.[11,47] A segunda metade do século XIX foi de importantes descobertas na Biologia e no enfrentamento das doenças infecciosas, com a emergência do *paradigma unicausal da teoria dos germes*. O novo paradigma descartava a *teoria ambiental dos miasmas* e afirmava a *unicidade da causa necessária e suficiente das doenças*.[58]

No início do século XIX, a vacinação contra a varíola era comum na Europa, embora os médicos não soubessem como funcionava ou como estender o princípio a outras doenças. Um período de transição começou no final da década de 1850, com o trabalho de Louis Pasteur (1822-1895). Este trabalho foi posteriormente estendido por Robert Koch (1843-1910), na década de 1880. No final daquela década, a *teoria do miasma* lutava para competir com a *teoria do germe*. Os vírus foram inicialmente descobertos na década de 1890. Eventualmente, uma "era de ouro" da Bacteriologia se seguiu, durante a qual a *teoria dos germes* rapidamente levou à identificação dos organismos reais que causam muitas doenças. A *teoria dos germes* afirma que os microrganismos (vírus, bactérias e fungos) são a causa necessária e suficiente de doenças. Mesmo quando um microrganismo é a principal causa de uma doença, fatores ambientais e hereditários geralmente influenciam a gravidade da doença e se um indivíduo hospedeiro potencial é infectado quando exposto ao patógeno.

Nos Estados Unidos, entre 1861 e 1865, ocorreu a Guerra Civil, ou Guerra de Secessão, que contrapôs os estados do Norte e do Sul, em uma disputa feroz pela hegemonia do modo de produção capitalista. Com uma economia mais moderna, industrial e diversificada, os estados do Norte investiram em um sistema de transporte expansivo e variado que incluía canais, estradas, barcos a vapor e ferrovias; em setores financeiros, como bancos e seguros; e em uma grande rede de comunicações que apresentava jornais, revistas e livros baratos e amplamente disponíveis, junto com o telégrafo. Em contraste, a economia dos Estados Confederados do Sul baseava-se principalmente em grandes fazendas (*plantations*) produtoras de algodão e que dependiam dos escravos como principal força de trabalho. O investimento dos sulistas em escravos era superior àquele aplicado em terras.[59] Ao final da contenda, o Norte se impôs e moldou a economia americana e global, com os políticos republicanos deixando de defender o "trabalho livre" para estabelecer uma aliança hegemônica com as elites industriais e financeiras. A nova sociedade capitalista, embora tenha proclamado o fim da escravização, continuou negando à classe trabalhadora acesso equitativo à moradia, educação, alimentação, saúde e condições de trabalho.[60] Milhares de confederados, muitos fazendeiros escravistas, migraram para o Brasil, onde a escravidão continuava legal. Formaram colônias e cidades, como a cidade de Americana (SP), recebendo o apoio político e material do imperador Pedro II, como transporte gratuito, terras baratas e cidadania, direitos negados à população afrodescendente escravizada.[61]

Em 1864, William Farr (1807-1883)[63] publicou uma das primeiras aplicações sistemáticas de análise epidemiológica no estudo da relação entre trabalho e saúde na mineração,[62] um setor econômico que moldou a sociedade britânica. Segundo Eric Hobsbawm, o carvão e a mineração foram catalisadores da Revolução Industrial, tornando a Inglaterra a maior potência econômica do mundo, forjando seu império global e o capitalismo.[44] No estudo sobre a Cornualha, aprofundou o olhar sobre a região, mas buscou referentes empíricos para o âmbito da Grã-Bretanha. Ao examinar as informações ocupacionais disponíveis nos registros vitais, Farr identificou um excesso de mortalidade por todas as causas nos mineiros da Cornualha, em comparação à observada na população em geral da região. Associou os excessos de morte com o trabalho subterrâneo e comparou os padrões observados nas minas de cobre, estanho e outros metais comuns nas escarpas rochosas da Cornualha, junto ao oceano, onde algumas escavações avançavam nas profundezas do mar, com os resultados encontrados na mineração de carvão e de chumbo do Norte da Inglaterra e do País de Gales.[62,63]

Os resultados mostram um marcante efeito de coorte nos padrões de mortalidade dos mineiros de metal. No início da vida laboral, dos 15 até os 35 anos, a mortalidade geral era muito similar em ambos os grupos de trabalhadores. A partir dos 35 anos, os mineradores de metal passavam a acumular um crescente excesso de óbitos gerais em comparação aos mineiros de carvão, sendo 40% maior aos 45 anos e mais de duas vezes superior a partir dos 55 anos. Farr era médico e queria entender melhor as diferenças na ocorrência das doenças entre os grupos comparados. Ao observar as diferenças por causa específica de óbito, comparou a razão de mortalidade de cada grupo de mineiros com o da população geral de sua região. Ele encontrou o excesso de mortes de mineiros de metais concentrado nas doenças pulmonares, com o efeito de coorte também observado em trabalhadores da mineração de chumbo do Norte da Inglaterra e do País de Gales, embora com menor magnitude.[62,63]

Farr foi uma das figuras mais proeminentes do movimento da Medicina Social na Inglaterra vitoriana e na história das estatísticas de saúde. Ele desenvolveu uma classificação de causas de morte, construiu a primeira tábua de mortalidade inglesa e fez grandes contribuições para a epidemiologia ocupacional.[64] A disponibilidade de dados oficiais sobre estatísticas vitais na Grã-Bretanha foi fundamental para os estudos de Farr e para sua contribuição ao entendimento da determinação da saúde. Infelizmente, em muitos lugares do mundo, ainda hoje, as estatísticas vitais, especialmente em relação à ocupação (trabalho) são incompletas e desatualizadas, com grandes prejuízos à saúde dos trabalhadores.

Em 1869, na Alemanha, foram criadas as primeiras leis responsabilizando os empregadores por agravos à saúde de natureza ocupacional. Logo em seguida, a Revolução Industrial americana, iniciada em 1870, mudou a própria natureza do trabalho artesanal, deixando de ser feito por conta própria em casa, em pequenas lojas ou oficinas. Milhões de trabalhadores, incluindo mulheres e crianças, expostos aos perigos das indústrias nascentes, laboravam em atividades perigosas e insalubres. Uma revolta trabalhista especialmente significativa foi a Grande Greve Ferroviária de 1877. Os cortes salariais na indústria ferroviária levaram à greve, que começou na Virgínia Ocidental e se espalhou a outros estados durante um período de 45 dias, antes de ser encerrada violentamente por uma ação policial armada. Episódios semelhantes ocorreram com mais frequência nas décadas seguintes, quando os trabalhadores se organizaram e se afirmaram contra as injustiças percebidas.[65]

Na década de 1870, o crescimento econômico foi ainda maior com os novos processos de fabricação de aço, produção em massa, linhas de montagem, sistemas de rede elétrica, fabricação em larga escala de máquinas-ferramentas e o uso de máquinas cada vez mais avançadas em fábricas movidas a vapor. Nesse período do século XIX, a afluência econômica na sede do império britânico e em países colonizadores contrastava ainda mais com o sofrimento e a miséria da classe trabalhadora na Europa e nas colônias. Tamanha desigualdade e injustiça foram motores da multiplicação de movimentos sociais e revolucionários, propondo a superação do sofrimento, da doença, da desesperança e da morte entre pobres e trabalhadores. Era uma época de imensa efervescência política e cultural, uma época de quebras de paradigmas, inclusive na saúde. Época de pensar a saúde e sua determinação em bases sociais, de solidariedade e igualdade entre os membros de uma sociedade, entre os seres humanos. Os estados nacionais se constituíam, e suas obrigações incluíam a saúde e o provimento da atenção aos trabalhadores e à população.[6,66] A interpretação de Engels influenciou muitos historiadores britânicos à época. Ele argumentava que os trabalhadores industriais tinham rendimentos mais baixos do que seus pares pré-industriais e viviam em ambientes mais insalubres. Sua crítica abrangente da industrialização foi repetida por muitos dos historiadores marxistas que estudaram a Revolução Industrial no século XX.

Tamanha relevância social colocou o *trabalho* em destaque no delineamento de estudos sobre saúde da população em geral e de categorias específicas de trabalhadores. O *trabalho* tem significados diversos conforme os objetivos da investigação e poderá ser analisado por sua capacidade de produzir doenças, aumentar a ocorrência de problemas de saúde, confundir a interpretação de um resultado, mas também de modificar o efeito de um sobredeterminante ou mediar parte de seu efeito sobre as condições de saúde.[67]

As contribuições da ciência ao mundo do trabalho não se evidenciavam apenas no estudo das condições de trabalho e seus efeitos sobre a saúde dos trabalhadores, mas principalmente em seu efeito na produção industrial e na produtividade laboral. Em 1907, na Filadélfia, o engenheiro Frederick Winslow Taylor (1856-1915) publicou *Princípios de Administração Científica*,[68] apresentando técnicas para o estudo do tempo e do movimento, padronização de ferramentas e instrumentos, utilização de procedimentos formais e mecanismo de pagamento considerando o rendimento e custos.

Em 1910, nos Estados Unidos, o capitalismo industrial iniciava o século XX com a aplicação por Henry Ford (1863-1947) dos *Conceitos de Produção em Massa* em suas linhas de montagem e fabricação de automóveis, objetivando a redução do tempo dos processos e estoques, buscando o aumento da capacidade produtiva pela capacitação da força de trabalho. Entretanto, os métodos de Taylor foram contestados por intelectuais socialistas. O argumento apresentado refere-se ao esgotamento progressivo dos trabalhadores no local de trabalho e à subsequente degradação do trabalho, movido pelo capital, que usa os métodos de Taylor para tornar o trabalho repetitivo, monótono e reduzindo ainda mais as habilidades dos trabalhadores.[69]

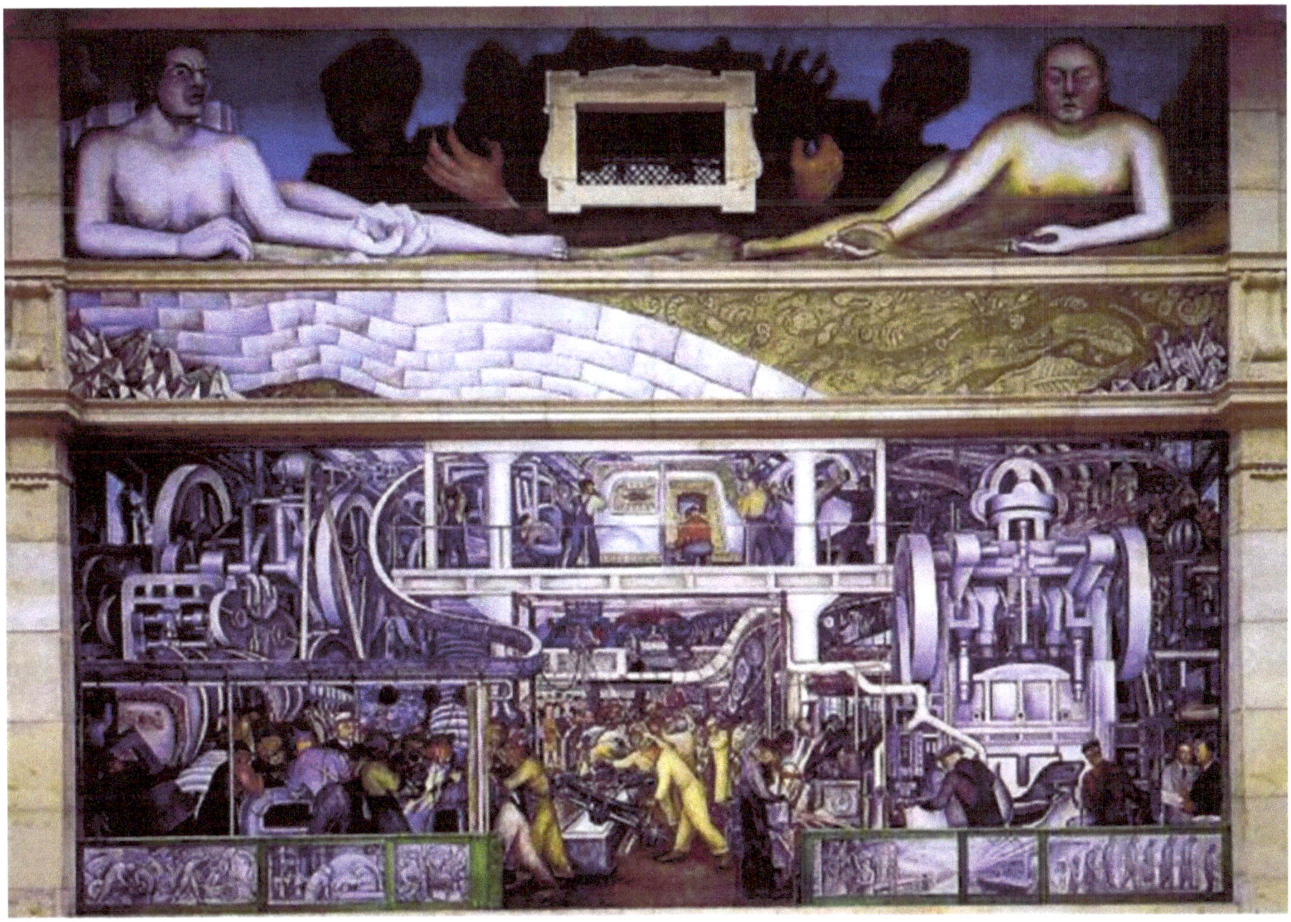

Figura 1.3. Mural "Uma Fábrica em Detroit" (1932), de Diego Rivera (1886-1957).

Fonte: Livre acesso na Internet.

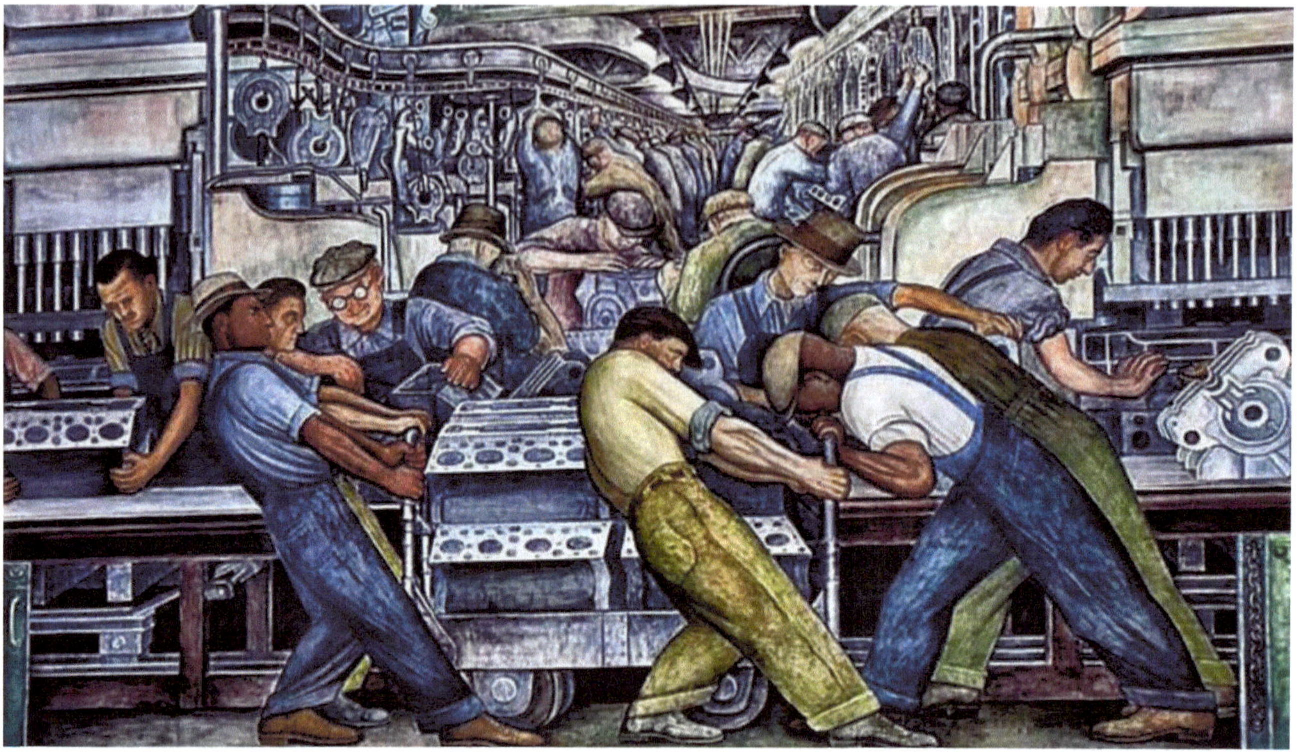

Figura 1.4. Mural "Uma Fábrica em Detroit" – DETALHE (1932), de Diego Rivera (1886-1957).

Fonte: Livre acesso na Internet.

Determinação Social da Saúde: contribuições da América Latina ao paradigma multicausal

Conforme enfatizado por George Rosen (1910-1977),[11] apenas no século XVIII começa a assurgir uma clara consciência de que a saúde das pessoas e das populações estava intimamente ligada às condições sociais, destacando-se a renda, o trabalho, a moradia, a alimentação, o abastecimento de água e o ambiente. A relação entre trabalho e saúde passou a ser enfatizada na abordagem médica e nas concepções de causalidade da doença.

A consciência sobre a crítica situação da classe operária no capitalismo se disseminou na academia, na política e na organização do trabalho, em meio a uma multiplicação de manifestações, movimentos e revoltas dos trabalhadores em busca de dignidade social e das condições de trabalho adequadas. A resposta social às condições da classe operária foi forjada não apenas por gestos de solidariedade por parte das elites e da academia, mas também por ações dos trabalhadores que alimentaram e sustentaram, com suor e sangue, as revoluções em curso nos séculos XVIII e XIX, na Europa e nas Américas. Em síntese, a *concepção social da saúde*, enquanto fundamento disciplinar teórico e metodológico, tem suas raízes e seu desenvolvimento no capitalismo, cujo marco inicial foi a Revolução Industrial na Inglaterra, a partir de 1750.[6,70]

As revoluções avançaram pela primeira metade do século XX, promovendo profundas transformações no modo de produção, na divisão social e técnica do trabalho, na relação entre as classes, na vida e na cultura das sociedades. O novo modo de produção capitalista ampliou o acesso a bens e utilidades para a vida humana, reorganizou as cidades, promoveu o avanço das ciências, alcançou o espaço sideral, mas não eliminou as desigualdades sociais frente ao sofrimento humano e às iniquidades no adoecimento e na morte, que afligem as classes trabalhadoras e populares.

Neste período, a Medicina Social se constituiu como um campo de conhecimento sob influência marcante de Rudolf Virchow, que estabeleceu um forte contraponto à *teoria dos germes* defendida por Louis Pasteur e Robert Koch, por seu reducionismo causal. Para ele, as doenças resultavam de atividades anormais das células, não de patógenos externos, e as epidemias eram de origem social. A forma de combatê-las era política, não médica. Virchow considerava a *teoria dos germes* um obstáculo à prevenção e à cura, frente aos fatores sociais, como a pobreza. Ele trabalhou ativamente pela *mudança social* para combater a pobreza e as doenças, utilizando métodos que envolviam observações patológicas e análises estatísticas. Ele chamou esse novo campo da Medicina Social de "ciência social".[11,70]

A contribuição de Virchow à educação médica e prática da Medicina Social se expressou na formação de um grande time de médicos, patologistas e bacteriologistas, em mudanças na educação médica e na prática da Medicina Social, inicialmente na Alemanha, mas também nas Américas. Virchow orientou Edwin Klebs (1834-1913), descobridor do bacilo da difteria, inspirador de Louis Pasteur e Robert Koch no estudo da bacteriologia, professor em várias universidades europeias e no Rush Medical College (1896), em Chicago, liderando pesquisas experimentais sobre tuberculose, sífilis, malária e pancreatite. Também foi mestre de William Henry Welch (1850-1934) e William Osler (1849-1919), fundadores do Hospital Johns Hopkins e das Escolas de Medicina e de Saúde Pública (em Baltimore/EUA) e dos primeiros programas de residência médica especializada.

Virchow está diretamente conectado à difusão da Medicina Social na América Latina. Seu aluno Max Westenhöfer (1871-1957), médico alemão, tornou-se diretor do Departamento de Patologia na Faculdade de Medicina da Universidade do Chile e professor de Salvador Allende (1908 1973). Em sua carreira política até a presidência da República do Chile (1970-1973), Allende promoveu uma ampla gama de atividades sociais e políticas com base na doutrina de Virchow sobre *determinação social da saúde*, que conheceu com Westenhöfer.[71]

Em 1938, Allende tornou-se Ministro da Saúde do governo popular de Pedro Aguirre Cerda (1879-1941) e aprovou uma ampla gama de reformas sociais progressivas, incluindo leis de saúde e segurança dos trabalhadores, pensões mais altas para viúvas, assistência à maternidade e programas de merenda gratuita para crianças em idade escolar.[71] Em 1939, Allende publicou *La Realidad Médico-Social Chilena*, que segundo Howard Waitzkin (2011)[72] "conceitua a doença como uma perturbação do indivíduo promovida por condições sociais carentes", incluindo tuberculose, doenças sexualmente transmissíveis e outras doenças transmissíveis, transtornos emocionais e doenças profissionais. O livro apresentava as propostas do Ministério da Saúde para a melhoria da Saúde Pública, com ênfase na mudança social em vez de intervenções médicas, como distribuição de renda, um programa nacional de habitação e reformas industriais. Como senador eleito no início dos anos 1950, Allende introduziu a legislação que criou o Serviço Nacional de Saúde chileno, o primeiro programa nacional nas Américas que garantiu o acesso universal aos serviços. Ele vinculou essa reforma a outros esforços que visavam alcançar uma distribuição de renda mais equitativa, segurança no emprego, habitação e nutrição melhoradas e um papel menos dominante para as corporações multinacionais no Chile. A atuação de Allende representou uma aplicação clara do paradigma da determinação social da saúde nas políticas de saúde da América Latina, ainda na primeira metade do século XX.[72]

Em 1959, a América Latina e o mundo foram despertados pela Revolução Cubana, que legou uma das mais importantes experiências para a Medicina Social. O sistema universal de saúde de Cuba surgiu como parte integrante de amplas mudanças estruturais na sociedade como um todo. As transformações sociais subjacentes às conquistas de Cuba na atenção primária, saúde pública, assistência médica, educação, planejamento e administração, e vigilância epidemiológica inspiraram ativistas e acadêmicos em outros países.

A expectativa gerada com a implantação de governos socialistas por meio de eleições foi tremendamente frustrada com o violento golpe de estado no Chile em 1973, seguido pela instalação de ditaduras militares em muitos países da América do Sul, enfraquecendo a luta por saúde e o movimento da Medicina Social.[72]

Nos anos de 1970-80, Juan César García (1932-1984), médico e sociólogo argentino de orientação marxista, coordenou pesquisas na Organização Pan-Americana da Saúde (OPAS) em Washington, DC. Produziu trabalhos seminais sobre educação médica, ciências sociais em medicina, determinantes de classe social em saúde e as bases ideológicas da discriminação contra os latinos. García viabilizou o financiamento para grupos de Medicina Social na América Latina e garantiu a implantação de dois programas de mestrado em Medicina Social, um na Universidade Autônoma Metropolitana, Xochimilco, na Cidade do México, e outro na Universidade do Estado do Rio de Janeiro (UERJ), atraindo estudantes de toda a América Latina e também professores exilados que buscavam retomar a vida com segurança, após as perseguições sofridas em seus países de origem.[72]

A retomada da democracia favoreceu o desenvolvimento da Medicina Social e a formulação do paradigma da determinação social. No Brasil, o movimento da Reforma Sanitária, constituído por militantes e acadêmicos vinculados à Medicina Social, articulou amplo apoio político e popular, conseguindo implantar o Sistema Único de Saúde no país, com princípios de universalidade, integralidade e equidade. Em vários países da região, pesquisadores em Saúde Coletiva e Saúde do Trabalhador implementaram pesquisas em cooperação com sindicatos, grupos de mulheres, organizações de povos indígenas e comunitárias.

Na América Latina, entre os anos 1980 e o início do século XXI, um grande contingente de pesquisadores realizou estudos sobre Medicina Social, saúde dos trabalhadores e de populações vulneráveis, desde o México,[73] até a Argentina,[74] passando por Brasil,[6,75,76] Colômbia[77] e Equador.[78-81] A Medicina Social latino-americana difere da Saúde Pública clássica em suas definições de populações e instituições sociais, sua visão dialética de "saúde-doença", concebida como um processo social em transformação histórica, e sua postura na inferência causal, explicitada por meio do paradigma da *determinação social da saúde*. Dessa forma, a população pode ser analisada por meio de categorias como classe social, processo de produção, reprodução e cultura, além das características dos indivíduos. Uma de suas características marcantes foi combinar análise teórica e estudos empíricos com formulação de políticas de saúde e resposta às demandas sociais dos trabalhadores e classes populares, tornando-se um campo amplamente respeitado de pesquisa, ensino e prática clínica.

O processo histórico da Medicina Social ganhou destaque durante a década de 1930, com Allende, incluindo a revolução cubana (1959); a fracassada transição pacífica para o socialismo no Chile (1970-1973); a revolução nicaraguense (1979); a "teologia da libertação" e as estratégias de empoderamento na educação.[72]

A Medicina Social conceitua "saúde-doença" como uma unidade dialética e estuda os processos de adoecimento e morte em um modelo contextualizado, considerando os efeitos mutáveis das condições sociais ao longo do tempo. O perfil epidemiológico de uma sociedade ou um grupo social é abordado por meio de modelos causais complexos e hierarquizados.

Em 2005, Michael Marmot,[1] no contexto do lançamento da *Comissão sobre Determinantes Sociais da Saúde* da Organização Mundial da Saúde, mencionava as imensas desigualdades em saúde dentro dos países e entre eles como um desafio para o mundo. Com base em extensas evidências, o autor destaca os fatores sociais na raiz das desigualdades na saúde, sejam doenças transmissíveis ou não. Sua abordagem está focada na formulação de políticas para reduzir iniquidades. Políticos, gestores e atores de múltiplos setores sociais, não apenas da saúde, são instados a incluir o estado de saúde da população em suas iniciativas e a produzir intervenções dirigidas a minimizar o efeito dos determinantes sociais nas desigualdades. A Comissão revisou evidências, levantou o debate social e recomendou políticas com o objetivo de melhorar a saúde das pessoas mais vulneráveis do mundo. Seu desafio é transformar o conhecimento de Saúde Pública em ação política. Se os principais determinantes da saúde são sociais, os remédios também devem ser. Uma política social mais ampla será crucial para a redução das desigualdades em saúde. É necessário convencer os formuladores de políticas e outros de que a saúde da população é importante, precisamente porque é uma medida de se, no final, uma população está se beneficiando como resultado de um conjunto de arranjos sociais. Em outras palavras, a ação sobre os determinantes sociais da saúde é necessária para melhorar a saúde, fazendo com que essa melhoria indique que a sociedade se moveu na direção de atender às necessidades humanas.[1]

No entanto, a proposta de determinantes sociais da saúde da OMS não apresenta uma *teoria da causalidade*, e cada causa potencial é considerada um fator de risco entre tantos. Por outro lado, a noção de *determinação* está associada às raízes estruturais da sociedade capitalista que conformam com regularidade absoluta as desigualdades e iniquidades sociais. Assim, o modelo "determinista" hierarquiza as múltiplas causas no processo chamado de "sobredeterminação" por Althusser (1962),[67] para explicar as desvantagens permanentes na vida e na morte dos trabalhadores em relação às classes proprietárias.

Já a concepção dos determinantes sociais, embora destaque a relevância da posição social, do trabalho, da renda, entre tantas características associadas às desigualdades em saúde, não constrói especificamente uma *teoria social da determinação da saúde*, mas um modelo multicausal que pode ser hierarquizado. No entanto, não apresenta a contradição definitiva entre as classes sociais e tampouco destaca a centralidade do trabalho na explicação das diferenças em saúde. Portanto, ao investigar a saúde-doença coletiva, é necessário identificar, sem ambiguidades, os grupos sociais que são vítimas e beneficiários da forma de organização da sociedade e divisão social do trabalho, permitindo um entendimento mais preciso das desigualdades na expectativa de vida, tempo de trabalho e perfil patológico.[6]

O *trabalho* é uma atividade criativa e criadora, cujo resultado é o desenvolvimento das capacidades humanas, sejam intelectuais ou físicas, durante a elaboração de um bem, produto ou serviço. Na sociedade capitalista, o trabalho ainda é o meio de valorização do capital aplicado à produção, obtido a partir da extração de mais-valia do trabalhador. A valorização, ou seja, a acumulação capitalista, ocorre em um processo técnico de produção, que se expressa em três elementos gerais – o objeto de trabalho, os instrumentos ou tecnologia de trabalho, e a atividade transformadora, ou organização do trabalho.[82]

Os elementos que constituem o processo concreto de produção existirão sempre, em qualquer formação social, como um processo eterno entre o ser humano e a natureza.[6,82] Em função das características e interações dos elementos gerais, o trabalho também é consumo ou gasto de matérias-primas e componentes, mas principalmente da capacidade vital humana, física e psíquica, resultando em desgaste do trabalhador a cada jornada.[74,82,83] O *desgaste* é um processo biopsíquico continuado que afeta o trabalhador, em decorrência da exposição às características objetivas de um determinado processo técnico de trabalho, com suas nuances e peculiaridades.

As exposições ocupacionais, também conhecidas como *riscos*, produzem cargas de trabalho que podem afetar gravemente a saúde dos trabalhadores. Em consequência, o trabalho pode significar a negação da capacidade criativa do trabalhador, ao assumir a forma explorada e alienada, precária e repetitiva. Nesse caso, a atividade humana no trabalho torna-se destrutiva, nega o desenvolvimento das potencialidades dos trabalhadores, redunda em sofrimento, desgaste, doença e morte.

Seja por seus aspectos positivos, ou negativos, o *trabalho* é determinante de problemas de saúde da população, com marcante expressão de *classe*, no corpo e na vida dos trabalhadores, de sua prole, família e comunidade.[6,66] Como reconhece Giovanni Berlinguer (1924-2015), o trabalho é o processo central que influi na vida e na morte dos seres humanos.[84] A relevância do trabalho para a saúde humana requer sua compreensão como processo de trabalho geral e, ao mesmo tempo, a forma específica que o trabalho assume na sociedade capitalista.[82]

No entanto, a *centralidade do trabalho* para explicar as desigualdades sistemáticas em saúde extrapola seus efeitos específicos, ocupacionais, na ocorrência de doenças. A posição das pessoas no *trabalho* define sua *classe social* e, assim, produz um efeito generalizado sobre a população, expresso em desigualdades do perfil epidemiológico da população, decorrentes da divisão social dos seres humanos, das definições de poder, da negação de direitos e da hierarquia entre as classes sociais.

Infelizmente, na maior parte da história os trabalhadores foram discriminados, primeiro submetidos à escravidão, logo à servidão e hoje espoliados na precarização. A classe produtora da riqueza privada e social, os trabalhadores, não raramente, continuam relegados à miséria e à pobreza. As desvantagens sistemáticas em saúde da classe trabalhadora atravessaram milênios e continuam a desafiar a sociedade contemporânea.

PERGUNTAS DE UM TRABALHADOR QUE LÊ
Bertold Brecht (1898-1956)

Quem construiu Tebas, a cidade de sete portas?
Nos livros estão nomes de reis.
Eles arrastaram os blocos de pedra?
E a Babilônia, várias vezes destruída,
Quem a reconstruiu tantas vezes?
Em que casas da Lima dourada moravam os construtores?
Para onde foram os pedreiros na noite em que a Muralha da China ficou pronta?
A grande Roma está cheia de arcos do triunfo.
Quem os ergueu?
Sobre quem triunfaram os Césares?
A decantada Bizâncio tinha somente palácios para suas habitantes?
Mesmo na lendária Atlântida, os que se afogavam gritaram por seus escravos na noite em que o mar a tragou.

O jovem Alexandre conquistou a Índia.
Sozinho?
César bateu os gauleses.
Não levava sequer um cozinheiro?
Filipe da Espanha chorou quando sua Armada naufragou. Ninguém mais chorou?
Frederico II venceu a Guerra dos Sete Anos.
Quem venceu além dele?

Cada página uma vitória.
Quem cozinhava o banquete?
A cada dez anos um grande homem.
Quem pagava a conta?

Tantas histórias.
Tantas questões.

Considerações finais

A origem do *pensamento social em saúde* pode ser localizada nos primórdios das civilizações humanas, nos registros sobre a ocorrência e a distribuição de doenças, incapacidades e morte. Geralmente, as referências históricas destacam o trabalho e suas nuances na explicação das vulnerabilidades em saúde de trabalhadores e trabalhadoras.[66] A primeira concepção, ou paradigma causal[85] da doença foi a crença mágico-religiosa,[6] cuja hegemonia perdurou desde a Antiguidade até o fim da Idade Média.

Apesar do domínio das crenças metafísicas, nas grandes civilizações desenvolveu-se a compreensão das causas naturais das doenças por meio de um método empírico racionalista e de seu arsenal de observações e práticas. Na Grécia Clássica (século V a.C.), conforme mencionamos anteriormente, Hipócrates destacava a relevância do ambiente, da sazonalidade, do trabalho, da posição social, do estilo de vida e dos humores corporais na gênese dos problemas de saúde. Ao aprofundar a compreensão da causalidade, propôs a hipótese de que a ocorrência das doenças e sua variação sazonal estavam associadas com o ambiente.[6]

O *trabalho* – a posição dos indivíduos frente aos meios de produção – é uma das mais importantes sínteses históricas das desigualdades sociais e, assim, das iniquidades em saúde. A *centralidade do trabalho* na explicação de diferenças em Saúde Coletiva alcançou seu máximo destaque no *paradigma da determinação social da saúde*. Essa concepção explicita com marcante lucidez a sobredeterminação da classe social e, assim, da posição no trabalho na origem das desigualdades e iniquidades em saúde.

A América Latina ganhou destaque por suas marcantes contribuições na formulação e consolidação do *paradigma da determinação social da saúde*. Há pelo menos 50 anos, acumula-se um amplo contingente de publicações de estudos latino-americanos teóricos e empíricos, com modelos lógicos causais quantitativos e qualitativos em Saúde Coletiva. As evidências e a experiência acumulada em âmbito acadêmico, em centros de pesquisa e formação profissional, foram essenciais na definição de políticas de Saúde do Trabalhador, mas também da população em geral, voltadas à proteção e cuidado universal e integral da saúde, como estratégia de promoção da equidade e redução de desigualdades.

As lutas por democracia, direitos humanos e redução de desigualdades sociais levaram a tentativas de superação do *status* colonial e de autodeterminação dos países espoliados da América Latina e embasaram a teoria da *determinação social da saúde*. O atraso nas políticas de saúde e segurança no trabalho em nossa região não garante o direito de uma vida ocupacional e pessoal digna e respeitada, a cada mulher e homem. Nesse contexto, é urgente a superação de riscos e agravos do trabalho que persistem desde a Antiguidade, apesar da disponibilidade de conhecimento e recursos técnicos para o efetivo enfrentamento, como por exemplo, o trabalho na mineração.

O capítulo evidenciou referências sistemáticas à *classe social* e ao *trabalho* ao explicar a ocorrência de doenças e morte na população, desde o início das civilizações humanas. Apesar da contrariedade do *paradigma mágico-religioso*, as menções não eram fortuitas e tornaram-se cada vez mais frequentes e relevantes. Uma hipótese para tamanha resiliência histórica deve-se à *centralidade do trabalho* e da posição das *classes sociais* frente aos meios de produção, em todas as formas de organização política, econômica e cultural das sociedades humanas.

Referências

1. Marmot M. Social determinants of health inequalities. Lancet. 2005;365(9464):1099-104.
2. Buss PM, Pellegrini Filho A. A saúde e seus determinantes sociais. Physis: Revista de Saúde Coletiva. 2007;17(1):77-93.
3. Lombardi C et al. Operacionalização do conceito de classe social em estudos epidemiológicos. Rev Saúde Pública. 1988;22:253-65.
4. Krieger N, Williams DR, Moss NE. Measuring social class in US public health research: concepts, methodologies, and guidelines. Annu Rev Public Health. 1997;18:341-78.
5. Mendes R (Org.). Dicionário de saúde e segurança do trabalhador: conceitos – definições – história – cultura. Novo Hamburgo, RS: Proteção Publicações; 2018.
6. Facchini LA. Por que a doença? A inferência causal e os marcos teóricos de análise. *In:* Rocha LE, Rigotto RM, Buschinelli T (Org.). Isto é trabalho de gente? Vida, doença e trabalho no Brasil. São Paulo: Vozes; 1993. p. 33-55.
7. Barros F, Victora C, Scherpbier R, Gwatkin D. Inequities in the health and nutrition of children. *In:* Blas E, Sivasankara Kurup A (Ed.). Priority public health conditions: from learning to action on social determinants of health. Geneva: World Health Organization; 2009:50-75.
8. Facchini LA, Piccini RX, Tomasi E, Thumé E, Silveira DS, Siqueira FV et al. Desempenho do PSF no Sul e no Nordeste do Brasil: avaliação institucional e epidemiológica da Atenção Básica à Saúde. Ciênc Saúde Coletiva. 2006;11(3):669-81.
9. Kessler M, Thumé E, Marmot M, Macinko J, Facchini LA, Nedel FB et al. Family Health Strategy, Primary Health Care, and social inequalities in mortality among older adults in Bagé, Southern Brazil. Am J Public Health. 2021;111(5):927-36.
10. Centers for Disease Control and Prevention – CDC. About Chronic Diseases. National Center for Chronic Disease

Prevention and Health Promotion (NCCDPHP). Atlanta: CDC; 2022. Disponível em: https://www.cdc.gov/chronicdisease/about/index.htm (Acesso em: 05 ago. 2023)
11. Rosen G. A history of public health. [Introduction by Elizabeth Fee]. Baltimore: The Johns Hopkins University Press; 1993.
12. Dorman PF, Bowman AK, Baines JR, Samuel AE, Wente EF. Ancient Egypt. *In:* Encyclopedia Britannica, 30 Jun. 2023. Disponível em: https://www.britannica.com/place/ancient-Egypt (Acesso em: 26 jul. 2023)
13. Grabber D. Turning modes of production inside out: or, why capitalism is a transformation of slavery. Critique of Anthropology. 2006;26:61. Disponível em: http://coa.sagepub.com/cgi/content/abstract/26/1/61 (Acesso em: 05 ago. 2023)
14. Kannadan A. History of the miasma theory of disease. Essai: Vol. 16, Article 18. 2018. Disponível em: https://dc.cod.edu/essai/vol16/iss1/18 (Acesso em: 05 ago. 2023)
15. Azizi MH, Azizi F. Lead poisoning in the world and Iran. Int J Occup Environ Med. 2010;1(2):81-7.
16. Foucault M. O nascimento da medicina social. *In:* Machado R (Org.). Microfísica do poder. São Paulo: Graal; 1984:79-98.
17. Britannica, The Editors of Encyclopaedia. Printing press. Encyclopedia Britannica, 19 Sep. 2022. Disponível em: https://www.britannica.com/technology/printing-press. (Acesso em: 26 jul. 2023)
18. Julia C, Valleron A. Louis-René Villermé (1782-1863), a pioneer in social epidemiology: re-analysis of his data on comparative mortality in Paris in the early 19th century. Journal of Epidemiology & Community Health 2011;65:666-70.
19. McNeill JR. Columbian Exchange. Encyclopedia Britannica, 14 Jul. 2023, Disponível em: https://www.britannica.com/event/Columbian-exchange. (Acesso em: 27 jul. 2023)
20. Hawking S. Uma breve história do tempo. Rio de Janeiro: Ed. Intrínseca; 2015.
21. Avilés G. A short story about Potosi – the largest South American silver mine. Washington, DC, The Library of Congress Blogs, 22 and 26 August, 2022. Disponível em: https://blogs.loc.gov/international-collections/2022/08/a-short-story-about-potosi-the-largest-south-american-silver-mine-in-the-librarys-collections-part-1/ (Acesso em: 05 ago. 2023)
22. Britannica, The Editors of Encyclopaedia. Oruro. Encyclopedia Britannica, 19 Sep. 2013. Disponível em: https://www.britannica.com/place/Oruro. (Acesso em: 27 jul. 2023)
23. Rappetti L. Potosí: El cerro de la muerte. Huellas de la Historia. Lanús, Argentina, 04 mar. 2015. Disponível em: https://huellasdelahistoria.wixsite.com/huellas/single-post/2015/03/04/potos%C3%AD-el-cerro-de-la-muerte (Acesso em: 05 ago. 2023)
24. Acemoglu D, Johnson S, Robinson JA. Reversal of fortune: geography and institutions in the making of the modern world income distribution. The Quarterly Journal of Economics. 2002;117(4):1231-94.
25. Siancas D. Análisis de los efectos persistentes de la mita minera en el Perú: Una revisión del trabajo de Dell (2010). Piura, Perú, Universidad de Piura. Facultad de Ciencias Económicas y Empresariales. Programa Académico de Economía; 2019.
26. Hobsbawm E. Industry and empire: the birth of the Industrial Revolution. New York: New Press; Rev and Updated ed.1999.
27. Dronsfield, A. Percivall Pott, chimney and sweeps and cancer. Royal Society of Chemistry, Cambridge, UK, 28Feb2006. Disponível em: https://edu.rsc.org/feature/percivall-pott-chimney-sweeps-and-cancer/2020205.article (Acesso em: 05 ago. 2023)
28. Agricola G. De Re Metallica. Nova York: Dover Publications; 1950.
29. Kazantzis G. Occupational disease. Encyclopedia Britannica, 29 Dec. 2022. Disponível em: https://www.britannica.com/science/occupational-disease. (Acesso em: 27 jul. 2023)
30. Donaldson IM. Agricola's De re metallica, 1556. Part I. J R Coll Physicians Edinb. 2015;45:180-2.
31. Kean S. The 'Mary Poppins›Cancer. Philadelphia, Science History Institute, Health & Medicine, 12 Oct, 2021. Disponível em: https://www.sciencehistory.org/stories/disappearing-pod/the-mary-poppins-cancer/ (Acesso em: 05 ago. 2023)
32. London Fire Brigade – LFB. The Great Fire of London. Mayor of London, 2023. Disponível em: https://www.london-fire.gov.uk/museum/history-and-stories/the-great-fire-of-london/#:~:text=London%20in%201666&text=About%20350%2C000%20people%20lived%20in,city%20was%20buzzing%20with%20people. (Acesso em: 05 ago. 2023)
33. Britannica, The Editors of Encyclopaedia. Great Fire of London. Encyclopedia Britannica, 23 Jun. 2023. Disponível em: https://www.britannica.com/event/Great-Fire-of-London. (Acesso em: 28 jul. 2023)
34. Ramazzini B. As doenças dos trabalhadores (De morbis artificum diatriba). São Paulo: Fundacentro; 2000.
35. Abboud C. Percivall Pott (1714-1788). Embryo Project Encyclopedia (2017-05-31) Disponível em: http://embryo.asu.edu/handle/10776/11534 (Acesso em: 05 ago. 2023)
36. Mendes R. Percivall Pott (1714-1788). *In:* Mendes R (Org.). Dicionário de saúde e segurança do trabalhador: conceitos – definições – história – cultura. Novo Hamburgo, RS: Proteção Publicações; 2018. p. 871-2.
37. Hobsbawm EJ. Mundos do trabalho: novos estudos sobre a História Operária. 6.ed. Rio de Janeiro: Paz & Terra; 2015.
38. Hobsbawm EJ. A Era das Revoluções: 1789-1848. Rio de Janeiro: Paz & Terra; 1998.
39. Schwarcz LM. O autoritarismo brasileiro. São Paulo: Companhia das Letras; 2019.
40. Britannica, The Editors of Encyclopaedia. Revolutions of 1848 summary. Encyclopedia Britannica, 14 May. 2003. Disponível em: https://www.britannica.com/summary/Revolutions-of-1848. (Acesso em: 28 jul. 2023)
41. Britannica, The Editors of Encyclopaedia. Johann Peter Frank. Encyclopedia Britannica, 20 Apr. 2023, Disponível em: https://www.britannica.com/biography/Johann-Peter-Frank. (Acesso em: 28 jul. 2023)
42. Hobsbawm EJ. A Era do Capital: 1848-1875. 15. ed. rev. Tradução Luciano Costa Neto. Rio de Janeiro: Paz e Terra; 2009.
43. Felton JS. 200 Years of Occupational Medicine in the U.S. J Occup Medicine. 1976;18(12):809-17.
44. Hobsbawm EJ. A Era dos Impérios: 1875-1914; 13. ed. rev. Rio de Janeiro: Paz e Terra; 2009.
45. USA. The United States and the Haitian Revolution, 1791-1804. Washington, DC, Office of the Historian, Foreign Service Institute, United States Department of State, 2023.
46. UK Parliament. Early factory legislation. London, UK Parliament, 2023. Disponível em: https://www.parliament.uk/about/living-heritage/transformingsociety/livinglearning/19thcentury/overview/earlyfactorylegislation/ (Acesso em: 05 ago. 2023)

47. Frerichs RR. John Snow Site: University of London. Los Angeles: UCLA; 2023.
48. Britannica, The Editors of Encyclopaedia. First universities in the Western Hemisphere. Disponível em: https://www.britannica.com/topic/university/First-universities-in-the-Western-Hemisphere (Acesso em: 05 ago. 2023)
49. Bradford E. Charles Turner Thackrah (1795-1833) Doctor, Researcher, Reformer. Leeds: The Thoresby Society; 2014.
50. Mendes R. Charles Turner Thackrah (1795-1833). *In:* Mendes R (Org.). Dicionário de saúde e segurança do trabalhador: conceitos – definições – história – cultura. Novo Hamburgo, RS: Proteção Publicações; 2018. p. 254-55.
51. Mendes R. Louis-René Villermé (1782-1863). *In:* Mendes R (Org.). Dicionário de saúde e segurança do trabalhador: conceitos – definições – história – cultura. Novo Hamburgo, RS: Proteção Publicações; 2018. p. 708-9.
52. Villermé LR. Tableau de l'etat physique et moral e des ouvriers employés dans les manufactures de coton, de laine et de soie. Paris: Jules Renouard et Cie. Libraires, 1840. *In:* Organización Panamericana de la Salud. El desafío de la epidemiologia: problemas y lecturas seleccionadas. Washington: OPS; p. 33-6, 1988.
53. Mendes R. Edwin Chadwick (1800-1890). *In:* Mendes R (Org.). Dicionário de saúde e segurança do trabalhador: conceitos – definições – história – cultura. Novo Hamburgo, RS: Proteção Publicações; 2018. p. 428.
54. Engels F. A situação da classe trabalhadora em Inglaterra. [tradução da obra original de 1892] Porto: Edições Afrontamento; 1975.
55. Mendes R. Rudolf Virchow (1821-1902). *In:* Mendes R (Org.). Dicionário de saúde e segurança do trabalhador: conceitos – definições – história – cultura. Novo Hamburgo, RS: Proteção Publicações; 2018. p. 1015-6.
56. Brown TM, Fee E. Rudolf Carl Virchow: medical scientist, social reformer, role model. Am J Public Health. 2006;96(12):2104-5.
57. Schultz M. Rudolf Virchow. Emerg Infect Dis. 2008;14(9):1480-1.
58. Britannica, The Editors of Encyclopaedia. Germ theory. Encyclopedia Britannica, 21 Apr. 2023. Disponível em: https://www.britannica.com/science/germ-theory. (Acesso em: 27 jul. 2023)
59. Hassler WW, Weber JL. American Civil War. Encyclopedia Britannica, 17 Jul. 2023. Disponível em: https://www.britannica.com/event/American-Civil-War (Acesso em: 28 Jul. 2023)
60. Foner E. The hidden story of the North's victory in the Civil War. The New York Times, March 8, 2022. Disponível em: https://www.nytimes.com/2022/03/08/books/review/ways-and-means-roger-lowenstein.html (Acesso em: 05 ago. 2023)
61. McCoy T. They lost the Civil War and fled to Brazil. Their descendants refuse to take down the Confederate flag. The Washington Post, July 11, 2020. https://www.washingtonpost.com/world/the_americas/brazil-confederate-flag-civil-war-americana-santa-barbara/2020/07/11/1e8a7c84-bec4-11ea-b4f6-cb39cd8940fb_story.html (Acesso em: 05 ago. 2023)
62. Wegman DH. Hazard surveillance in occupational disease. Am J Public Health. 1992;82(7):944-54.
63. Mendes R. William Farr (1807-1863). *In:* Mendes R (Org.). Dicionário de saúde e segurança do trabalhador: conceitos – definições – história – cultura. Novo Hamburgo, RS: Proteção Publicações; 2018. p. 1246-7.
64. Granados, JAT. William Farr. Encyclopedia Britannica, 10 Apr. 2023. Disponível em: https://www.britannica.com/biography/William-Farr. (Acesso em: Acesso em: 27 jul. 2023)
65. US Library of Congress. The Industrial Revolution in the United States, 2023. Disponível em: https://www.loc.gov/classroom-materials/industrial-revolution-in-the-united-states/ (Acesso em: 05 ago. 2023)
66. Facchini LA. Proceso de trabajo, cambio tecnológico y desgaste obrero. México: UAM-Xochimilco, Maestría en Medicina Social; 1986.
67. Althusser L. Política e História: de Maquiavel e Marx. São Paulo: Martins Fontes; 1962.
68. Taylor FW. The Principles of Scientific Management, New York: Harper & Brothers; 1911. 144p.
69. Braverman H. Trabalho e capital monopolista: a degradação do trabalho século XX. 3ª. ed. Rio de Janeiro: Zahar Editores; 1987.
70. Garcia JC. Medicina e sociedade: as correntes de pensamento no campo da saúde. *In:* Nunes ED (Org.). Medicina Social: aspectos históricos e teóricos. São Paulo: Global; 1983. p. 95-132.
71. Tedeschi SK, Brown TM, Fee E. Salvador Alleende. Am J Public Health. 2003;93(12):2014-5.
72. Waitzkin H, Iriart C, Estrada A, Lamadrid S. Social medicine then and now: lessons from Latin America. Am J Public Health. 2001;91:1592-601.
73. Laurell AC, Wences M. Do poverty programs alleviate poverty? The case of the Mexican National Solidarity Program. Int J Health Serv. 1994;24:381-401.
74. Lobato MZ, Álvarez A. Política, Médicos y Enfermedades: Lecturas de la Historia de la Salud en la Argentina. Buenos Aires, Argentina: Editorial Biblos; 1996.
75. Lacaz FAC. O campo saúde do trabalhador: resgatando conhecimentos e práticas sobre as relações trabalho-saúde. Cad Saúde Pública. 2007;23(4):757-66.
76. Donnangelo MC. Parte I – Medicina e estrutura social. *In:* Donnangelo MC, Pereira L. Saúde & Sociedade. São Paulo: Livraria Duas Cidades; 1976.
77. Franco S. International dimensions of Colombian violence. Int J Health Serv. 2000;30:163-85.
78. Breilh J. Nuevos conceptos y técnicas de investigación. Quito, Ecuador: Centro de Estudios y Asesoría en Salud; 1995.
79. Breilh J. Epidemiologia crítica: ciência emancipadora e interculturalidade. 1ª reimpressão. Rio de Janeiro: Editora Fiocruz; 2006.
80. Breilh J. La determinación social de la salud como herramienta de transformación hacia una nueva salud pública (salud colectiva). Revista Facultad Nacional de Salud Pública. 2013;31(supl. 1):13-27.
81. Betancourt O. La Salud y el Trabajo. Quito, Ecuador: Centro de Estudios y Asesoría en Salud y Organización Panamericana de la Salud; 1995.
82. Marx K. El Capital. Livro 1º., Cap. VI inédito. México: Siglo XXX Ed.; 1971.
83. Heller A. O cotidiano e a história. Trad. Carlos Nelson Coutinho e Leandro Konder. São Paulo: Paz e Terra; 2004.
84. Berlinguer G. A saúde nas fábricas. São Paulo: Cebes-Hucited; 1983.
85. Kuhn TS. A estrutura das revoluções científicas. Trad. Beatriz Vianna Boeira e Nelson Boeira. 12. ed. São Paulo: Perspectiva; 2013.

Bibliografia adicional recomendada

Almeida Filho N. Mais além da determinação social: sobredeterminação, sim! Cadernos de Saúde Pública. 2021;37(12):1-12.

Garbois JA, Sodré F, Dalbello-Araújo M. Determinantes sociais da saúde: o "social" em questão. Saúde e Sociedade. 2014;23(4):1173-82.

Ianni AMZ, Mendes AN, Marques da Costa MC, Coelho DEP, Jurca RL. Pensamiento social en salud: un análisis crítico de las obras clásicas del campo de la Salud Pública en Brasil. Revista Guillermo de Ockham, 2017;15(2):107-17.

Laurell AC, Noriega M. Processo de produção e saúde: trabalho e desgaste operário. São Paulo: Hucitec; 1989.

Laurell AC. La salud-enfermedad como proceso social. Revista Latinoamericana de Salud. 1982;2(1):7-25.

Nogueira RP. Determinação social da saúde e reforma sanitária. Rio de Janeiro: Cebes; 2010.

Nunes ED (Org.). Medicina social: aspectos históricos e teóricos. São Paulo: Global; 1983.

Souza DO. A saúde dos trabalhadores em *O Capital*. Ser Social. 2022;25(51):490-509.

Souza DO. O caráter ontológico da determinação social da saúde. Serv Soc Soc. 2020;137:174-91.

Souza DO, Silva SEV, Silva NO. Determinantes sociais da saúde: reflexões a partir das raízes da "questão social" Saúde & Sociedade. 2013;22(1):44-56.

2

O Trabalho Contemporâneo e as Transformações no Mundo e na Organização do Trabalho

Ana Claudia Moreira Cardoso

- Introdução
- Contexto macrossocial
- Reconfigurações nos "locais" de trabalho, precarização e riscos psicossociais
- Precarização do trabalho e da saúde
- Riscos psicossociais no trabalho
- Considerações finais

Introdução

A relação entre os aspectos macrossociais, a atividade do trabalho e a saúde dos trabalhadores e das trabalhadoras ainda não é uma questão tão evidente para a sociedade, ao mesmo tempo em que o processo saúde-doença poucas vezes é pensado a partir de uma perspectiva social e política, ficando restrito a critérios de análise individualizados e biologizantes, e a normas técnicas tidas como "neutras" e "científicas". Além disso, dado que o trabalho é central na vida do ser humano e extremamente valorizado no contexto da sociedade capitalista, há forte resistência social em reconhecer que esta atividade também pode contribuir para o mal-estar, o adoecimento e a ocorrência de acidentes de trabalho.[1]

Tais concepções e valores contribuem para o ocultamento social do adoecimento no trabalho e, consequentemente, à culpabilização e responsabilização do trabalhador pela "sua" doença.[2]

Entretanto, se a sociedade tem como objetivo possibilitar que o trabalho possa resultar em satisfação, realização e prazer, faz-se necessário trazer para o centro do debate os determinantes sociais do mal-estar no trabalho.[2] Cabe compreender de quais sofrimentos falam os trabalhadores, como eles enfrentam os riscos, as doenças e os acidentes relacionados ao trabalho e conhecer "de forma detalhada a gestão, a organização, as condições e as relações de trabalho em cada setor, em cada célula, em cada posto de trabalho".[3] E considerar, ainda, a relação de influência recíproca que se estabelece entre os espaços micro – dos locais de trabalho – e os macrossociais que envolvem tanto a dimensão tecnológica, como a política, econômica e social.

Esse olhar amplo possibilita entender, por exemplo, a relação entre a crescente precarização do trabalho (e da vida), a heteroflexibilização,[a] a intensificação, o desemprego e a insegurança econômica e laboral,[4,5] e os processos de globalização, financeirização e inovação tecnológica e organizacional.[6]

Mas como entender essa relação entre os contextos macro e micro (dos locais de trabalho), uma vez que, em um primeiro momento, parecem estar tão distantes e sem nenhuma relação?

Vejamos: a globalização neoliberal traz consigo, dentre outras dimensões, uma forte ideologia que responsabiliza, cada vez mais, o sujeito trabalhador pelo seu fracasso e sucesso, sua saúde e doença e pela sua situação de emprego e desemprego. Uma ideologia que também tenta igualar liberdade com flexibilidade laboral quando, na realidade, apenas os empregadores podem usufruir desta flexibilidade – por isso a denominamos heteroflexibilidade. A financeirização, por sua vez, tem mostrado seus impactos perversos, gerando crises que resultam em aumento do desemprego de longa duração, deixando as pessoas totalmente sem perspectivas de voltarem ao mercado formal de trabalho. Além disso, as "reformas trabalhistas", implantadas após a crise financeira de 2008, ao invés de buscarem a construção de um trabalho socialmente sustentável – no sentido de atrair e manter os trabalhadores em empregos de qualidade – apenas tiraram mais direitos dos trabalhadores.[7]

Como resultado, tivemos um aprofundamento da precarização do trabalho[8] com a criação de empregos atípicos (como tempo determinado, intermitente), aumento da remuneração variável vinculada a metas, despadronização da jornada laboral (banco de horas, trabalho a tempo parcial) e redução do percentual de trabalhadores cobertos por direitos. Tal situação vem contribuindo fortemente à deterioração da saúde de quem trabalha e de suas famílias.[4,9]

Além disso, nesse contexto neoliberal, o capital tem conseguido se utilizar das inovações tecnológicas para externalizar a produção conjuntamente com a transferência dos custos, riscos e responsabilidade do negócio aos trabalhadores – apesar de manter o controle do negócio centralizado. Dentre os exemplos de externalização, temos a terceirização do trabalho – como visto no caso recente de descoberta de trabalho análogo ao escravo nas vinícolas no Sul do Brasil e o trabalho em empresas-plataforma onde são os trabalhadores que assumem todos os gastos com o trabalho sem terem nenhum direito garantido.

Finalmente, e voltando nosso olhar à dimensão macrossocial, a pandemia da COVID-19 chega nesse contexto já marcado por desigualdades históricas e agravadas pelas mudanças citadas anteriormente, afetando negativamente toda a população, mas, sobretudo, as pessoas em situações mais precárias e vulneráveis.

a Assim como diferenciamos trabalho autônomo (quando as regras são definidas pelo próprio trabalhador) de trabalho heterônomo (quando há subordinação e as regras são definidas pelo empregador), heteroflexibilidade significa que a flexibilidade é realizada apenas em função dos interesses do capital e não daqueles que trabalham.

A partir dessa visão geral, o presente capítulo tem como objetivo explicitar a relação entre as questões macrossociais, a atividade do trabalho e a saúde do trabalhador, analisando como as reconfigurações laborais estão relacionadas diretamente ao contexto que, por sua vez, resulta de decisões políticas, econômicas e ideológicas. Diante dessa perspectiva, buscaremos demonstrar, igualmente, a impossibilidade de se analisar separadamente as mudanças dentro e fora dos locais de trabalho.

Esse olhar amplo tem como objetivo contribuir para que os profissionais de saúde e segurança – que tenham atuação no espaço micro de uma empresa ou de um órgão público no atendimento de trabalhadores adoecidos ou acidentados – possam melhor compreender que esses problemas são fruto das novas configurações no trabalho (novas formas de contratação, de jornada, de remuneração e gestão), que, por sua vez, estão relacionadas aos interesses econômicos do capital que orientam a introdução de inovações tecnológicas e organizacionais nos locais de trabalho. A partir dessa análise, entender o sofrimento físico, mental e psíquico como determinados por um trabalho cada vez mais inseguro, que gera medo, sujeição, desgaste, falta de perspectiva futura, competição entre os trabalhadores, sentimento de isolamento, presenteísmo[b] e conexão permanente.[5,10-12]

Apenas como exemplos dessa relação entre os contextos macrossociais e o local de trabalho, isso pode significar que:

- Se o trabalhador relata um cansaço extremo, este pode estar relacionado a alguma forma de gestão e organização do trabalho implementada pela empresa – como uma meta inalcançável que gera competição entre os trabalhadores, casos de assédio organizacional relacionados com o fato de a legislação sobre Participação nos Lucros e Resultados não obrigar que as metas sejam negociadas coletivamente; assim como ao excesso de realização de horas extras.
- Se o trabalhador estiver vivenciando um medo muito grande de perder o emprego – pois sabe da dificuldade para conseguir outra ocupação devido à crise, altas taxas de desemprego e informalidade –, esse sentimento pode levá-lo a aceitar condições de trabalho perigosas, intensificar seu próprio trabalho ou aderir ao presenteísmo.

Para desenvolver a análise proposta, este capítulo se divide em quatro partes, além desta introdução e das considerações finais. No item a seguir, realizamos uma breve contextualização macrossocial tendo como objetivo explicitar a sua determinação nas atuais reconfigurações do trabalho. O passo seguinte foi aprofundar a análise dessas reconfigurações laborais para melhor compreensão de seus impactos no processo saúde-doença. Na sequência, caracterizamos o conceito de precarização no trabalho, ressaltando suas diversas formas de manifestação e a multidimensionalidade de suas causas. Finalmente, analisamos os riscos psicossociais no trabalho, onde buscamos ampliar o olhar para o processo saúde-doença a partir da apresentação dos seus indicadores, mostrando a relação entre as reconfigurações do mercado laboral e as mudanças nos locais de trabalho discutidas nos itens anteriores.

Contexto macrossocial

Considerando as discussões realizadas até o momento, neste item faremos uma breve análise das mudanças macrossociais recentes que parecem impactar, de forma mais contundente, a saúde de quem trabalha.

Para tal, iniciamos pela noção de "reestruturação", pois ela ajuda a compreensão do modo de produção capitalista e sua lógica de exploração do trabalho e acumulação de capital. A todo momento, mas sobretudo em contextos de crise,[13] o capital se reestrutura para recuperar, manter e aumentar suas taxas de lucro, de forma que a reestruturação é uma resposta consciente e planejada das empresas frente às diversas transformações do ambiente econômico, político e social – nacional e internacional –, e igualmente, frente às tecnologias disponíveis.[13] Assim, a cada momento histórico, as reestruturações são realizadas de maneira diferente, dado que dependem das questões objetivas, mas também da correlação de forças entre os diferentes atores sociais, podendo ser mais pontuais ou globais, mais lentas ou rápidas, mais superficiais ou intensas.

O processo de reestruturação atual, pensando no contexto histórico pós-1970, pode ser considerado como global, rápido e intenso, sobretudo analisando o mundo do trabalho, foco deste livro. Uma reestruturação que, como em outros momentos históricos, é marcada por um conjunto de movimentos que se retroalimentam (p. ex., globalização, neoliberalismo, finan-

b Presenteísmo é o termo utilizado para a situação na qual o trabalhador se sente obrigado a ir trabalhar mesmo estando adoecido por medo – seja de ser cobrado pela hierarquia ou mesmo pelos colegas de trabalho; de ficar "marcado" pela hierarquia, entre outras situações.

ceirização e inovação tecnológica) e que resultam em determinadas configurações laborais, isto é, em formas específicas de trabalho.

Por exemplo, no contexto do fordismo e do Estado de Bem-Estar na Europa, o trabalho caracterizava-se por ser por tempo indeterminado e com jornadas integrais, assim como por estar protegido por legislações trabalhistas. Além disso, vale frisar que esse conjunto de movimentos comuns (globalização, neoliberalismo, financeirização e inovação tecnológica) presentes no contexto mais recente se realiza de maneira diferente em cada região ou país, e mesmo entre setores da economia, dependendo da história de cada um, das dinâmicas e das correlações de forças entre os atores sociais. Trazendo outro exemplo, no Brasil, onde nunca foi construído, de fato, um Estado de Bem-Estar Social, e o fordismo se desenvolveu de forma diferente, muitos trabalhadores e trabalhadoras permaneceram fora do mercado de trabalho ou foram inseridos informalmente – isto é, sem acesso aos direitos laborais.

A reestruturação que se desenvolve de forma mais intensa a partir dos anos 1970 caracteriza-se por um movimento de globalização assimétrica que desfavorece a capacidade de barganha dos trabalhadores, por exemplo, ao aumentar a mobilidade internacional de capitais e reduzir a proteção dos mercados nacionais contra a crescente concorrência internacional.

Esse movimento de globalização tem sido orientado pela ideologia neoliberal que reconfigura o papel do Estado e as formas de interação com os diversos sujeitos sociais. Uma forma que fragiliza os agentes e a sociedade civil, bem como as instituições que defendem os trabalhadores. Apenas para citar alguns exemplos da realidade brasileira, nos governos de Michel Temer e Jair Bolsonaro, presenciamos o fim do Ministério do Trabalho, a ampliação da terceirização para além das atividades meio, bem como a criação de regras que dificultaram os trabalhadores acessarem a Justiça do Trabalho e a atuação do Movimento Sindical (dentro da Reforma Trabalhista), deixando o caminho livre para os empregadores realizarem seus interesses em detrimento da vida e da saúde dos trabalhadores.[14]

Para Belluzzo e Galípolo,[15] o neoliberalismo "não buscou e muito menos realizou a propalada redução das funções do Estado", mas atuou no sentido de ampliar o espaço das atividades financeiras e das grandes organizações, isto é, encolhendo o espaço público e ampliando o do mercado. Também de acordo com Dardot e Laval,[16] "o neoliberalismo nunca vislumbrou o seu fim (Estado), mas a sua transformação", criando uma "razão do mundo" que invade e se reproduz em todos os espaços sociais com sua lógica de mercado, abrindo espaço para um intenso e mundial processo de financeirização.

Menos direitos e sindicatos menos fortes deixam o caminho aberto para que as empresas intensifiquem ainda mais o trabalho e não respeitem as legislações existentes, deixando os trabalhadores em situação defensiva, precária e vulnerável. Conforme Jiménez e Hernández,[6] a forma como o processo de globalização tem se realizado, isto é, em um contexto neoliberal e financeirizado, possibilita ao capital utilizar as novas tecnologias apenas em função dos seus interesses – dado que o Estado não tem exercido o seu papel de regulador do capital. Assim, os autores afirmam que essas mudanças estão determinando a saúde de quem trabalha e que os riscos advindos desses processos são de todos os tipos – os tradicionalmente denominados como físicos, mas também os psicossociais, como analisaremos a seguir.

Mais recentemente, essa receita adotada de "menos Estado e mais mercado" teve como resultado a crise econômico-financeira de 2008. Além dos problemas gerados por essa crise no mundo do trabalho (como o desemprego de longa duração e a queda do poder de compra), a saída dessa situação não foi a regulamentação do capital financeiro, mas a intensificação da externalização da produção em um processo de aprofundamento da globalização.

Ao mesmo tempo, a "solução" adotada internamente em cada país foi a implementação de reformas trabalhistas que tiveram como objetivos não a resolução dos problemas enfrentados pelos trabalhadores (como o desemprego e a queda do poder de compra), mas a facilitação, ainda maior, das deliberações do capital: abrindo caminho para a ampliação da terceirização, das formas de contratação atípicas; aumentando a liberdade para o capital gerir o tempo de trabalho; reduzindo o papel das entidades representativas da classe trabalhadora; e aprofundando a gestão por metas e objetivos.[7,14]

Assim, a pandemia da COVID-19 chega em um contexto marcado tanto por desigualdades históricas como mais recentes, afetando negativamente toda a população. Entretanto, se no início havia um discurso de que a pandemia era "democrática", pois atingia a todos, logo se observou que ela tinha território, raça, gênero e classe social. Estudos internacionais[17] e nacionais[18] mostram que, como em toda a crise, são as pessoas em situações mais precárias e vulneráveis as primeiras a serem atingidas, as que sofrem mais intensamente e mais longamente.

Reconfigurações nos "locais" de trabalho, precarização e riscos psicossociais

Quando analisamos mais profundamente o mundo do trabalho, observamos um duplo processo de transformação resultante da reestruturação global e profunda do capitalismo, decorrente das mudanças discutidas anteriormente, e o surgimento da sociedade informacional.[19] Essas transformações têm gerado intensas modificações nas formas de gestão e organização do trabalho, tanto em empresas "digitais nativas", que surgem com as novas tecnologias, quanto em empresas "tradicionais", que se apropriam dessas tecnologias e se transformam.

Paralelamente ao amplo processo de globalização e financeirização, o capital busca restaurar suas taxas de lucro por meio da implementação de novas formas de produção, gestão e controle do trabalho, caracterizando o regime de acumulação flexível.[20] Recentemente, observam-se mudanças adicionais no contexto da denominada Indústria 4.0.[21] Essa nova fase da revolução industrial é marcada pela integração e articulação de diversas tecnologias digitais, possibilitando maior eficiência operacional. Sem contar a biotecnologia que está transformando a indústria química e farmacêutica, os novos materiais nanoestruturados, a eletrônica vestível, entre outras. Isso é, uma tecnologia que se espraia para os diversos setores da economia e, também, para o cotidiano de cada um de nós.

De acordo com De Stefano,[22] essa tecnologia avançada, enquanto capaz de automatizar tarefas rotineiras e desagradáveis, também é utilizada para "aumentar a possibilidade de a gestão monitorar cada vez mais as atividades laborais de uma forma indesejável para o trabalhador", resultando no aumento da intensidade do trabalho. Essa intensidade e controle exercem um papel relevante no processo saúde-doença, dificultando a capacidade dos trabalhadores de enfrentar os desafios do trabalho cotidiano. E sabemos que este cotidiano é repleto de imprevistos e novos problemas que demandam do trabalhador respostas inovadoras e imediatas, mas que, dado o crescente controle, normatização e intensidade, os sujeitos ficam impedidos de realizar.

Estudos realizados por Theorell e Karasek[23] e Siegrist e Rödel,[24] comprovam que a combinação de alta pressão, baixa autonomia, falta de apoio social e ausência de reconhecimento constitui fator de risco e tensão, gerando insatisfação em relação às condições de trabalho, podendo levar ao adoecimento. A autonomia não só possibilita que o trabalhador se adapte às condições de trabalho, sem colocar em risco sua saúde, como permite o uso da criatividade, do conhecimento e da experiência, fundamentais para a saúde mental e o prazer no trabalho.

Além disso, essa nova tecnologia, que possibilita um controle mais abrangente, é empregada pelo capital para ampliar o processo de externalização da produção. A possibilidade de não localização das empresas e o espraiamento de suas diversas cadeias de produção disseminam o processo laboral pelo mundo de forma que o território da produção se expande rompendo fronteiras espaciais e temporais. Isso possibilita o distanciamento entre os locais de produção e os centros de decisão e controle, que permanecem centralizados. Esse movimento de externalização torna-se problemático em um contexto de globalização neoliberal e crise econômica, no qual os direitos dos trabalhadores estão sendo atacados. Então, dado que esses direitos não foram globalizados, muitas empresas transferem sua produção para países com legislações laborais menos abrangentes e sindicatos menos fortes. Além disso, a grande questão é que as empresas externalizam não apenas a produção, mas, igualmente, boa parte dos seus custos, riscos e responsabilidades.

Esse movimento também ocorre dentro de um único país. No Brasil, por exemplo, muitas montadoras de veículos ou empresas químicas saíram de regiões tradicionais, como o ABC Paulista, e foram para outras regiões. Isto porque, apesar da legislação do trabalho ser a mesma, a história de lutas do movimento sindical no ABC Paulista garantiu a conquista de novos direitos via o processo de negociação coletiva.

Com a terceirização, também observamos essas mudanças, quando trabalhadores antes vinculados a sindicatos no setor industrial, com histórico de lutas e de garantias de melhores direitos, são transferidos para o setor de serviço – onde o movimento sindical não é tão forte. Isso significa que, saindo da negociação coletiva de sindicatos fortes – como bancários, metalúrgicos ou químicos, os trabalhadores terceirizados devem começar a se organizar.

Ao mesmo tempo, o capital utiliza a inovação tecnológica para reduzir postos de trabalho, especialmente no setor industrial, mas não apenas.

Esses movimentos estão transformando tanto a composição do mercado de trabalho, com a expansão de setores como comércio e serviços privados,[25] quanto os locais de trabalho. A força de um movimento sindical, a experiência, a organização no local de trabalho e a existência de CIPAs (Comissão Interna de Prevenção de Acidentes e Assédios) com autonomia são essenciais não apenas para a conquista de novos direitos, mas também para garantir que os direitos básicos sejam cumpridos.

Na pandemia, quando houve a necessidade de distanciamento físico, outra forma de externalização ganhou força. Trata-se do teletrabalho que, em muitos países, ainda não era coberto por uma legislação para regulá-lo que garantisse os mesmos direitos que o trabalho presencial, como é o caso do Brasil. Nesse caso, como já ressaltado desde o início dos anos 2000 por Souto Maior,[26] a desigualdade de direitos (entre *online* e presencial) tem como consequência a agressão ao direito ao não trabalho, dado que "a própria vida privada do trabalhador se perde no fato de transformar a sua residência em local de trabalho, com prejuízo para o próprio convívio familiar".

Além disso, de acordo com Bridi,[27] a ausência de uma legislação que obrigasse as empresas a fornecerem instrumentos de trabalho e móveis adequados, a pagarem as contas de serviços utilizados para a realização do trabalho (como uma boa internet e o aumento com gastos de luz e água, por exemplo), e que limitasse a jornada laboral, levou a diversas situações prejudiciais aos trabalhadores. Dentre elas, observou-se: extensão e intensificação de jornadas; sobreposição das esferas privada e de trabalho; aumento de custos para o trabalhador e adoecimento físico e mental. Além disso, o fato de o Estado não ter se responsabilizado pelo cuidado com as crianças, acabou por penalizar, ainda mais, as mulheres.

O teletrabalho, com suas formas laborais precárias, contribui para o aumento do presenteísmo, pois os trabalhadores muitas vezes se sentem obrigados a continuar trabalhando mesmo quando doentes, dado que a casa virou o local de trabalho. Isso significa a continuidade do trabalho quando trabalhadores e trabalhadoras não estão em condição de realizá-lo, contribuindo para o agravamento das doenças.

Vale ressaltar que o problema do presenteísmo não é exclusivo do teletrabalho, sendo observado desde meados dos anos 2000 em meio ao contexto de desemprego. Conforme os dados do *European Working Conditions Survey* (EWCS) de 2015,[28] tomando como referência os últimos 12 meses antes da realização da pesquisa, quase 40% dos entrevistados responderam que trabalharam doentes, demonstrando que

> *Se tradicionalmente dois bons indicadores de adoecimento no trabalho eram o absenteísmo e as licenças-saúde, atualmente, impulsionado pelo medo de perder o emprego e pela intensa pressão não apenas da coordenação, mas também dos colegas de trabalho, laborar, mesmo estando doente – o chamado "presenteísmo" – é cada vez mais comum.*[3]

Outra forma de externalização, talvez a mais perversa e violenta, refere-se ao novo modelo de negócio baseado nas denominadas empresas-plataforma de trabalho. Em diálogo com a nossa discussão sobre a relação entre o contexto macrossocial e as reconfigurações do trabalho, de acordo com Srnicek,[29] no chamado "Capitalismo de Plataforma" há sobreposição de fenômenos que apontam para fronteiras de um capitalismo de novos contornos no século XXI, mas que devem ser compreendidos dentro de marcos do capitalismo financeirizado. Mais uma vez, trata-se de uma nova estratégia do capital para contornar as taxas decrescentes de lucratividade, direcionando-o para modos de acumulação orientados para as finanças.[30]

Embora os discursos dessas empresas-plataforma sobre a relação de "parceria" costumem frisar "a questão da flexibilidade do tempo de trabalho, da autonomia em função da ausência de chefia e do ganho fácil que depende, apenas, do esforço de cada trabalhador",[31] as pesquisas demonstram relações de total dependência econômica, subordinação e superexploração.

Dado que se trata de um trabalho sem nenhuma garantia ou direito, com longas jornadas, baixas remunerações, sem organização sindical, exercido sob rígido controle algorítmico e metas inalcançáveis que obrigam os trabalhadores a ficarem conectados e à disposição do trabalho o maior tempo possível,[32] não é difícil compreendermos seus efeitos deletérios para a saúde dos trabalhadores e de suas famílias, como tem sido relatado tanto por estudos realizados no Brasil[33-35] como no mundo.[36]

E esta realidade, vale ressaltar, não abrange apenas trabalhadores e trabalhadoras nos setores de entrega e de transporte individual. Os estudos já demonstram que as plataformas de trabalho reproduzem o trabalho precário em setores onde essa realidade já se fazia presente (como serviço doméstico, construção civil, beleza, cuidado e entrega) e precarizam setores com altos índices de formalidade e melhores condições laborais (como bancário, educação, saúde e jurídico).[37]

As discussões realizadas até o momento evidenciam que o capital vem implementando a flexibilização tanto internamente às empresas - via precárias formas de contratação (tempo determinado, intermitente, pessoa jurídica (PJ), *home office*), de remuneração (ampliação da forma variável) e de jornada laboral (banco de horas, trabalho em tempo parcial) - como entre países e entre empresas a partir da terceirização e, ainda, com a plataformização do trabalho.

Todas essas modalidades, que são possibilitadas por legislações laborais fruto de políticas neoliberais e pelo uso das tecnologias, significam que os trabalhadores devem se adaptar às necessidades do capital nos exatos momentos e locais em que elas apareçam.[38]

E como é apenas o capital que define esses tipos e os momentos de flexibilidade, o melhor seria denominá-la heteroflexibilidade, dado que para o trabalhador no lugar da liberdade há perda de direitos e de controle sobre seus próprios tempos de trabalho e de não trabalho. Com esta heteroflexibilidade, o que o capital busca é ter os trabalhadores cada vez mais tempo à disposição do trabalho, remunerando apenas os tempos efetivamente trabalhados. Em muitos casos, como no das empresas-plataforma, nem o tempo efetivamente trabalhado é remunerado (como o tempo de busca de uma mercadoria ou um cliente). Logo, para os trabalhadores, essa falsa flexibilidade é sinônimo de precarização, representando crescente insegurança laboral, abrangendo as dimensões do emprego, da representação e de contratação.

Também observamos, nos últimos anos, um aumento velado da jornada de trabalho, possibilitado, sobretudo, pelo uso intensivo das Tecnologias Digitais de Informação e Comunicação (TICD) por parte das empresas[39] e pela ausência de regras para o seu uso. De acordo com a Enquete Europeia sobre Condições de Trabalho, em 2015, 45% dos entrevistados disseram ter trabalhado durante o tempo livre para responder às exigências do trabalho nos últimos 12 meses, "sendo que 3% o fizeram diariamente, 7% várias vezes por semana e 13% várias vezes por mês".[28] Além disso:

> *14% dos trabalhadores dizem que continuam a preocupar-se "sempre" ou "quase sempre" com o trabalho durante o seu tempo livre; 21% que se sentem "sempre" ou "quase sempre" demasiado cansados para executar algumas das tarefas domésticas necessárias e 11% declaram que o seu trabalho os impede "sempre" ou "quase sempre" de dedicar tempo à sua família.*[28]

A preocupação social com o excesso de trabalho é grande, dado que diversos estudos demonstram a forte relação entre longas jornadas, fadiga e correspondente redução do desempenho profissional e aumento dos acidentes de trabalho e de adoecimento.[40] Recentemente, estudo conjunto realizado pela Organização Mundial da Saúde (OMS) e pela Organização Internacional do Trabalho (OIT) evidencia a existência de um maior risco de doença cardíaca isquêmica e acidente vascular cerebral em pessoas que trabalham jornadas de mais de 55 horas/semana, em comparação com aquelas que laboram entre 35 e 40 horas/semana.[41]

Tais movimentos (externalização, heteroflexibilidade e aumento velado do tempo de trabalho) levam a que a própria noção de "local de trabalho" tenha de ser ampliada, juntamente com os conceitos de tempo de trabalho e de não trabalho.[32] Isso não significa dizer que não existam mais "locais de trabalho", mas que não é mais possível entender todo o tempo que as pessoas dedicam ao trabalho, e nem as condições laborais, sem irmos além dos muros das empresas.

Finalmente, também é importante ressaltar o forte processo de intensificação do trabalho.[5] A intensidade é entendida como a quantidade de esforço e uso das capacidades dos trabalhadores do ponto de vista físico, mental e emocional.[42] Assim, todas as situações que exigem do trabalhador maior carga de trabalho, aumento de demanda e/ou pressão resultam na elevação de seu nível de esforço, de sua atenção e/ou dedicação. Logo, para se analisar a intensidade do trabalho é necessário considerar a vivência do sujeito em relação à carga de trabalho/nível de esforço, por um determinado período, em um contexto organizado localmente e socialmente.[42]

A gestão por objetivos - que vincula uma parte ou a totalidade da remuneração ao atingimento de metas -, tem sido sublinhada como um dos principais determinantes do processo de intensificação.[5,43] Para o capital, a gestão chamada *by stress, time compression* ou *minimax* é vista como um instrumento de organização do trabalho visando o aumento da produção. E, para aqueles que devem realizar cada vez "mais trabalho" em um mesmo período,[5] a intensificação resulta em diversos problemas de saúde em função do extremo cansaço e fadiga que são gerados.

Para além da gestão por metas e objetivos, há inúmeras outras fontes de intensificação que se somam e se retroalimentam como: maior densificação do tempo com redução das pausas; multiplicação das tarefas; multifuncionalidade; prazos cada vez mais rígidos e curtos; interrupções frequentes de uma tarefa para realização de outra; necessidade de reação cada vez mais imediata e urgente; mudanças cada vez mais cotidianas e que exigem mais tempo de aprendizado das novas tarefas e ampla gama de normas a serem seguidas pelos trabalhadores.[38]

Tomando essa realidade, de acordo com Fernex,[42] os melhores indicadores para a análise desse processo de intensificação são a fadiga e o cansaço, pois estes revelam a maior carga de trabalho suportada por quem trabalha. Afinal, um trabalho intenso – com poucas pausas e intervalos, que exige total atenção e respostas imediatas – só pode resultar em estresse e fadiga total. Ou seja, trata-se de uma organização do trabalho que é fonte de degradação das condições laborais,[25,44] gerando aumento da penosidade, da insegurança, dos acidentes laborais e das doenças físicas, mentais e emocionais.[5,10-12]

E, como frisado por Seligmann-Silva,[12] essa forma de gestão já está presente "em todos os âmbitos da vida humana, individual e coletiva, penetrando, inclusive, em áreas em que os trabalhadores, tradicionalmente, sempre tiveram certa autonomia e independência, como na saúde e na universidade".

Em uma das raras pesquisas sobre a intensidade do trabalho no Brasil, Dal Rosso[5] revela que para 43,2% dos trabalhadores entrevistados o trabalho está mais intenso nos últimos anos.[c] Se focarmos em umas das formas de intensificação, como a gestão por metas e objetivos, o percentual de trabalhadores que declara sentir uma pressão maior no trabalho é de 56,8%, sendo muito diversa a situação nos diversos setores pesquisados. No setor bancário e de telecomunicação, 98% dos trabalhadores frisam o aumento de pressão em função da gestão por metas/objetivos. Além disso, o autor sublinha que, pelo fato de o trabalho exigir resultados materiais e imateriais e demandar que o trabalhador empenhe cada vez mais energia física, mental e emocional, novos problemas de saúde somam-se aos antigos. Na mesma pesquisa, 24,6% dos trabalhadores declaram que já tiveram problemas de saúde decorrente do trabalho e 18,9% afirmam já terem tirado atestado médico em decorrência de sobrecarga no trabalho.[5]

c Os itens pesquisados por Dal Rosso (2008) foram: extensão da jornada de trabalho, acúmulo de tarefas, polivalência, versatilidade e flexibilidade, ritmo e velocidade e gestão por resultados.

Precarização do trabalho e da saúde

As discussões realizadas até o momento mostram que a sociedade está produzindo um forte processo de precarização do trabalho. Para Kalleberg,[45] o trabalho precário é aquele "no qual os riscos empregatícios são assumidos principalmente pelo trabalhador, e não pelos seus empregadores ou pelo governo". Standing,[46] por sua vez, enfatiza que vivenciamos o nascimento de uma "nova classe social baseada no trabalho precário", marcada pela crescente insegurança em suas diversas dimensões: falta de oportunidades de emprego; desproteção por perda de renda; insegurança com relação à saúde e falta de acesso a direitos coletivos e individuais.

No caso dos países em desenvolvimento, onde o trabalho precário sempre abrangeu boa parte da população – como no caso da América Latina –, não se restringindo aos trabalhadores informais, as transformações analisadas resultaram no aprofundamento e na ampliação dessa precarização.

De acordo com a International Labour Organization,[8] o trabalho precário pode ser caracterizado por algumas condições:

a) **Contrato de trabalho:** quando o contrato é de duração limitada (temporário, sazonal, diário, intermitente e casual).
b) **Relação de trabalho:** quando se constituem relações triangulares e disfarçadas – como no caso do falso autônomo, da subcontratação, dos contratos por agência e das empresas-plataforma.
c) **Condições de trabalho:** quando o salário é insuficiente, há ausência de proteção contra rescisão contratual, falta de acesso à proteção social e aos benefícios associados ao emprego formal em tempo integral, e falta ou acesso limitado ao exercício dos direitos no trabalho.

Contribuindo para este olhar, autoras brasileiras, como Druck e Franco,[47] também nos trazem uma tipologia ampliada do conceito de precarização, que considera as seguintes dimensões:

a) Formas de mercantilização da força de trabalho que resultaram em um mercado de trabalho heterogêneo, segmentado e desigual.
b) Padrões de gestão e organização que têm levado a condições extremamente degradantes, através da intensificação e do assédio organizacional, por exemplo.
c) Condições de total insegurança e saúde laborais, considerando não apenas os acidentes no traba-

lho, mas, sobretudo, os processos de adoecimento físico e mental, bem como os suicídios.

d) Crescente sentimento de isolamento, fruto da perda de enraizamento e de vínculos (alta rotatividade, desemprego de longa duração, vínculos em setores e empresas diferentes), bem como da crescente concorrência entre os trabalhadores (gestão por metas, medo de perder o emprego).

e) Enfraquecimento da organização sindical e das formas de luta e representação dos trabalhadores, implicando em uma pulverização dos sindicatos impulsionada, principalmente, pela externalização da produção.

f) "Crise" do direito do trabalho, motivada pela ofensiva patronal, que questiona a sua tradição e existência, expressa hoje nos ataques aos direitos trabalhistas, sobretudo após a crise de 2008 e as diversas reformas trabalhistas que foram implantadas.

Essas dimensões nos possibilitam ampliar a noção de precariedade e melhor compreendê-la como o resultado de um conjunto de mudanças, além de explicitar a relação entre o processo de precarização social (ausência de emprego, empregos instáveis e informais) e a precarização que se desenvolve dentro das empresas.[48]

A partir dessa perspectiva, podemos formular novas indagações que contribuem para a compreensão do processo saúde-doença:

- Como uma forma de contratação precária (informal, temporária) pode levar o trabalhador a vivenciar uma insegurança tão significativa que afeta a sua saúde? Isso poderia levá-lo a produzir mais intensamente para demonstrar sua permanência no emprego, mesmo que isso prejudique sua saúde?
- Como uma meta de produção elevada pode resultar na intensidade do trabalho, impossibilitando o trabalhador de respirar, fazer pausas e descansar, culminando em exaustão?
- Como a competição entre os trabalhadores, gerando relações de trabalho conflituosas e desgastantes, pode contribuir para a falta de desejo/ânimo para trabalhar?
- Como uma jornada prolongada ou uma jornada que é ampliada e reduzida apenas em função dos interesses do empregador (um banco de horas não negociado) pode contribuir para que os trabalhadores não consigam organizar seus tempos sociais, seja com a família, lazer, estudo e mesmo descanso, gerando mal-estar e desgaste?

Riscos psicossociais no trabalho

As perguntas formuladas anteriormente são exemplos de como podemos ultrapassar os limites de perspectivas sobre a saúde que se limitam apenas à influência de uma abordagem biomédica. Esta busca apenas explicar a relação entre as características do local físico, os elementos e materiais que operam no processo de trabalho, os perigos ou ameaças e a exposição a riscos ambientais, incluindo acidentes, lesões e deterioração da saúde.[49]

Para auxiliar na compreensão dessas "novas" formas de sofrimento, abordaremos brevemente o debate sobre os "Riscos Psicossociais no Trabalho" – RPS, definidos como "uma nova categoria de riscos associados aos fenômenos de transformação do trabalho ligados à intensificação, precarização, novas formas de organização das empresas e à introdução de novas tecnologias".[50] Apesar de antiga, a questão dos RPS ganha espaço no debate político francês na segunda metade dos anos 2000, após inúmeros casos de suicídio em diversas empresas como France Telecon, Peugeot-Citroen, La Poste, e até mesmo dentro da Inspeção do Trabalho.[51]

Nesse contexto, o governo demandou a constituição de um grupo de trabalho[d] para compreender o que estava ocorrendo nos locais de trabalho e o que estava levando os trabalhadores a cometerem suicídio.[44] Após longo debate e diálogo com diversos atores sociais e trabalhadores, esse grupo definiu os RPS como "riscos para a saúde mental, física e social causados pelas condições de emprego e pelos fatores organizacionais e relacionais suscetíveis de interagir com o funcionamento mental".[52] Além de ressaltar que a investigação desses riscos deveria abranger tanto o ambiente organizacional quanto a percepção deste ambiente por parte dos trabalhadores. Afinal, não é possível compreender as mudanças no trabalho sem a expressão daqueles que as vivenciam.

A partir das discussões e pesquisas, o grupo de trabalho sugeriu seis indicadores para a compreensão dos RPS, que podem ser vistos no Quadro 2.1. Neste quadro, também foram incluídos exemplos de questões para cada um dos indicadores, retirados de questionários internacionais sobre condição de trabalho e saúde, com o objetivo de subsidiar os profissionais de saúde e segurança na compreensão dos diversos determinantes no processo saúde-doença, podendo, inclusive, serem utilizadas na anamnese de pacientes.

d Este grupo foi coordenado pelo Institut National de la Statistique et des Études Économiques (INSEE), que faz parte do Ministério da Economia e Finança da França, responsável por produzir e analisar informações sobre a economia e a sociedade francesa.

Quadro 2.1. Indicadores dos RPS e exemplos de questões tirados de alguns questionários sobre o tema

Indicadores	Questões tiradas de alguns questionários
Exigências do trabalho – inclui a temática da organização do tempo de trabalho, considerando: duração; distribuição; determinação do horário de trabalho; formas de controle da jornada; hora extra; tempo de trabalho no domicílio; relação entre tempo de trabalho e de não trabalho; entre outras. A dimensão da intensidade e da complexidade busca compreender a relação entre as demandas de trabalho e o esforço realizado pelo trabalhador do ponto de vista físico e psicológico. Inclui questões sobre ritmo de trabalho, existência de instruções contraditórias, metas irrealistas, polivalência, responsabilidade e interrupções constantes.	**EWCS – European Working Conditions Survey** (Enquete Europeia sobre Condições de Trabalho), Europa • Você deve frequentemente interromper uma tarefa que está fazendo para fazer outra não prevista? Se sim, você diria que essa interrupção de atividade atrapalha o seu trabalho? • Você está obrigado a se apressar para fazer o seu trabalho? • O seu trabalho implica trabalhar em função de prazos rígidos? • Seu ritmo de trabalho é imposto por: movimento automático de produto; cadência de máquina; dependência do trabalho de colegas; normas de produção; prazos; demanda externa que exige resposta imediata; controles ou monitoramento?
Exigências emocionais – entre elas destacam-se: a necessidade de controle e/ou ocultação das emoções na relação com o público (pacientes, usuários, clientes, alunos, entre outras), bem como o contato com o sofrimento do público. Inclui-se, ainda, o medo em relação a acidentes, violência interna e externa e ao fato de sentirem que não têm condições para realizar um trabalho bem-feito.	**SUMER – Surveillance Medicale des Risques Profissionnels** (Vigilância Médica de Riscos Profissionais), França; **SIP – Santé et l'Itineraire Professional (Saúde e Itinerário Profissional)**, França • Você está em contato pessoalmente ou por telefone com o público? Se sim, você vive situações de tensão no seu relacionamento com o público? • No seu trabalho você precisa esconder as suas emoções ou parecer que está de bom humor? • Você tem medo durante o trabalho?
Autonomia ou margem de manobra – compreender se o trabalhador tem autonomia para definir objetivos do trabalho, procedimentos, momento para as pausas, prazos, entre outras questões. Inclui a temática da previsibilidade do trabalho e a possibilidade de antecipá-lo, bem como a utilização e o desenvolvimento de competências profissionais. Outros aspectos que fazem parte deste indicador são: participação em decisões, satisfação no trabalho, monotonia e repetição.	**SUMER – Surveillance Medicale des Risques Profissionnels** (Vigilância Médica de Riscos Profissionais), França • Para fazer o seu trabalho, você tem a capacidade de alterar os prazos ou a ordem das tarefas a serem realizadas? • Quando acontece algum problema/algo anormal/incidente, você resolve pessoalmente; resolve pessoalmente apenas em casos específicos e já previstos ou deve chamar outras pessoas? **Job Strain Model** (Modelo Demanda-Controle): • Seu trabalho demanda alto nível de competência? • No seu trabalho as atividades são variadas?
Relações sociais – este indicador refere-se ao que se denomina como "meios" que as empresas disponibilizam – ou não – para que os trabalhadores possam realizar o trabalho, em diálogo com as noções desenvolvidas no modelo "equilíbrio esforço-recompensa" de Siegrist. Inclui temas relacionados ao coletivo de trabalho como cooperação ou competição; assédio moral organizacional e sexual; estratégias defensivas; relação com o exterior da empresa e valorização da profissão e reconhecimento.	**Effort Reward Imbalance Model** (Modelo Desequilíbrio Esforço-Recompensa) • Seus superiores e as pessoas importantes te dão o reconhecimento que você merece? • As oportunidades de trabalho e promoção são escassas? **SUMER** • Quando se depara com um problema para fazer o trabalho você pode contar com a ajuda de colegas e chefes? • Para realizar o trabalho, você geralmente tem: informação; ajuda; cooperação; meios adequados e formação adequada? **LPT – Leymann Inventory of Psychological Terror** (Inventário Leymann de Terror Psicológico) • Você foi confrontado no trabalho com as seguintes situações: ameaça; dificuldade de se exprimir; assédio, isolamento sistemático; tarefas mudadas como punição; ataque à pessoa, violência e ameaça e sexual?
Conflitos de valores – analisar a dimensão do sofrimento ético como a obrigatoriedade de realização de tarefas que se oponham a: valores sociais ou profissionais; convicções ou à consciência profissional. A "qualidade impedida" do trabalho e o sentimento de realização de trabalho inútil também são parte deste item.	**SIP** • No trabalho você deve fazer coisas que desaprova como: venda abusiva, realizar demissões, enganar clientes e colegas de trabalho, entre outras?
Insegurança na situação de trabalho e de emprego – captar se os trabalhadores estão expostos a situações de instabilidade e/ou insegurança levando à perda de referenciais. Assim, inclui o risco de: perder o emprego; ter o salário reduzido; vivenciar mudanças não previstas na remuneração, na organização do trabalho, em relação aos colegas, à hierarquia, ao tipo de produto ou serviço, à função, entre outras.	**SIP e EWCS** • Você vive mudanças imprevisíveis ou mal preparadas no trabalho? • Você sente que pode perder seu emprego nos próximos seis meses? • Se perdesse o emprego ou se demitisse, seria fácil encontrar um emprego com salário semelhante? • Daqui até sua aposentadoria você pensa que seu trabalho pode prejudicar a sua saúde? • Nos anos futuros, você pensa em mudar de qualificação ou profissão? • Você se sente capaz de realizar o mesmo trabalho até os 60 anos?

Os indicadores construídos pelo grupo de trabalho têm a clara intenção de explicitar a relação entre as dimensões macrossociais (como o desemprego, que gera medo e ansiedade) e as micro (como o aumento da intensidade e da competição). Além disso, buscam tornar visível um "novo" tipo de vivência laboral mais presente nos setores de serviços e comércio, nos quais os trabalhadores estão menos expostos aos denominados riscos físicos. No entanto, estão em relação direta com o público, muitas vezes tendo que lidar com o sofrimento alheio e esconder suas emoções.

Ao mesmo tempo, os indicadores explicitam as dimensões essenciais para a saúde daqueles que trabalham, como ter condições para realizar um trabalho bem-feito, dispor de tempo, saber que é possível contar com a ajuda de colegas e da chefia, ter margem de manobra e autonomia nas dimensões que afetam diretamente o trabalho e a saúde.

Em outras palavras, a abordagem sobre os RPS e seus indicadores evidenciam a relação que buscamos desenvolver ao longo deste capítulo entre os aspectos macrossociais, as mudanças no trabalho e os riscos profissionais.

Considerações finais

O trabalho desempenha um papel central na vida do ser humano, tanto do ponto de vista da socialização quanto do acesso à remuneração e aos direitos. Essa atividade pode contribuir para o mal-estar, o adoecimento e a ocorrência de acidentes de trabalho, mas também pode resultar em satisfação, realização e prazer. Os determinantes dessa balança são fruto de fenômenos que atuam de forma conjunta e se influenciam mutuamente: a gestão e organização do trabalho nos "locais de trabalho", o conteúdo da legislação trabalhista, os aspectos macrossociais relacionados a decisões políticas e econômicas mundiais e nacionais, bem como a ideologia predominante que contribui para a construção dos valores sociais.

Partindo dessa ideia, neste capítulo analisamos um conjunto de fenômenos macrossociais que consideramos os mais importantes na determinação do processo saúde-doença: o aprofundamento do neoliberalismo e suas políticas de destruição dos direitos trabalhistas; a financeirização da economia que gerou a crise econômica de 2008; as reformas laborais que contribuíram para precarizar a atividade do trabalho; as mudanças tecnológicas que possibilitaram ao capital externalizar não apenas a produção, mas também a responsabilidade, os custos e os gastos vinculados ao trabalho, mantendo, ao mesmo tempo, o controle centralizado. Em um segundo momento, aprofundamos a análise das novas formas de organização e gestão do trabalho e como estas estão condicionando as condições de trabalho e as relações laborais.

Essa discussão sobre a relação entre as mudanças macrossociais e aquelas que se realizam nos locais de trabalho teve como objetivo contribuir para a ampliação do olhar sobre o adoecimento e os acidentes laborais, ultrapassando uma abordagem que identifica esses problemas apenas pelas relações causais entre agentes de risco físicos, níveis de exposição e patologias clinicamente validadas. Uma abordagem que parte da hipótese de que todos os riscos podem ser identificados de forma única e associados à exposição a algum agente conhecido; que o dano, ou magnitude de acometimento à saúde, possa ser sempre mensurado e, por fim, que, com todas as informações, os riscos possam ser prevenidos, evitados ou gerenciados por parte dos empregadores.[49]

Essa visão trata as relações laborais de forma descontextualizada e, portanto, despolitizada, como se as decisões das empresas e dos governos não fossem fruto de escolhas políticas e econômicas e das regras previstas na lei. As leis, por sua vez, também são resultado da correlação de forças entre os diversos atores sociais. Em determinados momentos históricos, a legislação avança no sentido de proteger os trabalhadores, e em outros, recua, como no caso da reforma trabalhista.

Adotar um olhar ampliado não significa desconsiderar os riscos ocupacionais imediatos do ambiente de trabalho, dado que estes continuam muito presentes. No entanto, o objetivo é compreender que os riscos a que os trabalhadores estão submetidos também resultam das novas formas de organização e de gestão do trabalho, das novas configurações do mercado de trabalho e, sobretudo, das formas como se estabelecem as relações de poder e de controle dentro e fora dos locais de trabalho, interligadas ao contexto macrossocial.

Formas de organização e gestão que consideram o estresse como um fator estimulante e necessário para fazer com que trabalhadores e trabalhadoras se dediquem cada vez mais e de forma mais intensa ao trabalho. Essa forma de gestão *by stress* tem possibilitado ao capital intensificar o tempo de trabalho, contribuindo, consequentemente, para o adoecimento dos trabalhadores. Diversos estudos apontam a gestão por metas/objetivos como uma fonte importante de adoecimento, tanto pelo incentivo à competição entre os trabalhadores quanto pela desconsideração do bem-estar para o atingimento das metas. Além disso, a combinação do comprometimento que o trabalhador tem com seu grupo de trabalho para o atingimento de uma meta coletiva e do desejo em aumentar sua remuneração, ter uma promoção ou se manter no emprego tem levado ao presenteísmo e à desconsideração dos riscos à saúde.

Também discutimos a necessidade de partir da vivência do trabalhador ao buscar conhecer as condições laborais, pois é ele quem empenha esforços para fazer o trabalho, quem analisa as condições que tem, ou não, para realizá-lo, e quem sofre o desgaste físico, mental e emocional, culminando em adoecimento, acidentes e, em casos extremos, morte. Dessa forma, é crucial que os trabalhadores e as trabalhadoras sejam ouvidos diariamente, não apenas pelos profissionais de saúde, mas também pelos gerentes, colegas e representantes dos trabalhadores.

Partindo dessa perspectiva, reconhecemos que as situações estressantes no trabalho podem ser vivenciadas de maneira única por cada trabalhador, dependendo dos recursos disponíveis para enfrentá-las (autonomia, apoio, informação, reconhecimento, tempo), de seus históricos, momentos de vida e perfis individuais. No entanto, é importante ressaltar que vivenciar de forma diferenciada uma situação problemática não deve significar a individualização do processo de adoecimento. Em muitos casos, isso resulta na culpabilização dos trabalhadores, evitando a discussão das verdadeiras causas e determinantes do adoecimento.

Nesse contexto, a própria concepção de estresse tem evoluído. Anteriormente, predominava a ideia de que o estresse era resultado apenas da relação entre as demandas e as capacidades individuais. Atualmente, compreendemos que uma situação é estressante quando há um desequilíbrio percebido pelos trabalhadores entre o que é demandado pela empresa e os recursos disponibilizados para atender a essa demanda. O estresse é, portanto, visto não como o revelador da fragilidade dos indivíduos, mas como uma manifestação do mau funcionamento e desorganização das empresas.[53]

Alinhado a essa discussão e em consonância com o que trouxemos sobre os RPS, analisamos as situações de trabalho que potencializam e desencadeiam o adoecimento. Entre essas situações, incluem-se as relacionadas ao conteúdo do trabalho, como exigências quantitativas (carga de trabalho, pressão temporal, excesso de informação), qualitativas (qualidade do trabalho, excesso de vigilância) e dificuldades ligadas às tarefas (monotonia, repetição, fragmentação, ausência de autonomia).

No que diz respeito à organização do trabalho, elementos desencadeadores incluem a falta de controle sobre as tarefas, imprecisão em relação às mesmas, dúvidas sobre a avaliação, contradições entre as exigências do posto, inadequação entre horário de trabalho e ritmo biológico, vida social e familiar, fluxo tenso, polivalência e instabilidade. Na esfera das relações de trabalho, observa-se a falta de apoio, o autoritarismo e a ausência de participação, além de causas relacionadas ao ambiente físico e socioeconômico da empresa.[53]

Destaca-se a questão do equilíbrio entre o tempo de trabalho e o tempo de não trabalho, essencial para a saúde dos indivíduos. Enquanto o movimento sindical busca globalmente a redução da jornada formal de trabalho, o capital utiliza tecnologias para impor formas de organização e gerenciamento que mantêm os trabalhadores disponíveis para o trabalho, seja através da heteroflexibilidade, novas formas de contratação e remuneração, ou pelo aumento velado da jornada.

A demanda para que os trabalhadores estejam continuamente disponíveis, respondendo rapidamente às demandas do capital, tem gerado o fenômeno da conexão 24 horas.[39] Mesmo o setor patronal reconhece os riscos dessa conexão crescente, uma vez que leva à exaustão, estresse e ansiedade, contribuindo para o denominado "*burnout* digital".[54]

No Brasil, Souto Maior[26] fala sobre o direito à desconexão do trabalho ou o "direito de não trabalhar". Esse direito não se restringe à pessoa que trabalha, mas diz respeito à família e à sociedade como um todo. Souto Maior[26] frisa que "descanso é pausa no trabalho", sendo efetivo quando há uma desvinculação total do trabalho, tanto física quanto mental. O direito à desconexão traduz-se como o direito ao resgate da subjetividade, perdida quando o ser humano permanece conectado ao trabalho reificado. Isso não é apenas uma questão de lazer, mas uma questão de saúde".[26]

Afinal, se é verdade que o trabalho é um direito fundamental, todavia, este direito não pode excluir outros – como o direito ao descanso, ao lazer, ao convívio familiar e social. Ou seja, o direito à saúde.

Em resumo, a construção de um trabalho precário e não sustentável significa a precarização da vida, afetando toda a sociedade de maneiras diversas: aqueles que trabalham, perderam seus empregos, suas famílias, jovens, mulheres, os mais vulneráveis e os mais estáveis. Além disso, penaliza a capacidade das empresas ao se depararem com trabalhadores doentes, desmotivados, sem qualificação, sem tempo livre e sem possibilidades de consumo. Esse ciclo vicioso obriga o Estado neoliberal, que vinha atuando no sentido de reduzir os direitos dos trabalhadores e ampliar o espaço do mercado, a intervir para impedir a falência das empresas e a investir em mais saúde e educação, mesmo com menos recursos em função da redução dos impostos que deixaram de ser gerados pelo aumento do desemprego. Em um momento de crise, como vimos desde 2008, esse ciclo vicioso se intensifica e explicita as limitações das políticas neoliberais implementadas nas últimas décadas.

As discussões neste capítulo mostraram que o intenso processo de precarização do trabalho envolve diversas dimensões, sendo fruto de escolhas políticas em níveis nacional e global. A precarização é uma construção social, e não uma consequência natural da inovação tecnológica. Isso significa que essa situação poderia ter sido evitada no passado e pode ser eliminada no futuro, dependendo de decisões e ações voltadas para a construção de uma sociedade democrática, sustentável e igualitária. Assim, se a sociedade almeja a construção de um trabalho decente, capaz de proporcionar satisfação, realização e prazer, é essencial colocar no centro do debate os determinantes sociais do mal-estar no trabalho e pressionar para que o Estado assuma seu papel social, reequilibrando a desigual relação entre trabalho e capital e promovendo direitos, saúde e vida.

Referências

1. Dejours C. Por um novo conceito de saúde. Revista Brasileira de Saúde Ocupacional. 1986;14(54):7-11.
2. Maeno M, Pararelli R. O trabalho como ele é e a saúde mental do trabalhador. In: Silveira MA (Org.). Inovação para o desenvolvimento de organizações sustentáveis: trabalho, fatores psicossociais e ambiente saudável. Campinas: Centro de Tecnologia da Informação "Renato Archer" (CTI). 2013:145-66.
3. Cardoso ACM, Morgado L. Trabalho e saúde do trabalhador no contexto atual: ensinamentos da Enquete Europeia sobre Condições de Trabalho. Saúde Soc. 2019;28(1):169-81.
4. Neffa JC. ¿Qué son las condiciones y medio ambiente de trabajo? Propuesta de una nueva perspectiva. Área Estudios e Investigaciones Laborales de la SECYT. Buenos Aires: CEIL/CONICET, CREDAL/CNRS, Humanitas. 1988.
5. Dal Rosso S. Mais Trabalho: a intensificação do labor na sociedade contemporânea. São Paulo: Boitempo; 2008.
6. Jiménez BM, Hernández EG. Globalización y riesgos laborales emergentes. Ciencia & Trabajo. 2009;11(32):68-82.
7. Krein JD, Colombi APF. A Reforma Trabalhista em foco: desconstrução da proteção social em tempos de neoliberalismo autoritário. Educação & Sociedade. 2019;40:1-17.
8. Internacional Labour Organization – ILO. From precarious work to decent work: Policies and regulations to combat precarious employment. Geneva: ILO; 2011.
9. Benach J, Muntaner C, Solar O, Santana V, Quinlan M. Empleo, trabajo y desigualdades en salud: una visión global. Barcelona: Icaria editorial; 2010.
10. Davezies P. De la prueba a la experiencia de trabajo. Identidades y diferencias. In: Dessors D, Guiho-Bailly M [Org.]. Organización del trabajo y salud – de la psicopatología a la psicodinámica del trabajo. Buenos Aires: Lumen-Hvmanitas; 1998.
11. Askenazy P. Sur les sources de l'intensification. Revue Économique. 2005;56(2):217-36.
12. Seligmann-Silva E. Trabalho e desgaste mental: o direito de ser dono de si mesmo. São Paulo: Cortez; 2011.
13. Coriat B. Pensar al revés. Madrid: Ed. Siglo XXI; 1993.
14. Krein JD, Manzano M, Teixeira MO, Lemos PR et al. [Org]. O trabalho pós-reforma trabalhista (2017). São Paulo: Centro de Estudos Sindicais e de Economia do Trabalho – Cesit; 2021. Disponível em: https://www.cesit.net.br/wp-content/uploads/2021/06/VOL-1_A-reforma-trabalhista_21.06.21.pdf (Acesso em: 08 jul. 2023)
15. Belluzzo LG, Galípolo G. Globalização desigual e combinada. Texto para Discussão: 310. Campinas: Instituto de Economia da Unicamp; 2017:36p. Disponível em: https://www.eco.unicamp.br/images/arquivos/artigos/3539/TD310.pdf (Acesso em: 08 jul. 2023)
16. Dardot P, Laval C. A nova razão do mundo: ensaios sobre a sociedade neoliberal. São Paulo: Boitempo; 2016.
17. Internacional Labour Organization – ILO. COVID-19 and the world of work: Impact and policy responses. Geneva: ILO; 2020. Disponível em: https://www.ilo.org/wcmsp5/groups/public/---dgreports/---dcomm/documents/briefingnote/wcms_738753.pdf (Acesso em: 08 jul. 2023)
18. Mattei L, Heinen VL. Impactos da crise da Covid-19 sobre o mercado de trabalho brasileiro. Revista de Economia Política. 2020;40(4);647-68.
19. Castells M. A Galáxia da internet: reflexões sobre a internet, os negócios e a sociedade. Rio de Janeiro: Jorge Zahar; 2003.
20. Harvey D. Condição pós-moderna: uma pesquisa sobre as origens da mudança cultural. 16. ed. São Paulo: Loyola; 2007.
21. Degryse C. Digitalisation of the economy and its impact on labour markets. Brussels: ETUI; 2016. Disponível em: https://www.etui.org/sites/default/files/ver%202%20web%20version%20Working%20Paper%202016%2002-EN%20digitalisation.pdf (Acesso em: 08 jul. 2023)
22. De Stefano V. Platform and work protection: flexibility is not enough. Disponível em: http://regulatingforglobalization.com/2018/05/23/platform-work-labour-protection-flexibility-not-enough/?doing_wp_cron=1593134693.3450880050659179687500. Acesso em: 12 jan. 2023. (Acesso em: 08 jul. 2023)
23. Theorell T, Karasek RA. Current issues relating to psychosocial job strain and cardiovascular disease research. Journal of Occupational Health Psychology. 1996;1(1):9-26.
24. Siegrist J, Rödel A. Work stress and health risk behavior. Scandinavian Journal of Work, Environment & Health. 2006;6(32):473-81.
25. Valeyre A. Les Conditions de travail des salariés dans l`Union Européene à quinze selon fes formes d´organization. Travail et Emploi. 2007;112:35-47.

26. Souto Maior JL. Do direito à desconexão do trabalho. Revista do Tribunal Regional do Trabalho da 15ª Região. 2003;23:296-313.
27. Bridi MA. A pandemia Covid-19: crise e deterioração do mercado de trabalho no Brasil. Revista Estudos Avançados. 2020;34(100):141-65.
28. European Foundation for the Improvement of Living and Working Conditions – EUROFOUND. Sixth European Working Conditions Survey. Luxembourg: EUROFOUND; 2017.
29. Srnicek N. Platform Capitalism. Cambridge: Polity Press; 2017.
30. Vazquez BV, de Sousa EJS, Biavaschi MB, Pochmann M et al. Economía política da plataformização: Geração de valor nas empresas-plataforma no capitalismo sob dominância financeira. Revista Ciências do Trabalho. 2021;2020:01-10.
31. Cardoso ACM, Artur K, Oliveira MCS. O trabalho nas plataformas digitais: narrativas contrapostas de autonomia, subordinação, liberdade e dependência. Revista Valore. 2020;5:206-230.
32. Cardoso ACM. Empresas-plataforma e seus tempos laborais incertos, controlados, intensos, insuficientes, longos, não pagos e heterônomos. In: Dal Rosso S, Cardoso ACM, Calvete CS, Krein JD (Orgs.). O futuro é a redução da jornada de trabalho. Porto Alegre: CirKula; 2022. Disponível em: https://www.cesit.net.br/wp-content/uploads/2022/09/A-Reducao-da-Jornada-de-Trabalho-e-o-Futuro.pdf (Acesso em: 08 jul. 2023)
33. Barreira THC. Aspectos psicossociais do trabalho para a saúde dos trabalhadores em empresas-plataforma. Revista Ciências do Trabalho. 2021;20:1-11. Disponível em: https://rct.dieese.org.br/index.php/rct/article/view/282/pdf. (Acesso em: 08 jul. 2023)
34. Masson LP, Christo CS. Gerenciamento, consumo e (des)valor do trabalho por aplicativos: implicações à saúde de entregadores. Revista Rosa. 2021;4(1). Disponível em: https://revistarosa.com/4/desvalor-do-trabalho-por-aplicativos. (08 jul. 2023)
35. Masson LP et al. "Parceiros" assimétricos: trabalho e saúde de motoristas por aplicativos no Rio de Janeiro. Ciência & Saúde Coletiva. 2021;26:5915-24. Disponível em: https://www.scielosp.org/article/csc/2021.v26n12/5915-5924/ (Acesso em: 08 jul. 2023)
36. Institut National de Recherche et de Sécurité – INRS. Plateformisation 2027: conséquences de l'ubérisation sur la santé et la sécurité au travail. Paris: INRS; 2018. Disponível em: https://www.inrs.fr/media.html?refINRS=PV%208 (Acesso em: 08 jul. 2023)
37. Departamento Intersindical de Estatística e Estudos Socioeconômicos – DIEESE. Revista Dieese. 2022;21.
38. Cardoso ACM. Indicadores sobre riscos psicossociais no trabalho. In: Silveira MA (Org.). Aspectos psicossociais e sustentabilidade em organizações: Saúde, segurança e qualidade de vida no trabalho. Campinas: CTI Renato Archer; 2014:130-44.
39. Cardoso ACM. Direito e dever à desconexão: disputas pelos tempos de trabalho e não trabalho. Revista da Universidade Federal de Minas Gerais. 2016;23(1-2):62-85.
40. Dela Coleta JA. Acidentes de trabalho: fator humano, contribuições da psicologia do trabalho, atividades de prevenção. São Paulo: Atlas; 1989.
41. Pega F, Náfrádi B, Momen NC, Ujita Y, Streichner KN, Prüss-Üstun AM et al. Global, regional, and national burdens of ischemic heart disease and stroke attributable to exposure to long working hours for 194 countries, 2000-2016: A systematic analysis from the WHO/ILO Joint Estimates of the Work-related Burden of Disease and Injury. Environment International. 2021;154:106595. Disponível em: https://doi.org/10.1016/j.envint.2021.106595. (Acesso em: 08 jul. 2023)
42. Fernex A. Intensité du travail, définition, mesure, évolutions: premiers repérages. Etudes et Recherche. 1998;169.
43. Pina JA, Stotz EN. Participação nos lucros ou resultados e o banco de horas: intensidade do trabalho e desgaste operário. Revista Brasileira de Saúde Ocupacional. 2011;36(123):162-76.
44. Gollac M. L'intensité du travail. Revue Économique. 2005;56(2): 217-30.
45. Kalleberg AL. O crescimento do trabalho precário: um desafio global. Revista Brasileira de Ciências Sociais. 2009;(24)69:21-30.
46. Standing G. The precariat and class struggle. Revista Centro de Estudos Sociais da Universidade de Coimbra. 2015;7:3-16.
47. Druck G, Franco T. Trabalho e precarização social. CADERNO CRH. 2011;24(1):9-13. Disponível em: https://www.scielo.br/j/ccrh/a/ZgVzjpGtvXMJdbBWms4JhvD/. (Acesso em: 08 jul. 2023)
48. Franco T, Druck G, Seligmann-Silva E. As novas relações de trabalho, o desgaste mental do trabalhador e os transtornos mentais no trabalho precarizado. Revista Brasileira de Saúde Ocupacional. 2010;35(122):229-48.
49. Cardoso ACM, Maestre AS, Korinfeld SM. Evolución del concepto de condiciones y medio ambiente de trabajo: las transformaciones del contexto laboral y los nuevos riesgos emergentes In: Neffa J et al. (Orgs.). Tratado Latinoamericano de Sociologia del Trabajo. 2023. (*in press*)
50. Lerouge L. Risques psychosociaux au travail, Étude comparée Espagne, France, Grèce, Italie, Portugal. Paris: L´Harmattan; 2009.
51. Lerouge L. Approche interdisciplinaire des risques psychosociaux au travail. París, Octarès. Collection Le travail en débats; 2014.
52. Askenazy P, Baudelot C, Brochard P, Brun J-P, Cases C, Davezies P et al. Mesurer les facteurs psychosociaux de risque au travail pour les maîtriser. Rapport du Collège d'expertise sur le suivi des risques psychosociaux au travail, faisant suite à la demande du Ministre du travail, de l'emploi et de la santé. Paris: Ministère de la Santé et des Sports (DREES), 2011: 223p.
53. Institut National de Recherche et de Sécurité – INRS. Le stress au travail. Paris, Dossier. 2010:18p. Disponível em: https://www.inrs.fr/risques/stress/prevention.html
54. Você RH. Burnout Digital. Editora Abril: maio, 2023.

3

Perfil Epidemiológico do Adoecimento e Morte Relacionados ao Trabalho

Cleber Cremonese

Augusto de Souza Campos

- **Epidemiologia aplicada à construção do perfil de morbimortalidade dos trabalhadores**
- **Sistemas de informação em saúde: bases consolidadas no suporte à análise da situação de saúde dos trabalhadores**
- **Trabalhadores brasileiros ainda adoecem e morrem em decorrência do trabalho**
- **O essencial e o novo: da epidemiologia à ciência de dados**
- **Pesquisas, dados e informações: atualizações sobre a proteção ética aos indivíduos, pesquisadores e instituições**

Epidemiologia aplicada à construção do perfil de morbimortalidade dos trabalhadores

O impacto do trabalho na vida e saúde das pessoas ocorre em conjunto com outros determinantes e condicionantes de saúde, como fatores sociodemográficos, acesso à moradia, saneamento básico, transporte, educação e alimentação. O perfil epidemiológico dos acidentes, doenças, agravos e óbitos relacionados ao trabalho é de extrema importância para o campo da Saúde dos Trabalhadores, pois abrange não apenas aspectos físicos e mentais, mas também está intimamente ligado ao contexto social em que as pessoas estão inseridas. Compreender o impacto do trabalho na vida e saúde das pessoas, assim como o modo como essas condições sociais influenciam o surgimento de doenças ocupacionais, é essencial.

Reforçando a importância do contexto individual e social em que os trabalhadores estão inseridos, é crucial considerar também o ambiente e o processo de trabalho. De acordo com a Organização Internacional do Trabalho (OIT), o ambiente de trabalho exerce uma influência significativa na saúde dos trabalhadores. A qualidade do ambiente de trabalho está relacionada a fatores como as condições físicas e químicas, a organização do trabalho e as relações interpessoais no local de trabalho.

Instituída em 23 de agosto de 2012, a Política Nacional de Saúde do Trabalhador e da Trabalhadora (PNSTT) está alinhada com um conjunto de políticas de saúde no âmbito do Sistema Único de Saúde (SUS). Ela estabelece princípios, diretrizes e estratégias para o desenvolvimento da atenção integral à saúde do trabalhador, com ênfase na vigilância, com o objetivo de promover a saúde e proteger os trabalhadores, além de reduzir a morbimortalidade decorrente dos modelos de desenvolvimento e dos processos produtivos. A PNSTT abrange todos os trabalhadores, independentemente de gênero, do setor formal ou informal, localizados em áreas urbanas ou rurais, no setor público ou privado, incluindo assalariados, autônomos, temporários, cooperativados, estagiários, aprendizes, trabalhadores domésticos, aposentados ou desempregados.[1]

Em 2023, a PNSTT atendeu aproximadamente 50,2% dos brasileiros, abrangendo cerca de 107 milhões de pessoas reconhecidas como parte da população economicamente ativa (PEA). Dentre esse total, 99 milhões de brasileiros estavam ocupados, ou seja, envolvidos em alguma atividade econômica, sendo que 39% deles estavam no setor informal, de acordo com dados do IBGE.[2]

Epidemiologia e a Saúde do Trabalhador

Antes de explorarmos o conceito, as características e as aplicações da Epidemiologia no campo da Saúde do Trabalhador, vamos retroceder um passo e nos questionar: onde essa ciência da saúde está inserida?

A Saúde Coletiva é um campo de atuação multidisciplinar e profissional que trata da compreensão de fatores sociais, econômicos, políticos, ambientais, culturais, entre outros, na determinação do estado de saúde das populações. Com tripé fundamentado nas Ciências Sociais em Saúde; Política, Planejamento e a Gestão em Saúde; e Epidemiologia, ela envolve a análise dos problemas de saúde presentes em comunidades, com objetivo de propor estratégias para eliminar ou mitigar as adversidades, sejam elas físicas e psíquicas, na busca da qualidade de vida dos indivíduos.[3]

A Epidemiologia é uma parte da Saúde Coletiva que busca compreender e explicar como e porque eventos relacionados à saúde não se distribuem ao acaso entre as pessoas. Em outras palavras, é a ciência que analisa e descreve a ocorrência de agravos (morbimortalidade) em populações, quantifica e associa, por meio da distribuição de desfechos em relação às características/determinantes dos indivíduos, em recortes temporais e espaciais específicos, os eventos. Assim, além de buscar identificar as causas dos problemas de saúde, a Epidemiologia fornece subsídio para o planejamento e desenvolvimento de estratégias de ações, para a tomada de decisões baseadas em evidências, na prevenção ou controle a adversidades.[4,5]

No campo da Saúde do Trabalhador, a Epidemiologia desempenha um papel essencial, permitindo o uso de suas ferramentas para a caracterização do perfil de morbimortalidade das trabalhadoras e trabalhadores, identificação e análise dos riscos ocupacionais (acidentes) e doenças relacionadas ao trabalho. Apoiado na aplicação de múltiplos delineamentos epidemiológicos, é possível identificar, por exemplo, quais são as atividades econômicas, ocupações ou ambientes e processos de trabalho com maior número de registros de agravos, calcular prevalência/incidência de doenças ou apresentar o perfil de mortalidade para determinados tipos de acidentes.

A aplicação da Epidemiologia permite identificar populações e grupos de trabalhadores mais vulneráveis e expostos a condições de trabalho precárias, fornecendo informações que auxiliam e apoiam a vigilância em saúde do trabalhador na implementação de políticas públicas de ambientes de trabalho seguros, com o objetivo de eliminação ou redução dos riscos à saúde física e mental das trabalhadoras e trabalhadores. Portanto, é uma ferramenta fundamental para a promoção da saúde e segurança no ambiente de trabalho, contribuindo para a melhoria da qualidade de vida dos trabalhadores e para a redução dos custos sociais e econômicos associados às doenças ocupacionais.[6]

Medidas de frequência e indicadores de saúde do trabalhador: aplicações e desafios

A Epidemiologia dispõe de ferramentas que permitem quantificar ou mensurar a ocorrência de um determinado problema em uma população geral ou específica. Por exemplo, é possível identificar e registrar os casos de dermatite em um grupo de trabalhadores, por ramo de atividade econômica ou ocupação, em um espaço físico e período definidos. Essas mensurações podem ser absolutas, por meio de contagens simples de eventos, ou de forma relativas, construídas com o uso de indicadores formados por numeradores e denominadores.

No entanto, é por meio de medidas que possibilitam comparações entre grupos (expostos/não expostos, doentes/não doentes, agropecuário/não agropecuário, entre outros) que a Epidemiologia consegue alcançar, de forma sistemática, alguns dos seus objetivos principais, como a identificação de fatores de risco ou proteção associados a uma doença ou agravo.

As medidas de morbidade, como prevalência e incidência, desempenham um papel fundamental na Epidemiologia. São aplicadas para compreender a distribuição de doenças e condições de saúde, além de identificar a ocorrência e magnitude de eventos de saúde em uma população de interesse. Quando empregadas em conjunto com as medidas de mortalidade, podem auxiliar na identificação de fatores de risco ou efeitos adversos, bem como no monitoramento da eficácia de intervenções de saúde pública.[5,7,8]

Quanto aos indicadores de saúde, são ferramentas essenciais para medir, comparar, monitorar e identificar tendências na saúde das populações, orientando assim políticas e ações de saúde.[9] No processo de identificação, definição e aplicação de determinada medida epidemiológica, que permite a construção de um indicador de saúde, é essencial a revisão e apropriação dos conceitos elucidados no Quadro 3.1.

O Quadro 3.2 descreve medidas de frequência e indicadores de saúde muito frequentes na construção de Análise de Situação de Saúde (Asis).

Além das medidas de saúde convencionais apresentadas, existem indicadores específicos de saúde do trabalhador, desenvolvidos para facilitar a quantificação

Quadro 3.1. Conceitos matemáticos usados em medidas epidemiológicas

Proporção	Frequência relativa de determinado evento, por exemplo, percentual de acidentes de trabalho registrados no Sinan, em 2023, dentre todas as doenças e agravos relacionados ao trabalho.
Taxa	Existe uma relação de tempo, onde o número de determinado evento ou agravo é dividido por uma determinada população sob risco. Por exemplo, taxa de mortalidade por acidente de trabalho entre condutores de motocicletas em 2022. Ver Taxa de incidência e prevalência.
Razão	Calculada pela divisão entre duas quantidades ou medidas diferentes. Por exemplo, razão de trabalhadores homens/trabalhadoras mulheres na construção civil.

e avaliação das informações relacionadas.[10] Esses indicadores são ferramentas metodológicas essenciais para acompanhar a Rede Nacional de Atenção Integral à Saúde do Trabalhador (Renast).

As medidas-síntese permitem construir informações relevantes sobre determinados atributos e dimensões do estado de saúde das trabalhadoras e trabalhadores, assim como do desempenho do SUS e seus sistemas de informação. Essas informações, em conjunto, expressam a situação sanitária dos trabalhadores, apoiando a vigilância em saúde do trabalhador e direcionando melhorias na captação, registro e qualidade dos dados. Elas permitem mensurar, por exemplo, a proporção de preenchimento dos "campos de dados" de origem das fichas de notificação do Sistema de Informação de Agravos de Notificação (Sinan) e das declarações de óbito do Sistema de Informação de Mortalidade (SIM).

Os parâmetros que compõem os indicadores de saúde do trabalhador estão apresentados no Quadro 3.3.

Profissionais do campo da Saúde do Trabalhador, para tomada de decisões baseadas em evidências, precisam não apenas dominar os conceitos de medidas epidemiológicas e indicadores de saúde, como também ter acesso a dados válidos e confiáveis. Para isso, é fundamental contar com fontes de dados, na sua maioria disponíveis em sistemas de informação (ver adiante), que apresentem um conjunto de dimensões de qualidade,[11] sendo as principais:

- Acessibilidade (facilidade e rapidez na obtenção/aquisição e tratamento).
- Clareza metodológica (descrição didática e fácil em relação aos dados).
- Cobertura (universo registrado nos sistemas de informação em saúde [SIS].
- Completitude (grau de registros nulos).
- Confiabilidade (concordância entre aferições).
- Consistência (valores coerentes).

Quadro 3.2. Medidas epidemiológicas e indicadores de saúde comuns na Saúde do Trabalhador

Tipo de medida/indicador	Descrição/cálculo	Exemplos
	Medidas e indicadores de morbidade	
Prevalência	Proporção de indivíduos com determinado agravo à saúde/doença, dividido pelo total de indivíduos, por local e tempo. Pode ser calculada como prevalência pontual, em um período e de toda vida	Prevalência de dor lombar entre um determinado grupo/amostra de trabalhadores da construção civil
Incidência	Proporção de indivíduos que desenvolveram uma doença ou evento de saúde (casos novos), dividido pela população acompanhada durante um período específico. Pode ser calculada como incidência acumulada ou densidade de incidência	Incidência de perda auditiva em trabalhadores de indústria metalúrgica, após cinco anos de acompanhamento
Taxa (ou coeficiente) de prevalência	Calculado dividindo o número de casos existentes (antigos e novos) de uma doença ou evento de saúde, dividido pela estimativa populacional de interesse, em local e tempo específico	No Brasil, em 2022, a cada 100 mil trabalhadores, 5 apresentaram diagnóstico de transtornos mentais
Taxa (ou coeficiente) de incidência	Calculado dividindo o número de novos casos de um desfecho de interesse pela população em risco em um determinado espaço geográfico e período. Resultado é multiplicado por uma unidade de medida 10^n que permite identificar o risco de adoecer/mudança de estado de saúde	Na Bahia, a cada 10 mil trabalhadores da agricultura, 50 desenvolveram insuficiência renal crônica em 2022. Taxas de incidência = (5/1.000) × 10.000
	Medidas e indicadores de mortalidade	
Mortalidade proporcional ou por causa	Representa a distribuição de óbito, por um determinante de interesse, calculada pela proporção de óbitos de interesse pelo total de óbitos no tempo e período	A proporção de mortes por acidente de trabalho, na Bahia, em 2022, foi 80% em homens e 20% em mulheres
Taxa (ou coeficiente) de mortalidade geral ou por causa	Número de óbitos ocorridos em uma população de interesse ou por uma causa, pela população estimada, durante um determinado período. Geralmente expresso como número de mortes por 1.000 ou 100.000 pessoas.	Taxa de mortalidade por câncer de pulmão em trabalhadores expostos ao amianto foi de 2 casos para cada 100 mil trabalhadores, em 2020, no Brasil
Letalidade	Expressa a gravidade de um problema de saúde. É medida por meio da proporção entre o número de indivíduos que evoluíram a óbito entre o total de doentes/diagnosticados com o problema de saúde	Entre os trabalhadores condutores de maquinários agrícolas, a letalidade por acidente foi de 4%, em 2022, no território do Mato Grosso do Sul

Quadro 3.3. Indicadores de Saúde do Trabalhador, cálculo e fonte dos dados

Indicador	Descrição	Fonte de dados
Coeficiente de incidência de doenças e agravos relacionados ao trabalho	Calculado pelo número total de casos novos de doenças/agravos relacionados ao trabalho notificados no ano de referência × 100.000, dividido pelo número total da população economicamente ativa ocupada (PEAO) do ano referente, a partir de 10 anos de idade	Sinan (dados disponíveis a partir de 2008) e IBGE – Censo/Pnad
Coeficiente de incidência por intoxicação exógena relacionada ao trabalho	Calculado pelo número de casos de intoxicação exógena relacionada ao trabalho notificados no ano de referência × 100.000, dividido pela PEAO do ano referente, a partir de 10 anos de idade	Sinan (dados disponíveis a partir de 2008) e IBGE – Censo/Pnad
Coeficiente de incidência de acidente de trabalho grave	Calculado pelo número de casos de acidentes de trabalho grave notificados no ano de referência × 100.000, dividido pela PEAO do ano referente, a partir de 10 anos de idade	Sinan (dados disponíveis a partir de 2008) e IBGE – Censo/Pnad
Coeficiente de mortalidade por acidente de trabalho	Calculado pelo número de óbitos por acidentes de trabalho registrados no Sistema de Informação de Mortalidade (SIM) no ano de referência × 100.000, dividido pela PEAO do ano referente, a partir de 10 anos de idade	SIM e IBGE – Censo/Pnad
Proporção de preenchimento do campo acidente de trabalho nas declarações de óbito (DO)	Calculada dividindo-se o número de óbitos por causas externas (Cid 10 Capítulo XX Causas externas de morbidade e de mortalidade V01-Y98) em que houve o registro do campo acidente de trabalho marcado como <sim> ou <não> na DO pelo número total de óbitos por causas externas × 100	SIM
Proporção de preenchimento do campo ocupação nas declarações de óbito (DO)	Calculada dividindo-se o número de óbitos em que houve o registro do campo ocupação na DO pelo número total de óbitos × 100	SIM
Proporção de preenchimento do campo ocupação nas notificações de agravos e doenças relacionadas ao trabalho	Calculada dividindo-se o número de notificações, por local de notificação, em que houve o registro do campo ocupação pelo número total de notificações de agravos e doenças relacionadas ao trabalho × 100	Sinan

Fonte: Nota informativa Nº 61/2018-DSAST/SVS/MS.[10]

- Não duplicidade (sem redundância).
- Oportunidade (disponíveis no local e tempo para uso).
- Validade (mede o que se pretende).

Ao lidar com informações derivadas da utilização de indicadores de saúde, é essencial que os profissionais sejam atentos e adotem uma abordagem crítica ao interpretar os resultados. Além disso, é necessário estar preparado para contornar as limitações, como o subregistro, que surgem ao utilizar dados secundários provenientes de fontes de SIS.

Delineamentos epidemiológicos na compreensão do processo saúde-doenças

Nós, pesquisadores e profissionais de saúde, não somos responsáveis por definir o tipo de estudo (desenho ou delineamento) epidemiológico a ser utilizado em uma investigação. A escolha do delineamento ocorre após compreendermos o objeto do estudo e identificarmos adequadamente o problema, formulando uma pergunta de pesquisa que possa ser respondida por meio de diversas ferramentas e técnicas, incluindo um tipo apropriado de delineamento epidemiológico. As diferentes abordagens e estratégias, caracterizadas em cada tipo de desenho, ajudarão no planejamento da investigação, orientando a coleta de dados, a necessidade ou não de acompanhamento dos indivíduos, a ocorrência de intervenções, além de fornecer suporte na construção do modelo teórico para análises estatísticas e inferências.

Os estudos epidemiológicos podem ser descritivos quando não têm como objetivo explorar relações de causa e efeito. Esses estudos visam fornecer informações, como relatar um caso clínico pioneiro ou raro, descrever a frequência de eventos ou a história natural de uma doença. Por exemplo, analisar a quantidade de óbitos por acidente de trabalho no Brasil entre 2015 e 2023 permitirá uma avaliação da tendência temporal, possibilitando uma interpretação, mesmo que apenas hipotética, das condições de trabalho durante esse período. Essas informações serão essenciais para a vigilância em saúde, incluindo a epidemiologia e a saúde do trabalhador, auxiliando no planejamento e implementação de intervenções para criar ambientes e processos de trabalho seguros.

Por sua vez, os estudos classificados como analíticos, em essência, comparam grupos e exploram possíveis associações causa-efeito entre determinada exposição e desfechos de interesse. Classificados como observacionais, experimentais e *quasi*-experimentais, os estudos epidemiológicos apresentam características predefinidas que, em conjunto, os tornam únicos (Figura 3.1).[4,5,12]

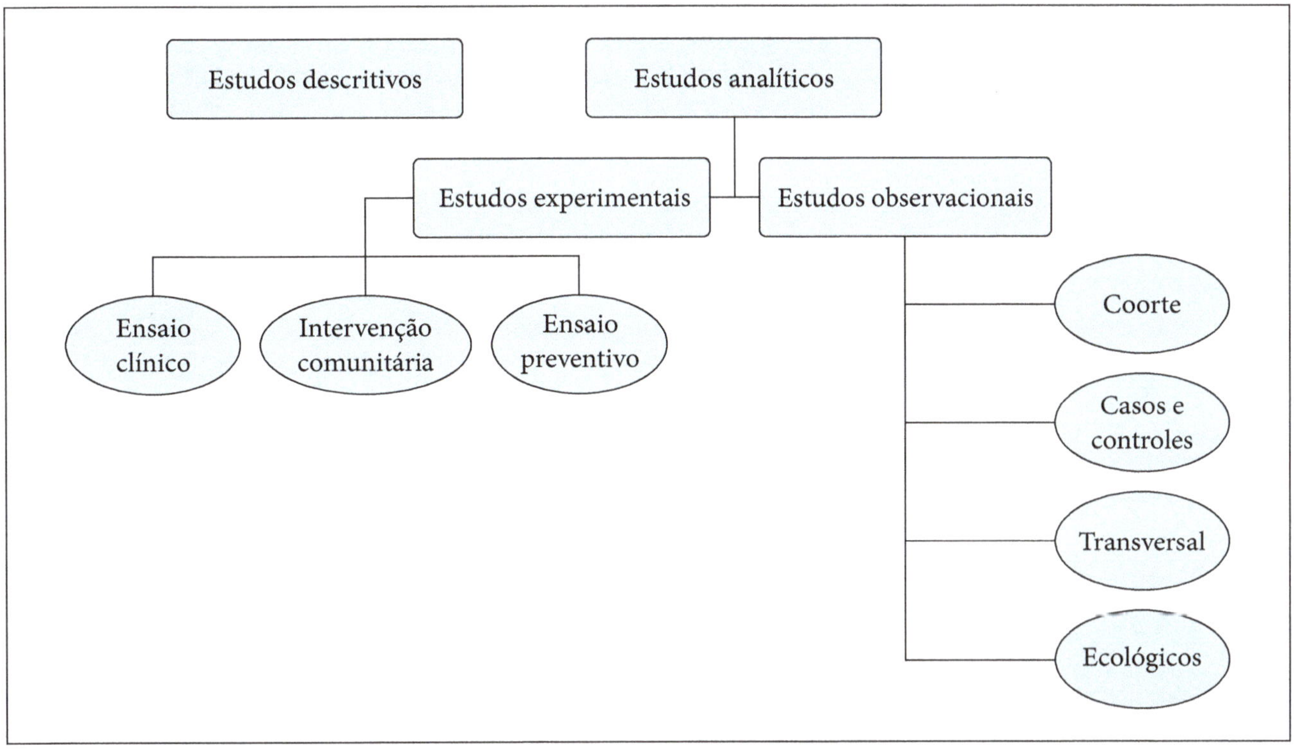

Figura 3.1. Principais estudos epidemiológicos.

Fonte: Adaptada de Medronho[5] e Bonita[7].

A seguir, apresentamos as principais características dos estudos epidemiológicos (Quadro 3.4):

- **Temporalidade:** envolve a identificação e registro cronológico dos dados de interesse, permitindo classificar um estudo em:
  - *Prospectivo:* a coleta de dados ocorre antes ou durante a exposição, enquanto o desfecho é aguardado em momento futuro.
  - *Retrospectivo:* a coleta de dados é realizada com base em eventos passados. Tanto o desfecho quanto a exposição já aconteceram em algum ponto anterior à coleta.
  - *Ambispectivo:* a coleta de dados para exposição e o desfecho ocorrem simultaneamente, em um mesmo momento no tempo.
- **Tipo de dados:** refere-se à forma como os dados foram coletados.
  - *Dados primários:* coletados diretamente pelos pesquisadores ou pela equipe envolvida no estudo. O grupo planejou e executou a coleta dos dados.
  - *Dados secundários:* obtidos, principalmente, por meio dos sistemas de informação em saúde, como SIM e Sinan, ou bancos de registros, como prontuários de clínicas, unidades de saúde ou hospital. O pesquisador utiliza esses dados previamente coletados por outras instituições ou profissionais, sem ter participado diretamente do processo de coleta.
- **Unidade de observação:** refere-se à forma como as informações são coletadas e analisadas, se individualmente ou de forma agregada.
  - *Individual:* coleta de dados únicos de cada pessoa, tanto para seus determinantes de exposição quanto para o desfecho de interesse.
  - *Agregado:* os dados são coletados e analisados em conjuntos de informações de grupos ou populações. Dados de chuva ou poluição de

Quadro 3.4. Síntese dos principais tipos de estudos epidemiológicos

Tipo de delineamento	Referência temporal	Caracterização e aplicação	Limitações	Principais medidas
Estudos descritivos				
Estudo de caso	Retrospectivos ou prospectivos	Gera hipóteses para pesquisas futuras	Não permite a generalização dos resultados	• Números absolutos ou frequências
Estudos observacionais				
Transversal (inquéritos ou *surveys*)	Transversal, ambispectivo	Coleta de dados em único momento, permite a avaliação simultânea de várias variáveis	Causalidade não pode ser estabelecida Não mede incidência Não apropriado para doenças raras ou de curta duração Suscetíveis a viés de seleção	• Estatística descritiva • Prevalência • Razão de prevalência
Coorte	Longitudinal, prospectivo (concorrentes) ou retrospectiva (não concorrentes)	Estudo permite identificar fatores de risco e estabelecer relações temporais	Alto custo Longo período de acompanhamento Perda de segmento, necessidade de amostras grande	• Estatística descritiva • Incidência • Risco relativo • Risco atribuível
Caso-controle	Longitudinal, retrospectivo	É útil para investigar doenças raras.	Viés de seleção e de memória Não estima incidência	• Estatística descritiva • Razão de chance *(Odds Ratio)*
Estudo ecológico (agregados)	Transversal	Útil para avaliar as tendências de saúde de populações	Pode haver problemas com a qualidade dos dados devido a diferenças na coleta de dados Precisa evitar a falácia ecológica	• Medidas agregadas, como taxas de incidência, prevalência e mortalidade • Coeficientes de correlação
Estudos experimentais				
Ensaio clínico	Longitudinal, prospectivo	Permite avaliar a eficácia de tratamentos e intervenções. Fornece medida direta do risco	Pode ser impraticável ou antiético em algumas situações; custo alto	• Estatística descritiva • Incidência • Risco relativo
Ensaio comunitário	Longitudinal, prospectivo	Permite avaliar a efetividade de intervenções em populações específicas	Pode haver dificuldade na adesão ao protocolo de intervenção	• Estatística descritiva • Incidência • Risco relativo

Fonte: Almeida Filho,[12] Bonita,[7] Medronho,[5] Rothman,[4] Rouquayrol[8].

regiões geográficas, médias de dias de exposição ao calor, consumo per capita de alimentos, por exemplo, são apresentados como determinantes de exposição para um grupo de investigação.

- **Posição do investigador:** refere-se à ação do pesquisador na coleta de dados.
  - *Observador:* o pesquisador apenas coleta os dados existentes, sem realizar intervenções adicionais.
  - *Ativo:* o pesquisador realiza uma intervenção ou manipulação em parte da amostra selecionada e, em seguida, coleta os dados para análise.
- **Referência temporal:** refere-se ao tempo de acompanhamento e à quantidade de vezes que o pesquisador coletará dados.
  - *Transversal:* a coleta de dados e o contato com os indivíduos ocorrem em um único momento no tempo.
  - *Longitudinal:* são necessários, ao menos, dois momentos de coleta de dados. Pode durar horas, dias ou anos.

Estudos experimentais × quasi *experimentais*

Os estudos epidemiológicos quase experimentais são um tipo de estudo que se situa entre os estudos observacionais e os ensaios clínicos randomizados (considerados o padrão-ouro para avaliar intervenções). Esses estudos são conduzidos em configurações do mundo real, onde os pesquisadores não têm controle completo sobre a alocação dos participantes às diferentes exposições ou intervenções de interesse. Ao contrário dos ensaios clínicos randomizados, nos quais os participantes são atribuídos aleatoriamente aos grupos de exposição ou controle, os estudos quase experimentais utilizam estratégias alternativas para determinar a exposição, como a utilização de grupos de comparação não expostos ou a análise de intervenções naturais que ocorrem em uma população.

Epidemiologia e Bioestatística: o processo de transformação de dados em informações

As informações epidemiológicas são produzidas a partir de dados. Esses dados passam (ou deveriam passar) por rigorosos protocolos de coleta e organização, com controle de qualidade das observações ou medidas, além de medidas de segurança para armazenamento e acesso aos elementos de investigação e interesse. A qualidade desse processo é fundamental para reduzir potenciais erros sistemáticos (vieses), garantir o anonimato dos sujeitos e assegurar que os dados sejam utilizados exclusivamente para os fins a que se destinam, seguindo as orientações das resoluções nº 466/2012 e nº 510/2016 do Conselho Nacional de Saúde (ver adiante).

Na prática, com a chegada e avanço da era digital, um conjunto de *softwares* oferece pacotes que permitem a elaboração de questionários/formulários eletrônicos, com grande segurança no gerenciar de coleta e armazenamento de dados em pesquisas científicas. Um exemplo é o *Research Eletronic Data Capture* (REDCap), um *software* de captura de dados *online* ou *off-line*. O REDCap é licenciado por um consórcio de instituições de pesquisa ao redor do mundo e sua plataforma é gerenciada por meio do site https://www.project-redcap.org/.

Vencida a etapa de coleta e segurança dos registros, faz-se o momento de transformar dados em informações. Nesse sentido, a Bioestatística, substituta à expressão "estatísticas vitais", fornece métodos e técnicas para análise de dados oriundos de um conjunto de campos, dentre eles, das ciências da saúde, como medicina humana, medicina veterinária, enfermagem, biomedicina e biologia. Dividida em duas áreas principais – descritiva e inferencial – a Bioestatística permite, por meio da aplicação de seus conceitos, auxiliar no planejamento de uma investigação – etapa de construção do cálculo amostral, descrever e identificar perfis e padrões, testar hipóteses, aplicar testes para identificar associações/correlações para um conjunto de determinantes e desfechos de interesse. Isto significa que, diante de domínios conceituais e habilidades com ferramentas de análise de dados (*softwares*), podemos alcançar o nível de inferência estatística, o qual consiste em procedimentos para fazer generalizações sobre as características de uma população a partir da informação contida na amostra.[13]

Análise descritiva é fundamental

Começamos pelo alicerce. Explicamos: uma boa descrição dos indivíduos que fazem parte da amostra, originalmente selecionada de uma população de interesse, possivelmente trará à luz do conhecimento um conjunto valioso de informações e, muito provavelmente, ajudará na compreensão mais aprofundada na distribuição/características, tanto dos determinantes quanto do desfecho da investigação.

O resumo numérico ou melhor, a estatística descritiva, envolve o uso de técnicas matemáticas e gráficas para analisar e descrever as características de um conjunto de dados. Medidas de tendência central, como média, mediana e moda, e as medidas de dispersão, como desvio padrão e intervalo interquartil, ajudam a compreender nossa amostra de indivíduos, sendo fundamentais para a tomada de decisões nos próximos passos da análise (Quadro 3.5).

A média de idade em que um grupo de trabalhadores recebe o diagnóstico de pneumoconiose, assim como a proporção da mortalidade por sexo em acidentes de trabalho, são informações cruciais que permitem à vigilância em saúde dos trabalhadores planejar e tomar decisões para prevenção e promoção da saúde. Portanto, é fundamental realizar uma descrição detalhada dos dados!

Inferência a partir da amostra

Após aplicarmos o conjunto de técnicas da estatística descritiva na nossa amostra, representativa da população, abrimos caminho para o próximo passo: a aplicação da estatística inferencial. Como mencionado anteriormente, esse ramo da estatística tem como um dos seus objetivos aplicar métodos para testar hipóteses e fazer inferências sobre a população de origem da amostra de dados.

Neste capítulo, não avançaremos na aplicação da estatística inferencial, mas apresentaremos uma descrição de técnicas que são aplicadas e, frequentemente, encontradas no campo da Saúde do Trabalhador:

- **Testes de significância de hipóteses:** são procedimentos utilizados para avaliar a validade de uma afirmação ou hipótese sobre uma população com base em dados amostrais. Eles fornecem suporte para determinar se uma diferença observada entre grupos, uma associação entre variáveis ou qualquer outra relação encontrada nos dados é estatisticamente significante ou se pode ter ocorrido apenas por acaso.
- **Valor de P:** quantifica a força das evidências contra a hipótese nula em um teste estatístico. É um critério comumente empregado em estatística frequentista, apresentando características básicas: a) é uma probabilidade, compreendendo valores entre 0 e 1; b) é obtido por um modelo estatístico assumido como adequado e bem especificado; c) indica a probabilidade de se obter uma estatística de teste igual ou ainda mais extrema que a observada, assumindo a hipótese nula como verdadeira; d) indica a compatibilidade dos resultados obtidos e os esperados, assumindo a hipótese nula verdadeira; e) um valor de P baixo possibilita que o pesquisador conclua pela rejeição da hipótese nula; f) um valor de P alto impede a rejeição da hipótese nula.
- **Intervalos de confiança:** fornecem uma faixa de valores prováveis para um parâmetro populacional com base em uma estimativa amostral. É uma medida de incerteza que indica o intervalo no qual o valor verdadeiro do parâmetro provavelmente estará. O nível de confiança geralmente é expresso como uma porcentagem, como 95% ou 99%.

Quadro 3.5. Medidas de tendência central e dispersão, descrição e limitações

Tipo de medida	Descrição	Limitações
Principais medidas de tendência central		
Média	Valor obtido pela soma dos dados dividida pelo número de observações	Sensível a valores extremos que podem distorcer o resultado
Mediana	Valor que divide o conjunto de dados em duas partes iguais	Pode não refletir a variação completa dos dados
Moda	Valor que ocorre com maior frequência no conjunto de dados	Pode haver mais de uma moda ou nenhuma
Principais medidas de dispersão		
Desvio padrão	Medida de dispersão que indica o quanto os dados se afastam da média	Pode ser influenciado por valores extremos
Intervalo interquartil	Medida de dispersão que indica a variação dos dados no intervalo de quatro partes iguais	Não leva em consideração todos os valores do conjunto de dados, apenas valores centrais
Coeficiente de variação	Medida relativa de dispersão que indica a variação dos dados em relação à média	Não pode ser usado com dados que possuem média igual a zero
Amplitude	Diferença entre o maior e o menor valor do conjunto de dados	Pode ser influenciado por valores extremos

Fonte: Pagano.[13]

Sistemas de informação em saúde: bases consolidadas no suporte à análise da situação de saúde dos trabalhadores

Uma Análise de Situação de Saúde (Asis) é um processo analítico-sintético que permite caracterizar, medir e explicar o perfil saúde-doença de uma população, por determinantes e agravos.[14] Para realizar uma Asis de forma adequada, é fundamental ter acesso a um conjunto de dados qualificado, coletados com rigor metodológico e disponíveis em sistemas de informações confiáveis.

Os sistemas de informação são conjuntos de componentes inter-relacionados que atuam na coleta, processamento, armazenamento e distribuição de informações, com o objetivo de apoiar a tomada de decisões, o controle e a coordenação das atividades de organizações. Um exemplo de sistema de informação de abrangência federal é o Sistema IBGE de Recuperação Automática (SIDRA) (www.sidra.ibge.gov.br), desenvolvido pelo Instituto Brasileiro de Geografia e Estatística (IBGE). O SIDRA tem como objetivo armazenar e disponibilizar dados provenientes de pesquisas realizadas pelo IBGE, oferecendo informações sobre população (como sexo e faixa etária), economia (produção, indústria, serviços), meio ambiente e diversos indicadores (trabalho e rendimento, agropecuária, indústria). Essas informações estão disponíveis em tabuladores que são facilmente acessados através de seleções por critérios de interesse, proporcionando acesso a dados oficiais essenciais para a tomada de decisões.

Os sistemas de informação em saúde (SIS) desempenham um papel crucial na coleta e análise de dados sobre o perfil de morbimortalidade de uma determinada população ou grupo. No Brasil, essas informações são centralizadas principalmente no Ministério da Saúde (MS), especificamente no Departamento de Informática do Sistema Único de Saúde (DATASUS). O DATASUS é responsável pelo gerenciamento das bases nacionais de dados e disponibiliza recursos para acesso a tabuladores (TABNET) e para o *download* de microdados. É importante ressaltar que a manipulação desses microdados requer habilidades específicas no uso de softwares. O acesso a esses recursos pode ser feito pelo site do DATASUS em https://datasus.saude.gov.br/.

No campo da Saúde do Trabalhador, o DATASUS desempenha um papel importante na coleta e análise de dados. Um destaque é o Sistema de Informação de Agravos de Notificação (Sinan), responsável por coletar dados sobre notificações compulsórias de acidentes, doenças e agravos à saúde relacionados ao trabalho. O Sinan possui fichas específicas por desfecho (http://www.portalsinan.saude.gov.br/doencas-e-agravos). A partir de 2022, o tabulador de dados do DATASUS, conhecido como TABNET, passou a contar com informações provenientes das fichas de notificação específicas para doenças e agravos relacionados aos trabalhadores. Essa atualização no TABNET possibilita uma análise mais abrangente e detalhada dos dados relacionados à saúde dos trabalhadores, fornecendo subsídios valiosos para pesquisas e políticas voltadas para esse campo.

Outro sistema de informação de extrema importância e alcance nacional é o Sistema de Informações sobre Mortalidade (SIM), que possibilita a coleta de dados sobre os óbitos ocorridos no país. Esses dados, obtidos por meio das Declarações de Óbito (DO), não apenas fornecem informações sociodemográficas e econômicas, mas também contêm campos específicos para registrar a ocupação da pessoa falecida e indicar se o óbito ocorreu em decorrência de um acidente de trabalho ou qualquer outra atividade econômica. Esses campos destinados à ocupação e à indicação de acidentes de trabalho permitem que o SIM obtenha dados valiosos sobre a relação entre o trabalho e a mortalidade, proporcionando uma visão mais detalhada dos óbitos relacionados a atividades profissionais. Essas informações são fundamentais para a compreensão dos riscos ocupacionais e para a elaboração de estratégias de prevenção e políticas de saúde direcionadas à segurança e bem-estar dos trabalhadores.

No campo da Saúde dos Trabalhadores, uma ampla gama de dados é produzida por diversos setores, como saúde e previdência. Estatísticas oficiais relacionadas à População Economicamente Ativa (PEA) e População Economicamente Ativa Ocupada (PEAO), com atividades econômicas e produtivas do país, são essenciais para compreender o perfil dos trabalhadores, as condições de trabalho, além de registrar acidentes, doenças e agravos decorrentes dessas atividades. Acessar e utilizar essas fontes de dados requer que profissionais e interessados nesse campo desenvolvam habilidades específicas. Ao conhecer e dominar essas fontes, é possível calcular medidas epidemiológicas, criar indicadores de saúde e analisar aspectos socioeconômicos relacionados a diferentes setores de atividades produtivas. Essas informações são valiosas para identificar determinantes sociais de saúde, comparar dados entre diferentes períodos e localidades, e embasar pesquisas

Quadro 3.6. Potenciais sistemas de informação para o campo da Saúde do Trabalhador

Sistema de informação	Endereço	Dado disponível
	Morbidade	
Morbidade (Sinan) – fichas de notificação	https://datasus.saude.gov.br/acesso-a-informacao/doencas-e-agravos-de-notificacao-de-2007-em-diante-sinan/	Tabulador
Morbidade (Sinan) – fichas de notificação	https://datasus.saude.gov.br/transferencia-de-arquivos/	Microdados
Morbidade (SIH/SUS) – autorização de internação hospitalar (AIH)	https://datasus.saude.gov.br/acesso-a-informacao/morbidade-hospitalar-do-sus-sih-sus/	Tabulador
Morbidade (SIH/SUS) – autorização de internação hospitalar (AIH)	https://datasus.saude.gov.br/transferencia-de-arquivos/	Microdados
Morbidade (SIA/SUS) – sistema de informação ambulatorial	https://datasus.saude.gov.br/acesso-a-informacao/producao-ambulatorial-sia-sus/	Tabulador
Morbidade (Dataprev) – previdência social	http://www3.dataprev.gov.br/infologo/inicio.htm	Tabulador
	Mortalidade	
Mortalidade (SIM) – declaração de óbito	https://datasus.saude.gov.br/mortalidade-desde-1996-pela-cid-10	Tabulador
Mortalidade (SIM) – declaração de óbito	https://datasus.saude.gov.br/transferencia-de-arquivos/	Microdados
	Perfil	
Força de trabalho – IBGE/Censo/Sidra por meio da PNADC/M	https://sidra.ibge.gov.br/pesquisa/pnadcm/tabelas	Tabulador
Força de trabalho – IBGE/Censo/Sidra por meio da PNADC/T	https://sidra.ibge.gov.br/pesquisa/pnadct/tabelas	Tabulador
Trabalhadores (RAIS e CAGED) – Relação Anual de Informações Sociais por meio da declaração RAIS	https://bi.mte.gov.br/bgcaged/login.php	Tabulador

e intervenções no campo da Saúde dos Trabalhadores. Portanto, é fundamental familiarizar-se com essas fontes de dados e adquirir as habilidades necessárias para acessá-las, possibilitando uma análise mais abrangente e embasada sobre a saúde dos trabalhadores e seus determinantes (Quadro 3.6).[15]

É notável a evolução no nível de cobertura e qualidade dos dados dos SIS, especialmente nos últimos 20 anos. Vários fatores contribuíram para esse avanço, destacando-se avanços tecnológicos que aumentaram a capacidade de processamento, armazenamento e transmissão de dados. Essa melhoria tecnológica permitiu o tratamento eficiente de grandes volumes de informações de forma mais rápida. A transição da informatização e digitalização dos registros de saúde, migrando de registros em papel para formulários eletrônicos, tem desempenhado um papel crucial nesse processo, proporcionando agilidade ao processo, reduzindo ou eliminando erros de coleta e encurtando o tempo entre a coleta do dado e o acesso às informações.

Outros facilitadores desse avanço incluem políticas e regulamentações que visam promover a interoperabilidade, a segurança dos dados e o compartilhamento de informações entre os diferentes atores do sistema de saúde. A conscientização e o treinamento contínuo oferecidos aos profissionais de saúde, desde a atenção básica até o alto nível de complexidade, têm sido essenciais para garantir o uso adequado das ferramentas e a compreensão dos benefícios que os sistemas de informação podem trazer.

Apesar dos progressos significativos, é crucial reconhecer que ainda existem desafios a serem enfrentados nesse cenário. Entre esses desafios, destaca-se a necessidade de proteger a privacidade e a segurança dos dados, promover uma maior integração entre os diferentes sistemas de informação e garantir um acesso equitativo às informações de saúde. A manutenção de uma estrutura adequada e o treinamento contínuo dos colaboradores desempenham papéis fundamentais para assegurar a qualidade e a eficácia da coleta e análise de dados. A busca por soluções para esses desafios contribuirá para fortalecer ainda mais os SIS e aprimorar a qualidade das informações disponíveis para a tomada de decisões em saúde.

Trabalhadores brasileiros ainda adoecem e morrem em decorrência do trabalho

Qual é a sua ocupação? Essa é uma pergunta direta, que geralmente recebe uma resposta direta e representa um conjunto significativo de informações, especialmente para a Medicina, Medicina do Trabalho e, consequentemente, para a Saúde Pública. Foi exatamente essa simples pergunta que, ao final do século XVII, o médico italiano Bernardino Ramazzini (1633-1714) incorporou ao questionar os trabalhadores doentes da época. Sua publicação original, escrita em latim, *De Morbis Artificum Diatriba* (1700), traduzida para o português como "As doenças dos trabalhadores",[16] é considerado o livro pioneiro sobre doenças ocupacionais e prevenção de riscos laborais. As observações de Ramazzini, feitas há três séculos, trouxeram à luz do conhecimento o fato de que muitos trabalhadores adoeciam mais, tinham uma taxa de mortalidade superior e faleciam precocemente. Passados mais de 320 anos desde sua publicação original, ainda nos questionamos: quais são as doenças e causas de morte dos trabalhadores brasileiros?

Contudo, antes de chegarmos ao período atual e apresentarmos algumas análises da situação de saúde de trabalhadoras e trabalhadores, permita-nos realizar um rápido resgate sobre as transformações no mundo do trabalho. Como já sabemos, nos séculos XVI e XVII, Ramazzini descrevia profissões comuns à época que envolviam atividades de alto risco para o desenvolvimento de doenças e morte. Essas profissões incluíam mineiros, coveiros, salineiros, agricultores, tecelões, marinheiros e remeiros. Esses trabalhadores eram caracterizados pelo intenso uso da força física e trabalho braçal. Na agricultura, por exemplo, era necessário arar, plantar, colher e cuidar de animais. Já nas atividades de manufatura e artesanato, os trabalhadores habilidosos empregavam considerável esforço físico para moldar, esculpir e produzir uma ampla gama de bens, desde tecidos até utensílios de metal. Nas atividades de mineração e construção, o trabalho braçal era essencial, e os trabalhadores enfrentavam condições desafiadoras nas profundezas das minas ou ao levantar materiais pesados para erguer estruturas.

Revolução Industrial: novas exposições, novas doenças

Entre o final do século XVIII e meados do século XIX, com o surgimento da Revolução Industrial, ocorreram enormes mudanças na agricultura, manufatura, mineração, transporte, entre outros setores. A mecanização parcial das atividades produtivas impulsionou o surgimento de novos ramos e ocupações, assim como novos processos e ambientes de trabalho. Como resultado, um novo conjunto de exposições químicas, físicas e psicológicas emergiu como potenciais fatores de riscos para a saúde dos trabalhadores.

Durante esse período, a força de trabalho era formada em grande parte por trabalhadores têxteis, operários de fábricas e construção civil, principalmente na

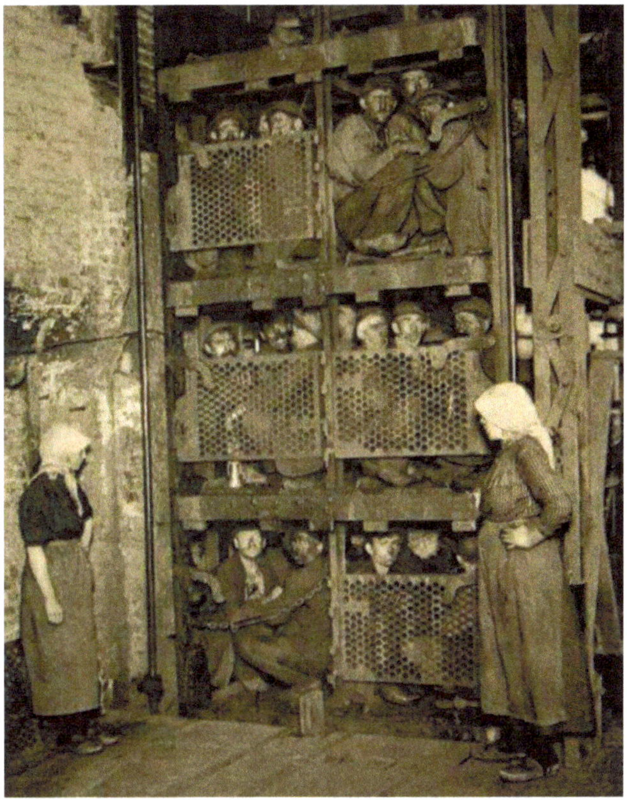

Figura 3.2. Foto de mineiros saindo de uma mina de carvão após um dia de trabalho em um elevador na Bélgica no início do século XX.

Fonte: https://twitter.com/FotosDeFatos/status/1501777616973533190

Grã-Bretanha. Esses trabalhadores enfrentavam jornadas de trabalho próximas a 80 horas semanais, estavam expostos à poeira de carvão, altas temperaturas e a múltiplos agentes químicos, entre outros (Figura 3.2).

Paralelamente, surgiram as primeiras investigações com o uso de técnicas epidemiológicas, comparando indivíduos expostos com não expostos ou doentes com não doentes, buscando compreender e responder à relação causa-efeito entre grupos ocupacionais, agentes de exposições de risco e o perfil de morbimortalidade dos trabalhadores.[17]

Morbimortalidade das trabalhadoras e trabalhadores brasileiros no século XXI

O primeiro quarto do século XXI tem representado, no mínimo, uma enorme contradição no campo da Saúde do Trabalhador. Por um lado, testemunhamos o desenvolvimento de novas tecnologias computacionais, robóticas e equipamentos que supostamente melhoram os processos de trabalho. Por outro lado, observamos um aumento na morbimortalidade de trabalhadoras e trabalhadores, com tendência de aumento de casos ou, em alguns locais ou por determinantes específicos, decréscimos mínimos.

As duas primeiras décadas do século representaram avanços importantes e sólidos na construção de instrumentos e ações que permitem a prevenção de doenças e agravos, bem como a promoção de saúde dos trabalhadores. Marcos desse processo incluem a instituição da PNSTT[1] e a informatização e conectividade de sistemas de informação (gerais e em saúde) para fortalecer a Visat. No entanto, continuamos adoecendo e morrendo em decorrência do trabalho.

Para começarmos a ilustrar essa situação, a seguir são apresentados os registros das doenças e agravos de notificação por ficha relacionada ao trabalho (Sinan), discriminados por sexo (Tabela 3.1).

Dos quase 2,5 milhões de registros encontrados no DATASUS/Sinan, aproximadamente 93% das notificações se concentraram em dois agravos, ambos com características de ocorrência instantânea: acidentes de trabalho e exposição a material biológico. Isso nos leva a questionar: seriam os demais desfechos, como transtornos mentais, cânceres, LER/DORT etc., de menor ocorrência e proporções reduzidas, ou a dificuldade em estabelecer o nexo causal de forma clara e precisa é o obstáculo que esconde uma realidade de maior gravidade e proporções?

Nos casos dos óbitos, enfrentamos desafios ainda maiores para obter registros ocupacionais, especialmente quando se trata de identificar mortes decorrentes de acidentes de trabalho. Essa afirmação é evidenciada em um estudo publicado em 2023,[18] o qual identificou que 80% das Declarações de Óbito (DO), entre 2010 e 2020, não apresentavam preenchimento ou estavam preenchidas como "ignorado" no campo <acidente de trabalho>. Apesar dessa enorme proporção de ausência de informações, foram identificados 64.705 óbitos decorrentes do trabalho em todo o país no período de 2002 a 2021, sendo que 95% desses óbitos envolviam trabalhadores do sexo masculino (Tabela 3.2).

Estudos epidemiológicos que descrevem o perfil demográfico das trabalhadoras e trabalhadores brasileiros, os quais desenvolveram doenças, sofreram acidentes ou morreram em decorrência do trabalho, identificam adultos jovens como as principais vítimas, com maiores proporções entre 30 e 49 anos, seguidos por 18 a 29 anos. Observam-se diferenças em termos de raça/cor, de acordo com recortes geográficos. Trabalhadores brancos representam maiores proporções nas regiões sul e sudeste, enquanto pretos e pardos predominam entre os trabalhadores dos estados do norte e nordeste. A baixa escolaridade é uma característica comum entre os acidentados, doentes ou que morrem no trabalho, e o sexo masculino é predominante, exceção aos acidentes relacionados à exposição a material biológico.[19,20]

As últimas duas décadas têm proporcionado um entendimento mais claro e detalhado do perfil de morbimortalidade dos trabalhadores. Nesse sentido, um avanço importante cabe à criação das fichas de notificação específicas para acidentes, doenças e agravos relacionados ao trabalho (acidente de trabalho, câncer relacionado ao trabalho, dermatoses ocupacionais, exposição a material biológico, LER/DORT, perda

Tabela 3.1. Distribuição das doenças e agravos de notificação, por ficha de notificação relacionada ao trabalho, por sexo, Brasil, 2007-2022 (N = 2.518.962)

Acidente, doença ou agravo	Total		Masculino		Feminino	
	N	%	N	%	N	%
Acidente de trabalho	1.574.478	62,5	1.201.024	82,1	373.454	35,3
Exposição à material biológico	787.970	31,3	180.284	12,3	607.686	57,5
LER/DORT*	111.079	4,4	53.067	3,6	58.012	5,5
Transtornos mentais	18.119	0,7	6.643	0,5	11.476	1,1
PAIR**	9.451	0,4	8.334	0,6	1.117	0,1
Dermatoses	8.446	0,3	5.046	0,3	3.400	0,3
Pneumoconioses	5.727	0,2	5.488	0,4	239	0,0
Cânceres	3.692	0,1	2.543	0,2	1.149	0,1
TOTAL	**2.518.962**	**100**	**1.462.429**	**100**	**1.056.533**	**100**

*Lesões por Esforços Repetitivos (LER) ou Distúrbios Osteomusculares Relacionados ao Trabalho (DORT).
**Perda auditiva induzida por ruído.
Fonte: Ministério da Saúde. DATASUS/MS. Sistema de Informação de Agravos de Notificação (SINAN), 2023.

Tabela 3.2. Distribuição dos óbitos por acidentes de trabalho e variação percentual (VP), por quinquênio e sexo, Brasil, 2002-2021 (N = 64.705)

Quinquênio	Total	VP	Masculino		Feminino	
	N		N	%	N	%
2002-2006	14.173	–	13.607	96,0	565	4,0
2007-2011	16.453	16,1	15.595	94,8	852	5,2
2012-2016	17.604	24,2	16.649	94,6	951	5,4
2017-2021	16.491	16,4	15.558	94,4	928	5,6

Fonte: Ministério da Saúde. DATASUS/MS. Sistema de Informação sobre Mortalidade (SIM). 2023.

auditiva induzida pelo ruído – PAIR, pneumoconiose, transtornos mentais relacionados ao trabalho). Um conjunto completo de informações, além de fichas de notificação, pode ser encontrado no Portal Sinan: http://portalsinan.saude.gov.br/doencas-e-agravos

Quais as ocupações que mais adoecem e matam no país?

Essa é uma pergunta frequentemente repetida por epidemiologistas, profissionais da vigilância em saúde/saúde do trabalhador, médicos, administradores, gestores, representantes de trabalhadores e, de fato, por trabalhadores em geral. Afinal, o trabalho não deveria causar doenças ou mortes, e os estudos mostram o contrário. Sendo assim, em quais profissões e setores de atividade econômica esses casos estão concentrados?

Para tentarmos responder a essa questão, é necessário primeiro abordar outra pergunta: quais são os dados disponíveis que permitem responder a essa pergunta? A informação sobre a ocupação dos indivíduos está presente em campos de fichas/instrumentos utilizados para coletar dados sobre morbimortalidade. Por exemplo, o campo "31" das fichas de notificação para acidentes e agravos relacionados ao trabalho do Sinan permite o registro dessas informações. Na Declaração de Óbito, o campo "14 – Ocupação habitual" é o espaço utilizado para identificar o tipo de trabalho que o falecido desempenhou durante a maior parte de sua vida produtiva.[21] Quando essa informação é detalhada, permite uma classificação adequada de acordo com a Classificação Brasileira de Ocupações (CBO). A nomenclatura ou estrutura da CBO 2002 é o conjunto de códigos e títulos utilizados na sua função enumerativa. É uma estrutura hierárquico-piramidal composta de:

- 10 grandes grupos (GG).
- 47 subgrupos principais (SGP).
- 192 subgrupos (SG).
- 596 grupos de base ou famílias ocupacionais (SG).
- 2.422 ocupações e cerca de 7.258 títulos sinônimos.

Para a realização de análises abrangentes da situação de saúde, é essencial identificar não apenas a ocupação, mas também o tipo de acidente, doença ou agravo. Essa informação é rotineiramente registrada nos instrumentos mencionados anteriormente e segue as diretrizes da Classificação Internacional de Doenças (CID). O capítulo XX da CID-10, intitulado "Causas externas de morbidade e mortalidade", contém um extenso conjunto de códigos, incluindo o código "Y96 – Circunstância relativa às condições de trabalho".

Três grupos de trabalhadores concentram 3/4 dos óbitos

Segundo dados do SIM, de um total de 30.471 óbitos por acidente de trabalho – no período de 2010 a 2020 –, três grandes grupos (GG) de trabalhadores concentraram 74% dos registros (Quadro 3.7).[19]

Trabalhadores da agropecuária (CBO 6) representam um, se não o maior, desafio para a identificação de causa-efeito. São profissionais frequentemente expostos a uma intensa carga de agrotóxicos e metais pesados, cancerígenos ou potencialmente cancerígenos, além de ambientes com altas temperaturas, carga de trabalho extenuante e baixa ingestão de água durante a jornada laboral. Um conjunto de livros, tese de doutorado, dissertação de mestrado e artigos científicos têm apresentado evidências da relação prejudicial do processo e ambiente de trabalho desses trabalhadores com aumento da incidência de neoplasias, alterações no sistema endócrino, intenso registro de intoxicações exógenas e acidentes de trabalho. Campos[22] identificou maior mortalidade proporcional (MP) entre homens trabalhadores da agricultura em comparação a outros grupos de trabalhadores, especialmente para transtornos mentais e comportamentais (RMP = 1,73), doenças do sangue, órgãos hematopoiéticos e transtornos imunitários (RMP = 1,34). Já entre as mulheres, as trabalhadoras da agropecuária tiveram maior MP para transtornos mentais e comportamentais (RMP = 2,05), doenças endócrinas, nutricionais e metabólicas (RMP = 1,85) e do aparelho circulatório (RMP = 1,29) para o total de causas definidas de óbitos.

Os condutores de veículos de transporte rodoviário, especialmente motociclistas e ciclistas (CBO-5191),

Quadro 3.7. Grandes grupos da Classificação Brasileira de Ocupações (CBO) com maior número de óbitos por acidente de trabalho, Brasil, 2010 a 2020

GG	Nº de óbitos	Exemplos de ocupações
(7) Trabalhadores na produção de bens e serviços industriais (artesanais)	13.810	• Extração de minerais sólidos • Garimpeiros e operadores de salinas • Trabalhadores de instalações elétricas • Vidraceiros • Gesseiros • Pintores • Ajudantes de obras civis • Montadores de máquinas e veículos • Operador de fiação • Marceneiros e carpinteiros • Motoristas de veículos de pequeno e médio porte
(6) Trabalhadores agropecuários, florestais, caça, pesca	5.522	• Produtores agropecuários em geral • Produtores em pecuária polivalente • Pescadores • Florestais
(5) Trabalhadores de serviços, vendedores, comércio	3.191	• Serviços domésticos gerais • Cozinheiros, garçons etc. • Motociclistas e ciclistas de entregas rápidas • Bombeiros e salva-vidas • Policiais, guardas-civis municipais e agentes de trânsito • Vigilantes e guardas de segurança • Porteiros e vigias

Foram registrados 30.471 óbitos por acidentes de trabalho no período de 2010 a 2020 no Brasil.

têm sido objeto de intensos esforços da academia, Visat e dos serviços de saúde, mais intensamente após 2010, com o objetivo de identificar o perfil desses trabalhadores e compreender a sua situação de saúde. Quase sempre muito jovens – 70% dos óbitos em idade inferior a 50 anos, média de 39 anos, de classe baixa, e sexo masculino –, são trabalhadores informais, trabalhando de 12 a 15 horas por dia, muitos em plataformas de serviço por aplicativos, longe de qualquer tipo de proteção social e garantia dos direitos das vítimas e familiares.[19] São anos potenciais de vida perdidos por acidentes de trabalho, trabalhadores com sequelas permanentes, incapacitação para o trabalho, gerando altos custos com tratamento médico e reabilitação ou pensões por aposentadorias por incapacidade ou morte.

Os profissionais da Visat e da Epidemiologia, no século XXI, enfrentam e enfrentarão o maior dos seus desafios: aprimorar técnicas que permitam identificar de forma mais precisa a relação causa-efeito das doenças crônicas, em especial os transtornos mentais. Ao contrário das doenças ocupacionais tradicionais, cuja relação direta com o trabalho pode ser mais evidente, os transtornos mentais apresentam uma etiologia multifatorial, complexa, de grande desafio para identificação de nexo causal. Fatores relacionados ao ambiente de trabalho, como altos níveis de estresse, demandas excessivas, falta de suporte social e organizacional, bem como fatores individuais, como predisposição genética e vulnerabilidades pessoais, podem contribuir para o desenvolvimento dessas doenças. Nesse contexto, é fundamental que a Visat adote abordagens interdisciplinares e integradas, envolvendo a análise de dados epidemiológicos, estudos longitudinais, avaliação dos ambientes de trabalho e medidas preventivas adequadas. Além disso, é necessário fortalecer a capacidade de identificação precoce, monitoramento e intervenção, buscando promover ambientes de trabalho saudáveis e proteger a saúde mental dos trabalhadores no contexto das doenças crônicas.

O essencial e o novo: da epidemiologia à ciência de dados

Estamos presenciando, neste primeiro quarto de século, um salto na evolução de um conjunto de tecnologias digitais, especialmente no campo da ciência da computação, que têm possibilitado abordagens inéditas na compreensão do processo saúde-doença.

A Organização Mundial da Saúde, em sua estratégia global em saúde digital para 2020 a 2025, ressalta que novas tecnologias de comunicação e informação serão essenciais para alcançar suas metas de cobertura universal de saúde no mundo. A transformação digital na saúde, incluindo a internet das coisas, o monitoramento remoto, a inteligência artificial, *blockchain*, dispositivos vestíveis, plataformas, ferramentas para coleta remota, transmissão e compartilhamento e tratamento de informação tem potencial disruptivo para o diagnóstico, o tratamento e o autocuidado, assim como para o desenvolvimento de novas terapêuticas, medicamentos e para a gestão dos serviços e sistemas de saúde.

Paralelamente às estratégias consolidadas na Epidemiologia, novas ferramentas de coleta, armazenamento e tratamento de dados são realidades presentes em centros de pesquisa internacionais e nacionais. Diariamente, pesquisadores, estudantes, gestores e demais interessados no assunto são notificados quanto aos avanços relacionados ao uso de novas ferramentas. Tornou-se, cada vez mais comum encontrar esses temas em seminários, congressos, salas de aula e no cotidiano de profissionais engajados no campo da saúde do trabalhador, abordando conceitos como ciência de dados, *big data*, mineração de dados, *linkage*, aprendizado de máquina e inteligência artificial. Nosso modesto objetivo, diante de tão dinâmico conteúdo, é provocar o leitor a, no mínimo, tornar-se um curioso pelo tema.

Conceitos atualmente presentes no campo da epidemiologia

- Ciência de dados refere-se ao uso de dados para obter informações úteis, algo que está longe de ser novo. No entanto, o termo ganhou destaque nas últimas duas décadas devido ao forte desenvolvimento técnico e tecnológico na área. Por um lado, há o crescimento na rapidez, quantidade, disponibilidade, complexidade e diversificação das formas dos conjuntos de dados. Por outro, há o desenvolvimento de novas técnicas de análise e da capacidade computacional. Dada sua rápida evolução técnica e aplicações, a ciência de dados é geralmente definida como "um campo de convergência tecnológica, científica, acadêmica, filosófica e pragmaticamente interdisciplinar, formado basicamente por cientistas da computação, matemáticos, estatísticos e pesquisadores com conhecimento substantivo do problema em análise",[23] por exemplo, os da saúde.
- O termo *big data* pode ser visto como parte do campo da ciência de dados. Refere à coleta, curadoria e processamento de bases de dados que desafiam as técnicas tradicionais. A definição de *big data* refere-se mais à complexidade estrutural dos dados do que a seu número. Existem várias formas de complexidade, sendo a primeira delas a alta dimensionalidade (um grande número de variáveis). Por outro lado, poderia haver um número elevado de categorias em uma variável (alta cardinalidade), como as categorias da Classificação Internacional de Doenças (CID). Além disso, o termo refere-se à variedade do tipo e natureza de dados. Além dos estruturados (p. ex., que podem ser organizados em tabelas), *big data* também se refere a informações que não possuem uma organização ou formato fixo, como imagens, áudio, texto livre, prontuários não estruturados, entre outros.
- A integração de dados (*data linkage*) é o processo de vinculação de registros de duas ou mais fontes. Frequentemente, diferentes bases, especialmente as administrativas, possuem informações parciais ou especializadas sobre os mesmos indivíduos, não tendo sido coletadas para um objetivo de pesquisa. O uso de diversas fontes de dados tem grande potencial para gerar informações mais completas e precisas.[24]
- A *mineração de dados* é um processo de descoberta e extração de conhecimento em grandes conjuntos de dados. Seu objetivo em geral está relacionado a encontrar padrões de dados complexos para identificação de agrupamentos, anomalias, dependências. Neste processo, podem estar incluídas técnicas estatísticas descritivas ou analíticas tradicionais, análises de séries temporais, espaciais, de redes, de análise de texto, de linguagem natural, de visualização de dados e o aprendizado de máquina.
- O aprendizado de máquina é uma subárea da ciência de dados e da inteligência que utiliza algoritmos e modelos capazes de aprender a partir dos dados e tomar decisões ou fazer previsões sem serem explicitamente programados. Existem diferentes tipos de aprendizado de máquina. Trataremos aqui apenas da distinção que pode ser feita considerando a supervisão que recebem durante o treinamento. No aprendizado supervisionado, existem respostas certas e erradas. O algoritmo é treinado a partir de um conjunto de dados que

possui as respostas desejadas e deve encontrar características e padrões capazes de informar sua resposta. Seu desempenho é avaliado comparando suas repostas com as respostas certas. A resposta esperada pode ser um atributo numérico, nesse caso, trata-se de uma previsão ou regressão. Caso ela seja uma variável categórica, diz-se que é uma classificação. No aprendizado não supervisionado, não existem respostas certas, e o objetivo do algoritmo é encontrar o número ideal de agrupamentos e classificar os registros em cada um deles. Este caso é especialmente utilizado na mineração de dados.

A construção de um perfil epidemiológico abrangente sobre o impacto do trabalho na vida e saúde dos trabalhadores ainda é um desafio no Brasil e no mundo. Vários fatores contribuem para isso. Citaremos apenas dois. Por um lado, embora o Brasil possua diversas fontes de informações sobre a morbimortalidade relacionada ao trabalho, cada uma delas apresenta certa restrição ou especificidade em relação à cobertura de trabalhadores e de tipos de eventos. A importância da integração dessas fontes vem sendo repetidamente defendida. Por outro lado, ao falar de morbimortalidade relacionada ao trabalho, nos referimos a uma enorme variedade de agravos com evolução distinta, muitas vezes desenvolvidos por longos períodos, e a determinações complexas (condições de trabalho, ocupações, atividades econômicas, sociais e outras).

A utilização de novas abordagens da ciência de dados se apresenta como uma oportunidade promissora para a melhor compreensão do processo e do perfil de morbimortalidade dos trabalhadores. Tradicionalmente, a pesquisa parte da definição de um problema restrito, selecionando desenhos de estudo e variáveis de interesse previamente sugeridas pela literatura ou pela teoria. Os dados são confrontados a modelos estatísticos que confirmarão ou não a hipótese ou teoria inicial (*hipothesis-driven* ou *theory-driven approaches*). As inovações técnicas e metodológicas relacionadas à ciência de dados podem permitir uma transição destas abordagens tradicionais para um *data-driven approach*, buscando padrões e associações e prevendo desfechos, não necessariamente partindo de uma sustentação teórica prévia especialmente rígida, mas podendo conduzir a ela.[23]

Embora muitas definições de epidemiologia tenham foco em seu caráter de ciência aplicada no âmbito da saúde pública, é importante ressaltar o papel central do conceito de causalidade em seu referencial teórico. Em termos como os utilizados aqui, "distribuição" e "determinantes" se referem, principalmente, a causas. A questão de quando se pode afirmar causalidade é um aspecto fundamental da teoria epidemiológica e de seu desenvolvimento. Exemplo disso são os debates em torno da relação do tabaco com o câncer de pulmão desde os anos 1950.[25]

A grande preocupação da distinção entre associação estatística e causal, predominante na epidemiologia, implica, por um lado, no esforço de definição de modelos teóricos robustos e na utilização de critérios de causalidade e plausibilidade. Por outro, implica na estruturação do método, com desenhos de estudos que possibilitem, mesmo que em graus diferentes, a inferência causal, sendo aqueles que melhor atendem a este requisito considerado superior.

Já nas abordagens da ciência de dados, especialmente no aprendizado de máquina, o foco volta-se para as chamadas previsões, ou seja, na capacidade do modelo de generalizar associações e padrões encontrados no dado de forma a acertar com alguma acurácia o valor de uma variável de interesse. Há atualmente um acalorado debate sobre a possiblidade de inferência causal no aprendizado de máquina.[25]

Mantendo a cautela em relação a isso, é possível considerar que abordagens como o aprendizado de máquina possam promover novos *insights* sobre a associação entre riscos e adoecimentos, possibilitando novas compreensões sobre seu processo e mecanismos e levando a inovações conceituais em epidemiologia. O estabelecimento de nexo causal em doenças relacionadas ao trabalho, por exemplo, em geral demanda análise da histórico de vida e ocupacional. A identificação do papel dos diversos fatores com exposições complexas distribuídas em períodos e intensidades diferentes pode ser um desafio para técnicas tradicionais. Abordagens de aprendizado de máquina têm bom desempenho em detectar padrões complexos, de forma que podem contribuir para *insights* para a compreensão dos processos de adoecimento.

Na vigilância em saúde do trabalhador, a integração de bases de dados administrativas pode associar informações sobre os trabalhadores (seu histórico ocupacional e de exposição) e agravos (previamente reconhecidos como relacionados ao trabalho ou não). Tais informações devem ser valiosas para o desenvolvimento de ações de saúde mais eficazes.

Muitas das aplicações de novas abordagens de ciência de dados, da inteligência artificial na saúde do trabalhador, ainda estão para ser criadas, assim como suas implicações deverão ser bem avaliadas. Fisher e Rosella,[26] a partir de revisão bibliográfica, identificam seis prioridades básicas para a adoção da inteligência artificial na saúde pública. Consideramos que se aplicam de forma mais ampla à adoção de grande parte das novas abordagens relacionadas à ciência de dados e à saúde do trabalhador. Adaptamos aqui para nosso tema:

- Governança de dados: é crucial definir claramente os papéis de lideranças, gestores, usuários, promovendo controle social, transparência, ética e responsabilização.
- Investimento em infraestrutura e procedimentos de dados e análises modernizados: aumentar a disponibilidade de infraestrutura tecnológica para análise e ferramentas, melhorando o acesso e interoperabilidade dos dedos.
- Redução da lacuna de habilidades técnicas: identificar lacunas de competência e promover aprendizado multidisciplinar, envolvendo uso eficaz de dados.
- Desenvolvimento de parcerias estratégicas de colaboração: identificar áreas que demandam a cooperação em conhecimento, acesso a dados e infraestrutura, considerar parceiras locais, regionais e nacionais, incluindo instituições acadêmicas e de pesquisa.
- Utilização de boas práticas para transparência e reprodutibilidade: priorizar processos transparentes, reprodutíveis e abertos, estabelecendo diretrizes claras para o desenvolvimento, avaliação e implementação.
- Atenção explícita à equidade, viés, ética e privacidade: avaliar sistematicamente possíveis fontes de viés nos dados e nos algoritmos, realizar avaliações éticas dos projetos, promover equipes com diversidade e envolver os trabalhadores.

A ciência de dados, *big data*, mineração de dados e aprendizado de máquina oferecem oportunidades promissoras para a obtenção de informações valiosas sobre o impacto do trabalho na saúde dos trabalhadores. Para a utilização dessas ferramentas, é essencial ter um sólido conhecimento dos princípios epidemiológicos, como medidas e indicadores epidemiológicos, desenhos de estudo e inferência causal. Ao dominar esses conceitos, médicos da saúde do trabalhador, pesquisadores e estudantes estarão preparados para realizar análises mais aprofundadas e obter uma compreensão real da situação de saúde dos trabalhadores. Isso permitirá a implementação de intervenções e políticas mais eficazes para promover a saúde e prevenir acidentes, doenças e agravos relacionadas ao trabalho.

Além disso, é necessário o envolvimento de equipes multidisciplinares, com a participação não apenas de profissionais de saúde, mas também colaboradores de diversas áreas, como ciência da computação, estatística, matemática, economia, ciências sociais e outros. Portanto, é fundamental investir na formação e atualização desses profissionais, para que estejam preparados para lidar com os desafios e aproveitar oportunidades trazidas pela era dos dados no campo da saúde do trabalhador.

Pesquisas, dados e informações: atualizações sobre a proteção ética aos indivíduos, pesquisadores e instituições

Ao longo do capítulo, exploramos um conjunto de conceitos, ferramentas e técnicas que desempenham um papel fundamental no apoio à Epidemiologia na construção de conhecimento. Momentos que nos debruçamos em discussões sobre fontes de dados, coleta, armazenamento, proteção e divulgação de informações em pesquisas epidemiológicas. Durante esse processo, quantas foram as vezes que você ponderou sobre questões como: resoluções, normas, protocolos, anuências, comitê de ética etc.? Em outras palavras, quais foram suas reflexões e preocupações em relação às informações individuais utilizadas em estudos epidemiológicos, como características sociodemográficas, comportamentais, ocupacionais e de morbimortalidade de trabalhadoras e trabalhadores? Agora é o momento de relembrar e atualizar sobre a ética em pesquisa.

Globalmente, avançamos com marcos históricos importantes, como o Código de Nuremberg (1947), a Declaração de Helsinque (1964) e o Relatório de Belmont (1979). E no Brasil? Sem intenção de fazer um resgate profundo da história nacional sobre o tema, apresentamos os principais avanços e marcos, nas últimas duas décadas, que orientam e oferecem suporte a pesquisadores, estudantes, profissionais das ciências da saúde e instituições no compromisso de proteger os indivíduos e os coletivos participantes de pesquisas científicas.

No Brasil, atualmente, há um reconhecido sistema de avaliação ética para orientar e avaliar pesquisas que envolvam seres humanos, vinculado ao conselho Nacional de Saúde (CNS), constituído pela Comissão Nacional de

Ética em Pesquisa (CONEP) e pelos diversos Comitês de Ética em Pesquisa (CEP), estes distribuídos por todas as regiões do País, alocados em centros de pesquisa, fundações, universidades etc. O sistema CEP-CONEP foi estabelecido pela Resolução CNS 196/96 e encontra-se em funcionamento há mais de duas décadas. Mais recentes, as resoluções 466/12[27] e 510/16[28] são normativas que estabelecem as diretrizes e princípios éticos que precisam ser seguidos em pesquisas que envolvem seres humanos. Essas resoluções abrangem aspectos como consentimento informado, privacidade, confidencialidade, riscos e benefícios para os participantes de um estudo científico. Vale esclarecer que são raros os projetos (protocolos) de pesquisa que não apresentam necessidade de avaliação por um colegiado de CEP, por exemplo, quando os dados são provenientes de uma base de acesso público, como SIM ou Sinan.

Em vigor desde janeiro de 2012, a Plataforma Brasil é uma base nacional unificada de registros de pesquisas envolvendo seres humanos, de suporte para todo o sistema CEP/CONEP (https://plataformabrasil.saude.gov.br/login.jsf). Informatizada e integrada, ela permite que pesquisas sejam acompanhadas em seus diferentes estágios – desde sua submissão até a aprovação final, por meio de um parecer individual, de número de registro e identificação único, por parte de um colegiado vinculado a um CEP e, quando necessário, pela aprovação em instância CONEP. O sistema possibilita, inclusive, o controle social, com o acompanhamento da fase de campo, acesso a relatórios parciais e finais das pesquisas.

A Plataforma Brasil tem contribuído no processo de diálogo entre pesquisadores e avaliadores e, por meio das normativas das resoluções 466/12 e 510/16, são elaborados projetos, anuências, termos de consentimento livres e esclarecidos segundo orientações que, com objetivo claro, buscam dar proteção aos participantes de estudos, compreendendo os riscos, benefícios, forma e local de armazenamento de dados, bem como o planejamento para o descarte seguro deles, no encerramento do estudo.

É evidente a necessidade do envolvimento de seres humanos em pesquisas, mas faz-se necessário estimular e promover a cultura ética na academia e fora dela. Precisamos atuar de maneira responsável, com intenções e ações éticas, seja em um estudo observacional transversal para medir a prevalência de dor lombar em trabalhadores de limpeza urbana, por meio do uso de um questionário, ou em um ensaio clínico randomizado, na aplicação de uma intervenção, como um programa de exercícios de fortalecimento e alongamentos, para prevenção de lesões musculoesqueléticas entre trabalhadores de uma indústria.

A criação de diretrizes e normas regulamentadoras, a informatização de processos, bem como orientação e treinamentos dos atores envolvidos, representam, mesmo que ainda longe do ideal, avanço do processo ético nacional em pesquisas envolvendo pessoas ou parte delas (células, tecidos, material genético etc.). Como mencionado, nossa pretensão é informar ou relembrar que pesquisa e ética caminham de mãos dadas. Não avançaremos enquanto humanidade, sem equidade e justiça.

Para caminharmos para conclusões, deixamos uma provocação: quando foi a última vez que eu ou você passamos um dia sem gerar um enorme conjunto de dados, referentes ao nosso comportamento, estado de saúde ou preferências de comidas, roupas e lazer? Nosso smartphone, *smartwatch*, computador, tablet, dentre outros aparelhos de tecnologias, capturam e, com nossa permissão (ciente ou apenas clicando sem ler os termos ao realizar um *download*), enviam todos esses dados para algum lugar (nuvens em servidores), que, ao concordamos com suas ofertas de serviços, também entregamos todas essas informações para alguém. Quem, como e por que estão utilizando nossos dados?

A disponibilidade de um imenso conjunto de dados pode auxiliar na compreensão de perfis e comportamentos, ajudando a entender melhor aspectos saudáveis ou comportamentos de risco à saúde. Porém, a proteção desses dados é uma preocupação cada vez mais importante, especialmente quando se trata de informações pessoais e sensíveis. Nesse sentido, a Lei Geral de Proteção de Dados (LGPD)[29] tem sido um avanço importante no país. Aprovada em 2018, a LGPD estabelece regras claras para a coleta, armazenamento, tratamento e compartilhamento de dados pessoais, incluindo dados de saúde. A lei prevê que os dados só podem ser utilizados para fins específicos e que é necessário o consentimento explícito do titular para o seu uso. Em conclusão, a proteção dos dados em saúde e a ética na sua utilização são temas fundamentais, necessários para a compreensão e execução de todos, visando alcançar melhores condições de saúde pública e saúde das trabalhadoras e trabalhadores.

Referências

1. Brasil. Ministério da Saúde. Gabinete do Ministro. Portaria Federal nº 1.823, de 23 de agosto de 2012. Institui a Política Nacional de Saúde do Trabalhador e da Trabalhadora. Diário Oficial [da] República Federativa do Brasil. Brasília; 2012. p. 46-51.

2. Instituto Brasileiro de Geografia e Estatística - IBGE. Pesquisa Nacional por Amostra de Domicílios Contínua. Populações Economicamente Ativas Ocupadas. 2023.
3. Paim JS, Almeida-Filho N. Saúde coletiva: teoria e prática. 2ª ed. Rio de Janeiro: Medbook; 2022. 712 p.
4. Rothman K. Epidemiology: an introduction. 2nd ed. New York: Oxford University Press; 2012.
5. Medronho R. Epidemiologia. 2ª ed. São Paulo: Atheneu; 2009.
6. Santana VS, Silva JM. Epidemiologia e Saúde do Trabalhador no Brasil. In: Almeida FN, Barreto M (Org.). Epidemiologia & Saúde: Fundamentos, Métodos, Aplicações. 2ª ed. Rio de Janeiro: Guanabara Koogan; 2014. p. 568–80.
7. Bonita R, Beaglehole R, Kjellström T. Epidemiologia Básica. 2ª ed. São Paulo: Santos; 2010. 230 p.
8. Rouquayrol M, Silva M. Epidemiologia & saúde. 8ª ed. Rio de Janeiro: Medbook; 2018. 744 p.
9. Organização Pan-Americana da Saúde. Indicadores de saúde. Elementos conceituais e práticos. Washington, D.C.: OPAS; 2018.
10. Brasil. Ministério da Saúde. Secretaria de Vigilância em Saúde. Departamento de Saúde do Trabalhador. Nota Informativa Nº 61/2018-DSAST/SVS/MS. Brasília; 2018.
11. Lima CRA, Schramm JMA, Coeli CM, Silva MEM. Revisão das dimensões de qualidade dos dados e métodos aplicados na avaliação dos sistemas de informação em saúde. Cadernos de Saúde Pública. 2009;25(10):2095-109.
12. Almeida FN, Barreto M. Epidemiologia & Saúde: Fundamentos, Métodos e Aplicações. 2ª ed. Rio de Janeiro: Guanabara Koogan; 2014.
13. Pagano M, Gauvreau K. Princípios de bioestatística. São Paulo: Cengage Learning; 2010.
14. Brasil. Ministério da Saúde. Asis - Análise de Situação de Saúde. Brasília: MS; 2015.
15. Freire R. Sistemas de Informação para a Análise da Situação de Saúde dos Trabalhadores. In: Ministério da Saúde. Curso de Atualização para Análise de Situação de Saúde do Trabalhador - ASST aplicada aos serviços de saúde. Brasília: Ministério da Saúde; 2021. p. 1-35.
16. Ramazzini B. As doenças dos trabalhadores. 4ª ed. São Paulo: Fundacentro; 2016.
17. Mendes R, Filho VWF. A contribuição da epidemiologia para o estabelecimento das relações causais entre trabalho e condições de saúde dos trabalhadores e outros usos. In: Mendes R (Org.). Patologia do trabalho. 2ª ed. São Paulo: Atheneu; 2013. p. 211-36.
18. Cremonese C, Almeida AC, Nascimento CC, Santana JO, Santos P, Dias W. Acidentes de trabalho na Bahia, 2010 a 2020: cenário geral. In: Bahia. Secretaria da Saúde do Estado. Superintendência de Vigilância e Proteção da Saúde. Diretoria de Vigilância e Atenção à Saúde do Trabalhador. Centro Estadual de Referência em Saúde do Trabalhador. Acidentes de trabalho na Bahia: Lições aprendidas, desafios e perspectivas. Salvador: Sesab/Suvisa/Divast/Cesat; 2023. p. 83-107.
19. Bahia. Secretaria da Saúde do Estado. Superintendência de Vigilância e Proteção da Saúde. Diretoria de Vigilância e Atenção à Saúde do Trabalhador. Centro Estadual de Referência em Saúde do Trabalhador. Acidentes de trabalho na Bahia: Lições aprendidas, desafios e perspectivas. Salvador: Sesab/Suvisa/Divast/Cesat; 2023.
20. Brasil. Ministério da Saúde. Universidade Federal da Bahia A epidemiologia da saúde do trabalhador no Brasil. Brasília: MS; 2020.
21. Brasil. Ministério da Saúde. Secretaria de Vigilância em Saúde. Departamento de Análise de Saúde e Vigilância de Doenças não Transmissíveis. Declaração de Óbito: manual de instruções para preenchimento. Brasília: Ministério da Saúde; 2022.
22. Campos F. Diferenças nos modos de morrer entre trabalhadores da agropecuária e outras ocupações no brasil, 2006-2015. Salvador: Instituto de Saúde Coletiva, Universidade Federal da Bahia; 2018.
23. Saldanha RF, Barcellos C, Pedroso MM. Ciência de dados e big data: o que isso significa para estudos populacionais e da saúde? Cadernos de Saúde Coletiva. 2021;29:51-8.
24. Barreto ML, Ichihara MY, Almeida BA, Barreto ME, Cabral L, Fiaccone R et al. The Center for Data and Knowledge Integration for Health (CIDACS): Linking Health and Social Data in Brazil. Int J Popul Data Sci. 2019;4(2):1140.
25. Broadbent A, Grote T. Can Robots Do Epidemiology? Machine Learning, Causal Inference, and Predicting the Outcomes of Public Health Interventions. Philos Technol. 2022;35(1):14.
26. Fisher S, Rosella LC. Priorities for successful use of artificial intelligence by public health organizations: a literature review. BMC Public Health. 2022;22(1):2146.
27. Brasil. Conselho Nacional de Saúde. Resolução nº 466, de 12 de dezembro de 2012. Diretrizes e normas regulamentadoras de pesquisas envolvendo seres humanos. Brasília; 2012.
28. Brasil. Conselho Nacional de Saúde. Resolução nº 510, de 7 de abril de 2016. Dispõe sobre as normas aplicáveis a pesquisas em Ciências Humanas e Sociais. Brasília; 2016.
29. Brasil. Lei nº 13.709, de 14 de agosto de 2018. Dispõe sobre a proteção de dados pessoais e altera a Lei nº 12.965, de 23 de abril de 2014 (Marco Civil da Internet). Brasília; 2018.

4

Caracterização e Categorização do Adoecimento Relacionado ao Trabalho

René Mendes

- Introdução
- Caracterização e categorização do adoecimento relacionado ao trabalho: abordagens e a construção de sistemas classificatórios
- Categorizações 'oficiais' do adoecimento relacionado ao trabalho no Brasil
- Considerações finais

Introdução

O propósito deste capítulo é apresentar e discutir os principais sistemas e critérios utilizados para caracterizar e para categorizar a **natureza**, o **grau** ou **'força'** das eventuais relações causais entre **"trabalho"** (em suas múltiplas dimensões conceituais) e produção, desencadeamento ou agravamento de **adoecimento** (em suas múltiplas expressões e graus de gravidade) de pessoas que vivem (ou viveram) do seu trabalho, – conhecimento e prática essenciais a todas as profissões de saúde que cuidam (atendem) trabalhadores e trabalhadoras.

A importância da caracterização de eventual **"nexo causal"** entre trabalho e adoecimento pode ser avaliada, em primeiro lugar, pelo impacto nos procedimentos de **cuidado, reabilitação** e **reinserção**, e **prevenção de recidivas, de sequelas** e de **incapacidade**, podendo contribuir, ademais, na prevenção da ocorrência do adoecimento de outros trabalhadores e trabalhadoras inseridos nas mesmas condições e ambientes de trabalho. Não menos importante: a caracterização de **'nexo causal'** entre trabalho e adoecimento poderá gerar, também, importantes implicações na esfera dos **direitos trabalhistas e/ou previdenciários** eventualmente decorrentes, bem como sobre a **responsabilização civil e/ou criminal** por danos causados a pessoas ou comunidades.

Caracterização e categorização do adoecimento relacionado ao trabalho: abordagens e a construção de sistemas classificatórios

Abordagem das "doenças dos trabalhadores" segundo "profissão" e um primeiro sistema classificatório (Bernardino Ramazzini, 1633-1714)

Pode-se considerar que o estudo sistemático do adoecimento de trabalhadores e trabalhadoras tem o seu início com o médico italiano Bernardino Ramazzini (1633-1714), professor de Medicina na Universidade de Modena. Seus apontamentos e aulas ministradas entre 1690 e 1700, naquela Universidade, foram reunidos, organizados e editados no formato de um 'tratado' (escrito em latim), intitulado *De Morbis Artificum Diatriba*, ou, literalmente, tratado (*diatriba*) a respeito das doenças (*morbis*) dos trabalhadores (*artificum*), publicado em 1700.[1]

Em português, o belíssimo livro tem exatamente este título: *As Doenças dos Trabalhadores*, obra que foi traduzida pelo médico baiano Raimundo Estrêla (1911-2000), e que se tornou disponível no Brasil, a partir de 1971.

Saliente-se que as contribuições de Ramazzini já se iniciam com o Prefácio de seu livro, que contêm importantes ensinamentos, a começar pela relevância de introduzir a pergunta sobre **"profissão"** ou **"atividade que exerce"**, na abordagem de todos os pacientes, pelos médicos e todos os profissionais de saúde. Assim ensinou o professor Ramazzini:

> *... um médico que atende um doente deve informar-se de muita coisa a seu respeito pelo próprio e por seus acompanhantes (...). A estas interrogações devia acrescentar-se outra: '**e que arte exerce?**'. Tal pergunta considero oportuno e mesmo necessário lembrar ao médico que trata um homem do povo, que dela se vale para chegar às causas ocasionais do mal, a qual quase nunca é posta em prática, ainda que o médico a conheça. Entretanto, se a houvesse observado, poderia obter uma cura mais feliz.*[1] (página sem numeração)

Ainda no Prefácio de sua obra clássica, publicada em 1700, Ramazzini ensinou mais um importante 'segredo', que ajuda a explicar de onde ele reuniu tantas observações sobre a vida e saúde da classe trabalhadora, associando-as às suas condições de trabalho:

> *Eu, quanto pude, fiz o que estava ao meu alcance, e não me considerei diminuído visitando, de quando em quando, sujas oficinas a fim de observar segredos da arte mecânica. (...) Das oficinas dos artífices, portanto, que são antes escolas de onde saí mais instruído, tudo fiz para descobrir o que melhor poderia satisfazer o paladar dos curiosos, mas, sobretudo, o que é mais importante, saber aquilo que se pode sugerir de prescrições médicas preventivas ou curativas, contra as doenças dos operários.*[1] (página sem numeração)

Pois bem: a obra clássica fundante da Patologia do Trabalho, publicada em 1700, utilizou a abordagem clínico-individual e a abordagem coletivo-epidemiológica sistematizada por "profissão", obviamente, as profissões mais comuns naquela época, algumas das quais ainda existem nos dias de hoje. Cerca de 55 profissões foram analisadas pelo médico e professor italiano, quase sempre respondendo à pergunta: **"como vivem e trabalham os trabalhadores desta profissão, e de quê adoecem e morrem?"**.

Aliás, essa pode ser sempre uma pergunta norteadora das abordagens iniciais de grupos ou categorias de trabalhadores.

O Quadro 4.1 resume como Ramazzini descreveu o adoecimento dos trabalhadores, segundo as profissões mais comuns à época.

Assim, do ponto de vista conceitual, as **"doenças dos trabalhadores"** poderiam ser entendidas como a somatória das doenças, isto é, o padrão "normal" de morbidade (em função da idade, do gênero, e, talvez, da posição social), modificado pelas condições de trabalho e por exposições ocupacionais específicas, em seus diferentes graus, como se verá adiante, quando discutirmos as distintas caracterizações de nexo com o trabalho. Por exemplo, como proposto por Richard Schilling (1911-1997),[2] pela Organização Mundial da Saúde (OMS),[3] e explicitado na taxonomia proposta por Ivar Oddone (1923-2011) e colaboradores.[4] Afora esse 'adoecimento relacionado com o trabalho', faria parte do perfil individual ou coletivo o 'adoecimento supostamente não relacionado com o trabalho'. Como será visto adiante, no Brasil, a Lista C do NTEP seria a que mais se aproximaria desta ideia de "doenças dos trabalhadores", seja globalmente, seja por "profissão" – como fez Ramazzini –, seja por "ramo de atividade econômica", como é a taxonomia adotada na Lista C do NTEP.

Ramazzini e sua proposta de um sistema classificatório

Em busca da tentativa de separar o que é diferente e, se possível, juntar o que é semelhante, Bernardino Ramazzini (1633-1714), em seu livro *As Doenças dos Trabalhadores*, publicado em 1700, parece ter sido o primeiro a tentar classificar e sistematizar o que ele denominou **"doenças dos trabalhadores"**.

Para Ramazzini, a propósito das "doenças dos mineiros",

> *... o múltiplo e variado campo semeado de doenças para aqueles que necessitam ganhar salário e, portanto, terão de sofrer males terríveis em consequência do ofício que exercem, prolifera, (...) devido a duas causas principais: a primeira, e a mais importante, é a natureza nociva da subs-*

Quadro 4.1. Como Bernardino Ramazzini (1633-1714) descreveu o adoecimento dos trabalhadores, segundo as profissões mais comuns à época

Profissão analisada	Impactos sobre a morbidade e mortalidade
"Mineiros" (Capítulo I do livro)	• "as mulheres que com eles se casam estão sujeitas a contraírem novas núpcias, porque ficam logo viúvas" • "morrem cedo quando ainda tinham tanta vida pela frente" • "os escavadores de minério de mercúrio apenas conseguem atingir três anos de trabalho" • "não conseguem atingir três anos de trabalho; no espaço de quatro meses apenas aparecem tremores dos membros, tornando-se vertiginosos e paralíticos..." (minas de extração de mercúrio)
"Douradores" (Capítulo II do livro)	• "poucos envelhecem nesse ofício, e os que não sucumbem em pouco tempo, caem num estado tão calamitoso, que é preferível desejar-lhes a morte"
"Coveiros" (Capítulo XVII do livro)	• "não vi um coveiro chegar à velhice"
"Peneiradores e Medidores de Cereais" (Capítulo XXIII do livro)	• "fatigados e caquéticos, raramente chegam à velhice"
"Salineiros" (Capítulo XXVIII do livro)	• "os operários do sal morrem repentinamente"
"Corredores" (Capítulo XXXII do livro)	• "os corredores de nossa época, quando chegam aos quarenta anos, merecem afastamento do seu mister, e são encaminhados aos nosocômios públicos"
"Atletas" (Capítulo XXXV do livro)	• "muitos faleciam subitamente" • "morte repentina, principalmente quando deixavam o ócio e, repentinamente, metiam-se em combates"
"Agricultores" (Capítulo XXXVIII do livro)	• "terminada a colheita no agro Romano, uma turba de ceifadores enfermos enche todos os anos os nosocômios da cidade; e não se pode dizer claramente quem morre mais pela foice (...) do que pela lanceta dos cirurgiões"
"Tecelões" (Capítulo IV do Suplemento)	• "é necessário que as tecelãs, dedicadas exclusivamente a essa arte, sejam sadias e robustas, do contrário o excessivo trabalho as fatiga e, chegadas à idade adulta, são forçadas a abandonar sua profissão"
"Poceiros" (Capítulo IX do Suplemento)	• "os poceiros, quando chegam aos quarenta anos ou cinquenta, despedem-se de sua profissão e, ao mesmo tempo, da vida..."
"Marinheiros e Remeiros" (Capítulo X do Suplemento)	• "os marinheiros e todos aqueles operários da navegação, por causa de algum elemento sideral que é ignorado, envelhecem raramente, suportando as inclemências do mar, como os que vivem nos exércitos".

Fonte: Elaboração nossa a partir da obra de Ramazzini.[1]

tância manipulada, que pode produzir doenças especiais pelas exalações danosas, e poeiras irritantes que afetam o organismo humano; a segunda é a violência que se faz à estrutura natural da máquina vital, com posições forçadas e inadequadas do corpo, o que pouco a pouco pode produzir grave enfermidade.[1]

A propósito das "doenças dos que trabalham em pé", assim se expressa Ramazzini:

> *até agora falei daqueles artífices que contraem doenças em virtude da nocividade da matéria manipulada; agrada-me, aqui, tratar de outros operários que por outras causas, como sejam a posição dos membros, dos movimentos corporais inadequados, que, enquanto trabalham, apresentam distúrbios mórbidos, tais como os operários que passam o dia de pé, sentados, inclinados, encurvados, correndo, andando a cavalo ou fatigando o seu corpo por qualquer outra forma.*[1] (p. 161)

Em resumo: na "taxonomia" proposta pelo médico italiano, em 1700, o adoecimento relacionado ao trabalho poderia ser dividido em dois grupos. Em um primeiro grupo estão aquelas doenças diretamente causadas pela "*nocividade da matéria manipulada*", de natureza relativamente específica, e que vieram a dar origem às "**doenças profissionais**", também conhecidas como "tecnopatias". Em um segundo grupo se situam aquelas doenças produzidas pelas condições de trabalho: "*posições forçadas e inadequadas*", "*operários que passam o dia em pé, sentados, inclinados, encurvados etc.*"[1](p. 27). São as que mais tarde foram denominadas "**doenças do trabalho**", "**doenças adquiridas pelas condições especiais em que o trabalho é realizado**", às vezes também referidas como "mesopatias".

Este segundo grupo poderia ser exemplificado pelo adoecimento de "padeiros e moleiros", assim descrito:

> *os padeiros são, geralmente, artífices noturnos, quando outros artesãos terminaram a tarefa diária e se entregam a um sono reparador de suas fatigadas forças, eles trabalham de noite e dormem quase todo o dia, como as pulgas, pelo que temos nesta cidade antípodas, que vivem ao contrário dos demais homens.*[1] (p. 133)

Porém, como bem observou George Rosen (1910-1977), historiador da Saúde Pública, Ramazzini utilizou a *profissão* como um indicador de posição social – uma espécie de *proxy* – antecipando-se à visão que, mais tarde, seria aperfeiçoada por outros estudiosos, e apropriada pela "Medicina Social" ou "Epidemiologia Social", a caminho do entendimento mais elaborado a respeito da **determinação social do processo saúde-doença.**[5]

Por último, ressalte-se que conhecer as **"doenças dos trabalhadores"** poderá se constituir no primeiro passo para tentar entender os impactos do trabalho sobre a saúde, a caminho de um refinamento mais preciso da natureza e magnitude das possíveis relações entre o trabalho e saúde/doença, principalmente em dimensões coletivas, seja em populações abertas (de uma cidade, de uma região, de um país); seja em categorias profissionais específicas (p. ex., metalúrgicos, bancários, trabalhadores da saúde etc.), ou ainda, em um local ou estabelecimento de trabalho específico.

Como vive, adoece e morre a "classe trabalhadora": natureza e gravidade dos 'danos' causados pelo trabalho no capitalismo industrial nascente

> *Eis, portanto uma bela lista de doenças, devidas exclusivamente à odiosa cupidez da burguesia. Mulheres incapacitadas para a procriação, crianças estropiadas, homens enfraquecidos, membros quebrados, gerações inteiras estragadas, votadas à debilidade e ao definhamento, e tudo unicamente para encher os bolsos da burguesia!*[6]

Escolhemos começar com uma citação do alemão Friedrich Engels (1820-1895), na abertura de sua obra *A situação da classe trabalhadora em Inglaterra*,[6] lembrando que Engels, após residir em Manchester, entre 1842 e 1844, publicou essa obra em alemão, em 1845, aos 25 anos de idade. Trata-se de um rico estudo sobre as péssimas condições de vida e trabalho do então nascente proletariado inglês. Engels utilizou-se de extensa bibliografia, composta por livros, relatórios de inspetores de fábricas e comissões, documentos, notícias da imprensa da época, além da observação direta, articulando análise e denúncia dos efeitos do capitalismo e da moderna indústria sobre as massas trabalhadoras pauperizadas.

Segue-se outra citação, para exemplificar o discurso de grave denúncia, que serve, também, para introduzir importantes dimensões de 'danos' causados pelas condições de vida e trabalho no capitalismo industrial nascente, por certo não qualificados pelo olhar médico tradicional:

> *Tenho agora de demonstrar que em Inglaterra a sociedade comete todos os dias e a todas as horas este* ***assassínio social****, que os jornais operários ingleses têm razão em lhe dar este nome; que ela colocou os trabalhadores numa tal situação que* ***eles não podem nem conservar a saúde, nem viver muito tempo****; que ela* ***mina pouco a pouco a existência dos operários*** *e assim os* ***leva ao túmulo antecipadamente.*** *Por outro lado, terei de demonstrar que* ***a sociedade sabe quanto esta situação é prejudicial para a saúde e a vida dos trabalhadores, e, contudo, não faz nada para melhorar****. Quanto ao fato de ela conhecer as consequências das suas instituições e saber que os seus atos não constituem um simples* ***homicídio****, mas um* ***assassinato****, demonstrá-lo-ei citando documentos oficiais, relatórios parlamentares ou administrativos que estabelecem a materialidade do* ***assassínio****.*[6] (p. 136 – negritos introduzidos)

Algumas dessas dimensões mencionadas nesse parágrafo, e outras que serão citadas, adiante, poderiam (deveriam) ser tomadas como um **"sistema classificatório"** em Patologia do Trabalho, aliás, pouco usual e extremamente negligenciado. Veremos algumas destas dimensões pouco qualificadas pelo olhar médico tradicional.

Redução da esperança de vida (morte precoce)

Parece ter sido a partir do senso comum e da sensibilidade mais aguda de artistas, pintores e poetas, a observação de que, em algumas profissões e em alguns locais de trabalho, as pessoas "morrem mais", ou seja, a frequência do evento morte parece ser mais elevada, numa leitura intuitiva do que seria, por exemplo, uma *taxa de mortalidade* diferenciada por profissão: número de mortes (numerador) entre a população exposta ao risco de morrer (denominador), num determinado período do tempo. Outros rotularam como sendo "morrer antes", que, na variável tempo, pode ser uma forma de ver o "morrer mais" e, por antecipação, o uso do conceito de "anos potenciais de vida perdidos" (APVP).

Com efeito, observações sobre a **morte precoce** de trabalhadores faz parte, também, das observações de Friedrich Engels,[6] que assim denunciava:

> *Em Liverpool, a duração média da vida em 1840 para as classes superiores (gentry, professional men etc.) era de 35 anos; a dos homens de negócios e dos artesãos abastados, de 22 anos; a dos operários, jornaleiros e domésticas em geral, de apenas 15 anos.*[6]

Envelhecimento 'precoce' e 'desgaste'

É novamente Engels que será lembrado, pois ele – que não era médico – tenha sido, talvez, um dos primeiros a registrar em livro a estranha observação de que os trabalhadores das fiações e tecelagens daquela região aparentavam ser mais idosos do que sua idade de fato. Assim relatou ele em seu livro:[6]

> *Devido aos efeitos debilitantes do trabalho na fábrica,* ***os homens envelhecem muito cedo****. A maior parte está, aos 40 anos, incapacitada para trabalhar. Alguns mantêm-se até os 45; quase nenhuma atinge 50 sem que seja obrigado a parar de trabalhar.*[6] (p. 207 – negrito introduzido)

Mais adiante:

> *Em Manchester, este* ***envelhecimento precoce dos operários*** *é tão comum que qualquer quadragenário parece ser 10 ou 15 anos mais velho, enquanto as pessoas das classes favorecidas, homens e mulheres, conservam um bom aspecto se não beberem demasiado.*[6] (p. 208 – negrito introduzido)

Contudo, no caso relatado por Engels, e, também, extremamente presente nos dias de hoje, o envelhecimento precoce ou prematuro está associado ao **desgaste** pelo trabalho excessivo e em condições adversas. Apesar de ser uma categoria ainda não muito reconhecida pela maioria dos médicos, o **desgaste** pelo trabalho tem o seu lugar e deve ser valorizado por todos nós, posto que ele está cada vez mais presente no mundo do trabalho contemporâneo.

Com efeito, a retomada e adoção deste tema denunciado por Engels, e o reconhecimento (majoritário) do importante conceito de **desgaste** estão vinculados a dois pesquisadores mexicanos – Asa Cristina Laurell e Mariano Noriega – os quais escreveram um livro que se tornou referência para todos nós, principalmente os latino-americanos, a saber: *Processo de Produção e Saúde: trabalho e desgaste operário*.[7] Para esses autores, o **desgaste** seria resultante dos elementos que interatuam dinamicamente entre si e com o corpo do trabalhador, gerando aqueles processos de adaptação que se traduzem em desgaste, entendido como **perda da capacidade potencial e/ou efetiva corporal e psíquica.**[7]

Na opção analítica e metodológica dos autores, *"fundamenta-se a necessidade de utilizar o conceito '**cargas de trabalho**', em vez do conceito de "**risco**", e o de "**desgaste**", em vez de "**doença**""*.[7] (negrito acrescentado), mais bem explicado adiante:

> *Ao conceito de **carga de trabalho** tem-se que acrescentar outro – o de **desgaste** – para que se possa reconstruir no pensamento uma representação coerente da relação entre o processo de produção e o nexo biopsíquico de uma coletividade de trabalhadores, ou seja, da forma específica de nela ocorrer o processo biológico e psíquico. Dessa forma, **o conceito de 'desgaste' permite registrar as transformações negativas, originadas pela interação dinâmica das cargas, nos processos biopsíquicos humanos.** O desgaste pode ser definido, então, como **a perda da capacidade efetiva e/ou potencial, biológica e psíquica. Ou seja, não se refere a algum processo particular isolado, mas sim ao conjunto dos processos biopsíquicos.***[7] (p. 115 – negritos introduzidos)

Prosseguem os autores:

> *A complexidade do **desgaste** faz com que haja dificuldade para mostrá-lo diretamente, sobretudo porque em sua maior parte é inespecífico e não se expressa com clareza em elementos facilmente observáveis ou mensuráveis. Isso significa que, na maioria das vezes, não é possível captá-lo senão através de alguma de suas dimensões ou por meio de uma série de indicadores. Os indicadores globais que mais frequentemente vêm sendo utilizados são os **sinais e sintomas inespecíficos**, o **perfil patológico**, os **anos de vida útil perdidos**, o **envelhecimento acelerado** e a **morte prematura**. Ter-se-ia que assinalar que sobretudo os três últimos carecem de sentido, a menos que sejam apresentados em relação a um referencial social, cujo procedimento de seleção deve ser explicitado. Isto é, de novo haveria que advertir contra a noção de uma normalidade a histórica, concebida como o estado ideal a ser alcançado.*[7] (p. 116 – negritos introduzidos)

Assim, já temos outras categorias – velhas e novas – mas, até hoje, pouco valorizadas e extremamente negligenciadas na atenção à saúde de trabalhadores e trabalhadoras: **desgaste, envelhecimento precoce, envelhecimento acelerado, sinais e sintomas inespecíficos**. Ainda: **"retardo de crescimento"** e **"crescimento com deformidades"**, como descreveu Engels,[7] em detalhes, sobre os impactos do trabalho precoce em crianças e adolescentes.

Estas e outras categorias utilizadas por Engels foram também utilizadas por seu contemporâneo e companheiro nas denúncias dos malefícios do sistema capitalista industrial – Karl Marx (1818-1883) – o qual avançou na análise das 'causas', isto é, na 'determinação social' destas expressões de dano sobre a vida e a saúde da classe trabalhadora.

Com efeito, no Capítulo VIII de *O Capital – A Jornada de Trabalho*[8] – Marx abordou a questão da saúde dos trabalhadores a partir da constatação da necessidade inerente ao capital de extrair mais-trabalho, refletida em **desgaste**, **adoecimento** e **morte**. Como explica Diego de Oliveira Souza (2022), "*Marx evidenciou a ocorrência destes processos, não se atendo apenas ao processo de produção, mas ao desenvolvimento do modo de produção/reprodução capitalista*".[9] (p. 494)

"*É no mais-trabalho que se constitui o processo de espoliação da força de trabalho, manifestando-se, inclusive, na questão da saúde*"[9] (p. 494). Quanto mais prolongada a parcela de tempo na qual se constitui a exploração capitalista, isto é, a partir da qual se extrai a mais-valia, maiores são as possibilidades de **espoliação** e **adoecimento**. Aqui, a mais valia é obtida por aumentos do mais trabalho. Marx utilizou termos como "**exaustão prematura**", "**aniquilamento da própria força de trabalho**", "**encurtamento do tempo de vida**" (citado por Souza[9]).

Na análise da obra marxiana, Souza[9] identifica, também, a dimensão descritiva e explicativa dos "efeitos da introdução da maquinaria no processo de trabalho", geradores, no curto prazo, de três consequências. A primeira é a incorporação de força de trabalho suplementar, notadamente o **trabalho feminino** e o **trabalho infantil**, posto que força física e trabalho braçal poderiam ser reduzidos ou eliminados A segunda consequência consistiria no **prolongamento da jornada de trabalho**, "*uma vez que a lógica de produção capitalista demanda o usufruto, o mais rápido possível, daquilo que a máquina pode oferecer-lhe*" (p. 499). A terceira e última resulta de uma **intensificação do trabalho**, concretizada, sobretudo, após as limitações legais aos sucessivos prolongamentos da jornada de trabalho.[9]

> *Seja pelo prolongamento, seja pela intensificação, o* ***esgotamento físico e mental dos trabalhadores*** *é proporcional à produção de riqueza, ambos sem precedentes históricos. Esse* ***exaurimento*** *não se efetiva sem que ocorram, em conjunção, doenças das mais diversas e acidentes, sobretudo mediante o novo tipo de tecnologia desconhecido e cuja concepção não costumava levar em conta formas mais seguras de manuseio. A classe trabalhadora vai se transformando em um conjunto de* ***mutilados, deformados, queimados*** *etc.*[9] (pp. 499-500)

Na análise da obra marxiana, o mesmo autor aqui citado,[9] identifica, ao final de seu texto, a "lei geral da acumulação capitalista" (capítulo XXIII do livro primeiro de Marx), como fundamento para entender a saúde dos trabalhadores em face de sua totalidade, isto é, a dimensão dentro dos locais de trabalho e a dimensão fora dos locais de trabalho. Para além dos *processos de trabalho*, a dimensão da *reprodução social* dos trabalhadores.[9]

Ao encerrarmos esta seção, cabe o destaque à diversidade e pluralidade de descrições e denúncias sobre distintas expressões do adoecimento da classe trabalhadora, eventualmente não incorporadas nos cânones da Medicina, porém presentes nos textos de Economia Política,[8,10] de Sociologia do Trabalho,[11] de História da classe trabalhadora e dos movimentos sociais de trabalhadores,[12] e em alguns textos mais engajados de História da Saúde Pública.[5] Por certo, textos que nos podem ensinar sempre e muito!

Das "doenças dos trabalhadores" às "doenças profissionais": explicações 'causais' despolitizadas e criação de listas de doenças 'enquadráveis'

Como já mencionado, ao estudar e ensinar sobre as **"doenças dos trabalhadores"** - mais tarde requalificados como "classe trabalhadora" -, Ramazzini utilizou a *profissão* como um indicador de posição social - uma espécie de *proxy* - antecipando-se à visão que, mais adiante, seria aperfeiçoada por outros estudiosos, e apropriada pela "Medicina Social" ou "Epidemiologia Social", a caminho do entendimento mais elaborado a respeito da **determinação social do processo saúde-doença**, como visto no Capítulo 1 deste livro.

Contudo, como bem analisa Dietrich Milles (1985),[13] os desenvolvimentos científicos e técnicos no campo da Medicina, tipificados pela fascinante entrada na "era bacteriana", desviaram a olhar das explicações causais da doença e morte para o microscópio, para o laboratório, para o hospital, para as bactérias, os vírus, os parasitas, no referente às doenças infecciosas mais graves, e para as poeiras, para as substâncias químicas tóxicas e para outros agressores visíveis e nomináveis, no referente às causas do adoecimento e morte dos trabalhadores. Escamoteava-se, de certa forma, dispensava-se a necessidade das explicações "sociais". Para os médicos, pensa Milles, isto foi um alívio, pois era mais fácil controlar poeiras ou substâncias tóxicas do que questionar "modos de produção", ou combater a voracidade capitalista predadora da saúde dos trabalhadores e trabalhadoras.[13]

Perderam-se assim as abordagens globais do tipo **"doenças dos trabalhadores"**, e as doenças passaram a ser dissecadas uma a uma, nominadas, e suas "causas" foram sendo supostamente esclarecidas, fragmentando o todo, esmaecendo o "social" e fortalecendo a fragmentação técnico-científica do adoecimento e de sua abordagem. As listas de **"doenças profissionais"**, internacionalizadas a partir de 1919, são exemplos desse movimento, pois elas tratam do chumbo, do mercúrio, do benzeno, das radiações e de outros perigos e riscos, e cada vez menos de categoriais profissionais, e quase nada sobre "classes sociais". Já não há "doenças dos mineiros", mas sim "pneumoconioses", e, dependendo da natureza da poeira, talvez "silicose", ou mesmo "sílico-tuberculose".

Com efeito, em 1919, ano de sua criação, a Organização Internacional do Trabalho (OIT) declarou, formalmente, que o *carbúnculo* (antraz) deveria ser considerado como uma "doença profissional". Em 1925, a Convenção N° 18, "relativa à indenização por doenças profissionais", estabeleceu a primeira lista internacional de "doenças profissionais", constituída por três doenças: além do *carbúnculo*, incluía a intoxicação por *chumbo* e seus compostos, e a intoxicação por *mercúrio* e seus compostos, com a menção explícita da inclusão das eventuais sequelas das intoxicações na abrangência das indenizações.

A Convenção N° 42 da OIT, de 1934, revisou a Convenção N° 18, ampliando para dez o número de doenças reconhecidas como "profissionais". Assim, além das três doenças já mencionadas (*carbúnculo*, intoxicação por *chumbo* e seus compostos, e intoxicação por *mercúrio* e seus compostos), foram acrescentadas: *silicose* (com ou sem tuberculose pulmonar); intoxicação pelo *fósforo* e seus compostos; intoxicação pelo *arsênio* e seus compostos; intoxicação pelo *benzeno* e seus homólogos e seus amino e nitroderivados; manifestações patológicas devidas ao *radium* e outras substâncias radioativas e aos raios X; e o *câncer de pele* (epitelioma) associado a exposições ocupacionais ao alcatrão, hulha, óleo mineral, parafina, seus compostos ou resíduos.

Em 1964, a Conferência Internacional do Trabalho adotou a Convenção Nº 121, sobre os benefícios em caso de acidentes do trabalho e doenças profissionais. Uma lista de doenças profissionais, primeiro ampliada para 15 doenças, foi anexada ao texto da referida Convenção. Em 1980, ela foi ampliada para 29 doenças ou grupos de doenças. Estando na forma de anexo, a lista poderia ser modificada ou ampliada, sem a necessidade de se modificar a Convenção. Desta forma, facilitou-se o processo de contínua revisão e ampliação da lista e conferiu-se maior agilidade aos processos burocráticos da OIT, quando da consulta aos países e do rigoroso manejo em bases políticas e técnicas tripartites.

A partir de 1992, após a realização de uma reunião internacional de consulta em Genebra (dezembro de 1991), uma nova lista foi proposta, com importantes inclusões, e esta ampliação levou a OIT a estruturar uma lista em três grandes categorias: (i) doenças causadas por "agentes" (químicos, físicos e biológicos); (ii) doenças organizadas segundo o órgão ou sistema-alvo (respiratórias, pele, osteomusculares etc.); (iii) câncer ocupacional.

Em 2002, a Conferência Internacional do Trabalho aprovou a Recomendação Nº 194, "sobre a lista de doenças relacionadas ao trabalho e o registro e a notificação de acidentes do trabalho e doenças relacionadas ao trabalho". O texto inclui a lista provisória de 1991, a qual foi posteriormente substituída pela de 2010.[14]

Ao longo de mais de uma década desenvolveu-se na comunidade internacional e, principalmente, no âmbito da OIT – fórum de trabalho tripartite envolvendo governos, trabalhadores e empregadores – intenso processo de discussão sobre os critérios que deveriam nortear a inclusão (ou não) de doenças relacionadas com o trabalho, em listas de referência internacional da própria OIT, aplicáveis em nível nacional.

Entre vários documentos preparatórios e relatórios de reuniões realizadas nesse período, chegou-se a outubro de 2009,[15] com um o seguinte elenco de 'critérios gerais' para o processo de decisão sobre novas inclusões na referida lista, a saber:

(i) As doenças propostas deveriam ter uma relação causal com um agente, com uma exposição, ou com um processo de trabalho, específicos.
(ii) As doenças deveriam ocorrer em conexão com ambientes de trabalho e/ou com ocupações, específicos.
(iii) As doenças deveriam atingir a determinados grupos de pessoas, com uma frequência superior à taxa média de morbidade no restante da população; e,
(iv) Deveria existir evidência científica de um padrão de doença claramente definido, resultante da exposição, com plausibilidade de causa.[15]

Para a OIT,

> *o reconhecimento de uma doença como profissional é um exemplo concreto de tomada de decisão em matéria de medicina clínica ou de epidemiologia clínica aplicada. Decidir sobre a origem de uma doença não é uma "ciência exata", senão uma questão de critério, baseada em um exame crítico de todas as evidências disponíveis, entre as quais devem ser incluídas as seguintes...*[15]

Com efeito, em março de 2010, o Conselho de Administração da OIT aprovou uma nova lista de "doenças profissionais". Segundo a própria Organização, a nova lista inclui uma variedade de doenças profissionais reconhecidas internacionalmente, de doenças causadas por agentes químicos, físicos e biológicos, para doenças respiratórias e de pele, afecções musculoesqueléticas e câncer ocupacional. Pela primeira vez, transtornos mentais e comportamentais foram incluídos na lista, de forma específica. Como informe a OIT, esta lista também tem itens abertos em todas as seções, que permitem incluir o reconhecimento da origem profissional de doenças ali não especificadas, desde que estabelecido um nexo entre a exposição a fatores de risco decorrentes das atividades de trabalho e os agravos à saúde do trabalhador. Trata-se, portanto, de uma proposta "mista", combinando uma parte "fechada" (nominal) com uma parte "aberta", criada para inclusões que atendam a determinados critérios, ainda que não nominados na lista.[14,15]

Na verdade, ao apresentar este documento da nova "Lista de Doenças Profissionais",[14] a OIT sintetiza seu atual entendimento sobre a abrangência deste conceito, nos seguintes termos:

> *A definição de doença profissional*[a] *contém dois elementos principais:*
> *- a relação causal entre exposição e um ambiente de trabalho ou atividade laboral específica, e uma doença específica, e*
> *- o fato de que, dentro de um grupo de pessoas expostas, a doença se produz com uma* ***frequência superior à taxa média de morbidade do restante da população.***[15] (negrito acrescentado).

Esta segunda condição é, exatamente, o **critério epidemiológico** ou **"nexo epidemiológico"**. Contudo, não está explícito neste conceito se se trata de "doenças profissionais" tão somente, ou se nele existe cabida para "doenças comuns", que ocorrem na população geral, e que, em determinados grupos ocupacionais, são mais frequentes. Aliás, **mais frequentes, mais precoces** e **mais graves**, como é o nosso entendimento. Entendemos, portanto, que tal 'abertura' da OIT obrigou a que suas listas (a partir de 2010) já não fossem estritamente de **"doenças profissionais"**, mas sim de **"doenças relacionadas ao trabalho"**, conceito este que abriga o mais estrito, de **"doenças profissionais"**, mas inclui, também este segundo grupo. Inegável avanço conceitual, a caminho de um possível resgate do conceito original de **"doenças dos trabalhadores"**, como vem sendo discutido neste capítulo.

Ampliação do sistema de "listas de doenças profissionais" para o de "efeitos da nocividade ambiental", e a taxonomia proposta por Ivar Oddone (1923-2011)

Na taxonomia do adoecimento relacionado ao trabalho, o Professor Ivar Oddone (1923-2011) e seus colaboradores[4] propuseram uma forma de classificar o adoecimento relacionado ao trabalho, que, entre outras virtudes, tem a de seu pragmatismo operacional.

Esses autores partem de quatro grupos de **"causas da nocividade ambiental"** e chegam a três grupos de **"efeitos sobre a saúde"**.

- O primeiro grupo de fatores nocivos compreende os **fatores presentes também no ambiente em que a pessoa vive fora do trabalho**: luz, barulho, temperatura, ventilação e umidade. Segundo a classificação utilizada no livro desses autores, este grupo de fatores pode produzir como efeitos nocivos, *acidentes* e *doenças inespecíficas*.
- O segundo grupo compreende os **fatores característicos do ambiente de trabalho**: poeiras, gases, vapores e fumos, como, por exemplo: poeira de sílica, de amianto, vapores de benzeno, gás de sulfeto de carbono etc., os quais podem produzir *doenças inespecíficas* e *doenças profissionais*.
- O terceiro grupo de fatores nocivos está **relacionado com o trabalho físico** e pode produzir acidentes, *doenças inespecíficas* e *doenças profissionais*.
- O quarto grupo de fatores nocivos compreende cada **condição de trabalho, além do trabalho físico, capaz de provocar estresse, por exemplo**: monotonia, ritmos excessivos, ocupação do tempo, repetitividade, ansiedade, responsabilidade, posições incômodas etc. *Acidentes* e *doenças inespecíficas* são causados por estes fatores nocivos.

Os três grupos de efeitos são assim explicados pelo Prof. Oddone e seus colaboradores:[4]

> *Por* ***acidente*** *entendemos o acidente em si, ou a disponibilidade do operário para sofrer danos pela concomitância de diversos fatores nocivos. Por* ***doença inespecífica*** *entendemos um conjunto de doenças físicas e psíquicas não diretamente associável a uma causa determinada, mas atribuíveis, ao menos em parte, a um ou mais fatores do ambiente de trabalho. Estas compreendem um grupo heterogêneo que vai do cansaço e da insônia persistente, aos distúrbios digestivos, à úlcera gastroduodenal, às colites, às neuroses, às artroses e à asma brônquica, para talvez chegar até a hipertensão e a outras doenças, sempre mais frequentes nas sociedades industriais, das quais não se conhece a origem. Por* ***doença específica*** *ou* ***profissional*** *entende-se uma doença definida, cuja causa é diretamente identificável num dos fatores do ambiente de trabalho. Tomamos como exemplos a silicose, o 'benzolismo' e o saturnismo.*[4] (p. 30)

As explicações são claras e interessantes, muito embora as fronteiras limítrofes sejam de difícil caracterização formal, especialmente em contextos litigiosos, na Previdência Social e na Justiça do Trabalho.

a Em função de seus vínculos com os ministérios do Trabalho dos países, e do viés dos "acidentes do trabalho", a OIT ainda utiliza o termo "doença profissional" (*occupational disease*), não sendo perceptível a abertura para o conceito ampliado de "doença relacionada com o trabalho" (*work-related disease*), geralmente mais empregado pela OMS e pela área de Saúde, nos países.

Ampliação do sistema de "listas de doenças profissionais" para o de "doenças relacionadas ao trabalho", e a taxonomia da OMS[3] e de Richard Schilling (1911-1997)[2]

Na esfera internacional e das agências especializadas das Nações Unidas, o campo da Saúde do Trabalhador, assim como a área e especialidade de Medicina do Trabalho, sempre foram um território de confluência - às vezes de conflito - entre a atuação da OIT, fundada em 1919, e a Organização Mundial da Saúde (OMS), fundada em 1948. Esta cooperação entre agências da ONU, marcadas por algumas disputas, refletem-se, também (ou são reflexo) da cooperação e frequente disputa entre a atuação do Ministério do Trabalho e do Ministério da Saúde, dentro da maioria dos países, como também ocorre no Brasil. A evolução dos conceitos e de critérios classificatórios das várias expressões do adoecimento relacionado ao trabalho, a caminho de uma taxonomia estruturante e operacional, também teve um percurso diferenciado, se olhado a partir do Trabalho ou olhado a partir da Saúde.

Assim, a década de 1980 testemunhou os avanços conceituais propostos pelo olhar da Saúde, de um modo geral mais ampliados e mais includentes, posto que mais distantes das implicações legais, seja quanto aos direitos trabalhistas e direitos previdenciários decorrentes da caracterização de nexo entre adoecimento e trabalho, seja pelas possíveis implicações pecuniárias e indenizatórias, a caminho da reparação do dano à saúde de trabalhadores e trabalhadoras, mais precisamente, reparação da eventual **incapacidade** - parcial ou total, temporária ou permanente - decorrente do trabalho. Tal contextualização levou epidemiologistas e outros profissionais de saúde de proporem o conceito de "doenças *relacionadas* ao trabalho". Isto é, causalmente relacionadas, mas em diferentes possibilidades de nexo e de grau ou intensidade destas relações causais.

Neste contexto, a OMS promoveu várias reuniões técnicas, que culminaram com a publicação de um precioso texto sobre o tema das "doenças relacionadas ao trabalho".[3] Saliente-se que o Prof. Richard Schilling (1911-1997), da Inglaterra, foi um dos consultores mais mobilizados e mais ouvidos pela OMS.

Aliás, na mesma época, o Professor Richard Schilling (1984)[2] havia desenvolvido uma classificação própria, que agrupa as "doenças relacionadas com o trabalho" em três categorias, a saber:

- **Grupo I**: doenças em que **o trabalho é causa necessária**, tipificadas pelas "doenças profissionais", *strictu sensu*, e pelas intoxicações profissionais agudas.
- **Grupo II:** doenças em que **o trabalho pode ser um fator de risco**, 'contributivo', mas não necessário, exemplificadas por todas as doenças "comuns", mais frequentes ou mais precoces em determinados grupos ocupacionais, sendo que, portanto, o nexo causal é de natureza eminentemente epidemiológica. A hipertensão arterial e as neoplasias malignas (cânceres), em determinados grupos ocupacionais ou profissões, constituem exemplo típico.
- **Grupo III:** doenças em que **o trabalho é provocador ou desencadeante de um distúrbio latente**, ou **agravador de doença já estabelecida ou pré-existente**, ou seja, "**concausa**", tipificadas pelas doenças alérgicas de pele e respiratórias e pelos distúrbios mentais, em determinados grupos ocupacionais ou profissões.[2]

Schilling[2] reconhece que, por vezes, pode ser extremamente difícil estabelecer a distinção entre doenças causadas pelo trabalho e aquelas agravadas por ele, especialmente para fins médico-legais vinculados à prestação de benefícios do seguro. Sua preocupação, porém, está mais voltada às questões de prevenção e controle, para as quais utiliza, inclusive, a classificação por ele mesmo formulada.[2] Com entendimentos similares, mas pequenas diferenças na taxonomia, a OMS[3] também explica a abrangência do seu conceito de "doenças relacionadas ao trabalho", a saber, o qual abriga pelos menos três situações distintas de atuação do trabalho na causação destas doenças:

- Causando **doenças profissionais** decorrentes de exposições específicas químicas, físicas ou biológicas.
- Promovendo o **agravamento de doenças existentes**, de origem não ocupacional.
- Constituindo-se em um **fator de risco** de doenças de etiologia múltipla.[3]

O Quadro 4.2 sintetiza a classificação de Schilling.[2]

Quadro 4.2. Possibilidades de "nexo causal" entre trabalho e adoecimento (Classificação de Schilling)

Categoria	Exemplos
I. Trabalho como causa necessária	• Intoxicação por chumbo • Silicose • "Doenças profissionais" legalmente prescritas • Outras
II. Trabalho como fator contributivo, mas não necessário	• Doença coronariana • Doenças do aparelho locomotor • Câncer • Varizes dos membros inferiores • Outras
III. Trabalho como provocador de um distúrbio latente ou agravador de doença já estabelecida	• Bronquite crônica • Dermatite de contato alérgica • Asma • Doenças mentais • Outras

Fonte: Traduzido e adaptado de Schilling.[2]

Como vive, adoece e morre a "classe trabalhadora": natureza e gravidade dos 'danos' causados pelas novas morfologias do trabalho contemporâneo

A evolução dos sistemas e critérios utilizados para caracterizar e para categorizar a natureza, o grau ou 'força' das relações causais entre "trabalho" (em suas múltiplas dimensões conceituais) e a produção, desencadeamento ou agravamento de adoecimento (em suas múltiplas expressões e graus de gravidade) em(de) pessoas que vivem (ou viveram) do seu trabalho, decerto, não é linear. Tampouco, um sistema substitui o outro. Pelo contrário: há uma contínua amalgamação de conceitos, pois todos têm virtudes, mas também defeitos e limitações.

Assim, na atualização e revisão deste livro, foi criado espaço para a inclusão de **novas categorias** ou **categorias não usuais** de efeitos do trabalho sobre a vida e saúde de trabalhadores e trabalhadoras da atualidade, alertando, desde já, para a dificuldade de enquadrá-las nos sistemas convencionais – como a Classificação Internacional de Doenças, por exemplo – e, também, para a dificuldade de estabelecer em bases sólidas e 'científicas', as evidências de nexo causal entre estas categorias, e as diversas expressões e nuances do trabalho contemporâneo, aquilo que tem sido denominado "nova morfologia do trabalho", "novas morfologias do trabalho", como tem sido a nossa preferência.[16]

Começaremos, pois, pela conceituação de "**nova morfologia do trabalho**", citando o Prof. Ricardo Antunes:[17]

> ...*compreende desde o operariado industrial e rural clássicos, em relativo processo de encolhimento (...) até os assalariados de serviços, os novos contingentes de homens e mulheres terceirizados, subcontratados, temporários que se ampliam. Nova morfologia que pode presenciar, simultaneamente, a retração do operariado industrial estável de base tayloriano-fordista e, por outro lado, a ampliação, segundo a lógica da flexibilidade-toyotizada, das novas modalidades precarizadas de trabalho, de que são exemplos os trabalhadores de telemarketing e call center, os motoboys que morrem nas ruas e avenidas, os digitalizadores que laboram (e se lesionam nos bancos, os assalariados do fast food, os trabalhadores jovens dos hipermercados etc.*[17] (p. 31)

Em outro artigo mais recente, Ricardo Antunes[18] amplia a lista de exemplos, ao explicar a lógica da gênese das novas morfologias do trabalho:

> *A expansão das empresas de call centers e telemarketing e das empresas de Tecnologias de Informação e Comunicação (TIC), cada vez mais imprescindíveis para a redução do tempo de circulação do capital, acabou por incentivar a expansão de um novo proletariado de serviços, o infoproletariado (Antunes e Braga, 2009) ou o cybertariat, na feliz expressão de Ursula Huws (2003). Assim, em plena era da informatização do trabalho no mundo maquinal-digital, vem ocorrendo também um processo contraditório, marcado pelo aumento da informalização do trabalho, presente na ampliação dos terceirizados, subcontratados, flexibilizados, em tempo parcial, teletrabalhadores, ampliando o universo do trabalho precarizado.*[18]

Assim, a 'flexibilização produtiva', as 'desregulamentações', as novas formas de gestão do capital, a ampliação das terceirizações e da informalidade acabaram por desenhar uma nova fase do capitalismo no Brasil, completa Antunes.[18]

Todos nós, nos dias de hoje, ouvimos falar, ou mesmo, estamos vivendo **processos de mudanças** – verdadeiras '**metamorfoses**' – no mundo do trabalho, e termos como os que se seguem poderão significar mudanças, explícitas ou disfarçadas, a caminho de novas morfologias do trabalho que impactam na lógica tradicional de abordar e sistematizar as relações entre trabalho e efeitos adversos sobre a vida e saúde de trabalhadores e trabalhadoras. Vejamos alguns destes termos, a título de exemplo: "reestruturação produtiva", "reengenharia"; "privatizações";

"precarização do trabalho"; "precarização das relações de trabalho"; "precarização das condições de trabalho"; "flexibilização produtiva"; "acumulação flexível"; "informalização"; "terceirização"; "quarteirização"; "*outsourcing*"; "subcontratação"; "uberização"; "plataformização"; "capitalismo de plataforma"; "automatização"; "automação"; "robotização"; "indústria 4.0"; "*gig economy*"; "empreendedorismo"; "autogestão" e "pejotização", "intensificação do trabalho", entre outros.

Pois bem: essas e outras 'metamorfoses' no mundo do trabalho, que têm gerado, modificado ou agravado "novas morfologias do trabalho" têm sido crescentemente associadas a uma gama de **categorias de 'efeitos' ou 'impactos' sobre a vida e saúde da classe trabalhadora, e sobre a sociedade em geral**, descritas em diferentes linguagens e denunciadas em diferentes ambientes não necessariamente de saúde – senso estrito. Elas vêm chamando a atenção pelo inusitado, pelo novo, pelo complexo, e por sua 'transversalidade' em vários campos e áreas.[19]

Alguns exemplos compõem o Quadro 4.3.

Porém, ampliar o conceito de **"acidentes e doenças relacionados ao trabalho"** para o conceito de **"impactos adversos sobre a vida e saúde das pessoas que vivem de seu trabalho"** não isenta a que se siga promovendo a prevenção de acidentes e doenças do trabalho, no senso estrito, mas aponta para a necessidade urgente de que sejam revisados, renovados e ampliados os princípios do "Direito do Trabalho", do "Direito Previdenciário", da sofrida e mutilada legislação trabalhista pós-2017, e os atuais critérios adotados pela Justiça do Trabalho!

Concluímos esta seção, defendendo a tese de que os males à vida e à saúde, causados pelo trabalho (e pela falta dele), deveriam ter como âncoras conceituais e horizonte de utopia os Direitos Humanos, o Direito à Dignidade da Pessoa, o Direito ao Trabalho, o Direito à Vida, o Direito à Saúde, o Direito à Saúde no Trabalho, entre outros.

Quadro 4.3. Lista exemplificativa de categorias novas ou não usuais de impactos sobre a vida e saúde da classe trabalhadora e que têm sido associadas às novas morfologias do trabalho contemporâneo (sem sistematização e denominação rigorosas, em ordem alfabética)

- "Captura da subjetividade do homem-que-trabalha" (Giovanni Alves)
- "Da 'vida plena de sentido' à 'vida reduzida'" (Giovanni Alves)
- "Dano existencial" (Hidemberg Alves da Frota)
- "Descartabilidade humana" (Luci Praun)
- "Desfiliação social" (Robert Castel)
- "Desgaste obreiro" (Asa Cristina Laurell e Mariano Ortega)
- "Desgaste mental" (Edith Seligmann-Silva)
- "Dessubjetivação de classe" (Giovanni Alves)
- "Doença social" (Vincent de Gaulejac)
- "Expropriação da vida" (Ricardo Antunes)
- "Karojisatsu" (suicídio relacionado à exaustão por excesso de trabalho)
- "Karoshi" (morte por excesso de trabalho)
- "Loucura do trabalho" (Christophe Dejours)
- "Mal-estar no trabalho" (Pedro Bendassoli)
- "Patologias da sobrecarga de trabalho"
- "Patologias da solidão" (Christophe Dejours)
- "Patologias do silêncio" (Christophe Dejours)
- "Perdi um jeito de sorrir que eu tinha" (João Batista Ferreira)
- "Precarização do homem que trabalha" (Giovanni Alves)
- Produção social da "precariedade subjetiva" (Fernando Gastal de Castro e João Batista Ferreira)
- Produção social de "desalentados" (PNAD/IBGE)
- Produção social de "desqualificados" (Serge Paugam)
- Produção social de "vulneráveis" ("processo de vulnerabilização")
- "Redução da pessoa humana à mera força de trabalho" (Giovanni Alves)
- "Sequestro da subjetividade" (José Henrique de Faria)
- "Servidão voluntária" (La Boétie/ Dejours)
- "Sociedade do cansaço" (Byung-Chul Han)
- "Sociedade dos adoecimentos no trabalho" (Ricardo Antunes e Luci Praun)
- "Sociedade dos indivíduos" (Norbert Elias)
- "Sofrimento do(no) trabalho" (Christophe Dejours)
- "Sofrimento ético do(no) trabalho" (Christophe Dejours
- "Transtornos relacionados ao excesso de trabalho"

Fonte: Criado pelo autor deste capítulo. As "aspas" significam termos (eventualmente neologismos) utilizados pelos autores citados entre parênteses.

Categorizações 'oficiais' do adoecimento relacionado ao trabalho no Brasil

Contextualização

No Brasil, a categorização e a classificação (taxonomia) do adoecimento relacionado ao trabalho estiveram, historicamente, atreladas a finalidades previdenciárias, médico-legais e médico-periciais, portanto, na órbita da legislação dita "acidentária", mais tarde incorporada à legislação "previdenciária". Nesta órbita, ao longo de um século, o conceito de adoecimento relacionado ao trabalho tem sido uma extensão do conceito de **"acidente do trabalho"**. No momento (meados de 2023), é matéria regida pela Lei Nº 8.213, de 24 de julho de 1991,[b] com seus decretos regulamentadores.

Contudo, na perspectiva da Patologia do Trabalho, talvez a principal mudança ocorrida nestes mais de 100 anos de história, e três décadas de vigência da Lei Nº 8.213/91, tenha sido a explicitação nominal das **"doenças profissionais"** e das **"doenças do trabalho"** (tal como conceituadas

b Todas as referências legais e normativas aqui citadas podem ser buscadas na Internet, e não foram incluídas na seção de Referências Bibliográficas.

na referida lei), em um sistema de "listas", o que somente ocorreu a partir de 1999. Mais ainda: a partir de 1999, a elaboração destas "listas" passou a ser feita pelo Ministério da Saúde/Sistema Único de Saúde (SUS), como preconiza a Lei Orgânica da Saúde (Lei Nº 8.080/1990): *"revisão periódica da listagem oficial de **doenças originadas no processo de trabalho,** tendo na sua elaboração a colaboração das entidades sindicais"* (Inciso VII, do parágrafo 3º do Art. 6º da referida lei – negrito introduzido).

Com efeito, a primeira "lista" destes adoecimentos (que passaram a ser denominados **"doenças relacionadas ao trabalho"**), foi construída de forma participativa e aberta ao longo de 1998 e 1999. A lista foi revista e ampliada ao longo de 2019/2020, tornando-se vigente a partir da publicação da Portaria GM/MS Nº 1.999, de 27 de novembro de 2023. Percebe-se, contudo, a variedade de denominações, as quais, rigorosamente, têm conceituações distintas, que serão adiante mencionadas.

Antes, deve ser salientada a importância de tal iniciativa por parte da autoridade sanitária nacional, pois a referida "lista" – na verdade, constituída por duas listas – **"lista A"** e **"lista B"** – não somente veio a preencher um vácuo existente, como se transformou em importante referência na área da Saúde, em todos os níveis do SUS, como, também, referência para a Previdência Social, que a adotou no mesmo ano, incorporando-a como Anexo II do Decreto Nº 3.048/99 (e seus sucedâneos), que regulamenta a Lei Nº 8.213/91, em particular o Art. 20. Por certo, foram importantes avanços, tanto a elaboração da lista de **"doenças relacionadas ao trabalho"** pela autoridade sanitária, como a adoção da mesma lista pela Previdência Social, ainda que com finalidades distintas. Na área da Saúde, finalidades principalmente clínicas e epidemiológicas; na área da Previdência Social, como base de referência para caraterização legal preconizada em Lei e em Regulamento da Previdência Social, e a concessão dos 'benefícios' a que os segurados têm direito, no caso de o agravo à saúde relacionado ao trabalho produzir incapacidade dita 'laborativa'.

Conceitos e usos da legislação da Previdência Social

Como mencionado, os conceitos básicos das distintas categorias de agravos à saúde relacionados ao trabalho, sob a óptica da Previdência Social, estão preconizados na legislação e regulamentação previdenciária, e serão aqui transcritos, sob o risco de mudanças ulteriores que venham a ocorrer, as quais obrigarão o leitor deste livro a verificar atualizações mais recentes.

Conceito de "acidente de trabalho"

"Art. 19. **Acidente do trabalho** é o que ocorre pelo exercício do trabalho a serviço de empresa ou de empregador doméstico ou pelo exercício do trabalho dos segurados referidos no inciso VII do art. 11 desta Lei, provocando **lesão corporal** ou **perturbação funcional** que cause a **morte** ou a **perda ou redução, permanente ou temporária**, da **capacidade para o trabalho**."

Fonte: Art. 19 da Lei Nº 8.213/91 – Negritos introduzidos.

Conceito de "doença profissional" e "doença do trabalho" (como extensão do conceito de "acidente do trabalho")

"Art. 20. Consideram-se **acidente do trabalho**, nos termos do artigo anterior, as seguintes entidades mórbidas:
I – **Doença profissional**, assim entendida a produzida ou desencadeada pelo exercício do trabalho peculiar a determinada atividade e constante da respectiva relação elaborada pelo Ministério do Trabalho e da Previdência Social.
II – **Doença do trabalho**, assim entendida a adquirida ou desencadeada em função de condições especiais em que o trabalho é realizado e com ele se relacione diretamente, constante da relação mencionada no inciso I.
§ 1º Não são consideradas como doença do trabalho:
a) a doença degenerativa;
b) a inerente a grupo etário;
c) a que não produza incapacidade laborativa;
d) a doença endêmica adquirida por segurado habitante de região em que ela se desenvolva, salvo comprovação de que é resultante de exposição ou contato direto determinado pela natureza do trabalho.
§ 2º Em caso excepcional, constatando-se que a doença não incluída na relação prevista nos incisos I e II deste artigo resultou das condições especiais em que o trabalho é executado e com ele se relaciona diretamente, a Previdência Social deve considerá-la acidente do trabalho.
Art. 21. Equiparam-se também ao acidente do trabalho, para efeitos desta Lei:
I – o acidente ligado ao trabalho que, embora não tenha sido a causa única, haja contribuído diretamente para a morte do segurado, para redução ou perda da sua capacidade para o trabalho, ou produzido lesão que exija atenção médica para a sua recuperação.
(...)
III – a doença proveniente de contaminação acidental do empregado no exercício de sua atividade."

Fonte: Texto selecionado dos artigos 20 e 21 da Lei Nº 8.213/91 – Negritos introduzidos.

Chama a atenção a diferença conceitual entre "**doença profissional**" e "**doença do trabalho**", diferença que se assemelha à taxonomia proposta por Ramazzini,[1] isto é: no primeiro conceito, os efeitos diretos da 'nocividade' (parecida com o Grupo I da Classificação de Schilling);[2] no segundo, os efeitos das 'condições especiais em que o trabalho é realizado'. Em ambas as categorias de sistema classificatório, há referência ao mesmo "Inciso I" do Artigo 20, o qual foi regulamentado pelo Decreto no. 3.048/99 (modificado pelo Decreto no. 6.042/2007, e depois, pelo Decreto no. 6.957/2009), e que corresponde às **listas A e B** produzidas pelo

Ministério da Saúde e adotadas pela Previdência Social, a partir de 1999.

Esclareça-se que, em linhas gerais, a lógica estruturante de elaboração da **"Lista A"** parte dos 'agentes' ou 'fatores de risco' no trabalho, listando os adoecimentos associados ou decorrentes, segundo bases bibliográficas idôneas e/ou segundo listas estrangeiras e internacionais, principalmente as elaboradas pela OIT,[14] como já referido neste capítulo.

Por outro lado, ou complementarmente, a lógica de elaboração da "Lista B" parte das "doenças" (seguindo a taxonomia da Classificação Estatística Internacional de Doenças e Problemas Relacionados à Saúde - 10ª Revisão - CID-10), e lista os respectivos 'agentes etiológicos' ou 'fatores de risco de natureza ocupacional', conhecidos e associados à produção ou desencadeamento ou agravamento de cada respectiva doença ou grupo de doenças.

É importante chamar a atenção para a condição *sine qua non* de caracterização do **"acidente do trabalho"** e, por extensão, da **"doença profissional"** e da **"doença do trabalho"**: deve haver *"lesão corporal ou perturbação funcional que cause a morte ou a perda ou redução, permanente ou temporária, da* ***capacidade para o trabalho****"* (Art. 20). A cláusula includente é reiterada, adiante, na forma de uma cláusula excludente: *"não são consideradas como doença do trabalho a que não produza incapacidade laborativa"*. Esta é a óptica da Previdência Social - a lógica do "seguro" -, claramente limitada e limitante, e afastada dos conceitos crescentemente utilizados no campo da Saúde, que tendem, aliás, a valorizar a precocidade e os danos mais sutis, antes ou independentemente de estarem impactando a capacidade para o trabalho. O Seguro Social reitera que o 'bem segurado' não é a saúde/doença, mas a (in)capacidade laborativa.

Por outro lado, é importante, também, chamar a atenção para outra limitação conceitual na legislação previdenciária, caracterizada pela exclusão explícita da **"doença degenerativa"** e da **"doença inerente a grupo etário"**. Tal entendimento limitado choca-se com as categorias anteriormente discutidas neste capítulo, por exemplo, o **'envelhecimento precoce'** (Ramazzini[1] e Engels[6]), e o papel contributivo do trabalho, nas **'doenças crônico-degenerativas'**, como preconizado na Classificação de Schilling II,[2] e, também na classificação da OMS, como já visto.

Vale, contudo, destacar o acerto da nossa legislação previdenciária, em adotar uma 'cláusula aberta', para além das listas fechadas (que também deveriam ser exemplificativas):

> *Em caso excepcional, constatando-se que a doença não incluída na relação prevista nos incisos I e II deste artigo resultou das condições especiais em que o trabalho é executado e com ele se relaciona diretamente,* ***a Previdência Social deve considerá-la acidente do trabalho***. (Extraído do Artigo 20 da Lei Nº 8.213/91)

Doenças na "Lista C" da Previdência Social e o "Nexo Técnico Epidemiológico" (NTEP)

Cabe mencionar, ao encerrarmos esta seção, que a partir da Lei Nº 11.430/2006, o Instituto Nacional do Seguro Social (INSS) passou a caracterizar a natureza acidentária da incapacidade, quando constatar ocorrência de nexo técnico epidemiológico entre o **trabalho** e o **agravo à saúde**, decorrente da relação entre a **atividade da empresa** e a **entidade mórbida motivadora da incapacidade** elencada na Classificação Estatística Internacional de Doenças e Problemas Relacionados à Saúde - 10ª Revisão (CID-10), em conformidade com o que dispuser o regulamento. A partir da Lei Complementar Nº150, de 2015, o alcance passou a incluir, também, o empregado doméstico. O enunciado consolidado é o trazido pela atual versão do Art. 21-A, da Lei Nº 8.213/91.

A regulamentação preconizada na lei foi incluída no Decreto Nº 3.048/99, em especial pelo Art. 337 (na redação dada pelo Decreto Nº 10.491, de 2020), assim enunciada:

> Art. 337. O acidente do trabalho será caracterizado tecnicamente pela Perícia Médica Federal, por meio da identificação do **nexo entre o trabalho e o agravo**.
> (...)
> § 3º Considera-se estabelecido o **nexo entre o trabalho e o agravo** quando se verificar nexo técnico epidemiológico entre a atividade da empresa e a **entidade mórbida motivadora da incapacidade**, elencada na Classificação Internacional de Doenças – CID em conformidade com o disposto na **Lista C** do Anexo II deste Regulamento.
> § 4º Para os fins deste artigo, considera-se agravo a lesão, doença, transtorno de saúde, distúrbio, disfunção ou síndrome de evolução aguda, subaguda ou crônica, de natureza clínica ou subclínica, inclusive morte, independentemente do tempo de latência.

Nota-se no texto citado, que o nexo técnico é definido como sendo de **natureza epidemiológica**, o que, por certo, é um avanço e uma novidade,[20] à luz do que vimos até aqui ao longo deste capítulo. Saliente-se também a ampliação de 'categorias' exemplificativas do conceito de "**agravo à saúde**", à luz do visto anteriormente neste texto. Tal ampliação não apenas é na listagem de termos e categorias para além do alcance do conceito de **"doença"** - o que, por certo, representa um importante avanço - mas também na amplitude da "lista", que passa a ser a CID-10. E isto é feito na chamada **"Lista C"**, que também faz parte do Anexo II do Decreto Nº 3.048/99 (e seus sucedâneos).

Por último, saliente-se que o **"nexo técnico epidemiológico"** já não é entre o agravo à saúde (nas modalidades anteriormente enunciadas, porém aberto a qualquer agravo listado na CID) e "agente patogênico" ou "fator de risco presente no trabalho", mas, sim, com **"ramo de atividade econômica"**, segundo a taxonomia da Classificação Nacional de Atividades Econômicas (CNAE). Por certo, houve ganhos, mas também há perdas, pois as categorias econômicas da CNAE poderão ter, internamente, grande pluralidade de atividades, de profissões e distintas condições de trabalho. Porém, o uso desta metodologia tem servido como 'rastreador" e "alerta", em busca de novas ou ainda desconhecidas associações (causais ou não) e, também, tem servido para resgatar o conceito original da pergunta de Ramazzini: "de que adoecem e morrem os trabalhadores?". Ele tentou responder organizando por "profissão", mas, também, por "ramo de atividade", e a abrangência do conceito de **"doenças dos trabalhadores"** poderá estar abrigando em seu interior, tanto o adoecimento sabidamente relacionado com o trabalho, como aquele considerado "normal", porém, eventualmente, modificado pelo trabalho. É para isto que servem o NTEP, a "Lista C" atual, e a sempre necessária atualização da referida "Lista C", na fronteira de um sistema de "vigilância" ou "alerta" para associações antes, talvez, não percebidas ou analisadas.[20]

Conceitos e usos da legislação da Saúde

Como mencionado na Introdução, a partir da Lei Nº 8.080/90, o Ministério da Saúde/SUS passou a ter a atribuição de realizar a *"revisão periódica da listagem oficial de* ***doenças originadas no processo de trabalho,*** *tendo na sua elaboração a colaboração das entidades sindicais"* (Inciso VII, do parágrafo 3º do Art. 6º da referida lei – negrito introduzido). A partir de 1999, portanto quase uma década depois, a autoridade sanitária brasileira elaborou a primeira lista de **"doenças relacionadas ao trabalho"**, publicada pela Portaria Nº 1.339/GM, de 18 de novembro de 1999, sempre lembrando que ela é composta por duas listas – A e B – uma construída a partir dos "agentes patogênicos" e "fatores de risco", com os respectivos agravos à saúde, codificados pelo Código CID-10; e outra, que parte dos agravos à saúde codificados pela CID-10, e lista os possíveis "agentes patogênicos" e "fatores de risco" que têm sido associados a aqueles agravos à saúde. Como se fossem 'espelho' um do outro, com a tendência de a "Lista B" ser mais extensa e inclusiva.

Ao longo destes mais de 20 anos de vigência da Lista de Doenças Relacionadas ao Trabalho (LDRT) no Brasil, várias foram as iniciativas para propor a revisão e atualização da Lista de 1999, com pouco ou nenhum avanço até 2018/2020, quando o Ministério da Saúde, através da Coordenação-Geral de Saúde do Trabalhador, do Departamento de Saúde Ambiental, do Trabalhador e Vigilância das Emergências em Saúde Pública, da Secretaria de Vigilância em Saúde do Ministério da Saúde (CGSAT/DSASTE/SVS/MS), tomou a si a iniciativa de coordenar o processo de revisão e atualização, cumprindo o preceito legal. As intensas transformações no mundo do trabalho e nas políticas públicas ocorridas nesse período foram acompanhadas de importantes consequências sobre a vida e a saúde de trabalhadores e trabalhadoras, que se traduziram em expressões de **desgaste**, **sofrimento**, **adoecimento** ou **morte** eventualmente não 'listadas' em 1999, mas 'listáveis' 20 anos depois. Era necessário incorporar, também, os avanços no conhecimento técnico-científico, bem como o reconhecimento social de eventuais nexos causais antes ainda insipientes, como também o acúmulo conseguido com a utilização crítica do Nexo Técnico Epidemiológico (NTEP) e da "Lista C", com a possibilidade de migrar estes nexos para as listas A e B.[20]

Com efeito, a revisão e atualização passou por um longo e extenso processo de trabalho coletivo e participativo, bem descrito por Dias et al. (2021)[21] e por Silva-Junior et al. (2022).[22] Apesar da qualidade e da legitimidade do processo de revisão, atualização e produção de uma nova lista (referida como LDRT de 2020), os gestores do Ministério da Saúde, ao final de agosto de 2020, aprovaram e publicaram a nova Lista em um dia, e a revogaram dois dias depois. Este lamentável procedimento fez com que voltasse a vigorar a Lista de 1999. Entre os desdobramentos do retrocesso, o Conselho Nacional de Saúde (CNS) indicou a adoção da atualização de 2020, assim como o Conselho Nacional de Secretários de Saúde (CONASS), e, mais tarde, autoridades sanitárias da Bahia e Espírito Santo, entre outros estados. No entanto, graças às mudanças de contexto político no país e à intensa movimentação de lideranças sindicais, sanitárias e do campo da Saúde do Trabalhador, em 27 de novembro de 2023, a Lista de 2020 foi publicada, tornando-se vigente em nosso país.

Como bem salientam Dias et al. (2021),[21]

> *A elaboração de uma Lista de Doenças Relacionadas ao Trabalho não é exclusiva de um grupo de especialistas e da participação social, em especial dos trabalhadores: é essencial para trazer os saberes da prática para a ciência. Finalmente, a LDRT não tem e não pode ter um 'dono'. A LDRT é da sociedade brasileira, e, como patrimônio público, deve ser*

defendida e integrada às práticas de saúde do trabalhador como uma referência potente que auxilia os profissionais de saúde, os trabalhadores e os empregadores, ao mesmo tempo em que se apresenta como uma poderosa ferramenta de capacitação e formação no campo da saúde do trabalhador.[21]

Considerações finais

Este capítulo pretendeu apresentar e discutir os principais sistemas e critérios utilizados para *caracterizar* e para *categorizar* a **natureza**, o **grau** ou **'força'** das eventuais relações causais entre **"trabalho"** (em suas múltiplas dimensões conceituais) e produção, desencadeamento ou agravamento de **adoecimento** (em suas múltiplas expressões e graus de gravidade) de pessoas que vivem (ou viveram) do seu trabalho, – conhecimento e prática essenciais a todas as profissões de saúde que cuidam de (atendem) trabalhadores e trabalhadoras.

Vale repetir o que foi dito no início deste capítulo: a caracterização de **'nexo causal'** entre trabalho e adoecimento – além de ser boa prática profissional – poderá gerar importantes implicações na esfera dos **direitos trabalhistas e/ou previdenciários** eventualmente decorrentes, bem como sobre a **responsabilização civil e/ou criminal** por danos causados em pessoas ou comunidades.

Concluímos, lembrando a obrigação profissional e ética de sempre *investigar* a possibilidade da contribuição do trabalho nos adoecimentos de quem trabalha (ou trabalhou); *caracterizá-la* o máximo possível; *classificá-la* corretamente. Mas, também, lembrando a importância de estar afetivamente, intelectualmente, eticamente e politicamente aberto para livrar-se do 'engessamento' dos sistemas classificatórios hegemônicos e 'oficiais', e ousar avançar na inclusão de outras importantes dimensões da vida da classe trabalhadora e da sociedade (como um todo) – no espectro dos impactos do trabalho que 'importam', e que merecem sua inquietude, cuidado e engajamento. Este é o alcance pretendido pelos organizadores e autores deste livro "Patologia do Trabalho"!

Anexo

Quadro-Súmula do Capítulo 4 – Caracterização e categorização do adoecimento relacionado ao trabalho

Abordagens e classificações dos agravos à saúde relacionados ao trabalho	Natureza dos agravos e sua categorização	Comentários
(1) Abordagem das **"doenças dos trabalhadores"** segundo **"profissão"**, e um primeiro sistema classificatório (Bernardino Ramazzini, 1633-1714)[1]	Abrange todos os tipos (categorias) de agravos à saúde, privilegiando a categoria "doença". Divide as doenças em dois grupos: • "Doenças causadas pela natureza nociva das substâncias manipuladas" • "Doenças causadas pela forma como o trabalho é realizado"	A lógica proposta e adotada na "Classificação de Ramazzini"[1] tem servido, ao longo do tempo, para organizar a divisão adotada por muitos autores, em "tecnopatias" e "mesopatias", de certa forma presente na legislação previdenciária brasileira, quando feita a divisão entre "doenças profissionais" e "doenças do trabalho"
(2) Como vive, adoece e morre a **"classe trabalhadora"**: natureza e gravidade dos 'danos' causados pelo trabalho no capitalismo industrial nascente (Friedrich Engels, 1820-1895)[6] e Karl Marx (1818-1883)[8-10]	Abrange todos os tipos (categorias) de agravos à saúde, causadores de adoecimento, incapacidade ou morte. Inclui categorias novas ou não habituais nos 'cânones' da Medicina. Exemplos: • Desgaste, fadiga, esgotamento físico e mental • Envelhecimento precoce (acelerado) • Morte precoce (prematura) • Retardo de crescimento (crianças e adolescentes trabalhadores) • Produção de deformidades físicas • Produção de "estropiados" e "mutilados" • Impactos adversos sobre a família • Outros	Estes agravos à vida e saúde da classe trabalhadora e os demais impactos sobre a sociedade em geral, raramente têm sido apropriados pela Medicina tradicional, muito embora estejam presentes na literatura produzida por outros campos e áreas,[17-19] e principalmente nos estudos e pesquisas conduzidas pelos próprios trabalhadores e suas entidades representativas.
(3) Das **"doenças dos trabalhadores"** às **"doenças profissionais"**: explicações 'causais' despolitizadas e criação de listas de doenças 'enquadráveis'	• Listas de "doenças profissionais" nominadas e especificadas, visando, principalmente os sistemas de Previdência Social e seguros privados. • A partir da Lista da OIT, revisada em 2010,[14] abre-se a possibilidade de novas inclusões, pela utilização do 'nexo epidemiológico'.[15]	Apesar da lentidão dos avanços conceituais e operacionais focados em "listas de doenças profissionais", como faz a OIT, desde 1919, deve ser mencionada a introdução da chamada "cláusula aberta", isto é, a possibilidade da inclusão de doenças não listadas, se houver evidências suficientes quanto ao seu nexo com o trabalho.[15]

(Continua)

Quadro-Súmula do Capítulo 4 – Caracterização e categorização do adoecimento relacionado ao trabalho *(Cont.)*		
Abordagens e classificações dos agravos à saúde relacionados ao trabalho	Natureza dos agravos e sua categorização	Comentários
(4) Ampliação do sistema de **"listas de doenças profissionais"** para o de **"efeitos da nocividade ambiental"**, e a taxonomia proposta por Ivar Oddone (1923-2011)[4]	Abrange todos os tipos (categorias) de agravos à saúde, causadores de adoecimento, incapacidade ou morte. • Quanto à natureza, organiza os agravos à saúde em três categorias: "acidentes", "doenças inespecíficas" e "doenças específicas ou profissionais". • Quanto ao nexo com o trabalho, propõe quatro grupos de agravos: (a) decorrentes de 'fatores ambientais' presentes também no ambiente em que a pessoa vive fora do trabalho (b) decorrentes de 'fatores ambientais' característicos do ambiente de trabalho (c) decorrentes de 'fatores nocivos' relacionados com o trabalho físico (d) decorrentes de das 'condições e organização do trabalho'	A "Classificação de Oddone"[4] talvez seja pouco operacional e encontre obstáculos na esfera médico-legal, pericial e dos seguros, mas ela é, sem dúvida, extremamente abrangente e inclusiva, e sua utilização se constitui em marco importante da luta dos trabalhadores por sua saúde. Originalmente na Itália, mas, também no Brasil e em outros países.
(5) Ampliação do sistema de **"listas de doenças profissionais"** para o de **"doenças relacionadas ao trabalho"**, e a taxonomia da OMS[3] e de Richard Schilling (1911-1997)[2]	Pode abranger todos os tipos (categorias) de agravos à saúde, mas privilegia a categoria "doença". Estrutura a classificação a partir do conceito mais aberto de "doenças relacionadas ao trabalho". Na classificação de Schilling,[2] três são as possibilidades de relação causal com o trabalho: • Schilling I: "trabalho como causa necessária" • Schilling II: "trabalho como fator contributivo, mas não necessário" • Schilling III: "trabalho como provocador de distúrbio latente ou agravador de doença já existente" Na classificação da OMS,[3] três são as categorias de "doenças relacionadas ao trabalho": • Doenças profissionais específicas • Agravamento de doenças existentes • Fator de risco de doenças de etiologia múltipla	A "classificação de Schilling"[2] e a da OMS[3] são despretensiosas e relativamente informais, mas ajudam a organizar o amplo espectro de adoecimento relacionado ao trabalho. O conceito de "relação" com o trabalho, ou "relação causal" com o trabalho, vem do campo da Epidemiologia, da Saúde Coletiva e da Saúde do Trabalhador, e não tem raízes fortes no campo (área) da Medicina Legal, Perícias Médicas e Medicina do Seguro.
(6) Como vive, adoece e morre a **"classe trabalhadora"**: natureza e gravidade dos 'danos' causados pelas **novas morfologias do trabalho contemporâneo**[16-18]	Amplo espectro de **categorias de 'efeitos'** ou **'impactos' sobre a vida e saúde da classe trabalhadora, e sobre a sociedade em geral**, descritas em diferentes linguagens e denunciadas em diferentes ambientes não necessariamente de saúde. No texto deste Capítulo, são listados 32 exemplos de categorias, porém sem esgotar as possibilidades de ampliação da lista, e com tendência de ampliação ilimitada.	Tal como se afirmou anteriormente, estes agravos à vida e saúde da classe trabalhadora e os demais impactos sobre a sociedade, em geral, raramente têm sido apropriados pela Medicina tradicional, muito embora estejam presentes na literatura produzida por outros campos e áreas,[17-19] e principalmente nos estudos e pesquisas conduzidas pelos próprios trabalhadores e suas entidades representativas. Neste espectro de efeitos reside (ou deveria residir) o entendimento ampliado de impactos do atual modelo de produção capitalista, na etapa do capitalismo financeiro, alinhado com a ideologia neoliberal prevalente. Estes são (e serão cada vez mais) os grandes desafios para quem milita em defesa da saúde dos trabalhadores e trabalhadoras.
(7) Categorizações 'oficiais' do adoecimento relacionado ao trabalho no Brasil: **legislação da Previdência Social**	Categorização estabelecida em lei, a partir do conceito de **"acidente do trabalho"**, que organiza as "entidades mórbidas", basicamente, em duas categorias: • **Doenças profissionais:** "assim entendida a produzida ou desencadeada pelo exercício do trabalho peculiar a determinada atividade e constante da respectiva relação..." • **Doenças do trabalho:** "assim entendida a adquirida ou desencadeada em função de condições especiais em que o trabalho é realizado e com ele se relacione diretamente, constante da relação mencionada no inciso I" A "relação de doenças" mencionada passou a ser elaborada pelo Ministério da Saúde (a partir de 1999), e é apresentada no formato de "Lista A" e "Lista B". A partir de 2006, a Previdência Social ampliou o uso das listas A e B, acrescentando a "Lista C", aberta para todas as categorias da CID, elaborada e atualizada em função de "nexo técnico epidemiológico" (NTEP), entre atividade econômica (segundo CNAE) e doença incapacitante que se mostre mais frequente em determinadas categorias econômicas.[20]	São inadmissíveis as atuais exclusões presentes na Lei nº 8.213/91, como a que segue: "§ 1º Não são consideradas como doença do trabalho: a) a doença degenerativa; b) a inerente a grupo etário; c) a que não produza incapacidade laborativa; d) a doença endêmica adquirida por segurado habitante de região em que ela se desenvolva, salvo comprovação de que é resultante de exposição ou contato direto determinado pela natureza do trabalho."
(8) Categorizações 'oficiais' do adoecimento relacionado ao trabalho no Brasil: **legislação da Saúde**	Em 1999, o Ministério da Saúde publicou a primeira lista brasileira de Doenças Relacionadas ao Trabalho, no formato de "Lista A" (a partir dos fatores de risco) e "Lista B" (a partir dos agravos à saúde). Esta lista foi estruturada na lógica da classificação de Schilling.[2]	Em 2020, foi publicada a nova lista revista e atualizada, porém, em seguida ela foi revogada.[21,22] A lista elaborada em 2020 foi publicada em 27/11/2023 (Portaria GM/MS nº 1.999/2023).

Referências

1. Ramazzini B. As doenças dos trabalhadores. São Paulo: Fundacentro; 2000.
2. Schilling RSF. More effective prevention in occupational health practice? J Soc Occup Med. 1984;39:71-9.
3. Organización Mundial de la Salud – OMS. Identificación de enfermedades relacionadas con el trabajo y medidas para combatirlas. Genebra: OMS; 1985.
4. Oddone I, Marri G, Briante SGG, Chiattella M, Re A. Ambiente de trabalho: a luta dos trabalhadores pela saúde. São Paulo: Hucitec; 1986.
5. Rosen G. A history of public health. Baltimore: Johns Hopkins University Press; 1993.
6. Engels F. A situação da classe trabalhadora em Inglaterra. Porto: Afrontamento; 1975.
7. Laurell AC, Noriega M. Processo de Produção e Saúde: trabalho e desgaste operário. São Paulo: Editora Hucitec; 1989.
8. Marx K. O Capital: crítica da economia política. 3ª ed. Livro primeiro. Tomo I. São Paulo: Nova Cultural; 1988.
9. Souza DO. A saúde dos trabalhadores em *O Capital*. Ser Social. 2022;25(51):490-509.
10. Marx K. O Capital: crítica da economia política. 3ª ed. Livro primeiro. Tomo II. São Paulo: Nova Cultural; 1988.
11. Mattos MB. A Classe Trabalhadora: de Marx ao nosso tempo. São Paulo: Boitempo; 2019.
12. Hobsbawm E. Mundos do Trabalho: novos estudos sobre a História Operária. 6ª ed. Rio de Janeiro: Paz & Terra; 2015.
13. Milles D. From workers' diseases to occupational diseases: the impact of experts' concepts on workers' attitudes. *In*: Weindling, P (Ed.). The social history of occupational health. London: Croom Helm; 1985; p. 55-77.
14. Organización Internacional del Trabajo – OIT. Lista de enfermedades profesionales de la OIT (revisada en 2010). Genebra: OIT; 2010.
15. Organización Internacional del Trabajo – OIT. Identificación y reconocimiento de las enfermedades profesionales: Criterios para incluir enfermedades en la lista de enfermedades profesionales de la OIT. Genebra: OIT; 2009.
16. Mendes R. Patogênese das novas morfologias do trabalho no capitalismo contemporâneo: conhecer para mudar. Estudos Avançados. 2020;34:93-109.
17. Antunes R. Desenhando a nova morfologia do trabalho: múltiplas formas de degradação do trabalho. Revista Crítica de Ciências Sociais. 2008;83(1):19-34.
18. Antunes R (Org.). Riqueza e miséria do trabalho no Brasil III. São Paulo: Boitempo; 2014.
19. Antunes R, Praun L. A sociedade dos adoecimentos do trabalho. Revista Serviço Social e Sociedade. 2015;123:407-27.
20. Oliveira PRA. Nexo Técnico Epidemiológico Previdenciário – NTEP, Fator Acidentário de Prevenção – FAP: um novo olhar sobre a saúde do trabalhador. 2ª. ed. São Paulo: LTr; 2010.
21. Dias EC, Silva-Junior JS, Baeta KF, Bandini M. Lista de Doenças Relacionadas ao Trabalho – obrigação legal de base técnica se transforma em imbróglio político-social: reflexões sobre possíveis saídas. Saúde Debate. 2021;45(129):435-40.
22. Silva-Junior JS, Bandini M, Baeta KF, Dias EC. Lista de Doenças Relacionadas ao Trabalho no Brasil. Revista Brasileira de Saúde Ocupacional. 2022; 47:(e11).

5

Fundamentos de Patologia Geral para o Entendimento da Patologia do Trabalho

Deilson Elgui de Oliveira

- Introdução
- Fundamentos da base patológica das doenças
- Causas comuns de agressão celular
- Fundamentos de patologia celular e tecidual
- Distúrbios hemodinâmicos
- Processos inflamatórios
- Distúrbios da imunidade
- Neoplasias e cânceres

Introdução

Os principais marcos de referência para o entendimento dos mecanismos de processos mórbidos relacionados ao trabalho são oferecidos pela patologia geral, campo do conhecimento em saúde que, em síntese, cobre o entendimento das causas (*etiologia*), mecanismos (*patogênese*), desenvolvimento habitual (i. e., *história natural*) e repercussões das doenças, incluindo o funcionamento anormal dos diversos componentes do organismo (*fisiopatologia*). A despeito de sua óbvia utilidade, como qualquer campo do conhecimento humano, a patologia geral também apresenta limitações para explicar o adoecimento, notadamente no que se refere a como o trabalho atua na etiologia e fisiopatologia das doenças e, em última análise, como influencia a dinâmica do processo saúde-doença, quer seja no indivíduo ou em nível populacional.

Consideradas essas limitações, este capítulo visa oferecer subsídio para o entendimento de como o trabalho nocivo ou perigoso produz "dano" à saúde dos trabalhadores. O percurso entre a execução de um trabalho nocivo e a ocorrência de "dano" ou "lesão" é variável, tanto em termo de suas ocorrências como do tempo de duração, que pode inclusive ser breve ou mesmo virtual. A *vulnerabilidade* do trabalhador ao adoecimento resulta de fatores constitutivos (p. ex., genéticos), contingenciais (p. ex., estados nutricional e imunológico) e da ação de *mecanismos de adaptação* e/ou *mecanismos de defesa*. Em geral, as lesões ou danos relacionados ao trabalho nocivo ou perigoso surgem quando se torna insuficiente ou impossível a adaptação, além da falência parcial ou total das defesas do organismo.

Este capítulo aborda sucintamente as bases patológicas gerais do desenvolvimento de lesões ou danos no organismo humano. Conforme mencionado, teremos como referencial a patologia geral, tal que: "*Todas as doenças têm causa(s) que age(m) por mecanismos variados, os quais produzem alterações moleculares e/ou morfológicas nas células e nos tecidos que resultam em alterações funcionais no organismo ou em parte dele e produzem manifestações subjetivas (sintomas) ou objetivas (sinais).*"[1]

Um melhor entendimento dos processos patológicos gerais oferece explicação suficiente para a maioria dos processos de adoecimento associados ao trabalho nocivo, mas não todos. Alguns processos são mais bem elucidados no âmbito da *patologia especial*, que se encarrega do estudo do adoecimento acometendo órgãos ou tecidos específicos. Há ainda processos nos quais não estão suficientemente esclarecidas a etiologia, a patogênese, a fisiopatologia e a expressão morfológica, como é o caso dos distúrbios do comportamento e diversas doenças mentais.

Quadro 5.1. Temas de patologia geral abordados neste capítulo

• Lesão, agressão e resposta
• Causas comuns de agressão celular
  ▪ Deprivação de oxigênio
  ▪ Radicais livres
• Bases de patologia celular e tecidual
  ▪ Processos adaptativos
  ▪ Acúmulos celulares e teciduais
  ▪ Pigmentos
  ▪ Lesões irreversíveis: morte celular
• Distúrbios hemodinâmicos
  ▪ Edemas e hiperemias
  ▪ Hemorragias
• Tromboses, embolias e infartos
• Choque
	• Processos inflamatórios
	  ▪ Inflamação aguda
	  ▪ Inflamação crônica
	• Distúrbios da imunidade
	  ▪ Reações de hipersensibilidade
	  ▪ Doenças autoimunitárias
	  ▪ Imunodeficiências
	  ▪ Outros
	• Neoplasias e cânceres

O Quadro 5.1 apresenta os processos patológicos mais comuns que serão tratados adiante. O estudo de seus principais mecanismos patogenéticos e lesões associadas, favorecido pela apresentação de exemplos relevantes, possibilita compreender os impactos do trabalho nocivo. Para prestigiar a discussão de processos patológicos mais frequentemente relacionados ao trabalho potencialmente nocivo, neste capítulo não serão abordados outros temas também no escopo da patologia geral, como doenças geneticamente determinadas, problemas do desenvolvimento e doenças infecciosas.

A obra "Patologia Geral: Abordagem Multidisciplinar",[2] indicada na bibliografia deste capítulo, pode ser útil para uma consulta rápida de conceitos essenciais de patologia ou áreas afins que foram aqui abordados muito sucintamente. Para maior aprofundamento sobre os assuntos aqui abordados, recomendamos tratados de patologia como as obras "Robbins e Cotran: Patologia"[3] e "Bogliolo: Patologia",[4] igualmente citados na bibliografia.

Fundamentos da base patológica das doenças

Lesão, agressão e resposta

Lesão, em termos patológicos, pode ser definida como o conjunto de alterações que surgem nos tecidos após a ação de agentes agressores ou de estresse prolongado. Em temos gerais, as lesões podem ser identificadas em diferentes níveis biológicos: 1. as *lesões macroscópicas*, observadas com a vista desarmada; 2. as *lesões microscópicas*, observadas com instrumentos de magnificação (p. ex., microscópio óptico ou eletrônico); e 3. as *lesões subcelulares*, que compreendem alterações submicroscópicas, ultraestruturais ou mesmo moleculares.

O desenvolvimento de uma lesão macroscópica é reflexo de alterações ocorrendo nos tecidos e suas células em nível microscópico, o que decorre de alterações em nível subcelular – incluindo as alterações moleculares, detectadas com o emprego de métodos imunológicos, bioquímicos e de biologia molecular. Em última análise, as lesões de qualquer processo patológico ocasionam deficiências funcionais nas células, tecidos, órgãos e/ou sistemas; coletivamente, esses distúrbios constituem a *fisiopatologia* do processo em questão.

Toda lesão identificada em nível macro ou microscópico tem seu início em nível molecular. As alterações morfológicas decorrem de modificações de componentes celulares, como a estrutura das membranas, do citoesqueleto e das organelas da célula, e/ou teciduais, incluindo alterações de matriz extracelular e outras estruturas do microambiente tecidual (p. ex., acúmulo de substâncias no interstício). Também é importante observar que os processos patológicos são dinâmicos e cronologicamente ordenados. As lesões atribuídas a um dado processo patológico emergem sucessivamente nos diferentes níveis indicados, de modo que se desenvolvem e progridem até um desfecho, que pode ser resolução com cura, desenvolvimento crônico ou até mesmo a morte do indivíduo. As alterações que constituem um processo patológico se alternam nessa evolução, propiciando mudança dos aspectos morfológicos percebidos no exame clínico (nível macroscópico) e na investigação patológica microscópica (p. ex., exames citológicos ou histológicos, para células isoladas ou tecidos amostrados, respectivamente).

As lesões são ocasionadas por estímulos potencialmente nocivos, denominados *agentes agressores*. Esses agressores atuam em elementos fundamentais para a sobrevivência celular, incluindo *macromoléculas*, como DNA, RNA e proteínas, componentes celulares (p. ex., membranas e organelas). Em última análise, prejudicam a manutenção da *homeostasia tecidual*, determinada por um conjunto de processos biológicos que estabelecem um equilíbrio dinâmico no qual são preservadas as propriedades fundamentais para a viabilidade do tecido e o desempenho de suas funções no organismo. A seguir serão comentadas causas frequentes de agressão celular.

Causas comuns de agressão celular

Deprivações de oxigênio: hipóxia e anóxia

A redução do fornecimento de oxigênio às células é denominada *hipóxia*, reservando-se o termo *anóxia* para a parada total desse suprimento. Hipóxia e anóxia são causas muito frequentes de lesões e adoecimento. Por exemplo, a obstrução vascular por qualquer razão provoca redução do fluxo sanguíneo (*oligoemia*, causando hipóxia) ou sua parada (*estase* e *isquemia*, gerando anóxia). Dependendo da intensidade, duração do fenômeno e da sensibilidade tecidual à deprivação de O_2 e nutrientes, as células do tecido sofrem alterações reversíveis ou irreversíveis, neste caso perecendo por algum dos processos de morte celular (comentados adiante neste capítulo). Até certo ponto, os mecanismos moleculares relacionados ao surgimento das lesões reversíveis e irreversíveis são compartilhados. Ademais, algumas lesões observadas em nível macro e microscópicos são semelhantes mesmo quando derivadas de agentes agressores distintos, como se compararmos a obstrução vascular e a intoxicação com monóxido de carbono, que compromete a disponibilidade do oxigênio para uso na respiração celular nas mitocôndrias.

A *lesão isquêmica* é repercussão de lesão celular por privação de oxigênio. Durante a isquemia, são afetados diferentes sistemas celulares e as alterações patológicas se intensificam até comprometerem de modo irreversível componentes bioquímicos e estruturais vitais, resultando em morte celular por *necrose*. O infarto do miocárdio por obstrução de vaso coronariano é exemplo típico dessa situação. Até certo ponto (por um período variável, considerando os diferentes tipos celulares), as células afetadas podem se recuperar se o oxigênio e outros nutrientes relevantes forem novamente fornecidos, como consequência de restauração do fluxo sanguíneo, ou seja, pela *reperfusão tecidual*. Contudo, a reperfusão também pode contribuir para a ampliação da lesão tecidual se as células, metabolicamente comprometidas pela suspensão temporária da respiração aeróbica, não estiverem em condições de lidar com a quantidade de *espécies reativas do oxigênio* (EROs) que serão formadas nessa situação, ocasionando danos em múltiplos componentes celulares.

Concomitante à redução de oxigênio para as células, ocorre a diminuição da geração de ATP pelo processo de fosforilação oxidativa nas mitocôndrias. Isso prejudica os fenômenos celulares dependentes de energia, notadamente o controle do equilíbrio de água e íons (i. e., *eletrólitos*) entre os meios intra e extracelulares (*balanço hidreletrolítico*) e a síntese de proteínas. A persistência da deprivação de oxigênio ocasiona a lesão irreversível, denunciada, por exemplo, por alterações morfológicas nas mitocôndrias no núcleo celular. A irreversibilidade do processo é caracterizada por: 1. incapacidade de reverter a disfunção mitocondrial, impedindo os processos celulares dependentes de energia; 2. comprometimento do patrimônio genético da célula, demonstrado pela fragmentação da *cromatina*; e 3. comprometimento das membranas celulares, por exemplo, pela perda de *fosfolipídios*, comprometimento do citoesqueleto e ação de radicais livres.

O desbalanço hidreletrolítico decorre de comprometimento de bombas de troca de íons nas membranas celulares. Em particular, a ausência de ATP para funcionamento das bombas de sódio/potássio causa entrada de água na célula, gerando *edema celular* (m.q. *degeneração hidrópica*). Isso gera prejuízo no funcionamento de organelas fundamentais, como o retículo endoplasmático rugoso, responsável pela síntese proteica, e dos lisossomos. A disfunção dessas organelas pode resultar na liberação do conteúdo enzimático dos lisossomos no citoplasma, gerando a destruição de componentes intracelulares e degradação da célula (*autólise*). A falta de ATP também altera os níveis intracelulares de cálcio, que deixa de ser armazenado em seus reservatórios (p. ex., mitocôndrias e retículo endoplasmático), resultando na elevação no citoplasma. Isso por sua vez, resulta na ativação inadvertida de enzimas e vias de sinalização intra e intercelulares. O agravamento do processo culmina na morte celular, notadamente a que se manifesta como necrose.

Os exemplos mais conhecidos de agentes agressores relacionados ao trabalho que proporcionam esses processos são dados por substâncias químicas asfixiantes, como o monóxido de carbono (CO), o sulfeto de hidrogênio, o ácido cianídrico e os cianetos, que proporcionam a cadeia de eventos descrita anteriormente por se combinarem com moléculas ou componentes celulares fundamentais (p. ex., ligação do CO à hemoglobina, formando *carboxi-hemoglobina* (HbCO), que impede a *hematose*, i. e., transferência do O_2 do sangue aos tecidos).

Radicais livres e estresse oxidativo

A formação de radicais livres é um evento comum na ação de diversos agentes agressores que causam lesões orgânicas e adoecimento. Radicais livres são comumente formados a partir do O_2 (EROs) e têm alta suscetibilidade a reagir com outras moléculas, causando alteração de sua estrutura e função. Contribuem em processos tão variados quanto as lesões por radiações e substâncias químicas, toxicidade pelo O_2 e outros gases, envelhecimento (i. e., *senescência*) celular, inflamações e desenvolvimento de cânceres. Por outro lado, radicais livres também têm papel benéfico, sendo empregados na ação de células de defesa (notadamente *neutrófilos*, *eosinófilos* e *macrófagos*) contra microrganismos e células malignas, por exemplo.

Radicais livres são espécies químicas com um ou mais elétrons livres (i. e., não pareados) em seus orbitais atômicos ou moleculares mais externos. Essa configuração é instável e pode ocasionar danos oxidativos em macromoléculas fundamentais, como DNA, proteínas e lipídios – particularmente os ácidos graxos poli-insaturados das membranas celulares (p. ex., ácidos araquidônico e linoleico), particularmente vulneráveis à ação de EROs. Dada sua instabilidade, os radicais livres decompõem-se espontaneamente, situação na qual novas espécies reativas são formadas em uma reação que se autoalimenta (i. e., de *modo autocatalítico*), causando uma cadeia de formação de radicais livres que rapidamente se propaga, ocasionando lesões celulares de gravidade crescente. O radical *superóxido* (O_2•-), por exemplo, na presença de água sofre *dismutação*, formando O_2 e peróxido de hidrogênio (H_2O_2). Este último se decompõe gerando o radical hidroxila (OH-), altamente reativo e que destrói avidamente o DNA nuclear e lipídios das membranas celulares, dentre outros componentes vitais da célula.

Dado seu potencial nocivo, mas também porque são naturalmente formados em processos biológicos como a respiração celular e sua utilidade para o organismo (nas respostas imunitárias, por exemplo), a geração de radicais livres é mantida em níveis fisiológicos pela ação de compostos e sistemas celulares protetores que atuam como *agentes antioxidantes*. Esses agentes antioxidantes regulam a *homeostase de oxirredução* (m.q., *homeostase redox*): um equilíbrio benéfico entre a produção e a eliminação de radicais livres. A homeostase redox é estabelecida pela regulação no acúmulo de radicais livres pela ação de **compostos que evitam a formação ou os inativam** (p. ex., micronutrientes como as vitaminas C e E), **enzimas que reduzem a formação** (p. ex., catalase, superóxido-dismutases e glutationa-peroxidase), e **proteínas que armazenam e transportam íons ferro e cobre** (p. ex., transferrina, ferritina, lactoferritina e ceruloplasmina), íons que catalisam reações de oxirredução, proporcionando formação de radicais livres. A ação insuficiente ou inadequada desses agentes antioxidantes compromete a homeostase redox e provoca *estresse oxidativo*, elemento da patogênese de várias doenças citadas neste livro.

Conforme mencionado, a produção de radicais livres nas células pode ocorrer em reações de oxirredução que fazem parte de processos metabólicos normais. Nesse sentido, convém destacar a importância do óxido nítrico (NO), um mediador químico naturalmente gerado por várias células (notadamente endoteliais, macrófagos, neurônios), importante na regulação do tônus vascular (responsável pela manutenção da pressão arterial) e na inflamação. O NO origina o ânion peroxinitrito, altamente reativo, bem como os radicais NO • e NO –; daí se pode concluir que o estresse oxidativo se eleva nos processos inflamatórios, ocasionando lesão tecidual e adoecimento que pode se cronificar. Por outro lado, a formação de radicais livres também se eleva pela ação de vários estímulos nocivos, como radiações ionizantes (p. ex., raios X e partículas α, β e γ), metabolismo de *xenobióticos* (i. e., substâncias químicas exógenas, incluindo drogas de abuso e fármacos), ação de metais de transição, como o ferro e o cobre. Esses estímulos podem estar elevados em situações de trabalho potencialmente perigoso.

Em Patologia do Trabalho, são situações clássicas de elevação do estresse oxidativo no organismo, dentre outras, as exposições ao tetracloreto de carbono (CCl_4), ao agrotóxico paraquat (IUPAC: 1,1'-dimetil-4,4'-bipiridina-dicloreto),[a] ao ozônio (O_3), ao óxido nitroso (N_2O) e as intoxicações pelo O_2. A toxicidade pelo CCl_4, por exemplo, decorre de sua conversão no radical CCl_3•, catalisada nos hepatócitos pela ação do complexo enzimático P-450. Em síntese, a elevação de radicais livres no hepatócito prejudica a síntese de proteínas de transporte de lipídios requeridas para a formação das lipoproteínas, o que resulta em *esteatose* (m.q., *degeneração gordurosa*) *hepática*. No agravamento do processo, a intoxicação pelo CCl_4 causa elevação dos níveis intracelulares de cálcio, o que deflagra as alterações moleculares, estruturais e metabólicas que culminam na morte celular, com consequente comprometimento das múltiplas funções do fígado.[5]

Por sua vez, a toxicidade do paraquat decorre de decomposição desse herbicida com formação do ânion superóxido (O_2-), o qual gera o *oxigênio singleto* – uma forma extremamente reativa do O_2 molecular. Inicialmente, a intoxicação com paraquat ocasiona consumo de agentes antioxidantes em vários tecidos, comprometendo a homeostase redox. O oxigênio singleto e o ânion superóxido atacam os lipídios nas membranas plasmáticas e nas organelas celulares, iniciando a cascata de formação de novos radicais livres e, assim, perpetuando o estresse oxidativo. No pulmão – principal órgão-alvo da intoxicação pelo herbicida –, a exposição ao paraquat causa lesões no epitélio alveolar e acentuada proliferação fibroblástica intersticial que culmina em fibrose.[6]

A formação de EROs também é substancialmente elevada pelo aumento da pressão parcial de oxigênio, quer seja por oxigenoterapia hiperbárica ou no trabalho com mergulho em profundidades elevadas. Clinicamente são observados principalmente efeitos respiratórios ("efeito Lorrain-Smith") e neurológicos ("efeito Paul-Bert"). As repercussões respiratórias decorrem inicialmente de agressão da árvore respiratória, com escape de fluidos intravasculares (*exsudação*), edema, destruição de células endoteliais e hemorragia, ao que se segue uma fase de proliferação das células do epitélio alveolar, que pode culminar em fibrose.

Pode ser observado um *dano alveolar difuso*, caracterizado por exsudato fibrinoso e formação de membranas hialinas. Os efeitos neurológicos incluem episódios convulsivos, precedidos ou não de sinais de alerta. Fundamentalmente, tanto as repercussões respiratórias como as neurológicas decorrem da elevação do estresse oxidativo, com prejuízo da respiração celular, queda nos níveis de ATP e interferência em todos os processos dependentes de energia (p. ex., transporte de eletrólitos e metabólitos), e danos das membranas celulares pela peroxidação lipídica pelos EROs.[7,8]

Fundamentos de patologia celular e tecidual

Lesões por processos adaptativos

O controle da divisão e da diferenciação celular é estabelecido por um sistema complexo e integrado que mantém a população de células de um tecido dentro de certos limites fisiológicos, i. e., em homeostase. As

a Nomenclatura oficial da União Internacional de Química Pura e Aplicada (*International Union of Pure and Applied Chemistry* – IUPAC).

alterações nesses sistemas regulatórios podem ocasionar distúrbios do crescimento, da proliferação e da *diferenciação celular* – processo no qual a célula adquire propriedades especializadas. Em algumas circunstâncias, a proliferação e a diferenciação celular são afetadas simultaneamente. Tipicamente, as lesões decorrentes de alterações no crescimento, proliferação e diferenciação celular são reversíveis (ao menos em seus estágios iniciais), de modo que o tecido afetado resgata suas características originais quando a agressão é eliminada. Assim, lesões reversíveis que emergem por agressões crônicas nos tecidos são compreendidas como adaptações das células a condições adversas experimentadas por algum tempo.

De modo geral, a patogênese de lesões decorrentes de processos adaptativos está baseada em: 1. **crescimento celular**, quando as células apresentam diminuição ou aumento de sua complexidade biológica (lesões dadas por *atrofias* e *hipertrofias*, respectivamente); 2. **proliferação celular**, quando há aumento da multiplicação das células frente a um estímulo tecidual interpretado como aumento de demanda (lesões com *hiperplasia*); 3. **diferenciação celular**, quando se observa alteração no programa de expressão gênica associado a aquisição das propriedades especializadas (*diferenciação*) pelas células de um tecido (lesões com *metaplasia*); e 4. **proliferação e diferenciação celular**, quando ocorre concomitantemente aumento na taxa de multiplicação celular de um tecido e prejuízo de suas células adquirirem propriedades especializadas (lesões com *displasia* em estágios iniciais).

Alterações de proliferação e diferenciação celular também compõem a patogenia das *neoplasias*, incluindo os cânceres; entretanto, as **doenças neoplásicas não são processos adaptativos**. Nos processos adaptativos, as lesões teciduais são formadas por células originadas de múltiplas células ancestrais, i. e., têm natureza *policlonal*. Nos processos neoplásicos, por sua vez, as lesões tipicamente são formadas por células derivadas de uma mesma célula ancestral, de modo que têm *natureza monoclonal*. Também não são considerados processos adaptativos as *hipoplasias* e as *aplasias*, caracterizadas por redução ou comprometimento global da formação de tecidos, respectivamente, frequentemente associados a agressão citotóxica. São exemplos clássicos em Patologia do Trabalho a hipoplasia e a aplasia de medula óssea induzidas por benzeno, agrotóxicos clorados (p. ex., DDT, lindano etc.) e por radiações ionizantes, situações discutidas nos capítulos correspondentes.

Os principais processos adaptativos mencionados serão sucintamente abordados na Figura 5.1.

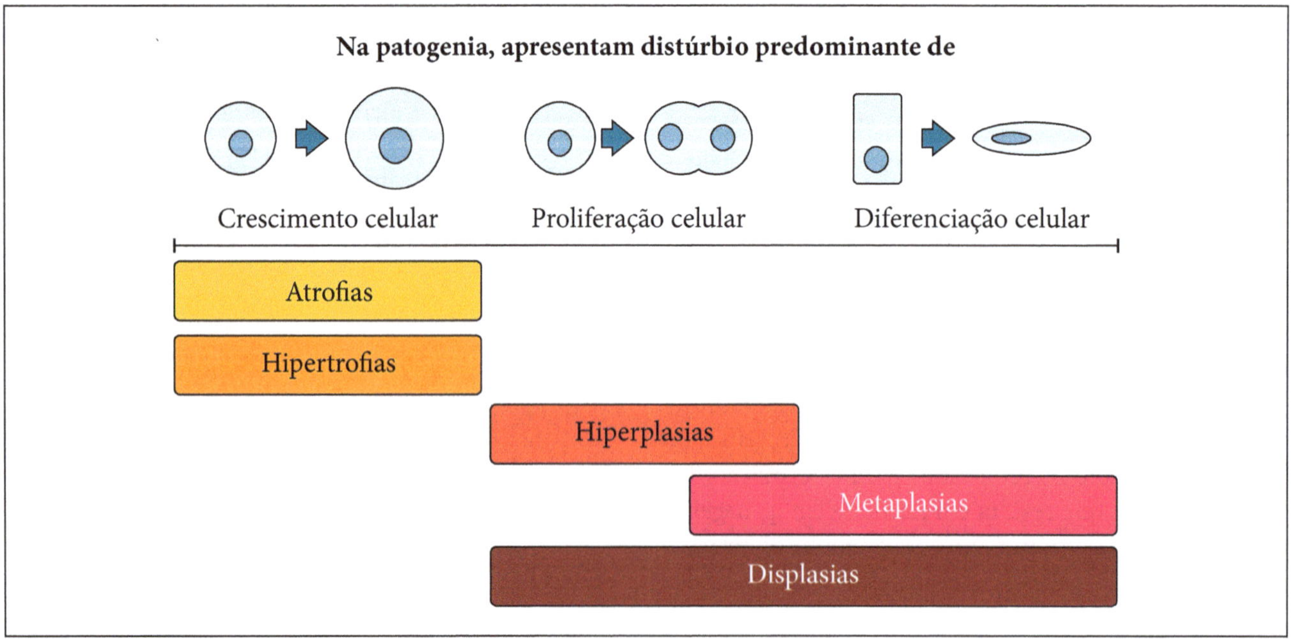

Figura 5.1. Principais tipos de adaptação celular, categorizados de acordo com suas principais características patogenéticas. Ainda que as metaplasias sejam um distúrbio essencialmente de diferenciação celular, lesões metaplásicas também apresentam aumento de proliferação. Ainda, as lesões com *displasia* apresentam aumento da taxa de proliferação de suas células concomitante a algum prejuízo de sua diferenciação.

Atrofias e hipertrofias

Conforme previamente mencionado, ambos são **processos adaptativos caracterizados por alteração de complexidade biológica celular**: redução nas atrofias e aumento nas hipertrofias. Esses processos serão mais bem detalhados a seguir.

✓ Atrofias

Nas atrofias ocorre redução da complexidade biológica da célula em virtude da diminuição dos estímulos disponíveis para sua sobrevivência e/ou adequado funcionamento. Em processos crônicos, é possível observar uma redução na celularidade de tecidos e órgãos atróficos, resultante da deflagração de morte celular por atrofia prolongada. Caracteristicamente, as células atróficas reduzem seus componentes a um nível mais econômico, visando preservar sua viabilidade. Desse modo, apresentam menor tamanho em decorrência da redução do número e da estrutura de suas organelas (p. ex., mitocôndrias, retículos endoplasmáticos etc.), no citoesqueleto e no volume citoplasmático. A patogênese do processo é fundamentalmente determinada pelo aumento na *autofagia* (i. e., autodegradação celular) e na atividade do *sistema ubiquitina-proteossomo*, responsável pela degradação de proteínas.

Aa atrofias podem ser observadas tanto em contextos fisiológicos como patológicos. *Atrofias fisiológicas* ocorrem no desenvolvimento do organismo, como na regressão do timo, por exemplo. Na vida adulta, é possível observar atrofia fisiológica como parte do processo de retorno do útero da gestante ao seu estado pré-gestacional. As *atrofias patológicas*, por sua vez, têm como contextos habituais: 1. a redução da carga de trabalho ou denervação, também conhecida por *atrofia por desuso* (p. ex., atrofia de membros inferiores na paraplegia por secção medular); 2. o prejuízo do suprimento sanguíneo ou compressão tecidual que causam isquemia (p. ex., obstrução trombótica e crescimento tumoral, respectivamente); 3. inanição, anorexia, problemas nutricionais ou síndromes sistêmicas (p. ex., caquexia oncológica ou associada a Aids); 4. doenças degenerativas (p. ex., atrofia do SNC na doença de Alzheimer); 5. perda de estimulação endócrina, provocando atrofia dos tecidos/órgãos hormônio-responsivos; e 6. envelhecimento, que ocasiona a *atrofia senil* progressiva de vários tecidos.

A ocorrência de atrofia associada ao desempenho do trabalho pode ser exemplificada pela redução de massa muscular associada ao sedentarismo, proporcionado a diversas categorias profissionais que se mantêm em atividade estática por longos períodos, incluindo aqueles que executam longas jornadas sentados ao computador, motoristas de veículos, trabalhadores com atividades manuais em linhas de produção industriais, dentre outros.

✓ Hipertrofias

Antagônico à atrofia, a *hipertrofia* é caracterizada pelo aumento da complexidade biológica celular. Tipicamente, manifesta com aumento no tamanho do tecido ou órgão; por outro lado, nas hipertrofias, tipicamente não se observa modificação do número de células – exceto quando está acompanhada de outros processos como as hiperplasias. As hipertrofias são respostas adaptativas à maior demanda funcional ou maior disponibilidade de estímulos de sobrevida para as células, denominados *estímulos tróficos*.

As hipertrofias também podem ser fisiológicas ou patológicas, como as atrofias. A hipertrofia pode ocorrer naturalmente em algumas fases da vida, como é o caso da hipertrofia da musculatura lisa no útero durante a gestação. A *hipertrofia fisiológica* também é observada na musculatura esquelética estriada em fisiculturistas, halterofilistas e em trabalhadores braçais – provavelmente o exemplo mais conhecido de hipertrofia no senso comum e no âmbito da Medicina do Trabalho. Por outro lado, as *hipertrofias patológicas* surgem em diferentes situações, decorrentes de uma variedade de estímulos. Alguns exemplos relevantes incluem: 1. **obstrução em órgãos ocos**, com hipertrofia de tecidos a montante da área obstruída (p. ex., hipertrofia de musculatura lisa na *bexiga de esforço*, decorrente de prejuízo de esvaziamento por obstrução de segmento da uretra por tumores na próstata); 2. **hipertrofias compensatórias** (p. ex., em casos de hemiplegia, há hipertrofia de neurônios motores no hemisfério cerebral não lesado; ainda, hipertrofia em rim contralateral ao rim atrofiado por obstrução vascular); 3. **hiperestimulação metabólica** (p. ex., na *indução hepática*, com hipertrofia de hepatócitos pela estimulação por substâncias químicas como barbitúricos, com aumento do retículo endoplasmático liso; e 4. **sobrecarga funcional** (p. ex., espessamento do miocárdio na hipertensão arterial sistêmica, com hipertrofia de ventrículo esquerdo, principalmente).

Hiperplasias

A hiperplasia é um processo adaptativo baseado em aumento do número de células de um tecido, decorrente essencialmente do aumento das taxas de proliferação celular. Assim como a hipertrofia, a hiperplasia tipicamente é uma resposta a uma maior demanda funcional do tecido e/ou aumento na disponibilidade de estímulos tróficos para suas células. Nesses contextos, a ocorrência predominante de hipertrofia ou hiperplasia é essencialmente um reflexo da capacidade regenerativa do tecido acometido. Os tecidos com alto potencial proliferativo, com maior população de células de reserva (as *células-tronco somáticas*) são propensos a desenvolver hiperplasias, como é o caso dos epitélios em geral. Por outro lado, nos tecidos com baixo potencial proliferativo, a elevação de demanda é predominantemente atendida com hipertrofia, como ocorre com músculos estriados esquelético e cardíaco.

Hipertrofias e hiperplasias frequentemente ocorrem concomitantemente, embora em níveis distintos. Isso porque os órgãos são compostos por diferentes tipos celulares que variam em potencial proliferativo. Desse modo, o processo que se manifesta em um órgão afetado (por aumento de demanda ou hiperestimulação, por exemplo) é aquele que predomina dentre os seus tecidos. Por exemplo, o aumento no volume e peso do coração, decorrente da hipertensão arterial, ocorre essencialmente por hipertrofia das células musculares. Em contraste, o aumento no volume prostático observado em homens a partir da quarta década de vida ocorre em decorrência da hiperplasia de suas células glandulares, influenciada pelas variações nos níveis de hormônios esteroides. O útero que se prepara para a gestação apresenta, concomitantemente, hiperplasia de suas células glandulares endometriais e hipertrofia das células musculares lisas..

A *hiperplasia fisiológica* pode ser classificada em hormonal ou regenerativa. O primeiro caso é exemplificado pela hiperplasia do epitélio glandular da mama feminina na puberdade e durante a gestação. Já a *hiperplasia regenerativa* (ou *compensatória*) pode ser observada na regeneração do fígado após remoção de parte do órgão por *hepatectomia parcial*. Estima-se que menos de 1,0% dos hepatócitos estão em mitose no fígado normal, mas sua taxa de proliferação se eleva em até dez vezes ou mais poucos dias após a hepatectomia, estimulada por diversos mediadores inflamatórios, citocinas, fatores de crescimento e hormônios, como a insulina e o glucagon.[14]

A estimulação hormonal excessiva é causa frequente de *hiperplasias patológicas*. Ocorre, por exemplo, pelo hiperpituitarismo decorrente de adenomas de hipófise. Também, as hiperplasias de glândulas mamárias e do córtex de suprarrenais podem ser consequentes da atividade de tumores secretores de prolactina e do hormônio adrenocorticotrófico (*adrenocorticotrophic hormone* – ACTH), respectivamente. Os processos inflamatórios também podem ser propícios ao aparecimento de hiperplasias: na inflamação crônica, por exemplo, pode ocorrer desbalanço na regeneração celular que se instala para reposição das células lesadas, favorecendo a hiperplasia epitelial ou do tecido conjuntivo e, eventualmente, o desenvolvimento de lesões papilomatosas ou poliposas na pele ou em mucosas. Digno de nota, as lesões hiperplásicas podem participar do desenvolvimento de lesões neoplásicas, particularmente nos tecidos epiteliais, onde representam uma etapa precoce no desenvolvimento de lesões propensas ao câncer.

Metaplasias e displasias

As metaplasias e as displasias são sempre processos patológicos, ambos fundamentados em aumento das taxas de proliferação e nas mudanças na diferenciação celular. Assim como nas hiperplasias, esses processos também são significantes por participarem no desenvolvimento de neoplasias malignas, dando origem a lesões potencialmente cancerígenas. Mais detalhes são apresentados a seguir.

✓ Metaplasias

A metaplasia é o processo reversível em que um conjunto de células diferenciadas (i. e., com propriedades especializadas) converte-se em células com propriedades de diferenciação distintas das originais. Embora ainda se veicule que as metaplasias representam a substituição de células sensíveis a uma agressão crônica por tipos celulares mais bem preparados para suportá-la, essa ideia não encontra respaldo no conhecimento atual sobre esse processo. Além disso, essa concepção pode gerar um entendimento equivocado de que as lesões metaplásicas podem ser benéficas ao organismo. Portanto, não é adequada a definição que considera metaplasias como a mudança de um tecido bem diferenciado (adulto ou maduro) por outro igualmente bem diferenciado e mais resistente.

As metaplasias caracterizam-se por alteração do perfil de expressão gênica de células remanescentes de um tecido submetido a agressão crônica – resultado da interpretação de novos sinais no microambiente alterado. De modo geral, a morte celular em tecidos submetidos a agressões crônicas estimula a proliferação de células de reserva nesses tecidos. No entanto, as novas células geradas encontram um microambiente distinto do original, o que se reflete nas propriedades de especialização que assumirão. Alguns contextos comuns de desenvolvimento de metaplasias são: 1. as agressões mecânicas repetidas, como as provocadas nos tecidos da cavidade oral por próteses dentárias mal ajustadas; 2. a irritação por calor prolongado, como a causada no epitélio oral, por alimentos quentes, ou a provocada no lábio, pela haste do cachimbo; 3. a irritação química persistente, como a causada no epitélio do trato respiratório pela inalação recorrente de fumaça do cigarro; e 4. as inflamações crônicas, como as que ocorrem nas mucosas do trato digestório e nos epitélios uterinos.

Esôfago de Barret

A patogênese de metaplasias epiteliais é exemplificada na condição conhecida como "Esôfago de Barret", associada à doença de refluxo gastroesofágico (DRGE). Normalmente, o esôfago é revestido por um epitélio estratificado escamoso, adequado para lidar com a agressão mecânica decorrente do tráfego de alimentos durante a deglutição. Pessoas com DRGE apresentam refluxo de conteúdo gastroduodenal até porções distais do esôfago, resultando na morte das células devido ao pH extremo e à ação de enzimas digestivas do estômago e/ou do pâncreas, além de estimular a proliferação das células de reserva.

No entanto, as novas células geradas na área afetada do esôfago encontram um microambiente tecidual substancialmente diferente do normal, assemelhando-se mais ao ambiente do duodeno, por exemplo. Isso causa reprogramação da expressão gênica, fazendo com que essas células desenvolvam propriedades equivalentes às das células da mucosa intestinal. A área metaplásica de epitélio glandular de tipo intestinal na porção distal do esôfago de pessoas com DRGE é incompatível com a fisiologia do esôfago.

Se não for tratada, ocorre morte celular persistente que exacerba a proliferação celular, o que pode ocasionar prejuízo de diferenciação celular e favorecer a transformação maligna, culminando no desenvolvimento do câncer esofágico.

✓ *Displasias*

Tal qual as metaplasias, as displasias são lesões com elevação da taxa de proliferação das células associada a mudança do tipo celular. Entretanto, enquanto na metaplasia as células geradas são maduras, mas com propriedades distintas das originais, as células na displasia não conseguem alcançar os níveis esperados de especialização, revelando prejuízo de diferenciação celular. As células displásicas são *atípicas* (i. e., não apresentam adequadamente as características típicas das células normais do tecido) e não desempenham adequadamente o papel que deveriam desempenhar. Isso se reflete também na estrutura do tecido, de modo que as áreas displásicas apresentam alterações arquiteturais, como perda de *estratificação* (i. e., organização em camadas), por exemplo. As displasias são particularmente observadas em epitélios.

Além disso, apenas displasias leves têm maior chance de reversão; as displasias graves já são entendidas como neoplasias malignas, mas limitadas ao epitélio. Essa etapa precede o aparecimento de carcinomas que invadem os tecidos nos quais se desenvolveram.

A *ceratose actínica,* decorrente de exposição persistente à luz solar, e as *ceratodermias* (hiperceratose palmar ou plantar), causadas pela exposição ao arsênico e ao cimento, são exemplos clássicos de lesões relacionadas ao trabalho associadas a displasias. Na Lista de Doenças Relacionadas ao Trabalho (LDRT) do Brasil, que havia sido aprovada no ano 2020,[10] há o grupo L 57.– do Catálogo Internacional de Doenças (CID-10), correspondente às "alterações da pele devidas à exposição crônica à radiação não ionizante", que inclui a ceratose actínica (L 57.0) e a "Pele do Agricultor" e a "Pele de Marinheiro" (L 57.8), mais frequentes em pessoas de pele clara. Há ainda a "Ceratose Palmar e Plantar Adquirida" (CID-10, L 85.1), associada ao arsênio e compostos arsenicais. Em ambas as condições, as lesões são caracterizadas por excesso de formação de queratina (hiperceratose), gerando placas cutâneas na face e dorso das mãos, no caso da ceratose actínica, ou nas plantas dos pés e das mãos, nas ceratodermias. As displasias nas lesões hiperceratóticas evoluem em gravidade, o que eleva o risco para desenvolvimento do carcinoma espinocelular associado ao trabalho.

Lesões por acúmulos celulares e teciduais

Acúmulos intracelulares são lesões reversíveis nas quais substâncias de diversas naturezas se acumulam nas células. Os acúmulos podem ser de substâncias usuais das células (p. ex., água, lipídios, proteínas e carboidratos), substâncias endógenas anormais (p. ex., produto de síntese ou metabolismo alterado), substâncias exógenas (p. ex., minerais ou produtos de agentes infecciosos) ou pigmentos. A deposição pode ser transitória ou permanente, desde inofensiva até francamente citotóxica. Os acúmulos habitualmente são observados no citoplasma e nas organelas (p. ex., em lisossomos) e menos comumente no núcleo. Em alguns casos, a própria célula produz e acumula a substância; em outros, o acúmulo dos produtos ocorre em outro local.

Acúmulos anormais em células não neoplásicas usualmente ocorrem por uma das razões indicadas a seguir:

1. **Produção de substância endógena normal que sofre metabolismo insuficiente ou inadequado para sua remoção.** É o caso da *esteatose* hepática, por exemplo, na qual há acúmulo de triglicerídios nas células parenquimatosas, frequentemente associada a exposição a toxinas (p. ex., CCI_4), desnutrição proteica e síndromes metabólicas.
2. **Alterações genéticas ou doenças adquiridas que ocasionam comprometimento no processamento de substâncias.** Pode haver alteração de uma ou mais etapas do metabolismo, incluindo produção, acondicionamento, transporte, secreção ou degradação de uma substância endógena. Ocorre nas *doenças de depósito lisossomal*, causadas por alterações em genes de enzimas envolvidas no metabolismo dos lipídios e carboidratos, por exemplo – como as esfingolipidoses (p. ex., doença de Gauche) e as glicogenoses (p. ex., doença de Pompe), respectivamente. Outro exemplo é a deficiência de alfa1-antitripsina (α1AT), na qual a substituição de um aminoácido na molécula da α1AT gera defeitos em seu dobramento, prejudicando sua atividade e ocasionando seu acúmulo na forma de inclusões eosinofílicas globulares em hepatócitos.
3. **Depósito de substância exógena anormal.** Nessa situação, o acúmulo ocorre devido à ausência de maquinaria enzimática para degradar a substância e à impossibilidade de seu transporte para outros locais. Exemplos desse tipo de alteração incluem as *pneumoconioses*, doenças caracterizadas pelo depósito no pulmão de partículas não metabolizáveis, como o carbono (*antracose*) e a sílica (*silicose*).

A seguir serão sucintamente abordadas situações mais comuns de acúmulos celulares e teciduais em processos patológicos.

Acúmulos de lipídios

Os termos *esteatose* e *degeneração gordurosa* descrevem o acúmulo anormal de lipídios em células parenquimatosas. Em geral, os acúmulos de lipídios são reversíveis, a menos que algum processo intracelular vital tenha sido criticamente afetado. Em situações extremas, a degeneração gordurosa pode anteceder a morte celular, embora as células possam morrer sem sofrer o acúmulo de lipídios. Todas as principais classes de lipídios podem se acumular, incluindo triglicerídios, colesterol/ésteres de colesterol e fosfolipídios.

O fígado é comumente afetado, dado seu papel crucial no metabolismo lipídico. No entanto, outros locais nos quais o metabolismo dessas moléculas é importante também podem sofrer acúmulos de lipídios, como o coração, músculos e rins.

A degeneração gordurosa é frequentemente associada à exposição a toxinas, desnutrição proteica, diabetes melito, obesidade e anóxia. Em todo o mundo, a causa mais comum de esteatose hepática é o consumo excessivo de álcool, mas um aumento significativo de casos tem ocorrido em decorrência de sobrepeso/obesidade.

Os ácidos graxos livres na circulação, provenientes da alimentação ou mobilizados do tecido adiposo, normalmente são transportados até o fígado, onde são esterificados para triglicerídios, convertidos em colesterol ou fosfolipídios, ou oxidados a corpos cetônicos. A liberação de triglicerídios dos hepatócitos requer apoproteínas para formar apolipoproteínas, facilitando seu transporte na vasculatura. O acúmulo excessivo de triglicerídios no fígado pode resultar de problemas que vão desde a entrada dos ácidos graxos no hepatócito até a exportação das apolipoproteínas.

A esteatose hepática pode decorrer do comprometimento de alguma etapa específica desse processo, como o prejuízo da formação de apolipoproteínas pela intoxicação por CCI_4, desnutrição proteica, inanição, ou de múltiplas etapas, como ocorre no caso do consumo excessivo pelo etanol.

São conhecidas outras formas de degeneração gordurosa além da esteatose, especialmente aquelas relacionadas ao acúmulo de colesterol. Por ser amplamente necessária para a síntese das membranas celulares e hormônios esteroides, o metabolismo do colesterol é finamente regulado pelas células, tornando seu acúmulo, ou de seus ésteres, não comum nas células.

No entanto, diversos processos patológicos apresentam depósitos de colesterol, manifestados histologicamente por vacúolos intracelulares. Esses vacúolos com colesterol conferem às células um aspecto espumoso (m.q. *xantomatoso*), identificado em diferentes condições, como na aterosclerose (macrófagos nas placas ateroscleróticas e em células de músculo liso), *xantomas* (tumores não neoplásicos formados por macrófagos xantomatosos acumulados em tecido conjuntivo da pele e em tendões, resultante de estados hiperlipidêmicos adquiridos ou hereditários), processos inflamatórios (macrófagos xantomatosos se formam pelo acúmulo de colesterol de componentes fagocitados de células lesadas e agentes infecciosos, como fungos), e *colesterolose* (acúmulos focais de macrófagos repletos de colesterol na lâmina própria da vesícula biliar).

Em Patologia do Trabalho, um dos exemplos mais conhecidos de acúmulo patológico de lipídios é pela exposição ocupacional ao dissulfeto de carbono (CS_2), com um espectro de repercussões orgânicas, dentre as quais se destaca a *aterogênese*, elevando o risco de morte por doença coronariana em parcela dos trabalhadores expostos.[11] O mecanismo de toxicidade não está completamente esclarecido, mas foram identificadas alterações importantes no metabolismo da glicose e dos lipídios, além de modificações na coagulação sanguínea. A patogênese do ateroma induzido por CS_2 parece também envolver lesão direta do endotélio e hipotireoidismo, uma vez que o principal metabólito do CS_2, um tiocarbamato (tioureia), é uma potente substância antitireoidiana.[12]

Acúmulos de proteínas

Diversas são as causas para depósitos morfologicamente discerníveis de material proteico nas células. Alguns exemplos incluem as gotículas de reabsorção em túbulos renais proximais, encontradas em doenças renais associadas à perda de proteínas na urina (*proteinúria*). Outro exemplo é a síntese de quantidades excessivas de proteína normal secretada, como ocorre em células plasmáticas dedicadas à síntese ativa de imunoglobulinas. Além disso, defeitos no dobramento de proteínas explica depósitos observados em uma variedade de doenças.

Os depósitos de material proteico comumente são referidos como *degeneração hialina*, expressão que remete ao acúmulo de material róseo (*acidófilo*) e de aspecto vítreo. A natureza patogenética desses depósitos varia, podendo resultar da condensação de filamentos intermediários de citoesqueleto e proteínas associadas, produtos de origem viral ou ainda proteínas endocitadas. Independentemente da natureza, em termos morfológicos, a degeneração hialina pode ser identificada pela formação de *corpúsculos* (p. ex., "corpúsculo de Russel", no caso de plasmócitos que acumulam imunoglobulinas; o "corpúsculo de Mallory", formado por depósitos de citoqueratinas e outras proteínas em hepatócitos) ou *inclusões* intracelulares (p. ex., inclusões pelo citomegalovírus) pelo material proteico depositado.

A proteinose alveolar secundária à inalação de poeiras de sílica é um bom exemplo de degeneração hialina em Patologia do Trabalho. Admite-se que ela se deve a uma inflamação pulmonar intersticial com produção e eliminação excessiva de surfactante e lipídio associados, provocada pela inalação de grandes quantidades de finas partículas de sílica cristalina e outras partículas inorgânicas. Os alvéolos encontram-se cheios de exsudato amorfo eosinofílico, PAS-positivo. A proteinose alveolar também é um dos achados no edema pulmonar associado ao trabalho em altitudes elevadas.[13]

Acúmulos de glicogênio

Denomina-se *degeneração glicogênica* o acúmulo intracelular excessivo de glicogênio, um carboidrato empregado como reserva de energia e prontamente disponível no citoplasma de vários tipos celulares. Os depósitos anormais são observados em pessoas com anormalidades no metabolismo do próprio glicogênio ou da glicose. No diabetes melito, por exemplo, o acúmulo de glicogênio ocorre em células tubulares e da alça de Henle nos rins, hepatócitos, células das ilhotas de Langerhans no pâncreas e na musculatura cardíaca.

Também ocorre acúmulo patológico de glicogênio intracelular nas *glicogenoses*: doenças raras geneticamente determinadas, resultantes de defeitos enzimáticos na síntese ou degradação de glicogênio, ocasionando seu acúmulo maciço e lesões secundárias, culminando em morte celular.

Calcificações patológicas

Os processos de calcificação patológica são caracterizados por depósito anormal de sais de cálcio, frequentemente associados a quantidades menores de outros minerais (p. ex., ferro e magnésio). É um processo comum que ocorre em uma variedade de distúrbios patológicos, sendo discriminadas duas formas distintas: 1. *calcificação distrófica*, na qual os depósitos são locais, ocorrendo em tecidos com lesão celular irreversível (p. ex., necrose), e sob níveis séricos normais de cálcio; e 2. *calcificação metastática*, menos frequente que a distrófica, caracterizada por depósitos de sais de cálcio em tecidos viáveis em múltiplos tecidos, decorrentes de comprometimento do metabolismo do cálcio e *hipercalcemia* (i. e., elevação dos níveis de cálcio no sangue).

A calcificação distrófica resulta da mobilização do cálcio de seus reservatórios intracelulares e sua precipitação em sais a partir de células que sofreram lesão irreversível, frequentemente em sítios com *necrose*. Isso ocorre comumente em lesões antigas, no interstício do tecido ou na parede de vasos (p. ex., placas ateromatosas e na arterioesclerose de Monckberg), em valvas cardíacas, tendões e tecidos neoplásicos (p. ex., leiomiomas uterinos, meningiomas, adenocarcinomas de mama, tumores papilares da tireoide e do ovário). A calcificação distrófica também contribui para a formação das *litíases* (cálculos) em órgãos tubulares e ocos.

Por outro lado, a calcificação metastática decorre de condições como elevação da absorção de cálcio no trato gastrointestinal, excesso de vitamina D, mobilização excessiva do cálcio dos ossos (p. ex., por imobilização prolongada), *osteólise* (p. ex., por mieloma ou metástases ósseas) e alterações hormonais com hiperparatireoidismo (p. ex., renal, nutricional ou por síndrome paraneoplásica).

O exemplo mais conhecido de calcificação patológica em Patologia do Trabalho é o que ocorre na pleura, associado à exposição ocupacional ao asbesto. Essa manifestação se apresenta como espessamento pleural em placas, espessamento pleural difuso, derrame pleural benigno e/ou atelectasias redondas. As placas pleurais são as mais prevalentes dentre todas as doenças associadas ao asbesto. Normalmente, aparecem após uma latência clínica de 15 a 20 anos e não se associam a alterações funcionais de importância, exceto se forem extensas.[14]

Pigmentação patológica

Em patologia geral, denomina-se pigmentação o processo de formação e/ou acúmulo tecidual de substâncias insolúveis e coloridas, os *pigmentos*. A pigmentação patológica pode refletir alterações bioquímicas profundas. Os pigmentos podem ser formados por substâncias endógenas ou exógenas. Dentre os pigmentos de origem endógena, podemos destacar aqueles derivados da hemoglobina (*hemoglobinógenos*), como os *pigmentos biliares*, a *hematoidina*, a *hemossiderina*, a *hematina*, e os pigmentos malárico (*hemozoína*) e esquistossomótico; *pigmentos melânicos* (associados a distúrbios envolvendo células melanocíticas), a *lipofucsina* (conhecido como pigmento da atrofia/envelhecimento). Os pigmentos de origem exógena são formados no exterior e penetram e depositam-se em diversos órgãos após absorção por alguma via do organismo, como a respiratória, a digestória, a parenteral ou percutânea (p. ex., tatuagens).

As partículas de carvão da fuligem (na poluição ambiental ou assimilada via tabagismo) constituem o pigmento inalável mais frequente. Sua deposição causa a *antracose*, processo caracterizado pela deposição das partículas de carvão no parênquima pulmonar, pleura e em linfonodos regionais (neste caso transportadas no interior de macrófagos). A antracose manifesta-se como manchas enegrecidas e irregulares. Em tabagistas, o acúmulo associa-se a áreas de destruição do parênquima pulmonar, gerando o *enfisema*. Trabalhadores em minas de carvão mineral (hulha) podem sofrer a inalação de poeira de carvão que induz uma reação fibroblástica exuberante, culminando em *pneumoconiose dos mineiros*, doença pulmonar grave também conhecida como *doença do pulmão negro*.

Na pele, a forma mais comum de pigmentação exógena é a tatuagem. No caso da tatuagem estética, os pigmentos inoculados são fagocitados por macrófagos cutâneos e geralmente não suscitam resposta inflamatória relevante. Outra forma de pigmentação cutânea é a *argiria*, causada pela deposição e acúmulo de prata metálica, sobretudo nas partes descobertas da pele. A deposição da prata também pode ser observada na retina (*argirose*, nesse caso) e em mucosas e vísceras, manifestando-se por pigmentação (aspecto azulado ou cinza-ardósia) dessas estruturas de forma permanente. Esses processos de pigmentação patológica pela prata decorrem da redução local dos sais após a exposição prolongada do organismo, decorrente de ingestão para fins terapêuticos ou relacionada ao trabalho.[15] Esse último caso é o que ocorre entre ourives e outros profissionais que manipulam prata, por exemplo.

A hiperpigmentação da pele por aumento de melanina é denominada *melanodermia* ou *melanose*. Na Patologia do Trabalho, destacam-se as melanodermias causadas por agentes físicos e químicos. No primeiro caso, incluem-se o trauma repetido, a fricção, as queimaduras térmicas e a exposição à luz ultravioleta artificial e natural, decorrente da exposição solar, entre outros. No segundo caso, agentes químicos como hidrocarbonetos derivados do petróleo, como alcatrão, hulha, asfalto, betume, parafina, piche, coaltar, creosoto, breu, óleos de corte, antraceno e dibenzoantraceno, parafenilenodiamina e seus derivados, naftóis adicionados a corantes, além de poeiras de determinadas madeiras, podem provocar melanodermia.

As lesões cutâneas com deposição melânica têm um importante componente fototóxico, evidenciado pela sua localização predominante em áreas expostas à luz solar (p. ex., membros superiores, face, pescoço e couro cabeludo). O diagnóstico diferencial para essas lesões deve considerar outras causas, incluindo doenças sistêmicas de base endócrino-metabólica, infecciosas ou neoplásicas (p. ex., melanomas, nos casos localizados ou síndrome paraneoplásica).

Lesões irreversíveis: morte celular

Em função de aspectos patogenéticos e morfológicos, dois padrões principais de morte celular podem ser discriminados: a necrose e a apoptose – esse último como protótipo da *morte celular programada*. Um mesmo agente agressor pode desencadear morte celular com ambos os padrões em um tecido, evidenciando alguma sobreposição entre esses dois processos. Por outro lado, necrose e apoptose se distinguem em vários aspectos (Quadro 5.2), notadamente quanto às suas consequências nos tecidos em que ocorrem.

Necrose

Necrose é o conjunto de alterações morfológicas que se seguem à morte celular em um tecido de organismo vivo, resultante da degradação progressiva de uma célula com lesões irreversíveis. Todo o contexto de morte celular por necrose é patológico e está relacionado à lesão irreversível das células de um tecido fatalmente agredidas. As alterações da necrose são lideradas por dois processos simultâneos: 1. desnaturação de proteínas (mais evidente na *necrose de coagulação*); e 2. digestão enzimática (mais evidente na *necrose de liquefação*).

As necroses são caracterizadas por extensa degradação das células afetadas, ocorrendo por *autólise* (quando a digestão é propiciada por enzimas da própria célula) e por *heterólise* (quando as enzimas atuantes derivam de células adjacentes, tipicamente leucócitos). A autólise é decorrente do comprometimento da produção de energia e da síntese proteica. Sucintamente, isso leva os lisossomos a perderem a capacidade de conter seu conteúdo enzimático, ocasionando a liberação das enzimas lisossomais no citosol. Essas enzimas tornam-se ativas devido ao aumento do cálcio no citoplasma da célula em processo de morte celular. As enzimas lisossomais digerem praticamente todos os substratos celulares, proporcionando as alterações citológicas típicas das necroses. Quer seja por autólise ou heterólise, a degradação da célula causa sua lise e derramamento de seu conteúdo no tecido, desencadeando uma resposta inflamatória no tecido.

Apoptose

A apoptose é a forma mais comum de *morte celular programada*, ocorre naturalmente em indivíduos adultos para a manutenção da homeostasia tecidual. Desempenha um papel importante no sistema imunitário, sendo fundamental para a seleção de linfócitos B e T adequados ao organismo e mitigando o desenvolvimento de doenças autoimunitárias. Além disso, a apoptose é empregada na eliminação de células geneticamente instáveis, senescentes, células malignas e infectadas por vírus.

A apoptose tem deflagração, mecanismos e aspectos morfológicos finais distintos da necrose. No entanto, ambos os processos podem se sobrepor até certo ponto. Uma célula em apoptose pode encerrar sua morte com padrão de necrose, mas o inverso não é observado.

Quadro 5.2. Principais diferenças entre as mortes celulares por necrose e por apoptose

	Necrose	Apoptose
Tipo de processo	Passivo. Eventos não controlados	Ativo. Eventos controlados e sequenciais
Natureza do processo	Patológica	Fisiológica ou patológica
Ocorrência	Massiva (muitas células, adjacentes)	Solitária (poucas células, isoladas)
Resgate da célula	Não é possível	Possível até certo ponto
Morfologia		
Núcleo	Pequenos aglomerados mal delineados de cromatina. Núcleo condensado (picnose), com cariorrexe e cariólise	Cromatina condensada e bem delineada. Fragmentação nuclear para formação dos corpos apoptóticos
Citoplasma	Tumefeito (edema celular)	Condensado e desidratado
Membrana plasmática	Danificada ou lisada	Preservada, mas com composição alterada (inversão de fosfolipídios). Vesiculação *(blebs)*
Principais efetores	Enzimas lisossomais (da própria célula em necrose ou de células adjacentes)	Caspases (da própria célula em apoptose)
Resolução	Lise e heterofagocitose dos restos celulares	Formação dos corpos apoptóticos e heterofagocitose
Resposta inflamatória	Presente e importante	Ausente ou discreta

Para que a apoptose ocorra, uma série de eventos bioquímicos sucessivos deve ocorrer, principalmente dependendo de enzimas denominadas *caspases* e de suas proteínas reguladoras. Atualmente, são bem descritas duas vias moleculares de apoptose: a *via intrínseca* (ou mitocondrial) e a via extrínseca.

Sucintamente, a *via intrínseca* decorre de sinais nucleares, especialmente a *resposta a dano no DNA* (*DNA Damage Responses* - DDR), desencadeada pela senescência celular ou lesão por *agentes genotóxicos*. A DDR eleva a expressão do gene *TP53* (HGNC:11998), aumentando a síntese de seu produto, a proteína p53. Esta, por sua vez, eleva a expressão de genes pró-apoptóticos como *BAX* (HGNC:959) e inibe a expressão de genes antiapoptóticos, como *BCL2* (HGNC:990). O desbalanço entre esses reguladores positivos e negativos da apoptose, em favor da expressão e atividade dos primeiros (proteínas pró-apoptóticas), causa aumento na permeabilidade mitocondrial com liberação de citocromo c (CitC) da mitocôndria para o citoplasma e sua associação às proteínas Apaf-1 e pró-caspase-9, gerando o complexo denominado *apoptossomo*. A caspase 9 do apoptossomo atua na pró-caspase 3, proporcionando sua clivagem e formação da caspase-3 ativa.

Na via extrínseca, a apoptose é usualmente iniciada pela interação de receptores de superfície, como os da família do fator de necrose tumoral (*Tumor Necrosis Factor* - TNF), com seus respectivos ligandos. Isso desencadeia a clivagem da pró-caspase 8 em caspase 8, que causa a clivagem da pró-caspase 3 em caspase 3.

A via extrínseca também pode iniciar pela ativação direta da caspase 8 por certas enzimas, como a granzima B introduzida por linfócitos T citotóxicos (CD8+) nas células-alvo.

Ambas as vias convergem na ativação da caspase 3, desencadeando a ativação em cascata de *caspases efetoras*. A atividade dessas caspases ocasiona os fenômenos celulares típicos da apoptose, incluindo a fragmentação da cromatina, clivagem de proteínas do citoesqueleto e modificações da membrana plasmática. Esses fenômenos culminam na formação dos *corpos apoptóticos*, fragmentos celulares que contém parte do citosol e organelas e são envoltos por membrana com inversão de lipídios do folheto interno com o externo, o que induz sua (hetero)fagocitose por células adjacentes. Ao contrário da necrose, na apoptose não há lise da célula, de modo que esse tipo de morte celular não desencadeia resposta inflamatória relevante.

Alterações nos níveis de apoptose são componentes da patogênese de diversas doenças humanas, incluindo aquelas causadas por *xenobióticos* (i. e., substâncias químicas exógenas), radiações, infecções, distúrbios do sistema imunitário, doenças degenerativas e cânceres. Algumas dessas doenças estão relacionadas ao trabalho, como a exposição ocupacional crônica a substâncias químicas nocivas (p. ex., formol e chumbo em produtos cosméticos), exposição à radiação UV do sol de trabalhadores em campo, exposição a radiações ionizantes (p. ex., operadores de equipamentos de raios X), hepatites virais decorrentes de acidentes ocupacionais com amostras clínicas contaminadas, entre outras.

Distúrbios hemodinâmicos

Edemas e hiperemias

O termo *edema* refere-se ao aumento anormal de líquido nos tecidos e órgãos, resultante de desequilíbrio na sua distribuição entre os compartimentos intra e extravasculares. Edemas podem ocorrer em qualquer tecido vascularizado, sendo mais comuns no tecido subcutâneo (p. ex., em membros inferiores), em mucosas e nos pulmões. Além disso, podem estar acompanhados de *efusões*, como o derrame de líquidos em cavidades como a pleura (*hidrotórax*), o peritônio (*ascite*) e o pericárdio (*hidropericárdio*).

Fundamentalmente, a patogênese do edema pode ocorrer por: 1. **aumento da *pressão hidrostática***, como no comprometimento do retorno venoso (p. ex., na *insuficiência cardíaca congestiva*, pericardite constritiva e cirrose hepática); 2. **redução da *pressão oncótica* plasmática** (p. ex., por *hipoproteinemia* decorrente de doenças renais com perda de proteína na *síndrome nefrótica*, cirrose hepática, desnutrição); 3. **deficiência no retorno linfático de líquidos** (p. ex., por obstrução linfática inflamatória, neoplásica, pós-cirúrgica ou pós-irradiação); 4. **retenção de sódio** (p. ex., ingestão excessiva de sal ou na insuficiência renal; e 5. **processos inflamatórios** em geral.

Hiperemia, por sua vez, indica um aumento na quantidade de sangue em vasos de um determinado tecido, sendo discriminados processos ativos e passivos. A *hiperemia ativa* resulta de influxo sanguíneo aumentado no tecido, por dilatação arteriolar. O tecido afetado é mais vermelho (*rubor*) pelo ingurgitamento com sangue oxigenado, como observado em áreas com inflamação aguda.

Já a *hiperemia passiva* ou *congestão*, resulta de redução do retorno venoso de um tecido. Pode ocorrer sistemicamente (p. ex., na *insuficiência cardíaca congestiva*), ou ser local, decorrente de obstrução venosa isolada. Nesses casos, o tecido ou órgão congestionado apresenta uma coloração vermelho-azulada (*cianose*) e, progressivamente, sofre alterações decorrentes da lesão celular pela falta de oxigênio (i. e., *hipóxia* e *anóxia*).

Devido ao aumento da pressão hidrostática intravascular, as hiperemias, especialmente a congestão, estão intimamente relacionadas ao desenvolvimento concomitante de edemas.

Edemas e hiperemias não representam doenças em si, mas são sintomas associados a diversas doenças de gravidade variável. Na Patologia do Trabalho, pode-se observar a ocorrência de edemas e congestão, por exemplo, em membros inferiores de profissionais que passam longas jornadas sentados. A persistência desses sintomas pode estar relacionada à estase crônica do sangue nos vasos venosos profundos das panturrilhas, por exemplo, com o desenvolvimento de obliteração pelo desenvolvimento de trombos, aumentando o risco para o desenvolvimento de eventos potencialmente fatais de tromboembolismo, particularmente nos pulmões.

Hemorragias

Hemorragia é a saída de sangue do sistema circulatório, por qualquer razão. Esse evento deflagra respostas de *hemostasia*, um processo fisiológico responsável por interromper a perda de sangue intravascular observada nas hemorragias. Em essência, a hemostasia compreende processos que resultam em: 1. contração transitória do vaso lesionado; 2. agregação de plaquetas e sua adesão no endotélio; 3. ativação da cascata da coagulação; e 4. formação de coágulo e, oportunamente, sua dissolução.

A lesão vascular provoca rápida ativação de plaquetas no local, que aderem à parede do vaso estimuladas por moléculas de adesão no endotélio remanescente e pela exposição do colágeno do subendotélio. Nesse ponto, ocorre a formação da *rolha hemostática primária*, um tampão ainda frágil, mas que pode ser suficiente para fechar lesões pequenas. As plaquetas ativadas liberam mediadores inflamatórios e estimuladores de coagulação que propiciam contração vascular e ativação do sistema de coagulação. Consequentemente, ocorre a formação da *rolha hemostática secundária*, ou *coágulo*, mais estável e eficiente para estancar a hemorragia, além de favorecer a proliferação celular e reparação do tecido lesionado.

Exceto pela menstruação normal, as hemorragias são sempre patológicas. Podem ser internas ou externas, espontâneas ou provocadas (nos ferimentos). Suas causas podem estar relacionadas à própria parede vascular, inflamações, traumas ou mesmo pelo desenvolvimento de lesões tumorais. As hemorragias recebem nomes particulares segundo o lugar e a forma de ocorrência, como: *equimose* (em superfícies), *hematoma* (acúmulo no interstício), *epistaxe* (nasal), *hemoptise* (via respiratória), *hematêmese* (por via digestória alta), *hematoquezia* e *melena* (via digestória baixa), *hematúria* (via urinária), *metrorragia* (útero), ou ainda ocorrendo em cavidades, como a torácica (*hemotórax*), pericárdica (*hemopericárdio*), ou peritonial (*hemoperitônio*).

Em Patologia do Trabalho, os exemplos mais conhecidos estão relacionados aos traumatismos por acidentes e às *discrasias sanguíneas* secundárias ao comprometimento da produção de plaquetas na medula óssea, como o caso extremo do benzeno e de radiações ionizantes.

Tromboses e embolias

Trombose é o processo de formação de *trombos*, massas semelhantes a coágulos, mas sempre patológicas, fixadas à parede de vasos (ou de cavidades cardíacas, no caso dos *trombos murais*) e formadas em vida. Sua patogênese é sintetizada na "*tríade de Virchow*", composta por: 1. lesão endotelial; 2. estase ou turbulência do fluxo sanguíneo; e 3. hipercoagulabilidade sanguínea. A lesão endotelial é dominante e pode desencadear a trombose sozinha. A estase e a turbulência do fluxo perturbam a estrutura laminar da corrente sanguínea; o que favorece a ativação de plaquetas e sua adesão ao endotélio, provoca acúmulo de fatores de coagulação ativados e retarda o influxo de inibidores da coagulação, levando as células endoteliais a um estado pró-trombogênico. A hipercoagulabilidade pode ter diversas causas, sendo primárias (p. ex., genéticas) ou secundárias (p. ex., medicações, tabagismo, sedentarismo etc.).

Em termos morfológicos, os trombos podem ser classificados em: 1. **trombos vermelhos**, originados de estase sanguínea (equivalentes ao coágulo formado em um tubo de coleta de sangue sem anticoagulantes); 2. **trombos brancos**, resultado de aglutinação plaquetária (geralmente na parede de capilares ou arteríolas); e 3. **trombos mistos**, com uma base branca (plaquetária) e um corpo estratificado, com áreas claras (predomínio de plaquetas) alternadas em áreas escuras (predomínio de eritrócitos). A evolução do trombo é variável e pode ser dada por sua *dissolução* (por ação do *sistema de fibrinólise* da hemostasia), *organização* (substituição dos componentes da coagulação por tecido conjuntivo) e eventual *recanalização* (formação de pequenos vasos no trombo, permitindo algum fluxo sanguíneo para a circulação à jusante). As consequências podem ser mais graves quando há *embolização* do trombo, podendo gerar *infartos* (veja adiante) ou, no caso de *trombos sépticos* (i. e., infectados), infecção local severa local e/ou disseminação da infecção por bactérias e fungos para diversos tecidos (*tromboembolismo séptico*).

Embolia é a obliteração súbita de um vaso sanguíneo por um corpo estranho transportado pela circulação, chamado *êmbolo*, cuja constituição pode ser bastante variável. *Êmbolos sólidos* podem ser formados por fragmentos de coágulo sanguíneo, bactérias ou fungos (*êmbolo séptico*), material ateromatoso, gordura ou células neoplásicas. Na *embolia gasosa*, os êmbolos são gerados por gases não dissolvidos no sangue, predominantemente derivados de trombos ou seus fragmentos desalojados do vaso onde se originaram, causando o *tromboembolismo*.

A *embolia gordurosa* é frequentemente causada pelo traumatismo em ossos, especialmente da pelve, esterno e ossos longos (notadamente diáfise femoral), liberando gordura da medula óssea que entra na vasculatura, obstruindo capilares em pulmões, cérebro e outros órgãos. Isso pode levar ao desenvolvimento de insuficiência respiratória, alterações neurológicas e áreas de hemorragias em superfícies (*petéquias*). Na *embolia gasosa,* a oclusão na microvasculatura ocorre por bolhas de ar ou nitrogênio e pode ocorrer em situações de trauma (p. ex., acidentes automobilísticos), causas cirúrgicas, obstétricas ou condições de descompressão, com alterações bruscas de pressão atmosférica. Agudamente, a formação de bolhas de gás dolorosas na musculatura esquelética e adjacentes às articulações gera o chamado "encurvamento". Êmbolos gasosos também podem causar isquemia focal em diversos tecidos, incluindo cérebro e coração. A obstrução de capilares pulmonares por êmbolos gasosos pode resultar em edema, hemorragias e atelectasia focal ou enfisema, causando dificuldade respiratória e um sintoma referido como "sufocamento".

A ocorrência de *embolia gasosa* é uma preocupação importante para mergulhadores de águas profundas, incluindo trabalhadores em construções submarinas. Sob alta pressão, eleva-se a quantidade de gases dissolvidos no sangue e nos tecidos, particularmente o nitrogênio. O retorno não controlado à pressão atmosférica ocasiona expansão desses gases, formando bolhas insolúveis no sangue. Uma forma mais crônica da *doença por descompressão* é conhecida como "mal dos caixões", devido ao fato de frequentemente afetar trabalhadores de câmaras pressurizadas, resultando na persistência de êmbolos gasosos no sistema esquelético, gerando focos de necrose isquêmica, particularmente na epífise de alguns ossos (p. ex., fêmur, tíbia e úmero) (ver Capítulo 12).

Infartos

Infarto é uma área de *necrose isquêmica* por oclusão de suprimento arterial ou da drenagem venosa de um tecido. Essa condição é uma causa muito comum e extremamente importante de doença clínica. A maioria dos infartos ocorre devido à oclusão arterial por trombos e êmbolos, mas há outras causas, como vasospasmo local, expansão de um ateroma (por *hemorragia de placa*) e compressão extrínseca de vasos (p. ex., por crescimento de tumor).

A oclusão vascular pode passar despercebida ou ter repercussões mínimas até gerar necrose ou, em casos mais graves, causar a morte do indivíduo. A evolução dos infartos depende de vários fatores, incluindo: 1. localização e extensão do prejuízo de perfusão sanguínea; 2. velocidade de desenvolvimento da oclusão; 3. natureza do suprimento vascular no tecido afetado; 4. vulnerabilidade do tecido à hipóxia; 5. nível de oxigênio no sangue; e 6. estado metabólico do tecido.

Na Patologia do Trabalho, é conhecido o aumento do risco de morte por infarto do miocárdio em indivíduos expostos ao dissulfeto de carbono, devido à elevação da aterogênese e ao desenvolvimento de doença coronariana.[11] Além disso, longas jornadas de trabalho em posições que prejudicam a circulação sanguínea nos membros inferiores estão relacionadas à *trombose venosa profunda*, condição que aumenta a chance de tromboembolismo pulmonar e, em alguns casos, leva à ocorrência de áreas de infarto nos pulmões.

Choques

Choque é uma síndrome clínica caracterizada pelo prejuízo sistêmico da perfusão sanguínea, resultando em hipóxia/anóxia generalizada nos tecidos. Em termos patogenéticos, os choques podem ser divididos em: 1. *choques distributivos* (que incluem o *choque séptico*, causado pela *síndrome de resposta inflamatória sistêmica*, o *choque anafilático*, o *choque neurogênico* e o *choque endócrino*) e os choques por causas localizadas (não distributivos), que compreendem o 2. *choque cardiogênico,* os 3. *choques obstrutivos* e o 4. *choque hipovolêmico.*[16]

Os choques distributivos são caracterizados por vasodilatação e alteração da permeabilidade vascular ocorrendo sistemicamente, resultando em uma redução súbita da pressão arterial e, consequentemente, prejuízo na perfusão dos tecidos. No choque séptico, esses eventos podem ser desencadeados por infecção microbiana sistêmica, principalmente por bactérias gram-negativas, gerando *choque endotóxico.* Contudo, também podem ser causados por gram-positivas e fungos, tipicamente acompanhados e agravados por alterações na hemostasia. As alterações vasculares sistêmicas podem igualmente resultar de uma resposta de hipersensibilidade mediada por IgE (*choque anafilático*) ou por disfunção do tônus vascular por comprometimento da sinalização neuromuscular, tipicamente causado por lesão da medula espinal (*choque neurogênico*).

Os choques não distributivos decorrem de comprometimentos localizados que também culminam em redução da pressão arterial e prejuízo na perfusão dos tecidos. Nesse grupo estão o *choque cardiogênico*, decorrente de insuficiência cardíaca (p. ex., por infarto do miocárdio, arritmias ventriculares, tamponamento cardíaco, obstrução do fluxo de saída por embolia pulmonar etc.); os *choques obstrutivos*, causados por prejuízo do débito cardíaco por causas primariamente não relacionadas ao coração (p. ex., embolismo ou hipertensão pulmonar); e o *choque hipovolêmico*, causado por redução de volume sanguíneo intravascular (p. ex., por hemorragia, desidratação grave ou perda hídrica por queimaduras severas ou traumatismo).

Qualquer que seja a causa, a fisiopatologia do choque inicialmente apresenta uma fase reversível, na qual entram em ação mecanismos fisiológicos (p. ex., *ativação do sistema renina-angiotensina-aldosterona*) compensatórios da redução da volemia e perfusão dos tecidos, seguida de uma fase progressiva que tende a ser irreversível e letal. Durante essa evolução, o indivíduo em choque apresenta um quadro clínico caracterizado por torpor e astenia, hipotensão, taquicardia, pulso rápido e discreto, cianose, hipotermia e oligúria. A perda de consciência alerta para a progressão para a etapa irreversível, na qual a hipotensão e a hipoperfusão tecidual culminam em anóxia e morte celular, provocando comprometimento de múltiplos órgãos e sistemas e óbito.

Processos inflamatórios

Inflamações aguda e crônica

As inflamações são um conjunto de processos desencadeados no organismo em decorrência de estímulos interpretados como nocivos à manutenção da homeostase dos tecidos. Compreendem alterações vasculares e teciduais, além da produção e atividade de diversas substâncias reguladoras desses processos, denominados *mediadores inflamatórios.* Seus fenômenos mais básicos (p. ex., migração da célula, fagocitose e digestão celular) são conservados e remetem aos ancestrais unicelulares dos animais. Entretanto, organismos animais mais sofisticados demandaram o desenvolvimento de processos teciduais e sistêmicos mais complexos para a resposta às agressões endógenas e exógenas, para a preservação ou resgate da viabilidade dos tecidos e a sobrevivência do organismo – ainda que às custas de alterações estruturais e funcionais relevantes, em alguns casos.

Em geral (e tomada a complexidade da inflamação ocorrendo em animais vertebrados), a inflamação tem início com as alterações vasculares, notadamente as modificações de perfusão sanguínea (congestão local e alterações do fluxo sanguíneo, geralmente com *estase*) e a elevação da permeabilidade vascular; essas alterações proporcionam mobilização de líquidos do meio intravascular para o interstício, fenômeno denominado *exsudação.* As alterações iniciais do processo inflamatório propiciam o recrutamento e a migração de leucócitos para o local afetado, consolidando a instalação da *inflamação aguda.* Se as alterações forem suficientes para interromper a agressão tecidual, ou se ela se en cerrar espontaneamente, o processo inflamatório cede, muitas vezes com o restabelecimento das condições teciduais originais. No entanto, a persistência da agressão pode prolongar o processo inflamatório, gerando a *inflamação crônica.* Nesse caso, torna-se mais robusta a resposta à agressão; consequentemente, há ampliação da área lesionada e os fenômenos de *reparo tecidual* que passam a predominar são os que propiciam substituição do tecido original na área lesionada por matriz extracelular rica em colágeno – processo denominado *cicatrização.*

A manutenção, a evolução e o encerramento das inflamações são determinados pela ação dos mediadores inflamatórios. Em síntese, essas substâncias desencadeiam: 1. as alterações vasculares (p. ex., histamina e serotonina, bradicinina, o fator ativador de plaquetas, leucotrienos C4, D4 e E4); 2. fenômenos de hemostasia, incluindo coagulação e fibrinólise (p. ex., fator ativador de plaquetas, fatores de coagulação e fibrinólise); 3. recrutamento e migração leucocitária (p. ex., fragmento C5a do complemento, leucotrieno B4, citocinas); 4. ativação de células inflamatórias; 5. fenômenos de *reparo tecidual*, tanto *regeneração* (p. ex., fator de crescimento endotelial - EGF) como *cicatrização* (p. ex., TGF-β, metaloproteinases); e 6. encerramento da inflamação (p. ex., lipoxinas e resolvinas).

Adicionalmente, diversas células estão envolvidas nos processos mencionados, com destaque para 1. células endoteliais, fundamentais nas alterações vasculares; 2. leucócitos em geral, que contribuem pela liberação de mediadores pré-formados estocados (p. ex., por mastócitos e eosinófilos), por sua ação microbicida, com liberação de enzimas digestórias e pela fagocitose (p. ex., por neutrófilos e macrófagos); 3. plaquetas, essenciais nos fenômenos de hemostasia; e 4. fibroblastos, com maior protagonismo no *reparo por cicatrização*, no qual atuam tanto na deposição dos componentes da matriz como no seu *remodelamento*. Ainda, a matriz extracelular e seus componentes têm participação fundamental nas inflamações, atuando, por exemplo, como arcabouço para a migração celular, repositório de *mediadores inflamatórios* e para o estabelecimento dos reparos, quer sejam com predomínio de regeneração ou cicatrização.

O Quadro 5.3 apresenta sucintamente as principais características dos processos inflamatórios agudo e crônico. Dada a maior relevância da inflamação crônica no contexto de adoecimento relacionada ao trabalho em seguida esse processo será abordado em maiores detalhes.

Essencialmente as inflamações crônicas se originam de uma inflamação aguda preexistente (quando persistem os estímulos nocivos envolvidos), como resposta a estímulos patogênicos persistentes de baixa intensidade ou pela ocorrência de processos inflamatórios repetitivos em um mesmo local. Por exemplo, é comum a inflamação crônica associada a 1. **agentes infecciosos de virulência limitada**, quer sejam intracelulares (p. ex., HPV, na cervicite crônica; o bacilo de Koch, na tuberculose; os protozoários das *leishmaníases* etc.) ou extracelulares (p. ex., a bactéria *Helicobacter pylori*, na gastrite crônica; o helminto causador da *esquitossomose mansônica* etc.); 2. **exposição prolongada a substâncias não degradáveis** (p. ex., fuligem e partículas de sílica inaladas, ambas causadoras de *pneumoconioses*); e 3. **reações imunológicas persistentes**, sobretudo nos casos de autoimunidade (p. ex., na artrite reumatoide).

Histologicamente, a inflamação crônica caracteriza-se por infiltração de células mononucleares recrutadas da circulação ou multiplicando-se *in loco*. Inicialmente, podem ser notados macrófagos, mas subsequentemente o tecido pode apresentar linfócitos e plasmócitos, além de neutrófilos, eosinófilos e mastócitos, atraídos por fatores quimiotáticos. Segue-se a formação de tecido de granulação, com a produção de novos vasos sanguíneos de pequeno calibre (*angiogênese*), proliferação de fibroblastos (*fibroplasia*) e acúmulo de colágeno na matriz extracelular (*fibrose*). Os produtos liberados pelas células inflamatórias incluem substâncias microbicidas e radicais livres que agridem os próprios tecidos, gerando necrose e ampliando a lesão tecidual.

O macrófago tem protagonismo na inflamação crônica, seja pelas suas próprias atividades ou pela quantidade e diversidade de mediadores inflamatórios que produz, regulando praticamente todos os fenômenos típicos desse processo. Alguns dos mediadores químicos produzidos pelo macrófago são nocivos para a

Quadro 5.3. Principais diferenças entre os processos inflamatórios agudos e crônicos

Propriedade	Inflamação aguda	Inflamação crônica
Magnitude da duração	• Curta (minutos e horas a poucos dias)	• Mais longa (semanas, meses, anos, por toda a vida...)
Sinais típicos	• Rubor, calor, tumor, dor e perda de função	• Tecido de granulação e/ou cicatriz
Padrões morfológicos	• Inflamações agudas: 1. serosa; 2. fibrinosa; 3. supurativa (p. ex., pústulas, abscessos, empiema, flegmão); e 4. pseudomembranosa	• Inflações crônicas: 1. convencional e 2. granulomatosa
Fenômenos vasculares	• Predomínio de exsudação	• Predomínio de angiogênese
Células principais	• Polimorfonucleares (neutrófilos)	• Macrófagos
Evolução e desfechos	• Resolução, com predomínio de regeneração tecidual • Agravamento para inflamação crônica ou óbito, eventualmente	• Resolução, com predomínio de reparo por cicatrização • Agravamento, com ampliação progressiva da lesão e prejuízos estrutural e funcional potencialmente irreversíveis

célula (p. ex., radicais livres) ou modificam substancialmente a matriz extracelular (p. ex., proteases). Os mediadores inflamatórios gerados pelo macrófago são também fundamentais para a formação do *tecido de granulação*, pois atuam 1. no recrutamento de novas células (p. ex., leucócitos e células mesenquimais primitivas circulantes) para o sítio da inflamação crônica; 2. estimulando a *angiogênese* (i. e., a formação de novos vasos capilares a partir dos vasos preexistentes); 3. a *fibroplasia* (proliferação de fibroblastos); 4. a *fibrose* (síntese e deposição de colágeno no interstício); e 5. o *remodelamento da matriz extracelular*, na conversão do tecido de granulação para cicatriz e na evolução desta última.

Um dos exemplos mais conhecidos de inflamação crônica em Patologia do Trabalho é observado nas doenças pulmonares intersticiais difusas que evoluem com fibrose pulmonar. Independentemente do tipo de doença intersticial ou de sua causa específica, a manifestação mais precoce comum a essas doenças é a *alveolite*. Trata-se de um acúmulo de células inflamatórias nas traves e espaços alveolares, desencadeado por uma variedade de estímulos nocivos, como a exposição ao asbesto, sílica, vapores e gases irritantes, entre outros. Alguns desses estímulos são diretamente tóxicos para as células locais, notadamente as células parenquimatosas e do endotélio dos vasos do tecido, enquanto outros exercem seus efeitos nocivos de forma indireta.

As alveolites têm início com o recrutamento e ativação celular de células inflamatórias, como é comum nos processos inflamatórios. O recrutamento dos neutrófilos ocorre, por exemplo, pela ativação do complemento e fatores quimiotáticos produzidos pelos macrófagos alveolares (p. ex., IL-8, leucotrieno B4), cuja quantidade aumenta nos pulmões em todas as doenças intersticiais. A ativação dos neutrófilos resulta na liberação de proteases e radicais livres, mediadores inflamatórios que intensificam a lesão tecidual e contribuem para a cronificação da alveolite. Nas pneumoconioses, causadas pela inalação de material particulado, a alveolite cursa com reações imunomediadas que ocasionam recrutamento local de monócitos e linfócitos T, favorecendo o desenvolvimento de *granulomas*. As interações entre linfócitos e macrófagos são mediadas por citocinas que também estimulam outros tipos celulares (p. ex., fibroblastos), resultando no desenvolvimento da fibrose pulmonar e sua progressão.

Na silicose, o quartzo (sílica livre) provoca lesão celular direta por sua interação com radicais livres e outros grupos químicos, podendo culminar em morte celular. Entretanto, ainda mais importante é o estímulo proporcionado aos macrófagos para a liberação de diversos mediadores pró-inflamatórios (p. ex., IL-1, TNF, fibronectina, mediadores lipídicos e espécies reativas do oxigênio), incitando a proliferação fibroblástica e a fibrose propriamente dita. Algumas das partículas podem ser captadas pelas células epiteliais ou atravessar o revestimento epitelial, interagindo diretamente com os macrófagos e fibroblastos no interstício. Outras podem ser transportadas pela drenagem linfática (livres ou no interior de macrófagos migradores), alcançando os nódulos linfáticos e, assim, desencadeando uma resposta imunitária aos componentes das partículas ou a proteínas próprias, modificadas pelas partículas. Em síntese, esses fenômenos resultam em amplificação da inflamação crônica e na sua progressão com o desenvolvimento de lesão tecidual irreversível, pela substituição do parênquima tecidual funcional por tecido fibrótico.

Distúrbios da imunidade

Reações de hipersensibilidade

As reações de hipersensibilidade resultam das interações específicas entre antígenos (exógenos ou endógenos) e anticorpos ou linfócitos sensibilizados. Classicamente, são discriminados quatro tipos de hipersensibilidade, designados como hipersensibilidades tipo I, tipo II, tipo III e tipo IV.

A *hipersensibilidade do tipo I* decorre da liberação de substâncias vasoativas produzidas por basófilos e mastócitos sensibilizados pela IgE após exposição a um determinado antígeno.[17] Também é denominada "reação do tipo imediato", "reação atópica", "reação anafilática", "reação reagínica" ou "hipersensibilidade mediada por IgE". As substâncias liberadas causam vasodilatação, aumento da permeabilidade capilar, contração dos músculos lisos e eosinofilia. Clinicamente, observa-se hipotensão, urticária, angioedema, contração da musculatura brônquica, gastrointestinal e uterina. Esse tipo de hipersensibilidade é observado na asma alérgica extrínseca, na rinite alérgica sazonal, na anafilaxia sistêmica, na reação a picadas de insetos e em certos casos de reação a alimentos e drogas, além de certos casos de urticária. Nos casos graves, evolui com o desenvolvimento do *choque anafilático*.

A *hipersensibilidade do tipo II* ocorre quando os anticorpos reagem com os componentes antigênicos de células ou tecidos.[18] É também denominada "reação citotóxica", "citotoxicidade dependente de anticorpo", "citotoxicidade dependente de complemento citolítico". A reação pode causar ativação do complemento até a clivagem do fragmento C3, proporcionando a facilitação da fagocitose por macrófagos (*opsonização*), ou ativação completa do complemento, com a formação do complexo de ataque à membrana (C5b-9), lise celular e lesão tecidual. Exemplos de hipersensibilidade do tipo II incluem as anemias hemolíticas, a púrpura trombocitopênica induzida por anticorpo, a anemia perniciosa, a leucopenia, o pênfigo, entre ouros.

A *hipersensibilidade de tipo III* ocorre quando complexos antígeno-anticorpo se depositam nos vasos ou nos tecidos, ocasionando a ativação local do sistema complemento.[19] Essa ativação desencadeia uma sequência de eventos que resultam no recrutamento de polimorfonucleares, com consequente liberação local de enzimas proteolíticas lisossômicas e outros mediadores pró-inflamatórios. Isso ocorre, por exemplo, na doença do soro, no lúpus eritematoso sistêmico, na artrite reumatoide, na poliarterite, na criomioglobulinemia, nas pneumonites por hipersensibilidade, na aspergilose broncopulmonar, na glomerulonefrite aguda e em doenças renais associadas.

A *hipersensibilidade do tipo IV* decorre da sensibilização de linfócitos T por determinados antígenos, com efeito tardio (24-48 horas após a exposição).[20] Também é denominada "reação de hipersensibilidade celular", "reação mediada por células", "reação tardia", "reação do tipo tuberculínico". A hipersensibilidade de tipo retardado é uma variedade de hipersensibilidade de tipo IV, exemplificada pela reação de tuberculina. Difere das demais formas de hipersensibilidade por não envolver anticorpos, mas sim células T ativadas, que agridem os tecidos por ação citotóxica direta e/ou reflexos nocivos da produção elevada de citocinas (como a ativação de macrófagos, por exemplo), na dermatite de contato, em algumas formas de sensibilidade a drogas e em granulomas causados por microrganismos intracelulares, entre outros. Outro bom exemplo é o granuloma do berílio, que leva à formação de granulomas não caseosos em pulmões e linfonodos hilares, principalmente, que se tornam progressivamente fibróticos, resultando em densidades nodulares finas e irregulares detectadas em radiografias de tórax.

Em Patologia do Trabalho, os melhores exemplos de reações de hipersensibilidade estão relacionados a doenças respiratórias e dermatoses associadas às atividades profissionais. Uma série de agentes orgânicos extrínsecos podem provocar doenças por hipersensibilidade devido ao seu potencial antigênico quando inalados, resultando em condições como a asma ocupacional e a pneumonite por hipersensibilidade.

Na maioria das respostas orgânicas na asma ocupacional, a mediação é feita por IgE específica, mas há casos em que anticorpos da classe IgG também estão envolvidos. Agentes de alto peso molecular (p. ex., proteínas ou polissacarídios) podem induzir reações imunológicas diretamente; agentes de baixo peso molecular, por sua vez, atuam como haptenos ou podem modificar a estrutura das proteínas endógenas, caso sejam quimicamente reativos. Os anticorpos IgE participam nas reações imediatas (tipo I) e em reações tardias envolvendo imunocomplexos (tipo III); por outro lado, já foram demonstrados anticorpos IgG em reações asmáticas tardias e comprometimento parenquimatoso pulmonar em algumas exposições, como ao anidrido trimelítico, uma resina empregada na fabricação de esmaltes e plastificantes.[14]

Na asma ocupacional, a sensibilização alérgica pode persistir por longos períodos. Em estudo no Canadá com 16 trabalhadores com asma ocupacional (metade dos quais por farinha de trigo e seus contaminantes), a reexposição aos alérgenos em condições experimentais desencadeou reação asmática rapidamente (3-4 minutos) após a exposição, mesmo em pessoas afastadas da exposição ocupacional por mais de 5 anos.[21] Os mecanismos de persistência da sensibilização respiratória ocupacional mesmo após o afastamento da exposição são explorados por alguns autores.[22]

O termo pneumonite por hipersensibilidade descreve um espectro de distúrbios pulmonares predominantemente intersticiais e imunomediados, causados pela exposição intensa e quase sempre prolongada a poeiras orgânicas e antígenos ocupacionais inalados. Com mais frequência, a hipersensibilidade resulta da inalação de poeiras orgânicas contendo antígenos constituídos por esporos de bactérias termofílicas, fungos verdadeiros, proteínas animais ou produtos animais. São descritas numerosas síndromes com designações específicas, dependendo da ocupação e da exposição do indivíduo.

As evidências de estudos experimentais e em seres humanos sugerem patogenia mediada por imunocomplexos (hipersensibilidade do tipo III) para as lesões iniciais, seguida de hipersensibilidade tardia (tipo IV) para os componentes granulomatosos. A CID-10 e a Lista de Doenças Relacionadas com o Trabalho, do Ministério da Saúde,[10] incluem as seguintes entidades nas pneumonites por Hipersensibilidade a Poeira Orgânica (J67.-): Pulmão do Granjeiro (ou Pulmão do Fazendeiro) (J67.0); Bagaçose (J67.1); Pulmão dos Criadores de

Pássaros (J67.2); Suberose (J67.3); Pulmão dos Trabalhadores de Malte (J67.4); Pulmão dos que Trabalham com Cogumelos (J67.5); Doença Pulmonar Devida a Sistemas de Ar Condicionado e de Umidificação do Ar (J67.7); Pneumonites de Hipersensibilidade Devidas a Outras Poeiras Orgânicas (J67.8); Pneumonite de Hipersensibilidade Devida a Poeira Orgânica não especificada (Alveolite Alérgica Extrínseca SOE; Pneumonite de Hipersensibilidade SOE) (J67.0).

Deve ainda ser lembrado que algumas substâncias químicas tóxicas podem induzir à produção de doença pulmonar não imunologicamente mediada, mimetizando a doença imunomediada. Essas substâncias químicas irritam receptores de irritação do epitélio, causando secreção de mediadores inflamatórios sem envolvimento de anticorpos, resultando em uma pseudorreação alérgica que lembra a hipersensibilidade do tipo I ou imediata. Essa irritação de vias aéreas, não específica, é chamada de síndrome hiperreativa das vias aéreas, caracterizada por uma resposta brônquica aumentada à inalação de uma substância que, dependendo da dose, produz obstrução das vias aéreas. Por último, deve ser lembrado que alguns vírus e estímulos físicos, como o frio e o exercício físico, podem induzir a hiperreatividade brônquica. A interação de vários desses fatores pode ser importante na indução da reatividade das vias aéreas, em um mesmo indivíduo, como esquematizado na Figura 5.2.

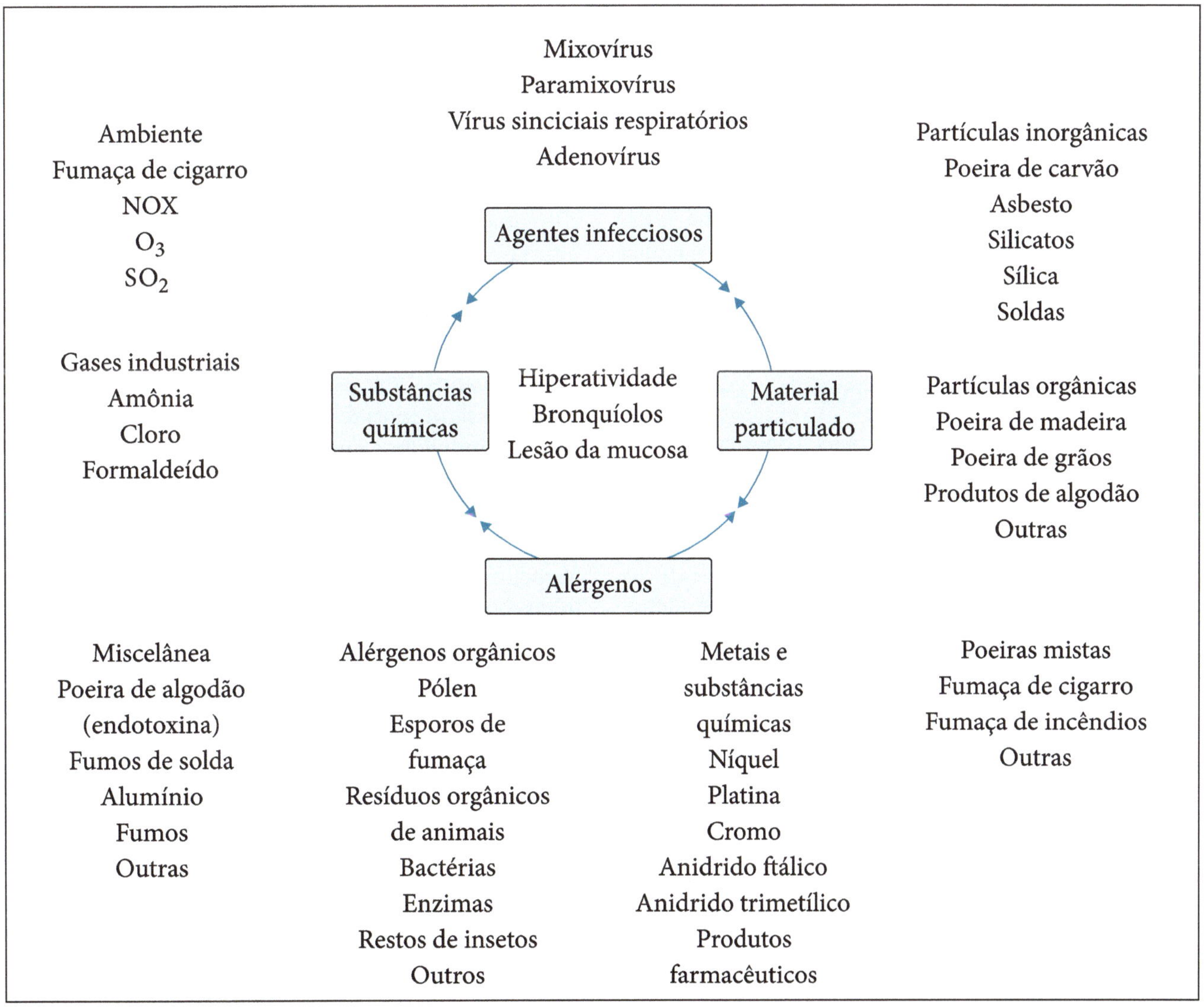

Figura 5.2. Fatores extrínsecos que influenciam a função dos bronquíolos pulmonares podem resultar em doença inflamatória e broncospástica, acompanhada por distúrbio pulmonar obstrutivo. Raramente esses fatores agem isoladamente.

Fonte: Adaptada de Craighead.[23]

A fotoalergia é, basicamente, uma forma especial de hipersensibilidade retardada. Com efeito, a ingestão, injeção, inalação ou contato com determinadas substâncias químicas pode induzir hipersensibilidade à luz ultravioleta (UV). As duas formas principais de toxicidade associada à luz são a fototoxicidade e a fotoalergia. A fototoxicidade é uma reação direta imediata, envolvendo a interação de uma substância química com a luz de um determinado comprimento de onda, resultando em dano imediato do tecido, semelhante a uma queimadura solar. Os mecanismos moleculares não estão suficientemente esclarecidos, mas na maioria das vezes são oxigênio-dependentes e podem estar relacionados à formação de radicais livres. Os agentes fototóxicos ocupacionais mais conhecidos são a acridina, o antraceno, os fenantrenos e os fluorcumarinos. A fototoxicidade também pode ser causada por produtos endógenos gerados em resposta a exposições ocupacionais. É o caso, por exemplo, de porfirias associadas à ingestão de compostos clorados (hexaclorobenzeno, por exemplo) e à exposição ao chumbo. A fotoalergia, por sua vez, é essencialmente uma forma de hipersensibilidade retardada. Sua patogênese também não é adequadamente conhecida, mas parece envolver a conversão de hapteno a um antígeno completo pela luz.

Outros distúrbios imunomediados

Abordar detalhes do heterogêneo conjunto de processos imunomediados foge ao escopo do presente capítulo. Entretanto, apresentamos a seguir informações suscintas sobre três importantes categorias de distúrbios imunomediados: as *doenças autoimunitárias*, as *imunodeficiências* e a *síndrome de hipersensibilidade a múltiplas substâncias químicas*.

Por *doença autoimunitária* entendemos qualquer processo patológico com comprometimento tecidual decorrente de respostas imunitárias dirigidas a componentes normais do organismo. Um número crescente de doenças tem sido vinculado a distúrbios de autoimunidade. Algumas são de caráter sistêmico, como artrite reumatoide, lúpus eritematoso sistêmico, ceratoconjuntivite seca (síndrome de Sjögren) e doença de Reiter. Outras afetam territórios específicos no organismo, como ocorre na anemia hemolítica autoimunitária, no bócio tóxico difuso, e no diabetes melito insulinodependente, por exemplo. Há evidências de que fatores constitucionais (p. ex., condições geneticamente determinadas) podem determinar a ocorrência ou predisposição ao desenvolvimento desses distúrbios. Nesses casos, as exposições em vida desempenham papel fundamental como gatilho do desenvolvimento das doenças autoimunitárias, incluindo as exposições proporcionadas pelas atividades profissionais.

Imunodeficiências, por sua vez, são caracterizadas por incapacidade de estabelecimento de respostas imunitárias, podendo resultar em imunidade celular inadequada ou em síntese deficiente de anticorpos, por exemplo. As imunodeficiências podem ser primárias (congênitas), quando decorrem de alterações no processo de diferenciação e maturação das células do sistema imunitário, ou secundárias, quando adquiridas durante a vida.

Desde a década de 1980, o exemplo mais marcante é dado pela infecção pelo vírus da imunodeficiência humana (HIV). O HIV é um retrovírus que tem especial predileção para infectar células CD4+, principalmente linfócitos T. Sua patogênese é complexa, mas tem como componente fundamental a redução do número e da capacidade funcional dos linfócitos T CD4+, ocasionando perda lenta e progressiva dessas células, com consequente comprometimento das respostas imunitárias que dela dependem. A Aids, ou síndrome de imunodeficiência adquirida, é a etapa final do espectro de alterações patológicas ocasionadas pela infecção pelo HIV. Embora tenha sido a marca da infecção pelo HIV nos anos 1980 e 1990, tende a acometer apenas uma parcela minoritária das pessoas infectadas, limitada aos indivíduos que não tem acesso ao tratamento antirretroviral (TARV) ou aqueles que desenvolveram resistência à medicação. O TARV proporciona certa reconstituição imunitária e estabilização do número de linfócitos T CD4+ circulantes, principalmente quando iniciada precocemente. No âmbito da Patologia do Trabalho, a infecção pelo HIV pode ser consequência de acidente de trabalho entre profissionais de saúde ou decorrente da exposição desprotegida ao vírus ocorrendo entre profissionais do sexo.

Outra modalidade de distúrbio potencialmente imunomediado e com participação do trabalho (eventualmente ocorrendo também em outras circunstâncias) é o que tem sido descrito como *síndrome de hipersensibilidade a múltiplas substâncias químicas*, ou denominações afins. Mais comum em mulheres do que em homens, trata-se aparentemente de uma modalidade ocupacional de distúrbio de estresse pós-traumático, desencadeada pela exposição acidental ou continuada a substâncias químicas. A pessoa afetada apresenta hipersensibilidade olfatória, manifesta pela percepção de odores não sentidos pela maioria das pessoas (não sensibilizadas). A detecção desses odores desencadeia uma série de reações de ansiedade, angústia, desconforto, dispneia e sensação de morte iminente. Uma vez instalada a síndrome, o trabalho e as atividades rotineiras tornam-se exageradamente difíceis, posto que múltiplos estímulos olfatórios ambientais são capazes de provocar quadros psiquiátricos e somáticos cada vez mais frequentes e graves.[24,25]

A Figura 5.3 auxilia na sistematização da compreensão dos fenômenos que ocorrem na síndrome de hipersensibilidade a substâncias químicas múltiplas e em outros membros da "família" da hipersensibilidade quimicamente induzida, termos às vezes confundidos ou mal denominados. Assim, para estes autores, "resposta aumentada" seria um termo abrangente que pode significar "sensibilidade aumentada", "reatividade aumentada" e "duração prolongada". "Sensibilidade aumentada" seria, no esquema, o deslocamento da curva exposição-resposta para a esquerda; "reatividade aumentada" seria a elevação da região de inflexão da curva de exposição-resposta; "duração aumentada" significaria, exatamente, o aumento na duração da resposta; "habituação" seria o termo empregado para indicar que repetidas apresentações de um estímulo estão produzindo, no correr do tempo, respostas de amplitude progressivamente mais reduzidas, e "adaptação" seria o termo para se referir à tendência de declínio das respostas, resultante da estimulação repetitiva de curto prazo, como observável em órgãos sensoriais.

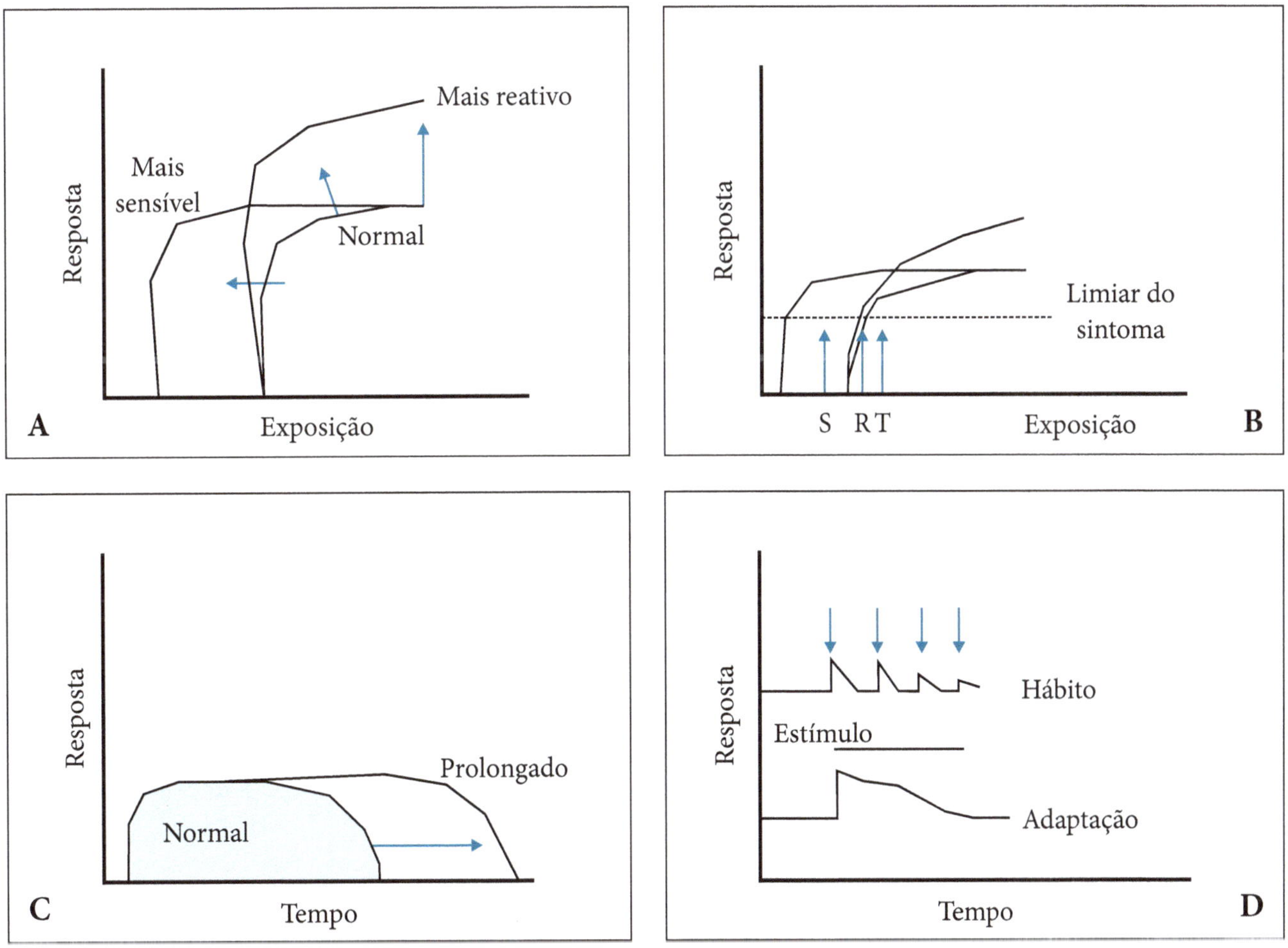

Figura 5.3. Ilustração de terminologia. (**A**) Mais sensível denota a diminuição da magnitude da exposição necessária para iniciar a resposta; mais reativo denota um aumento na inclinação ou no nível máximo da curva de exposição-resposta. (**B**) O limiar para sintomas percebidos pode ocorrer na posição média da curva de exposição-resposta (T). Como resultado, a descrição clínica de sensibilidade aumentada pode significar que o indivíduo se tornou mais reativo (R) ou mais sensível (S). (**C**) O reconhecimento dos sintomas pode requerer que a resposta esteja presente por certo tempo de duração. A descrição clínica de sensibilidade aumentada pode significar que a resposta se tornou mais prolongada. (**D**) O "Hábito" é uma diminuição na amplitude da resposta que ocorre com a repetida apresentação de um estímulo. "Adaptação" é uma diminuição progressiva na magnitude da resposta com prolongada apresentação de estímulo. O termo "adaptação" é, algumas vezes, utilizado para descrever tanto "adaptação" quando "hábito", como definidos anteriormente.[26]

Neoplasias e cânceres

Neoplasias são processos patológicos nos quais ocorre acúmulo de células alteradas em um tecido, em decorrência de comprometimento dos processos de proliferação, morte e diferenciação celular - mecanismos homeostáticos de regulação da celularidade tecidual. Frequentemente, as doenças neoplásicas se manifestam na forma de aumento de volume no tecido: o *tumor*. Em função de suas propriedades patológicas e clínicas (p. ex., velocidade de crescimento, invasividade, tendência à produção de metástases etc.), essas doenças são discriminadas em benignas ou malignas, conhecidas como cânceres.

Neoplasias benignas fundamentalmente apresentam algum nível de comprometimento nos processos de proliferação e morte celular, mas as células neoplásicas mantêm um nível de diferenciação (i. e., especialização celular) equivalente ao das células normais. Elas não invadem o tecido onde surgem e exibem menor agressividade biológica, resultando em menor morbidade e menor risco de mortalidade em decorrência da doença. Por outro lado, as *neoplasias malignas* (ou cânceres) caracteristicamente invadem o tecido (com exceção dos carcinomas *in situ*, que são cânceres de origem epitelial em estágio precoce de desenvolvimento) e frequentemente têm a capacidade de gerar disseminação neoplásica, como via vascular - as metástases. Consequentemente, sua agressividade biológica intrínseca é superior à das neoplasias benignas, levando a uma maior morbidade e taxas mais elevadas de mortalidade em decorrência direta ou indireta da doença. É importante destacar que existem situações em que a diferenciação entre um tumor neoplásico como benigno ou maligno é particularmente desafiadora, o que pode levar ao diagnóstico de *doença neoplásica de comportamento biológico incerto*. Nesses casos, normalmente é necessário acompanhamento, coleta de mais dados clínicos e patológicos (p. ex., nova amostragem do tumor) para uma elucidação diagnóstica adequada.

É importante salientar que não existe uma única doença denominada "câncer". Na verdade, o termo se aplica a um conjunto heterogêneo de algumas centenas de entidades caracterizadas em termos clínicos, patológicos e, mais recentemente, moleculares. Uma discussão detalhada da patogênese das doenças neoplásicas foge ao escopo deste capítulo; portanto, apresentamos a seguir 10 considerações fundamentais para uma familiarização inicial com essas doenças:

1. As neoplasias benignas e os cânceres podem ser discriminados preliminarmente com base nas características macroscópicas de seus tumores. No entanto, especialmente para os cânceres, um diagnóstico preciso requer também a análise microscópica para investigar as características das células neoplásicas e do tecido afetado. As características anatomopatológicas que auxiliam na discriminação entre neoplasias benignas e malignas estão sintetizadas no Quadro 5.4.
2. As doenças neoplásicas, particularmente os cânceres, têm etiologia complexa, uma vez que múltiplos elementos contribuem para o risco de seu

Quadro 5.4. Principais diferenças macro e microscópicas entre neoplasias benignas e cânceres, com foco em tumores sólidos

	Neoplasias benignas	Neoplasias malignas (cânceres)
Aspecto geral	Mais homogêneo, semelhante ao tecido adjacente	Mais heterogêneo, distinto do tecido adjacente
Simetria	Múltiplos planos de simetria (lesão mais simétrica)	Poucos ou nenhum plano de simetria (lesão mais assimétrica)
Crescimento	Lento e expansivo, comprimindo estruturas periféricas	Mais rápido e infiltrativo, substituindo ou destruindo estruturas periféricas
Interface com o tecido não neoplásico	Bem definida (bordas regulares, suaves)	Mal definida (bordas irregulares)
Pseudocápsula (resposta cicatricial periférica)	Presente e contínua	Usualmente ausente ou descontínua
Alterações degenerativas*	Infrequentes	Frequentes
Multiplicidade de lesões	Presumivelmente novos tumores primários (formados de novo)	Tipicamente doença avançada e disseminada, eventualmente por metástase
Diferenciação celular no tecido neoplásico	Preservada; células típicas (equivalem àquelas do tecido normal de mesma origem)	Comprometida; células atípicas (não expressam bem as propriedades especializadas do tecido normal de mesma origem)
Figuras de mitose	Infrequentes e típicas	Frequentes, habitualmente aberrantes
Pleomorfismo tecidual	Ausente	Presente e tão mais grave quanto mais agressiva a doença

*Por exemplo, alterações vasculares (congestão, hemorragia), necrose, ulceração etc.

Evidências:	1	2A	2B	3
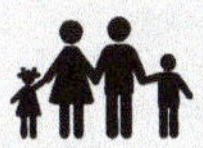 Primárias	**Suficiente**	**Limitada**	**Limitada indisponível**	**Limitada**
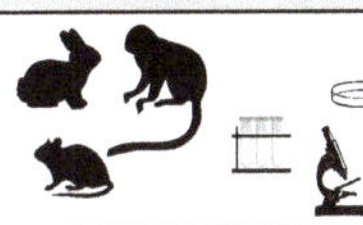 Secundárias	**Suficiente**	**Suficiente**	**Indisponível suficiente**	**Limitada ou insuficiente**
Conclusão	**Carcinógeno**	**Provável**	**Possível**	**Não classificável**
Numero*	**126**	**94**	**322**	**500**
Exemplos (exposições potencialmente relacionadas ao trabalho)	Asbestos, benzeno, infecções por HBV, HCV, HIV-1, produção de alumínio, carvão, hematita, formaldeído, fuligem, sílica, UV, bombeiros, pintores.	Agrotóxicos DDT, dieldrin, glifosato, manufatura de vidro, emissões de frituras, refino de petróleo, trabalho noturno, cabeleireiros/ barbeiros.	Betume, chumbo, clorofenoxi herbicidas, limpeza à seco, infecção HIV-2, manufatura têxtil, melamina, carpintaria, ourivesaria.	Fibras acrílicas, infecção HPVs 6/11, inseticida permetrina, HDV, materiais odontológicos, luz fluorescente, óxido de ferro, tolueno.

Figura 5.4. Classificação IARC de exposições humanas quanto ao risco cancerígeno. *Atualizada até Jul/2023 (Monografias IARC vol. 1 até 131 – http://goo.gl/uWYhb).

desenvolvimento. Em outras palavras, trata-se de um *processo multifatorial* no qual participam agentes físicos, químicos e microrganismos, além da constituição genética do indivíduo, fatores nutricionais e dietéticos, fatores imunológicos, e outros relacionados aos hábitos e estilos de vida.

3. A Agência Internacional para Pesquisa sobre o Câncer (*International Agency for Research on Cancer* – IARC), vinculada à OMS e sediada em Lyon, na França, revisa continuamente a literatura científica e outros informes relacionados ao risco cancerígeno humano, classificando as exposições potencialmente cancerígenas em três grupos, a saber: Grupo 1 – Exposições reconhecidamente cancerígenas para humanos; Grupo 2 – Exposições provavelmente (2A) ou possivelmente (2B) cancerígenas para humanos; Grupo 3 – Exposições sem dados suficientes para avaliação do risco cancerígeno para humanos (Figura 5.4).
4. Considerando a história natural, na maioria dos casos de cânceres – que corresponde aos *cânceres esporádicos* que acometem indivíduos adultos, o tempo decorrido desde as agressões iniciais sobre o tecido normal até o desfecho com óbito do paciente é da ordem de algumas décadas.
5. Os cânceres surgem fundamentalmente pelo acúmulo de alterações no patrimônio genômico (*genoma*) de suas células e suas repercussões no microambiente tecidual. Essas alterações ocorrem progressivamente na formação e evolução da doença neoplásica maligna, processo denominado *carcinogênese*. Adicionalmente, as lesões neoplásicas tipicamente se desenvolvem a partir de subpopulações de células derivadas de uma mesma célula progenitora que teve seu genoma comprometido. Consequentemente, as doenças neoplásicas têm *origem clonal*.
6. A carcinogênese é composta por três fases distintas sucessivas, identificadas com base em estudos epidemiológicos e experimentais: 1. *iniciação*; 2. *promoção;* e 3. *progressão*. As alterações moleculares nas células neoplásicas ocorrem e se acumulam ao longo dessas etapas (Figura 5.5).
7. As propriedades que definem uma doença neoplásica como câncer envolvem múltiplos processos biológicos que foram sistematizados em um modelo proposto por Hanahan e Weinberg. As propriedades descritas nesse modelo, em sua mais recente iteração (2022), incluem: 1. Sinalização proliferativa autossustentada; 2. Evasão de supres-

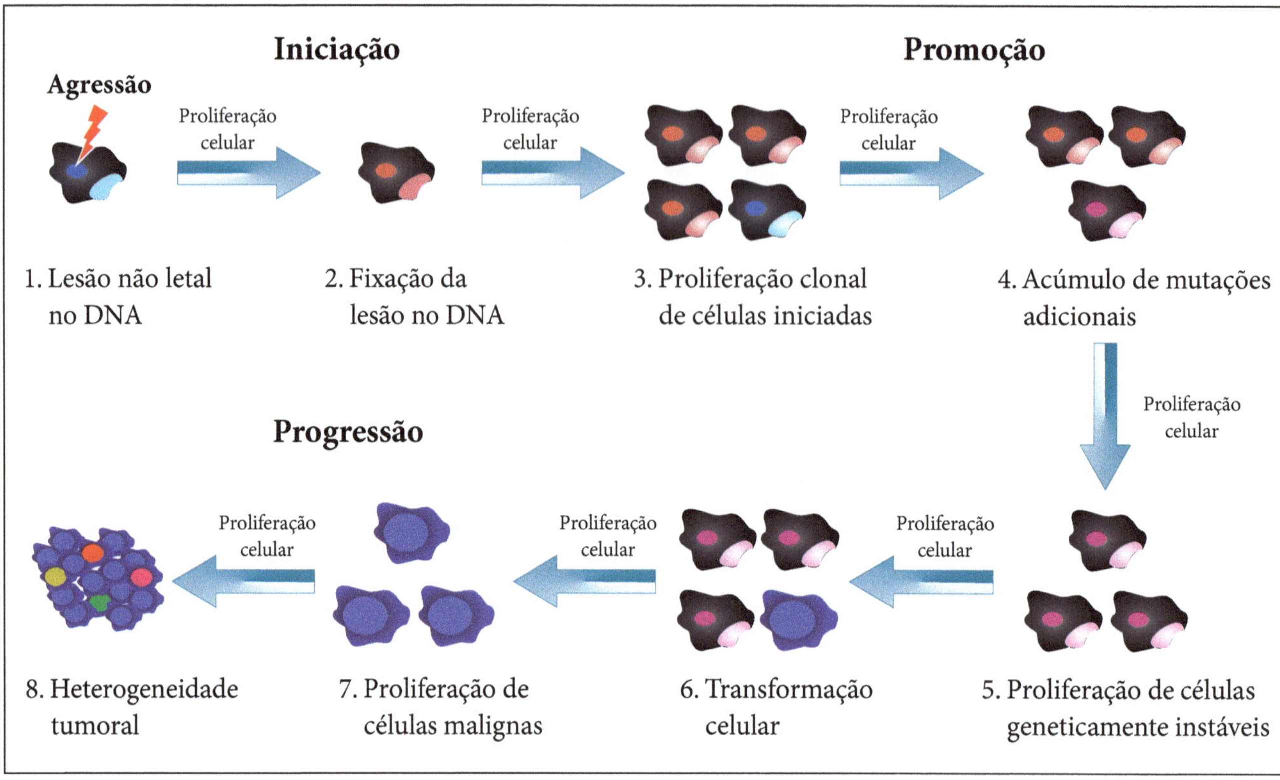

Figura 5.5. Etapas da carcinogênese.

Fonte: Adaptada de Elgui de Oliveira.[27]

sores de crescimento; 3. Imunoevasão; 4. Imortalidade replicativa; 5. Inflamação tumor-induzida; 6. Invasão e disseminação neoplásica; 7. Remodelamento vascular; 8. Instabilidade genômica; 9. Resistência à morte celular programada; 10. Desregulação metabólica; 11. Ativação de plasticidade celular; 12. Senescência celular; 13. Microbiomas polimórficos; e 14. Reprogramação epigenética. Para maiores informações, recomendamos a leitura dos artigos originais dos autores.[28-30]

8. Tradicionalmente, são conhecidas duas categorias de genes normais frequentemente afetados durante o desenvolvimento de cânceres: os *proto-oncogenes* e os *genes supressores de tumores (GSTs)*. Em última análise, esses genes têm contribuição regulando positiva ou negativamente a sobrevivência e proliferação celular, respectivamente. As alterações no patrimônio genômico das células afetadas durante a carcinogênese ocasionam *ganho de função para os proto-oncogenes*, convertendo-os em *oncogenes*, ao passo que causam *perda de função dos GSTs*, impedindo que estes regulem adequadamente os processos homeostáticos de manutenção da celularidade do tecido.
9. Em termos de suas atividades específicas, proto-oncogenes e GSTs podem atuar de diferentes formas. Por exemplo, participam na maquinaria do ciclo celular, regulam processos programados de morte celular (p. ex., a apoptose), atuam na manutenção da integridade genômica, como reguladores ou efetores nos mecanismos de reparo do DNA, e regulam os processos de senescência celular, entre outras funções.
10. Além dos genes associados aos cânceres (GACs), nas últimas décadas, tem sido revelado o importante papel dos RNAs não codificantes (*non-coding RNAs* – ncRNAs) na carcinogênese. Os ncRNAs são transcritos que não codificam proteínas, discriminados em algumas subcategorias, como os ncRNAs pequenos, denominados microRNAs (miRNAs ou miRs) e os ncRNAs longos (lncRNAs). As modificações moleculares nos cânceres envolvendo ncRNAs, alterações de histonas e eventos de metilação do DNA coletivamente compõem *alterações epigenéticas*, tão importante para a patogênese dessas doenças quanto as *alterações genéticas* (p. ex., mutações e rearranjos cromossômicos), estudadas há mais tempo.

Para um aprofundamento maior sobre as neoplasias malignas, especialmente os cânceres relacionados ao trabalho, consulte o Capítulo 21.

Referências

1. Pereira FEL. Introdução à Patologia. In: Brasileiro Filho G (Ed.). Bogliolo – Patologia. 10. ed. Rio de Janeiro: Guanabara Koogan; 2021. p. 15-20.
2. De Camargo JLV, Elgui de Oliveira D. Patologia Geral – Abordagem Multidisciplinar. Rio de Janeiro: Guanabara-Koogan; 2006.
3. Kumar V, Abbas AK, Aster JC. Robbins & Cotran – Patologia – Bases Patológicas das Doenças. 10. ed. Rio de Janeiro: GEN Guanabara Koogan; 2023.
4. Brasileiro Filho G (Ed.). Bogliolo – Patologia. 10. ed. Rio de Janeiro: Guanabara Koogan; 2021.
5. Unsal V, Cicek M, Sabancilar I. Toxicity of carbon tetrachloride, free radicals and role of antioxidants. Rev Environ Health, 2021;36(2):279-95.
6. Chen J et al. Effect of paraquat on cytotoxicity involved in oxidative stress and inflammatory reaction: A review of mechanisms and ecological implications. Ecotoxicol Environ Saf. 2021;224:112711.
7. Alva R et al. Oxygen toxicity: cellular mechanisms in normobaric hyperoxia. Cell Biology and Toxicology, 2023;39(1):111-43.
8. Van Ooij PJAM et al. Assessment of pulmonary oxygen toxicity: relevance to professional diving; a review. Respir Physiol Neurobiol. 2013;189(1):117-28.
9. Wu Y et al. Biomechanics in liver regeneration after partial hepatectomy. Front Bioeng Biotechnol. 2023:11:1165651.
10. Brasil. Ministério da Saúde. Portaria Nº 2.309, de 28 de agosto de 2020. Altera a Portaria de Consolidação nº 5/GM/MS, de 28 de setembro de 2017, e atualiza a Lista de Doenças Relacionadas ao Trabalho (LDRT).
11. Waissmann W. O trabalho na gênese das doenças isquêmicas do coração. Dissertação de mestrado. Rio de Janeiro: Fiocruz; 1993.
12. Klaassen CD. Casarett & Doull's Toxicology: the basic science of poisons, 9th ed. McGraw Hill Medical; 2018.
13. Reeves JT. High altitude and human disease. In: Craighead JE (Ed.). Pathology of Environmental and Occupational Disease. Mosby; 1995.
14. Algranti E et al. Doenças respiratórias relacionadas com o trabalho. In: Mendes R (Ed.). Patologia do trabalho. 3. ed. São Paulo: Editora Atheneu; 2013. p. 1229-90.
15. Drake PL, Hazelwood KJ. Exposure-related health effects of silver and silver compounds: a review. Ann Occup Hyg. 2005;49(7):575-85.
16. Haseer Koya H, Paul M. Shock. In: StatPearls. Treasure Island (FL): StatPearls Publishing; 2023.
17. Abbas M, Moussa M, Akel H. Type I Hypersensitivity Reaction. In: StatPearls. Treasure Island (FL): StatPearls Publishing; 2023.
18. Bajwa SF, Mohammed RH. Type II Hypersensitivity Reaction. In: StatPearls. Treasure Island (FL): StatPearls Publishing; 2023.
19. Usman N, Annamaraju P. Type III Hypersensitivity Reaction. In: StatPearls. Treasure Island (FL): StatPearls Publishing; 2023.
20. Marwa K, Kondamudi NP. Type IV Hypersensitivity Reaction. In: StatPearls. Treasure Island (FL): StatPearls Publishing; 2023.
21. Lemière C et al. Persistent specific bronchial reactivity to occupational agents in workers with normal nonspecific bronchial reactivity. Am J Respir Crit Care Med. 2000;162(3 Pt 1):976-80.
22. Turato G, Saetta M. Why does airway obstruction persist in asthma due to low-molecular-weight agents? A pathologistis view. Occup Med. 2000;15(2):445-54.
23. Craighead JE. Pathology of Environmental and Occupational Disease. 1st ed. St. Louis: Mosby; 1995.
24. Fiedler N, Kipen H. Chemical sensitivity: the scientific literature. Environ Health Perspect. 1997;105(Suppl 2):409-15.
25. Shusterman D. Review of the upper airway, including olfaction, as mediator of symptoms. Environ Health Perspect. 2002;110 (Suppl 4):649-53.
26. Bascom R et al. Neurogenic inflammation: with additional discussion of central and perceptual integration of nonneurogenic inflammation. Environ Health Perspect. 1997;105(Suppl 2):531-7.
27. Elgui de Oliveira D. Infecção pelo vírus de Epstein-Barr (EBV) e vírus do papiloma humano (HPV), expressão da proteína p53 e proliferação celular em carcinomas de nasofaringe e laringe. Tese (Doutorado em Patologia). Botucatu, SP: Universidade Estadual Paulista Júlio de Mesquita Filho, Faculdade de Medicina de Botucatu; 2002.
28. Hanahan D, Weinberg RA. The Hallmarks of cancer. Cell. 2000;100(1):57-70.
29. Hanahan D, Weinberg RA. Hallmarks of cancer: the next generation. Cell. 2011;144(5): 646-74.
30. Hanahan D. Hallmarks of cancer: new dimensions. Cancer Discov. 2022;12(1):31-46.

6

Fundamentos de Toxicologia Essenciais para o Entendimento da Patologia do Trabalho

José Tarcísio Penteado Buschinelli

- Introdução
- Tipos de efeitos
- Avaliação de toxicidade

Introdução

A toxicologia é o estudo dos efeitos nocivos decorrentes da interação das substâncias químicas com os organismos vivos.[1,2] Caracterizar adequadamente as substâncias químicas é o primeiro passo para uma abordagem da toxicologia, incluindo a toxicologia ocupacional. Muitas vezes, esse passo fundamental não é bem realizado na etapa de reconhecimento de riscos químicos nos ambientes de trabalho, comprometendo todo o trabalho.

É importante ressaltar que as propriedades das substâncias químicas são muito específicas, e partes de uma molécula não transferem suas propriedades para o restante desta. Por exemplo, tolueno ou metilbenzeno não tem as mesmas propriedades químicas que o benzeno. A bioquímica e, por conseguinte, a toxicologia, são extremamente específicas. A presença do anel benzênico em uma molécula não significa que esta seja carcinogênica. Se assim fosse, o tolueno, a fenilalanina (um aminoácido essencial) e o dodecilbenzenossulfonato de sódio (detergente doméstico) também seriam carcinogênicos.[3]

Até a isomeria óptica pode alterar as propriedades de uma molécula: todos os aminoácidos sintetizados e utilizados por todos os organismos vivos do nosso planeta, incluindo o ser humano, são isômeros L[a]. Os isômeros D[b] não podem ser utilizados para sintetizar proteínas.[3] Outro exemplo é a talidomida. Somente a forma L é teratogênica, enquanto a forma D é um sedativo e não é tóxica.[4]

A caracterização da via de exposição e, principalmente, da dose são fundamentais, pois os efeitos de qualquer substância estão ligados à dose: não existe Toxicologia "Qualitativa". Do ponto de vista quantitativo, todas as substâncias podem ser nocivas, sendo a ocorrência do efeito deletério apenas uma questão de dose. Mesmo uma substância potencialmente muito perigosa pode não apresentar nenhuma nocividade se estiver em doses baixas.[1] Como exemplo, temos a ingestão excessiva de água, que pode causar a morte com um quadro grave caracterizado por hipertensão arterial e convulsões, conhecido como intoxicação hídrica. Existem relatos de mortes que ocorreram em pacientes com distúrbios mentais que ingeriram grandes quantidades de água.[5] Por outro lado, pessoas expostas a doses muito baixas de cianeto não sofrem nenhum efeito nocivo.[1]

a L de levógiro, pois desvia a luz polarizada para a esquerda.
b D de dextrógiro, pois desvia a luz para a direita.

Existem exceções à regra dose-resposta com algumas substâncias que, em doses muito baixas, podem levar a efeitos diferentes e/ou mais intensos do que em doses maiores. Essa resposta é denominada dose-resposta não nomotômina e é típica de agentes denominados disruptores endócrinos.[2]

Os efeitos tóxicos de uma mesma substância podem variar em função do tipo de exposição: seja ela aguda, a elevadas concentrações, ou a longo prazo, a concentrações baixas. Um exemplo é benzeno, que em concentrações elevadas (de centenas a milhares de ppm) provoca uma imediata depressão do sistema nervoso central (SNC), podendo levar à morte por parada cardiorrespiratória. Já sua exposição a baixas concentrações ao longo do tempo pode causar leucemia, sem observação de efeitos depressores no SNC.[6,7]

Há ainda variações entre as espécies. Por exemplo, o tetracloreto de carbono (CCl_4), um solvente de uso industrial, é hepatotóxico para os seres humanos e muitas outras espécies, mas é pouco perigoso para frangos.[1]

A via de exposição também é fundamental para os efeitos de uma substância. A sílica livre cristalina é muito nociva por inalação, mas não apresenta efeitos nocivos por via oral. A dicetona 2-butanodiona (diacetil), um componente responsável pelo aroma de laticínios como queijo e manteiga, é produzida naturalmente como resultado da fermentação e utilizada como aditivo em margarinas e pipocas para dar o aroma da manteiga. Embora seja considerada de baixa toxicidade por via oral, sua inalação em forma de vapor nas fábricas de pipocas para micro-ondas tem sido apontada como causa de asma ocupacional.[8]

A capacidade inerente de uma substância química provocar danos aos sistemas biológicos é conhecida por toxicidade, que também expressa a noção de perigo.[1,9] Assim, pode-se dizer que o cianeto e o cloreto de vinila têm uma toxicidade muito maior que a acetona. Os limites de exposição ocupacional, de certa forma, refletem esse parâmetro (perigo ou toxicidade), visto que o limite de exposição ocupacional para 8 horas do cloreto de vinila é de apenas 1 ppm, enquanto para a acetona é de 250 ppm.[10]

Tipos de efeitos

Duração e frequência da exposição

Em experimentos com animais, há uma clara definição do tempo e da frequência da exposição a um agente químico, enquanto para humanos essa definição não é tão precisa. Para animais, são definidas quatro categorias: aguda, subaguda, subcrônica e crônica:[2]

a) **Aguda:** exposição por menos de 24 horas. Em geral refere-se a uma única exposição, mas eventualmente pode haver aplicações repetidas dentro desse período.
b) **Subaguda:** exposição repetida por, no máximo, 1 mês, por qualquer via.
c) **Subcrônica:** exposição repetida no período de 1 a 3 meses.
d) **Crônica:** exposição repetida por, no mínimo, 3 meses, mas usualmente se refere a, pelo menos, 1 ano.

Para exposições humanas a esses agentes, normalmente em observações de exposições ambientais ou ocupacionais, são definidas três categorias, embora não existam fronteiras claras entre elas: [2]

a) **Aguda:** um único episódio ou exposição em curto espaço de tempo.
b) **Subcrônica:** exposições repetidas por algumas semanas a poucos meses.
c) **Crônica:** exposições repetidas por muitos meses ou anos.

Na toxicologia ocupacional, as exposições de interesse são as crônicas, enquanto os efeitos de exposições agudas neste ramo da toxicologia são geralmente observados em casos de acidentes, como vazamentos de alguma substância ou no trabalho em espaços confinados.

Efeitos locais e sistêmicos

Há dois tipos de substâncias: aquelas que não apresentam absorção, causando efeitos apenas no local de contato, como pele e mucosas (olhos, nasal, vias aéreas); e aquelas que são absorvidas e distribuídas pelo organismo após esse contato por qualquer via, podendo resultar em efeitos na economia interna do organismo. Existem também agentes que podem provocar ambos os tipos de efeitos simultaneamente.[11]

Efeitos locais

São os efeitos provocados no primeiro local de contato da substância com o organismo afetado. Gases e vapores irritantes são um exemplo típico.

Uma exposição a concentrações elevadas de vapores de ácidos fortes, como o ácido clorídrico (HCl), por exemplo, provoca graves lesões nos locais em contato com essa substância, assim como nos tecidos pulmonares, nos quais resulta em inflamação local e edema agudo inflamatório de pulmão. Há uma pequena absorção dos íons cloreto (Cl^-) e hidrogênio (H^+), que não possui qualquer relevância sistêmica, mas o efeito local pode levar a repercussões clínicas. No caso deste exemplo, o dano pulmonar do vapor ácido pode levar a uma falta de oxigenação sistêmica, que com frequência é fatal, porém, o agente em si (HCl) tem um efeito exclusivamente local nos pulmões.[2,11]

Derramamento de líquidos corrosivos na pele (soluções aquosas de ácidos ou álcalis fortes muito concentrados) causa uma lesão local conhecida como "queimadura química". As lesões teciduais necróticas maciças em ocorrências desse tipo podem levar a consequências sistêmicas graves. Ainda assim, a substância que originou o dano pode nem mesmo ter sido absorvida.[2]

Existem substâncias que possuem ambos os efeitos. O chumbotetraetila (PbEt4), por exemplo, em contato com a pele, provoca uma dermatite no local de contato, concomitantemente podendo levar a efeitos sistêmicos caracterizados por neurotoxicidade central.[1,2]

Efeitos sistêmicos

São causados pela ação sistêmica nos organismos, podendo ou não ocorrer efeitos locais concomitantemente.

Os efeitos sistêmicos geralmente afetam um ou mais órgãos ou sistemas, os chamados órgãos-alvo, embora não necessariamente esses órgãos sejam os que apresentem as maiores concentrações do agente. No caso do chumbo inorgânico, por exemplo, a maior parte do metal se deposita nos ossos longos, mas seus efeitos se manifestam nos tecidos moles, especialmente na medula óssea, cérebro e rins. Outro exemplo são os inseticidas organoclorados, como o diclorodifeniltricloretano (DDT), que se depositam no tecido adiposo, mas não se conhece nenhum efeito desses produtos neste tecido.[1,2]

Os efeitos sistêmicos nocivos aparecem nos órgãos-alvo após uma cadeia muito complexa de eventos e, para serem estudados, podem ser desdobrados de forma didática em fases: exposição, toxicocinética, toxicodinâmica e clínica:[1,2]

a) **Exposição:** fase em que se estuda o contato do agente químico com o organismo. Na avaliação desta, deve-se sempre levar em consideração sua dose ou concentração, a via de contato e se as características físico-químicas da substância permitem boa absorção ou não. Esses fatores são fundamentais para a biodisponibilidade da substância, ou seja, qual a fração desta poderá ser absorvida realmente.

b) **Toxicocinética:** fase em que se estuda a absorção, distribuição, armazenamento, biotransformação e eliminação das substâncias absorvidas. A biodisponibilidade de uma substância para a sua ação é determinada nesta fase.

c) **Toxicodinâmica:** fase em que ocorre a interação entre a substância biodisponível e os sítios de ação, específicos ou não, dos órgãos-alvo, e as alterações fisiopatológicas consequentes.

d) **Clínica:** fase do aparecimento dos efeitos nocivos do agente por meio de sinais e sintomas clínicos e/ou laboratoriais.

✓ *Toxicocinética*

O efeito nocivo de uma substância é diretamente proporcional à sua concentração no seu sítio de ação no tecido. Determinar a concentração do agente nesse sítio de ação é muito difícil, razão pela qual geralmente se realiza a dosagem no sangue, especificamente no plasma, que é o fluido em contato com o tecido-alvo.[2,12,13]

O chumbo inorgânico, por exemplo, tem uma percentagem muito pequena circulando no sangue (<1%), sendo que a maior parte do metal está ligado a proteínas plasmáticas e às hemácias (99%). Apenas essa mínima proporção no sangue está livre no plasma e pode interagir com seus sítios-alvo. A concentração no plasma é utilizada para inferir indiretamente a quantidade do agente que pode, de fato, estar acessando os sítios onde ocorrem os efeitos nocivos[c].[14,15]

O organismo não é um compartimento único e homogêneo, podendo ser visto como vários compartimentos separados por membranas seletivas em relação à sua transposição. A capacidade de atravessar as membranas entre os compartimentos depende das características físico-químicas da substância, como a solubilidade, a acidez ou basicidade, o pH do compartimento, reatividade, entre outros fatores.[2,12]

Diferentemente dos metais, substâncias orgânicas, como solventes, a maioria dos agrotóxicos e os corantes, sofrem alterações por meio de biotransformação, e o(s) produto(s) formado(s) (metabólito(s)) também participa(m) do mesmo equilíbrio.[2,12] Na Figura 6.1, há uma representação da dinâmica da toxicocinética. A toxicocinética pode ser desdobrada em etapas: absorção, distribuição, biotransformação e excreção.

c Mas deve-se frisar que o indicador biológico da exposição ao chumbo inorgânico é a dosagem no metal no sangue total, e não só no plasma.

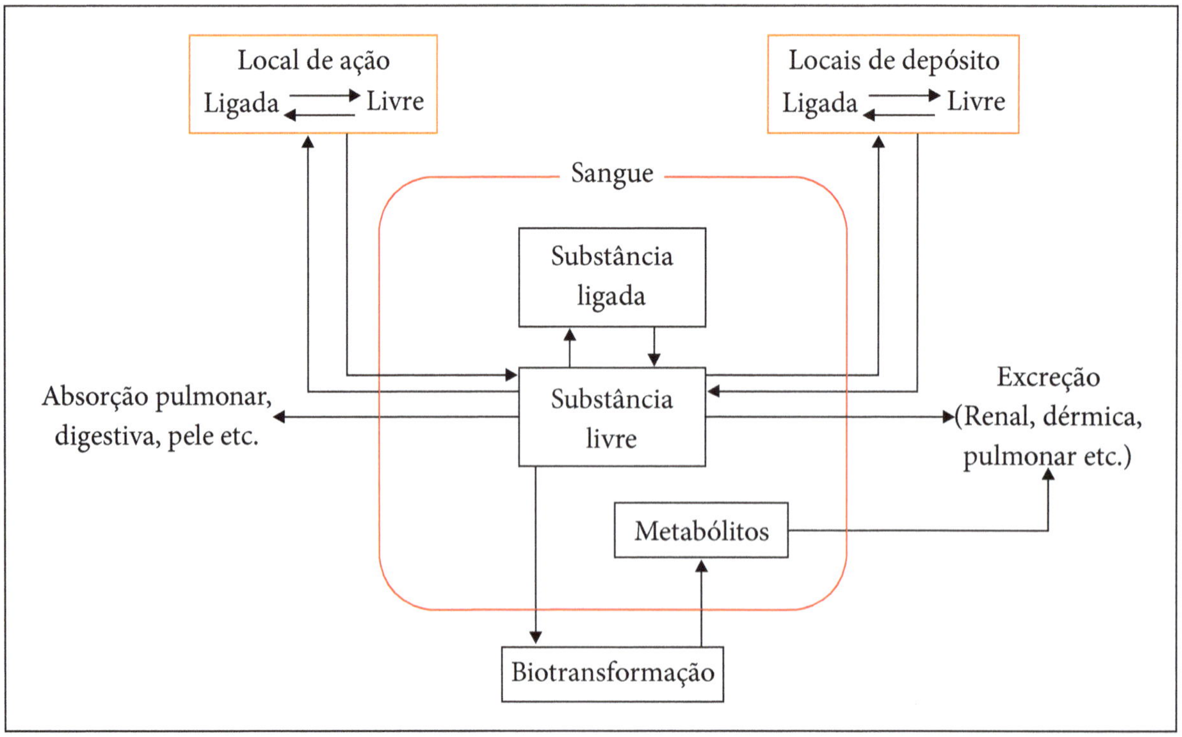

Figura 6.1. Representação pictórica das etapas da toxicocinética.

Fonte: Adaptada de Oga, Farsky & Marcourakis.[12]

Absorção

Esse é o processo em que o agente, após atravessar as membranas, atinge a corrente sanguínea. Não existem sistemas especiais de transporte para substâncias estranhas ao organismo, uma vez que estas são absorvidas da mesma forma que nutrientes e oxigênio. Assim, as principais vias de absorção são a respiratória, dérmica e gastrointestinal. A introdução de um agente pelas vias intravascular, intraperitoneal, intramuscular e subcutânea não se caracteriza como absorção, pois há uma introdução direta no organismo, e essas vias são de importância apenas em toxicologia experimental.[12] Na toxicologia ocupacional, as vias mais importantes são a respiratória e a dérmica. A gastrointestinal tem algum papel secundário, como em casos de ingestão de alimentos contaminados em locais de trabalho com condições de higiene precárias e na deglutição de substâncias que foram introduzidas através das vias respiratórias e sofreram *clearance* pulmonar, sendo ingeridas no muco contaminado que chega à boca.[13]

A possibilidade de uma substância atingir a corrente sanguínea depende de inúmeros fatores, sendo as características físico-químicas do composto e a via de absorção os mais importantes. Compostos solúveis de cromo hexavalente, por exemplo, são bem absorvidos pela via respiratória, enquanto os insolúveis não são. Por esse motivo, faz sentido realizar monitoramento biológico da exposição por meio da excreção de cromo urinário em trabalhadores expostos a compostos solúveis do metal, uma vez que os insolúveis não têm acesso à circulação sanguínea, aos rins e, portanto, não são excretados.

No caso de vapores, como os de solventes orgânicos, a absorção nos pulmões depende do balanço entre a solubilidade em água e em lipídios de cada substância. Substâncias muito solúveis em lipídios podem atravessar facilmente a membrana alveolocapilar, que é de natureza lipídica, mas a pouca solubilidade em meio aquoso impede que a substância seja levada pela corrente sanguínea, ocorrendo uma espécie de "bate-volta". Substâncias mais hidrossolúveis podem ser facilmente carregadas pelo sangue, encontrando, no entanto, mais dificuldade para atravessar a membrana lipídica. A resultante desse processo é medida por um coeficiente de partição sangue/ar, que mede a proporção da substância que permanece no sangue em relação ao ar no estado de equilíbrio. Quanto maior esse coeficiente, mais fácil será a passagem do ar alveolar para a corrente sanguínea, indicando uma melhor absorção pulmonar (Quadro 6.1).

Quadro 6.1. Coeficiente de partição sangue/ar de algumas substâncias a 37°C

Substância	Coeficiente de partição sangue/ar	Função química
Acetona	390,00	Cetona
Metil-etil-cetona (MEK)	215,00	Cetona
Clorofórmio	15,00	Halogenado
Benzeno	7,00	Hidrocarboneto
Etileno	0,14	Hidrocarboneto

Fonte: Buschinelli.[16]

Materiais particulados sólidos ou líquidos possuem uma dinâmica de absorção completamente diferente de gases e vapores. O tamanho da partícula e a solubilidade em água das substâncias presentes no material em suspensão desempenham papéis importantes na absorção. O local de deposição do particulado depende principalmente do diâmetro da partícula, sendo que, em geral, quanto menor, mais profundamente ela alcançará na árvore respiratória. Quando a partícula atinge o alvéolo, a remoção é pouco eficiente e, dependendo da solubilidade e das características do material depositado, poderá permanecer muito tempo no local. As partículas insolúveis são as que permanecem por mais tempo, podendo ser inertes, como os sais de bário, que causam baritose, uma pneumoconiose de depósito, ou causar efeitos graves, como no caso da sílica livre cristalina, causadora da silicose, ou ser absorvida e causar efeitos sistêmicos, como os compostos de chumbo.[2,13]

Distribuição

Uma vez atingida a corrente sanguínea, a substância pode ser transportada para todo o organismo, mas ainda existem barreiras entre ele e os diferentes órgãos e tecidos, que podem ser entendidos como compartimentos. Muitas variáveis influenciam a distribuição e acumulação entre os diversos compartimentos, como a circulação sanguínea, o pH do meio, a acidez ou basicidade da substância, sua solubilidade e sua afinidade com as proteínas do sangue.[2,12,17]

O sítio-alvo, onde o efeito do agente ocorre, pode ser no próprio local de acumulação ou não. O monóxido de carbono (CO) tem grande afinidade pela hemoglobina, acumulando-se e agindo neste sítio, assim como o paraquat se acumula nos pulmões, que também é o órgão-alvo. Ao contrário, os inseticidas organoclorados se acumulam em tecido adiposo, e o chumbo inorgânico nos ossos longos, mas não têm efeito nesses tecidos.[2,12,13]

Biotransformação

A biotransformação é qualquer modificação na estrutura química de uma molécula dentro de um organismo. Os agentes absorvidos e distribuídos podem ou não sofrer essas reações químicas antes de serem excretados. Normalmente, essas reações são catalisadas por enzimas presentes em alguns locais do organismo e, em geral, modificam substâncias orgânicas. Elementos químicos como o chumbo inorgânico, por exemplo, naturalmente não sofrem biotransformação e são eliminados da mesma forma como foram absorvidos. Alguns metais sofrem alteração de valência, como o mercúrio metálico (Hg^0), que é oxidado pela enzima catalase a íon mercúrio (Hg^+), mas essa modificação não é considerada uma biotransformação.[4,12]

As enzimas envolvidas na biotransformação podem ser encontradas em muitos órgãos, sendo o fígado o local de maior atividade, seguido por rins, córtex suprarrenal, pulmões, testículos, pele e trato gastrointestinal.[2,4,12]

As moléculas lipossolúveis são mais facilmente absorvidas, porém têm grande dificuldade de serem eliminadas, já que as vias de eliminação importantes, como a urina, são meios aquosos e não podem solubilizá-las. Se a molécula for volátil, poderá ser eliminada pelo ar exalado, mas, para as pouco voláteis, essa via é inviável. Já as substâncias solúveis em água têm mais dificuldade de serem absorvidas, mas têm facilidade para ser eliminadas, especialmente através da urina, desde que não permaneçam ligadas a algum sítio com o qual tenham afinidade química.[4,12]

Para eliminar moléculas lipossolúveis, é necessário que sejam transformadas em metabólitos hidrossolúveis por meio de modificações químicas que aumentem sua polaridade e, portanto, a sua hidrossolubilidade. Esse processo pode aumentar ou diminuir a toxicidade da molécula absorvida, pois muitas vezes a molécula da substância original absorvida não possui efeito nocivo, enquanto seu metabólito sim. Um exemplo é o inseticida organofosforado paration, que é biotransformado em paraoxon, sendo este metabólito responsável por seu efeito nocivo.[2,4,12]

As reações de biotransformação ocorrem em duas fases: fase I e fase II. A primeira em geral são reações de hidrólise, redução e oxidação, que resultam em aumento da hidrossolubilidade da molécula por inserção de grupos carboxila, amina, hidroxila e sulfidrila. Essas alterações podem aumentar a toxicidade da substância original, pois deixam a molécula mais reativa, fenômeno conhecido como bioativação. Já nas reações da fase II geralmente ocorrem em moléculas já modificadas pela fase I, por reações de metilação, acetilação, sulfatação e conjugação com glutationa e aminoácidos. Esta fase, ao contrário da fase I, normalmente diminui a toxicidade do agente e, por este motivo, também é denominada fase de detoxificação. No entanto, nem sempre essa redução de toxicidade ocorre, pois existem reações de fase I que podem diminuir a toxicidade do agente, assim como reações de fase II podem ativar sua toxicidade, e ainda há moléculas que sofrem reações de fase II sem terem passado por modificações na fase I.[4,12]

Excreção

A eliminação – ou excreção – das moléculas absorvidas geralmente ocorre na forma de substâncias hidrossolúveis modificadas pela biotransformação. As vias mais importantes para as formas hidrossolúveis são as renais. A via gastrointestinal também desempenha um papel menor, eliminando substâncias ingeridas e não absorvidas, além das excretadas pela bile. A sudorese e a descamação cutânea também desempenham seu papel, mas muito pequeno. A via pulmonar elimina gases e vapores, que podem ser excretados no ar exalado.[4,12]

✓ *Toxicodinâmica*

As substâncias químicas podem causar efeitos nocivos no funcionamento e/ou na estrutura dos organismos, dependendo da via de exposição, da quantidade absorvida e das condições que permitam à sua forma ativa atingir a molécula-alvo.

Os mecanismos moleculares e bioquímicos da interação entre o efetor final (a própria substância, um de seus metabólitos ou a forma oxidada de um metal) e seu alvo molecular são objetos da toxicodinâmica, que estuda o mecanismo de ação, ou seja, como o agente interage com um determinado sítio e provoca seus efeitos.[9,12]

Os sítios-alvo geralmente são proteínas com funções-chave no organismo, como enzimas, receptores localizados em membranas ou no citoplasma, moléculas de transportes, canais de transporte de íons e controladores da expressão gênica. O efeito nocivo pode ser uma consequência direta da interação. Por exemplo, a tetradotoxina do peixe baiacu se liga à proteína do canal de sódio, causando seu bloqueio e paralisando os músculos esqueléticos, resultando na morte por parada respiratória. Os inseticidas organofosforados e carbamatos se ligam à acetilcolinesterase, inibindo a ação da enzima que hidrolisa a acetilcolina, levando a um quadro de hiperfunção dos neurônios colinérgicos. Outro exemplo é a interação do etileno glicol (aditivo de radiador de carros e fluido trocador de calor em indústrias) na fase I, que é biotransformado em ácido oxálico. Este ácido se precipita com o cálcio, formando cristais de oxalato de cálcio nos túbulos renais, obstruindo-os e causando grave dano a esse órgão.[4,9,12]

Avaliação de toxicidade

A avaliação da toxicidade consiste em um conceito amplo que visa caracterizar de forma qualitativa e quantitativa o potencial perigo que determinado agente representa quando o trabalhador entra em contato com ele. Essa propriedade é inerente ao agente químico e pode ser compreendida como perigo ou toxicidade. Por outro lado, o risco refere-se à probabilidade de uma substância causar dano dentro de certas condições de exposição.

É evidente que o cianeto oferece muito mais perigo que a água devido à sua toxicidade muito maior. No entanto, dependendo das características da exposição (dose, frequência e via de administração), a água pode resultar em efeitos nocivos muito mais graves do que o cianeto. Isso é exemplificado por casos de mortes causadas por intoxicação hídrica em pacientes com distúrbios mentais,[5] enquanto uma dose muito pequena de cianeto pode não levar a efeitos nocivos observáveis. Portanto, é importante destacar que a toxicidade isolada não determina o risco.

Assim, a avaliação do risco em toxicologia segue a equação:[18]

$$\text{Risco} = \text{toxicidade} \times \text{exposição}$$

A exposição é caracterizada pela dose/concentração, pelo tempo de contato, pela frequência, pela via de introdução e pela suscetibilidade individual do indivíduo.

A avaliação da toxicidade de uma substância é baseada em estudos de toxicidade aguda, subaguda, crônica, teratogênica e embriotoxicidade, além de estudos especiais.[19]

Toxicidade aguda

O parâmetro para toxicidade aguda é a dose que leva à morte de 50% da população exposta, denominado dose letal 50 (DL50) quando a substância é administrada por via oral ou injetada. Ele é expresso geralmente em miligramas ou gramas por quilogramas de peso (mg/kg ou g/kg) e varia de acordo com a espécie, idade, sexo do animal e via de introdução. Para agentes químicos inalados, é definida a concentração letal 50 (CL50 – concentração letal para 50% da população exposta) em massa por volume de ar: miligramas por litro de ar (mg/L ou $mg.L^{-1}$), ou miligramas por metro cúbico (mg/m^3 ou $mg.m^{-3}$), ou ainda em partes por milhão (ppm). Essa última forma de expressão é mais utilizada para contaminantes em forma de vapor ou gás, e a forma mg/m^3, para material particulado (sólido ou líquido). Ambos os parâmetros são obtidos experimentalmente em animais de laboratório, em geral em ratos, camundongos, cobaias e coelhos, e podem ser extrapolados com reservas para seres humanos. Importante salientar que não avaliam efeitos a longo prazo.[5,19]

O parâmetro de toxicidade aguda mais relevante para a toxicologia ocupacional é o Imediatamente Perigoso para Vida ou Saúde (IPVS), do inglês *Immediately Dangerous to Life or Health* (IDLH), definido pela *Occupational Safety and Health Administration* (OSHA) e o *National Institute for Occupational Safety and Health* (NIOSH) dos Estados Unidos. Eles estabeleceram o valor de IPVS para muitas substâncias, especialmente as corrosivas, asfixiantes ou com efeitos agudos no SNC. Esse parâmetro corresponde à concentração da substância no ar ambiente a partir da qual há risco evidente de morte, ou de causar efeito(s) permanente(s) à saúde ou ainda impedir um trabalhador de abandonar uma área contaminada. Exige-se que, para o trabalhador estar em um ambiente com concentração do agente químico igual ou superior ao IPVS, ele deve estar protegido com reservas de ar ou ar mandado.[20]

No Quadro 6.2, é possível comparar os parâmetros de toxicidade aguda de algumas substâncias. As relações dose-resposta de uma substância devem ser avaliadas em todas as vias e condições, desde exposições agudas a doses elevadas até exposições de longo prazo a doses muito baixas. Para a toxicologia ocupacional, os parâmetros mais importantes geralmente estão ligados aos efeitos de baixas doses (concentrações) a longo prazo dos agentes químicos, típicas das exposições dos trabalhadores durante as suas vidas laborais. Antes de examinar esses parâmetros é necessário abordar este tema.

Quadro 6.2. Parâmetros de toxicidade aguda de algumas substâncias

Substância	CL50 (ppm) para ratos – 4 h de exposição	CL50 (ppm) para camundongos – 4 h de exposição	CL50 via oral, ratos ($mg.kg^{-1}$)	CL50 via oral, camundongos ($mg.kg^{-1}$)	IPVS (ppm)
Benzeno	13.700	13.200	930	4.920	500
Etanol	32.380	30.000	7.060	–	3.300
Solução de formaldeído a 35,5% em água	267	–	–	–	20
Monóxido de carbono	1.807	–	–	–	1.200
Gás sulfídrico	444	335	–	–	100

Fonte: Buschinelli.[5]

Relação dose-resposta

As características de exposição e os efeitos tóxicos se unem por uma relação denominada dose-resposta para a maioria dos agentes.[d] Seja qual for a resposta selecionada para a avaliação, a relação entre o grau de resposta do sistema biológico e a quantidade de substância tóxica administrada constitui o conceito mais clássico da toxicologia.[2,19]

Do ponto de vista prático, existem dois tipos de relação dose-resposta:

A) Dose-resposta individual: apresenta a resposta de **um único organismo** a doses variáveis de uma substância, muitas vezes denominada como resposta de grau, porque o efeito avaliado é contínuo ao longo de um intervalo de doses.

B) Relação dose-resposta quantal: caracterizado pela distribuição de respostas individuais a diferentes doses **em uma população**. Em qualquer dose, um indivíduo na população pode ser classificado como "respondedor" ou "não respondedor".

Na Figura 6.2, verifica-se que, em doses baixas, não há efeito observado; no entanto, há uma dose em que os primeiros efeitos aparecem, e à medida que a dose aumenta, ocorre o aumento do efeito que foi estabelecido para ser avaliado.

Na resposta da população, ou quantal, há uma variação da suscetibilidade de indivíduos, alguns que são respondedores em doses muito baixas, enquanto outros necessitam de doses extremamente elevadas para se observar a mesma resposta. No entanto, há uma faixa média em que a maior parte dos indivíduos responde. Na Figura 6.3, o comportamento está representado no gráfico de barras. Por uma questão de comodidade, normalmente se usa a escala logarítmica (log da dose), tendo em vista que a dispersão dos valores é, em geral, muito grande.

Na prática, utiliza-se a forma de frequência acumulada para representar a curva dose-resposta populacional.

d Exceto para as que a resposta tipo dose-resposta não nomotômina.

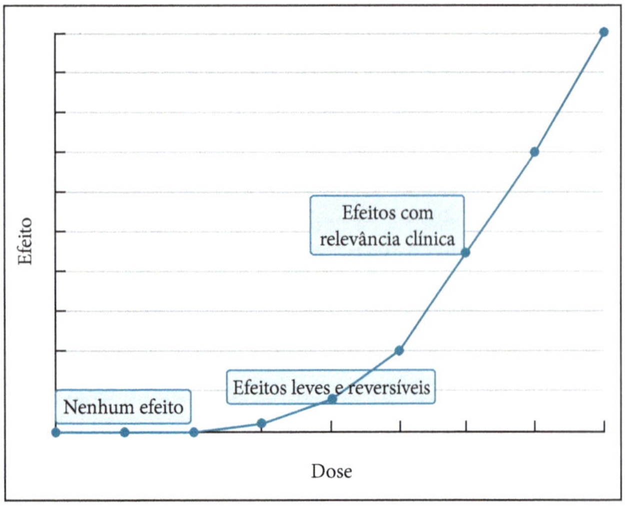

Figura 6.2. Exemplo de representação de uma curva de dose-resposta individual.

Fonte: Adaptada de Fustinoni.[11]

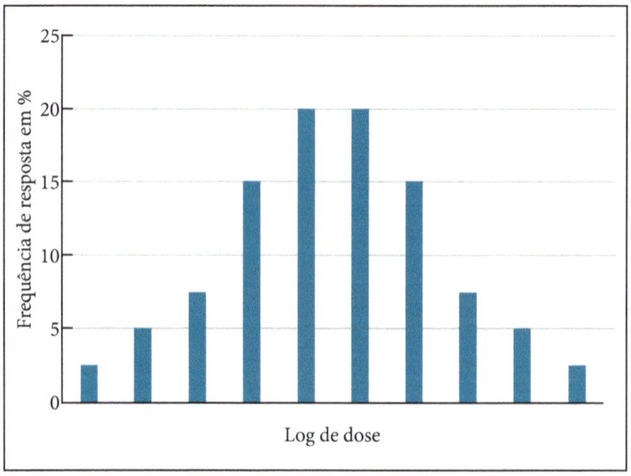

Figura 6.3. Representação do comportamento dose-resposta quantal para um dado efeito em uma população.

Fonte: Adaptada de Fustinoni.[11]

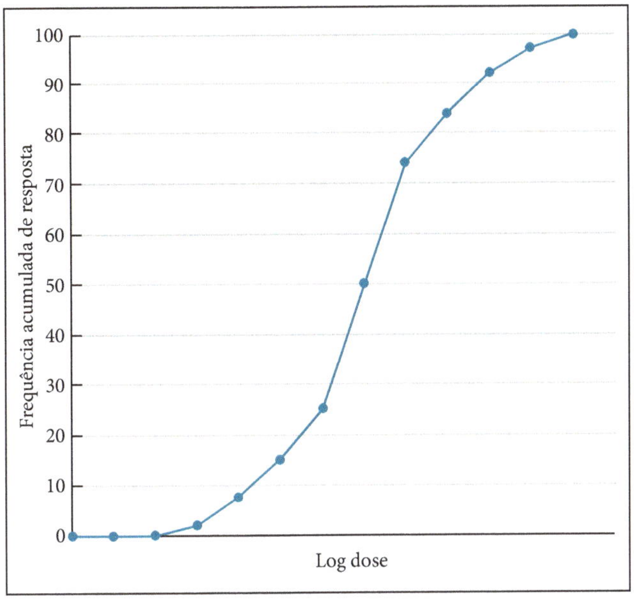

Figura 6.4. Representação do comportamento dose-resposta quantal para um dado efeito em uma população em forma de frequência acumulada.

Fonte: Adaptada de Fustioni.[11]

Na Figura 6.4, pode-se visualizar o mesmo fenômeno descrito na Figura 6.3 em forma de frequência acumulada.

Para a determinação da dose-resposta de uma substância para uma determinada população, a resposta é consequência da integração de múltiplas relações dose-resposta individuais, e é necessário um grande grupo de indivíduos para a construção dessa relação com significância estatística.[2,19]

Uma mesma substância pode ter diferentes efeitos, e cada faixa de dose pode ter sua própria relação dose-resposta. Desta forma, a resposta tóxica por exposição a baixas doses/concentrações pode ser diferente da resposta a altas doses. Por exemplo, o benzeno, em elevadas concentrações por poucos minutos, pode levar à depressão do SNC e até a morte por parada respiratória, enquanto, em exposições repetidas ao longo do tempo a concentrações baixas, pode provocar mielotoxicidade e aumentar a probabilidade de leucemia mieloide, mas não tem efeito sobre o SNC.[2,11]

Doses NOAEL e LOAEL

Através de estudos de toxicidade crônica, pode ser determinada a dose "nenhum efeito adverso observado", do inglês *Non Observed Adverse Effect Level* (NOAEL). Ou seja, os indivíduos, por meio do processo de homeostasia, adaptam-se às alterações do meio quando expostos a determinadas doses da substância química, mantendo a função normal do organismo sem que seja observado nenhum efeito adverso (tóxico).[11,21]

À medida que a capacidade de adaptação é rompida, aparecem os primeiros efeitos adversos, o que chamamos de dose *Lowest Observed Adverse Effect Level* (LOAEL - menor efeito adverso observado), que é a menor dose em que se inicia o efeito tóxico. Na Figura 6.5 estão representados os parâmetros toxicológicos NOAEL e LOAEL em uma curva dose-resposta de frequência acumulada em uma população.[11,21]

É importante ressaltar que, como a curva relaciona a dose com a frequência acumulada, o NOAEL corresponde ao limiar de efeitos adversos para os indivíduos mais suscetíveis da população. Os limites para exposição às substâncias químicas, baseados em critérios de saúde utilizados em legislações de meio ambiente, água, alimentos e ambientes de trabalho, geralmente partem do NOAEL ou do LOAEL, ao qual se adiciona uma margem de segurança para estimar a dose limite de exposição à qual as pessoas podem se expor diariamente durante sua vida para que provavelmente não haja dano ao seu organismo vivo.[11,19,21]

Também podem-se utilizar dados epidemiológicos em seres humanos como ponto de partida. No entanto, deve-se considerar o intervalo de exposição em que os primeiros efeitos são observados, as incertezas

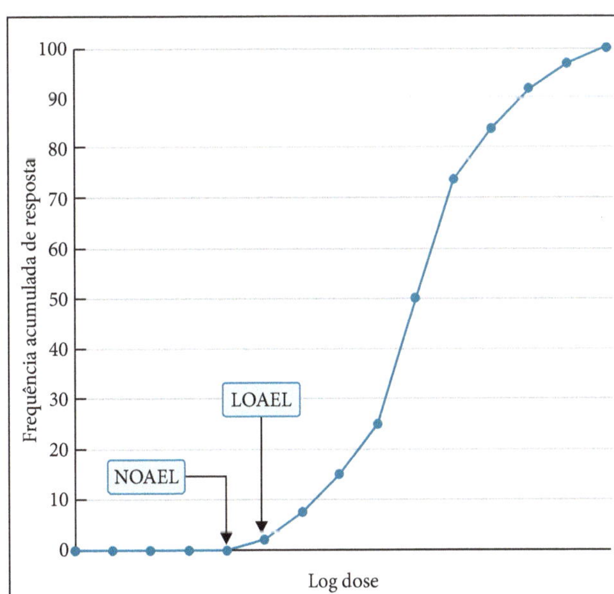

Figura 6.5. Representação dos parâmetros toxicológicos na curva dose-resposta de frequência acumulada em uma população.

Fonte: Adaptada de Fustioni.[11]

estatísticas, além do padrão global das estimativas de risco em diferentes níveis de exposição. Quando dados de boa qualidade são obtidos, negativos aos efeitos adversos em seres humanos, estes certamente são capazes de substituir dados positivos em animais.[22]

Limites de exposição

A extrapolação de efeitos observados em doses de animais para doses em seres humanos requer a adição de uma margem de segurança, devido a fatores de incerteza decorrentes das diferenças entre espécies, como massa corpórea e sensibilidades distintas, tanto intra quanto interespécies.[19] Dois métodos de extrapolação são empregados: qualitativo, para resultados de animais em seres humanos, e quantitativo, para altas doses experimentais comparadas à exposição ambiental, que geralmente ocorre em baixas doses.

Diversos tipos de limites de exposição são definidos por diferentes instituições. A *Environmental Protection Agency* (EPA - Agência de Proteção Ambiental) dos EUA utiliza a dose de referência (*Reference Dose* - RfD), representando a dose diária segura para a população, sem apresentar efeitos nocivos ao longo da vida. A *Agency for Toxic Substances and Disease Registry* (ATSDR - Agência para Sustâncias Tóxicas e Registro de Doenças) publica os *Minimal Risk Levels* (MRLs - níveis de risco mínimo). A União Europeia definiu um parâmetro denominado *Derived No-Effect Level* (DNEL), representando o nível de exposição química acima do qual os seres humanos não devem ser expostos. O risco de uma substância química para os seres humanos pode ser considerado controlado/aceitável se os níveis de exposição estimados não excederem o DNEL apropriado. O DNEL deve ser informado na ficha de segurança do produto.[22]

Paralelamente, há o conceito de Ingesta Diária Aceitável (IDA), aplicado a aditivos e resíduos de defensivos agrícolas em alimentos. O cálculo é bem simples para a obtenção da RfD e da IDA, divide-se o descritor NOAEL pelo fator de incerteza.[23] Normalmente, a maioria das instituições de controle de meio ambiente, alimentos e água, como ATSDR, EPA e *Joint FAO/WHO Expert Committee on Food Additives* (JECFA) utiliza um fator de incerteza 100, assumindo uma potencial sensibilidade humana até dez vezes maior que a espécie testada. Esse fator pode ser aumentado até 1.000 em estudos incompletos ou para proteção adicional a grupos sensíveis, como crianças ou indivíduos com alguma patologia, ou na ausência do NOAEL. Pode ser menor do que 100 quando estudos de toxicocinética e toxicodinâmica indicam menor sensibilidade humana que a espécie animal testada ou quando os efeitos são reversíveis ou pouco severos.[24] A Figura 6.6 ilustra os descritores toxicológicos e os limites de exposição.

Essa margem de segurança em relação à dose NOAEL impede que, do ponto de vista dos efeitos em Toxicologia Clínica, se considere como "intoxicadas" pessoas expostas a níveis ligeiramente acima dos limites estabelecidos, já que os níveis dos efeitos clínicos estão centenas de vezes acima.

O estabelecimento de um limite de exposição ocupacional (LEO) segue os mesmos critérios, utilizando o NOAEL (ou eventualmente LOAEL) com uma margem de segurança, também denominada fator de proteção ou de incerteza. Geralmente, as margens de segurança para a elaboração de limites de exposição ocupacionais são menores do que as usadas para a população em geral em relação ao meio ambiente, alimentos, água etc. A *Scientific Committee on Occupational Exposure Limits* (SCOEL) justifica esse fato com os seguintes argumentos:[25]

a) A população trabalhadora em geral é mais homogênea que a população como um todo, particularmente por ser mais jovem, e idosos e doentes não fazem parte dela.
b) A população trabalhadora é exposta a substâncias químicas normalmente durante 8 horas por dia, 5 dias por semana, 240 dias por ano, por um

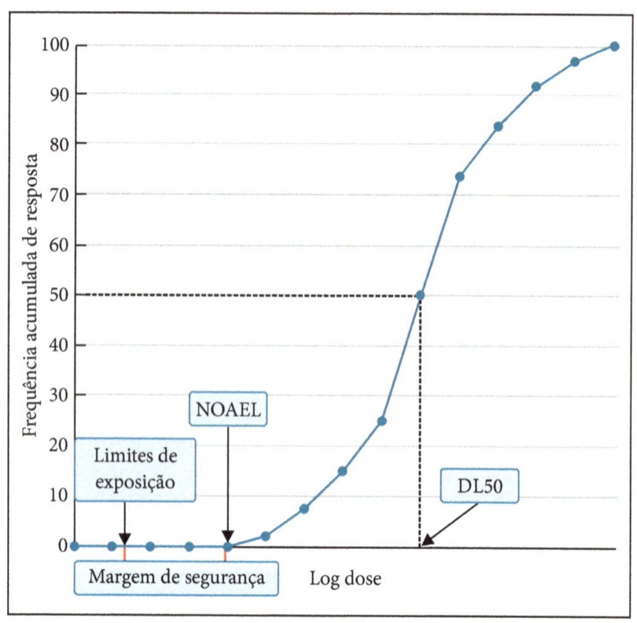

Figura 6.6. Descritores toxicológicos de dose e os limites de exposição.

Fonte: Adaptada de Fustioni.[11]

período de vida laboral de até 45 anos, em contraste com a população em geral que é exposta todos os dias e por toda a vida.

c) Na maioria dos países da União Europeia, é esperado que a saúde dos trabalhadores seja controlada por exames médicos periódicos e programas de monitoramento biológico.

Diferentes países e instituições publicam seus LEOs com nomes diferentes; alguns são limites legais, outros são recomendações. No Quadro 6.3, há alguns exemplos de LEOs.

Geralmente, os LEOs podem ser estabelecidos para uma exposição para a jornada inteira ou para exposições curtas. Em relação ao parâmetro "tempo de exposição", há três tipos básicos de limites[10]:

a) TWA – *Time Weighted Average* ou média ponderada no tempo. Geralmente se refere à jornada de 8 horas diárias e 40 horas por semana. É recomendado que os picos de exposição não sejam maiores que três vezes o TWA e que se limitem no máximo a 15 minutos e por quatro vezes na jornada espaçados por no mínimo 1 hora.

b) STEL – *Short Term Exposure Limit*. É para exposição de até 15 minutos e é independente do TWA. É adotado para substâncias para as quais é observado um efeito crítico após uma curta exposição, como irritação, depressão do SNC, sensibilização cardíaca ou dano irreversível.

c) Celing – Teto. É uma medida instantânea que não deve ser ultrapassada em nenhum momento da jornada. É aplicado para algumas poucas substâncias muito irritantes, corrosivas, depressoras do SNC ou tóxicas sistêmicas agudas.

Existem métodos de ajuste dos limites de exposição para jornadas diferentes de 8 horas diárias e/ou 40 horas semanais. O *Institut de recherche Robert-Sauvé en santé et en sécurité du travail* (IRSST) de Quebec (Canadá) publicou um guia detalhado sobre este tema que classifica as substâncias químicas em quatro tipos principais dependendo da sua toxicologia: as que não precisam de ajuste, que são as exclusivamente irritantes e asfixiantes e têm meia-vida biológica de no máximo 4 horas; as que devem ter ajuste para a jornada diária, que são as que produzem efeito após uma exposição de curta duração; as que devem ter ajuste por total de horas trabalhadas na semana, que são as que possuem efeitos somente por exposições de longos períodos de tempo; e as que devem ter calculado por ambas as fórmulas de ajuste (diária e semanal), e as que devem ser ajustadas por ambas as fórmulas de ajuste (diária e semanal). No caso de substâncias que possuem efeitos tanto para exposições curtas quanto para longas, deve-se utilizar o resultado do LEO de valor mais baixo.[26]

Deve-se ressaltar que as doses NOAEL e LOAEL, e, portanto, os limites derivados desses parâmetros, são determinados à luz dos conhecimentos existentes no momento em que são realizados os estudos dose-resposta e que, na evolução do conhecimento, pode-se encontrar efeitos desconhecidos até então em doses menores que os estudos anteriores determinaram.

Mudanças expressivas de limites de exposição ocupacional já ocorreram com inúmeras substâncias à medida que o conhecimento científico avança. Um exemplo interessante é o dissulfeto de carbono. No início do século XX, era utilizado para produção do Rayon®, e como solvente industrial. Com o uso, ficou claro que a exposição a concentrações maiores que 300 ppm por poucos meses causava uma doença grave com quadro psicótico, incluindo confusão mental, agitação psicomotora, alucinações, delírios, alterações de marcha, entre outros sintomas. A epidemia desencadeada pelo uso sem controle da substância

Quadro 6.3. Denominação de LEOs em diferentes instituições e países

Nome do LEO	Instituição/País	*Status*
TLV – *Threshold Limit Value*	ACGIH (EUA)	Recomendação de uma ONG
PEL – *Permissible Exposure Limit*	OSHA (EUA)	Legislação do Ministério do Trabalho
REL – *Recommended Exposure Limit*	NIOSH (EUA)	Recomendação do Ministério da Saúde
WEL – *Workplace Exposure Limit*	HSE (Reino Unido)	Legislação do Ministério do Trabalho
OELV – *Occupational Exposure Limit Value*	SCOEL (União Europeia)	Obs.*
MAK – *Maximale Arbeitsplatz-Konzentration* (Concentração Máxima em Local de Trabalho)	DFG (Alemanha)	Recomendação do Comitê Científico do Senado Alemão
Arbeitsplatzgrenzwert (Limite de Exposição Ocupacional)	AGS (Alemanha)	Legislação do Ministério do Trabalho

*Obs.: Há dois tipos de OELV: o iOELV (*indicative*) que é recomendação aos países-membros da União Europeia, e o bOELV (*binding*) ou obrigatório. Esse último permite aos países-membros instituir limites menores, mas nunca maiores que o estabelecido pela SCOEL.
Fonte: Buschinelli & Estebam.[18]

levou a um controle dos ambientes de trabalho na década de 1940, com diminuição dos níveis de exposição permitidos. Nos anos 1960 e 1970, evidenciaram-se outros efeitos nos expostos a níveis mais baixos, da ordem de poucas dezenas de ppm. Estes se caracterizavam por neuropatia periférica, deterioração cognitiva, quadros extrapiramidais, alterações endócrinas do eixo hipotálamo-hipofisiário e aumento do risco coronário. Esses efeitos eram constatados a partir de exposições de cerca de 30 ppm. Por esse motivo, o limite de exposição ocupacional TLV-TWA da ACGIH caiu de 20 ppm nos anos 1940 para 10 ppm em 1980 e para 1 ppm em 2005.[18] O benzeno tinha um TLV-TWA de 100 ppm em 1946 e atualmente é de 0,5 ppm, pois atualmente é considerado carcinogênico.[27]

Por outro lado, nas últimas décadas, ocorreu um grande avanço no conhecimento da estrutura-atividade das substâncias, tanto para a toxicologia quanto para a farmacologia. Atualmente, com ajuda da informática, pode-se utilizar a relação estrutura química/atividade com o objetivo de prever a atividade biológica das substâncias, inclusive a toxicidade. Essa metodologia é denominada *Quantitative Structure Activity Relationships* (QSAR – Relação estrutura/atividade quantitativa) e pode prever certas propriedades ou atividades de substâncias não testadas e definir prioridades para estudos toxicológicos.[28]

Dose-resposta em substâncias sem limiar

Para algumas substâncias, o modo de ação no organismo não permite estabelecer um limiar de ação, como o NOAEL. Os agentes genotóxicos diretos ou primários e os sensibilizantes são incluídos nesta categoria.

Genotóxicos diretos são agentes que interagem diretamente com o DNA, e assim considera-se que apenas uma única molécula pode causar uma mutação do DNA com consequências na reprodução e na carcinogênese.[21] O mesmo entendimento se aplica às radiações ionizantes, agentes em que a exposição a um único fóton da radiação teoricamente poderia desencadear um câncer ou uma mutação em uma célula germinativa.

Em termos de dose-resposta individual, o efeito não é graduado como visto na Figura 6.1, mas é um efeito tudo ou nada: ou ocorre o câncer/mutação, ou não ocorre. Quanto maior a dose, maior é a probabilidade de ocorrer o evento, mas somente haveria probabilidade zero se a exposição fosse zero. Por esse motivo, esse tipo de efeito é denominado estocástico ou probabilístico, como as radiações ionizantes, considerando-se que os agentes desse tipo não têm limiar de efeito (NOAEL).[11,21]

Para estas substâncias químicas, utiliza-se o modelo denominado extrapolação linear ou *linear no threshold* (LNT) para extrapolação da dose-resposta.[11,21,29]

O modelo LNT parte de dados experimentais com animais ou de dados epidemiológicos de ocorrência em humanos. O mais comum é o uso de dados de testes com animais, mas quando há dados epidemiológicos suficientes e de boa qualidade estes são utilizados na parte experimental ao invés de experimentação em animais, mas a extrapolação é feita da mesma maneira. A curva de dose-resposta possui duas partes, uma experimental e uma extrapolada. A experimental é elaborada com os dados reais obtidos para exposições em doses elevadas, e, para a exposição a doses muito baixas, na qual geralmente não é observado nenhum caso, é feita uma extrapolação, linearmente, para o zero. Com a equação dessa reta, pode-se estimar a frequência de casos esperados em doses baixas.[11,21,29] Na Figura 6.7, está representado o modelo LNT.

Há vários modelos matemáticos de extrapolação, sendo o mais simples conhecido como modelo "um estágio" ou "um golpe", que considera que basta uma única mutação causada por uma molécula do carcinogênico genotóxico direto (ou um seu metabólito) em uma célula para haver uma chance mínima, mas finita, de mutação,[21] o que significa que basta um episódio de fumo passivo na vida, por exemplo, em um restaurante, para este causar câncer de pulmão.

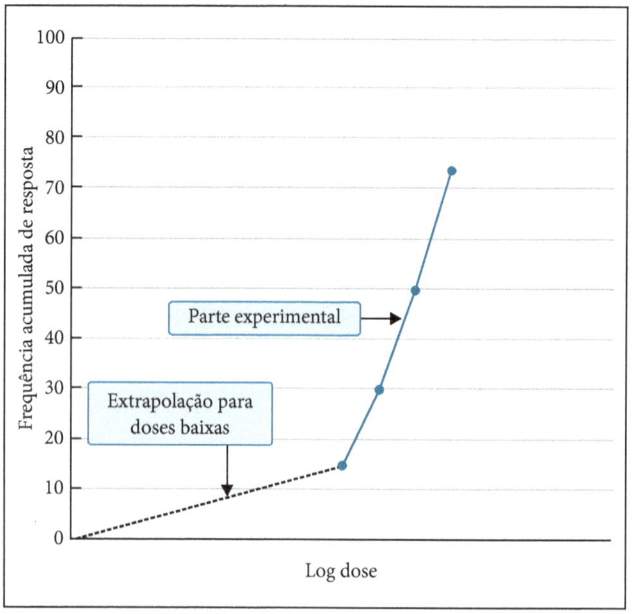

Figura 6.7. Modelo de extrapolação linear para dose-resposta para substâncias sem limiar.

Fonte: Adaptada de Fustioni.[11]

Existem outros modelos mais complexos denominados multiestágios, que podem descrever eventos de múltiplos "golpes" em um único alvo hipotético, bem como eventos em múltiplos alvos com múltiplos "golpes". A *Environmental Protection Agency* (EPA) norte-americana se utiliza de um modelo desse tipo para estimar a dose-resposta para substâncias em que se considera sem limiar de efeito. As doses-resposta estimadas vão variar na dependência de cada ponto de partida e do modelo matemático utilizado na modelagem. O ponto de partida a ser utilizado também depende do modelo a ser utilizado e, naturalmente, dos dados obtidos em animais ou dos dados epidemiológicos em humanos que foram considerados.[21]

Um exemplo interessante é o uso dos dados epidemiológicos do benzeno. Um trabalho de coorte foi realizado em uma fábrica de filme plástico (pliofilm) nos EUA onde havia exposição elevada a benzeno (*Pliofilm cohort*). Nela, 748 trabalhadores, expostos ao benzeno durante 15 anos, foram acompanhados por 25 anos. As concentrações de benzeno variavam entre 10 ppm e 100 ppm, com picos de 650 ppm. Foram constatados sete casos de leucemia. O número de casos esperados nos EUA nesse período para este grupo era de 1,25 caso. Com esses dados, calcula-se o risco relativo em 5,6.[21] Esse risco relativo é utilizado para calcular os limites de exposição por várias entidades, inclusive a Organização Mundial de Saúde.

Indicadores biológicos de exposição

Alguns agentes químicos possuem indicadores biológicos que permitem realizar o monitoramento biológico da exposição. **Monitoramento biológico** é definido como a avaliação de agentes químicos ou seus metabólitos em tecidos, secreções, excreções, ar exalado ou qualquer combinação destes para avaliar o risco à saúde quando comparados com referências apropriadas. Não se deve confundir monitoramento biológico da exposição com a **vigilância à saúde**, que consiste no exame médico periódico de trabalhadores expostos, com o objetivo de proteger a saúde e prevenir o aparecimento de doenças relacionadas ao trabalho. A detecção de doenças já instaladas está fora do escopo desta definição.[5]

As duas atividades são complementares, mas não devem ser confundidas. A vigilância à saúde é realizada por meio de exames médicos, clínicos e/ou complementares, a fim de detectar possível aparecimento de alterações relacionadas ao(s) efeito(s) do(s) agente(s) químico(s) a que os trabalhadores estão expostos. Estas alterações podem ser consequências de hipersuscetibilidade individual ou da falta de controle da exposição por parte da organização.[30]

Já o monitoramento da exposição a agentes químicos é uma atividade que faz parte do monitoramento da saúde de expostos a agentes químicos, sendo um corte transversal em grupo de trabalhadores expostos ao mesmo agente, não necessariamente em intervalos de tempo prefixados. Essa atividade constitui fundamentalmente um complemento das atividades da higiene do trabalho e tem o objetivo de verificar a absorção da substância monitorada, não tendo relação com a detecção de alterações clínicas, tarefa da vigilância à saúde. O monitoramento se vale de indicadores biológicos específicos relacionados com as exposições nos ambientes de trabalho.

O monitoramento biológico da exposição apresenta uma série de vantagens em relação ao monitoramento no ambiente de trabalho realizado pela higiene ocupacional, entre as quais se pode citar:[31,32]

a) Exposição relativa em uma jornada de trabalho maior que a normal.
b) Exposição resultante da movimentação do trabalhador no ambiente de trabalho.
c) Absorção de uma substância através de várias vias de absorção e não apenas por inalação.
d) Exposição global decorrente de várias fontes de exposição, seja ocupacional, seja ambiental.
e) Quantidade da substância absorvida pelo trabalhador em função de outros fatores, como atividade física no trabalho e fatores climáticos.
f) Quantidade da substância absorvida pelo trabalhador em função de fatores individuais (idade, sexo, características genéticas, condições funcionais dos órgãos relacionados com a biotransformação e a eliminação do agente tóxico).

Deve-se ressaltar que a maioria dos agentes químicos não possui indicadores biológicos de exposição. Para isso, os resultados do analito nos fluidos biológicos devem ter boa correlação com a concentração ambiental do agente que será monitorado. Das centenas de agentes com limites de exposição estabelecidos, apenas algumas dezenas possuem indicadores biológicos de exposição, pois somente estas têm boa correlação com as concentrações ambientais.[30] Infelizmente, alguns laboratórios comerciais muitas vezes oferecem a determinação de alguns "indicadores" no sangue ou urina que simplesmente não têm base científica. Como exemplo, pode-se citar manganês no sangue ou na urina, etanol na urina, cobre no sangue, entre outros. Por esse motivo, é necessário que o médico do trabalho consulte a literatura especializada antes de pedir indicadores biológicos para um determinado agente químico.

Existem três tipos de indicadores biológicos:[30-32]

- De dose interna.
- De efeito.
- De suscetibilidade.

Os biomarcadores de dose interna avaliam a quantidade de agente químico que penetrou no organismo e foi efetivamente absorvida (dose interna). Eles permitem estimar a concentração ambiental do agente a que o trabalhador foi exposto a partir da concentração do biomarcador. Esses indicadores biológicos são amplamente utilizados em toxicologia ocupacional. Importante ressaltar que esses indicadores não estão relacionados aos efeitos do agente, apenas indicam se a exposição está controlada. Mesmo que um trabalhador apresente um valor elevado, isso significa apenas que está exposto excessivamente, indicando a necessidade de revisão e melhoria das condições de trabalho. Não implica necessariamente que o trabalhador esteja sofrendo os efeitos da substância, o que deve ser avaliado pelos exames de vigilância à saúde. Por outro lado, mesmo que o indicador biológico não mostre exposição excessiva, se os exames de vigilância à saúde indicarem a possibilidade de efeitos da substância no trabalhador, ele deve ser afastado da exposição, pois pode ser um hipersuscetível ou que tenham ocorrido exposições excessivas em momentos não monitorados pelos indicadores biológicos.[30]

Os indicadores de efeito estão direta ou indiretamente correlacionados com os efeitos da substância. Exemplos incluem a atividade da acetilcolinesterase em trabalhadores expostos a inseticidas inibidores dessa enzima. Embora o chumbo no sangue, estritamente falando, seja um indicador de dose interna, sua concentração no sangue total possui uma estreita correlação com indicadores de efeito desse metal pesado, e, portanto, é utilizado como indicador de efeito. Da mesma forma, o cádmio urinário tem correlação com os danos renais causados por essa substância, sendo também utilizado como indicador de efeito. Nessa categoria de indicadores, o trabalhador deve ser afastado da exposição, pois o indicador desempenha também um papel na vigilância à saúde.[14,30]

No Brasil, a Norma Regulamentadora 7 atual separou os tipos de indicadores obrigatórios em dois quadros diferentes, sendo o quadro 1 paras indicadores de dose interna e o quadro 2 para indicadores ligados aos efeitos.[33]

Os indicadores de suscetibilidade não são amplamente utilizados por questões éticas, pois identificam indivíduos mais suscetíveis de serem afetados pelo agente químico em questão. A determinação de um indicador desse tipo em um candidato a emprego, por exemplo, caracteriza clara discriminação, uma vez que os ambientes de trabalho devem ser saudáveis para todos, inclusive para os suscetíveis.[30]

Avaliação da toxicidade

Segundo o Conselho Nacional de Saúde Brasileiro, existem cinco tipos de ensaios de toxicidade: aguda, subaguda, crônica, teratogênica e embriotoxicidade, além de estudos especiais.[19] Entre os efeitos crônicos e estudos especiais, destacam-se aqueles relacionados à mutagênese e carcinogênese, que possuem grande interesse para a toxicologia ocupacional e, por esse motivo, serão abordados em detalhes.

Mutagênicos e carcinogênicos

✓ *Mutagênese*

Mutagênese é um processo em que ocorre uma alteração no material genético da célula. A mutação, definida como uma mudança súbita no material genético que é transmitida à descendência,[34] pode ser tanto espontânea quanto causada por agentes externos.

Erros espontâneos na cópia do material genético podem ocorrer de diversas maneiras. Um dos mais frequentes ocorre com as bases adenina e guanina (purínicas), pois estas estão sujeitas ao rompimento espontâneo da ligação do nitrogênio com a desoxirribose causado pelo calor (despurinização). A frequência estimada desse fenômeno é de 10 mil por dia e por célula a 37 °C. Outra causa comum está relacionada à rápida oscilação da estrutura química das bases entre duas formas, conhecida como *tautomeria*. Por exemplo, a guanina pode oscilar entre a forma cetônica, que predomina mais tempo, e a forma enólica, mais fugaz. Se no momento da duplicação do DNA a cópia de uma guanina estiver na forma enólica, ocorrerá erro de pareamento e, como consequência, uma mutação.[34]

As alterações do material genético podem variar desde um único par de bases (microlesões) até cromossomos inteiros (macrolesões).[34]

As mutações também podem ocorrer em função de agressores externos, denominados genotóxicos. Estes podem ser agentes eletrofílicos que alquilam o DNA, como o óxido de etileno, ou serem produzidos geralmente pela fase I da biotransformação de várias substâncias, como o benzo(a)pireno e 1,3 butadieno. Radicais livres de oxigênio ou espécies reativas de oxigênio (*reactive oxygen species* – ROS) também são fontes de lesões no DNA, sendo agentes mutagênicos capazes de alterar o pareamento das bases e até mesmo criar ligações entre diferentes fitas do DNA.[2,34]

O DNA possui sistemas de reparo ativados quando a célula detecta alterações nesta macromolécula, sejam elas causadas por mutações espontâneas ou por agentes externos. Esse mecanismo de reparo é complexo, iniciando com a interrupção do ciclo celular para, em seguida, realizar o reparo, utilizando a fita não alterada como "molde". Se o reparo for bem-sucedido, o ciclo celular prossegue. Em caso de insucesso, a célula passa pelo processo de apoptose. Se houver falha na cadeia de eventos que leva à apoptose, pode ocorrer uma acentuação da mutagênese.[2,34]

✓ Carcinogênese

Carcinogênicos podem ser agentes químicos, físicos ou biológicos cuja exposição pode causar câncer. Os agentes físicos incluem radiações ionizantes e radiação ultravioleta (UV); os agentes químicos abrangem substâncias de diversas naturezas, como metais, solventes, gases, subprodutos de processos industriais, pesticidas, corantes, medicamentos, entre outros; os agentes biológicos podem ser microrganismos, como infecções crônicas por alguns vírus (hepatites B e C, por exemplo), bactérias, como o *Helicobacter pylori*, e vermes, como o *Opisthorchis viverrini*.[35]

A carcinogênese pode ocorrer por diferentes Modos de Ação (MoAs), que podem ou não envolver primariamente a mutação do DNA. Os MoAs são de grande importância na avaliação da toxicidade de carcinogênicos e na determinação de limites de exposição pelas agências de regulação. Os MoAs de um carcinogênico podem ser divididos em dois tipos fundamentais: não genotóxicos ou genotóxicos. Os **não genotóxicos** são definidos como os que podem causar alterações na expressão dos genes por fatores que não envolvem a mutação do DNA.[2,34] O MoA não genotóxico inclui mecanismos relacionados à citotoxicidade (irritação, inflamação e necrose), proliferação celular, processos mediados por sinalizadores celulares (ligações com proteínas, hormônios), alterações toxicocinéticas (induções enzimáticas, saturação de vias metabólicas e metabólitos formados somente em doses elevadas).[36,37]

A inflamação crônica, por exemplo, com destruição e regeneração contínua das células, pode acelerar o ciclo celular e levar à transformação maligna pela sinalização contínua de citocinas inflamatórias, como o TGF-α,[9] como no caso de lesão hepática crônica causada por alguns metabólitos de solventes clorados, que pode levar a câncer neste órgão, assim como infecções crônicas pelos vírus das hepatites B e C. Traumas repetidos na caixa craniana também podem resultar em tumores como meningioma e neurinoma do acústico. A hepatectomia parcial também gera proliferação celular intensa no local do corte e, em experimentos animais, demonstrou ser promotora de tumores hepáticos.[9,37]

O MoA genotóxico afeta diretamente o material genético. No passado, a suposição predominante era de que qualquer agente genotóxico não apresentasse um limiar de efeito discernível. Devido a essa suposição, o modelo de dose-efeito para todos os agentes com esse modo de ação seguia o princípio da extrapolação linear (LNT) para todos as substâncias com MoAs genotóxicos.[29,37]

Atualmente, considera-se que há diferentes MoAs genotóxicos. Esses podem ser basicamente divididos em dois grupos: os genotóxicos primários (ou diretos) e os secundários:[25,36]

a) **Primários ou diretos:** genotóxicos que interagem diretamente com o DNA, como alquilantes (eletrófilos que formam adultos com o DNA) e intercalantes (que ligam as duas fitas do DNA), entre outros.

b) **Secundários ou indiretos:** genotóxicos que agem indiretamente no DNA, como estresse oxidativo, inibição da topoisomerase, inibição das enzimas de reparação do DNA, interferência no processo de mitose, entre outros.

Para estabelecer limites para genotóxicos primários, é indicado utilizar o modelo LNT, enquanto para os secundários, pode-se identificar um limiar de não efeito adverso. Portanto, o modelo LNT não seria apropriado para o estudo dose-resposta nesse caso.

Frequentemente, é desafiador ter certeza sobre qual mecanismo está envolvido na carcinogênese dos agentes químicos. Isso ocorre porque é possível a existência de mais de um mecanismo para muitas substâncias, e há possibilidade de cooperação entre mecanismos genotóxicos primários, secundários e não genotóxicos. Nesse contexto, o conceito mais utilizado é o de mecanismo preponderante. Contudo, em situações em que não é possível ter certeza, por cautela, utiliza-se o modelo LNT para a abordagem dose-resposta.[25,29,37]

✓ Classificações de carcinogênicos

Afirmar a assertiva sobre se determinado agente químico é carcinogênico ou não é um desafio considerável. Esse fato motivou as entidades dedicadas ao tema a desenvolverem classificações para os diversos agentes estudados em relação à carcinogênese humana. A *Internacional Agency of Research on Cancer* (IARC), entidade de referência da OMS para a pesquisa de câncer, criou a classificação mais conhecida. Para essa agência, agentes podem ser substâncias químicas específicas, hábitos (p. ex., fumar, comer carne processada, tomar chimarrão quente), ocupações (p. ex., ser cabelereiro, ser pintor), atividades (p. ex., refinação de níquel, fundição de ferro e aço), terapias (p. ex., reposição hormonal pós-menopausa). Em sua classificação, os agentes são divididos em quatro grupos:[35]

- Classificação IARC
  - **Grupo 1:** há provas suficientes de que seja carcinogênico a humanos.
  - **Grupo 2A:** é provável que seja carcinogênico a humanos.
  - **Grupo 2B:** é possível que seja carcinogênico a humanos.
  - **Grupo 3:** não classificável como carcinogênico a humanos.

Os critérios utilizados para essa classificação incluem estudos epidemiológicos, estudos em animais e plausibilidade biológica (mecanismos de ação possíveis). As provas epidemiológicas em seres humanos podem ser utilizadas isoladamente se forem substanciais, independente de efeitos em animais serem verificados ou ainda da plausibilidade biológica.[35]

A *American Conference of Governmental Industrial Hygienists* (ACGIH), por outro lado, adota uma classificação semelhante à da IARC, mas se restringe à classificação de substâncias químicas puras de importância ocupacional, também dividindo-as em grupos:[10]

- Classificação ACGIH
  - **A1**: carcinogênico a humanos.
  - **A2**: suspeito de ser carcinogênico a humanos.
  - **A3**: carcinogênico a animais com relevância desconhecida a humanos.
  - **A4**: não classificável como carcinogênico a humanos.
  - **A5:** não suspeito de ser carcinogênico a humanos.

A SCOEL[e], entidade europeia responsável pelo estabelecimento de limites de exposição ocupacional, criou uma classificação de MoAs que divide os carcinogênicos químicos em quatro grupos, levando em consideração o modelo que será adotado na elaboração de limites de exposição:[25]

- **Grupo A:** carcinogênicos genotóxicos sem limiar. Para avaliação do risco em baixas doses, o modelo LNT parece apropriado.
- **Grupo B:** carcinogênicos genotóxicos para os quais não há certeza suficiente da existência de limiar. Nesses casos, o modelo LNT será adotado em virtude da incerteza científica.
- **Grupo C:** carcinogênicos genotóxicos para os quais um limiar prático pode ser estabelecido.
- **Grupo D:** carcinogênicos não genotóxicos e não reativos com o DNA. Para esses compostos, um verdadeiro ("perfeito") limiar é associado a um valor claro de NOAEL.

Como exemplos, a SCOEL classificou os compostos de níquel no grupo C[38] e o 1,4 diclorobenzeno no grupo D.[39] Além disso, o benzeno, que era classificado no grupo B (carcinogênicos genotóxicos para os quais não há certeza suficiente da existência de limiar), foi reclassificado para o grupo C após uma extensa revisão (carcinogênicos genotóxicos para os quais um limiar prático pode ser estabelecido), pois a RAC concluiu em 2018 que o MoA não envolve genotoxicidade direta, mas sim indireta.[40]

✓ Carcinogênicos: limiar × limites

A distinção conceitual entre limiar e limites em toxicologia é significativa: a existência de um limiar de efeito adverso é um conceito científico. Assume-se que um agente carcinogênico genotóxico primário ou direto não possui limiar de ação. Por outro lado, o estabelecimento de um limite é uma necessidade administrativa/legal para regulação da toxicologia em várias áreas, como alimentos, meio ambiente ou ocupacional. Sem limites estabelecidos, a ação regulatória e, em consequência, a fiscalização do Estado não são possíveis.

---

e Esta entidade foi substituída pela denominada *Committee for Risk Assessment* (RAC) a partir de 2018, mas manteve as mesmas atribuições e estrutura básica da SCOEL.

Como exemplo, a União Europeia estabelece limites de exposição ocupacional denominados *Occupational exposure limit values* (OELVs) e propõe dois tipos de valor limite:[25,41]

a) **Limite de exposição ocupacional baseado na saúde:** um OELV deste tipo pode ser estabelecido nos casos em que a revisão da base de dados científica total disponível permite concluir que é possível identificar um limiar claro para a exposição/nível abaixo do qual não se esperam efeitos adversos por exposição à substância.

b) **Limite de exposição ocupacional baseado no risco:** para alguns efeitos adversos (em particular, genotoxicidade, carcinogenicidade e sensibilização respiratória), pode não ser possível, com base no conhecimento atual, definir um limiar de efeito. Para os limites baseados em risco, deve-se presumir que qualquer nível de exposição, por menor que seja, pode acarretar algum risco finito e que os OELs para substâncias que possuam essas propriedades devem ser estabelecidos seguindo uma abordagem baseada no risco. É definido que, nesses casos, os OELs em níveis considerados como tendo um nível de risco suficientemente baixo. Uma série de níveis de exposição associados aos riscos estimados poderá ter de ser calculada pelo SCOEL, mas não é da competência do SCOEL determinar a aceitabilidade de tais riscos.[25]

Para os carcinogênicos genotóxicos secundários e os não genotóxicos, para os quais é possível estabelecer um limiar, é possível definir um limite baseado em saúde. Já para os genotóxicos diretos ou primários, os limites são estabelecidos por cada sociedade com base em sua política social, ou seja, no nível de mortalidade excedente por aquele agente que é tolerado por cada sociedade. A projeção matemática realizada por meio da modelagem LNT permite estimar qual é o excesso de mortalidade por câncer causado por determinado agente. No entanto, o nível que esta sociedade está disposta a tolerar é, evidentemente, uma discussão complexa que envolve vários atores sociais, não sendo científica.

Um exemplo didático é a elaboração de limites na Alemanha. Existe um comitê científico permanente do senado alemão (*Permanent Senate Commission for the Investigation of Health Hazards of Chemical Compounds in the Work Area*) mantido pelo órgão financiador de pesquisa da Alemanha (*Deutsche Forschungsgemeinschaft* – DFG) que é a entidade científica responsável por estabelecer os limites de exposição ocupacional, mas não para os carcinogênicos que a entidade considera como genotóxicos, pois possivelmente não tenham limiar de efeitos. No entanto, por meio do modelo LNT, é estimada a correlação de quantos casos de óbitos em excesso seriam esperados pelos tumores causados pela substância em questão para várias concentrações.[42]

Já o órgão regulador/fiscalizador ligado ao Ministério do Trabalho e Assuntos Sociais possui um comitê especial, o *Ausschuss für Gefahrstoffe* (AGS – Comitê de Substâncias Perigosas), que estabelece os limites para essas substâncias. O critério é baseado no excesso de óbitos causados pelo(s) câncer(es) em 1.000 trabalhadores expostos à substância em questão durante 8 horas diárias por 40 anos contínuos de trabalho com relação à população não exposta. Esse valor é definido como risco, e a entidade estabeleceu valores para o risco tolerável e o risco aceitável:[36]

a) **Tolerável:** 4/1.000 (exposição por 40 anos contínuos).

b) **Aceitável:** 4/10.000 (exposição por 40 anos contínuos).

Risco aceitável é definido como o risco no local de trabalho que não necessita de quaisquer medidas de proteção adicionais devido ao baixo risco adicional de câncer associado à substância. Por outro lado, os trabalhadores não devem ser expostos a valores acima do valor definido pelo risco tolerável. Entre os valores tolerável e aceitável, devem-se tomar medidas para reduzir a exposição. Com os parâmetros de risco aceitável e tolerável, a AGS usa o modelo LNT elaborado pela DFG para fazer os cálculos por regressão de concentrações às quais correspondem. Na Figura 6.8, pode-se ver a ilustração dessa metodologia em uma curva LNT.

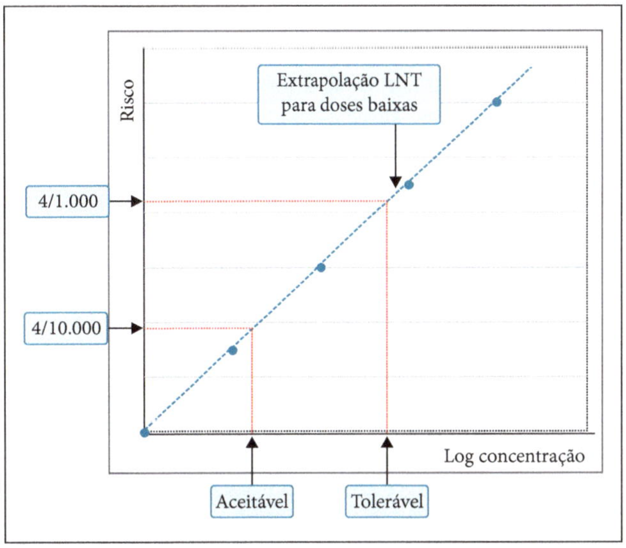

Figura 6.8. Ilustração da regressão realizada em uma curva LNT para determinar as concentrações correspondentes aos níveis de risco aceitável e tolerável.

A AGS divulga como se estabeleceram os valores do risco de excesso de câncer aceitável e tolerável. Em linhas gerais, parte da ocorrência de óbitos por acidentes de trabalho por 40 anos de trabalho em alguns ramos de atividades da Alemanha:[36]

a) **Agricultura:** 3/1.000.

b) **Construção civil:** 2/1.000.

c) **Mineração:** 3/1.000.

d) **Comércio varejista:** 4/10.000.

Também compara com o risco estimado de contrair câncer da população em geral por exposição ambiental durante toda a vida (70 anos) com os sete principais carcinogênicos que poluem o meio ambiente, que é 4/1.000 para populações urbanas e 2/10.000 para populações rurais na Alemanha.[36]

Os critérios de risco aceitável e tolerável podem ser modificados por meio de discussões na sociedade, mas deve ficar claro que essa questão não é do âmbito da toxicologia, envolvendo as políticas sociais de cada país com os seus respectivos momentos históricos e os diversos atores dessas sociedades.

Referências

1. Oga S, Siqueira ME. Introdução a toxicologia. In: Oga S, Camargo MM, Batistuzzo JA. Fundamentos de toxicologia. São Paulo: Atheneu; 2014. p. 1-6.
2. Eaton D, Gilbert SG. Principles of toxicology. In: Klaassen C. Casarett & Doull's Toxicology: the basic science of poisons. 8th ed. New York: McGraw-Hill Education; 2013.
3. Buschinelli JTP. Química aplicada à higiene e toxicologia ocupacional. In: Buschinelli JTP. Toxicologia. São Paulo: Fundacentro; 2020. p. 57-134.
4. Parkinson A. Biotransformation of Xenobiotcs. In: Klaasen C (Ed.). Casarett and Doull´s Toxicology: the basic science of poisons. New York: Mc Graw Hill; 2013. p. 185-366.
5. Buschinelli JT. Manual de orientação sobre controle médico ocupacional da exposição a substâncias químicas São Paulo: Fundacentro; 2014.
6. Internacional Agency of Research on Cancer – IARC. IARC Monographs on the evaluation of carcinogenic risks to humans VOL 100F. Disponível em: https://publications.iarc.fr/123 (29 jul. 2023)
7. U.S. Department of Health and Human Services. Toxicological profile for benzene. Atlanta: Agency for Toxic Substances and Disease Registry; 2007.
8. Buschinelli JTP, Kato M. Manual para interpretação de informações sobre substâncias químicas. São Paulo: Fundacentro; 2012.
9. Gregus Z. Mechanisms of toxicology. In: Klaassen C (Ed.). Casarett and Doll´s Toxicology: the basic science of poisons. New York: McGraw Hill Education; 2013. p. 49-122.
10. American Conference of Governmental Industrial Hygienists – ACGIH. 2021 TLVs and BEIs with 9th Edition Documentation. Cincinatti: ACGIH; 2021.
11. Fustinoni S. Tossicologia industriale. In: Alessio L, Franco G, Tomei F. Trattato di medicina del lavoro. Padova: Piccin; 2015. p. 75-100.
12. Oga S, Farsky S, Marcourakis T. Toxicocinética. In: Oga S, Camargo MM, Batistuzzo JA. Fundamentos da toxicologia. São Paulo: Atheneu; 2014. p. 7-20.
13. Blain PG, Jefferson RD. Occupational Toxicology. In: Baxter PJ. Hunter´s diseases of occupations. Boca Raton: CRC Press; 2012. p. 127-140.
14. Arici C, Alessio L, Porru S. Metalli:Piombo. In: Alessio L, Franco G, Tomei F. Tratatto di Medicina del Lavoro. Padova: Piccin; 2015. p. 687-710.
15. Skerfving S, Bergdahl I. Lead. In: Nordberg G, Fowler B, Nordberg M. Handbook on the Toxicological of Metals. 4th ed. London: Elselvier; 2015. p. 911-67.
16. Buschinelli JT. Conceitos básicos de toxicologia. In: Buschinelli JT. Toxicologia ocupacional. São Paulo: Fundacentro; 2020. p. 135-76.
17. Lehman-Mckeeman LD. Absorption, distribution, and excretion of toxicants. In: Klaassen CD. Casarett and Doull´s toxicology: the basic science of poisons. New York: Mc Graw Hill; 2013. p. 153-84.
18. Buschinelli JT, Estebam C. Avaliação da toxicidade. In: Buschinelli JT. Toxicologia ocupacional. São Paulo: Fundacentro; 2020. p. 177-222.
19. Barros SB, Davino S. Avaliação da toxicidade. In: Oga S, Camargo MM, Batistuzo JA. Fundamentos de toxicologia. 4th ed. São Paulo: Atheneu; 2014. p. 37-44.
20. Ludwig H, Cairelli S, Whalen J. Documentation for Immediately Dangerous To Life or Health Concentrations (IDLHs). Cincinnati: U.S. Department of Health and Human Services; 1994. Disponível em: https://www.cdc.gov/niosh/idlh/pdfs/1994-IDLH-ValuesBackgroundDocs.pdf. (29 jul. 2023)
21. Faustman E, Omenn G. Risk Assessment. In: Klassen C (Ed.). Casarett & Doull's Toxicology the Basic Science of Poisons. 8th ed. New York: McGrawHill; 2013.
22. European Chemicals Agency – ECHA. Guidance on Information Requirements and Chemical Safety Assessment. Helsinki; 2012. Disponível em: https://echa.europa.eu/documents/10162/17224/information_requirements_r8_en.pdf/e153243a-03f0-44c5-8808-88af66223258?t=1353935239897. (23 mai. 2023)
23. Brilhante O, Caldas L. Gestão e avaliação de risco em saúde ambiental. Rio de Janeiro: Fundação Oswaldo Cruz; 1999.
24. Food and Agriculture Organization of The United Nations. Submission and evaluation of pesticide residues data for the estimation of maximum residue levels in food and feed. New York: FAO/UN; 2016. Disponível em: http://www.fao.org/3/i5452e/i5452e.pdf. (23 mai. 2023)
25. Scientific Committee on Occupational Exposure Limits – SCOEL. Methodology for derivation of occupational exposure limits of chemical agents: the general decision-making framework of the Scientific Committee on Occupational Exposure Limits. Bruxelas: European Union; 2018. Disponível em: https://ec.europa.eu/social/BlobServlet?docId=4526&langId=en (23 mai. 2023).

26. Institut de recherche Robert-Sauvé en santé et en sécurité du travail – IRSST. Guide for the adjustmentof permissible exposure values (PEVs) for unusual workschedules. Montreal: IRSST; 2015.
27. American Conference of Governmental Industrial Hygienists – ACGIH. Benzene. TLVs and BEIS Benzene with 9th documentation. Cincinatti: ACGIH; 2021.
28. Corrêa CL, Alonzo HG, Trevisan RM. Avaliação do risco. In: Oga S, Camargo MM, Batistuzzo JA. Fundamentos de toxicologia. São Paulo: Atheneu; 2014. p. 37-44.
29. Maynard RL. Risks and hazards in occupational and environmental exposures. In: Baxter P. Hunter's diseases of occupations. 10th ed. Boca Raton: CRC; 2010. p. 141-9.
30. Buschinelli JT. Monitoramento biológico. In: Buschinelli JT. Toxicologia ocupacional. São Paulo: Fundacentro; 2020. p. 249-88.
31. Sarazin P, Lavoué J, Tardif R, Lévesque M. Guide de surveillance biologique de l'exposition Stratégie de prélèvement et interprétation des résultats. Montreal: IRSST; 2022. Disponível em: http://www.irsst.qc.ca/media/documents/PubIRSST/T-03.pdf. (29 jul. 2023)
32. World Health Organization – WHO. Biological monitoring of chemical exposure in the workplace: guidelines. Geneva: WHO; 1996. Disponível em: https://apps.who.int/iris/bitstream/handle/10665/41856/WHO_HPR_OCH_96.1.pdf?sequence=1&isAllowed=y. (29 jul. 2023)
33. Brasil. Ministério do Trabalho. NR-7: Programa de Controle Médico de Saúde Ocupacional. Brasília: MTE; 2019. Disponível em: https://enit.trabalho.gov.br/portal/images/Arquivos_SST/SST_NR/NR-07.pdf. (29 jul. 2023)
34. Machado-Santelli GM, Siviero F. Mutagênese e carcinogênese. In: Oga S, Camargo MM, Batistuzzo JA. Fundamento da toxicologia. 4th ed. São Paulo: Atheneu; 2014. p. 71-84.
35. Internacional Agency of Research on Cancer – IARC. IARC Monographs on the Identification of Carcinogenic Hazards of Humans. Disponível em: https://monographs.iarc.who.int/list-of-classifications. (30 mai. 2023)
36. Bundesanstalt für Arbeitsschutz und Arbeitsmedizin – BAuA. Committee on Hazardous Substances (AGS). TRGS 910 Risk-related concept of measures for activities involving carcinogenic hazardous substances. [Online]; Berlim: BauA; 2014. Disponível em: https://www.baua.de/EN/Service/Legislative-texts-and-technical-rules/Rules/TRGS/pdf/TRGS-910.pdf?__blob=publicationFile&v=4 (29 jul. 2023)
37. Flora S. Meccanismi della cancerogenesi e prevenzione dei tumori occupazionalli. In: Alessio L, Franco L, Tomei F. Trattato di Medicina del lavoro. Padova: Piccin; 2015. p. 1523-40.
38. Scientific Committee on Occupational Exposure Limits – SCOEL. Recommendation from the Scientific Committee on Occupational Exposure Limits for nickel and inorganic nickel compounds. 2011. Disponível em: https://ec.europa.eu/social/BlobServlet?docId=6935&langId=en. (30 mai. 2023)
39. Scientific Committee on Occupational Exposure Limits – SCOEL. Recommendation from the Scientific Committee on Occupational Exposure Limits for 1,4 diclorobenzeno. [Online]. 2014. Disponível em: http://ec.europa.eu/social/BlobServlet?docId=11814&langId=en. (30 mai. 2023)
40. European Chemicals Agency – ECHA. RAC – Committee for Risk Assessment. 2018. Disponível em: https://echa.europa.eu/documents/10162/4fec9aac-9ed5-2aae-7b70-5226705358c7. (30 mai. 2023)
41. European Agency for Safety and Health at Work. Occupational exposure limit values. 2022. Disponível em: https://oshwiki.osha.europa.eu/en/themes/occupational-exposure-limit-values. (30 mai. 2023)
42. Deutsche Forschungsgemeinschaft. List of MAK and BAT Values 2022. 58th ed. Dusseldorf: German Medical Science; 2022.

7

Psicopatologia do Trabalho: O Essencial e o Novo

Álvaro Roberto Crespo Merlo
Carla Garcia Bottega
Karine Vanessa Perez
Marcele Schreiner Tonet

- Introdução
- Apontamentos sobre a Política Nacional de Saúde do Trabalhador
- Perspectiva histórica e atual do mundo do trabalho: contextualizando o campo de intervenção
- Mas de que maneira o trabalho pode produzir saúde e/ou sofrimento e adoecimento?
- O que há de novo para pensar a relação saúde e trabalho?
- Considerações finais

Introdução

Este capítulo visa contribuir para a discussão no campo da Psicopatologia do Trabalho, apresentado e problematizando elementos centrais que circunscrevem essa temática. Busca-se também abordar alguns pontos relevantes sobre assuntos do mundo do trabalho contemporâneo e como a psicopatologia do trabalho pode apoiar a compreensão e intervenção nesse sentido. Este texto terá como referência principal a Psicodinâmica do Trabalho.[1,2]

Considera-se importante promover novas compreensões sobre o campo da saúde mental em sua relação com o trabalho, propondo uma discussão para além do campo da psiquiatria, dos diagnósticos e dos tratamentos tradicionais em psicologia. De acordo com essa perspectiva, coloca-se no centro a figura do trabalhador, onde a narrativa de sua história de vida profissional tem um relevante valor no processo de escuta e intervenção, sendo também um recurso terapêutico.

A ideia é que, a partir do conhecimento e da compreensão de conceitos fundamentais que versam sobre funcionamento na dinâmica psíquica das vivências no mundo do trabalho, os profissionais de saúde desenvolvam uma escuta qualificada. Com o desenvolvimento dessa escuta atenta ao sofrimento dos trabalhadores, os profissionais serão capazes de identificar e intervir, tanto nos contextos institucionais quanto clínicos, em uma perspectiva que considere o trabalho como um fator que afeta a saúde mental.

Reitera-se, assim, que é essencial que os profissionais de saúde se sintam habilitados a reconhecer a relação entre trabalho e saúde mental, desenvolvendo estratégias de intervenção que considerem as especificidades do contexto laboral e os fatores que afetam a saúde psíquica no mundo do trabalho. Para desenvolver essa proposta de compreensão e intervenção, sugere-se o apoio nas clínicas do trabalho, em especial nos preceitos elaborados pela Psicodinâmica do Trabalho.[1,2]

Apontamentos sobre a Política Nacional de Saúde do Trabalhador

A Lei nº 8.080/1990 que constitui o Sistema Único de Saúde (SUS), em seu art. 6, §3º, define a saúde do trabalhador como um conjunto de atividades que se destina, por meio de ações de vigilância epidemiológica e de vigilância sanitária, à promoção e à proteção da saúde dos trabalhadores. Além disso, visa à recuperação e à reabilitação da saúde dos trabalhadores submetidos aos riscos e aos agravos advindos das condições de trabalho, abrangendo diversas ações.[3]

No âmbito do Sistema Único de Saúde (SUS), destaca-se a Política Nacional da Saúde do Trabalhador e da Trabalhadora (PNSST),[4] que, conforme determinação do Ministério da Saúde, deve ser articulada ao Plano Nacional de Segurança e Saúde no Trabalho (PLANSAT),[5] em todo o âmbito do SUS, além da articulação com o Ministério do Trabalho e Emprego e da Previdência Social. A PNSST propõe uma abordagem "transversal", compreendendo o trabalho como determinante do processo saúde-doença. Busca evidenciar que o processo de adoecimento não é exclusiva responsabilidade do trabalhador, mas dos modelos de desenvolvimento e/ou processos produtivos, como pode ser verificado na inclusão do princípio da "precaução". A Política[4] também reforça ações já existentes desenvolvidas em muitos municípios, reconhecendo a necessidade de articulação intersetorial e das atribuições nas três esferas de governo: federal, estadual e municipal.

De acordo com o Art. 7º, a Política Nacional de Saúde do Trabalhador e da Trabalhadora:

> *deverá contemplar todos os trabalhadores, priorizando, entretanto, pessoas e grupos em situação de maior vulnerabilidade, como aqueles inseridos em atividades ou em relações informais e precárias de trabalho, em atividades de maior risco para a saúde, submetidos a formas nocivas de discriminação, ou ao trabalho infantil, na perspectiva de superar desigualdades sociais e de saúde e de buscar a equidade na atenção.*[4]

Essa articulação requer mudanças substanciais nos processos de trabalho em saúde, na organização da rede de atenção e na atuação multiprofissional e interdisciplinar, contemplando a complexidade das relações trabalho-saúde.

Perspectiva histórica e atual do mundo do trabalho: contextualizando o campo de intervenção

Historicamente, o trabalho desempenha um papel de grande importância na vida das pessoas e na sociedade. Além de aspectos como bem-estar, autorrealização e fonte de prazer, o trabalho influencia diretamente nas condições de saúde física e mental, sendo construtor de subjetividade. Destaca-se sua relevância na relação de prazer e sofrimento no trabalho, podendo esse último transformar-se em adoecimento físico e psíquico.[6-8]

A saúde do trabalhador e da trabalhadora é compreendida como um conjunto de fatores determinantes da qualidade de vida, abrangendo condições adequadas de alimentação, moradia, educação, transporte, lazer e acesso aos bens e serviços essenciais. É considerado um direito de todo trabalhador e trabalhadora ter a garantia de um ambiente de trabalho saudável que não resulte em adoecimento ou morte.

O trabalho não apenas insere as pessoas no meio social, mas é também fundamental na construção das relações humanas e constituição de espaços públicos coletivos de convivência. Além de possibilitar que o trabalho se sinta pertencente a grupos, o trabalho proporciona remuneração financeira e reconhecimento social.[2]

O reconhecimento no ambiente de trabalho é de suma importância para os trabalhadores e trabalhadoras, pois está diretamente ligado à valorização do investimento, esforço e sofrimento empregados no desenvolvimento do trabalho. Essa dinâmica permite a construção da identidade do trabalhador, interpretada como uma experiência de prazer e realização pessoal.[9]

Nos últimos anos, observamos uma intensa transformação nos meios de produção e, consequentemente, nas relações de trabalho. Essa transformação, conhecida como "modelo Frankenstein",[10] refere-se à adaptação de formas de produção anteriormente mecanizadas (taylorismo/fordismo) e à organização flexível focada em mão de obra multifuncional (toyotismo). Tal fenômeno, além de produzir significativas mudanças nos modos de gestão e execução do trabalho, impacta a saúde e subjetividade dos trabalhadores, especialmente no âmbito psíquico.[11] A combinação entre as organizações e as fragilidades dos sistemas de produção utiliza modelos organizacionais, na maioria das vezes, adaptados de forma incompleta e provisória.[8,12]

As condições extremamente agressivas nas relações de trabalho têm sua origem no início dos anos 1980, quando o *toyotismo* foi seguido por um processo de desregulamentação dos controles sobre a circulação do capital financeiro. Isso introduziu a lógica rentista, onde acionistas que não estavam vinculados à produção, buscavam altas taxas de rentabilidade sem se preocupar com as condições reais de trabalho e com as condições concretas que permitiriam (ou não) essa rentabilidade. O capitalismo financeiro tornou-se progressivamente dominante ao nível mundial. No capitalismo financeiro, existem massas enormes de capital que saem à procura de grandes rentabilidades e que desejam serem líquidas, isto é, poderem deslocar-se facilmente. Atualmente existem fundos especulativos que vão oferecer rentabilidades de 15% ou 20%, totalmente fora da realidade dos investimentos em bolsas de valores.[6,7]

No contexto apresentado, a realidade no mundo do trabalho passa a ser marcada por novos modelos de gestão, necessários para alcançar a remuneração do capital inicial investido. Como consequência, as relações de trabalho muitas vezes são permeadas por violência psicológica, que pode se configurar como assédio moral no trabalho. Esse assédio é caracterizado por sua "natureza agressiva, processual, pessoal e mal-intencionada. [...] Pode ter efeito de gestão disciplinar sobre o coletivo, como resultado secundário e não como propósito final do processo de hostilização".[13]

Esses novos modelos de gestão, frequentemente, enfraquecem ou eliminam os coletivos de trabalho, levando ao isolamento das pessoas. Autores têm denominado isso como "Patologias da solidão"[8] ou "Patologias sociais e do silêncio",[14] em que esses novos modelos de gerenciamento são a fonte principal do sofrimento e das patologias psíquicas provocadas pelo trabalho.

Mesmo conduzindo o trabalhador ao sofrimento e ao adoecimento, o trabalho pode constituir-se em fonte de prazer e desenvolvimento. Pode ser um espaço importante para a formação de laços sociais, o aperfeiçoamento da inteligência prática, além de proporcionar oportunidades de obter reconhecimento, elemento essencial para a preservação da saúde mental.[2]

O campo da saúde mental do trabalhador teve avanços consideráveis, com pesquisas, publicações e a compreensão proposta pela Psicodinâmica do Trabalho,[1] que analisa a inter-relação entre saúde mental e trabalho, enfatizando a centralidade do trabalho na produção da saúde e/ou da doença. No entanto, enfrenta-se dificuldades na definição de condutas e procedimentos estruturados para a investigação e acompanhamento terapêutico dos trabalhadores e trabalhadoras com sofrimento mental relacionado ao trabalho. Mesmo com a ampliação da abordagem multidisciplinar em atendimentos, verifica-se que, na maioria das vezes, os profissionais têm dificuldade em estabelecer a relação entre saúde mental e trabalho, devido à falta de ferramentas orientadoras.[15]

O aumento da frequência do sofrimento e do adoecimento psíquico relacionado ao trabalho tem alertado para a necessidade de investigar de modo ativo esse sofrimento. Portanto, é necessário verificar as características da organização do trabalho à qual o trabalhador e trabalhadora estão submetidos, buscando identificar os riscos patológicos presentes. O esforço de separação dessas duas fontes é necessário, caso contrário, há a tendência tanto para o profissional de saúde que atende, quanto para o próprio trabalhador/a de considerar que toda a sintomatologia tem uma causa exclusivamente endógena, ou seja, levando o trabalhador a vivenciar o quadro que apresenta como de sua exclusiva responsabilidade.

Mas de que maneira o trabalho pode produzir saúde e/ou sofrimento e adoecimento?

A perspectiva teórico-prática proposta neste texto difere da psiquiatria, pois, com base na Psicodinâmica do Trabalho[2,16] busca analisar como a organização do trabalho impacta na saúde mental dos trabalhadores. Essa proposta não visa uma classificação diagnóstica e sim uma compreensão de como os métodos de gestão e produção afetam a construção da subjetividade dos trabalhadores e das trabalhadoras.

Partindo do pressuposto de que o trabalho é constituinte do sujeito, ele pode ser uma oportunidade para desenvolver a inteligência, tornar-nos mais hábeis e aportar um caráter constitutivo. No entanto, também pode ser uma fonte de alienação, sofrimento e destruição.[1]

Dejours[1] defende a concepção de que o trabalho ocupa um papel central na vida e na constituição subjetiva dos trabalhadores, sendo produtor tanto de prazer quanto de sofrimento, fatores que podem ser considerados indicadores do processo de saúde e adoecimento nos espaços laborais.

Em alguma medida, o trabalho irá produzir sofrimento. Esse sofrimento pode ser uma oportunidade de inventar novos modos de trabalhar, de criar uma resolução para uma tarefa que não estava prescrita, e assim, ser considerado sofrimento criativo. Ou pode ser uma situação em que o trabalhador não disponha dos meios necessários para construir uma alternativa que viabilize o andamento do seu trabalho. Esses meios podem ser materiais, como condições de trabalho adequadas, ou relacionados ao suporte da gestão e dos colegas. Quando, apesar dos esforços, o trabalhador não encontra maneiras de lidar com esse impasse no trabalho, ocorre o aparecimento do sofrimento patogênico que pode levar ao adoecimento.[1,16]

Para Dejours,[17] "sempre há sofrimento". A única possibilidade, para nós, é transformar esse sofrimento: não podemos eliminá-lo. Para viabilizar a transformação do sofrimento em prazer, entra em cena a dinâmica do reconhecimento no trabalho, que desempenha papel fundamental na proposta teórica-metodológica da Psicodinâmica do Trabalho.

Como os trabalhadores fazem para não adoecer, apesar do contexto de trabalho vivido? O que acontece para que eles permaneçam empregando sua energia nas tarefas laborais?

Para lidar com as adversidades do meio de trabalho, os trabalhadores lançam mão de um processo que ocorre de modo inconsciente e que faz com que a realidade do trabalho não seja percebida exatamente como ela é. Há uma espécie de distorção do vivido no trabalho para que isso não seja percebido de maneira "crua". Nesse processo, existem as chamadas estratégias defensivas que podem funcionar de modo coletivo ou individual. Quando ocorrem de modo coletivo, há mais força, pois há uma proteção do próprio grupo de trabalho, sendo retroalimentada e atualizada. Atualmente, em função da fragmentação dos coletivos, percebe-se um crescimento na elaboração das estratégias defensivas individuais.[16]

Quanto à definição, as estratégias defensivas podem ser pensadas a partir de duas funções: uma delas diz respeito à proteção da saúde mental. Quando os trabalhadores não percebem a realidade tal como ela é, algo como um eufemismo dos acontecimentos, eles passam a minimizar os efeitos de uma situação que cause sofrimento. Por outro lado, essas estratégias podem ter a função de manutenção do *status quo,* pois, quando não há questionamento e análise dos acontecimentos, não existe reflexão, e assim não é viabilizada a transformação do que causa mal-estar.[16]

Ao executar suas atividades laborais, o sujeito faz um investimento afetivo representado pela boa produção de sua obra. Existe uma busca por realizar um bom trabalho que possa ser admirado pelos pares e pelas chefias. Esse processo causa um desgaste natural que, quando reconhecido, passa a fazer sentido para o trabalhador. Quando a energia, o investimento e a inteligência empregados no trabalho passam pela dinâmica do reconhecimento, o trabalhador sente que pode continuar dedicando-se a essa tarefa e que recebeu um retorno simbólico por aquilo entregue como trabalho. No entanto, quando esse retorno não é recebido, apesar dos esforços realizados pelo trabalhador, surge um sentimento de descontentamento que provoca sofrimento.

Para enfrentar o sofrimento e lidar com adversidades advindas do mundo do trabalho, os trabalhadores podem recorrer à mobilização subjetiva que irá produzir ações no sentido de buscar uma transformação daquele contexto, ou, em outras palavras, da organização do trabalho. Esse processo passa pelos coletivos de trabalho, que precisam existir para que alguma articulação possa acontecer. Os coletivos de trabalho, cada vez mais fragmentados atualmente, são importantes, pois é a partir da mobilização que ocorre ali que as mudanças podem ser implementadas e que a organização do trabalho pode alterar sua maneira de funcionar.

Espaços de trabalho onde prevalece o exercício da democracia e de uma gestão participativa tendem a fomentar coletivos de trabalho. Esses coletivos atuam como um importante fator de proteção da saúde mental, proporcionando um senso de pertencimento e uma rede de apoio nos ambientes de trabalho.

Neste sentido, a Psicodinâmica do Trabalho, assim como as clínicas do trabalho de modo geral, são teorias orientadas para a ação, com o intuito de intervir adiante da realidade de trabalho. Elas não buscam apresentar soluções, mas sim fomentar o poder de agir dos trabalhadores, apoiando a construção coletiva de alternativas àquilo que produz sofrimento no trabalho.

Diante disso, entende-se que o espaço da palavra é privilegiado para esta abordagem, onde a fala e a escuta ocupam não só o ponto de partida de uma pesquisa ou intervenção, mas perpassam toda a elaboração e execução de um trabalho facilitado pelos clínicos do trabalho. Isso inclui a identificação da demanda, planejamento das ações (escutas e intervenções) e proposições finais. Neste contexto, os trabalhadores ocupam um lugar de protagonismo, onde podem opinar, sugerir e discordar das proposições dos clínicos.

Na clínica do trabalho, o sintoma manifesta-se pela fala e pela escuta do sofrimento. Para elucidar esse enigma, é preciso partir do pressuposto de que o percurso se encontra contaminado pelas posições subjetiva, política e ética clínicas.[18] Os trabalhadores buscam atendimento ao vivenciarem seus sintomas, que são gerados pela violência sentida através dos modelos de gestão encontrados nas organizações de trabalho; esses são, em grande maioria, de caráter fisiológico (fadiga, distúrbios do sono, exaustão, ganho/perda de peso, entre outros) e organizacional (absenteísmo e assédio moral). Tais sintomas são considerados expressões de patologias sociais, ou seja, apresentam-se através das relações do indivíduo consigo mesmo e com os outros.

Ao deparar-se com desafios específicos, o trabalhador utiliza sua criatividade para lidar com imprevistos e problemas; consequentemente, ele sofre de maneira criativa. Após utilizar todos os seus recursos e não ter mais como mudar a situação, o sofrimento patogênico aparece. É importante esclarecer que fazer uma distinção não significa que existem dois tipos de sofrimento, mas que cada um deles apresenta diferentes destinos: o sofrimento criativo transforma-se em prazer e em experiência estruturante, enquanto o sofrimento patogênico é a doença que emerge.

É relevante salientar que a Psicodinâmica do Trabalho foi pensada como uma proposta teórica-metodológica para o contexto francês. Ao importarmos essa abordagem de pesquisa e intervir nos espaços de trabalho latino-americanos e, em especial, brasileiros, é necessário analisar o meio social, econômico, bem como os elementos históricos que atravessam a subjetividade dos trabalhadores e os modos de produção locais.[19]

Quando se trata da pesquisa-intervenção, observa-se que a proposta metodológica da Psicodinâmica do Trabalho o Brasil nem sempre ocorre como na França, onde ela se baseia principalmente na proposta de grupos de discussão com os trabalhadores. No Brasil, o uso de entrevistas individuais e instrumentos quantitativos é mais frequente, além de, em casos mais isolados, ocorrem entrevistas em grupo. De todo modo, a análise das informações levantadas tende a ser focada na Psicodinâmica do Trabalho, onde se busca identificar, descrever e analisar os fenômenos-conceitos descritos por esta clínica do trabalho.[19]

O que há de novo para pensar a relação saúde e trabalho?

Para compreender o trabalho contemporâneo, é fundamental considerar o contexto neoliberal ao qual a sociedade como um todo está submetida, indo além da política econômica e entendendo-o como uma lógica de subjetivação e forma de vida.[20] A internalização de ideias de competitividade, autovalorização constante por meio de mercadorias, pessoas e coisas são comparadas e classificadas constantemente, criando uma subjetividade ilusória na qual o próprio indivíduo busca otimizar seu potencial, valorizando seus atributos. No entanto, o não cumprimento dessas autoexigências irreais frequentemente resulta em autoculpabilização, frustração e angústia associada ao fracasso, o que resulta na patologia típica desse contexto: a depressão.[21]

A concepção do sujeito como movido por interesses, utilidade e satisfação, de maneira mensurável e com ações essencialmente racionais, conduz à redução da ação humana ao cálculo mercantil, base da doutrina neoliberal. "A busca pela felicidade funde-se com a ideia mercadológica de demanda, de modo que os afetos humanos passam a ser reduzidos a motivações para investir, comprar e vender".[22]

Antunes[23] aborda a precarização como traço comum nas diferentes ocupações na dinâmica atual do mercado de trabalho, denominando-a como a "uberização" do trabalho. Nesse formato, as relações assalariadas, sem a devida formalização, assumem características de empreendedorismo, alimentando a falsa ideia de flexibilização de horários, mais tempo fora do trabalho e, consequente, melhora na qualidade de vida.

Contudo, percebe-se a redução nos direitos dos trabalhadores e, consequentemente, uma maior degradação da vida no trabalho. A tendência dessa dinâmica é a fragmentação da classe de trabalhadores, dificultando a tomada de consciência dos efeitos da atualização na precarização do trabalho.

Diante de realidades e exigências muitas vezes discrepantes, os trabalhadores, frente às situações inerentes à organização do trabalho, desenvolvem estratégias de defesa e buscam um modo de lidar com o sofrimento no trabalho. Do ponto de vista subjetivo, a principal preocupação é a capacidade de "aguentar firme" sem adoecer. A necessidade de resistir e suportar as adversidades do emprego, por falta de opções em um mercado de trabalho restrito, leva à precarização do trabalho.[16]

Em organizações em que os trabalhadores contribuem com ações que moralmente reprovam, surge um conflito interno que Dejours[24] identifica como angústia da culpa, da dúvida e da solidão. Nas palavras do autor, "a resistência contra o sofrimento não pressupõe um movimento contra o que se desaprova no plano moral e político", ou seja, há uma recusa de perceber o que causa o sofrimento no ambiente de trabalho, mesmo que a concepção sobre uma situação isolada não relacionada ao trabalho permaneça inalterada.

Assim, as pessoas tentam evitar uma situação afetiva desesperadora e acabam se acovardando diante dessas situações. "Aí se situa a fragilidade do ser humano: ele não pode correr o risco de pensar naquilo que poderia angustiá-lo a ponto de colocá-lo numa situação de tornar-se louco. Ele simplesmente se acovarda".[24]

Quando existe uma forma de pensar diferente da maioria, a resistência ocorre. A pressão dos colegas no ambiente de trabalho para que as ordens não sejam questionadas produz estratégias defensivas para lidar com a inevitável angústia. Essas estratégias são defesas inconscientes, individuais ou coletivas, que visam proteger o sujeito do sofrimento, sendo as mais frequentes a negação e a racionalização. Evita-se, assim, a tomada de consciência do próprio sofrimento.[24]

A negação visa proteger o trabalhador do entendimento de que a organização é a causa do sofrimento, personificando e responsabilizando os próprios trabalhadores, ou a si mesmo, pelas dificuldades enfrentadas. Já a racionalização se manifesta em falas que justificam as adversidades do trabalho, criando argumentos que atenuam a percepção frente a cobranças exacerbadas, riscos elevados e ritmo exagerado, convencendo-se de que essa é a realidade do mundo do trabalho.[25]

Considerações finais

Entendemos que existem e coexistem diversas abordagens e métodos para estudar as relações entre trabalho e saúde mental. Percebemos, na prática, que nenhum método isolado é capaz de dar conta da complexidade existente nesse campo, e, por isso, as abordagens podem ser vistas como complementares e não como excludentes, desde que visem à prevenção de agravos e à promoção da saúde.

Ao apresentarmos e discutirmos a Psicodinâmica do Trabalho, partimos do pressuposto de que trabalhar significa conviver, viver junto, compreendendo que a ação coletiva de trabalhadores e trabalhadoras pode mobilizar e balizar a saúde psíquica de todos e todas envolvidos nos processos de trabalho.

Em relação ao método, seja de intervenção em ambientes de trabalho com a Clínica do Trabalho ou pesquisa *stricto sensu*, diversas possibilidades de levantamento e análise de informações podem ser consideradas. No entanto, privilegiamos a clínica do trabalho a fim de abarcar o sofrimento, o adoecimento/patologias no/do trabalho e as análises dos processos que mobilizam o prazer, sustentam a identidade e atuam na promoção de saúde no trabalho.

Mesmo com avanços importantes, principalmente nos últimos anos, ainda existem lacunas na compreensão das relações entre trabalho e saúde mental, o que muitas vezes dificulta a atenção à saúde nos serviços que atendem os trabalhadores e trabalhadoras. Temos, por exemplo, limitações para estabelecer o nexo causal entre trabalho e saúde mental, evidenciado no atendimento realizado por profissionais de saúde em serviços como ambulatórios de doenças do trabalho e unidades básicas de saúde.

É importante destacar que o local de trabalho desempenha um papel fundamental, podendo ser tanto produtor de saúde quanto de adoecimento. Contudo, continua sendo desafiador estabelecer a relação entre o sofrimento/adoecimento psíquico e os aspectos da organização do trabalho, dada a falta desse entendimento por parte de muitos profissionais da saúde e do campo da gestão de pessoas. Cabe especialmente ao profissional da saúde, de forma multidisciplinar, realizar a investigação/entrevista diagnóstica da relação entre saúde mental e trabalho, utilizando técnicas diferenciadas, como entrevistas e outras modalidades de avaliação.

O sofrimento psíquico relacionado ao trabalho nem sempre produz sintomas claros e facilmente verificáveis. Durante muito tempo, o(a) trabalhador(a) pode apresentar apenas uma sintomatologia inespecífica, que pode ser confundida com várias outras doenças.

Inúmeras pesquisas realizadas no Brasil utilizando esse método demonstram a possibilidade de não apenas produzir investigação, mas também de ter um potente instrumento para intervenção, prevenção e modificação de processos de trabalho danosos à saúde psíquica de trabalhadores e trabalhadoras. É evidente, então, a contribuição do uso da Psicodinâmica do Trabalho como uma clínica do trabalho aplicada à gestão da organização do trabalho e às ações e políticas públicas de prevenção.

Nesse sentido, defende-se a ideia de que as possibilidades de intervenção devem estar alinhadas ao contexto local, respeitando os interesses dos trabalhadores, e atentas aos interesses da gestão. Há que se reforçar o compromisso ético dos clínicos do trabalho e interventores deste campo que devem estar a favor da produção da saúde e da qualidade de vida dos trabalhadores.

Ainda nessa linha, propõe-se que os profissionais da saúde busquem articular as políticas públicas com enfoque na saúde do trabalhador às políticas de saúde mental e vice-versa, trabalhando em consonância e inter-relacionando os preceitos das políticas propostas nos dois campos citados.[26]

Finalizando, acreditamos que o uso da Psicodinâmica do Trabalho como categoria teórico-conceitual e articulada a outros métodos e/ou a possibilidade de uma clínica analítica do trabalho são abordagens possíveis de intervenção e leitura do mundo do trabalho na atualidade.

Referências

1. Dejours C. A loucura do trabalho: estudo de psicopatologia do trabalho. 5. ed. São Paulo: Cortez-Oboré; 1992.
2. Dejours C. Addendum: da psicopatologia à psicodinâmica do trabalho. In: Lancman S, Sznelwar LI, organizators. Christophe Dejours: da psicopatologia à psicodinâmica do trabalho. Rio de Janeiro: Fiocruz; 2004. p. 47-104.
3. Brasil. Lei nº 8.080, de 19 de setembro de 1990. Dispõe sobre as condições para a promoção, proteção e recuperação da saúde, a organização e o funcionamento dos serviços (Lei Orgânica da Saúde). Diário Oficial da União. 1990 Set 20; (Seção 1): p. 18055.
4. Brasil. Portaria nº 1.823/2012. Institui a Política Nacional de Saúde do Trabalhador e da Trabalhadora. Brasília: Ministério da Saúde; 2012.
5. Comissão Tripartite de Saúde e Segurança no Trabalho. Plano Nacional de Segurança e Saúde no Trabalho. Brasília; 2012.
6. Merlo AC, Bottega CG, Perez KV (Org.). Atenção ao sofrimento e ao adoecimento psíquico do trabalhador e da trabalhadora: cartilha para profissionais do Sistema Único de Saúde - SUS. il. Augusto Franke Bier - Porto Alegre: Evangraf; 2014.
7. Merlo AC, Bottega CG, Perez KV (Org.). Atenção à saúde mental do trabalhador: sofrimento e transtornos psíquicos relacionados ao trabalho. Porto Alegre: Evangraf; 2014.
8. Dejours C, Bègue F. Suicídio e trabalho: o que fazer? Brasília: Paralelo 15; 2010.
9. Mendes AM. Novas formas de organização do trabalho, ação dos trabalhadores e patologia sociais. In: Mendes AM. Psicodinâmica do trabalho: teoria, método e pesquisa. São Paulo: Casa do Psicólogo; 2007. p. 49-61.
10. Merlo AC. Transformações no mundo do trabalho e a saúde. In: Associação Psicanalítica de Porto Alegre. O valor simbólico do trabalho e o sujeito contemporâneo. Porto Alegre: Artes e Ofícios; 2000. p. 271-8.
11. Gaulejac V. Gestão como doença social. São Paulo: Idéias e Letras; 2007.
12. Heloani R, Lancman S. Psicodinâmica do trabalho: o método clínico de intervenção e investigação. Prod. 2004;14(3):77-86.
13. Soboll LA. Assédio moral/organizacional: uma análise da organização do trabalho. São Paulo: Casa do Psicólogo; 2008.
14. Ferreira JB. Violência e assédio moral no trabalho: patologias da solidão e do silêncio. In: Soboll LA (Org.). Violência psicológica no trabalho e assédio moral: pesquisas brasileiras. São Paulo: Casa do Psicólogo; 2008. p. 105-34.
15. Bottega CG, Merlo AC. Clínica do Trabalho no SUS: Possibilidade de escuta aos trabalhadores. Psicol Soc. 2017;29:e156376.
16. Dejours C. A banalização da injustiça social. Rio de Janeiro: Editora FGV; 2003.
17. Dejours C. Banalização da injustiça social. São Paulo: Fundação Getulio Vargas; 1999.
18. Périlleux T, Mendes AM. O enigma dos sintomas: proposição para uma escuta psicanalítica e política do sofrimento no trabalho. Trivium. 2015;7(1):61-73.
19. Merlo AC, Bottega CG, Perez KV. Clínica psicodinâmica do trabalho: limites e possibilidades de intervenção na realidade de trabalho brasileira. In: Kieling JM, Moraes RD, Freitas LG, Ghizoni LD, Facas EP (Org.). Trabalho que adoece: resistências teóricas e práticas. 1ed. Porto Alegre: Editora Fi; 2019. p. 145-72.

20. Safatle V. Em direção ao novo modelo de crítica: as possibilidades de recuperação contemporânea do conceito de patologia social. In: Safatle V, Silva Júnior N, Dunker C (Org.). Patologias do social: arqueologias do sofrimento psíquico. Belo Horizonte: Autêntica; 2018. p. 317-51.
21. Dunker C. Hipótese depressiva. In: Safatle V, Silva Júnior N, Dunker C, organizators. Neoliberalismo como gestão do sofrimento psíquico. Belo Horizonte: Autêntica; 2020. p. 177-212.
22. Franco F, Castro JC, Manz, R, Safatle V, Afshar Y. O sujeito e a ordem do mercado: gênese teórica do neoliberalismo. In: Safatle V, Silva Junior N, Dunker C (Org.). Neoliberalismo como gestão do sofrimento psíquico. Belo Horizonte Autêntica, 2021; p. 47-75-63 .
23. Antunes R (Org.). Uberização, trabalho digital e indústria 4.0. São Paulo: Boitempo; 2020.
24. Dejours C. Trabalho e saúde mental: da pesquisa à ação. 1989 In: Dejours C, Abdoucheli E, Jayet C (Org.). Psicodinâmica do trabalho: contribuições da escola dejouriana à análise da relação prazer, sofrimento e trabalho. São Paulo: Atlas; 2009. p. 45-65.
25. Vieira FO, Mendes AM, Merlo AC (Org.). Dicionário crítico de gestão e psicodinâmica do trabalho. Curitiba: Juruá Editora; 2013.
26. Perez KV, Bottega CG, Merlo AC. Análise das políticas de saúde do trabalhador e saúde mental: uma proposta de articulação. Saúde debate. 2017;41(spe2):287-98.

8

Ergonomia da Atividade como Oportunidade para a Medicina Participar do Projeto/Reprojeto do Trabalho

Raoni Rocha

José Marçal Jackson Filho

Adelaide Nascimento

- Introdução
- Prevenção de riscos, atividade de trabalho e construção da saúde
- Breve histórico da ergonomia brasileira
- Princípios, conceitos e métodos para a intervenção ergonômica
- A atividade a serviço da medicina do trabalho
- Considerações finais

Introdução

A Ergonomia é uma disciplina que ganha destaque após cada nova onda de desenvolvimento tecnológico e de produção. Isso se deve ao fato de que a engenharia, de modo geral, desconsidera o papel dos homens e mulheres na utilização e aplicação das tecnologias recém-implementadas e suas consequências para a saúde e para a carga de trabalho nos sistemas de produção.

Essa disciplina surgiu após a queda de aviões militares na 2ª Grande Guerra, quando os pilotos não compreendiam as informações disponibilizadas pelo *cockpit*. A Engenharia de Fatores Humanos, ou Ergonomia, surge então para incorporar os fatores humanos associados aos acidentes, tendo como objetivo influenciar o desenho dos equipamentos e adaptá-los às características dos operadores.

Do mesmo modo, a alta produção na indústria siderúrgica e metalúrgica na Europa nos anos 1960/1970 e seus efeitos à carga de trabalho e saúde influenciaram o surgimento de outra corrente da Ergonomia, voltada a compreender os efeitos fisiológicos associados às atividades dos trabalhadores. Essa corrente, denominada Ergonomia da Atividade, teve então por objetivo compreender os efeitos das condições de trabalho sobre a atividade, e, assim, a saúde e a segurança passam a ser objeto de análise para a correção dos sistemas de produção.

Sob esse cenário, nos anos 2000, a disciplina ganhou a seguinte definição da Associação Internacional de Ergonomia (IEA):

> *A ergonomia (ou Human Factors) é a disciplina científica que visa a compreensão fundamental das interações entre os seres humanos e os outros componentes de um sistema, e a profissão que aplica princípios teóricos, dados e métodos com o objetivo de otimizar o bem-estar das pessoas e o desempenho global do sistema.*

No caso da Ergonomia da Atividade, a busca em se compreender as interações ocorre por meio do interesse pela ação situada, ou atividade em situação. Se, inicialmente, o objetivo era desenvolver uma abordagem preocupada em "compreender o trabalho para transformá-lo",[1] posteriormente, a partir da prática e da pesquisa, tal objetivo voltou-se para conceber o trabalho.[2] Dessa forma, a intervenção ergonômica tornou-se uma disciplina voltada à ação e à transformação das situações de trabalho (não se reduzindo, portanto, à produção de conhecimentos), tendo como princípios o desempenho dos sistemas e o desenvolvimento da saúde dos trabalhadores e trabalhadoras.[3]

O projeto da Ergonomia é, portanto, influenciar o desenho das situações de trabalho (do ponto de vista da tecnologia e da organização), para que sejam adaptadas aos trabalhadores e trabalhadoras e às suas atividades. Consequentemente, o projeto da situação de trabalho precisa assegurar a margem de ação das equipes e as possibilidades de se protegerem dos riscos.[4,5] Para que isso ocorra, a Ergonomia visa, enfim, desenvolver as competências e emancipar os trabalhadores pelo trabalho e por sua contribuição ao desenvolvimento dos sistemas organizacionais.

No Brasil, a história da ergonomia está fortemente associada a essa perspectiva da atividade, desde seus primórdios.[6] Em especial, a Norma Regulamentadora 17 (NR-17), publicada em 1990, impactou fortemente a formação e constituição da comunidade profissional em Ergonomia no Brasil e contemplou a atividade ao exigir das empresas a realização da Análise Ergonômica do Trabalho. A recente versão da Norma, publicada em 2022, ainda manteve a centralidade da atividade como exigência para o desenho de sistemas técnicos e organizacionais.[7]

Todavia, a perspectiva da Ergonomia da Atividade, que sustenta a necessidade de assegurar a capacidade e margem de ação dos trabalhadores, contraria o movimento contemporâneo da gestão que tende, por seus princípios dominantes, a reduzir a margem de ação visando maior controle sobre a atividade.[8] A lógica contemporânea continua, dessa forma, seguindo princípios de produção tayloristas, privilegiando a separação entre os que planejam/controlam o trabalho (engenheiros, gestores etc.) daqueles que o executam, muito embora já saibamos, desde os primórdios da Ergonomia, que trabalhar nunca é somente execução, mas sim, sobretudo, a regulação de diferentes demandas de acordo com o contexto e os meios disponíveis para a ação. Assim, "trabalhar é gerir".[9]

Nessa perspectiva, a gestão profissional é uma ação externa à atividade propriamente dita, que acredita ser possível retirar a dimensão gestionária da atividade. O conflito comumente estabelecido entre os que realizam a atividade e os que a pensam e a controlam está na origem dos problemas de saúde, sobretudo de natureza mental e emocional, que assolam o mundo do trabalho,[8] tanto no setor público,[10] quanto privado. Reconhecer este ponto nos parece central para as práticas de prevenção e promoção da saúde dos trabalhadores.

Sendo os médicos do trabalho os principais profissionais responsáveis pela saúde no seio das organizações, o objetivo deste capítulo é apresentar as contribuições conceituais e metodológicas da Ergonomia da Atividade a fim de favorecer a prática da medicina ocupacional e as formas de cooperação entre profissionais dessa disciplina e da ergonomia.

O capítulo está organizado apresentando o essencial e o novo da Ergonomia da Atividade. Iniciamos com uma apresentação da prevenção de riscos considerando as relações entre saúde e trabalho sob o prisma da atividade. Em seguida, apresentamos um breve histórico da ergonomia brasileira e a essência da Análise Ergonômica do Trabalho (AET). Partindo da AET, propomos um passo adiante orientado pelas questões de transformação e concepção do trabalho, através da apresentação da abordagem da intervenção ergonômica em si. Finalizamos com uma discussão sobre a contribuição da atividade para a saúde do trabalhador e as possibilidades de contribuição da ergonomia para a medicina do trabalho.

Prevenção de riscos, atividade de trabalho e construção da saúde

A necessidade de cooperação entre profissionais da saúde e do trabalho foi colocada de forma contundente, tanto do ponto de vista científico quanto prático, já nos anos 1980, quando da publicação da coletânea *Les risques du travail*, organizada por um grupo de médicos engajados na defesa da saúde no trabalho.[11] Como a relação saúde-trabalho é complexa (conforme será detalhado a seguir), é preciso superar as ações de diagnóstico e prevenção baseadas na análise de fatores de risco isolados, que pressupõem uma visão da saúde como reparação ou recuperação do estado, em geral, físico do trabalhador.

Abordar a relação por meio da atividade de trabalho permite não apenas caracterizar os fatores determinantes que explicam os agravos, como também abrir possibilidades para a prevenção baseada no desenvolvimento das competências dos trabalhadores. A saúde, assim, se constrói no próprio trabalho. Mas, para isso, é preciso que sejam reorganizados os conhecimentos implicados pelo estudo da relação saúde-trabalho a partir da atividade dos trabalhadores, que têm, consequentemente, papel central e específico a desempenhar.[12]

Essa perspectiva limita a tendência à medicalização e psicologização dos problemas de saúde no trabalho, assim como outras formas de reducionismo da saúde do trabalhador, frequentemente resultantes de outras abordagens exclusivamente baseadas nos riscos do trabalho.

O surgimento de problemas complexos, como as Lesões por Esforços Repetitivos (LER) e os Distúrbios Osteomusculares Relacionados ao Trabalho (DORT), as questões de saúde mental e a exposição a agentes químicos cancerígenos, bem como os acidentes de trabalho, convoca ações multiprofissionais e um processo de construção social amplo para seu enfrentamento.[13,14]

Saúde para além dos fatores de risco

A maior parte das pesquisas sobre saúde no trabalho busca identificar os fatores de risco de uma doença para, em seguida, propor alternativas de eliminá-los e, assim, garantir a saúde dos trabalhadores. No entanto, já se sabe que mesmo que haja uma forte associação estatística entre um fator de risco e uma doença, não necessariamente os indivíduos terão essa doença, ao passo que a ausência do fator de risco não garante a ausência da doença.[5]

Fator de risco é um elemento que pode alterar um estado de saúde. Sua presença está associada a uma maior probabilidade de que determinada doença venha a se desenvolver. No mundo do trabalho, ficou conhecido como o Mapa de Riscos, representação gráfica de um conjunto de fatores – químicos, físicos, biológicos ou ergonômicos – que, se presentes nas situações de trabalho, seriam capazes de determinar o aparecimento de doenças ou acidentes.

Ora, a concepção de saúde não é simples, e certamente ultrapassa a noção de presença ou ausência dos fatores de risco. Mesmo definições mais consagradas, que abordam saúde como um estado de bem-estar físico, psíquico e social, estão limitadas no fato de que a saúde não se trata de um estado, mas um processo dinâmico entre o(s) indivíduos(s) e o meio. Nesse sentido, a saúde é a busca pelo equilíbrio a ser atingido a partir dos nossos recursos e está ligada a um conceito de poder de ação sobre a situação.[15] Assim sendo, enquanto as abordagens tradicionais se baseiam na presença ou ausência dos fatores de risco, a perspectiva da saúde como processo se funda sobre a interação entre eles e os outros elementos presentes no ambiente de trabalho, como os indivíduos que dele fazem parte durante a ação de trabalhar.

Nessa perspectiva, não é possível discutir saúde no trabalho sem que se reflita sobre as noções de nocividade e penosidade desenvolvidas por Assunção e Lima.[5] Se a organização do trabalho reduz as possibilidades de o trabalhador agir no processo de construção da sua saúde, a nocividade pode então se fazer presente. Ela está relacionada à obrigação rígida para se realizar uma tarefa, podendo provocar efeitos fisiológicos, cognitivos, afetivos ou sociais para o trabalhador. Já a penosidade se refere ao caráter relacional dessa exposição, ou como o indivíduo reage a ela. Mesmo em um ambiente nocivo, um trabalho pode ser penoso, sem que chegue a ser considerado como perigoso ou insalubre. Inversamente, um trabalho insalubre ou perigoso, do ponto de vista de um observador externo ou mesmo da legislação, pode não ser vivido como penoso por quem o realiza. Como exemplo, podemos ter situações de trabalho dentro dos limites de ruído ou temperatura, mas esses elementos podem interferir diretamente na concentração ou causar fadiga, dependendo da atividade realizada. Ao mesmo tempo, é possível haver situações acima dos limites máximos permitidos, sem, no entanto, que isso atinja o indivíduo de forma determinante.

Dessa forma, além de produzir, "evitar o risco" ou mesmo "manter a saúde" não devem ser os objetivos de uma atividade laboral. Para além disso, o objetivo do trabalho é contribuir para a construção da saúde dos indivíduos, visto que pode ser um espaço de desenvolvimento de habilidades, competências e, assim, de realização de si.[15]

O trabalho como enigma

A prevenção de riscos profissionais depende de ação multidisciplinar devido à complexidade que envolve a exposição dos trabalhadores. Já que os agravos relacionados ao trabalho, sejam doenças ou acidentes, são provocados por diversas causas, com distintas formas de interação, a exposição profissional é um enigma que se apresenta aos especialistas envolvidos com a prevenção, sejam médicos, psicólogos, ergonomistas ou engenheiros de segurança, dentre outros.[13] A chave para a sua resolução encontra-se na análise da situação de trabalho para compreender, pelo menos, as interações entre as características das pessoas, do sistema técnico e ambiente de trabalho, e dos modos de gestão e organização do trabalho.[1]

Esse tipo de enigma também surge quando a clínica médica se propõe a superar a separação clássica entre a pessoa (o trabalhador) e seu objeto. Ao se focar as queixas e o sofrimento apresentados pelo paciente, sem que as razões e determinantes vividos no trabalho sejam investigados, há uma tendência a se "medicalizar" o caso, a explicá-lo de forma moral, frequentemente responsabilizando o paciente pelo agravo. O trabalho real, assim como a relação das pessoas com a sua atividade e objetos, são enigmas a serem compreendidos, permitindo transcender os casos individuais e abrir as perspectivas da transformação da situação e prevenção desses agravos.[16]

Até mesmo no campo das ciências da segurança, observa-se a necessidade de compreender o enigma do trabalho real, denominado, em inglês, *work as done*, para fundamentar as bases das correntes das novas abordagens em segurança, bem como de sua prática. Como a segurança é "fabricada" pelas equipes de operação nas situações de trabalho, ela não se define mais pela ausência de um evento não desejado (como um acidente), mas, ao contrário, é um processo que emerge do sistema de produção. A busca de conhecer e integrar o trabalho real – e não considerar apenas os procedimentos definidos pelos profissionais – questiona a prática da segurança, exigindo métodos participativos que contemplem a experiência dos trabalhadores e viabilizem o trabalho real.[17,18] Encontramos aqui princípios básicos da Ergonomia da Atividade, que será mais bem apresentada a seguir, bem como as relações históricas entre a França e o Brasil.

Breve histórico da ergonomia brasileira

No Brasil, a ergonomia é bastante ligada ao método da AET, e isso se deve fortemente ao trabalho e à influência do pesquisador francês Alain Wisner, que, em colaboração com Catherine Teiger e Antoine Laville, fundou as bases de um método inovador. Um dos principais postulados produzidos pelo grupo é o da primazia do trabalho real e a sua lacuna irredutível com as regras de trabalho: "a contribuição decisiva da ergonomia (francófona) para a teoria do trabalho é ter trazido à luz o caráter inquestionável, inexorável, inesgotável e sempre renovado do real no trabalho".[19] Um estudo realizado em 1967 com operadoras da indústria eletrônica, assim como outro realizado em 1969 na Thompsom Brandt (por meio da observação participante de Catherine Teiger), constituem uma virada histórica na análise do trabalho real e na valorização da inteligência das trabalhadoras no processo.[20] A partir disso, nas décadas de 1970 e 1980, foram realizadas em algumas empresas as análises ergonômicas do trabalho, que ajudaram a formalizar os métodos da disciplina e a forjar as ferramentas de uma prática de análise do trabalho que poderia também ser ensinada.

Nos anos 1970, pesquisadores brasileiros da área de design realizaram seminários para discutir ergonomia, trazendo, para isso, pesquisadores americanos e europeus ao Brasil, o que culminou com a criação da Associação Brasileira de Ergonomia (ABERGO), em 1983.[21] Entre esses pesquisadores, estava Wisner, que desenvolveu o método da AET no Laboratório de Ergonomia do *Conservatoire National des Arts et Métiers* (CNAM), bem como um curso prático de formação sobre o método. Em função disso, diversos pesquisadores brasileiros foram formados no laboratório do CNAM e, como consequência, desenvolveram formações semelhantes no Brasil, sobretudo ao final dos anos 1990. Diversos cursos de especialização em Ergonomia baseados na AET e em prática supervisionada continuam em funcionamento atualmente em muitas universidades públicas brasileiras.

Ainda em 1990, ocorre a elaboração e publicação da segunda versão da NR-17. Essa norma foi elaborada por auditores fiscais do trabalho que haviam se formado na escola de Wisner.[a] Com isso, o desenvolvimento de uma AET se tornou central no texto da norma. A disposição prevista nessa versão da NR-17 exigia a aplicação da AET nas empresas e demandava formação de ergonomistas tendo como base a AET.

Em 1997, a tradução e publicação em português do livro "Compreender o trabalho para transformá-lo", do original francês "Comprendre le travail pour le transformer",[1] torna-o uma espécie de manual da Ergonomia da Atividade no Brasil, reforçando a centralidade da AET no processo. Até meados dos anos 1990, o desenvolvimento da Ergonomia na França esteve voltado para a análise em profundidade da atividade a fim de compreender e transformar o trabalho. O modelo da AET esteve, assim, centrado na produção de diagnósticos e recomendações ergonômicas. Mas, nesse momento, pesquisadores perceberam a insuficiência do método, à medida que frequentemente os documentos gerados eram engavetados pelos contratantes, sem que nenhuma ação concreta tivesse sido levada a cabo. Métodos de intervenção em projetos passaram então a ser desenvolvidos e o próprio trabalho do ergonomista passou a ser central nos projetos. A "Análise Ergonômica do Trabalho" passou então a se tornar uma "intervenção ergonômica", tendo como foco central os projetos e reprojetos das situações de trabalho.[14] Essa mudança não é somente semântica, mas pragmática. A ação dos ergonomistas é vista como um projeto participativo de concepção de situações de trabalho, ultrapassando em muito o modelo baseado em diagnóstico e recomendações ergonômicas. O livro *Concevoir le travail, le défi de l'ergonomie* (Conceber o trabalho, o desafio da Ergonomia, tradução livre), lançado em 2021[2] por Guérin et al., como sequência ao *Comprendre le travail pour le transformer* (Compreender o Trabalho para Transformá-lo), publicado em 2001,[1] confirma explicitamente isso. Trinta anos depois da publicação do primeiro livro, o atual defende que o objetivo da ergonomia é, sobretudo, conceber situações de trabalho de forma a desenvolver a saúde e segurança dos indivíduos.

Apesar disso, nota-se que a AET continua sendo bastante utilizada no Brasil – tanto nas consultorias, quanto nas formações – como ferramenta de análise e de transformação do trabalho. Com efeito, percebemos que muitas vezes essa análise é utilizada como ferramenta descontextualizada do modelo e da metodologia subjacente, como no caso de *checklists* de comportamentos ou de análise de posturas. Por mais prática que possa parecer, esse tipo de ferramenta não é suficiente para analisar o trabalho real.[22] Talvez por isso, seja bastante comum observarmos recomendações genéricas em relatórios finais de AET, como substituição de cadeiras, introdução de pausas ou ginástica laboral, sem que necessariamente isso tenha relação com as situações observadas. Há aqui dois limites a serem, portanto, ultrapassados: 1. A AET é um método e faz parte da intervenção ergonômica, sendo útil para compreender o trabalho, mas insuficiente para efetivamente transformá-lo; 2. A AET não pode se reduzir à aplicação de ferramentas. O desafio atual da Ergonomia Brasileira é avançar em direção ao projeto do trabalho e à transformação concreta das situações reais, com a participação dos trabalhadores, através de métodos específicos que considerem o trabalho real e sua concepção. Detalharemos esses pontos mais adiante.

a Todo esse legado deixado por Alain Wisner no Brasil é contado, por exemplo, em dossiê específico da Revista Brasileira de Saúde Ocupacional, em 2004.

Princípios, conceitos e métodos para a intervenção ergonômica

O que não é objetivo da ação ergonômica

Não é objetivo da ação ergonômica eliminar o risco ergonômico. Isso ocorre porque a condição de ser ergonômica não depende somente do objeto, mas também da sua relação com a atividade e o corpo do trabalhador. Nesse sentido, um objeto, como uma mesa ou cadeira, não é intrinsecamente confortável ou desconfortável, já que isso irá sempre mudar de acordo com a atividade realizada junto a esse objeto.[5] Aliás, é difícil para nós, ergonomistas, defendermos a ideia de um "risco ergonômico", como se a ergonomia pudesse apresentar-se como um risco. Vemos aqui uma grande influência do mundo anglo-saxão e, novamente, de abordagens caracterizadas por reduzir o trabalho a fatores de risco.

Também não é objetivo da ação ergonômica adaptar o trabalho ao homem. Escutamos frequentemente que a ação ergonômica busca adaptar o trabalho ao homem, em contraposição a abordagens que buscavam adaptar o homem ao trabalho. Guérin et al.[1] já afirmavam que não se podem adaptar as situações de trabalho à atividade dos operadores, uma vez que toda mudança na situação atual modificará a atividade e levará os operadores a desenvolver outras competências e utilizar novas estratégias. Dessa forma, "como avaliar se a nova situação será mais favorável que a anterior, como prever as novas dificuldades que poderão surgir?".

A verdade é que ambas as possibilidades são verdadeiras. É necessário, por certo, "adaptar o trabalho ao homem", por exemplo, ajustando regras e sistemas às situações concretas ou projetando postos de trabalho e equipamentos mais adequados aos indivíduos. Mas também é necessário "adaptar o homem ao trabalho", por exemplo, ao treinar o indivíduo no manuseio de um novo sistema ou ao conceber instrumentos pedagógicos para o ganho de competência dos trabalhadores. Assim, esses dois princípios que não se opõem, mas, ao contrário, tendem a convergir.[6]

Articulação de saberes em torno da atividade de trabalho

O estudo do trabalho proposto pela ergonomia é o resultado de uma articulação de saberes locais e genéricos, assim como saberes entre os indivíduos da população estudada.

Primeiramente, a ergonomia articula saberes do que é genuíno à situação estudada com o que já é conhecido por meio da ciência e da legislação. É a articulação do singular para o geral e do geral para o singular.[23] Assim, a ergonomia articula o conhecimento acerca da antecipação de situações com as dimensões singulares das situações concretas. Dessa forma, se o ergonomista mobiliza conhecimentos e métodos existentes, ele também descobre dimensões que nenhum conceito ou método foi capaz de prever.

Em seguida, a ergonomia articula saberes entre os diferentes indivíduos da população estudada. Por vezes, a população de trabalhadores é conhecida e, nesses casos, o ergonomista irá identificar as características dessa população. Em outros casos, a população existe somente sob formas de representação pouco precisas pelos gestores. Nesses casos, principalmente, o ergonomista irá ampliar as representações dos gestores com elementos reais da população estudada, das condições de trabalho e das estratégias desenvolvidas na realização do trabalho, o que contribui com a eliminação de falsas evidências por parte dos gestores.

Assim, a abordagem ergonômica se caracteriza por levar em conta a diversidade de lógicas dentro de uma organização, que se materializam no "ponto de vista da atividade". Isso se opõe às abordagens tayloristas, em constante busca pelo "homem médio", bem como às abordagens positivistas, como frequentemente visto em abordagens utilizadas por Médicos do Trabalho, Engenheiros de Segurança ou Auditores-fiscais do trabalho, nas quais o expert é considerado o detentor de um conhecimento ideal que a ação visa atingir.

O essencial: a análise ergonômica do trabalho

A AET é um método proposto por Guérin et al.[1] e estruturado em várias etapas, que objetivam compreender o trabalho para, em seguida, transformá-lo. É a análise "entre 'o que é pedido' e 'o que a coisa pede'" ou a análise das estratégias (regulação, antecipação etc.) usadas pelo operador para administrar a distância entre tarefa e atividade.[24]

O Quadro 8.1 resume as etapas da AET segundo Guérin et al.[1]

Quadro 8.1. Etapas, objetivos, ferramentas utilizadas e pontos de chegada da AET

Etapas	Objetivos	Ferramentas utilizadas	Ponto de chegada
Análise da demanda	• Compreender o contexto e funcionamento da empresa • Reformular a demanda inicial	• Análise documental • Entrevistas com interlocutores-chave • Primeiras visitas a campo	• Definição de hipóteses de nível 1 e escolha das situações a serem analisadas
Análise da tarefa	• Compreender o processo técnico • Compreender os tipos de tarefa	• Análise documental • Entrevistas	• Compreensão da representação da tarefa para os gestores (divulgada e esperada) e operadores (compreendida e apropriada)
Análise da atividade	• Compreensão das variabilidades (relacionadas à organização e aos indivíduos) e regulações dos indivíduos	• Observações abertas • Entrevistas	• Definição de hipóteses de nível 2 e do pré-diagnóstico
Observação sistemática e tratamento dos dados	• Comprovação do pré-diagnóstico • Criação e análise de categorias de observáveis	• Plano de observação • Entrevistas em profundidade (confrontações)	• Validação das hipóteses de nível 2 e do pré-diagnóstico
Formulação do diagnóstico e das propostas de solução	• Formular relações entre condições de exercício da atividade realizada e seus resultados • Tomar posição em relação a representações anteriores da situação de trabalho que não permitiam explicar os problemas encontrados		• Diagnóstico local e global • Indicação de soluções

Questões mal compreendidas na abordagem da AET

Existem algumas questões mal compreendidas no esquema da AET e que, por isso, carecem de esclarecimentos. Primeiramente, é necessário lembrar que a AET não é linear. Frequentemente, percebemos a defesa de etapas sequenciais, nas quais para se iniciar uma delas, seria necessário finalizar outra. Tal linearidade não existe. Pelo contrário, "são inúmeras as idas e vindas entre as diferentes fases: novos elementos da demanda vão aparecer no decorrer da ação".[1]

Além disso, muito diferente do que se vê nas análises brasileiras, os autores do método não defendem o formato de esquema baseado em diagnóstico e recomendações ergonômicas. Na verdade, "não há nada mais discutível e perigoso que confiar a elaboração de soluções a especialistas de fora" e, por isso "evitamos falar em recomendações que lembrem demais o diagnóstico de um especialista ou o 'pacote pronto' que a empresa espera muitas vezes do ergonomista".[1] Para eles, a prática das recomendações pode apresentar, pelo menos, duas grandes dificuldades: (i) não há garantias de que os resultados da análise e as recomendações atinjam exatamente aqueles que podem ter um papel efetivo na transformação, assim como "não há garantia de que as 'recomendações' tenham sido redigidas de maneira pertinente para esses interlocutores";[1] (ii) qualquer transformação necessita de um trabalho de concepção, com a participação direta dos trabalhadores nesse processo. Por isso, o livro fala em "indicação de soluções"[1] ou "referências para a transformação",[1] mas direcionando a ação para a concepção participativa dos atores da organização.

Vale também lembrar que a análise do trabalho não se limita à observação da atividade. A AET supõe que o ergonomista, previamente à análise da atividade, faça a identificação das redes existentes e dos constrangimentos[b] nos quais se encontra a empresa, bem como as representações que guiaram as decisões relacionadas ao problema. Os métodos de análise do trabalho, então, comportam, além dos métodos de análise da atividade, métodos de exploração do funcionamento da empresa e das representações dos atores.

Também vale novamente lembrar que ferramentas são frequentemente usadas como métodos e vice-versa.[22] Ferramentas isoladas do método não são suficientes para analisar o trabalho real. Por outro lado, sendo utilizadas em momentos corretos, ou seja, na fase de tratamento de dados da AET (e, assim, após ter passado por todas as fases relacionadas à construção de hipóteses, análises de documentos, observações em campo e entrevistas), essas ferramentas podem servir de auxílio na análise do trabalho. Como exemplo de tais ferramentas, podemos citar OWAS, RULA, NIOSH, SNOOK & CIRELLO, EWA, entre outras. Assim, essas ferramentas devem ser sempre contextualizadas dentro de uma análise mais completa da situação de trabalho,

b *Contrainte*, em francês, embora seja frequentemente traduzido como "constrangimento", tem mais relação com a "exigência" do trabalho.

para que seus resultados façam sentido à luz do trabalho real.

Por fim, é necessário lembrar quem é o ergonomista, uma vez que o recurso à ergonomia pode ser utilizado por interventores[c] diversos. Estes podem ser pessoas não formadas em ergonomia, como projetistas utilizando normas ou recomendações gerais; pessoas que passaram por formação mais ou menos aprofundada em ergonomia, como alguns Médicos do Trabalho, Engenheiros de Segurança ou membros dos Serviços Especializados em Segurança e Medicina do Trabalho (SESMT); e, finalmente, ergonomistas qualificados, sejam eles empregados de empresas, pesquisadores da área, consultores externos ou membros de organismos do serviço público. O que diferencia um ergonomista profissional de outro que utiliza a Ergonomia é a capacidade a implantar conhecimentos e métodos e a articulá-los em situações singulares.

Da AET para a intervenção ergonômica (ou como transformar o trabalho)

A intervenção ergonômica tem por objetivo histórico compreender o trabalho para transformá-lo,[1] o que significa combinar métodos e técnicas de análise e de concepção para repensar o trabalho no que concerne aos seus meios materiais e simbólicos, sua organização e suas finalidades. Neste sentido, considera-se que toda intervenção ergonômica voltada para a transformação é, na verdade, um projeto de concepção, não existindo mais a diferença inicial entre "ergonomia de correção" e "ergonomia de concepção". Mesmo se a AET constituir uma etapa fundamental para a transformação, o acompanhamento de mudanças técnico-organizacionais passa por métodos participativos de concepção, cenarização e simulação, onde a construção social com os atores sociais é fundamental.[1]

Ergonomia de concepção: métodos para projetos visando a transformação

A ergonomia de concepção, então, surgiu na França no final dos anos 1980, com a chegada de engenheiros como François Daniellou ao laboratório do CNAM. A ideia central era integrar a inteligência dos trabalhadores nos projetos concebidos por engenheiros, permitindo que os(as) trabalhadores(as) participassem ativamente da concepção de suas próprias condições de trabalho. Isso não se limitava apenas a reconhecer o trabalho real, mas também a dar-lhes um papel central nas soluções de melhoria ou transformação, construídas por atores sociais de diferentes hierarquias.

Com a reflexão nos anos 1990, percebeu-se que apenas o conhecimento das situações não era suficiente para transformar o trabalho. Tornou-se necessário o desenvolvimento de métodos de condução de projetos[d] que ultrapassassem as propostas de solução. Nesse contexto, consultores e pesquisadores em ergonomia não apenas avaliavam a situação de trabalho, mas também construíam e acompanhavam as transformações no trabalho por meio de simulações da atividade futura, especialmente em projetos industriais, organizacionais, tecnológicos e de treinamento.

A seguir, apresentamos as três etapas do projeto de concepção na intervenção ergonômica, segundo Barcellini, Van Belleghem & Daniellou:[25] analisar, simular e acompanhar. Segundo os autores, que resumem 30 anos de contribuições da ergonomia de concepção, as três etapas são consideradas da seguinte forma:

1. **Analisar:** consiste em construir conhecimentos sobre o projeto de transformação, sua viabilidade e sobre o trabalho real. Os métodos utilizados incluem AET, grupos de discussão coletiva, análises de dados da empresa (indicadores de saúde, RH, produtividade, qualidade etc.) e entrevistas com os idealizadores do projeto e os tomadores de decisão, visando entender melhor as intenções e os desafios do projeto e os impactos sobre os trabalhadores. O resultado dessas análises, em termos de diagnóstico e cenários de prescrição, é dirigido: 1) a quem decide, ou seja, às pessoas capazes de fazer os objetivos do projeto evoluírem com base nos achados; 2) aos projetistas por meio da formalização das primeiras referências ligadas à concepção, que recebem o nome de cenários de prescrição; 3) aos ergonomistas, a partir da criação de uma

c "Interventor" é aquele que intervém em uma situação. Chamaremos de interventor consultores e pesquisadores das mais diversas áreas de atuação, bem como empregados da empresa que, sob determinados objetivos, também intervém em determinadas situações de trabalho.

d Em ergonomia é considerado projeto "qualquer processo de concepção ou de transformação de uma situação de trabalho que foi objeto de uma decisão da empresa (excluindo modificações diretamente realizadas pelos próprios operadores no posto de trabalho). A dimensão de um projeto pode, portanto, ir da compra de uma talha à concepção de uma fábrica, passando pela informatização de um departamento".[1]

biblioteca de ações características,[4] que reflete a variabilidade das situações encontradas e permite antecipar o que será encontrado na atividade futura, fornecendo assim cenários de ação que serão "encenados" durante a fase de simulação.

2. **Simular:** consiste em avaliar e enriquecer as propostas dos projetistas com base nos cenários de ação e de prescrição. A simulação do trabalho é um método que permite testar as propostas dos projetistas, favorecendo a melhoria progressiva do projeto por meio de interação com suportes como maquetes. O resultado da simulação é a elaboração de critérios, cenários e exigências para a implementação do projeto.
3. **Acompanhar:** consiste em assegurar a validação dos resultados da simulação e seu uso na prática, trabalhando de perto com os tomadores de decisão para garantir uma implementação eficaz, respondendo aos objetivos de melhoria da saúde dos trabalhadores e de desempenho da organização.

Para o projeto em Ergonomia, são necessárias três condições relacionadas à antecipação da atividade futura: 1) a existência de ferramentas de suporte aos métodos de simulação (plantas da fábrica ou do setor, maquetes, modelos simplificados, protótipos etc.); 2) a confrontação de competências diferentes em grupos de trabalho, com condições aprovadas por todos; 3) o transporte dos indivíduos para a situação futura, perguntando como eles poderão trabalhar na situação analisada, em vez de se referir apenas à situação presente.

A construção social da intervenção ergonômica: atores da saúde no trabalho como parceiros fundamentais

Junto ao projeto, percebeu-se a necessidade de uma construção social entre os interventores e os atores da organização. Se a construção técnica consiste em agrupar os elementos que permitem delimitar diferentes aspectos das situações de trabalho que demandam o problema, a construção social se refere ao desenvolvimento de interações pertinentes entre o ergonomista e os diferentes atores-chave da organização, para assegurar a progressão da intervenção.[26] Para que a construção técnica seja efetiva, o ergonomista se engaja em um processo de negociação e criação das condições necessárias e favoráveis para intervir, que começa desde a demanda inicial e acompanha toda a intervenção, passando pelas fases de análise do trabalho até definições para o projeto.[14] Assim, "posicionar-se diante dos diferentes atores da empresa e discutir sobre o que se pode esperar de uma intervenção ergonômica, é um primeiro passo do que chamamos de construção social da intervenção".[27] A construção do problema passou a ser, então, um componente essencial da ação ergonômica.[28]

A construção social, portanto, se inicia com a análise da demanda da intervenção ergonômica. Essa análise visa identificar a história da demanda e o contexto da empresa, os atores envolvidos para além do iniciador da demanda, bem como as tentativas de resposta já experimentadas. Essa análise supõe que o ergonomista encontre a diversidade de atores da organização. O iniciador da demanda sinaliza o problema e diz o que espera do ergonomista. A reformulação da demanda pelo ergonomista busca explorar uma diversidade de questões relacionadas ao problema inicialmente colocado. A negociação com os tomadores de decisão leva a uma definição da missão, que é desejável dar uma forma escrita. Esse contrato vai portar principalmente sobre a demanda reformulada, os prazos, a natureza das contribuições esperadas pelo ergonomista (incluindo prazos e nível de precisão), as condições da pesquisa (acesso às situações, aos documentos e pessoas, regras da intervenção, meios técnicos, estruturas de condução e regulação do projeto, modalidade de difusão dos resultados etc.), e os meios financeiros e materiais à disposição. Tocamos aqui na questão da demanda e sua origem, tão cara para a ergonomia da atividade, e que constitui uma das dificuldades de atuação dos ergonomistas e de construção social da AET no Brasil: quem demanda uma AET nas empresas e por quê? Com quais objetivos? Com quais disposições para que os trabalhadores participem efetivamente do processo? Com quais garantias de transformações das condições de trabalho?.[29]

Buscando a resposta a essas perguntas, para além dos iniciadores da demanda, o ergonomista busca identificar tomadores de decisão de diferentes níveis hierárquicos; interlocutores-chave que possuam informações específicas sobre as situações a serem analisadas, e forças de negociação presentes (como representantes de Comissão Interna de Prevenção de Acidentes (CIPA) ou sindicais, representantes da direção da empresa e do Estado).

Os médicos do trabalho, bem como os demais atores da saúde do trabalho, se apresentam frequentemente como parte dos interlocutores-chave, sendo aliados no projeto de intervenção ergonômica, podendo inclusive serem os iniciadores da demanda. Essa parceria pode se caracterizar desde as fases iniciais do projeto, na análise de dados quantitativos e qualitativos relacionados à saúde dos trabalhadores (doenças profissionais, acidentes de trabalho, afastamentos, absenteísmos, *turnover* etc.), até os projetos de transformações viáveis para os trabalhadores, levando em conta as restrições laborais, a legislação ou outras prescrições médicas. Trata-se de pensar a medicina do trabalho também a serviço da intervenção ergonômica e, assim, da melhoria da qualidade do trabalho desenvolvido na organização.

A construção social da intervenção pode ser formalizada através de espaços de negociação, de maneira a garantir que as condições da intervenção sejam reforçadas e satisfeitas, assim como os resultados validados. Os comitês de ergonomia propostos em algumas normas regulamentadoras podem ser o espaço-tempo a ser utilizado nesse sentido.[30] Sem a construção social com os interlocutores-chave da empresa, incluindo o médico do trabalho, a construção técnica do ergonomista perde o sentido.[14] O ergonomista, portanto, não trabalha sozinho na posição de um *expert* que teria respostas prontas aos problemas colocados através da demanda. Pelo contrário, intervir significa vir em apoio, colocar-se entre e participar com outros atores que irão compor o conhecimento sobre o trabalho analisado.

A atividade a serviço da medicina do trabalho

A prática da medicina do trabalho, tanto para assistência e acolhimento dos trabalhadores, quanto para participação em ações de prevenção, pode ser favorecida pela cooperação com ergonomistas (internos às empresas ou consultores) ou pela utilização por eles mesmos do referencial teórico e metodológico centrado na compreensão da atividade de trabalho.[31] A prática da medicina do trabalho difere das demais formas de clínica médica, uma vez que a relação não se restringe à relação médico-paciente, sendo influenciada pela relação com a própria empresa e com o sistema institucional de saúde, previdência e trabalho.[e]

De qualquer forma, seguindo Cassou,[11] a prática da medicina do trabalho consiste em duas vertentes:

1. A da clínica, realizada em consultório, por meio da qual o médico pode avaliar o efeito das condições de trabalho sobre o estado de saúde de cada trabalhador. Trata-se de uma prática suportada por informações epidemiológicas, quando existentes, e informações disponíveis no serviço e oriundas de outros profissionais, como enfermeiro do trabalho ou técnicos de segurança, por exemplo.
2. A do acompanhamento das atividades dos trabalhadores em suas situações de trabalho.

No caso do Brasil, a vinculação à empresa pode limitar a margem de ação dos profissionais, assim como o Estado em que ela se insere, por meio da inspeção do trabalho ou pela vigilância em Saúde do Trabalhador. Essas variáveis podem criar condições mais ou menos favoráveis para a prática médica em relação à proteção da saúde dos trabalhadores.

A ação da medicina do trabalho depende da capacidade de construção social da equipe médica no seio das empresas em prol do reconhecimento e assistência dos trabalhadores acometidos e da prevenção. A alta prevalência de LER/DORT e de problemas de saúde mental têm exigido revisão das práticas corporativas, assim como tem impulsionado ações multidisciplinares para o enfrentamento desses problemas.[32]

Como a atividade de trabalho é reveladora da situação de trabalho,[f] que explica a relação entre os diversos determinantes (organizacionais, ambientais, contratuais, dentre outros) e os resultados e impactos aos trabalhadores, compreender a atividade favorece a prática da medicina do trabalho.[11] Dessa forma, há duas possibilidades para os médicos do trabalho: realizar a análise das atividades nos postos de trabalho ou setores para compreender os problemas de saúde que surgem no serviço ou solicitar análises mais aprofundadas, a serem realizadas por ergonomistas internos ou externos às empresas. A recém-publicada NR-17 previu essa situação.[7]

A proporção dos problemas e/ou a gravidade deles podem levar à necessidade de atuação em equipes ampliadas de prevenção de riscos, contendo outros profissionais, sejam da segurança, psicologia, fisioterapia, dentre outros. A atividade de trabalho é objeto que reorganiza as diferentes práticas a favor da prevenção.

e Nesse ponto, evidentemente que há diferenças entre os diversos países, favorecendo ou não maior autonomia ao profissional da área[32].

f O filme biográfico Concussion (no Brasil, "Um homem entre gigantes"), dirigido por Peter Lendesman, demonstra bem essa ideia. Nele, o médico neuropatologista forense Dr. Bennet Omalu, interpretado pelo ator Will Smith, detecta graves lesões cerebrais que causaram a morte de diversos ex-jogadores profissionais de futebol americano. Para entender as lesões, Dr. Omalu "analisa os jogos, as atividades dos jogadores e as situações de choque". O conhecimento da atividade foi central no processo de *sensemaking* que levou ao reconhecimento da doença.

A ergonomia e a análise do trabalho são, portanto, instrumentos fundamentais para as ações dos Serviços de Saúde do Trabalhador que fazem parte da Rede Nacional de Atenção Integral à Saúde do Trabalhador (RENAST), bem como das práticas profissionais dos seus técnicos, entre os quais médicos e enfermeiros. Ações nesse sentido têm sido realizadas pelo Centro de Referência em Saúde do Trabalhador (CEREST) de Piracicaba, tendo a análise do trabalho como ferramenta fundamental para a vigilância de acidentes de trabalho.[33,34]

Para tal, durante os anos 2000, foram oferecidas formações em cursos de especialização em Ergonomia da Atividade não apenas para os técnicos do serviço, mas também para profissionais de diversas formações e origens, como instituições públicas, empresas privadas ou universidades da região. A ação visou fornecer ferramental conceitual e metodológico, tanto para o enfrentamento das LER/DORT e compreensão dos problemas organizacionais em sua fonte, quanto para criar referencial comum entre a comunidade profissional.[35]

Considerações finais

A ideia central desenvolvida neste capítulo é que a atividade de trabalho, enquanto foco da ação profissional, é pouco considerada pela maioria dos especialistas em saúde do trabalhador. Quando isso acontece, mesmo que intuitivamente, a prática profissional é enriquecida, permitindo dar mais sentido a problemáticas novas ou anteriormente desconsideradas. O desenvolvimento científico alcançado pela Ergonomia da Atividade ao longo dos anos demonstra as possibilidades de contribuição para o campo da saúde do trabalhador e da produção, fornecendo referencial teórico e metodológico que permite um olhar sistemático sobre a atividade de trabalho, inserido em uma perspectiva sistêmica. Por meio do ponto de vista da atividade, é possível transformar as condições de trabalho, favorecendo a produção e protegendo os trabalhadores.

Não é mais suficiente nos centramos nos métodos de análise para a formulação de um diagnóstico ergonômico. Para além disso, uma intervenção ergonômica visa a transformação das situações de trabalho. É urgente que os atores da saúde do trabalhador se inteirem dos avanços metodológicos conquistados pela ergonomia voltada para projetos de concepção, para que as transformações sejam construídas de maneira sistêmica, coletiva e participativa.

O objetivo ideal, mas talvez utópico, é enxergar as mudanças do mundo do trabalho como não naturais e assumir uma postura de interventor engajado. Como defende Béguin,[36] "a ação do ergonomista é de fato parte dos contextos sociais que o precedem, e sobre os quais suas modalidades de ação são provavelmente bastante limitadas. Mas sob nenhuma circunstância o seu papel é neutro". Neste sentido, acreditamos que a saúde do trabalhador e, mais especificamente, a ergonomia pode abordar melhor as relações sociais de poder para entender o que elas produzem na atividade de "mulheres" e "homens" no trabalho, assim como outras disciplinas do trabalho.[37-39] Além do gênero, que fez sua entrada tardiamente na ergonomia,[40] as questões de classe e raça (mas também sexualidade, deficiência etc.) se conjugam na atividade realizada sob efeitos de discriminações de diversos tipos que impactam a saúde mental no trabalho.[41] Considerá-las seriamente permitirá ações dirigidas ao ideal de igualdade em situações de trabalho, já defendido em abordagens ergonômicas que levam em conta uma certa diversidade no trabalho e que realçam a importância da construção social da intervenção para alterar representações estereotipadas dentro e fora das empresas, e assim transformar situações de trabalho.[29]

Assim, a ergonomia é um meio para envolver a medicina do trabalho e os seus praticantes a participarem dos processos de projeto e inovação no seio das organizações. Enxergar o funcionamento das questões atuais de sociedade (como novas tecnologias digitais e de gestão, as influências da inteligência artificial e do desenvolvimento sustentável etc.) por meio da atividade de trabalho é um desafio que se apresenta não apenas para a própria ergonomia, mas para todas as disciplinas interessadas ou envolvidas com a relação saúde e trabalho, como é o caso da medicina do trabalho.

Referências

1. Guérin F, Laville A, Daniellou F, Duraffourg J, Kerguelen A. Compreender o trabalho para transformá-lo: A prática da Ergonomia. São Paulo: Blucher; 2001.
2. Guérin F, Pueyo V, Béguin P, Garrigou A, Hubault F, Maline J, et al. Concevoir le travail, le défi de l'ergonomie. Toulouse: Octarès Éditions; 2021.
3. Béguin P, Daniellou F. Metodologia da ação ergonômica: abordagens do trabalho real. In: Falzon P. Ergonomia. São Paulo: Editora Blucher; 2007. p. 281-302.
4. Daniellou F. Les TMS, symptôme d'une pathologie organisationnelle. BTS Newsletter. 1999;11-2:34-7.
5. Assunção AA, Lima FPA. A nocividade do trabalho: contribuição da ergonomia para a identificação, redução e eliminação da nocividade do trabalho. In: Mendes R (Org.). Patologia do trabalho. 2. ed. São Paulo: Atheneu; 2003. p. 1767-89.
6. Jackson Filho JM, Lima F, Donatelli S, Simonelli AP. Elementos da história da ergonomia no Brasil. In: Braatz D, Rocha R, Gemma

S (Org.). Engenharia do trabalho: saúde, segurança, ergonomia e projeto. Campinas: Ex Libris; 2021. p. 117-34.
7. Brasil. Ministério do Trabalho e Emprego. Norma Regulamentadora 17 - Ergonomia. Disponível em https://www.gov.br/trabalho-e-previdencia/pt-br/composicao/orgaos-especificos/secretaria-de-trabalho/inspecao/seguranca-e-saude-no-trabalho/ctpp-nrs/norma-regulamentadora-no-17-nr-17 (04 ago. 2023).
8. Metzger JL, Maugeri S, Benedetto-Meyer M. Predomínio da gestão e violência simbólica. Rev Bras Saúde Ocup. 2012;37(126):225-42.
9. Schwartz, Y. Trabalho e gestão: níveis, critérios, instâncias. In: Figueiredo M, Athayde M, Brito J, Alvarez D (Org.). Labirintos do trabalho: interrogações e olhares sobre o trabalho vivo. Rio de Janeiro: DP&A; 2004. p. 23-36.
10. Cardoso Jr JC, Silva FAB, Aguiar MF, Sandim TL. Assédio institucional no Brasil: avanço do autoritarismo e desconstrução do Estado. Brasília: Afipea: EDUEPB; 2022.
11. Cassou B. Quelle pratique en médicine du travail? In: Cassou B, Huez D, Mousel ML, Spitzer C, Touranchet A. Les Risques du Travail. Pour ne pas perdre sa vie à la gagner. Paris: Éditions La Découverte; 1985. p. 549-52.
12. Duraffourg J. Faire appel à l'ergonomie. In: Cassou B, Huez D, Mousel ML, Spitzer C, Touranchet A. Les Risques du Travail. Pour ne pas perdre sa vie à la gagner. Paris: Éditions La Découverte; 1985. p. 596-573 .
13. Garrigou A, Peeters S, Jackson M, Sagory P, Carballeda G. Contribuições da ergonomia à prevenção dos riscos profissionais. In: Falzon P. Ergonomia. São Paulo: Editora Blucher; 2007. p. 423-39.
14. Rocha R, Jackson Filho JM, Garrigou A, Nascimento A. Social construction as a means of ergonomic intervention. Gest Prod. 2022;29:e5022.
15. Dejours C. Addendum, da psicopatologia à psicodinâmica do trabalho. In: Lancman S, Sznelwar LI (Orgs.). Christophe Déjours: da psicopatologia à psicodinâmica do trabalho. Brasília: Paralelo 15/Fiocruz; 2004. p. 47-104.
16. Davezies P, Deveaux A, Torres C. Repères pour une clinique médicale du travail. Archives des Maladies Professionnelles. 2006;67:119-25.
17. Hollnagel E. Safety-I and Safety-II: The past and future of safety management. Farnham: Ashgate; 2014.
18. Dekker S. The safety anarchist: relying on human expertise and innovation, reducing bureaucracy and compliance. London: Routledge; 2017.
19. Dejours C. Alain Wisner, une démarche une référence. Travailler. 006;15(1):9-10.
20. Teiger C. Les femmes aussi ont un cerveau! Le travail des femmes en ergonomie: réflexions sur quelques paradoxes. Travailler. 2006;15(1):71-130.
21. Moraes A, Soares MM. Ergonomia no Brasil e no mundo: um quadro, uma fotografia. Rio de Janeiro: Univerta; 1989.
22. Nascimento A, Rocha R. Análise do trabalho em ergonomia: modelos, métodos e ferramentas. In: Braatz D, Rocha R, Gemma S (Org.). Engenharia do trabalho: saúde, segurança, ergonomia e projeto. Campinas: Ex Libris; 2021. p. 117-34.
23. Schwartz Y. Trabalho e uso de si. Pro-Posições. 2000;1(5):34-50.
24. Abrahão JI, Mascia FL, Montedo UB, Sznelwar LI. Contribuição da ergonomia para a transformação e melhoria da organização e do conteúdo do trabalho. In: Mendes R (Org.). Patologia do trabalho. 3ª ed. São Paulo: Atheneu; 2013. p. 1639-54.
25. Barcellini F, Van Belleghem L, Daniellou F. Os projetos de concepção como oportunidade de desenvolvimento das atividades. In: Falzon P. Ergonomia construtiva. Editora Blücher: São Paulo; 2016. p. 261-82.
26. Benchekroun T. Intervenir en ergonomie: analyser le travail pour le comprendre et transformer le travail pour le concevoir. In: 51e Congrès International Société d'Ergonomie de Langue Française. Marseille; 2016.
27. St-Vincent M, Vezina N, Bellemare M, Denis D, Ledoux E, Imbeau D. L'intervention en ergonomie. Quebec : Editions MultiMondes; 2011.
28. Wisner A. Anthropotechnologie: vers un monde industriel pluricentrique. Toulouse: Octares; 1997.
29. Nascimento A. La notion de culture et ses usages dans l'intervention ergonomique : contributions pour un positionnement critique. Mémoire de synthèse en vue de l'obtention du diplôme d'Habilitation à Diriger des Recherches. Paris: Cnam; 2019.
30. Nascimento A, Anchieta Messias I. Rotação de postos em abates de bovinos: para além das dimensões físicas do trabalho. *Cadernos de Saúde Pública.* 2018;34(10):e00095817.
31. Duraffourg J. La relation santé-travail: une question complexe. In: Cassou B, Huez D, Mousel ML, Spitzer C, Touranchet A (Orgs.). Les risques du travail. Pour ne pas perdre sa vie à la gagner. Paris: Éditions La Découverte; 1985. p. 21-7.
32. Caroly S, Cholez C, Landry A, Davezies P, Poussin N, Bellemare M, et al. Les activités des médecins du travail dans la prévention des TMS : ressources et contraintes. PACTE; 2012.
33. Almeida IM, Vilela RAG, Gomes MHP, Prado H, Nunes da Silva AJ. Pressão por produção e Acidentes: estudo a partir de acidente com ferramenta manual em fábrica de móveis. In: Lourenço E, Navarro V, Bertani I, Silva JS, Sant'ana R (Org.). O avesso do trabalho: Trabalho, precarização e saúde do trabalhador. 2ª ed. São Paulo: Editora Expressão Popular; 2010. p. 229-52.
34. Vilela RAG, Almeida IM, Mendes RWB. Da vigilância para prevenção de acidentes de trabalho: contribuição da ergonomia da atividade. Cien Saude Colet. 2012;17(10):2817-30.
35. Jackson Filho JM, Barreira THC. A construção da saúde do trabalhador em Piracicaba: análise da ação pública no período de 1998 a 2009. In: Simonelli AP, Rodrigues DS (Org.). Saúde do trabalho em debate: velhas questões, novas perspectivas. Brasília, DF: Paralelo 15; 2013. p. 357-92.
36. Béguin P. Conduite de projet et fabrication collective du travail. Document de Synthèse en vue de l'habilitation à Diriger Des Recherches. Université Victor Segalen Bordeaux 2. Bordeaux; 2010
37. Kergoat D. Ouvriers = ouvrières? Propositions pour une articulation théorique de deux variables: sexe et classe sociale. Critiques de l'Économie Politique. 1978;5:65-97.
38. Hirata H. Interseccionalidade e consubstancialidade dans relaçoes sociais. Tempo social. 2014;26(1):61-73.
39. Tronto J. Un monde vulnérable: pour une politique du care. Paris: La Découverte; 2009.
40. Lacomblez M, Ollagnier E, Teiger C. Les ergonomes peuvent-ils rester borgnes? A propos de la relation intervention-formation-genre. Perspectives interdisciplinaires sur le travail et la santé. 2016;18(2).
41. Nascimento A, Canales Bravo N, Flamard L. Penser l'intersectionnalité en ergonomie, prendre en compte les rapports sociaux dans l'activité. Actes du 54ème Congrès de la Société d'Ergonomie de Langue Française. Tours; 2019.

9

Abordagem Clínico-Epidemiológica para o Estudo de Associação entre Adoecimento e Trabalho

Ildeberto Muniz de Almeida

- Introdução
- Sobre bagagem de conhecimentos e sua mobilização
- Decisões na atenção de saúde do trabalhador
- Caminhos na atenção em saúde do trabalhador
- Segundo caminho
- Terceiro passo: os exames complementares
- O quarto passo: concluindo o raciocínio
- Outras decisões em face do diagnóstico individual de DRT
- Desafios atuais
- A acidentalidade também se modifica
- Agir respeitando princípios éticos e estimulando transformações
- Considerações finais

O conflito é a rebelião das sadias aspirações humanas contra o conformismo, é uma insurreição moral consciente ou inconsciente.[a]

Introdução

Disputas e conflitos no campo da saúde e trabalho

Profissionais com vivências nos diversos espaços no campo da Saúde e do trabalho, como atuação na atenção ambulatorial em rede pública de saúde, em equipes de vigilância de saúde (Visa), no suporte técnico especializado em serviços universitários, em Serviços Especializados em Engenharia de Segurança e Medicina do Trabalho (SESMT), em assessorias e empresas médicas, certamente tiveram práticas de interação cujo manejo pode ser entendido como potencialmente conflituoso.

Discordâncias identificadas situam-se em tomadas de decisão sobre diferentes temas: a seleção de candidatos a emprego, hipóteses diagnósticas, nexo causal entre dano e histórico de exposições laborais, existência de déficits e de limitações na capacidade do indivíduo para o trabalho, entre outros. Será o caso de solicitar adequações ou melhorias em postos, ambientes e situação de trabalho? Exemplos históricos importantes destacam o reconhecimento de efeitos nocivos de políticas de austeridade e escolhas de gestão em empresas.[1,2]

> O progresso científico, as leis de mercado, as legislações civil e penal e o código de ética das profissões de saúde não fornecem respostas atualizadas aos problemas éticos que surgem em muitos aspectos do trabalho moderno [...]
> Mas os conflitos realmente existem, estão ligados a diferentes interesses materiais e morais, e o único meio de entendê-los e, então aceitá-los, superá-los ou resolvê-los é reconhecer que eles existem.[3]

> *O primeiro conflito, que sempre existiu, é entre o direito à vida, à saúde, e à segurança dos trabalhadores e o direito das empresas de maximizar a produção. [...]*
> *O segundo ponto está relacionado aos conflitos ligados a informação: o direito dos trabalhadores de serem informados sobre os riscos, o direito das empresas ao segredo industrial e comercial, os direitos e deveres dos profissionais. [...]*
> *O terceiro conflito pode aparecer entre a produção e o ambiente externo, entre trabalhadores e população. [...]*
> *O quarto tipo de conflito de significado ético pode aparecer entre trabalhadores [...] se alguém adota um comportamento prejudicial aos outros. [...]*
> *O quinto (tipo de) conflito pode estar entre o trabalho e a saúde reprodutiva, inclusive a geração de filhos.*[3]

A posição do profissional no mundo do trabalho parece influenciar suas escolhas. Durante as primeiras décadas de existência de SESMT no Brasil, as estatísticas oficiais de acidentes de trabalho registravam frequências irrisórias de doenças ocupacionais. A situação começou a mudar com a criação de programas de saúde do trabalhador e, ainda mais, com os Centros de Referência em Saúde do Trabalhador (Cerest), organizados nacionalmente como Rede Nacional de Atenção Integral à Saúde do Trabalhador (Renast).

A Medicina do Trabalho exercida nas empresas seria marcada, historicamente, por práticas subservientes a outras variáveis, hegemônicas e não científicas, não atendendo aos postulados éticos e científicos que se requer da medicina e de suas especialidades médicas.[4] Este capítulo assume pressuposto de que, em muitos casos, a abordagem dessas diferenças se dá em ambiente de comunicação hostil, por vezes de preconceito, de desrespeito ético e a direitos de cidadania de trabalhadores atendidos. A questão que parece rondar tais situações é "até que ponto os tomadores de decisão em serviços de saúde no trabalho agem com independência e em respeito à confidencialidade dos pacientes?", Estariam profissionais de saúde aceitando interferências indevidas em suas práticas?, Ou assumindo práticas de desrespeito a princípios constitucionais como o da dignidade humana dos trabalhadores e ao direito ao risco mínimo e decrescente?

O Quadro 9.1 recorre à filosofia para situar escolhas possíveis no cotidiano.[5] A proposta aqui assumida é a de estimular no leitor o reconhecimento da posição em que se situa, assim como a percepção de que ela é parte de um conjunto de possibilidades. Em última instância, na vida profissional, fazemos escolhas – da identificação à recusa – que, idealmente, deveriam resultar de um processo de reflexões conscientes, inclusive sobre as alternativas não escolhidas.

Este capítulo tem como objetivo estimular reflexões sobre o reconhecimento de situações de tomada de decisões em ST, a adoção de critérios científicos e éticos potencialmente úteis e a serem seguidos em momentos relacionados ao manejo de decisões conflituosas. Ênfase é colocada na ajuda e nos limites provenientes do

Quadro 9.1. Comportamentos possíveis em face de desafios

- Identificação ou alienação em face do problema
- Distanciamento com aceitação tácita das regras do jogo. "Incógnito dissimulado"
- Distância e recusa íntima das regras do jogo. "Incógnito oposicionista"
- Recusa, típico de quem não se sente à vontade na alienação[5]

a Heller A. O cotidiano e a história. São Paulo: Paz e Terra; 2000.

respeito a princípios em raciocínios, entendimentos e comunicação de decisões.

A busca do diálogo franco e cordial entre os profissionais envolvidos é recomendada, entendendo que situações envolvendo o manejo de conflitos podem ser frequentes e que esse diálogo pode se beneficiar da adoção de critérios de decisão claros em todas as situações. Dessa forma, espera-se que a pactuação de critérios de decisão possa pavimentar o caminho para relações baseadas no diálogo respeitoso e esclarecido.

A abordagem a seguir procura auxiliar os envolvidos a reconhecer pontos de discordância e a optar pela escolha da pactuação dialogada de critérios de decisão como caminho para a solução de conflitos.

Impactos do trabalho na saúde das pessoas

Na Saúde do Trabalhador, historicamente, convive-se com o desafio processual de identificar e lidar com os impactos do trabalho na saúde. O termo processual refere-se à necessidade de uma atualização constante de instrumentos e conhecimentos mobilizados para enfrentar a rapidez das transformações ocorridas no mundo de trabalho. Esse processo é dinâmico, pois um mundo em constante mudança cria novas ameaças, riscos e efeitos que precisam ser reconhecidos com a ajuda de instrumentos antigos e novos e desenhos de estudo que, por sua vez, também podem ajudar a identificar novos efeitos de antigas situações de trabalho.

A morbidade populacional foi descrita em ciclos produtivos históricos. Até 1850, de acumulação produtiva do capital e exploração intensiva do trabalho; de 1850 a 1950, de capitalismo pré-monopolista e exploração intensiva do capital; e após 1950, de capitalismo monopolista e exploração intensiva e controlada do capital. Esse último ciclo, atualmente marcado "pela grande penetração das tecnologias de informática nos processos de trabalho e pelo aumento do trabalho em condições precárias, como o trabalho em tempo parcial, sem vínculos de emprego, subemprego ou sob desemprego franco. Ele traz como morbidade mais frequente as *doenças do trabalho atípicas*, os acidentes e doenças do trabalho típicas, e as doenças infectocontagiosas e carenciais.[6]

Doenças atípicas também são prevalentes na população em geral, como as cardiovasculares psicossomáticas, distúrbios mentais, "e o reconhecimento do nexo com o trabalho é mais complexo, não sendo adequadamente explorado com instrumentos e meios da medicina do trabalho e da saúde ocupacional".[6] Daí a defesa da criação do campo da Saúde do Trabalhador.

O reconhecimento de agravos à saúde relacionados ao trabalho associa-se ao processo de surgimento de direitos e proteção sociais cujo acesso é mediado pela atuação da equipe de saúde encarregada de diagnosticar, avaliar o estado de saúde dos afetados e a notificar sua ocorrência. Essa tarefa é facilitada pela existência de normas legais, como as listas de doenças do trabalho de diferentes países e de organismos internacionais, ou ainda pelo trabalho de atualização do conhecimento promovido por pesquisadores e difundido por organismos públicos que atuam no campo da Saúde e Trabalho. Outros fatores que influenciam o reconhecimento de agravos e sua formalização como evento securitário incluem a natureza mais ou menos aberta de seu processo de registro, o conhecimento sobre o sistema por parte de médicos e do público em geral, a expectativa das vítimas sobre as chances de acolhimento de suas queixas por parte do sistema.[7]

Reconhecendo a existência de dificuldades técnico-científicas, de conflitos de interesses e incertezas em muitas situações práticas, é preciso ter clareza de que apenas o conhecimento não é suficiente para o adequado trabalho de detecção e manejo desses impactos. Há necessidade de *compromisso* com a busca ativa de informações sobre exposições e efeitos e com a ética nas condutas, assumidas ou não, em defesa do papel social de equipes de saúde que atuam na mediação do acesso de trabalhadores aos direitos sociais em questão.

Este texto também discorre sobre essas práticas, procurando fornecer apoios conceituais capazes de servir como guias práticos para os profissionais envolvidos. Embora reconhecendo que as diferentes tomadas de decisão se beneficiam da mobilização de aspectos clínico e epidemiológicos, o caminho adotado privilegia aspectos da abordagem da clínica e do trabalho.

Processo saúde/doença e suas dimensões individual e coletiva

Trata-se, portanto, de um processo saúde/doença relacionado ao trabalho com dimensões clínico-individual e coletivo-epidemiológicas a serem entendidas em sua historicidade e simultaneidade. Em outras palavras, conhecer aspectos da realidade epidemiológica de determinada população ajuda a compreender a situação de um de seus membros atendido individualmente e, ao mesmo tempo, a formular hipóteses de estudo sobre a saúde de seu grupo de pertencimento, pensando no coletivo e na comparação de grupos.

No Brasil, a adoção da noção de Nexo Técnico Epidemiológico pela Previdência Social é relativamente recente e é utilizada para reconhecer como relacionadas ao trabalho patologias que ocorrem em excesso em pessoas de um ramo de atividade quando comparado com a população de referência. O raciocínio epidemiológico também é útil para avaliar a precocidade no surgimento e a gravidade da evolução de determinados agravos.

Em um recente relatório conjunto, a Organização Mundial de Saúde e a Organização Internacional do Trabalho[8] usam a expressão "*carga de doenças*" para se referir à combinação de três tipos de resultados de saúde: doenças notificáveis, não notificáveis e lesões (traumas). De acordo com o relatório, quase 2 milhões de pessoas morrem anualmente de causas relacionadas ao trabalho.

A maioria dessas mortes é atribuída a doenças pulmonares obstrutivas crônicas *(450.381)*, e doenças cardiovasculares (acidentes vasculares cerebrais e doenças isquêmicas do coração, respectivamente, com 398.306 e 346.618 mortes). Jornadas de trabalho excessivas, aquelas com 55 ou mais horas semanais, foram apontadas como responsáveis por 744.924 mortes, o principal fator de risco destacado no relatório.[8]

Para além do prolongamento de jornadas, esses achados podem refletir outras mudanças recentes no mundo do trabalho, sinalizando também para novos efeitos delas decorrentes. O Quadro 9.2 mostra esboço de síntese de transformações recentes em processos macropolíticos, com impactos no trabalho, na qualidade de vida e na saúde de trabalhadores. Estudos como o WHO/ILO[8] trazem novas pistas sobre as formas concretas assumidas nas três dimensões.

A globalização trouxe consigo a precarização e novos riscos sistêmicos, incluindo aqueles cujo reconhecimento exige considerar os efeitos de múltiplos aspectos agindo sobre diversas situações. No Brasil, persistem velhas práticas, incluindo o trabalho em condições similares à escravidão. O advento da pandemia exacerbou o uso de estratégias como trabalho

Quadro 9.2. Mudanças macropolíticas, impactos no trabalho e na saúde

"Ideologias", "Determinantes" e "Processos" – Exemplos	Impactos no Trabalho – Exemplos	Impactos na Vida e Saúde de Trabalhadores – Exemplos
• "Acumulação flexível" • Biotecnologias • "Capital financeiro volátil" • "Desindustrialização" • Engenharia genética • "Gig Economy" • "Globalização" da economia • "Neoliberalismo" • "Quimicalização" do agronegócio • "Revolução 4.0" • "Robótica" • Tecnologias "nano"	• "Automação" e "Automatização" • "Cadeias produtivas" • "Capitalismo de plataforma" • "Crowdwork" • "Desregulamentação do trabalho" • "Flexibilização do trabalho" • "Impressora 3D" • "Indústria 4.0" ("Trabalho 4.0") • "Inteligência artificial" • "Just-in-time" • "Nanomateriais" • "Outsourcing" • "Plataformatização" (trabalho sob demanda de aplicativos = plataformas digitais) • "Reengenharia" • "Reestruturação produtiva e organizacional" • "Reestruturação produtiva" • "Robôs" e "robotização" do trabalho • "Teletrabalho" • "Trabalho a distância" • "Trabalho intermitente" • "Trabalho remoto" • "Uberização" do trabalho	• Adoecimento mental • Aumento das desigualdades • Aumento da jornada de trabalho • Autônomos e pseudoautônomos • Desemprego • "Desgaste" e sofrimento mental • "Dumping Social" • Empobrecimento e pauperização • "Empreendedorismo" (de fato e o falso) • Home office • Informalidade e trabalho informal • Intensificação do trabalho • Migração internacional • Morte por trabalho excessivo ("karoshi") • "Nanotoxicologia" • "Patologia da solidão" • Perda de direitos previdenciários • Perda de direitos trabalhistas • Perda de postos de trabalho • "Precarização" do trabalho ("precarizados", "precariado") • "Quarteirização" • Subcontratação • Suicídio relacionado ao trabalho • "Terceirização" • Trabalho intermitente

Fonte: Síntese elaborada por René Mendes.

à distância e domiciliar, o proletariado digital, a precarização subjetiva, o trabalho temporário, informal e desregulamentado.[9]

Tudo isso se soma, agravando o que já fragilizava os mecanismos de coesão e proteção coletiva dos trabalhadores, expandindo a insegurança e incertezas, promovendo o apagamento ético e estímulos a captura da subjetividade e a submissão dos trabalhadores.[10]

O que nos falta estudar? Por um lado, impactos relacionados a novos materiais e processos de trabalho recentemente introduzidos. Por outro lado, exposições múltiplas, efeitos tardios de acidentes e desastres,[b] situações que extrapolam as meras "causas" físicas, químicas e biológicas, e que já são apontadas como escolhas da organização do trabalho, estratégias gerenciais, interações complexas, da "causalidade circular", do aquecimento global e até de efeitos a longo prazo ainda não amadurecidos pós-inovações recentes ou desastres.

Sobre bagagem de conhecimentos e sua mobilização

O olhar coletivo

Há momentos em que a pergunta "O que veio primeiro: o ovo ou a galinha?" merece ser lembrada. Assim, equipes profissionais que se deparam com o desafio de reconhecer e lidar com agravos à saúde relacionados ao trabalho não o fazem partindo do zero. Elas trazem na "bagagem" trajetórias de vida e de formação que influenciarão as escolhas a serem feitas, facilitando ou não a superação dos desafios encarados.

Neste ponto, destacam-se aspectos de vivências relacionadas a avaliações de ameaças ambientais e ocupacionais à saúde. Que competências relacionadas à avaliação de relações entre exposições e efeitos estão incorporadas no repertório trazido pela equipe? Sabe-se que a investigação é mais difícil nos casos de doenças crônicas, com longos períodos de latência, com origens multicausais e de prevalência significante na população em geral.

Segundo Boehlecke & Bernstein,[11] a análise de *riscos relativos e riscos atribuíveis* é facilitada se: (1) está identificada e quantificável uma *coorte* inteira de expostos e não expostos da população, (2) está disponível histórico de dados de *monitoramento ambiental e pessoal* e (3) se dados básicos de base e de vigilância podem ser usados para identificar pessoal em risco e a distribuição esperada de ocorrência de doença. A coleta de dados sobre os hospedeiros deve incluir três passos de base: a) estabelecer definição de caso e de caso confirmado, b) explorar elementos de epidemiologia descritiva e de captação de casos e, c) explorar elementos de epidemiologia analítica.[11]

Sempre que a investigação conduzida se refira a exposições já previamente estudadas e para as quais já existam respostas conhecidas pela equipe responsável para as questões citadas, ou seja, a equipe já traz esse conteúdo em sua bagagem, a abordagem da população exposta vai se beneficiar desses antecedentes nas respectivas caminhadas.

Em outras palavras, isso pode significar que se, no curso de sua investigação, a equipe de saúde vier a se deparar com questões como as apresentadas a seguir, provavelmente estará mais bem preparada para respondê-las e superar os desafios do momento.

Questões úteis para lidar com três passos preliminares

No primeiro passo, definição de caso e de caso confirmado, algumas questões importantes incluem: Há casos sentinela ou *cluster* das doenças? Há consistência sindrômica para sinais e sintomas reportados? Há casos confirmados por médicos examinadores? Efeitos familiares ou reprodutíveis são reconhecidos ou plausíveis? Os casos confirmados podem ser explicados por uma hipótese biologicamente plausível de exposição a agentes químicos, físicos ou biológicos?

Na situação atual, a última questão pode parecer reducionista e precisa ser revista, especialmente ampliada, considerando a evolução do conhecimento sobre impactos de aspectos da organização do trabalho, macrodeterminantes políticos e outros da dimensão subjetiva e relacional de importância crescente nas últimas décadas.

Entre as questões afins ao segundo passo, elementos de epidemiologia descritiva e de captação de casos, destacam-se: Quem e quantos são os doentes? Quem e quantos são os expostos ou em risco? A prevalência ou razão de ataque pode ser estimada? Há evidência de urgência ligada à gravidade, extensão ou progressão de sintomas? Há evidências de existência de grupo de pessoas afetadas de alto risco (tipo de tarefa, local de trabalho etc.)? Há padrão temporal ou espacial de ataques do problema entre indivíduos ou categoria? Sintomas variam com mudanças de processo, mudanças de turnos, fins de semana, fechamento, mudanças de trabalho? Há dados

b Ver, a propósito, o Capítulo 39 desta obra.

relevantes sobre situação médica pré-emprego, seguimento periódico, exames realizados, história médica e ocupacional ou diagnósticos específicos?[11]

Por sua vez, questões úteis ligadas ao terceiro passo, elementos de epidemiologia analítica, incluem: Há grupo ocupacional adequado à realidade para estudos de comparação? Existem dados epidemiológicos relevantes sobre exposições, morbidade, padrões de mortalidade no local de trabalho e comunidade (valores esperados)? Na suspeita de doenças subagudas ou crônicas, antigos empregados podem ser localizados e ter seu *status* de saúde avaliado? Causas de morte podem ser obtidas de registros existentes? Há registros disponíveis de dados de *monitoramento ambiental* para empregados antigos e atuais por categoria de emprego? Considerando a distribuição esperada e a ocorrência de doenças similares atribuíveis a infecções, processo imune, congênito, vascular, metabólico, degenerativo, neoplásico ou psicossocial, é possível apontar associação plausível entre qualquer excesso de casos com exposições (prevalentes ou históricas)? Os tamanhos de população em risco e de grupo de comparação permitem detecção confiável de excesso de doenças verdadeiro?[11]

Esse conjunto de aspectos pode servir de apoio a equipes profissionais que estejam encarando desafios ligados ao reconhecimento e manejo de agravos relacionados ao trabalho. Se o trabalhador ou população sob atenção tem histórico de exposição para o qual perguntas como essas já estão respondidas, sua abordagem vai se beneficiar dos conhecimentos existentes.

As questões descritas anteriormente também podem ajudar a lidar com desafios emergentes, seja na forma de novos efeitos de antigas exposições isoladas ou combinadas, seja na de efeitos de novos tipos de situações como as mostradas no Quadro 9.2 e potencialmente agravadas pela rapidez com que são introduzidas no mundo do trabalho sem a contrapartida de regulações e medidas de controle. É recente a introdução de investigação sobre a possibilidade da disrupção endócrina entre trabalhadores expostos a produtos químicos.[12] Idem para a busca de efeitos desses produtos em descendentes desses expostos.[13] E a exposição a nanoprodutos? Será que permite falar em novos riscos e efeitos?

Essas preliminares destacam aspectos da natureza de dificuldades comuns na investigação de agravos relacionados ao trabalho. Chama-se a atenção para a necessidade da mobilização de conhecimentos sobre exposições ocupacionais e seus respectivos riscos e de sua utilidade ou não na situação específica que está sendo enfrentada. Conhecimento preexistente guia passos da investigação.

Feitos esses registros sobre a importância de estudos epidemiológicos nessa realidade, registra-se também a necessidade de exploração complementar apoiada em outros instrumentos como modelos ou algoritmos de raciocínio diagnóstico e de nexo técnico entre doença e trabalho a serem usados no reconhecimento de agravos relacionados ao trabalho.

Decisões na atenção de saúde do trabalhador

Decisões em práticas cotidianas

Na atenção individual e coletiva em saúde do trabalhador (ST), equipes de saúde precisam conhecer o que foi e o que é o trabalho em um dado território, os perigos e riscos à saúde que encerram, as populações expostas. O mesmo se aplica aos danos potenciais (doenças e lesões) com suas respectivas possibilidades de evolução, aos fatores que podem criar ou interferir na vulnerabilidade, e às condições existentes para lidar com essas ameaças. O *Guideline* da Monash University[14] sobre o diagnóstico e o manejo de condições de saúde mental relacionadas ao trabalho propõe questões que também podem ser úteis como guias na abordagem de outras patologias relacionadas ao trabalho (RT). Algumas delas são destacadas a seguir.

Para a avaliação e diagnóstico:

- Quais as ferramentas que podem auxiliar na avaliação e no diagnóstico da gravidade de uma condição de saúde mental?
- A condição de saúde mental tem origem relacionada ao trabalho?
- O que o generalista deve considerar quando informa ao paciente o diagnóstico de condição de saúde mental relacionada ao trabalho?

Para o manejo de condição de saúde mental relacionada ao trabalho:

- Como a condição pode ser manejada efetivamente para melhorar a recuperação pessoal ou retorno ao trabalho?
- O que considerar para determinar a capacidade para o trabalho?
- O que é a comunicação adequada com o paciente?
- Por quais razões a condição de saúde do paciente não está melhorando como esperado?
- O que pode ser feito para pacientes cuja condição de saúde não está melhorando?

Em seu trabalho, o *Guideline* apresenta lista de respostas a essas questões, indicando o seu grau de evidência

Quadro 9.3. Momentos que envolvem tomadas de decisões

Trabalhos e usos do corpo Eventos e exposições potenciais de risco × possibilidades e capacidade de defesa individual e coletiva	Dano à saúde	Déficit anatômico e/ou funcional	Impacto na capacidade para o trabalho	Acesso a direitos sociais (civis, previd. etc.)	Desfechos: aposentar, retornar ao trabalho [...]

Fonte: Elaborado pelo autor.

com base em revisão de literatura: recomendação baseada em consenso, recomendação forte ou fraca, e ponto prático. O Quadro 9.3 mostra em sequência diferentes momentos em que a equipe necessita tomar decisões ao investigar e lidar com casos de doenças relacionadas ao trabalho. A intenção é reforçar para a equipe a necessidade de estar consciente das diferentes decisões a serem adotadas e de se apoiar em critérios de decisão claros.

Por sua vez, o Quadro 9.4 mostra conjunto de questões derivadas do Quadro 9.3 sobre as decisões da equipe de atenção.

Quadro 9.4. Perguntas úteis em Saúde do Trabalhador

- Há exposições ou eventos passados ou atual de risco à saúde?
- Há manifestações ou danos à saúde (agudos, subagudos e ou de instalação insidiosa) incluídos em lista de doença relacionada ao trabalho (DRT), em qualquer estágio de sua evolução?
  - Há achados clínicos que, em si, sugiram agravo RT?
  - Há registros de clínica ou exames que permitam avaliar a evolução do quadro, sua velocidade no tempo ou surgimento de novos achados, inclusive de intercorrências?
  - Na suspeita ou confirmação de diagnóstico a notificação epidemiológica e ou previdenciária é compulsória?
  - Em caso de doença não incluída na lista brasileira de doenças relacionadas ao trabalho (LDRT) houve checagem de evolução de conhecimentos, por exemplo, na Agência Internacional de Pesquisa de Câncer, consensos de especialistas ou sugestões apoiadas em critérios científicos reconhecidos como válidos? Outras buscas equivalentes.
- Há nexo de relação causal entre danos e histórico de exposições? É necessário emitir CAT e ou notificação epidemiológica?
- Há dano preexistente à exposição ou não relacionado ao trabalho? O quadro é misto?
- Há déficit ou disfunção decorrente dos danos identificados seja via comparação com valores de referência, seja com padrão-ouro do próprio indivíduo antes de início da exposição?
- Diagnóstico, déficits, histórico laboral e situação de trabalho implicam em limitação da capacidade laborativa parcial ou total? De que duração?
  - Demanda remanejamento funcional e/ou afastamento do trabalho de até 15 dias ou mais? É necessário emitir atestado ou recomendação médica?
  - Em caso de afastamento prolongado, precisa avaliar evolução, alta e/ou sequela?
  - Atende requisitos para enquadramento legal de acesso a benefícios e/ou outros direitos sociais vigentes?
  - Há necessidade de relatório de saúde? De pedido de reconsideração de decisão pericial?
- A equipe de saúde assume programa terapêutico de trabalhador que ficará afastado do trabalho exigindo relatórios de evolução e comunicação com perícia, equipes de saúde de empresa ou direção sindical?

Fonte: Elaborado pelo autor.

Do ponto de vista clínico e individual, a decisão sobre diagnóstico geralmente remete ao preenchimento ou não de *critérios diagnósticos* da patologia definidos na literatura, consensos de especialidades ou documentos institucionais. Dependendo da situação, a equipe pode encontrar um instrumento validado para o diagnóstico específico de doença clínica, mas também há instrumentos úteis, validados ou não, para a investigação do nexo entre a doença e o histórico de exposições laborais do trabalhador. No caso de agravos classificados como Schilling 1, é comum que instrumentos disponíveis ou definições de casos adotados na literatura sejam usados diretamente para o diagnóstico de doenças ditas profissionais.

No Brasil, o Ministério da Saúde editou uma obra que inclui a descrição dos quadros constantes na lista brasileira de doenças relacionadas ao trabalho (LDRT).[15] Atualizações são esperadas e devem ser checadas. Por sua vez, a lista de obras clássicas e de indicações por especialidades, dedicadas a agravos específicos, é extensa. O Quadro 9.5 mostra momentos em que podem surgir discordâncias de opiniões entre especialistas.

Quadro 9.5. Discordâncias entre equipe de atenção, médico perito ou outros profissionais

Ao atender paciente encaminhado pela equipe de saúde, o médico perito pode, do ponto de vista médico-legal ou de saúde, discordar:

- do diagnóstico estabelecido
- da decisão sobre nexo com o trabalho
- da decisão de afastamento ou avaliação de limitação da capacidade para o trabalho por motivos ligados à pessoa ou ao trabalho
- do enquadramento legal da situação, considerando que o trabalhador não preenche os critérios de acesso ao direito em questão.

Essa última condição precisa ser discutida do ponto de vista jurídico. Nas demais situações, cabe à equipe de assistência acolher o trabalhador e, sendo o caso, elaborar pedido de reconsideração da decisão pericial.

O ponto de partida do *pedido de reconsideração* é a identificação das razões adotadas como fundamentos da discordância. A qual dos pontos anteriores se refere a recusa do perito?

Idealmente, tais razões deveriam ser comparadas com aquelas assumidas como critério de decisão inicial da equipe, a fim de redigir um pedido reforçando a argumentação original e, sendo o caso, contra-argumentando em relação às discordâncias.

Fonte: Elaborado pelo autor.

A decisão sobre a existência de efeito ou doença relacionada ao trabalho (DRT) ganha força nos casos em que ela conste em Lista de DRT nacional, de país estrangeiro e/ou de organismo internacional, como a Organização Internacional do Trabalho (OIT). A literatura pertinente à evolução do conhecimento científico e decisões afins também é importante, como estudos de meta-análise e revisões úteis no monitoramento de mudanças e na evolução do conhecimento.

Em todas as situações, é importante que exista um *critério de decisão* claro em relação a como a respectiva decisão foi construída. Relatos de casos clínicos presentes em capítulos de livros e em revistas científicas, frequentemente destacados como "Case Reports", que passam por crivo de editorias e permitem a síntese de achados em que se baseou a decisão de diagnóstico, também podem ser usados para ressaltar critérios de decisão considerados válidos na discussão de pares.

A comunicação de decisão de perícia previdenciária no Brasil é padronizada e informa o tipo de decisão adotada. No entanto, historicamente não é acompanhada de argumentos que fundamentem a decisão, nem mesmo nos casos em que o segurado apresenta relatório ou laudo de sua equipe de atendimento.

> A proposta de estímulo ao diálogo aqui defendida reivindica a mudança desse comportamento da perícia. A construção de uma ambiência de respeito na relação entre profissionais exige que relatório do médico-assistente e decisão pericial passem a se apoiar em argumentos que explicitem os critérios de decisão adotados, facilitando assim um diálogo respeitoso entre as partes.

Caminhos na atenção em saúde do trabalhador

Da exposição ao dano e do dano à exposição

Considerando o exposto até aqui, uma questão merece realce: quais são as principais tarefas que cabem à equipe de assistência ao lidar com o risco de *agravos relacionados ao trabalho* em um determinado território?

O Quadro 9.6 sugere um guia do raciocínio diagnóstico de agravos relacionados ao trabalho e se apoia em dois possíveis caminhos de resposta. O primeiro inicia buscando saber se há exposições ocupacionais de risco à saúde no histórico do trabalhador, enquanto o segundo inclui o atendimento clínico e busca saber se os achados preenchem critérios para diagnóstico e se, em conjunto com os dados de exposição, configuram doença relacionada ao trabalho.

O que é feito primeiro? Não importa. O caminho tanto pode ser o da exposição de risco à condição de saúde como o contrário (ver Quadros 9.7 e 9.12). A partir daí, o caminho é único para o fechamento do raciocínio, embora deva ser visto como iterativo. Dúvidas surgidas na investigação de exposição podem ensejar novas buscas que aumentem a força de achados potencialmente nocivos de condições e aspectos do trabalho, e até sobre novos aspectos a explorar na história clínica e em exames complementares. Por sua vez, achados de história clínica podem realimentar buscas no histórico de exposições. Descobertas relacionadas a intercorrências clínicas que apontem para a possibilidade de diagnóstico misto também podem suscitar novos caminhos na investigação, especialmente no caso de agravos de tipos 2 e 3 de Schilling, que podem acontecer sem relação com o trabalho.

Vale lembrar que a presença de doenças afetando pacientes de grupo etário e sexo diferentes daqueles em que costuma acontecer com origem idiopática deve sempre ser avaliada quanto à possibilidade de origem secundária. *Parkinsonismo* em trabalhador com idade inferior aos 40 anos deve suscitar a hipótese de origem relacionada ao trabalho, por exemplo, em trabalhos de solda ou na exposição a fungicidas.[11,16-18] A *síndrome do túnel do carpo* não relacionada ao trabalho é mais comum em mulheres após quarta década. Se o diagnóstico se refere a mulher ou homem de 20 anos, a possibilidade de origem secundária ganha força e a origem ocupacional deve ser considerada. A investigação diferencial com diabetes melito, doença de Hansen, etilismo crônico e outras causas de neuropatias não relacionadas ao trabalho reforça a conclusão para o sim e para o não.

Respondidas essas questões e elaborada uma conclusão sobre os riscos a que esteve ou está exposto o trabalhador, cabe à equipe de saúde mobilizar conhecimentos para a busca ativa sobre a evolução histórica das manifestações possíveis em cada caso. O trabalhador com exposição de risco apresenta manifestações de danos à saúde dela decorrente?

A busca ativa de casos similares afetando colegas de trabalho também pode influenciar a investigação.

Os riscos identificados devem guiar a busca ativa de suas possíveis manifestações. Sua história clínica, do diagnóstico precoce à doença estabelecida e em estágio avançado. E exames complementares afins. Vale notar que os agravos considerados são de origem ou evolução relacionada ao trabalho, conforme literatura pertinente e legislação vigente, como as listas de DRT.

Exemplo rápido: Se a investigação estima exposição de risco a chumbo ou a ruído, por exemplo, cabe

Quadro 9.6. Caminhos na avaliação e manejo de agravos relacionados ao trabalho

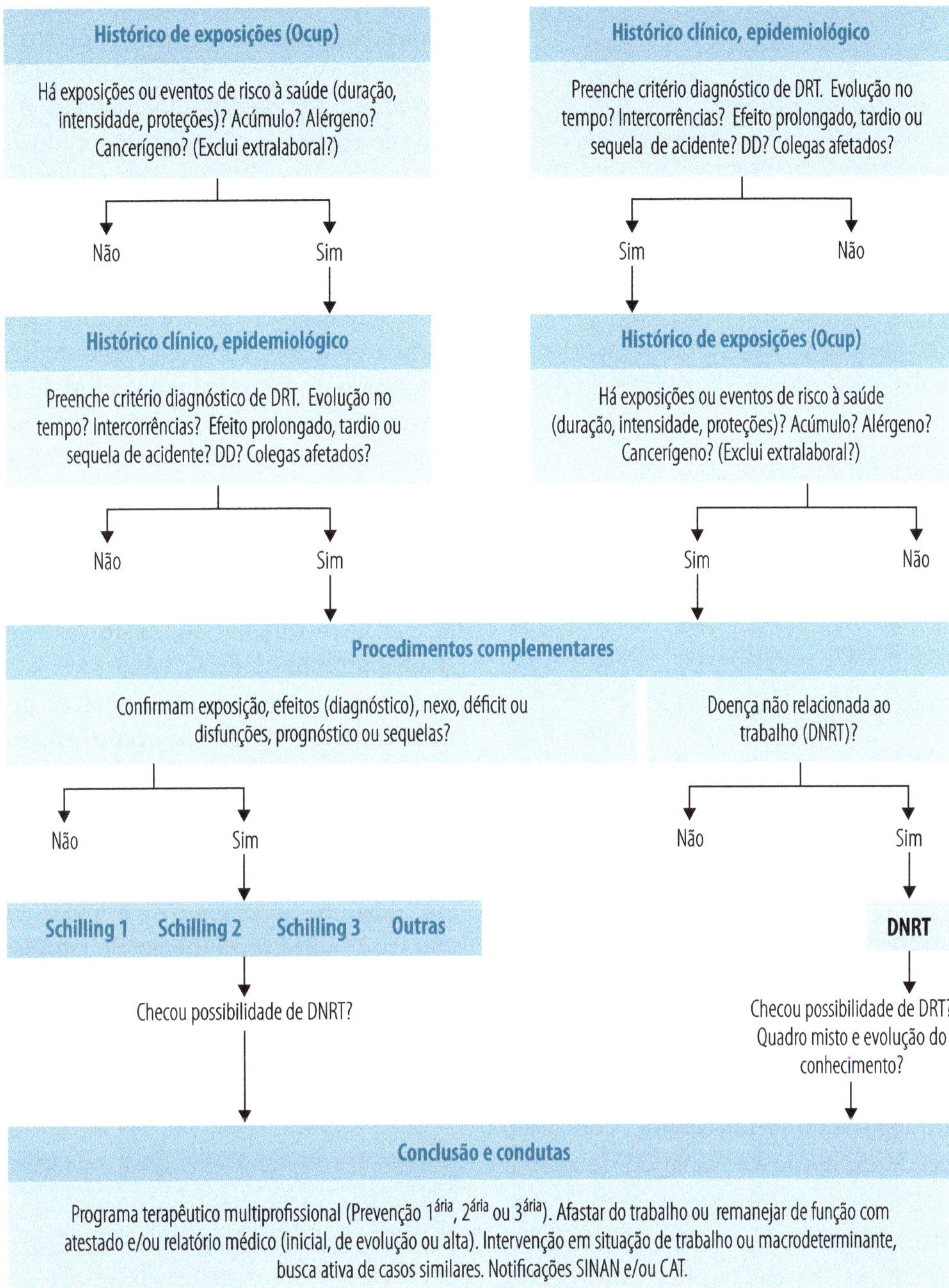

Fonte: Elaborado pelo autor.

à equipe de saúde realizar a *busca ativa* de efeitos conhecidos, sintomas e sinais dessas exposições e ainda solicitar exames complementares indicados, seja para confirmar exposição excessiva, seja para avaliar efeitos nos diversos sistemas afetados e critérios diagnósticos.

Esse é o caminho recomendado para equipes de Serviços Especializados em Engenharia de Segurança e Medicina do trabalho (SESMT) que acompanham a saúde de trabalhadores cujas exposições de risco são previamente conhecidas. Essa também costuma ser a estratégia escolhida por equipes de saúde do trabalhador no primeiro atendimento de demanda espontânea.

Antes de discutir o segundo caminho, abre-se aqui um breve espaço para enriquecer a discussão sobre a investigação das exposições.

Quadro 9.7. Primeiro caminho: da exposição aos seus efeitos

Neste contexto, cabe à equipe de saúde reconhecer uma dada situação de exposição laboral como de risco à saúde. Em serviços de vigilância, essa escolha idealmente é precedida pelo estudo do que é o trabalho no território, podendo então ensejar o acompanhamento de expostos ou a busca ativa de casos.
Neste texto, a questão do território não é explorada, embora informações sobre a população trabalhadora devam ser consideradas no raciocínio diagnóstico.
A abordagem inicia com a busca de informações sobre o histórico laboral do trabalhador, visando reconhecer exposições atuais e passadas e definir quais podem ser assumidas como de risco à sua saúde. Trata-se, então, de explorar em profundidade o trabalho passado e o atual, apoiando-se tanto em registros preexistentes (de organismos de vigilância, serviços de empresas, equipes de pesquisa etc.) de reconhecimento e avaliação de riscos quanto em achados de exploração conduzida pela equipe com instrumentos padronizados, história ocupacional ou observação no local de trabalho, entre outros.
A investigação buscará respostas para questões como: O que faz? Com que faz? Onde faz? Com quem faz? Como faz (usos do corpo, controles)? Qual a duração e intensidade das exposições? As quantidades de materiais? Quando faz? A organização de tempos de trabalho é importante. Há trabalho em turnos? Qual a duração de jornada? Há bônus por produção ou outros estímulos que aumentam a duração e/ou intensificam ritmos de trabalho?
Há variabilidades? Flutuações de produção, mudanças em pedidos, em materiais, equipamentos, práticas de trabalho, equipes, clima etc.? Os ajustes requeridos criam riscos? Há elementos de melhora ou piora das exposições? Constrangimentos relacionais e imposição de metas e pressões de tempo? Há margens de manobra?

Fonte: Elaborado pelo autor.

Complementando o caminho: a história da exposição

Em condições ideais, a exploração da exposição se apoia em achados objetivos de *avaliação ambiental*, cujos resultados estão associados ao aumento na ocorrência de agravos à saúde (estudos dose-resposta) ou foram superiores a *valores de referência* estabelecidos na literatura e/ou legislação, fortalecendo a conclusão sobre o histórico de *exposição excessiva* ou de *risco à saúde*.

Alternativamente, há abordagens apoiadas em investigações sistemáticas, baseadas em instrumentos padronizados e de uso consagrado, inclusive na percepção dos expostos. Também são adotadas inferências indiretas, como aquelas baseadas em indicadores biológicos que permitem extrapolar conclusões sobre a exposição do trabalhador. No caso de distúrbios musculoesqueléticos, estudos epidemiológicos permitem a montagem de listas de fatores ou aspectos laborais cuja ocorrência foi considerada como de risco para agravos específicos. A presença de achados específicos passa a ser buscada sistematicamente entre populações expostas.[14,19,20]

Além disso, é possível chegar a conclusões apoiadas na *história ocupacional*, em relatos sobre atividades realizadas, matérias-primas, aspectos de organização temporal e espacial, duração, intensidade, medidas de prevenção e proteção adotadas etc. A exploração dos usos do corpo é facilitada por pedido de simulação dos gestos adotados, direcionados à identificação das estruturas utilizadas. Posteriormente, a equipe deve verificar se as sedes de eventuais queixas e lesões são essas mesmas estruturas.

O Quadro 9.8 mostra achados que ajudam a elaborar conclusões sobre os antecedentes de exposições ocupacionais do trabalhador e/ou da população a que pertence. Em muitas situações, o trabalhador está em uma situação definida como poliexposição, ou seja, "exposição simultânea ou sequencial a múltiplos agentes nocivos, por vias que podem ser diversas". Os comentários a respeito são baseados no dossiê "Polyexpositions", elaborado pelo INRS – França, disponível em https://www.inrs.fr/risques/polyexpositions/ce-qu-il-faut-retenir.html, de 12/04/2023.

Há muitas combinações possíveis de fatores de risco no ambiente profissional, como: misturas de produtos químicos, interações entre agentes químicos e ruído, exposições simultâneas a agentes químicos e biológicos, bem como exposições a substâncias químicas associadas a constrangimentos físicos, e produtos químicos em trabalhos noturnos e/ou atípicos. Em relação a outras exposições combinadas de fatores de risco, como os riscos psicossociais associados às origens de agravos musculoesqueléticos, a abordagem da poliexposição é considerada já integrada em práticas de prevenção vigentes.

Quadro 9.8. Como identificar e avaliar exposições?

Questões úteis

- Há ocupação associada a histórico de risco (epidemiologia) à saúde?
- Há atividade econômica associada a histórico de risco, por exemplo, nexo técnico epidemiológico previdenciário (NTEP)?
- Há agentes específicos/situações com potenciais efeitos nocivos à saúde: químicos, físicos, biológicos, riscos psicossociais etc.?
- Há medições ambientais, avaliações sistemáticas e/ou apoiadas em instrumentos validados e/ou em abordagens conceituais explicitadas?
- Há exposição a agentes presentes, mas não usados pelo trabalhador? Originada em atividades de colegas, por exemplo?
- Há agentes que surgem de acordo com mudanças em temperatura de processo, inovações tecnológicas ou organizacionais? Desativação de proteções? Mudança em fornecedor de materiais? Outras mudanças?
- Há moradias comunitárias, espaços de convivência ou locais de trabalho como fontes de contaminação biológica (tuberculose, pneumonites de hipersensibilidade, COVID-9 etc.)?

Fonte: Elaborado pelo autor.

Os efeitos possíveis dessas misturas nem sempre são conhecidos. O dossiê INRS citado apresenta muitos exemplos de diferentes tipos de poliexposição listados anteriormente, destacando atividades em que essas exposições costumam ocorrer. Além disso, sugere estratégias para aprofundar estudos e apoiar a elaboração de estratégias de prevenção.

Explorando achados de medições ambientais e exames complementares

Resultados de exames considerados *indicadores biológicos de exposição* acima dos *valores de referência* definidos em lei e na literatura são compatíveis com *exposição excessiva* (ou de risco potencial à saúde) ao agente. Ou seja, podem ser interpretados como evidência indireta de *exposição ambiental* excessiva.

Resultados de exames ditos *indicadores biológicos de efeito* acima (ou abaixo, no caso de atividade enzimática, por exemplo) dos *valores de referência* definidos em lei e na literatura são compatíveis com *exposição excessiva* ao agente e presença simultânea de efeito na saúde, achado clínico precoce, considerado reversível e relacionado a essa exposição. Eles podem ser interpretados como evidência indireta de *exposição ambiental* excessiva.

O Quadro 9.9 elenca razões que justificam a solicitação de outros exames complementares úteis na investigação de agravos relacionados ao trabalho.

A abordagem das variabilidades mostra que a investigação de achados ocupacionais e clínicos, embora apresentada separadamente nesta exposição, também pode e deve ser realizada de modo associado. A evolução do quadro está intimamente associada a aspectos da situação de trabalho.

Quadro 9.9. Razões para pedidos de exames complementares

Exames clínicos, toxicológicos, de imagem, funcionais e outros podem ser usados para decisões sobre:

- Diagnóstico clínico de patologia ou de efeitos de saúde
- Prognóstico da patologia
- Diagnóstico diferencial com outros agravos RT e NRT
- Acompanhamento de evolução dos achados no tempo
- Existência ou não de sequela da patologia
- Presença de déficits funcionais ou anatômicos, temporários ou permanentes decorrentes da patologia e seu potencial enquadramento em *normas de avaliação de limitação da capacidade para o trabalho* ou gravidade do quadro
- Decisão sobre existência ou não de *nexo causal* entre a patologia e o histórico de exposições laborais do examinado
- Avaliação de resposta a proposta terapêutica em curso

Fonte: Elaborado pelo autor.

Várias das perguntas do Quadro 9.8 são úteis na abordagem de aspectos de saúde mental e trabalho, devendo associar a busca de acidentes, eventos traumáticos e de grande impacto potencial. Em caso positivo, é importante solicitar um relato detalhado da vivência considerada significativa para o trabalhador. O que aconteceu? Quando? Como? Quais as origens do evento? Qual sua frequência? Quais as consequências clínicas e comportamentais (manifestações provocadas e sua duração no tempo)? Como lidou com a situação? Quais foram os fatores de suporte e de piora?

O crescimento da importância de agravos musculoesqueléticos relacionados ao trabalho foi seguido pelo aumento da oferta de instrumentos supostamente destinados à avaliação desses riscos. O predomínio de propostas centradas em aspectos biomecânicos de usos do corpo e em propostas comerciais de venda do chamado mobiliário ergonômico foi duramente criticado por Assunção.[21] A crítica aos enfoques reducionistas tornou-se crescente sob a influência de produções apoiadas no enfoque da *Ergonomia da atividade*[c] ou Ergonomia, com o uso de conceitos como *tarefa*, *trabalho real*, *variabilidades*, *ajustes*, *margens de manobra*, *desenvolvimento* e outros relacionados à organização do trabalho.[6] A utilização desse referencial também é útil para o reconhecimento de *constrangimentos* impostos aos trabalhadores que podem afetar sua saúde mental.

Dificuldades a considerar em algumas situações práticas: exposições

Explorar as respostas obtidas a questões é uma estratégia útil, principalmente se a conversa abordar vivências avaliadas como importantes pelo entrevistado. Buscar identificar quando e como aconteceram os eventos mencionados, e explorar aspectos contidos nos relatos, inclusive as consequências potenciais.

A percepção dos entrevistados também pode ser explorada com perguntas sobre o que consideram mais perigoso ou arriscado, solicitando razões e exemplos de ocorrências. Da mesma forma, são abordagens relevantes questionar sobre o que acham mais difícil de ser feito, os ajustes mobilizados e se esses ajustes criam riscos.

O Quadro 9.10 mostra exemplos de dificuldades em situações práticas.

c Para mais informações a esse respeito remeta-se ao Capítulo 8 desta obra.

Quadro 9.10. Dificuldades em situações práticas

Situações	Comentário
Exposição não especificada. Ex.: Agrotóxicos	Na história ocupacional, a exposição deve ser identificada "com CIC e RG". O trabalhador deve ser orientado a trazer rótulos ou fotos das embalagens dos produtos mais utilizados e daqueles que considera mais perigosos. Deve-se verificar se há produtos provenientes de eventual degradação térmica, combinação ou interações de materiais. O nome comercial, o grupo químico ou a composição do produto são informações importantes. A ficha de informações de segurança de produtos químicos (FISPQ) pode fornecer informações úteis.
Tarefas e exposições múltiplas	Quais são as *tarefas*? Quais as interações possíveis? Há sinergismo potencial já identificado? O que faz a maior parte do tempo? Quais as variabilidades mais frequentes? *Ajustes* mobilizados e *riscos emergentes*. Fatores de melhora ou piora de exposições.
"Meu trabalho é arriscado" ou estressante etc.	A fala do trabalhador deve ser valorizada. Atenção deve ser posta a "deixas", pontas de novelo que podem ser puxadas especificando e clareando conteúdo. Como? Começar perguntando "O que existe no seu trabalho que é arriscado ou estressante?" Quais as origens dessas situações no trabalho? Quais os meios disponíveis para lidar com esses eventos? E seguir explorando as respostas.
Sequelas ou lesões de instalação tardia pós-acidente*	• Cefaleia, amnésia prolongada, *crises epileptiformes*... *pós-acidente* envolvendo TCE. • *Necrose óssea*, artrites pós-recuperação de fratura. • *Síndrome complexa da dor regional* pós-fratura e/ou imobilização prolongada. • Cânceres relacionados ao trabalho são, regra geral, de latência longa, de 25 anos ou mais. • *Hepatite infecciosa* pós-acidente com perfurocortante. Explorar viragem sorológica e latência da doença. • *Neuropatia periférica tardia* ("retardada") de instalação cerca de 3 semanas após episódio de intoxicação aguda por OF.
Agravos intermitentes	Investigar possibilidade de relação com exposições de ocorrência limitada no tempo, como a manutenção de *ar refrigerado* central realizada uma vez ao ano, e o surgimento de quadros respiratórios logo após. *Hepatites* relacionadas à exposição a produtos de uso eventual no trabalho, que desaparecem após a aposentadoria.

Fonte: Elaborado pelo autor. *Este tema é explorado em detalhes no Capítulo 39 deste livro.

Segundo caminho

Dos efeitos às exposições

No segundo caso, segue-se o caminho inverso. Ao ter o diagnóstico de um efeito de saúde cuja ocorrência pode estar relacionada ao trabalho, a equipe de saúde passa a investigar o histórico de exposições laborais do trabalhador. Isso representa a abordagem prevalente na clínica tradicional. O atendimento começa com a queixa principal e a história da doença. Após a formulação de hipóteses diagnósticas e o estabelecimento da possibilidade de um agravo RT, cabe à equipe de saúde investigar as possíveis contribuições do trabalho nas origens e evolução do quadro.

No campo da saúde e trabalho, as manifestações podem abranger praticamente todos os capítulos de *Natureza de lesão* da atual *Classificação Internacional de doenças (CID)* – 10ª versão, e isso se repete na proposta de 11ª versão. Muitos dos agentes causais reconhecidos provocam quadros clínicos abrangendo mais de um capítulo da CID. Por exemplo, o *chumbo* pode causar *anemia hemolítica*, *hiperuricemia*, *nefropatia* e outros agravos. Tanto a *sílica* quanto o *amianto* podem provocar fibroses intersticiais pulmonares e cânceres.

A história da saúde do trabalhador também destaca a importância de comportamentos investigativos apoiados na valorização da percepção dos afetados, que apontam a relação entre sua clínica e seu trabalho. Infelizmente, é relativamente comum a existência de equipes que adotam comportamentos preconceituosos, desprezando *a priori* as opiniões dos trabalhadores, tratando-os como simuladores, sem efetivamente investigar a história do paciente.

> Mas afinal, que tipos de agravos e achados devem suscitar a suspeita de ocorrência de origem e/ou evolução relacionada ao trabalho? Todos os quadros relacionados na Lista de DRT: Brasil ou de outros países. Em outras palavras, nas diversas especialidades e nos diferentes capítulos de Natureza de lesão, a suspeita diagnóstica de agravo constante na LDRT deveria instigar a investigação da possibilidade de origem ou evolução relacionada ao trabalho.[7,15] Além disso, manifestações de instalação imediata ou tardia pós-acidentes, incidentes, eventos potencialmente traumáticos e vivências similares também devem ser consideradas. Isso inclui quadros clínicos reconhecidos como sequelas ou efeitos tardios de eventos agudos, como intoxicação (Boate Kiss), infecção (covid longa) ou traumatismo (cefaleia, crises epileptiformes, TEPT), entre outros,[d] nem sempre descritos como tal em listas de doenças relacionadas ao trabalho.

Efeitos tardios pós-desastres e traumatismos podem acontecer até muitos anos depois. Se a população afetada inclui *gestantes* e se há *perturbadores*

d A esse respeito ver Capítulo 39, neste livro.

endócrinos, a busca por impactos exige um acompanhamento de longa duração com investigação de efeitos transgeracionais.[12,13] O site da *Endocrine Society* (www.endocrine.org) oferece acesso a um vasto material sobre o tema, com atualizações constantes. Atenção especial deve ser dada à possibilidade de novos efeitos de exposições antigas (p. ex., trabalho noturno) ou novas exposições, como perturbadores endócrinos e nanotecnologias, além de impactos emergentes relacionados a poliexposições, inovações tecnológicas, novas formas de organização do trabalho (NFOT), precarização e jornadas excessivas, de importância crescente na literatura.

Dificuldades a considerar em algumas situações práticas: agravos

Ao abordar o diagnóstico e a avaliação da gravidade de condições de saúde mental, são fortemente recomendados instrumentos específicos: para *depressão*, o *Patient Health Questionnaire-9* (*PHQ-9*); para *ansiedade*, o *Generalized Anxiety Disorder 7 item* (GAD-7) ou a *Depression Anxiety Stress Scale* (DASS), apenas para diagnóstico. Para o *estresse pós-traumático*, o *PTSD Checklist - civilian version* (PCL-C); outros instrumentos são propostos para distúrbio do uso de álcool, uso de substâncias e outras condições. Tais recomendações são associadas à sugestão prática de buscar a opinião de um clínico especialista em saúde mental.[14]

Comentando a *avaliação neuropsicológica*, Meulemans & Seron[19] apontam as seguintes dimensões a serem abordadas: avaliação cognitiva e anamnese, funções de memória, problemas da atenção, funções executivas (tarefas novas) e modificações da personalidade. O Quadro 9.11 destaca a situação de possíveis transtornos mentais e comportamentais.

A utilização de instrumentos específicos e validados fortalece a fundamentação dos critérios adotados pela equipe nas decisões relacionadas aos efeitos apresentados.

> Fica aqui a sugestão de explicitar critérios para o acompanhamento de vítimas de traumas semelhantes, com a realização sistemática de avaliações nessas dimensões conduzidas em serviços de saúde do trabalhador ou com seu apoio.

E quanto ao nexo com o trabalho? Na ausência de um instrumento validado para determinar se a condição de saúde mental está relacionada ao trabalho, recomenda-se uma história completa da condição, consideração detalhada das circunstâncias pessoais e história médica atual e passada. Aspectos-chave no julgamento clínico, muitos dos quais também se aplicam à investigação de outros agravos relacionados ao trabalho, deveriam envolver:

Conhecimento do médico sobre o local de trabalho e atividade realizada

- A relação temporal entre início do problema e as pressões, eventos ou mudanças no trabalho
- Assegurar que a descrição da lesão feita pelo paciente e o ambiente de trabalho corroboram com acontecimentos reais, ou seja, plausibilidade.[14]

No caso de condições de saúde mental, destaca-se que, apesar de o *Work Environment Subscales (WES)* e do *Workplace Stressors Assessment Questionnaire (WSAQ)*[e] não terem sido provados como válidos

e O WES é comercializado. No Brasil, Paschoal & Tamayo (2004) validaram escala de estresse no trabalho, mas o uso proposto é para medidas de melhoria da qualidade de vida dos trabalhadores.

Quadro 9.11. Caso especial: transtornos mentais e comportamentais

Aspectos a valorizar:

- Os diagnósticos clínicos de base[14]
- A percepção do entrevistado. Pedir relatos de vivências com ênfase em relações com o trabalho e desencadeantes extralaborais.
- História de vida e seu papel no significado de vivências para o entrevistado
- Possíveis gatilhos de desencadeamentos relacionados ao trabalho: acidentes e perdas[10,14]
- Causas mais comuns de estresse são as pressões no trabalho e o assédio ou *bullying* relacionado ao trabalho. As origens mais proeminentes de pressões no trabalho são atrasos de produção ou prazos (*deadlines*), reestruturações organizacionais, conflitos interpessoais, ações disciplinares, promoções frustradas. E ainda, más relações com chefias e colegas, ambiguidades de papéis e más condições de trabalho[14]

À luz das evidências disponíveis, a avaliação de se uma condição de saúde mental diagnosticada resulta do trabalho deve incluir:

- Avaliação clínica compreensiva
- Fatores como pressões, mudanças e/ou eventos no local de trabalho e na relação temporal entre esses fatores e o início dos sintomas
- Checagem de se a condição de saúde mental é consistente com a descrição de como ela se origina.[14]

Fonte: Organizado pelo autor.

e confiáveis, seus conteúdos são úteis e relevantes para a avaliação do nexo com o trabalho. Além disso, acrescentam que, em sua avaliação, a equipe deve considerar a presença das seguintes ameaças psicológicas:

- Demandas de trabalho – física, cognitiva, emocional – elevadas ou baixas, baixo controle ou autonomia, baixo suporte.
- Más relações no local de trabalho entre trabalhadores e seus gestores, supervisores, colegas de trabalho e clientes ou outras pessoas com quem o trabalhador é obrigado a interagir.
- Baixa clareza de papéis; má gestão da mudança organizacional; baixo reconhecimento e recompensa.
- Percepção de injustiça organizacional.
- Más condições ambientais.
- Trabalho rural e remoto, trabalho isolado.

O caminho sugerido no Quadro 9.6 é a especificação de indícios da exposição, de achados clínicos, de exame físico, de exames complementares com finalidades diversas e de integração do conjunto de achados comparando favoráveis e contrários ao reconhecimento do caso e do nexo com o trabalho.

Terceiro passo: os exames complementares

A investigação clínica está associada a exames complementares a serem solicitados em uma variedade de situações (ver Quadro 9.9). Especialmente importante são os exames que exploram efeitos subclínicos e precoces dos diferentes agravos considerados, assim como exames toxicológicos que, em caso de resultados alterados em relação aos *valores de referência*, podem ser compatíveis com *exposição excessiva* e/ou *efeitos clínicos precoces e reversíveis* da exposição ao agente.

As manifestações clínicas associadas a cada exposição, descritas como mais importantes, podem ensejar a solicitação de exames específicos, considerando a possibilidade de efeitos relacionados à exposição. A conclusão nesse sentido será fortalecida de acordo com os resultados dos exames solicitados, visando esclarecer o diagnóstico diferencial, ou seja, afastar a presença de *doença não relacionada ao trabalho*.

Em alguns casos, existe a possibilidade de solicitar exames sobre o *nexo causal com o trabalho*. *Testes de contato* em dermatologia podem identificar agente específico envolvido na sensibilização. A *curva de pico de fluxo expiratório* está indicada para avaliar o nexo entre asma e a exposição laboral. Testes de *hiper-reatividade brônquica específica* (HRBE) estão indicados, sobretudo para identificar novos agentes causais da *hiper-reatividade*. Testes clínicos de reexposição a agentes suspeitos são relativamente comuns na prática de Saúde do Trabalho.

O quarto passo: concluindo o raciocínio

É importante destacar que a literatura de DRT é pródiga na apresentação de conflitos de opiniões, cuja abordagem pode se beneficiar da criação de canais de diálogo que pavimentem a passagem para conversas respeitosas, apoiadas na explicitação de critérios adotados pelas equipes nas respectivas tomadas de decisão. Por mais cuidadosa que seja a trajetória da equipe de saúde na sua avaliação, incertezas e erros são possíveis, e a confrontação de pontos de vista pode nos ajudar a reconhecer o que houve e, se for o caso, a construir outra decisão dialogada.

O Quadro 9.6 sugere fechar a investigação com duas checagens cruzadas. Se a conclusão era pró-DRT, perguntar: Houve investigação adequada das possibilidades de diagnóstico de dano não RT? E no caso contrário? Foi investigada a possibilidade de DRT? O Quadro 9.12 aponta achados de caso típico. Na realidade, é importante comparar achados pró e contra o nexo de RT.

A seguir, são retomadas algumas questões que reforçam as tomadas de decisão embutidas no Quadro 9.3.

Revendo tomadas de decisões

Sobre o histórico de exposições:

- Está identificada e avaliada como de risco?
- Há incertezas, dúvidas ou imprecisões na história de exposições cujo reconhecimento seja importante?
- Quais são as forças e fraquezas da avaliação? Isso inclui medição ambiental, instrumento validado, história ocupacional, conceitos como "carga de trabalho obviamente excessiva", achados documentados de observação do trabalho, percepção de entrevistados, achado de exames complementares, séries históricas de registros, eventos significativos?

Quadro 9.12. O caso típico

A trajetória mostrada até aqui para a investigação associa decisões aos seguintes passos:

a) Há exposição ocupacional de risco à saúde? Se sim, checar se

b) Há história clínica com achados típicos de efeitos decorrentes do histórico de exposições, preenchendo critérios diagnósticos de patologia de base e/ou DRT? A clínica afasta DD mais importantes no caso, sugerindo que a origem mais provável seja RT? História de antecedentes pessoais, história epidemiológica, evolução do quadro, incluindo momento pré-admissional e periódicos falam a favor de DRT? Histórico de intercorrências afasta ou sugere quadro misto?
Se sim, tem-se trabalhador com exposição de risco e efeitos cujas origens e evolução são compatíveis com essa exposição.

c) Há exames complementares que reforçam confirmação diagnóstica, nexo entre efeitos e trabalho, presença de déficits derivados do quadro? Exames dirigidos para DD excluem DNRT, sendo compatíveis com DRT? Há série histórica mostrando que o quadro iniciou após a exposição de risco e exclui dano não relacionado ao trabalho?
Resultados de exames acrescentam e/ou reforçam achados favoráveis ao reconhecimento de DRT.
Uma questão alternativa é "Achados são compatíveis com doença não relacionada ao trabalho, excluindo também a possibilidade de quadro misto?" Nesse caso, a decisão seria contrária ao reconhecimento de DRT.
Comentando condições de saúde mental, Mazza et al. (2019)[14] apontam como desafio fazer a distinção entre doenças relacionadas ao trabalho e aquelas preexistentes.

d) Neste ponto, o conjunto de achados é organizado em síntese e comparado com conhecimentos mobilizados sobre os agravos para ensejar decisão. O conjunto de achados permite confirmar ou afastar a hipótese diagnóstica de doença relacionada ao trabalho, a saber, Schilling 1, 2 ou 3 ou ainda quadro misto (ocupacional e não relacionado ao trabalho)?
Achados são compatíveis com efeitos tardios de traumatismos, perdas ou desastres distintos de Schilling 1, 2 ou 3?

e) No melhor dos cenários para a equipe de investigação, achados dos passos acima acumulam-se a favor da conclusão diagnóstica de DRT.

Na vida real, as coisas costumam ser diferentes.

Fonte: Elaborado pelo autor.

Sobre o agravo ou achados clínicos:

- Sobre a hipótese diagnóstica:
  - Foi firmada com instrumento validado ou critérios da literatura?
  - Constam em listas de agravos RT do país ou externas?
  - Está apoiada na evolução do conhecimento registrada na literatura e/ou atualização de listas externas (conflitos)?
  - Incluiu busca ativa de efeitos precoces e outros relacionados às exposições de risco, inclusive incidentes e picos de exposições?
  - Incluiu busca ativa ou vigilância de cânceres ou patologias de latência longa com uma estratégia de busca específica?
- Características de evolução ou história. Exemplos a considerar:
  - História clínica e série de exames como suporte de decisão sobre a evolução do estado de saúde, inclusive em caso de intercorrências.
  - Há achados clínicos sugestivos de doença e de sua RT: linha de Burton, primeira crise de asma em adultos com exposição de risco sem antecedentes de atopia ou asma, espessamento palmar e plantar, quadro unilateral afetando a mesma estrutura mais exigida no trabalho.
  - Checou a pobreza da clínica em fase inicial da doença ou alterações iniciais apenas em exames, como silicose clássica e PAIR-O.
  - Há achados sugestivos de fase avançada de evolução, patologias associadas, quadros incaracterísticos e presença de comorbidades.
  - Achados que melhoram com aposentadoria e/ou afastamento de exposições.

Sobre déficits e limitações para o trabalho. Foi avaliado com:

- Medidas objetivas e séries temporais de exames complementares.
- Escalas de notas da percepção, série de medidas de desempenho etc.
- História de evolução com registros de melhora no afastamento e piora no retorno da exposição.

Outras decisões em face do diagnóstico individual de DRT

Importante lembrar, considerando o que foi mostrado nos esquemas anteriores, que, uma vez firmado o diagnóstico, a equipe de saúde precisa avaliar a presença de déficits e limitações decorrentes do quadro e adotar condutas, considerando se haverá necessidade de afastamento do trabalho, remanejamento funcional, notificação, intervenção na situação de trabalho, busca ativa de casos similares etc. Dependendo dessas avaliações, novos critérios de decisão devem estar esclarecidos. Recomendações consensuais da Monash University sobre o que considerar ao avaliar a *capacidade da pessoa para o trabalho* são apresentadas em dois grupos a seguir.[14]

Fatores do paciente

- Gravidade da condição de saúde mental.
- Presença de comorbidades.
- Presença de distúrbios do sono.
- Estado de consciência superior pré-lesão.
- Atitude em relação ao trabalho.
- Motivação do paciente para o trabalho.
- Capacidade (aptidão) para o trabalho (*ability to work*).
- Circunstâncias pessoais (relações interpessoais, finanças, arranjos domiciliares, nível de atividade física).
- Privação social (desvantagem social/cultural).

Fatores relacionados ao trabalho

- Ambiente de trabalho.
- Conhecimento do médico/equipe de saúde sobre o local de trabalho do paciente e suas limitações.
- Adequação do trabalho.
- Dimensões do local de trabalho.
- Conflitos com supervisor.
- Presença de estressores relacionados ao trabalho. Por exemplo: conflito com colegas no local de trabalho.
- Disponibilidade de tarefas não estigmatizantes (programa de retorno ao trabalho) e, onde possível, proporcional com nível de experiência e tempo de trabalho do trabalhador.

Uma recomendação prática acrescentada é "considere consultar provedor de reabilitação em local de trabalho para avaliação ambiental do local de trabalho". No Brasil, cresce a importância de contribuições da Ergonomia, da Engenharia de produção e da Engenharia do trabalho[22] nessa mesma direção.

As recomendações sobre fatores relacionados ao trabalho e estressores em locais de trabalho também aparecem valorizam aspectos da *organização do trabalho*, abordando a discussão de características, especialmente formas de remuneração, como bônus condicionados ao alcance de metas, e outras práticas que estimulam a competição, associadas à intensificação de ritmos de trabalho, ao aumento da duração de jornadas ou à redução de intervalos de descanso, bem como controles autoritários e estratégias de dominação sutis, entre outras. Essas considerações vão além das características físicas e materiais de postos e ambientes de trabalho, assim como das relações interpessoais com colegas.[10,23]

> Os comentários apresentados neste texto sobre os passos da trajetória proposta na investigação de danos relacionados ao trabalho não devem ser considerados como respostas prontas e acabadas para todas as situações. Eles representam, na verdade, uma tentativa de fornecer ajuda e estimular reflexões sobre escolhas possíveis em diferentes situações práticas. Essas orientações podem e devem ser complementadas com elementos das novas vivências pessoais e de outros colegas. São instrumentos vivos que devem ser continuamente aperfeiçoados.

Desafios atuais

A realidade assume a forma de um mosaico, criando desafios a serem enfrentados pelo campo da saúde do trabalhador em suas tentativas de explicar o perfil de morbidade prevalente. Entre esses desafios, destacam-se lacunas na produção de conhecimento, a falta de definição de papéis dos Ministérios da Saúde, Trabalho e Emprego, e Previdência Social, limitando a capacidade de intervenção nos determinantes de acidentes e doenças. A abordagem da relação saúde/trabalho no setor terciário ou de serviços também representa um desafio.[6]

O campo ST emergiu como prática teórica e político-ideológica que responde a esses desafios, associando a mobilização de conceitos distintos da medicina do trabalho e da saúde ocupacional, além de metodologias de pesquisa-ação que, até recentemente, conviveram com um contexto desfavorável marcado por neoliberalismo, globalização e fragilização de órgãos sindicais. Simultaneamente, houve um refluxo na academia, caracterizado pelo predomínio de produção de conhecimento fragmentado e unidisciplinar.[6]

A globalização engendrou desigualdades múltiplas, desemprego e recessão, precarização, descontentamento social, estado de tensão e sensação de "desamparo frente a forças econômicas além do controle", gerando agorafobia – o medo da abertura, o medo de estar em campo aberto sem defesa contra as forças aparentemente além do controle político". Além disso, novas práticas de gestão, estímulo à competição, reforço ao individualismo e à ideologia de excelência contribuíram para esse cenário.[9,10]

No pano de fundo dessas transformações, observou-se o crescimento de mortes por desespero,[24-26] especialmente durante a pandemia e a Reforma Trabalhista no Brasil. O século XXI foi apontado como a época das enfermidades neuronais, como "depressão, transtorno do déficit de atenção com síndrome de hiper-reatividade, transtorno de personalidade limítrofe e síndrome do *burnout*." Essas condições seriam provocadas pelo excesso de positividade, "não apenas vindo do outro ou do estranho, mas também do igual". A violência sistêmica resulta da superprodução, superdesempenho e supercomunicação, substituindo os antigos sujeitos da obediência da sociedade disciplinar de Foucault por sujeitos de desempenho e produção. No entanto, o poder não cancela o dever.[27]

O desejo de maximizar a produção é associado à produção de depressivos e fracassados, enquanto a positividade do poder é considerada mais eficiente. A exploração passa a caminhar de mãos dadas com o sentimento de liberdade paradoxal.[27]

O aumento do uso de tecnologias digitais, acelerado pela pandemia, amplia processos que levam ao estresse no trabalho, resultando em novos contornos de comprometimento da saúde mental. Essas mudanças ensejam o aumento da velocidade ou ritmo de trabalho, isolamento, aumento da sensação de vigilância e redução da autonomia no trabalho.[28]

O autor, em sintonia com Han, argumenta que é o controle total que aniquila a confiança e o fundamento moral da sociedade. Na sociedade da transparência, não se forma comunidade, havendo acúmulos de pluralidades causais de indivíduos isolados. O globo inteiro, o Google e as redes sociais, que se apresentam como espaços de liberdade, adotam formas panópticas, onde a entrega à vigilância é voluntária.[29] O que torna possível o controle total não é o isolamento espacial e comunicacional, mas a interconexão e a hipercomunicação.[30]

No mundo pandêmico e pós-pandêmico, a organização da sociedade foi confiada à articulação algorítmica, imaginada como neutra, onde os Gafa (Google, Apple, Facebook e Amazon) redefinem o sentido social e reconfiguram o significado do convívio e das interações. Isso resulta na destruição do sentido de viver junto e, com o trabalho controlado por plataformas, à distância, em redes, multiplicam a vigilância. Os cidadãos são substituídos por algoritmos.[31,32] Para o campo da ST, o desafio de impactos de saúde mental assume contornos de uma esfinge!

A acidentalidade também se modifica

O aumento de riscos psicossociais e da carga de trabalho cognitiva também limita ou impede a compreensão, levando a acidentes no funcionamento de equipamentos de trabalho.[28] Essa é apenas uma das mudanças identificadas nos cenários de acidentalidade, que também são afetados pelo uso de robôs e por mudanças, como inovações técnicas e organizacionais, especialmente se afetam ritmos, duração de jornadas e múltiplas formas de diminuição das margens de manobra dos operadores em suas atividades.

Estudos sobre acidentes mostram que esse cenário é agravado pela adoção de normas padronizadas de avaliação, as quais trazem consigo o incentivo a distorções. Em vez do uso da norma como apoio à gestão da situação, surgem práticas de "gestão da norma". Isso resulta na tirania das métricas, em que a medida se torna o alvo e passa a ser manipulada.[33]

Outras estratégias de remuneração, aumento de jornadas de trabalho e aceleração de ritmos de trabalho surgem associadas às mudanças que contribuem para acidentes de trabalho, transtornos mentais e comportamentais, e distúrbios musculoesqueléticos, como mostrado anteriormente, ressaltando a natureza multicausal desses agravos e a atualidade dos desafios técnicos e éticos ligados ao enfrentamento desse novo perfil de morbidade que afeta a população em geral e as populações trabalhadoras.

Agir respeitando princípios éticos e estimulando transformações

Até aqui, este texto procurou dialogar com aspectos de formas assumidas pelos desafios atuais do campo da ST. A natureza dos enfrentamentos é, portanto, profissional e política. Discutir os desafios do campo é parte deste esforço. Também o é a abordagem dos papéis individuais dos profissionais que atuam nesses cenários. Em outras palavras, para cada um de nós – leitores deste texto, profissionais de saúde, cidadãos – é preciso ter clareza de que há algo a ser feito! Há o que fazer! Tanto na dimensão teórico-prática, como na política-ideológica. No entanto, o esforço aqui apresentado é especialmente dirigido aos atores da dimensão teórico-prática, procurando alertar para papéis e contribuições próprias, que não podem prescindir de seu engajamento pessoal.

Destaque foi dado aos desafios recentemente apontados por Lacaz[6] e aos caminhos de transformações na sociedade e no trabalho que aportam novas possíveis interrogações a serem incluídas na agenda do campo. Também são referidos novos riscos de doenças, como os relacionados a exposições a perturbadores ou disruptores endócrinos, a inovações materiais e interações de exposições ainda não adequadamente estudadas. Os desafios também são atualizados com impactos a serem identificados do aquecimento global, com novos cânceres, seja associados a antigas exposições revistas com apoio de progressos em desenhos de estudos, seja decorrentes de novos riscos introduzidos no trabalho. A atualização permanente é estratégica.

Nas dimensões teórico-prática e política-ideológica da ST, muitos desses processos ocorrem em ambiente de hostilidade e barreiras no acesso a informações. Em contextos de cultura individualista, em que a ética do trabalho leva pessoas a se autoculparem e a pensar em si mesmas como fracasso.

É importante ressaltar o fato de que são muitos os pesquisadores, armados com diferentes arcabouços teórico-metodológicos, que estudam os processos e impactos indicados neste texto. Também é importante destacar que os profissionais do campo nem sempre estão familiarizados com parte dos conceitos usados. A própria amplitude dos temas a serem abordados em perspectiva da integralidade da atenção de saúde anuncia que não se trata de um enfrentamento a ser tocado como samba de uma nota só! As equipes de ST precisam ser multiprofissionais e agir com perspectiva interdisciplinar. Transdisciplinar, já se disse!

Além disso, a intervenção na perspectiva transformadora da ST deve incorporar a participação e o protagonismo dos trabalhadores. A técnica de laboratório de mudanças, desenvolvida na Finlândia e difundida no Brasil, agrega conceitos de *intervenção formativa*, objetivando *transformações expansivas* na natureza do objeto da atividade dos sistemas em questão.[34,35]

As perguntas são naturais. Quais os cenários a serem considerados? Quais os planos de ação e contingenciais a serem adotados? Estamos preparados para isso? Sabemos trabalhar dessa maneira?

A rapidez das transformações em cenários do mundo do trabalho e em seus impactos na saúde cobra dos profissionais de ST comportamentos de recusa ao papel de aceitação das regras desse jogo e, ao contrário, que atuem dando visibilidade ao papel do trabalho nas origens desses desafios. Agir levando em conta as considerações éticas cabíveis e favorecendo o questionamento do papel da organização do trabalho nas origens dos efeitos na saúde:

> *Este trabalho de vigilância, de alerta e de abertura à compreensão das repercussões dos efeitos deletérios do trabalho só pode ser feito por profissionais que executam suas intervenções exclusivamente do lado da saúde e que se beneficiam de estatuto que lhes permite manter esta posição face ao projeto das empresas que pretende integrá-los na gestão de saúde dos recursos humanos ou na gestão profissional.*[36]

Nexo técnico epidemiológico previdenciário

É recente no Brasil a decisão de política previdenciária em favor da adoção do chamado *nexo técnico epidemiológico previdenciário (NTEP)*, através do qual o organismo previdenciário pode reconhecer automaticamente como relacionado ao trabalho o agravo individual de trabalhador de determinado ramo de atividade. Isso ocorrerá quando a avaliação epidemiológica do total de casos de trabalhadores de determinado ramo de atividade, em gozo de benefício previdenciário em decorrência de uma dada patologia, se mostrar em excesso em relação ao total de casos daquela mesma patologia na população geral do país.

Em muitos desses casos, à luz dos conhecimentos atuais, a decisão individual sobre diagnóstico ou nexo ficaria no campo da incerteza. Isso se aplica tanto para a decisão afirmativa, indicando a existência de doença e nexo, quanto para a decisão negativa, afirmando que não existe nem doença, nem nexo.

O modelo de raciocínio diagnóstico mostrado neste texto pode ser usado nesses casos como guia para a tomada de decisão. Afinal, há mais achados a favor ou contra qual das decisões? Isso permite ao tomador de decisão, independentemente da escolha feita, ter consciência sobre pontos fracos e fortes no conjunto de argumentos, de modo a guiar passos complementares. O que buscar?

Na prática, o NTEP age oferecendo à Previdência uma ferramenta que agiliza a solução potencial de conflitos e faculta aos interessados a possibilidade de pedido de revisão da decisão.

Considerações finais

São muitos os desafios a serem enfrentados quando se trata de reconhecer e agir, na perspectiva da integralidade da atenção à saúde, contra agravos relacionados ao trabalho. O fato de o trabalhador adoecido ser um cidadão com direitos sociais a serem acionados, seja visando antecipar a tutela de direito à saúde, seja após a condição de saúde ser reconhecida e avaliada, agrega uma dificuldade adicional para as equipes profissionais, embutindo um potencial conflito com os interesses de outros atores sociais.

Este texto mostra que, na atenção de saúde, tais conflitos podem se expressar em relação a diferentes aspectos avaliados por equipes de saúde e, simultaneamente, defende a necessidade da adoção de *critérios de decisão* que possam apoiar a tomada de decisões técnica e cientificamente embasadas, pavimentando o caminho para o diálogo sobre eventuais discordâncias.

Na vida como ela é, dificilmente o profissional vai se deparar com situação em que os critérios adotados sejam totalmente favoráveis ou negativos em 100% das decisões. Daí a importância de conhecer as fragilidades e fortalezas dos argumentos reunidos e a serem eventualmente revistos.

Na saúde do trabalho, são comuns situações em que, infelizmente, o histórico de exposições e/ou antecedentes clínicos do trabalhador não estão adequadamente registrados e disponíveis. Danos emergentes, relacionados a inovações tecnológicas e organizacionais, ao aumento da precarização do trabalho e de empregos, despontam como desafios a serem resolvidos em situação de incerteza. A falta de informações também pode ter origens no descumprimento da lei por parte de empresas, especialmente no que se refere ao reconhecimento, avaliação de riscos e adoção de medidas de prevenção. Em um dos piores cenários, equipes de saúde de empresas ainda recorrem a essa falta para alegar ausência ou limitação de elementos factuais comprobatórios da existência de DRT. A prática do crime é usada em defesa do "criminoso"!

E tem mais. Atualmente, cerca de dois terços da força de trabalho no país estão fora do mercado formal, e não existe instância encarregada por lei da realização desses registros e exames.

O essencial e o novo?

O conjunto de aspectos apresentados visa estimular, como essencial para o leitor, a adoção de uma compreensão desse tipo de investigação como processo vivo e em constante mutação que desafia equipes de saúde multiprofissionais e interdisciplinares. E o atual? Muda o trabalho, mudam os conhecimentos sobre o trabalho e sobre como se estuda esse trabalho, muda a regulação sobre o mundo do trabalho, surgem novas interações entre múltiplos elementos e novos impactos na saúde, na qualidade de vida das pessoas, no meio ambiente e na vida política.

Soma-se a isso a crescente importância da participação dos trabalhadores em todos os momentos desse processo em defesa da sua saúde, de uma agência apoiada em *aprendizagem expansiva*. Conceitos surgidos no movimento operário italiano, como *não delegar* e *validação consensual*, passam por releituras e incentivam climas de diálogo e negociação social entre profissionais de saúde, trabalhadores e pesquisadores que adotam desenhos de estudos inovadores e participativos. Estar ciente desse movimento e sintonizado com sua evolução vai se tornando imperativo para todos nós.

Referências

1. Dweck E, Oliveira ALM, Rossi P. Austeridade e retrocesso: impactos sociais da política fiscal no Brasil. São Paulo: Brasil Debate e Fundação Friedrich Ebert; 2018.
2. Lilienfeld DE, Engin MS. The Silence: The Asbestos Industry and Early Occupational Cancer Research – A Case study. Am J Public Health. 1991;81(6):791-800.
3. Berlinguer G. O desafio da equidade em saúde e segurança no trabalho: Aspectos éticos. Rev Med Bras Trab. 2003;1(1):1-5.
4. Vasconcellos LCF, Pignati WA. Medicina do Trabalho: subciência ou subserviência? Uma abordagem epistemológica. Ciênc Saúde Coletiva. 2006;11(4):1105-15.
5. Heller A. O cotidiano e a história. São Paulo: Paz e Terra; 2000.
6. Lacaz FAC. Diferentes formas de apreensão das relações entre trabalho e Saúde/Doença – o campo da Saúde do trabalhador – aspectos históricos e epistemológicos. In: Paim JS, Almeida-filho N. Saúde Coletiva. Teoria e Prática. 2ª ed. Rio de Janeiro: Medbook; 2023. p. 615-28.
7. EUROGIP. European Forum of the Insurance against accidents at work and Occupational Diseases Occupational Diseases in Europe 1990 – 2006. Brussels: EUROGIP; 2009.
8. World Health Organization. International Labour Organization. WHO/ILO joint estimates of the work-related burden of disease and injury, 2000-2016: global monitoring report: Geneva: WHO/ILO, 2021.
9. Antunes R. Riqueza e miséria do trabalho no Brasil IV. Trabalho digital, autogestão e expropriação da vida. São Paulo: Boitempo; 2019.
10. Seligmann-Silva E. Trabalho e desgaste mental. O direito de ser dono de si mesmo. São Paulo: Cortez Editora; 2011.
11. Boehlecke BA, Bernstein RS. Recognition and evaluation of occupational and environmental Problems. In: Rom WN. Environmental and Occupational Medicine. 2nd edition. Boston: Little, Brown and Company; 1992. p. 7-18.
12. Diamanti-Kamdarakis E et al. Endocrine-disrupting Chemicals. An Endocrine Society Scientific Statement. Endocrine Reviews. 2009;30(4):293-342.
13. Bertrand N, Lafon D. Bisphénol A: Des risques pour la Santè du foetus? Hygiene et Sécurtité du Travail. 2013; (231):6-9.
14. Mazza D, Brijnath B, Chakraborty SP, and the Guideline Development Group. 2019. Clinical guideline for the diagnosis and management of work-related mental health conditions in general practice. Melbourne: Monash University; 2019.
15. Brasil. Ministério da Saúde. Doenças Relacionadas ao Trabalho. Manual de procedimentos para os Serviços de Saúde. Brasília: MS; 2001.

16. Ferraz HB, Bertolucci PHF, Pereira JS, Lima JGC, Andrade LAF. Chronic exposure to the fungicide maneb may produce symptoms and signs of CNS manganese intoxication. Neurology. 1988;39(4):550-3.
17. Meco F, Bonifati V, Vanacore N, Fabrizio E. Parkinsonism after chronic exposure to the fungicide maneb (manganese ethylene-bis-dithiocarbamate). Scand J Work Environ Health. 1994;20:301-5.
18. Racette BA, McGee-Minnich L, Moerlein SM, Mink JW, Videen TO, Perlmutter JS. Welding-related parkinsonism. Clinical features, treatment, and pathophysiology. Neurology. 2001;1-2(56):8-12.
19. Meulemans T, Seron X. L'examen neuropsychologique dans le cadre de l'expertise médico légale. Sprimont: Mardaga; 2004.
20. Sluiter JK, Rest KM, Frings-Dresen MHW. Criteria document for evaluating the work-relatedness of upper-extremity musculoskeletal disorders. Scand J Work Environ Health. 2001;27(Supp 1):1-102.
21. Assunção AA. A cadeirologia e o mito da postura. Rev Bras Saúde Ocup. 2004;29(110):41-55.
22. Braatz D, Rocha R, Gemma S. Engenharia do trabalho: saúde, segurança, ergonomia, projeto. Santana de Parnaíba, SP: Ex-Libris Comunicação; 2021.
23. Vieira CEC. Traumas no trabalho. Uma nova leitura do transtorno do estresse pós-traumático. Curitiba: Juruá Editora; 2014.
24. Case A, Deaton A. Deaths of despair, and the future of capitalism. Nova Jersey: Princeton University Press; 2020.
25. Gerbaudo P. O grande recuo. A política pós-populismo e pós-pandemia. São Paulo: Todavia; 2023.
26. Guimarães RM. Sonho ou pesadelo americano? Mortes por desespero e o futuro do capitalismo. Trabalho, Educação e Saúde. 2021;19:e00327159.
27. Han B-C. Sociedade do cansaço. Petrópolis: Vozes; 2015.
28. Franklin P, Bérastegui P, Cefalillo A, Musu T. Social Sustainability at work and the essential role of occupational safety and health. In: Countouris N, Piasna A, Theodoropoulou S (Eds.). Benchmarking Working Europe 2023. ETUI and ETUC; 2023. p. 121-42.
29. Han B-C. A Sociedade da transparência. Lisboa: Relógio D'Água; 2012.
30. Han B-C. No enxame. Lisboa: Relógio D'Água; 2013.
31. Canclini NG. Cidadãos substituídos por algoritmos. São Paulo: Edusp; 2021.
32. O'Neil C. Algoritmos de destruição em massa. Como o big data aumenta a desigualdade e ameaça a democracia. Santo André: Editora Rua do Sabão; 2020.
33. Dekker S. O anarquista da segurança: apoiando-se na perícia e na inovação humanas, reduzindo burocracia e compliance. São Paulo: Blucher/ASAS; 2023.
34. Vilela RAG, Querol MAP, Beltran-Hurtado SL, Cerveny GCO, Lopes MGR. Desenvolvimento colaborativo para a prevenção de Acidentes e Doenças Relacionadas ao trabalho. São Paulo: Ex-Libris; 2020.
35. Virkkunen J, Newnham DS. O Laboratório de Mudanças. Uma ferramenta de desenvolvimento colaborativo para o trabalho e a educação. Belo Horizonte: Fabrefactum Editora; 2015.
36. Huez D. Ethique, clinique du travail et témoignage, construire nos règles professionnelles em médecine du travail. Communication à la societé de Médecine du Travail et d'Ergonomia de Franche-Comté. Besançon; 2003. p. 1-6.

PARTE 2

Novas e Antigas Causas de Adoecimento e Morte de Trabalhadores e Trabalhadoras

10

Introdução ao Estudo da Nocividade do Trabalho: O 'Velho' e o 'Novo', Faces da Mesma Moeda

René Mendes

- Introdução
- Natureza do trabalho nocivo ou perigoso: tentativas de sistematização
- A "legalização" do trabalho nocivo no Brasil como uma expressão do "velho": crítica ao estatuto da insalubridade, da periculosidade e das "condições especiais de trabalho"
- A "legalização" da precarização do trabalho no Brasil, travestida de "modernização"
- Características da nocividade do trabalho no capitalismo contemporâneo pautado pelo "tripé vilipendiador do trabalho: reestruturação produtiva, neoliberalismo e financeirização"
- Considerações finais

Introdução

Num sentido genérico, **nocivo** é o "*que causa dano, que prejudica; prejudicial, pernicioso*". **Nocividade** é a "*característica do que é de nocivo*".[1] A etimologia de ambos os termos vem do latim *nocivus*, que significa perigoso, danoso,[2] que parte do verbo *noceo*, que significa lesar, ferir, machucar.[3]

No campo da Saúde e Saúde do Trabalhador, estes termos são utilizados apenas de forma genérica, com o sentido de prejudicial ou pernicioso à saúde. Imprecisamente, os termos se assemelham a *dano* e *danoso* (à saúde); às vezes, com o sentido de *perigoso*, que faz mal à saúde humana, em geral, e, em particular, à saúde dos trabalhadores e das trabalhadoras. Nocivo e nocividade são termos que, no Brasil, vieram junto com a literatura técnico-científica italiana[4] e foram muito utilizados pelo Prof. Ivar Oddone (1923-2011), principalmente em seu livro *Ambiente de trabalho: a luta dos trabalhadores pela saúde*.[5]

Fazendo uma amalgamação de diferentes enunciados, *nocivo* à saúde humana seria aquilo que é capaz de provocar, promover, facilitar ou exacerbar uma anormalidade estrutural e/ou funcional, com a implicação de que a anormalidade tem o potencial de diminuir a qualidade de vida, causar incômodo, causar doença ou incapacidade, ou levar à morte prematura.[6]

Assim, no plano geral que estrutura este livro de *Patologia do Trabalho*, o presente capítulo abre a **Parte 2, Novas e Antigas Causas de Adoecimento e Morte de Trabalhadores e Trabalhadoras**, com o propósito de, em primeiro lugar, estimular a reflexão sobre a forma e os critérios utilizados para classificar as 'causas de adoecimento e morte' – melhor dizendo: as 'causas imediatas' ou 'causas aparentes' –; em segundo lugar, refletir sobre a persistência das 'antigas causas', agasalhadas e protegidas por dispositivos legais obsoletos; em terceiro, refletir, criticamente, sobre o potencial de nocividade do trabalho dito 'contemporâneo', posto que construído com matérias-primas 'velhas', recicladas e aperfeiçoadas em seu potencial patogênico.

Portanto, o estudo da nocividade do trabalho, da forma como foi estruturado nesta **Parte 2** do livro, terá que relativizar a questão temporal, evitar a tentação de se pensar linearmente como se o passado tivesse passado, o hoje fosse novo e o futuro estivesse por vir.

De igual modo, este capítulo busca estimular o pensamento "transversal" que supera as taxonomias tradicionais, como, por exemplo, a congelada classificação de "agentes químicos", "agentes físicos", "agentes biológicos" e "agentes biomecânicos" – ou outras sistematizações equivalentes –, como, também, a segmentação de olhares profissionais e dos campos disciplinares tradicionais, como, por exemplo, o da Medicina do Trabalho, da Higiene Ocupacional, da Segurança do Trabalho, da Toxicologia, de algumas formas de Ergonomia, e outros campos e áreas.

Com uma vasta bibliografia, pensa-se, com este capítulo, estimular a abertura de "corações e mentes" para olhares mais críticos e ousados, de questionamento e indignação sobre a insistente persistência da patologia do trabalho na contemporaneidade. Como e por quê?

Natureza do trabalho nocivo ou perigoso: tentativas de sistematização

Classificação por "fatores ambientais" (Oddone et al.)

Como já mencionado na Introdução, é ainda hegemônica a classificação da nocividade do trabalho segundo a natureza dos "agentes", também denominados "fatores de risco". Tal classificação deve ser superada, pois a mulher e o homem que trabalham estão inseridos em processos de trabalho, em ambientes de trabalho e em condições de trabalho que 'misturam tudo', ou seja, que deveriam ser vistos sob olhares mais "holísticos", de "totalidade", ou de frações perceptíveis da "totalidade". Alguns utilizam a expressão que vem da higiene ocupacional: "exposições combinadas", porém a ideia de "exposição" é, seguramente, limitada, insuficiente e despojada tanto do "individual", do "percebido", do "subjetivo" (trabalhador-sujeito), como, também, do "social", do "coletivo" etc.

Mencionamos aqui, a título de exemplo, a alternativa proposta pelo movimento operário italiano,[4] consubstanciada na experiência e nos relatos organizados por Ivar Oddone et al., na obra *Ambiente de trabalho: a luta dos trabalhadores pela saúde*, publicada no Brasil, em 1986, a partir da versão original italiana de 1977.[5]

Resumiremos, a seguir, a proposta de Oddone et al. (Quadro 10.1):[5]

Os autores explicam:

> *Por doença inespecífica entendemos um conjunto de doenças físicas e psíquicas não diretamente associável a uma causa determinada, mas atribuível, ao menos em parte, a um ou mais fatores do ambiente de trabalho. Essas doenças compre-*

Quadro 10.1. Síntese da "Classificação de Oddone",[5] enquanto alternativa de sistematização das nocividades nos ambientes de trabalho

"Os critérios com base nos quais pode ser construído um esquema de análise são dois. O primeiro está representado pela possibilidade de medir a intensidade de um fator com meios objetivos (instrumentos como um termômetro para medir a temperatura) ou não (como a intensidade dos ritmos para os quais não existe um instrumento de medição). O segundo critério está representado pela existência de ao menos uma faixa de valores considerados ótimos para determinado fator. Por exemplo, para a temperatura existe um mínimo e um máximo, entre os quais se encontra nas melhores condições de vida, enquanto para a sílica, somente o valor zero, isto é, a ausência de sílica representa um valor ótimo. Os mencionados critérios permitem distinguir em quatro grupos de fatores o conjunto dos elementos que compõem o ambiente de trabalho."

O **primeiro grupo** compreende os fatores presentes, também, no ambiente em que o trabalhador vive fora do trabalho (local de moradia, por exemplo): luz, barulho, temperatura, umidade e ventilação. Efeitos principais: acidentes do trabalho e doenças inespecíficas.

O **segundo grupo** compreende os fatores característicos do ambiente de trabalho, e que não estão normalmente nos ambientes onde o trabalhador vive (fora do trabalho). Por exemplo: poeira de sílica, de amianto, vapores de benzeno, gás de sulfeto de carbono etc. Efeitos principais: acidentes do trabalho, doenças inespecíficas e doenças profissionais.

O **terceiro grupo** compreende um único fator: a atividade muscular ou trabalho físico. Pode produzir acidentes do trabalho, doenças inespecíficas e interagir com fatores do primeiro e do segundo grupos, agravando-lhe os efeitos.

O **quarto grupo** de fatores compreende cada condição de trabalho, além do trabalho físico, capaz de provocar estresse, por exemplo: monotonia, ritmos excessivos, ocupação (saturação) do tempo, repetitividade, ansiedade, responsabilidade, frustrações, posições incômodas etc. Efeitos principais: acidentes do trabalho e doenças inespecíficas.

Fonte: Adaptado de Oddone et al.[5].

endem um grupo heterogêneo que vai do cansaço e da insônia persistente aos distúrbios digestivos, à úlcera gastroduodenal, às colites, às neuroses, às artroses e à asma brônquica, para talvez chegar até a hipertensão e a outras doenças, sempre mais frequentes nas sociedades industriais, das quais não se conhece a origem. Por doença específica ou profissional entende-se uma doença definida, cuja causa é diretamente identificável num dos fatores do ambiente de trabalho. Tomamos como exemplos a silicose, o 'benzolismo' e o saturnismo ou doença do chumbo.[5]

A utilização desta classificação, e também, de cores, parece ter influenciado a adoção dos "mapas de risco" no contexto brasileiro, enquanto ferramenta de trabalho para expressar a percepção de risco por parte dos trabalhadores – uma atividade típica das Comissões Internas de Prevenção de Acidentes e Assédio (CIPA).[7]

Por certo, uma proposta alternativa desenvolvida pelo movimento sindical italiano e depois adotada em outros países, cuja força, porém, não reside na "classificação", mas nas estratégias de luta dos trabalhadores contra a nocividade do(no) trabalho.

Como o trabalho pode se tornar "nocivo" à saúde? Uma proposta de sistematização

O Quadro 10.2 representa uma tentativa de sistematização da nocividade do trabalho que foi proposta na 3ª edição deste livro, *Patologia do Trabalho*,[6] lançada em 2013. Hoje, talvez, a vejamos como limitada, porém com potencial de ser ampliada ou melhorada, razão pela qual está sendo aqui reapresentada na expectativa de que seu estudo e crítica contribuam para a busca da melhor forma de sistematizar as "causas imediatas" ou "causas aparentes" da nocividade do(no) trabalho.

Apesar de suas limitações, o Quadro 10.2 permite observar que o conceito e o alcance da **nocividade relacionada com o trabalho** podem ser extremamente amplos, complexos, graves e mesmo irreversíveis, obrigando os formuladores de políticas, gestores, legisladores, empreendedores – entre outros – a considerá-los seriamente, à luz dos princípios de prevenção, precaução, respeito à dignidade humana, direito à saúde, direito ao meio ambiente ecologicamente equilibrado e saudável, entre outros.

Quadro 10.2. Como o trabalho pode se tornar "nocivo" à saúde?

Formas de nocividade	Exemplos
Nocividade do trabalho determinada por processos de trabalho intrinsecamente nocivos ou perigosos	
"Objetos de trabalho" intrinsecamente nocivos ou perigosos	• Matérias-primas de alta toxicidade "intrínseca" • Gases e vapores tóxicos • Substâncias químicas tóxicas ou perigosas (chumbo, mercúrio, cádmio, benzeno, sílica livre etc.) • Substâncias químicas carcinogênicas (asbesto, cromo, níquel etc.) • Outros
"Meios de trabalho" inadequados, desconfortáveis, nocivos ou perigosos	• Tecnologias perigosas • Máquinas ou ferramentas obsoletas ou sem proteção • Postos de trabalho ergonomicamente mal desenhados • Veículos sem manutenção etc. • Veículos "de risco" como motos, bicicletas, charretes e carroças em vias expressas ou rodovias • Outros
"Ambientes de trabalho" desconfortáveis, nocivos ou perigosos	• Ruído excessivo • Ambientes excessivamente quentes ou excessivamente frios • Ambientes confinados • Iluminação insuficiente ou excessiva para a natureza do trabalho • Outros
"Condições de trabalho" nocivas	• Fatores psicossociais e organizacionais • Sistema de remuneração • Modelos "patogênicos" de gestão do trabalho • Assédio moral organizacional • Condições ergonômicas adversas • Viajantes, migrantes e expatriados • Outros
Nocividade do trabalho determinada pela "dose", "quantidade" ou "carga de trabalho" excessiva	
"Dose" ou "quantidade" no seu sentido estrito	• Fatores de risco químico acima dos limites de exposição permitidos • Fatores de risco físico acima dos limites de exposição permitidos • Outros
Conceito ampliado de "dose", "quantidade" ou "carga de trabalho"	• Carga/sobrecarga de trabalho excessiva • Ritmos de trabalho excessivos e sem controle dos operadores • Cobrança por metas (abusivas ou inatingíveis) • Gestão pela intimidação e medo • "Intensificação" do trabalho, em todas as suas formas explícitas (aumento de "produtividade") e por formas mais ardilosas: "captura da subjetividade", "captura de corações e mentes", trabalhador como algoz dele mesmo, ou algoz de seu igual etc. • "Sociedade do desempenho" ("performance", "excelência" etc.) • Outros

(Continua)

Quadro 10.2. Como o trabalho pode se tornar "nocivo" à saúde? *(Cont.)*

Formas de nocividade	Exemplos
Nocividade do trabalho determinada pela duração ou configuração do "tempo de trabalho"	
Idade mínima de admissão ao trabalho	• Trabalho precoce infantil, de adolescentes e de jovens • Formas inaceitáveis de trabalho precoce • Outros
Duração máxima da jornada de trabalho (limitação da jornada)	• Horas extras (sistemáticas e prolongadas) • Outros
Pausas autorizadas, dentro da jornada de trabalho, para recuperar-se da fadiga	• Necessidade (falta/ausência) de pausas espontâneas e informais (para tomar café, conversar com os colegas, sair para fumar etc.) • Outros
Períodos de descanso hebdomadário (ou semanal)	• Necessidade (falta/ausência) de descanso semanal, com impactos sobre a saúde, sobre a vida social, cultural e religiosa, e sobre a vida em família etc. • Lazer "induzido" e controlado • Outros
Licenças por conta de férias remuneradas anuais e por outras razões	• Necessidade (falta/ausência/ insuficiência) com impactos sobre a saúde, sobre a vida social, cultural e familiar etc. • Lazer "induzido" e controlado (estratégia de dominação e consumismo) • Outros
Horas e jornadas de trabalho de caráter extraordinário	• Horas extras sistemáticas, obrigatórias e prolongadas • Viajantes de longas distâncias • Outros
Trabalho noturno e trabalho em turnos	• Turnos "rodiziantes" e sem intervalo adequado para recuperação • Impactos sobre a vida familiar, vida social • Outros
Idade máxima de permanência na atividade	• Limites do envelhecimento não respeitados • Desconsideração das competências próprias do idoso • Abusos e assédio moral • Outros
Extensões (ampliações) do conceito de nocividade do trabalho	
Extensão da nocividade do trabalho para o ambiente domiciliar ou familiar	• *Homework* • Trabalho em domicílio • Exposições paraocupacionais de risco • Outros
Extensão da nocividade do trabalho para a comunidade circunvizinha	• Impactos ambientais (ruído, poluição do ar, poluição do solo, poluição da água) • Impactos ambientais difusos e ampliados: mudanças climáticas, aquecimento global etc. • Impactos sociais, culturais e socioeconômicos • Outros
Extensão da nocividade do trabalho para o meio ambiente ampliado ou remoto	• Contaminação de solos e lençóis freáticos • Resíduos tóxicos em alimentos • Cadeias produtivas e ciclos de vida de alcance desconhecido • Outros
Trabalho em ambientes artificiais, especiais ou desfavoráveis à vida humana	• Trabalho em grandes altitudes • Trabalho em grandes profundidades • Trabalho *offshore* • Trabalho confinado • Trabalho em ambientes aclimatizados por exigências tecnológicas ou do processo de trabalho • Outros

Fonte: Adaptado de Betancourt;[8] Mendes & Oliveira.[6]

A "legalização" do trabalho nocivo no Brasil como uma expressão do "velho": crítica ao estatuto da insalubridade, da periculosidade e das "condições especiais de trabalho"

Como já mencionado na Introdução, muito da nocividade do(no) trabalho no Brasil pertence ainda à categoria da "nocividade permitida" por lei, "nocividade pactuada" entre as partes. Corrija-se: nocividade imposta pelo capital, consentida pelo Estado, e carregada como fardo pela classe trabalhadora, dada a assimetria de forças e a permanente necessidade de trabalhadores e trabalhadoras encontrarem meios para melhorar seus salários, de regra insuficientes para cobrir suas necessidades básicas de sobrevivência.

Veremos algumas dessas modalidades ainda vigentes. Sugerimos, neste ponto, que este tema seja estudado com mais profundidade e, para tanto, recomendamos textos de doutrinadores ilustres,[9,10] como Sebastião Geraldo de Oliveira, em seu tratado sobre *Proteção Jurídica à Saúde do Trabalhador,*[9] assim como outros bons autores.[11]

"Trabalho insalubre" e sua monetização pelo "adicional de insalubridade"

Como é amplamente conhecido, a Constituição Federal de 1988 manteve entre os "direitos sociais" dos trabalhadores urbanos e rurais o "adicional de remuneração para as atividades **penosas**, **insalubres** ou **perigosas**, na forma da lei" (Art. 7º, inciso XXIII).

E o que diz a lei sobre o estatuto da **"insalubridade"**? Trata-se do trecho da Consolidação das Leis do Trabalho (CLT), compreendido entre o art. 189 e o art. 192, na redação dada pela Lei nº 6.514/1977,[12] do qual extraímos os artigos 189 e 192, assim enunciados:

> Art. 189: Serão consideradas **atividades ou operações insalubres aquelas que, por sua natureza, condições ou métodos de trabalho exponham os empregados a agentes nocivos à saúde**, acima dos limites de tolerância fixados em razão da natureza e da intensidade do agente e do tempo de exposição aos seus efeitos.
> Art. 192: O exercício de trabalho em condições insalubres, acima dos limites de tolerância estabelecidos pelo Ministério do Trabalho, assegura a **percepção de adicional**, respectivamente, de 40% (quarenta por cento), 20% (vinte por cento) e 10% (dez por cento) do salário-mínimo da região, segundo se classifiquem nos graus máximo, médio e mínimo.

Fonte: Brasil[12] – Negritos introduzidos.

A regulamentação da **"insalubridade"**, na sua versão vigente nos últimos anos, deu-se, fundamentalmente, pela Norma Regulamentadora nº 15 (NR-15), da Portaria nº 3.214/1978, sobre **"atividades e operações insalubres"**, a partir dos seguintes artigos:

> **NR 15 – Atividades e operações insalubres**
> 15.1 São consideradas atividades ou operações insalubres as que se desenvolvem:
> 15.1.1 Acima dos limites de tolerância previstos nos Anexos nº 1, 2, 3, 5, 11 e 12.
> 15.1.3. Nas atividades mencionadas nos Anexos nº 6, 13 e 14.
> 15.1.4 Comprovadas através de laudo de inspeção do local de trabalho, constantes dos Anexos nº 7, 8, 9 e 10.
> 15.1.5 Entende-se por "Limite de Tolerância", para os fins desta Norma, a concentração ou intensidade máxima ou mínima, relacionada com a natureza e o tempo de exposição ao agente, que não causará dano à saúde do trabalhador durante a sua vida laboral.
> 15.2 O exercício de trabalho em condições de insalubridade, de acordo com os subitens do item anterior, assegura ao trabalhador a percepção de adicional, incidente sobre o salário-mínimo da região, equivalente a:
> 15.2.1 40% para insalubridade de grau máximo.
> 15.2.2 20% para insalubridade de grau médio.
> 15.2.3 10% para insalubridade de grau mínimo.
> 15.3 No caso de incidência de mais de um fator de insalubridade, será apenas considerado o de grau mais elevado, para efeito de acréscimo salarial, sendo vedada a percepção cumulativa.
> 15.4 A eliminação ou neutralização da insalubridade determinará a cessação do pagamento do adicional respectivo.
> 15.4.1 A eliminação ou neutralização da insalubridade deverá ocorrer:
> a) com a adoção de medidas de ordem geral que conservem o ambiente de trabalho dentro dos limites de tolerância;
> b) com a utilização de equipamento de proteção individual.
> 15.4.1.1 Cabe à autoridade regional, competente em matéria de segurança e saúde do trabalhador, comprovada a insalubridade por laudo técnico de engenheiro de segurança do trabalho ou médico do trabalho, devidamente habilitado, fixar adicional devido aos empregados expostos à insalubridade quando impraticável sua eliminação ou neutralização.
> 15.4.1.2 A eliminação ou neutralização da insalubridade ficará caracterizada através de avaliação pericial por órgão competente, que comprove a inexistência de risco à saúde do trabalhador.
> 15.5 É facultado às empresas e aos sindicatos das categorias profissionais interessadas requererem ao Ministério do Trabalho, através das DRTs, a realização de perícia em estabelecimento ou setor deste com o objetivo de caracterizar e classificar ou determinar atividade insalubre.
> 15.5.1 Nas perícias requeridas às Delegacias Regionais do Trabalho, desde que comprovada a insalubridade, o perito do Ministério do Trabalho indicará o adicional devido.
> 15.6 O perito descreverá no laudo a técnica e a aparelhagem utilizadas.
> 15.7 O disposto no item 15.5 não prejudica a ação fiscalizadora do MTb nem a realização *ex-officio* da perícia, quando solicitado pela Justiça, nas localidades onde não houver perito.

Fonte: https://www.guiatrabalhista.com.br/legislacao/nr/nr15.htm.

Os **anexos** mencionados pela NR-15 podem ser listados como se segue:

- NR-15 - **Anexo 1** - Limites de tolerância para ruído contínuo ou intermitente.
- NR-15 - **Anexo 2** - Limites de tolerância para ruídos de impacto.
- NR-15 - **Anexo 3** - Limites de tolerância para exposição ao calor.
- NR-15 - **Anexo 5** - Radiações ionizantes.
- NR-15 - **Anexo 6** - Trabalho sob condições hiperbáricas.
- NR-15 - **Anexo 7** - Radiações não ionizantes.
- NR-15 - **Anexo 8** - Vibração.
- NR-15 - **Anexo 9** - Frio.
- NR-15 - **Anexo 10** - Umidade.
- NR-15 - **Anexo 11** - Agentes químicos cuja insalubridade é caracterizada por limite de tolerância e inspeção no local de trabalho.
- NR-15 - **Anexo 12** - Limites de tolerância para poeiras minerais.
- NR-15 - **Anexo 13** - Agentes químicos.
- NR-15 - **Anexo 13a** - Benzeno.
- NR-15 - **Anexo 14** - Agentes biológicos.

Sobre o estatuto da convivência com a "insalubridade" e sua "monetização", cabe lembrar que na luta histórica dos trabalhadores por melhores condições de trabalho apareceram movimentos buscando menor jornada, maior descanso, melhor ambiente de trabalho com preservação da saúde.[11]

"Saúde não se vende!" Esta afirmação enfática não é nossa, mas de importantes protagonistas da história do movimento social dos trabalhadores, bem como de outros atores sociais, cujo compromisso com a saúde dos trabalhadores é conhecido e sólido.

Neste sentido, lembramos os estudos e publicações de Asa Cristina Laurell e Mariano Noriega, do México, quando em seu clássico texto *Processo de Produção e Saúde: Trabalho e Desgaste Operário*,[13] ao evocarem a história do movimento obreiro italiano, destacaram:

> *...**a saúde não se vende**. Esta ordem é **a impugnação da monetização da doença**, até então prevalecente, mas ao mesmo tempo revela uma redefinição qualitativa da saúde, extraindo-a da lógica mercantil da venda da força de trabalho. A exigência já não é mais que se paguem os efeitos destruidores do trabalho, mas que o trabalho se organize, para ser uma atividade criadora e não destruidora.*[13] (negritos introduzidos)

Em relação ao movimento de trabalhadores no Brasil, cabe lembrar as palavras do médico e professor Francisco Antonio de Castro Lacaz, quando escrevia a "Apresentação" do livro *Morte Lenta no Trabalho*, publicado pelo Departamento Intersindical de Estudos e Pesquisas de Saúde e dos Ambientes de Trabalho (DIESAT).[14]

> *Saúde não se troca por dinheiro. Esta frase foi o mote da I e II Semanas de Saúde do Trabalhador (SEMSAT's), realizadas em 1979, pela Comissão Intersindical de Saúde do Trabalhador (CISAT), organismo que em agosto de 1980 se transformaria no Departamento Intersindical de Estudos e Pesquisas de Saúde e dos Ambientes de Trabalho (DIESAT).*
>
> *O que se procurava criticar com aquele enunciado era a cruel realidade imposta pela lei de se trocar a saúde pelo adicional de insalubridade. Não se tratava, porém, de uma atitude moral, como a das próprias autoridades oficiais do Ministério do Trabalho e alguns empresários "esclarecidos", tentando imputar ao trabalhador uma atitude irresponsável ao exigir o pagamento do adicional de insalubridade. Tratava-se, isto sim, de uma bandeira de luta, que apontava para a necessidade de o movimento sindical definir uma estratégia de ação pela melhoria das condições de trabalho e defesa da saúde. Um dos meios para isto, concluiu-se, então, era punir as fábricas que tivessem ambientes insalubres. E a melhor forma de punição, pensou-se, seria a econômica: o adicional de insalubridade.*[14]

Recordava Lacaz que, passados 8 anos [à época], a VIII Semana de Saúde do Trabalhador, organizada pelo DIESAT em outubro de 1987, sob o tema *Insalubridade: Morte Lenta no Trabalho*, retomava a discussão, agora procurando recolher as experiências e o amadurecimento do movimento sindical em relação àquela luta.[14]

Examinamos, também, o posicionamento do movimento sanitário e dos trabalhadores, organizado em torno das conferências nacionais de Saúde do Trabalhador, que desde 1986 são realizadas no Brasil.

Com efeito, entre as *Conclusões* da 1ª Conferência Nacional de Saúde do Trabalhador, realizada em 1986, denunciava-se que a legislação brasileira era dúbia, mal elaborada, sujeita a diversas interpretações, subordinada, principalmente, aos interesses da classe dominante, baseada em modelos importados. Segundo o *Informe Final* da 1ª Conferência, tratava-se, ainda, de uma legislação inoperante pelo descumprimento e inadequações a situações concretas. A denúncia incluía o Poder Judiciário: comprometido com os interesses do capital, quando se dispõe a defender os interesses do trabalhador não tem autonomia suficiente para aplicar as leis.[15]

É interessante notar, contudo, o posicionamento da 1ª Conferência Nacional de Saúde do Trabalhador, no tocante ao Estatuto da Insalubridade:

> *A legislação, no que diz respeito às condições de saúde e trabalho, mercantiliza o risco através da sua monetarização, não atende às necessidades do trabalhador e sua proteção no processo de mudança tecnológica (p. ex., quanto ao ritmo de trabalho).*[15]

Assim, entre as *Recomendações* da 1ª Conferência Nacional de Saúde do Trabalhador, de 1986, destacava-se a seguinte:

> *Enquanto não surjam **medidas mais efetivas que eliminem o trabalho insalubre e perigoso**, e a consequente redução, para estes casos, da jornada de trabalho, em face dos baixos salários da classe trabalhadora, os adicionais de insalubridade e periculosidade devem ser mantidos e usados como instrumento de luta e mobilização em torno das questões sobre saúde e trabalho, calculados ambos os adicionais sobre o salário nominal.*[15] (negrito introduzido)

Já a 2ª Conferência Nacional de Saúde do Trabalhador, realizada em 1994, ao tratar em suas *Recomendações*[16] do tema "Adicionais", formulou as seguintes propostas:

- Reformular as NR-15 e NR-16 e CLT, no que diz respeito à insalubridade, periculosidade e penosidade, incorporando-as ao salário.
- Calcular o adicional por um mesmo valor para todos os trabalhadores, independente da função, e que os trabalhadores não dependam do SB40 para a aposentadoria especial.
- Pagar o adicional de insalubridade conforme o salário nominal correspondente à função, de acordo com a Classificação Brasileira de Ocupações (CBO), nos postos de trabalho onde se comprovar a existência de riscos à saúde, **até que haja a eliminação dos referidos riscos.**[16] (negrito introduzido)

Seguem algumas considerações a respeito da admissibilidade do exercício de atividades e operações consideradas "perigosas" e sua monetização pelo "adicional de periculosidade".

"Trabalho perigoso" e sua monetização pelo "adicional de periculosidade"

E o que diz a lei sobre o estatuto da **"periculosidade"**? Trata-se do trecho da CLT, compreendido entre o art. 193 e o art. 197. O art. 193 tem o seguinte enunciado:

> Art. 193: São consideradas **atividades ou operações perigosas**, na forma de regulamentação aprovada pelo Ministério do Trabalho e Emprego, **aquelas que, por sua natureza ou métodos de trabalho, impliquem risco acentuado em virtude de exposição permanente do trabalhador** a: I - inflamáveis, explosivos ou energia elétrica; II - roubos ou outras espécies de violência física nas atividades profissionais de segurança pessoal ou patrimonial.

Redação dada pela Lei nº 12.740/2012 – negritos introduzidos.

A regulamentação da **"periculosidade"** deu-se, fundamentalmente, pela Norma Regulamentadora nº 16 (NR-16), da Portaria nº 3.214/1978 (e suas modificações e acréscimos), sobre **"atividades e operações perigosas"**, a partir dos seguintes artigos:

> **NR 16 – Atividades e operações perigosas**
> 16.1 São consideradas atividades e operações perigosas as constantes dos Anexos desta Norma Regulamentadora – NR.
> 16.2 O exercício de trabalho em condições de periculosidade assegura ao trabalhador a percepção de adicional de 30%, incidente sobre o salário, sem os acréscimos resultantes de gratificações, prêmios ou participação nos lucros da empresa.
> 16.2.1 O empregado poderá optar pelo adicional de insalubridade que porventura lhe seja devido.
> 16.3 É responsabilidade do empregador a caracterização ou a descaracterização da periculosidade, mediante laudo técnico elaborado por Médico do Trabalho ou Engenheiro de Segurança do Trabalho, nos termos do artigo 195 da CLT.
> 16.4 O disposto no item 16.3 não prejudica a ação fiscalizadora do Ministério do Trabalho nem a realização *ex officio* da perícia.
> 16.5 Para os fins desta Norma Regulamentadora – são consideradas atividades ou operações perigosas as executadas com explosivos sujeitos a:
> a) degradação química ou autocatalítica;
> b) ação de agentes exteriores, como calor, umidade, faíscas, fogo, fenômenos sísmicos, choque e atritos.
> 16.6 As operações de transporte de inflamáveis líquidos ou gasosos liquefeitos, em quaisquer vasilhames e a granel, são consideradas em condições de periculosidade, exclusão para o transporte em pequenas quantidades, até o limite de 200 litros para os inflamáveis líquidos e 135 quilos para os inflamáveis gasosos liquefeitos.
> 16.6.1 As quantidades de inflamáveis, contidas nos tanques de consumo próprio dos veículos, não serão consideradas para efeito desta Norma.
> 16.6.1.1 Não se aplica o item 16.6 às quantidades de inflamáveis contidas nos tanques de combustível originais de fábrica e suplementares, certificados pelo órgão competente. (Incluído pela Portaria SEPRT n.º 1.357, de 09 de dezembro de 2019).

16.7 Para efeito desta Norma Regulamentadora, considera-se líquido combustível todo aquele que possua ponto de fulgor maior que 60ºC e inferior ou igual a 93ºC (noventa e três graus Celsius). (Alterado pela Portaria SIT nº 312, de 23 de março de 2012).
16.8 Todas as áreas de risco previstas nesta NR devem ser delimitadas sob responsabilidade do empregador. (Incluído pela Portaria SSST nº 25, de 29 de dezembro de 1994).

Fonte: https://www.guiatrabalhista.com.br/legislacao/nr/nr16.htm.

As atividades e operações consideradas "perigosas", com direito ao **"adicional de periculosidade"**, estão detalhadas em vários "anexos", a saber:

- **Anexo 1** – Atividades e operações perigosas com explosivos.
- **Anexo 2** – Atividades e operações perigosas com inflamáveis.
- **Anexo 3** – Atividades e operações perigosas com exposição a roubos ou outras espécies de violência física nas atividades profissionais de segurança pessoal ou patrimonial (aprovado pela Portaria MTE nº 1.885, de 2 de dezembro de 2013).
- **Anexo 4** – Atividades e operações perigosas com energia elétrica (aprovado pela Portaria MTE nº 1.078, de 16 de julho de 2014).
- **Anexo 5** – Atividades perigosas em motocicleta (aprovado pela Portaria MTE nº 1.565, de 13 de outubro de 2014).
- **Anexo (*)** – Atividades e operações perigosas com radiações ionizantes ou substâncias radioativas (Adotado pela Portaria MTE nº 518, de 4 de abril de 2003). (*) Anexo acrescentado pela Portaria nº 3.393, de 17 de dezembro de 1987.

Como pode ser observado pelo sequenciamento de "anexos", amplia-se, progressivamente, o conceito de "atividades e operações perigosas" e, por extensão, o alcance do "adicional de periculosidade". Seria apenas uma forma de compensar monetariamente a exposição a riscos do (no) trabalho, ou há algo vinculado, também, a medidas preventivas e corretivas para redução e controle efetivo dos "riscos"? É um debate que deveria mobilizar a sociedade.

"Condições especiais de trabalho" e suas compensações

Uma das aberrações mais notáveis da "velha" legislação brasileira é o estatuto da "aposentadoria especial", mais corretamente, "aposentadoria por condições especiais de trabalho". A questão não é a aposentadoria, mas as condições de trabalho geradoras desta diferenciação de aposentadoria quanto ao tempo para aquisição deste direito previdenciário.

A aberração consiste na admissibilidade constitucional de que possam existir atividades ***"exercidas com efetiva exposição a agentes químicos, físicos e biológicos*** **prejudiciais à saúde,** ***ou associação desses agentes"***, como preconiza o Art. 201 da Constituição Federal. (grifo nosso)

A aberração consiste na admissibilidade preconizada pela Lei. nº 8.213/91 (que dispõe sobre os planos de benefícios da Previdência Social[17]), de um tipo de aposentadoria dita "especial", devida ***"ao segurado que tiver trabalhado sujeito a condições especiais que*** **prejudiquem a saúde ou a integridade física,** ***durante 15, 20 ou 25 anos, conforme dispuser a lei"***, como enunciado no Art. 57 da referida lei. (grifo nosso)

E mais: a relação dos agentes nocivos químicos, físicos e biológicos ou associação de agentes prejudiciais à saúde ou à integridade física considerados para fins de concessão da aposentadoria especial de que trata o Art. 57 será definida pelo Poder Executivo, anuncia o Art. 58 da mesma lei (Quadro 10.3). E o Poder Executivo o fez, por meio do Anexo IV do Decreto nº 3.048, de 6 de maio de 1999,[18] agora na redação dada pelo Decreto nº 10.410, de 30 de junho de 2020.

Como pode ser observado nos textos legais citados, utilizam-se, livremente e sem qualquer constrangimento, termos como **"prejudiciais à saúde"**, **"agentes nocivos"**, **"níveis superiores aos limites de tolerância"**, cujos conceitos anunciam, *a priori*, **nocividade** e **danos à saúde** de quem é obrigado a se submeter a tais "condições especiais de trabalho". Sob uma perspectiva técnica, moral e bioética isto é inaceitável, e esta heresia está permitida para atividades profissionais que expõem a 15, 20 ou 25 anos, de maneira **continuada**, dita **"permanente"**, não ocasional nem intermitente, em atividades de "mineração subterrânea, cujas atividades sejam exercidas afastadas das frentes de produção", após 20 anos; no trabalho com "atividades permanentes no subsolo de minerações subterrâneas em frentes de produção, após 15 anos. Nas demais atividades listadas no Anexo IV, após 25 anos de atividade.

Reiterando: nosso questionamento básico é sobre a **aberração constitucional, moral e ética** da admissibilidade do "exercício de atividades com efetiva exposição a agentes químicos, físicos e biológicos prejudiciais à saúde, ou a associação desses agentes, de forma permanente, não ocasional nem intermitente (...), durante, no mínimo, 15, 20 ou 25 anos".

Quadro 10.3. Anexo IV: classificação dos agentes nocivos

Agentes químicos

O que determina o direito ao benefício é a exposição do trabalhador ao **agente nocivo** presente no ambiente de trabalho e no processo produtivo, **em nível de concentração superior aos limites de tolerância estabelecidos**.

O rol de agentes nocivos é exaustivo, enquanto as atividades listadas, nas quais pode haver a exposição, é exemplificativa.

- Arsênio e seus compostos.
- Asbestos.
- Benzeno ou seus compostos tóxicos.
- Berílio e seus compostos tóxicos.
- Bromo e seus compostos tóxicos.
- Cádmio e seus compostos.
- Carvão mineral e seus derivados.
- Chumbo e seus compostos tóxicos.
- Cloro e seus compostos tóxicos.
- Cromo e seus compostos tóxicos.
- Dissulfeto de carbono.
- Fósforo e seus compostos tóxicos.
- Iodo.
- Manganês e seus compostos.
- Mercúrio e seus compostos.
- Níquel e seus compostos tóxicos.
- Petróleo, xisto betuminoso, gás natural e seus derivados.
- Sílica livre.
- Outras substâncias químicas:

Grupo i – estireno; butadieno-estireno; acrilonitrila; 1-3 butadieno; cloropreno; mercaptanos, n-hexano, di-isocianato de tolueno (TDI); aminas aromáticas.

Grupo ii – aminas aromáticas, aminobifenila, auramina, azatioprina, bis (cloro metil) éter, 1-4 butanodiol, dimetanossulfonato (mileran), ciclofosfamida, cloroambucil, dietilestilbestrol, acronitrila, nitronaftilamina 4-dimetil-aminoazobenzeno, benzopireno, betapropiolactona, biscloroetileter, bisclorometil, clorometileter, dianizidina, diclorobenzidina, dietilsulfato, dimetilsulfato, etilenoamina, etilenotiureia, fenacetina, iodeto de metila, etilnitrosureias, metileno-ortocloroanilina (moca), nitrosamina, ortotoluidina, oximetalona, procarbazina, propanosultona, 1-3-butadieno, óxido de etileno, estilbenzeno, di-isocianato de tolueno (TDI), creosoto, 4-aminodifenil, benzidina, betanaftilamina, estireno, 1-cloro-2, 4 – nitrodifenil, 3-poxipropano.

Agentes físicos

Exposição acima dos limites de tolerância especificados ou das atividades descritas.

- Ruído: exposição a níveis de exposição normalizados (NEN) superiores a 85 dB(A).
- Vibrações: trabalhos com perfuratrizes e marteletes pneumáticos.
- Radiações ionizantes.
- Temperaturas anormais: trabalhos com exposição ao calor acima dos limites de tolerância estabelecidos na NR-15, da Portaria nº 3.214/78.
- Pressão atmosférica anormal.

Agentes biológicos

Exposição aos agentes citados unicamente nas atividades relacionadas.

Micro-organismos e parasitas infectocontagiosos vivos e suas toxinas:

- Trabalhos em estabelecimentos de saúde em contato com pacientes portadores de doenças infectocontagiosas ou com manuseio de materiais contaminados.
- Trabalhos com animais infectados para tratamento ou para o preparo de soro, vacinas e outros produtos.
- Trabalhos em laboratórios de autópsia, de anatomia e anátomo-histologia.
- Trabalho de exumação de corpos e manipulação de resíduos de animais deteriorados.
- Trabalhos em galerias, fossas e tanques de esgoto.
- Esvaziamento de biodigestores.
- Coleta e industrialização do lixo.

Associação de agentes

Nas associações de agentes que **estejam acima do nível de tolerância**, será considerado o enquadramento relativo ao que exigir menor tempo de exposição.

Fonte: http://www.planalto.gov.br/ccivil_03/_Ato2019-2022/2020/Decreto/D10410.htm#art1.

Onde está o direito à "redução dos riscos inerentes ao trabalho, por meio de normas de saúde, higiene e segurança", assegurado no inciso XXII do art. 7º da Constituição Federal? Onde está a saúde enquanto "direito de todos e dever do Estado, garantido mediante políticas sociais e econômicas que visem à redução do risco de doença e de outros agravos", garantido no art. 196 da mesma Constituição?

Neste sentido, corrobora a visão do Dr. Paulo Rogério Albuquerque Oliveira,[19] quando assim se expressa a propósito da "aposentadoria por condições especiais de trabalho":

> *Há atividades produtivas que deveriam ser extintas, dada a alta nocividade às quais submetem o trabalhador que nela labuta, pois tais atividades são prejudiciais à saúde e à integridade física devido aos seus riscos intrínsecos e indissociáveis ao processo produtivo.*[19]

No seu brilhante texto, o autor prossegue denunciando "a necessidade de se levar a holocausto alguns, dada a inexorável imolação a que são submetidos os trabalhadores dessas atividades baníveis". Para o autor, "esse é o ponto. Parece cruel, mas é disso que se trata. Sacrificam-se alguns em benefício de todos. Regra filosófica utilitarista".[19]

No dizer do autor, são situações sociais de produção tidas pela sociedade como insalubres, mórbidas, letais, porém, ainda assim, necessárias à geração de riqueza e transferência de renda. "É a remuneração oferecida à tributação macabramente carimbada, ou seja: alguns perecerão para que o bem coletivo maior subsista".[19]

Paulo Rogério Albuquerque Oliveira prossegue:

> *Essa situação perdura até que a sociedade evolua (ética e tecnologicamente), passando a reavaliar valores morais, inclusive econômicos, até que se atinja o ponto de saturação e se consiga a mudança de paradigma, que de resto acontece ao se perceber a ultrapassagem do razoável e, por tudo isso, opte-se pela extinção de tais práticas ou atividades, a exemplo do que aconteceu com a escravidão (do ponto de vista social) ou o uso de organoclorados (do ponto de vista biológico); e, quem sabe, com o amianto.*[19]

Desse cenário antropológico, prossegue o autor, surge o instituto da compensação social. Uma das formas de compensação social é estabelecer uma aposentadoria precoce por tempo de contribuição, ou, em outras palavras, acelerar a contagem de tempo quando houver condições especiais do meio ambiente do trabalho ("Aposentadoria Especial"). Nada mais chocante e inaceitável!

A "legalização" da precarização do trabalho no Brasil travestida de "modernização"

Como mencionado em outros capítulos deste livro, e, também, ao longo deste capítulo, vive-se no Brasil – tal como a maioria dos países do mundo – um intenso movimento de iniciativas destinadas a, supostamente, "modernizar" as relações de trabalho, "flexibilizando" leis e normas criadas para a proteção social da classe trabalhadora. Embora se possa localizar o seu início mais explícito e voraz na pós-promulgação da Constituição Federal de 1988, as investidas de "reformas", com retirada de direitos e conquistas da classe trabalhadora, alcançadas ao longo de praticamente 1 século, tornaram-se mais aceleradas e ousadas a partir de 2016. Como denunciado, a "legalização" da precarização do trabalho no Brasil tem sido obra deletéria da aliança dos "três poderes" – Executivo, Legislativo e Judiciário – na esfera federal, mas também de alianças similares no nível dos estados e municípios, alcançando, também, os servidores públicos da Administração Direta e indireta, incluindo trabalhadores da Educação, da Saúde, da Previdência e outras áreas de Serviços.[20-24]

Entre as muitas medidas destinadas a "legalizar" a precarização do trabalho no Brasil, destacam-se as que constam no Quadro 10.4.

Quadro 10.4. Principais medidas legais federais de "flexibilização" e "modernização" das relações de trabalho e "austeridade", agravadoras do processo de "precarização" e "degradação" do trabalho no Brasil

- **Lei 13.429/2017:** institucionalizou a **"terceirização irrestrita"**.
- **Lei 13.467/2017: "Reforma trabalhista"**, com legalização da precarização do trabalho e destruição dos princípios do "Trabalho decente".
- **Lei 13.846/2019 (MP 871):** legalizou a "operação pente-fino" do INSS e criou barreiras de acesso a direitos previdenciários.
- **Lei 13.874/2019 (MP 881): "Declaração de Direitos de Liberdade Econômica".**
- **EC 103/2019 (PEC 06/2019): "Reforma previdenciária"** alterou a previdência e seguridade social brasileira.
- **Medidas Provisórias 905, 922, 927, 936, 1.045, 1.046** e muitas outras "justificadas" pela pandemia da Covid-19.
- **PEC 32/2020: "Reforma administrativa":** "Altera disposições sobre servidores, empregados públicos e organização administrativa."

Fonte: Elaborado pelo autor.

Comentaremos, brevemente, algumas dessas medidas que provocaram o retrocesso de direitos trabalhistas e previdenciários, "legalizaram" e aceleraram a precarização, impactando sobre a nocividade do trabalho e, por conseguinte, impactando negativamente a saúde de trabalhadores e trabalhadoras. Dessas, o destaque é a "reforma trabalhista" (Lei nº 13.467/2017),[25] também denominada, criticamente, "desmanche trabalhista", "deforma trabalhista", "contrarreforma trabalhista" e outras denominações mais próximas do que realmente significou para a vida e o trabalho de muitos milhões de pessoas.

"Reforma trabalhista" (Lei nº 13.467, de 13/7/2017)[25]

O objeto da "reforma" foi alterar a CLT, com a introdução de quase 200 alterações na legislação que estava em vigor, ora com supressões, ora com acréscimos, ora com modificações.[26]

Apresentaremos no Quadro 10.5 alguns temas polêmicos inseridos na "reforma", e que têm impacto potencial sobre nocividade do trabalho – objeto desse capítulo introdutório.

Para aprofundamento no estudo do **"retrocesso trabalhista"** instituído pela Lei nº 13.467/2017,[25] recomendamos as obras coletivas coordenadas pelo professor Guilherme Feliciano[21] e pelos professores Jorge Luíz Souto Maior e Valdete Souto Severo.[22] Para o aprofundamento no estudo da **"terceirização irrestrita"**, instituída pela Lei nº 13.429/2017,[27] recomendamos textos de Jorge Luíz Souto Maior e Valdete Souto Severo.[22,28,29]

Quadro 10.5. Alguns temas polêmicos modificados pela "reforma trabalhista" e que têm impacto potencial sobre a nocividade do trabalho e sobre a organização sindical (tópicos ordem alfabética)

• Acordos coletivos × acordos individuais • Banco de horas anual • Benefícios assistenciais • Carteira de trabalho • Contribuição sindical • Dano extrapatrimonial • Dano moral. • Dispensa coletiva • Enquadramento do grau de insalubridade • Férias: fracionamento • Gestante: trabalho em ambiente insalubre • Horas extras em ambientes insalubres, "sem licença prévia das autoridades competentes do Ministério do Trabalho" • Horas extras em força maior • Horas extras: compensação em banco de horas • Horas extras: compensação mensal • Jornada 12 × 36 (acordo individual) • Jornada itinerária • Justa causa • Justiça do trabalho (barreiras de acesso) • Liberação da duração do intervalo intrajornada (respeitado o mínimo de 30 minutos)	• Livre estipulação • Livre pactuação da jornada de trabalho, observados os limites constitucionais • Modificação na forma de registro da jornada de trabalho • Ônus da prova • Plano de demissão voluntária: dispensa individual, plúrima ou coletiva • Prêmios de incentivo em bens e serviços • Prescrição em matéria previdenciária • Prevalência do negociado sobre o legislado • Reclamação • Remuneração por produtividade • Representação dos empregados • Representação dos trabalhadores no local de trabalho • Responsabilidade por dano processual • Salários • Teletrabalho • Tempo à disposição do empregador • Trabalho em tempo parcial • Trabalho intermitente e regime de sobreaviso • Troca do dia de feriado • Uniformes: higienização • Vínculo de emprego

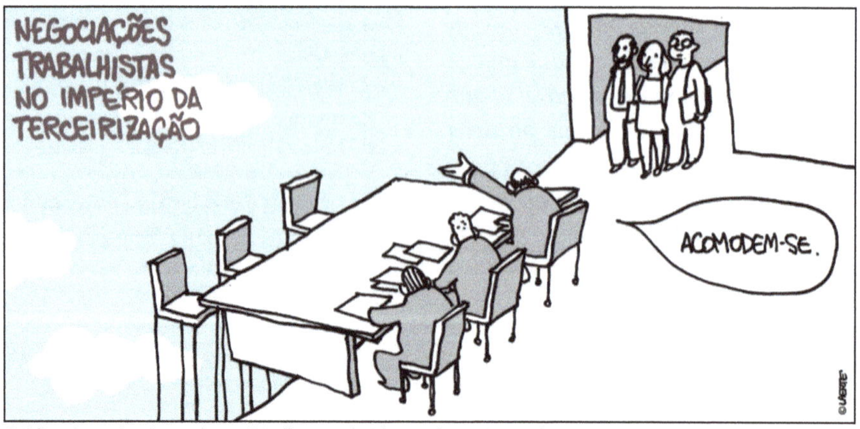

Crédito: Cartunista Laerte https://sindbast.org.br/charges-laerte/acesso livre.

Características da nocividade do trabalho no capitalismo contemporâneo pautado pelo "tripé vilipendiador do trabalho: reestruturação produtiva, neoliberalismo e financeirização"

O conceito de "tripé vilipendiador do trabalho", adotado dos autores Antunes, Silva, Freitas e Moraes,[30] quando escrevem capítulo na obra coletiva sugestivamente intitulada *Terceirização: precarização e adoecimento no mundo do trabalho*, quarto livro da série *O avesso do trabalho*,[30] organizada por Navarro & Lourenço,[31] parte do entendimento de que, historicamente, a sede insaciável pela acumulação capitalista cria, continuamente e sem pudor, estratégias e discursos que assegurem o crescimento exponencial dos lucros, com correspondente redução dos riscos, pela única forma que o capital conhece, isto é, aumento da mais-valia pela exploração dos trabalhadores: *trabalho, trabalho vivo, classe trabalhadora organizada* e *sindicalismo* estão entre os riscos mais temidos pelo capital, porém, as estratégias de enfrentamento se transformam e se disfarçam com competência, mesclando o que há de mais velho e abominável nas "velhas" morfologias do trabalho, com as "novas" morfologias, numa simbiose de conveniência com as "novas tecnologias", isto é, técnicas e organizacionais, e de alcance global.[32-36]

> *Atualmente,*
> *vivemos um contexto de acumulação predominantemente financeira, que advém da crise estrutural do capital e que se assevera fortemente nos anos 2000. Três movimentos se destacam como centrais na busca capitalista para a retomada dos níveis de taxa de lucro dos anos pós-Segunda Guerra Mundial, os quais denominamos "tripé vilipendiador do trabalho": neoliberalismo, reestruturação produtiva e financeirização.*[33]

Após debaterem as principais características destas "ideologias", "estratégias" e "discursos" – globalmente e no Brasil – os autores concluem que a **precarização do trabalho** é o modo pelo qual o capital estabelece, para a classe trabalhadora, as condições para que "se aceite trabalhar mais, em piores condições, e recebendo menos por isso".[30] Longe de ser a exceção, tornou-se a regra, asseguram os autores.

Seguiremos nossas reflexões, focando a nocividade destes processos de **precarização** do trabalho, na direção da **"degradação do trabalho"**;[37] **"nova degradação do trabalho"**;[38] **"avesso do trabalho"**;[31,39] **"riqueza e miséria do trabalho"**;[40-42] **"vilipêndio do trabalho"**;[30] **"perda da razão social do trabalho"**,[43] e a substituição do *trabalho* pelo *labor*.[44-48] Ou, como diz Antunes,[48] referindo-se ao sentido do trabalho no capitalismo: "o que nasceu como *valor*, converteu-se em um *desvalor*, para, ao fim e ao cabo, gerar *mais-valor*".

Breves considerações sobre as "novas morfologias" do trabalho contemporâneo

Como já discutido no Capítulo 2 deste livro, assim como ao longo de outros capítulos desta obra coletiva, as aceleradas e profundas metamorfoses do mundo do trabalho têm produzido e vêm produzindo impactos importantes e complexos sobre a vida e saúde da classe trabalhadora, como tem sido observado e denunciado.[50]

As metamorfoses do mundo do trabalho, que podem ser lidas como expressões diretas e indiretas do processo de "aperfeiçoamento" contínuo da lógica capitalista, cada vez mais turbinado pelo capital financeiro e guiado pela ideologia neoliberal,[51] vêm produzindo deformidades e novas formatações do trabalho, que temos denominado "novas morfologias do trabalho",[50] e que o Prof. Ricardo Antunes denomina "nova morfologia do trabalho".[34,35]

Com efeito, para este autor,[34] ***nova morfologia do trabalho*** é termo que

> *compreende desde o operariado industrial e rural clássicos, em relativo processo de encolhimento (...), até os assalariados de serviços, os novos contingentes de homens e mulheres terceirizados, subcontratados, temporários que se ampliam. Nova morfologia que pode presenciar, simultaneamente, a retração do operariado industrial estável de base tayloriano-fordista e, por outro lado, a ampliação, segundo a lógica da flexibilidade-toyotizada, das novas modalidades precarizadas de trabalho, de que são exemplos os trabalhadores de telemarketing e call center, os motoboys que morrem nas ruas e avenidas, os digitalizadores que laboram (e se lesionam) nos bancos, os assalariados do fast food, os trabalhadores jovens dos hipermercados etc.*

Em outro artigo, Ricardo Antunes[35] amplia a lista de exemplos ao explicar a lógica da gênese das novas morfologias do trabalho:

> *A expansão das empresas de call centers e telemarketing e das empresas de Tecnologias de Informação e Comunicação (TIC), cada vez mais imprescindíveis para a redução do tempo de circulação do capital, acabou por incentivar a expansão de um novo proletariado de serviços, o infoproletariado,[52] ou o cybertariat, na feliz expressão de Ursula Huws.[53] Assim, em plena era da informatização do trabalho no mundo maquinal-digital, vem ocorrendo também um processo contraditório, marcado pelo aumento da informalização do trabalho, presente na ampliação dos terceirizados, subcontratados, flexibilizados, em tempo parcial, teletrabalhadores, ampliando o universo do trabalho precarizado.[35]*

Assim, a flexibilização produtiva, as desregulamentações, as novas formas de gestão do capital, a ampliação das terceirizações e da informalidade acabaram por desenhar uma nova fase do capitalismo no Brasil, completa Antunes.[35]

Com efeito, o sonho do sistema global do capital seria o de alcançar (finalmente) um mundo sem trabalhadores. Até lá, e antes de que tal sonho possa ser alcançado em sua plenitude, cria-se o mundo dos trabalhadores e trabalhadoras "intermitentes":

> *...trabalham (e recebem) quando são chamados; esperam (e não recebem) quando ficam torcendo para que seus celulares escapem da mudez e os convoque para qualquer trabalho intermitente da era da escravidão digital. Uber, zero hour contract, trabalho pago por voucher, pejota, frila fixo, empreendedor de si mesmo, a gama é heterogênea e variada.[54]*

Nesta linha de análise, Antunes e Praun[55] fazem a articulação entre as alterações ocorridas no interior dos locais de trabalho para um processo de maior amplitude, de reorganização do padrão de acumulação capitalista e do redesenho da divisão internacional do trabalho (cada vez mais adequada aos desígnios neoliberais), com condições de trabalho, vida e saúde da classe trabalhadora brasileira. Aliás, neste estudo, de base empírica mas com ousada teorização, é interessante observar que no enunciado de seus subtítulos encontram-se "explicações" emblemáticas desta forma de análise, como, por exemplo, *a flexibilização como base do adoecimento; laços solidários rompidos: individualização e solidão no local de trabalho; a gestão por metas; o assédio como estratégia de gestão; terceirização: porta aberta para os acidentes e mortes no trabalho*, entre outros subtítulos, que se constituem, *per se*, ensaios explicativos dos mecanismos de patogênese do trabalho contemporâneo, como também comentado em outros capítulos deste livro.

Lê-se, também, como exemplos de títulos emblemáticos, verdadeiros ensaios explicativos da "patogênese do trabalho contemporâneo": *trabalho, adoecimento e descartabilidade humana;*[56] ou: *terceirização – máquina de moer gente trabalhadora – a inexorável relação entre a nova "marchandage" e degradação laboral, as mortes e mutilações no trabalho;*[57] ou *a terceirização é o gatilho neoliberal impiedoso contra a classe trabalhadora: mata, mutila corpos e dilacera a organização coletiva obreira.*[58] Ainda: *terceirização: um disfarce que precariza, adoece e mata* é o título do capítulo escrito pela Juíza do Trabalho Laura Benda,[59] na obra coletiva coordenada pelos juristas Jorge Luiz Souto Maior e Valdete Souto Severo.[22]

No campo da saúde mental, a precarização do trabalho poderia explicar muito de sua patogênese: *as novas relações de trabalho, o desgaste mental do trabalhador*[60,61] *e os transtornos mentais no trabalho precarizado.*[62] Hipótese explicativa causal também analisada pelo psicólogo Roberto Heloani e pela psiquiatra Edith Seligmann-Silva, segundo o texto que escreveram juntos – *Precarização – impactos sociais e na saúde mental*[63] – na obra coletiva *O Avesso do Trabalho IV: Terceirização: precarização e adoecimento no mundo do trabalho.*[31] João Batista Ferreira confirma esta hipótese, segundo enuncia no título de seu livro (entre outras obras): *Perdi um jeito de sorrir que eu tinha: violência, assédio moral e servidão voluntária no trabalho.*[64]

Esses exemplos da literatura relativamente recente apontam para a necessária ampliação do quase inesgotável leque de "explicações causais" sobre como as novas morfologias impactam a vida e a saúde de trabalhadores e trabalhadoras. A superexploração de quem trabalha; a intensificação do trabalho baseada em aumento dos ritmos de trabalho, no aumento das horas trabalhadas e na redução de pausas e repouso; os modelos de gestão do trabalho baseados em técnicas perversas e no assédio moral; a exigência de produtividade, baseada em metas intencionalmente inatingíveis; a redução dos postos de trabalho e as demissões como prática constante de gestão e ameaças; a "captura da subjetividade" e outras técnicas manipulatórias – entre outros temas – têm sido objeto de numerosos estudos, alguns dos quais foram ou estão sendo citados neste capítulo. E tais estudos apontam para perfis de adoecimento e morte – antigos e novos – mas, por certo, extremamente assustadores, e que deveriam causar preocupação e muita celeuma. Já constituem acúmulo mais do que suficiente para justificar a reação imediata da sociedade, dos movimentos sociais, dos sindicatos, da mídia e dos parlamentos.[50]

No entanto, no caso da nocividade potencial ou explícita das novas morfologias do trabalho no capitalismo contemporâneo, o necessário e urgente avanço do conhecimento – tanto estritamente acadêmico, quanto aquele de fato apropriado, reconhecido e utilizado pela sociedade – encontra múltiplos obstáculos, uns de natureza metodológica e outros de insuficiente "legitimidade", posto que, frequentemente, não são claramente conhecidos, visíveis e "audíveis" os "sujeitos" dos estudos e pesquisas.

Do ponto de vista metodológico – *vis-à-vis* os "dogmas" tradicionais e os referenciais técnicos e legais habitualmente utilizados –, abordaremos, sinteticamente, algumas dimensões frequentemente utilizadas na "lógica da nocividade do trabalho" (inclusive nos capítulos que sucedem este capítulo). Faremos isso exemplificando nossa tese do **"esmaecimento da concretude objetiva do trabalho contemporâneo"**,[50] que se alinha com a tese da **"dissolução de limites"**, defendida pelo pesquisador alemão Gerd Günter Voss.[65]

Algumas dimensões do "esmaecimento da concretude objetiva do trabalho contemporâneo" (e seus impactos sobre a abordagem da "nocividade do trabalho")

Como mencionado, temos utilizado – talvez de forma imprecisa, ensaística e provisória – a expressão "esmaecimento da concretude objetiva do trabalho contemporâneo", nas dimensões **"trabalho"**, **"trabalhador(a)"**, **"classe trabalhadora"**, **"local de trabalho"** e **"tempo de trabalho"**, entre outras.

Conceito ampliado de "trabalho"

Sem a pretensão de, necessariamente, abalar conceitos clássicos da economia política, do Direito do Trabalho ou de qualquer outro campo – ou até mesmo com esta intenção – faz-se oportuno dar visibilidade à evolução do conceito de **"trabalho"**, ou da **"categoria trabalho"**, tomando como exemplo paradigmático como isso é feito na Pesquisa Nacional por Amostragem de Domicílios – Contínua (PNAD Contínua), pelo Instituto Brasileiro de Geografia e Estatística – IBGE.[66]

Com efeito, para o IBGE, o **conceito de trabalho** abrange diferentes formas de produção de bens e serviços para consumo próprio ou de terceiros, a saber:

a) **Trabalho em ocupação:** trabalho remunerado em dinheiro, produtos, mercadorias ou benefícios (moradia, alimentação, roupas, treinamento etc.) na produção de bens e serviços; ou trabalho sem remuneração direta ao trabalhador, realizado em ajuda à atividade econômica de membro do domicílio ou parente que reside em outro domicílio, que recebe em conjunto a remuneração pelo trabalho.

b) **Trabalho na produção de bens e serviços destinados somente ao próprio consumo das pessoas moradoras do domicílio ou de parentes que residem em outro domicílio**: a produção de bens para o próprio consumo inclui: produção, coleta e/ou armazenamento de produtos agrícolas, de pesca, de caça e de criação de animais; coleta e/ou transformação de produtos minerais e florestais, incluindo lenha e outros combustíveis, assim como coleta de água a partir de fontes naturais; fabricação de bens de uso doméstico (móveis, têxteis, artigos do vestuário, calçados, cerâmicas ou outros bens duráveis, incluindo barcos e canoas) utilizados por moradores do domicílio ou por parentes que residam em outro domicílio; e construção, ampliação ou realização de grandes reparos na própria moradia ou em outras edificações no terreno, fazenda etc.

c) **Trabalho voluntário**: é considerado o trabalho não compulsório, realizado por pelo menos 1 hora na semana de referência, sem receber nenhum pagamento em dinheiro ou benefícios, com o objetivo de produzir bens ou serviços para terceiros, isto é, pessoas não moradoras do domicílio e não parentes.

d) **Trabalho sem remuneração no cuidado de pessoas**: atividades realizadas por um morador em apoio ou auxílio a outro que não poderia realizá-las de forma independente. Essas pessoas poderão ser crianças, idosos, enfermos ou pessoas que necessitam de cuidados especiais.

e) **Trabalho nos afazeres domésticos**: atividades realizadas em benefício próprio e dos moradores, sem envolver qualquer tipo de remuneração (dinheiro, produtos ou mercadorias). Compreendem, ainda, o exercício de tarefas relacionadas com as atividades de arrumação ou limpeza de quintal ou de terreno que circunda a residência e tenham caráter exclusivamente doméstico.[66]

Segundo o IBGE,[66]

> *o item a, trabalho em ocupação, apresenta a forma de trabalho adotada para definir a força de trabalho. Este conceito de trabalho em ocupação, utilizado a partir do quarto trimestre de 2015, já está ajustado à Resolução I da 19ª Conferência Internacional de Estatísticos do Trabalho - CIET. Anteriormente, no que tange ao trabalho sem remuneração direta ao trabalhador, somente era assim considerado se fosse em ajuda na atividade econômica de membro do domicílio.*

Conceito ampliado de "trabalhador" e "trabalhadora"

Para o presente texto, torna-se crucial, de igual modo, reconhecer que o conceito de "trabalhador" (e "trabalhadora") também evoluiu no tempo, tornando-se cada vez mais impreciso e menos categórico. Essas mudanças superam conceitos formais e legais, principalmente os enunciados na legislação trabalhista tradicional.

Muitas poderiam ser as (novas) opções aqui apresentadas, com suas vantagens, desvantagens e limitações, porém, no contexto da saúde e para os fins deste livro, julga-se adequado citar e adotar a conceituação de "**trabalhador**" e "**trabalhadora**" formulada no art. 3º da Portaria nº 1.823, de 23 de dezembro de 2012,[67] que instituiu a *Política Nacional de Saúde do Trabalhador e da Trabalhadora* no Brasil, a saber:

> *Todos os trabalhadores, homens e mulheres, independentemente de sua localização, urbana ou rural, de sua forma de inserção no mercado de trabalho, formal ou informal, de seu vínculo empregatício, público ou privado, assalariado, autônomo, avulso, temporário, cooperativado, aprendiz, estagiário, doméstico, aposentado ou desempregado são sujeitos a essa política.*[67]

Essa ampliação e universalização do conceito de "trabalhador" e "trabalhadora" não é simplesmente semântica ou teórica. Pelo contrário: ela está no cerne da universalização dos direitos de cidadania e de acesso à saúde, e, por conseguinte, ela rompe com as delimitações formais do passado, quase sempre vinculadas a ideias de "empregado", de "celetista", com "registro em carteira profissional", "contribuinte da Previdência Social", e outras similares. Em nosso entendimento, ela consolida, também, a tendência de deslocamento setorial - do Trabalho e Previdência, para a Saúde - no campo da seguridade social, com necessárias expressões operacionais na estrutura do Estado.

Conceito ampliado de "classe trabalhadora"

Como corolário, em uma sociedade de classes, o conceito de **classe trabalhadora** tende, também, a se ampliar na direção de se tornar, hoje, a **"classe-que-vive-do-trabalho"**,[49,68] ou **"classe-que-vive-da-venda-da-força-de--trabalho"**.[69]

Após descrever as várias dimensões do conceito ampliado de classe trabalhadora, Ricardo Antunes[48] assim resume:

> *Uma noção ampliada de classe trabalhadora inclui, então, todos aqueles e aquelas que vendem sua força de trabalho em troca de salário, incorporando, além do proletariado industrial, dos assalariados do setor de serviços, também o proletariado rural, que vende sua força de trabalho para o capital. Essa noção incorpora o proletariado precarizado, o subproletariado moderno, part time, o novo proletariado dos Mc Donald's, os trabalhadores hifenizados (...), os trabalhadores terceirizados e precarizados das empresas liofilizadas (...), os trabalhadores assalariados da chamada "economia informal", que muitas vezes são indiretamente subordinados ao capital, além dos trabalhadores desempregados, expulsos do processo produtivo e do mercado de trabalho pela reestruturação do capital e que hipertrofiam o exército industrial de reserva, na fase de expansão do desemprego estrutural.*

Para o mesmo autor, compreender contemporaneamente a "classe-que-vive-do-trabalho" desse modo ampliado, como sinônimo de classe trabalhadora, permite reconhecer que o mundo do trabalho vem sofrendo mutações importantes.[48]

Trabalho "invisível" e "trabalhadores(as) invisíveis"

Direcionadas pelo ideário neoliberal e ultraneoliberal, como no caso do Brasil e de alguns países da

América Latina – mas não a eles limitadas[70] –, as novas configurações do trabalho no capitalismo contemporâneo contribuem não apenas para a progressiva marginalização e insignificância do trabalho vivo, como para sua "invisibilidade social", assim como a de trabalhadores e trabalhadoras.

Com efeito, o crescente fenômeno que tem sido denominado "trabalho invisível" ou "invisibilidade do trabalho", mais corretamente "invisibilidade social do trabalho", não representa uma categoria epistemológica no âmbito das ciências em geral, na sociologia ou na epidemiologia, explicam Minayo-Gomez e Pena.[71] Antes,

> *tal invisibilidade refere-se à caracterização metafórica de fenômenos sociais, econômicos, culturais, políticos, históricos, de saúde etc., destituídos de informações variadas do mundo do trabalho, por meio de indicadores técnicos e sociais no plano estatístico, político e midiático para o que é possível perceber e dimensionar. O resultado do invisível se expressa pelo desconhecimento do problema, por não se tornar acessível como objeto de análise e ação e, por isso mesmo, velado, destituído de visibilidade e valor social.*

Para esses autores,[71]

> *o trabalho invisível, na economia e na sociologia, refere-se, geralmente, ao trabalho informal, composto por categorias de trabalhadores não regulamentados, com precariedade no conjunto de informações, estatísticas, políticas institucionais e práticas técnicas envolvidas. A ausência de dados tem consequências, desde quando são prejudicadas as informações de natureza epidemiológica no âmbito da saúde do trabalhador.*

Os mesmos autores, baseados no contexto brasileiro, organizaram uma síntese de alternativas de "trabalho invisível", em cinco categorias paradigmáticas, a saber:

I. Condição irregular ou ilegal do trabalho, em que não há formalidade na garantia dos direitos trabalhistas e previdenciários, ou seja, trabalho sem carteira assinada; trabalho precoce, em que crianças e adolescentes exercem atividades ocupacionais por motivos econômicos e sociais, expondo-se aos mais variados riscos para a saúde; trabalho autônomo irregular, representado por grande número de trabalhadores ambulantes, feirantes e biscateiros que povoam os espaços urbanos e rurais. Trabalham jornadas muitas vezes extenuantes, mas se encontram em situações de invisibilidade social e, por consequência, de invisibilidade epidemiológica.

II. Trabalho legal e precário, pela dificuldade de informações, a exemplo de grandes contingentes de trabalhadores terceirizados; trabalho tardio que traz a dimensão pós-ocupacional formal, porém, aposentados que exercem atividades cuja mensuração econômica e epidemiológica se encontram desconhecidas; trabalho autônomo em diversas esferas da economia, formais na modalidade de pessoa.

III. Jurídica (PJ), comum em diversas profissões técnicas e acadêmicas, com perspectiva de generalização deste contrato de trabalho por meio da ampliação indiscriminada da terceirização.

IV. Trabalho composto por categorias previdenciárias como segurado especial, constituído por trabalhadores rurais em regime de economia familiar, pescadores artesanais, dentre outros, que estão no campo do trabalho formal para alcançar a condição de segurado com direito ao Seguro Acidente do Trabalho (SAT). Porém, se encontram em invisibilidade epidemiológica por não possuírem acesso aos serviços de saúde do trabalhador, sem condições de diagnóstico de doenças do trabalho, persistindo com raros registros de acidentes e doenças no trabalho na Previdência Social.

V. Trabalho subjugado aos estigmas e preconceitos denominados "zonas sombrias" pela Organização Internacional do Trabalho (OIT). Podem ser considerados irregulares ou mesmo crimes, em alguns países, mas em outros estão regularizados e protegidos por lei. Tem-se o exemplo do trabalho na indústria do sexo, em geral, e dos profissionais do sexo, que no Brasil encontram-se legalizados, exceto a sua exploração por terceiros. No entanto, o perfil epidemiológico ocupacional destas categorias persiste na invisibilidade, por não serem objetos de programas de saúde do trabalhador.

VI. As invisibilidades no trabalho relativas às condições de gênero, raça, etnias, migrações, pessoas com deficiência, cujas informações ainda são precárias no mundo do trabalho.[71]

Onde é o "local de trabalho"?

Muito das obrigações legais e das práticas de inspeção, vigilância e auditoria dos locais de trabalho esteve vinculado, tradicionalmente, ao conceito de "estabelecimento de trabalho". Contudo, os conceitos na nova legislação trabalhista (pós 2017), "flexibilizaram" o reconhecimento dos lugares, locais e espaços físicos onde atividades de trabalho são desenvolvidas. Por outro lado, o **trabalho a domicílio** e as modalidades de **teletrabalho** – tão ampliados no curso da pandemia da Covid-19 e com tendência a se tornarem mais frequentes – são exemplos paradigmáticos, ainda com espaços físicos materiais concretos, muito embora o crescimento do trabalho por meio de plataformas digitais já não dependa de espaço físico material e concreto. Ele é virtual na gestão, embora material em sua execução, na maioria das vezes.[46,72,73]

Assim, o melhor exemplo da ampliação (e descaracterização) da categoria "lugar de trabalho" ou "local de trabalho" são as amplas alternativas preconizadas pelo IBGE, na metodologia adotada no processo de coleta de informações da Pesquisa Nacional por Amostra de Domicílios (PNAD). Para fins metodológicos e de reflexão, vale a pena conferir o Quadro 10.6.[66]

No entanto, como bem observa o jurista Ney Maranhão, em sua obra paradigmática *Poluição Labor-Ambiental*,[74] "o local da prestação dos serviços sempre representará apenas e tão somente uma parcela da realidade labor-ambiental – quiçá a sua expressão mais visível e tangível, mas que, certamente, a ela não se resume".

Tempo de trabalho

O **tempo de trabalho**, categoria analítica vital na crítica à lógica capitalista hegemônica,[45,75,76] é, por certo, uma das categorias mais visadas e atacadas nas novas morfologias do trabalho direcionadas pela lógica neoliberal. Decerto, o conceito de "jornada de trabalho" ou "jornada laboral", histórico e clássico na luta dos movimentos sociais e de trabalhadores, e presente em todas as utopias, tende, também a esmaecer.[77,78]

"Por isso que, sob a atual fase do capitalismo, o domínio do trabalho é, mais do que nunca, domínio do tempo de trabalho", lembram Antunes & Praun.[55]

Os ataques à duração da "jornada de trabalho", o combate às pausas, a redução do tempo livre, a criação e o uso abusivo do "banco de horas", a eliminação do tempo de percurso dentro de propriedades rurais,

Quadro 10.6. Locais de funcionamento do empreendimento e locais de exercício do trabalho, conceituados pelo IBGE, para fins da PNAD contínua[66]

Local de Funcionamento do Empreendimento

Para a pessoa ocupada como empregada no setor privado, empregadora, conta própria e trabalhadora auxiliar familiar no trabalho principal, foi pesquisado se o empreendimento desse trabalho tinha estabelecimento e o tipo de local em que funcionava o empreendimento, classificado em:

- **Em loja, escritório, repartição pública, galpão etc.** – Quando o empreendimento em que a pessoa era ocupada, ainda que exercendo função externa, possuía estabelecimento em loja, fábrica, escritório, consultório, igreja, escola, repartição do governo, galpão etc. Considera-se, ainda, o empreendimento localizado em banca de jornal ou quiosque fechado e fixado no terreno.
- **Em fazenda, sítio, granja, chácara etc.** – Quando o empreendimento em que a pessoa era ocupada, ainda que exercendo função externa, em atividade da agricultura, silvicultura, pecuária, extração vegetal ou piscicultura, possuía estabelecimento em fazenda, sítio, granja, chácara, viveiro, haras, criadouro, horto, ranário etc. Ou
- **Não tinha um estabelecimento para funcionar** – Quando o empreendimento em que a pessoa era ocupada não tinha estabelecimento, conforme definido nas alternativas anteriores.

Local do Exercício do Trabalho

Para a pessoa ocupada como empregada no setor privado, empregadora, conta própria e trabalhadora auxiliar familiar no trabalho principal que tinha estabelecimento, foi pesquisado o local em que normalmente trabalhava, classificado em:

- **Em estabelecimento do próprio empreendimento** – Para a pessoa que trabalhava em estabelecimento do empreendimento ao qual estava vinculada.
- **Em estabelecimento de outro empreendimento** – Para a pessoa que trabalhava em estabelecimento de outro empreendimento diferente daquele ao qual estava vinculada.
- **Em local designado pelo empregador, cliente ou freguês** – Para a pessoa que trabalhava em local designado pelo empregador, cliente ou freguês, ou em local (exclusive via ou área pública) onde encontrava seus clientes ou fregueses.
- **Em domicílio de empregador, patrão, sócio ou freguês** – Para a pessoa que trabalhava unicamente em unidade domiciliar de residência de empregador, patrão, sócio ou freguês.
- **No domicílio de residência, em local exclusivo para o desempenho da atividade** – Para a pessoa que trabalhava na unidade domiciliar em que residia por não dispor de estabelecimento para o empreendimento, reservando pelo menos um cômodo de sua residência para ser um local exclusivo para o desenvolvimento de sua atividade.
- **No domicílio de residência, sem local exclusivo para o desempenho da atividade** – Para a pessoa que trabalhava na unidade domiciliar em que residia por não dispor de estabelecimento para o empreendimento, mas sem nenhum cômodo de sua residência reservado para ser um local exclusivo para o desenvolvimento de sua atividade.
- **Em veículo automotor (táxi, ônibus, caminhão, automóvel, embarcação etc.)** – Para a pessoa que trabalhava em qualquer veículo automotor (automóvel, caminhão, embarcação a motor, avião, motocicleta etc.).
- **Em via ou em área pública** – Para a pessoa que trabalhava em via ou área pública (ruas, praças, praias, terras devolutas etc.). Ou
- **Outro** – Para a pessoa que trabalhava em local que não se enquadrava nas alternativas anteriores.

Fonte: Brasil. IBGE, 2018.[66]

a descaracterização do direito ao repouso remunerado e as férias, o esmaecimento das fronteiras entre tempo de trabalho e tempo livre (frequentemente invadido e apropriado pelo trabalho) e lazer estão no cerne do "retrocesso" trabalhista, como bem denunciam autores como Souto Maior & Severo,[22] Feliciano, Treviso & Fontes[21] e Krein, Gimenez & Santos,[23,24] entre outros.

A abordagem destas categorias - ainda que tão somente exemplificativas - é trazida nesta seção do capítulo para ilustrar a complexidade metodológica em ambientes e contextos de "dissolução de limites",[65] ou de "esmaecimento da concretude objetiva"[50] destas categorias. Ela tem por objetivo, também, realçar a necessidade de que futuros estudos e pesquisas sobre a nocividade das novas morfologias do trabalho contemporâneo abordem, cada vez mais, trabalhadores e trabalhadoras socialmente menos visíveis; que laboram em trabalhos e atividades novas (ou, até ontem, inusitadas ou inexistentes); em lugares ubíquos, e em jornadas exaustivas imensuráveis e, literalmente, intermináveis. No contexto atual, é muito provável que o estabelecimento de "nexo causal" entre tais condições de vida e trabalho, e o processo de desgaste precoce, sofrimento, invalidez, doença e morte prematura também caiam na "vala comum" do "esmaecimento da concretude objetiva"... e do esquecimento.

A nocividade das "novas" morfologias do trabalho e a das "velhas" morfologias do trabalho são faces da mesma moeda

> *O que foi tornará a ser, o que foi feito se fará novamente; não há nada novo debaixo do sol. Haverá algo de que se possa dizer: 'Veja! Isto é novo'? Não! Já existiu há muito tempo, bem antes da nossa época.* (Eclesiastes, 1:9-10)

Num texto como este, introdutório à parte do livro que irá tratar das causas e determinantes da "nocividade" do (no) trabalho, ou, "o que faz com que o trabalho torne-se 'nocivo' ou 'perigoso'?", é importante desfazer a ilusão de que exista uma "linha do tempo", linear e constante, de suposto "progresso", que mostre, por exemplo, como eram más as condições de trabalho no passado, e como elas evoluíram para um presente muito mais "humanizado", mais "moderno", a caminho de um inexorável futuro cada vez melhor, sobretudo frente ao "admirável mundo novo" (Aldous Huxley), com tantas tecnologias e tantos recursos. Essa ideia, equivocada e ingênua, pode gerar seu corolário oposto e saudosista, mas também errado: no passado, tudo era melhor!

Nesta linha de raciocínio, recomenda-se aqui o livro de Vitor Araújo Filgueiras, intitulado *"É tudo novo", de novo: as narrativas sobre grandes mudanças no mundo do trabalho como ferramenta do capital.*[20] Como se pode ler na "orelha" do livro, escrito pelo Prof. Ricardo Antunes:

> *É curiosa a estratégia do capitalismo (cuja prioridade não é outra, senão, incrementar a acumulação), que, em sua busca para forjar uma nova versão capaz de justificar a velha empulhação, está levando a humanidade para um beco sem saída. A devastação generalizada do trabalho (para não falar da destruição da natureza) é mais do que emblemática, acarretando o aumento do desemprego e da precarização, além de 'normalizar' as aberrações presentes no trabalho informal, intermitente e uberizado.*[20]

Ainda nessa mesma linha de pensamento, queremos enfatizar que, em termos de nocividade, as "velhas" e as "novas" morfologias do trabalho não se diferenciam umas das outras, na constituição de sua natureza. Pelo contrário: como as morfologias "velhas" e "novas" se retroalimentam mutuamente - as "novas" têm o "velho" e perverso em seu DNA - e se necessitam e se complementam por serem de mesma natureza e mesma índole, assim também se expressam as respectivas nocividades.

Julgamos oportuno mencionar a ousada e contra-hegemônica tese do grande sociólogo brasileiro Francisco (Chico) de Oliveira (1933-2019), expressa em sua obra *Crítica à Razão Dualista: o ornitorrinco*,[79] de que a expansão do capitalismo no Brasil se dá introduzindo-se relações novas no arcaico e reproduzindo-se relações arcaicas no novo, o que configura uma relação não apenas desigual, mas também combinada.

Para Oliveira:[79]

> *A originalidade consistiria em dizer que - sem abusar do gosto pelo paradoxo - a expansão do capitalismo no Brasil se dá introduzindo relações novas no arcaico e reproduzindo relações arcaicas no novo, um modo de compatibilizar a acumulação global, em que a introdução das relações novas no arcaico libera força de trabalho que suporta a acumulação industrial-urbana e em que a reprodução de relações arcaicas no novo preserva o potencial de acumulação liberado exclusivamente para os fins de expansão do próprio novo.*[24]

Um dos críticos do pensamento da Comissão Econômica para a América Latina e o Caribe (CEPAL), Francisco de Oliveira, propunha que a questão do (sub)desenvolvimento brasileiro diria respeito não apenas aos interesses externos (divisão internacional do trabalho), mas também às contradições internas. Segundo ele, a CEPAL indicava o subdesenvolvimento como uma formação histórica singular de "economias pré-industriais penetradas pelo capitalismo", numa oposição entre setores modernos e atrasados. No entanto, Oliveira discute que em lugar de oposição haveria uma unidade de contrários, em que o setor moderno se vale do atrasado para se expandir, de tal maneira que não haveria um "modo de produção subdesenvolvido", mas, tão somente, o modo de produção capitalista, com estruturas de dominação que conformam as estruturas de acumulação próprias. Para ele, os trabalhadores que se inseriram de forma precária no mercado de trabalho em atividades ditas atrasadas também faziam parte do processo de acumulação capitalista. Mais do que isso: a inserção precária era consequência do desenvolvimento capitalista, que mantinha parte do trabalho na reserva, de forma a pressionar o trabalho da ativa, contribuindo para seu baixo custo. Desse modo, o setor arcaico da economia seria funcional ao setor moderno, não havendo, afinal, nenhuma incompatibilidade entre eles, segundo acurada análise de Tosta.[80]

Esta simbiose, mútua dependência, retroalimentação contínua entre o "velho" e o "novo", entre as "velhas" e as "novas" morfologias do trabalho pode ser exemplificada de múltiplas formas ou abordagens, e aqui o faremos iniciando por uma das características mais típicas da lógica capitalista - velha, nova e de sempre - que é a **intensificação do trabalho**. Ela pode ser vista como "nocividade horizontal" ou "transversal", onipresente e ubíqua e "transgeracional", com o correspondente espectro de impactos sobre a vida e a saúde dos trabalhadores e trabalhadoras.[44,45,75,81,82]

Intensificação do trabalho

Conceitualmente, ela pode ser entendida como um "processo conduzido por empresas e instituições, públicas ou privadas, de diversos setores da economia, a fim de assegurar maior produtividade e rentabilidade por meio do aumento da intensidade do trabalho, ou seja, por meio de maiores exigências, mais esforços e/ou maior engajamento dos trabalhadores num mesmo período de tempo".[83]

Como bem analisado por Souza,[84] ao se debruçar sobre questões de saúde dos trabalhadores no clássico *O Capital*, de Marx,[85] é no "mais-trabalho" que se constitui o processo de espoliação da força de trabalho, e isto se obtém, em primeiro lugar, por meio da *ampliação da jornada de trabalho*. Esta mesma lógica se acentuou ainda mais, segundo Marx, após os investimentos para introduzir a maquinaria (que precisaria do usufruto e do retorno do investimento), tornando-se mais poderosa com a *intensificação do trabalho*, com base em *aumento do ritmo de trabalho*, na *redução de pausas*, com os seus graves impactos sobre a vida e a saúde da classe trabalhadora. A combinação de prolongamento de jornadas de trabalho e exigências crescentes de produtividade continua onipresente e ubíqua, constituindo-se o eixo estruturante tosco da nocividade do trabalho, e consequente desgaste, sofrimento e doença. Nisso, morfologias "velhas" e morfologias ditas "novas" se assemelham, com graus diferentes, porém, de sofisticação e de discursos explicativos.

Assim, por exemplo, Pina & Stotz[86] chamam a atenção para o fenômeno, já descrito por Marx, de se conseguir incrementos da intensificação do trabalho, não apenas pelo aumento da intensidade (mensurável), mas, também, pela apropriação do saber, da inteligência, da experiência do trabalhador - o *know how* , o *savoir-faire* -, o que, por certo, torna complexa a natureza da nocividade e das dimensões a serem analisadas no estudo dos impactos sobre a vida e saúde de quem trabalha.[87] Pina & Jackson Filho[83] explicam o conceito ampliado de intensificação do trabalho: "por meio de maiores exigências, mais esforços e/ou maior engajamento dos trabalhadores num mesmo período de tempo".

Com efeito, para aumentar a intensidade, as empresas/instituições se utilizam de diversos métodos apoiados em novos meios tecnológicos e informacionais: desde formas de organização e gestão da produção, dispositivos de avaliação de desempenho e fixação de metas, pagamento por produção e participação nos lucros, reorganização-flexibilização do tempo de trabalho até a introdução da ergonomia dos postos de trabalho. Além disso, o enfraquecimento da organização dos trabalhadores nos locais de trabalho, dos sindicatos e da ação regulatória do Estado também contribui para intensificar o trabalho.[83]

Como exemplo desta coexistência entre o arcaico e o supostamente novo, isto é, o caráter histórico da intensificação do trabalho, trazemos a questão do agronegócio do açúcar, mais especificamente do **corte manual de cana-de-açúcar**, no Brasil, mas também no Caribe e em outras regiões do mundo. Com efeito, no Brasil, na década de 1960, cortavam-se 3 toneladas por dia por trabalhador; 6 toneladas na década de 1980, enquanto nos anos 2000 chegou-se a mais de 12 toneladas. Para tal, em média, cada trabalhador caminha 8.800 metros e despende 133.332 golpes de podão.[83,88] Esses números de "produtividade" estavam descritos em um estudo que se tornou referência nacional, cujo intrigante título era: *Por que morrem os cortadores de cana?*[88] Aliás, eram a resposta a esta pergunta. *Morte por exaustão no trabalho*, responde e denuncia a pesquisadora Cândida Costa,[89] referindo-se ao setor sucroalcooleiro de Ribeirão Preto e região (SP).[89]

Por sua vez, a pesquisadora Sabrina Ângela França da Silva Cruz, que produziu a tese de doutorado *Migrantes temporários da cana de Alagoas: homens de vida amarga no doce rio de açúcar e álcool*,[90] pergunta no título de seu artigo "*Por que o trabalho na cana tem moído gente e espalhado bagaços?*", que foi publicado em 2020, resultante da tese.[91] E resume a resposta ao final de seu alentado estudo:

> **"Por que o trabalho na cana tem moído gente e espalhado bagaços?"**
> *"No setor sucroalcooleiro brasileiro, percebe-se que o adoecimento e as mortes nos canaviais possuem estreita relação com as práticas flexíveis de trabalho, via terceirização da mão de obra e salário por produção. Na verdade, os trabalhadores desse setor, em sua maioria, são migrantes que se autoexploram, já que o salário por produção atua sobre eles como requisito tanto para remuneração como para que se mantenham no trabalho. A concorrência entre os próprios trabalhadores para atingir a média diária de cana cortada – 10 a 12 toneladas – tem desgastado a vida de homens e mulheres e os colocado em situações de adoecimento e morte prematura. As condições de precarização do trabalho no setor canavieiro, portanto, aliam-se diretamente à degradação da saúde do trabalhador. O que evidencia que não apenas estamos diante da precarização do trabalho, no sentido da precarização da força de trabalho enquanto mercadoria, mas também a própria precarização do homem que trabalha, no sentido de corrosão do ser humano como ser genérico. Além do que, as diversas formas de trabalho precário e o uso de mecanismos de recrutamento da força de trabalho, como a terceirização, por meio de 'gatos', atuam para a própria expansão e acumulação do capital na agroindústria canavieira."*

Extraído de Silva Cruz.[91]

Assim, apesar dos avanços trazidos com a mecanização do corte de cana-de-açúcar (com os seus problemas) como parte da assim chamada "modernização" do agronegócio do açúcar no Brasil, prossegue o processo manual de corte, em várias regiões brasileiras, combinando *labor* pesado e cruel, com pagamento *por produção*, cuja aferição é impregnada de procedimentos dolosos de fraude, sempre em desfavor do trabalhador, como atestam diversos estudos.[47,89-96]

Mas como bem explicam Pina & Jackson Filho,[83] o avanço da **intensificação** se estendeu das atividades na agricultura, como o corte da cana, e na produção fabril, como nas linhas de montagem ou na indústria de processamento e abate de carnes, para diversas atividades produtivas, comerciais e nos serviços, na saúde, na educação, na justiça, no *telemarketing*, nos bancos, em firmas e serviços de engenharia, informática, finanças e gestão compreendendo múltiplas e maiores exigências de mobilização das capacidades físicas, psíquicas, cognitivas e intelectuais dos trabalhadores que ampliam os efeitos danosos a sua saúde. Atividades intensificadas cobrem desde operários do chão de fábrica até os quadros técnicos e membros da direção das unidades de produção das empresas.[83]

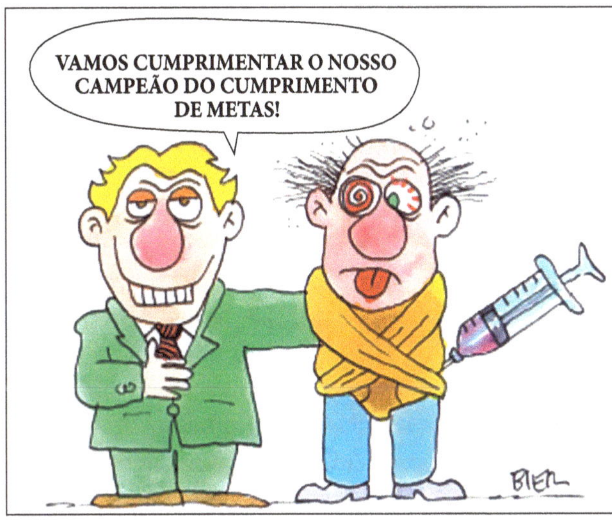

Crédito: cartunista Augusto Franke Bier, extraído de publicação do Ministério da Saúde, intitulada "Atenção ao sofrimento e ao adoecimento psíquico do trabalhador e da trabalhadora: cartilha para profissionais do Sistema Único de Saúde – SUS", de livre acesso na Internet.

Quando as "cadeias produtivas" têm elos de trabalho análogo à escravidão ou crianças trabalhando

O termo **"cadeia produtiva"** pode ser conceituado como um processo sequencial de produção de um determinado bem material, numa perspectiva sistêmica que abrange todas as etapas requeridas para que o bem seja produzido, consumido e descartado. A depender do bem material analisado, na cadeia produtiva inclui-se a infraestrutura preparatória para a extração, o transporte, a manufatura, a distribuição, a comercialização, o consumo, o descarte e sua infraestrutura de tratamento. Uma ideia de cadeia produtiva é a de uma corrente que se estrutura na junção de seus elos.

Diminuir e/ou aumentar elos da corrente dependem tanto da evolução (organizacional, tecnológica etc.) da própria cadeia produtiva quanto do olhar analítico sobre ela.[97-99]

Diversas áreas do conhecimento se debruçam sobre essa temática, como Economia, Engenharia de Produção, Ciências Sociais, Administração, Agronomia e, consequentemente, possui variadas abordagens teórico-metodológicas. Nesse mosaico de abordagens, emergem noções correlatas como "cadeia de valor", "cadeia de suprimento", "cadeia de fornecimento". No caso da saúde pública, especialmente com foco na saúde do trabalhador, ambiental e na vigilância da saúde, a abordagem é ainda incipiente, merecendo aprofundamentos de abordagem e consequente geração de conhecimentos capazes de suscitar ações de promoção e proteção da saúde.[97-100]

É de amplo conhecimento, contudo, que tanto cadeias produtivas nacionais - no caso do Brasil - como cadeias produtivas globais têm sido denunciadas por frequentes violações das normas internacionais do trabalho, porque em um ou mais pontos da cadeia existem trabalhadores ou trabalhadoras em condições de trabalho análogas à escravidão.[95,96,100-103] ou porque trabalham crianças ou adolescentes,[96,100] abaixo da idade mínima preconizada nestas normas.

Como denunciado por Leão,[102] no Brasil, o trabalho escravo é encontrado nas cadeias produtivas de álcool e açúcar, carne, milho, soja, café, confecções, construção civil, entre outros segmentos econômicos.

Deve ser sempre lembrada sua conceituação formal no Brasil, que foi revista e ampliada em 2003,[103] com revisão e atualização do Art. 149 do Código Penal (Quadro 10.7).

Quadro 10.7. "Condição análoga à de escravo"

Lei nº 10.803, de 11 de dezembro de 2003 – altera o art. nº 149 do Decreto-Lei nº 2.848, de 7 de dezembro de 1940 – Código Penal, para estabelecer penas ao crime nele tipificado e indicar as hipóteses em que se configura condição análoga à de escravo.
PRESIDENTE DA REPÚBLICA – Faço saber que o Congresso Nacional decreta e eu sanciono a seguinte Lei:
Art. 1º. O art. 149 do Decreto-Lei nº 2.848, de 7 de dezembro de 1940, passa a vigorar com a seguinte redação:
"Art. 149. Reduzir alguém a condição análoga à de escravo, quer submetendo-o a trabalhos forçados ou à jornada exaustiva, quer sujeitando-o a condições degradantes de trabalho, quer restringindo, por qualquer meio, sua locomoção em razão de dívida contraída com o empregador ou preposto:
Pena – reclusão, de 2 a 8 anos, e multa, além da pena correspondente à violência.
§ 1º Nas mesmas penas incorre quem:
I – Cerceia o uso de qualquer meio de transporte por parte do trabalhador, com o fim de retê-lo no local de trabalho.
II – Mantém vigilância ostensiva no local de trabalho ou se apodera de documentos ou objetos pessoais do trabalhador, com o fim de retê-lo no local de trabalho.
§ 2º A pena é aumentada de metade, se o crime é cometido:
I – Contra criança ou adolescente.
II – Por motivo de preconceito de raça, cor, etnia, religião ou origem. (NR)
Art. 2º Esta Lei entra em vigor na data de sua publicação.

Brasília, 11 de dezembro de 2003; 182º da Independência e 115º da República.

LUIZ INÁCIO LULA DA SILVA
Márcio Thomaz Bastos

Fonte: Brasil, 2003.[104]

Para os fins deste capítulo que introduz o estudo da nocividade do(no) trabalho, recomendamos a utilização do ***Observatório da Erradicação do Trabalho Escravo e do Tráfico de Pessoas,***[104] desenvolvido e atualizado pela Organização Internacional do Trabalho (OIT) e Ministério Público do Trabalho (MPT), e que tem o apoio de outras instituições.[104]

Assim, o *Observatório,*[104] até agosto de 2023, já havia coletado e analisado informações referentes a 60.251 "trabalhadores em condições análogas a de escravo encontrados" no período de 1995 a 2022. Entre as muitas variáveis analisadas pela equipe do *Observatório*, destaca-se a identificação dos setores econômicos mais frequentemente envolvidos no trabalho escravo, segundo os dados do período de 1995 a 2022 (Quadro 10.8).

No Brasil, o caso das **carvoarias** (carvão vegetal), integrantes da **cadeia produtiva do ferro e do aço**, pode ser considerado como um dos mais graves e emblemáticos desta miscigenação entre o superarcaico e o supostamente "novo", na verdade, a manutenção de conveniência do "velho" (com **trabalho análogo à escravidão** e **trabalho infantil**), com graves impactos sobre o meio ambiente e sobre a saúde dos trabalhadores e trabalhadoras, e sobre a saúde das populações dos entornos dessas unidades de produção.[105,106]

Cabe lembrar que a **cadeia produtiva do aço** no Brasil, com elos produtivos baseados no ferro-gusa à base de carvão vegetal (frequentemente ilegal, obtido por desmate clandestino), tem alcance internacional e global, burlando (por conveniência) imposições e restrições não tarifárias de controle do "trabalho sujo", "clandestino" ou "ilegal", ou produzido com matérias-primas obtidas por meio de práticas não sustentáveis, nas dimensões sociais, éticas ou ambientais.

Sugestões
Ver o livro de arte fotográfica "Os Carvoeiros", de Marcos Prado, e assistir ao documentário "Os Carvoeiros", dirigido pelo inglês Nigel Noble (https://www.imdb.com/title/tt0245034/?ref_=vp_close) e o longa-metragem "Diamantes de Sangue", dirigido por Edward Zwick. (https://www.imdb.com/title/tt0450259/).

Quadro 10.8. Setores econômicos mais frequentemente envolvidos no trabalho escravo no Brasil, no período de 1995 a 2022

Criação de bovinos 29%	Produção florestal – florestas nativas 7%	Produção florestal – florestas plantadas 4%	Cultivo de plantas de lavoura temporária não especificadas anteriormente 4%	Cultivo de soja 3%	Cultivo de algodão herbáceo e de outras fibras de lavoura temporária 3%	
	Cultivo de café 6%	Cultivo de plantas de lavoura permanente não especificadas anteriormente 2%	Cultivo de cereais 1%	Cultivo de frutas de lavoura permanente, exceto laranja e uva 1%	Produção de ferro-gusa 1%	Confecção de peças do vestuário, exceto roupas íntimas 1%
	Fabricação de álcool 4%	Atividade de apoio à agricultura 2%	Desdobramento de madeira	Cultivo de laranja	Fabricação de óleos vegetais refinados, exceto óleo de milho	Obras de engenharia civil não especificadas anteriormente
			Atividades de apoio à pecuária	Horticultura		
Cultivo de cana-de-açúcar 14%	Construção de edifícios 4%	Atividade de apoio à produção florestal 2%	Extração de pedra, areia e argila	Incorporação de...		
		Fabricação de açúcar em bruto 2%	Cultivo de cacau			

Fonte: OIT/MPT, 2023.104 Disponível em: https://smartlabbr.org/trabalhoescravo/localidade/0?dimensao=perfilCasosTrabalhoEscravo.

Muitas outras cadeias produtivas – algumas delas globais – poderiam ser mencionadas, como exemplos da promiscuidade de conveniência entre o supostamente "novo" e o "velho", aliás, o extremamente velho (quando não, criminoso): cadeias produtivas do chocolate (que começam nos cultivos de cacau); cadeias produtivas do sisal; cadeias produtivas do ouro (garimpo); cadeias produtivas dos diamantes; cadeias produtivas dos metais raros, além do emblemático exemplo da cadeia produtiva do açúcar (cana de açúcar), entre outros.[96,100]

Decorre desses exemplos, nesta parte do capítulo, a antecipação de uma tese: a nocividade potencial do trabalho no sistema capitalista de produção – arcaico, antigo ou contemporâneo – parece ser sempre da mesma índole, resultando, inexoravelmente, das multiformes estratégias reativas ou antecipatórias do capital, que busca, incessantemente, superar e neutralizar a resistência e o enfrentamento interpostos pela classe trabalhadora organizada, em sua luta por sobrevivência.

Contudo, a mesma energia que move as assustadoras metamorfoses do capital, geradoras de velhos e novos perfis de nocividade e velhos e novos perfis de adoecimento, se depara, dialeticamente, com a surpreendente energia que move a classe trabalhadora, no enfrentamento explícito ou mais sutil, capaz, porém, de resistir, superar, reverter e criar o *novo*, inspirado no *Princípio Esperança.*[107]

Considerações finais

Há no mundo muito mais de possível do que de realizado.

(Nicolai Hartmann – Ontologia II: posibilidad y efectivad, 1956)

Este capítulo teve o propósito de tentar buscar respostas à intrigante pergunta: o que faz com que o trabalho – suposto promotor e determinante de saúde – se torne um promotor de sofrimento, desgaste, adoecimento e morte? As "causas das causas" foram discutidas no início do livro, sob o título sofisticado de "determinação social do processo saúde-doença", e este conceito está presente ao longo desta obra coletiva. Porém, há "causas" mais imediatas, ou "aparentes", de ordem técnica, organizacional, "ambiental", "cultural" e até "legal", como se viu neste capítulo, que, identificadas, poderiam, em princípio, ser atenuadas, corrigidas e até eliminadas. Decorre daqui o conceito de "evitabilidade"!

Começou-se com o conceito de "nocividade" do trabalho, e como a nocividade poderia ser classificada na sua qualidade, na sua grandeza, talvez na sua quantidade. Viu-se que as classificações são arbitrárias e insuficientes, quando não equivocadas. Viu-se, também, que no caso do Brasil, a "nocividade" do trabalho (ou no trabalho) ainda é, em grande parte, "naturalizada", "banalizada" e até "legalizada". Vimos, também, que as grandes transformações no mundo do trabalho – que incluem avanços das tecnologias de informação e telecomunicação e até "inteligência artificial", além das "tecnologias" organizacionais – quando a serviço do capital sob a inspiração neoliberal, têm contribuído para a degradação do trabalho vivo (feito por pessoas), pela precarização das relações de trabalho, pela intensificação do trabalho e pelo desemprego estrutural. Portanto, "novas" ou "velhas" formatações do trabalho não se diferenciam muito em sua índole consumidora, devoradora de corpos e almas, também poluidora e destruidora do meio ambiente, aliás, do ambiente inteiro.

De igual modo, este capítulo buscou estimular o pensamento "transversal" que supera as taxonomias tradicionais, como, por exemplo, a congelada classificação de "agentes químicos", "agentes físicos", "agentes biológicos" e "agentes biomecânicos" – ou outras sistematizações equivalentes –, como, também, a segmentação de olhares profissionais e dos campos disciplinares tradicionais, como, por exemplo, o da Medicina do Trabalho, da Higiene Ocupacional, da Segurança do Trabalho, da Toxicologia, de algumas formas de Ergonomia, e outros campos e áreas.

Com uma vasta bibliografia, constituída de "convites" e "incentivos" para a leitura e a reflexão – preparatórias para a *ação* –, desejamos ter contribuído para a abertura de "corações e mentes", por meio de olhares mais críticos e ousados, e do questionamento e indignação sobre a insistente persistência da patologia do trabalho em dias como os de hoje. Já existem suficientes tecnologias, métodos, processos e conhecimento acumulado para dar um *basta* às "causas" imediatas da "nocividade" do trabalho, para que mulheres e homens não mais sofram; não mais adoeçam; não mais se invalidem; não mais morram em decorrência do trabalho, ou até pela falta dele. Se o trabalho não for nocivo ou perigoso – e isto é perfeitamente possível – cessará a razão de ser da "patologia do trabalho".

Não temos dúvida sobre a capacidade criativa da classe trabalhadora, e apostamos, também, no engajamento e apoio de vocês – leitores e leitoras, estudiosos e estudiosas desta obra. Para quê? Para a ocupação das fissuras, rachaduras e trincas no *status quo* hegemônico e prevalente, e para a implosão criativa do *novo*.

Concluímos, assim, com a reflexão de Ernst Bloch (1885-1977) em seu *Princípio Esperança:*[107]

> *Quantas vezes algo se apresenta de tal modo que pode ser, ou até é, de tal modo que possa ser diferente do que havia até ali, razão pela qual algo pode ser feito a respeito. Isso, porém, não seria possível sem o possível dentro dele e anterior a ele. Estamos diante de um campo vasto que, mais do que nunca, tem de ser inquirido. (...) Há ainda algo em aberto, que pode ser concebido diferentemente do que até agora, que pode ter suas medidas invertidas, pode ser amarrado de modo diferente, pode ser alterado.* ***Onde não se pode mais nada e onde nada mais é possível, a vida parou.***[107] (negrito introduzido)

Referências

1. Houaiss A, Villar MS. Dicionário Houaiss da língua portuguesa. Rio de Janeiro: Editora Objetiva; 2001. p. 2022.
2. Cunha AG. Dicionário Etimológico Nova Fronteira da Língua Portuguesa. 2. ed. 9ª impressão. Rio de Janeiro: Nova Fronteira; 1997. p. 550.
3. Rey L. Dicionário de termos técnicos de medicina e saúde. Rio de Janeiro: Guanabara-Koogan; 1999. p. 546.
4. Feltrin L, Sacchetto D. The work-technology nexus and working-class environmentalism: Workerism versus capitalist noxiousness in Italy's Long 1968. Theor Soc. 2021;50:815-35.
5. Oddone I, Marri G, Briante SGG, Chiattella M, Re A. Ambiente de trabalho: a luta dos trabalhadores pela saúde. São Paulo: Hucitec; 1986.
6. Mendes R, Oliveira DE. Patogênese do adoecimento relacionado ao trabalho. *In*: Mendes R (Org.). Patologia do trabalho. 3 ed. Volume 1. São Paulo: Editora Atheneu; 2013.
7. Moraes Jr. CP. Mapa de riscos. *In*: Mendes R (Org.). Dicionário de saúde e segurança do trabalhador: conceitos – definições – história – cultura. Novo Hamburgo: Proteção Publicações; 2018. p. 723.
8. Betancourt O. Salud y seguridad en el trabajo. Quito: OPS/OMS-FUNSAD; 1999. p. 44-5.
9. Delgado MG. Curso de direito do trabalho. 11 ed. São Paulo: LTr; 2012.
10. Feliciano GG. Curso crítico de direito do trabalho: teoria geral do direito do trabalho. São Paulo: Saraiva; 2013.
11. Oliveira SG. Proteção jurídica à saúde do trabalhador. 6. ed. revista e atualizada. São Paulo: LTr; 2011.
12. Brasil. Lei nº 6.514, de 22 de dezembro de 1977 – Altera o Capítulo V do Título II da Consolidação das Leis do Trabalho, relativo à segurança e medicina do trabalho e dá outras providências.
13. Laurell AC, Noriega M. Processo de produção e saúde: trabalho e desgaste operário. São Paulo: Hucitec; 1989.
14. Departamento Intersindical de Estudos e Pesquisas de Saúde e dos Ambientes de Trabalho – DIESAT. Insalubridade: morte lenta no trabalho. São Paulo: Oboré; 1989.
15. Brasil. Ministério da Saúde. 1ª Conferência Nacional de Saúde do Trabalhador. 1986. Relatório Final. Disponível em: https://renastonline.ensp.fiocruz.br/sites/default/files/arquivos/recursos/1a_conf_nac_saude_trabalhador.pdf (Acesso em: 11 mar.2024)
16. Brasil. Ministério da Saúde. Conselho Nacional de Saúde. 2ª Conferência Nacional de Saúde do Trabalhador – 1994. Relatório Final. Brasília/DF: Ministério da Saúde; 1994.

17. Brasil. Lei nº 8.213, de 24 de julho de 1991. Dispõe sobre os Planos de Benefícios da Previdência Social e dá outras providências. Diário Oficial da União: Brasília, 1991.
18. Brasil. Decreto nº 3.048, de 6 de maio de 1999. Aprova o Regulamento da Previdência Social, e dá outras providências.
19. Oliveira PRA. Aposentadoria por condições especiais de trabalho ("Aposentadoria Especial"). *In*: Mendes R (Org.). Dicionário de Saúde do Trabalhador: conceitos - definições - história - cultura. Novo Hamburgo: Proteção Publicações; 2018. p. 140-2.
20. Filgueiras VA. "É tudo novo", de novo: as narrativas sobre grandes mudanças no mundo do trabalho como ferramenta do capital. 1. ed. São Paulo: Boitempo; 2021.
21. Feliciano GG, Treviso MAM, Fontes STC (Orgs.). Reforma trabalhista: visão, compreensão e crítica. São Paulo: LTr; 2017.
22. Souto Maior JL Severo VS (Coords.). Resistência: aportes teóricos contra o retrocesso trabalhista. São Paulo: Editora Expressão Popular; 2017.
23. Krein JD, Gimenez DM, Santos AL (Orgs.). Dimensões críticas da reforma trabalhista no Brasil. Campinas: Editora Curt Nimuendajú; 2018.
24. Krein JD, Filgueiras VA, Oliveira RV (Orgs.). Reforma trabalhista no Brasil: promessas e realidade. Campinas/Brasília: Editora Curt Nimuendajú; 2019.
25. Brasil. Lei nº 13.467, de 13 de julho de 2017. Altera a Consolidação das Leis do Trabalho (CLT), aprovada pelo Decreto-Lei nº 5.452, de 1º de maio de 1943, e as Leis nº 6.019, de 3 de janeiro de 1974, nº 8.036, de 11 de maio de 1990, e nº 8.212, de 24 de julho de 1991, a fim de adequar a legislação às novas relações de trabalho.
26. Feliciano GG, Godinho M. Apresentação. *In*: Feliciano GG, Treviso MAM, Fontes STC (Orgs.). Reforma trabalhista: visão, compreensão e crítica. São Paulo: LTr; 2017. p. 7-13.
27. Brasil. Lei nº 13.429, de 31 de março de 2017 - altera dispositivos da Lei nº 6.019, de 3 de janeiro de 1974, que dispõe sobre o trabalho temporário nas empresas urbanas e dá outras providências; e dispõe sobre as relações de trabalho na empresa de prestação de serviços a terceiros.
28. Souto Maior JL, Severo VS (Coord.). Resistência III: O Direito do trabalho diz não à terceirização. São Paulo: Editora Expressão Popular; 2019.
29. Souto Maior JL. Terceirização da atividade-fim é o fim do fetiche da terceirização. *In*: Feliciano GG, Treviso MAM, Fontes STC (Orgs.). Reforma trabalhista: visão, compreensão e crítica. São Paulo: LTr; 2017:199-212.
30. Antunes C, Silva HLF, Freitas JAR, Moraes LCG. O tripé vilipendiador do trabalho: reestruturação produtiva, neoliberalismo e financeirização. *In:* Navarro VL, Lourenço EAS (Orgs.). O avesso do trabalho IV: Terceirização: precarização e adoecimento no mundo do trabalho. São Paulo: Outras Expressões; 2017. p. 429-45.
31. Navarro VL, Lourenço EAS (Orgs.). O avesso do trabalho IV: Terceirização: precarização e adoecimento no mundo do trabalho. São Paulo: Outras Expressões; 2017.
32. Alves G. Dimensões da reestruturação produtiva: ensaios de sociologia do trabalho. Bauru: Projeto Editorial Práxis; 2007.
33. Alves G. A condição de proletariado: a precariedade do trabalho no capitalismo global. Bauru: Projeto Editorial Práxis; 2009.
34. Antunes R. Desenhando a nova morfologia do trabalho: múltiplas formas de degradação do trabalho. Revista Crítica de Ciências Sociais. 2008;83(1):19-34.
35. Antunes R (Org.). Riqueza e miséria do trabalho no Brasil III. São Paulo: Boitempo; 2014.
36. Harvey D. Breve historia del neoliberalismo. Trad. Ana Varela Mateos. Buenos Aires: Ediciones Akal; 2007.
37. Braverman H. Trabalho e capital monopolista: a degradação do trabalho século XX. 3. ed. Rio de Janeiro: Zahar Editores; 1987.
38. Alves G. Trabalho e mundialização do capital: a nova degradação do trabalho na era da globalização. Bauru: Projeto Editorial Práxis; 1999.
39. Lourenço EAS, Navarro VL. O avesso do trabalho III: Saúde do trabalhador e questões contemporâneas. São Paulo: Outras Expressões; 2013.
40. Antunes R (Org.). Riqueza e miséria do trabalho no Brasil I. São Paulo: Boitempo; 2006.
41. Antunes R (Org.). Riqueza e miséria do trabalho no Brasil II. São Paulo: Boitempo; 2013.
42. Antunes R (Org.). Riqueza e miséria do trabalho no Brasil IV: trabalho digital, autogestão e expropriação da vida. São Paulo: Boitempo; 2019.
43. Druck G, Franco T (Orgs.). A perda da razão social do trabalho: precarização e terceirização. São Paulo: Boitempo; 2007.
44. Antunes R. O continente do labor. São Paulo: Boitempo; 2011.
45. Dal Rosso S. Mais trabalho: a intensificação do labor na sociedade contemporânea. São Paulo: Boitempo; 2008.
46. Oliveira DA, Pochmann M (Orgs.). Devastação do trabalho: a classe do labor na crise da pandemia. Brasília: Positiva/CNTE; 2020.
47. Verçoza LV, Silva MAM. Cana, labor e adoecimento: a afirmação do nexo causal como uma forma de resistência. Século XXI: Revista de Ciências Sociais. 2017:1:216-256.
48. Antunes R. Trabalho e seus sentidos. *In*: Mendes R (Org.). Dicionário de saúde e segurança do trabalhador: conceitos - definições - história - cultura. Novo Hamburgo: Proteção Publicações; 2018. p. 1178-80.
49. Antunes R. Os sentidos do trabalho: ensaio sobre a afirmação e a negação do trabalho. 2. ed. São Paulo: Boitempo; 2009.
50. Mendes R. Patogênese das novas morfologias do trabalho contemporâneo: conhecer para mudar. Estudos Avançados. 2020;34(98):93-109.
51. Dardot P, Laval C. A nova razão do mundo: ensaio sobre a sociedade neoliberal. Trad. Mariana Echalar. São Paulo: Boitempo; 2016.
52. Antunes R, Braga R (Org.). Infoproletários: degradação real do trabalho virtual. São Paulo: Boitempo; 2009.
53. Huws U. The Making of a Cybertariat: virtual work in a real world. New York/London: Montly Review/The Merlin; 2003.
54. Antunes R. Prefácio. *In*: Raichelis R, Vicente D, Albuquerque V (Orgs.). A nova morfologia do trabalho no serviço social. São Paulo: Cortez; 2019. p. 9-14.
55. Antunes R, Praun L. A sociedade dos adoecimentos do trabalho. Revista Serviço Social e Sociedade. 2015;123:407-27.
56. Praun L. Trabalho, adoecimento e descartabilidade humana. *In*: Antunes R (Org.). Riqueza e miséria do trabalho no Brasil

IV: trabalho digital, autogestão e expropriação da vida. São Paulo: Boitempo; 2019. p. 181-203.

57. Coutinho GF. Terceirização: máquina de moer gente trabalhadora - a inexorável relação entre a nova "marchandage" e degradação laboral, as mortes e mutilações no trabalho. São Paulo: LTr; 2015.
58. Coutinho GF. A terceirização é o gatilho neoliberal impiedoso contra a classe trabalhadora: mata, mutila corpos humanos e dilacera a organização coletiva obreira. *In*: Navarro VL, Lourenço EAS (Orgs.). O avesso do trabalho IV: Terceirização: precarização e adoecimento no mundo do trabalho. São Paulo: Outras Expressões; 2017. p. 163-93.
59. Benda L. Terceirização: um disfarce que precariza, adoece e mata. *In*: Souto Maior JL Severo VS (Coords.). Resistência: aportes teóricos contra o retrocesso trabalhista. São Paulo: Editora Expressão Popular; 2017. p. 99-103.
60. Seligmann-Silva E. Desgaste mental no trabalho dominado. São Paulo: Cortez Editora. Rio de Janeiro: Editora UFRJ; 1994.
61. Seligmann-Silva E. Trabalho e desgaste mental: o direito de ser dono de si mesmo. São Paulo: Cortez; 2011.
62. Franco T, Druck G, Seligmann-Silva E. As novas relações de trabalho, o desgaste mental do trabalhador e os transtornos mentais no trabalho precarizado. Rev Bras Saúde Ocup. 2010;35(122):229-48.
63. Seligmann-Silva E, Heloani R. Precarização - impactos sociais e na saúde mental. *In*: Navarro VL, Lourenço EAS (Orgs.). O avesso do trabalho IV: Terceirização: precarização e adoecimento no mundo do trabalho. São Paulo: Outras Expressões; 2017. p. 281-300.
64. Ferreira JB. Perdi um jeito de sorrir que eu tinha: violência, assédio moral e servidão voluntária no trabalho. Rio de Janeiro: 7 Letras; 2009.
65. Voss GG. Consecuencias psicosociales y sociales de la disolución de límites y subjetivización del trabajo. Controversias y concurrencias latino-americanas. 2017;9(15):87-101.
66. Brasil. Instituto Brasileiro de Geografia e Estatística. Diretoria de Pesquisas Coordenação de Trabalho e Rendimento Pesquisa Nacional por Amostra de Domicílios Contínua Notas técnicas Versão 1.5. Rio de Janeiro: IBGE; 2018. Disponível em: https://biblioteca.ibge.gov.br/visualizacao/livros/liv101548_notas_tecnicas.pdf (Acesso em: 05 ago. 2023)
67. Brasil. Ministério da Saúde. Portaria nº 1.823, de 23 de agosto de 2012 - Institui a Política Nacional de Saúde do Trabalhador e da Trabalhadora. Disponível em: https://saude.es.gov.br/Media/sesa/CEREST/site%20-%20Portaria_1823_12_institui_politica.pdf (Acesso em: 05 ago. 2023)
68. Mattos MB. A classe trabalhadora: de Marx ao nosso tempo. São Paulo: Boitempo; 2019.
69. Alves G. Trabalho e cinema: o mundo do trabalho através do cinema. v. 2. Londrina: Praxis; Bauru: Canal 6; 2008.
70. van der Linden M. Trabalhadores do mundo: ensaios para uma história global do trabalho. Campinas: Editora da Unicamp; 2013.
71. Minayo-Gomez C, Pena PGL. Invisibilidade social do trabalho e dos trabalhadores: conceito e contexto atual. *In*: Mendes R (Org.). Dicionário de saúde e segurança do trabalhador: conceitos - definições - história - cultura. Novo Hamburgo: Proteção Publicações; 2018. p. 655-7.
72. Holzmann L. Trabalho a domicílio. *In*: Cattani AD, Holzmann L (Orgs.). Dicionário de trabalho e tecnologia. 2. ed. Porto Alegre: Zouk; 2011. p. 437-40.
73. Melo SN. Teletrabalho e o controle de jornada. *In*: Feliciano GG, Treviso MAM, Fontes STC (Orgs.). Reforma trabalhista: visão, compreensão e crítica. São Paulo: LTr; 2017. p. 17-122.
74. Maranhão N. Poluição labor-ambiental: abordagem conceitual da degradação das condições de trabalho, da organização do trabalho e das relações interpessoais travadas no contexto laborativo. Rio de Janeiro: Editora Lumen Juris; 2017.
75. Cardoso ACM. Tempos de trabalho, tempos de não trabalho: disputas em torno da jornada do trabalhador. São Paulo: Annablume Editora/Fapesp; 2009.
76. Dal Rosso S. A jornada de trabalho na sociedade: o castigo de Prometeu. São Paulo: LTr; 1996.
77. Machado GSS, Souto Maior JL. Limitação do trabalho como direito fundamental. *In*: Souto Maior JL, Severo VS (Coords.). Resistência: aportes teóricos contra o retrocesso trabalhista. São Paulo: Editora Expressão Popular; 2017. p. 259-65.
78. Marques ACBRC. Na reforma trabalhista a precarização não tem intervalo para descanso. *In*: Souto Maior JL, Severo VS (Coords.). Resistência: aportes teóricos contra o retrocesso trabalhista. São Paulo: Editora Expressão Popular; 2017. p. 335-43.
79. Oliveira F. Crítica à razão dualista: o ornitorrinco. São Paulo: Boitempo; 2003.
80. Tosta TLD. Antigas e novas formas de precarização do trabalho: avanço da flexibilização entre profissionais de alta escolaridade. [tese]. Brasília. Universidade de Brasília; 2008.
81. Basso P. Tempos modernos, jornadas antigas: vidas de trabalho no início do século XXI. Trad. Patrícia Vilen. Campinas: Editora Unicamp; 2018.
82. Sznelwar LI (Org). Saúde dos bancários. São Paulo: Publisher/Atitude; 2011. 360p.
83. Pina JA, Jackson Filho JM. Intensificação do trabalho. *In*: Mendes R (Org.). Dicionário de Saúde e Segurança do Trabalhador: Conceitos - Definições - História - Cultura. Novo Hamburgo: Proteção Publicações; 2018. p. 642-3.
84. Souza DO. A saúde dos trabalhadores em O Capital. Ser Social. 2022;25(51):490-509.
85. Marx K. O Capital: Crítica da economia política. Livro primeiro, Tomo I. Trad. Regis Barbosa; Flávio R. Kothe, 3. ed. São Paulo: Nova Cultural; 1988.
86. Pina JA, Stotz EN. A intensificação do trabalho e saúde dos trabalhadores: um estudo na Mercedes Benz do Brasil, São Bernardo do Campo. Saúde e Sociedade. 2015;24(3):826-40.
87. Abrahão JI. A cognição entre diferentes dimensões mobilizadas no trabalhador. *In*: Sznelwar LI (Org.). Saúde dos bancários. São Paulo: Publisher/Atitude; 2011:151-68.
88. Alves F. Por que morrem os cortadores de cana? Saúde e Sociedade, São Paulo. 2006;15(3):90-8.
89. Costa C. Morte por exaustão no trabalho. Cad. CRH. 2017;30(79):105-20.
90. Silva Cruz SAF. Migrantes temporários da cana de Alagoas: homens de vida amarga no doce rio de açúcar e álcool [tese]. Rio de Janeiro: Universidade do Estado do Rio de Janeiro; 2017.
91. Silva Cruz SAF. Por que o trabalho na cana tem moído gente e espalhado bagaços? Revista Katálysis. 2020;23(3):674-86.

92. Guanais JB. "Quanto mais se corta, mais se ganha": uma análise sobre a funcionalidade do salário por produção para a agroindústria canavieira. *In:* Antunes R (Org.). Riqueza e Miséria do Trabalho no Brasil II. São Paulo: Boitempo; 2013. p. 305-23.
93. Verçoza LV. Os saltos do "canguru" nos canaviais alagoanos: um estudo sobre trabalho e saúde [tese]. São Carlos: Universidade Federal de São Carlos; 2016. 208 p.
94. Campos MR. Formas contemporâneas de trabalho escravo no cultivo da cana de açúcar no Brasil [dissertação]. Franca: Faculdade de Ciências Humanas e Sociais, Universidade Estadual Paulista "Júlio de Mesquita Filho" - Unesp; 2019.
95. International Labour Organization. Child labour in the primary production of sugar cane. International Labour Office, Fundamental Principles and Rights at Work Branch (FUNDAMENTALS) - Geneva: ILO; 2017.
96. Leão LHC, Vasconcellos LCF. Nas trilhas das cadeias produtivas: reflexões sobre uma política integradora de vigilância em saúde, trabalho e ambiente. Rev Bras Saúde Ocup. 2013;38:107-21.
97. Leão LHC, Vasconcellos LCF. Cadeias produtivas e a vigilância em saúde, trabalho e ambiente. Saúde e Sociedade. 2015;24:1232-43.
98. Leão LHC, Vasconcellos LCF. Cadeias produtivas. *In:* Mendes R (Org.). Dicionário de Saúde e Segurança do Trabalhador: Conceitos - Definições - História - Cultura. Novo Hamburgo: Proteção Publicações; 2018. p. 205-6.
99. LeBaron G. The role of supply chains in the global business of forced labour. Journal of Supply Chain Management. 2021;57(2):29-42.
100. Comissão Pastoral da Terra- CPT. Trabalho escravo no Brasil contemporâneo. São Paulo: Edições Loyola; 1999.
101. Comissão Pastoral da Terra - CPT. Trabalho escravo no Brasil contemporâneo. São Paulo: Edições Loyola; 1999.
102. Leão LHC. Trabalho escravo contemporâneo. *In*: Mendes R. (org.). Dicionário de Saúde e Segurança do Trabalhador: Conceitos - Definições - História - Cultura. Novo Hamburgo: Proteção Publicações; 2018. p. 1184-6.
103. Brasil. Lei nº 10.803, de 11 de dezembro de 2003 - Altera o art. 149 do Decreto-Lei nº 2.848, de 7 de dezembro de 1940 - Código Penal, para estabelecer penas ao crime nele tipificado e indicar as hipóteses em que se configura condição análoga à de escravo.
104. Organização Internacional do Trabalho (OIT)/Ministério Público do Trabalho (MPT). Smartlab: Observatório da Erradicação do Trabalho Escravo e do Tráfico de Pessoas. (Acesso em: 11 mar. 2024).
105. Dias EC, Assunção AA, Guerra CB Cury GC, Barros JB, Guerra RB, et al. Trabalho precoce na atividade carvoeira em Minas Gerais: um estudo de caso dos impactos sobre a saúde das crianças e adolescentes e uma proposta de melhoria das condições de vida e trabalho - relatório final da pesquisa. Belo Horizonte: Departamento de Medicina Preventiva e Social, Universidade Federal de Minas Gerais; 1999.
106. Dias EC, Assunção AA, Guerra CB, Prais HAC. Processo de trabalho e saúde dos trabalhadores na produção artesanal de carvão vegetal em Minas Gerais, Brasil. Cad Saúde Pública. 2002;18(1):269-77.
107. Bloch E. O princípio esperança. v. 1. Tradução: Nélio Schneider. Rio de Janeiro: EdUERJ/Contraponto Editora; 2005.

11

Nocividade do Trabalho Devida a Fatores de Risco de Natureza Química

Arline Sydneia Abel Arcuri

- Fator de risco de natureza química
- Fatores ambientais
- Fatores extrínsecos
- Fatores intrínsecos
- Fatores relacionados com a empresa
- Aspectos adicionais

Fator de risco de natureza química

Fator ou situação de risco pode ser definido como: uma condição, agente ou conjunto de circunstâncias que tem o potencial de causar um efeito adverso.

Com relação ao fator de risco de natureza química, cabe destacar que não é a simples presença do agente no ambiente de trabalho que possibilita a avaliação do risco. Outros fatores presentes no ambiente de trabalho afetam a intensidade do risco em decorrência do agente químico. A Figura 11.1 representa, de forma esquemática, alguns dos diferentes tipos de fatores que atuam sobre o trabalhador, que contribuem para o risco e que podem produzir uma resposta variável, que vai desde dano leve (ou até mesmo não observável) até a morte.

Fatores ambientais

São diversos os fatores ambientais que podem interferir na nocividade do trabalho devido à presença de agente químico no ambiente. Os diversos fatores estão apresentados a seguir, iniciando com as características do agente químico. Além da natureza desse agente, diversos outros fatores interferem na sua nocividade: a forma como ele pode ser disperso no ambiente, a exposição combinada de diferentes agentes, inclusive outros agentes químicos, as vias de introdução de substâncias químicas no organismo, o esforço físico, as condições da exposição no local de trabalho, características da exposição, aspectos ergonômicos e de organização do trabalho, trabalho em turno.

Características do agente químico

Várias são as características que influem no risco que os agentes podem oferecer no ambiente de trabalho. Uma das principais características que deve ser observada em relação ao agente químico é sua classificação em razão de suas propriedades intrínsecas, seus perigos. Essa classificação deve seguir as determinações estabelecidas no chamado GHS, sigla que vem de *Globally Harmonized System of Classification and Labelling of Chemicals* (Sistema Globalmente Harmonizado de Classificação e Rotulagem de Produtos Químicos), conforme a Norma Regulamentadora nº 26, da Secretaria de Inspeção do Trabalho, que versa sobre a Sinalização de Segurança, em seu item 26.4 Identificação de produto químico, estabelece:[2]

> *26.4.1.1 O produto químico utilizado no local de trabalho deve ser classificado quanto aos perigos para a segurança e a saúde dos trabalhadores de acordo com os critérios estabelecidos pelo Sistema Globalmente Harmonizado de Classificação e Rotulagem de Produtos Químicos (GHS), da Organização das Nações Unidas.*

O documento do GHS, conhecido como livro púrpura, é elaborado e atualizado a cada 2 anos pelo Subcomitê de Especialistas para a Classificação e Rotulagem de Produtos Químicos, lotado no das Nações Unidas, sendo sua última versão de 2021.[3] A classificação segundo o GHS é feita segundo o perigo do agente químico à saúde, ao meio ambiente ou devido a suas características físico-químicas.

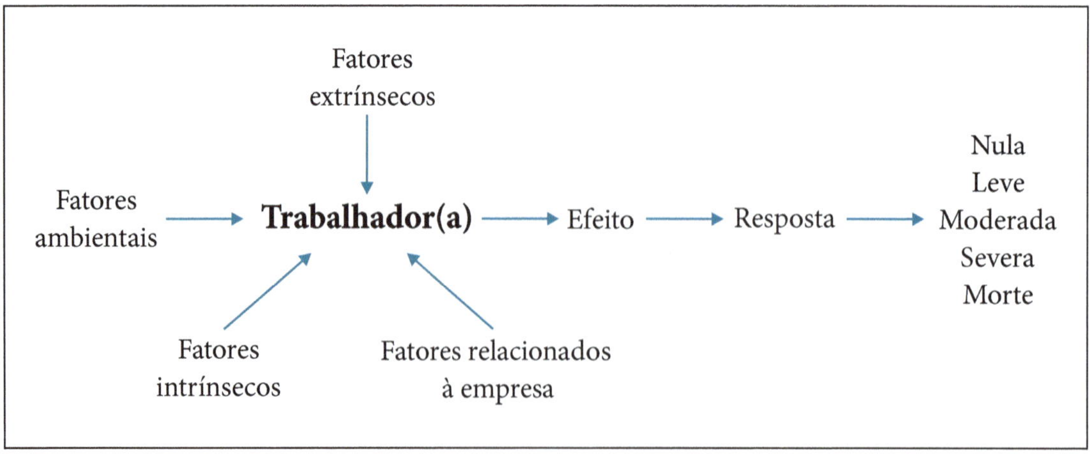

Figura 11.1. Fatores que contribuem com o risco devido a agentes químicos, no ambiente de trabalho.

Fonte: Adaptada de Figueroa et al.[1]

Dessa forma, ainda segundo a NR26, todas as substâncias, mesmo misturas presentes nos ambientes de trabalho, devem ser classificadas segundo o GHS, e as informações a partir desta classificação devem ser comunicadas aos usuários do produto através do rótulo que deve conter:

- Identificação do produto químico/composição dos ingredientes da mistura.
- Símbolos/pictogramas especificados no GHS para cada tipo de perigo.
- Palavras de advertência (se for o caso).
- Frases de perigos, chamadas frases H.
- Frases de precaução, chamadas frases P.
- Pictogramas de precaução (opcional).

E as fichas de dados de segurança (SDS), também de acordo com o estabelecido no GHS.

Perigos à saúde

A natureza da substância química influi de forma fundamental na manifestação do risco. A Tabela 11.1 traz as classificações das substâncias químicas com base em seu efeito na saúde. Pode-se ver na tabela que para cada tipo de classe pode haver diversas categorias de risco.

As diversas categorias são estabelecidas no GHS com valores de corte definidos no livro púrpura. Esses valores de corte são estabelecidos para cada tipo de perigo. O valor de corte é o número usado para dividir uma categoria de perigo de outra, a partir do parâmetro utilizado para caracterizar o perigo. Na Tabela 11.2 pode-se ver um exemplo de valores de corte estabelecidos para substâncias tóxicas agudas. Neste caso, o valor de corte foi o DL50 ou CL50 conforme a forma do agente presente no ambiente.

Tabela 11.1. Classificação dos perigos à saúde humana e suas categorias

Classes	Categorias				
Toxicidade aguda	1	2	3	4	5
Corrosão/Irritação à pele	1ABC	2	3		
Lesões oculares graves/Irritação ocular	1	2A	2B		
Sensibilização respiratória	1AB				
Sensibilização cutânea	1AB				
Mutagenicidade em células germinativas	1AB	2			
Carcinogenicidade	1AB	2			
Toxicidade à reprodução	1AB	2	Lactação		
Toxicidade para órgãos-alvo específicos – Exposição única	1	2	3		
Toxicidade para órgãos-alvo específicos – Exposição repetida	1	2			
Perigo por aspiração	1	2			

Fonte: Tabela construída a partir do GHS.[3]

Tabela 11.2. Valores de corte para as várias categorias da classe tóxica aguda

Toxicidade aguda	Categoria 1	Categoria 2	Categoria 3	Categoria 4	Categoria 5
Oral (mg/kg)	≤ 5	> 5 ≤ 50	> 50 ≤ 300	> 300 ≤ 2.000	Critério: • DL 50 antecipada entre 2.000 e 5.000 mg/kg • Indicação de efeito significante em seres humanos* • Qualquer mortalidade na classe 4* • Sinais clínicos significantes na classe 4* • Indicação para outros estudos* *Se não se justifica a atribuição para uma classe mais perigosa.
Dermal (mg/kg)	≤ 50	> 50 ≤ 200	> 200 ≤ 1.000	> 1.000 ≤ 2.000	
Gases (ppm)	≤ 100	> 100 ≤ 500	> 500 ≤ 2.500	> 2.500 ≤ 20.000	
Vapores (mg/L)	≤ 0,5	> 0,5 ≤ 2,0	> 2,0 ≤ 10	> 10 ≤ 20	
Poeiras e névoas (mg/L)	≤ 0,05	> 0,05 ≤ 0,5	> 2,0 ≤ 10	> 1,0 ≤ 5	

Fonte: ABNT NBR 14725-2:2019[4] – Produtos químicos – Informações sobre segurança, saúde e meio ambiente, Parte 2: Sistema de classificação de perigo.
Nota: não foi reproduzida aqui a nota, na categoria 5, identificada com um * por simplificação da tabela. Seu conteúdo pode ser lido na norma original.

A Associação Brasileira de Normas Técnicas (ABNT) produziu quatro normas ABNT NBR 14725,[4] baseadas no GHS. Estão em processo de serem substituídas por uma única norma, com conteúdo próximo da 7ª edição do GHS, ainda em 2023.

Para melhor entendimento, seguem os conceitos das diversas formas em que o agente químico pode ser encontrado no ambiente:

- GÁS é uma substância que nas condições normais de pressão e temperatura (CNPT) se comporta de acordo com as leis dos gases.
- VAPOR é a fase gasosa de uma substância que nas condições normais de temperatura e pressão é líquida ou sólida.

CNPT = 25ºC e pressão = 760 mmHg

- POEIRAS são partículas sólidas dispersas no ar, obtidas por processo de ruptura mecânica de sólidos.
- NÉVOAS são partículas líquidas obtidas por ruptura mecânica de líquidos.

No GHS também aparecem os conceitos para cada uma das classes nele estabelecidas, colocados a seguir em tradução livre.[3]

Toxicidade aguda refere-se a efeitos adversos graves à saúde (isto é, letais) após exposição única ou de curto prazo a uma substância ou mistura, por via oral, dérmica ou inalatória.

Corrosão/irritação à pele:

- Por corrosão cutânea entende-se a formação de uma lesão irreversível da pele, tal como necrose visível através da epiderme até a derme, após exposição a uma substância ou mistura.
- Por irritação cutânea entende-se a formação de uma lesão reversível da pele após a exposição a uma substância ou mistura.

Lesões oculares graves/irritação ocular:

- Lesão ocular grave é definida como dano aos tecidos oculares ou degradação grave da visão, que não é totalmente reversível, como resultado da exposição do olho a uma substância ou mistura.
- Entende-se por irritação ocular o aparecimento de lesões oculares completamente reversíveis, como consequência da exposição do olho a uma substância ou mistura.

Sensibilização respiratória: entende-se por sensibilização respiratória a hipersensibilidade das vias aéreas que ocorre após a inalação de uma substância ou mistura.

Sensibilização cutânea: a sensibilização da pele é entendida como uma resposta alérgica que ocorre após o contato da pele com uma substância ou mistura.

Mutagenicidade em células germinativas significa mutações genéticas hereditárias, incluindo aberrações cromossômicas numéricas e estruturais hereditárias em células germinativas, que ocorrem após exposição a uma substância ou mistura.

Carcinogenicidade é entendida como a indução de câncer ou o aumento de sua incidência, após a exposição a uma substância ou mistura. Substâncias e misturas que tenham induzido tumores benignos e malignos em animais experimentais, em estudos bem conduzidos, também serão consideradas cancerígenas presumidas ou suspeitas, a menos que haja evidências convincentes de que o mecanismo de formação do tumor não é relevante para o homem.

Toxicidade à reprodução refere-se a efeitos adversos na função sexual e fertilidade em homens e mulheres adultos, e efeitos adversos no desenvolvimento da prole, após exposição a uma substância ou mistura.

Toxicidade para órgãos-alvo específicos – exposição única: exposição única é entendida como efeitos tóxicos não letais e específicos para órgãos-alvo, que ocorrem após exposição única a uma substância ou mistura. Este sistema inclui todos os efeitos na saúde que podem causar alterações funcionais, reversíveis ou irreversíveis, imediatas ou retardadas, que não tenham sido classificadas em alguma das classes anteriores.

Toxicidade para órgãos-alvo específicos – exposição repetida: exposição repetida é entendida como efeitos tóxicos específicos de órgão-alvo que ocorrem após exposição repetida a uma substância ou mistura. Estão incluídos todos os efeitos para a saúde que podem causar alterações funcionais, reversíveis ou irreversíveis, imediatos ou retardados, e que não sejam especificamente tratados nas classes anteriores.

Perigo por aspiração é entendido como efeitos agudos graves, como pneumonia química, danos pulmonares e até morte, que ocorrem após a inalação de uma substância ou mistura.

Os perigos específicos de cada substância ou mistura devem estar especificados nas fichas de dados de segurança, que também devem ser preparadas de acordo com o GHS.

Podem-se destacar, ainda, alguns conceitos que devem ser considerados na avaliação da nocividade devida aos agentes químicos.

Os agentes asfixiantes são as substâncias que impedem o aproveitamento do oxigênio pelas células dos organismos vivos. Os agentes asfixiantes podem ser classificados em:

a) **Simples:** são aqueles que por se acumularem no ambiente devido, por exemplo, a um vazamento, provocam a diminuição da concentração ambiental de oxigênio, e como consequência sua pressão parcial no ambiente. É o que pode ocorrer, por exemplo, quando há vazamento de nitrogênio proveniente de um cilindro armazenado em um laboratório. Quando o(a) trabalhador(a) entra no recinto pode vir a sofrer uma asfixia não propriamente em decorrência da concentração do nitrogênio, mas devido à falta de oxigênio no ar.

b) **Químico:** são aqueles que atuam no organismo impedindo o fornecimento de oxigênio aos tecidos. Exemplo é o gás monóxido de carbono, que tem uma afinidade química pela hemoglobina do sangue maior do que a do oxigênio. Dessa forma, esse gás impede o transporte do oxigênio até as células.

Perigos de danos ao meio ambiente

Cada vez mais deve-se ter em conta a ação das substâncias químicas não só sobre os trabalhadores como também sobre o meio ambiente. Não existe separação rígida entre o ambiente de trabalho e o ambiente externo, desta forma é importante conhecer este tipo de ação.

Segundo o GHS, estas substâncias ou misturas são classificadas de acordo com a Tabela 11.3.

Tabela 11.3. Classificação dos perigos ao meio ambiente e suas categorias

Classes		Categorias			
Toxicidade aguda – ambiente aquático		1	2	3	
Toxicidade crônica – ambiente aquático	Substâncias que não são rapidamente degradáveis	1	2		
	Substâncias rapidamente degradáveis	1	2	3	
	Substâncias para as quais ainda não se dispõe de dados				4
Perigoso para camada de O_3		1			

Fonte: Tabela construída a partir do GHS.[3]

Os conceitos relacionados com cada uma dessas classes e categorias estão descritos no documento do GHS.[3] As especificidades dos perigos ao meio ambiente para cada substância ou mistura devem estar discorridas nas fichas de informação de segurança.

Perigos decorrentes das características físico-químicas

As características físico-químicas estão intrinsecamente relacionadas com a ação do agente químico. Em função dessas características, as substâncias, segundo o GHS, podem ser classificadas de acordo com a Tabela 11.4.

Tabela 11.4. Classificação dos perigos decorrentes das características físico-químicas e suas categorias

Classes	Categorias					
Explosivos	Div 1.1	Div. 1.2	Div 1.3	Div 1.4	Div 1.5	Div 1.6
Gases inflamáveis	1 A 1B	2				
Aerossóis inflamáveis e produtos químicos sob pressão	1	2	3			
Gases oxidantes	1					
Gases sob pressão	C	L	Rf	Ds		
Líquidos inflamáveis	1	2	3	4		
Sólidos inflamáveis	1	2				
Substâncias e misturas autorreativas	A	B	C	D	E	
Líquidos pirofóricos	1					
Sólidos pirofóricos	1					
Substâncias e misturas que autoaquecem	1	2				
Substâncias e misturas, em contato com a água, emitem gases inflamáveis	1	2	3			
Líquidos oxidantes	1	2	3			
Sólidos oxidantes	1	2	3			
Peróxidos orgânicos	A	B	C D	E F	G	
Corrosivos para metais	1					
Explosivos insensibilizados* (incluído 2015)	1	2	3	4		

Fonte: Tabela construída a partir do GHS.[3]

Os conceitos relacionados com cada uma destas classes e categorias estão descritos no documento do GHS.[3] As especificidades dos perigos relacionados com as características físico-químicas das substâncias e misturas devem estar discorridas nas fichas de informação de segurança.

Forma como a substância pode ser encontrada no ambiente

A forma física influenciará a possibilidade de ação da substância. Gases e vapores são facilmente absorvidos pelos pulmões. Se o material estiver na forma de particulado sólido, a ação dependerá da sua granulometria, pois apenas partículas menores do que 10 micras em geral atingem os alvéolos, além de suas outras propriedades como solubilidade etc. Substâncias na forma líquida terão mais facilidade de serem absorvidas pela pele, ou mesmo exercer sua ação diretamente sobre ela.

Pelas propriedades físico-químicas pode-se prever em que forma a substância poderá estar presente no ambiente de trabalho. Essa forma vai estar diretamente relacionada com as possíveis vias de penetração da substância no organismo. O conhecimento da forma também é fundamental na definição da metodologia de avaliação ambiental.

A forma mais importante de introdução no organismo é a via respiratória. Por esta via podem penetrar substâncias no estado gasoso como gás ou vapor, ou como aerodispersoide no estado sólido: poeira ou fumo; líquido: névoas ou neblinas ou, ainda, formando a chamada fumaça, que é uma mistura de partículas sólidas e líquidas.

As propriedades físico-químicas mais importantes que permitem prever esse estado estão descritas a seguir.

PONTO DE FUSÃO é a temperatura na qual uma substância passa do estado sólido para o estado líquido.

PONTO DE EBULIÇÃO é a temperatura na qual uma substância passa do estado líquido para o gasoso. Também é a temperatura na qual a pressão de vapor de uma substância se iguala à pressão atmosférica ou outra pressão determinada. Em um conceito mais simples, é a temperatura em que a substância "ferve".

Basta a informação sobre o estado físico em determinada temperatura para saber como a substância estará presente no ambiente? A resposta é: nem sempre. Quando se trata de um gás, essa deverá ser a forma com que a substância estará presente, mas se se tratar de um líquido ou sólido, precisa-se saber outras informações.

Quando a substância é um líquido, necessitamos saber, em primeiro lugar, como ela é utilizada. Ela poderá cair sobre a pele e ser absorvida ou causar danos locais. Poderá ser nebulizada ou vaporizada no ambiente e, neste caso, vai ocorrer a presença de névoas. Poderá, ainda, evaporar, e então teremos a presença de vapor.

Precisamos, também, conhecer outra propriedade físico-química muito importante, que é a pressão de vapor do líquido.

PRESSÃO DE VAPOR (PV) é a pressão do vapor de uma substância, em determinada temperatura, em equilíbrio com sua forma líquida ou sólida. Quanto maior a pressão de vapor, maior a tendência da substância em evaporar. Alguns exemplos podem ser vistos na Tabela 11.5.

A pressão de vapor está diretamente relacionada com a temperatura em que se encontra a substância. Assim é que os metais, por exemplo, que na temperatura ambiente se encontram na fase sólida, e nestas condições apresentam PV bem baixa, ao serem aquecidos começam a ter suas PV mais elevadas de forma a passarem para o ambiente em forma de vapor. Este vapor, ao atingir temperaturas mais baixas, se condensa e assim se tem a formação de fumos metálicos.

Quando a substância está no estado sólido, também é importante se conhecer a sua pressão de vapor. Existem substâncias como o naftaleno, que tem PV = 1 mmHg (52,6°C), e o iodo, com PV = 1 mmHg (38,7°C) (CRC/77), que passam facilmente do estado sólido para o estado gasoso, fenômeno este chamado de **sublimação**.

Para se avaliar a possibilidade de substâncias sólidas de baixa PV estarem presentes no ambiente, é importante se conhecer sua forma de utilização ou produção, já que elas poderão estar presentes na forma de poeira.

Para se avaliar se a presença de vapor ocorrerá logo que o líquido permanecer aberto ou não, outra propriedade importante é a sua velocidade de evaporação.

Tabela 11.5. Pressão de vapor de várias substâncias químicas em temperaturas próximas à temperatura ambiente

Substância	Pressão de vapor (mmHg)	Temperatura (°C)
Água	23,76	25,0
Benzeno	100,0	26,1
Tolueno	40,0	31,8
O-xileno	10,0	32,1
Hexano	100,0	15,8

Fonte: CRC – Handbook of Chemistry and Physics, 1977-1978.[5]

VELOCIDADE DE EVAPORAÇÃO é a razão entre o tempo requerido para evaporar certo volume de substância, por exemplo, um solvente e o tempo requerido para evaporar o mesmo volume de uma substância ou solvente de referência (p. ex., éter etílico) sob idênticas condições. É um tempo relativo e é função de muitos fatores, como: temperatura, pressão de vapor, tensão superficial da substância, assim como de outras condições, como umidade, velocidade do ar ambiente sobre o líquido. A Tabela 11.6 traz exemplos.

Na presença de vapor no ambiente de trabalho, outra propriedade físico-química importante a ser observada é a densidade do vapor.

DENSIDADE DO VAPOR de uma substância é a relação entre o peso de um volume de vapor ou gás (sem ar) e igual volume de ar, nas mesmas condições de pressão e temperatura.[7] Se a densidade do vapor é menor do que 1 indica que a substância é mais leve do que o ar e tende a subir. Se a densidade é maior do que 1 indica que a substância é mais pesada do que o ar e irá permanecer nas regiões mais baixas do ambiente, facilitando a exposição ocupacional. Se o local do trabalho for no primeiro andar de um edifício, ela poderá se deslocar até o andar térreo, por exemplo. Poderá, ainda, se deslocar por uma distância considerável, podendo atingir uma fonte de ignição longe do ponto de evaporação, causando um incêndio ou explosão, caso o gás ou vapor seja inflamável. Exemplos podem ser lidos na Tabela 11.7.

Tabela 11.6. Velocidade de evaporação de algumas substâncias químicas

Substância	Velocidade de evaporação Acetato de n-butila = 1
Benzeno	4,3
Tolueno	2,0
O-xileno	0,78
Hexano	6,2

Fonte: Verneret.[6]

Tabela 11.7. Densidade do vapor de algumas substâncias

Substância	Densidade do vapor referência ar = 1
Hexano	3,0
Hidrogênio	0,1
Gás sulfídrico	1,2
Álcool isopropílico	2,1

Fonte: NFPA.[7]

PARTÍCULAS NA ESCALA NANOMÉTRICA representam uma preocupação adicional ao se avaliar a nocividade devida ao agente químico.

Esta preocupação se deve ao fato de que partículas nessa escala apresentam propriedades químicas, físicas e atividade biológica, diferentes de materiais em escalas superiores, por exemplo: os pontos de ebulição, cor, dureza, reatividade química, toxicidade, resistência, maleabilidade, elasticidade, condutividade, poder de combustão etc. mudam quando esses estão em nanoescala.[8,9]

Partículas nessa escala são encontradas, principalmente, em indústrias que utilizam nanotecnologia, ou usam materiais na escala nanométrica, mas também podem ser produzidas em alguns processos industriais que envolvam moagem, lixamento de peças, combustão de material orgânico. Os fumos metálicos, que podem ser produzidos, por exemplo, em processos de soldagem, também estão na escala nanométrica.

Em virtude de serem tão pequenas, as nanopartículas têm grande aumento em sua área superficial e, além disso, nessa escala, as suas propriedades começam a ser dominadas por efeitos quânticos. O aumento da área superficial ocasiona maior reatividade química enquanto os efeitos quânticos são os principais responsáveis pelas novas propriedades óticas, elétricas e magnéticas dos materiais nesta escala.[10]

Dessa forma, conhecer as características das substâncias em tamanho maior não fornece informações compreensíveis sobre suas propriedades no nível nano. Um material considerado "seguro" para ser manuseado em tamanho maior pode facilmente penetrar na pele na forma de nanopartícula ou se tornar um aerossol e entrar no organismo por via respiratória.

A ação do nanomaterial no organismo depende das suas propriedades físicas e químicas, como destacado na Figura 11.2.

Nem todo o material na escala nanométrica tem o potencial de causar danos importantes à saúde. Porém, vários estudos mostram que as células expostas a materiais na escala nanométrica podem ser afetadas por diversas maneiras, incluindo diminuição da viabilidade e proliferação celular, resposta inflamatória, produção de citocinas, estresse oxidativo, geração de espécies reativas de oxigênio (ROS), dano à membrana celular, dano mitocondrial, desregulação do ciclo celular, danos no DNA, genotoxicidade, peroxidação lipídica, alterações na morfologia celular, apoptose ou necrose e alterações metabólicas.[12]

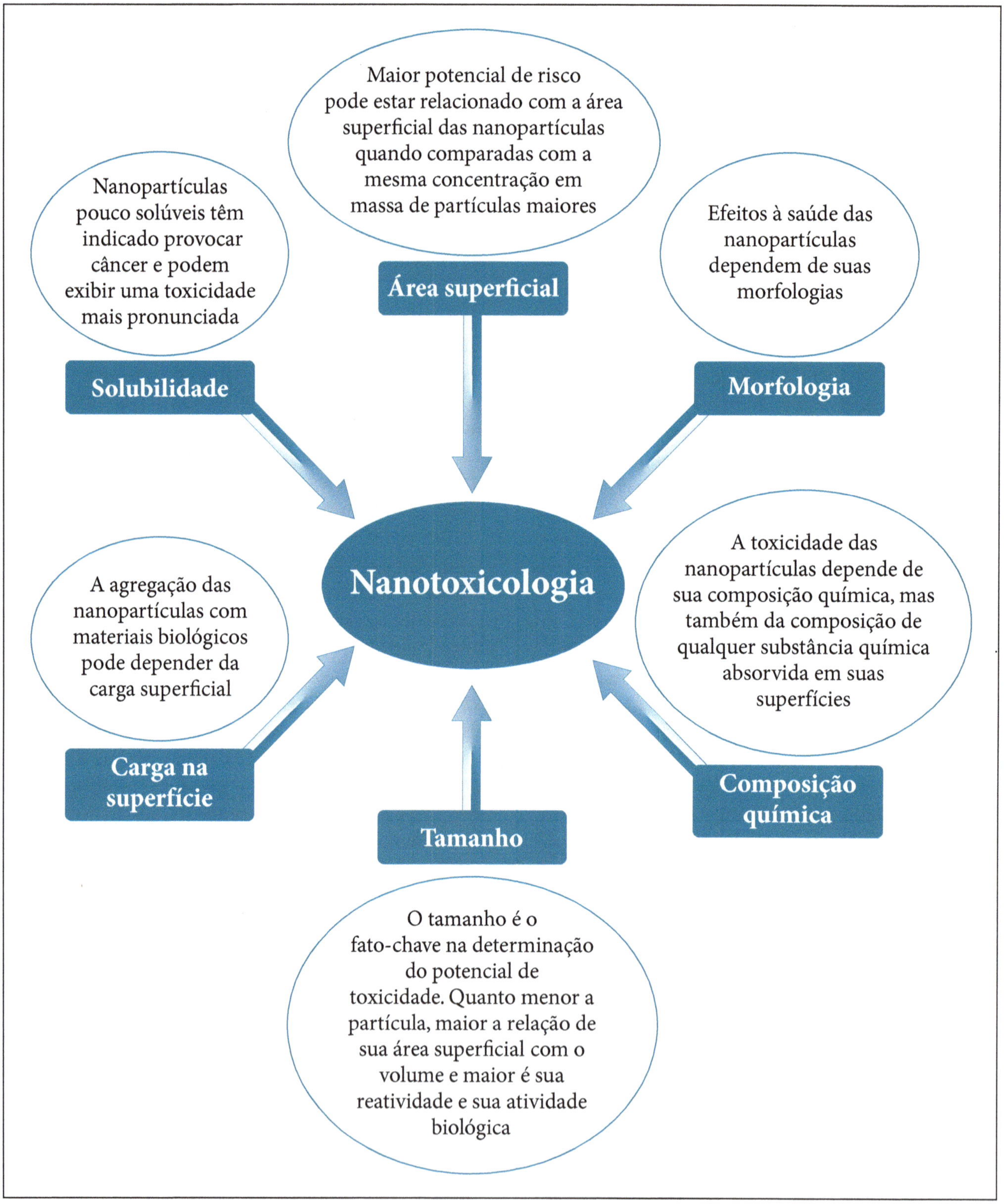

Figura 11.2. Propriedades físicas e químicas dos nanomateriais que influenciam na sua toxicidade.

Fonte: Arcuri.[11]

Há ainda muitos estudos a serem feitos que certamente não acompanham a velocidade de produção de novos materiais nesta escala. Portanto, quando há possiblidade da presença de nanomateriais nos ambientes de trabalho, sobre os quais não se tenham dados confiáveis sobre seus possíveis danos à saúde, deve-se levar em consideração o princípio da precaução, que pode ser conceituado como: mesmo na ausência de dados científicos, se há possiblidade de determinado agente provocar algum tipo de dano, todo o cuidado deve ser tomado para evitar a exposição a este agente.

Exposição combinada com outros agentes presentes no ambiente de trabalho

Agentes físicos

Há poucos estudos sobre o efeito combinado da exposição a agentes químicos e físicos. Os mais conhecidos são sobre a combinação de exposição associada ao ruído e ao calor.

São conhecidos efeitos ototóxicos de algumas substâncias, incluindo determinados pesticidas, solventes e produtos farmacêuticos. Elas podem causar perda auditiva e/ou afetar o equilíbrio.

Se os trabalhadores são expostos a esses produtos químicos ototóxicos com altos níveis de ruído, o risco da perda auditiva aumenta.

Pode ocorrer de a perda auditiva ser ainda mais severa em decorrência da exposição a ambos os agentes do que apenas a ruído ou a um produto químico ototóxico. A perda auditiva decorrente a muitas substâncias ototóxicas, quando combinadas à exposição a ruído, tem um efeito superior ao da soma dos efeitos individuais, especialmente quando o ruído é de impulso. Inclusive a perda auditiva induzida pelo ruído pode ser exacerbada quando ocorre exposição combinada a alguns produtos químicos ototóxicos, como alguns solventes, mesmo em baixas concentrações, o que é sugerido por vários estudos.[13]

O estresse por calor combinado com trabalho ou exercício também pode piorar a toxicidade em seres humanos por meio de uma variedade de mecanismos.[14]

Exposição combinada a outros agentes químicos

Os efeitos que podem resultar de exposição a dois ou mais agentes ao mesmo tempo podem ser bastante variados.[15] Esses tipos de efeitos podem ser classificados, de forma simplificada, em:

a) **Independentes:** quando os agentes tóxicos têm distintas formas de ação e, portanto, vão produzir efeitos distintos.
b) **Aditivos:** quando o efeito produzido é quantitativamente igual à soma dos efeitos produzidos individualmente. O chumbo e o arsênio, por exemplo, exercem uma ação na biossíntese do heme (hemoglobina presente na célula vermelha do sangue), provocando uma excreção de coproporfirina (uma das substâncias que dão origem ao heme, mas que se acumulam no organismo e acabam por ser eliminadas em quantidade maior do que o normal em virtude da ação tóxica desses metais), que é aproximadamente aditiva. Todos os solventes possuem ação narcótica e apresentam efeitos aditivos com relação a esta ação, em trabalhadores de pintura, por exemplo.
c) **Sinergéticos:** quando o efeito é maior do que o aditivo e ocorre de forma combinada. O EPN (O-etil O-(4-nitrofenil)fenilfosfonotioato), um inseticida fosforado, aumenta a toxicidade do *malation*, que é outro inseticida.
d) **Antagônicos:** quando o efeito produzido por um agente tóxico diminui o efeito do outro. Exemplo: exposição conjunta a tolueno e n-hexano. O tolueno diminui a ação de neuropatia periférica do n-hexano, o que justifica, segundo alguns estudiosos, a ausência de trabalhadores brasileiros com aquela enfermidade, mesmo expostos à cola de sapateiro contendo estes dois solventes.

Vias de introdução de substâncias químicas no organismo

Uma substância pode penetrar no organismo de diversas formas, mas, do ponto de vista da exposição ocupacional, as mais importantes são as vias respiratória, cutânea e oral. Em função dessa via, a velocidade de absorção será alterada e, portanto, o efeito esperado será diretamente influenciado por ela.

Esforço físico

O esforço físico aumenta a ventilação pulmonar e, portanto, expõe o organismo a maiores quantidades de substâncias transportadas pelo ar. Em condição de repouso, uma pessoa respira até 10 litros de ar por minuto (10 L ar/min). Executando um trabalho pesado, pode respirar até 100 L ar/min. Indivíduos jovens e sadios podem chegar a 126 a 158 L ar/min.[16]

Outros fatores que podem afetar a possibilidade de os agentes químicos virem a provocar um dano

Condições e características da exposição no local de trabalho

Estas condições estão obviamente relacionadas com o risco. São todas condições que favorecem a emanação da substância para o ambiente ou que proporcionam condições de acidentes, como: tanques e reatores abertos, transporte e armazenagem inadequados, pisos escorregadios ou com desníveis, falta de sistemas de ventilação local exaustora ou diluidora, conforme o caso, ausência de identificação dos perigos dos agentes por meio da rotulagem e fichas de informação de segurança, processos de trabalho que possibilitem a exposição como colocação da cabeça dentro de sistema de exaustão, uso da boca para executar transferência de líquidos por meio de sifonação etc.; condições que favorecem o aparecimento de ruído como máquinas sem manutenção, lubrificação, falta de isolamento etc., fontes de calor ou radiação sem isolamento ou outra forma de controle.

Conforme as características de exposição, isto é, a intensidade, o tempo e a frequência, o grau do risco é diferente.

a) **Intensidade/concentração do agente:** existe relação diretamente proporcional entre a concentração ambiental ou a concentração de um determinado agente tóxico em solução ou alguma outra mistura que poderá ficar em contato com a pele, com o risco que a atividade do trabalho pode representar.

b) **Tempo:** quanto maior o tempo de exposição, maior a possibilidade de ocorrência ou gravidade do dano. Estes dois fatores podem determinar o tipo de exposição:
   - Quando a intensidade é alta em tempo curto de trabalho, poderá acarretar exposição aguda.
   - Quando a intensidade é baixa em tempo longo de trabalho, poderá acarretar exposição crônica.
   - Quando a intensidade for aproximadamente constante, nessa situação, quanto maior o tempo de exposição, maior a possibilidade de manifestação do dano.

c) **Frequência:** em geral, quanto maior a frequência, isto é, maior o número de vezes em que o trabalhador pode estar exposto ao agente, maior a possibilidade de manifestação do dano.

Organização do trabalho

A organização do trabalho entendida como sendo a forma com que se dão as relações pessoais, seja entre os trabalhadores, seja entre estes e as chefias, a relação que o trabalhador tem com o trabalho, se esse é executado com prazer ou não, enfim, como a organização de todos os fatores do trabalho entre si também pode afetar o aparecimento de um dano. Trabalhos estressantes, repetitivos, executados sob pressão, sem prazer facilitam o aparecimento de doenças, até mesmo de intoxicações por produtos químicos.

Também o trabalho em turno favorece o aparecimento de danos relativos a agentes químicos. Fischer[17] aponta que:

> *Há uma questão importante que diz respeito aos limites de exposição ocupacional (LEOs): estes não diferenciam jornadas diurnas das noturnas. Porém, dadas as modificações que ocorrem nos ritmos biológicos e, particularmente, nos mecanismos de desintoxicação após exposições ocupacionais, os trabalhadores são mais vulneráveis a agentes químicos, físicos e biológicos quando trabalham em turnos não diurnos.*

Fatores extrínsecos

São fatores que podem afetar a nocividade do agente, mas sobre os quais há possiblidade de intervenção. Pode-se, por exemplo: desenvolver programas de capacitação dos trabalhadores, sempre que possível disponibilizar condições boas de alimentação, fazer programas para diminuição do hábito de fumar e o consumo bebidas, melhorar as condições de higiene pessoal.

Capacitação para exercer a atividade

O trabalhador que exerce uma atividade para a qual não está capacitado, evidentemente está sujeito a maior risco de acidente.

Alimentação

A distribuição dos agentes químicos lipossolúveis pode ser afetada quando a alimentação for rica em lipídios. A relação de diclorometano entre o sangue venoso e o ar alveolar, por exemplo, depende diretamente do conteúdo de triglicérides (lipídios) no sangue.[18]

Estado nutricional

Uma dieta bem equilibrada contribui para proteger o organismo contra os efeitos tóxicos de certas substâncias químicas. Estados de má nutrição ou ingestão de dietas desequilibradas podem ser fatores determinantes no agravamento dos efeitos provocados por exposição a agentes químicos tóxicos.[19]

Hábito de fumar

O ato de fumar facilita a contaminação do cigarro e outros produtos do fumo com substâncias tóxicas, facilitando sua entrada no organismo por meio da inalação, da ingestão e até através da pele.

A queima ou pirólise dos cigarros transforma os agentes químicos em substâncias mais perigosas. Um exemplo é representado pela enfermidade chamada de fumo dos polímeros, que afeta trabalhadores que fumam cigarros contaminados com politetrafluoretileno (teflon). Os trabalhadores afetados apresentam um ataque gripal que evolui, em geral, rapidamente para a recuperação, mas existem relatos, inclusive de autópsias de lesões pulmonares permanentes.

Muitas das substâncias que existem no fumo também estão presentes no meio ambiente, como o monóxido de carbono, cianeto de hidrogênio, benzeno, acetona, acroleina etc., o que provoca aumento de exposição.

A exposição combinada de fumantes com outras substâncias presentes no ambiente pode ser de diferentes formas. Exposição conjunta com poeira de algodão, cloro, tem efeito aditivo. Na exposição conjunta com poeira de amianto, observa-se efeito potencializador do câncer. Selikoff et al.[20] encontraram que trabalhadores fumantes expostos ao amianto tinham risco muito mais elevado de câncer pulmonar do que os não fumantes.

Alguns pesquisadores ainda encontraram que o risco de acidente é duas vezes maior em fumantes.[21] O fato de ter as mãos ocupadas, a atenção reduzida, os olhos irritados e a tosse podem ser causas desse aumento do risco.[19,22]

Consumo de álcool

Existem vários estudos que indicam interação entre o consumo de álcool e a exposição combinada a outros produtos químicos.[19] Foi verificado que a ingestão de bebidas alcoólicas diminui a eliminação de tricloroetanol (metabólito do tricloroetileno), ácido metil-hipúrico (metabólito do tolueno) e ácido mandélico (metabólito do estireno), o que ocasiona aumento dessas substâncias no sangue de forma inalterada.[18]

Consumo de medicamentos

Muitos trabalhadores expostos a agentes químicos, e mesmo físicos, também podem estar sendo submetidos a tratamento com medicamentos. Os medicamentos podem atuar no organismo conjuntamente e com as substâncias químicas, através de vários mecanismos. Por exemplo, o fenobarbital (medicamento) potencializa o efeito hepatotóxico do tetracloreto de carbono e do clorofórmio.[19]

Higiene pessoal

Deve-se tirar a roupa suja ao final do trabalho para diminuir possível contato de contaminante com a pele, ou mesmo inalação de substâncias que tenham caído sobre a roupa e que vão lentamente se evaporando. Roupas sujas não devem ser lavadas em casa. Existem vários relatos de intoxicação de pessoas da família de trabalhadores pelo hábito de levar roupa suja para casa.

As mãos devem ser lavadas antes das refeições e, de preferência, deve-se tomar banho no final da jornada.

Roupas de uso diário no serviço devem ser guardadas em armários separados das roupas com as quais se chegou. Esta prática diminui a possibilidade de contaminação das roupas que não são utilizadas no trabalho.

Fatores intrínsecos

São fatores que podem afetar a nocividade do agente, mas que sobre os quais não há possiblidade de intervenção.

Idade

A idade pode afetar a toxicocinética dos xenobióticos. Os idosos, por exemplo, eliminam cádmio e fluoretos, em maior quantidade, na urina.[18] A ação de agentes neurotóxicos como os solventes chumbo e outros afetam cérebros em desenvolvimento.[23]

A absorção de chumbo, principalmente por via gastrointestinal, também é maior em crianças do que em adultos.[24]

Sexo

Uma diferença importante da ação tóxica no que se refere ao sexo ocorre com mulheres grávidas expostas a substâncias teratogênicas, isto é, que podem atravessar a barreira placentária e provocar danos na formação do feto. Um exemplo é o benzeno.[25]

Obesidade

Pelo fato de certas substâncias terem a capacidade de se acumular nas camadas gordurosas do organismo, os trabalhadores mais obesos poderão reter essas substâncias e vir a ter problemas posteriores em decorrência de sua mobilização. Esta retenção faz com que a distribuição dos agentes seja afetada, assim como sua eliminação, que fica diminuída.[26]

Fatores genéticos

Trabalhadores portadores de algumas anomalias genéticas podem estar sujeitos a sofrerem dano maior, quando expostos a certas substâncias químicas. Por exemplo, a carência de glucose-6-fosfato desidrogenase torna os indivíduos mais sensíveis à hemólise dos eritrócitos quando expostos a solventes, a intermediários de corantes, compostos aminados e nitrogenados como anilina, hidroxilamina, nitritos e trinitrotolueno, a benzeno e tetracloreto de carbono.[19]

Suscetibilidade individual

Cada indivíduo responde de forma um pouco diferenciada aos fatores aos quais está exposto, em função de diferentes respostas de absorção, metabolização, eliminação etc., que pode apresentar.

Exposição prévia

Exposição a substâncias como o chumbo ou determinados inseticidas que têm a capacidade de se armazenarem no organismo podem representar, como risco adicional, o fato de o trabalhador já ter sido exposto a elas anteriormente. Na medida em que a quantidade armazenada aumenta, aumentam também as possibilidades de mobilização desses agentes, e, portanto, de aparecimento de danos.

Trabalhadores que já tenham sido afastados do trabalho com diagnóstico de doença ocupacional, como benzenismo, também não devem retornar à exposição. Caso tenham sofrido dano na medula, por exemplo, ficam muito mais vulneráveis a se intoxicarem novamente, até sofrerem danos mais graves como leucemia ou aplasia de medula.

Fatores relacionados com a empresa

Existem, ainda, os fatores relacionados com a empresa, e que devem ser levados em consideração caso se pretenda eficiente controle dos fatores de risco e, neste caso, não apenas devido àqueles de natureza química. Incluem-se entre estes fatores:

- A política da empresa com relação à sua preocupação com a segurança e a saúde dos seus trabalhadores.
- O programa de gerenciamento de risco (PGR) e outros programas relacionados com saúde, segurança e meio ambiente. Os(as) trabalhadores(as) participam ou não da elaboração desses programas.
- Se a empresa prioriza o controle dos riscos na fonte ou se entende que o controle deve ser feito de forma prioritária, com o uso de equipamentos de proteção individual.
- As fiscalizações e multas recebidas pela empresa.
- Como é autonomia da Comissão Interna de Prevenção de Acidentes (CIPA). Se os trabalhadores têm tempo para se dedicar às suas funções nessa comissão.
- Qual a preocupação com a capacitação dos trabalhadores. Por capacitação, entende-se não apenas habilitação para execução das diversas tarefas necessárias para execução do trabalho. Os(as) trabalhadores(as) têm também o direito de saber com quais agentes químicos trabalham, quais os perigos que podem representar, que medidas estão sendo tomadas para evitar que eles(as) sofram algum tipo de dano.
- Os(as) trabalhadores(as) são respeitados(as) no seu direito de recusa de trabalhar em ambiente ou exercer uma atividade que pode ocasionar dano à sua integridade física ou à sua saúde.
- Como funciona o Serviços Especializados em Segurança e Medicina do Trabalho (SESMT) da empresa. A equipe de saúde leva em consideração as queixas e sintomas que possam ser atribuídos às exposições. As equipes do SESMT que devem fazer o reconhecimento dos perigos e riscos dos ambientes de trabalho, assim como propor medidas de controle, levam em consideração a percepção dos(as) trabalhadores(as) para tomada de decisão.

Aspectos adicionais

Para se ter uma ideia do universo dos produtos químicos que existem, pode-se recorrer ao banco de dados do "CAS Registry".[27]

Todo produto químico novo que aparece tem sido registrado em um banco de dados americano chamado "CAS Registry", uma espécie de serviço de registro de substâncias químicas, e recebe uma identificação numérica, o número CAS. Esse número deve aparecer nas fichas de informações de segurança dos produtos. Através desse número podemos acabar sabendo à qual substância ele pertence. Até maio de 2023 já foram registrados 204 milhões de substâncias orgânicas, ligas, compostos de coordenação, minerais, misturas, polímeros, e sais divulgados em publicações desde o início de 1800.

Misturas de substâncias químicas dão origem a milhões de produtos comerciais das mais diversas marcas e procedências, como: tintas gráficas, tintas de parede ou para fins artísticos; óleos lubrificantes, combustíveis, diesel; sabões, sabonetes e detergentes; ligas metálicas; cosméticos; medicamentos; tecidos; plásticos etc.

Ainda há muito a ser estudado sobre os possíveis efeitos destes materiais, o que certamente compromete a avaliação da nocividade que eles podem provocar nos ambientes de trabalho. Dessa forma, todo o empenho deve ser aplicado no controle da exposição dos trabalhadores a esses agentes.

Referências

1. Figueroa EA et al. Toxicología laboral básica, Madrid, Ministerio de Trabajo y Seguridad Social, Instituto Nacional de Seguridad e Higiene en el Trabajo (INSHT); 1989.
2. Brasil. Ministério do Trabalho e Previdência. NR 26 – Sinalização de Segurança, 2022. Disponível em: https://www.gov.br/trabalho-e-previdencia/pt-br/acesso-a-informacao/participacao-social/conselhos-e-orgaos-colegiados/ctpp/arquivos/normas-regulamentadoras/nr-26-atualizada-2022.pdf/view. (Acesso em: 18 maio 2023).
3. Naciones Unidas. Sistema Globalmente Armonizado de Clasificación y Etiquetado de produtos químicos. 2021. Disponível em: https://unece.org/sites/default/files/2022-01/GHS_Rev9S.pdf. (Acesso em: 18 maio 2023).
4. Associação Brasileira de Normas Técnicas – ABNT. ABNT NBR 14725-4. Produtos químicos — Informações sobre segurança, saúde e meio ambiente Parte 4: Ficha de informações de segurança de produtos químicos (FISPQ). Disponível em: https://ww3.icb.usp.br/wp-content/uploads/2019/11/Parte4_NBR_14725-4-2009.pdf (Acesso em: 12 mar. 2024).
5. Handbook of Chemistry and Physics. Cleveland: CRC Press; 1977-8.
6. Verneret H. Solventes industriais – Propriedades e aplicações. São Paulo: Toledo Assessoria Técnica e Editorial Ltda; 1984.
7. National Fire Protection Association – NFPA. NFPA 325 Guide to Fire Hazard Properties of Flammable Liquids, Gases, and Volatile Solids. Boston: NFPA; 1994.
8. National Institute for Occupational Safety and Health – NIOSH. Safe Nanotechnology in the Workplace. 2008. Disponível em: https://www.cdc.gov/niosh/docs/2008-112/pdfs/2008-112.pdf. (Acesso em: 24 mai. 2023).
9. Fundacentro. Nota Técnica nº 1/2018/FUNDACENTRO. Disponível em: http://antigo.fundacentro.gov.br/arquivos/projetos/Nota%20tecnica%20%2001-2018%20Corrigida%20e%20Revisida.pdf. (Acesso em: 24 mai. 2023).
10. Pacheco MA. Uma Introdução à Nanotecnologia. ICA: Laboratório de Inteligência Computacional Aplicada. Departamento de Engenharia Elétrica PUC-RJ. 2004. Disponível em: https://docplayer.com.br/5723113-Uma-introducao-a-nanotecnologia.html. (Acesso em: 24 maio 2023).
11. Arcuri ASA. Nanopartículas: história, nanotecnologia e convergência tecnológica. In: Iguti AM. Passado, presente e futuro – Múltiplas Abordagens em Saúde e Trabalho. Campinas: BFCM Unicamp; 2021. p. 10-42.
12. Awashra M, Młynarz P. The toxicity of nanoparticles and their interaction with cells: an in vitro metabolomic perspective. Nanoscale Adv. 2023;5(10):2674-23.
13. National Institute for Occupational Safety and Health – NIOSH. Como prevenir a perda auditiva causada por produtos químicos (ototoxicidade) e exposição a ruído. Publicação DHHS (NIOSH) Nº 2018-SH.
14. Gordon CJ, Johnstone AFM, Aydin C. Thermal stress and toxicity. Compr Physiol. 2014;4(3):995-1016.
15. Fonseca JCL, Marchi MRR, Fonseca JCL (tradutores). Substâncias químicas perigosas à saúde e ao ambiente. Organização Mundial da Saúde. Programa Internacional de Segurança Química. São Paulo: Cultura Acadêmica Editora; 2008. Disponível em: https://www2.unesp.br/Home/costsa_ses/20110610_084213.PDF. (Acesso em: 24 mai. 2023).
16. Haebisch H. Fundamentos de fisiologia respiratória humana. São Paulo: Editora da Universidade de São Paulo; 1980.
17. Fischer FM. Lidando com as longas jornadas de trabalho em turnos na mineração: desafios e possíveis intervenções. Rev Brasil Med Trab. 2018;16.
18. Leite EMA, Siqueira MEPB, Couto HA. Guia prático de monitorização biológica de trabalhadores expostos a substâncias químicas. Belo Horizonte: Ergo Editora Ltda; 1992.
19. Organização Mundial da Saúde – OMS. Efectos sobre la salud de las exposiciones combinadas en el medio de trabajo, Informe de un Comité de Expertos de la OMS, Organización Mundial de la Salud, Serie de Informes Técnicos 662, Ginebra: OMS; 1981. Disponível em: https://apps.who.int/iris/bitstream/handle/10665/41220/WHO_TRS_662_spa.pdf?sequence=1&isAllowed=y. (Acesso em: 24 mai. 2023).
20. Selikoff IJ, Hammond EC, Churg J. Asbestos exposure, smoking, and neoplasia. JAMA. 1968;204(2):106-12.
21. Yuste IG, Guevara ML. Influencia del fumar en los accidentes laborales. Encuesta Estadística. Medicina y Seguridad del Trabajo. 1973;21(84):38-46.
22. Naus A et al. Work injuries and smoking. Industrial Medicine and Surgery. 1966;35(10):880-1.
23. Grandjean P, Landrigan PJ. Neurobehavioural effects of developmental toxicity. The Lancet Neurology. 2014;13(3):330-8.
24. Agency for Toxic Substances and Disease Registry – ATSDR. Toxicological Profile for Lead. U.S. Department of Health and Human Services. Pag. 277. 2020. Disponível em: https://www.atsdr.cdc.gov/toxprofiles/tp13.pdf. (Acesso em: 25 mai. 2023).
25. Agency for Toxic Substances and Disease Registry – ATSDR. Toxicological Profile for Benzene. U.S. Department of Health and Human Services. Pag. 94. 2007. Disponível em: https://www.atsdr.cdc.gov/toxprofiles/tp3.pdf. (Acesso em: 25 mai. 2023).
26. Jackson E et al. Adipose tissue as a site of toxin accumulation. Compr Physiol. 2017;7(4):1085-135.
27. Chemical Abstracts Service (CAS). CAS REGISTRY®. 2023. Disponível em: https://www.cas.org/cas-data/cas-registry. (Acesso em: 25 mai. 2023).

12

Nocividade do Trabalho Devida a Fatores de Risco de Natureza Física

Luiz Carlos de Miranda Júnior
Irlon de Ângelo da Cunha
Jair Felicio
Kleber José do Prado Campos
Mario Luiz Fantazzini
Valdiney Camargos de Sousa

- Introdução

Ruído
- Ocorrências de ruído nos ambientes de trabalho
- Principais características do ruído
- Efeitos sobre a saúde causados pela exposição ocupacional
- Limites de exposição ocupacional
- Avaliação técnica da exposição ocupacional: a prática da dosimetria de ruído
- Princípios básicos de prevenção e controle

Vibrações
- Ocorrências das vibrações nos ambientes de trabalho
- Principais características das vibrações ocupacionais
- Efeitos à saúde causados pela exposição ocupacional[6,7]
- Limites de exposição ocupacional
- Avaliação técnica da exposição nos ambientes de trabalho
- Princípios básicos de prevenção e controle

Radiações ionizantes
- Ocorrências de radiação ionizante nos ambientes de trabalho
- Principais características das radiações ionizantes
- Efeitos à saúde causados pela exposição às radiações ionizantes
- Limites de exposição ocupacional
- Avaliação técnica da exposição nos ambientes de trabalho
- Princípios básicos de prevenção e controle

Radiações não ionizantes
- Introdução
- Ocorrências de radiação não ionizante nos ambientes de trabalho
- Principais características das radiações não ionizantes
- Efeitos à saúde causados pela exposição às radiações não ionizantes
- Limites de exposição ocupacional
- Avaliação técnica da exposição nos ambientes de trabalho
- Princípios básicos de prevenção e controle

Condições hiperbáricas
- Condições hiperbáricas e trabalho
- Principais características das condições hiperbáricas
- Efeitos à saúde causados pelas condições hiperbáricas
- Limites de exposição ocupacional
- Princípios básicos de prevenção e controle

Temperaturas extremas: calor
- Ocorrências do calor nos ambientes de trabalho
- Principais características do agente físico
- Efeitos à saúde causados pela exposição ao calor
- Limites de exposição ocupacional
- Avaliação técnica da exposição nos ambientes de trabalho
- Princípios básicos de prevenção e controle

Temperaturas extremas: frio
- Ocorrências do frio nos ambientes de trabalho
- Principais características do agente físico
- Efeitos à saúde causados pela exposição ao frio
- Limites de exposição ocupacional
- Avaliação técnica da exposição nos ambientes de trabalho
- Princípios básicos de prevenção e controle

Introdução

Este capítulo tem como foco a abordagem da nocividade em virtude da exposição ocupacional aos principais fatores de risco de natureza física, também denominados "agentes físicos". Para tanto, o capítulo foi divido em sete subcapítulos temáticos, contando com a participação autoral de seis profissionais – higienistas do trabalho, em sua maioria –, selecionados dos melhores quadros da Associação Brasileira de Higienistas Ocupacionais (ABHO), ou que com ela colaboram nas boas práticas profissionais.

Os sete temas selecionados para este capítulo são:

- Ruído.
- Vibrações.
- Radiações ionizantes.
- Radiações não ionizantes.
- Condições hiperbáricas.
- Temperaturas extremas: calor.
- Temperaturas extremas: frio.

Os sete subcapítulos foram estruturados, de modo geral, com os seguintes conteúdos:

- Ocorrência(s) do agente físico nos ambientes de trabalho.
- Principais características do agente físico.
- Efeitos à saúde causados pela exposição ocupacional.
- Limites de exposição ocupacional (LEO).
- Avaliação técnica da exposição nos ambientes de trabalho.
- Princípios básicos de prevenção e controle.
- Referências bibliográficas.
- Bibliografia adicional recomendada.

Cabe fazer uma importante advertência: apesar do grande investimento posto a serviço deste capítulo, extremamente complexo, nem todos os "agentes físicos" presentes nos ambientes de trabalho e com potencial lesivo à saúde dos trabalhadores puderam ser aqui abordados. Também, quanto aos "fatores de risco de natureza física" selecionados, não houve espaço dentro dos limites do projeto editorial deste livro para aprofundamentos maiores. Por último: os efeitos adversos à saúde – a *patologia do trabalho*, propriamente dita – serão melhor analisados ao longo dos muitos capítulos deste livro, na parte dedicada ao estudo sistemático do adoecimento relacionado com o trabalho.

Ruído

Mario Luiz Fantazzini

Ocorrências de ruído nos ambientes de trabalho

O ruído é, certamente, o fator de risco de presença quase universal nos ambientes de trabalho. Sensorialmente perceptível, seu reconhecimento é imediato. A consideração de que seja um risco inaceitável, todavia, é ainda baixa em muitas situações nas quais deveria ser gerenciado, isto é, sofrer o processo básico da higiene ocupacional de antecipar, reconhecer, avaliar e controlar.[1]

Principais características do ruído

Som

Antes do ruído, o som. Intuitiva e sensorialmente, som é aquilo que escutamos. O aparelho auditivo é sensível a variações de pressão no ambiente, o estímulo auditivo é uma variação dessa pressão. Trata-se, portanto, de lidar com essa grandeza física no ambiente.

Um som bem básico é o que chamamos de tom puro, composto de uma única frequência. A frequência da oscilação da pressão é dada em Hz (Hertz), ou ciclos por segundo, dessa variação. Os valores normalmente considerados para os limites da nossa audição são 20 Hz e 20.000 Hz. Deve-se observar que o paralelo sensorial da frequência sonora é o que chamamos de "grave/agudo". Sons graves, baixas frequências, e vice-versa.

Pressão

Por outro lado, o "salto" de pressão é que nos dá a sensação de força/volume/intensidade do som. É fácil concordar que uma explosão é ensurdecedora porque provoca uma grande onda de pressão no ambiente. Também será sempre útil nos lembrar de que o som, como perturbação mecânica em meio elástico (ar), se propaga de ondas. A pressão é usualmente medida em Pascal (Pa), mas isso é logo superado pelo decibel, mais adiante.

Som musical e ruído

Os sons reais raramente são tons puros (exceto o "tom" de discagem telefônica ou os audiômetros tonais). São compostos de múltiplas frequências. Um som musical, ainda que aparente ser "um som só", é um conjunto de tons puros múltiplos inteiros da frequência fundamental (a nota musical emitida) e produzem o "timbre" do instrumento. Já o *ruído*, essencialmente, pode conter múltiplas frequências, sem nenhuma relação específica entre elas. Pode ocupar praticamente toda a faixa audível.

Decibel

Entre a menor pressão perceptível e a maior suportável (no limiar da dor), há uma variação de pressão de 10 milhões de vezes. Não é prático lidar com tanta variação (de 20 milionésimos de Pa a 200 Pa). Então, usa-se o artifício do *decibel*, ou dB, que transforma essa grande variação em apenas uma faixa que vai de 0 dB a 140 dB. Segue-se a equação básica. Po é um valor de referência, definido como 20 µPa.

$$L = 20 \log \frac{P}{Po}$$

Portanto, o decibel é uma escala logarítmica. Não pode ser somado diretamente (mas as pressões efetivas podem). Há fórmulas e planilhas simples para isso, ou tabelas.

Audibilidade e o dBA

Os pesquisadores Fletcher e Munson, por meio de um processo semelhante a uma audiometria, levantaram a sensibilidade relativa humana no limiar de audição e em outras intensidades em 1933. Tais curvas são chamadas de isoaudíveis ou de igual sonoridade. O resultado disso foi que, mais tarde, sugeriu-se que a instrumentação tivesse circuitos que mimetizassem essa resposta relativa média por zonas, ou sons fracos, médios e fortes, resultando em circuitos de compensação que foram chamados de A, B e C. Um som fraco seria medido em dBA, e assim por diante. E assim foi feito, até que ficou evidenciado, anos mais tarde, que a melhor correlação entre nível sonoro e risco de dano auditivo era dada pelo circuito A. Quando a medição não possui qualquer compensação, é chamada de leitura linear, ou Z (de zero correção). Então, o dBA, que é uma medida objetiva, tem um sentido essencial de se relacionar "com quem escuta" ou, pode-se dizer, faz o aparelho "ouvir" como as pessoas (Figura 12.1).

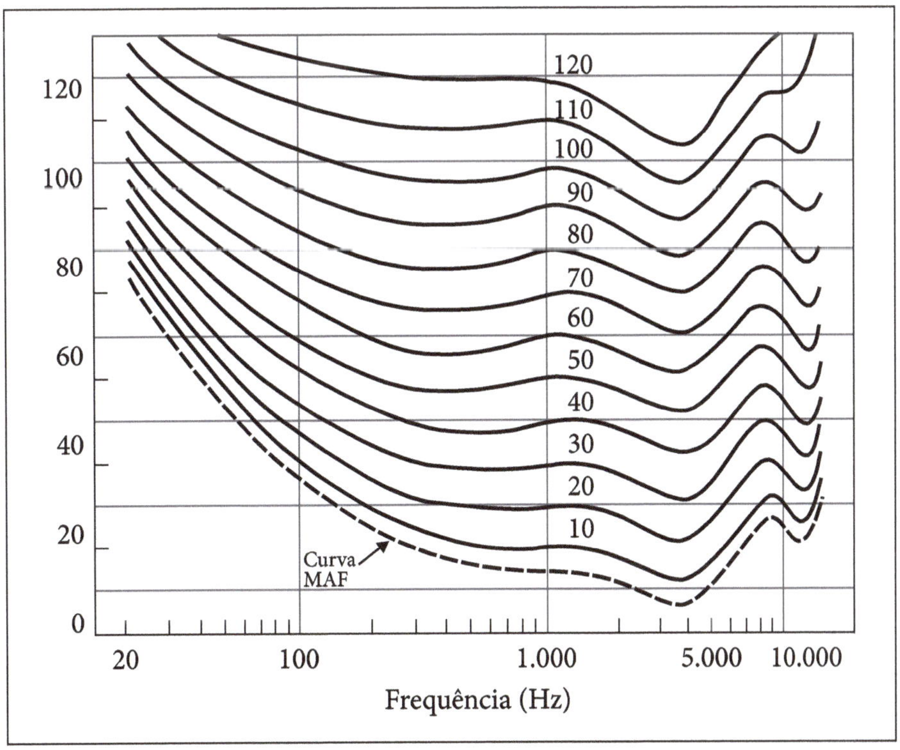

Figura 12.1. Curvas isoaudíveis. MAF: sensor de massa de admitida.

Fonte: Fantazzini, 2023.

Outros parâmetros: "respostas dinâmicas"

Os antigos instrumentos possuíam ponteiros. Ler ponteiros não é fácil, especialmente se o que se mede varia muito e rapidamente. Desenvolveram-se, portanto, formas de "atenuar" o movimento, permitindo a leitura. Esses recursos são chamados de "respostas dinâmicas" e foram padronizados como lenta (*slow*), rápida (*fast*) e impulso (I). No contexto ocupacional, é usual a resposta lenta.

Outros parâmetros: o valor do sinal

Outro aspecto relevante é que a medição eletrônica usual de uma variável oscilante (a pressão sonora, por exemplo) é feita por meio de um circuito chamado RMS (de *root mean square*), que é um atributo daquele sinal, uma "raiz média quadrática" da variável. Esse dado, também chamado de "valor eficaz", é um tipo de média e não é o pico verdadeiro de pressão instantânea do sinal, que deverá ser obtido com um detector especial (detector de pico).

Efeitos sobre a saúde causados pela exposição ocupacional

Vamos relacionar pontualmente os principais efeitos, pois, neste livro, este tópico certamente está desenvolvido de forma plena em outros capítulos, principalmente no Capítulo 28. O que é de relevância como fator de risco é a *perda auditiva*, lenta e progressiva. Também pode ocorrer o *zumbido (tinnitus)*. Grandes traumas oriundos de explosões/golpes excessivos de pressão no ambiente podem causar dano mecânico ao sistema auditivo. Há uma série de *efeitos não auditivos*, que também são relevantes e são discutidos em outras partes desta obra, como comentado anteriormente. Ressalte-se que o trabalho de adequação das exposições logra o controle dos efeitos auditivos, mas não assegura, necessariamente, a não ocorrência dos outros efeitos.

Limites de exposição ocupacional

Dada a essência para a avaliação, o dBA, é necessário, então, que exista um critério (e um procedimento) de avaliação. Em 1978, as normas regulamentadoras (NR) trouxeram uma atualização ao antigo critério que havia sido proposto décadas antes, na Portaria 491.[4] Está no *Anexo 1*[2] da NR15, que segue em vigor (não reproduzido aqui). Observe-se, a esse respeito, que no *Anexo 1*:

- A cada 5 dBA, o tempo permitido cai para a metade (o chamado fator de duplicação de dose, "q". Deve-se observar que, atualmente, é praticamente unânime, de modo conceitual, o uso do valor de 3 dBA para o fator de duplicação de dose).
- Nenhuma exposição é permitida sem proteção acima de 115 dBA.

No item 6 do *Anexo 1* é dado o conceito de *dose de ruído* (sem nomeá-lo) que apresentamos a seguir.

Dose de ruído

A forma como é apresentado o *Anexo 1* é didaticamente desastrosa, porque induz o leitor a considerar que o limite de tolerância é dado pela tabela mostrada em seu início. Mas, em verdade, o limite universal é a dose da jornada, como definida no item 6 do referido *Anexo*. Então, deve haver clareza e temos que afirmar: o verdadeiro limite de exposição é a *dose da jornada*, seja qual for sua duração, e deve ser igual ou inferior a 1 (um) ou 100%. É a somatória das frações obtidas pelos tempos de exposição, divididos pelos tempos permitidos a cada nível de ruído.

$$D = \Sigma\ (Texp/Tperm) \cdot 100\ (\%)$$

O *Anexo 1*[2] da NR15 se refere a *ruído contínuo ou intermitente*, e o *Anexo 2*[3], a *ruído de impacto*.

Avaliação técnica da exposição ocupacional: a prática da dosimetria de ruído

Ajuste do dosímetro

Os fabricantes de instrumentos dão muita versatilidade aos aparelhos, para que possam ser usados em qualquer país do mundo. Então, devemos saber como ajustar para o nosso ambiente. Usaremos: *nível de critério* = 85 dBA, *fator q* = 5 e *limiar de integração* = 80 dBA. Deve-se observar que a NR15 não cita esse *limiar* porque esse conceito nem estava elaborado na época (a dosimetria era manual). Como boa prática, recomendam-se os 80 dBA de *limiar*, acompanhando as grandes instituições no campo da saúde ocupacional. Esses ajustes do aparelho não devem ser alterados, seja qual for a situação de medição (o tamanho de jornada, por exemplo), porque isso seria alterar o critério.

Relatórios típicos de um dosímetro e parâmetros. Atualmente os equipamentos podem oferecer muitos dados relevantes "de saída" de uma dosimetria. Os dados mínimos mais frequentes seriam:

- Tempo de amostragem (tempo de operação para o evento).
- Dose da amostra (dose acumulada no tempo de operação).
- Dose projetada (dose para a jornada de trabalho, uma vez informada sua duração, assumindo que a amostra foi representativa).
- Nível médio ou nível equivalente (nível que produziria a mesma dose medida no mesmo tempo de operação, constante, com fator q igual a 5 ou 3, respectivamente). A este respeito deve-se observar que as normas estão sendo atualizadas (IEC/ABNT) e a terminologia deve mudar para este parâmetro.
- Nível médio minuto a minuto (ou outros intervalos).

Muitos outros recursos podem existir, como gráficos contínuos, histogramas, georrelacionamento do dosímetro, dosimetria simultânea de critérios diferentes, comunicação à distância. A regra de ouro é: conheça bem o que o instrumento está fazendo, não seja um "aprendiz de feiticeiro".

Tamanho da amostra

O usual é que se faça a *dosimetria de jornada*, ou o mais próximo que a situação de campo permitir. Todavia, sendo representativas, amostras menores que a jornada são válidas. Isto requer um bom conhecimento do processo, da tarefa e dos procedimentos, e um acompanhamento de campo que permitam ao profissional considerar a amostra representativa. Note-se que os *dosímetros* fazem isso "automaticamente", mas esse dado não pode ser aceito sem uma análise crítica: a amostra foi representativa? Note-se, também, que apenas definir um "tempo mínimo de amostra" não assegura, necessariamente, que ela seja representativa.

Fidedignidade da amostra

Além da representatividade, deve-se zelar pela fidedignidade da amostra, que pode ser abalada por fatores como a avaliação de jornadas não usuais ou espúrias para aquela função, ou a interferência com o aparelho, em campo. Para evitar isso, deve-se ter muita clareza sobre a "jornada típica", com informação fundamentada. Também pode ser fundamental o monitoramento da dosimetria, intermitente ou contínuo. O uso de equipamentos georrelacionados pode ser útil para a fidedignidade da amostra. Também se deve cuidar de interferências eventuais do ambiente, como campos eletromagnéticos intensos.

Calibração

A boa prática prescreve a calibração anterior e posterior a um conjunto de medições, ou a cada jornada. O termo mais adequado para isso é *ajuste*, na verdade. Então, normalmente se tolera uma variação de até 1 dB para mais ou para menos, no ajuste posterior.

Microfone

As normas definem a zona auditiva como uma região centrada na abertura da orelha. Na Norma de Higiene Ocupacional (NHO-01), uma distância de 150 ± 50 mm. Uma posição otimizada sugerida é a sua fixação na região do ombro, liberando o microfone ao máximo das superfícies que o rodeiam, sejam absorventes (tecido) ou refletivas (capacete).

Estratégia de amostragem e o ruído

Atualmente, a boa prática da higiene ocupacional direciona para um cuidado levantado pelo National Institute for Occupational Safety and Health (NIOSH), dos EUA, há 43 anos: a consideração dos *Grupos Homogêneos de Exposição* ou *Grupos de Exposição Similar*. Não há espaço para lidar com o tema aqui, mas desejamos oferecer considerações gerais para a aplicação da estratégia de amostragem para o agente ruído:[6,7]

- Definir os grupos de exposição similar (GES).
- Efetuar amostragem aleatória o tanto quanto seja possível. Isso inclui o sorteio dos trabalhadores a serem amostrados e os dias em que serão feitas as amostras. Usar o *site* www.ramdom.org, por exemplo.
- Os dias de amostragem devem ser dias típicos de operação, sem alterações incomuns ou espúrias.
- A análise estatística será feita para o parâmetro *dose da jornada*. Não se devem usar níveis em decibel, pois este já é um logaritmo e a manipulação algébrica envolve logaritmos. Os dados não serão "viáveis" em dB, isto é importante.
- Assegure-se de que uma distribuição (usualmente lognormal) se ajusta bem aos dados.
- Escolha um parâmetro de decisão estatística. Pode ser o percentil 95 da distribuição, ou outro

de igual ou maior rigor, como o próprio P95, com 95% de confiança; ou aqueles que as normas ocupacionais futuramente venham a definir.

- Escolha um critério de decisão. Geralmente implica dizer que o parâmetro de decisão estatística deve ser inferior ao LEO ("limite de exposição ocupacional").
- Escreva um procedimento descrevendo todo o processo, o parâmetro e o critério de decisão, assim como as linhas de gestão para as exposições ao ruído. Integre o procedimento ao *Programa de Conservação Auditiva* (PCA) e à gestão dos outros riscos ocupacionais da empresa.

Princípios básicos de prevenção e controle[8]

O controle de riscos em higiene ocupacional[6,7] possui uma estrutura simples de consideração: pode ocorrer nas *fontes*, na *trajetória* e no *indivíduo*.

O *controle na fonte* pressupõe um conhecimento aprofundado do processo gerador e das opções de engenharia de controle que podem ser aplicados. Normalmente se deve contar com o suporte de especialistas para tais projetos de controle, quando factível.

Em grande medida, também o *controle na trajetória* não prescinde do suporte de profissionais especializados. Esse controle é representado por diferentes sistemas de barreiras, parciais ou enclausuramentos, assim como pelo tratamento de superfícies para maior absorção. Tanto na *fonte* quanto na *trajetória*, as ações meramente intuitivas não produzem bons resultados. Por exemplo, se em um recinto há uma fonte e pessoal exposto, pouco adiantará o revestimento acústico dele, pois o ruído direto continuará a chegar aos ouvidos das pessoas, e a redução geral será de uns poucos dB.

O *controle no indivíduo* é a área em que o pessoal de saúde e segurança no trabalho pode atuar diretamente. Deve-se recordar, ainda, que antes de se chegar à *proteção individual*, há outras ações a serem prioritariamente consideradas, como os controles administrativos capazes de reduzir a exposição (limitação de exposição por rotação de equipes, ordens de serviço para controle de acesso a áreas de risco, boas práticas para procedimentos em áreas de risco, treinamento, acompanhamento, auditoria).

Também há que se lembrar de que a *proteção auricular* é a medida emergencial até que as medidas na fonte/trajetória estejam implantadas, ou quando estas não forem plenamente exitosas.

Atualmente, existem diversas opções para a proteção auricular, assim como há protocolos para aferição da atenuação proporcionada por um protetor. Além dos cálculos que podem ser feitos por métodos consolidados (método longo, método do NRRsf), há hoje formas de verificar a atenuação pessoal real com microfones-testemunhas no sistema auditivo. Essas abordagens já são objeto de padronização, sendo também muito úteis para conscientizar os trabalhadores sobre a correta colocação do protetor, de maneira semelhante ao *fit-test* utilizado na proteção respiratória. Esse talvez tenha sido o grande mérito desses sistemas de aferição. Mais informações sobre o cálculo de atenuação podem ser encontradas no Manual SESI de avaliação de agentes ambientais – Avaliação de exposição ocupacional à agentes químicos.[5]

Vibrações

Valdiney Camargos de Sousa

Ocorrências das vibrações nos ambientes de trabalho

A ocorrência da exposição à vibração ocupacional caracteriza-se por ser ativa, exigindo o contato direto para ser transferida para todo o corpo ou local, neste caso, o sistema mãos e braços. A exposição à vibração ocupacional ocorre nas atividades relacionadas com a operação de equipamentos, veículos, estações móveis e/ou plataformas, que produzem oscilações transmitidas ao corpo do operador pelo contato com essas superfícies, principalmente quando na posição sentada. No caso da vibração transmitida manualmente, o termo mais adequado é quando a exposição ocorre nos membros superiores, ou seja, mãos e braços. Essa exposição ocorre quando o indivíduo segura uma ferramenta vibratória elétrica, pneumática ou à combustão, instrumento cirúrgico motorizado, polidor de piso, roçadeira, lixadeiras, motosserras, guidão de motocicletas, dentre grande variedade de tipos de ferramentas amplamente utilizadas nas indústrias.

Principais características das vibrações ocupacionais

A vibração é um movimento mecânico que oscila em torno de um ponto fixo, geralmente de referência, e se caracteriza por transferir energia, mas não matéria. A propagação se dá por meio de uma estrutura mecânica, que pode ser uma máquina, ferramenta ou mesmo uma pessoa, mas, se um acoplamento mecânico for perdido, a vibração não será mais propagada. Frequência de vibração é a quantidade de vezes que ocorre a vibração completa, dado um intervalo de tempo de 1 segundo, e a unidade utilizada é o Hertz (Hz). As frequências adotadas para avaliar as vibrações ocupacionais são 0,5 a 80 Hz e 6,3 a 1.250 Hz, para as vibrações transmitidas para todo o corpo e para mãos e braços, respectivamente. Os valores de vibração medidos podem ser apresentados na forma básica, ou seja, em m/s^2, ou na forma de dose dimensional na quarta e segunda potências em $m/s^{1,75}$ ou $m/s^{1,5}$, respectivamente; também podem ser expressos em dB ou em dose adimensional em termos de percentual, como a adotada para ruído ocupacional.

Efeitos à saúde causados pela exposição ocupacional[6,7]

Ao longo dos anos, inúmeros estudos epidemiológicos para investigar os efeitos à saúde de pessoas expostas à *vibração de corpo inteiro* foram realizados em diferentes países do mundo e por diferentes autores. A vibração ocupacional tem sido associada ao aumento de dor lombar e ciática, dor no pescoço e ombros. A *vibração de corpo inteiro* com outros fatores ergonômicos pode induzir dores musculoesqueléticas em trabalhadores. Também associada à compressão de disco quando a exposição produz picos, fadiga, enjoo (por vibração) e impacto transmitidos ao pescoço e cabeça e desenvolvimento de várias doenças crônicas, doenças cardiovasculares, diabetes tipo II e/ou distúrbio metabólico e câncer de próstata. Estudos recentes indicam que a exposição à *vibração de corpo inteiro* pode aumentar o risco de desenvolver câncer de próstata.[1-3] Há também uma elevada incidência de doenças da circulação periférica e doenças cardiovasculares em trabalhadores expostos à *vibração transmitida manualmente*. Exposição repetitiva à vibração de longo prazo resulta em redução da sensibilidade tátil, perda de destreza manual e vasospasmos, similar aos induzidos pelo frio, que causa o branqueamento dos dedos e mãos, conhecido como *síndrome de vibração mão-braço (HAVS)*. O estadiamento dos sintomas vasculares e neurossensíveis foi adotado no *workshop* de Estocolmo de 1986 (Tabela 12.1).

Limites de exposição ocupacional

Os padrões atuais da International Organization for Standardization (ISO) para a avaliação de *vibração transmitida manualmente (VTM)* e *vibração de corpo inteiro (VCI)* são representados pela ISO 5349-1 e 2631-1, respectivamente, e não trazem limites de exposição ocupacional (LEO); por outro lado, possuem, em seus anexos, guias que podem auxiliar o usuário na tomada de decisão sobre tolerabilidade da exposição no trabalho. Atualmente, 58 países adotam LEO para vibração. Como não existe um consenso sobre uma dose-resposta para VCI, bem como para a vibração transmitida manualmente, os valores limites de exposição ocupacional adotados nos diversos países podem diferir significativamente; seguem, portanto, as legislações de interesse resumidas na Tabela 12.2.

Tabela 12.1. Estadiamento de Estocolmo (1986)

Avaliação neurossensorial	
0SN	Exposto à vibração, mas sem sintomas
1SN	Adormecimento intermitente, com ou sem formigamento
2SN	Adormecimento intermitente ou persistente, com redução da percepção sensorial
3SN	Adormecimento intermitente ou persistente, redução da discriminação tátil e/ou destreza manipulativa

Avaliação vascular		
0	–	Sem crises
1	Leve	Crises ocasionais afetando somente a ponta de um ou mais dedos
2	Moderado	Crises ocasionais afetando as falanges distal e média (raramente também a próxima) de um ou mais dedos
3	Severo	Crises frequentes afetando TODAS as falanges da maioria dos dedos
4	Muito severo	Como no estágio 3, com mudanças tróficas da pele na ponta dos dedos

Fonte: ACGIH, 2023.[4]

Tabela 12.2. Limites de exposição ocupacional (LEO) para vibração[4]

Tipo	Referência	Limite de exposição ocupacional (LEO)	Nível de ação (NA)[(a)]
Vibração de corpo inteiro (VCI)	Diretiva europeia[10]	1,15 $m/s^{2(b)}$	0,5 $m/s^{2(b)}$
		21 $m/s^{1,75(b)}$	9,1 $m/s^{1,75(b)}$
	Brasil[9]	1,1 $m/s^{2(c)}$	0,5 $m/s^{2(c)}$
		21 $m/s^{1,75(c)}$	9,1 $m/s^{1,75(c)}$
	ACGIH[4]	0,866 $m/s^{2(c)}$	0,433 $m/s^{2(c)}$
		17 $m/s^{1,75(b)}$	8,5 $m/s^{1,75(b)}$
Vibração transmitida manualmente (VTM)	Diretiva europeia,[10] Brasil[9] e ACGIH[4]	5 $m/s^{2(c)}$	2,5 $m/s^{2(c)}$

(a) Valor acima do qual devem ser implementadas ações de controle sistemático de forma a minimizar a probabilidade de que as exposições ocupacionais ultrapassem os limites de exposição.
(b) Aceleração ou dose normalizada para o eixo dominante.
(c) Aceleração ou dose de vibração (VDV) normalizada utilizando a resultante.
Fonte: Elaborada pelo autor.

Avaliação técnica da exposição nos ambientes de trabalho

A forma básica para se avaliar a vibração é a aceleração eficaz ponderada, ou *root mean square* (r.m.s.), mas também pode ser em *root mean quad* (r.m.q), esse último é calculado na quarta potência e seu uso é na forma de dose. Os *valores de dose de vibração* (VDV)[8] são obtidos para os três eixos ortogonais z, y e z. Para a VCI, utiliza-se um transdutor/acelerômetro montado sobre o assento do banco do operador. O acelerômetro deve ser montado no centro de um disco semirrígido de borracha ou plástico, conforme definido na ISO 10326-1:2016, demostrado na Figura 12.2. Para VTM, o transdutor deve ser instalado considerando o sistema de coordenadas para vibração demostrado na Figura 12.3.

Os valores de vibração em m/s^2 são equalizados segundo os efeitos que cada frequência promove no corpo humano, utilizando fatores de ponderação. Para VCI, duas ponderações de frequência diferentes são usadas, sendo uma a ponderação definida como Wd, que se aplica aos dois eixos laterais, *x* e *y*, e outra a Wk, que se aplica à vibração vertical no eixo *z*; já para a vibração transmitida manualmente utilizam-se as ponderações *Wh* (ISO 5349-1:2001) e *Wp* (ISO/TR 18570:2017) para todos os eixos.

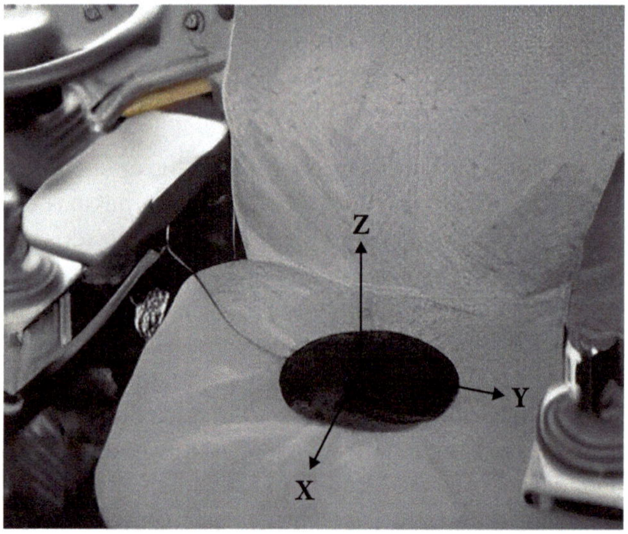

Figura 12.2. Acelerômetro montado sob o assento do operador (Fundacentro).

Princípios básicos de prevenção e controle

O controle de exposição à vibração nos locais de trabalho deve levar em conta a natureza das atividades, processos operacionais, produtos, máquinas e equipamentos. Para se obter sucesso, os profissionais de higiene, saúde e segurança devem estar conscientes de que o envolvimento de uma equipe multidisciplinar comprometida é necessário, abrangendo diferentes ramos do conhecimento científico que tratam da higiene

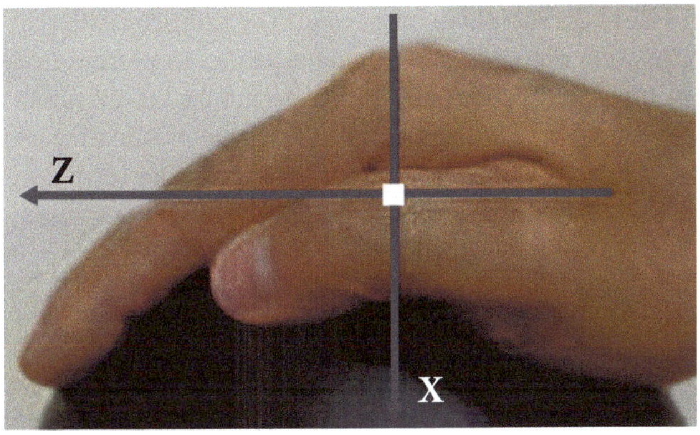

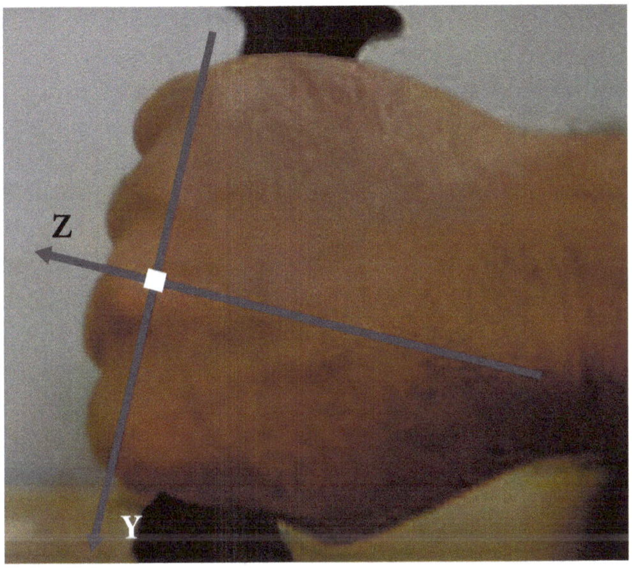

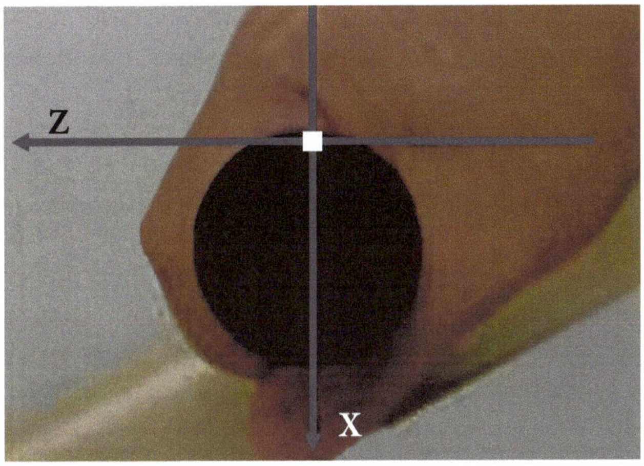

Figura 12.3. Localização do acelerômetro (Fundacentro).

ocupacional, além de fabricante, setor de compras, trabalhadores expostos, dentre outros.

Segundo a Health and Safety Executive (HSE), do Reino Unido,[5] os princípios gerais de prevenção da vibração incluem:

> Evitar riscos; avaliar os riscos que não podem ser evitados; controlar os riscos na fonte; adaptar o trabalho ao indivíduo, no que diz respeito às condições de trabalho; especificar e selecionar os equipamentos de trabalho e estabelecer métodos e processos de trabalho; adaptar os métodos, processos e equipamentos de trabalho ao progresso técnico; substituir quaisquer veículos perigosos por veículos não perigosos; desenvolver uma política de prevenção que abranja a tecnologia, a organização do trabalho, as condições de trabalho e a influência dos fatores relativos ao ambiente de trabalho; treinamento aos expostos e supervisão quanto aos efeitos das exposições à vibração ocupacional e respectivas medidas mitigadoras; política de compras para substituição de equipamentos e ferramentas antigas; métodos alternativos de trabalho; projeto da estação de trabalho; segregação no tempo (revezamento) durante a jornada de trabalho; roupas e luvas para aquecer (quanto associadas à exposição ao frio) o corpo e as mãos.

Radiações ionizantes

Luiz Carlos de Miranda Júnior

Ocorrências de radiação ionizante nos ambientes de trabalho

O uso de radioisótopos – isótopos que emitem radiações ionizantes – e de equipamentos emissores de radiação ionizante vem se intensificando largamente. No âmbito industrial, com a utilização de medidores de nível, medidores de espessura, densímetros, detectores de vazamentos, medidores de gramatura, aparelhos para radiografia (gamagrafia) industrial etc. No campo da medicina, está presente em técnicas como isótopo-diagnose (mamografia, tomografia), isotopoterapia (tratamento de cânceres), gama-cintilografia, dentre outras. Na área da pesquisa, os radioisótopos estão presentes no auxílio à realização das mais variadas operações, como naquelas envolvendo reatores nucleares, datação de objetos antigos e fósseis e, não menos importante, a radiação ionizante está associada à fissão nuclear cada vez mais utilizada em reatores nucleares para a produção de energia elétrica.

Imprescindíveis em diversas situações, é importante evidenciar que não há como desenvolver trabalhos com radioisótopos sem que ocorra exposição parcial do homem, que deve ser controlada e se justificar quando comparada com o benefício alcançado.

Para tanto, é necessário assegurar que tais atividades ocorram dentro de rígidos padrões de segurança, levando em conta os conceitos mais recentes de radioproteção.

De qualquer forma, sempre estaremos sujeitos a alguma dose de radiação ionizante, originada por fontes naturais e artificiais.

Principais características das radiações ionizantes

A radiação ionizante inclui radiação corpuscular (p. ex., partículas α e β, partículas emitidas de materiais radioativos, nêutrons, prótons e partículas carregadas mais pesadas produzidas em reatores nucleares e aceleradores) e radiação eletromagnética (raios gama emitidos de materiais radioativos e raios X de aceleradores de elétrons e equipamentos de raios X) com energia superior a 12,4 elétron-volts (eV) correspondendo a comprimentos e onda menores que aproximadamente 100 nanômetros (nm).[1]

Ao interagir com a matéria, tais radiações são capazes de produzir um par iônico, ou seja, a energia que chega ao átomo ou molécula é capaz de remover um elétron orbital do átomo, quebrando seu balanço elétrico. O resultado é um elétron com carga negativa e um átomo ou molécula com carga positiva, o que altera seu comportamento.

Efeitos à saúde causados pela exposição às radiações ionizantes

Os efeitos da radiação ionizante no organismo humano podem ser divididos em agudos, também denominados imediatos, e crônicos, conhecidos também como tardios.[2,3] Entre os agudos podemos citar náuseas, fraqueza, perda de cabelo, queimaduras na pele (eritema). Já as alterações no DNA e cânceres são efeitos considerados crônicos.

A ocorrência de efeitos agudos e crônicos está relacionada com uma série de aspectos, como: dose efetiva de radiação recebida (de corpo inteiro ou em órgãos específicos), radiossensibilidade das células dos tecidos atingidos, se trata-se de efeitos probabilísticos (estocásticos) ou não probabilísticos (não estocásticos) etc.[2,3]

De forma geral, evitar tais efeitos requer ações para manter as doses de radiação o mais baixas possível, em consonância com o conceito ALARA (*As Low As Reasonably Achievable* – Tão Baixas Quanto Razoavelmente Exequíveis, em tradução livre), fundamental para prevenir os chamados *efeitos probabilísticos* ou *estocásticos*, também assegurando que as doses efetivas recebidas pelos trabalhadores sejam inferiores às doses limiares associadas a *efeitos não probabilísticos* ou *não estocásticos*. De qualquer modo, qualquer que seja a dose equivalente recebida, terá ação acumulativa para os efeitos probabilísticos ou estocásticos. Para melhor entendimento, na Figura 12.4 apresentamos o comportamento dos *efeitos estocásticos/probabilísticos* e *não estocásticos/não probabilísticos* e suas associações à dose efetiva recebida pelo trabalhador.

A partir da Figura 12.4 pode-se observar que os *efeitos não probabilísticos* exigem doses limiares para se manifestarem e, portanto, são necessárias medidas preventivas para que tais limiares não sejam atingidos. A partir das doses limiares desses efeitos, eles certamente ocorrerão e sua gravidade será proporcional ao aumento da dose efetiva a partir da dose limiar.

Já em relação aos *efeitos probabilísticos*, não há dose limiar estabelecida. Dessa forma, qualquer dose efetiva recebida provocará certa probabilidade de que o efeito ocorra e, nesse caso, o aumento da referida dose provocará o aumento da probabilidade de ocorrência dos efeitos.

Decorre desse fato a importância de se observar o *conceito ALARA*.

Na Tabela 12.3 são apresentadas associações de alguns tipos de radiações ionizantes com a ocorrência de cânceres em seres humanos, ou seja, efeitos probabilísticos/estocásticos.

Limites de exposição ocupacional

A Norma Regulamentadora nº 15 – Atividades e Operações Insalubres, em seu Anexo nº 5 – Radiações ionizantes, direciona para a Norma da Comissão Nacional de Energia Nuclear, CNEN-NN-3.01: "Diretrizes Básicas de Proteção Radiológica",[5] os limites de tolerância (LEO e limites para indivíduos do público),

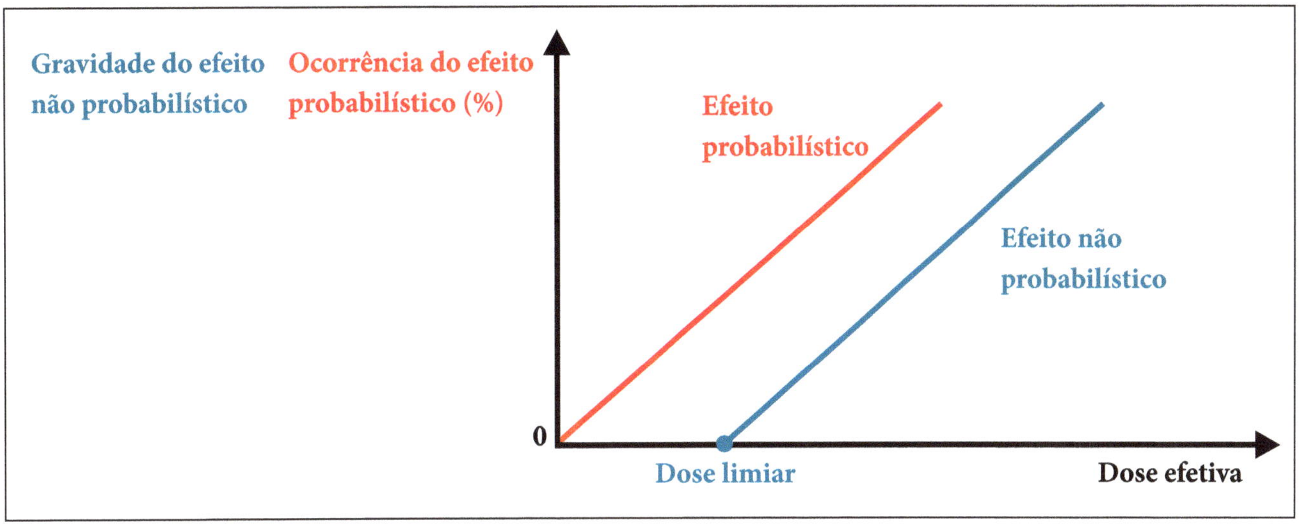

Figura 12.4. Comportamento dos efeitos probabilísticos e não probabilísticos com a variação da dose efetiva recebida.

Fonte: Elaborada pelo autor.

Tabela 12.3. Associação entre alguns tipos de radiação ionizante e cânceres em seres humanos

Tipo de radiação	Câncer em seres humanos
Raios X e raios gama	Glândula salivar, esôfago, estômago, cólon, pulmão, ossos, mama, bexiga, rim, pele, cérebro e sistema nervoso central (SNC), tireoide e leucemia
Partículas alfa	Pulmão e leucemia
Partículas beta	Tireoide, leucemia, glândula salivar, osso e sarcoma

Fonte: Instituto Nacional de Câncer – INCA.[4]

os princípios, obrigações e controles a serem observados para a proteção do homem e do seu meio ambiente contra efeitos indevidos causados pela radiação ionizante.

A CNEN-NN-3.01 apresenta três requisitos básicos de proteção radiológica: justificação, limitação de dose individual, otimização.

Resumidamente, o requisito da *justificação* impede a utilização de prática envolvendo radiação ionizante sem que sejam assegurados benefícios para os indivíduos expostos ou para a sociedade suficientes para compensar o detrimento (risco) correspondente, levando-se em conta fatores sociais, econômicos e outros pertinentes.

O requisito *limitação de dose* deve assegurar que nem a dose efetiva (de corpo inteiro) nem a dose equivalente (em órgãos ou tecidos) excedam os limites de dose especificados na Tabela 12.4.

Tabela 12.4. Limites de dose anuais[(a)]

Grandeza	Órgão	Indivíduo ocupacionalmente exposto	Indivíduo do público
Dose efetiva	Corpo inteiro	20 mSv[(b)]	1 mSv[(c)]
Dose equivalente	Cristalino	20 mSv[(b)] (alterado pela Resolução CNEN 114/2011)	15 mSv
	Pele[(d)]	500 mSv	50 mSv
	Mãos e pés	500 mSv	–

(a) Para fins de controle administrativo efetuado pela CNEN, o termo *dose anual* deve ser considerado como dose no ano-calendário, isto é, no período decorrente de janeiro a dezembro de cada ano.
(b) Média aritmética em 5 anos consecutivos, desde que não exceda 50 mSv em qualquer ano. (Alterado pela Resolução CNEN 114/2011.)
(c) Em circunstâncias especiais, a CNEN poderá autorizar um valor de dose efetiva de até 5 mSv em 1 ano, desde que a dose efetiva média em um período de 5 anos consecutivos não exceda a 1 mSv por ano.
(d) Valor médio em 1 cm^2 de área na região mais irradiada.
Fonte: CNEN-NN-3.01: "Diretrizes Básicas de Proteção Radiológica".[5]

Tabela 12.5. Limites de doses efetivas anuais derivadas		
Período	Indivíduo ocupacionalmente exposto	Indivíduo do público
Anual	20 mSv	1 mSv
Mensal	20/12 = 1,6 mSv	1/12 = 0,08 mSv
Semanal	1,6/4 = 0,4 mSv	0,08/4 = 0,02 mSv
Diário	0,4/5 = 0,08 mSv	0,02/4 = 0,004 mSv
Horário	0,08/8 = 0,01 mSv	0,004/8 = 0,0005 mSv

Fonte: Elaborada pelo autor.

Para que o controle anual seja efetivado, é necessário trabalhar com as chamadas doses efetivas derivadas, como indicado na Tabela 12.5.

Ou seja, para que se garanta que os limites de dose anuais para indivíduos ocupacionalmente expostos, equivalente ao LEO, e para que os indivíduos do público não sejam excedidos, devemos controlar suas exposições ao longo do tempo.

O terceiro requisito, *otimização*, determina que as práticas de proteção radiológica devam ser tais que as magnitudes das doses individuais, o número de pessoas expostas e a probabilidade de ocorrência de exposições mantenham-se tão baixas quanto razoavelmente exequíveis, ou seja, diretamente relacionadas com o conceito ALARA.

Avaliação técnica da exposição nos ambientes de trabalho

A Associação Brasileira de Higienistas Ocupacionais (ABHO) define a higiene ocupacional como "a ciência e a arte dedicada ao estudo e ao gerenciamento das exposições ocupacionais aos agentes físicos, químicos e biológicos, por meio de ações de antecipação, reconhecimento, avaliação e controle das condições e locais de trabalho, visando à preservação da saúde e bem-estar dos trabalhadores, considerando ainda o meio ambiente e a comunidade".[6]

Assim sendo, após as fases de *antecipação* e *reconhecimento* vem a de *avaliação,* na qual será imprescindível a utilização de equipamentos para medir as doses de radiação ionizante (medidores Geiger-Müller, câmaras de ionização, dosímetros etc.) no ambiente, bem como as que podem estar atingindo as pessoas. Os sentidos humanos não reconhecem a presença da radiação ionizante, motivo pelo qual não há como avaliá-la sem a utilização dos citados equipamentos.

Após a avaliação e mesmo considerando que as grandezas verificadas estejam dentro dos limites de doses determinados pela CNEN-NN-3.01,[5] há sempre que se garantir as condições de otimização das medidas já tomadas a partir de princípios básicos de controle.

Princípios básicos de prevenção e controle

As principais medidas de controle para evitar a exposição a doses de radiação ionizante capazes de comprometer a saúde das pessoas, trabalhadores e indivíduos do público são:

- **Respeitar os limites de dose anuais:** condição exigida pela CNEN-NN-3.01[5] e que deve ser otimizada para que a exposição à radiação ionizante seja a menor possível (ALARA).
- **Diminuir o tempo de exposição das pessoas à radiação:** quanto menor o tempo de exposição, menor será a dose de radiação recebida pela pessoa. A título de exemplo, suponhamos a utilização em trabalho de radiografia industrial de um equipamento contendo o radioisótopo Irídio 192 – ^{192}Ir – emissor de radiação γ motivo pelo qual esse processo é popularmente conhecido também como gamagrafia, com atividade "A" igual a 25 Ci (*curie*) no dia de sua utilização. A partir daí calculemos a dose efetiva "H" (rem ou mrem) para diversos tempos de utilização do equipamento, sabendo-se que:

$$H = A \cdot \Gamma \cdot T/r^2$$

em que "Γ" ($R \cdot m^2/h \cdot Ci$)

- é o fator característico da emissão gama do radioisótopo considerado ou simplesmente fator gama, "T" (h) é o tempo total em que o radioisótopo fica exposto, e "r" (m) é a distância da pessoa à fonte de radiação.

Considerando que a diminuição da atividade do radioisótopo é desprezível em um dia de trabalho e

Tabela 12.6. Diminuição da dose efetiva recebida em função da diminuição do tempo de exposição

A (Ci)	Γ (R · m²/h · Ci)	r (m)	T em horas							
25	0,468	25	8	7	6	5	4	3	2	1
		H (rem) =	0,14976	0,13104	0,11232	0,0936	0,07488	0,05616	0,03744	0,01872
		H (mrem) =	149,76	131,04	112,32	93,6	74,88	56,16	37,44	18,72

Fonte: Elaborada pelo autor.

Tabela 12.7. Diminuição da dose efetiva recebida em função do aumento da distância

A (Ci)	Γ (R · m²/h · Ci)	T (h)	Distância pessoa fonte de radiação (m)				
25	0,468	1	10	20	40	80	160
		H (rem) =	0,117	0,02925	0,00731	0,00183	0,00046
		H (mrem) =	117	29,25	7,3125	1,82813	0,45703

Fonte: Elaborada pelo autor.

mantendo a distância constante de 25 metros, vem (Tabela 12.6):

- *Aumentar a distância das pessoas à fonte de radiação*: para o mesmo radioisótopo, mantidos os demais parâmetros, há diminuição da dose efetiva de radiação recebida proporcional ao quadrado da distância da pessoa à fonte de radiação, como pode ser observado na Tabela 12.7.
- *Utilizar barreiras capazes de atenuar a radiação em sua trajetória*: a radiação ionizante interage com a matéria e perde energia nesse processo. Assim, barreiras construídas com materiais com alto peso específico, densos (chumbo, urânio exaurido, barita), absorvem parte da radiação incidente funcionando como barreiras eficazes. Equipamentos de proteção individual (EPIs) também utilizam materiais com essa propriedade, exemplo dos colares cervicais e aventais confeccionados com chumbo, muito utilizados por operadores de equipamentos de raios X para fins médicos.

Radiações não ionizantes

Jair Felicio

Introdução

Para os fins desta seção, "radiações não ionizantes" incluem todas as radiações e campos do espectro eletromagnético que, em condições normais, não têm suficiente energia para produzir a ionização da matéria. São caracterizadas pela energia por fóton menor que aproximadamente 12 eV, o que é equivalente a comprimentos de ondas maiores que 100 nm, ou frequências menores que 3 × 1.015 Hz. No contexto do espectro eletromagnético, a zona corresponde aos **campos estáticos**, às **frequências extremamente baixas** (ELF), às **radiofrequências** (VLF - VHF) e às **micro-ondas** (VLF - EHF), sob a perspectiva de seu potencial de risco para a saúde humana – em especial sobre a saúde dos trabalhadores – e os respectivos efeitos adversos decorrentes da exposição excessiva a esses riscos (Figura 12.5).

Para os efeitos desse texto, "**campos estáticos**" ou **estacionários** (elétricos e/ou magnéticos) serão entendidos como campos para os quais a grandeza física que os define não varia em função do tempo. Considera-se, contudo, que na maioria dos ambientes os campos elétricos e os campos magnéticos – nessa faixa – variam com o tempo, mas seu espectro de frequência tem um componente de 0 (zero) Hertz (Hz). Portanto, em torno da componente 0 (zero), os vetores de campo poderão ser considerados como sendo "quase estáticos" ou "quase estacionários".

Por outro lado, para os efeitos desta secção, a faixa seguinte irá incluir qualquer campo elétrico, magnético ou "**eletromagnético**", variante no tempo, no espectro de frequências entre mais que 0 (zero), num extremo, e até 300 GHz (300.000.000.000 Hz), no outro extremo. **Campo elétrico** é aquele que é criado por uma distribuição de cargas elétricas, independentemente do estado de movimento delas. **Campo magnético** é aquele que é criado por cargas elétricas em movimento, isto é, correntes elétricas, e que só pode ser detectado por uma carga elétrica de prova, que também esteja em movimento. **Campo eletromagnético** é o campo que representa a inter-relação entre forças elétricas e magnéticas (no vácuo, esse campo é descrito por um conjunto de equações chamadas *equações de Maxwell*).[2]

Para fins operacionais, a Diretiva 2013/35/EU do Parlamento Europeu e do Conselho da União Europeia,[3]

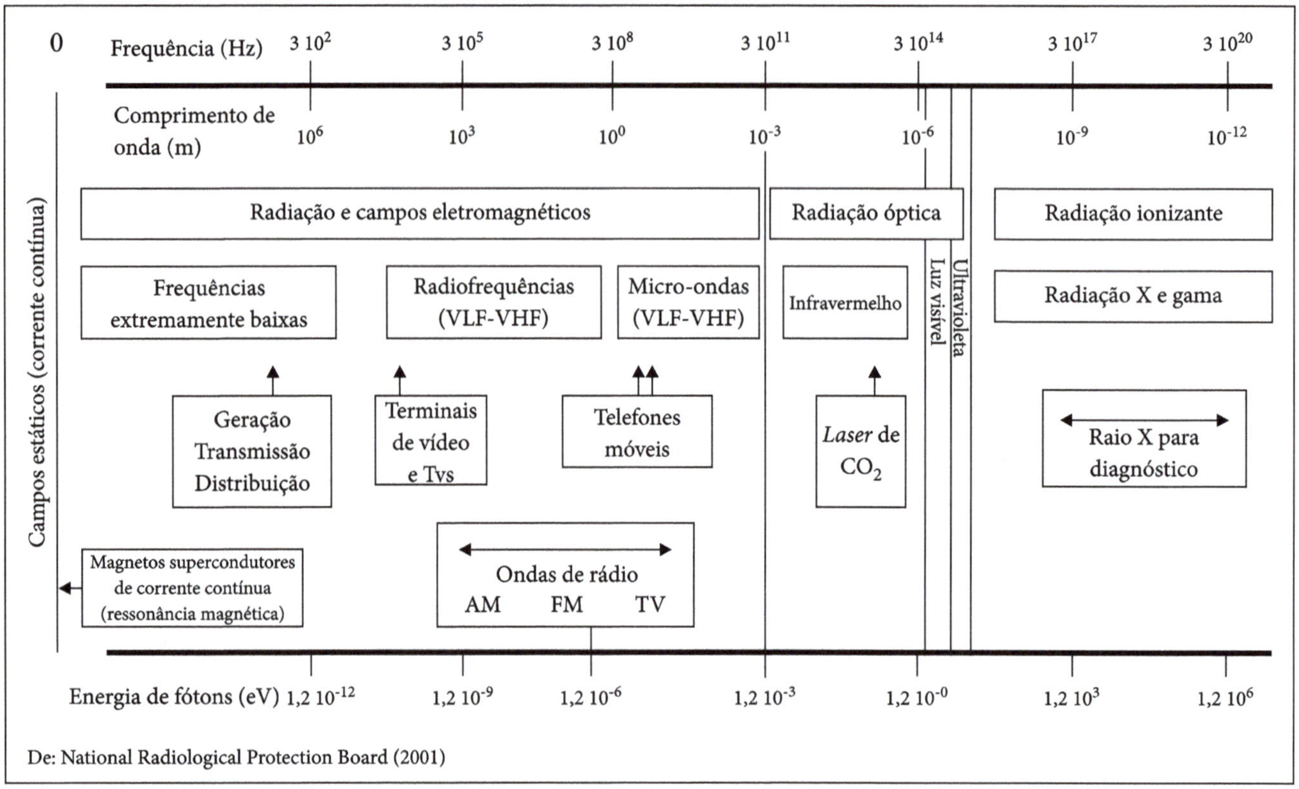

Figura 12.5. Espectro eletromagnético (traduzido de IARC).[1]

que trata do tema, sob a perspectiva da saúde e segurança do trabalho, denomina, de forma ampla, como campo eletromagnético: "campos elétricos estáticos, magnéticos estáticos, ou campos eletromagnéticos, magnético ou elétricos variáveis no tempo com frequências até 300 GHz" (União Europeia, 2013[3] – Art. 2º – Definições).

Assim, para além dos *campos estáticos* (criados por correntes que não variam com o tempo), as radiações e campos elétricos e magnéticos *variantes no tempo*, nesta ampla faixa de frequência, podem ser assim agrupados:

"Frequências extremamente baixas" (ELF): entre 1 Hz e 300 Hz; comprimentos de onda de 100 km ou mais.

"Frequências baixas" ("sub-radiofrequências", excluídas as ELF): entre 300 Hz e 30 kHz; comprimentos de onda entre 100 e 10 km.

"Radiofrequências": entre 30 kHz e 300 MHz; comprimentos de onda entre 10 km e 1 m.

"Micro-ondas": entre 300 MHz e 300 GHz; comprimentos de onda entre 1 m e 1 mm.

Fonte: Construído pelo autor, a partir de várias fontes, preferencialmente ABHO – ACGIH®, 2023.[4]

Os critérios físicos de caracterização desses grupos (baseados no comprimento das ondas e, principalmente, na frequência) apontam, até certo ponto, para as diferenças entre os mecanismos de ação sobre os seres biológicos e, por conseguinte, para a natureza e importância dos efeitos adversos sobre a saúde humana. Servem, também, para antecipar os agrupamentos de uso e aplicabilidade de "limites de exposição", como os TLVs® da ACGIH®, por exemplo.

Ocorrências de radiação não ionizante nos ambientes de trabalho

Sempre estivemos expostos aos campos eletromagnéticos (CEM) associados às radiações não ionizantes. A partir do século XX, essas exposições aumentaram exponencialmente com a demanda crescente por eletricidade, tecnologias sem fio, telecomunicações etc. Assim é que as radiações não ionizantes estão presentes em nosso cotidiano nas várias tecnologias que utilizamos, como: geração, transmissão e distribuição de energia elétrica; telefones celulares; utensílios domésticos (computadores, aspirador de pó, máquinas de lavar roupa etc.). Dessa forma, estamos, por assim dizer, imersos em campos eletromagnéticos (desde baixa até alta frequência) que apresentam características distintas. Alguns cuidados devem ser observados para que essa exposição não venha a causar danos à saúde, tanto de trabalhadores quanto do público em geral.

Principais características das radiações não ionizantes

Dentro do espectro eletromagnético, as radiações não ionizantes se caracterizam por energias inferiores a 10 elétron-volts (eV) e comprimento de onda superior a 200 nm. Estão englobadas nessas faixas a radiação ultravioleta, a *luz visível*, o *infravermelho*, as *radiofrequências, campos de extrema baixa frequência*. Essas radiações são chamadas de não ionizantes por serem incapazes de provocar a ionização de elétrons de átomos ou moléculas com os quais têm contato. Sendo assim, a energia transmitida é suficiente apenas para provocar a excitação (elevação de calor, aquecimento) de átomos e moléculas, com resultados que podem ser prejudiciais aos seres humanos.

As radiações não ionizantes se caracterizam por CEM que apresentam os componentes elétricos e magnéticos oscilantes e perpendiculares entre si. Propagam-se no vácuo na velocidade da luz (3×10^8 m/s) e não se "realimentam". O comprimento de onda e a frequência são características fundamentais de uma onda eletromagnética e determinam algumas de suas propriedades.[5] Em função dessas características, a radiação não ionizante apresenta subdivisões já mencionadas anteriormente (*radiação ultravioleta*, a *luz visível*, o *infravermelho* etc.). Na Figura 12.6, pode ser observado o espectro eletromagnético das radiações.

Pode-se dizer que os efeitos das radiações não ionizantes no organismo humano são originados de características singulares de campos elétricos e magnéticos que as compõem.

Nas Figuras 12.7 a 12.9 temos ilustrações de campos elétricos, magnéticos e eletromagnéticos.

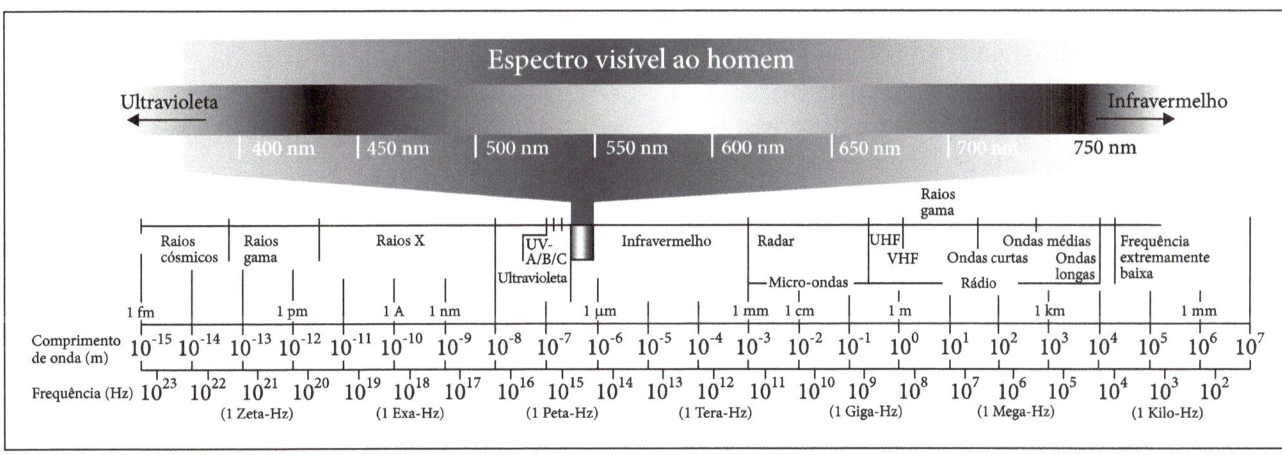

Figura 12.6. Espectro eletromagnético.

Fonte: Silva.[5]

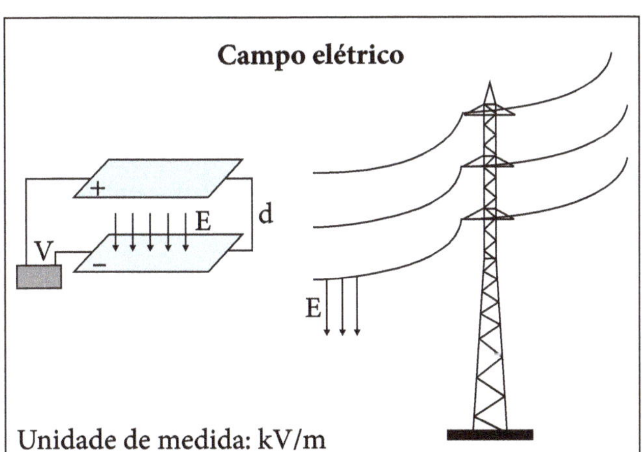

Figura 12.7. Ilustração de campo elétrico (E).

Fonte: Elaborada pelo autor.

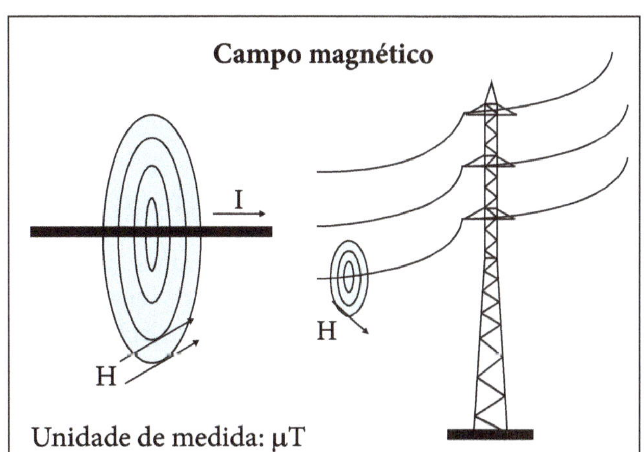

Figura 12.8. Ilustração de campo magnético (H).

Fonte: Elaborada pelo autor.

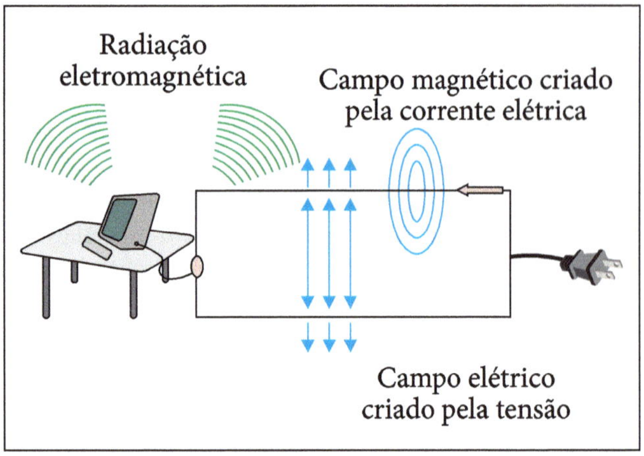

Figura 12.9. Campos e ondas eletromagnéticas gerados por equipamentos eletro/eletrônicos.

Fonte: Elaborada pelo autor.

Algumas características dos *campos elétricos*, medidos em V/m (Volt por metro), são:

- É proporcional ao número de cargas elétricas.
- Um equipamento conectado na rede elétrica gera campo elétrico devido à presença de cargas.
- Diminui rapidamente ao se aumentar a distância da fonte de geração.
- É fortemente atenuado pela maioria dos materiais como: parede, telhado, árvores, pele humana etc.

Algumas características dos *campos magnéticos*, medidos em A/m (Ampère por metro), μT (microtesla) e mG (miligauss), são:

- É proporcional à intensidade de corrente elétrica.
- Um equipamento conectado na rede elétrica gera campo magnético quando está em funcionamento devido ao movimento da corrente elétrica.
- Diminui rapidamente ao aumentar-se a distância da fonte de geração.
- Não é fortemente atenuado por nenhum material.

Efeitos à saúde causados pela exposição às radiações não ionizantes

As interações das radiações não ionizantes com o corpo humano ocorrem a partir da indução de campos internos que produzem correntes elétricas e oscilações do tipo dipolo. Seus efeitos biológicos estão relacionados com as frequências em que ocorrem. Em baixas frequências, estimula a excitação dos tecidos e em altas frequências produz o aquecimento dos tecidos. Também estão relacionados com o tipo de exposição. Exposições de curto prazo têm efeitos bem estabelecidos e compreendidos, com limiares identificados que podem ser prevenidos fixando-se valores limites de exposição adequados. Os efeitos de longo prazo ainda estão sendo estudados de forma mais detalhada e há hipóteses de que a exposição a campos magnéticos poderia, no limiar, causar patologias como câncer.

Dessa forma, tais efeitos podem ser divididos em:

- **Efeitos térmicos:** aqueles que provocam aumento de temperatura nos tecidos biológicos em função da absorção da energia eletromagnética.
- **Efeitos não térmicos:** aqueles relacionados com efeitos bioquímicos ou eletrofísicos relacionados com campos eletromagnéticos induzidos.
- **Efeitos adversos:** quando há observação de problemas ou agravo à saúde do indivíduo exposto.
- **Efeitos biológicos:** englobam efeitos térmicos e não térmicos, que podem ou não produzir danos à saúde.

Ou seja, nem todo efeito das RNI sobre o organismo humano é necessariamente deletério.

Limites de exposição ocupacional

A maioria dos países incorpora as normas da Internacional Commission on Non-Ionizing Radiation Protection – ICNIRP (Comissão Internacional de Proteção às Radiações Não Ionizantes)[6] às suas legislações, adotando os LEO e limites para o público indicados na Figura 12.10.

Com base nesses parâmetros de exposição, manuais internacionais sobre os limites de exposição foram desenvolvidos pela ICNIRP, em parceria com a Organização Mundial da Saúde (OMS), por meio da iniciativa *International EMF Project*.

ICNIRP		
	Campo elétrico (kV/M)	Campo magnético (μT)
Público (60 Hz)	4,17	83,33 (200)
Ocupacional	8,33	416,67
Público (50 Hz)	5	100 (200)
Ocupacional	10	500 (1.000)

Figura 12.10. Limites de exposição ocupacional (LEO) e limites para o Público.

Fonte: ICNIRP, 2010.[6]

Já a American Conference of Governmental Industrial Hygienists – ACGIH®, organização constituída por membros voltados à promoção da higiene e saúde ocupacionais, em seu livreto *"TLVs® and BEIs®"*, atualizado anualmente,[4] estabelece: na Figura 12.11, o espectro eletromagnético, e na Figura 12.12 – Parte A, estabelece os respectivos TLV – limites de exposição ocupacional (TLV®) para substâncias químicas e agentes físicos & índices biológicos de exposição (BEI®).[4]

No mesmo livreto,[4] tem-se, também, na parte B, os valores limites de tolerância (TLV) para faixas de 30 kHz até 300 GHz (frequências de radiofrequência/micro-ondas), campos elétricos e magnéticos de sub-radiofrequências (30 kHz e abaixo) para exposições ocupacionais, que são os seguintes:

- **Para campos elétricos:** as exposições na faixa de frequência de 0 Hz a 220 Hz não devem exceder o valor teto de 25 kV/m.

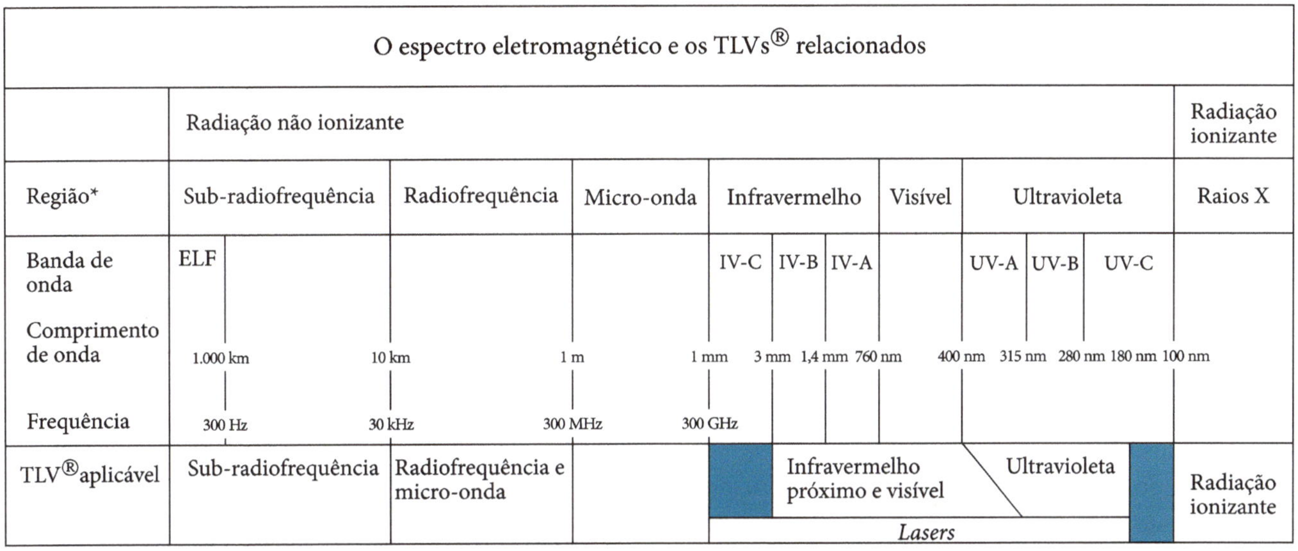

*Os limites entre as regiões são adotados por convenção e não devem ser considerados como linhas divisórias absolutas.

Figura 12.11. O espectro eletromagnético.

Fonte: Limites de exposição ocupacional (TLV®) e índices biológicos de exposição (BEIs®) – ACGIH®, 2023.[4]

Parte A — Campos eletromagnéticos$^{(A)}$ (f = frequência em MHz)				
Frequência	Densidade de potência, S (W/m^2)	Intensidade do campo elétrico, E (V/m)	Intensidade do campo magnético H (A/m)	Tempo de ponderação E^2, H^2, ou S (minutos)
30 kHz - 100 kHz		1842	163	6
100 kHz - 1 MHz		1842	16,3/f	6
1 MHz - 30 MHz		1842/f	16,3/f	6
30 MHz - 100 MHz		61,4	16,3/f	6
100 MHz - 300 MHz	10	61,4	0,163	6
300 MHz - 3 GHz	f/30			6
3 GHz - 30 GHz	100			$34.000/f^{1,079}$
30 GHz - 300 GHz	100			$68/f^{0,476}$

Figura 12.12. TLV para radiofrequência/micro-ondas.

Fonte: Limites de exposição ocupacional (TLV®) & índices biológicos de exposição (BEIs®) – ACGIH®, 2023.[4]

- **Para campos magnéticos:** as exposições na faixa de frequência de 1 Hz a 300 Hz não devem exceder o valor teto, dado pela equação: BTLV = 60/f, sendo BTLV igual à densidade de fluxo magnético em mili-Tesla (mT).
- Para f = 60 Hz, tem-se BTLV = 1 mT ou BTLV = 1.000 μT.

No Brasil, a legislação do Ministério do Trabalho e Emprego (MTE) estabelece normas regulamentadoras (NRs) que abordam o critério ocupacional. Quando há ausência de valores limites previstos na NR-15 (atividades e operações insalubres), determina a NR-9 (avaliação e controle das exposições ocupacionais a agentes físicos, químicos e biológicos) que devem ser adotados os limites da ACGIH*.

O Anexo 7 da NR-15 não discrimina limites de tolerância, apenas determina que haja um laudo técnico que indique haver ou não "proteção adequada" para os trabalhadores. Em primeira análise parece tratar-se de uma avaliação qualitativa, entretanto, existem fundamentações suficientes para que a avaliação da exposição às radiações não ionizantes seja quantitativa, exceto para os *lasers*.

Ainda é importante mencionar que ocorrências de radiações não ionizantes (CEM) em aplicações específicas são objeto de outras regulamentações e normatizações no Brasil.

A seguir são apresentadas algumas delas:

- Norma da ABNT NBR 5.422 de 28/02/1985 – Projeto de Linhas Aéreas de Transmissão de Energia Elétrica.[7]
- Norma da ABNT NBR 25.415 de 19/07/2006 – Métodos de medição e níveis de referência para exposição a campos elétricos e magnéticos em frequência de 50 Hz e 60 Hz:[8]
  - Estabelece limite para exposição do público em geral de 83,33 μT para campo magnético e 4,17 kV/m para campo elétrico na frequência de 60 Hz.
  - Estabelece procedimentos e padrões de medição.
- Lei Federal nº 11.934 de 5 de maio de 2009:[9]
  - Estabelece limite para exposição do público em geral de 83,33 μT para campo magnético e 4,17 kV/m para campo elétrico.
  - Estabelece limite para exposição ocupacional de 416,67 μT para campo magnético e 8,33 kV/m para campo elétrico.
- Resolução Normativa 398 de 23 de março de 2010[10] e Resolução Normativa 413 de 03 de novembro de 2010,[11] ambas da Agência Nacional de Energia Elétrica (ANEEL):
  - Regulamentam a Lei Federal nº 11.934, de 5 de maio de 2009, no que se refere aos limites à exposição humana a campos elétricos e magnéticos originários de instalações de geração, transmissão e distribuição de energia elétrica, na frequência de 60 Hz.
  - Estabelecem procedimentos para regular e fiscalizar o atendimento aos limites de exposição a campos elétricos e magnéticos.
  - Determinam os níveis de referência para campos elétricos e magnéticos variantes no tempo na frequência de 60 Hz.
- Resolução 700 de 28 de setembro de 2018 da Agência Nacional de Comunicações (ANATEL):[12]
  - Aprova o Regulamento sobre a avaliação da exposição humana a campos elétricos, magnéticos e eletromagnéticos associados à operação de estações transmissoras de radiocomunicação.

Avaliação técnica da exposição nos ambientes de trabalho

A avaliação da exposição às radiações não ionizantes é complexa e requer capacitação, equipamentos fixos ou portáteis (medidores, dosímetros, pontas de prova *probes*, sensores, calibração etc.) (Figura 12.13) desenvolvidos especificamente para os tipos de radiações em estudo. Assim, é importante conhecer quais as características e os tipos de radiação a avaliar para que se possa determinar os equipamentos e metodologias adequados e normas aplicáveis.

Princípios básicos de prevenção e controle

A absorção das ondas eletromagnéticas pelo corpo humano varia de acordo com as características dos tecidos (composição do tecido) com que entra em contato, com a intensidade ou magnitude do campo, com a distância da fonte e com o tempo de exposição. No caso das radiações não ionizantes, a absorção pode implicar aumento da temperatura corporal, nem sempre perceptível por receptores do organismo humano.[5] Assim é que quando nos distanciamos da fonte de emissão a densidade de fluxo magnético diminui.

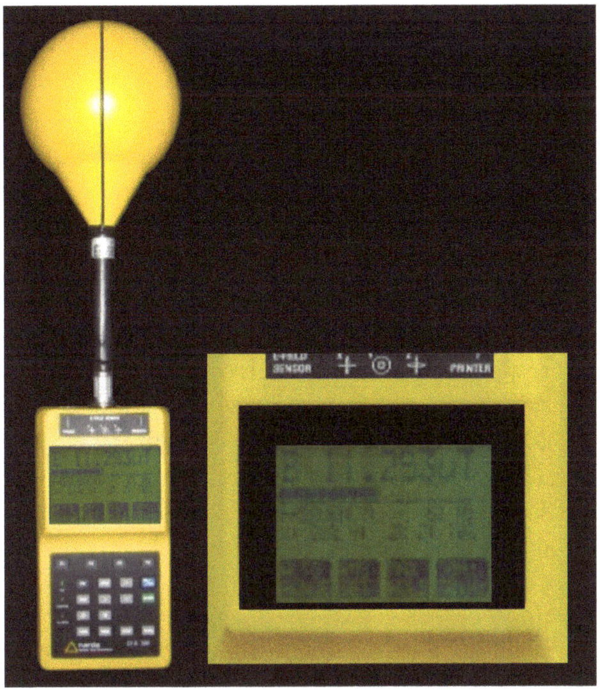

Figura 12.13. Ilustração de aparelho de medição de radiação não ionizante.

Fonte: AES Eletropaulo – FOPASE – Fórum Paulista de Segurança, Saúde e Qualidade de Vida no Trabalho do Setor de Energia – 2006.

Recomendamos a análise da Diretiva 2013/35/UE do Parlamento Europeu e do Conselho da União Europeia, de 26 de junho de 2013, relativa às prescrições mínimas de segurança e saúde em matéria de exposição dos trabalhadores aos riscos causados por agentes físicos (campos eletromagnéticos).[3]

Para uma discussão mais aprofundada sobre a diferença de valores limites para populações ocupacionalmente expostas e para a população geral, e a indicação de medidas de precaução (comparadas com medidas de prevenção), recomendamos o texto da Organização Mundial da Saúde,[13] e nosso texto produzido em 2013.[14]

Condições hiperbáricas

Kleber José do Prado Campos

Condições hiperbáricas e trabalho

A atmosfera que circunda a superfície do planeta Terra é composta por uma mistura de gases, cuja coluna de ar atua em cada corpo terrestre exercendo uma determinada pressão, que pode variar de acordo com a altura ou profundidade em que tais corpos estejam. A pressão atmosférica é essa "força" exercida pela coluna de ar e, ao nível do mar, dentro das condições normais de temperatura e pressão (CNTP), considera-se o valor de 1 atmosfera (1 atm) que é equivalente a 760 milímetros da coluna de mercúrio (mmHg). À medida que um objeto ascende na atmosfera, essa coluna de gases reduz de tamanho e, consequentemente, reduz o peso (força) de ar sobre tal objeto, reduzindo assim a pressão atmosférica sobre ele. Ao retornar para a superfície terrestre, quanto mais se aproxima do nível do mar, mais a coluna de ar aumenta de tamanho, consequentemente, exercendo cada vez mais determinado peso (força) sobre o objeto, até que, retomando ao nível do mar, o valor sobre ele será de 1 atmosfera de pressão da coluna de ar.

As condições pelas quais os trabalhadores expostos às situações de rápidas alterações na pressão atmosférica podem ser divididas em dois grupos:

a) **Condições hipobáricas:** trabalhadores que experimentam pressões diminuídas (aviadores de elevadas altitudes, astronautas, trabalhadores da construção civil em regiões montanhosas etc.).

b) **Condições hiperbáricas:** trabalhadores que experimentam pressões elevadas (mergulhadores de águas profundas, trabalhadores da construção civil em túneis pressurizados, profissionais da saúde que tenham de ficar como acompanhante de pacientes críticos em sessões de tratamento com oxigenoterapia hiperbárica nas clínicas especializadas para este fim etc.).

Principais características das condições hiperbáricas

A variação súbita da pressão atmosférica pode ter efeitos sobre o organismo do trabalhador em determinadas atividades laborais. Isto se deve não só ao efeito físico da variação da pressão, mas também à alteração da relação do corpo do trabalhador com a ação dos gases que compõem a atmosfera a determinadas pressões. Os gases que compõem a atmosfera do planeta encontram-se distribuídos proporcionalmente, sendo o mais abundante o **gás nitrogênio** (78%) e o segundo mais abundante o **gás oxigênio** (aproximadamente 21%). As condições de variação da pressão atmosférica sobre o corpo do trabalhador provocam alterações fisiológicas do organismo em sua tentativa de adaptar-se às situações de exposição acima de 1 atmosfera de pressão. Por exemplo: gases dissolvidos na atmosfera, como nitrogênio ou hélio, não possuem capacidade efetiva de atravessar os alvéolos e atingir a circulação sanguínea, quanto ao nível do mar. Em situações de **trabalho**

hiperbárico, tais gases podem difundir dos alvéolos para circulação sanguínea, encontrando-se dissolvidos no plasma (lei de Henry). Caso o tempo de trabalho sob tal **condição hiperbárica** ultrapasse os limites estabelecidos de segurança, o acúmulo desses gases dissolvidos no plasma sanguíneo pode acarretar comprometimento de tecidos e órgãos quando o trabalhador regressar a pressões atmosféricas cada vez menores e de forma rápida, sem tempo suficiente para eliminar dos tecidos os gases acumulados, como o nitrogênio, por exemplo. Nessas situações de redução súbita da pressão, o gás dissolvido pode deixar de permanecer dissolvido no plasma e formar bolhas nos vasos sanguíneos ou mesmo em tecidos e órgãos vitais, ocasionando emergência médica. O agravamento ocorre com o processo de expansão do gás dentro do organismo ao atingir pressões cada vez mais próximas do nível do mar (lei de Charles, lei de Boyle). A redução súbita da pressão atmosférica também pode levar à expansão além do limite fisiológico do volume de gases presentes em determinados órgãos (fundo do estômago, intestino e região do ouvido médio), o que pode acarretar quadros dolorosos quando um mergulhador retorna rapidamente à superfície após um tempo submerso ou quando, numa despressurização rápida, em câmara hiperbárica ou em tubulão pneumático, ocorra a expansão desses gases ao retornar para 1 atmosfera.

Efeitos à saúde causados pelas condições hiperbáricas

A maioria dos efeitos nocivos da variação de pressão atmosférica em ambientes de trabalho resulta da **descompressão**; os efeitos na saúde do trabalhador (que podem variar de pequeno desconforto até a morte) dependem da taxa e do grau de descompressão.

Quando um trabalhador é submetido ao trabalho sob condições hiperbáricas, deve-se atentar para três fatores importantes a fim de prevenir **doenças descompressivas**: tempo que leva para ser submetido a aumento de pressão; tempo que permanece submetido sob condição hiperbárica executando a atividade laboral, e tempo que leva para ser descomprimido. Caso algum desses fatores seja excedido além dos limites estabelecidos, o trabalhador poderá ser acometido por algum dos quadros a seguir descritos:

- **Efeitos diretos** (**barotrauma**): ruptura da membrana timpânica, ruptura dos alvéolos, inflamação dolorosa de seios da face, dor de cavidade dentária, cólicas abdominais. Os barotraumas podem ocorrer durante um mergulho realizado de forma rápida, sem a realização da manobra de Valsalva pelo mergulhador para a devida equalização da pressão em ouvido médio, bem como na subida rápida ao término de um mergulho (tal associação pode ser feita também com trabalhador da construção civil em um tubulão pressurizado quando é rapidamente submetido à compressão ou à descompressão rápida);
- **Efeitos indiretos em virtude da ação de gases**, especialmente do **nitrogênio** dissolvido no sangue sob pressão aumentada, sendo liberado como bolhas durante uma descompressão rápida (lei de Henry); causando bloqueio dos vasos sanguíneos e danificando os tecidos (**doença descompressiva**). A doença descompressiva pode ser dividida, ainda, no **tipo I** (formação de microbolhas gasosas de vasos do tecido cutâneo, linfático e/ou musculoesquelético), ou **tipo II** (forma grave com acometimento de bolhas gasosas em órgãos vitais como cérebro e/ou cardiopulmonar). Mergulhadores podem apresentar, ainda, um processo de **osteonecrose asséptica** em ossos longos, quando submetidos a um longo período submersos em grandes profundidades. O **nitrogênio** também pode levar a um quadro de intoxicação, com alteração de senso de percepção, bem como do próprio autocuidado em alguns mergulhadores inexperientes, acarretando acidentes graves ou fatais.

A Figura 12.14 esquematiza as condições de pressão atmosféricas em três momentos, e as respectivas patologias.

Limites de exposição ocupacional

Para os trabalhos envolvendo ar comprimido, a Norma Regulamentadora 15 (NR15), em seu *Anexo 6*,[1] preconiza que o trabalhador não poderá sofrer mais que uma compressão em um período de 24 horas e não poderá ser exposto a uma pressão superior a 3,4 kgf/cm^2 (exceto em caso de emergência ou durante tratamento em câmara de recompressão). Para uma jornada de trabalho de 8 horas, a duração do período de atividade no **tubulão pneumático**, por exemplo, poderá variar de 0 a 1,0 kgf/cm^2, no máximo; para 6 horas, variações de pressão de 1,1 a 2,5 kgf/cm^2; e se atividades de 4 horas de exposição, em pressão variando de 2,6 a 3,4 kgf/cm^2. O processo de compressão dos trabalhadores deve ser realizado obedecendo

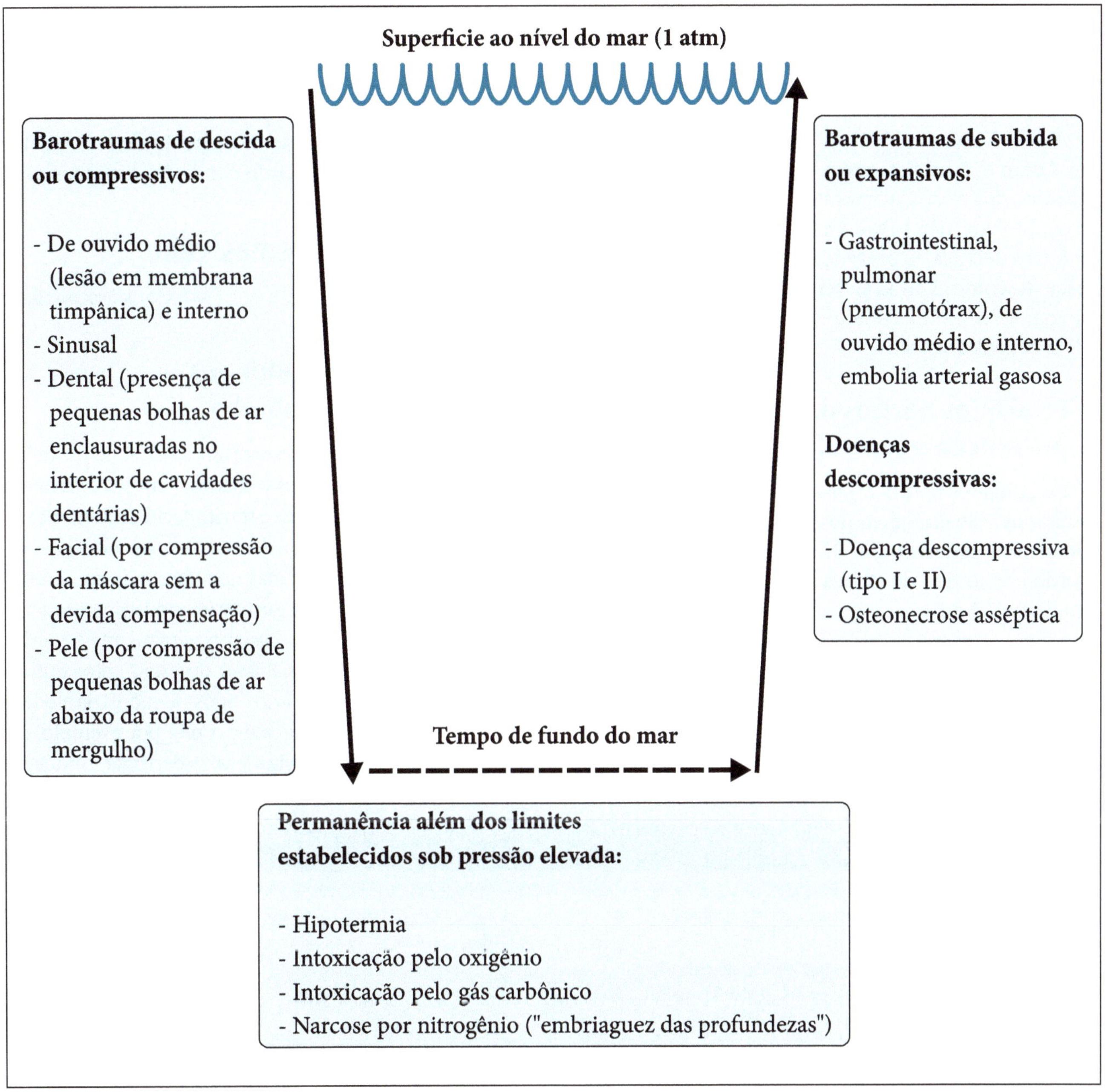

Figura 12.14. Riscos à saúde do mergulhador de acordo com o tempo de descida, permanência no fundo do mar ou de subida à superfície.

Fonte: Elaborada pelo autor.

às regras contidas no *Anexo 6* da NR15. Caso, durante o processo de aumento da pressão ("compressão"), algum trabalhador apresente queixa de mal-estar, dores no ouvido ou na cabeça, esse procedimento deve ser interrompido de imediato, seguindo-se para a diminuição gradual da pressão dentro do tubulão, até que ocorra a recuperação do trabalhador (se esta não ocorrer, o trabalhador deverá ser retirado do tubulão ao término do processo de "recompressão" e encaminhado para avaliação médica).

A mesma legislação também versa sobre trabalhos envolvendo **mergulho**, porém, nessas situações há uma correlação do tempo de mergulho (descida, de fundo e de subida) com os tipos de misturas gasosas utilizadas e a profundidade atingida. Todo o cálculo é baseado em tabelas apropriadas, tanto no caso de um mergulho único no dia de trabalho, quanto mergulhos sucessivos no mesmo dia. O período máximo submerso para cada mergulhador, incluindo a permanência no interior do sino de mergulho, não poderá exceder 8 horas em cada período de 24 horas. Deve-se proceder à interrupção imediata do mergulho quando as condições de segurança não permitirem a execução ou a continuidade do trabalho.

A NR15 traz também, ao término de cada texto de seu *Anexo 6*, tabelas a serem utilizadas na **recompressão** tanto dos trabalhadores submetidos a ar comprimido quanto dos mergulhadores (Anexo "C"), auxiliando, de forma técnica, a prevenção do surgimento de doenças descompressivas ao término do trabalho. Recomendamos a leitura e o estudo completo do *Anexo 6* da NR15 (e seus anexos).

Princípios básicos de prevenção e controle

Os cuidados para acompanhamento e vigilância em saúde dos trabalhadores possuem embasamento legal conforme o Anexo 6 da NR15[1] e estão dispostos, de acordo com o tipo de atividade em **hiperbarismo**, nos Quadros 12.1 e 12.2.

Vale ressaltar que em caso de acidentes envolvendo doença descompressiva leve, devem-se evitar novos mergulhos por, pelo menos, 2 semanas e, frente à doença descompressiva grave, aguardar ao menos 1 mês. Em ambos os casos o acompanhamento médico é obrigatório.

O tratamento para quadros de doença descompressiva é por meio de oxigenoterapia hiperbárica. O médico do trabalho sempre deve buscar informações de centros de oxigenoterapia hiperbárica mais próximos às frentes de trabalho para o tratamento eletivo em situações de acidente envolvendo condições hiperbáricas.

Temperaturas extremas: calor

Irlon de Ângelo da Cunha

Ocorrências do calor nos ambientes de trabalho

O agente físico *calor*, presente tanto em atividades a céu aberto como em ambientes fechados, vem se destacando com as mudanças climáticas e seu impacto no aumento da temperatura média. Nos *ambientes externos* podemos citar as atividades desenvolvidas nos setores da construção civil, agricultura, trabalho portuário, indústria pesqueira, limpeza urbana, catadores, carteiros, ambulantes, energia elétrica, telecomunicações e área florestal, entre outros. Nos *ambientes fechados*, vários tipos de indústria podem expor os trabalhadores ao calor, como, por exemplo, indústria de embalagens plásticas, siderurgia, indústria

Quadro 12.1. Alguns pontos de atenção importantes para trabalhos sob ar comprimido (tubulões pneumáticos e túneis pressurizados) conforme Anexo 6 da NR15[1]

- Após a descompressão, os trabalhadores serão obrigados a permanecer, no mínimo, por 2 horas no canteiro de obra, cumprindo um período de observação médica (o local para observação do trabalhador deverá ser designado pelo médico responsável).
- Os empregados deverão ter idade superior a 18 anos e inferior a 45 anos de idade, devem ser submetidos a exame médico obrigatório (pré-admissional e periódico) e portar placa de identificação fornecida no ato da admissão após realização do exame médico.
- Inspeção dos trabalhadores antes de iniciar a jornada de trabalho vedando entrada em serviço daqueles com sinais de afecções das vias respiratórias (ou outras moléstias) e que se apresentem alcoolizados (ou com sinais de ingestão de bebidas alcoólicas).
- Orientação aos trabalhadores quanto aos riscos decorrentes desse tipo de atividade e formas de precauções.
- Proibir ingestão de bebidas gasosas e fumar dentro dos tubulões e túneis.
- A supervisão médica deverá: oferecer assistência por médico qualificado, bem como local apropriado para atendimento e repouso do trabalhador; manter uma ficha médica para registro dos exames realizados, bem como constar aptidão ou inaptidão ao trabalho (o atestado de aptidão terá validade por 6 meses e, em caso de ausência ao trabalho por mais de 10 dias ou afastamento por motivos de saúde, realizar novo exame médico). Em situações envolvendo o tratamento dos casos de doença descompressiva ou embolia traumática pelo ar, deverão ser empregadas as tabelas de tratamento de Van der Auer e as de Workman e Goodman (constantes do texto).

Quadro 12.2. Alguns pontos de atenção importantes para trabalhos submersos (mergulho), conforme Anexo 6 da NR15[1]

- Os trabalhadores deverão ter idade mínima de 18 anos.
- Realização e validação de exames pré-admissionais e periódicos (semestrais) por médico qualificado, cabendo também realização de exames quando após acidente ocorrido no desempenho da atividade de mergulho ou moléstia grave, após término de incapacidade temporária ou situações especiais (por solicitação do mergulhador ao empregador).
- No Anexo "A" constam os padrões psicofísicos para seleção de candidatos, apontando as observações a serem feitas durante anamnese, exame físico dos diversos aparelhos, bem como os exames de rotina a serem solicitados pelo médico examinador, mas também os exames específicos como teste de pressão, teste de tolerância ao oxigênio e teste de aptidão física ou "Teste de Ruffier".
- O Anexo "B" vem também apresentar os padrões psicofísicos para controle de trabalhadores em atividade de mergulho, trazendo ainda orientações quanto a anamnese, exame físico e exames complementares a serem solicitados.

mecânica e produção de vidros. A exposição ocorre devido a fontes de calor como fornos ou equipamentos a altas temperaturas como fontes indiretas que promovem aquecimento dos ambientes e emissão de calor radiante, como, por exemplo, o aquecimento promovido pela presença de estruturas ou coberturas metálicas.

As consequências ocasionadas pela exposição ocupacional ao calor dependem de vários aspectos como: parâmetros ambientais e individuais dos trabalhadores expostos, tipo de vestimenta utilizada pelo trabalhador, taxa metabólica relacionada com a carga de trabalho e aclimatização.

Principais características do agente físico

O calor corresponde à energia transmitida entre corpos quando estes apresentam diferentes temperaturas, sendo expressa no sistema internacional de unidades em *Joules* (J). A propagação de calor pode ocorrer através de três mecanismos:

- **Condução térmica:** na condução térmica, a transferência de calor ocorre pela vibração das moléculas e a energia térmica é transferida às moléculas próximas. Por exemplo, uma barra de ferro aquecida na sua extremidade resulta no aquecimento de toda a barra em pouco tempo.
- **Convecção térmica:** a transferência de calor ocorre em líquidos e gases, como, por exemplo, o aquecimento de água numa panela. Há formação de "correntes de convecção" e a água que está próxima à fonte de calor se desloca para cima, enquanto a que está fria desce. Na convecção existe a transferência de matéria, as moléculas mudam de posição, transferindo a energia térmica.
- **Irradiação térmica:** o calor é propagado por meio de radiação eletromagnética, principalmente na faixa do *infravermelho*, por exemplo, um forno aquecido. Não é necessário o contato entre os corpos, não há a transferência de matéria e a irradiação ocorre, inclusive, através do vácuo, como a energia solar que atinge a Terra.

Efeitos à saúde causados pela exposição ao calor

Os principais efeitos causados pela exposição ocupacional ao calor ocorrem quando os mecanismos de termorregulação não conseguem manter o equilíbrio térmico do corpo, implicando aumento da temperatura central. Os parâmetros ambientais que podem contribuir para essa elevação de temperatura são: a velocidade e a umidade relativa ar, a temperatura e o calor radiante. Entre os aspectos individuais que contribuem para essa elevação, podem ser citados: atividade metabólica, que depende da carga de trabalho, vestimenta utilizada, nível de aclimatização, uso de medicamentos, nível de hidratação, uso de álcool ou drogas, doenças crônicas preexistentes, obesidade, entre outros. Mesmo para indivíduos expostos a condições similares de trabalho podem ocorrer diferentes respostas fisiológicas.

Os efeitos de maior destaque ocasionados pela exposição ao agente são: as câimbras causadas pelo desequilíbrio hidroeletrolítico devido à perda excessiva de minerais; a síncope ou tontura, provocada por desidratação, que associada à vasodilatação da pele resulta em redução do fluxo sanguíneo para o cérebro; a exaustão do calor, condição geralmente associada à hipertermia; fadiga e desidratação, e o choque hipertérmico (insolação), que constitui uma situação grave e requer medidas emergenciais. Neste caso, há aumento excessivo da temperatura corporal (40,5°C) associado a comprometimentos neuropsicológicos. Além dos distúrbios citados, outras condições graves podem ocorrer, como a rabdomiólise e a hiponatremia.

Limites de exposição ocupacional

A caracterização das atividades para fins de insalubridade está descrita no *Anexo 3* da NR 15,[1] e em função dos efeitos agudos provocados pelo calor, os LEO para o calor foram definidos para um período de 60 minutos, que leva em consideração a **taxa metabólica média** ($\overline{M}$) e as condições ambientais por meio do índice $\overline{IBUTG}$ (IBUTG – valor médio ponderado no tempo). A taxa metabólica e os limites de exposição são apresentados, respectivamente, nos Quadro 1 e 2 do referido Anexo.

Para fins de prevenção e controle dos riscos causados pela exposição ocupacional ao calor, o *Anexo 3* da NR 09 (Avaliação e controle das exposições ocupacionais a agentes físicos, químicos e biológicos) apresenta um conjunto de requisitos a serem observados. As medidas preventivas são exigidas quando for superado o *nível de ação* (NA) para trabalhadores aclimatizados, conforme Quadro 1 do Anexo. Caso o limite de exposição apresentado no Quadro 2 do *Anexo 3* da NR 09 seja ultrapassado, são exigidas medidas corretivas, além de outros procedimentos a serem adotados no âmbito do Programa de Controle Médico de Saúde Ocupacional (PCMSO) – NR 07.

Avaliação técnica da exposição nos ambientes de trabalho

A avaliação técnica da exposição nos ambientes de trabalho deve levar em consideração os diversos parâmetros que interferem nas trocas térmicas para a adequada manutenção da temperatura interna do corpo.

Se as informações obtidas na avaliação preliminar, conforme previsto na NR 09, não forem suficientes para permitir a tomada de decisão quanto à necessidade de implementação de medidas de prevenção, deve-se efetuar a avaliação quantitativa com base em aspectos específicos descritos na metodologia e nos procedimentos da *Norma de Higiene Ocupacional nº 06 - NHO 06* (2ª edição - 2017), da Fundacentro.[2] A avaliação quantitativa visa comprovar o controle da exposição ou a inexistência de riscos identificados na etapa de avaliação preliminar, bem como dimensionar a exposição dos trabalhadores ou subsidiar o equacionamento das medidas de prevenção. Para fins de insalubridade, a caracterização da exposição ocupacional ao calor deve ser apresentada por meio de laudo técnico, cujos requisitos estão contidos no *Anexo 3* na NR 15.[1]

A estimativa do IBUTG, para fins de prevenção em ambientes abertos com carga solar, pode ser feita mediante a utilização da ferramenta (monitor IBUTG) desenvolvida pela Fundacentro. Essa ferramenta possibilita monitorar as exposições ao calor em ambientes de trabalho rurais a céu aberto e está disponível através de aplicativo de celular (Android e iOS) e de endereço na *Web* para acesso via computador.

Princípios básicos de prevenção e controle

As medidas preventivas e corretivas abordadas no âmbito da legislação em vigor (*Anexo 3* da NR 09) levam em consideração dois níveis de abordagem.

Quando os níveis de ação para exposição ocupacional ao calor forem excedidos, as empresas devem considerar a aclimatização dos trabalhadores descrita no PCMSO e adotar uma ou mais das seguintes medidas:

- Disponibilizar água fresca potável (ou outro líquido adequado de reposição) e incentivar sua ingestão.
- Programar os trabalhos mais pesados (acima de 414 W - 400 e 14 watts), preferencialmente nos períodos com condições térmicas mais amenas, desde que nesses períodos não ocorram riscos adicionais.

Para os ambientes fechados ou com fontes artificiais de calor, além dos itens anteriores, o empregador deve fornecer vestimentas de trabalho adaptadas ao tipo de exposição e à natureza da atividade.

Quando os limites de exposição são excedidos, conforme indicado no *Anexo 3* da NR 09, e for caracterizado risco de sobrecarga térmica e fisiológica dos trabalhadores expostos ao calor, o Programa de Controle Médico de Saúde Ocupacional - PCMSO (NR 07) deve prever procedimentos e avaliações médicas considerando a necessidade de exames complementares e monitoramento fisiológico. Superados os limites de exposição, as seguintes medidas corretivas devem ser implementadas:

- Adequar os processos, as rotinas ou as operações de trabalho.
- Alternar operações que gerem exposições a níveis mais elevados de calor com outras que não apresentem exposições ou impliquem exposições a menores níveis, resultando na redução da exposição.
- Disponibilizar acesso a locais, inclusive naturais, termicamente mais amenos, que possibilitem pausas espontâneas, permitindo a recuperação térmica nas atividades realizadas em locais abertos e distantes de quaisquer edificações ou estruturas naturais ou artificiais.

Para os ambientes fechados ou com fontes artificiais de calor, além das medidas citadas anteriormente, a organização deve:

- Adaptar os locais e postos de trabalho.
- Reduzir a temperatura ou a emissividade das fontes de calor.
- Utilizar barreiras para o calor radiante.
- Adequar o sistema de ventilação do ar.
- Adequar a temperatura e a umidade relativa do ar.

Outras medidas preventivas previstas na NR 09 incluem a alternância das atividades que gerem exposições a níveis elevados de calor com outras que impliquem exposições menores; disponibilizar acesso a locais, inclusive naturais, termicamente mais amenos, que possibilitem pausas espontâneas para permitir a recuperação térmica durante as atividades realizadas em locais abertos.

As empresas também devem estabelecer procedimento de emergência específico para o calor, indicando os meios e recursos necessários para o primeiro atendimento ou encaminhamento do trabalhador para atendimento, e fornecer informações a todas as pessoas envolvidas nos cenários de emergências.

A gestão dos riscos devidos à exposição ao calor, tanto no meio urbano quanto no rural, deve atender ao disposto no *Anexo 3* da NR 09 e estar incorporada ao programa de gerenciamento de riscos (PGR) na área urbana (NR 01), e para a área rural deve estar atrelada ao programa de gerenciamento de riscos no trabalho rural (PGRTR) - NR 31.

Temperaturas extremas: frio

Irlon de Ângelo da Cunha

Ocorrências do frio nos ambientes de trabalho

O trabalho em *ambientes frios* pode ocorrer de diversas formas, tanto em *ambientes fechados* como em *ambientes externos,* envolvendo atividades nos setores da construção civil, energia elétrica, silvicultura, agricultura, indústria pesqueira, cadeia de transporte, telecomunicações, trabalho portuário e exploração de petróleo, entre outros.

Nos *ambientes fechados* destacam-se: os ambientes climatizados, onde os alimentos são processados permanecendo a uma temperatura reduzida para inibir o surgimento e crescimento de microrganismos; as câmaras climatizadas destinadas ao armazenamento de produtos que são sensíveis a baixas temperaturas; as câmaras de resfriados utilizadas para o armazenamento de produtos resfriados em temperaturas que podem variar de 0 a 18°C, visando conservar produtos como bebidas, frios, carnes embaladas, laticínios, embutidos, frutas, grãos, verduras, legumes etc., e as câmaras frigoríficas, destinadas ao armazenamento de produtos congelados, podendo atingir temperaturas inferiores a –30°C. Quando as temperaturas reduzem significativamente e, à medida que a velocidade do ar aumenta, o corpo perde calor rapidamente, podendo resultar em sérios problemas à saúde. Indivíduos expostos ao frio extremo, ou no trabalho em ambientes frios, podem estar em risco de estresse devido a esse agente. O clima frio extremo pode resultar em uma situação perigosa que pode propiciar emergências de saúde tanto para pessoas sem abrigo como para indivíduos suscetíveis, incluindo trabalhadores que executam suas atividades ao ar livre e aqueles que trabalham em uma área isolada de forma inadequada ou sem aquecimento.

Principais características do agente físico

O *frio*, que é caracterizado por baixas temperaturas do ar, quando associado a outras variáveis ambientais como a umidade e a velocidade do ar, pode representar maior risco para o desenvolvimento de efeitos associados ao agente. Para a identificação do risco, vários aspectos ambientais, individuais e outros fatores contribuintes devem ser observados, como: presença de carga solar, chuva, vento, altitude, temperatura, imersão, ritmo de trabalho, cargas movimentadas, duração das atividades, experiência do indivíduo exposto, alimentação e reposição de líquidos, *status* nutricional, condição física e saúde, fadiga e disponibilidade de vestimentas adequadas.

Nos ambientes fechados, as características do agente variam em função das necessidades requeridas pelo setor produtivo, especialmente em relação a temperatura, umidade e velocidade do ar, de modo a compatibilizar com as exigências de conservação, manipulação, deslocamento e armazenamento de produtos perecíveis.

Efeitos à saúde causados pela exposição ao frio

Entre os efeitos da exposição a ambientes frios podem ser citados: hipotermia, enregelamento, fenômeno de Raynaud, ulceração, urticária, queimaduras, pés de trincheira (imersão) e perniose. A hipotermia e o enregelamento estão entre os efeitos mais graves em razão da exposição ao frio. Quando a temperatura interior do corpo for inferior a 36°C, ocorre redução das atividades fisiológicas, redução da taxa metabólica, diminuição da pressão arterial e a consequente redução dos batimentos cardíacos, podendo atingir um estado de redução da atividade mental, sonolência e diminuição da capacidade de tomar decisões. A hipotermia é definida como temperatura interna do corpo inferior a 35°C. Entre as lesões ocasionadas na pele e tecidos para temperaturas superiores a 0°C (frio não congelante e umidade) encontram-se as "frieiras" e o "pé de trincheira".

Limites de exposição ocupacional

Para fins de insalubridade, a NR 15 – *Atividades e Operações Insalubres,* em seu *Anexo 9* (Frio),[1] estabelece que as atividades ou operações executadas no interior de câmaras frigoríficas, ou em locais que apresentem condições similares, que exponham os trabalhadores ao frio, sem a proteção adequada, serão consideradas insalubres

Quadro 12.3. Regime de tempo de trabalho com tempo de recuperação térmica fora do ambiente frio	
Faixa de temperatura de bulbo seco (°C)	Regime de tempo de trabalho com tempo de recuperação fora do ambiente frio, para trabalhadores utilizando EPI e vestimenta adequados para exposição ao frio
+15,0 a −17,9* +12,0 a −17,9** +10,0 a −17,9***	Tempo total de trabalho no ambiente frio de 6 horas e 40 minutos, sendo 4 períodos de 1 hora e 40 minutos alternados com 20 minutos de repouso e recuperação térmica fora do ambiente de trabalho
−18,0 a −33,9	Tempo total de trabalho no ambiente frio de 4 horas alternando-se 1 hora de trabalho com 1 hora para recuperação térmica fora do ambiente frio
−34,0 a −56,9	Tempo total de trabalho no ambiente frio de 1 hora, sendo dois períodos de 30 minutos com separação mínima de 4 horas para recuperação térmica fora do ambiente frio
−57,0 a −73,0	Tempo total de trabalho no ambiente frio de 5 minutos, sendo o restante da jornada cumprida, obrigatoriamente, fora de ambiente frio
Abaixo de −73,0	Não é permitida a exposição ao ambiente frio, seja qual for a vestimenta utilizada

Fonte: NR 29.[2] *Faixa de temperatura válida para trabalhos em zona climática quente, de acordo com o mapa oficial do IBGE. **Faixa de temperatura válida para trabalhos em zona climática subsequente, de acordo com o mapa oficial do IBGE. ***Faixa de temperatura válida para trabalhos em zona climática mesotérmica, de acordo com o mapa oficial do IBGE.

em decorrência de laudo de inspeção realizada no local de trabalho. Esse laudo é realizado por engenheiro de segurança do trabalho ou médico do trabalho, cuja avaliação deve levar em consideração, entre outros aspectos, as condições térmicas do local da atividade, sua localização, o tempo de exposição, a localização do ambiente de trabalho considerando o mapa oficial de zonas climáticas do Ministério do Trabalho, os equipamentos de proteção coletiva e individual.

A *Consolidação das Leis do Trabalho* (CLT), na Seção VII, dos serviços frigoríficos, estabelece, em seu artigo n° 253, as seguintes exigências: aos empregados que trabalham no interior das câmaras frigoríficas e para os que movimentam mercadorias do ambiente quente ou normal para o frio, e vice-versa, depois de 1 (uma) hora e 40 (quarenta) minutos de trabalho contínuo, será assegurado um período de 20 (vinte) minutos de repouso, computado esse intervalo como de trabalho efetivo. Considera-se artificialmente frias as zonas climáticas do mapa oficial do Ministério do Trabalho, conforme Portaria nº 21, de 26 de dezembro de 1994.

Para o trabalho portuário em atividades em locais frigorificados, os trabalhadores devem utilizar EPI e vestimenta adequados ao risco e deve ser obedecido o regime de tempo de trabalho com tempo de recuperação térmica fora do ambiente frio, conforme previsto no Quadro 2 do Anexo III da Norma Regulamentadora de Segurança e Saúde no Trabalho Portuário – NR 29.[2]

A NR 36, *Segurança e saúde no trabalho em empresas de abate e processamento e carnes e derivados*, apresenta os requisitos para a proteção dos trabalhadores expostos ao frio nesses ambientes de trabalho.

Avaliação técnica da exposição nos ambientes de trabalho

A avaliação técnica da exposição nos ambientes de trabalho deve levar em consideração os diversos aspectos ambientais, de ordem climática, aspectos individuais e relacionados com a atividade executada, que interferem nas trocas térmicas e estão relacionados com a manutenção da temperatura interna do corpo. Entre as etapas a serem consideradas na avaliação da exposição, podem ser citadas:

- Medição das variáveis ambientais e da taxa de metabolismo; aqui incluem-se a temperatura do ar, a velocidade do ar e a sua umidade.
- Levantamento dos equipamentos de proteção individual (EPI) fornecidos e suas características, e o índice de isolamento térmico das vestimentas.
- Avaliação das condições de equilíbrio térmico dos indivíduos. Neste caso podem ser consideradas ferramentas auxiliares como a norma ISO 11079 – *Ergonomia do ambiente térmico – Determinação e interpretação do estresse pelo frio ao usar o isolamento necessário da vestimenta (IREQ) e efeitos locais de resfriamento.*[3]

Procedimentos específicos devem ser observados para a verificação periódica dos dispositivos de segurança, controle de temperatura, umidade, substituição adequada de vestimentas especiais, aclimatização, tempo de exposição, indicadores de tempo máximo de permanência no local, sobrecarga de trabalho, recuperação térmica e necessidade de monitoramento fisiológico.

Princípios básicos de prevenção e controle

Alguns sinais da hipotermia incluem sensação de frio, tremores e sinais de apatia e isolamento social. Supervisores e trabalhadores devem estar atentos a esses sinais e sintomas precoces, de tal forma que medidas preventivas possam ser tomadas imediatamente. A hipotermia mais aguda se manifesta com confusão mental ou sonolência, fala arrastada, mudança no comportamento ou aparência.

A ACGIH (2023)[4] apresenta algumas recomendações especiais para o local de trabalho, como, por exemplo, minimizar a velocidade do ar tanto quanto possível, mediante projeto adequado de sistemas de distribuição de ar. Cuidados devem ser adotados quando há presença de substâncias tóxicas e quando os trabalhadores estão expostos à vibração. Nesses casos, a exposição ao frio pode requerer uma redução dos limites de exposição. Exposições fatais ao frio entre os trabalhadores, quando ocorrem, em geral, são resultantes de uma exposição acidental envolvendo dificuldades para sair do local com baixas temperaturas, ou devido à imersão em água gelada. A ACGIH também indica requisitos especiais para roupa de isolamento térmico e disponibiliza um fluxograma para o processo de gestão de risco para avaliação de estresse e sobrecarga fisiológica por frio e para a prevenção do enregelamento. Apresenta orientações sobre o uso de vestimentas especiais e EPIs e informações a serem repassadas aos trabalhadores expostos, além do controle médico. A recuperação térmica, quando necessária, deve ser obtida mediante ciclos de trabalho em locais frios e em locais aquecidos. Algumas medidas de controle para trabalhos em câmaras frias podem ser encontradas na norma regulamentadora nº 36, como presença de dispositivo que possibilite abertura das portas pelo interior, sem muito esforço, além de alarme ou outro sistema de comunicação que possa ser acionado pelo interior, em caso de emergência. As câmaras frias cuja temperatura seja igual ou inferior a −18°C devem possuir indicação do tempo máximo de permanência no local. Outro aspecto que merece destaque é a necessidade de medidas voltadas aos primeiros socorros.

As seguintes **normas internacionais** estão relacionadas com a exposição ocupacional ao frio:

- ISO 11079:2007:[3] aborda a determinação e a interpretação do estresse ao frio ao utilizar o isolamento requerido de vestimentas (IREQ) e os efeitos de resfriamento local. Ela especifica métodos e estratégias para avaliar o estresse térmico associado à exposição a ambientes frios.
- ISO 15743:2008:[5] trata sobre a avaliação e gestão de riscos. Foi desenvolvida para descrever os métodos e práticas de avaliação e gestão dos riscos de saúde e desempenho ocupacional em locais de trabalho frios. A norma fornece instruções práticas para análise e gerenciamento de riscos em condições frias de trabalho.

Referências

Ruído

1. Fundação Jorge Duprat Figueiredo de Segurança e Medicina do Trabalho. Norma de Higiene Ocupacional: Procedimento Técnico: Avaliação da exposição ocupacional ao ruído (NHO-01). São Paulo: Fundacentro; 2001. 40 p.
2. Brasil. Ministério do Trabalho e Emprego. Norma Regulamentadora no 15 (NR-15): Anexo 1 – Limites de tolerância para ruído contínuo ou intermitente. Brasil: MTb; 1978.
3. Brasil. Ministério do Trabalho e Emprego. Norma Regulamentadora no 15 (NR-15): Anexo 2 – Limites de tolerância para ruídos de impacto. Brasil: MTb; 1978.
4. Brasil. Portaria nº 491, de 16 de setembro de 1941: revisa e atualiza os quadros das atividades e operações insalubres. Brasil: MTPS; 1965.
5. Serviço Social da Indústria, Departamento Nacional. Técnicas de avaliação de agentes ambientais: manual SESI. Brasília: SESI/DN; 2007. 294 p.
6. Fantazzini ML. Curso de ruído: Módulo VI. São Paulo: ABHO; 2023.
7. Fantazzini ML. Prevenção de riscos. Novo Hamburgo: Proteção Publicações; 2013. 152 p.
8. Health and Safety Executive – HSE. Controlling noise at work. The Control of Noise at Work Regulations 2005. Guidance on Regulations L108 (Second edition) HSE Books; 2005.

Vibrações

1. Jones MK, Harris MA, Peters PA, Tjepkema M, Demers PA. Prostate cancer and occupational exposure to whole-body vibration in a national population-based cohort study. Am J Ind Med. 2014;57(8):896-905.
2. Nadalin V, Kreiger N, Parent ME, Salmoni A, Sass-Kortsak A, Siemiatycki J, Sloan M, Purdham J. Prostate cancer and occupational whole-body vibration exposure. Ann Occup Hyg. 2012;56:968-74.
3. Young E, Kreiger N, Purdham J, Sass-Kortsak A. Prostate cancer and driving occupations: could whole body vibration play a role? Int Arch Occup Environ Health. 2009;82(5):551-6.
4. American Conference of Governmental Industrial Hygienists – ACGIH®. The Threshold Limit Values (TLVs®) and Biological Exposure Indices (BEIs®). Tradução para o idioma português pela Associação Brasileira de Higienistas Ocupacionais – ABHO; 2023.
5. Health and Safety Executive (HSE) – Controlling vibration risks. Disponível em: https://www.hse.gov.uk/vibration/wbv/risks.htm.

6. Krajnak K. Health effects associated with occupational exposure to hand-arm or whole-body vibration. J Toxicol Environ Health B Crit Rev. 2018;21(5):320-34.
7. Mansfield NJJ. Human response to vibration. Boca Raton, FL: CRC Press; 2005.
8. Sousa VC, Teixeira JAMS. Dose de vibração, uma abordagem diferente sobre o tema. Acústica e Vibrações. 2021;36(53):67-80.
9. Brasil. Ministério do Trabalho e Previdência. Normas Regulamentadoras. Anexo III. Disponível em: https://www.gov.br/trabalho-e-emprego/pt-br/assuntos/inspecao-do-trabalho/seguranca-e-saude-no-trabalho/sst-portarias/2021/portaria-mtp-no-426-anexos-i-vibracao-e-iii-calor-da-nr-09.pdf (Acesso em: 11 mar. 2024).
10. União Europeia. Diretiva 2002/44/CE do Parlamento Europeu e do Conselho, de 25 de junho de 2002, relativa às prescrições mínimas de segurança e saúde respeitantes à exposição dos trabalhadores aos riscos devidos aos agentes físicos (vibrações) (16ª diretiva especial na acepção do nº 1 do artigo 16° da Diretiva 89/391/CEE) – Declaração conjunta do Parlamento Europeu e do Conselho. Disponível em: https://eur-lex.europa.eu/legal-content/PT/TXT/HTML/?uri=CELEX:32002L0044.

Radiações ionizantes

1. American Conference of Governamental Industrial Hygienists – ACGIH®. The Threshold Limit Values (TLVs®) and Biological Exposure Indices (BEIs®). Tradução para o idioma português pela Associação Brasileira de Higienistas Ocupacionais – ABHO; 2023.
2. Valverde N. Radiações ionizantes. *In:* Mendes R (Org.) Dicionário de Saúde e Segurança do Trabalhador: conceitos – definições – história – cultura. Novo Hamburgo (RS): Proteção Publicações; 2018. p. 973-4.
3. Valverde N. Radiações ionizantes. *In*: Mendes R (Org.) Patologia do trabalho. 3. ed. São Paulo: Editora Atheneu; 2013. p. 423-61.
4. Instituto Nacional do Câncer (INCA). Radiações ionizantes. Disponível em: https://www.gov.br/inca/pt-br/assuntos/causas-e-prevencao-do-cancer/exposicao-no-trabalho-e-no-ambiente/radiacoes/radiacoes-ionizantes. (Acesso em: 05 ago. 2023).
5. CNEN-NN-3.01: Diretrizes Básicas de Proteção Radiológica. Disponível em: http://appasp.cnen.gov.br/seguranca/normas/pdf/Nrm301.pdf (Acesso em: 05 ago. 2023)
6. Associação Brasileira de Higienistas Ocupacionais – ABHO. Definição de higiene ocupacional. Disponível em: https://www.abho.org.br/abho/ (Acesso em: 05 ago. 2023).

Radiações não ionizantes

1. International Agency for Research on Cancer – IARC. Monographs on the Evaluation of Carcinogenic Risks to Humans.Volume 80: Non-Ionizing Radiation, Part 1: Static and Extremely Low-Frequency (ELF) Electric and Magnetic Fields. Lyon, France: IARC; 2002. Disponível em: https://monographs.iarc.who.int/wp-content/uploads/2018/06/mono80.pdf (Acesso em: 05 ago. 2023).
2. Roditi I. Dicionário Houaiss: física. Rio de Janeiro: Objetiva; 2005.
3. União Europeia. Diretiva 2013/35/UE do Parlamento Europeu e do Conselho, de 26 de junho de 2013, relativa às prescrições mínimas de segurança e saúde em matéria de exposição dos trabalhadores aos riscos devidos aos agentes físicos (campos eletromagnéticos) (20a diretiva especial na acepção do artigo 16°, nº 1, da Diretiva 89/391/CEE) e que revoga a Diretiva 2004/40/CE. Disponível da Internet: https://eur-lex.europa.eu/legal-content/PT/TXT/PDF/?uri=CELEX:32013L0035&qid=1688590781428 (Acesso em: 05 ago. 2023)
4. American Conference of Governmental Industrial Hygienists – ACGIH®. The Threshold Limit Values (TLVs®) and Biological Exposure Indices (BEIs®). Tradução para o idioma português pela Associação Brasileira de Higienistas Ocupacionais – ABHO; 2023.
5. Silva SL, Silva LB. Radiação não ionizante e os ambientes de trabalho – João Pessoa: Editora UFPB, 2020. Disponível em: https://www.ufpb.br/lat/contents/publicacoes/artigos/radiacao-nao-ionizante-e-os-ambientes-de-trabalho.pdf (Acesso em: 05 ago. 2023).
6. ICNIRP. Internacional Commission on Non-Ionizing Radiation Protection. Guidelines for Limiting Exposure to Time-Varying Electric, Magnetic, and Electromagnetic Fields (up to 300 GHz). 1998 e 2010. Disponível em: https://www.icnirp.org/cms/upload/publications/ICNIRPrfgdl2020.pdf (Acesso em: 05 ago. 2023).
7. Associação Brasileira de Normas Técnicas – ABNT. NBR 5422 – Projeto de Linhas Aéreas de Transmissão de Energia Elétrica. 1985. Disponível em: https://www.normas.com.br/visualizar/abnt-nbr-nm/5329/nbr5422-projeto-de-linhas-aereas-de-transmissao-de-energia-eletrica (05 ago. 2023).
8. Associação Brasileira de Normas Técnicas – ABNT. NBR 25415 – Métodos de medição e níveis de referência para exposição a campos elétricos e magnéticos em frequência de 50 Hz e 60 Hz. 2006. Disponível em: https://www.normas.com.br/visualizar/abnt-nbr-nm/25590/nbr15415-metodos-de-medicao-e-niveis-de-referencia-para-exposicao-a-campos-eletricos-e-magneticos-na-frequencia-de-50-hz-e-60-hz (Acesso em: 05 ago. 2023).
9. Brasil. Lei nº 11.934, de 5 de maio de 2009. Dispõe sobre limites à exposição humana a campos elétricos, magnéticos e eletromagnéticos; altera a Lei nº 4.771, de 15 de setembro de 1965; e dá outras providências. Disponível em: https://informacoes.anatel.gov.br/legislacao/leis/426-lei-11934 (Acesso em: 05 ago. 2023).
10. Agência Nacional de Energia Elétrica – ANEEL. Resolução Normativa no 398, de 23/3/2010. Regulamenta a Lei nº 11.934, de 5 de maio de 2009, no que se refere aos limites à exposição humana a campos elétricos e magnéticos originários de instalações de geração, transmissão e distribuição de energia elétrica. Disponível em: https://www.diariodasleis.com.br/legislação/federal/213808-limites-u-exposiuuo-humana-a-campos-elutricos-e-magnuticos-regulamenta-a-lei-nu-11-934-de-5-de-maio-de-2009-no-que-se-refere-aos-limites-u-exposiuuo-hum.html (Acesso em: 05 ago. 2023).
11. Agência Nacional de Energia Elétrica – ANEEL. Resolução Normativa nº 413, de 9/11/2010. Altera a redação do parágrafo 3° do art. 6° e o art. 8°, insere o art. 8°-A, revoga o parágrafo 2° do art. 8°, e substitui o Anexo da Resolução Normativa ANEEL 398 de 23.03.2010, que regulamenta a Lei 11.934 de 05.05.2009, no que se refere aos limites à exposição humana a campos elétricos e magnéticos originários de instalações de geração, transmissão e distribuição de energia elétrica na frequência de 60 Hz. Disponível em: https://www2.aneel.gov.br/cedoc/ren2010413.pdf (Acesso em: 05 ago. 2023).
12. Agência Nacional de Comunicações – ANATEL. Resolução nº 700, de 28 de setembro de 2018. Aprova o Regulamento sobre a Avaliação da Exposição Humana a Campos Elétricos, Magnéticos e Eletromagnéticos Associados à Operação

de Estações Transmissoras de Radiocomunicação. Disponível em: https://informacoes.anatel.gov.br/legislacao/resolucoes/2018/1161resolucao-700 (Acesso em: 05 ago. 2023).
13. Organização Mundial da Saúde – OMS. Estabelecendo um diálogo sobre riscos de campos eletromagnéticos. OMS, 2002. Disponível em: https://www.arpapr.org.br/tecnica/files/eletromagnetismo/Risk_Portuguese_exposicao_cp_magneticos.pdf (05 ago. 2023).
14. Felicio J. A importância do princípio da precaução aplicado nas legislações estaduais e municipais específicas [monografia]. Rio de Janeiro: ENSP/FIOCRUZ; 2013

Condições hiperbáricas

1. Brasil. Ministério da Economia, Subsecretaria de Inspeção do Trabalho (SIT). Norma Regulamentadora N°15 (NR15): Atividades e operações insalubres. Anexo n.º 6 Trabalho sob condições hiperbáricas. Última modificação: Portaria SSMT n.º 24, de 14/09/1983. Disponível em: https://www.guiatrabalhista.com.br/legislacao/nr/nr-15-Anexo-06.pdf (Acesso em: 05 ago. 2023).
2. Alves C, Menegazzo LMM. Pressões atmosféricas anormais. In: Mendes R (Org.) Patologia do trabalho, 3. ed. São Paulo: Editora Atheneu; 2013. p. 553-75.
3. Health and Safety Executive – HSE. Guidance for appointed doctors on the Work in Compressed Air Regulations 1996 – Medical surveillance of workers undertaking work in compressed air. Disponível em: https://www.hse.gov.uk/pubns/ms35.pdf (Acesso em: 05 ago. 2023).
4. Whelan AT, Kindwall EP (Eds.). Hyperbaric medicine practice. 4th ed. North Palm Beach, FL: Best Publishing Company; 2017.
5. UHMS Guidelines for Hyperbaric Facility Operations 3rd ed. https://www.bestpub.com/books-new/medical-books-2020/hyperbaric-undersea-medicine/product/uhms-guidelines-for-hyperbaric-facility-operations-3rd-edition/category_pathway-31.html (Acesso em: 05 ago. 2023).

Temperaturas extremas: calor

1. Brasil. Ministério do Trabalho e Previdência. Normas Regulamentadoras. Anexo III. Disponível em: https://www.gov.br/trabalho-e-emprego/pt-br/assuntos/inspecao-do-trabalho/seguranca-e-saude-no-trabalho/sst-portarias/2021/portaria-mtp-no-426-anexos-i-vibracao-e-iii-calor-da-nr-09.pdf (Acesso em: 05 ago. 2023).
2. Fundação Jorge Duprat Figueiredo de Segurança e Medicinado Trabalho – Fundacentro. Norma de Higiene Ocupacional n° 06 (NHO 06): Avaliação da exposição ocupacional ao calor. Procedimentos técnicos. Brasília: Ministério do Trabalho e Previdência Social; 2017. Disponível em: http://arquivosbiblioteca.fundacentro.gov.br/exlibris/aleph/a23_1/apache_media/L7376RQ71PM8LI14HKNLE1BQIHAA12.pdf (Acesso em: 05 ago. 2023).

Temperaturas extremas: frio

1. Brasil. Ministério do Trabalho e Previdência. Norma Regulamentadora nº 15 – Anexo 9. Disponível em: https://www.gov.br/trabalho-e-emprego/pt-br/acesso-a-informacao/participacao-social/conselhos-e-orgaos-colegiados/comissao-tripartite-partitaria-permanente/arquivos/normas-regulamentadoras/nr-15-anexo-09.pdf (Acesso em: 05 ago. 2023).
2. Brasil. Ministério do Trabalho e Previdência. Norma Regulamentadora nº 29: Segurança e Saúde no Trabalho Portuário. Brasília-DF. Disponível em: https://www.gov.br/trabalho-e-emprego/pt-br/acesso-a-informacao/participacao-social/conselhos-e-orgaos-colegiados/comissao-tripartite-partitaria-permanente/arquivos/normas-regulamentadoras/nr-29-atualizada-2022-1.pdf (Acesso em: 05 ago. 2023).
3. International Organization for Standardization. ISO 11079:2007: Ergonomics of the thermal environment – Determination and interpretation of cold stress when using required clothing insulation (IREQ) and local cooling effects. Geneva; 2007. 34p. Disponível em: https://www.iso.org/standard/38900.html (Acesso em: 05 ago. 2023).
4. American Conference of Governmental Industrial Hygienists – ACGIH®. The Threshold Limit Values (TLVs®) and Biological Exposure Indices (BEIs®). Tradução para o idioma português pela Associação Brasileira de Higienistas Ocupacionais – ABHO; 2023.
5. International Organization for Standardization. ISO 15743:2008 – Ergonomics of the thermal environment – Cold workplaces – Risk assessment and management. 31p. Disponível em: https://www.iso.org/standard/38895.html (Acesso em: 05 ago. 2023).

Bibliografia adicional recomendada

Ruído

American Industrial Hygiene Association. The Noise Manual. 6th ed. https://aiha-assets.sfo2.digitaloceanspaces.com/AIHA/resources/Noise-Manual-6th-edition-PREVIEW.pdf

Temperaturas extremas: calor

American Conference of Governmental Industrial Hygienists – ACGIH®. The Threshold Limit Values (TLVs®) and Biological Exposure Indices (BEIs®). Tradução para o idioma português pela Associação Brasileira de Higienistas Ocupacionais – ABHO. 2023.

National Institute for Occupational Safety and Health (NIOSH). Criteria for a recommended standard: occupational exposure to heat and hot environments. Cincinnati, OH: Department of Health and Human Services, Centers for Disease Control and Prevention, National Institute for Occupational Safety and Health, DHHS (NI-OSH); 2016. 192p. Disponível em: https://www.cdc.gov/niosh/docs/2016-106/pdfs/2016-106.pdf (Acesso em: 05 ago. 2023).

Parsons K. Human heat stress. Boca Raton: CRC Press; 2019. 162p.

Temperaturas extremas: frio

Centers for Disease Control and Prevention [Internet]. Cold Stress | NIOSH | CDC. Disponível em: https://www.cdc.gov/niosh/topics/coldstress/de-fault.html (Acesso em: 05 ago. 2023).

Health and Safety Executive – HSE: Information about health and safety at work [Internet]. Temperature. Disponível em: https://www.hse.gov.uk/temperature/index.htm. (Acesso em: 05 ago. 2023).

Parsons K. Human thermal environments: the effects of hot, moderate and cold environments on human health, comfort and performance. 3. ed. Boca Raton/FL: CRC Press; 2014.

13

Nocividade do Trabalho Devida a Fatores de Risco de Natureza Biológica

Paulo Sérgio de Andrade Conceição
Eliane Cardoso Sales
Maria Carlota Borba Brum

- Introdução
- Caracterização do problema
- Importância do problema
- Cenário de proteção dos(as) trabalhadores(as) na América Latina
- Avaliação de risco e abordagens diagnósticas do problema e como ele pode ser sistematizado
- Abordagens corretivas
- Abordagens preventivas
- Abordagens de promoção da saúde
- Considerações finais

Introdução

Quase 2 milhões de pessoas morrem prematuramente, todos os anos, por causas associadas ao trabalho. De acordo com estimativas da *International Commission on Occupational Health* - ICOH, ocorrem 150 mil mortes de trabalhadores(as) por ano, nas Américas, por acidentes de trabalho, doenças respiratórias, doenças cardiovasculares, doenças neuropsiquiátricas, neoplasias malignas e doenças transmissíveis.[1]

O objetivo deste capítulo é discutir a nocividade do trabalho em decorrência de fatores de risco de natureza biológica. Esses fatores de risco estão presentes nos mais diversos ambientes, ocupacionais ou não, podendo causar doenças infecciosas e parasitárias, mas também outras afecções, de forma aguda ou crônica, com maior ou menor potencial de gerar incapacidade laborativa, como discutiremos adiante.

Serão avaliadas condições nas quais os fatores de risco biológico acarretam nocividade no trabalho, além dos principais agentes e situações que agravam as exposições, aumentando a chance de adoecimento.

Ainda que os agentes de risco biológico sejam conhecidos e para muitos deles existam meios eficazes de prevenção, como as vacinas, ou tratamento disponível e eficaz, permanecem sendo uma importante fonte de preocupação para a saúde pública e também para a saúde do(a) trabalhador(a), considerando o surgimento de novos agentes de risco, ou variações, mutações que implicam maior possibilidade de infecção e maior virulência, como foi o caso do vírus SARS-Cov-2, responsável pela pandemia da COVID-19.

As doenças infecciosas e parasitárias relacionadas com o trabalho são pouco diagnosticadas no Brasil, tendo pequeno destaque no perfil de adoecimento e morte associada ao trabalho, conforme se pode verificar no Capítulo 5.

Uma das razões para isso é que esse grupo de agravos pode ocorrer na população em geral, deixando-se de reconhecer a situação de excesso de risco para, por exemplo, os(as) trabalhadoras(es) da saúde, como ocorreu na pandemia da COVID-19, em que poucos casos foram reconhecidos como relacionados com o trabalho, mesmo os ocorridos com profissionais da linha de frente, no início da pandemia, quando não se tinha meios eficientes de prevenção da doença disponíveis.

Neste capítulo, falaremos das exposições a fatores de risco de natureza biológica, com os potenciais efeitos sobre a saúde de trabalhadores e trabalhadoras. As doenças infecciosas e parasitárias relacionadas com o trabalho contemporâneo serão abordadas adiante, no Capítulo 22.

Caracterização do problema

Durante séculos tentou-se explicar a origem das doenças infecciosas, que foram atribuídas, por exemplo, a causas religiosas, espíritos malignos, "miasmas" (emanações provenientes da decomposição de matérias orgânicas). Porém, mesmo muito antes da descoberta do microscópio e dos microrganismos já se aventou que as doenças infecciosas seriam transmitidas diretamente pelo contato com as pessoas doentes, com objetos usados ou tocados por essas pessoas ou através do ar.[2]

Em 1862, Louis Pasteur propôs a teoria das doenças transmitidas por germes, defendendo que os microrganismos eram as causas das doenças. Robert Koch conseguiu demonstrar que era um microrganismo em particular que causava determinada doença, sendo que, em 1884, juntamente com Friedrich Loeffler, formulou quatro critérios para estabelecer uma relação entre um micróbio causador e uma doença, que ficaram conhecidos como postulados de Koch. Boa parte desses critérios continuam válidos até os dias atuais: o microrganismo deve ser encontrado em abundância nos animais doentes, mas não deve ser encontrado em animais sadios; deve poder ser isolado de um organismo doente e crescer em meio de cultura pura; o microrganismo cultivado deve causar doença idêntica quando introduzido em um hospedeiro saudável; e um microrganismo deve ser novamente isolado dos inoculados (hospedeiro experimental doente) e identificado como sendo idêntico ao agente causador original.[2]

Os agentes causadores das doenças infecciosas e parasitárias podem ser: **vírus**, que são parasitas intracelulares obrigatórios, que possuem como material genético os ácidos desoxirribonucleicos (DNA) ou ribonucleicos (RNA) e se reproduzem dentro das células dos hospedeiros. As formas dos vírus são bem distintas, de esférico a poliedros, podendo também ter formas alongadas, helicoidais, parecendo bastões; **bactérias** são organismos unicelulares, constituídos por DNA e RNA, classificadas de diferentes maneiras, por exemplo, se são coradas ou não pelo Gram (gram-positivas e gram-negativas) e pelo seu formato, podendo ter o aspecto de cocos, bacilos, espirilos, espiroquetas e vibriões. Podem ser encontradas isoladas ou em agrupamentos, principalmente aquelas em forma de cocos; **fungos** podem ser constituídos por uma ou mais células. Podem ter o aspecto de formas arredondadas (leveduras) ou de hifas (bolores); e, **protozoários**, que não formam agrupamentos ou filamentos, apresentam-se de forma celular isolada e têm a característica da mobilidade, podendo se locomover por pseudópodos, flagelos ou cílios.[3]

Quadro 13.1. Lista de doenças relacionadas com o trabalho – Lista A – Agentes e/ou fatores de risco com respectivas doenças relacionadas ao trabalho – Parte III (listagem apenas ilustrativa. Veja a lista completa na publicação da Portaria)[6]

Agentes e/ou fatores de risco biológico	CID10	Doença relacionada com o trabalho
Agentes biológicos do tipo vírus não classificados em outras partes em atividades de trabalho; exposição a	A98	Outras febres hemorrágicas por vírus, não classificadas em outra parte
Bacillus anthracis em atividades de trabalho: exposição a	A22	Carbúnculo
Brucella em atividades de trabalho; exposição a espécies de	A23	Brucelose
Candida albicans e outras espécies do mesmo gênero, potencialmente patogênicas em atividades de trabalho sob condições de umidade e irritação mecânica; exposição a	B37	Candidíase
Chlamydia psittaci ou *Chlamydia pneumoniae* em atividades de trabalho; exposição a	A70	Infecções causadas por *Chlamydia psittaci* (febre dos papagaios, ornitose, psitacose)
Clostridium tetani em atividades de trabalho; exposição a	A35	Tétano, outros tipos de
Coronavírus SARS-CoV-2 em atividades de trabalho; exposição a	U07.1	Doença causada pelo coronavírus SARS-CoV-2 (COVID-19)
Leishmania braziliensis em atividades de trabalho; exposição a	B55, B55.1, B55.2	Leishmaniose, leishmaniose cutânea, leishmaniose cutaneomucosa
Leptospira icterohaemorrhagiae, e outras espécies *Leptospira* em atividades de trabalho; exposição a	A27	Leptospirose
Meningococo em atividades de trabalho; exposição a	A39	Infecção meningocócica
Mosquito (*Aedes aegypti*), transmissor do arbovírus da Chikungunya (CHIKV), em atividades de trabalho	A92.0	Febre de Chikungunya
Mosquito (*Aedes aegypti*), transmissor do arbovírus da dengue em atividades de trabalho; exposição a	A90	Dengue [dengue clássico]
Mosquito (*Aedes aegypti*), transmissor do arbovírus da exposição à Zika, em atividades de trabalho; exposição a	U06.9 A95	Doença pelo Zikavírus não especificada
Mosquito transmissor do arbovírus da febre amarela em atividades de trabalho; exposição a	U06.9 A95	Febre amarela
Mycobacterium tuberculosis (bacilo de Koch) ou *Mycobacterium bovis* em atividades de trabalho; exposição a	A15 a A19	Tuberculose respiratória, com confirmação bacteriológica e histológica, tuberculose das vias respiratórias, sem confirmação bacteriológica ou histológica, tuberculose do sistema nervoso, tuberculose de outros órgãos, tuberculose miliar
Vírus da hepatite B (HBV) em atividades de trabalho; exposição a	B16, C22, C82, C83	Hepatite aguda B, neoplasia maligna do fígado e das vias biliares intra-hepáticas, linfoma não Hodgkin, folicular (nodular), linfoma não Hodgkin difuso

Fonte: Portaria Estadual Sesab nº 31, de 14 de janeiro de 2021 e Portaria nº 120-R, de 18 de junho de 2021, dos estados da Bahia e do Espírito Santo.

As lesões e agravos decorrentes da exposição aos fatores de riscos de natureza biológica também podem decorrer de materiais ou fragmentos originados de organismos, a exemplo das toxinas ou príons.[4]

É importante ressaltar que grande parte dos microrganismos não tem a capacidade de transmitir doenças para os seres humanos, podendo fazer parte, inclusive, da microbiota normal, como residentes permanentes, por exemplo, na pele, orofaringe e cólon, desempenhando um papel de ajuda na digestão dos alimentos ou de proteção contra a colonização por agentes patogênicos. Muito embora esses agentes que residem na pele íntegra ou no intestino sem causar danos possam provocar doenças graves em outros locais, como na corrente sanguínea.[5]

No Quadro 13.1, apresentam-se de forma exemplificativa alguns dos agentes de risco de natureza biológica, constantes na lista de doenças relacionadas ao trabalho (LDRT) – Lista A.[a] Não cabe a discussão de todos os agentes de risco no presente capítulo, sendo aqui abordadas algumas das suas características, as formas de transmissão, os principais grupos de trabalhadores

a Aprovada através da Portaria Estadual Sesab nº 31, de 14 de janeiro de 2021 e Portaria nº 120-R, de 18 de junho de 2021, dos estados da Bahia e do Espírito Santo. Essa mesma atualização da LDRT havia sido aprovada através de Portaria MS/GM nº 2.309/2020 do Ministério da Saúde, mas revogada em seguida. Quando este livro estava sendo escrito, encontrava-se em avaliação para revigorar a LDRT de caráter nacional.

expostos, características dos microrganismos que influenciam na sua capacidade de contágio, de infectar pessoas e causar doenças, dentre outras informações.

As doenças relacionadas com os agentes de risco de natureza biológica serão discutidas no Capítulo 20 – Doenças infecciosas e parasitárias relacionadas com o trabalho contemporâneo .[6]

As vias de transmissão dos agentes biológicos incluem via oral, respiratória, por ingestão, através da pele e mucosas, picada de insetos, via sexual ou parenteral, por mordedura e/ou transmissão vertical ou pelo aleitamento materno.

Do ponto de vista ocupacional, as vias de transmissão de maior relevância para os trabalhadores da área da saúde são as de inalação de bioaerossóis e a contaminação através de acidentes com perfurocortantes. As principais vias de transmissão variam para outras categorias, como no caso dos trabalhadores na silvicultura e de abertura de estradas ou de instalação de linhas de transmissão, com maior risco de contrair arboviroses transmitidas por picadas de insetos.

Embora o conhecimento sobre o risco de transmissão das doenças infecciosas no ambiente de trabalho seja de longa data, a melhoria na normatização e na implantação das medidas de proteção foi observada mais recentemente. Alguns eventos contribuíram para isso, como a pandemia da AIDS no início da década de 1980, que gerou maior preocupação na proteção dos trabalhadores para a transmissão do vírus da imunodeficiência humana (HIV). O primeiro caso documentado de HIV relacionado com o trabalho em trabalhadores de saúde ocorreu com uma enfermeira, em 1984, após um acidente com perfurocortante.[7]

Certamente esse evento e os demais casos ocorridos posteriormente influenciaram o CDC (Centers for Disease Control and Prevention), em 1987, para que emitisse as diretrizes para Precauções Universais de prevenção para trabalhadores sob risco de exposição a sangue ou fluidos corporais de pacientes, posteriormente definidas como precauções padrão.[8]

Outro avanço se deu também na década de 1980, com a aprovação da primeira vacina contra hepatite B produzida por técnica de DNA recombinante, o que permitiu a produção vacinal em larga escala. Gradualmente foi se ampliando a disponibilização dessa vacina para grupos de maior risco, dentre eles as(os) trabalhadoras(es) da saúde, o que fez reduzir o número de casos de infectados.[9]

No Brasil, somente a partir de 2005, com a aprovação da Norma Regulamentadora nº 32 (NR 32) – Segurança e saúde no trabalho em serviços de saúde – Portaria MTb nº 485/2005 (atualização mais recente dada pela Portaria MTP nº 4.219, de 20 de dezembro de 2022) é que foi estabelecido que a todo trabalhador dos serviços de saúde deve ser fornecido, gratuitamente, programa de imunização ativa contra tétano, difteria, hepatite B.[10]

Nas versões mais recentes da NR 32 ampliou-se a obrigatoriedade de que sempre que houver vacinas eficazes contra outros agentes biológicos a que os trabalhadores estão, ou poderão estar, expostos, o empregador deverá fornecê-las gratuitamente, além de ter que fazer o controle da eficácia da vacinação sempre que for recomendado pelo Ministério da Saúde e seus órgãos, e providenciar, se necessário, seu reforço.[10]

De acordo com a NR 32, consideram-se agentes biológicos os microrganismos, geneticamente modificados ou não; as culturas de células; os parasitas; as toxinas e os príons. Ainda de acordo com essa NR, considera-se risco biológico a probabilidade da exposição ocupacional a agentes biológicos.[10]

No presente capítulo, serão considerados fatores de risco de natureza biológica os microrganismos, parasitas ou materiais originados de organismos aos quais os trabalhadores e trabalhadoras podem estar expostos em função do seu trabalho e que têm o potencial de causar lesões ou agravos à saúde.[10]

O item 32.1.1 da NR 32 estabelece que essa norma "tem por finalidade estabelecer as diretrizes básicas para a implementação de medidas de proteção à segurança e à saúde dos trabalhadores dos serviços de saúde, bem como daqueles que exercem atividades de promoção e assistência à saúde em geral".

O item 32.1.2 dessa norma refere que:

> *Para fins de aplicação dessa NR entende-se por serviços de saúde qualquer edificação destinada à prestação de assistência à saúde da população, e todas as ações de promoção, recuperação, assistência, pesquisa e ensino em saúde em qualquer nível de complexidade.*

Porém, embora a NR 32 seja abrangente, mais frequentemente as medidas de proteção e as de fiscalização e de vigilância se direcionam para os(as) trabalhadores(as) na assistência hospitalar, quando se sabe que grande parte da categoria trabalha na atenção básica, em serviços de baixa e de média complexidades, incluindo clínicas e consultórios particulares.[10]

A NR 32, com sua primeira versão vigente em novembro de 2005, representou um avanço para a prevenção e o controle dos fatores de riscos não somente de natureza biológica, mas também química e outros dos(as) trabalhadores(as) da saúde.[11]

Ainda no caso dos serviços de saúde, o item 32.2.2.1 da NR 32 estabelece que o programa de gerenciamento de riscos (PGR), além do previsto na NR 01, na etapa de identificação de perigos, deve conter:[12]

> *I. Identificação dos agentes biológicos mais prováveis, em função da localização geográfica e da característica do serviço de saúde e seus setores, considerando:*
> *a) fontes de exposição e reservatórios;*
> *b) vias de transmissão e de entrada;*
> *c) transmissibilidade, patogenicidade e virulência do agente;*
> *d) persistência do agente biológico no ambiente;*
> *e) estudos epidemiológicos ou dados estatísticos;*
> *f) outras informações científicas.*
> *II. Avaliação do local de trabalho e do trabalhador, considerando:*
> *a) a finalidade e descrição do local de trabalho;*
> *b) a organização e o procedimento de trabalho;*
> *c) a possibilidade de exposição;*
> *d) a descrição das atividades e funções de cada local de trabalho;*
> *e) as medidas preventivas aplicáveis e seu acompanhamento.*

No Quadro 13.1 apresenta-se, apenas de forma exemplificativa, uma parte da listagem de agentes e/ou fatores de risco biológico com as respectivas doenças relacionadas com o trabalho, conhecida como a lista A da lista de doenças relacionadas com o trabalho.[6]

Um importante limite das normas regulamentadoras é que são de aplicação obrigatória para os(as) trabalhadores(as) contratados(as) com vínculo formal de emprego pela CLT ("celetistas"), enquanto grande parte dos(as) trabalhadores(as) da saúde trabalha como servidor público concursado (estatutário), autônomos, profissionais liberais, como microempreendedores individuais, cooperativados, informais e outras formas precarizadas de trabalho. Porém, é importante diferenciar a situação dos empregados sem registro, explorados por empregadores, que é uma ilegalidade a ser combatida.

No entanto, não se deve naturalizar nem permitir a existência de categorias mais vulnerabilizadas de trabalhadores(as) exercendo as mesmas atividades em condições precárias. Devem ser estendidas a abrangência das NR e de demais exigências legais de proteção e de promoção para todos(as) os(as) trabalhadores(as), em consonância com os princípios constitucionais.

Os(as) demais trabalhadores(as) expostos(as) aos fatores de riscos de natureza biológica em outros ambientes de trabalho não estão abrangidos pela NR 32. Porém, independentemente de qual setor/local de trabalho os perigos/riscos associados a essa exposição têm que ser identificados e classificados e as medidas de prevenção e de controle precisam ser planejadas e adotadas no PGR, conforme estabelece a NR 01, incluindo, quando for o caso, a vacinação/imunização dos(as) trabalhadores(as).[10,12]

Importância do problema

Ao identificarmos o papel da nocividade dos riscos biológicos no contexto do trabalho, é importante observar os vários cenários ocupacionais em que podem estar presentes. As abordagens atuais têm reconhecido não somente a capacidade de causar doenças infecciosas, mas também a possibilidade de reações de hipersensibilidade, inflamações, carcinogenicidade e teratogenicidade dentro e fora dos locais de trabalho.

A pandemia da COVID-19 deu grande visibilidade à categoria dos(as) trabalhadores(as) da saúde, formada em sua maioria por mulheres, que constituem 70% dos postos de trabalho da área da saúde no mundo. No Brasil, segundo dados do Conselho Nacional de Secretarias Municipais de Saúde (Conasems), dos 6 milhões de profissionais do setor, 65% são mulheres.[13]

Ao mesmo tempo, esses(as) trabalhadores(as) foram atingidos(as) pela pandemia em graus variados, com a ocorrência de casos graves e óbitos, inclusive envolvendo colegas de trabalho e familiares, agravando a sobrecarga física e emocional do contexto vivenciado no seu dia a dia. São características da Covid longa, a persistência dos sintomas ou problemas de saúde novos, recorrentes ou contínuos que as pessoas experimentam quatro ou mais semanas após a primeira infecção com o SARS-CoV-2, que se pode seguir após doença leve quanto às formas mais graves, resultando em danos pulmonares, cardíacos, incluindo inflamação do músculo cardíaco, e ao sistema circulatório resultando em má circulação sanguínea, danos neurológicos e sintomas emocionais persistentes.[14]

Este mesmo contexto pandêmico deu visibilidade a outras categorias profissionais igualmente expostas, mesmo aparentemente fora da atividade da assistência à saúde, como no caso dos(as) trabalhadores(as) em instituições de longa permanência (ILP), instituições para pessoas em situação de rua ou privadas de liberdade, chegando até mesmo em outras áreas de atividades, como em frigoríficos e nos demais serviços essenciais, uma vez que os trabalhadores não puderam praticar o distanciamento social que, no início da pandemia, era a medida mais relevante para a prevenção da doença.

Para melhor compreensão do perfil dos(as) trabalhadores(as) da saúde pode ser acessada a classificação internacional dos profissionais dessa área com base na Classificação Padrão Internacional de Ocupações (*International Standard Classification of Occupations – ISCO*), que serviu de referência para outros sistemas de mapeamento dos profissionais e corresponde a um sistema de classificação que agregou informações ocupacionais obtidas por meio de censos populacionais e outros levantamentos estatísticos, bem como de registros administrativos, utilizando uma estrutura hierárquica de títulos e códigos ocupacionais, dividindo em três subgrupos de acordo com o nível de habilidade e especialização necessária para cumprir as tarefas e deveres dos postos de trabalho. O primeiro subgrupo refere-se aos profissionais de saúde de nível superior que prestam assistência em saúde. O segundo corresponde aos profissionais que prestam serviços diretos a pacientes em ambientes residenciais e de assistência à saúde, em menor grau de complexidade, mas com exigência de alto nível de destreza manual e boa capacidade de comunicação interpessoal. No terceiro subgrupo estão os profissionais de gestão e apoio à saúde, que incluem profissionais que não atuam diretamente na assistência a pacientes, mas garantem o apoio à execução destas atividades, tanto no aspecto gerencial quanto de execução de serviços diversos, como manutenção, vigilância e limpeza.[15]

O estabelecimento da nocividade do trabalho em decorrência dos fatores de risco de natureza biológica depende da avaliação de aspectos relacionados com a ocorrência da doença na comunidade, com as condições socioeconômicas, com o acesso aos serviços de educação, vigilância e saúde e com aspectos imunológicos relacionados com o trabalhador, como a presença de comorbidades ou condições imunossupressoras e seu histórico vacinal contra doenças imunopreveníveis.[16]

E considerando a extensa área geográfica e a disparidade socioeconômica entre as regiões do Brasil, este perfil epidemiológico apresenta variações, com semelhante variabilidade em relação ao acesso a informações que possam auxiliar na interpretação dos possíveis agentes biológicos presentes nos ambientes de trabalho. Nas instituições hospitalares ou similares, há a exigência legal de estabelecer um controle de infecções e, dessa forma, conhecer os microrganismos presentes no ambiente de trabalho, estabelecendo formas de neutralização ou eliminação desses agentes, tanto entre pacientes quanto entre os profissionais de saúde, como no caso de germes multirresistentes, tuberculose (TB), meningite meningocócica e outras doenças infecto-contagiosas, ressaltando que a presença desses agentes não corresponde somente ao perigo de infecção ou repercussão permanente à saúde dos trabalhadores, mas pode ser importante no contexto da contenção dos riscos e consequente disseminação da doença no próprio ambiente de trabalho e também disseminação para a comunidade.[17]

Sendo de extrema importância também o reconhecimento e a percepção, pelos(as) trabalhadores(as), dos riscos associados à exposição aos agentes biológicos, pois são aspectos que impactam na adoção de práticas de trabalho seguras e das medidas de precaução, bem como na adesão a programas de imunização. Esses aspectos devem ser considerados entre trabalhadores(as) da saúde, conforme determina a NR 32, e também por uma gama de trabalhadores(as) de diversas áreas da produção e serviços expostos a agentes biológicos, em diversos graus de nocividade e risco, como no caso dos veterinários, tratadores de animais e trabalhadores(as) em frigoríficos (brucelose, hidatidose, cisticercose), trabalhadores(as) na área de saneamento e limpeza urbana (hepatites virais, leptospirose), trabalhadores(as) rurais (raiva, tétano), trabalhadores do corte de árvores e da construção de estradas (arboviroses como febre amarela, malária e dengue, parasitoses).[17]

Entre os agentes zoonóticos causadores de doenças ocupacionais, destacam-se os transmitidos por carrapatos (doença de Lyme, encefalite, erliquiose, febre maculosa, babesiose e bartonelose) e a leptospirose, que dependendo do sorovar, pode apresentar-se como doença leve ou um distúrbio grave caracterizado por comprometimento de múltiplos órgãos, inclusive com complicações que podem levar à morte. Do ponto de vista ocupacional, é um risco para trabalhadores(as) agrícolas (plantações de arroz, por exemplo), trabalhadores em esgotamento sanitário, veterinários, dentre outras profissões. É importante lembrar que os fenômenos relacionados com a mudança climática global e a ocorrência de condições climáticas extremas, como ciclones e inundações, podem ser um fator de aumento na incidência da doença entre os(as) trabalhadores(as) e a população geral, não sendo incomum a ocorrência de surtos da doença após eventos climáticos adversos em centros urbanos. O *Toxoplasma gondii* também tem sido citado como fator de risco de infecção na população rural, não somente pela via de transmissão mais prevalente, ingestão de carne contaminada, mas também pela presença do protozoário em outras fontes como água e solo contaminados.[17]

A *Legionella* sp. também é uma potencial fonte de risco especialmente em sistemas de distribuição de água e ar condicionado que não recebem higienização e manutenção regulares, por se tratar de bactéria que se desenvolve principalmente na água e pode causar doenças respiratórias, com características de uma pneumonia atípica ou doença semelhante à gripe, tendo sido descrita em pessoas expostas ao aerossol infeccioso durante o banho, ou ocupacionalmente, como entre trabalhadores em torres de refrigeração, plataformas de perfuração de petróleo, plantas automotivas, fábricas de plásticos, instalações de reparação naval, estações de tratamento de esgoto e clínicas odontológicas, bem como entre jardineiros, mineiros, encanadores, trabalhadores da construção civil, condutores ferroviários e de metrô, e até mesmo em motoristas de ônibus profissionais, em razão do longo tempo de exposição aos sistemas de ar condicionado e circulação de ar dos veículos.[17]

No contexto da qualidade do ar em ambientes internos, que se refere à saúde e ao conforto dos ocupantes de edifícios, sua inadequação ou ausência de manutenção adequada predispõe à presença de poluentes, como compostos orgânicos voláteis, material particulado, compostos inorgânicos, agentes químicos físicos e biológicos, todos eles estando em altas concentrações no ar interno de edifícios não industriais, e podem ter impactos negativos no corpo humano, resultando em um grupo de sintomas denominado síndrome dos edifícios doentes (SED), difíceis de identificar claramente, podendo estar localizados ou disseminados pela edificação, e, também, produzir sintomas agudos ou crônicos, ou mesmo predispor à piora de condições médicas preexistentes, agravando com o tempo de exposição.[18]

Entre os agentes biológicos mais frequentes nos ambientes internos, podemos encontrar alérgenos (p. ex., pelos de animais e saliva de gato, poeira doméstica, baratas, ácaros e pólen) e microrganismos (vírus, fungos e bactérias). A exposição a esses agentes pode resultar em sensibilização com consequente piora de quadros alérgicos (asma, rinite alérgica, dermatite atópica), bem como infecções respiratórias, enquanto a exposição a bactérias, fungos e vírus em ambientes fechados pode causar consequências infecciosas ou não infecciosas à saúde dos ocupantes dos edifícios. Nesse sentido, a resolução da Agência Nacional de Vigilância Sanitária (ANVISA),[19] com relação à saúde, à segurança, ao bem-estar e ao conforto dos ocupantes dos ambientes climatizados tem papel importante no reconhecimento dos riscos e manutenção da qualidade do ar no interior dos ambientes de trabalho.[18]

As reações de hipersensibilidade ou inflamatórias causadas por agentes biológicos também têm sido descritas e têm como principal via de exposição a respiratória, por meio dos bioaerossóis, que são partículas biológicas de poeira e/ou gotículas suspensas no ar de vírus, bactérias, endotoxina, fungos, β-glucanas, metabólitos secundários de fungos, partículas de plantas, partículas de fezes e corpos de ácaros e insetos, partículas de epitélio, penas, pelos, fezes e urina de aves e mamíferos, que podem induzir distúrbios do sistema respiratório (inflamação das vias respiratórias, rinite, pneumonite tóxica, reações de hipersensibilidade como pneumonite e asma), conjuntivite e dermatite. Essas exposições estão presentes na agricultura (p. ex., na manipulação de grãos) e na extração e no processamento de madeira, e é um fator de risco em muitos outros ambientes de trabalho, como: instalações médicas e veterinárias, laboratórios de diagnóstico, estações de tratamento de esgoto, estações de triagem de resíduos, bibliotecas, além de atividades relacionadas com a conservação de obras de arte.[17]

Além da reconhecida nocividade associada à ocorrência de infecções entre os(as) trabalhadores(as) expostos(as), no final do século XIX surgiram as primeiras suspeitas de que agentes infecciosos (inicialmente parasitas, vermes hepáticos e infecções por *Schistosoma*) podiam causar cânceres específicos. Na metade do século XX, os primeiros relatos relacionando um linfoma infantil específico (linfoma de Burkitt) na região equatorial da África, posteriormente relacionado com o vírus Epstein-Barr (EBV), a partir do desenvolvimento de técnicas de imunofluorescência e detecção do DNA viral em células tumorais.[20]

Posteriormente, outros agentes infecciosos foram considerados como potenciais carcinógenos humanos, como o vírus da hepatite B (HBV) e o da hepatite C (HCV) no carcinoma hepatocelular (CHC), a identificação do vírus linfotrópico humano de células T tipo 1

(HTLV-1) na leucemia/linfoma de células T do adulto (ATLL) e a caracterização dos papilomavírus (HPV) como agentes causadores de câncer do colo do útero, outros cânceres anogenitais e um subconjunto de carcinomas de orofaringe. Mais recentemente, o herpes-vírus humano tipo 8 (HHV-8) e o HIV foram associados ao sarcoma de Kaposi, e o *Helicobacter pylori* (câncer de estômago) foi adicionado à lista de potenciais carcinógenos humanos.[20]

O mecanismo de carcinogênese dos agentes biológicos pode ser definido como direto, via inflamação crônica, ou indireto, via imunossupressão. As estimativas de prevalência das principais infecções oncogênicas dão conta que ocorrem principalmente nos países em desenvolvimento, reforçando a importância do reconhecimento do papel dos agentes infecciosos na etiologia do câncer sob a perspectiva de que são evitáveis por meio de medidas preventivas centradas em medidas sanitárias e educativas, ou ainda pela vacinação ou diagnóstico e tratamento precoce da infecção, além de atuarem na redução na incidência de outras doenças não malignas com potencial de morbimortalidade substanciais. Deve ser ressaltada a dificuldade de estabelecer relação com o trabalho considerando o tempo entre a infecção e o desenvolvimento do câncer, bem como a possibilidade de interação com outros fatores de risco.[20]

Os patógenos de transmissão sanguínea, como as hepatites virais, em especial o HBV, e o HIV, têm relevância no contexto ocupacional. Sobre os acidentes com material biológico, dados mais recentes demonstram que tais eventos são responsáveis por 39%, 37% e 4,4% das infecções por hepatite C, hepatite B e HIV, respectivamente. A prevalência de infecção aguda por hepatite B entre trabalhadoras(es) da saúde em todo o mundo é de 5,3%.[21]

Em revisão sistemática e metanálise realizada por Mahamat et al., as taxas de prevalência agrupadas de imunidade total contra o HBV e a imunidade ocasionada por infecção natural pelo HBV foram de 56,5% e 9,2%, respectivamente, variando consideravelmente entre as categorias de profissionais de saúde e com maior prevalência da infecção atual em países de baixa renda e, particularmente, na África. Ao mesmo tempo, as maiores taxas de imunização contra HBV em profissionais de saúde foram registradas em áreas urbanas e em países de alta renda.[22] O risco de transmissão do HIV após exposição percutânea é estimado em aproximadamente 0,3%[23] e 0,63% (0,018% a 3,47%) após exposição de membrana mucosa.[24] O risco de transmissão após exposição em pele não íntegra não foi quantificado, porém, estima-se que seja menor que a exposição em membranas mucosas.

Em relação à exposição acidental ao HCV, estudo realizado com aproximadamente 885 profissionais de saúde com exposição percutânea a sangue anti-HCV positivo (72,7% das exposições) ou fluidos corporais (27,3% das exposições), durante 2002-2015, nos Estados Unidos, relatou o risco estimado de infecção por HCV como de aproximadamente 0,2% (0-0,52%).[25] Outros estudos apresentam taxas de soroconversão que variam de 0 a 5,4%.[26] Essa variabilidade pode ser explicada pelo tipo da lesão, sensibilidade do teste usado para detectar a infecção e *status* do RNA do HCV dos pacientes-fonte. O risco de soroconversão pelo vírus da hepatite B (HBV) está relacionado, principalmente, com a presença do antígeno HBeAg no paciente-fonte.[27]

No Brasil, conforme dados do Sistema de Informação de Agravos de Notificação (SINAN), foi identificado um total de 609.344 casos de acidentes de trabalho com material biológico (ATMB) envolvendo todos os profissionais de saúde cadastrados no DATASUS no período de 2012 a 2022. Dentre esses acidentes, 385.247 (63,2%) ocorreram com médicos e equipe de enfermagem, sendo que 87% entre trabalhadores(as) da enfermagem, a maioria (73,3%) entre os técnicos de enfermagem, com uma variação entre as especialidades médicas com maior prevalência entre os cirurgiões, anestesiologistas, ortopedistas e obstetras, respectivamente.[28]

Essa exposição representa sério risco para os(as) trabalhadores(as) da saúde, já tendo sido registrados casos de infecção pelo HIV adquirida ocupacionalmente no Brasil, conforme revisão sistemática realizada por Rapparini no período de 1981 a 2004, quando foram identificados quatro casos documentados de infecção ocupacional por esse vírus.[29] Posteriormente, poucos registros foram encontrados no país, possivelmente devido à implantação do protocolo pós-exposição ocupacional ao HIV ou pela subnotificação de casos.[30,31] O registro de casos de soroconversão ocupacional para o HCV são igualmente escassos, embora o HCV tenha maior potencial de transmissão ocupacional do que o HIV.

Dados de ATMB em outros países mostram predominância de trabalhadores do sexo feminino, envolvendo agulhas hipodérmicas, e com maior prevalência entre dentistas, seguido de médicos e profissionais de enfermagem e estudantes dessas áreas, ressaltando a importância da introdução de temas relacionados com práticas de trabalho seguras e medidas de precaução no período de formação desses profissionais, além do treinamento periódico dos profissionais de saúde, buscando uma postura proativa em relação à segurança no trabalho, de acordo com a evolução das tecnologias em saúde e medidas de prevenção disponíveis, como no caso dos dispositivos de segurança em perfurocortantes.[32]

A análise da evolução do número de casos novos de tuberculose entre profissionais de saúde entre 2015 e 2021 mostra que, embora o número de casos novos no Brasil tenha diminuído nos últimos 3 anos, o número de profissionais de saúde acometidos pela doença não diminuiu de forma significativa, demonstrando a necessidade do reconhecimento dos riscos e de medidas de prevenção nos ambientes de trabalho com possibilidade de exposição ao bacilo.[16]

Outro exemplo se refere à doença meningocócica causada pela *Neisseria meningitidis*, que pode estar presente em ambientes ocupacionais com potencial significativo de disseminação, inclusive caracterizando surtos, como identificado em revisão realizada por Ricco et al., sendo verificados casos de doença meningocócica invasiva, entre profissionais de saúde, profissionais de laboratório, trabalhadores de escola e em 27 de outras atividades. Foi identificado um padrão comum de transmissão da bactéria entre os profissionais de saúde e de laboratório, com a exposição a gotículas ou aerossol contendo *Neisseria meningitidis* na ausência de equipamento de proteção individual (EPI) adequado e/ou dispositivos de segurança microbiológica (p. ex., capela de fluxo laminar ou cabine de segurança biológica), bem como ausência de uso de quimioprofilaxia pós-exposição. O risco de transmissão ocupacional parece relativamente baixo, possivelmente relacionado com um viés de notificação significativo, com exceção dos profissionais da área da saúde, reforçando a necessidade de uso rigoroso de EPI e implementação adequada da quimioprofilaxia pós-exposição, de forma semelhante aos ATMB.[33]

Outras doenças infectocontagiosas são frequentemente verificadas em situações de surtos em ambientes ocupacionais, como as doenças de transmissão alimentar (gastroenterites) – veja relato de caso adiante–, doenças respiratórias virais (*influenza*, citomegalovírus) e de transmissão predominante por via aérea, como rubéola, caxumba, sarampo e até mesmo a varicela, que também apresenta transmissão por contato com as lesões cutâneas, a exemplo da escabiose, atualmente bem menos incidente em decorrência das medidas de precaução por contato e melhoria das opções terapêuticas.[34,35]

Conforme citado, as circunstâncias que levam à exposição a agentes biológicos, independentemente da gradação, estão relacionadas com rotinas ou atividades de pesquisa, assistência, manejo, tratamento, beneficiamento, manutenção (limpeza) de produtos animais, trabalhos que envolvem a cadeia produtiva na agricultura familiar/agronegócio/pesca/turismo, espeleologia, entre outras. Em junho de 2022, a OIT lançou as Diretrizes Técnicas sobre riscos biológicos no ambiente de trabalho e apresentou uma lista não exaustiva que traz as principais ocupações e os possíveis perigos, riscos e danos a eles relacionados (Quadro 13.2).[36]

Quadro 13.2. Lista não exaustiva de atividades laborais e riscos biológicos associados[36]

Lista de atividades	Possíveis perigos e riscos
Trabalho em fábricas de produção de alimentos	• Alergias e outras doenças causadas por bolores/leveduras, bactérias e ácaros. • Pós de cereais orgânicos, leite em pó ou farinhas contaminadas por agentes biológicos. • Toxinas como toxina botulínica ou aflatoxinas. • Patógenos resistentes a antimicrobianos.
Trabalho na agricultura, silvicultura, horticultura e produção de rações e forragens	• Bactérias, fungos, ácaros e vírus transmitidos por animais, parasitas e carrapatos. • Problemas respiratórios causados por microrganismos e ácaros presentes em pós de cereais orgânicos, leite em pó, farinha ou especiarias. • Certas doenças alérgicas, como pulmão do fazendeiro e pulmão do criador de pássaros. • Doenças causadas por certos riscos, como doença do tabaco verde, varíola do macaco, mordidas, picadas, veneno e doenças transmitidas por vetores. • Patógenos resistentes a antimicrobianos.
Trabalho em saúde e serviços comunitários	• Infecções virais e bacterianas, como HIV, hepatite ou tuberculose, bem como agentes patógenos resistentes a antimicrobianos. • Doenças e acidentes causados por objetos perfurocortantes e seringas. • Contato direto com superfícies ou pessoas contaminadas. • Transmissão aérea de patógenos virais, bacterianas e fúngicas, bem como substâncias e estruturas produzidas por esses.

(Continua)

Quadro 13.2. Lista não exaustiva de atividades laborais e riscos biológicos associados[36] *(Cont.)*

Lista de atividades	Possíveis perigos e riscos
Trabalho em laboratório	• Infecções virais e bacterianas, como HIV, hepatite ou tuberculose, bem como patógenos resistentes a antimicrobianos. • Doenças e acidentes causados por objetos perfurocortantes e seringas. • Contato direto com superfícies ou pessoas contaminadas. • Transmissão aérea de patógenos virais, bacterianos e fúngicos, bem como substâncias e estruturas produzidas por eles. • Infecções e alergias causadas pelo manuseio de microrganismos e culturas de células, especialmente tecidos orgânicos. • Derramamentos acidentais.
Trabalho na indústria de processamento de metais, na indústria madeireira e na indústria de mineração	• Problemas de pele causados por bactérias e asma brônquica ocasionada por bactérias gram-negativas e suas endotoxinas, bolores/leveduras em fluidos circulantes usados em processos industriais como moagem, em fluidos usados em fábricas de celulose e em fluidos usados no corte de pedra e metal. • Bactérias e enzimas na fabricação.
Trabalhar em unidades de eliminação de resíduos e instalações de purificação de águas residuais	• Infecções e alergias causadas por componentes resíduos orgânicos, incluindo bactérias e seus fragmentos, fungos e seus esporos, e micotoxinas, vírus e príons, parasitas e doenças transmitidos por vetores. • Transmissão aérea de patógenos virais, bactérias e fungos, e as substâncias e estruturas produzidas por eles. • Patógenos resistentes a antimicrobianos. • Infecções causadas por feridas em virtude de contato com perfurocortantes contaminados. • Doenças respiratórias como tuberculose, COVID-19 e gripe. • Contato direto com pessoas ou objetos contaminados.
Áreas de trabalho com sistemas de ar condicionado e alta umidade (p. ex., indústria têxtil, indústria gráfica e produção de papel)	• Alergias e distúrbios respiratórios causados por bolores/leveduras, *Legionella*.
Trabalho em arquivos, museus e bibliotecas	• Bolores/leveduras e bactérias que causam alergias e distúrbios respiratórios. • Resultados de saúde adversos não específicos.
Trabalho em edifícios e na indústria da construção; processamento de materiais naturais como argila, palha e junco; renovação de prédio	• Transmissão aérea de patógenos virais, bacterianos e fúngicos, e as substâncias e estruturas produzidas por eles. • Infecções causadas por ferimentos em decorrência do contato com objetos pontiagudos contaminados, como o HIV. • Doenças respiratórias como tuberculose, COVID-19 e gripe. • Contato direto com objetos contaminados. • Bolores (alergênicos, patogênicos ou toxigênicos), bactérias e fungos em razão da deterioração de materiais de construção. • Exposição a dejetos animais, leptospirose e doença de Weil.

Cenário de proteção dos(as) trabalhadores(as) na América Latina

O campo da Saúde do Trabalhador na América Latina, além de passar por avanços oriundos de processos históricos de luta e resistência da classe trabalhadora, contou com influência marcante da Organização Internacional do Trabalho (OIT) e suas respectivas convenções, além da atuação constante da Organização Mundial de Saúde (OMS) e Organização Pan-Americana de Saúde (OPAS).[37]

Quando se avaliam os marcos legais de alguns países latinos em relação à proteção dos(as) trabalhadores(as) expostos(as) a agentes biológicos, verifica-se, na Colômbia, que o Ministério do Trabalho do país lançou, em 2018, um guia específico com material institucional apresentando conceitos, classificação dos agentes, vias e mecanismos de transmissão de doenças, estratégias de prevenção e proteção, bem como as obrigações dos trabalhadores, no que diz respeito ao cumprimento de padrões para evitar adoecimentos e acidentes.[38]

Não há menção, porém, aos aspectos inerentes à organização do trabalho, necessários para proteger os(as) trabalhadores(as) submetidos(as), por exemplo, a longas jornadas e à sobrecarga laboral. Da mesma forma, no Brasil, a NR 32 não se detém sobre tais aspectos. As considerações acerca da organização do trabalho, de forma geral, estão contempladas na NR 17.[10,39]

No Peru, destacam-se a Lei 29.783 de Segurança e Saúde no Trabalho e o Decreto Supremo nº 001/2021,[40] que estabelecem, em diversos artigos, a responsabilidade do empregador com relação à garantia quanto à não maleficência aos(as) trabalhadores(as) frente à exposição a agentes físicos, químicos, biológicos, ergonômicos e psicossociais. Identifica-se ainda o Manual para Avaliação de Riscos Biológicos do Centro Nacional de Estimación, Prevención y Reducción del Riesgo de Desastres (CENEPRED), 2015, que traz rica abordagem sobre o tema e inclui determinantes sociais entre os fatores a serem analisados, diante do risco de exposição a agentes biológicos.[41]

Quando se analisa o caso do Chile, referência em saúde e segurança no trabalho,[37] observa-se que o país, por meio do Instituto de Saúde Pública do Ministério da Saúde, estabeleceu uma Lei de proteção frente à ocorrência de acidente ou doença relacionada com o trabalho, Lei nº 16.744,[42] e entre os seus decretos supremos encontra-se o de nº 594/2019,[42] que trata das condições sanitárias e ambientais básicas nos ambientes de trabalho. Identificam-se, disponibilizados via internet, materiais institucionais como o guia para controle da exposição a diferentes riscos no setor de coleta de resíduos domiciliares; protocolo de avaliação de cabinas de segurança biológica V2 (2021); além de protocolo de avaliação de áreas de preparação de agentes citostáticos V2 (2021).

Em relação à Argentina, país cujo histórico de segurança e saúde no trabalho foi pautado por forte atuação do movimento operário e sindical,[37] a Lei nº 19.587 de 21.04.1972[43] trata de higiene e segurança no trabalho e as respectivas normas técnicas estabelecem as condições de segurança a serem mantidas nos ambientes laborais. Entre as linhas de ação voltadas aos cuidados com a exposição a riscos biológicos, a Diretoria de Segurança no Trabalho elaborou um guia com noções básicas, classificação e medidas preventivas.[44] Em 2001, a Secretaria de Saúde/Subsecretaria de Programas de Prevenção e Promoção, em parceria com a Direção Nacional de Emergências Traumas e Desastres, lançou as recomendações para investigação e tratamento de agentes biológicos de alto impacto negativo com vistas a fortalecer o sistema de vigilância epidemiológica e o chamado sistema de resposta rápida, capacidades clínicas, diagnóstica, biossegurança, entre outras.[45]

Observa-se também, entre os documentos governamentais na Argentina, a Resolução nº 19/98 que aprovou as Normas para Notificação e Atendimento de Acidentes de Trabalho de Pessoal de Saúde com Risco de Infecção por microrganismos em via sanguínea.

No México, o Regulamento Federal de Segurança e Saúde no Trabalho/2014 inclui os riscos biológicos como passíveis de vigilância, monitoramento adequado, controle e prevenção, fazendo menção, inclusive, a trabalhadores que não poderão ter contato com determinados agentes diante de situações como idade ou gestação.[46]

Especificamente sobre o período pandêmico e formas de enfrentamento da nocividade apresentada pelo SARS-CoV-2, diversos países na América Latina estruturaram medidas de proteção aos trabalhadores(as) da saúde. A Colômbia, por meio do Decreto nº 676/2020, reconheceu a COVID-19 como enfermidade diretamente relacionada com o trabalho. Tal medida abrangia trabalhadores da saúde, inclusive administrativos, da vigilância, limpeza e apoio direto às ações de prevenção, diagnóstico e atenção relacionada à COVID-19. As chamadas entidades administradoras de riscos laborais se encarregaram de subsidiar a aquisição dos testes diagnósticos e os equipamentos de proteção individual, estabelecendo posterior negociação com as empresas.

No caso da Argentina, o país desenvolveu um programa de proteção ao pessoal de saúde criado com o intuito de prevenir a propagação da COVID-19 entre os que trabalham em estabelecimentos de saúde, de gestão pública ou privada, e entre os trabalhadores e voluntários que prestam serviços essenciais durante a emergência de saúde. Nele se incluíam a estruturação de protocolos de conduta, equipes permanentes de assessoramento digital, implementação de protocolos de diagnóstico contínuo de pessoal da saúde, monitoramento em tempo real do número de contaminados, colaboração para aquisição de EPI e insumos. O país, por meio do Decreto nº 367/2020, determinou ser a COVID-19, presumivelmente, considerada doença ocupacional até 31 de dezembro de 2021.

Também no Chile, por meio do Parecer nº 1.482-2020, determinou-se que para trabalhadores que atuam em estabelecimentos de saúde, a doença COVID-19 deve ser classificada como de origem ocupacional.

Em que pese no Brasil ter havido contingencialmente um conjunto de medidas para o enfrentamento da COVID-19, desenvolvidas por universidades e entidades representantes de movimentos sociais em saúde, o reconhecimento da COVID-19 como doença relacionada com o trabalho teve a Portaria nº 2.309/2020 revogada ainda no ano de 2020.

Em um estudo multicêntrico prospectivo de coorte, em 26 países dos 4 continentes, analisou-se o sofrimento psíquico de trabalhadores da saúde ao longo da pandemia. A pesquisa envolveu entre os países, 11 pertencentes à América Latina (Argentina, Brasil, Chile, Colômbia, Estado Plurinacional da Bolívia, Guatemala, México, Peru, Porto Rico, República Bolivariana da Venezuela e Uruguai), dos quais participaram pessoas entre 18 e 50 anos, em sua maioria mulheres e a maior parte composta por pessoas de nível técnico.[47]

Tal condição de contato direto com agentes biológicos tem impacto na morbimortalidade e na qualidade de vida desses trabalhadores, sobretudo de mulheres, gênero historicamente associado a atividades relacionadas com a assistência à saúde humana.[21]

Avaliação de risco e abordagens diagnósticas do problema e como ele pode ser sistematizado

A avaliação de risco dos agentes biológicos é importante para se dimensionar a estrutura de contenção para prevenção dos agravos decorrentes da exposição, seja ela ocupacional ou não relacionada com o trabalho. No Brasil a classificação de risco dos agentes biológicos é feita pela Comissão de Biossegurança em Saúde (CBS) do Ministério da Saúde, que é revisada periodicamente.

Uma versão da Classificação foi incorporada na NR 32 desde a sua promulgação em 2005, devendo, portanto, servir de base para a elaboração do inventário de riscos, identificação dos perigos e classificação de riscos do Programa de Gerenciamento de Riscos - PGR (NR 01) e do Programa de Controle Médico de Saúde Ocupacional - PCMSO (NR 07) dos estabelecimentos de saúde. Embora não obrigatória nos demais segmentos de atividade econômica, a classificação é um bom instrumento que pode ser utilizado na identificação dos perigos e na classificação dos riscos para os(as) trabalhadores(as) que estejam expostos aos agentes de riscos biológicos.[39,48]

A avaliação de risco de agentes biológicos considera critérios que permitem o reconhecimento, a identificação e a probabilidade do dano decorrente dessa exposição, estabelecendo sua classificação em classes de risco distintas de acordo com a gravidade dos danos. Os critérios utilizados na avaliação dos riscos envolvem, por exemplo, a natureza do agente biológico, virulência, patogenicidade, modo de transmissão e, por outro lado, a disponibilidade de medidas de tratamento e profiláticas eficazes, que devem basear a análise de risco da exposição no que diz respeito à classificação de risco do agente biológico e ao tipo de procedimento realizado, bem como as medidas de biossegurança relativas aos procedimentos (práticas de trabalho seguras e medidas de precaução), à infraestrutura (desenho, instalações físicas e equipamentos de proteção coletiva e individual) e à qualificação dos recursos humanos, conforme tabela do manual do Ministério da Saúde referente à Classificação de Riscos dos Agentes Biológicos.[4]

Os principais critérios utilizados para a avaliação de risco dos agentes biológicos estão descritos na ilustração (Figura 13.1) retirada da publicação Classificação de risco dos agentes biológicos.[4]

Os agentes biológicos estão certamente presentes em todos os ambientes onde vivem e trabalham os seres humanos, no entanto, somente uma parte deles tem o potencial de causar agravos à saúde. A classificação de acordo com o potencial de risco para a saúde, seja para a saúde pública em geral ou para a saúde dos trabalhadores, é importante para estimar o potencial de risco e para dimensionar a necessidade das medidas de prevenção.

Uma ferramenta que pode ser utilizada para a classificação de risco dos agentes biológicos é uma matriz que cruza o potencial de risco do agente biológico com o potencial de contenção do risco disponível, como a matriz constante na Figura 13.1.

Os agentes biológicos que afetam o ser humano, os animais e as plantas são distribuídos em quatro classes de risco de 1 a 4, definidas conforme constante na Figura 13.2.

De forma resumida, na Figura 13.2 demonstram-se as classes de risco com relação às características de risco individual e coletivo e da condição terapêutica e profilática a agentes biológicos das classes 1 a 4.

Potencial de contenção dos riscos	Potencial de risco à saúde			
	Alto	Elevado	Moderado	Baixo
Baixo	4	4	3	2
Moderado	4	3	3	2
Elevado	3	3	2	2
Alto	3	2	2	1

Figura 13.1. Matriz de agrupamento de agentes biológicos nas classes de risco de 1 a 4 em função das variáveis qualitativas que expressam o potencial de risco à saúde humana em relação ao potencial de contenção dos riscos dos agentes biológicos. Os números nas células representam as respectivas classes de riscos para determinada condição.

Fonte: Ministério da Saúde.[4]

CLASSE DE RISCO	RISCO INDIVIDUAL	RISCO À COLETIVIDADE	PROFILAXIA OU TERAPIA EFICAZ
1	Baixo	Baixo	Existe
2	Moderado	Baixo	Existe
3	Elevado	Moderado	Usualmente existe
4	Alto	Alto	Ainda não existe

Figura 13.2. Resumo das classes de risco em relação às características de risco individual e coletivo e da condição terapêutica e profilática a agentes biológicos das classes 1 a 4.

Fonte: Ministério da Saúde.[4]

Para se saber sobre a classificação de risco de um agente biológico específico indica-se a consulta à publicação do Ministério da Saúde.[4] Sugere-se pesquisar a versão mais recente da Classificação em https://bvsms.saude.gov.br/, uma vez que ela é regularmente atualizada.

Para se exemplificar possíveis mudanças de enquadramento com um agente biológico em especial, o SARS-CoV-2 (coronavírus relacionado à síndrome respiratória aguda grave), que causou a pandemia da COVID-19 entre os anos de 2020 e 2023, atualmente está enquadrado na classe de risco 3. Certamente no início da pandemia, quando não existia algum meio de tratamento nem de prevenção, certamente seria enquadrado na classe 4. Daí a importância da revisão periódica da classificação.

Ao se discutir a nocividade do trabalho causada por fatores de risco de natureza biológica, além de se abordar as características dos agentes biológicos que aumentam sua avaliação de risco, é também relevante discutir outros aspectos que também podem determinar maior nocividade do trabalho para as(os) trabalhadoras(es) expostas(os) em função de condições de maior vulnerabilidade que se encontrem.

Um estudo realizado na África do Sul avaliou as internações de trabalhadores(as) da saúde em decorrência da COVID-19 pesquisando os fatores relacionados com a severidade da doença. Da mesma forma que na população geral, observou-se que o risco de gravidade da doença entre os(as) trabalhadores(as) de saúde aumentou com a idade, sendo que aqueles na faixa etária mais avançada (≥ 60 anos) tiveram chances 7 vezes maiores de gravidade da doença em comparação com os da faixa etária mais jovem (20 a 29 anos). Verificou-se, também, neste estudo, que as comorbidades hipertensão arterial, diabetes e HIV foram fortes preditores do prognóstico de COVID-19.[49]

Nesse sentido, conforme Araújo et al.[50], a raça/cor dos(as) trabalhadores(as), deve ser "...compreendida não do ponto de vista biológico, mas como variável social que traz em si a carga das construções históricas e culturais, representando importante determinante da falta de equidade em saúde entre grupos raciais".

Em artigo publicado em 2020,[51] ano do início da epidemia da COVID-19 no Brasil, foi previsto que negros e negras sofreriam mais os efeitos da pandemia em função de maior vulnerabilidade, dentre outros fatores, pela menor possibilidade de se fazer o distanciamento social em consequência das piores condições de moradia ou pela maior necessidade de se manter trabalhando, por serem a maioria dos trabalhadores informais, sem garantia de manutenção de renda, a não ser que se mantivessem em atividade.

Obviamente que as condições de vulnerabilidade se relacionam com as condições e características da exposição e não são decorrentes da cor da pele dos sujeitos.

Abordagens corretivas

As abordagens corretivas devem estar previstas e contempladas nos programas de prevenção e controle nas empresas, como o programa de gerenciamento de riscos (PGR) da NR 01 e o programa de controle médico ocupacional (PCMSO) da NR 07 a partir da identificação dos agentes biológicos potencialmente presentes nos ambientes de trabalho e nas atividades exercidas pelos trabalhadores, de forma que, no caso de exposição a determinado agente biológico ou mesmo nos casos de surtos em ambientes de trabalho, é necessário conter a cadeia de transmissão da doença e as medidas preventivas devem ser intensificadas, com tratamento de todos os trabalhadores e comunicantes domiciliares, além da equipe de saúde envolvida nesse processo.[12,48]

Entre os trabalhadores expostos é importante considerar a suscetibilidade, tanto pelo histórico vacinal comprovado quanto por meio de exames laboratoriais, se disponíveis, e dessa forma definir a conduta pós-exposição e o respectivo tempo de afastamento do trabalho daqueles trabalhadores suscetíveis, considerando o período de incubação máximo de cada agente infeccioso, bem como as medidas de acompanhamento desses trabalhadores. Essas medidas são extremamente necessárias especialmente em serviços de saúde e educação, bem como em instituições (ILPs, albergues, instituições prisionais, entre outras) e mesmo no setor produtivo, onde ocorrem situações de aglomerações de trabalhadores.

A definição de protocolos de conduta pós-exposição a determinados agentes biológicos é difundido no mundo, com condutas variáveis relacionadas com o perfil epidemiológico e socioeconômico de cada país, com indicação de profilaxia medicamentosa e acompanhamento da exposição em situações específicas, como no protocolo clínico e diretrizes terapêuticas para profilaxia pós-exposição (PEP) de risco à infecção pelo HIV, IST e hepatites virais que orienta a conduta e o acompanhamento dos acidentes,[27] e no manual Controle de infecção por *Mycobacterium tuberculosis* em ambientes de saúde Brasil,[16] em que não há uma profilaxia medicamentosa específica pós-exposição ocupacional, sendo importante a definição e a viabilização de um monitoramento de saúde dos trabalhadores expostos, incluindo a vigilância de sintomas, realização de teste tuberculínico seriado e de radiografia de tórax, quando indicados, e encaminhamento para tratamento de infecção latente por tuberculose (ILTB), quando recomendado. A Organização Mundial de Saúde fez um alerta em 2023. Cerca de 54% dos trabalhadores da saúde em países de baixa e média renda têm ILTB.[21]

É importante ressaltar que, sob a ótica dessas exposições, devem ser incluídos também os trabalhadores em instituições para pessoas privadas de liberdade, de longa permanência, abrigos, albergues e outras instituições para trabalhadores em situação de rua, incluindo ainda os cuidadores de idosos, por exemplo, que frequentemente não possuem vínculo formal de trabalho. Quanto a esses trabalhadores, reforça-se a necessidade de uma rede de atenção em saúde que reconheça e possa orientar e definir a conduta em casos de pós-exposição, além de garantir sua imunização.

Em um estudo transversal com trabalhadores da saúde realizado em Vitória do Espírito Santo, com informações extraídas a partir de um inquérito com dados sociodemográficos, laborais, clínicos, de exposição e de conhecimento sobre tuberculose, entre 2011 e 2012, observou-se, após submissão dos participantes ao teste tuberculínico (TT), uma prevalência de positividade ao teste de 39,4%. Em relação às categorias profissionais, os agentes comunitários de saúde constituíram o grupo com maior proporção de resultados positivos.[52]

Desde 1999, a tuberculose consta na lista de doenças relacionadas ao trabalho, que subsidia as ações de diagnóstico, tratamento e vigilância em saúde e o estabelecimento da relação entre doença e trabalho e das condutas decorrentes equiparando o caso de tuberculose relacionada com trabalho como acidente de trabalho (AT) deve ser notificado como tal no SINAN e, concomitantemente, em instrumento para notificação específica de tuberculose.[6] Da mesma forma, a exposição a material biológico (ATMB) deve ser notificada no SINAN, por ocasião do acidente, sendo encerrada a notificação após a conclusão do acompanhamento do acidente,[53] bem como o registro de doença relacionada com o trabalho, mediante o preenchimento de comunicação de acidente de trabalho (CAT) ou documento similar, no caso de servidores públicos.

Em casos de exposição a casos suspeitos de meningite meningocócica, os contatos próximos devem ser avaliados e receber profilaxia pós-exposição. O antibiótico de escolha é a rifampicina e deve ser administrada o mais rápido possível, idealmente nas primeiras 24 horas após a exposição, tendo como alternativas a ciprofloxacina via oral ou o ceftriaxona via intramuscular. Esses antibióticos são 90-95% eficazes na redução do transporte nasofaríngeo de *N. meningitidis*. A azitromicina não é recomendada rotineiramente, nem é um agente de primeira linha para PEP, mas pode ser usada como quimioprofilaxia em situações como cepas persistentes de *N. meningitidis* resistentes à ciprofloxacina em uma comunidade. São considerados contatos próximos os moradores do mesmo domicílio, indivíduos que compartilham o mesmo dormitório (em alojamentos, quartéis, entre outros), comunicantes de creches e escolas, e pessoas diretamente expostas às secreções do paciente, como no caso de profissionais de saúde que realizaram procedimento invasivo (intubação orotraqueal e cateter nasogástrico) sem a utilização de EPI.[54]

Entre veterinários, trabalhadores em frigoríficos ou tratadores de animais, outros protocolos podem ser definidos em caso de exposição a agentes como *Brucella* sp., tanto pelo manejo de animais infectados por veterinários e tratadores, em frigoríficos e na ordenha ou produção de produtos lácteos, quanto por inoculação dérmica durante a aplicação da vacina animal ou contato do líquido vacinal em mucosas, com a indicação de quimioprofilaxia e acompanhamento clínico e laboratorial da exposição.[55]

Trabalhadores(as) rurais e demais profissionais da área também estão expostos(as) aos agentes causadores da febre maculosa (FA), uma doença infecciosa aguda, febril e que pode variar desde as formas clínicas leves e atípicas até formas graves, com elevada taxa de letalidade e, por essa razão, é importante sua detecção precoce. No Brasil, duas espécies de riquétsias estão associadas à doença: a *Rickettsia rickettsii*, que leva ao quadro de febre maculosa brasileira (FMB) considerada doença grave, registrada no norte do estado do Paraná e nos estados da região sudeste; e a *Rickettsia parkeri*, que tem sido registrada em ambientes de mata atlântica (Rio Grande do Sul, Santa Catarina, Bahia e Ceará), produzindo quadros clínicos menos graves. Os principais vetores são os carrapatos do gênero *Amblyomma*, conhecido como carrapato-estrela. Até o momento não estão disponíveis imunizantes, bem como não está indicada quimioprofilaxia na ausência de sintomas da doença, o que torna muito importante a implantação de medidas de prevenção ao parasitismo por carrapatos.[56]

Em relação às doenças de transmissão aérea ou por contato, ressalta-se a necessidade da verificação do *status* vacinal e/ou imunológico dos trabalhadores, bem como o diagnóstico precoce dos pacientes acometidos pela doença, com a consequente adoção de medidas de precaução, buscando reduzir o número de trabalhadores expostos e, por consequência, atuar na cadeia de transmissão.

Ressaltando que mesmo que estejam disponíveis protocolos pós-exposição, a melhor medida de prevenção é evitar o contato desprotegido, sendo reforçadas as práticas de trabalho seguras, as medidas de precaução e os equipamentos de proteção coletiva e individual.

Casos clínicos de exposição a agentes biológicos

Caso 1 – Candida auris

A partir da descoberta, em 2022, do primeiro caso no Brasil de colonização pelo denominado superfungo *Candida auris (C. auris)*, fungo emergente que representa grave ameaça à saúde global, a Bahia deflagra um conjunto de ações de vigilância com vistas a controlar a disseminação do microrganismo. O modo preciso de transmissão não é conhecido. A vigilância deve ser reforçada também sobre outros agentes, pois pode haver identificação incorreta de *C. auris*, confundindo-o com outras espécies de *Candida*. A Comissão de Controle de Infecção Hospitalar (CCIH) deve adotar imediatamente as medidas de prevenção e controle de infecção. Sobre a notificação dos casos: notificar o caso suspeito ou confirmado pelo formulário da ANVISA: "Notificação de Casos de *Candida auris* em Serviços de Saúde" (http://formsus.datasus.gov.br/site/formulario.php?id_aplicacao=29449), bem como ao Núcleo Estadual de Controle de Infecção Hospitalar (NECIH), através do *e-mail*: divisa.necih@saude.ba.gov.br ou Tel.: (71) 3103-6344, em conformidade com a Portaria Estadual nº 1.589/2010.

Em adição às precauções padrão, as precauções de contato deverão ser aplicadas e são semelhantes às adotadas para outros microrganismos multirresistentes.

✓ *Recomendações para os profissionais da assistência*

- A assistência ao paciente portador de *C. auris* deve, preferencialmente, ser por um corpo profissional exclusivo. Estabelecer coortes de funcionários no cuidado dos pacientes colonizados e/ou infectados por *C. auris*.
- Monitorar a correta paramentação para lidar não apenas com o paciente, mas também com o ambiente em torno do paciente, seja este colonizado ou infectado.
- Não remanejar funcionários entre as áreas.
- Não permitir que funcionários de outras áreas prestem assistência aos pacientes colonizados e/ou infectados.
- Não levar bolsas, sacolas, livros, cadernos ou outros objetos não necessários ao atendimento ao paciente para as unidades de internação.

Outras medidas urgentes foram estabelecidas para envolver ações estruturadas disponíveis na nota técnica disponível no *link*: https://www.saude.ba.gov.br/wp-content/uploads/2020/12/NOTA-TECNICA-BA-Medidas-de-Contencao-de-C-auris-atualizada-em-15.12.20.pdf

Caso 2 – Surto de doenças de transmissão hídrica e alimentar[b]

A incidência das doenças de transmissão hídrica e alimentar (DTHA) constitui importante problema de saúde pública mundial. Um surto de DTHA é caracterizado quando duas ou mais pessoas apresentam sinais e sintomas semelhantes após ingerirem alimentos ou

b Colaboração de Amanda Brito de Feitas e Lílian Borges Teixeira, do CEVS/SES-RS, 2019.

água contaminados em determinado período. Geralmente, surtos que ocorrem em locais de produção de alimentação coletiva, que fornecem refeições para seus funcionários, apresentam elevado número de doentes.

No ano de 2019, no Rio Grande do Sul, foi notificada à Vigilância em Saúde Estadual a ocorrência de um surto de DTHA envolvendo 510 trabalhadores de uma agroindústria de alimentos em um município de aproximadamente 5.000 habitantes. Do total de pessoas expostas ao surto, 163 funcionários ficaram doentes, 56% eram do sexo masculino, na faixa etária entre 20 e 49 anos. Entre os principais sinais e sintomas apresentados estavam: diarreia, náusea, vômito, cólica e distensão abdominal e dor de cabeça. Nenhum dos doentes necessitou de hospitalização, e os funcionários que apresentaram sintomas e buscaram atendimento médico foram afastados por poucos dias de suas atividades na empresa. A unidade básica de saúde responsável pelos atendimentos notificou a vigilância em saúde municipal. Em uma ação coordenada e conjunta desses profissionais de saúde, foram coletadas, oportunamente, mais de 60 amostras clínicas de *swab* retal foram enviadas ao Laboratório de Saúde Pública do Rio Grande do Sul (LACEN-RS) para análise de bactérias patogênicas. Além da coleta de amostras clínicas, foi realizada uma fiscalização sanitária no local de produção de refeições e entrevistas com os doentes e não doentes expostos no surto.

Os resultados das amostras clínicas foram negativos para as culturas realizadas no LACEN-RS para enterobactérias. As amostras foram encaminhadas para a Fundação Oswaldo Cruz (FIOCRUZ), Rio de Janeiro, para que outros agentes etiológicos fossem pesquisados pela técnica de reação em cadeia da polimerase (PCR). Elas foram positivas para *Campylobacter jejuni*. Não foi possível identificar o alimento incriminado, pois não havia amostras guardadas das preparações servidas na refeição suspeita, contrariando a Portaria nº 78/2009 – que aprova a lista de verificação em boas práticas para serviços de alimentação.

Abordagens preventivas

"Não há limites de tolerância ou limites de exposição seguros para agentes biológicos infecciosos e é improvável que venham a existir. Diante disso, perseguem-se as precauções universais e as práticas de trabalho seguras."[57]

No Brasil, as medidas de prevenção diante da exposição a riscos biológicos estão alicerçadas, inicialmente, em protocolos internacionais e nacionais (CDC e ANVISA, respectivamente). Tais organismos estruturaram um conjunto de medidas de controle de infecção hospitalar, com base em categorias de precauções, quais sejam: as precauções padrão e as precauções específicas. Considera-se, portanto, que todo paciente, independentemente do quadro clínico ou diagnóstico, deverá receber os respectivos cuidados, considerando-o como potencial portador de patologia infectocontagiosa transmitida pelo sangue e/ou fluidos corpóreos. As precauções padrão são úteis para homogeneizar e reiterar as práticas profissionais, voltadas à prevenção (Quadro 13.3).

Diante da multiplicidade de cuidados a serem adotados, os(as) trabalhadores(as) da saúde convivem com a necessidade do cumprimento do rigor das práticas de excelência e com uma rotina nos serviços de saúde marcada por múltiplas responsabilidades e tensões.

Visto que não é possível eliminar na totalidade os riscos à implementação de uma cultura de segurança que vise a eficiência do trabalho e o bem-estar daqueles que o desempenham, deve ocorrer no cotidiano das instituições. Para se alcançar o sucesso das medidas a serem adotadas é necessário estabelecer um ambiente favorável, de transparência nas comunicações, que evite sanções ou medidas policialescas, e que estimule reflexões e esclarecimentos de forma horizontalizada, diante de cada investigação de acidente com material biológico.

Em uma pesquisa publicada em 2022 sobre estratégias de enfrentamento usadas por trabalhadores da área da saúde que sofreram acidentes com material biológico, observaram-se comportamentos que buscavam o benefício do aprendizado a partir da situação vivenciada, estratégias chamadas de esquiva, em que os sujeitos preferiram não mais mencionar o fato, desejando esquecê-los, e ainda as técnicas de manejo nas quais os trabalhadores, após o evento, tentavam, de algum modo, seguir buscando autotolerância. A interação social a partir do contato com familiares, amigos ou colegas de trabalho, considerando os determinantes do evento, as implicações e as estratégias a serem adotadas de forma geral, emergiram como alternativa positiva de enfrentamento entre os participantes da pesquisa. Tal discussão faz-se importante para que se evite a ocorrência de novos eventos desta natureza.

Desse modo, ao se discutir formas de prevenção e gestão de riscos na assistência à saúde, a ANVISA identificou intercessões entre a ocorrência de eventos adversos para os pacientes e medidas relacionadas com a organização do trabalho, dos profissionais de saúde. Entre os fatores citados estão a dificuldade de

Quadro 13.3. Lista de precauções padrão	
Higienização das mãos (HM)	• Realizar a HM seguindo os cinco momentos: antes do contato com o paciente, antes da realização de procedimento asséptico, após risco de exposição a fluidos corporais, após contato com o paciente e após o contato com as áreas próximas ao paciente. • Utilizar água ou solução alcoólica. • Retirar adornos.
Paramentação	• Luvas. - Utilizar luvas sempre que houver risco de contato com sangue, fluido corporal, secreção, excreção, pele não íntegra e mucosa, com o objetivo de proteger as mãos do profissional. - Retirar as luvas imediatamente após o uso, antes de tocar em superfícies ou contato com outro paciente, descartando-as. - Trocar as luvas entre os pacientes. Trocar as luvas entre um procedimento e outro no mesmo paciente. - Higienizar sempre as mãos antes e imediatamente após a retirada das luvas. • Máscara, óculos, protetor facial. - Utilizar máscara e óculos de proteção sempre que houver risco de respingos de sangue, fluido corporal, secreção e excreção, com o objetivo de proteger a face do profissional. - Colocar máscara cirúrgica e óculos com proteção lateral para cobrir olhos, nariz e boca durante os procedimentos com possibilidade de respingo de material biológico. - A máscara cirúrgica e os óculos devem ser individuais. - Retirá-los ao término do procedimento e higienizar as mãos. - Descartar a máscara cirúrgica no máximo a cada 2 horas de uso contínuo. - Proceder à limpeza dos óculos com água e sabão. - Não utilizar jaleco ou avental comum como substituto do avental com finalidade de proteção contra agentes infecciosos. • Avental - Utilizar avental sempre que houver risco de contato com sangue, fluido corporal, secreção, excreção. - Se houver risco de contato com grandes volumes de sangue ou líquidos corporais, usar avental impermeável. - Retirar o avental após o procedimento e lavar as mãos. - Se o avental for descartável, desprezá-lo no lixo. - Se o avental for de tecido ou impermeável, desprezá-lo no hamper (cesto). - O avental, quando rasgado, deverá ser encaminhado para lavanderia para avaliar condições de reparo.
Artigos e equipamentos utilizados durante o cuidado ao paciente	• Utilizar luvas ao removê-los e transportá-los em sacos impermeáveis fechados ou carrinhos fechados para evitar contaminação ambiental. • Atenção para o uso inadequado de luvas. Evitar tocar nas superfícies.
Ambiente	• Realizar rotina de limpeza e desinfecção das superfícies, que incluem camas, colchões, grades, mobiliários do quarto, equipamentos e superfícies frequentemente tocadas a cada 24 horas e entre um paciente e outro (realizado pela equipe de higienização). • Piso e parede devem receber limpeza e desinfecção sistemática, com água e sabão e desinfetante quaternário de amônia.
Roupas	• Manipular as roupas do paciente e as roupas de cama com mínima movimentação. • Colocar as roupas sujas no *hamper*. • Não jogar roupas no chão.
Materiais perfurocortantes	• Manusear o material com cuidado, não reencapar as agulhas, não as desconectar das seringas e não as dobrar. • O descarte de agulhas, seringas e outros materiais contaminados deve ocorrer o mais próximo possível da área onde são gerados. • Descartar em recipientes rígidos e resistentes à perfuração, invioláveis, de acordo com a norma da ABNT (Associação Brasileira de Normas Técnicas) 13853. • Seguir as orientações para montagem desses recipientes e não ultrapassar o limite indicado pela linha tracejada, ou seja, 2/3 de sua capacidade.
Práticas seguras na administração de medicamentos por via endovenosa, intramuscular e outras	• Utilizar técnica asséptica ao preparar e administrar medicações e realizar desinfecção com álcool 70% da tampa da medicação antes de inserir a agulha dentro do frasco. • Não há indicação para uso de máscara no preparo de medicações endovenosas. • Não há indicação do uso de luvas de procedimento para aplicação de injeção intramuscular e subcutânea. • Os frascos multidose, se possível, devem ser dedicados ao uso no mesmo paciente.

Fonte: Empresa Brasileira de Serviços Hospitalares – Ministério da Educação.
*Obs.: As precauções de contatos estão contidas na fonte desse material citado anteriormente.

comunicação entre a equipe, a fadiga, os múltiplos vínculos de trabalho e a condição de baixa escolaridade.[58]

Apesar de pesquisas demonstrarem a importância do treinamento e da capacitação na prevenção dos acidentes com materiais perfurocortantes, ainda não é certo para os pesquisadores se esse é o principal determinante na redução da casuística dos acidentes com exposição a material biológico.[59]

A experiência dos EUA em combinar campanhas de orientação, tecnologias direcionadas a desenvolvimento de materiais perfurocortantes mais seguros e, sobretudo, uma legislação que determinou a aquisição desses materiais pelos estabelecimentos de saúde obteve sucesso na diminuição dos acidentes com exposição a agentes biológicos.[60]

Frente a contextos diversos nos quais podem acontecer adoecimentos e acidentes em função de exposições a material biológico, os eventos sempre deverão ser considerados como multideterminados e passíveis de prevenção. Dessa maneira, um percentual expressivo de doenças poderia ser evitado por meio de medidas eficazes de prevenção e controle de infecções. A rotina de cuidados e prevenção de acidentes, portanto, pode-se tornar uma oportunidade de vasto aprendizado organizacional e coletivo. Restringir a segundo plano os determinantes organizacionais pode resultar em intervenções incompletas e não resolutivas.[61]

Planejamento frente às emergências de saúde pública

Ao se ampliar o olhar para eventos emergentes, a OMS, em 2016, lançou um guia com novas diretrizes para prevenir ameaças atuais e futuras de doenças infecciosas, fortalecer a capacidade de enfrentamento dos serviços de saúde, ajudar no combate à resistência antimicrobiana (AMR) e aperfeiçoar a qualidade geral da prestação de cuidados de saúde.[21] O material dá ênfase aos componentes essenciais da prevenção nos estabelecimentos de saúde:[62]

- Serviços baseados na epidemiologia e realidade locais.
- Equipe capacitada e com dedicação exclusiva.
- Apoio de um laboratório de microbiologia de qualidade.
- Diretrizes que tratem de infraestrutura, recursos e evidências de formação e capacitação de profissionais.
- Sistemas integrados de vigilância.

No Brasil, a Portaria MS/GM nº 1.378, de 9 de julho de 2013, estabelece enquanto atribuição da Secretaria de Vigilância em Saúde (SVS) a "coordenação da preparação e resposta das ações de vigilância em saúde, nas emergências de saúde pública de importância nacional e internacional, como também a cooperação com Estados, Distrito Federal e Municípios" na resposta a tais emergências.

No contexto brasileiro observam-se convergências entre as ações da OMS e Portaria nº 1.823, de 23 de agosto de 2012, que trata da Política Nacional de Saúde do Trabalhador e da Trabalhadora, que estabelece entre seus objetivos a construção da análise de situação de saúde, instrumental que proporciona a compreensão da realidade epidemiológica local, bem como da capacidade instalada e toda a rede de apoio necessária para trazer resolutividade às demandas de saúde da população trabalhadora.[63]

A estrutura para respostas às emergências em saúde pública

Espera-se, por meio de um plano de resposta às emergências, que ele seja oportuno, eficiente e eficaz. Diante de situações críticas, fornecem-se meios de articular esforços de diversos atores envolvidos com vistas a estabilizar o respectivo evento e proteger as vidas. Desse modo, a coordenação visará:[64]

- Estruturar comando de forma clara, definida e adaptável às situações.
- Estabelecer prioridades e objetivos comuns.
- Usar terminologia comum entre os órgãos envolvidos.
- Integrar e padronizar as comunicações.
- Apresentar planos e ordens consolidadas.

Planos de contingência – o exemplo da COVID-19

No contexto das emergências em saúde pública e de situações de desastres, os planos de contingência representam documentos técnicos que buscam preparar as instituições/organizações para o enfrentamento de situações potenciais de crise, com possibilidade de causarem grande impacto na vida das populações (Quadro 13.4).

No que se refere ao período pandêmico no Brasil e medidas contingenciais, em um artigo sobre a agenda estratégica governamental brasileira a respeito do

Quadro 13.4. Exemplos de planos de contingência estabelecidos diante das últimas emergências em saúde pública
• Plano de Contingência Nacional para Infecção Humana pelo novo Coronavírus COVID-19 *Link*: https://www.gov.br/saude/pt-br/coronavirus/publicacoes-tecnicas/guias-e-planos/livreto-plano-de-contingencia-espin-coe-26-novembro-2020/view.
• Plano de contingência para resposta às emergências em saúde pública por dengue, chikungunya e zika *Link*: https://www.gov.br/saude/pt-br/centrais-de-conteudo/publicacoes/svsa/dengue/plano-de-contingencia-para-resposta-as-emergencias-em-saude-publica-por-dengue-chikungunya-e-zika.
• Plano de contingência para *influenza* aviária e doença de Newcastle *Link*: https://wikisda.agricultura.gov.br/pt-br/Sa%C3%BAde-Animal/plano-de-contingencia-para-influenza-aviaria-e-doenca-de-newcastle.

enfrentamento da COVID-19 no país, com foco na atenção hospitalar, analisaram-se 28 planos de contingência elaborados nas unidades federativas brasileiras. Observou-se, a partir do referencial teórico do ciclo da política pública, especificamente os períodos de pré-decisão e decisão do governo brasileiro para o enfrentamento da pandemia. Evidências demonstraram convergências entre os níveis nacional e estaduais quanto a propostas como reorientação do fluxo de atendimento, detecção dos casos e indicação de hospitais de referência. Entretanto, constataram-se fragilidades referentes à gestão e logística. Entre elas o subdimensionamento de recursos humanos, a falta, em muitos estados, do cálculo para leitos de retaguarda, bem como a ausência de previsibilidade de abertura de hospitais de referência ou contratação complementar de leitos de UTI.[65]

Programas de imunização

Em razão do contato com pacientes ou material biológico de pacientes, muitos trabalhadores a exemplo de enfermeiros, médicos, odontólogos, técnicos de laboratório, pessoal administrativo, além de estudantes da área da saúde, entre outros, estão suscetíveis a contaminações. A preservação da imunidade através dos programas de imunização é peça fundamental dos programas de prevenção e de controle de infecções. Devem ser incluídos também os trabalhadores de setores administrativos de estabelecimentos médicos ou departamentos de saúde que prestem cuidados ou contato direto com pacientes. Indivíduos com comorbidades, idosos e viajantes – entre eles trabalhadores nessa mesma condição – possuem riscos especiais em relação à exposição às doenças infecciosas e para eles há vacinas especificamente recomendadas. Diversos imunizantes devem ser disponibilizados nos Centros de Referência para Imunobiológicos Especiais (CRIEs) do Ministério da Saúde.[66]

Reiteram-se, portanto, as medidas administrativas ou gerenciais, considerando-as primordiais na cadeia definidora de proteção à saúde dos(as) trabalhadores(as) expostos(as), a riscos biológicos. Elas devem estar voltadas à organização dos serviços e processos de trabalho, bem como considerar a subjetividade de quem exerce o ofício de cuidar.

Abordagens de promoção da saúde

No início dos anos 2000, o médico sanitarista Paulo Buss afirmou, em um artigo na área de estratégia de saúde da família, que a saúde não é uma conquista, nem responsabilidade exclusiva do próprio setor saúde, constituindo-se resultado de forças sociais, econômicas, políticas e culturais. Promover saúde seria, portanto, algo diferente de prevenir o surgimento de doenças e agravos e conferir aos eventos tratamento adequado. Considera-se necessária a materialização dos objetivos das políticas públicas atualmente vigentes na Política Nacional de Saúde do Trabalhador e da Trabalhadora (PNSTT),[63] além do cumprimento das normas regulamentadoras correlatas ao tema. Desse modo estabelecem-se as condições para a manutenção de ambientes favoráveis à saúde, ainda que o cenário mundial denuncie retrocessos no mundo do trabalho. De acordo com relatório elaborado pela Comissão Econômica para América Latina e Caribe, ECLAC, em parceria com a OIT, 3 anos após o início da crise sanitária provocada pela COVID-19, os principais indicadores sobre trabalho, na respectiva região, retornaram a valores pré-pandêmicos. Mantêm-se as desigualdades de gênero, além do crescimento da informalidade no mercado de trabalho.

Entre as ações de promoção de saúde postula-se ainda o importante papel da mobilização social. Nesse percurso, vale ressaltar a experiência acumulada na pandemia da COVID-19, no trabalho da frente ampla em defesa da saúde dos trabalhadores, cooperação entre movimentos sociais, entidades de natureza sindical, instituições, grupos de trabalho e núcleos de estudo e pesquisa, que desenvolveram estratégias de ação conjunta, estabelecendo atividades educativas como webinários, palestras, mobilizações e articulações intra e intersetoriais para a busca de mudanças políticas, tecnológicas, legais e institucionais, com vistas ao enfrentamento da gravíssima crise sanitária instalada no Brasil no período pandêmico.

Outro aspecto importante dentro das ações de promoção de saúde frente às exposições a riscos biológicos é a necessidade de reafirmação da estrutura do sistema público de saúde, o reforço às ações de Vigilância à Saúde dos Trabalhadores, VISAT, e o aperfeiçoamento da RENAST, tendo como foco o fortalecimento dos Centros de Referência em Saúde do(a) Trabalhador(a) e a consolidação do sistema de notificação de agravos, requisitos prioritários para assegurar aos trabalhadores da saúde condições básicas propiciem a redução dos riscos de lesões e acidentes com material biológico.

Considerações finais

Em termos de perspectivas, para se proceder uma gestão adequada do trabalho envolvendo a exposição a agentes biológicos ainda é preciso aperfeiçoar os sistemas de informação e notificação, na tentativa de dar a devida visibilidade a tais eventos, além de se considerar amplo terreno a ser explorado a partir da consolidação do chamado complexo econômico industrial da saúde, que proporcionará as condições materiais para que sejam desenvolvidos no país, insumos, medicamentos, imunizantes, EPI e tecnologias a serem direcionadas à melhoria das condições de saúde dos(as) trabalhadores(as).

Certamente um desafio é conseguir maior integração das informações e das ações das CCIH, das vigilâncias epidemiológicas municipais e estaduais, dos Serviços Especializados em Segurança e Medicina do Trabalho (SESMT), dentre outros, de forma a se antecipar o reconhecimento dos agentes biológicos mais prováveis, inclusive a ocorrência de agentes multirresistentes e as possíveis implicações no aumento da nocividade do trabalho e do risco para a comunidade.

Pretendeu-se, com o presente capítulo, "desnaturalizar" os fatores de risco de natureza biológica, a compreensão do "risco inerente" ou que são fatores de risco que não podem ser eliminados/minimizados. Por outro lado, devemos nos contrapor à visão de que não tem como associar as doenças infecciosas ao trabalho, por conta de que o fator de risco também está presente na comunidade, pois conforme foi visto na Parte 1 deste livro, existem diferentes maneiras de se avaliar e de se estabelecer a associação entre adoecimento e trabalho.

Ainda que não se possa falar na possibilidade de erradicação da exposição aos fatores de riscos biológicos nos ambientes e processos de trabalho, existem meios para a redução e para o controle do problema, que são os controles de engenharia, controles administrativos e relativos à organização do trabalho, vacinação, adoção das medidas de precaução padrão e as precauções adicionais necessárias para determinados tipos de agentes infecciosos, adequando-se à complexidade dos serviços, atividades e processos de trabalho.

Referências

1. Organización Internacional del Trabajo – OIT. Panorama da segurança e saúde ocupacional na América Latina e no Caribe Ficha informativa regional. Disponível em: ilo.ch/wcmsp5/groups/public/---americas/---ro-lima/documents/publication/wcms_883467.pdf (Acesso em: 04 ago. 2023).
2. Karamanou M, Panayiotakopoulos G, Tsoucalas G, Kousoulis AA, Androutsos G. From miasmas to germs: a historical approach to theories of infectious disease transmission. Infez Med. 2012;20(1):58-62.
3. Nogueira AV, Silva Filho GN. Microbiologia. Florianópolis: CED/LANTEC/UFSC; 2010.
4. Brasil. Secretaria de Ciência, Tecnologia, Inovação e Insumos Estratégicos em Saúde. Departamento de Gestão e Incorporação de Tecnologias, e Inovação em Saúde. Classificação de risco dos agentes biológicos. Brasília: Ministério da Saúde, 2022. Disponível em: https://bvsms.saude.gov.br/bvs/publicacoes/classificacao_risco_agentes_biologicos_1ed.pdf (Acesso em: 04 ago. 2023).
5. Levinson W. Microbiologia médica e imunologia. Disponível em: https://edisciplinas.usp.br/pluginfile.php/4979704/mod_resource/content/1/105.%202010.Microbiologia_Medica_e_Imunologia_Levinson_10._ed._-_www.meulivro.mobi.pdf (Acesso em: 04 ago. 2023).
6. Brasil. Ministério da Saúde. Portaria GM/MS Nº 1.999, de 27 de novembro de 2023. Altera a Portaria de Consolidação GM/MS nº 5, de28 de setembro de 2017 para atualizar a Lista de Doenças Relacionadas ao Trabalho (LDRT). Brasília: Diário Oficial da União; 29 nov 2023.
7. Sailer GC, Marziale MHP. Vivência dos trabalhadores de enfermagem frente ao uso dos antiretrovirais após exposição ocupacional a material biológico. Texto Contexto – Enferm. 2007;16(1):55-62.
8. Thomsen K. Standard precautions. *In:* Essential clinical procedures. Elsevier; 2007. p. 11-22. Disponível em: https://linkinghub.elsevier.com/retrieve/pii/B978141603001050006X (Acesso em: 04 ago. 2023).
9. Ferraz MLG. Editorial. J Bras Patol Med Lab. 2007;43(5). Disponível em: https://www.scielo.br/j/jbpml/a/z5Pdy59wKJTYS7cpNYhHVtK/?format=pdf&lang=pt (Acesso em: 04 ago. 2023).
10. Brasil. Ministério do Trabalho. NR 32 – Segurança e saúde no trabalho em serviços de saúde. Disponível em: https://www.gov.br/trabalho-e-emprego/pt-br/acesso-a-informacao/participacao-social/conselhos-e-orgaos-colegiados/comissao-tripartite-partitaria-permanente/arquivos/normas-regulamentadoras/nr-32-atualizada-2022-2.pdf (Acesso em: 04 ago. 2023).
11. Brasil. Ministério do Trabalho e Emprego. Riscos Biológicos – Guia Técnico Brasília 2008. Os riscos biológicos no âmbito da Norma Regulamentadora nº 32. Disponível em: https://www.gov.br/trabalho-e-emprego/pt-br/acesso-a-informacao/participacao-social/conselhos-e-orgaos-colegiados/comissao-tripartite-partitaria-permanente/arquivos/normas-regulamentadoras/nr-32_guia_tecnico_de_riscos_biologicos_nr_32.pdf (Acesso em: 04 ago. 2023).
12. Brasil. Ministério do Trabalho e Emprego. NR 01 – Disposições gerais e gerenciamento de riscos ocupacionais. Disponível em: https://www.gov.br/trabalho-e-emprego/pt-br/acesso-a-informacao/participacao-social/conselhos-e-orgaos-colegiados/comissao-tripartite-partitaria-permanente/arquivos/normas-regulamentadoras/nr-01-atualizada-2022-1.pdf (Acesso em: 04 ago. 2023).
13. Padilla M, Goshc C, Possa LB, Ferla AA. Mulheres e Saúde: as diferentes faces da inserção feminina no trabalho e na educação em saúde. Editora Rede Unida; 2022. Disponível em:

https://editora.redeunida.org.br/project/mulheres-e-saude-as-diferentes-faces-da-insercao-feminina-no-trabalho-e-na-educacao-em-saude/ (Acesso em: 04 ago. 2023).

14. National Center for Immunization and Respiratory Diseases. Long COVID or Post-COVID Conditions. 20 de julho de 2023. Disponível em: https://www.hhs.gov/civil-rights/for-providers/civil-rights-covid19/guidance-long-covid-disability/index.html#footnote10_0ac8mdc (Acesso em: 04 ago. 2023).
15. World Health Organization – WHO. Classifying health workers: Mapping occupations to the international standard classification. Disponível em: /www.who.int/activities/improving-health-workforce-data-and-evidence (Acesso em: 04 ago. 2023).
16. Brasil. Ministério da Saúde. Controle de infecção por Mycobacterium tuberculosis em ambientes de saúde. Disponível em: bvsms.saude.gov.br/bvs/publicacoes/controle_infeccao_mtuberculosis_ambientes_saude_1ed.pdf (Acesso em: 04 ago. 2023).
17. Dutkiewicz J, Cisak E, Sroka J, Wójcik-Fatla A, Zając V. Biological agents as occupational hazards – selected issues. Ann Agric Environ Med. 2011;18(2):286-93.
18. Tran VV, Park D, Lee YC. Indoor air pollution, related human diseases, and recent trends in the control and improvement of indoor air quality. Int J Environ Res Public Health. 2020;17(8):2927.
19. Brasil. Ministério da Saúde. Agência Nacional de Vigilância Sanitária – ANVISA. Resolução nº 09, de 16 de janeiro de 2003. Disponível em: http://antigo.anvisa.gov.br/documents/10181/2718376/RE_09_2003_.pdf/8ccafc91-1437-4695-8e3a-2a97deca4e10 (Acesso em: 04 ago. 2023).
20. International Agency for Research on Cancer. Biological agents. IARC monographs on the evaluation of carcinogenic risks to humans. Lyon: IARC; 2012.
21. World Health Organization – WHO. Guidelines on core components of infection prevention and control programmes at the national and acute health care facility level. Geneva: WHO; 2016. Disponível em: https://apps.who.int/iris/handle/10665/251730 (Acesso em: 04 ago. 2023).
22. Mahamat G, Kenmoe S, Akazong EW, Ebogo-Belobo JT, Mbaga DS, Bowo-Ngandji A et al. Global prevalence of hepatitis B virus serological markers among healthcare workers: A systematic review and meta-analysis. World J Hepatol. 2021;13(9):1190-202.
23. Bell DM. Occupational risk of human immunode ciency virus infection in healthcare workers: an overview. Am J Med. 1997;102(5):9-15.
24. Ippolito G. The risk of occupational human immunode ciency virus infection in health care workers: italian multicenter study. Arch Intern Med. 1993;153(12):1451.
25. Moorman AC, De Perio MA, Goldschmidt R, Chu C, Kuhar D, Henderson DK et al. Testing and clinical management of health care personnel potentially exposed to hepatitis C virus — CDC Guidance, United States; 2020. MMWR Recomm Rep. 2020;69(6):1-8. Disponível em: http://www.cdc.gov/mmwr/volumes/69/rr/rr6906a1.htm?s_cid=rr6906a1_w (Acesso em: 04 ago. 2023).
26. Egro FM, Nwaiwu CA, Smith S, Harper JD, Spiess AM. Seroconversion rates among health care workers exposed to hepatitis C virus – contaminated body fluids: The University of Pittsburgh 13-year experience. Am J Infect Control. 2017;45(9):1001-5.
27. Brasil. Ministério da Saúde. Protocolo Clínico e Diretrizes Terapêuticas, Assistência e Tratamento, PEP (Assistência e Tratamento), Políticas de Saúde, Medica-mentos, Profissionais de Saúde HIV/Aids. Disponível em: http://antigo.aids.gov.br/pt-br/pub/2021/protocolo-clinico-e-diretrizes-terapeuticas-para-profilaxia-pos-exposicao-pep-de-risco (Acesso em: 04 ago. 2023).
28. Tanno G, Oliveira GZD, Silva FRO, Dantas L, Santos ELC, Santos BO et al. Acidentes de trabalho com exposição a material biológico entre profissionais da enfermagem e medicina no Brasil. Res Soc Dev. 2022;11(15):e568111537511.
29. Rapparini C. Occupational HIV infection among health care workers exposed to blood and body fluids in Brazil. Am J Infect Control. 2006;34(4):237-40.
30. Brum MCB, Dantas Filho FF, Yates ZB, Verçoza Viana MC, Martin Chaves EB, Trindade DM. HIV seroconversion in a health care worker who underwent postexposure prophylaxis following needlestick injury. Am J Infect Control. 2013;41 (5):471-2.
31. Lucena NOD, Pereira FR, Barros FSD, Silva NBD, Alexandre MADA, Castilho MDC et al. Infecção pelo HIV-1 após acidente ocupacional, no Estado do Amazonas: primeiro caso documentado. Rev Soc Bras Med Trop. 2011;44(5):646-7.
32. Auta A, Adewuyi EO, Tor-Anyiin A, Edor JP, Kureh GT, Khanal V et al. Global prevalence of percutaneous injuries among healthcare workers: a systematic review and meta-analysis. Int J Epidemiol. 2018;47(6):1972-80.
33. Riccò M, Vezzosi L, Odone A, Signorelli C. Invasive meningococcal disease on the workplaces: a systematic review. Acta Bio Medica: Atenei Parmensis. 2017;88(3):337.
34. Sandra W. Roush, MT, Linda M. Baldy, Mary Ann Kirkconnell Hall. Manual for the Surveillance of Vaccine-Preventable Diseases. Atlanta: CDC; 2014. Disponível em: https://www.cdc.gov/vaccines/pubs/surv-manual/front-portion.html (Acesso em: 04 ago. 2023).
35. Brasil. Ministério da Saúde. Secretaria de Vigilância em Saúde. Doenças infecciosas e parasitárias: guia de bolso. Brasília: MS/SVS; 2010.
36. Organización Internacional del Trabajo – OIT. Directrices técnicas sobre riesgos biológicos en el entorno de trabajo. Disponível em: https://www.ilo.org/wcmsp5/groups/public/---ed_dialogue/---lab_admin/documents/meetingdocument/wcms_846256.pdf (Acesso em: 04 ago. 2023).
37. Monteiro JS. A saúde do trabalhador na América Latina: Argentina e Chile (1940 e 1960): entre a indução externa e as condições do mundo do trabalho fabril/industrial. Proj História Rev Programa Estud Pós-Grad História. 2018;63.
38. Muñoz GAD. Guía para los trabajadores expuestos a riesgo biológico. Bogotá: Ministerio de Trabajo; 2018.
39. Brasil. Ministério do Trabalho e Emprego. NR 17 – Ergonomia. Disponível em: https://www.gov.br/trabalho-e-emprego/pt-br/acesso-a-informacao/participacao-social/conselhos-e-orgaos-colegiados/comissao-tripartite-partitaria-permanente/

arquivos/normas-regulamentadoras/nr-17-atualizada-2022.pdf (Acesso em: 04 ago. 2023).
40. Gobierno del Peru. Normas legales. Disponível e https://web.ins.gob.pe/sites/default/files/Archivos/Ley%2029783%20SEGURIDAD%20SALUD%20EN%20EL%20TRABAJO.pdf (Acesso em: 04 ago. 2023).
41. Gobierno del Peru. Ministerio de Defensa. Centro Nacional de Estimación, Prevención y Reducción del Riesgo de Desastres – CENEPRED. Manual para la Evaluación de Riesgos Biologicos. Disponível em: https://cdn.www.gob.pe/uploads/document/file/1896598/manual%20evar%20biologicos-comprimido.pdf.pdf (Acesso em: 04 ago. 2023).
42. Gobierno de Chile. Subsecretaria de Previsión Social. Ley 16.744 Protección Frente a un accidente o enfermedad profesional. Disponível em: https://www.previsionsocial.gob.cl/sps/seguridad-social/sst/ley-16-744/ (Acesso em: 04 ago. 2023).
43. Presidencia de la Nación Argentina. Ministerio de Justicia y Derechos Humanos. Ley de Higiene y Seguridad en el Trabajo. Ley nº 19.587. Disponível em: https://servicios.infoleg.gob.ar/infolegInternet/anexos/15000-19999/17612/norma.htm (Acesso em: 04 ago. 2023).
44. Presidencia de la Nación Argentina. Ministerio de Jefatura de Gabinete de Ministros. Subsecretaría de Empleo Público y Gestión de Bienes. Dirección Provincial de Personal. Dirección de Seguridad Laboral. Qué Son Los Riesgos Laborales – Riesgos Biológicos Virus – Bacterias – Hongos – Protozoos. Disponível em: https://www.gba.gob.ar/sites/default/files/empleopublico/archivos/Biolgicos.pdf (Acesso em: 04 ago. 2023).
45. Presidencia de la Nación Argentina. Secretaria de Atención Sanitaria. Subsecretaria de Programas de Prevención y Promoción. Recomendaciones para la investigación y tratamiento de Agentes Biologicos de Alto impacto Negativo. Disponível em: https://www.argentina.gob.ar/sites/default/files/alerta-6-bioterrorismo.pdf (Acesso em: 04 ago. 2023).
46. México. Secretaria del Trabajo y Previsión Social. Reglamento Federal de Seguridad y Salud en el Trabajo. Disponível em: https://www.diputados.gob.mx/LeyesBiblio/regla/n152.pdf (Acesso em: 04 ago. 2023).
47. Organización Panamericana de la Salud. The COVID-19 health care workers Study (HEROES): Informe Regional de las Américas. Disponível em: https://iris.paho.org/bitstream/handle/10665.2/55563/OPSNMHMHCOVID-19220001_spa.pdf?sequence=1&isAllowed=y (Acesso em: 04 ago. 2023).
48. Brasil. Ministério do Trabalho e Emprego. NR 7 – Programa de Controle Médico de Saúde Ocupacional – PCMSO. Disponível em: https://www.gov.br/trabalho-e-emprego/pt-br/acesso-a-informacao/participacao-social/conselhos-e-orgaos-colegiados/comissao-tripartite-partitaria-permanente/arquivos/normas-regulamentadoras/nr-07-atualizada-2022-1.pdf (Acesso em: 04 ago. 2023).
49. Ratshikhopha E, Muvhali M, Naicker N, Tlotleng N, Jassat W, Singh T. Disease severity and comorbidities among healthcare worker COVID-19 admissions in South Africa: a retrospective analysis. Int J Environ Res Public Health. 2022;19(9):5519.
50. Araújo EM, Costa MCN, Hogan VK, Araújo TM, Dias AB, Oliveira LOA. A utilização da variável raça/cor em Saúde Pública: possibilidades e limites. Interface (Botucatu). 2009;13(31):383-94.
51. Goes EF, Ramos DO, Ferreira AJF. Desigualdades raciais em saúde e a pandemia da Covid-19. Trab Educ Saúde. 2020;18(3):e00278110.
52. Lacerda TC, Souza FMD, Prado TND, Locatelli RL, Fregona G, Lima RDCD et al. Tuberculosis infection among primary health care workers. J Bras Pneumol. 2017;43(6):416-23.
53. Brasil. Ministério da Saúde. Secretaria de Vigilância em Saúde. Coordenação Geral de Desenvolvimento da Epidemiologia em Serviços. Guia de Vigilância em Saúde: volume único. Disponível em: https://bvsms.saude.gov.br/bvs/publicacoes/guia_vigilancia_saude_3ed.pdf (Acesso em: 04 ago. 2023).
54. McNamara LA, Blain A. Meningococcal disease. *In:* Manual for the surveillance of vaccine-preventable diseases. Atlanta: CDC; 2014.
55. Governo do Estado do Paraná. Secretaria da Saúde. Protocolo de Manejo Clínico e Vigilância em Saúde para Brucelose Humana no Estado do Paraná. Disponível em: https://www.saude.pr.gov.br/sites/default/arquivos_restritos/files/documento/2020-04/protocolobrucelose2018.pdf (Acesso em: 04 ago. 2023).
56. Brasil. Ministério da Saúde. Febre Maculosa. Disponível em: https://www.gov.br/saude/pt-br/assuntos/saude-de-a-a-z/f/febre-maculosa (Acesso em: 04 ago. 2023).
57. Fundação Jorge Duprat Figueiredo, de Segurança e Medicina do Trabalho – Fundacentro. Estudo Técnico – Anexo 14 da Norma Regulamentadora Nº 15 – Agentes Biológicos. São Paulo: Fundacentro; 2019. Disponível em: http://cnsaude.org.br/wp-content/uploads/2019/11/Analise-Anexo-14-NR-15-20191113185850.pdf (Acesso em: 04 ago. 2023).
58. Agência Nacional de Vigilância Sanitária – ANVISA. Série Segurança do Paciente e Qualidade em Serviços de Saúde – Gestão de Riscos e Investigação de Eventos Adversos Relacionados à Assistência à Saúde. Disponível em: https://www.saude.rj.gov.br/comum/code/MostrarArquivo.php?C=ODk0OQ%2C%2C (Acesso em: 04 ago. 2023).
59. Cheetham S, Ngo HT, Liira J, Liira H. Education and training for preventing sharps injuries and splash exposures in healthcare workers. Cochrane Database Syst Rev. 2021;4(4):CD012060.
60. Quintero-Ramírez N, Campo-Torregrosa Y, Toncel Y, Pérez-Anaya O, Sánchez-García Y, Puello- Viloria Y et al. Estrategias para el control de los riesgos biológicos y accidentabilidad en el personal asistencial y administrativo en una clínica de tercer nivel de Santa Marta (Colombia). Salud Uninorte. 2022;37(02):285-301.
61. Almeida IMD, Vilela RADG, Silva AJND, Beltran SL. Modelo de Análise e Prevenção de Acidentes – MAPA: ferramenta para a vigilância em Saúde do trabalhador. Ciênc Saúde Coletiva. 2014;19(12):4679-88.
62. World Health Organization – WHO. Directrices sobre com-ponentes básicos para los programas de prevención y control de infecciones a nivel nacional y de establecimientos de atención de salud para pacientes agudos. Disponível em: https://apps.who.int/iris/bitstream/handle/10665/255764/9789275319635-spa.pdf (Acesso em: 04 ago. 2023).

63. Brasil Ministério da Saúde. Portaria nº 1.823, de 23 de agosto de 2012. Institui a Política Nacional de Saúde do Trabalhador e da Trabalhadora. Disponível em: https://bvsms.saude.gov.br/bvs/saudelegis/gm/2012/prt1823_23_08_2012.html (Fundação Jorge Duprat Figueiredo, de Segurança e Medicina do Trabalho - Fundacentro. 04 ago. 2023).
64. Brasil Ministério da Saúde. Plano de resposta às emergências em saúde pública. Disponível em: https://bvsms.saude.gov.br/bvs/publicacoes/plano_resposta_emergencias_saude_publica.pdf (Acesso em: 04 ago. 2023).
65. Santos TBS, Andrade LRD, Vieira SL, Duarte JA, Martins JS, Rosado LB et al. Contingência hospitalar no enfrentamento da COVID-19 no Brasil: problemas e alternativas governamentais. Ciênc Saúde Coletiva. 2021;26(4):1407-18.
66. Sociedade Brasileira de Imunizações. Associação Nacional de Medicina do Trabalho. Guia de Imunização SBIm/Anamt - Medicina do Trabalho 2018-2019. Disponível em: https://sbim.org.br/images/files/guia-sbim-anamt-medicina-trabalho-2018-2019-180730b-web.pdf (Acesso em: 04 ago. 2023).

14

Nocividade no Trabalho Relacionada aos Fatores de Risco Biomecânicos, Organizacionais e Psicossociais

Paulo Antonio Barros Oliveira
Luiz Guilherme Cardoso Moll
Tiago Rissi Noer

- Introdução
- Riscos biomecânicos
- Fatores organizacionais
- Riscos psicossociais
- Considerações finais

Introdução

A nocividade do trabalho relacionada aos fatores de riscos biomecânicos, organizacionais e psicossociais está muito frequentemente ligada à ausência de Ergonomia. Além do desconforto do trabalhador e prejuízo da produtividade, a ausência de Ergonomia pode acarretar acidentes e doenças, sendo as musculoesqueléticas e o sofrimento mental as destacadas neste capítulo, por magnitude que se pode observar através das estatísticas de afastamentos do trabalho no Instituto Nacional do Seguro Social (INSS) e pelo observatório de acidentes de trabalho registados por órgãos como o Ministério Público do Trabalho (MPT). A Ergonomia, como disciplina que intervém para transformar o trabalho por meio da atividade dos trabalhadores, pode ter na avaliação desses riscos uma abordagem complementar.

A nocividade dos riscos biomecânicos, organizacionais e psicossociais não é diferente da nocividade de outros riscos tratados nos capítulos deste livro: existe uma resposta prejudicial dose-dependente, sendo que duração, amplitude/intensidade e frequência determinam a expressão do risco. Para este capítulo pensamos numa abordagem integrativa. Os fatores de risco elencados aqui são os mais comumente observados na prática dos prevencionistas.

Foram definidos os conceitos de cada um dos fatores de risco no trabalho, as situações em que se expressam frequentemente nas rotinas de trabalho; a maior nocividade propriamente dita relativa a estes fatores e a revisão dos estudos em epidemiologia ocupacional mais relevantes (revisões sistemáticas e metanálises). Aqui compete uma ressalva: embora a maioria desses estudos epidemiológicos esteja relacionada às queixas dos trabalhadores quanto aos segmentos anatômicos, a tendência é que nos futuros estudos o risco esteja diretamente relacionado com entidades nosológicas específicas, trazendo maior expressão quanto a realidade enfrentada pelos trabalhadores.

A Ergonomia, por definição, visa melhorar o conforto, a segurança e a produção no trabalho. Logo, os riscos biomecânicos, organizacionais e psicossociais, muito relacionados à ausência de ergonomia nos ambientes de trabalho, bem como os demais riscos no trabalho, podem prejudicar a saúde do trabalhador e afetar a organização de forma sistêmica. Exemplo claro sãos os riscos biológicos no caso da recente pandemia.

No que tange às organizações, possíveis consequências estão relacionadas a diminuição da produtividade e, por conseguinte, também a diminuição da lucratividade, aumento dos indicadores de absenteísmo e de presenteísmo, de retrabalho e de refugos, do número de acidentes de trabalho, número de ações trabalhistas, além de custos com despesas/licenças médicas.[1-3]

Façamos, portanto, uma segunda observação: os riscos ligados à diminuição ou ausência de Ergonomia não diferem dos riscos ocupacionais em geral, pois há uma inserção direta na matriz produtiva e consequentemente na "saúde da empresa". Passamos agora aos fatores de riscos referidos.

Riscos biomecânicos

De todas as ciências básicas, duas se destacam no embasamento para o estudo da sobrecarga biomecânica: cinesiologia e biomecânica.

A cinesiologia é a ciência que estuda o movimento do corpo humano,[4] e a biomecânica é uma área interdisciplinar que combina conceitos e métodos da biologia, física e engenharia para estudar os movimentos e as forças que agem nos organismos vivos. Segundo Winter,[5] a biomecânica é a "ciência que se preocupa com as leis que governam o movimento humano, e a aplicação dessas leis aos problemas na medicina e na engenharia".

A sobrecarga biomecânica é estudada pela ergonomia física, que estuda e avalia as exigências físicas da execução do trabalho sobre os músculos, articulações e sistema cardiorrespiratório do corpo humano, com foco na identificação, quantificação e controle do risco de desconforto, dor e lesões resultantes dessas demandas. A ergonomia física utiliza conhecimentos em biomecânica, antropometria, fisiologia, epidemiologia e psicofísica para entender a capacidade humana de realizar o trabalho. Trabalho aqui tipicamente definido como as demandas físicas de tarefas ocupacionais e atividades da vida diária, e é geralmente independente de acidentes e outras questões de segurança agudas.[6]

O trabalho muscular decorre destas exigências físicas da execução do trabalho sobre os músculos e é dividido em trabalho estático e dinâmico. A força muscular depende do nível de ativação e do tipo de contração muscular, da contração estática ou dinâmica, concêntrica ou excêntrica.

O trabalho pode ser estático e dinâmico, a depender do momento de sua ocorrência dentro de um ciclo. Um dos problemas de sua avaliação é isolar os riscos, porque muitas vezes se apresentam como riscos combinados (p. ex., força e repetitividade) na caracterização do risco.

O trabalho estático é definido como o esforço necessário para manter uma contração muscular isométrica, na qual o comprimento de um músculo é constante. A contração muscular isométrica é mantida para que os segmentos corporais se mantenham em posições com pouca ou nenhuma variação. Quando ficamos numa determinada postura, o corpo adota uma posição. A postura é a configuração dos segmentos anatômicos do corpo no espaço e no tempo.

Os efeitos fisiológicos durante esforços estáticos são o aumento da pressão hidrostática intramuscular, que varia de músculo para músculo, o aumento de volume muscular, que varia conforme o compartimento muscular, e a compressão de vasos sanguíneos, que varia conforme a contração muscular voluntária máxima (CVM). O sistema é dinâmico, e o tempo de resistência da contração estática é exponencialmente dependente da força relativa da contração. Isso significa que quando a contração estática requer 20% da MVC, o tempo de resistência é de 5 a 7 minutos, e quando a força relativa é de 50%, o tempo de resistência é de cerca de 1 minuto.[6] Uma das regras de ouro da biomecânica ocupacional é evitar o trabalho estático e mantido.

Todo o esforço para a manutenção da contração isométrica leva a uma solicitação que pode ser nociva à saúde, por causa da tensão muscular. Se o trabalho estático persistir acima de determinados limites, a compressão de vasos sanguíneos passa a causar os efeitos fisiopatológicos de hipóxia tecidual e redução do aporte de nutrientes, bem como do acúmulo de catabólitos, provocando dor e fadiga muscular. Manutenções estáticas prolongadas podem também induzir ao desgaste das articulações, discos intervertebrais e tendões.[7]

O trabalho dinâmico, por sua vez, "caracteriza-se por uma sequência rítmica de contração e relaxamento da musculatura em trabalho". Os músculos utilizam mais força durante a realização de trabalhos excêntricos, isto é, quando exercem força com efeito de freamento.

No trabalho dinâmico, o sangue circula conforme o músculo contrai e relaxa. Por esse motivo, a circulação do sangue é aumentada em várias vezes. O músculo em trabalho dinâmico efetivamente recebe de dez a vinte vezes mais sangue do que o músculo em repouso. Dado este volumoso aporte, o músculo recebe glicogênio e oxigênio e os resíduos são escoados. O trabalho dinâmico consegue ser sustentado por mais tempo que o estático.

Os riscos biomecânicos caracterizados em análises ergonômicas foram didaticamente divididos em postura, repetitividade, movimentação manual de cargas, puxar e empurrar, ajoelhar e agachar e esforço físico.

Postura de trabalho

Quando adotamos uma determinada postura, os segmentos corporais assumem uma posição ou diversas posições articulares assim se apresentando. A postura é a configuração dos segmentos anatômicos do corpo no espaço e no tempo.[8] Mesmo sabendo que não existe a figura da postura correta (um dos mitos a serem enfrentados), sabemos que todo o esforço que exige a manutenção postural além dos parâmetros adequados leva a uma solicitação que pode ser nociva à saúde.

As posturas são as mais diversas, como sentada, em pé e trabalho em posturas adotadas ou assumidas para a execução de determinada tarefa (exemplos: espaço confinado ou locais com restrição de acesso). Nessas situações de trabalho, as articulações podem assumir desde posições articulares neutras ou até extremas. As pinças e pegas de objetos e ferramentas com as mãos de forma constante ou por períodos prolongados também são situações que envolvem trabalho estático, por exemplo, devendo nestes casos ter o entendimento de critérios de usabilidade (em caso de ferramentas manuais) e de exigências técnicas no caso de pinças manuais constantes e/ou frequentes por tempos representativos de exposição, visando a adequação a estes fatores posturais. Como referido antes, se o trabalho estático persistir, a compressão de vasos sanguíneos passa a causar os efeitos fisiopatológicos de hipóxia tecidual e redução do aporte de nutrientes, bem como do acúmulo de catabólitos, provocando dor e fadiga muscular.[7]

Goniômetros, inclinômetros, técnicas fotográficas, eletrogoniômetros, e os sistemas de gravação de vídeo, com todos os seus limites e desvantagens, são os meios mais usados para medir as posturas de trabalho.[9] A avaliação apoiada em instrumentos costuma não avaliar a percepção e a participação dos trabalhadores envolvidos, forte contribuição da Ergonomia. O risco também pode ser caracterizado por meio de ferramentas como *Ovako Working Posture Analysing System* (OWAS), *Rapid Upper Limb Assessment* (RULA), *Rapid Entire Body Assessment* (REBA), *Time-Based Assessment Computerized Strategy* (TACOS)[10] e a norma técnica ABNT NBR ISO 11226:2013[11] que abordam de forma direta os padrões recomendados e não recomendados, bem como a característica de reminiscência por padrões articulares mantidos sem o tempo de recuperação necessário.

As posturas estáticas são consideradas críticas quando se aproximam dos extremos da amplitude articular, independente da duração do tempo, onde há uma carga mecânica substancial nas estruturas passivas, como os ligamentos e/ou quando ocorre um desequilíbrio entre a carga estática e o tempo de recuperação em posição neutra.[12]

Posturas assumidas por muito tempo podem causar doenças. Segundo a *American Diabetes Association*,[13] ficar sentado por longos períodos aumenta o risco de obesidade, diabetes tipo 2, doenças cardiovasculares e morte precoce. Mas interromper o tempo sedentário com atividades leves (como caminhadas e alongamentos intrajornada) ajuda a reduzir esses riscos - ao mesmo tempo em que garante músculos mais fortes e uma maior queima diária de calorias. Além disso, ser mais ativo reduz a resistência à insulina e pode ajudar a reduzir o colesterol LDL.

A permanência prolongada em pé, por outro lado, foi relacionada na literatura com outras patologias. Devido às posições em pé, o trabalhador pode sentir desconforto e fadiga principalmente nos músculos dos membros inferiores (pernas e coxas), região lombar e pés. Ficar em pé por muito tempo também está associado a outros efeitos na saúde. Sabe-se que ficar em pé por mais de 8 horas de forma regular está fortemente relacionado à insuficiência venosa crônica, dor musculoesquelética na região lombar e nos pés, parto prematuro, pressão arterial baixa, dor na parte superior e inferior das pernas. Abortos espontâneos foram riscos à saúde associados com condições de trabalho que exigiam ficar em pé por tempo prolongado.[14,15] Deve-se levar em consideração que a permanência prolongada em pé é especialmente prejudicial quando o trabalhador não se move e permanece em pé no mesmo local continuamente. Quando o trabalhador consegue se movimentar, em um círculo com raio de apenas um metro, o trabalho é realizado de forma muito mais dinâmica e, portanto, mais saudável.

A literatura também descreve estudos para posições assumidas por determinados segmentos articulares. Em uma revisão sistemática realizada por Palmer e Smedley[16] foi encontrada evidência moderada para uma relação causal entre flexão da coluna cervical aliada a repetitividade e dor cervical com sensibilidade à palpação ou *neck-shoulder syndrome*. Resultados similares foram observados por Mayer, Kraus & Ochsmann,[17] que encontraram forte evidência para a associação entre sintomas em ombro e flexão do tronco, rotação do tronco e trabalho com as mãos acima do nível do ombro.

Os resultados do Grupo de Trabalho da *Bone and Joint*[18] sobre riscos biomecânicos e psicossociais para dor cervical numa revisão de artigos publicados entre 1980 e 2006 foram publicados:

> *Cento e nove artigos sobre a carga e os determinantes da dor cervical em trabalhadores foram cientificamente admissíveis. Fatores de risco associados à dor cervical em trabalhadores incluem idade, dor musculoesquelética, alta demanda quantitativa de trabalho, baixo apoio social no trabalho, insegurança no emprego, baixa capacidade, mau design de estação de trabalho do computador e postura, posição de trabalho sedentário, trabalho repetitivo e precisão de trabalhos. Encontramos evidências preliminares de que gênero, ocupação, dores de cabeça, problemas emocionais, tabagismo, baixa satisfação no trabalho, posturas de trabalho inadequadas, deficiências físicas ambiente de trabalho e a etnia dos trabalhadores possam estar associados com dor no pescoço.*

O artigo termina por declarar que a "maioria das dores no pescoço resulta de relações complexas entre indivíduo e fatores de risco no local de trabalho".[19]

Em outro estudo de revisão sistemática e metanálise sobre a prevalência de distúrbios osteomusculares relacionados ao trabalho entre cirurgiões e intervencionistas envolvendo 21 artigos e 5.828 médicos, as estimativas de prevalência de 12 meses para dor no pescoço, ombro, costas e membros superiores foram estimadas.[20] As estimativas de prevalência de carreira para doença degenerativa da coluna cervical, patologia do manguito rotador, doença degenerativa da coluna lombar e síndrome do túnel do carpo também foram calculadas. A conclusão foi que a prevalência de distúrbios musculoesqueléticos relacionados ao trabalho entre médicos é comparável à relatada entre trabalhadores de alto risco, como, por exemplo, trabalhadores braçais.[20]

Em outra revisão sistemática da literatura sobre as associações entre tipo de trabalho, carga física e aspectos psicossociais do trabalho e a ocorrência de distúrbios específicos do cotovelo, van Rijn et al.[21] encontraram associações entre altas forças de preensão manual por > 1 hora/dia e segurar ferramenta numa posição, com epicondilite medial e síndrome do túnel cubital, respectivamente.

A literatura ainda não apontou que intervenções ergonômicas possam melhorar as condições relacionadas ao sedentarismo e uso de computador.

No que diz respeito ao segmento anatômico coluna lombar, não há evidência na literatura de que a manutenção em uma determinada postura por um determinado tempo possa causar dor lombar. Em uma revisão sistemática de revisões sistemáticas,[22] os resultados não permitiram asseverar que a permanência em posturas causasse dor lombar baixa:

> *[...] esta revisão abrangente examinou (1) qual relação, se houver, é evidente entre posturas específicas da coluna ou atividades físicas e lombalgia; (2) a qualidade das revisões sistemáticas existentes nesta área; e (3) até que ponto revisões sistemáticas anteriores demonstram causalidade. Cinco bancos de dados eletrônicos e listas de referências de artigos relevantes foram pesquisados de janeiro de 1990 a junho de 2018. Revisões sistemáticas e metanálises sobre postura da coluna ou exposição física e sintomas de lombalgia (autorrelato) ou resultados (p.ex., ausência no trabalho, consulta médica) foram incluídos. Os critérios AMSTAR e Bradford Hill foram utilizados para avaliar criticamente a qualidade das revisões sistemáticas incluídas e para determinar até que ponto essas revisões demonstraram causalidade. Dois revisores independentes examinaram 1.285 publicações com 41 revisões incluídas na revisão final. Foram relatadas associações positivas e nulas entre postura da coluna, ficar em pé por muito tempo, sentar, dobrar e torcer, posturas desajeitadas, vibração de corpo inteiro e componentes de trabalho físico pesado. Os resultados das metanálises foram mais consistentes a favor de uma associação, enquanto as revisões sistemáticas que incluíram apenas estudos prospectivos foram menos capazes de fornecer conclusões consistentes. As evidências de que esses fatores precedem a primeira vez na dor lombar baixa ou têm uma relação dose-resposta com os resultados da lombalgia foram mistas. Apesar da disponibilidade de muitos comentários, não há consenso quanto à causalidade da exposição física à lombalgia. A associação foi documentada, mas não fornece uma explicação causal para lombalgia.*

São evidências de que a questão tratada aqui é bem mais complexa do que uma simples associação do desfecho lombalgia com uma determinada postura. Como nos tem mostrado, diuturnamente, a Ergonomia.

Repetitividade ou trabalho repetitivo

Entre os vários conceitos de repetitividade, adotamos o da norma técnica ABNT NBR ISO 11.228-3[23] e é definido da seguinte forma: "*característica de uma tarefa quando uma pessoa estiver repetindo continuamente o mesmo ciclo de trabalho, as mesmas ações e movimentos*". Sobre o detalhamento do trabalho repetitivo, esta mesma norma descreve de forma objetiva e direta os conceitos aplicáveis:

- **Tarefa repetitiva:** tarefa caracterizada por ciclos repetidos de trabalho.
- **Ciclo de trabalho:** sequência de ações técnicas que são repetidas da mesma maneira.
- **Tempo do ciclo de trabalho:** tempo, em segundos, do momento no qual um operador começa um ciclo de trabalho até o momento no qual o mesmo ciclo de trabalho for repetido.

Já a norma técnica ISO TR 12.295,[24] que aborda parâmetros, condições e situações tanto de aceitabilidade como críticas de trabalho envolvendo as normas ISO 11.228 e ISO 11.226, para uma identificação rápida (*screening*), descreve que para de fato uma ou mais tarefas repetitivas dos membros superiores sejam consideradas com potencial de risco em membros superiores as mesmas devem possuir duração mínima de 60 minutos durante a jornada de trabalho para a sua apreciação ou então quando as mesmas ações de trabalho são repetidas por mais de 50% do tempo devem ser aplicados métodos de avaliação de risco preconizados na norma ABNT NBR ISO 11.228-3[23] conforme acuidade e sensibilidade exigida.

Não há necessariamente uma duração específica ou mínima do ciclo de trabalho para que uma atividade seja considerada como repetitiva. Tudo dependerá do conteúdo e da forma de apresentação técnica e dos aspectos produtivos e organizacionais que caracterizam o trabalho. Importante referir que ciclos, por exemplo, de 30 segundos, conforme critério usado por Silverstein, Fine & Armstrong[25] se referem exclusivamente a metodologia utilizada pelos autores à época, não podendo esgotar e/ou ser definido como um padrão definido de duração de ciclo de trabalho para trabalho repetitivo e para todas demais circunstâncias, pois não há guarida técnica e contemporânea para esta asseveração.

A repetitividade se apresenta no trabalho em linhas de montagem (*assembly line*), trabalho em esteiras, operação de máquinas, trabalho em nórias, entre outros, para citar alguns exemplos.

As chamadas LER/DORT (lesões por esforços repetitivos/distúrbios osteomusculares relacionados ao trabalho) também conhecidas como UL-WMSDs (*Upper Limb Work-Related Musculoskeletal Disorders*) são condições que afetam os membros superiores, resultantes da repetitividade e da sobrecarga muscular envolvida em atividades laborais.

A fisiopatologia das alterações tendinosas é dividida didaticamente em três estágios:

1. A tendinopatia reativa, o primeiro estágio no *continuum* do tendão e é uma resposta proliferativa não inflamatória na matriz celular. Isso ocorre como resultado de sobrecarga de compressão ou tração.

- As células mudam de forma e possuem mais organelas citoplasmáticas para maior produção de proteínas (proteoglicanos e colágeno).
- Durante este processo, a integridade do colágeno geralmente é mantida, embora alguma separação de alongamento tenha sido mostrada anteriormente.
- Esta fase é uma adaptação de prazo relativamente curto, esse processo engrossa o tendão para reduzir o estresse e aumenta a rigidez.
- Nos exames de imagem, o tendão parece estar engrossado e inchado devido às alterações nos proteoglicanos. Isso pode ocorrer após aumento súbito de estresse ou impacto direto no tendão. Nesta fase, o tendão tem o potencial de voltar ao tendão normal.

2. A progressão da tendinopatia reativa pode ocorrer se o tendão não tiver repouso e regredir ao estado normal. Durante essa fase, há a continuação do aumento da produção de proteínas que tem resultado na separação do colágeno e na desorganização da matriz celular.

- Esta é a tentativa de cicatrização do tendão como na 1ª fase, mas com maior envolvimento e desagregação fisiologicamente. Isso agora é visível em exames de ressonância magnética e ultrassom. Além disso, pode haver evidência de aumento da vascularização e crescimento neural dentro do tendão.
- Diz-se que esta fase é difícil de diagnosticar, portanto a obtenção da história é essencial; o método mais preciso para diagnosticar esse estágio é por meio de imagem. Esta fase de tendinopatia pode ser desenvolvida por sobrecarga frequente do tendão na fase 1 do *continuum*.

3. A terceira fase pode ser desenvolvida muito mais rapidamente no tendão mais rígido, pois há menos flexibilidade e adaptabilidade prontamente disponíveis nos tecidos.

- Este é o estágio final no *continuum* e sugere-se que nele haja um mau prognóstico para que o tendão e as alterações agora sejam irreversíveis.
- Documentou-se a presença de áreas de morte celular, traumatismo e exaustão de tenócitos e desorganização geral da matriz celular. Na imagem, há áreas dessa degeneração espalhadas por todo o tendão e intercaladas com seções normais do tendão e partes do tendão que estão na fase de mau reparo.
- O tendão pode estar espessado e apresentar seções nodulares à palpação. Clinicamente, esse tendão está presente no indivíduo mais velho que teve problemas contínuos com tendinopatia ou no indivíduo mais jovem que continuou a sobrecarregar o tendão.

Um exemplo é o resultado de uma revisão das evidências para alterações fisiopatológicas tissulares associadas com repetitividade onde foram encontradas as seguintes explicações sobre as alterações a nível tissular da síndrome do túnel do carpo: a anoxia danifica o revestimento endotelial de vênulas e capilares, aumentando sua permeabilidade resultando em edema localizado. O edema pode levar a um influxo de monócitos, e esse influxo de monócitos pode induzir a proliferação de fibroblastos e sinoviócitos em tecidos sinoviais, que depositam colágeno. Se essa deposição de colágeno for excessiva, pode contribuir diretamente à compressão do nervo mediano.

É importante salientar que a fisiopatologia da repetitividade é complexa e multifatorial, e outros fatores, como força excessiva, posturas inadequadas e o uso de ferramentas manuais vibratórias, também podem contribuir sinergicamente para a nocividade.

Para a caracterização do risco repetitividade ou trabalho repetitivo, é fundamental que o analista compreenda e entenda inicialmente se de fato a atividade do(a) trabalhador(a) possui um padrão repetitivo. Após, é fundamental que se qualifique e quantifique os principais fatores de risco e/ou perigos presentes e a sua forma de apresentação (duração, intensidade e frequência) compondo de forma final a intensidade e classificação do risco presente. A norma ABNT NBR ISO 11.228-3[23] apresenta em seu escopo três ferramentas preferenciais:

- OCRA (*Occupational Repetitive Actions*) é uma ferramenta amplamente utilizada para a avaliação da sobrecarga biomecânica dos membros superiores causada pelo trabalho repetitivo. Foi desenvolvido no início da década de 1990 por pesquisadores da Universidade de Milão, na Itália, e baseia-se no princípio de que os distúrbios dos membros superiores são causados por uma combinação de fatores biomecânicos, fisiológicos e organizacionais.
- *Hand Activity Level* (HAL) é uma ferramenta desenvolvida pela *American Conference of Governmental Industrial Hygienists* (ACGIH) para avaliar o risco de sobrecarga biomecânica dos membros superiores causada pelo trabalho manual repetitivo.
- *Strain Index* (SI) é uma ferramenta desenvolvida por Moore & Garg para avaliação da sobrecarga biomecânica dos membros superiores em trabalhos repetitivos.

A composição de uma avaliação de risco por trabalho repetitivo deve sempre considerar os fatores que o compõe, necessariamente levando em consideração a atividade exercida. Fatores de risco como força manual acima de parâmetros descritos pela escala de Borg como alto ou ainda moderado com grande duração no ciclo de trabalho, frequência de uma ação técnica a cada segundo, aspectos organizacionais deficientes como a ausência de pausas efetivas de recuperação e taxa efetiva de ocupação real elevada, ausência de rodízios eficientes com outras atividades não repetitivas e padrões posturais não recomendados por tempos significativos são alguns exemplos de como situações em potencial crítico podem representar um risco final elevado com relação ao agravo e/ou dano corporal.

Diversas entidades nosológicas têm sido associadas à exposição ocupacional ao trabalho repetitivo de membros superiores, como síndrome do túnel do carpo e epicondilite lateral, dentre outras.

Em seu artigo de revisão e metanálise, Barcenilla, March & Chen[26] concluíram que havia riscos significativamente aumentados de ter síndrome do túnel do carpo com exposição à força manual (OR = 4,23), repetição (OR = 2,26) e força e repetição em combinação (OR = 2,03), como relatado previamente na literatura.

A literatura fornece informações indicando que o uso de teclado por mais de 20 horas por semana aumenta o risco de síndrome do túnel do carpo. Em um estudo com o objetivo de medir a pressão do túnel do carpo durante a digitação em um teclado e avaliar os efeitos das posturas do punho sobre a pressão durante a digitação,[27] constatou-se que a pressão do túnel do carpo é influenciada pela postura do punho durante a digitação e, independentemente, pelo ato de digitar. Pode haver risco aumentado de ocorrência da síndrome do túnel do carpo quando o teclado é usado por mais de 20 horas por semana, isto em alguns estudos epidemiológicos. Outro achado deste estudo é que a atividade de digitação por toque aumenta a pressão do túnel do carpo acima da pressão associada a apenas segurar as mãos suspensas sobre o teclado na mesma postura do punho.

A repetitividade também foi implicada em risco aumentado para epicondilite lateral do cotovelo na literatura. Van Rijn et al.[21] encontraram que movimentos repetitivos > 2 horas/dia foram associados com epicondilite lateral (OR 2,8-4,7).

Roquelaure et al.[28] estudaram 3.710 trabalhadores (58% homens) que participaram de um programa de vigilância de distúrbios musculoesqueléticos entre 2002-2005 e concluíram que, em homens, patologias dos membros superiores estavam associadas com alta repetitividade na tarefa (OR 1,5, P = 0,027).

Movimentação manual de cargas

A movimentação manual de cargas compreende as tipificações relacionadas aos diferentes gestos técnicos e atividades, podendo ser caracterizadas principalmente pelas ações de levantar-se e abaixar, transportar ou carregar; arrastar, puxar/empurrar, pivotar, rolar etc.

A norma de referência sobre o tema que aborda o transporte manual e as ações de levantar e abaixar cargas, ISO 11.228-1:2021,[29] em seu escopo apresenta os conceitos específicos referente as diferentes formas de movimentação manual de cargas, classificação de repetitividade e condições de referência técnica. Vejamos: a) **manuseio manual:** atividade que exige o uso da força humana para levantar, baixar, transportar ou mover ou conter um objeto; b) **levantamento:** manualmente (ou seja, sem usar assistência mecânica) movendo um objeto de sua posição inicial; c) **abaixamento:** manualmente (ou seja, sem usar assistência mecânica) movendo um objeto de sua posição inicial para baixo; d) **carregando:** manualmente (ou seja, sem usar assistência mecânica) movendo um objeto que é segurado com uma ou duas mãos, ou posicionado em um ou dois ombros ou no pescoço, caminhando 1 metro ou mais; e) **avaliação do risco:** processo geral que compreende uma análise de risco e avaliação de risco; f) **condições de referência:** conjunto de condições (ambiental, física, biomecânica e relacionada ao projeto de tarefas) que são consideradas as condições ideais para o manuseio manual seguro para ocorrer; e g) **elevação repetitiva:** levantar um objeto mais de uma vez a cada 10 minutos.

As situações que envolvem a movimentação manual de cargas são trabalhos realizados em praticamente todas as atividades fabris com bastante prevalência para estoques, docas, portos, pavilhões logísticos, transporte de gêneros alimentícios e bebidas, produtos congelados e resfriados, transporte de insumos e produtos embalados, dentre tantas outras que poderiam ser citadas. Para fins de nocividade e risco no trabalho com potencial danoso, a avaliação deverá ocorrer apenas quando o levantamento e/ou abaixamento de cargas seja igual ou acima de 3 kg conforme referência técnica.[29]

Proposto pelo *National Institute for Occupational Safety and Health*,[30] um órgão público nos Estados Unidos, na década de 1990, estabeleceu-se um limite máximo razoável para o levantamento de cargas, fixado em 23 kg, em condições ideais, podendo ser reduzido significativamente conforme as condições do posto de trabalho onde a atividade é realizada. Já segundo a *International Organization for Standardization* (ISO), uma organização internacional não governamental independente com a adesão de 168 organismos nacionais de normalização, em sua norma ISO 11228-1,[29] que trata do levantamento manual de cargas, 25 kg é o limite de peso recomendado para o transporte seguro em condições adequadas de movimentação.

Vários estudos sobre os impactos nocivos na coluna lombar estão disponíveis para acesso com grande grau de sensibilidade e acuidade técnica-científica, trazendo segurança sobre o tema.[31-33]

Essas ferramentas basearam-se em publicações de diversos estudos sobre as condições de carga da coluna vertebral humana. Foi desenvolvido um método para medições de pressão intradiscal por um transdutor inserido no núcleo pulposo do disco *in vivo*. O trabalho inicial foi realizado em material *post-mortem*. Depois foram realizadas medições de pressão intradiscal *in vivo* durante atividades normais. As medições no disco de L3 deitado em posição supina (300 N), em posição ortostática (700 N), inclinada para a frente 20° com 10 kg em cada mão (1850 N), levantando 20 kg, costas retas e joelhos dobrados (2.100 N) e levantando 20 kg, costas dobradas e joelhos retos (3.400 N) mostram que o disco intervertebral fica suscetível a pressões aumentadas por tensões de flexão, compressão e forças de cisalhamento.

Já Marras et al.[34] estudaram a biomecânica ocupacional da região lombar e estabeleceram limites de tolerância estática dos diferentes componentes anatômicos da coluna lombar.

Fatores físicos como se levantar, lateralizar, torsionar, empurrar e puxar, carregar, trabalho físico pesado, frequência, postura e vibração de corpo inteiro têm sido bem estabelecidos na literatura como fatores de risco para doenças da coluna lombar.[30,34-37]

Fatores de risco de natureza ergonômica contribuem para a patologia discal e disfunções da coluna lombossacra, evidenciado, por exemplo, pelo prestigiado autor Shrawan Kumar em seu livro *Biomechanics in Ergonomics*.[8] Destacamos: identificar os tipos de carga e quantificar as magnitudes de carga no local de trabalho é essencial para uma melhor compreensão da etiologia da lombalgia. O disco lombar é submetido a altas cargas compressivas durante atividades normais. Cargas de compressão relativamente altas foram identificadas no disco durante levantar, sentar-se, flexão e hiperextensão, implicando estas atividades como tendo um maior risco de dor lombar. Flexão combinada com flexão lateral também produziu uma carga de compressão relativamente alta. A compressão do disco é alta durante tarefas de elevação e variou de cerca de 4.000 a 7.000 N na maioria dos estudos atuais, dependendo da técnica de levantamento e modelo utilizado em cada estudo.

Avaliação do risco – Parâmetros ISO 11228-1:2021

A avaliação da atividade real é fundamental no entendimento do trabalho e como a movimentação manual de cargas ocorre. É essencial que o avaliador tenha conhecimento prévio dos parâmetros a serem avaliados, além de fazer uso de ferramentas acessórias, como uma trena para medição de distâncias horizontais, verticais, amplitude de deslocamento, balança ou desenhos técnicos fornecidos que permitam a visualização da massa (kg) das cargas a serem avaliadas. Além disso, é necessária a verificação das condições ambientais, como iluminação, bloqueios e/ou déficits estruturais presentes no *layout* físico, condição do piso, entre outros fatores. A equação de NIOSH quanto aos parâmetros para levantar-se e abaixar foi revisada por Fox et al.[38] e apresenta os índices de levantamento manual que irão indicar qual a intensidade possui determinada tarefa.

São condições críticas nos termos da ISO TR 12.295:2014[39] e ISO 11.228-1:2021[29] algumas situações e/ou fatores de risco no trabalho presentes: a) a localização da mão no início/fim do levantamento não pode ser superior a 175 cm ou inferior a 0 cm; b) a distância vertical entre a origem e o destino do objeto levantado não pode ser superior a 175 cm, e c) a assimetria do tronco sem mover os pés durante o levantamento é inaceitável.

Quanto à frequência dos levantamentos, são consideradas como condições críticas: a) mais de 15 levantamentos por minuto de duração curta (manuseio manual que não dura mais de 60 minutos consecutivamente no turno, seguido por pelo menos 60 minutos de quebra de tarefa; b) mais de 12 levantamentos por minuto de duração média (manuseamento manual que não dura mais de 120 minutos consecutivamente no turno, seguido por pelo menos 30 minutos de quebra de tarefa; e c) mais de 8 levantamentos por minuto de longa duração (movimentação manual que durou mais de 120 minutos consecutivamente no turno).

Quanto a massa (kg) das cargas, o levantamento fica condicionado às condições psicofisiológicas dos trabalhadores, sexo e faixa etária. O limite recomendado é de 25 kg para homens entre 18 e 45 anos e de 20 kg para homens com menos de 18 anos e mais de 45 anos. O limite recomendado é de 20 kg para mulheres entre 18 e 45 anos e de 15 kg para mulheres com menos de 18 anos e mais de 45 anos. A verificação, no entanto, de uma condição crítica por movimentação acima dos limites recomendados não implica necessariamente na classificação ou intensidade do risco no trabalho, devendo os demais fatores serem considerados para a realização da equação de NIOSH e se obter um grau de certeza adequado.

Para o transporte manual de cargas, quando a massa transportada cumulativa é maior que 6.000 kg em uma jornada de trabalho de 8 horas, há uma condição crítica de trabalho conforme base técnica atualizada da norma ISO 11.228-1 de 2021.[29]

Para Andersen et al.,[40] existe associação estatisticamente significativa para dor lombar severa e o levantamento manual de cargas acumulado acima de 100 kg/h (HR 1,5; IC 95% 1,0-2,3). Mesmo o levantamento manual de cargas apresenta uma resposta cumulativa. A metanálise conduzida por Pieter Coenen et al.[41] em 2014 com base em oito artigos científicos prospectivos concluiu que o levantamento de cargas acima de 25 kg e o levantamento em uma frequência de mais de 25 levantamentos/dia aumenta a incidência anual de lombalgia em 4,32% e 3,50%, respectivamente, em comparação com a incidência de não estar exposto a esta condição de movimentação manual. Intensidade e frequência de levantamento predizem significativamente a ocorrência de lombalgia. Exposição-relação de resposta mostram que levantar cargas classificadas como pesadas pode ter um impacto nocivo substancial na saúde musculoesquelética da população trabalhadora.[41]

Empurrar e puxar

Não há necessidade de emprego de força contra a gravidade na atividade de empurrar e puxar, pelo menos em nível plano. As forças resultantes ocorrem em plano horizontal. De forma geral, empurrar é melhor que puxar, e ambos são melhores que levantar manualmente cargas, desde que sobre meios e recursos adequados. Conseguimos empurrar uma paleteira com 500 kg, mas não levantamos 500 kg manualmente.

A norma ABNT NBR ISO 11228-2:2017[24] fornece os parâmetros para análise das situações envolvendo as operações de puxar e empurrar sobre rodízios.

Abordaremos aqui duas formas de caracterizar o risco, por dinamometria e verificação precisa do índice de movimentação manual (IM) e parâmetros técnicos normativos, como os fornecidos pela ferramenta RAPP Toll do The *Health and Safety Executive* (HSE), o regulador nacional da Grã-Bretanha para saúde e segurança no local de trabalho.[42]

Em situações em que está disponível o dinamômetro para uso, a magnitude da força não deve exceder aproximadamente 30 N (ou aproximadamente 50 N para frequências de até uma vez a cada 5 minutos a 50 m) de esforço contínuo (sustentado) e aproximadamente 100 N para aplicação de força de pico (inicial). Alternativamente, o esforço percebido (obtido através de entrevistas aos trabalhadores usando a escala CR-10 Borg) mostra a presença, durante as tarefas de empurrar e puxar, de um esforço de força até leve (esforço percebido) (pontuação 2 ou menos em escala CR-10 Borg).

As tarefas de empurrar e puxar manualmente não devem durar mais que 8 horas por dia. A força de empurrar ou puxar não deve ser aplicada ao objeto fora do nível entre o quadril e o meio do peito. A ação empurrar ou puxar não deve ser realizada com o tronco em posição assimétrica ou fletida. As mãos não devem estar mantidas fora da largura dos ombros e da frente do corpo. Ainda devemos considerar que:

a) Força inicial de pico durante o *push*-ou-*pull* (para superar o estado de repouso (inércia) ou para acelerar ou desacelerar um objeto): a força é de pelo menos 360 N (homens) ou 240 N (mulheres).
b) Empurrar ou puxar (sustentado) continuamente (para manter um objeto em movimento): a força é de pelo menos 250 N (homens) ou 150 N (mulheres).

Outras orientações pertinentes são de que a ação de empurrar ou puxar não deve ser realizada de maneira irregular ou descontrolada; com as mãos mantidas acima de 150 cm ou abaixo de 60 cm; e a ação de empurrar ou puxar sobreposta por componentes de força vertical relevantes, como, por exemplo, aclives/declives em rampas.

As referências para limites de peso conforme característica do equipamento e gesto técnico de puxar e empurrar fornecendo parâmetros técnicos e objetivos estão apresentadas na Figura 14.1.[42]

Grande, orientável ou sobre trilhos: por exemplo, porta-paletes ou suspenso em sistema ferroviário

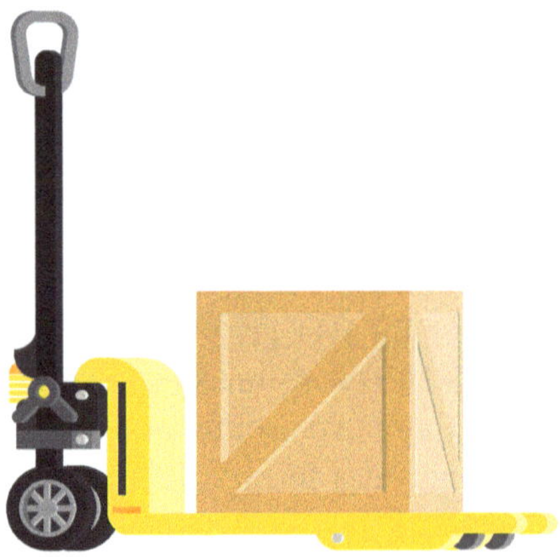

Menos que 600 kg	Risco baixo
Entre 600 e 1.000 kg	Risco médio
Entre 1.000 e 1.500 kg	Risco alto
Mais que 1.500 kg	Risco muito alto
Cargas que excedem a capacidade do equipamento	Risco inaceitável

Pequeno com uma ou duas rodas: por exemplo, carrinhos de mão, lixeiras com rodas ou caminhões de sacos. Com este equipamento, o trabalhador suporta parte da carga

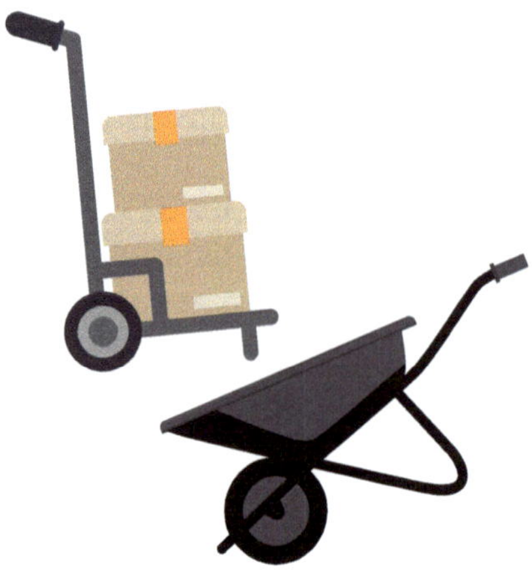

Menos que 50 kg	Risco baixo
Entre 50 e 100 kg	Risco médio
Entre 100 e 200 kg	Risco alto
Mais que 200 kg	Risco muito alto
Cargas que excedem a capacidade do equipamento	Risco inaceitável

Figura 14.1. Referências para limites de peso conforme característica do equipamento e gesto técnico de puxar e empurrar fornecendo parâmetros técnicos e objetivos. *(Continua)*

Médio com três ou mais rodas fixas e/ou rodízios: por exemplo, gaiolas de proteção, carrinhos para resíduos

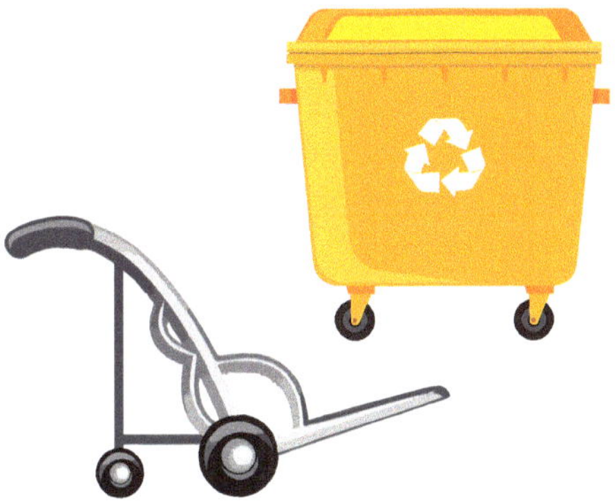

Menos que 250 kg	Risco baixo
Entre 250 e 500 kg	Risco médio
Entre 500 e 750 kg	Risco alto
Mais que 750 kg	Risco muito alto
Cargas que excedem a capacidade do equipamento	Risco inaceitável

Rolando

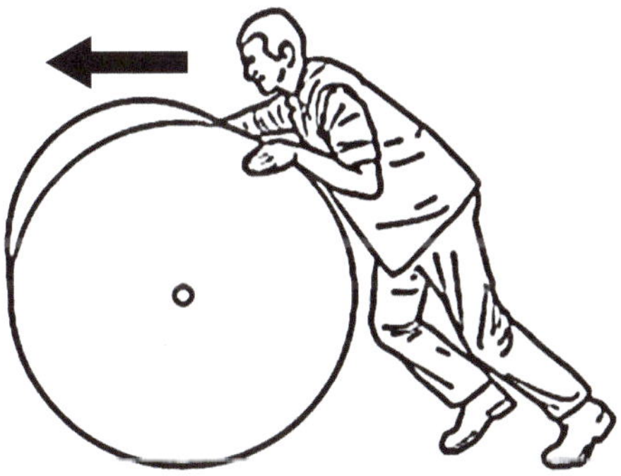

Menos que 400 kg	Risco baixo
Entre 400 e 600 kg	Risco médio
Entre 600 e 1.000 kg	Risco alto
Mais que 1.000 kg	Risco muito alto

Cargas são movidas girando/rolando ao longo das bordas da sua base

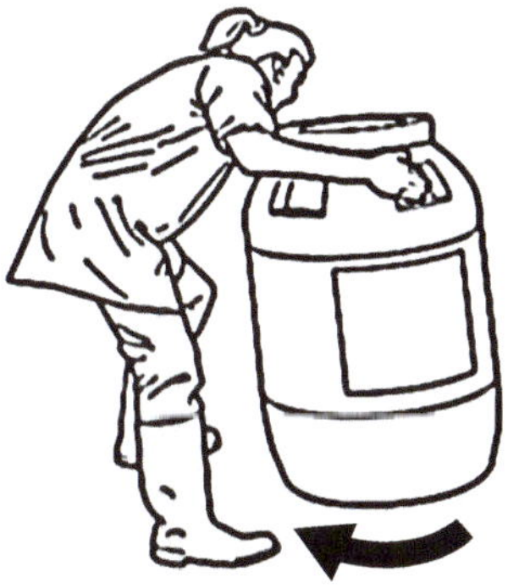

Menos que 80 kg	Risco baixo
Entre 80 e 120 kg	Risco médio
Entre 120 e 150 kg	Risco alto
Mais que 150 kg	Risco muito alto

Figura 14.1. Referências para limites de peso conforme característica do equipamento e gesto técnico de puxar e empurrar fornecendo parâmetros técnicos e objetivos. Fonte: referência 42. *(Cont.)*

Arrastar ou deslizar

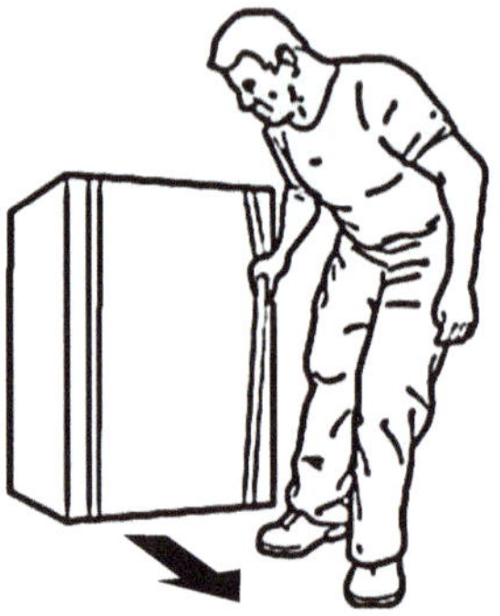

Menos que 25 kg	Risco baixo
Entre 25 e 50 kg	Risco médio
Entre 50 e 80 kg	Risco alto
Mais que 80 kg	Risco muito alto

Figura 14.1. Referências para limites de peso conforme característica do equipamento e gesto técnico de puxar e empurrar fornecendo parâmetros técnicos e objetivos. *(Cont.)*

Empurrar e puxar são fatores de risco físico e estão relacionados na literatura como causa para dor lombar. Esses fatores de risco foram avaliados por Hoozemans et al.[43] sob quatro perspectivas: epidemiológica, psicofísica, fisiológica e biomecânica. Estudos epidemiológicos demonstraram, com base em dados transversais, que empurrar e puxar está associado à lombalgia. Faltavam evidências com relação a queixas de outras partes do sistema musculoesquelético, concluiu o estudo.

Uma revisão sistemática de estudos observacionais concluiu que não há evidências suficientes ou conflitantes de que empurrar/puxar esteja relacionado a (combinações de) sintomas no braço, cotovelo, antebraço, punho ou mão.[44] Estudos epidemiológicos longitudinais são necessários para relacionar empurrar e puxar com outros segmentos anatômicos.

Um estudo de coorte realizado por Riddervold, Andersen & Dalbøge[45] com o objetivo de examinar as relações exposição-resposta entre cirurgia para síndrome do impacto subacromial (SIS) e intensidades de levantar/carregar e empurrar/puxar cargas durante uma janela de tempo de 10 anos teve como resultado um aumento das *odds ratio* dependente da intensidade da exposição em levantar/carregar e empurrar/puxar, sendo o risco de levantar e carregar mais pronunciado em comparação com empurrar/puxar.

Agachar, ajoelhar e subir escadas

O agachamento pode ser descrito como dobrar os joelhos de modo que as nádegas descansem sobre ou perto dos calcanhares. Ajoelhar-se é definido como uma posição em que pelo menos um joelho está em contato com alguma parte do ambiente (geralmente o solo) e o peso do corpo é suportado predominantemente pelos joelhos (Figura 14.2).[46]

O trabalho agachado e ajoelhado parece causar a degeneração da articulação coxofemoral. Isto faz sentido,

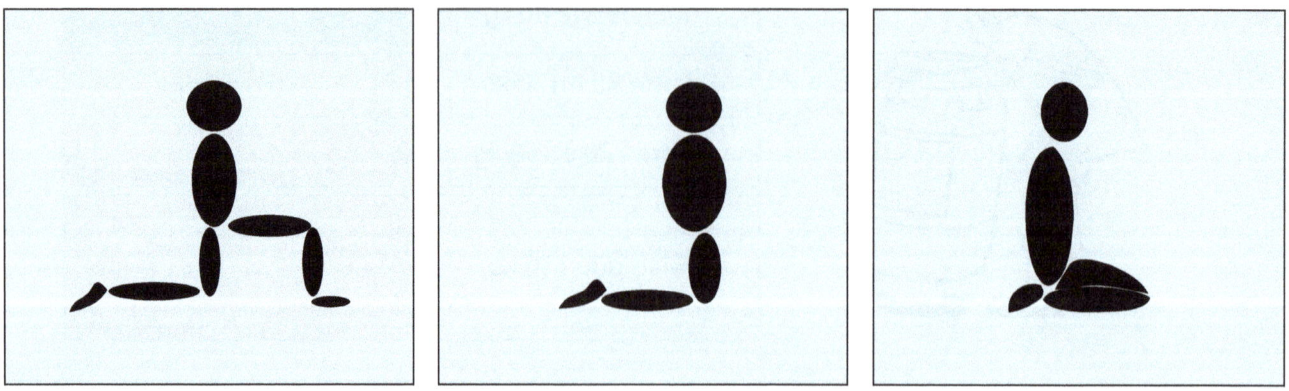

Figura 14.2. Figura esquemática de diferentes posições de ajoelhar-se.

uma vez que as articulações se posicionam no terço final do arco de movimento de flexão do quadril no agachar e de flexão do joelho no ajoelhar máximo. Ademais, com os joelhos apoiados no solo, há pressão do contato das superfícies articulares da tróclea e patela.

A subida de escada mostrou-se a tarefa biomecânica mais exigente quando comparada à descida de escada para pessoas saudáveis. A descida de escadas necessita de um melhor controle motor.

Em uma revisão sistemática de Lievense et al.,[47] que incluiu dois estudos de coorte retrospectivos e quatorze estudos de caso-controle para avaliar a influência do trabalho no desenvolvimento da osteoartrite do quadril, sete estudos reportaram evidência moderada para a ocupação dos agricultores. O mesmo resultado foi obtido em outra revisão sistemática de Unverzagt et al.[48] que incluiu sete estudos de coorte e seis estudos de caso-controle, ocupações fisicamente exigentes influenciam no desenvolvimento de osteoartrite do quadril. Trabalhar na agricultura, incluindo pesca e silvicultura e produção de alimentos, dobra o risco de coxartrose.

No estudo de Jensen,[49] há evidência insuficiente ou nenhuma evidência de que subir escadas cause osteoartrite de quadril.

Em relação à osteoartrite do joelho, Verbeek et al.[50] concluíram em uma metanálise de 12 estudos de caso controle que mediram a exposição a ajoelhar-se ou agachar-se, resultando em um sumário de OR de 1,7 (IC95% 1,35-2,13, I2 49%); exposição ao levantamento (11 estudos) em uma OR de 1,69 (IC 95% 1,43-2,00, I2 51%); exposição à subir escadas (7 estudos) em uma OR de 1,6 (IC95% 1,25-1,91, I2 68%) e uma combinação de ajoelhamento e elevação (1 estudo) em uma OR de 1,35 (IC95% 1,05-1,73).

Associações significativas entre fatores de risco ocupacionais e o desenvolvimento de lesões meniscais foram encontradas para ajoelhar-se (tamanho do efeito (ES) 2,15, IC 95% 1,67-2,76), agachar-se (ES 2,01, IC 95% 1,34-3,03), subir escadas (ES 2,28, IC 95% 1,58-3,30), levantar e carregar peso ≥ 10 kg (ES 1,63, IC 95% 1,35-1,96), levantar e carregar peso ≥ 25 kg (ES 1,56, IC 95% 1,08-2,24), jogar futebol no nível profissional (ES 5,22, IC 95% 3,24-8,41), trabalhando como minerador de carvão (ES 5,23, IC 95% 2,16-12,69) e camadas de piso (ES 1,99, IC 95% 1,43-2,78) no estudo de Bahns et al.[51] O aumento do estresse na articulação do joelho na postura de agachamento profundo pode também causar danos à cartilagem. Já para Kothurkar et al.[52] uma postura de agachamento profundo sustentada deve ser evitada para articulações saudáveis do joelho.

Passamos agora ao resultado dos estudos sobre o risco dos fatores organizacionais no trabalho.

Fatores organizacionais

A organização ou sistema produtivo é onde o trabalho se desenvolve. Isto difere de lugar, pois o arranjo organizacional difere do arranjo físico, assim como o *home office* se dá fora do entorno da empresa. O *layout* da sede de uma empresa pode gerar problemas, mas o funcionamento de uma organização pode estar comprometido em sua organização de trabalho.

A organização do trabalho é definida como a maneira como o trabalho é estruturado, distribuído, processado e supervisionado.[53]

Segundo Vidal,[54] a organização do trabalho compreende seis aspectos interdependentes: divisão das tarefas, comunicação, procedimentos de produção, exigências e padrões de desempenho produtivo, recrutamento e seleção de pessoas, e capacitação e treinamento dos selecionados.

Conforme a Enciclopédia da OIT:

> *Frequentemente, as expressões organização do trabalho ou fatores organizacionais são usadas de forma intercambiável com fatores psicossociais em referência às condições de trabalho que podem levar ao estresse.*[55]

No entanto, nem mesmo organização do trabalho se equipara a fator organizacional, pois a organização diz respeito ao contexto organizacional e contexto de trabalho, segundo o NIOSH.[30] Para exemplificar, uma reestruturação *downsizing* de uma empresa visando o aumento da competitividade com os concorrentes pode redundar num subdimensionamento de uma equipe de trabalho em célula, com novas atribuições para os trabalhadores restantes, aumentando a carga de trabalho e gerando conflitos interpessoais. Nessa situação, as mudanças na organização como um todo causaram mudanças na organização do trabalho, que por sua vez geraram riscos psicossociais.

Uma mudança no sistema de remuneração como a participação nos lucros incentivou os trabalhadores e impulsionou os indicadores de produtividade. Aqui uma mudança da política de benefícios da organização não mudou a organização do trabalho, mas no mínimo reduziu o desequilíbrio esforço recompensa. Segundo a multinacional de recrutamento Michael Page, a participação nos lucros ou resultados (PLR) é o benefício mais desejado pelos trabalhadores.[56]

Esses dois exemplos dizem respeito ao contexto organizacional, às estruturas de gerenciamento, práticas de supervisão, métodos de produção e políticas de recursos humanos. O contexto de trabalho (autonomia, turnos, horários, pausas) se remete a características do trabalho propriamente dito.

Talvez os maiores problemas do estudo dos riscos sejam os de isolá-los e entender sua causação. Frequentemente existe uma interdependência entre estes riscos, mas não devemos negociar os conceitos por sua compreensão dificultosa.

É importante destacar que esses conceitos estão interligados, pois os fatores organizacionais podem influenciar os fatores psicossociais e vice-versa. Ambos são relevantes para compreender e abordar os riscos no ambiente de trabalho.

Fatores de risco psicossociais são melhor expressos conforme fizemos anteriormente. Já os fatores de risco organizacionais dependem de como é a estrutura da empresa, desde o entorno até a estrutura física, e como se dá o funcionamento das organizações, como por exemplo o modelo de hierarquia, e de que forma isto vai impactar a produção.

A gestão do trabalho, as políticas organizacionais altamente incentivadoras baseadas na produção, o estilo de liderança, a cultura e o clima organizacional, a comunicação interna, a segurança e saúde ocupacional, entre outros pode influenciar na motivação e satisfação, produzindo alterações psicológicas, comportamentais, fisiológicas e, por fim, doenças, além da predisposição a acidentes.

Os fatores organizacionais comunicação, trabalho remoto, trabalho em turnos, trabalho noturno, falta de latitude de decisão ou perda de autonomia, falta de reconhecimento do trabalhador, e suporte ruim são frequentemente citados. Fragmentação, empobrecimento do conteúdo do trabalho relacionado com o tédio, imutabilidade da tarefa, pressão por resultados, organizações com lideranças despreparadas, assédio moral, avanço de tecnologia para trabalhadores de diferentes gerações e *burnout* são alguns dos problemas mais recentes. Além do aumento do risco de acidentes, esses fatores acometem os trabalhadores nos mesmos moldes dos riscos psicossociais.

Passamos então ao último grupo, dos riscos psicossociais no trabalho.

Riscos psicossociais

O glossário do documento *Principles and guidelines for human factors/ergonomics (HFE) design and management of work systems* elaborado pela Associação Internacional de Ergonomia (IEA) em parceria com a Organização Internacional do Trabalho (OIT) define o risco como uma combinação da probabilidade de ocorrência de um evento perigoso e a gravidade da lesão ou danos à saúde das pessoas causados por este evento.[6] Para o mesmo documento, o risco psicossocial envolve aspectos psicológicos e socioambientais. Aspectos psicossociais dos sistemas de trabalho incluem demanda de trabalho, autonomia/controle e apoio de outras pessoas (suporte social). Em geral, fatores do local de trabalho que podem causar estresse são chamados de riscos psicossociais.

Nem sempre o trabalho é prejudicial à saúde. Conforme o Instituto de Segurança e Saúde Ocupacional (IOSH), quando as condições de trabalho e os fatores humanos estão em equilíbrio, o trabalho cria uma sensação de domínio e autoconfiança; aumenta a motivação, a capacidade de trabalho e satisfação; e melhora a saúde. Essas afirmações são corroboradas pelas fornecidas pela Agência Europeia para a Segurança e Saúde no Trabalho[57] em sua pesquisa sobre estresse relacionado ao trabalho:

> *Ao considerar as demandas do trabalho, é importante não confundir riscos psicossociais, como carga de trabalho excessiva, com condições em que, embora estimulantes e às vezes desafiadoras, existe um ambiente de trabalho favorável no qual os trabalhadores são bem treinados e motivados para realizar o melhor de sua capacidade. Um bom ambiente psicossocial melhora o bom desempenho e o desenvolvimento pessoal, bem como o bem-estar físico e mental dos trabalhadores.*

Embora os riscos biomecânicos elevados possam afetar o estado mental e os riscos psicossociais possam afetar o estado somático, neste tópico focaremos na análise da carga de trabalho mental.

A carga de trabalho é definida por Vidal como "a resultante das exigências sobre o indivíduo no decorrer de sua atividade de trabalho que pesam sobre o desempenho".[58]

Todavia, a carga de trabalho mental é uma expressão que sequer foi definida pela ISO 10075-1:2017.[24] Neste documento, a carga de trabalho mental é considerada como um guarda-chuva ou termo genérico, referindo-se a todos os conceitos e construtos mencionados no documento e não possui um significado específico ou padronizado próprio dentro do documento. Isso é consistente com o uso do termo em ergonomia e suas aplicações, onde pode se referir ao estresse mental, tensão mental e seus efeitos, ou seja, tanto às causas quanto aos efeitos. Neste capítulo, o termo carga de trabalho mental não será tratado como um termo técnico, mas apenas como uma referência ao domínio da carga de trabalho mental.

Entrementes, é mais fácil compreender a divisão da carga mental de trabalho em carga cognitiva e carga psíquica que entender sua definição.

A carga cognitiva envolve "o uso da memória, da percepção, atenção, concentração, raciocínios e tomada de decisões relacionadas com a tarefa", enquanto a carga psíquica abrange "afetos, sentimentos e motivação para com o trabalho".[59]

Na presença de fatores de risco psicossociais, um indivíduo pode apresentar o estresse relacionado ao trabalho, um estado intermediário entre o risco psicossocial e o potencial adoecimento. Nem sempre o estresse é prejudicial à saúde. A maioria das pessoas associa o estresse a efeitos deletérios à saúde, sendo que uma resposta ao estresse pode ser adaptativa e até benéfica em algumas situações. O estresse é uma resposta fisiológica natural a provocações desafiadoras, podendo gerar atitudes salutares como uma melhor motivação, atenção e ganho cognitivo.

Mesmo riscos que incidem sobre trabalhadores resilientes podem não gerar doenças. Mas riscos psicossociais não gerenciados pelas organizações em trabalhadores apresentando vulnerabilidade (um aumento da suscetibilidade individual, ou mesmo uma predisposição patológica) geram o estresse ligado ao trabalho, que, se prolongado, pode afetar até os mais resilientes.

Para todos os efeitos deste tópico, respostas adaptativas positivas a estressores psicossociais não serão consideradas, por convenção. Para a IEA,[6] o estresse é "um fator físico, mental ou emocional que causa tensão corporal ou mental, como a reação que as pessoas têm a pressões excessivas ou outros tipos de demandas impostas a elas no trabalho. Os estressores podem ser externos (do ambiente, situações psicológicas ou sociais) ou internos (doença ou procedimento médico, por exemplo).

Esses fatores levam a distúrbios emocionais, problemas comportamentais, bioquímicos e alterações neuro-hormonais, apresentando riscos acrescidos de doenças, mais comumente psiquiátricas, cardiovasculares e musculoesqueléticas.

Cox[60] categorizou dez riscos psicossociais em dois grupos denominados conteúdo do trabalho e contexto do trabalho (Quadro 14.1).

Quadro 14.1. Alguns exemplos de categorias e condições que definem grupos de riscos, com limites aceitáveis, para transporte e movimentação manual de cargas

Categoria	Condições definindo o risco
	Conteúdo do trabalho
Ambiente de trabalho e equipamento de trabalho	Problemas relativos à confiabilidade, disponibilidade, adequação e manutenção ou reparo de equipamentos e instalações
Design da tarefa	Falta de variedade ou ciclos de trabalho curtos, trabalho fragmentado ou sem sentido, subutilização de habilidades, alta incerteza
Carga de trabalho/espaço de trabalho	Sobrecarga ou subcarga de trabalho, falta de controle sobre o ritmo, altos níveis de pressão de tempo
Horário de trabalho	Trabalho por turnos, horários de trabalho inflexíveis, horários imprevisíveis, horários longos ou pouco sociais
	Contexto do trabalho
Cultura e função organizacional	Fraca comunicação, baixos níveis de suporte para resolução de problemas e desenvolvimento pessoal, falta de definição de objetivos organizacionais
Papel na organização	Ambiguidade e conflito de papéis, responsabilidade pelas pessoas
Desenvolvimento de carreira	Estagnação e incerteza na carreira, promoção insuficiente ou excessiva, salários baixos, insegurança no emprego, baixa valor social do trabalho
Latitude de decisão/Controle Baixa participação na tomada de decisões, falta de controle sobre o trabalho (controle, principalmente na forma de participação, é também uma questão organizacional contextual e mais ampla)	Latitude de decisão/Controle Baixa participação na tomada de decisões, falta de controle sobre o trabalho (controle, principalmente na forma de participação, é também uma questão organizacional contextual e mais ampla)
Relações interpessoais no trabalho	Isolamento social ou físico, relacionamento ruim com superiores, conflito interpessoal, falta de apoio social
Interface casa-trabalho	Demandas conflitantes de trabalho e casa, baixo suporte em casa, problemas de dupla carreira

Fonte: Desenvolvido pela autoria. Cox T, Griffiths A, Rial-Gonzalez E. 2000. Research on Work Related Stress. European Agency for Safety and Health at Work, Office for Official Publications of the European Communities, Luxembourg, 2000.

Demanda de trabalho

Se a demanda de trabalho foi muito alta, ou por volume de trabalho ou por ter muito o que fazer em pouco tempo, isto é considerado um risco. Isto pode não afetar a *performance* num primeiro momento, mas com o passar do tempo isto pode acarretar deterioração física e mental.

A carga de trabalho mental está aumentada em situações de hipossuficiência das competências em executar tarefas por não ter o *know how*, ou em situações de tarefas complexas não prescritas. Problemas organizacionais relacionados com recrutamento e seleção, treinamento e capacitação podem estar correlacionados.

Em geral, os impactos de intervenções ergonômicas que visam reduzir as demandas do trabalho ou aumentar o controle do trabalho podem ser positivos para a organização em termos de redução do absenteísmo.[61]

Baixo controle do trabalho

Máquinas ou computadores imprimem o ritmo em que o trabalho é executado, com o gerenciamento total do trabalho por líderes. Exemplos que podemos citar são trabalhadores de linhas de produção em frigoríficos, policiais que lidam com criminosos, operadores de telemarketing em *call center* (trabalho gerenciado por *script*).

O risco combinado é pior, o baixo controle de trabalho combinado com altos níveis de demandas e falta de apoio social é conhecido na literatura como *job strain*.

Nocividade dos riscos psicossociais

Um estudo visou estimar os custos anuais de doenças coronarianas e transtornos mentais atribuíveis à exposição ao estresse no trabalho na França para o ano de 2003. As estimativas de custos incluíram custos médicos diretos e custos indiretos: perdas de produção devido a licenças médicas e mortes prematuras. O número total de dias de licença médica foi de 5 a 6,6 milhões de dias para homens e de 8,5 a 16 milhões de dias para mulheres. Os custos totais das doenças atribuíveis à exposição à tensão no trabalho variaram de 1,8 a 3 bilhões de euros (0,12-0,19% do PIB).[62]

Doenças cardiovasculares e cerebrovasculares têm sido alvo de estudos epidemiológicos. Foi realizada uma revisão sistemática, incluindo risco de viés e metanálises de estudos observacionais para examinar a associação entre estressores psicossociais do trabalho e mortalidade por todas as causas e morte por doença coronariana.[63] Foram selecionados estudos de acordo com as diretrizes PRISMA (Declaração PRISMA 2020 é a diretriz atualizada para relatar revisões sistemáticas). O baixo controle do trabalho foi associado a um risco aumentado de mortalidade por todas as causas e mortalidade por doença coronariana. Trabalhadores com baixo controle do trabalho correm risco ligeiramente maior de mortalidade por todas as causas e por doença coronariana em comparação com trabalhadores com alto controle do trabalho.

Um estudo multicoorte de 90.164 participantes encontrou que indivíduos com desequilíbrio esforço-recompensa no trabalho têm um risco aumentado de doença coronariana, e isso parece ser independente do estresse no trabalho.[64]

Em um estudo com o objetivo de avaliar as longas jornadas de trabalho como fator de risco para incidência de doença coronariana e acidente vascular cerebral, Kivimäki et al.[65] encontraram que funcionários que trabalham muitas horas correm maior risco de sofrer acidente vascular cerebral (AVC) do que aqueles que trabalham com carga horária normal.

Esses achados foram corroborados por outro estudo com o objetivo de revisar sistematicamente e realiar uma metanálise das estimativas do efeito da exposição a longas jornadas de trabalho (três categorias: 41-48, 49-54 e ≥ 55 horas/semana), em comparação com a exposição a jornadas de trabalho padrão (35-40 horas/semana), em AVC, a evidência de exposição ≥ 55 horas/semana foi julgada como evidência suficiente de nocividade para a incidência de AVC, respectivamente. A produção de estimativas para a carga de AVC atribuível a exposições a trabalhar 48-54 e ≥ 55 horas/semana parece baseada em evidências no estudo conduzido em parceria com a OMS e OIT.[66]

Emoções negativas podem ter um impacto importante no funcionamento do sistema imunológico e provocar uma inflamação.[67]

Eguchi et al.,[68] em uma revisão sistemática e metanálise conduzida para avaliar o efeito prospectivo de fatores psicossociais adversos relacionados ao trabalho no aumento de marcadores inflamatórios, identificaram uma fraca, porém, positiva associação entre fatores psicossociais adversos relacionados ao trabalho e aumentos de marcadores inflamatórios (interleucina-6, fator de necrose tumoral-alfa e proteína C-reativa).

Já Philippens et al., em 2022, identificaram que os distúrbios do sono estão associados à redução da segurança e produtividade, maiores níveis de ausência por doença e menos oportunidades de carreira e satisfação no trabalho.[69] E que os parâmetros do sono são alterados pela realização de plantões, exigências de trabalho elevadas, falta de apoio dos líderes, *bullying* no trabalho, violência no trabalho, trabalho em turnos, carga de trabalho, fadiga, o trabalho pode atrapalhar o sono e gerar um círculo vicioso.

A asserção de que o trabalho pode eclodir crises de ansiedade e depressão é corrente entre pesquisadores da saúde mental. Em um estudo que visou estimar a proporção de depressão atribuível ao baixo controle de trabalho combinado com altos níveis de demandas e falta de apoio social, o risco atribuível à tensão no trabalho (*job strain*) geral da população para depressão foi de 13,2% para homens [IC 95% 1,1, 28,1] e 17,2% [IC 95% 1,5, 34,9] para mulheres.[70]

Uma revisão sistemática incluindo metanálises sobre ambiente de trabalho e sintomas depressivos concluiu que há evidências empíricas substanciais de que funcionários, tanto homens quanto mulheres, que relatam falta de liberdade de decisão, tensão no trabalho e *bullying*, experimentarão sintomas depressivos crescentes ao longo do tempo.[71]

Em um estudo com o objetivo de analisar a associação entre condições psicossociais de trabalho e *burnout* e seu componente central exaustão emocional, os resultados da revisão sistemática apontaram para uma relação entre as condições psicossociais de trabalho e o desenvolvimento de esgotamento emocional/*burnout*. Exigências de trabalho particularmente altas parecem desempenhar um papel no desenvolvimento da exaustão emocional. No entanto, fortes intercorrelações entre os fatores do local de trabalho, em princípio, dificultaram a identificação de um único fator psicossocial do local de trabalho (associado a um risco especialmente alto ou baixo de *burnout*).[72]

O trabalho remoto é uma modalidade de trabalho em que o funcionário realiza suas atividades fora das instalações físicas da empresa, geralmente em um ambiente fora do escritório, como em casa ou em um espaço de *coworking*. Nesse modelo, o trabalhador utiliza tecnologias de comunicação e informação, como internet, computador e telefone, para manter contato com a empresa e realizar suas tarefas. Pode ser realizado de forma parcial ou integral, dependendo da política adotada pela empresa e da natureza das atividades exercidas pelo funcionário. Uma revisão sistemática da literatura sugere que o teletrabalho pode ser uma ferramenta valiosa para equilibrar a vida profissional e familiar, contribuindo para o bem-estar dos trabalhadores. No entanto, vários fatores podem influenciar a experiência geral de trabalho remoto, o que leva à necessidade de as empresas adotarem estratégias únicas que reflitam sua situação única.[73]

Em uma revisão sistemática que visava descrever as consequências da pandemia da Covid-19 na organização do trabalho, analisando se e como a mudança para o trabalho remoto ou em casa impactou a produtividade, o desempenho e o bem-estar dos funcionários, os resultados descreveram como os arranjos de trabalho remoto, o local de trabalho e os fatores organizacionais e as características e habilidades individuais dos funcionários impactaram a produtividade e o bem-estar dos funcionários.[74]

O trabalho remoto pode promover o isolamento social, pode haver um efeito inverso ao esperado com relação à prontidão de resposta a e-mails e a falta de uma estação de trabalho bem adaptada ao trabalhador pode trazer transtornos físicos. O trabalhador pode ter dificuldade em se desconectar do trabalho e separar a vida familiar da profissional. A supervisão pode ser insuficiente, por dificuldade de fiscalização.

O mesmo grupo de autores citados no estudo dos marcadores de inflamação também estudou a associação entre fatores de risco de natureza psicossocial e síndrome metabólica.[75] Entre 4.664 estudos identificados, oito foram elegíveis para revisão e metanálise. O risco combinado de estresse relacionado ao trabalho adverso no início da síndrome metabólica foi significativo e positivo (RR = 1,47; IC 95%, 1,22-1,78). Análises de sensibilidade, limitando apenas os efeitos do *job strain* e do trabalho por turnos, também indicaram uma relação positiva significativa (RR = 1,75; IC 95%, 1,09-2,79; e RR = 1,59; IC 95%, 1,00-2,54, P = 0,049, respectivamente). O estudo concluiu por uma forte associação positiva entre fatores psicossociais relacionados ao trabalho e um risco elevado de desenvolvimento de síndrome metabólica. Os efeitos da tensão no trabalho e do trabalho por turnos na síndrome metabólica parecem ser significativos.

Esses achados foram corroborados em outro estudo no qual trabalhadores em turnos exibiram mais de duas vezes a chance de desenvolver síndrome metabólica em comparação com trabalhadores diurnos.[76]

O estudo conduzido por Milner et al.[77] forneceu algumas evidências de que os estressores do trabalho podem estar relacionados a resultados suicidas. No entanto, como a maioria dos estudos na área foi transversal e de desenho observacional, há necessidade de pesquisas longitudinais para avaliar a robustez das associações observadas.

O ambiente de trabalho, especialmente os fatores psicossociais no trabalho, como tensão no trabalho, apoio social no local de trabalho e trabalho em turnos, pode afetar as anormalidades menstruais e a fertilidade das trabalhadoras. No entanto, a associação entre fatores psicossociais no trabalho e anormalidades menstruais ou fertilidade ainda não é bem compreendida, embora tenhamos achados como estes de Sasaki et al.[78] Para melhor abordar essa relação, são necessárias revisões sistemáticas e metanálises que utilizem estudos com um desenho de corte longitudinal ou prospectivo.

Considerações finais

Podemos concluir o capítulo retornando ao que foi apresentado no início. Mesmo com uma carência de estudos longitudinais em algumas áreas, são fortes e robustos os achados que relacionam desfechos de doenças relacionadas ao trabalho com diferentes fatores de riscos tanto biomecânicos, organizacionais como psicossociais. Mas devemos salientar que essas abordagens não excluem a necessidade de incluir a percepção dos trabalhadores nas avaliações do trabalho. Uma avaliação que não leve em consideração as percepções dos indivíduos e do coletivo do trabalho, a atividade de trabalho real, além do prescrito, devem ser consideradas insuficientes para que uma avaliação do trabalho mais completa e mais próxima da realidade seja considerada.

Referências

1. Carayon P, Smith MJ. Work organization and ergonomics. Appl Ergon. 2000;31(6):649-62.
2. Soares A, Oliveira JA. Assédio moral no trabalho. Rev Bras Saúde Ocupacional. 2012;37(126):195-202.
3. Villatore MAC, Diniz PDF. O assédio moral, analisado sob uma perspectiva moderna, determina medidas preventivas inovadoras. Revista Jurídica. 2012;2(29):185-211.
4. Hamilton N, Weimar W, Luttgens K. Kinesiology: scientific basis of human motion. 12°. New York, NY: McGraw-Hill; 2002.
5. Winter DA. Biomechanics and motor control of human movement. 4°. Hoboken, NJ: John Wiley & Sons; 2009.
6. International Labour Organization. Principles and guidelines for human factors/ergonomics (HFE) design and management of work systems. Geneva: ILO; 2021.
7. Brasil. Ministério do Trabalho e Emprego. Nota Técnica 060/2001, de 3 de setembro de 2001.
8. Kumar S. Biomechanics in ergonomics. London: Taylor & Francis; 1999.
9. Vieira ER, Kumar S. Working postures: a literature review. J Occup Rehabil. 2004;14(2):143-59.
10. Kee D, Na S, Chung MK. Comparison of the Ovako Working Posture Analysis System, Rapid Upper Limb Assessment, and Rapid Entire Body Assessment based on the maximum holding times. Int J Ind Ergon. 2020;77:102943.
11. Associação Brasileira de Normas Técnicas - ABNT. NBR ISO 11226 DE 10/2013 - Ergonomia — Avaliação de posturas estáticas de trabalho. 1° Edição. ABNT; 2013.
12. Rohmert W. Problems in determining rest allowances. Appl Ergon. 1973;4(2):91-5.
13. Colberg SR, Sigal RJ, Yardley JE, Riddell MC, Dunstan DW, Dempsey PC, et al. Physical Activity/Exercise and Diabetes: A Position Statement of the American Diabetes Association. Diabetes Care. 2016;39(11):2065-79.
14. Waters TR, Dick RB. Evidence of Health Risks Associated with Prolonged Standing at Work and Intervention Effectiveness. Rehabil Nurs. 2015;40(3):148-65.
15. Bonde JP, Jørgensen KT, Bonzini M, Palmer KT. Miscarriage and occupational activity: a systematic review and meta-analysis regarding shift work, working hours, lifting, standing, and physical workload. Scand J Work Environ Health. 2013;39(4):325-34.
16. Palmer KT, Smedley J. Work relatedness of chronic neck pain with physical findings--a systematic review. Scand J Work Environ Health. 2007;33(3):165-91.
17. Mayer J, Kraus T, Ochsmann E. Longitudinal evidence for the association between work-related physical exposures and neck and/or shoulder complaints: a systematic review. Int Arch Occup Environ Health. 2012;85(6):587-603.
18. Haldeman S, Carroll L, Cassidy JD, Schubert J, Nygren Å. The Bone and Joint Decade 2000–2010 Task Force on Neck Pain and Its Associated Disorders: Executive Summary. Spine. 2008;33(Supplement):S5-7.
19. Côté P, Van Der Velde G, Cassidy JD, Carroll LJ, Hogg-Johnson S, Holm LW et al. The Burden and Determinants of Neck Pain in Workers: Results of the Bone and Joint Decade 2000–2010 Task Force on Neck Pain and Its Associated Disorders. Spine. 2008;33(Supplement):S60-74.
20. Epstein S, Sparer EH, Tran BN, Ruan QZ, Dennerlein JT, Singhal D et al. Prevalence of Work-Related Musculoskeletal Disorders Among Surgeons and Interventionalists: A Systematic Review and Meta-analysis. JAMA Surg. 2018;153(2):e174947.
21. Van Rijn RM, Huisstede BMA, Koes BW, Burdorf A. Associations between work-related factors and specific disorders at the elbow: a systematic literature review. Rheumatology. 2008;48(5):528-36.
22. Swain CTV, Pan F, Owen PJ, Schmidt H, Belavy DL. No consensus on causality of spine postures or physical exposure and low back pain: A systematic review of systematic reviews. J Biomech. 2020;102:109-312.
23. Associação Brasileira de Normas Técnicas - ABNT. NBR ISO 11228-3 DE 04/2014 - Ergonomia - Movimentação manual - Parte 3: Movimentações de cargas leves em alta frequência de repetição. 1° Edição. ABNT; 2014.
24. The International Organization for Standardization - ISO. ISO 10075-1:2017 – Ergonomic principles related to mental workload - part 1: General issues and concepts, terms and definitions. 2017. Disponível em: https://www.iso.org/standard/66900.html (Acesso em: 11 mar. 2024).
25. Silverstein BA, Fine LJ, Armstrong TJ. Occupational factors and carpal tunnel syndrome. Am J Ind Med. 1987;11(3):343-58.

26. Barcenilla A, March LM, Chen JS, Sambrook PN. Carpal tunnel syndrome and its relationship to occupation: a meta-analysis. Rheumatology. 2012;51(2):250-61.
27. Rempel DM, Keir PJ, Bach JM. Effect of wrist posture on carpal tunnel pressure while typing. J Orthop Res Off Publ Orthop Res Soc. 2008;26(9):1269-73.
28. Roquelaure Y, Ha C, Rouillon C, Fouquet N, Leclerc A, Descatha A et al. Risk factors for upper-extremity musculoskeletal disorders in the working population. Arthritis Rheum. 2009;61(10):1425-34.
29. The International Organization for Standardization - ISO. ISO 11228-1:2021: Ergonomics — Manual handling - Part 1: Lifting, lowering and carrying. 2021. 65 p. Disponível em: https://www.iso.org/standard/66900.html (Acesso em: 11 mar. 2024).
30. National Institute for Occupational Safety and Health – NIOSH. Projects [Internet]. Cincinnati, Ohio: U.S. Department of Health and Human Services; 1991. Report No.: 91-117. Disponível em: https://www.cdc.gov/niosh/topics/workorg/taxonomy.html (Acesso em: 11 mar. 2024).
31. Nachemson A. The Influence of Spinal Movements on the Lumbar Intradiscal Pressure and on the Tensile Stresses in the Annulus Fibrosus. Acta Orthop Scand. 1963;33(1-4):183-207.
32. Nachemson A. In vivo Discometry in Lumbar Discs with Irregular Nucleograms. Some Differences in Stress Distribution between Normal and Moderately Degenerated Discs. Acta Orthop Scand. 1965;36(4):418-34.
33. Nachemson A. A critical look at the treatment for low back pain. Scand J Rehabil Med. 1979;11(4):143-7.
34. Marras WS, Lavender SA, Leurgans SE, Fathallah FA, Ferguson SA, Gary Allread W et al. Biomechanical risk factors for occupationally related low back disorders. Ergonomics. 1995;38(2):377-410.
35. Bernard BP. Musculoskeletal Disorders and Workplace Factors – A Critical Review of Epidemiologic Evidence for Work-Related Musculoskeletal Disorders of the Neck, Upper Extremity, and Low Back. National Institute for Occupational Safety and Health; 1997.
36. Chaffin DB, Park KS. A Longitudinal Study of Low-Back Pain as Associated with Occupational Weight Lifting Factors. Am Ind Hyg Assoc J. 1973;34(12):513-25.
37. Frymoyer JW, Pope MH, Costanza MC, Rosen JC, Goggin JE, Wilder DG. Epidemiologic Studies of Low-Back Pain. Spine. 1980;5(5).
38. Fox RR, Lu ML, Occhipinti E, Jaeger M. Understanding outcome metrics of the revised NIOSH lifting equation. Appl Ergon. 2019;81:102897.
39. The International Organization for Standardization - ISO. ISO/TR 12295: 2014 Ergonomics – Application document for International Standards on manual handling (ISO 11228-1, ISO 11228-2 and ISO 11228-3) and evaluation of static working postures (ISO 11226). 2014. Disponível em: https://www.iso.org/standard/66900.html (Acesso em: 11 mar. 2024).
40. Andersen JH, Haahr JP, Frost P. Risk factors for more severe regional musculoskeletal symptoms: A two-year prospective study of a general working population. Arthritis Rheum. 2007;56(4):1355-64.
41. Coenen P, Gouttebarge V, van der Burght ASAM, Dieën JH van, Frings-Dresen MHW, Beek AJ van der et al. The effect of lifting during work on low back pain: a health impact assessment based on a meta-analysis. Occup Environ Med. 2014;71(12):871.
42. Health and Safety Executive – HSE. Risk assessment of pushing and pulling (RAPP) tool. HSE; 2016. 15 p. Disponível em: HYPERLINK "http://www.hse.gov.uk/pubns/indg478.htm"www.hse.gov.uk/pubns/indg478.htm (Acesso em: 11 mar. 2024).
43. Hoozemans MJM, Van Der Beek AJ, Fringsdresen MHW, Van Dijk FJH, Van Der Woude LHV. Pushing and pulling in relation to musculoskeletal disorders: a review of risk factors. Ergonomics. 1998;41(6):757-81.
44. Hoozemans MJM, Knelange EB, Frings-Dresen MHW, Veeger HEJ, Kuijer PPFM. Are pushing and pulling work-related risk factors for upper extremity symptoms? A systematic review of observational studies. Occup Environ Med. 2014;71(11):788-95.
45. Riddervold B, Andersen JH, Dalbøge A. Occupational lifting, carrying, pushing, pulling loads and risk of surgery for subacromial impingement syndrome: a register-based cohort study. Occup Environ Med. 2022;79(9):618-23.
46. Prost JH. Varieties of human posture. Hum Biol. 1974;46(1):1-19.
47. Lievense A, Bierma-Zeinstra S, Verhagen A, Verhaar J, Koes B. Influence of work on the development of osteoarthritis of the hip: a systematic review. J Rheumatol. 2001;28(11):2520-8.
48. Unverzagt S, Bolm-Audorff U, Frese T, Hechtl J, Liebers F, Moser K et al. Influence of physically demanding occupations on the development of osteoarthritis of the hip: a systematic review. J Occup Med Toxicol. 2022;17(1):18.
49. Jensen LK. Hip osteoarthritis: influence of work with heavy lifting, climbing stairs or ladders, or combining kneeling/squatting with heavy lifting. Occup Environ Med. 2008;65(1):6-19.
50. Verbeek J, Mischke C, Robinson R, Ijaz S, Kuijer P, Kievit A et al. Occupational Exposure to Knee Loading and the Risk of Osteoarthritis of the Knee: A Systematic Review and a Dose-Response Meta-Analysis. Saf Health Work. 2017;8(2):130-42.
51. Bahns C, Bolm-Audorff U, Seidler A, Romero Starke K, Ochsmann E. Occupational risk factors for meniscal lesions: a systematic review and meta-analysis. BMC Musculoskelet Disord. 2021;22(1):1042.
52. Kothurkar R, Lekurwale R, Gad M, Rathod CM. Finite element analysis of a healthy knee joint at deep squatting for the study of tibiofemoral and patellofemoral contact. J Orthop. 2023;40:7-16.
53. Kuorinka I, Forcier L (Scientific editors) Work Related Musculoskeletal Disorders (WMSDs): A Reference Book for Prevention. Great Britain: Taylor and Francis; 1995.
54. Vidal MC. Introdução à ergonomia. Rio de Janeiro: Fundação COPPETEC; Disponível em: http://www.ergonomia.ufpr.br/Introducao%20a%20Ergonomia%20Vidal%20CESERG.pdf (Acesso em: 11 mar. 2024).
55. Organização Internacional do Trabalho – OIT. Enciclopédia de saúde e segurança do trabalho. Genebra: OIT; 1998. Disponível em: https://www.iloencyclopaedia.org/ (Acesso em: 11 mar. 2024).
56. Oliveira AC. Benefício mais desejado é participação nos lucros. 2014; Disponível em: https://exame.com/carreira/para-todos-os-bolsos/ (Acesso em: 11 mar. 2024).
57. European Agency for Safety and Health at Work. Psychosocial risks and stress at work. Disponível em: https://osha.europa.eu/en/themes/psychosocial-risks-and-stress (Acesso em: 11 mar. 2024).
58. Másculo FS, Vidal MC (Org.). Ergonomia – Trabalho Adequado e Eficiente. Rio de Janeiro: GEN LTC; 2011.

59. Cardoso MDS, Gontijo LA. Avaliação da carga mental de trabalho e do desempenho de medidas de mensuração: NASA TLX e SWAT. Gest Produção. 2012;19(4):873-84.
60. Cox T, Griffiths A, Rial-González E. Research on work-related stress. Luxembourg: European Agency for Safety and Health at Work; 2000.
61. Williams-Whitt K, White M, Wagner S, Schultz I, Koehn C, Dionne C et al. Job Demand and Control Interventions: A Stakeholder-Centered Best-Evidence Synthesis of Systematic Reviews on Workplace Disability. Int J Occup Environ Med. 2015;6(2):61-78.
62. Sultan-Taïeb H, Chastang JF, Mansouri M, Niedhammer I. The annual costs of cardiovascular diseases and mental disorders attributable to job strain in France. BMC Public Health. 2013;13(1):748.
63. Taouk Y, Spittal MJ, LaMontagne AD, Milner AJ. Psychosocial work stressors and risk of all-cause and coronary heart disease mortality: A systematic review and meta-analysis. Scand J Work Environ Health. 2020;46(1):19-31.
64. Dragano N, Siegrist J, Nyberg ST, Lunau T, Fransson EI, Alfredsson L et al. Effort–Reward Imbalance at Work and Incident Coronary Heart Disease: A Multicohort Study of 90,164 Individuals. Epidemiology. 2017;28(4):619-26.
65. Kivimäki M, Jokela M, Nyberg ST, Singh-Manoux A, Fransson EI, Alfredsson L et al. Long working hours and risk of coronary heart disease and stroke: a systematic review and meta-analysis of published and unpublished data for 603 838 individuals. The Lancet. 2015;386(10005):1739-46.
66. Descatha A, Sembajwe G, Pega F, Ujita Y, Baer M, Boccuni F et al. The effect of exposure to long working hours on stroke: A systematic review and meta-analysis from the WHO/ILO Joint Estimates of the Work-related Burden of Disease and Injury. Environ Int. 2020;142:105746.
67. Graham-Engeland JE, Sin NL, Smyth JM, Jones DR, Knight EL, Sliwinski MJ et al. Negative and positive affect as predictors of inflammation: Timing matters. Brain Behav Immun. 2018;74:222-30.
68. Eguchi H, Watanabe K, Kawakami N, Ando E, Imamura K, Sakuraya A et al. Work-related psychosocial factors and inflammatory markers: A systematic review and meta-analysis. J Psychosom Res. 2023;170:111349.
69. Philippens N, Janssen E, Kremers S, Crutzen R. Determinants of natural adult sleep: An umbrella review. PLOS One. 2022;17(11):e0277323.
70. LaMontagne AD, Keegel T, Vallance D, Ostry A, Wolfe R. Job strain — Attributable depression in a sample of working Australians: Assessing the contribution to health inequalities. BMC Public Health. 2008;8(1):181.
71. Theorell T, Hammarström A, Aronsson G, Träskman Bendz L, Grape T, Hogstedt C et al. A systematic review including meta-analysis of work environment and depressive symptoms. BMC Public Health. 2015;15(1):738.
72. Seidler A, Thinschmidt M, Deckert S, Then F, Hegewald J, Nieuwenhuijsen K et al. The role of psychosocial working conditions on burnout and its core component emotional exhaustion – a systematic review. J Occup Med Toxicol. 2014;9(1):10.
73. de Macêdo TAM, Cabral ELDS, Silva Castro WR, de Souza Junior CC, da Costa Junior JF, Pedrosa FM et al. Ergonomics and telework: A systematic review. Work Read Mass. 2020;66(4):777-88.
74. De Vincenzi C, Pansini M, Ferrara B, Buonomo I, Benevene P. Consequences of COVID-19 on Employees in Remote Working: Challenges, Risks and Opportunities an Evidence-Based Literature Review. Int J Environ Res Public Health. 2022;19(18):11672.
75. Watanabe K, Sakuraya A, Kawakami N, Imamura K, Ando E, Asai Y et al. Work-related psychosocial factors and metabolic syndrome onset among workers: a systematic review and meta-analysis: Psychosocial factors and metabolic syndrome. Obes Rev. 2018;19(11):1557-68.
76. Sooriyaarachchi P, Jayawardena R, Pavey T, King NA. Shift work and the risk for metabolic syndrome among healthcare workers: A systematic review and meta-analysis. Obes Rev. 2022;23(10).
77. Milner A, Witt K, LaMontagne AD, Niedhammer I. Psychosocial job stressors and suicidality: a meta-analysis and systematic review. Occup Environ Med. 2018;75(4):245-53.
78. Sasaki N, Imamura K, Watanabe K, Hidaka Y, Ando E, Eguchi H et al. The impact of workplace psychosocial factors on menstrual disorders and infertility: a protocol for a systematic review and meta-analysis. Syst Rev. 2022;11(1):195.

15

Tecnologia e Saúde

Francisco de Paula Antunes Lima
Cinthia Versiani Scott Varella

- Introdução
- Formas históricas do processo de trabalho, tecnologias e saúde
- Crítica à tecnologia
- O que fazer – apropriação e apropriabilidade da técnica
- Considerações finais

Introdução

A tecnologia, no campo da saúde do trabalhador, é frequentemente considerada como uma causa direta de diversas patologias ocupacionais e acidentes. Sempre que uma inovação técnica ou organizacional é implementada, ela é vista com desconfiança. Isso inclui novos materiais, notadamente novos produtos químicos e, mais recentemente, os nanomateriais, cujos efeitos sobre a saúde ainda são desconhecidos. Além disso, equipamentos de produção, como as máquinas da Revolução Industrial nos séculos XVIII e XIX e, atualmente, os equipamentos automáticos e robôs, aumentam as exigências cognitivas e causam novos tipos de acidentes. Quando se trata de inovações organizacionais, cada modelo de organização dos processos de produção e trabalho (como taylorismo, fordismo, toyotismo, gestão por desempenho etc.) está associado a diferentes formas de adoecimento, tanto físicas (p. ex., as doenças musculoesqueléticas) quanto mentais (estresse, *burnout*, depressão e suicídios).

Pouco a pouco, a ideia de progresso técnico foi questionada e a crítica à tecnologia capitalista se intensificou, sendo vista como puro instrumento de dominação e poder. Quase sempre fundamentada em Marx, a tecnologia é considerada por diversos pensadores críticos como materialização de relações de produção capitalistas que buscam apenas maximizar o lucro, sendo intrinsecamente portadoras de consequências negativas para os trabalhadores. Assim, sob este ponto de vista, a relação entre tecnologia e saúde seria determinada pela natureza capitalista da técnica, mudando apenas os tipos de agravos à saúde produzidos por cada processo de trabalho específico, aqui considerando materiais processados, instrumentos de trabalho e a organização do trabalho. Na etapa manufatureira, as deformações do corpo decorrem da parcelização extrema das tarefas; na época da Revolução Industrial, eram as máquinas que geravam doenças e provocavam acidentes, com suas partes móveis e forças titânicas que eventualmente fugiam ao controle. Caberia, assim, aos estudiosos da saúde do trabalhador, apenas catalogar em cada momento histórico os danos à saúde e atualizar a lista de riscos e doenças ocupacionais, como recentemente está ocorrendo com os riscos psicossociais de origem organizacional, que podem resultar em diversos distúrbios e doenças mentais.

Sem desconhecer essas críticas já bem estabelecidas, este texto navega entre duas posições extremas: a crítica à tecnologia patogênica[a], comum no campo da saúde, e o ufanismo tecnológico, comum no campo da engenharia, ambas sustentadas por conhecimentos, práticas profissionais e visões de mundo divergentes. De um lado, caminha-se para antever distopias; de outro, para defender utopias tecnológicas, hoje revigoradas pelo desenvolvimento das tecnologias de informação e comunicação (TICs). Essas posições polares, tanto as visões utópicas como as antiutópicas, são mais antigas e acompanham *pari passu* o desenvolvimento da tecnologia, intensificado desde a Revolução Industrial. Essa recorrência de visões polarizadas indica uma ambivalência inerente à tecnologia, que ainda permanece mal compreendida[b]. Não se trata, assim, de refazer mais um processo de acusação da tecnologia, mesmo que isso tenha que ser feito sempre que nos deparamos com uma inovação, devido à negligência do capital em relação à saúde dos trabalhadores (e também dos consumidores). Tampouco se trata de reafirmar cegamente sua positividade diante das críticas pós-modernas. A proposta é encontrar um caminho entre Cila e Caríbdis, entre a distopia e a utopia tecnológica, recolocando a tecnologia a serviço do desenvolvimento humano[c].

Para ir além dessas relações imediatas, propomos considerar a relação tecnologia e saúde de uma perspectiva que resgata esses momentos históricos com suas formas específicas de adoecimento. Após esse sobrevoo histórico, retomamos a discussão sobre a

a Um exemplo paradigmático é a crítica de Ivan Illich,[1] que evidencia até mesmo os efeitos iatrogênicos das tecnologias médicas que deveriam, a princípio, curar e preservar a saúde! Para uma atualização da crítica de Illich à medicina, ver Nogueira[2] e Tabet et al.[3]

b O primeiro autor, engenheiro e ergonomista, que desde cedo se envolveu em questões de saúde e segurança, convive tanto com as críticas provenientes das ciências e dos profissionais da saúde, dos movimentos sociais e dos militantes sindicais, quanto com as visões positivistas e ufanistas da engenharia. Essa experiência em dois mundos, integradas por uma concepção marxiana da tecnologia, constitui a base para uma crítica da forma social da técnica sem abandonar seu potencial emancipador.

c Vale repetir a bem conhecida passagem de Brecht[4] em *A Vida de Galileu*: "Vocês trabalham para quê? Eu sustento que a única finalidade da ciência está em aliviar a canseira da existência humana. E se os cientistas, intimidados pela prepotência dos poderosos, acham que basta amontoar saber, por amor ao saber, a ciência pode ser transformada em aleijão, e as novas máquinas serão novas aflições, nada mais. Com o tempo, é possível que vocês descubram tudo o que haja por descobrir, e ainda assim o seu avanço há de ser apenas um avanço para longe da humanidade."

natureza capitalista, ou mais amplamente, sobre a determinação social da tecnologia. A ideia central defendida aqui é que a tecnologia deve ser tratada como uma entidade contraditória e ambivalente. Contraditória, no sentido forte do termo, por ser composta de dimensões que coexistem tão somente em oposição, e ambivalente por produzir efeitos contrários, tanto para aliviar a canseira humana quanto para causar mais aflições. Essa concepção nos fornece uma base para atuar em prol da saúde do trabalhador ainda dentro do momento histórico de dominação do capital, e também para além dele. Mais do que a compreensão crítica da relação entre tecnologia e saúde, queremos terminar o texto propondo, com base nas abordagens críticas da tecnologia[d] e nas disciplinas voltadas à intervenção em saúde do trabalhador, orientações e estratégias de ação para que o uso da ciência e da tecnologia possam trazer conforto e segurança aos homens e mulheres que trabalham.

Formas históricas do processo de trabalho, tecnologias e saúde

A breve discussão histórica descrita nesta seção visa demonstrar como as tecnologias materiais e a organização do trabalho interagem para produzir doenças e acidentes. Atualmente, é amplamente reconhecido que existem diferentes formas de adoecer e morrer do ofício, dependendo da posição ocupada pelo trabalhador na divisão do trabalho social e das tarefas atribuídas a eles. Antes de abordar diretamente a relação entre tecnologia e saúde, é necessário definir minimamente o termo "tecnologia", diferenciando o de "técnica", e conceitualizar o princípio de divisão do trabalho que caracteriza as diversas tecnologias organizacionais. Estas, por sua vez, mediam a relação entre tecnologias materiais e os impactos na saúde decorrentes do trabalho.

d Direcionamos nossa discussão às tecnologias materiais ou *hard*, recorte que se impõe por limites de espaço, sabendo que as tecnologias organizacionais e de processo, atualmente reconhecidas como tecnologias *soft*, podem ser também objeto de análises críticas semelhantes à crítica da tecnologia material. No entanto, na medida em que elementos materiais e processos sempre estão imbricados nas tecnologias em uso, e sua utilização se dá dentro de formas determinadas de organização do trabalho e da produção, analisar como se produzem os danos à saúde dos trabalhadores passa pela compreensão das mediações dos processos de produção objetivados nos equipamentos e das relações organizacionais.

Técnica, tecnologia e divisão do trabalho

Técnica e tecnologia são termos eventualmente usados de forma intercambiável, embora, terminologicamente, a segunda designe o estudo ou teoria (logos) da técnica. Seguindo uma tradição mais etnográfica, podemos designar por técnica as práticas tradicionais e deixar o termo tecnologia às técnicas desenvolvidas pelo capitalismo, especialmente no capitalismo avançado, mais propriamente denominadas "tecnociência", tendo em vista o peso que a ciência passou a ocupar nos processos de inovação e de desenvolvimento das técnicas no século XX.

Inicialmente concebida apenas em termos materiais (máquinas e produtos), o termo tecnologia abrange, atualmente, as tecnologias organizacionais desenvolvidas para estruturar a produção (a administração das coisas) e organizar o próprio trabalho (a administração dos indivíduos). Ainda que imateriais, os efeitos das tecnologias organizacionais são bem reais e concretos. Basta lembrar os estudos de Foucault sobre as técnicas de dominação do corpo para obter a disciplina exigida pelas instituições modernas, incluindo as fábricas.

Assim, para além da tecnologia material utilizada, a relação entre saúde e organização do trabalho envolve diferentes formas de divisão do trabalho. Nesse contexto, é necessário, em termos analíticos, diferenciar[5]:

1. **Divisão do trabalho social:** a separação entre diferentes setores ou funções sociais, como agricultura, indústria, educação e pesquisa.
2. **Divisão social do trabalho:** a instituição de uma hierarquia dentro da sociedade, de setores e de organizações de funções de concepção e de execução.
3. **Divisão funcional do trabalho:** a separação, dentro de uma organização complexa entre funções necessárias para conceber, produzir e comercializar produtos ou serviços. Essas funções podem ser mais amplas, assumindo a estrutura verticalizada da grande empresa fordista, ou mais focalizada, como acontece com a empresa horizontalizada ou organização em rede, baseada na terceirização.
4. **Divisão do trabalho parcelado (ou divisão manufatureira):** a subdivisão de uma mesma operação, antes realizada em sua integralidade por um trabalhador (caso típico do artesão), em diversas tarefas, tal como se passa na organização taylorista do trabalho.

Cada forma de organização coloca em prática uma determinada tecnologia organizacional que gera formas específicas de adoecimento, além de mediar a relação entre saúde e tecnologia material[e].

Trabalho artesanal e saúde

A forma de trabalho anterior ao capitalismo é caracterizada pela possibilidade de autorregulação e controle do trabalhador – o agricultor ou o artesão – sobre a execução do trabalho, pelo menos no que diz respeito a sua organização interna: ritmo, escolha de materiais e instrumentos, modos operatórios e técnicas. Evidentemente, o agricultor está submetido às mais variadas intempéries do meio circundante, que ele controla apenas parcialmente por meio de seus conhecimentos e técnicas tradicionais. Porém, dentro dessa tradição, ele tem domínio completo das técnicas e dos modos de produzir e controle sobre a organização de seu próprio trabalho, sempre realizado em cooperação com outros indivíduos da unidade familiar ou com outros agricultores, como mostra Chayanov,[7,8] limitado apenas pelo ambiente e por um nível determinado da técnica de produção. Do ponto de vista da divisão do trabalho, o artesão/agricultor realiza uma função social inteira, que lhe cabe dentro da divisão do trabalho social:[9]

> *Um artesão, para dominar o saber e as regras de seu ofício, deve* ***conviver*** *com os mestres durante vários anos. Há divisão de trabalho no início, mas ao cabo do processo de aprendizagem eliminam-se as diferenças e a hierarquia. O saber, a forma de realizar o trabalho, através da convivência duradoura com os mestres, não se cristaliza numa hierarquia social fixa, mas é interiorizada por cada um dos artesãos-trabalhadores. A socialização no trabalho artesanal elimina as diferenças naturais (só existentes devido à diferença de idade ou tempo de aprendizagem), enquanto a divisão capitalista do trabalho naturaliza a divisão social entre mandantes e mandados, entre planejadores e executantes.*[9]

Quanto a relação entre tecnologia e saúde, que nos interessa aqui, esses espaços de autonomia e de autorregulação não implicam necessariamente e unicamente relações positivas ou benéficas. Desde a época clássica, eram conhecidos alguns males provocados nos trabalhadores (artesãos e escravos) por determinados materiais tóxicos. Os ofícios também expunham os artesãos a doenças específicas, naturalizadas como doenças profissionais. Obras clássicas que tratam do início do capitalismo, como a de Ramazzini,[10] cuja primeira edição é de 1700, ainda retratam, lado a lado, doenças dos ofícios com doenças dos operários, em um momento de transição, com a transformação das formas de trabalho pelo advento da produção manufatureira. Veremos, a seguir, o que a divisão manufatureira do trabalho traz de específico às formas de adoecer e morrer, além de potencializar os males herdados dos artesãos como: (i) contaminação por matérias-primas tóxicas, às vezes gerando efeitos desconhecidos à época; (ii) deformações do corpo decorrentes de posturas e gestos típicos do trabalho manual, sempre presente nos ofícios; (iii) acidentes com instalações inseguras ou devido a intempéries; (iv) ambientes insalubres etc.

Contam a favor dos processos sociais de adoecimento no período artesanal o fato de que não havia uma distribuição desigual dos riscos, e parte deles não eram conhecidos ou não podiam ser evitados pelos conhecimentos disponíveis. Veremos adiante como isso modifica a análise das relações entre tecnologia e saúde.

Manufatura e saúde

A fábrica capitalista surge ainda com base nos ofícios artesanais, instaurando-se, pouco a pouco, a divisão do trabalho típica da manufatura, que subdivide um trabalho complexo em tarefas simplificadas[f]. Como alerta Marx:[6]

> *(...) Certo atrofiamento espiritual e corporal é inseparável mesmo da divisão do trabalho em geral na sociedade. Mas como o período manufatureiro leva muito mais longe essa cisão social dos ramos de trabalho e, por outro lado, somente por meio dessa divisão peculiar consegue alcançar o indivíduo em suas raízes vitais, ele é o primeiro a fornecer o material e o impulso para a patologia industrial.*[6]

e Nos guiamos, aqui, pela leitura dos capítulos que compõem a seção IV de *O Capital*, na qual Marx[6] descreve com riqueza de detalhes o desenvolvimento da base material própria ao capital, da cooperação ao sistema automático da maquinaria.

f Além do texto de Marx,[6] sobre o surgimento da fábrica e o desenvolvimento da divisão do trabalho ver Marglin.[11] A coletânea organizada por Gorz[12] ainda é uma referência obrigatória sobre as diversas formas de organização do trabalho.

Como o capital é movido pela sua autovalorização, toda simplificação do trabalho, ao diminuir o custo de formação do trabalhador, aumenta a proporção de mais-valia apropriada. Ao mesmo tempo, aumenta a dominação sobre os trabalhadores e instaura um processo intrinsecamente patogênico:

> *Em um trabalho qualificado, a aprendizagem serve para diminuir a carga de trabalho. Obtêm-se os mesmos resultados com um menor esforço físico e mental e em menos tempo. (...) No trabalho desqualificado acontece exatamente o contrário. Estando desprovido de conteúdo, qualquer facilitação se transforma numa tortura, pois não há como preencher o tempo economizado com outras atividades. O aprendizado só pode ser o de aprender a fazer mais rápido. O tempo, sem nenhum conteúdo, aparece como o único conteúdo do trabalho. Por isso, para se ver livre de um trabalho sem nenhum sentido, o trabalhador entra num processo de autoaceleração. Competir consigo mesmo, ser mais rápido do que os colegas, bater o recorde de produção horária, terminar o trabalho mais cedo se tornam as únicas motivações para trabalhar. Como as tarefas são simples, aprender se reduz ao desenvolvimento de esquemas práticos ou habilidades motoras (semelhante ao aprender a dirigir ou a datilografar), onde o controle consciente, que é próprio do trabalho humano, deixa de exercer um papel importante. Com os gestos automatizados a aceleração do ritmo se transforma num processo espontâneo, que exige do trabalhador um controle consciente para não se exceder. Aprender e desenvolver-se nesses tipos de trabalhos torna-se de fato, um desenvolvimento desequilibrado, hipertrofiando certas funções e partes do corpo.*[9]

Marx[6] estabeleceu esta relação ao analisar a especificidade da divisão manufatureira do trabalho: quando a divisão do trabalho desce aos pormenores e a atividade aparece como operações simples, o trabalhador "transforma seu corpo inteiro em um órgão automaticamente unilateral dessa operação". Interessante que a exigência de habilidade não desaparece, mas o trabalhador habilidoso pode ser tão somente um "virtuose do detalhe". Daí as formas de adoecimento relacionadas a esta forma capitalista de utilização do corpo:

> *O trabalhador coletivo, diz Marx, dispõe agora de todas as qualidades produtivas no mesmo grau de virtuosidade e as despende, ao mesmo tempo, do modo mais econômico, concentrando todos os seus órgãos, individualizados em trabalhadores ou grupos de trabalhadores especializados, no desempenho exclusivo de suas funções específicas. A unilateralidade e mesmo a imperfeição do trabalhador parcial convertem-se em sua perfeição como membro do trabalhador coletivo. O hábito de exercer uma função unilateral transforma o trabalhador parcial em órgão natural – e de atuação segura – dessa função, ao mesmo tempo que sua conexão com o mecanismo total o compele a operar com a regularidade de uma peça de máquina.*

A divisão manufatureira do trabalho atinge seu paroxismo no início do século XX com o surgimento do taylorismo e com o desenvolvimento da linha de montagem por Ford, ainda que este veja sua criação como uma benesse para a humanidade. Na intenção de empregar inválidos em atividades produtivas, Ford[13] ordenou que fossem contabilizadas e avaliadas todas as operações realizadas na fabricação e montagem do automóvel. É errado, segundo ele, crer "que a plena posse de suas faculdades constitui a condição fundamental para o melhor rendimento de um homem em qualquer classe de trabalho". O levantamento resultou no seguinte quadro:

> *Os trabalhos mais fáceis foram por sua vez classificados, a fim de verificarmos quais exigiam o uso completo das faculdades; comprovou-se que 670 podiam ser feitos por homens privados das duas pernas; 2.637 por homens de uma só perna; em dois prescindiam-se os dois braços; em 715 casos, de um braço, em 10 casos a operação podia ser feita por cegos. Das 7.882 espécies de trabalho, portanto, embora algumas exigissem força corporal, 4.034 não exigiam o uso completo das faculdades físicas. Isto quer dizer que uma indústria aperfeiçoada pode proporcionar trabalho, normalmente remunerado, a grande número de criaturas de validez abaixo da média.*[13]

Antes mesmo que a inclusão de pessoas com deficiências se tornasse uma exigência legal, essa atitude de Ford parece ser um progresso na organização humana do trabalho. Porém, o que ele não diz é que o sistema de produção que ele implementou cria outras tantas formas de invalidez, ao reduzir o trabalho a operações simples e ao condenar os trabalhadores a realizarem essas operações durante toda a sua vida. Ao longo de todo o século XX, não faltaram críticas à linha de montagem, considerada a forma mais acabada de subsunção do trabalho ao capital, exemplo típico de dominação do homem pela tecnologia capitalista. No entanto, os métodos tayloristas e fordistas, antes de serem a forma mais desenvolvida de tecnologia capitalista, se bem compreendidos, constituem uma forma atrasada que reinventa, no século XX, a divisão manufatureira do trabalho, como sustenta Moraes Neto.[14] Isso, pelo menos a princípio, impede a generalização das críticas às forças produtivas capitalistas a todas as tecnologias que sucederam a manufatura e que tomaram a direção do "leito da automação".[15] O nó górdio a ser desatado é precisamente sobre a natureza da máquina e do sistema de maquinaria desenvolvidos sob o regime de produção capitalista.

Indústria e saúde

Com o desenvolvimento da maquinaria, o capital encontra a base material que permite superar as limitações do artesanato e do trabalho manual que ainda perdura na manufatura. A descrição feita por Marx[6] dos efeitos sobre a saúde dos trabalhadores, homens, mulheres e crianças indiscriminadamente, não deixa dúvidas quanto à natureza capitalista das máquinas e do sistema de maquinaria. Desde seu surgimento, a máquina é criada com objetivos de dominação:

> *O capital, de maneira aberta e tendencial, proclama e maneja a maquinaria como potência hostil ao trabalhador. Ela se converte na arma mais poderosa para a repressão das periódicas revoltas operárias, greves etc. contra a autocracia do capital. (...) Poder-se-ia escrever uma história inteira dos inventos que, a partir de 1830, surgiram meramente como armas do capital contra os motins operários. Recordemos, sobretudo, a self-acting mule, pois ela inaugura uma nova era do sistema automático.*

Marx cita Ure em sua obra "*The philosophy of manufactures*" (1835), que deixa claro o uso da tecnologia como instrumento de poder:

> *Acerca da invenção da self-acting mule, diz ele: 'Ela estava destinada a restaurar a ordem entre as classes industriais. [...] Tal invenção confirma a doutrina já desenvolvida por nós, de que o capital, quando põe a ciência a seu serviço, constrange sempre à docilidade o braço rebelde do trabalho'.*[6]

Por outros processos que a divisão manufatureira do trabalho, a introdução de tecnologia no processo de trabalho (mecanização e automação) também aparece como um outro meio de desqualificação e de intensificação do trabalho. Na luta entre capital e trabalho, esses objetivos são postos explicitamente:[6]

> *O objetivo permanente da maquinaria aperfeiçoada é diminuir o trabalho manual ou completar um elo na cadeia da produção fabril, substituindo aparelhos humanos por aparelhos de ferro.*
>
> *Onde quer que uma operação exija muita habilidade e uma mão segura, ela é retirada o mais rápido possível das mãos do trabalhador demasiado qualificado, e com frequência inclinado a irregularidades de toda espécie, para ser confiada a um mecanismo específico, tão bem regulado que uma criança é capaz de vigiá-lo.*
>
> *No sistema automático, o talento do trabalhador é progressivamente suprimido.*

Juntamente com esse processo de desqualificação e substituição dos trabalhadores, o sistema fabril acarreta, para aqueles que permanecem atuando como "apêndices" das máquinas, um sem-número de danos à saúde:

> *Todos os órgãos dos sentidos são igualmente feridos pela temperatura artificialmente elevada, pela atmosfera carregada de resíduos de matéria-prima, pelo ruído ensurdecedor etc., para não falar do perigo mortal de se trabalhar em um ambiente apinhado de máquinas, que, com a regularidade das estações do ano, produz seus boletins de batalha industrial. Ao mesmo tempo, a economia nos meios sociais de produção, que no sistema de fábrica atingiu pela primeira vez sua maturidade, transforma-se, nas mãos do capital, em roubo sistemático das condições de vida do operário durante o trabalho: roubo de espaço, ar, luz e meios de proteção pessoal contra as circunstâncias do processo de produção que apresentem perigo para a vida ou sejam insalubres, para não falar de instalações destinadas a aumentar a comodidade do trabalhador.*[6]

Na indústria nascente, os danos não foram causados apenas pelo desconhecimento dos riscos, mas também pela própria natureza de um sistema de produção fundamentado na autovalorização do valor, desprovido do desenvolvimento humano como seu objetivo e valor central. "O que poderia caracterizar melhor o modo de produção capitalista do que a necessidade de lhe impor as mais simples providências de higiene e saúde por meio da coação legal do Estado?"[6]

Tecnologias informáticas e saúde: sociedade do controle e aceleração técnica

Na continuidade da mecanização, a automação digital e a informatização representam a mais recente onda tecnológica, chegando a ser consideradas por alguns como uma nova revolução (ver, por exemplo, a "revolução informacional") discutida por Lojkine).[16] Independente de ser ou não uma revolução tecnológica, as novas tecnologias de informação e comunicação (NTICs) estão associadas a profundas transformações na maneira como vivemos e trabalhamos. Os efeitos dessas mudanças na saúde, embora não sejam totalmente inéditos, são intensificados em suas manifestações psíquicas.

As atuais transformações da produção são caracterizadas pela combinação de aspectos técnicos (como automação, robótica, informatização, inteligência artificial etc.) e organizacionais (como produção enxuta, novas formas de organização do trabalho, desregulamentação das relações de trabalho, implicação dos trabalhadores etc.). Embora esses fenômenos sejam relativamente recentes, estudos realizados em várias disciplinas (como sociologia do trabalho, economia política, psicologia do trabalho, ergonomia etc.) evidenciam uma convergência em torno de algumas noções centrais, que abrangem simultaneamente aspectos tecnológicos e organizacionais. A noção de "flexibilidade" é um dos pontos de convergência que tendem a se destacar, servindo para designar tanto os aspectos macrossociais (fala-se em "acumulação flexível" e até mesmo em "capitalismo flexível", conforme Harvey,[17] como a organização do chão-de-fábrica (da automação flexível ao trabalhador polivalente). Uma das características essenciais da produção flexível é que ela introduz uma nova temporalidade, uma nova forma de gestão do tempo produtivo, que se traduz em exigências psicológicas para os trabalhadores inseridos nesses sistemas. Quais são, então, as patologias da produção flexível?

As NTICs são desenvolvidas, e, ao mesmo tempo, constituem a base material e informacional dos novos sistemas de gestão baseados no controle em tempo real e no desempenho individual. Os trabalhadores (e neste caso deve ser mencionado que esta situação se estende a todos os indivíduos, inclusive em nossa vida cotidiana) estão conectados em uma rede de informações que permite seu monitoramento contínuo. Aqui, pouco importa se o controle é real ou virtual, o que conta é que variáveis comportamentais dos trabalhadores são registradas, bem como os resultados de seu trabalho, e isso serve de parâmetro de comparação e avaliação de desempenho. No capitalismo flexível, todo o tempo do trabalhador é colocado à disposição do capital, ainda que este só absorva o que é necessário e na medida do necessário, implantando sistemas de trabalho com jornadas flexíveis. Ao parcelamento das tarefas, agora se junta o parcelamento do tempo.

Na nova forma de organização do trabalho e dos sistemas de produção, a exploração do trabalho se manifesta na forma do "assédio". Seguindo o princípio de "dividir para reinar", os sistemas de gestão, com base em informações e controle individualizados, forjam novas formas de individualidade e subjetividades, fazendo com que os mecanismos de controle e gestão, que são sociais, apareçam, inicialmente, como pessoais. Isso explica a difusão do termo "assédio moral"[g]. Não por acaso, os riscos psicossociais estão sendo objeto de reconhecimento e regulamentação como tentativa de exigir a prevenção dos distúrbios mentais, que já se tornaram uma das principais causas de afastamento do trabalho. Essas patologias são imediatamente associadas aos novos modelos de organização flexível[19] vigentes no capitalismo neoliberal e financeirizado[20] e às práticas de gestão pelo desempenho,[21] contudo, quais são os efeitos específicos das tecnologias de informação utilizadas nesses sistemas?

No capitalismo contemporâneo, os efeitos patológicos da tecnologia são potencializados por uma característica específica, o ritmo da inovação ou, mais especificamente, a "aceleração técnica", tal como analisada por Hartmut Rosa.[22,23] A inovação define o capitalismo desde a revolução industrial, sendo uma das causas de doenças e acidentes, na medida em que a segurança sempre caminha a reboque dos "progressos" técnicos, avaliados estritamente por critérios de eficiência da produção. No entanto, na "modernidade tardia", como denomina Rosa em sua teoria da aceleração social,[22] mais uma

g Se o fenômeno do assédio é bem real, sua qualificação como sendo de ordem "moral" é questionável, uma vez que é uma manifestação de processos econômicos e sociais mais amplos e, mais diretamente, um efeito do assédio organizacional.[18]

camada de determinações é acrescentada: a aceleração em si mesma se torna fonte de patologia, multiplicando os casos de depressão, *burnout* e, no limite, suicídios. As inovações tecnológicas sempre vieram acompanhadas de efeitos nocivos, ditos efeitos imprevistos, como manifestações colaterais, não antecipadas em vista da decalagem temporal entre conhecimento tecnológico orientado para a produção e conhecimento de seus efeitos indiretos. A inovação em prevenção sempre está um passo atrás da inovação tecnológica. Até que ponto esta é uma condição necessária do desenvolvimento da tecnologia será discutido adiante. Por enquanto, constatamos que a aceleração do ritmo da inovação gera riscos por si mesma, o que certamente exige novas formas de controle social e de prevenção. Hartmut Rosa[22] propõe uma explicação da aceleração social que se autoalimenta por meio de uma espiral de aceleração que resulta de inter-relações entre três forças: a aceleração técnica, a aceleração da mudança social e a aceleração do ritmo de vida. No modelo explicativo, a aceleração das inovações técnicas tem um efeito específico:[22]

> *O objetivo e o efeito imediato da aceleração técnica consistem em economizar tempo, dito de outra forma, a reduzir o tempo exigido por um processo e assim liberar recursos temporais. Essa é, por exemplo, a função social da aceleração dos transportes, da comunicação ou da produção.*

No entanto, na espiral da aceleração, todo recurso temporal economizado é pouco:

> *Diante de recursos temporais que diminuem, os atores reagem com uma densificação dos episódios de ação que eles podem conseguir seja pela introdução de técnicas de aceleração, seja pela redução de pausas ou o encavalamento de várias atividades (multitasking).*

Como essas tentativas esbarram logo em limites, elas próprias criam demandas por soluções tecnológicas ao serviço da aceleração.

Por si só, a inovação técnica, mesmo acelerada, não explica as patologias de nossa época, mas fornecem a base material da aceleração social e de transformação das subjetividades:[22]

> *O sentimento bastante comum de estresse e de urgência (quaisquer que sejam as razões) e a raridade de recursos temporais dos atores individuais e coletivos constituem assim um potente motor do processo de inovação técnica e tecnológica.*

Em retorno, são também as subjetividades e formas de percepção que são transformadas para se adaptarem ao ritmo acelerado da inovação e às tecnologias elas mesmas mais rápidas. Ao longo dos séculos, até mesmo a duração do sono se reduziu.[22] Mas isso não acontece sem um elevado custo social e humano, em termos de acidentes, perda de qualidade de vida e de patologias físicas psíquicas relacionadas ao estresse: doenças cardíacas, depressão, *burnout*. O pior é que os indivíduos acabam se culpabilizando pelo seu mau desempenho. Manter-se atualizado, dar conta de múltiplas demandas em tempo real, disponibilizar todo seu tempo, inclusive de descanso e férias, passam a ser escolhas pessoais. Se a pessoa fracassa é porque não soube gerir bem seu tempo. Nessas condições sociais, o *burnout* é a válvula de segurança que sinaliza os limites do corpo e da mente; a depressão, a prevenção que, inconscientemente, retira o sujeito da frenesia do dia a dia na tentativa de preservá-lo; o suicídio, íntimo ou público, a última expressão do sujeito que percebe sua existência negada. Enquanto as patologias não acometem os trabalhadores, a sensação é que realizam um trabalho interminável, que correm para permanecer no mesmo lugar,[22] por exemplo para se manter no emprego.

> *... a luta por reconhecimento se desloca, ela não está mais centrada na posição, mas na performance; o reconhecimento não é mais o resultado bem-sucedido de uma vida, mas cada vez mais um trabalho cotidiano. Os triunfos e os sucessos de ontem contam pouco hoje. O reconhecimento não se acumula mais (...). As posições que você alcança são importantes para suas chances de conservar ou ganhar a estima social – mas você não pode jamais considerá-las como certas, e você não pode jamais estar seguro de que essas posições permanecerão válidas amanhã.*[23]

A considerar, nesse rápido sobrevoo histórico pelas diferentes tecnologias e formas de produção capitalistas, a multiplicidade de doenças e acidentes associados, é quase necessário concluir pela natureza patológica da tecnologia, pelo menos em sua forma capitalista. A crítica à tecnologia começa aí e se coloca a serviço de construção de uma vida boa.

Crítica à tecnologia

Compreender as relações de determinação entre tecnologia e saúde passa pela análise dos dois termos, ontologicamente inseparáveis. Considerada sob a perspectiva da saúde do trabalhador, essa relação aparece como eminentemente negativa, devido às múltiplas formas de adoecimento e aos diversos fatores de risco associados à tecnologia moderna. De maneira mais ampla, para além da dicotomia saúde-doença, a tecnologia passaria a definir nossa própria existência no mundo moderno, remontando, pelo menos, desde a Revolução Industrial do século XVIII, ao criar um ambiente artificial no qual vivemos. Nesse sentido, o ciborgue emerge como um símbolo representativo da nossa época.

Para abordar analiticamente essa relação entre dois termos que estão em uma determinação recíproca, é necessário, antes, defini-los separadamente, colocando, então, o problema de suas relações negativas. No mundo moderno, essa relação é determinada pelas relações de produção capitalistas, refletida na discussão da tecnologia como dominação do capital sobre o trabalho. Essas determinações sociais explicam o caráter patogênico da tecnologia nas diversas formas assumidas desde a revolução industrial, da manufatura à informatização atual. Somente então, reconhecendo as críticas e seus efeitos patogênicos, poderemos resgatar a tecnologia como dimensão antropogenética imanente ao projeto de desenvolvimento humano,[24] o que nos possibilita fazer proposições para reapropriação da tecnologia como fonte de saúde e não de doença. Quando se reconhece que a tecnologia é um instrumento que serve a um processo social alienado, a questão se inverte. Como diz Marx:[25]

> *O que exige explicação não é a unidade de seres humanos vivos e ativos com as condições naturais e inorgânicas de seu metabolismo com a natureza e, portanto, sua apropriação da natureza; nem isto é o resultado de um processo histórico.* ***O que tem de ser explicado é a separação entre estas condições inorgânicas da existência humana e a existência ativa****, uma separação somente completada, plenamente, na relação entre o trabalho assalariado e o capital.*[25]

Recolocar a ciência e a tecnologia a serviço da história humana requer, assim, compreender por que e como se operou e ainda opera, a cada inovação técnica, essa dissociação entre a existência humana e suas condições materiais.

Revolução Industrial, tecnologia e saúde em Marx

É um fato recorrente que muitas doenças e acidentes têm como causa imediata a tecnologia utilizada nos diferentes sistemas produtivos desenvolvidos desde a Revolução Industrial do século XVIII. Concordando com John Stuart Mill (1806-1873), Marx abre o importante capítulo XIII de *O Capital*,[6] com uma passagem na qual Mill questiona os benefícios da tecnologia para aliviar a labuta humana: "*É questionável que todas as invenções mecânicas já feitas tenham servido para aliviar a faina diária de algum ser humano.*"

Ao longo de quase 100 páginas, em um dos mais conhecidos capítulos de *O Capital*, Marx explica como o capital desenvolve sua própria base material, levando à subsunção real do trabalho por meio da máquina. Este capítulo conclui com uma passagem bastante citada que resume os efeitos nefastos da técnica, desenvolvida sob as relações de produção capitalistas, sobre o homem e a natureza:[6]

> *Com a predominância sempre crescente da população urbana, amontoada em grandes centros pela produção capitalista, esta, por um lado, acumula a força motriz histórica da sociedade e, por outro lado, desvirtua o metabolismo entre o homem e a terra, isto é, o retorno ao solo daqueles elementos que lhe são constitutivos e foram consumidos pelo homem sob forma de alimentos e vestimentas, retorno que é a eterna condição natural da fertilidade permanente do solo. Com isso, ela destrói tanto a saúde física dos trabalhadores urbanos como a vida espiritual dos trabalhadores rurais. (...) Na agricultura, assim como na manufatura, a transformação capitalista do processo de produção aparece a um só tempo como martirológio dos produtores, o meio de trabalho como meio de subjugação, exploração e empobrecimento do trabalhador, a combinação social dos processos de trabalho como opressão organizada de sua vitalidade, liberdade e independência individuais. (...) Assim como na indústria urbana, na agricultura moderna o incremento da força produtiva e a maior mobilização do trabalho são obtidos por meio da devastação e do esgotamento da própria força de trabalho. E todo progresso da agricultura capitalista é um progresso na arte de saquear não só o trabalhador, mas também o solo, pois cada progresso alcançado no aumento da fertilidade do solo por certo período é ao mesmo tempo um progresso no esgotamento das fontes duradouras dessa fertilidade. (...) Por isso, a produção capitalista só desenvolve a técnica e a combinação do processo de produção social na medida em que solapa os mananciais de toda a riqueza: a terra e o trabalhador.*[6]

Ao longo dos 4 capítulos (X a XIII) que compõem a seção IV, como vimos anteriormente, Marx associa a transformação do processo de trabalho sob o capital, da cooperação à grande indústria, passando pela manufatura, à diversas formas de desgaste da força de trabalho, sempre colocando a tecnologia como instrumento de dominação e de espoliação dos trabalhadores. Essa é a leitura mais comum entre os críticos da tecnologia que se contrapõem aos marxistas que aí enxergam o desenvolvimento das forças produtivas, ainda que por processos contraditórios. Após descrever a luta entre o capital e os trabalhadores e mesmo a existência de qualquer benefício resultante das tecnologias desenvolvidas sob o capitalismo, Marx reconhece sua positividade:[6]

> *Foi preciso tempo e experiência até que o trabalhador distinguisse entre a maquinaria e sua aplicação capitalista e, com isso, aprendesse a transferir seus ataques, antes dirigidos contra o próprio meio material de produção, para a forma social de exploração desse meio.*

A mudança de alvo não isenta a tecnologia de ser um instrumento de dominação, mas permite atingir o que a instrumentaliza e, dessa forma, instituir novas relações e novas possibilidades de utilização. Essa orientação nem sempre foi seguida, no século XX, pelos críticos da tecnologia, que a consideram tão somente como materialização de relações de poder, sem uma densidade ontológica específica, tal como proposto, por exemplo por Simondon.[24]

Teoria crítica da tecnologia

Andrew Feenberg é um dos autores que desenvolve uma crítica à tecnologia moderna, contestando a existência de uma racionalidade técnica pura e a própria ideia de progresso técnico, partindo dentre outros casos de exemplos bastante significativos relacionados à segurança. Apoiando-se nos estudos sobre ciência e tecnologia (ECTs), Feenberg[26] recupera momentos de controvérsia viva em torno de objetos técnicos que desaparecem quando certas opções são materializadas, fazendo crer que se trata apenas de decisões técnicas. Essa crença é reforçada pela Engenharia e outras disciplinas técnicas, que apresentam seus projetos como resultados de decisões objetivas, sem influências políticas ou de interesses sociais. Um dos casos é o projeto de teares que possam ser operados por crianças, outro a explosão de caldeiras a vapor em embarcações nos Estados Unidos (EUA) antes da regulamentação do projeto.

O projeto de teares foi objeto de debates quando o trabalho infantil estava sendo regulamentado na Inglaterra, por meio das Leis Fabris. Nesse momento, os atores sociais são levados e explicitar o "inconsciente tecnológico" das especialidades ou disciplinas técnicas, deixando evidente que "O passado delas não é uma sucessão de decisões que identificam 'o melhor caminho' validado cientificamente, mas, ao contrário, é o resultado de uma escolha social entre vários bons caminhos com diferentes consequências sociais."[26] Os opositores da regulamentação argumentavam que "imperativos tecnológicos exigiam o trabalho de mulheres e crianças":

> *As propostas para abolir o trabalho infantil depararam-se com a consternação por parte dos donos das fábricas, que consideravam os pequenos trabalhadores como um "imperativo" das tecnologias criadas para empregá-los. Eles denunciavam a "ineficiência" de utilizar trabalhadores adultos para fazer tarefas que poderiam ser tão bem-feitas, ou ainda melhor, por crianças, e previram todas as usuais consequências catastróficas – aumento da pobreza, desemprego, perda da competitividade internacional – devido à sua substituição por trabalho adulto mais caro.*[26]

Ao observar fotos de crianças operando os teares, Feenberg observa que as máquinas são construídas em uma altura adequada ao porte de uma menina: "a fiação industrial foi projetada para ser operada por crianças até um metro e trinta de altura". Esse caso deixa claro que:

> *A tecnologia industrial, tal como as cadeiras em uma sala de aula de escolas primárias, foi projetada para pessoas pequenas. As máquinas ficariam obsoletas sem crianças para operá-las. Assim, os imperativos tecnológicos demandavam, de fato, o trabalho infantil. O erro desse argumento é óbvio hoje em dia. A regulamentação do trabalho não resultou em colapso econômico, mas no emprego de adultos mais produtivos, com máquinas adaptadas às suas alturas.*[26]

Esse caso, embora relativamente simples em termos de especificações técnicas para adaptação da tecnologia à regulamentação social, tem amplas consequências sociais e um profundo significado quanto aos valores embutidos em uma determinada solução técnica.

> *Em suma, conclui Feenberg, embora a abolição do trabalho infantil tenha sido promovida por razões*

> *ideológicas, ela fazia parte de um processo mais vasto que redefiniu a direção do progresso. No caso do trabalho infantil, a totalidade das outras coisas não permanecia igual, porque uma nova trajetória de desenvolvimento emergia. Nessa nova trajetória, a regulação contribuiu efetivamente para aumentar a riqueza social. A tecnologia não foi neutra nesse caso. Ela incorporou o significado da infância nas máquinas. Isso foi uma revolução tecnológica.*[26]

O outro caso, as explosões de caldeiras a vapor, revela como se forma um senso comum sobre o nível de segurança aceitável de determinadas tecnologias.

> *As caldeiras de barcos a vapor foram a primeira tecnologia regulamentada nos Estados Unidos. Nos princípios do século XIX, o barco a vapor era a principal forma de transporte, semelhante ao automóvel ou aos aviões hoje em dia. Os Estados Unidos eram um grande país sem estradas pavimentadas, mas com muitos rios e canais, daí a dependência dos barcos a vapor. Mas os barcos a vapor frequentemente explodiam, quando as caldeiras se enfraqueciam com a idade, ou eram demasiadamente demandadas. Depois de vários acidentes particularmente mortais, em 1816, a cidade de Filadélfia consultou os peritos acerca de como projetar caldeiras mais seguras. Essa foi a primeira vez em que uma instituição governamental americana se interessou pelo problema. Em 1837, a pedido do Congresso, o Instituto Franklin publicou um relatório detalhado e recomendações baseadas no estudo rigoroso da construção de caldeiras. O Congresso estava tentado a impor um código de caldeiras seguras à indústria, mas os construtores de caldeiras e os proprietários dos barcos a vapor resistiam, e o governo hesitou em se colocar no caminho da propriedade privada.*[26]

Somente em 1852, mais de três décadas após a primeira investigação, o Congresso aprovou leis para regulamentar a construção de caldeiras: "Nesse ínterim, cinco mil pessoas morreram em acidentes em barcos a vapor".[26] Após a regulamentação:[26]

> *A taxa de acidentes caiu drasticamente desde que paredes mais espessas nas caldeiras e válvulas de segurança passaram a ser obrigatórias. A legislação dificilmente teria sido necessária para alcançar esse resultado, se ele tivesse sido determinado tecnicamente. Mas, na realidade, o projeto das caldeiras estava relacionado com um julgamento social sobre segurança. Esse julgamento poderia ter sido feito estritamente a partir das leis de mercado, como o desejavam os empresários dos barcos, ou politicamente, com diferentes implicações para o projeto técnico. Em qualquer dos casos, esses resultados constituíram o que viria a ser uma caldeira correta. O que uma caldeira "é" foi, portanto, definido por um longo processo de lutas políticas que, em última instância, culminou em códigos uniformes estabelecidos pela ASME.*[26]

> *Esse é um exemplo de como a tecnologia se adapta a mudanças sociais. Aquilo que eu chamo de "código técnico" do objeto faz a mediação do processo. Esse código responde ao horizonte cultural da sociedade no nível do projeto técnico. Parâmetros técnicos muito básicos, como a escolha e o processamento de materiais, são especificados socialmente pelo código. A ilusão da necessidade técnica surge do fato de que o código é, por assim dizer, literalmente "fundido em ferro", pelo menos no caso de caldeiras.*[26]

O construtivismo leva à reivindicação de espaços para projetar e desenvolver alternativas técnicas e tecnologias coerentes com outros valores sociais e vida social, mas não explora as contradições internas à tecnologia capitalista. No fundo, ainda assume o determinismo sociológico, mas criando mundos paralelos, cada qual com processos específicos de coconstrução. A "flexibilidade interpretativa", ou "subdeterminação", revela possibilidades incomensuráveis, mas não necessariamente implica em possibilidades contraditórias em uma mesma trajetória tecnológica.

Feenberg faz análises mais nuançadas, quando critica a teoria do *trade-off* que serve de base para propostas de solução à crise ambiental, propondo uma reforma do industrialismo moderno:[26]

> *Esse horizonte de esperança implica a possibilidade de sistemas industriais alternativos, com diferentes impactos ambientais. Ao negar essa possibilidade, a afirmação de que precisamos escolher entre a sociedade industrial e a vida primitiva é essencialmente determinística. Ela exclui uma reforma do industrialismo moderno que conduza à invenção de tecnologias alternativas compatíveis com a saúde do ambiente.*[26]

E isso se aplica também aos críticos do capitalismo:

> *Os críticos que valorizam o trabalho manual em relação à tecnologia moderna, ou a cidade pequena e as trocas locais em relação à cidade e ao comércio mundial, questionam implicitamente a nossa identidade como seres humanos modernos.*[26]

O que pode ser, então, esta crítica mais equilibrada entre o ufanismo tecnocrático e a crítica que acaba colocando em questão mesmo o processo inacabado da modernidade? A proposta de Feenberg não implica em descartar a tecnologia moderna, mas mudar o processo social de concepção pela abertura a todos os grupos e atores envolvidos.

> *Por meio da mecanização, algumas das funções de controle são por fim transferidas dos supervisores humanos e do parcelamento das práticas laborais para as máquinas. O projeto das máquinas é, assim, socialmente relativo, de uma forma que Weber jamais reconheceu, e a "racionalidade tecnológica" que ele incorpora não é universal, mas sim particular ao capitalismo. De fato, ela é o horizonte de todas as sociedades industriais existentes, tanto das comunistas quanto das capitalistas, na medida em que elas são administradas de cima para baixo. Se Marcuse estiver certo, deve ser possível reconstituir as marcas das relações de classe no próprio desenho da tecnologia de produção, como foi na realidade demonstrado por estudiosos marxistas do processo laboral, como Harry Braverman e David Noble. A linha de montagem oferece um exemplo particularmente claro, porque o seu projeto atinge objetivos tradicionais da gestão, como a desqualificação e fragmentação do trabalho. A sua disciplina de trabalho imposta tecnologicamente aumenta a produtividade e os lucros por meio do aumento do controle. Porém, a linha de montagem só aparece como progresso técnico em um contexto social específico*[h]*. Ela não seria percebida como um avanço em uma economia baseada em cooperativas de trabalhadores, na qual a disciplina do trabalho foi mais autoimposta do que imposta a partir de cima. Em uma tal sociedade, uma racionalidade tecnológica diferente ditaria formas distintas de aumentar a produtividade.*[26]

h Veremos, adiante, que mesmo a linha de montagem pode ser objeto de apropriação pelos trabalhadores, desde que concebida nesta perspectiva.

Forma social da tecnologia, dominação e saúde

A crítica à tecnologia como forma de dominação ocupa um lugar central entre os autores que recusam a neutralidade da técnica. A ideia de progresso técnico ou o conceito de eficiência são considerados noções meramente ideológicas que suportam as relações de dominação. O próprio desenvolvimento das forças produtivas que define a modernidade, é colocado em questão. A crítica radical, se evita o determinismo tecnológico, acaba caindo em um determinismo sociológico, que faz desaparecer a função de instrumento de produção sob a função social da tecnologia como instrumento de exploração do trabalho e de poder social em geral. Em suma, a ciência e a tecnologia, que Marx outrora caracterizou como forças produtivas sociais, seriam, em sua essência, instrumentos sociais de dominação. Na literatura crítica, seja nos estudos sobre o processo de trabalho ou nos estudos recentes no campo da sociologia da tecnologia, a linha de montagem, é frequentemente citada como exemplo típico da tecnologia capitalista, crítica comumente estendida à automação. Essas críticas, porém, assumem pressupostos ou chegam a resultados equivocados:

1. Não diferenciam suficientemente máquina, enquanto categoria social, de equipamentos mecânicos, propriamente técnicos. A categoria "máquina", como analisada por Marx, não foi ainda bem compreendida, o que permite fazer críticas mais nuançadas e identificar diferenças específicas entre linha de montagem e máquina automática.
2. Resulta dessa confusão, que as relações específicas de dominação objetivadas nos corpos da linha de montagem e da máquina automática não são diferenciadas, descaracterizando-se as determinações sociais próprias a cada uma dessas técnicas e, destarte, as contradições entre trabalho morto e trabalho vivo, entre trabalho objetivado e atividade de trabalho.

Para desenvolver esta crítica à da tecnologia, situamos essa terceira via entre os polos da neutralidade da técnica, a tecnologia como redenção, e a tecnologia como dominação. Nesse contexto, desenvolvemos a posição intermediária no campo da sociologia da tecnologia, sistematizando, mais especificamente, autores que criticam a linha de montagem e a mecanização/automação. Antes de analisarmos com mais cuidado as categorias de máquina e instrumento em Marx, apresentamos casos empíricos que fundamentarão nossas conclusões quanto à natureza da máquina e da automação, em especial sobre a atividade de vigilância que cabe, em sistema automatizados, aos operadores.

Uma base comum a essas abordagens é o reconhecimento de relações de determinação recíproca entre sociedade e tecnologia, apontando uma terceira via entre o ufanismo da tecnologia neutra e a crítica radical à tecnociência moderna, que reduz a tecnologia à materialização de relações de poder.

As teorias críticas da tecnologia, em seus diferentes matizes, oferecem uma base conceitual importante para compreender melhor o fenômeno moderno da tecnologia e orientações práticas para influenciar preventivamente nos projetos de engenharia. Voltaremos às questões práticas ao final, por enquanto retomamos a contribuição crítica-conceitual e, sem cair em uma visão essencialista, propomos, com base em Simondon,[24] uma concepção da técnica em diversos níveis, que reconheça a flexibilidade e indeterminação relativa, sujeita a assumir configurações sociais diversas, mas preservando um nível de individualidade própria.

Para avançar na compreensão das relações entre tecnologia-sociedade-saúde, é útil balizar o que está em discussão. Dependendo do caso em debate, seu poder de generalização é limitado. Para delimitar questões pertinentes à relação tecnologia-saúde, é interessante analisar casos extremos, que não podem servir como representativos e levar a análise em outras direções, igualmente interessantes para a prevenção, mas por outras razões. Há, por exemplo, uma tendência em judicializar problemas de saúde dos trabalhadores, especialmente quando se trata de acidentes ampliados. Em tais situações, as determinações sociais e políticas que estamos procurando reconhecer se tornam, *in fine*, casos de polícia. Não que isso seja de todo desnecessário em alguns casos, talvez em boa parte deles, mas, precisamente por serem casos extremos, não podem ser considerados como a norma, sob pena de reduzir o complexo processo de aprendizagem social para criar tecnologias seguras à disciplina pela punição. Quando uma questão social e a política se tornam "caso de polícia", a compreensão e capacidade coletiva de intervenção se enfraquecem. Contudo, é necessário reconhecer que vários casos, cujos efeitos para a saúde são epidêmicos, somente entram na agenda quando são judicializados, como aconteceu com o amianto na França[27] ou com os agrotóxicos no Brasil[i].

Outros casos elevados a exemplos paradigmáticos de dominação incluem a linha de montagem e automação. No primeiro caso, a crítica se volta ao modelo de produção Taylor-fordista, que levou a uma parcelização extrema das tarefas e ao controle autoritário do ritmo de trabalho. No segundo caso, a desqualificação dos trabalhadores é resultante da introdução de máquinas automáticas, sobretudo quando incorporam tecnologias informatizadas. No contexto das linhas de montagem, o exemplo paradigmático é a crítica direcionada linha de montagem automobilística, setor em que o princípio se popularizou, ainda que Ford tenha se inspirado nas linhas de "desmontagem" dos frigoríficos. A generalização da crítica à linha de montagem, à desrazão social disfarçada de racionalidade técnica, leva a outra forma de irracionalidade, que é negar a utilidade de dispositivos de transporte e movimentação de carga[j].

Com as máquinas automáticas ocorre processo semelhante: o próprio princípio de mecanização, hoje de automatização, é criticado em nome da autonomia dos artesãos. Neste contexto, emerge o resgaste do ludismo, sem discriminar táticas de lutas sociais imediatas, contra a destruição de formas de vida tradicionais e as consequências sociais como o desemprego, do desenvolvimento positivo propiciado pela tecnologia, escondido sob tanto sofrimento e miséria humana. Mesmo descrevendo todas as mazelas causadas pela maquinaria, Marx[6] foi capaz de enxergar algo positivo na tecnologia e coloca como orientação buscar analisar suas contradições, inclusive reconhecendo o que é herança de formas passadas de produção, que não fazem parte de sua natureza, e abusos que impedem que sua potencialidade seja aproveitada.

---

i Recentemente, empresas belgas tomaram a decisão de não mais exportar agrotóxicos proibidos na CEE para países com regulamentação mais complacente, como o Brasil. Casos como esse só não entram no rol de casos de polícia porque estão acobertados pelo legalismo das leis internacionais de comércio. Ver também o caso de exportação de lixo, inclusive hospitalar, dos países centrais para os periféricos.

j Evidentemente, a ninguém ocorreria criticar o uso de guindastes em portos ou na construção civil, mas já participamos de uma perícia técnica em uma indústria farmacêutica autuada por um fiscal do trabalho que apontava possíveis dados causados por uma linha de embalagem de medicamentos, quando se tratava apenas de um transportador que levava os vidros e cartelas de comprimidos até bancadas de trabalho, nas quais os operadores finalizavam as embalagens. Veremos que diferenças sutis podem, de fato, transformar um transportador em uma linha de montagem e vice-versa, o que pode ter gerado a interpretação equivocada do auditor do trabalho.

Embora a maquinaria descarte tecnicamente o velho sistema da divisão do trabalho, este persiste na fábrica, em um primeiro momento, como tradição da manufatura fixada no hábito, até que, sob uma forma ainda mais repugnante, ele acaba reproduzido e consolidado de modo sistemático pelo capital como meio de exploração da força de trabalho. Da especialidade vitalícia em manusear uma ferramenta parcial surge a especialidade vitalícia em servir a uma máquina parcial. Abusa-se da maquinaria para transformar o trabalhador, desde a tenra infância, em peça de uma máquina parcial.[6]

E ele completa: "Aqui, como em toda parte, é preciso distinguir entre a maior produtividade que resulta do desenvolvimento do processo social de produção e aquela que resulta da exploração capitalista desse desenvolvimento".[6] A dificuldade, aqui, está em não simplificar o pensamento de Marx e atribuir a ambivalências ou hesitações, contradições que são inerentes à própria tecnologia, ou melhor, do processo social de desenvolvimento das forças produtivas, ainda que, nesse processo contraditório, a máquina seja usada como instrumento de poder e produza doenças, acidentes e destruição de milhares de vida[k].

Ainda que a teoria crítica da tecnologia busque reformar a tecnologia pela democratização ou controle social sobre seu desenvolvimento, ainda fica presa à visão sociológica, sem aprofundar na constituição intrínseca da tecnologia, o que Feenberg denomina "instrumentalização primária".[26] Isso é necessário porque é no nível do projeto, quando valores e interesses sociais vão se materializar, que decisões de projeto devem ser tomadas, reconhecendo riscos e implementando medidas de segurança. A análise dos casos a seguir mostra como regras, normas e valores sociais são ou não considerados nos projetos.

Linhas de montagem como simples transportadores[l]

A utilização de máquinas em um processo de produção não implica necessariamente em desqualificação ou intensificação do trabalho. Se isso acontece é porque a máquina, além de suas características funcionais, materializou, em seu corpo de ferro, as estruturas e relações imateriais da divisão social do trabalho. É a divisão social do trabalho que determina o conteúdo do trabalho, e o nível de qualificação possível, e não a tecnologia incorporada à maquinaria, ainda que esta divisão esteja inscrita no corpo da máquina, por exemplo as proibições de acesso pelos operadores aos códigos de programação de máquinas de controle numérico. Mas um operador de um torno de comando numérico não precisa ser necessariamente menos qualificado que o operador de um antigo torno mecânico. Ao contrário, poderia até ser mais qualificado caso tivesse a oportunidade de programar o torno e dominar a linguagem informática de programação. Se isso não acontece é porque não interessa ao capital ampliar o espaço de domínio que os trabalhadores detêm sobre seu próprio trabalho, aumentar sua qualificação e, consequentemente, o valor de sua força de trabalho.

O mesmo se aplica ao ritmo de trabalho. Não se pode atribuir diretamente à máquina a responsabilidade pela intensificação do trabalho, mesmo que, na aparência, o ritmo seja imposto por ela. Se um aperfeiçoamento tecnológico (como o tratamento automático de informações) permite realizar uma tarefa em tempo mais curto, essa transformação do processo de trabalho, por si só, não implica que o trabalho seja intensificado. Mais uma vez, é a forma de divisão e organização do trabalho que transformará algumas pessoas em meros "apêndices" dessas máquinas, submetendo-as ao ritmo imposto pelo mecanismo automático. A posição do ritmo foi, por muito tempo, confundida como sendo inerente à maquinaria, servindo de base para críticas da tecnologia capitalista. A linha de montagem de Ford, representada e criticada com maestria por Chaplin em *Tempos Modernos*, é a imagem clássica da desumanização do trabalho sob o capitalismo. Porém, estão equivocados tanto aqueles que insistem em condenar a máquina em geral devido à tirania da linha de montagem, quanto aqueles que querem salvar essa última por não se poder ir contra o "progresso tecnológico". Ambos os lados, desconhecem que a linha de montagem não é, como bem demonstra Moraes Neto,[14] uma máquina *stricto sensu*.

No seu sentido mais essencial, uma máquina se caracteriza por interpor-se entre o trabalhador e o objeto a ser trabalhado. Uma linha de montagem, em qualquer forma que se apresente (esteira rolante, tablado, transportador aéreo, trilhos etc.), não altera a relação entre o homem e o objeto, ela apenas transfere o objeto

k "O meio de trabalho liquida o trabalhador. Sem dúvida, esta antítese direta aparece de modo mais evidente quando a maquinaria recém-introduzida concorre com a tradicional produção artesanal ou manufatureira. No interior da própria grande indústria, no entanto, o melhoramento constante da maquinaria e o desenvolvimento do sistema automático produzem efeitos análogos".[6]

l Este item reproduz, com algumas alterações, argumentos já utilizados em Lima, 1997.[9]

de um lugar para o outro. É um meio de transporte, e enquanto tal, permite economizar tempo. No entanto, não é um meio de produção que modificaria a "economia" do processo de trabalho, ou seja, a forma como os elementos constitutivos desse processo se estruturam: o objeto, o instrumento de trabalho e a própria atividade laboral.

A demonstração rigorosa de que uma linha de montagem não é uma máquina, embora seja construída com os mesmos elementos e dispositivos mecânicos, pode ser encontrada em Moraes Neto.[14] Aqui nos limitamos a dar alguns exemplos práticos. Uma esteira não altera sua função técnica (a de transporte) quando se colocam "batentes" em cada posto de trabalho ou quando ela deixa de ser contínua. Nessas situações, a esteira funciona meramente como um mecanismo de transporte, auxiliando a aliviar a carga de trabalho dos operadores. Sua função de controle social, por outro lado, torna-se evidente quando esse instrumento é utilizado para estabelecer um ritmo contínuo entre postos de trabalho contíguos. Neste contexto, a esteira funciona como um chicote mecânico, impondo uma cadência rígida de produção. Quando esse ritmo uniforme é interrompido, permitindo a criação de estoques tampões, facilita-se o controle coletivo do ritmo de trabalho pelos próprios trabalhadores. Por isso, os engenheiros de produção suportam tão mal a iniciativa dos trabalhadores de adicionar "batentes" em cada posto de trabalho para quebrar o ritmo homogêneo e contínuo da esteira. Nessa simples queda de braço por causa de um batente na esteira, confrontam-se concepções sociais radicalmente diferentes sobre como a produção e o trabalho devem ser organizados. Como mencionado anteriormente, é desafiador distinguir, no mesmo aparato técnico, as funções de controle social e suas funcionalidades operacionais. A diferença crucial reside na margem de controle e regulação que os trabalhadores têm à disposição.

O caso da linha de triagem de materiais recicláveis não taylorista

O controle do ritmo de trabalho em Taylor se dá, para além da separação entre concepção e execução, pela parcialização do trabalho e pelo controle da execução de tarefas, que, com o advento do fordismo, passa a ser exercido pela esteira. Assim, uma esteira taylorista é aquela que incorpora elementos da organização do trabalho em sua materialidade, constrangendo os trabalhadores a exercer suas atividades de uma forma pré-concebida, intensificando o trabalho. Desse modo, aproxima o ritmo de trabalho à cadência do dispositivo, e a atividade da tarefa. A forma como uma esteira de triagem foi concebida e apropriada pelos catadores de materiais recicláveis[28] nos revelou que o ritmo de trabalho não é consequência direta da velocidade do motor. O motor, que no caso analisado operava em velocidade contínua, impunha uma cadência fixa à movimentação da esteira. Porém, o ritmo de trabalho estava relacionado com a organização do trabalho (quantidade de triadores no sistema, quantidade e qualidade dos materiais separados por cada traidor, estabelecimento de uma pré-triagem etc.), com as estratégias de regulação coletivas (paradas do dispositivo, cooperação entre triadoras) e as estratégias individuais (forma de manuseio do material, organização da tarefa). A autonomia dos catadores permitia o ajuste da organização do trabalho em função das variabilidades do sistema e das variabilidades inter e intraindividual, contribuindo para preservar a saúde dos trabalhadores, que conseguem alterar as maneiras de manusear o material, evitando se acidentar com o vidro, e reduzir a movimentação de direcionar os materiais aos funis, promovendo economia do corpo. O controle do ritmo de trabalho foi favorecido pelo processo de concepção do dispositivo que incorporou princípios de flexibilidade que ampliaram as margens de manobra dos trabalhadores. O processo de concepção participativo e emergente também garantiu que o dispositivo fosse adequado às características da população trabalhadora e à atividade de trabalho, contribuindo com a saúde e segurança.

O caso do ruído de prensas

O controle na fonte engloba medidas que devem ser adotadas durante o projeto, fabricação, montagem e manutenção de um equipamento.[29] "É o mais efetivo, apesar de ser pouco utilizado, isso mais por problemas econômicos do que técnicos".[29] Como lembram Stellman e Daum:[30] "Se existe uma tecnologia para fazer produtos silenciosos (automóveis, máquinas de lavar, condicionadores de ar), então seguramente também existe uma tecnologia para silenciar a produção destes bens".[30] O que aqui é formulado como possibilidade, pode ser verificado mais concretamente em casos específicos, como o econômico e o técnico estão relacionados, evidenciando a construção social da tecnologia nos elementos mais básicos de um equipamento.

O ruído produzido por uma máquina está, na maioria dos casos, relacionado à potência necessária ao seu funcionamento.[31] Mesmo que essas relações sejam difíceis de serem estabelecidas em fórmulas gerais, dado que a modificação da potência envolve mudanças em outros parâmetros importantes, algumas observações empíricas mostram que duplicando a potência o nível de ruído aumenta de 3 a 5 dB.[31] Diehl sugere a seguinte relação aproximada: ΔdB = 17 log (razão de potências). Máquinas mais velozes são mais ruidosas, essa relação pode ser determinada experimentalmente para equipamentos específicos. No caso de máquinas centrífugas, como bombas e compressores, o ruído cresce em uma proporção de 20 a 50 vezes o logaritmo da razão de velocidade.[31] Considerando cada relação separadamente, uma regra para redução do nível de ruídos seria o projeto de máquinas menos potentes e que trabalhassem em velocidades menores. No entanto, essas duas variáveis, potência e velocidade, podem combinar-se de maneiras distintas dependendo do equipamento, que mostram como diferentes valores, segurança, eficiência, custo, se objetivam em uma dada tecnologia. Um exemplo é uma prensa, que produzirá menos ruído ao ser mais potente e trabalhar em ritmo menor, para evitar choques. Nesse cenário, o nível de ruído seria decorrente de uma relação inversa entre potência e velocidade. Uma prensa de maior potência, operada em ritmo mais lento, produziria menos ruído em comparação com a mesma prensa operada em ritmo mais rápido. Essa dinâmica tem impactos diretos na quantidade produzida e em outros indicadores de eficiência (como razão consumo/produto).

O que fazer – apropriação e apropriabilidade da técnica

A tecnologia é de fato biface como Janus, de acordo com Latour[32] e, como um *performer* no palco, pode-se transmutar de instrumento de poder em instrumento de trabalho com um simples toque, detalhes que em nada afetam sua estrutura, mas mudam completamente sua essência: de um lado funciona como mecanismo de controle social, equivalente ao chicote do feitor; noutro momento é apropriada pelos trabalhadores e passa a funcionar como um instrumento facilitador do trabalho. Mas como essa apropriação pelos trabalhadores pode se tornar a orientação definitiva dos projetos técnicos? Na linha na teoria crítica, algumas orientações são dadas para que o controle da tecnologia passe às mãos dos trabalhadores, em vez deles serem assujeitados.

A Adequação SocioTécnica (AST) é uma agenda propositiva sobre como a tecnologia social deve ser desenvolvida.[33] É uma proposta de adequação da tecnologia convencional, aplicando "*critérios suplementares aos técnico-econômicos usuais a processos de produção e circulação de bens e serviços em circuitos não-formais, situados em áreas rurais e urbanas, visando a otimizar suas implicações*".[33] Para operacionalizar AST são propostas sete modalidades: 1. Uso; 2. Apropriação; 3. Revitalização ou repotenciamento das máquinas e equipamentos; 4. Ajuste do processo de trabalho; 5. Alternativas tecnológicas; 6. Incorporação de conhecimento científico-tecnológico existente; 7. Incorporação de conhecimento científico-tecnológico novo. Essas modalidades abarcam uma multiplicidade de situações, que se diferenciam em níveis de intervenção, partindo daquelas do nível *software*, passando pelo *orgware* (organização da produção e do trabalho) até chegar no *hardware* (nos objetos técnicos). Dessa forma, em um processo gradual de aprofundamento, da simples reutilização de tecnologias existentes à inovação, seria possível adequar a tecnologia existente às necessidades e interesses de outros atores sociais e, no mesmo processo, incorporar valores se segurança, ecológicos e de uma economia baseada em tecnologias sociais.

Como as tecnologias incorporam valores e interesses sociais dos grupos que influenciam seu desenvolvimento, a solução prática seria reorientar as trajetórias de desenvolvimento pela democratização da técnica.

> *Mediações valorativas governam aspectos da tecnologia que se enquadram nos campos da ética, de critérios estéticos ou de outras normas sociais gerais. Esses aspectos não se limitam a proibições e aparências externas, mas penetram no próprio coração do objeto. Eles formam o horizonte cultural da sociedade à medida que ela configura os artefatos técnicos.*[26]

> *(...) a racionalidade tecnológica não é uma mera crença, uma ideologia, mas está efetivamente incorporada na estrutura das máquinas. O projeto das máquinas reflete os fatores sociais que operam na racionalidade predominante. O fato de o argumento a favor da relatividade social da tecnologia moderna ter se originado em um contexto marxista obscureceu as suas implicações radicais*

> *mais importantes. Não estamos lidando aqui com uma mera crítica ao sistema de propriedade, mas estendemos a crítica em direção à "base" técnica, às forças da produção. Essa abordagem ultrapassa a velha distinção econômica entre capitalismo e socialismo, mercado e planejamento. Ao contrário, chega-se a uma distinção muito diferente entre as sociedades nas quais o poder está na mediação técnica das atividades sociais e aquelas que democratizam o controle técnico e, de forma correspondente, o projeto tecnológico.*[26]

Somente em um processo social, podemos conceber tecnologias que tenham uma função social alternativa. Essa circularidade entre tecnologia e sociedade que foi exaustivamente debatida nos ESCTs para evidenciar seus efeitos perversos, deve agora, ser posta a serviço da prevenção e da segurança, dentre outros valores sociais. Mas estamos aqui nos antípodas das críticas que associam tecnologia moderna e capitalismo.

> *Dado que não há sociedades humanas sem tecnologia, toda mudança que diz respeito a elas é, ao mesmo tempo, social e técnica. Portanto, a referência à inovação social é uma simplificação terminológica. Para sermos mais precisos, nesses casos deveríamos falar de inovação no sistema sociotécnico desencadeada por uma mudança social. Com isso quero dizer que, ao introduzir uma nova forma social que utiliza tecnologias disponíveis, mas as utiliza e combina de novas maneiras, a inovação muda efetivamente o sistema técnico.*[34]

Se toda tecnologia é social, o que pode ser uma "tecnologia social"? Evidentemente não se trata de desconhecimento por parte dos propositores de uma tecnologia social das abordagens críticas da tecnologia e da construção social da ciência e da técnica. O que justifica essa adjetivação que poderia parecer um pleonasmo é o que se entende por "social". A determinação social da tecnologia capitalista a transforma em simples instrumentos de dominação, neste caso o "social" é definido pelas relações de poder, não por relações intersubjetivas livremente desenvolvidas entre os produtores associados. Por isso, é necessário, para superar a dominação incorporada na tecnologia, desenvolver tecnologias sociais, propriamente humanas. Ao social, da tecnologia capitalista, deve-se atribuir um sentido unicamente negativo; ao social da tecnologia social, um sentido positivo. Essa dicotomia, como vimos, nos impede de reconhecer o que existe de positivo mesmo na tecnologia desenvolvida sob dominação do capital[m], mas também de reconhecer que a incerteza e efeitos imprevistos acontecem mesmo quando se desenvolve uma tecnologia sob controle dos trabalhadores.

Mesmo sob o trabalho alienado, desenvolve-se uma práxis humana em contato com problemas reais, surgidos da confrontação com a natureza e com a segunda natureza dos artefatos. Dessa forma, sempre existe a possibilidade de encontrar soluções efetivas. Além disso, mais do que simples possibilidades, as individualidades técnicas concretizadas, como demonstra Simondon,[24] atestam a criatividade e o engenho humanos. Portanto, sob a forma social da técnica, subsistem componentes e subsistemas que podem ser reaproveitadas em projetos alternativos.[28,35]

Enquanto organização ou agenciamento de forças da natureza, a técnica possui um núcleo duro que permite seu uso em diferentes formas sociais, justificando uma neutralidade relativa e sua apropriação em uma sociedade emancipada. Esse núcleo duro é conformado por relações sociais que podem ser emancipatórias ou de dominação, comumente confundido com o todo da tecnologia, vista como materialização de relações de poder que configuram as relações sociais no seio das quais elas foram criadas.[35]

Considerações finais

Talvez não tenha demonstração mais eloquente da crença na razão humana e na ciência do que o pensamento de Condorcet[36] sobre o progresso do espírito humano. Mesmo escondendo-se para evitar a prisão

m Ver Gorz[12]: "as ciências como as técnicas não são independentes da ideologia dominante nem imunizadas contra ela. Subordinadas e integradas ao processo de produção, solicitadas por ele, elas trazem, enquanto forças produtivas, o selo das relações capitalistas de produção. É verdade que essa integração nunca é completa. Ela nunca é completa porque a atividade científica, o trabalho que consiste em produzir conhecimentos – *assim como todo trabalho* – tem uma parte irredutível de autonomia que é o próprio trabalhador enquanto práxis soberana". Todavia, Gorz não vai além de reconhecer essa autonomia como possibilidade *recusada*, fonte de revolta também possível, não como efetividade. De qualquer forma isso lhe permite tomar uma certa distância da dominação total: "É por ter deixado de lado ou subestimar a dimensão da práxis que produz a tecnologia, a ciência e todas as mercadorias que Marcuse (de modo diverso de Marx) pôde apresentar a 'sociedade tecnológica' como um sistema sem falha onde os trabalhadores estariam integrados".

ordenada pela Convenção, que o considerou traidor da revolução, ele permaneceu firme em sua crença no progresso humano, até sua prisão e morte no calabouço. Sua fé iluminista no progresso da razão, e, dentro dela, das ciências e das artes técnicas, permanece inalterada mesmo sendo vítima dos descaminhos da revolução a que ele aderiu. Hoje, tal visão grandiosa, diante das graves crises sociais e ambientais e dos acidentes industriais catastróficos que evidenciam o fracasso da ciência e da tecnologia em dominar até mesmo suas criações, seria prova de ingenuidade. A ciência e a tecnologia que, ao longo de dois séculos, cairam em tanto descrédito, podem ainda ter um papel no desenvolvimento humano?

Se a solução não é retornar a formas de vida tradicionais, é certo que a contraposição entre tradição e modernidade fundada na ciência e na tecnologia técnica deve ser também superada. Isso exige, a nosso ver, a instituição de novas tradições para envolver o projeto tecnológico, que preserve a divisão técnica e funcional do trabalho social, mas acabe com a divisão social do trabalho.

Brian Wynne,[37] reconhecendo a complexidade dos acidentes tecnológicos, propõe que a tecnologia deva ser um objeto de concepção social. Devido à incerteza inerente a todo artefato humano, a inovação deve envolver todos os interessados no processo de projeto, construção, teste e uso de uma tecnologia, não apenas engenheiros e especialistas técnicos. Se não se trata apenas de criticar as mazelas da tecnologia e de um mundo colonizado pela ciência e pela técnica, então também os cientistas sociais estão convocados a se engajarem nos projetos de adequação sociotécnica. Sem a sabedoria dos filósofos, é bem provável que os problemas continuem a acontecer. Para avançar no projeto de tecnologias sociais é necessário, paradoxalmente, também mudar o alvo, da tecnologia em si mesma para as relações sociais que a produzem.

Canguilhem,[38] em sua crítica à noção de regulação, indevidamente aplicada no campo social, denomina de organicismo certas concepções que assimilam a sociedade a um organismo. Além de se conceber a estrutura social e seu funcionamento como organismo, o organicismo orienta a "medicação social", a terapêutica social. Porém, "(...) as relações entre o mal e o remédio são radicalmente diferentes no que concerne a um organismo e no que concerne a uma sociedade". A finalidade do organismo é interior ao organismo, o que se deve restaurar é o próprio organismo, enquanto a finalidade da sociedade é um dos problemas capitais da existência humana: "a norma da sociabilidade humana não é fechada" e os problemas admitem uma "multiplicidade das soluções possíveis".

Essas soluções são sempre instituídas de forma precária, são como ferramentas sujeitas a desregulações. "Não sendo um organismo, a sociedade supõe e mesmo apela para regulações. Não há sociedade sem regulação, não há sociedade sem regra, mas não há, na sociedade, autorregulação. (...) a regulação é sempre acrescentada (...) e sempre precária". É precisamente aqui que se coloca o problema do adoecimento e do acidente. Como todo trabalho implica um engajamento voluntário, uma atividade que vai além da tarefa, ou a práxis no sentido mencionado por Gorz,[12] sempre que há uma desregulação, os indivíduos se apresentam para resolvê-las.

> *o herói é aquele que, uma vez que os sábios não resolveram o problema, não evitaram que o problema se apresentasse, vai encontrar, vai inventar uma solução. Naturalmente, ele só pode inventar a solução em situações extremas, só pode inventá-la no perigo.*
>
> *Onde há sabedoria, não se precisa do heroísmo, e quando o heroísmo aparece, é porque não houve sabedoria.*

Essas soluções, todavia, não podem ser encontradas individualmente nem, mesmo nos coletivos imediatos ou pequenos grupos, requerem um quadro social no qual essa sabedoria possa emergir. O trabalhador que adoece por estafa, o que se acidenta, são os heróis cotidianos que tentam reestabelecer o funcionamento normal dos sistemas de produção, na falta de recursos sociais que evitem os riscos e a sobrecarga de trabalho. Se o normal na sociedade não existe, ele deve ser coletivamente projetado e construído.

Referências

1. Illich I. A expropriação da saúde: nêmesis da medicina. 3. ed. Rio de Janeiro: Nova Fronteira; 1975.
2. Nogueira RP. A segunda crítica social da saúde de Ivan Illich. Interface-Comunicação, Saúde, Educação. 2003;7:185-90.
3. Tabet LP, Martins VCS, Romano ACL, Sá NM, Garrafa V. Ivan Illich: da expropriação à desmedicalização da saúde. Saúde debate. 2017;41(115):1187-98.
4. Brech, B. A vida de Galileu. São Paulo: Editora Abril; 1977.
5. Dias AVC, Lima FA, Reis LF. Modelos de organização do trabalho: por um projeto colaborativo. In: Braatz D, Rocha R, Gemma S. Engenharia do trabalho: saúde, segurança, ergonomia e projeto. Campinas: Ex Libris; 2021. p. 55-78.

6. Marx K. O Capital. vol. 1. São Paulo: Boitempo; 2015.
7. Chayanov AV. La organización de la unidad económica campesina. Buenos Aires; 1974.
8. Chayanov AV. A teoria das cooperativas camponesas. Porto Alegre: Editora da UFRGS; 2017.
9. Lima FPA. Noções de organização do trabalho. In: Oliveira CR (Org.). Manual Prático de L.E.R. Belo Horizonte: Health; 1997. p. 167-89.
10. Ramazzini B. As doenças dos trabalhadores. 3ª ed. São Paulo: Fundacentro, 2000.
11. Marglin S. Origem e funções do parcelamento das tarefas. In: Gorz A (Org.). Crítica da divisão do trabalho. São Paulo: Martins Fontes; 1980. p. 37-77.
12. Gorz A (Org.) Crítica da divisão do trabalho. São Paulo: Martins Fontes; 1980.
13. Ford H. Minha vida, minha obra. In: Os princípios da prosperidade. Rio de Janeiro: Livraria Freitas Bastos; 1964.
14. Moraes Neto B. Marx, Taylor e Ford. São Paulo: Brasiliense; 1989.
15. Moraes Neto B. Século XX e trabalho industrial. São Paulo: Xamã; 2003.
16. Lojkine J. A revolução informacional. São Paulo: Cortez; 1995.
17. Harvey D. Condição pós-moderna: uma pesquisa sobre as origens da mudança cultural. São Paulo: Edições Loyola; 1992.
18. Vieira CEC, Lima FPA, Lima, MEA. E se o assédio não fosse moral?: perspectivas de análise de conflitos interpessoais em situações de trabalho. Revista Brasileira de Saúde Ocupacional. 2012;37:256-68.
19. Dias AVC, Lima FPA. Work organization and occupational health in the contemporary capitalism. In: Ribeiro MG (Ed.). Frontiers in occupational health and safety. 2014;1:3-31.
20. Lima FPA, Dias AVC. Work and health and contemporary capitalism: economics as a social disease. In: Vilela RA et al. Collaborative Development for the Prevention of Occupational Accidents and Diseases: Change Laboratory in Workers' Health. Springer International Publishing; 2020. p. 29-48
21. Gaulejac V. Gestão como doença social: ideologia, poder gerencialista e fragmentação social. São Paulo: Idéias e Letras; 2007.
22. Rosa H. Accélération. Une critique sociale du temps. Paris: La Découverte; 2013.
23. Rosa H. Aliénation et accélération. Vers une théorie critique de la modernté tardive. Paris: La Découverte; 2014.
24. Simondon G. Do modo de existência dos objetos técnicos. Rio de Janeiro: Contraponto; 2020.
25. Marx K. Formações Econômicas Pré-Capitalistas. Rio de Janeiro: Paz e Terra; 1985.
26. Feenberg A. Entre a razão e a experiência. Ensaios sobre tecnologia e modernidade. Lisboa: Inovatec; 2019.
27. Chateauraynaud F, Torny D. Les sombres précurseurs. Une sociologie pragmatique de l'alert et du risque. Paris: EHESS; 2013.
28. Varella CVS. É possível uma esteira não taylorista? Sobre a forma social da tecnologia – o projeto de uma esteira de triagem de materiais recicláveis. Tese de doutorado. Belo Horizonte: Universidade Federal de Minas Gerais; 2023.
29. Lima FPA. Contribuição à análise da insegurança no trabalho e ao projeto de máquinas mais seguras. Dissertação de Mestrado. Florianópolis: Universidade Federal de Santa Catarina; 1985.
30. Stellman J, Daum SM. Trabalho e saúde na indústria. São Paulo: EDUSP; 1975.
31. Diehl G. Machinery acoustics. New York: John Wiley & Sons; 1973.
32. Latour B. Ciência em ação. Como seguir cientistas e engenheiros sociedade afora. São Paulo: Editora Unesp; 2012.
33. Dagnino R, Brandão FC, Novaes HT. Sobre o marco analítico conceitual da tecnologia social. In: Lassance Jr A et al. Tecnologia Social: uma estratégia para o desenvolvimento. Rio de Janeiro: Fundação Banco do Brasil; 2004. p. 15-64.
34. Manzini E. Design. Quando todos fazem design. Pedro Leopoldo: Unisinos; 2021.
35. Varella CVS, Campos LS, Lima FPA, Souza MA; Manzanares RD, Tofanellli VF, Azalim W. Alternativas de produção e economias alternativas In: Cruz C, Rufino S. Engenharia Popular: histórias, práticas e metodologias de intervenção. Natal: Repos; 2020. p. 81-106.
36. Condorcet JANC. Esboço de um quadro histórico dos progressos do espírito humano. Campinas: Editora Unicamp; 1993.
37. Wynne B. Unruly technology: Practical rules, impractical discourses and public understanding. Social studies of Science. 1988;18(1):147-67.
38. Canguilhem G. O problema das regulações no organismo e na sociedade. In: Canguilhem G. Escritos sobre a medicina. Rio de Janeiro: Forense Universitária; 2005.

16

Análise e Transformação da Atividade de Trabalho para Prevenção de Acidentes

Sandra Lorena Beltran Hurtado
Marcos Ribeiro Botelho
Eugênio Paceli Hatem Diniz
Rodolfo Andrade de Gouveia Vilela
Ildeberto Muniz de Almeida

- Aspectos epidemiológicos e conceituais
- Acidente de trabalho e suas origens sócio-técnico-organizacionais
- Para além do "erro humano" ou da "falha técnica"
- Abordagens para análise de situações potenciais de acidentes
- Métodos para análise de acidentes e transformação dos processos de trabalho
- Casos de análise
- Desafios para prevenção de acidentes de trabalho
- Agradecimentos

Aspectos epidemiológicos e conceituais

O acidente de trabalho (AT) é o principal agravo à saúde e à segurança dos(as) trabalhadores(as) (SST), acarretando consequências negativas em diversas esferas, incluindo a individual, familiar, organizacional, assim como nos sistemas de saúde, previdenciário e jurídico. Os AT provocam perdas econômicas que chegam a atingir até 6% das rendas nacionais.[1] Entre 2017 e 2021, os AT típicos e de trajeto originaram a emissão de 70% das Comunicações de Acidentes de Trabalho (CAT) e 67% dos afastamentos de tipo acidentário. Atualmente, os AT graves representam 75% dos casos relacionados ao trabalho no Sistema de Informação de Agravos de Notificação (SINAN).[2] No entanto, esses números devem ser observados com precaução, pois o reconhecimento do nexo causal de várias doenças com o trabalho é mais difícil, o que leva a uma subnotificação desse agravo e, consequentemente, a uma sobredimensão na proporcionalidade de AT.

Nos últimos anos, registrou-se uma queda nas CAT apenas em 2020.[2] Essa diminuição não foi apenas resultado da paralisação das atividades econômicas formais na indústria e na construção civil devido à pandemia de COVID-19, que resultou em uma redução de 16% nos acidentes típicos, mas também, e principalmente, devido à menor utilização de transporte particular e coletivo, contribuindo para diminuição significativa de 42% nos acidentes de trajeto.

A prevalência de AT com fatalidades no Brasil diminuiu nas últimas duas décadas de 13 para 7 casos a cada 100 mil trabalhadores expostos. Apesar dessa melhoria geral, é preocupante observar que os acidentes mais graves se concentram nas regiões Norte e Centro-Oeste. Nessas áreas, a prevalência de mortes por acidentes de trabalho ultrapassa 10 casos a cada 100 mil trabalhadores nos estados de Roraima, Mato Grosso, Mato Grosso do Sul, Tocantins, Rondônia, Pará e Goiás.[2] Esses dados coincidem drasticamente com conflitos ambientais nas regiões em disputa pela expansão das atividades de mineração, agricultura e pecuária.

Os AT típicos e de trajeto atingem principalmente homens jovens, e a mortalidade por AT é significativamente maior entre trabalhadores negros, pardos e com menor nível de estudos.[3] É importante ressaltar que muitos acidentes de trânsito que ocorrem atualmente não são devidamente notificados como AT. No Brasil, houve um aumento de 68% das mortes de motociclistas em 2021 em comparação com 2010.[4] Observando a incidência de jovens negros atingidos por essas mortes, o aumento de trabalhadores que passaram a utilizar a motocicleta como meio de transporte para chegar ao trabalho e retornar, juntamente com o incremento de motofretistas informais, levanta a hipótese de relação causal entre esses acidentes de trânsito e o trabalho.

Com relação ao conceito, o Ministério da Previdência, na Lei de Planos de Benefícios de 1991, define o AT como aquele "que ocorre pelo exercício do trabalho a serviço de empresa ou de empregador doméstico ou pelo exercício do trabalho dos segurados... provocando lesão corporal ou perturbação funcional que cause a morte ou a perda ou redução, permanente ou temporária, da capacidade para o trabalho"[5] (p. 11). Já o Ministério da Saúde traz um conceito mais abrangente ao defini-lo como decorrente de "causas não naturais de acidentes e violências ... quando o trabalhador estiver realizando atividades relacionadas à sua função, ou ao serviço do empregador ou representando os interesses do mesmo (típico) ou no percurso entre a residência e o trabalho (trajeto)..."[6] (p. 1). A caracterização do AT é independente da relação empregatícia e previdenciária.[7]

De acordo com a definição adotada pelo Sistema de Informação de Agravos de Notificação (SINAN), consideram-se AT graves aqueles que resultam em morte, mutilações ou que acontecem com menores de 18 anos.[7] Já os AT ampliados são eventos envolvendo substâncias perigosas que constituem risco grave à saúde humana e ao meio ambiente, decorrentes de emissões, vazamentos, incêndios e explosões com potencial de grandes impactos a trabalhadores, ao meio ambiente e à população circunvizinha à instalação.[8] A denominação "acidente" parece inadequada por sugerir que é um evento fortuito e casual. Os AT são eventos predominantemente preveníveis e previsíveis, embora não seja possível prever quando ocorrerá ou quem será atingido. A partir da Teoria da Atividade Histórico-Cultural (TAHC),[9] compreendemos que a nocividade do trabalho é uma manifestação de tensões estruturais e históricas que se dão entre elementos da própria prática do trabalho. Essas contradições, quando não conseguem ser superadas, produzem resultados inesperados como os AT.

Com base nas mais recentes compreensões no campo da SST, este capítulo pretende abordar as seguintes questões: Quais são os novos processos determinantes no mundo do trabalho e que desafios eles apresentam para a análise e prevenção de acidentes? Quais as mudanças nos modelos de análises? Como podemos agir antes da ocorrência dos eventos para monitorar situações potenciais de acidentes graves e fatais?[a]. Além disso, serão apresentados dois exemplos de análise de acidentes para enriquecer a compreensão prática dessas questões.

Acidente de trabalho e suas origens sócio-técnico-organizacionais

Os AT continuam a ser percebidos como fenômenos unicausais, associados principalmente a atos ou condições inseguras. No Brasil, a maioria dos relatórios de investigação limitam-se a três níveis de causas: ato inseguro, fator pessoal de insegurança e condição ambiente de insegurança. Essa perspectiva mantém a causalidade do acidente centrada nas ações, omissões, erros individuais dos(as) trabalhadores(as) que estão diretamente envolvidos(as) na linha de frente dos processos produtivos, sem abranger aspectos organizacionais que definem o projeto de trabalho, realizam a gestão e planejamento, e criam interações que podem contribuir para o aumento dos riscos. A adoção dessas conclusões é lamentavelmente incentivada pela norma brasileira NBR 14280,[10] que define, por exemplo, que: "quando o risco já vinha existindo por certo tempo, anteriormente à ocorrência do acidente ... o ato que criou esse risco não deve ser considerado ato inseguro..." ou "os atos de supervisão, tais como decisões e ordens de chefe no exercício de suas funções, não devem ser classificados como atos inseguros". Os exemplos das "causas gerenciais" nessa norma se restringem a padrões e procedimentos inexistentes, inadequados ou não cumpridos. A permanência desses conceitos pode ser atribuída à conveniência de seu uso na defesa jurídica dos empregadores, o que suscita a necessidade de sua revisão em ambiente democrático.

Os trabalhadores estão expostos a múltiplas situações cotidianas que atuam sinergicamente e potencializam agravos para a SST. A nocividade do trabalho se manifesta pelas contradições entre componentes materiais da atividade como insumos, matérias-primas, objetos, arranjos físicos, máquinas e ferramentas. Além disso, manifestam-se também nos componentes organizacionais expressos na duração, ritmo, intensidade, conteúdo das funções/tarefas, interações entre atividades, exigências de qualidade, prêmios condicionados a metas e prazos de produção, jornadas, horas extras, turnos, trabalho noturno, alta rotatividade, conflitos e obstáculos às comunicações.

Um fator determinante da acidentalidade é a precarização das condições de trabalho, que ocorre via terceirizações, aumento da informalidade e adoção de trabalhos em domicílio.[11,12] Nota-se ainda enfraquecimento dos coletivos, resultando na diluição e desvalorização da experiência e do saber prático.[12,13] Situações essas agravadas com a reforma trabalhista de 2017 e com o desemprego e subemprego estrutural pós-pandemia.[12]

Grandes desastres ocorridos no século XXI mostram-se relacionados a modelos de crescimento e aceleração da economia não sustentáveis, assim como ao acirramento da competição da economia global, o que resulta em impactos negativos na SST.[11,14] A intensificação do trabalho resulta de estratégias como *downsizing*, terceirização, bônus financeiros de produtividade e avanços tecnológicos. Essas estratégias são impulsionadas por novos modos de acumulação do capital, como o enfraquecimento ou afastamento da atuação do Estado na regulação do trabalho, licenciamento e inspeções das instalações, e a financeirização, que gera pressão por resultados para distribuir dividendos entre acionistas.[15,16]

As empresas têm implantado sistemas de incentivos para a alta gestão e tecnologias avançadas para automação e incremento da produção que podem impactar diretamente na manutenção e operação das instalações. Esses sistemas desafiam as investigações, especialmente no acesso a informações sobre tomadas de decisões estratégicas, de investimento na modernização de processos e de interferências na esfera legislativa, de agências de controle e nas empresas auditoras. A financeirização moderna responde à lógica da maximização do valor das ações no mercado. A lógica industrial, por sua vez, subordina-se à lógica financeira, significando que as decisões que anteriormente eram guiadas pela lógica produtiva passaram a seguir lógica financeira de curto prazo e baseada em disputas em torno de indicadores-chave de desempenho.[16] Diversas estratégias de financeirização têm sido adotadas, incluindo o incremento de incentivos financeiros a diretores e gerentes, a redução de custos operacionais, a diminuição da dívida líquida e desenvolvimento de agressividade tributária que ao fim e ao cabo visam deixar de recolher

a Para uma discussão mais ampliada do como podemos agir depois da ocorrência dos acidentes para minimizar a gravidade das consequências, recomendamos ver o Capítulo 39 deste livro.

ou retardar o pagamento de impostos enfraquecendo o estado nacional.[17]

Um exemplo de incentivo financeiro é o dispositivo de gestão *Balanced Scorecard* (BSC), cujo efeito principal é obter o alinhamento do comportamento dos funcionários com os resultados financeiros.[15] Para um dos idealizadores do BSC, focalizar o olhar "sobre o objetivo de otimização dos resultados financeiros pode conduzir a uma catástrofe, uma vez que certas decisões estratégicas podem se revelar excelentes no curto prazo, mas letais em longo prazo".[18]

Indicadores-chave de desempenho (KPI[b]) têm sido implantados para orientar decisões e ações dos(as) trabalhadores(as) e, simultaneamente, controlá-los (as). Aspectos estratégicos, como custos, qualidade, flexibilidade e inovação, podem ser refletidos no sistema KPI. Esse sistema é frequentemente ligado a cumprimento de metas a curto prazo, gerando incentivos na remuneração ou plano de carreira.[16] Quanto a relação de AT e esse cumprimento de resultados a curto prazo:

> *Acidentes graves são raros e subinvestimentos podem continuar por anos sem dar origem ao desastre. Por outro lado, os gerentes* ***são julgados pelo desempenho anual, especialmente no que diz respeito a lucros e perdas.*** *Consequentemente,* ***gastar dinheiro na prevenção de grandes acidentes não é necessariamente do seu interesse a curto prazo. Ao contrário, cortando gastos com manutenção, fiscalização e treinamento podem aumentar os lucros de curto prazo,*** *enquanto inexoravelmente aumentam o* ***risco de desastres a longo prazo.*** *Além disso, líderes de unidades de negócios tendem a pensar no curto prazo, pois podem estar em uma posição de gestão específica por uns poucos anos antes de seguir em frente* [grifo nosso].[19]

Com relação aos avanços tecnológicos, ainda existem paradoxos na prevenção de AT. Se por um lado, são reconhecidos os avanços disponíveis, como dispositivos técnicos, equipamentos e barreiras de proteção, por outro lado, no polo social das relações humanas, observa-se deterioração das relações de trabalho e consequente agravamento de riscos.[14,16] Um exemplo atual que revela o aspecto mais crítico da incorporação de novas tecnologias é a captação de dados (*big data*) dos serviços prestados por trabalhadores informais através de plataformas digitais, alimentando algoritmos que intensificam seu próprio ritmo de trabalho, aumentando com isso o risco de acidentes. Outro exemplo é de sistemas de transporte altamente automatizados que melhoram a segurança em geral, mas que em caso de falhas criam situações inusitadas para controlar. Recuperações mobilizadas ao lidar com essa complexidade, implicam em exposições que não estão presentes no trabalho habitual e que, regra geral, não são consideradas na gestão de riscos.

Essas estratégias dos tempos modernos marcam o ideário de produzir 'mais com menos': menos contingente, menos estoque, menos tempo, menos custo, menos manutenção, menos cooperação, menos estado e menos direitos.[13] Em vez de priorizar o bem-estar e as necessidades da população, essas estratégias, essencialmente, buscam ampliar os ganhos de poucos.

Para além do "erro humano" ou da "falha técnica"

As análises de AT centradas nas abordagens de fatores técnicos, de causalidade sequencial e racionalidade objetiva são insuficientes e não conseguem alcançar dimensões subjetivas, organizacionais e sociais na origem e desenvolvimento das ocorrências. Entende-se como urgente contribuir para a desconstrução dessa abordagem predominante, uma vez que, ao desconsiderar as causas fundamentais e deixar sem explicação os próprios erros e falhas dos operadores, acidentes tendem a converter-se em lições não aprendidas. Acidentes industriais 'menores' prosperam a despeito de avanços tecnológicos, da proliferação de normas e regulamentos, da identificação de fatores de risco e de intervenções pontuais e isoladas nos processos de trabalho.

Eventos maiores que atingem sistemas complexos e perigosos, mesmo ocorrendo em menor frequência, continuam a acontecer e provocar tragédias nos dias atuais. As abordagens contemporâneas do acidente organizacional,[20] das análises cognitivas dos erros humanos[21] e da ergonomia da atividade[22-24] oferecem instrumentos práticos para enfrentar esses desafios. Esses conceitos, consolidados em diversos estudos,[20,21,24] pressupõem a necessidade de conhecer o trabalho real anterior aos AT e colocam a necessidade de superar resistências da cultura positivista das ciências exatas, que tendem a resumir problemas de segurança à sua dimensão técnica. Também se faz necessária a inclusão de análise da organização do trabalho e dos seus

b *Key Performance Indicators.*

modos de gestão e mesmo da historicidade do sistema, evoluções e retrocessos do contexto exterior, político e institucional, sobre a vida da organização.

Abordagens para análise de situações potenciais de acidentes

Tradicionalmente, o ponto de partida para análise de um acidente é o evento em si. Modelos sociotécnicos, como o Accimap ou a gravata-borboleta, auxiliam a identificação desse evento, representando graficamente as condições imediatas e latentes do AT, assim como as suas consequências mais proximais e tardias.[25,26] Esses modelos também contribuem para desconstruir a concepção linear do acidente, que ocorre apenas pela aparição consecutiva de vários eventos antecessores, permitindo começar a pensar na interação de múltiplos fatores, que podem ocorrer de maneira simultânea.

No entanto, quando se busca conferir maior concretude às mediações que originaram os problemas ali representados, é necessário, por um momento, afastar-se da análise exclusiva do "evento" e expandir o estudo para o processo de trabalho em diferentes níveis: do chão de fábrica, da gestão horizontal imediata, da direção que define planos, projetos e situação de trabalho e, também, dos organismos reguladores, públicos e privados. O AT é um fenômeno estrutural que demanda a análise da dimensão social do trabalho, das relações humanas e do próprio comportamento em situação real, e a dimensão técnica, que diz respeito aos objetos e artefatos de trabalho utilizados na produção de bens e serviços.

Para alcançar a compreensão dessas dimensões, algumas abordagens e métodos de análise são apresentados a seguir, com a provocação de entender situações com incidentes menores ou até mesmo sem eles, na busca da natureza sociotécnica do trabalho e na promoção de maior protagonismo dos(as) trabalhadores(as) na construção de soluções para a prevenção.

Prevenção de acidentes graves, fatais e tecnológicos ampliados

A redução da frequência de AT não tem sido acompanhada na mesma proporção da redução de gravidade.[27] Embora os acidentes graves, fatais e ampliados sejam raros, continuam a ocorrer e a surpreender os gestores. Os programas de gestão de SST das empresas tentam superar essa inércia por meio de mais prescrições normativas e foco exclusivo no comportamento do trabalhador. Este muitas vezes é culpabilizado pelos eventos e pelo insucesso dos programas, devido a desvios de procedimentos diagnosticados nos estágios iniciais e limitados das investigações. Entretanto, a situação indica a necessidade de adotar novas abordagens e reestruturar o modelo de segurança.[28]

O primeiro passo indicado pelo Instituto para uma Cultura de Segurança Industrial (ICSI)[27] propõe priorizar os recursos estratégicos na prevenção de acidentes graves e tecnológicos ampliados. Entre os acidentes e incidentes leves ocorridos na empresa, que compõem a conhecida pirâmide de Bird, apenas uma pequena parte são precursores de eventos com alto potencial de gravidade. Por isso, é equivocado equiparar e tratar todos esses AT da mesma forma. É necessário garimpar esse grupo para separar o estéril do "diamante da prevenção", ou seja, aqueles eventos menores localizados na base que realmente possuem potencial catastrófico de, em outro contexto, atingir o ápice da pirâmide, causando mortes ou danos severos aos(às) trabalhadores(as), à organização, à comunidade e ao meio ambiente. Uma vez que a burocracia criada para registro e análise de incidentes apresenta limites na captação de sinais sutis de desvio, é crucial considerar dados de natureza subjetiva, como a percepção e intuição dos lançadores de alerta[c] que precisam ser considerados.[20,29] Estes conseguem captar e tornar visível o que não foi examinado pela burocracia de segurança, mas para tanto, necessitam de proteção, incentivo e capacitação.[29]

Para os eventos que constituem o diamante da prevenção, as três linhas de defesa – Prevenção, Recuperação e Mitigação – e as barreiras – Técnica, Sistema de Gestão e Fatores Humanos e Organizacionais – necessitam de uma revisão profunda (segundo passo). A vigilância coletiva, sobretudo dos(as) trabalhadores(as) de linha de frente, é importante para identificar possíveis fragilidades nessas barreiras.

O terceiro passo envolve o cultivo de uma consciência compartilhada para reconhecer os riscos e perigos mais importantes. Isso inclui compartilhar estudos técnicos realizados em linguagem acessível e divulgar as situações com alto potencial de gravidade e as barreiras (e desenvolver a confiança nelas). É fundamental otimizar a capacidade dos(as) trabalhadores(as) em representar a situação[24] em tempo real, atuando sobre a qualidade da informação disponível, a formação e

c *Whistle-blowers.*

experiência e possibilidade de manter o foco nas tarefas críticas. Isso implica aprender a reconhecer processos de migração do sistema para acidentes e lidar com eles.[25]

Por último, o êxito na prevenção dos acidentes mais graves, fatais e tecnológicos ampliados indica a necessidade da articulação entre uma gestão global e uma gestão local. É essencial construir, de forma compartilhada, uma cultura de segurança entre empresa cliente e empresas contratadas, além de envolver a comunidade na prevenção dos riscos ampliados. Um modelo de gestão inovador que pode contribuir para avançar na prevenção é a integração entre a Segurança Normatizada e a Segurança em Ação.[2] Esse modelo deve ser sustentado, estimulado e validado nos espaços de debate sobre o trabalho e na autonomia (e tratamento a partir da escuta) para os *briefings* e *debriefings* das ordens de serviço realizadas pelos(as) trabalhadores(as).[30]

Se esse método inovador proposto de gestão da segurança pode tornar a prevenção mais efetiva, por outro lado, ele não explica e não toca no que realmente está por trás desses acidentes graves, fatais e tecnologicamente ampliados. O problema não está nas pessoas, mas nos sistemas de produção social, político, no modelo econômico, que determinam a prática de gestão e de SST. O mundo da produção passa por um esgotamento do modelo econômico, da exploração do trabalho e dos recursos naturais, da política, da imprensa hegemônica e sua forma de vender o mercado. Estamos diante do esgotamento do modelo de gestão do trabalho, gestão da SST, do modelo de sociedade, de cada um por si e da judicialização/criminalização como solução para o enfrentamento da situação.

Segurança II

No mesmo sentido que percorre a abordagem da segurança em ação, Hollnagel[31] reafirma que o trabalho não pode ser prescrito nos mais finos detalhes. O trabalho, como realmente é feito[d], difere da concepção imaginada[e]. Essa bimodalidade não é amplamente aceita porque é difícil explicar ou entender por que os elementos de uma atividade funcionam corretamente ou não. Portanto, as variabilidades e ajustes na execução do trabalho são os principais pontos-chave. A abordagem proposta pelo autor, conhecida como Segurança-II, leva em consideração fatores lineares e não lineares, bem como as relações entre causas e efeitos. Como a maioria das situações não pode ser explicada pela análise causal, o autor sugere focar nos resultados emergentes, que nem sempre são decomponíveis, previsíveis ou explicados pelos princípios clássicos de causalidade. Eles são combinações inesperadas e não intencionais de variabilidades de desempenho. O autor assume que existe uma "ressonância" que relaciona uma meta orientada com o comportamento regular de pessoas que enfrentam situações inesperadas.[32] Desta forma, tanto comportamentos proativos quanto reativos são necessários para esperar as ações dos outros e propor respostas a essas ações. Parece difícil detectar o que dá certo porque isso ocorre regularmente e porque não pode ser sistematicamente explicado: os resultados emergentes nem sempre são claros.

Nessa abordagem, a segurança é concebida como um evento dinâmico que não pode ser observado ou medido. Hollnagel[31] desenvolve a ideia de uma gestão proativa de segurança, que envolve a implementação de ajustes antes que ocorram os resultados indesejados. Então, algumas ações proativas podem falhar se os resultados esperados não acontecerem. Três tipos de ajustes são listados: a manutenção e a criação de situações de trabalho aceitáveis, a recuperação de situações de trabalho inaceitáveis e a prevenção de problemas futuros.

Para identificar e estudar as histórias de como o trabalho é realizado, Hollnagel emprega técnicas como entrevistas e observações de campo, fundamentadas na noção de: o que você procura é o que você encontra (WYLFIWYF[f]). Alguns exemplos de perguntas utilizadas podem ser encontrados no Quadro 16.1. Mesmo que alguns eventos não possam ser explicados com clareza, essas abordagens podem ajudar a entender como e por que as pessoas ajustam seu desempenho diante de determinadas situações, alinhando-se com autores que estudam as chamadas organizações de alta confiabilidade e dos que se dedicam à engenharia da resiliência. A segurança II pode enfrentar os mesmos problemas da segurança tradicional na identificação e interpretação do que dá certo e na previsibilidade de eventos emergentes.[32] Mas até aqui, a principal contribuição da abordagem é o esforço necessário para investigar histórias de sucesso, como o contexto de trabalho sem acidentes, em contraposição à tradicional ênfase apenas em histórias de fracasso, ou seja, situações de acidentes.

d *Work-As-Done*.
e *Work-As-Imagined*.

f *What-You-Look-For-Is-What-You-Find*.

Quadro 16.1. Roteiro de perguntas da segurança II para compreensão do trabalho real

- Quando e como você é acionado para iniciar a atividade?
- Como você ajusta ou personaliza a atividade dependendo da situação? Como você determina qual caminho seguir?
- O que você faz se algo inesperado acontecer? Por exemplo, uma interrupção, uma nova tarefa urgente, uma mudança inesperada de condições, um recurso que está faltando, algo que dá errado etc.
- Quão estáveis são as condições de trabalho? Seu trabalho costuma ser rotineiro ou requer muita improvisação?
- Quão previsíveis são as situações e as condições de trabalho?
- O que pode acontecer inesperadamente e como você se prepara para isso?
- Existe algo que você frequentemente tem que tolerar ou se acostumar durante o trabalho diário?
- Quais são as pré-condições que usualmente são cumpridas para seu trabalho? Essas condições são compartilhadas por todos os que participam nele?
- Existem fatores que todos consideram como garantidos?
- Como você se prepara para o trabalho? Por exemplo, lendo documentos, conversando com colegas, atualizando instruções etc.
- Quais dados você precisa? Que tipo de equipamento, aparelho ou características do serviço você precisa? Pode assumir com segurança que eles estarão disponíveis quando necessário?
- O que você faz em caso de pressão de tempo?
- O que você faz se faltam informações ou se você não consegue entrar em contato com certas pessoas?
- Que habilidades você precisa (para execução deste trabalho)?
- Qual é a melhor forma de realizar o seu trabalho? Existe uma maneira ideal de fazer isso?
- Com que frequência você muda a maneira como trabalha? (raramente, frequentemente)

Fonte: Adaptado de Hollnagel, p. 153-154.[31]

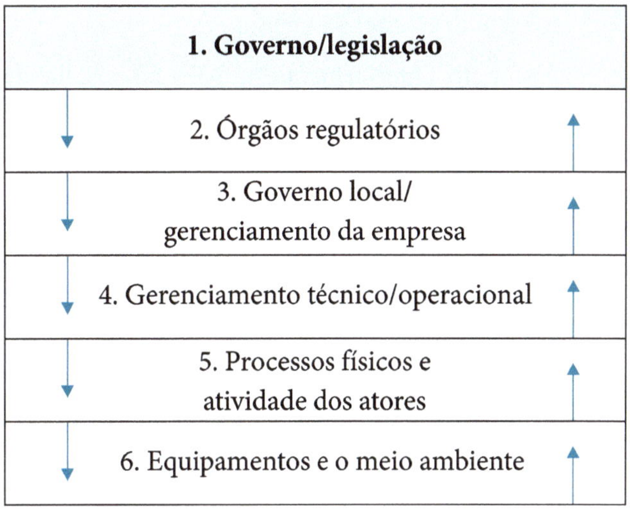
1. Governo/legislação
2. Órgãos regulatórios
3. Governo local/ gerenciamento da empresa
4. Gerenciamento técnico/operacional
5. Processos físicos e atividade dos atores
6. Equipamentos e o meio ambiente

Figura 16.1. Níveis do *AcciMap*. Fonte: Adaptada de Rasmussen.[25]

Métodos para análise de acidentes e transformação dos processos de trabalho

O AcciMap

Os modelos sistêmicos surgiram no fim dos anos 90, refletindo a presença de fatores contribuintes em diferentes níveis dos sistemas e na complexa rede de múltiplas interações entre eles. Esses modelos abordam o sistema como um todo e descrevem o AT como resultante de uma relação descontrolada de suas partes constituintes.

O *AcciMap*[25] é um método projetado para avaliar o gerenciamento proativo de riscos com uma abordagem no controle do sistema. Não é uma técnica ou ferramenta pura de investigação de acidentes, pois amplia o escopo de fatores gerenciais para níveis mais sistêmicos, como o da regulamentação e das autoridades de controle. Ele mapeia os atores e oferece ferramentas gráficas que representam as influências que moldaram as dinâmicas do acidente. No mapa do acidente, eventos e condições interagem dentro dos vários níveis do sistema sociotécnico para resultar no acidente, conforme Figura 16.1. Segundo Brandford et al.[33]:

> *Existe um grande número de vantagens em aplicar esse método. Ele permite que os analistas possam compilar grandes quantidades de informações – as numerosas causas de um acidente organizacional, a área do sistema sociotécnico na qual cada fator surge e, precisamente, como os fatores vieram juntos para produzir o acidente – dentro de um diagrama coerente. Tal abordagem é útil, não somente para transmitir esta informação para outros de uma forma sucinta e lógica, mas também para auxiliar o analista do acidente em construir e manter um entendimento da complexa combinação de fatores que resultaram no evento.*

Waterson et al.[34] destacaram o uso do *AcciMap* por inúmeros investigadores dentre as mais variadas áreas do conhecimento. Os autores citaram 27 análises com a utilização desse método, e a revisão demonstrou versatilidade e popularidade do mesmo, além da solidez, utilidade, validade e fidedignidade da abordagem.

Apesar de seu uso em todo o mundo, o *AcciMap* tem sido pouco utilizado no Brasil. Johnson e Almeida[35] analisaram um acidente envolvendo o lançamento de foguetes do programa espacial brasileiro em Alcântara, no Maranhão. Loutfi,[36] em dissertação de mestrado, analisou o acidente na Boate Kiss, em Santa Maria/RS. E Gonçalves Filho e Queiroz[37] o usaram para investigar o naufrágio da embarcação Cavalo Marinho I.

Análise organizacional do evento

Como visto anteriormente, o AT não resulta de uma combinação aleatória de falhas passivas e latentes com falhas ativas e diretas. Como fenômeno psico-organizacional, o evento é originado de uma relação disfuncional no ambiente de trabalho. A segurança organizacional é uma abordagem que busca integrar as percepções e o entendimento que o pessoal do chão de fábrica tem sobre seu trabalho, suas dificuldades e os meios que seriam necessários para sua realização.[20]

Desde o início do século atual, uma equipe de pesquisadores franceses liderada por Michel Llory tem se dedicado a reanálise de vários acidentes industriais, discutindo amplamente os fatores organizacionais. No caso da explosão na refinaria da BP no Texas, Llory e Montmayeul[20] exploram a degradação progressiva da segurança industrial da refinaria, decorrente de pressões, especialmente as relacionadas à produção. Apresentam desta forma a expressão "incubação do acidente", entendida como fenômeno não isolado, que se alimenta progressivamente ao longo de um período de várias interações, relações, decisões etc. Os autores argumentam que os acidentes se encontram enraizados na história da organização, pois são fruto da evolução do contexto institucional e cultural. Essa evolução pode implicar em uma progressiva degradação das condições ou fatores internos. No mesmo caso da BP, são apontadas as responsabilidades da gestão em todos os níveis, as tomadas de decisões desfavoráveis para a segurança, a ausência de competências técnicas dos gestores e a atenção excessiva aos problemas financeiros.

Para a análise, esse grupo de pesquisadores usa contribuições da ergonomia, psicologia, sistemas de engenharia e disciplinas que discorrem sobre aspectos cognitivos tanto individuais quanto coletivos, assim como a confiabilidade humana em sistemas sociotécnicos abertos. Também aparecem contribuições na discussão de aspectos de métodos de produção e de gestão de segurança. Eles propõem um modelo de análise de eventos, que envolve a exploração de três eixos principais: a dimensão histórica, as redes transversais e as relações verticais da organização (Figura 16.2).

Esse modelo tem o potencial de mostrar numerosas e complexas interações envolvidas na ocorrência de eventos, o que requer, em primeiro lugar, retroceder na história das organizações envolvidas com o objetivo de destacar aspectos significativos do fenômeno de

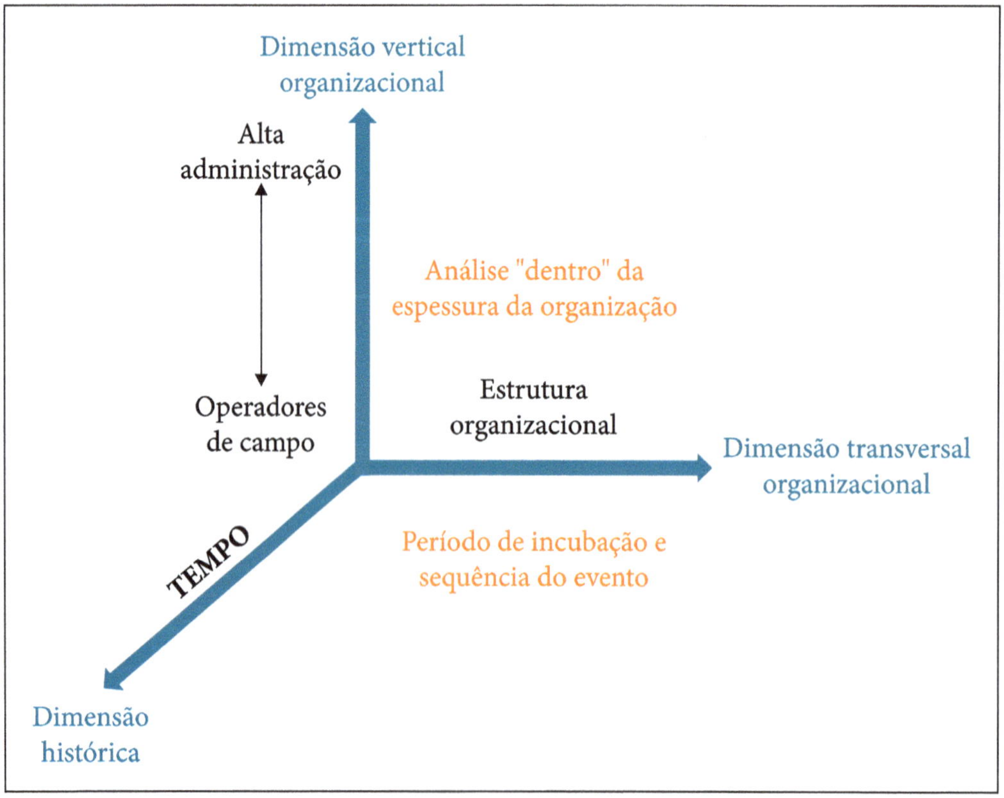

Figura 16.2. Modelo tridimensional na investigação de acidentes. Fonte: Adaptada de Dien et al.[38]

degradação da segurança. Em segundo lugar, o modelo propõe desenhar a rede organizacional (transversal) entre as entidades envolvidas e a comunicação e decisões tomadas nessa rede. Por último, a dimensão vertical é uma parte da rede organizacional em que é necessário observar o papel da hierarquia nas decisões e nos planejamentos de cima para baixo e de baixo para cima. Para essa dimensão, é essencial uma análise específica que torne mais fácil a compreensão das interações entre os diferentes níveis de gestão, especialistas e operadores de campo,[38] pois o trabalho de campo tende a ser concebido, pensado e planejado pelo corporativo com uma baixa participação dos trabalhadores de chão de fábrica, característica típica do modelo taylorista.[20]

Por fim, a análise organizacional do evento contribui para a investigação dos AT com dois conceitos importantes. O primeiro deles é o dos fatores organizacionais patogênicos (FOP) que participam na degradação do sistema e podem incluir: falta ou ineficácia do retorno de experiência, alta procedimentalização, desenvolvimento assíncrono entre sistemas de produção e manutenção, práticas de segurança divergentes dentro de uma organização e o desequilíbrio entre as pressões de produção e a segurança. O segundo conceito é o dos lançadores de alerta, referindo-se a trabalhadores(as) que denunciam condições graves de segurança, e que geralmente são silenciados(as) direta ou indiretamente, seja porque ignoram suas advertências, seja porque o sistema de incentivos favorece mais aqueles que priorizam a produção.

Análise cognitiva da atividade

Após a ocorrência de um acidente ou incidente é prática comum da equipe de análise do caso concentrar seus esforços sobre o fator humano, buscando identificar o conjunto de ações adotadas pelo(a) trabalhador(a) antes e no decurso do evento. Para isso, são elaboradas questões - como, por exemplo, onde ele estava, o que ou como fez, onde concentrava sua atenção, qual procedimento normativo foi seguido ou descumprido - cujas respostas são posteriormente comparadas com a forma que, sob o entendimento dos analistas, o(a) trabalhador(a) deveria ter agido. Mesmo quando ele(a) relata o que realmente fez e assume os desvios - e até mesmo a culpa - situação que é bastante comum nesses casos, as respostas obtidas carecem de informações fundamentais para compreender o que de fato se passou e, com isso, ultrapassar a fronteira do erro humano e fazer avançar a prevenção para além do estágio que se encontra.

A análise do evento deve, portanto, prosseguir, buscando incessantemente, a partir de cada uma das respostas obtidas, qual o sentido que aquele gesto relatado fazia para o(a) trabalhador(a) em face às circunstâncias - os fatores humanos e organizacionais de segurança industrial[24] - e contexto vivenciados.

Uma vez que o gesto de ação não explicita plenamente as informações mais relevantes sobre o sentido dele do ponto de vista de gestão da atividade exercida pelos(as) trabalhadores(as), seja individualmente ou coletivamente, durante a pilotagem do sistema, é necessário acessar o processo cognitivo que o desencadeou. É em razão disso que para a análise de acidentes e incidentes do trabalho, qualquer que seja o método utilizado, é imprescindível a análise cognitiva da atividade, método de ação da análise ergonômica do trabalho.[22,23]

Analisar o sentido por trás do processo decisório da ação do(a) trabalhador(a), desde a etapa de planejamento até a execução que culminou no evento, é fundamental quando se pretende que a análise gere medidas de prevenção para novos casos, e sobretudo, distintos daquele ocorrido. Mas, não é preciso esperar um evento para aprimorar a qualidade do saber humano, os projetos e a segurança dos sistemas produtivos. A análise da atividade situada auxilia a evidenciar todo o esforço empreendido pelo(a) trabalhador(a) para garantir a operação livre de eventos indesejáveis e como se dão as correções, fazendo emergir, então, quais suportes ele(a) necessita de fato para manter o domínio seguro do sistema.[28]

A análise da atividade é que deverá constituir o fio condutor, retroagindo na história de cada fato ocorrido, buscando que o(a) trabalhador(a) de cada nível apurado expresse o sentido da sua ação, o que ele(a) percebia e como percebia o que estava ocorrendo. Mesmo quando uma falha técnica ou uma reação físico-química tenha sido identificada como desencadeadora, a análise da atividade também deverá ser colocada como suporte da análise tendo em vista que esses fatos ocorridos não existem dissociados, no tempo e no espaço, da ação humana.

As análises sobre a falha humana não podem se restringir a níveis horizontais isoladamente (o operador de linha de frente no posto de trabalho), pois eles são interdependentes. É preciso considerar os efeitos das decisões entre níveis, as migrações de práticas - adaptações para assegurar o desempenho - e conceitos decorrentes das intervenções superiores e sobre o estado de equilíbrio para a empresa resultando das iniciativas em cada nível.[28] Com isso, o perímetro das análises vai se ampliando, retroagindo na origem e na história de cada fato, que, uma vez identificado, também necessita da análise cognitiva para a sua compreensão.

Em suma, as pesquisas mostram que a explicação dos eventos com base no gesto de ação do trabalhador como causa última e definitiva dos acidentes e incidentes não é suficiente.[20] O sintoma de disfunções não é cometer erros, mas não mais detectá-los ou recuperá-los.[28] Tanto a falha humana quanto a operação do sistema livre de eventos devem servir de ponto de partida a ser pesquisada sob a análise cognitiva da atividade, de modo a iluminar as mais diversas possibilidades efetivas de prevenção ao identificar falhas e vulnerabilidades do(a) trabalhador(a) e do processo de gestão. Trilhar esse caminho demanda um esforço da equipe de análise para aprender a ver e compreender o mundo dos trabalhadores pelos olhos dos trabalhadores. Essa mudança de perspectiva deve ser construída superando obstáculos arraigados no senso comum, no juízo de valor – que nega a gestão da atividade e todo esforço colocado para manter o sistema sob controle, mesmo durante o embate com o real –, na crença do poder normativo isoladamente como decisivo para segurança e nas visões de mundo hegemônicas.[39]

MAPA

O Modelo de Análise e Prevenção de Acidentes (MAPA) foi produzido entre 2007 e 2009 por profissionais e pesquisadores de SST, dentro de projeto de política pública que tinha como objetivo substituir a abordagem de culpabilização à vítima nos AT. Para esse fim, a equipe idealizadora estudou ferramentas da ergonomia de atividade, da psicologia cognitiva e da análise organizacional, entre outros, para compreender em profundidade as origens dos eventos. Como resultado, o MAPA integra conjunto de conceitos que percorrem etapas de análise do trabalho habitual, análise de barreiras, análise de mudanças e ampliação conceitual.[40]

Uma equipe de analistas que utilize o MAPA será estimulada a não se restringir às causas imediatas do acidente e, por meio de ferramentas técnicas e conceituais, a construir questões relacionadas ao cronograma e orçamento dos projetos, indicadores e metas, dimensão de efetivos, gestão da manutenção, planejamento das tarefas, modos operatórios, variabilidades, relações hierárquicas, divisão técnica e social do trabalho, tarefas coexistentes (atividades em interação), retrabalho, condições de materiais e outros aspectos dos diversos processos produtivos. Assim, uma das principais contribuições do MAPA é a ampliação da análise para alcançar aspectos organizacionais. Isso pode ser observado na representação gráfica das causas de um acidente em um *iceberg*, em que a ponta apresenta as causas visíveis identificadas pela comissão interna de investigação de uma empresa com a abordagem de segurança baseada no ato ou condição insegura, e na base são apresentadas as causas "invisíveis" ou mais profundas identificadas com o MAPA (Figura 16.3).

Uma das limitações do método é que a maior parte das empresas onde aconteciam as análises não adotavam várias das recomendações em nível organizacional. O grupo começou a se perguntar quais seriam as estratégias para envolver os atores da organização nos processos de análise e de mudanças. Esse questionamento promoveu o desenvolvimento do MAPA expandido descrito na próxima seção.

MAPA expandido

O Método Expandido de Análise e Prevenção de Acidentes do Trabalho ($MAPA^{EX}$) é uma ferramenta colaborativa que olha para o acidente como resultado inesperado de contradições entre os diferentes elementos de um Sistema de Atividade (SA) ou rede de SAs. Esse sistema é composto por sujeitos orientados para um objeto (motivo social da atividade), cujas ações são mediadas por instrumentos, ferramentas, regras, divisão do trabalho e comunidade. Dentro dessa abordagem, uma contradição é uma tensão estrutural historicamente acumulada dentro e entre SAs, e se manifesta em forma de distúrbios, acidentes, adoecimentos, avarias ou problemas.[9] Com o método, o investigador estimula os atores locais a analisar os problemas de forma consecutiva, procurando soluções inovadoras, como uma produção mais segura e eficiente, através da reconceituação do objeto ou motivo da atividade laboral que conduz às transformações de outros elementos da atividade, por exemplo, instrumentos ou regras.[42]

Dois princípios metodológicos são observados na aplicação do $MAPA^{EX}$: multivocalidade e estimulação dupla. O primeiro deles pressupõe que as pessoas que participam do trabalho possuem diferentes interesses e perspectivas sobre a atividade que realizam.[43] Portanto, é preciso ampliar o conjunto de analistas para incluir as vozes daqueles que não são ouvidos habitualmente no planejamento de trabalho. O segundo

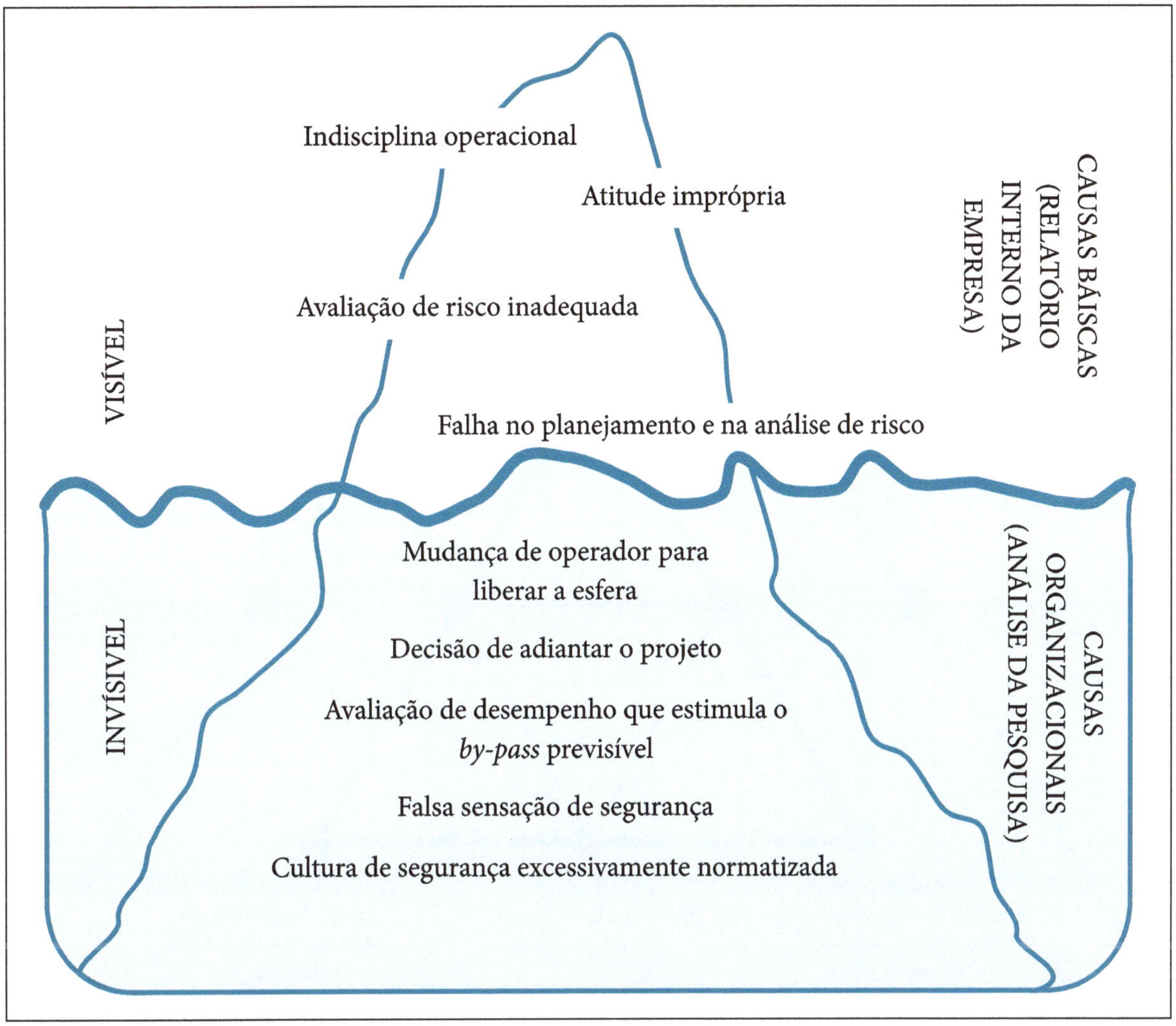
Indisciplina operacional
Atitude imprópria
Avaliação de risco inadequada
Falha no planejamento e na análise de risco
CAUSAS BÁISCAS (RELATÓRIO INTERNO DA EMPRESA)
VISÍVEL
INVISÍVEL
Mudança de operador para liberar a esfera
Decisão de adiantar o projeto
Avaliação de desempenho que estimula o *by-pass* previsível
Falsa sensação de segurança
Cultura de segurança excessivamente normatizada
CAUSAS ORGANIZACIONAIS (ANÁLISE DA PESQUISA)

Figura 16.3. *Iceberg* de causas identificadas em uma aplicação do MAPA. Fonte: Adaptada de Beltran et al.[41]

princípio – estimulação dupla – é um método de aprendizagem usado durante o processo de análise e de construção de soluções. Esse princípio pressupõe o uso de dois estímulos: o primeiro consiste em uma situação, imagem ou acontecimento que reflita a realidade do local de trabalho (denominado dado espelho). Essa abordagem visa desencadear um envolvimento emocional e uma análise crítica por parte dos(as) trabalhadores(as) sobre a situação vivida. Nesse contexto, são usadas fotos, registros de entrevistas, sessões gravadas, listas ou gráficos criados pelos participantes em sessões anteriores. O segundo é um modelo ou conceito neutro que tenta potenciar a racionalização das causas e a concretização de soluções para as tarefas ou problemas em discussão. Isso pode incluir uma linha do tempo, um gráfico, um mapa mental ou um modelo de atividade, apresentado em branco para que os participantes possam preenchê-lo com os resultados da sua análise.[44]

O método começa com negociação, recolhimento de dados etnográficos e *workshops* de formação, seguidos de oficinas para o questionamento e análise (do trabalho habitual, mudanças, barreiras, história e contradições). As hipóteses das contradições que explicam a emergência do evento (pré-diagnóstico do sistema) são seguidas por oficinas de modelagem das soluções, avaliação, implementação e avaliação do novo modelo e, finalmente, consolidação da nova prática.[42] A Figura 16.4 esquematiza a ampliação da atividade de análise e prevenção com o MAPA^{EX}. Um diferencial da abordagem é trazer no mesmo processo a análise sociotécnica simultaneamente à construção do protagonismo dos atores participantes, visando assegurar a autonomia e confiabilidade sustentada das soluções.

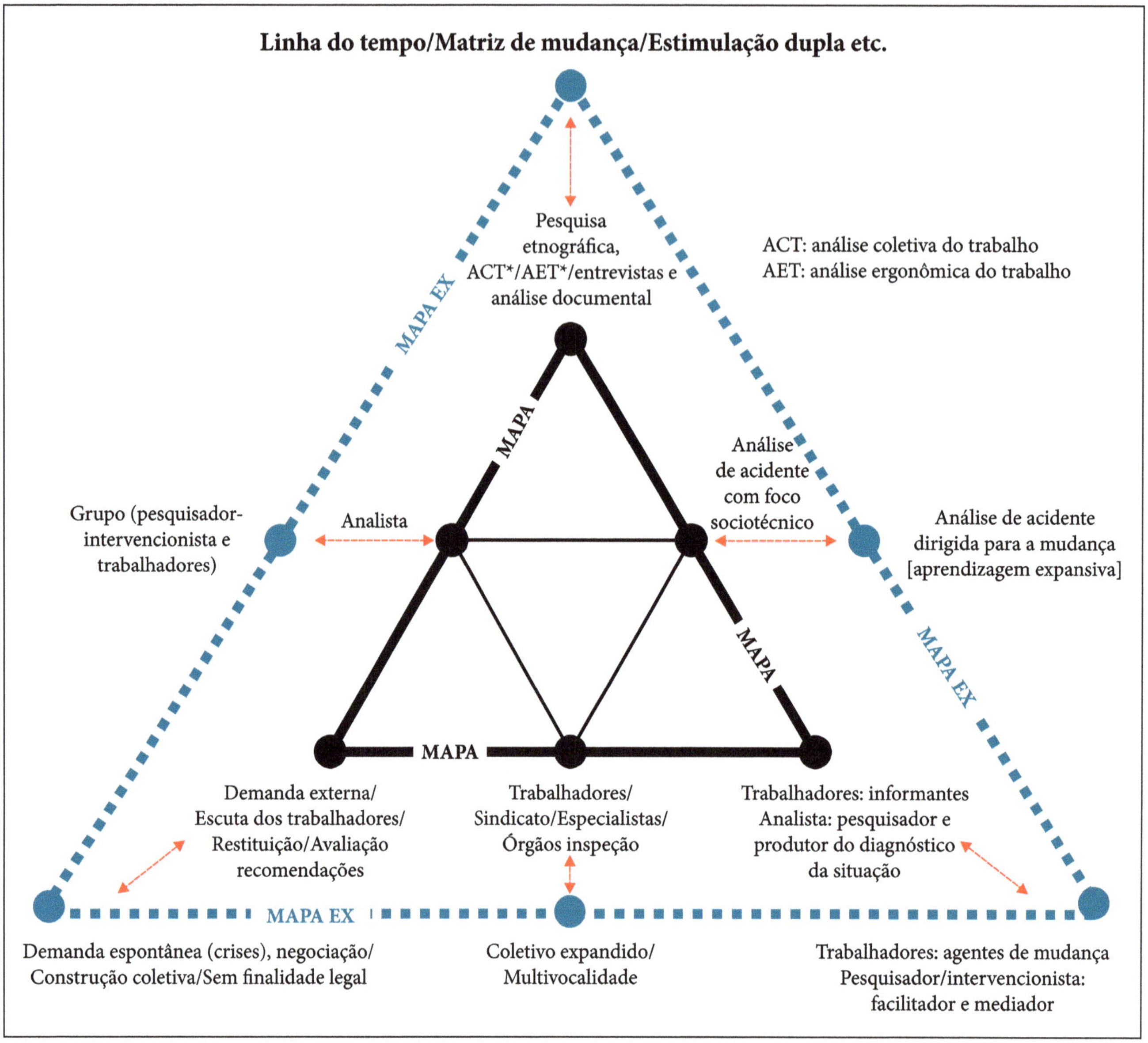

Figura 16.4. Sistema de atividade do MAPA expandido. Fonte: Beltran-Hurtado et al.[42]

Casos de análise

Rompimento de barragens em Mariana e Brumadinho

Dois grandes desastres industriais ocorreram no Brasil em anos recentes. O rompimento da Barragem de Rejeitos do Fundão (BRF) da mineradora Samarco, uma *joint venture* Vale S.A. (VALE) e BHP Billiton, em 5 de novembro de 2015, no município de Mariana/MG, que levou à morte 19 pessoas, dentre elas 15 trabalhadores. E a ruptura da Barragem I (B I) da VALE, em 25 de janeiro de 2019, em Brumadinho/MG, quando 270 pessoas perderam a vida, entre elas 258 trabalhadores, sendo assim o maior acidente de trabalho do Brasil. Como dois desastres desta magnitude ocorreram em período de pouco mais de 3 anos sob a gestão da VALE, a maior produtora de minério de ferro do mundo?

Botelho[17] analisou os eventos que podem ter contribuído para o desastre em Brumadinho de acordo com os vários níveis do sistema sociotécnico[25] e fazendo uso da análise organizacional da segurança[20] e da TAHC.[9]

A análise sociotécnica partiu das causas proximais e organizacionais internas e foi além dos muros da empresa, passando pelo nível da fiscalização, das leis

Quadro 16.2. Resumo dos fatores organizacionais comuns que podem ter contribuído para o rompimento das barragens de contenção de rejeitos do Fundão e B I

Fator contribuinte	BRF (Mariana)	B I (Brumadinho)
Disposição de rejeitos inadequada	Largura da praia inferior ao mínimo	Idem até 2015
	Abertura de canal entre os reservatórios do Dique 1 e Dique 2 (meados 2011)	79% das inspeções quinzenais em 2015 apontaram para lançamentos de rejeito sem critério
Demora na adoção de novas soluções de drenagem	Tapetes drenantes estavam sendo executados quando do rompimento	Drenos horizontais profundos foram interrompidos em jun./2018
Demora na execução de obras de reforço	Retorno da barragem ao eixo original estava longe de ser concluída	Não implantação de bermas de reforço recomendadas em dez./2017
Manutenção deficiente de partes da barragem	Canaletas ou escadas de drenagem entupidas e/ou danificadas, presença de cupinzeiros e/ou formigueiros, bermas com inclinação errada, taludes erodidos e/ou sem grama, obstrução na bacia de dissipação	Idem, além da presença de gado pastando nos taludes e bomba elétrica inoperante no lago de fundo
Instrumentos de Auscultação sem manutenção e/ou ineficientes	Alguns instrumentos sem definição dos níveis de atenção, alerta e emergência na Carta de Riscos	Idem
	Instrumentos automatizados sem manutenção	46 instrumentos automatizados sem unidade de armazenamento de dados até 10/01/2019 e sem leitura de campo até 21/01/19
	Inclinômetro não instalado apesar de constar no manual de operação	Inclinômetros com comprimento inadequado
Sirenes de alerta	Não haviam sido instaladas	Haviam sido instaladas, mas não testadas
Simulado de emergência para população a jusante	Não havia ocorrido	Executado apenas com cornetas; considerava o rompimento da barragem Menezes I que tem mancha de inundação menor.
Cálculo do fator de segurança para condição não drenada	Não executado	Executado, mas não levado em consideração
Engenheiro de Registros (EoR)	Não foi definido	Idem
Ausência de comunicação à ANM de evento significante	Grandes trincas nos taludes da região do recuo do eixo em agosto de 2014	Fratura hidráulica no dique de partida ocorrida durante a perfuração do 15º DHP em junho de 2018

Fonte: ANM – Agência Nacional de Mineração; DHP – Dreno horizontal profundo publicado em Botelho.[17]

e normas existentes (ou não) até chegar ao nível das decisões políticas. Vários fatores organizacionais que contribuíram para o evento da BRF em Mariana também estiveram presentes em Brumadinho, conforme Quadro 16.2.

O fator em destaque é a financeirização da VALE, que fez uso de várias ferramentas para incrementá-la. O valor gasto na manutenção das operações decresceu consideravelmente, passando de 4,6 bilhões de dólares, em 2013, para 2,2 bilhões de dólares, em 2017. Com relação à redução do endividamento, a dívida líquida da empresa caiu de 18.143 bilhões de dólares, ao final de 2017, para 650 bilhões de dólares, ao término de 2018. Para incentivar sua diretoria executiva (DE) a atingir metas estabelecidas, o sistema de remuneração variável foi incrementado. A remuneração total da DE até caiu de 2015 para 2016 em razão do rompimento da BRF. Contudo, de 2016 até 2021, ela foi de 57,98 milhões, para 246,49 milhões, quase 4,25 vezes maior.

Quanto à distribuição dos dividendos e de juros sobre capital próprio aos acionistas, o valor caiu de 2011 até 2014, em razão da queda acentuada do preço médio da tonelada de minério de ferro. Chegou a US$ 0,25 bi em 2016, por causa do rompimento da BRF em 2015. Mas a promessa do CEO Fábio Schvartsman, que assumiu a empresa em 2017, foi cumprida, qual seja: "nos próximos anos não haverá outra [mineradora] produzindo mais valor para seus acionistas do que a Vale". De fato, de 2015 a 2021, o valor distribuído aos acionistas cresceu nove vezes.

Diante de tudo isso, pode-se falar que a financeirização na Vale foi um sucesso. O valor de mercado da empresa, no dia do rompimento da BRF, que era de cerca de 76 bilhões, saltou para 297 bilhões, quando da ruptura da B I. Em contrapartida, o investimento na segurança das 103 barragens espalhadas pelo Brasil não teve o mesmo ímpeto da valorização financeira. Mesmo após o rompimento da BRF e o apelo mundial do caso, o crescimento relativo desse investimento, tomando como base a produção de minério de ferro entre 2015 e 2018, foi de apenas 122%. Somente houve crescente investimento nas estruturas de contenção após o rompimento da B I, quando as mineradoras foram obrigadas a descaracterizá-las[g] por determinação do governo de Minas Gerais e da Agência Nacional de Mineração (ANM). O valor previsto para a gestão de barragens era de 68 milhões de dólares, em 2018, e alcançou 338 milhões de dólares, em 2021, com as obras de descaracterização.

Com elação à fiscalização, Botelho[17] demonstrou como os órgãos federais, a ANM e o Ministério do Trabalho, e o órgão estadual, a Gerência de Resíduos Industriais e Minerais (GERIM) careciam de recursos humanos, técnicos e financeiros para executar a tarefa de fiscalizar as barragens.

Chegando ao nível da legislação, duas janelas de oportunidade se abriram para que as normas fossem mudadas após o evento de Mariana. Em maio de 2016, o governo de Minas Gerais baixou decreto estadual para proibir a construção de novas barragens alteadas a montante. Contudo, não estabeleceu no referido decreto o que deveria ser feito com as 40 já existentes. Em novembro de 2017, uma nova versão da norma brasileira que trata da segurança de barragens, a ABNT NBR 13028, foi publicada. Contudo, nela não foi incluído, apesar de discutido nas reuniões de revisão do texto, um fator de segurança (FS) de estabilidade mínimo para a condição não drenada da barragem. O FS que havia sido proposto era de 1.3 e a B I apresentava FS de 1.06 ao fim de 2017. Nesse caso, a B I já não teria a sua declaração de condição de estabilidade (DCE) emitida em março de 2018, levando a estrutura a um nível de emergência que poderia paralisar as atividades na mina. Tardiamente, foram baixadas normas em 2019 obrigando as mineradoras a descaracterizarem suas barragens alteadas a montante, como também foi estabelecido FS para condição não drenada das estruturas.

Por último, o nível político. Grandes mineradoras financiaram campanhas eleitorais de políticos que, de uma forma ou de outra, comprometeram-se com os interesses dessas empresas. Membros do poder executivo baixaram normas infralegais no sentido de facilitar situações para as mineradoras, por exemplo, aumentando o prazo para implantação de determinada ação. Já os membros do Poder Legislativo deixaram de votar determinado projeto de lei ou então suprimiram ou alteraram formas mais rigorosas de punição dos gestores responsáveis pelas decisões envolvendo barragens.

A análise do desastre industrial, baseada na TAHC,[9] apontou como hipótese uma contradição primária do objeto compartilhado (B I) por dois SAs: "alta administração" e "inspeção e monitoramento de barragens". A estrutura parou de receber rejeitos em julho de 2016 e, apesar de ainda estar armazenando os rejeitos lançados desde 1976, teve seu valor de uso diminuído. Alteada a montante, a barragem possuía valor de construção (valor de troca) baixo em relação às barragens alteadas a jusante ou por linha de centro. A B I tinha um custo baixo, mas era perigosa. Isso mostra também como a lógica de produção passou a obedecer a lógica da financeirização, pois foi priorizada construção mais barata, porém insegura, o que aumentava margem de lucro.

Em suma, os desastres industriais da Vale em Mariana e em Brumadinho decorreram de decisões político-administrativas, legislativas, financeiras e organizacionais que não valorizaram as vidas daqueles que trabalhavam ou que moravam a jusante das estruturas, que pareciam ser interessantes a curto prazo, mas que foram desastrosas ao longo do tempo.

Incidente em empresa ferroviária

Esta análise foi realizada utilizando o MAPA^{EX} em uma empresa de transporte ferroviário que transporta até 3 milhões de passageiros por dia em uma malha de 270 km. A primeira etapa do MAPA^{EX} foi a negociação com a empresa. Por se tratar de acordo que envolvia o Ministério Público de Trabalho, os pesquisadores propuseram intervenção formativa de cunho não punitivo, de modo a estimular aprendizado organizacional sobre possíveis lacunas no sistema que teriam levado à ocorrência de óbitos de trabalhadores por atropelamento nas vias permanentes (VPs).

A segunda etapa consistiu em coleta etnográfica de dados, na qual foram realizadas visitas a campo, ACT e entrevistas individuais com trabalhadores(as) de diferentes níveis hierárquicos e de diferentes departamentos. Também foi realizada análise de documentos e observação de processos de trabalho como a atividade dos maquinistas e do Centro de Controle de Operações – CCO. Essa coleta permitiu principalmente preparar

g Descaracterização de barragem é quando a estrutura não recebe, permanentemente, aporte de rejeitos e/ou sedimentos, deixando de possuir características ou de exercer função de barragem, sendo a área devolvida ao meio ambiente, podendo também ocorrer a remoção total dos diques e de suas estruturas associadas.

dados que serviram de espelho para as sessões de análise e criar hipóteses para explicação das contradições sistêmicas.[44]

Para a terceira etapa foram realizadas quatro oficinas de formação, oferecendo exercícios práticos para compreensão de conceitos básicos do MAPA^{EX}. Também foi constituído grupo interno de apoio e planejamento, composto por trabalhadores(as) e pesquisadores(as). Este grupo se reunia antes e após as oficinas do MAPA^{EX} para discutir e definir o planejamento de cada encontro, o que ajudou na definição dos dados espelho e estratégias para melhor condução das oficinas com os demais participantes.

As sessões propriamente ditas do MAPA^{EX} foram desenvolvidas em 10 encontros semanais de 2 horas de duração, com a participação, em média, de 15 trabalhadores(as) de vários setores da empresa: operações, manutenção, estações, controle operacional, definição de procedimentos, segurança e recursos humanos.

Os(as) trabalhadores(as) participantes analisaram um incidente de atropelamento de um equipamento (macaco hidráulico) durante a atividade de manutenção da VP. Nesse evento, uma equipe de manutenção - equipe 2 - tinha permissão para trabalhar nos trilhos usando um macaco hidráulico. No entanto, outra equipe - a equipe 1 - estava trabalhando nos trilhos com a permissão de acesso dada à equipe 2. Quando o trem se aproximou, os trabalhadores não tiveram tempo de soltar o macaco e este foi atingido. As oficinas incluíram as seguintes etapas:[45]

- **Questionamento.** Após a apresentação de foto que mostrava inspectores da manutenção em cima da VP, os(as) participantes discutiram suas percepções sobre os principais riscos de atropelamento e como esse risco aumenta quando os trilhos são compartilhados entre atividades simultâneas de manutenção e circulação dos trens.
- **Análise do trabalho habitual** (sem o acidente). Os(as) participantes discutiram o trabalho habitual na atividade de inspeção de VP: como é realizado, quem participa, quais são suas principais dificuldades e variabilidades, o que é feito ao interagir com outras atividades e o processo de pedir autorização para acessar as pistas.
- **Análise de mudanças e de barreiras.** Os(as) participantes exploraram as mudanças organizacionais que contribuíram historicamente para o incidente. Também identificaram riscos potenciais e barreiras de prevenção, monitoramento e proteção, presentes ou ausentes no sistema. Os(as) trabalhadores(as) elencaram algumas barreiras quanto ao risco de atropelamento nos trilhos.
- **Análise histórica e das contradições.** As principais mudanças que levaram ao incidente foram colocadas pelos participantes em uma linha do tempo mostrando os principais eventos críticos e os FOP,[38] como, por exemplo, a evolução assíncrona entre os sistemas de manutenção e operação, e as diferentes práticas operacionais dentro da empresa. Posteriormente, os(as) participantes analisaram essa linha do tempo e definiram dois períodos críticos, em que ocorreram mudanças significativas nos elementos mediadores de dois SA - operações e manutenção - que tinham objetos diferentes, mas partilhavam o mesmo resultado: o transporte de passageiros. A principal contradição apontada estava relacionada com as atividades de operação e manutenção que tinham que compartilhar as VPs durante o trabalho. Enquanto a circulação segura dos trens depende da manutenção, a manutenção também dificulta e retarda a operação. Da mesma forma, a manutenção não pode fazer um bom trabalho porque os trens geralmente continuam rodando enquanto precisam consertar rapidamente as linhas. O departamento de operações tem prioridade na disputa de espaço nas VPs, já que é o responsável pelo fluxo de passageiros. A redução do intervalo entre trens, que nos anos 1980 era de 22 minutos e atualmente é de 8 minutos, intensifica o desgaste das linhas, e, portanto, a demanda por equipes de manutenção, que têm que trabalhar com efetivo reduzido e equipamentos antigos. Além disso, a pressão para agilizar o trabalho resulta na adoção de atalhos como o de não apresentar solicitações formais para acessos à VP. Os(as) participantes destacaram contradição interna entre as normas da empresa, expressando que se seguissem todas as regras e procedimentos existentes o transporte pararia ou seriam obrigados a trabalhar com menos qualidade.
- **Modelagem de nova atividade.** Os(as) trabalhadores(as) elaboraram um quadro resumindo 19 propostas de soluções sistêmicas relacionadas às contradições identificadas e discutiram longamente as implicações positivas e negativas tanto das contradições quanto das soluções propostas.

Usando o MAPA^{EX} como intervenção formativa, os(as) trabalhadores(as) compreenderam as causas do evento de forma sistêmica. Uma das contradições identificadas ajudou a compreender o descompasso entre os investimentos tecnológicos para otimizar a operação dos trens enquanto se reduzia o investimento e o tempo para a manutenção das VPs. Como foi dito no começo do capítulo, as transformações modernas no mundo do trabalho incorporam novas tecnologias que intensificam o ritmo de trabalho e aceleram a migração dos sistemas para os acidentes, especialmente quando esses investimentos se dão de forma desigual, visando apenas o aumento da produtividade.

Outra contribuição importante do método é que, a partir da análise de um incidente, foi possível chegar às causas que estariam por trás de outros acidentes com consequências graves. Isto é, a partir da identificação de uma situação com alto potencial de gravidade e da análise aprofundada do trabalho real, como recomendado pela abordagem já descrita do ICSI,[27] foi possível pensar em recomendações que ajudarão a prevenir acidentes mais graves, com mortes ou dimensões catastróficas.

Os pesquisadores-interventores criaram condições objetivas e subjetivas para que atores locais analisassem os problemas, construíssem soluções e reconceptualizassem o objeto/motivo da atividade laboral. Nesse caso, o aprendizado não permaneceu centrado em analistas externos, mas se expandiu para os(as) trabalhadores(as) que participaram da elaboração de análise das causas e elaboraram recomendações de mudança. Assim, com a combinação da ergonomia da atividade e da TAHC, o MAPA^{EX} estimula a aprendizagem expansiva dos participantes, constituindo-se uma ferramenta útil para o desenvolvimento de análises de AT.

Desafios para prevenção de acidentes de trabalho

A determinação sócio-organizacional dos AT, a rápida transformação e a heterogeneidade dos processos de trabalho são entendidas como fatores que dificultam o alcance da prevenção destes eventos. Considerando a complexidade e interdependência local e global dos sistemas produtivos podemos, com base na TAHC, interpretar o AT e sua prevenção como um objeto fugidio.[46] A exemplo de outros desafios mundiais como a fome, as drogas e o aquecimento global, observa-se que nenhum deles é controlado por um só ator-instituição ou sistema isolado de atividade. Seu enfrentamento exige uma orquestração para obter a coesão de diferentes SAs que partilham parcial e distintamente do mesmo objeto. A Figura 16.5 representa essa ideia da prevenção de AT como um objeto fugidio.

Esses novos objetos desafiantes frequentemente não são resultados intencionais de uma única atividade, mas consequências não intencionais de múltiplas atividades. Para implementar transformações em objetos fugidios, considerando que os diferentes atores são impulsionados pelos seus diferentes objetos parciais, o desafio das intervenções é permitir-lhes debater, negociar e codesenhar o objeto global emergente de modo a alcançar coerência, estabilidade e força motivadora suficientes para gerar atividade coletiva determinada e resistente durante longo período. Para tanto diálogo e colaboração precisam ser construídos entre vários SA e os seus atores, atravessando fronteiras profissionais, funcionais e administrativas. Estamos começando a desenvolver ferramentas e métodos conceituais para analisar e fomentar estes processos de geração de coesão social dinâmica em torno de um objeto partilhado entre atividades heterogêneas. Neste contexto, a investigação dos AT representa oportunidade de mobilização de formas pelas quais instrumentos teóricos podem contribuir para reunir múltiplos atores e servirem como mediador de análises colaborativas com potencial para estimular transformações societais relevantes.

De acordo com essa compreensão de prevenção, políticas públicas de atenção integral para combate a acidentes exigem radical reorganização dos processos de tomada de decisões estratégicas na sociedade atual. A ideia de que riscos da atividade econômica devam ser considerados externalidades ou custo do desenvolvimento não se sustenta. O conjunto dos interesses em jogo precisa passar a ser considerado nas macrodecisões e potenciais impactos sanitários, ambientais, culturais, sociais devem ter suas vozes em espaços de diálogo democráticos. O pensar sistêmico pede passagem!

A abordagem da TAHC contribui para compreender a natureza contraditória do trabalho no capitalismo, a dinamicidade da determinação dos processos de trabalho e a complexa rede de atividades que conformam as cadeias produtivas,[47] aspectos mal capturados pela concepção fiscalista de "risco" (Breilh apud Lacaz[48]). Adicionalmente, oferece base que possibilita o distanciamento teórico sobre a própria experiência empírica de prevenção de AT. Isso desafia diferentes atores e instituições que atuam sucessivamente gerindo riscos ou "apagando incêndios".

Como citado na introdução deste capítulo, a busca da aceleração do crescimento econômico tem sido associada a deterioração das relações de trabalho,

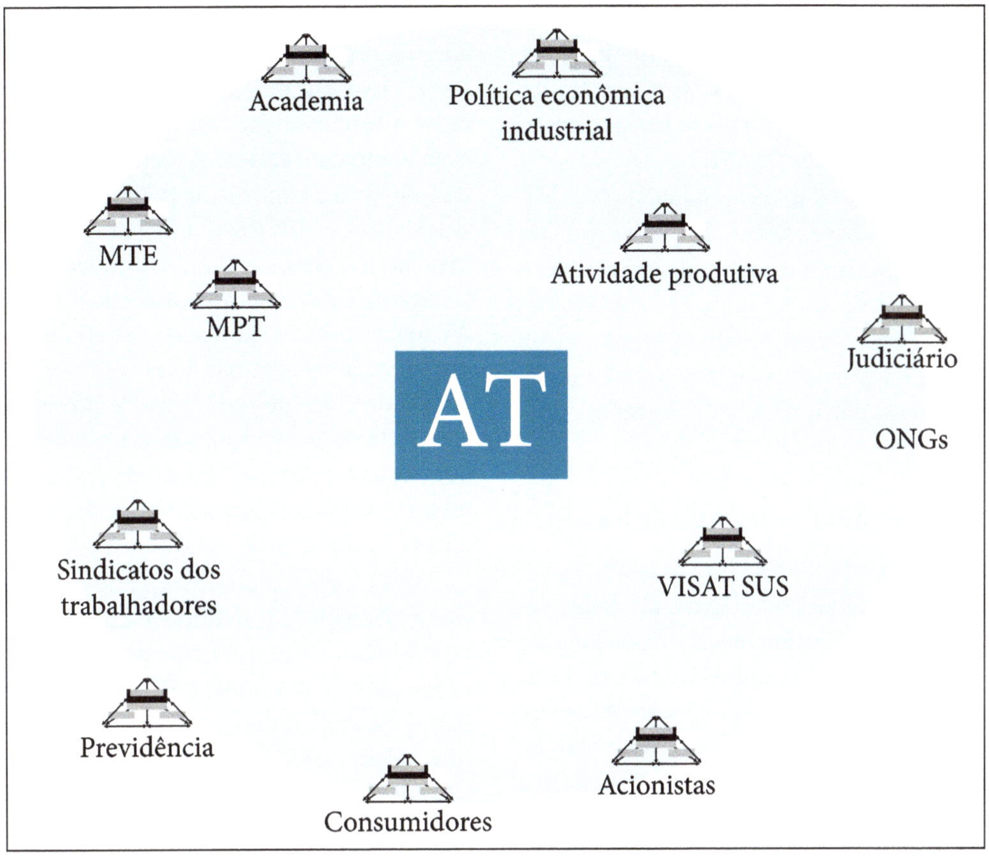

Figura 16.5. A prevenção de acidentes de trabalho (ATs) como objeto fugidio e atividades que gravitam em seu entorno. MPT: Ministério Público do Trabalho; MTE: Ministério do Trabalho e Emprego; ONGs: Organizações Não Governamentais; VISAT SUS: Vigilância Saúde do Trabalhador do Sistema Único de Saúde. Fonte: Adaptada de Engeström.[46]

"uberização" dos vínculos, fragilização da própria SST e à destruição de recursos ambientais. Em busca do enfrentamento dessa contradição, as Nações Unidas propõem o trabalho decente como o oitavo objetivo estratégico da Agenda 2030 para o desenvolvimento sustentável.[49] Ele surge como um conceito-horizonte, um objeto desafiador, que pode mediar, superar ou pelo menos questionar e abrir fissuras no modelo dominante. Interpretamos o trabalho decente como objeto do SA de prevenção de agravos profissionais, o que desafia nosso campo tendo em vista a fragmentação, a invisibilidade do trabalho, o isolamento e a visão reducionista ainda predominantes.

Com base nessas considerações, são discutidos a seguir os principais desafios e possíveis ações de prevenção de AT em três níveis de intervenção: dentro de cada empresa (micro), a nível local regional ou de uma mesma atividade econômica ou cadeia produtiva (meso) e a nível das políticas nacionais ou transnacionais (macro). Essa classificação por níveis pode ser usada de modo flexível uma vez que podemos aplicá-las em diferentes instâncias organizacionais seja no âmbito dos operadores de linha de frente, à gestão intermediária até o conselho de acionistas em uma empresa.

No nível micro – ações de prevenção nas empresas

Atualmente, na comunidade científica é amplamente aceito que o erro humano faz parte da atividade humana e que a prevenção deve fazer todo o possível para colocar os mecanismos que o identifiquem a tempo ou mitiguem as consequências desse erro. Infelizmente, o que é visto na prática é uma abordagem ainda centrada no comportamento com reforço de regras na expectativa de que o(a) trabalhador(a) não cometa o erro, de modo alinhado com a perspectiva jurídica da defesa da empresa.

É necessário começar dizendo que em muitos setores, evidencia-se o descompasso entre atualização de tecnologias para satisfação do cliente sem atualização ou aprimoramento de práticas de gestão de segurança. A aplicação de princípios básicos da prevenção de AT como a hierarquia das medidas de controle, a redundância de barreiras e antecipação ao risco, ainda constituem raridade dentro de muitas organizações. Retomar o entendimento desses princípios e as traduções dos mesmos para a gestão torna-se função imperativa de todos os profissionais de SST.

A análise de situações com alto potencial de gravidade e outras práticas abordadas neste capítulo, felizmente apontam caminhos de prevenção, retomando o princípio fundamental de antecipação, as concepções da ergonomia para discutir o trabalho real, antes do acidente acontecer, e a participação dos trabalhadores como sujeitos da sua saúde em espaços de debate para a prevenção ativa.

No nível meso – ações de prevenção desde a VISAT

Além das dificuldades já conhecidas nas ações da VISAT como predomínio das ações assistenciais, baixa capacidade de intervir nos determinantes e escassa atuação intersetorial,[47,48] apontamos aqui outras mais especificamente relacionadas com os AT. Os dados existentes sobre acidentes graves e fatais já permitiriam que os serviços de VISAT definissem melhor as prioridades de prevenção e que estivessem realizando ações programáticas, articulando diferentes atores sociais, ampliando e qualificando as atividades realizadas. Mas esse não é o caso de todos os serviços e existem ainda desafios importantes a serem enfrentados[h]. Uma das dificuldades apontadas é que hoje conhecemos as atividades econômicas no setor formal que causam mais AT, mas há um ocultamento do nome das empresas nos sistemas de informação que são utilizados pela VISAT. Por outro lado, há vários problemas de subnotificação com os AT. Para citar apenas um deles, o caso dos mototaxistas, motoristas de transporte por aplicativo, entregadores de encomendas, que utilizam motocicletas ou bicicletas que têm a rua como espaço de trabalho. As colisões e atropelamentos desses trabalhadores estão sendo notificados, na maior parte das vezes, apenas como acidentes de trânsito comuns e não como AT típicos. No melhor dos casos, estariam sendo registrados como acidentes de trajeto. Todavia falta sistematizar melhor o custo real dos AT que acometem a população informal. Esses aspectos de invisibilidade representam um desafio para os sistemas de informação como elementos estruturantes da vigilância.[12]

Por outro lado, é possível evidenciar que, em alguns serviços de vigilância, as intervenções desencadeadas revelam estratégias setoriais, caracterizadas pela ampliação do escopo da negociação para todo o conjunto de atividades econômicas semelhantes. O aprofundamento dessa perspectiva estratégica significa incentivar a criação de redes a serem acionadas, visando superar a situação de isolamento dos serviços, a identificação e avaliação rápida das atividades com maior potencial de danos, e promover negociações de maior impacto e alcance político.[50] Isto implica que para a VISAT a priorização de ações de investigação e intervenção possa passar de casos isolados de AT graves para conjuntos de casos com contextos e causas semelhantes, chamando as várias empresas envolvidas para o desenho de estratégias de prevenção. A adoção e consolidação de acordos setoriais de natureza voluntária que sustentariam essa mudança poderia ser vista como uma estratégia de *soft law* na promoção da SST dentro dos pilares do trabalho decente.[51]

Dessa forma, a complexidade do objeto da vigilância (processos de trabalho em constante transformação e potenciais consequências dos AT) deve impulsionar expansão em duas dimensões: a) na natureza do objeto, para passar da fiscalização de fatores técnicos ao reconhecimento da determinação social dos agravos à SST e b) na dimensão social, estimulando a mobilização de saberes e protagonismo (agência transformativa) dos trabalhadores para a construção e implementação de mudanças.[52] Essa expansão pode e deve ser respaldada com a produção de conhecimento científico que deixe de ter os(as) trabalhadores(as) apenas como objeto de estudo. Intervenções formativas baseadas na TAHC podem, a longo prazo, contribuir para o estabelecimento de polos experimentais globalmente interligados entre universidades e os seus parceiros, centrados nos desafios prementes do nosso tempo.

No nível macro – as políticas em saúde e segurança no trabalho

As dificuldades na implementação de políticas de prevenção para proteger trabalhadores(as) dos AT são decorrentes de vários fatores, incluindo um longo processo da desarticulação e pulverização de responsabilidades institucionais. Além disso, a legislação do país não incorpora mecanismo de cobranças de atualização da gestão de segurança, com ênfase em aspectos consensuais e de amplo reconhecimento na comunidade científica.[50]

No âmbito das políticas públicas, a despeito de movimentos ambíguos e contraditórios, prevalecem medidas com objetivo de desproteger e desregular a força de trabalho, colocando-a no mesmo patamar de outras mercadorias, à mercê das leis do mercado global.[11]

h Recomendamos ver Capítulo 44 sobre VISAT.

Nesta lógica, as empresas tentam afastar o Estado e a sociedade da regulação das relações de trabalho, propondo, seu lugar, o controle pela via de sistemas voluntários de certificação de SST ou de mecanismos de "autorregulação". Esses sistemas são concebidos em território controlado pelas empresas para servir aos seus interesses, uma vez que os processos decisórios excluem a participação das entidades públicas e da sociedade civil na regulação de assuntos de interesse coletivo.

Além dos ataques aos direitos trabalhistas, com a reforma de 2017, o desmonte de serviços de controle e fiscalização e o enfraquecimento político dos(as) trabalhadores(as) organizados(as), somam-se à lista de discussões necessárias dois desafios importantes: o das mudanças climáticas (trabalhos em ambientes externos com calor extremo com maior risco de acidentes e de eventos súbitos decorrentes de desidratação, exaustão etc.) e o das inovações tecnológicas que criam novos riscos quando investidas desigualmente para favorecer apenas a produtividade. Nesses aspectos, ainda são necessários estudos sobre os efeitos diretos das mudanças climáticas e dos avanços tecnológicos em grupos específicos no país. Igualmente são necessárias pesquisas para desenvolvimento de sistemas de rastreamento que permitam aos cidadãos escolherem produtos e serviços produzidos sem mortes ou acidentes.

Como os resultados adversos de SST associados às mudanças climáticas e a incorporação de novas tecnologias serão mais graves em locais de trabalho e países emergentes, é importante gerenciá-los em nível nacional e internacional. A geração de empregos verdes, necessários para viabilizar a sustentabilidade ambiental, pode originar "velhos-novos" riscos para os trabalhadores como, por exemplo: queda de altura e eletrocussão na indústria de turbinas eólicas, envenenamento por mercúrio na fabricação de lâmpadas fluorescentes, lesões agudas na reciclagem de resíduos ou perigo de incêndio na substituição de tintas que levam adição de biocidas. Se prevê que esses empregos serão absorvidos maioritariamente por países emergentes o que ajudará a manter a desigualdade das condições laborais globais. Para isso, é absolutamente indispensável a implementação de diretrizes de transição justa para garantir a avaliação desses "novos" riscos e a viabilização dos princípios de trabalho decente dentro da economia verde.[1]

A emergência dos acidentes de dimensões catastróficas, como os recentes rompimentos de barragens da Vale, traz à luz a necessidade de discutir o tema das respostas de emergência e sua eficiência. As diversas consequências de acidentes precisam ganhar visibilidade pública, e podem ser vistas como possíveis caminhos para a politização das respostas dadas a esses problemas.[50]

O momento atual exige de novo uma parada para reflexão e repolitização da agenda da ST em um período em que as transformações do mundo do trabalho se aceleram, gerando no modelo de desenvolvimento vigente o aumento das desigualdades sociais entre os(as) trabalhadores(as). Pensar a ST em sua relação com o modelo de desenvolvimento sustentável e do trabalho decente é pensar a integralidade como eixo doutrinário e estratégico para uma nova concepção de saúde pública.[12] O campo da ST tem incentivado a produção de autonomia a partir da construção de redes sociais e da participação comunitária no planejamento e gestão da saúde, em consonância com princípio de integralidade, que inclui a promoção, a prevenção e a assistência, tendo o(a) trabalhador(a), individual e coletivo, como sujeito do processo de mudanças. Desta forma, a ST abre caminhos de prevenção de AT quando age junto com os indivíduos e sua coletividade na busca de mudanças nos processos de trabalho.

Uma abordagem transdisciplinar, integral e intersetorial, com a participação dos(as) trabalhadores(as), enquanto sujeitos capazes de questionar o seu entorno e contribuir com o seu saber para o avanço da compreensão e da transformação das condições do trabalho sobre o processo de saúde-doença deve entrar no escopo das políticas públicas, dos atores da prevenção e da sociedade para alcançar a prevenção de AT.

Agradecimentos

Agradecemos ao apoio da FAPESP por meio de projeto temático (2019/13525-0) e bolsa de pós-doutorado (2020/08413-6) e ao grupo PesquisAT pela oportunidade de trocas nas reflexões contempladas no capítulo. O interessado nestes temas vai encontrar materiais complementares no portal www.forumat.net.br e no canal https://ergonomiadaatividadecom.wordpress.com

Referências

1. Organización Internacional del Trabajo – OIT. Seguridad y salud en el centro del futuro del trabajo. Aprovechar 100 años de experiencia. Ginebra: OIT; 2019.
2. Ministério Público do Trabalho – MPT. Organização Internacional do Trabalho – OIT. Observatório de Segurança e Saúde no Trabalho. SmartLab. Disponível em: https://smartlabbr.org/sst (Acesso em: 13 abr. 2023).

3. Menegon LS, Menegon FA, Kupek E. Mortalidade por acidentes de trabalho no Brasil: análise de tendência temporal, 2006-2015. Rev Bras Saúde Ocup. 2021;46:e8.
4. Instituto de Estudos para Políticas de Saúde - IEPS. Saúde da população negra. Mortalidade e acidentes de motocicletas por recorte racial. Boletim Çarê-IEPS n. 2. 2023.
5. Brasil. Ministério da Previdência Social. Lei nº 8.213, de 24 de julho de 1991. Dispõe sobre os Planos de Benefícios da Previdência Social e dá outras providências. Brasília: Diário Oficial da União. 25 jul. 1991.
6. Brasil. Ministério da Saúde. Secretaria de Vigilância em Saúde. Nota informativa nº 94. Orientação sobre as novas definições dos agravos e doenças relacionados ao trabalho do Sistema de Informação de Agravos de Notificação (Sinan). Brasília: DSASTE/SVS/MS, 2019.
7. Brasil. Ministério da Saúde. Secretaria de Atenção à Saúde. Secretaria de Vigilância em Saúde. Saúde do trabalhador e da trabalhadora. Cadernos de Atenção Básica, n. 41. Brasília: Ministério da Saúde, 2018.
8. Puiatti R. Acidentes do trabalho ampliados ("maiores" de grandes proporções). Mendes R (Org.). Dicionário de saúde e segurança do trabalhador: conceitos, definições, história, cultura. Novo Hamburgo: Proteção; 2018. p. 85-86.
9. Engeström Y. Aprendizagem expansiva. Campinas: Pontes, 2016.
10. Associação Brasileira de Normas Técnicas - ABNT. NBR 14280. Cadastro de acidente do trabalho - Procedimento e classificação. Rio de Janeiro: ABNT; 2001.
11. Krein JD. Tendências recentes nas relações de trabalho no Brasil. In: Baltar PEA, Krein JD, Salas C (Org.). Economia e trabalho: Brasil e México. São Paulo: LTr; 2009(7):199-226.
12. Santana VS, Dias EC, Silva JFS, Vasconcellos LCF. Atenção integral à saúde dos trabalhadores. In: Paim JS, Almeida-Filho N (Org.). Saúde Coletiva: teoria e prática. 2ª ed. Rio de Janeiro: Medbook; 2023:541-61.
13. Ferreira LL. A intensificação do trabalho ou é proibido vacilar. In: Duarte F (Org.). Ergonomia e projeto na indústria de processo contínuo. Rio de Janeiro: Lucerna - COPPE; 2001:268-80.
14. Druck G, Franco T (Org.). A perda da razão social do trabalho. Terceirização e precarização. Campinas: Boitempo; 2007.
15. Metzger JL, Maugeri S, Benedetto-Meyer M. Predomínio da gestão e violência simbólica. Rev Bras Saúde Ocup. 2012;37(126):225-42.
16. Botelho MR. Desastre industrial da Vale em Brumadinho: a prevalência do financeiro sobre a segurança das barragens [tese]. São Paulo: Universidade de São Paulo; 2023.
17. Botelho MR. Desastre industrial da Vale em Brumadinho: a prevalência do financeiro sobre a segurança das barragens [tese]. São Paulo: Universidade de São Paulo; 2023.
18. Stata R. Organizational learning-the key to management innovation. MIT Sloan Management Review. 1989;30(3):63-74.
19. Hopkins A, Maslen S. Risky rewards: how company bonuses affect safety. Boca Raton: CRC Press; 2015.
20. Llory M, Montmayeul R. O acidente e a organização. Belo Horizonte: Fabrefactum; 2014.
21. Amalberti R. A condução dos sistemas de riscos. Paris: Imprensa Universitária da França; 1996.
22. Guérin F, Laville A, Daniellou F, Duraffourg J, Kerguelen A. Compreender o trabalho para transformá-lo: a prática da ergonomia. São Paulo: Blucher; 2001.
23. Falzon P (Ed.). Ergonomia. São Paulo: Blucher; 2012.
24. Daniellou F, Simard M, Boissières I. Fatores humanos e organizacionais da segurança industrial: um estado da arte. Cadernos da Segurança Industrial. Toulouse: ICSI; 2013.
25. Rasmussen J. Risk management in a dynamic society: a modeling problem. Safety Sci. 1997;27(2-3):183-213.
26. Ruijter A, Guldenmund F. The bowtie method: A review. Safety Sci. 2016;88:211-8.
27. Institut pour une culture de sécurité industrielle - ICSI. O essencial da prevenção de acidentes graves, fatais e tecnológicos ampliados. Cadernos da Segurança Industrial. Toulouse: ICSI; 2021.
28. Amalberti R. Gestão de segurança: teorias e práticas sobre as decisões e soluções de compromisso necessárias. Presidente Prudente: FMB-UNESP; 2016.
29. Dekker S. O anarquista da segurança: apoiando-se na perícia e na inovação humanas, reduzindo burocracia e compliance. São Paulo: Blucher; 2023.
30. Rocha R, Mollo V, Daniellou F. Contributions and conditions of structured debates on work on safety construction. Saf Sci. 2019;113:192-9.
31. Hollnagel E. Safety-I and safety-II: the past and future of safety management. Boca Ratón: CRC press; 2014.
32. Vanderhaegen F. Erik Hollnagel: safety-I and safety-II, the past and future of safety management. Cogn Technol Work. 2015;17(3):461-4.
33. Branford K, Naikar N, Hopkins A. Guidelines for AcciMap analysis. In: Hopkins A (Ed.). Learning from high reliability organizations. Sidney: CCH Australia; 2009:193-212.
34. Waterson P, Jenkins DP, Salmon PM, Underwood P. Remixing Rasmussen: the evolution of Accimaps within systemic accident analysis. Appl Ergonom. 2017;59(Pt. B):483-503.
35. Johnson CW, Almeida IM. An investigation into the loss of the Brazilian space programme's launch vehicle VLS-1 V03. Safety Sci. 2008;46(1):38-53.
36. Loutfi M. Investigação do acidente da Boate Kiss em Santa Maria/RS: análise do acidente para ampliação do espaço de discussão e retorno de experiência [dissertação]. São Paulo: Universidade de São Paulo; 2015.
37. Gonçalves Filho AP, Queiroz PS. Abordagem sistêmica para investigar trágico acidente marítimo no Brasil. Laborare. 2019;2(3):39-59.
38. Dien Y, Dechy N, Guillaume E. Accident investigation: from searching direct causes to finding in-depth causes - Problem of analysis or/and of analyst? Safe Sci. 2012;50(6):1398-407.
39. Lima FPA. A formação em ergonomia: reflexões sobre algumas experiências de ensino da metodologia de Análise Ergonômica do Trabalho. In: Kiefer C, Fagá I, Sampaio MR (Org.). Trabalho - educação - saúde: um mosaico em múltiplos tons. São Paulo: Fundacentro; 2001:133-48.
40. Almeida IM, Vilela RAG, Silva AJN, Beltran SL. Modelo de Análise e Prevenção de Acidentes - MAPA: ferramenta para a vigilância em saúde do trabalhador. Ciênc Saúde Colet. 2014;19(12):4679-88.
41. Beltran SL, Vilela RA, Almeida IM. Challenging the immediate causes: a work accident investigation in an oil refinery using organizational analysis. Work. 2018;59(4):617-36.
42. Beltran-Hurtado SL, Vilela RAG, Almeida IM, Jackson-Filho JM, Querol MAP, Simões RR et al. Contribuições do Laboratório

de Mudança ao Modelo de Análise e Prevenção de Acidentes. In: Vilela RAG, Querol MAP, Lopes MGR, Cerveny GCO, Hurtado SLB (Org.). Desenvolvimento colaborativo para a prevenção de acidentes e doenças relacionadas ao trabalho – Laboratório de Mudança na Saúde do Trabalhador. São Paulo: Ex-Libris; 2020:290-309.

43. Engeström Y. Expansive learning at work: toward an activity-theoretical re-conceptualization. J Educ Work. 2001;14(1):133-56.
44. Sannino A. The principle of double stimulation: a path to volitional action. Learn Cult Social. 2015;6:1-15.
45. Beltran S, Lopes M, Vilela R, Querol M, Eroico G, Almeida I. Expanded Method of Accident Analysis and Prevention – MAPA^{EX}: an incident analysis in a railway company. In: Arezes P, Garcia A (Ed.) Safety management and human factors. Proceedings of the AHFE 2022 International Conference. 2022;64:1-10.
46. Engeström Y. The future of activity theory: a rough draft. In: Sannino A, Daniels H, Gutiérrez KD (Ed.). Learning and expanding with activity theory. Cambridge: Cambridge University Press; 2009:303-28.
47. Hurtado SLB, Simonelli AP, Mininel VA, Esteves TV, Vilela RAG, Nascimento A. Políticas de saúde do trabalhador no Brasil: contradições históricas e possibilidades de desenvolvimento. Ciênc Saúde Colet. 2022;27(8):3091-102.
48. Lacaz FAC. Diferentes formas de apreensão das relações entre trabalho, saúde/doença. In: Paim JS, Almeida-Filho N (Org.). Saúde Coletiva: teoria e prática. 2ª ed. Rio de Janeiro: Medbook; 2023:615-28.
49. Programa das Nações Unidas para o Desenvolvimento – PNUD. Objetivo 8. Trabajo decente y crecimiento económico. 2023. Disponível em: https://www.undp.org/es/sustainable-development-goals/trabajo-decente-crecimiento-economico (Acesso em: 18 mai. 2023).
50. Almeida IM. Acidentes de trabalho e a repolitização da agenda da saúde do trabalhador? In: Gomez CM, Machado JMH, Pena PGL (Org.). Saúde do trabalhador na sociedade brasileira contemporânea. Rio de Janeiro: Fiocruz; 2011:201-25.
51. Schulte PA, Iavicoli I, Fontana L, Leka S, Dollard MF, Salmen-Navarro A et al. Occupational safety and health staging framework for decent work. Int J Environ Res Pub Health 2022;19:10842.
52. Vilela RAG, Jackson Filho JM, Querol MAP, Gemma SFB, Takahashi MAC, Gomes MHP et al. A expansão do objeto da vigilância em acidente do trabalho: história e desafios de um centro de referência em busca da prevenção. Cienc Saúde Colet. 2018;23(9):3055-66.

17

Trabalhadores em Situação de Vulnerabilidade no Contexto da Precarização do e no Trabalho

Jussara Maria Rosa Mendes
Dolores Sanches Wünsch
Daniela Trevisan Monteiro
Carmem Regina Giongo
Fábio Ramos Cannas

- Introdução
- Trabalhadores em situação de rua
- Trabalhadores em situação de refúgio e migração
- Trabalhadores uberizados
- Atenção à saúde dos(as) trabalhadores(as) vulnerabilizados(as) e formas de proteção social

Introdução

A injusta relação de forças marcada pelas assimetrias de acesso às informações e aos direitos exige ações que priorizem respostas sociais passíveis de execução e de encaminhamentos de problemas e necessidades decorrentes das formas de relações de trabalho às quais os trabalhadores estão sujeitados.[1] O campo da saúde do(a) trabalhador(a) deve aprimorar o olhar para os mais vulneráveis e os mais suscetíveis a estas formas de trabalho, que se apropriam de seus direitos fundamentais e do exercício pleno de cidadania.

A compreensão é de que, no cenário contemporâneo, se vivencia um processo de precarização do trabalho, entendido como um fenômeno multidimensional e que diz respeito a um processo histórico-estrutural.[2] As expressões desse processo são decorrentes da questão social, enquanto desigualdade social, e aliam-se às formas de seu enfrentamento. A precarização do trabalho como fenômeno mundial e estrutural é denominada por Castel[3] como um processo de desfiliação salarial e perda da proteção relacionada ao assalariamento. Para Druck,[4] há uma precarização social do trabalho com características e modalidade inéditas nas últimas décadas, mas que reconfiguram a precarização estrutural e histórica no Brasil.

Frente ao exposto, este capítulo aborda a temática da precarização do trabalho e trabalhadores(as) vulneráveis, evidenciando as múltiplas formas de degradação do trabalho e, por conseguinte, a precarização da vida humana. O trabalho assume novos contornos devido às mudanças estruturais que perpassam o capitalismo contemporâneo, entretanto incorpora para si todas as antigas e novas formas de trabalho precarizado. Nesse contexto, encontram-se trabalhadores(as) de diferentes realidades que, com suas particularidades, somam-se a um contingente cada vez maior de trabalhadores(as) vulneráveis.

A vulnerabilidade do(a) trabalhador(a) pode ser conceituada como uma situação de inferioridade contratual agravada por fatores de risco laboral e/ou pela condição pessoal do(a) trabalhador(a). Ao invés de vínculos formais e protegidos e que possibilitavam ao(a) trabalhador(a) sua inserção no mercado de consumo, as relações tornaram-se informais, de curta duração e desprotegidas.[2] A vulnerabilidade dos(as) trabalhadores(as) foi referida por Antunes e Druck[5] como vulnerabilidade estrutural no sentido de que:

> *Assim, quando se examina a dimensão "mercado de trabalho", isto é, as formas de mercantilização da força de trabalho, encontra-se uma condição de heterogeneidade e segmentação, marcada por uma vulnerabilidade estrutural que se reconfigura, com formas de inserção (contratos) precárias, sem proteção social, com salários mais baixos, revelados pela terceirização de forma exemplar, cujo crescimento exponencial pode ser observado em diferentes segmentos da classe trabalhadora.*[5]

Logo, as transformações sociais ocorridas, em que o trabalho é parte constitutivo, se expressam não apenas nas formas de organização e relações de trabalho, mas encontram-se ancoradas nas contrarreformas de políticas e direitos sociais, ocorrendo a perda de direitos trabalhistas e previdenciários, tornando os(as) trabalhadores mais vulneráveis. Tal vulnerabilidade torna-se mais relevante quanto maior o desemprego e os(as) trabalhadores(as) informais. Pois, o risco do desemprego influencia os padrões contratuais daqueles que estão empregados e, por isso, passam a se sujeitar a situações que antes não seriam consentidas.[2]

Ao compreender a centralidade do trabalho e suas determinações do processo de precarização, tem-se presente o impacto e seus agravos sobre a saúde e a vida do trabalhador. Assim, o trabalho ocupa lugar central para compreender as incertezas dos estatutos, a fragilidade dos vínculos sociais e a presença de indivíduos em situação de flutuação na estrutura social. Castel[6] trabalha com os efeitos desses processos que implicam no rompimento da coesão social e geram desconversão social: individualismo negativo, vulnerabilidade de massa, desvantagem, invalidação social, desfiliação e inexistência social.

Convém ressaltar que há parcelas significativas de trabalhadores que exponenciam maior vulnerabilidade no mercado de trabalho, pois estão inseridos em situações de maior precariedade, e sem ou com estrita proteção laboral e previdenciária. Dentre outros, podemos destacar: trabalhadores terceirizados, trabalhadores uberizados, trabalhadores em situação de refúgio e migração, bem como os trabalhadores que estão em situação de rua. Ainda, há aqueles trabalhadores em situações agravadas como o trabalho análogo à escravidão.

Diante disso, este capítulo possui o objetivo de apontar e problematizar as vivências de trabalhadores em situação de vulnerabilidade e, como forma de ilustrar e dar visibilidade a essa realidade, traz-se a realidade dos trabalhadores vinculados à situação de rua, situação de refúgio ou migração e uberizados. Na sequência, e finalizando este capítulo, enfatiza-se os principais agravos à saúde dos trabalhadores no contexto de vulnerabilidade, apontando a necessidade de serem enfrentados na perspectiva da atenção integral à saúde do trabalhador e de proteção social.

Trabalhadores em situação de rua

Estima-se que no Brasil 62,5 milhões de pessoas vivem abaixo da linha da pobreza, com renda mensal de até R$ 468,00 reais. Desse total, 17,9 milhões pertencem ao grupo da extrema pobreza que conta com menos de R$ 168,00 reais mensais.[7] Fatores como a alta do desemprego e a redução dos investimentos em programas sociais contribuíram para o crescimento da população que vive na extrema pobreza desde 2014.[7] Além disso, a pandemia por COVID-19, associada à fragilização das políticas de proteção social, aprofundou a situação de vulnerabilidade e precarização social no país.[8]

Como consequência deste cenário, milhares de pessoas no Brasil fazem da rua um espaço de vida e de trabalho, revelando as últimas consequências do processo de exclusão e vulnerabilidade social. Do ponto de vista conceitual, conforme a Política Nacional para a Inclusão Social da População em Situação de Rua, esse público pode ser definido como um grupo heterogêneo, caracterizado pela extrema pobreza, com vínculos familiares fragilizados ou rompidos e que utiliza espaços públicos não convencionais para moradia e sustento, seja de maneira temporária ou permanente.

Em 2022, o Instituto de Pesquisa Econômica e Aplicada (IPEA)[9] divulgou uma estimativa nacional quanto ao número de pessoas em situação de rua no Brasil, totalizando 281.472 indivíduos. O número é 38% maior que o total estimado em 2019 e 211% superior ao ano de 2012, sendo que a região Sudeste apresenta quase 50% das pessoas em situação de rua do Brasil, totalizando 151.030 pessoas, seguida pela região Nordeste, com 53.525 pessoas e Sul com 39.178 pessoas.

Uma pesquisa realizada no município de Novo Hamburgo (RS) teve como objetivo descrever as características da população em situação de rua, analisando as condições de trabalho, educação e o acesso às políticas públicas de assistência e proteção social. A pesquisa entrevistou 170 pessoas no período de 1 de abril de 2019 a 12 de dezembro de 2019. A idade média dos participantes foi de 39 anos, sendo que a maioria vivia na rua há mais de 10 anos.[10]

Esse estudo revelou que grande parte dos participantes (98,2%) não possuía vínculo de trabalho formal. No entanto, 66,5% realizam atividades diversas no campo da informalidade e 33,5% não estavam vinculados a qualquer tipo de trabalho. Dentre as atividades exercidas, destacam-se os catadores de materiais recicláveis, os vendedores ambulantes, os auxiliares na construção civil e os guardadores de carro. Cabe destacar que, em muitos casos, as condições de trabalho precário e informal estavam relacionadas à baixa escolaridade dos entrevistados e a dificuldade de acesso às políticas de proteção social, em especial, as políticas de habitação. Sobre o contexto educacional, 60,6% dos participantes não concluíram o ensino fundamental, sendo que apenas 14,7% deles concluíram o ensino médio. No que tange à inclusão digital, apenas 38,8% dos entrevistados mencionaram possuir acesso à internet em espaços públicos municipais.

Frente aos dados apresentados, pode-se afirmar que o processo de enfrentamento às diversas vulnerabilidades vivenciadas pelas pessoas em situação de rua deve ocorrer através de políticas públicas intersetoriais, pautadas na equidade e na participação das pessoas em situação de rua. Neste contexto, são necessários projetos a longo prazo que integrem um olhar para as questões de moradia, inserção no mercado de trabalho, inclusão educacional, saúde e cidadania, superando intervenções assistencialistas ou pautadas exclusivamente no combate à fome.

Trabalhadores em situação de refúgio e migração

Entre 2011 e 2019, 239 mil pessoas em situação de migração ou refúgio pediram asilo ao Brasil.[11] No que se refere ao número de refugiados, em 2021 foram feitas 29.107 solicitações, sendo que as nacionalidades com maior número de pedidos entre 2011 e 2021 foram a venezuelana (48.789), seguida dos sírios (3.682) e dos congoleses (1.078). Em função da proximidade territorial com a Venezuela, a região norte do país registrou o maior número de solicitações totalizando 72,2%. Apesar disso, é importante destacar que apenas em 2021 o Brasil recebeu solicitações de pessoas provenientes de 117 países, apontando para a grande diversidade nos acolhimentos.[12]

Para as pessoas que vivem o processo migratório e precisam reconstruir suas vidas em um novo país, a inserção no mercado de trabalho ocupa um lugar central, tanto no que se refere à inserção social como também a vinculação identitária ao país acolhedor. Apesar disso, Villen[13] aponta que grande parte das pessoas em situação de migração e refúgio estão emocionalmente, socialmente e economicamente mais vulneráveis, ficando suscetíveis a trabalhos precários e informais. Outro elemento bastante comum é a falta de documentação ou pendências migratórias que potencializam a precarização. Segundo o Observatório das Migrações Internacionais, no final do ano de 2017 somavam-se 122.069 migrantes formalmente empregados no mercado brasileiro. O setor que mais empregava era o da produção de bens e indústria com 32,7%.[14]

Neste contexto, não raramente, as pessoas em situação de migração ou refúgio são submetidas a condições análogas ao trabalho escravo, evidenciando a importância de políticas públicas de acolhimento, orientação e proteção aos estrangeiros residentes no Brasil. No mês de outubro de 2020, a região Metropolitana de Porto Alegre foi alvo de ações da Polícia Federal e da Inspeção do Trabalho no Rio Grande do Sul, em uma operação de combate ao trabalho análogo à escravidão. Na ocasião, foram encontrados três venezuelanos que trabalhavam três turnos (manhã, tarde e noite), sem salário e ainda sofriam ameaças físicas e psicológicas pelo empregador.[15]

Diante disso e considerando o contexto apresentado, foi desenvolvida uma pesquisa na região metropolitana de Porto Alegre e na região Vale dos Sinos no estado do Rio Grande do Sul, visando analisar as vivências de trabalho de pessoas em situação de refúgio ou migração. Participaram da pesquisa 71 pessoas em situação de migração ou refúgio.[16]

Os resultados do estudo apontaram que a maioria dos entrevistados residia no Brasil há mais de 2 anos (38%), 32,4% estavam no país entre 1 e 2 anos, 9,9% até 3 meses ou de 3 a 6 meses, 8,4% de 6 meses a 1 ano e 1,4% não souberam ou não responderam. Convém ressaltar que mais da metade dos entrevistados tiveram o primeiro contato com a língua portuguesa quando chegaram ao Brasil, o que dificultou a comunicação.

No que se refere ao vínculo de trabalho, 47 dos 71 entrevistados possuíam carteira assinada, 10 trabalhavam de maneira informal e 1 estava desempregado no momento da entrevista. Os outros 13 participantes não souberam responder à questão. Com relação à área de atuação, 30 entrevistados trabalhavam no ramo da indústria, 12 no ramo de serviços, 7 no comércio, 6 atuavam de forma autônoma, 3 no ramo da alimentação e 12 não souberam ou não responderam ao questionamento. Os cargos ocupados pelos migrantes e refugiados, na maioria das vezes, não tinham relação com as suas profissões ou com as ocupações exercidas no país de origem. Aqui no Brasil eles estavam, em sua maioria, ocupando cargos de auxiliar de produção, serviços gerais, vendedores ambulantes, frentistas, auxiliar de limpeza, entre outros.

A pesquisa apontou para a necessidade de atenção às condições de trabalho dos participantes da pesquisa, pois mesmo que a maioria dos respondentes estivessem trabalhando de maneira formalizada, com vínculo em carteira de trabalho, as posições que eles ocupavam estão centradas no terceiro setor e muitas vezes não acompanham seu grau de instrução e profissionalização. Além disso, muitos entrevistados não souberam responder se possuíam contrato de trabalho formal, demonstrando importante vulnerabilidade e falta de acesso à informação.

Conforme Villen,[13] a condição em que os migrantes deixam seu país e chegam em um novo local de moradia os faz totalmente dependentes da necessidade de encontrar um trabalho imediato, mesmo que, para isso, estejam expostos a situações de precariedade. Uma matéria do veículo de comunicação Sul 21[17] publicada em 2015, mostrou que, dos 5 mil imigrantes que chegaram na Serra Gaúcha para trabalhar nos 2 anos anteriores, metade tinha sido de alguma forma prejudicada pelo desrespeito aos direitos trabalhistas. E, sobre isso, é preciso situar a responsabilização dos empregadores. Na perspectiva do Ministério Público do Trabalho, é exclusiva a culpabilização da parte contratante, que deverá responder por todas as contratações que ferem os direitos sociais e trabalhistas.[18]

Trabalhadores uberizados

A chamada uberização é um fenômeno relativamente recente, no entanto tem provocado rápida e profunda transformação nas relações sociais de trabalho em todo o mundo. Sua principal característica é a utilização de aplicativos de celular para conectar usuários a prestadores de serviços dos mais diversos segmentos, em especial, motoristas e entregadores. No Brasil, segundo dados do IPEA,[19] órgão ligado ao Governo Federal, existem mais de 1,5 milhão de pessoas trabalhando com entrega de mercadorias e transporte de passageiros. De acordo com o estudo, deste total, 945 mil são motoristas de aplicativo, 322 mil são motociclistas que fazem entregas, 222 mil trabalham como mototaxistas e 55 mil usam outro meio de transporte para entregar produtos.

Segundo Antunes,[20] são os trabalhadores com seus automóveis e motocicletas, ou seja, com seus instrumentos de trabalho, que arcam com suas despesas de seguridade, com os gastos de manutenção, de alimentação, limpeza, de celular, entre outros. Enquanto o aplicativo - na verdade, uma empresa privada global de assalariamento disfarçado sob a forma de trabalho desregulamentado - apropria-se do mais-valor gerado pelo serviço dos motoristas e entregadores, sem preocupações com deveres trabalhistas historicamente conquistados pela classe trabalhadora.

Entre as principais características deste fenômeno está a invisibilidade da relação formal de trabalho assalariado,[21] projetando ao prestador de serviço a falsa percepção de que ocupa a posição de empreendedor. À margem da formalidade, não apenas fica privado dos direitos trabalhistas, como também, expõe a saúde a extensas jornadas diárias, sem descanso semanal. Para garantir o maior rendimento médio mensal entre esses trabalhadores, na casa de R$ 1.900,[19] motoristas de aplicativos necessitam trabalhar na faixa de 60 horas/semana, ultrapassando 12 horas diárias, em alguns casos.

A uberização é tema recorrente na Justiça do Trabalho e no Congresso Nacional. No judiciário, existem sentenças em prol dos trabalhadores como das empresas de aplicativo, estando longe de um consenso entre os magistrados. Entre os Deputados e Senadores, novas regulamentações estão tramitando nas duas casas, mas também enfrentam a resistência de parlamentares mais conservadores que defendem a desregulamentação do setor.

Após quase 10 anos de atividades das empresas de aplicativo de transporte no Brasil, o cenário ainda é de incertezas. Porém, a capacidade de organização e mobilização dos trabalhadores e trabalhadoras, em sindicatos e associações, tem sido o principal instrumento de enfrentamento aos processos de vulnerabilização e precarização da categoria.

Atenção à saúde dos(as) trabalhadores(as) vulnerabilizados(as) e formas de proteção social

Diante da realidade destacada acerca dos trabalhadores vulneráveis no contexto de precarização social, em que o trabalho assume a centralidade, a saúde sofre agravos que precisam ser compreendidos e enfrentados socialmente. Mendes e Wunsch[22] definem a saúde do(a) trabalhador(a) "como um processo dinâmico, social, político e econômico, que envolve diferentes manifestações de agravos relacionados aos processos de trabalho e aos processos sociais". Para as autoras, as formas de enfrentamento, visando a promoção e proteção à saúde, exigem a articulação de um conjunto de conhecimentos e intervenções que possam incidir sobre as condições efetivas do processo de saúde-doença e de proteção social. Bem como aponta Mendes e Dias[23] há a necessidade de buscar explicar como se particulariza o adoecer e morrer de diferentes segmentos de trabalhadores, em diferentes processos de trabalho.

Nessa perspectiva, ao olhar para a saúde dos(as) trabalhadores(as) vulneráveis tem-se presentes alguns agravos diante da vulnerabilização que, segundo Seligmann-Silva,[24] estão fundamentalmente relacionados a perdas e impedimentos, dentre os quais a autora destaca: a) perda de suportes sociais e afetivos; b) impedimento do repouso e da recuperação do cansaço; c) perda de confiança; d) atividade impedida (não pode estar presente de forma saudável e plena utilizando sua inteligência e criatividade); e) impedimento de ser reconhecido e de ser.

São agravos que precarizam a vida desses trabalhadores, atingindo sua dignidade e que, paulatinamente, degradam sua saúde. Assim, a intervenção voltada para a saúde do(a) trabalhador(a) requer múltiplas interfaces e um conhecimento ampliado de saúde, bem como reconhecê-los(as) como sujeitos coletivos e que vivenciam processos de precarização social que se aprofundam diante da atual sociabilidade capitalista e que, diante de situações de adoecimento, ampliam ainda mais a sua vulnerabilidade.

Ainda, a saúde do trabalhador(a) requer formas de enfrentamento no que diz respeito às políticas sociais e ao papel do Estado. Ou seja, políticas sociais que se constituem em formas de enfrentamento das desigualdades sociais e como mecanismo de proteção social em diferentes contingências agravadas pela ausência ou insuficiências dessas políticas sociais, e dentre elas a política de Saúde do(a) trabalhador(a) (PNSTT) do Sistema Único de Saúde. Requer, assim, estabelecer de forma intersetorial, a relação com diferentes políticas no atendimento à saúde de trabalhadores(as) em situação de vulnerabilidade, em diferentes serviços públicos que efetivam as políticas sociais, dentre elas os serviços de saúde do SUS, em todos os níveis de atenção à saúde. Pautando-se no reconhecimento das determinações sociais sobre o processo de saúde-doença e pela atenção em saúde na perspectiva da integralidade.

Referências

1. Ayres JRCM, Franca I Junior, Calazans GJ, Saletti HC Filho. O conceito de vulnerabilidade e as práticas de saúde: novas perspectivas e desafios. In: Czeresnia D, Freitas CM (Org.). Promoção da saúde: conceitos, reflexões, tendências. Rio de Janeiro: FIOCRUZ; 2003. p. 117-39.
2. Alves AC. Direito, trabalho e vulnerabilidade. Revista da Faculdade de Direito UFPR. 2019;64(2):111-139.
3. Castel R. As armadilhas da exclusão. In Belfiore-Wanderley M, Bógus L, Yazbek MC (Org.). Desigualdade e a questão social. 2. ed. São Paulo: EUC; 2000. p. 17-49.
4. Druck G. Precarização Social do trabalho no Brasil, alguns indicadores In: Antunes R (Org.). Riqueza e miséria do trabalho no Brasil. São Paulo: Boitempo; 2006. p. 55-73.
5. Antunes R, Druck G. A terceirização sem limites: a precarização do trabalho como regra. O social em questão. 2015;18(34):19-40.
6. Castel R. As metamorfoses da questão social: uma crônica do salário. 12. ed. Petrópolis: Vozes; 2015.
7. Instituto Brasileiro de Geografia e Estatística. Condições de vida, desigualdade e pobreza. Rio de Janeiro: IBGE; 2022. Disponível em: https://www.ibge.gov.br/estatisticas/multidominio/condicoes-de-vida-desigualdade-e-pobreza.html. (Acesso em: 05 ago. 2023).
8. Carvalho AR, Souza LR, Gonçalves SL, Almeida ERF. Vulnerabilidade social e crise sanitária no Brasil. Cadernos de Saúde Pública. 2021;37(9):e00071721.
9. Instituto de Pesquisa Econômica Aplicada - IPEA. Estimativa da população em situação de rua no Brasil (2012-2022) (publicação preliminar). Brasília: IPEA; 2022. Disponível em: https://repositorio.ipea.gov.br/bitstream/11058/11604/1/NT_Estimativa_da_Populacao_Publicacao_Preliminar.pdf. (Acesso em: 05 ago. 2023).
10. Giongo CR, Passini ES, Fritz M, Backes RMF, Nardes S, Pinheiro SS. Cartilha população adulta em situação de rua de Novo Hamburgo. Editora: Feevale; 2019. Disponível em: https://www.feevale.br/Comum/midias/381f0435-88af-4ecb-85d5-df358a020b6a/CARTILHA_final.pdf. (Acesso em: 05 ago. 2023).
11. Teixeira R. Comissão ouve situação de migrantes e refugiados no Brasil. Rádio Senado. 2021. Disponível_https://www12.senado.leg.br/radio/1/noticia/2021/11/19/comissao-ouve-situacao-de-migrantes-e-refugiados-no-brasil. (Acesso em: 05 ago. 2023).
12. Alto Comissariado das Nações Unidas para Refugiados. Dados sobre refúgio no Brasil. ACNUR. Brasília: ACNUR; c2001-2023. Disponível em: https://www.acnur.org/portugues/dados-sobre-refugio/dados-sobre-refugio-no-brasil/. (Acesso em: 05 ago. 2023).
13. Villen P. O trabalho forçadamente indocumentado e institucionalmente silenciado: a imigração dos "periféricos emergências" para o Brasil. Rev. ABET. 2016;14(2):186-98.
14. Alto Comissariado das Nações Unidas para Refugiados. Brasil torna-se o país com maior número de refugiados venezuelanos reconhecidos na América Latina. ACNUR. Brasília: ACNUR; c2001-2023. Disponível em: https://www.acnur.org/portugues/2020/01/31/brasil-torna-se-o-pais-com-maior-numero-de-refugiados-venezuelanos-reconhecidos-na-america-latina/ (Acesso em: 05 ago. 2023).
15. G1 RS Portal de Notícias. Operação da PF combate trabalho escravo em propriedade rural em Morro Reuter. G1 RS Portal de Notícias. 2020. Disponível em: https://g1.globo.com/rs/rio-grande-do-sul/noticia/2020/10/29/operacao-da-pf-combate-trabalho-escravo-em-propriedade-rural-em-morro-reuter.ghtml. (Acesso em: 05 ago. 2023).
16. Sbeghen C, Wendling A, Arnold V, Macedo JM, Giongo CR. Deslocamento e inserção social: vivências de migração e refúgio. Serviço Social em Revista. 2022;25(2):439–459.
17. Gomes L. Sem informação e sem entender a língua, imigrantes têm direitos trabalhistas desrespeitados no RS. Sul 21. 2015. Disponível em: https://www.sul21.com.br/areazero/2015/07/sem-informacao-e-sem-entender-a-lingua-imigrantes-tem-direitos-trabalhistas-desrespeitados-no-rs/. (Acesso em: 05 ago. 2023).
18. Prado EJ, Coelho R. Migrações e Trabalho. Brasília: Ministério Público do Trabalho; 2015.
19. Instituto de Pesquisa Econômica Aplicada - IPEA. Mercado de Trabalho: conjuntura e análise. Brasília, DF: IPEA, 2022. Disponível em: https://repositorio.ipea.gov.br/bitstream/11058/10658/1/bmt_71_trabalho.pdf. (Acesso em: 05 ago. 2023).
20. Antunes R. O privilégio da servidão: o novo proletariado de serviços na era digital. São Paulo: Boitempo; 2018.
21. Cannas FR. Movimentos de resistência do trabalhador uberizado. Temporalis. 2020;20(39):132-45.
22. Mendes JMR, Wunsch DS. Serviço Social e a saúde do trabalhador: uma dispersa demanda. Serviço Social e Sociedade. 2011;(107):461-81.
23. Mendes R, Dias EC. Da medicina do trabalho à saúde do trabalhador. Revista Saúde Pública. 1991;25(5):341-9.
24. Seligmann-Silva E. Trabalho e desgaste mental: o direito de ser dono de si mesmo. São Paulo: Cortez; 2011.

18

Técnicas e Ferramentas para Avaliação do Risco de Agravos à Saúde no Trabalho

Luiz Alfredo Scienza

- Por que avaliar riscos no trabalho?
- Lógica e aleatoriedade
- Aplicabilidade, validação e conformidade
- Aderência das ferramentas de avaliação de risco às demandas da atividade
- Níveis de aprofundamento das abordagens
- Seleção das ferramentas vinculadas às necessidades da avaliação e prevenção de riscos – o caso de agentes químicos. Princípio ALARP
- Construção da aceitabilidade do risco

Aquele que não tem previsão e subestima seu inimigo certamente será capturado por ele.

Sun Tzu, A Arte da Guerra

Por que avaliar riscos no trabalho?

Pelos caminhos que levavam à antiga Tebas, Sófocles, em Édipo Rei, nos conta que viajantes eram massacrados por uma besta-fera, a Esfinge, até o nosso trágico herói superar seus terrores e enigmas. Da mesma forma, as inter-relações entre o trabalho e agravos à saúde humana estão recorrentemente imersas nas zonas cinza da incerteza e desconhecimento. No entanto, é possível agregar Ciência, incluindo metodologias, abordagens e ferramentas que nos ajudam a estabelecer a magnitude de um risco laboral, na perspectiva de promoção da saúde humana e implantação de medidas corretivas. Como regra soberana, esses riscos devem ser eliminados em sua origem, através da organização socialmente saudável do trabalho e escolhas de bases tecnológicas de menor agressividade à saúde individual e coletiva. Quando as circunstâncias os tornam impossíveis de serem banidos, apresentam caráter residual ou padecem na sombra, um processo de avaliação, mesmo que preliminar, deverá ser iniciado como forma de evitar que preteridos, subestimados, naturalizados. E a besta-fera sobreviva.

Por séculos, os trabalhadores suportam o peso de lesões e mortes perfeitamente evitáveis, que perpassam os muitos espaços de reprodução da riqueza material. Um fenômeno mundial, que assume proporções severas nas fronteiras do capitalismo, carreando populações socialmente vulneráveis, na busca de sobrevivência e renda a qualquer custo, ao berço do trabalho precário, flexibilização contratual, instabilidade e desproteção. Os chamados determinantes sociais da saúde estão nas raízes silenciosas dos seus impactos, inclusas as diferentes condições e perspectivas ofertadas a pessoas, segmentos, regiões e países.[1] Entre esses determinantes, a forma de contratação dos trabalhadores é um significativo fator da morbidade e acidentalidade incidente, quase sempre ignorado nos processos tradicionais de avaliação de riscos no trabalho. Nesse campo, a inserção dos chamados informais, desprovidos de quaisquer direitos, nas cadeias de produção de produtos e serviços muitas vezes sofisticados, é um bom exemplo. Outro são as crescentes formas de organização do trabalho que privilegiam a terceirização de atividades – biombo estratégico para a contenção de custos e direitos – por meio de empresas intermediárias (interpostas) entre o tomador e as múltiplas faces do "operário em construção", regida por um contrato civil. Se postos a laborar ombro a ombro com aqueles contratados por prazo indeterminado, rotineiramente estarão sujeitos a medidas protetivas de menor eficácia; se na periferia da atividade principal, prestam serviços com baixa visibilidade e remuneração, expostos a uma plêiade de riscos químicos, físicos, biológicos e ação de fatores ergonômicos e organizacionais. O apartheid entre o direito constitucional à saúde e a realidade esculpida por esses determinantes é capaz de escapar das malhas conceituais da maioria das ferramentas pensadas para avaliar riscos no trabalho, o que exige de seus aplicadores generosas doses de discernimento e sensibilidade social.

Desde os primeiros Homo sapiens sapiens, identificados há mais de trezentos mil anos na África, o trabalho humano é esculpido em sal, suor e múltiplas ameaças que carreiam lesões e adoecimentos, a antessala da morte prematura. Mesmo considerando o arquétipo recorrentemente predatório dos processos de gestão empresarial do trabalho, o que inclui o próprio gerenciamento dos riscos, é possível quebrar esse determinismo exauriente e aplicar o estado da arte da prevenção, reduzindo incertezas, removendo dificuldades, apontando prioridades e soluções para o controle. Aliás, para que riscos no trabalho sejam efetivamente tratados, o primeiro e decisivo passo é que os perigos sejam identificados. Avaliamos riscos decorrentes dos perigos identificados porque essa é uma etapa fundamental, se a prevenção for um objetivo a ser alcançado. Avaliamos porque são necessários novos conhecimentos e abordagens para riscos emergentes, cenários e fatores de crescente complexidade. Avaliamos para romper os arcaicos paradigmas da "doença ocupacional" e alcançar o bem-estar e qualidade de vida dos trabalhadores.[2] A verdadeira face da sobrecarga decorrente de adoecimentos, lesões ocupacionais e relacionadas ao trabalho é uma incógnita, vislumbramos apenas fragmentos subestimados de um mosaico complexo. Essa condição afeta a elaboração de políticas públicas, investimentos e tomadas de decisão com foco na saúde da população,[3] embora já disponível um conjunto de evidências que demonstram a necessidade de que sejam priorizadas medidas de prevenção de alterações da saúde de caráter inespecífico, desde o câncer relacionado ao trabalho até quadros de ansiedade generalizada, depressão, síndrome pós-traumática e outros, ligados a fatores psicossociais. Não se trata de esquecer os acidentes mutilantes com prensas excêntricas de engate

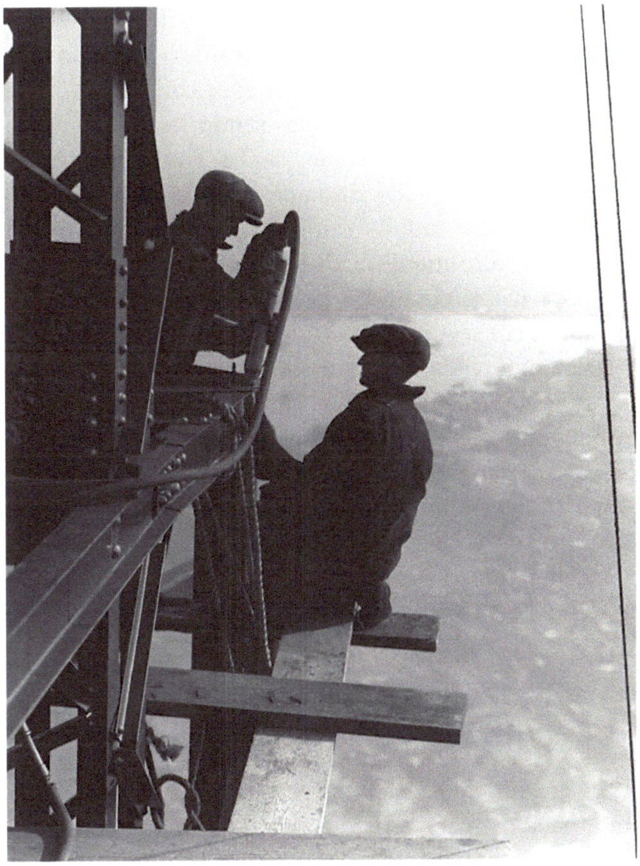

Figura 18.1. Contradição e construção – as diferentes percepções de riscos, dois trabalhadores rebitando uma viga de canto, na construção Empire State Building, em Nova Iorque/EUA, 1931. Segundo relatos oficiais, cinco trabalhadores morreram durante a construção. Divisão de Arte, Impressões e Fotografias de Miriam e Ira D. Wallach: Coleção de Fotografia, Biblioteca Pública de Nova York. Fotógrafo de Lewis Wickes Hine. Obtido em https://digitalcollections.nypl.org/items/510d47d9-a90c-a3d9-e040-e00a18064a99.

por chaveta ou as síndromes clássicas, como o saturnismo ou o hidrargirismo, eles continuam, infelizmente, a ocorrer em nosso paraíso tropical. Apenas convencer os patrícios que existem riscos, igualmente severos, que podem levar a efeitos não específicos sobre a saúde humana e que demandariam imediato reconhecimento, abordagem e tratamento. Sem esses princípios gerais, a alternativa será a naturalização das muitas sentenças de lesão e morte precoce pelo trabalho.

Lógica e aleatoriedade

Mais que uma obrigação legal, os trabalhadores devem ser protegidos de todos os riscos a que possam estar expostos pelo exercício do seu trabalho. Isso pode ser alcançado através de um processo estruturado de gerenciamento de riscos, que envolva a identificação de perigos, análise, avaliação e posterior implantação de medidas de eliminação ou minimização, em ciclo interativo e contínuo.[4] Gerir riscos implica compreender o trabalho humano, respeitar as características da população exposta, promover a participação dos trabalhadores, entender o alcance e, especialmente, os limites da lei, dominar conceitos relacionados e as tecnologias de controle mais adequadas. É importante que a gestão de riscos laborais transite na confiabilidade, inclusive no tocante à adoção de metodologias de avaliação consistentes e aptas ao trabalho real.

A gênese da acidentalidade e morbidade pelo trabalho não segue a aleatoriedade de um jogo de dados, pois presente uma lógica que, se compreendida, permitirá a interrupção do seu curso esperado. Este capítulo objetiva trazer informações gerais sobre a avaliação de riscos relacionados ao trabalho, um processo vinculado ao próprio conceito de risco, bem como espelhar algumas metodologias e ferramentas reconhecidas para estimá-los. Dialeticamente, essas avaliações devem estar distantes de expressar apenas resultados matemáticos decorrentes da aplicação de técnicas complexas, pois compõem o que podemos chamar de núcleo estratégico da gestão de riscos. É ela que fornecerá os elementos necessários para desnudar quadros pouco visíveis, riscos dispersos, priorizar e otimizar soluções. Classicamente, entre seus objetivos, encontramos:

a) Como núcleo do processo de gestão, caracterizar os níveis de risco e necessidade de adoção de medidas preventivas.
b) Em conjunto com outros indicadores, demonstrar o nexo causal entre trabalho e agravos à saúde.
c) Estimar a eficácia das medidas de prevenção existentes.
d) Subsidiar políticas e intervenções de Estado, inclusive ajudando a promover o aperfeiçoamento da regulação do trabalho.

Para enfrentar esses desafios, está disponível uma miríade de ferramentas para a avaliação e posterior tratamento de cada categoria de risco. Para dar início, uma condição prévia deve estar satisfatoriamente atendida: os perigos, inclusive os de caráter insidioso, estão realmente identificados? Se a resposta não for positiva, a própria avaliação pode não ser representativa, pois alguns fatores de risco, mesmo portadores de uma natureza diversa, podem interagir e agravar o potencial efeito danoso. É reconhecido que a submissão simultânea a jornadas de trabalho extraordinárias e a concentrações significativas a alguns vapores de hidrocarbonetos no ar podem agravar a sua neurotoxicidade, o aumento da jornada está frequentemente associado ao aumento do tempo de exposição ao agente. A condição maximiza a dose do toxicante e seus metabólitos e potencializa os efeitos críticos esperados.

Portanto, se a resposta à indagação gerar inquietação ou dúvida, especialmente quando a avaliação preliminar não é capaz de detectar níveis de risco expressivos à saúde, a recomendação é reiniciar a etapa de identificação dos perigos, assim sucessivamente. Infelizmente, a realidade nos leva a constatar a aplicação usual de rotinas de avaliação que se limitam a fontes óbvias e estimativas não representativas da exposição de concentrações e intensidades de agentes, inclusive pervertendo técnicas. E solenemente ignorar outros perigos que poderiam traduzir riscos significativos, o que compromete o esforço preventivo. No entanto, se a resposta for positiva, o passo seguinte é analisar a chamada atividade de trabalho, talvez com o instrumental da Ergonomia da Atividade, as características da população exposta, as formas de contato, tempos de exposição, as variabilidades mais frequentes, as já envolvidas em acidentes e incidentes anteriores, os ajustes mobilizados com suas implicações como riscos emergentes, os relatos de queixas e outros indicadores. De posse dessas informações, é possível estabelecer quais seriam as técnicas e ferramentas mais adequadas para avaliar os riscos existentes nos espaços de trabalho. Interessante observar que a simples verificação da conformidade legal das condições de exposição do trabalhador não deve ser o único objetivo de um processo de gestão na área trabalhista, haverá sempre a cobrança dos ditames da Justiça Social: garantia de acesso ao direito e correção de qualquer desigualdade, ilegalidade ou desrespeito.

No campo da Medicina do Trabalho, um procedimento consistente de avaliação dos riscos também poderá contribuir para o estabelecimento do nexo entre a exposição e a alteração da saúde observada, inclusive com uso de abordagens coletivas e epidemiológicas capazes de desnudar as sutilezas do adoecimento de caráter inespecífico, hoje o grande desafio. Infelizmente, algumas estruturas empresariais e profissionais de segurança e saúde no trabalho ainda perpetuam a ocultação das pontes lógicas que constroem o nexo causal do agravo, através de práticas como a simples sonegação do perigo até o uso incorreto de ferramentas de avaliação. Seja como desinformação ou estratégia, o não reconhecimento do nexo, quando existente, permite que as condições de exposição que levaram ao agravo se perpetuem, floresçam, ganhem ares esperados e naturais. E a besta-fera reine novamente.

A utilização de bons critérios e ferramentas de avaliação de risco no trabalho permite que o processo preventivo se apresente como um ente concreto, visível, com resultados palpáveis, não sendo lembrado como associado a mitos e lendas de La Fontaine. Infelizmente, a humanidade ainda caminha com o passo do caranguejo em muitos campos do conhecimento em saúde e as ferramentas existentes podem não alcançar as respostas pretendidas pelos aplicadores. Áreas de pesquisa em segurança e saúde no trabalho (SST) estão sendo demarcadas como de atenção prioritária pela comunidade científica internacional, inclusive atendendo a demandas setoriais e intersetoriais, na busca por novas tecnologias para a avaliação e controle de riscos emergentes, novos métodos de avaliação da exposição a químicos com evidências de carcinogenicidade, a nanomateriais, a produtos retardadores de chama e ao bisfenol A (BPA), entre outras.[5]

Aplicabilidade, validação e conformidade

A norma ISO 31000[6] é reconhecida como o padrão internacional para gerirmos riscos e explora a amplitude: "risco como efeito da incerteza sobre os objetivos da organização", sendo o efeito observado como um desvio, positivo ou negativo, do esperado. Mesmo como norma geral para a gestão de todos os riscos, inclusive à privacidade de dados pessoais e expectativas de comportamento dos mercados, reconhece a incerteza como imanente à própria condição humana, pois sempre que compomos um objetivo na vida, existirá a chance de que as coisas não caminhem conforme o planejado.[7] Cada reflexão, cada momento, cada decisão, cada passo carreiam riscos, permeados por doses generosas de incerteza, que necessitam ser administrados. A redução da indeterminação é um dos princípios precípuos do processo de avaliação de riscos, em sua busca de prever resultados e alcançar objetivos. Bens coletivos inalienáveis, como a segurança e saúde dos trabalhadores e das comunidades no entorno das instalações e espaços de trabalho, devem ser tutelados pela sociedade, as incertezas controladas, a magnitude dos riscos estimada, as medidas que evitem os seus efeitos negativos prescritas e adotadas.

No Brasil, a avaliação e controle dos riscos laborais são obrigações postas aos empregadores em nossa legislação, especialmente nos regulamentos denominados Normas Regulamentadoras de SST, do Ministério do Trabalho e Emprego (MTE). Alguns de seus princípios e obrigações estão estabelecidos na Norma Regulamentadora nº 1,[8] tópico Gerenciamento de Riscos Ocupacionais (GRO) e sua respectiva fase executiva, o Programa de Gerenciamento de Riscos (PGR). Na NR, o GRO é concebido como o processo que organiza e conduz a gestão dos riscos nas empresas, um elemento endógeno, metodologicamente frágil, com escassas amarras legais e pouco infenso à ação do Estado. Algo como se a saúde dos trabalhadores fosse uma propriedade dos detentores do poder econômico, que a disporiam como quisessem, como quaisquer de seus bens materiais. O PGR é um dos subprodutos possíveis do GRO, um somatório de evidências que eventualmente demonstrariam que a gestão é suficiente e adequada. Diante da oportunidade aberta pela nova regulamentação, o mercado se apressa em oferecer produtos para consumo, uma Babilônia rediviva de aplicativos e métodos para compor o GRO das empresas, autoafirmados como infalíveis, porém frequentemente propostos em dissonância com a pauta musical. Notas graves que se contrapõem à lógica, por exemplo, ao remeter efeitos mortais, como a queda em altura ou o câncer relacionado ao trabalho, para uma escala de classificação de severidade apenas "moderada", sem outras ponderações. Claves pouco solares que afirmam uma probabilidade "rara" de ocorrência de disfunções orgânicas esperadas em algumas atividades industriais, como processos de sensibilização induzidos pelo contato com aeroalérgenos da extensa família dos isocianatos, mesmo em ambientes industriais com escassos níveis de controle. Uma profusão de propostas de caráter comercial, pensadas para subverter e rebaixar os níveis de risco existentes e, consequentemente, justificar e perpetuar as condições de exposição que já existem. A cristalização, antítese da prevenção.

Assim, após o processo de identificação e análise dos perigos existentes, a recomendação primaz para a seleção de ferramentas de avaliação de riscos é sua adequação aos riscos a serem avaliados, com ciência do seu escopo e limites, e pertinência com a atividade dos trabalhadores. A norma brasileira NBR IEC 30010[9] fornece uma coleção de técnicas, em caráter não terminativo, para uso no processo de avaliação de riscos em geral, demonstrando, sucintamente, suas prescrições e limites. Algumas podem ser interessantes ao campo da SST, se convenientemente adaptadas, inclusive às exigências da regulamentação. A complexidade e valores envolvidos no binômio saúde e trabalho não permitem que técnicas arroladas na referida NBR sejam simplesmente consideradas adequadas, sem que outras variáveis sejam pesadas.

Como referido, diante do desafio de pensar a gestão de riscos laborais, os profissionais de SST devem temperá-lo com os condimentos da ética preventiva e sensibilidade: o trabalho é terra em transe e desafinar, nesse contexto, significa que eventuais imprecisões serão medidas na dor, exclusão social e vidas humanas. Ferramentas e técnicas devem ser buscadas e selecionadas com reconhecimento e aval da experiência e comunidade de *experts*, não existindo espaços para aventuras autorais, sem embasamento. E complementarmente, para que realmente cumpram seus objetivos, executadas com maestria e rigoroso respeito à pauta, por afinados instrumentos e melhores concertistas.

Até por tratar estimativas para a saúde humana, toda ferramenta de avaliação de riscos no trabalho deve minimizar as incertezas, em outras palavras, ser o mais precisa possível em sua precípua função de predição de eventos. O processo de avaliação de seu desempenho, em condição de uso real, é chamado de validação ou conformidade, um conjunto de evidências de caráter científico que sustentem que o nível de risco estimado corresponda às respostas esperadas. A etapa de validação pode ser executada durante o seu próprio desenvolvimento da técnica ou após a sua proposição. No auge da pandemia da COVID-19, exemplarmente, foi proposta, com apoio da Organização Mundial da Saúde (OMS), uma ferramenta que avaliava o risco de contaminação dos profissionais da saúde pelo patógeno, utilizando questionários transversais estruturados. Após adaptação à cultura e espaços de trabalho brasileiros, foi submetida a estudo metodológico,[10] sob responsabilidade de um comitê de *experts* reunidos pela própria OMS, que concluiu: "o instrumento foi adaptado para utilização no Brasil, o que permitirá a comparação internacional dos resultados e uso dos dados obtidos para avaliação e tomada de decisão em relação à saúde do trabalhador. Além disso, seu uso pode ser ampliado para avaliar outras situações de exposição dos profissionais de saúde ao risco de contaminação por agentes infecciosos". O processo de validação não apenas confirmou a adequação de um instrumento internacional à terra brasilis, como permitiu que seus resultados compusessem as bases internacionais e subsidiassem políticas públicas de prevenção, em vários países.

O desempenho preditivo dos instrumentos de avaliação de risco no trabalho deve respeitar o contexto e limites expressos em seu desenvolvimento, mas alguns têm sido utilizados para fins diversos do prescrito em seu escopo, mediante uma interpretação criativa, talvez irresponsável, de alguns profissionais. Como no uso equivocado do aplicativo para cálculo do nível de risco de atividades de levantamento manual de cargas, simples e múltiplas, denominado *Lifting Equation*, do

National Institute for Occupational Safety and Health – NIOSH norte-americano,[10] originalmente concebido para reduzir a incidência de lesões lombares entre trabalhadores. No entanto, utilizado para avaliar o risco de atividades que demandavam posturas e movimentos diversos do simples levantamento de cargas. Da mesma forma, casos envolvendo o uso equivocado da ferramenta *Hazard Rating Number* (HRN), originalmente uma matriz de risco ponderada pensada para quantificar riscos na interface homem × máquina e estabelecer prioridades na gestão e controle, bastante aplicado no Brasil. De forma inconsequente, também sendo utilizado para estimar riscos de outra natureza, como os decorrentes da exposição a estressores ambientais (ruído e solventes orgânicos), o que passa ao largo da proposta original. Não é impossível ampliar o escopo de uma determinada técnica, pensar em aplicações diversas da sua concepção original, desde que submetida às devidas adaptações e ostente uma nova avaliação de conformidade. A regulamentação legal brasileira[11] exige que as ferramentas pensadas para uso nos espaços de trabalho sejam comprovadamente adequadas ao risco e circunstâncias em avaliação. Portanto, respeitar o seu escopo, limites, validação e ainda se mostrar compatível com as atividades cujos riscos serão avaliados.

Aderência das ferramentas de avaliação de risco às demandas da atividade

Existe uma expressiva oferta de técnicas e ferramentas afirmadas como de avaliação de riscos no trabalho. Seus escopos devem corresponder às diferentes demandas extraídas do mundo real, ameaças de caráter explícito ou mesmo silenciosas, transitando desde efeitos como a eletrocussão até transtornos mentais relacionados à ação de fatores psicossociais. Em âmbito espacial, as ferramentas poderão corresponder às necessidades de um único posto de trabalho, de uma micro ou pequena empresa ou mesmo de um estudo de coorte amplo em setor econômico, que compare a experiência de um grupo exposto a um determinado risco em relação a outro, não exposto, muitas vezes pesando a heterogeneidade da população.

Técnicas e ferramentas podem igualmente responder a uma situação bem demarcada, pontual, inserida em um processo estruturado de identificação e análise de perigos ou, de forma antípoda, às necessidades difusas de atividades caracterizadas por sua variabilidade e presença de riscos não evidentes. No tocante aos aspectos temporais, podemos estar diante de ferramentas destinadas a predição de eventos, algumas vezes utilizando técnicas de modelagem estatística, nas quais informações e dados de origens diversas são inseridos em sistemas computacionais e obtidas curvas que tentam reproduzir as propriedades do fenômeno, também conhecida como "avaliação de antecipação". Comumente executadas antes do início das atividades e vinculadas a predição dos cenários acidentários severos, como acidentes ampliados, nos setores nuclear, químico e petroquímico. No entanto, de forma muito mais frequente, a avaliação de riscos buscará respostas para situações em tempo real, nas quais o trabalho e seus riscos associados estão em plena ebulição, reconhecidos pelos responsáveis ou cobertos pelo manto da invisibilidade de Hades, o deus grego do mundo inferior. O presente carreia as contradições e conflitos inerentes ao trabalho humano, portanto, o processo de avaliação de riscos não está imune de soçobrar aos tormentos.

Ainda uma terceira possibilidade de vinculação temporal das ferramentas é a avaliação ocorrer após a materialização do efeito danoso, na lógica de aprender com os erros do passado para nutrir a prevenção de danos futuros, similares ou não ao ocorrido. Classicamente, é o campo das análises de acidentes de trabalho, reconhecidas como importantes ferramentas de gestão dos riscos por todas as fontes, experiências e técnicas utilizadas para expor determinantes, condicionantes e redes de fatores que levaram ao acidente ou adoecimento, além das fronteiras de suas causas imediatas. Historicamente, é também campo de disputas e narrativas, inclusive as que buscam, em pleno século XXI, imputar às vítimas a responsabilidade única por sua lesão ou óbito. Há metodologias nacionais e internacionais para esse objetivo, algumas clássicas, outras em desuso, contemporaneamente buscando ampliar o campo da análise. Destacamos, por seu aporte metodológico, facilidade de acesso e uso, o Modelo de Análise e Prevenção de Acidente de Trabalho (MAPA),[12] na visão dos seus autores:

> *Para compreender o acidente é necessário entender no que consiste o trabalho, sua variabilidade, como ele se organiza, quais as dificuldades para sua realização com sucesso pelos operadores, os mecanismos e o funcionamento das proteções, entre outros. Essa compreensão é impossível sem a cooperação e participação dos trabalhadores e equipe envolvida, o que implica em dificuldades adicionais quando se trata de ambientes autoritários de trabalho ou de acidentes fatais.*

A análise de causalidade de acidentes é hoje um dos alicerces da gestão dos riscos no trabalho. Preferencialmente as lastreadas em visões sistêmicas e longe dos círculos de horror que ainda explicam os acidentes por seus fatores comportamentais, salvo-condutos para que tudo continue como antes. São inefetivos na prevenção, perversos por buscar as vítimas como convenientes culpadas. Nos atuais modelos, é também reafirmada a participação dos trabalhadores como imprescindível na investigação dos fatores envolvidos, como construtores do trabalho humano e detendo o saber de quem faz. Em suma, a gestão dos riscos no trabalho confirma a sua importância como momento de aprendizagem institucional, partindo da imutabilidade do passado para chegar às portas do futuro, o que inclui apontar falhas no processo de identificação, análise e tratamento dos riscos. Sob quaisquer das formas que demandas para avaliação e controle se apresentem ao profissional de segurança e saúde, um bom ponto de partida é que sejam tratadas com técnica plena e empatia.

Níveis de aprofundamento das abordagens

Diante do urgente ou provável, a redução dos riscos no trabalho deve ser preferencialmente rápida, economicamente indolor e eficaz. Se existem condições de estimar, de forma preliminar, um risco como significativo à integridade do trabalhador, é desnecessário, dispendioso e protelatório o uso de ferramentas de avaliação mais complexas. Infelizmente, a tradução da saúde como algo sempre mensurável, traduzida em números, associada ao culto por documentos e laudos, inclusive para elidir responsabilidades, é hegemônica entre profissionais de SST e operadores do Direito. Recorrentemente, a própria SST é reduzida à sua contradição: somente será um risco digno de ser citado se puder ser avaliado quantitativamente, comparado com padrões higiênicos e ungido pelos óleos santos da farta distribuição de equipamentos de proteção individual (EPI).

No entanto, é possível caracterizar níveis de risco por meio de abordagens qualitativas, semiquantitativas e avaliações preliminares, em cenários de exposição significativos e condições acidentogênicas cristalinas. Não é sensata a promoção de avaliações quantitativas onerosas e complexas se disponíveis técnicas mais efetivas e econômicas que demonstrariam a conformidade da exposição ou a obrigatoriedade de implantação de medidas corretivas. Diante do risco evidente à saúde, a legislação brasileira e recomendações internacionais são harmônicas no sentido de determinar haja o controle da exposição, o mais breve possível. Por que executar periódicas e intermináveis avaliações do ruído industrial, se não ocorreram grande mudanças no *layout* e é sabido que sua intensidade é significativa? Relatos de experiências exitosas demonstram que abordagens simplificadas conduzem a bons resultados, sem obstar situações pontuais nas quais algum aprofundamento é necessário. Um paradigma nesse campo é a estratégia Sobane,[13] embebida na ideia de humanizar o trabalho e promover a participação dos trabalhadores no processo de avaliação e tratamento dos riscos que enfrentam. A metodologia tem o mérito de dar voz, consciência e oportunidade aos principais interessados na preservação da saúde e da vida, sendo conhecidos episódios de sucesso por aplicação total ou parcial.

Utilizando uma escala gradativa de intervenção, adaptada aos cenários existentes naquele espaço de trabalho, a estratégia Sobane propõe um nível inicial de triagem *(screnning)*, no qual os próprios trabalhadores e gestores próximos levantam pontos e discutem ações concretas, que possam trazer melhorias imediatas. Seguem-se outros níveis de intervenção, aplicados quando necessário, que incluem: a observação, na qual os problemas remanescentes, apontados no nível anterior, são tomados em maior detalhamento e discutidas soluções; a análise, na qual um profissional generalista de SST é demandado para execução de estimativas, medições ou desenvolvimento de medidas específicas; a perícia, nas raras situações nas quais é necessária a intervenção de um *expert*, em busca de soluções mais sofisticadas. Exemplarmente nesse nível, o projeto e implantação de um sistema de segurança para complexa interface entre homem e máquina industrial. A abordagem aposta na ideia de crescente especialização, quando essa for demandada.

Um guia de fomento ao diálogo é o Déparis,[14] de construção participativa e solidária, associado ao primeiro nível da estratégia Sobane, que coloca os trabalhadores como o centro da ação preventiva, diante dos quais são discutidas a detecção de falhas, identificação de riscos e praticidade de soluções moldadas por quem conhece, com redução de tempos e custos. Possui uma natureza colaborativa, não requer conhecimentos técnicos aprofundados de segurança e saúde, apenas o saber de quem vivencia a atividade e a solidariedade dos demais. Um dos seus grandes méritos é privilegiar a participação dos trabalhadores, remetendo os especialistas em SST ao seu lugar de fala: o da excepcionalidade, quando o diálogo interno e o conhecimento coletado não forem suficientes para fazer frente ao desafio. De forma provocadora, a estratégia Sobane tece uma rede participativa que coloca os trabalhadores como centro do processo de tratamento dos riscos, distante das premissas que os limitam a passivos recebedores de informações e cumpridores de decisões tomadas pela hierarquia superior:

> *Colaboração direta, ativa e igualitária entre os trabalhadores e a sua linha hierárquica na vida da empresa, com informação e poder suficientes para estabelecer e manter um estado ótimo de saúde, segurança e bem-estar para as pessoas e saúde técnica e econômica para a empresa.*

Embora a regulamentação brasileira de SST acerca dessa participação as remeta às relações de mando e servidão da era medieval, há boas iniciativas de redefinição de papéis na gestão de riscos laborais, similares ao preconizado na estratégia Sobane. Em suma, não existem abordagens que se prestem a avaliação e tratamento de todos os riscos e circunstâncias, a panaceia universal. Os profissionais de SST devem ser criteriosos na escolha daquelas adequadas aos cenários existentes, fugindo das soluções fáceis propostas por divinos magos, criações autorais e armadilhas pretensamente tecnológicas. O processo de gestão de riscos no trabalho é função direta das etapas de identificação, análise e avaliação de riscos. Portanto, torná-lo participativo e permeável aos saberes e culturas diversos de um mesmo espaço de trabalho é um bom início.

Seleção das ferramentas vinculadas às necessidades da avaliação e prevenção de riscos – o caso de agentes químicos. Princípio ALARP

A seleção das técnicas e ferramentas adequadas à etapa de avaliação de riscos deve obedecer aos critérios relatados, respeito ao valor tutelado, natureza e circunstâncias envolvidas. Neste tópico, tomaremos como paradigma a exposição aos chamados agentes químicos, embora seus argumentos possam ser estendidos às demais categorias de risco. Segundo a *American Chemical Society* (ACS), entidade privada responsável pela coleção que se tornou padrão mundial para informações acerca de substâncias químicas, o *CAS Register*, há mais de 204 milhões de registros formais de substâncias orgânicas, ligas, minerais, misturas, polímeros e sais assentados em seus bancos de dados,[15] compiladas do final do século XIX até os dias atuais. Da mesma forma, o Conselho Internacional de Associações Químicas (ICCA), entidade que reúne os interesses dos grandes *players* da área, em conjunto com a ONU Meio Ambiente, emitiu relatório onde afirma existir algo entre 40.000 e 60.000 insumos e produtos químicos industriais produzidos e comercializados,[16] um indicador de sua disponibilidade real nos mercados globais. Diante do imenso desafio de avaliar os riscos decorrentes da exposição dos trabalhadores a esses agentes, entidades internacionais desenvolveram o conceito de Limite de Exposição Ocupacional (LEO), termo genérico adotado pela Organização Internacional do Trabalho (OIT) em 1977. No caso em comento, seriam concentrações no ar que representam condições sob as quais se acredita que a maioria dos trabalhadores pode ser repetidamente exposta, dia após dia, durante toda a vida, sem efeitos adversos à saúde. Muitos países e entidades desenvolveram seus LEO, sob nomes, siglas e princípios diversos, mas não existe coordenação ou critérios mundiais unificados para o seu estabelecimento. Um dado concreto é que essas referências cobrem apenas uma pequena porcentagem de todos os compostos químicos disponíveis para uso no trabalho, estima-se um pouco mais de mil LEO, incluindo sobreposições, somadas todas as contribuições. Se prisioneiros do anátema que a saúde é quantificável, estimativas acerca da disponibilidade mundial de químicos e número de LEO propostos, há um grande descompasso. Está muito longe de ser coberto o universo de interesse para avaliação da exposição a agentes químicos, em ambientes com exposição ocupacional.[17] Por outro lado, alguns carcinógenos humanos importantes, como benzeno, sequer possuem limiares seguros de não efeito câncer ou mutagênico, os limites propostos têm apenas um caráter referencial para a prática da gestão de riscos. Raciocínio similar é aplicável para uma série de agentes capazes de induzir processos de sensibilização, entre os expostos. Por essas razões, para cancerígenos e sensibilizantes humanos, é aplicada a restrição contida no dístico *As Low as Reasonably Practicable*, conhecido como princípio ALARP, também aplicado na regulação e gestão de outros sistemas críticos de segurança. Em seu âmbito, o risco residual deve ser reduzido tanto quanto razoavelmente praticável, em que pese a subjetividade da expressão; em termos práticos, a exposição eliminada ou reduzida a um valor mínimo. O entendimento da expressão "razoavelmente praticado" pode levar a julgamentos polêmicos acerca do tamanho do risco e custos econômicos envolvidos, induzindo resultados nem sempre satisfatórios em termos preventivos. Alguns países, como a Inglaterra, com uma outra ótica de regulação e sistemas jurídicos menos prescritivos, adotam o princípio ALARP como cerne de suas obrigações em SST para os empregadores.

São de domínio público conhecimentos e bases tecnológicas para a prevenção de danos e controle da exposição a riscos cuja aplicação é inibida, em parte, pela superestimativa outorgada às avaliações quantitativas em nosso país. Estão disponíveis abordagens pragmáticas para várias tipologias de risco, como técnicas conhecidas como *Control Banding*[18] na qual os riscos são categorizados em categorias de controle ou bandas, expressas pela combinação de informações acerca dos perigos e exposição. Um esforço internacional foi também conduzido para reforçar o uso de abordagens qualitativas e semiquantitativas, uma das quais a *International Chemical Control Toolkit,* sob auspícios da OIT em conjunto com OMS, seguida por outras iniciativas, como a já referida estratégia Sobane.

Diante de hiatos conceituais e das contradições numéricas expostas neste capítulo, incluso o próprio processo de desenvolvimento dos LEO, a lógica contraindica o uso das avaliações quantitativas como a primeira, seguidamente única forma de avaliar riscos relacionados às substâncias químicas no trabalho. Há também pouca informação acerca de efeitos aditivos sobre a saúde decorrentes de exposições simultâneas a diversos agentes, em um momento no qual observamos a utilização, cada vez maior, de misturas em locais de trabalho.

Construção da aceitabilidade do risco

Nos diuturnos embates pela vida daqueles que trabalham e corroem a sua saúde ou mesmo na arte e ofício de ensinar e aprender, somos provocados por questões nem sempre fáceis:

- Por que aceitamos riscos? Nós queremos o risco zero.
- Implicitamente, você sugere que alguns riscos são inevitáveis?
- Ao ser assumido um risco ocupacional, quem receberia os maiores benefícios?
- Quem lhe concedeu o direito de definir o que é aceitável, para os outros?

Apenas o método científico não é suficiente para que todas as respostas fiquem claras. Algumas talvez não sejam passíveis de compreensão, sem as doses necessárias de compromisso social e entendimento das engrenagens que movem o sistema. Se o risco zero no trabalho, a chamada segurança absoluta, é lançado ao terreno da utopia, isso não significa que estaremos diante de unicórnios com asas. Nós podemos nos aproximar do utópico, por exemplo, ao banirmos um perigo cientificamente reconhecido, como a utilização da carcinogênica fibra denominada amianto, mesmo que seus substitutos não sejam atóxicos e trabalhadores ainda estejam expostos a riscos derivados. Em regra, em face dos limites impostos pela tecnologia, relações hierárquicas e legais ou mesmo orçamentos, em nossa vida civil e como técnicos em SST estaremos envolvidos com riscos impossíveis de serem eliminados. Ao aspirar o ar poluído, com gases e particulados tóxicos, das grandes metrópoles ou quando nos propomos a atravessar uma via urbana com tráfego intenso também estaremos nos expondo a riscos. Idem para questões que envolvam a exposição, direta ou indireta, a pesticidas, à radiação ultravioleta decorrente do esgarçamento da camada de ozônio, a metais pesados na cadeia alimentar ou decorrentes da instalação e operação de usinas nucleares. Riscos que conscientemente ou não, assumimos, riscos que deixamos que sejam assumidos por nossas representações e lideranças, riscos que nos esforçamos para reduzir ao limite. E no trabalho?

Há certos conceitos pervasivos que explicam a lógica de tratamento das questões relacionadas à segurança e saúde no trabalho. Como referido, a segurança absoluta não é alcançável, mesmo elementos comuns da nossa vida cotidiana, sob algumas circunstâncias, podem induzir danos. Como nada estará isento de riscos, a busca por segurança total no trabalho também poderá ser interpretada como a proposta de eliminar o trabalho por completo. Se existe a imperiosa continuidade de atividades laborais sem as quais a nossa sociedade, como a conhecemos, não se sustentaria (como a coleta de lixo urbano), temos, obrigatoriamente, que buscar critérios para assunção de riscos, da forma mais humana possível. Apenas afirmar que o risco aceitável seria resultado de uma concertação que levaria em conta as perdas potenciais que uma sociedade consideraria razoável, dadas as suas condições sociais, econômicas, políticas, culturais, técnicas e ambientais, não é apenas insuficiente, é pouco ajustado à realidade. Não podemos falar em concertação social se convivemos com a exclusão da maioria da população dos centros de decisão. Portanto, para pensar em vidas humanas e talvez morte precoce, é necessário recorrer também a uma base biocêntrica, fundada em valores humanos, permeável à crítica, sendo socialmente construída em cada tempo e espaço.

Hoje, talvez mais próximo da realidade seja considerar a noção de aceitabilidade de um risco não apenas um concerto entre os mais nobres, mas uma função de muitas variáveis: a invisibilidade de muitos riscos (pouco evidentes, tendem a ser mais tolerados), a naturalização da rudeza de atividades, as formas precarizantes de inserção de pessoas no trabalho (populações vulneráveis, maior a aceitabilidade), crises econômicas, desemprego estrutural, fluxos migratórios e mesmo condições difusas, com desalento, desesperança, não identificação com um grupo ou classe e impossibilidade de escolhas. Elementos que compõem o amplo espaço em interação que chamamos culturas de cada tempo, classe social, empresa ou espaço de trabalho. O que hoje é um padrão consensualmente aceito, amanhã poderá ser questionado. Essas considerações encontram respaldo quando constatamos que empresas ou grupos econômicos, em escala global, frequentemente exercitam diferentes padrões de aceitabilidade de riscos, conforme o país ou região onde se inserem. Exibem uma via de dúbia ostentação, conforme comprometimento dos governos e seus interesses locais.

Portanto, um risco aceitável seria aquele de caráter residual, após a avaliação e tomada das ações preventivas, construído no contexto da atividade. Nesse ponto, novamente reforça-se a necessária participação dos trabalhadores e suas representações no processo de gestão de riscos no trabalho e, muito particularmente, também na definição dos padrões de aceitabilidade dos riscos. Não há legitimidade para que terceiros o façam, de forma isolada, sem a ausculta dos maiores interessados. Pode-se questionar se as representações obreiras estariam ou não preparadas para essa responsabilidade, mas não a sua necessidade.

Se um ambiente isento de riscos de qualquer natureza é uma quimera, um objetivo legítimo a ser perseguido por todos os atores é buscar a utopia. Mesmo que não existam unicórnios alados, é possível construir políticas públicas e catalisar práticas reconhecidas como eficazes no processo de eliminação e atenuação de quase todos os riscos laborais conhecidos.

Referências

1. Rantanen J, Muchiri F, Lehtinen, S. Decent Work, ILO's Response to the Globalization of Working Life: Basic Concepts and Global Implementation with Special Reference to Occupational Health. Int J Environ Res Public Health. 2020;17:3351.
2. Chari R, Chang CC, Sauter SL, Petrun Sayers EL, Cerully JL, Schulte P et al. Expanding the Paradigm of Occupational Safety and Health: A New Framework for Worker Well-Being. J Occup Environ Med. 2018;60(7):589-93.
3. National Institute for Occupational Safety and Health – NIOSH. Agenda Nacional de Pesquisa Ocupacional (NORA), Washington, D.C. Disponível em: https://www.cdc.gov/niosh/programs/exap/default.html (Acesso em: 05 ago. 2023).
4. Schulte PA, Pana-Cryan R, Schnorr T, Schill AL, Guerin R, Felknor S, Wagner GR. An Approach to Assess the Burden of Work-Related Injury, Disease, and Distress. Am J Public Health. 2017;107(7):1051-7. Erratum in: Am J Public Health. 2017;107(9):e15.
5. Agência Europeia para Segurança e Saúde no Trabalho – EU-OSHA. Occupational safety and health risk assessment methodologies. Disponível em: https://oshwiki.osha.europa.eu/en/themes/occupational-safety-and-health-risk-assessment-methodologies (Acesso em: 01 jul. 2023).
6. Organização Internacional de Normalização – ISO. Norma ISO 31000:2018. Risk management – Guidelines. 2018.
7. Health and Safety Executive. Integrated Risk Management Policy – Part 2, Risk Assessment and Treatment Guidance for Managers. 2017. Disponível em: https://www.hse.ie/eng/about/who/riskmanagement/risk-management-documentation/hse-integrated-risk-management-policy-part-2-risk-assessment-and-treatment.pdf (Acesso em: 01 jul. 2023).
8. Brasil. Ministério do Trabalho e Emprego. Norma Regulamentadora nº 1 – Disposições gerais e gerenciamento de riscos ocupacionais. Redação dada pela Portaria SEPRT nº 6.730, de 09/03/2020. Brasília/Brasil.
9. Associação Brasileira de Normas Técnicas – ABNT. Norma ABNT NBR IEC 31010:2021 Gestão de Riscos – Técnicas para o processo de avaliação de riscos. 2ª ed. 2021.
10. Dutra HS, Thofehrn MB, Dutra LS, Araújo CR, Braga LM, Carbogim FC, Coelho ACO. Assessment of the professional risk of exposure to covid-19: A transcultural adaptation. Texto contexto – enferm. 2021;30:e20210097.
11. Centro para Controle e Prevenção de Doenças e Instituto Nacional de Segurança e Saúde Ocupacional – CDC/NIOSH. Aplicativo: NIOSH Lifting Equation App: NLE Calculator, para prevenção das desordens músculo-esqueléticas e dores lombares, disponível no Google Play e App Store. Washington, D.C, EUA. Proposto em 1994 e revisado em 2021.
12. Almeida IM, Vilela RAG. Modelo de análise e prevenção de acidente de trabalho – MAPA. Piracicaba/SP: CEREST; 2010.
13. Malchaire JB. The SOBANE risk management strategy and the Déparis method for the participatory screening of the risks. Int Arch Occup Environ Health. 2004;77(6):443-50.
14. Serviço Público Federal de Emprego, Trabalho e Concertação Social da Bélgica. Direction Générale Humanisation du Travail. Strategie Sobane et Guide de Depistage Deparis. Redação de Jacques Malchaire. Bruxelas; 2006.

15. American Chemical Society – ACS. CAS REGISTRY®, divisão da ACS, coleção de substâncias com registro CAS. Columbus, Ohio 43202, EUA. Disponível em: https://www.cas.org/cas-data/cas-registry (Acesso em: 25 jul. 2023).
16. Conselho Internacional de Associações Químicas – ICCA. Knowledge Management and Information Sharing for the Sound Management of Industrial Chemicals, relatório técnico sob responsabilidade da ONU Meio Ambiente e ICCA. 2020. Disponível em: https://icca-chem.org/focus/chemicals-management/chemicals-in-commerce/ (Acesso em: 25 jul. 2023).
17. Deveau M, Chen CP, Johanson G, Krewski D, Maier A, Niven KJ et al. The Global Landscape of Occupational Exposure Limits – Implementation of Harmonization Principles to Guide Limit Selection. J Occup Environ Hyg. 2015;12(sup1):S127–S144.
18. Centers for Disease Control and Prevention – CDC. National Institute for Occupational Safety and Health – NIOSH. Qualitative Risk Characterization and Management of Occupational Hazards: Control Banding (CB) A Literature Review and Critical Analysis. 2009.

PARTE 3

Doenças e Outros Agravos à Saúde Relacionados ao Trabalho

19

Importância da Identificação das Doenças e Agravos Relacionados ao Trabalho

Adriana Skamvetsakis
Luciana Nussbaumer
Suzane Beatriz Frantz Krug

- Introdução
- Aspectos conceituais e legais sobre a relação entre o agravo à saúde e o trabalho
- Investigação das doenças e agravos relacionados ao trabalho para além de um só olhar
- Recursos e instrumentos para a identificação das doenças e agravos relacionados ao trabalho
- Responsabilidades e desdobramentos legais na identificação das doenças e agravos relacionados ao trabalho
- Aspectos relacionados ao trabalhador/paciente
- Considerações finais

> *[...] a atividade de trabalho é complexa, tendo em vista que envolve não apenas a execução técnica e operacional de regras e procedimentos, mas também uma diversidade de habilidades e competências demandadas pelas situações laborais. [...] situações apresentam-se cotidianamente aos trabalhadores, como acontecimentos inesperados, panes, incidentes, anomalias de funcionamento, incoerência organizacional, imprevistos [...] de tal modo que os trabalhadores mobilizam-se física, cognitiva e emocionalmente [...]. Muitas vezes, o fazem às custas de seu bem-estar físico e mental: adotando posturas desconfortáveis, acelerando ritmos, suportando ininterruptamente demandas intelectuais e/ ou emocionais, submetendo-se a relações de trabalho hostis [...].*[1]

Introdução

Este capítulo apresenta algumas considerações e reflexões que podem contribuir para a investigação e a identificação das doenças e agravos relacionados ao trabalho (Dart). O objetivo é promover uma melhor compreensão dos processos multi, inter e transdisciplinar dessas atividades e das possíveis repercussões e desdobramentos que se seguem à identificação desses agravos. Os aspectos conceituais que fundamentam a investigação e a identificação de Dart, bem como os tipos de nexo, são discutidos no Capítulo 9.

Assim, será feita uma revisão da abordagem clínico-epidemiológica dessas doenças e dos requerimentos técnico-científicos e legais sobre a associação do trabalho com o adoecimento e a morte de trabalhadores e trabalhadoras. A anamnese clínica e ocupacional, a observação do trabalho e a semiologia são aspectos de destaque nessa revisão.

Do ponto de vista conceitual, o adoecimento do trabalhador abrange qualquer modificação biológica ou funcional (física ou mental) que surge em um indivíduo em consequência do trabalho, considerando-se que todo trabalho pode envolver riscos de comprometer a saúde do trabalhador.[2]

É possível classificar o adoecimento relacionado ao trabalho conforme diferentes critérios: critério legal, utilizado para a caracterização da espécie acidentária do benefício, critério técnico-científico, dentre outros. Na classificação de Schilling, que adota o critério do trabalho como fator de risco para o adoecimento, as doenças são divididas em três grupos:

- **Grupo 1:** o trabalho é causa necessária para o desenvolvimento da doença.
- **Grupo 2:** o trabalho pode ser um fator de risco contributivo para o desenvolvimento da enfermidade.
- **Grupo 3:** o trabalho é um fator desencadeador de um distúrbio latente ou agrava uma doença preexistente.

A Previdência Social brasileira adota essa classificação para definir a causalidade dos eventos.[3]

Além disso, será discutido como as ações de assistência à saúde do trabalhador se alinham às ações de vigilância epidemiológica e sanitária. Para tanto, serão considerados os aspectos de promoção e proteção, assim como de recuperação e reabilitação da saúde dos trabalhadores que estão constantemente submetidos a riscos e agravos decorrentes da atuação laboral.[4]

A investigação e a identificação das Dart não são restritas a médicos ou médicos do trabalho, tampouco se destina apenas a trabalhadores e trabalhadoras com vínculo formal de trabalho ou segurados da Previdência Social. A Política Nacional de Saúde do Trabalhador e da Trabalhadora (PNSTT), discutida no Capítulo 42, adota um conceito ampliado para trabalhadores. Dessa forma, os trabalhadores com Dart podem ser distribuídos em diferentes grupos:

- Sob cuidado predominante de profissionais de medicina e segurança do trabalho regidos principalmente pelas Normas Regulamentadoras.
- Exclusivamente (ou quase) sob cuidado de profissionais de saúde regidos principalmente pelas normativas da saúde coletiva e do Sistema Único de Saúde (SUS).
- Sob regime geral da Previdência Social e sob regimes previdenciários próprios em suas respectivas esferas de atuação.
- Sem proteção social alguma.
- Em situação de vulnerabilidade.

O quadro atual, com essas múltiplas situações relacionadas às novas modalidades de trabalho/tipos de vínculo do trabalhador, mostra a necessidade de uma abordagem que se adeque às necessidades que se apresentam, demandando uma assistência multiprofissional e interdisciplinar.

Aspectos conceituais e legais sobre a relação entre o agravo à saúde e o trabalho

Para discutir os aspectos conceituais e legais que envolvem a relação entre o agravo à saúde e o trabalho, faz-se necessário recorrer às definições de nexo causal, nexo técnico e relação com o trabalho.

Segundo Silva-Junior,[5] a aplicação do nexo técnico previdenciário pode ser de três tipos:

- Nexo técnico profissional ou do trabalho – fundamentado nas associações entre patologias e exposições ocupacionais de acordo com a profissiografia do segurado, descrito nas listas A e B do anexo II do Decreto nº 3.048/99;
- Nexo técnico por doença equiparada a acidente de trabalho ou nexo técnico individual – decorrente de acidentes de trabalho típicos ou de trajeto, bem como de condições especiais em que o trabalho é realizado e com ele relacionado diretamente, nos termos do § 2º do art. 20 da Lei nº 8.213/91;
- Nexo técnico epidemiológico previdenciário (NTEP) – aplicável quando houver significância estatística da associação entre a entidade mórbida motivadora da incapacidade e a atividade econômica da empresa na qual o segurado é vinculado. Essas relações constam na lista C do anexo II do Decreto nº 3.048/99, alterado pelo Decreto nº 6.042/2007.[5]

Cabral, Soler & Wysocki,[6] por sua vez, tratam da pluralidade do nexo causal em acidente de trabalho/doença ocupacional no Brasil, apontando três elementos essenciais para a "análise do nexo ou liame causal no acidente de trabalho", o que "envolve [...] uma série de fatores de ordem ideológica, ética, legal e humanística". Esses elementos seriam:

1) o diagnóstico do agravo à saúde, doença, ou sequela com dano físico ou mental;
2) a presença no ambiente de trabalho de riscos ocupacionais capazes de causar o agravo à saúde; e
3) o estabelecimento da relação entre o agravo apresentado e o ambiente de trabalho, ou seja, o nexo causal.

Embora se fale genericamente em nexo de causalidade com o trabalho, ao se analisar a relação de um acidente ou doença laboral com o trabalho, devem ser considerados diferentes e sucessivos nexos parciais:

I – Nexo entre a "atividade e a exposição ao risco": exige que se demonstre que determinada atividade expõe o operador a determinado risco;

II – Nexo entre o risco e a lesão: deve-se demonstrar que determinado risco causa determinada lesão;

III – Nexo causal entre a lesão e a alteração funcional: deve ser analisada a compatibilidade entre a lesão e a alteração funcional (quando a lesão causa alteração funcional específica).[6]

Indo além, os autores indicam que pode haver especificidades na determinação de nexos causais:

> *[...] nexo trabalhista, estabelecido pelos Serviços Especializados em Engenharia de Segurança e em Medicina do Trabalho (SESMT); nexo previdenciário, determinado pelo Instituto Nacional do Seguro Social (INSS); e nexo cível, realizado pela Justiça do Trabalho.*

O nexo trabalhista é de natureza qualitativa, pois resulta do registro ou não da Comunicação de Acidente de Trabalho (CAT) ao INSS, sendo uma atribuição do SESMT.

O nexo previdenciário, também de natureza qualitativa, pode ser positivo ou negativo, dependendo da homologação da CAT, sendo de atribuição exclusiva da perícia médica do INSS, concedendo um benefício acidentário quando positiva.

O nexo cível é de natureza quantitativa, visto que, além de positivo ou negativo, tem como base o Código Civil. Necessita, para seu estabelecimento, da presença da culpa e do dano e é dada uma sentença [...] pelo magistrado [...].[6]

Assim como no campo da Saúde do Trabalhador, neste capítulo optou-se por adotar o termo "relação com o trabalho" em vez de "nexo". Essa escolha se justifica por englobar as definições de nexo causal, nexo técnico e nexo epidemiológico, e ainda permitir a aplicação quando a investigação se referir a trabalhadores desprotegidos, como os não segurados da Previdência Social e os não regidos pela Consolidação das Leis Trabalhistas (CLT). Além disso, alinha-se as abordagens multi, inter e transdisciplinar sugeridas ao longo do texto.

Investigação das doenças e agravos relacionados ao trabalho para além de um só olhar

As abordagens multiprofissional, multi e interdisciplinar permitem ampliar e aprimorar o processo de investigação e identificação de agravos relacionados ao trabalho. A participação de outras categorias profissionais e campos do conhecimento nesse processo tem muito a contribuir para sua efetividade e, consequentemente, para a saúde dos trabalhadores. Mais ainda, com sua composição multiprofissional e o escopo interdisciplinar dos profissionais envolvidos, as equipes de saúde podem fomentar o envolvimento de gestores, familiares e outros atores, articulando recursos em prol da efetiva e qualificada assistência à saúde dos trabalhadores.

Por sua complexidade, as ações no campo da Saúde do Trabalhador não podem ser realizadas somente a partir da atuação de um saber ou campo profissional. Assim, abre-se espaço para uma lógica de trabalho coletivo por equipes multiprofissionais e interdisciplinares, além do envolvimento direto do trabalhador, seus familiares e/ou assistentes nos processos de cuidado.

A própria Associação Nacional de Médicos do Trabalho (ANAMT), em sua abordagem inicial sobre as competências essenciais requeridas para o exercício da especialidade, reconhece que "[...] o médico [...] competente [...] deve conseguir de forma ética, fazer uso crítico dos saberes e das informações que detém para resolver situações concretas no cotidiano".[7]

Ao discorrer sobre os domínios que compõem a matriz de competências essenciais requeridas para o exercício da medicina do trabalho (matriz-MT), a ANAMT refere-se à atenção integral à saúde dos trabalhadores, em nível individual e coletivo, da seguinte maneira:

> *No* **âmbito individual** *se inicia com o acolhimento e escuta do trabalhador e elaboração da história ocupacional e realização do exame clínico e exames complementares buscando diagnosticar o problema de saúde-doença,* **na perspectiva de estabelecer a relação entre as queixas e/ou adoecimento e o trabalho atual e/ou pregresso desempenhado pelo trabalhador**. *[...] No* **âmbito coletivo**, *envolve o diagnóstico e a análise da situação de saúde dos trabalhadores, a identificação dos principais problemas e o estabelecimento de prioridades de ação considerando as necessidades, os recursos, as oportunidades e as facilidades em saúde,* **sempre com a participação dos trabalhadores, diretamente ou por meio de suas representações**.[7] (grifo das autoras)

A matriz-MT aponta, ainda, valores a serem desenvolvidos continuamente pelos profissionais, entre os quais merecem destaque:

> *Valorizar a* **atuação em equipe interdisciplinar** *e as ações interinstitucionais nas ações de promoção e proteção da saúde, vigilância e controle das exposições a riscos, prevenção da doença, assistência e reabilitação, visando a atenção integral à saúde dos trabalhadores.*
> *Realizar* **anamnese ocupacional** *e* **valorizar a percepção do trabalhador** *sobre os riscos presentes no trabalho e as repercussões sobre sua saúde, para estabelecer relação causal entre as queixas e/ou situação de adoecimento e o trabalho ou ocupação atual ou pregresso.*
> *Orientar,* **em conjunto com outros profissionais de saúde, segurança e recursos humanos**, *a adequação do trabalho ao trabalhador, considerando as condições de trabalho e aptidão do trabalhador, com base nos exames médicos e avaliação de saúde previstos na legislação, considerando as características individuais e situações de vulnerabilidade e deficiência, resguardando o sigilo médico.*[7] (grifo das autoras)

Como se vê, a atuação conjunta de diferentes profissionais de saúde (médicos, enfermeiros, psicólogos, fonoaudiólogos, odontólogos, técnicos de enfermagem, entre outros), de serviço social e de segurança no trabalho (engenheiros e técnicos de segurança) promove o melhor estudo do trabalho e de seu papel na determinação do processo saúde-doença, por isso deve estar integrada à prática e às rotinas do médico do trabalho.

A respeito da atuação conjunta de diferentes profissionais, Almeida Filho[8] apresenta os seguintes conceitos:

> *Multidisciplinaridade: conjunto de disciplinas que simultaneamente tratam de uma dada questão, problema ou assunto [...], sem que os profissionais implicados estabeleçam entre si efetivas relações no campo técnico ou científico. É um sistema que funciona através da justaposição de disciplinas em um único nível, estando ausente uma cooperação sistemática entre os diversos campos disciplinares. A coordenação, quando existente, é de ordem administrativa, na maioria das vezes externa ao campo técnico-científico. [...] os profissionais de saúde trabalham segundo sua própria competência, de maneira mais ou menos isolada, frequentemente sem qualquer intercâmbio ou cooperação mútua, e limitam-se, em numerosos casos, a fazer circular o mínimo de informação*

entre eles (por exemplo, através de anotações em um prontuário comum).

Pluridisciplinaridade: implica a justaposição de diferentes disciplinas científicas que [...] efetivamente desenvolveriam relações entre si. [...] porém os objetivos aqui são comuns, podendo existir algum grau de cooperação mútua entre as disciplinas. [...] há uma clara perspectiva de complementaridade, sem, no entanto, ocorrer coordenação de ações nem qualquer pretensão de criar uma axiomática comum.

[...]

Interdisciplinaridade: [...] é entendida aqui como estrutural, havendo reciprocidade, enriquecimento mútuo, com uma tendência à horizontalização das relações de poder entre os campos implicados. Exige a identificação de uma problemática comum, com levantamento de uma axiomática teórica e/ou política básica e de uma plataforma de trabalho conjunto, colocando-se em comum os princípios e os conceitos fundamentais, esforçando-se para uma decodificação destes conceitos, e desta forma gerando uma fecundação e aprendizagem mútua, que não se efetua por simples adição ou mistura, mas por uma recombinação dos elementos internos.

Transdisciplinaridade: [...] trata-se do efeito de uma integração das disciplinas de um campo particular sobre a base de uma axiomática geral compartilhada. Baseada em um sistema de vários níveis e com objetivos diversificados, sua coordenação é assegurada por referência a uma finalidade comum, com tendência à horizontalização das relações de poder. Implica criação de um campo novo que idealmente desenvolverá uma autonomia teórica e metodológica perante as disciplinas que o compõem. Vasconcelos (1996) assinala que a transdisciplinaridade significa uma radicalização da interdisciplinaridade "com a criação de um campo teórico, operacional ou disciplinar de tipo novo e mais amplo".[8]

Assim, compreende-se que os saberes das diversas disciplinas e profissões envolvidas no cuidado aos trabalhadores são potencializados e fortalecidos sob a perspectiva da inter e da transdisciplinaridade, especialmente ao se considerar a complexidade das interações trabalho-saúde e indivíduo-ambiente. Essas formas de atuação não representam ameaça, submissão ou hierarquia entre as profissões, pois as particularidades e competências específicas de cada uma seguem preservadas, em contribuição mútua e solidária.

Esse entendimento também está, de certa forma, retratado no Código de Ética Médica vigente, em seus princípios fundamentais, apresentados no Capítulo I: "XVII – As relações do médico com os demais profissionais devem basear-se no respeito mútuo, na liberdade e na independência de cada um, buscando sempre o interesse e o bem-estar do paciente".[9] Da mesma forma, a Lei nº 12.842/2013, que dispõe sobre o exercício da Medicina, conhecida como "Lei do Ato Médico", em seu art. 4º, indica que "o médico integrante da equipe de saúde que assiste o indivíduo ou a coletividade atuará em mútua colaboração com os demais profissionais de saúde que a compõem".[10]

Pode-se afirmar, então, que as grandes transformações ocorridas nos processos produtivos, na legislação trabalhista e previdenciária, suas consequências para a saúde dos trabalhadores, os avanços do conhecimento técnico-científico, e a ampliação da fragilização e a precarização das relações e condições de trabalho – situações que colocam o trabalhador em contexto de vulnerabilidade e fragilidade diante de uma realidade social complexa –, praticamente impõem a interdisciplinaridade como ferramenta para o cuidado amplo desses grupos populacionais, nos ambientes privado e público. A inter e a transdisciplinaridade podem promover maior segurança para os profissionais envolvidos na análise e na investigação da relação entre o agravo e o trabalho, uma vez que outros saberes e experiências foram considerados para essa decisão e, consequentemente, para os desdobramentos posteriores.

As ações realizadas na área da Saúde do Trabalhador têm, em sua maioria, foco em mudanças dos processos laborais, levando em conta toda a abrangência das relações entre saúde e trabalho. Essas ações, por causa de toda a complexidade do tema, demandam uma atuação multiprofissional e interdisciplinar, com caráter intra e inter-setorial.[11] A participação de diferentes profissionais tem como consequências ações integrais que perpassam a saúde e alcançam aspectos de higiene, segurança e envolvimento das empresas e de seus trabalhadores e/ou colaboradores, atingindo efetivamente as necessidades experimentadas nesse contexto. A implementação de programas de saúde e segurança no ambiente laboral por meio da abordagem interdisciplinar, p. ex., impulsiona práticas de promoção, proteção e recuperação da saúde do trabalhador, fomentando a coletividade. Não se trata, portanto, de questionar a presença da divisão técnica do trabalho na multiprofissionalidade, mas de evidenciar que ela precisa ser superada para a execução de ações comuns e que integrem diferentes saberes.[12]

Os estudos do local de trabalho e da organização do trabalho, bem como a identificação de riscos "físicos, químicos, biológicos, mecânicos, estressantes, dentre outros",[13] previstos pela Resolução CFM nº 2.323/2022[a] do Conselho Federal de Medicina (CFM) como indispensáveis para o estabelecimento do nexo causal entre os transtornos de saúde e as atividades do trabalhador pelos médicos que atendem o trabalhador (itens II, III e VII do art. 2º) são facilitados e potencialmente qualificados ao cumprir o dever de considerar "os conhecimentos e as práticas de outras disciplinas e de seus profissionais, sejam ou não da área da saúde" (item IX do mesmo artigo).[13] A possibilidade e a importância da análise, da investigação e da identificação da relação de doenças e agravos com o trabalho perpassam diferentes profissões, cujas atribuições são expressas nos códigos de ética, nas regulamentações e nas orientações técnicas que regem a atuação de psicólogos, enfermeiros, fonoaudiólogos, odontólogos e outros. Para demonstrar em caráter exemplificativo, na sequência são destacados importantes aspectos das bases técnicas e legais para o exercício profissional no campo saúde-trabalho.

O Conselho Federal de Psicologia (CFP) publicou documento intitulado "Saúde do trabalhador no âmbito da saúde pública: referências técnicas para a atuação do(a) psicólogo(a)",[14] em 2019, que fomenta a interdisciplinaridade nos seguintes termos:

> *Independentemente do seu espaço de atuação, a(o) psicóloga(o) deve sempre colaborar com a saúde dos trabalhadores, sem perder de vista na sua prática clínica a centralidade do trabalho na compreensão da subjetividade humana. Contudo, deve-se ressaltar que é na abordagem interdisciplinar que se pode dar conta da amplitude dos problemas de saúde relacionados ao trabalho.*
>
> *As perspectivas de atenção, tratamento e reabilitação na área da Saúde do Trabalhador incluem abordagens mais amplas do que a reabilitação para o trabalho, o que possibilita um viver criativo apesar da presença da doença. Trata-se, portanto, de uma reabilitação para uma nova inserção social. Nesse sentido, trabalha-se com a perspectiva de instrumentalizar os indivíduos para ações individuais e coletivas, buscando melhorar a qualidade de vida e ampliar a participação na sociedade, o que gera um pensamento crítico sobre a realidade, possibilita a transformação de relações de poder e aumenta a capacidade de os indivíduos sentirem-se ativos nos processos que determinam suas vidas.*
>
> *Um grande desafio que se apresenta à(ao) psicóloga(o) nesse campo consiste no estabelecimento da relação entre os transtornos mentais e os aspectos da organização do trabalho que, no âmbito jurídico e previdenciário, costuma ser denominado "nexo causal". Embora tal questão não esteja ainda resolvida, para uma análise da categoria trabalho como favorecedor do desenvolvimento de sofrimento e adoecimento mental, conta-se com o seguinte modelo, proposto pelo Ministério da Saúde, em 2001.*
>
> *O estabelecimento de nexo causal ganhou um novo contorno ao entrarem em vigor a Lei nº 11.430, de 26 de dezembro de 2006, o Decreto nº 6.042, de 12 de fevereiro de 2007, e a Instrução Normativa nº 16, do INSS, de 27 de março de 2007 (IN 16) pois, a partir desse momento, o reconhecimento das doenças relacionadas ao trabalho passou a ser identificado, pelo INSS, mediante o estabelecimento de "nexo técnico epidemiológico" ligado à atividade profissional exercida. Ou seja, quando um trabalhador for afastado do trabalho por uma determinada doença que tenha significância estatística no ramo econômico a que pertence o seu empregador, seu benefício será definido automaticamente pelo INSS como acidente de trabalho. Assim, quando os dados epidemiológicos indicarem que, em determinado ramo produtivo, há uma alta incidência de incapacidade laborativa decorrente de um mesmo problema de saúde, não caberá mais ao trabalhador inserido em uma empresa desse ramo a responsabilidade de comprovar que seu adoecimento – seja físico ou mental – foi causado pela atividade que desempenhava. Ao contrário, caberá ao empregador o encargo de provar que tal nexo não existe.*[14]

Neste documento, o CFP ressalta que "o nexo entre adoecimento/sofrimento psíquico e trabalho é uma atividade importante na assistência aos trabalhadores que, de alguma forma, já tiveram sua saúde afetada pelo trabalho".[14] Além desse documento, o CFP publicou no

a Esta é a resolução vigente na data da elaboração do texto. Recomenda-se a consulta aos canais oficiais do Conselho Federal de Medicina para verificar eventuais atualizações sobre o tema.

Diário Oficial da União, em 28 de junho de 2023, a Resolução CFP nº 14/2023, que regulamenta o exercício profissional da psicóloga e do psicólogo na realização de avaliação de riscos psicossociais relacionados ao trabalho, no âmbito das Normas Regulamentadoras do Ministério do Trabalho e Previdência, dos demais marcos legais de órgãos governamentais e de projetos e ações no âmbito de saúde e segurança, nos diferentes contextos de trabalho.

O Conselho Federal de Odontologia (CFO),[15] por sua vez, aprovou em setembro de 2001 a especialidade de Odontologia do Trabalho, cujo objetivo foi definido como a busca permanente da compatibilidade entre a atividade laboral e a preservação da saúde bucal do trabalhador. Na Resolução CFO nº 116/2012, verifica-se que suas competências são:

> *a) Identificação, avaliação, e vigilância dos fatores ambientais que possam constituir risco à saúde bucal no local de trabalho, em qualquer das fases do processo de produção; b) Assessoramento técnico e atenção em matéria de saúde, de segurança, de ergonomia e de higiene no trabalho, assim como em matéria de equipamentos de proteção individual, entendendo-se inserido na* **equipe interdisciplinar de saúde do trabalho** *operante; c) Planejamento e implantação de campanhas e programas de duração permanente para educação dos trabalhadores quanto a acidentes de trabalho, doenças ocupacionais da cavidade oral e educação em saúde; d) Organizar estatística de morbidade e mortalidade com causa bucal e* **investigar suas possíveis relações com as atividades laborais**; *e) Realização de exames odontológicos para fins trabalhistas; e f) Análise socioepidemiológica dos problemas de saúde bucal do trabalhador.*[15] (grifo das autoras)

Ressalta-se que o Projeto de Lei nº 422/2007, que trata da inserção do cirurgião-dentista especialista em Odontologia do Trabalho na equipe de saúde do trabalhador, ainda se encontra em tramitação nas comissões da Câmara dos Deputados.

De maneira semelhante, a Associação Nacional de Enfermagem do Trabalho (ANENT) descreve o perfil e as atribuições do enfermeiro do trabalho:

> *2 Elabora e executa planos e programas de promoção e proteção à saúde dos empregados, participando de grupos que realizam inquéritos sanitários, estudam as causas de absenteísmo, fazem levantamentos de doenças profissionais e lesões traumáticas, procedem a estudos epidemiológicos, coletam dados estatísticos de morbidade e mortalidade de trabalhadores, investigando possíveis relações com as atividades funcionais, para obter a continuidade operacional e o aumento da produtividade;*
> *3 Executa e avalia programas de prevenção de acidentes e de doenças profissionais e não profissionais, fazendo análise de fadiga, dos fatores de insalubridade, dos riscos e das condições de trabalho do menor e da mulher, para propiciar a preservação da integridade física e mental do trabalhador;*
> *[...]*
> *5 Elabora e executa e avalia as atividades de assistência de enfermagem aos trabalhadores, proporcionando-lhes atendimento ambulatorial, no local de trabalho, controlando sinais vitais, aplicando medicamentos prescritos, curativos, inalações e testes, coletando material para exame laboratorial, vacinações e outros tratamentos, para reduzir o absenteísmo profissional;*
> *6 Organiza e administra o setor de enfermagem da empresa, prevendo pessoal e material necessários, treinando e supervisionando auxiliares de enfermagem adequado às necessidades de saúde do trabalhador;*
> *[...]*
> *8 Planeja e executa programas de educação sanitária, divulgando conhecimentos e estimulando a aquisição de hábitos sadios, para prevenir doenças profissionais e melhorar as condições de saúde do trabalhador.*[16]

Como integrante da equipe de saúde, considerando o Decreto nº 94.406/87, que regulamenta a Lei nº 7.498/86, que dispõe sobre o exercício da Enfermagem, o enfermeiro deve participar dos programas de higiene e segurança do trabalho e de prevenção de acidentes e de doenças profissionais e do trabalho.[17]

A Resolução do Conselho Federal de Fonoaudiologia (CFFa) nº 428/2013,[18] de 2 março de 2013, que dispõe sobre a atuação do fonoaudiólogo na saúde do trabalhador, apresenta indicativo para registro das doenças e agravos fonoaudiológicos relacionados ao trabalho nos sistemas de informação em saúde do SUS e no sistema previdenciário, a saber:

> *Art. 1º Compete ao fonoaudiólogo que presta assistência fonoaudiológica ao trabalhador:*

> *I – Emitir laudos, pareceres e relatórios circunstanciados sobre os agravos relacionados com o trabalho ou limitações dele resultantes que afetem habilidades do trabalhador na área da comunicação, bem como sugerir em caso de desencadeamento ou de agravamento de quadro clínico fonoaudiológico o afastamento ou readaptação das funções laborais por tempo determinado;*
> *II – Estabelecer relação saúde-trabalho-doença entre os transtornos fonoaudiológicos e as atividades do trabalhador, considerando: a) a história clínica e ocupacional, atual e pregressa; b) a história epidemiológica do agravo; c) as normas existentes sobre o processo de trabalho investigado; e d) as avaliações fonoaudiológicas e complementares;*
> *III – Notificar o Sistema Único de Saúde, através do Sistema Nacional de Agravos de Notificação (SINAN), os agravos de notificação compulsória, relacionados à saúde do trabalhador, associados aos distúrbios fonoaudiológicos;*
> *IV – Emitir notificação específica dos regimes de contratação adotados, dentre elas a Comunicação de Acidente de Trabalho (CAT), preenchida para trabalhadores regidos pela Consolidação das Leis Trabalhistas (CLT) e pelo regime estatutário, e fazerem encaminhamento às redes de referência e contrarreferência.*
> *§ 1º A emissão de notificação deve ser feita até mesmo na suspeita da relação saúde-trabalho-doença, devendo estar de acordo com as normas previdenciárias e tipo de regime de trabalho vigente.*[18]

Além disso, no Código de Ética da Fonoaudiologia,[19] regulamentado pela Resolução CFFa nº 640/2021, publicada no *Diário Oficial da União* em 9 de dezembro de 2021, estão descritos como deveres gerais do fonoaudiólogo (art. 6º):

> *XI – informar aos órgãos e serviços competentes qualquer fato que comprometa a saúde e a vida;*
> *XIII – notificar doenças e agravos conforme a legislação vigente;*
> *XIV – incentivar, sempre que possível, a prática profissional* **interdisciplinar e transdisciplinar**;[19] (grifo das autoras)

Recursos e instrumentos para a identificação das doenças e agravos relacionados ao trabalho

A anamnese ocupacional, ou avaliação clínica ocupacional, é ferramenta imprescindível para a identificação da relação de doenças e agravos com o trabalho. Trata-se de uma avaliação da saúde do trabalhador em que é realizada uma investigação completa do histórico patológico ou não do paciente. Essa investigação deve ser sempre pautada pelos riscos a que o trabalhador está ou poderá ser exposto no seu trabalho.[20] Os componentes básicos da anamnese ocupacional, segundo Lucca,[21] incluem:

> *[...] a investigação das queixas [...]; a história ocupacional pregressa; a descrição detalhada do processo de trabalho [...] e as características da organização do trabalho do emprego atual ou do trabalho supostamente relacionado à doença sob investigação e o compartilhamento de informações individuais e coletivas.*[21]

Para reunir todas as informações que permitam uma avaliação adequada, deve-se ouvir o trabalhador falar sobre sua(s) queixa(s) e sintomas, evolução do quadro clínico, antecedentes pessoais e familiares. Quanto aos aspectos ocupacionais, além do nome da ocupação, é fundamental que o trabalhador descreva seu processo de trabalho, os gestos adotados, o ritmo e outras exigências para o desempenho de sua atividade; quais tarefas lhe parecem mais penosas ou que provocam ou agravam os sintomas; qual a percepção do trabalhador sobre os riscos ocupacionais existentes; quais proteções são oferecidas e quais são usadas de fato; se outros trabalhadores têm queixas ou sintomas semelhantes; e se são realizados exames de saúde para monitorar o impacto da exposição aos fatores de risco no ambiente de trabalho.

A anamnese ocupacional deve incluir, portanto, perguntas que permitam conhecer as atividades desenvolvidas pelo(a) trabalhador(a), considerando-se todos os aspectos envolvidos no exercício laboral. Pode-se acrescentar:

- Exigências posturais, de força, mentais e cognitivas.
- Imposição de metas inadequadas.
- Duração da jornada, realização de horas extras e frequência em que acontecem.

- Quais os riscos ocupacionais existentes no local de trabalho.
- Condições de trabalho e conforto.
- Modos de gestão.
- Se há restrições para idas ao banheiro.
- Se há medidas de proteção no ambiente de trabalho.
- Se são fornecidos equipamentos de proteção individual (EPI) adequados à função e aos riscos e se eles são utilizados regularmente conforme treinamento e orientação.
- Se o(a) trabalhador(a) está habilitado(a) para trabalhar em situações especiais como trabalho em altura, em espaço confinado, com substâncias perigosas, entre outras.

Neste momento de entrevista com o paciente sobre seu trabalho e histórico ocupacional, é importante questionar sobre possíveis doenças e agravos relacionados ao trabalho – qual, quando e como – e qual a conduta do empregador frente a esses adoecimentos ou acidentes (emissão de Comunicação de Acidente de Trabalho [CAT], mudanças/adequações no posto/processo de trabalho, mudança de função, demissão, nenhuma etc.).

O Quadro 19.1 apresenta exemplos de perguntas a serem incorporadas à entrevista com o(a) trabalhador(a).

Quadro 19.1. Exemplos de perguntas para anamnese clínica e ocupacional ou entrevista clínica e histórico ocupacional

Tipo de informação	Exemplo(s) de pergunta(s)
Rotina de trabalho	• Qual o seu trabalho atual? • Como você realiza seu trabalho? • Descreva o seu dia típico de trabalho. • O que você faz na maior parte do tempo? • Como você se desloca para o trabalho? Quanto tempo leva o seu deslocamento?
Ambiente de trabalho e riscos ocupacionais	• Como é seu local de trabalho? • Como são as condições do seu local de trabalho? • Na sua percepção/opinião, quais os fatores de risco ou perigos que ele lhe traz? • No trabalho, você tem contato com poeiras, fumaças, metais, líquidos ou outras substâncias químicas? • Trabalha com calor ou ruído excessivos? • Utiliza ferramentas ou máquinas? • Seu trabalho exige força ou posturas desconfortáveis? • Quais são os movimentos exigidos para a realização das tarefas?
Proteção coletiva e individual	• Que tipo de proteção há no seu ambiente de trabalho? • Você usa alguma proteção enquanto faz o seu trabalho? Qual(is)? • Você pode pedir equipamentos de proteção quando precisa? Há algum controle? • Você teve algum treinamento para aprender a utilizar os equipamentos de proteção?
Organização do trabalho	• Qual sua jornada de trabalho habitual? • Trabalha sempre no mesmo turno (diurno, noturno)? Ou faz rodízio de turnos? • Tem mais de um trabalho? Quantas horas trabalha por semana? • Há intervalo para lanche ou refeição? Tem pausas? • Há controle das idas ao banheiro? • Faz horas extras? Ou banco de horas? • Você tem folgas? Tem férias regulares? • Há metas, cobranças ou prêmios por produção?
Aspectos psicossociais	• Como você se sente em relação ao seu trabalho? • Há algo que o(a) incomoda no seu trabalho? O que? • Como você se relaciona com seus colegas? E com a chefia? • Você tem alguém de confiança ou apoio em seu local de trabalho? • Você considera seu trabalho excessivo ou se sente sobrecarregado(a)? De que forma? • Como/O que você faz para lidar com os problemas/dificuldades do seu trabalho? • Como/Onde você busca tratamento para suas queixas, sintomas ou problemas relacionados ao trabalho?

(Continua)

Quadro 19.1. Exemplos de perguntas para anamnese clínica e ocupacional ou entrevista clínica e histórico ocupacional *(Cont.)*

Tipo de informação	Exemplo(s) de pergunta(s)
Impacto(s) do trabalho sobre a saúde	• Você acha que seu problema de saúde tem relação com seu trabalho? • Você observou algum efeito ou dano para sua saúde por causa de seu trabalho? • Você percebe alguma mudança em seus sintomas quando está em casa? E nas férias? E durante a jornada de trabalho? • Você se lembra de alguma mudança que tenha ocorrido na sua situação de trabalho no período que antecedeu ao início das queixas? • Você sabe se outros(as) trabalhadores(as) têm queixas, sintomas ou problemas de saúde semelhantes ao seu?
Histórico de trabalho	• Com que idade você começou a trabalhar? • No que você já trabalhou até hoje, mesmo que "por conta própria"? • Por quanto tempo você trabalhou em cada uma destas ocupações?
Histórico de Dart	• Você já sofreu algum acidente de trabalho? Você já se machucou enquanto trabalhava? Como foi o acidente? Você lembra quando aconteceu? • Já ficou doente por causa do trabalho? Que tipo de/Qual doença? Você lembra quando aconteceu? • Seu acidente ou doença foi notificado para o Ministério da Saúde ou INSS? Teve abertura de CAT? • Você já precisou ficar afastado do trabalho por causa de um acidente ou doença relacionados ao trabalho?
Conhecimento sobre o trabalho e direitos	• Você conhece sua atividade e tarefas? Recebeu treinamento sobre como realizá-la(s)? • Você recebeu esclarecimentos sobre os riscos existentes no seu trabalho? • Você recebeu orientações sobre como se proteger dos riscos e prevenir doenças ou acidentes de trabalho? • Você sabe o que fazer, caso se acidente ou apresente sintomas relacionados ao trabalho? • Você sabe quais/como ter acesso a direitos sociais?

Fonte: Elaborado pelas autoras.

Reforçando a importância de a anamnese ocupacional ser realizada com detalhamento para fornecer elementos relevantes para a análise da relação com o trabalho, podem ser resgatadas algumas orientações de Lucca:[24]

> *[...] deve ser valorizada a relação temporal entre o surgimento de sinais e sintomas e a jornada de trabalho. [...] A associação dos sintomas com mudanças recentes no ambiente ou processo de trabalho também deve ser investigada.*
>
> *[...] Durante a descrição detalhada do Processo de Trabalho do emprego atual ou do trabalho supostamente relacionado à doença sob investigação, o paciente pode relatar as atividades realizadas, as matérias-primas utilizadas (quando for o caso), as ferramentas e máquinas operadas e, durante a descrição do posto de trabalho, os movimentos exigidos para a realização das tarefas.*
>
> *Os aspectos relacionados à organização do trabalho podem estar relacionados à doença sob investigação e devem incluir a duração da jornada, realização de horas extras, duração de pausas, folgas e gozo regular de férias.*
>
> *[...] não é incomum que o agravo relacionado ao trabalho se manifeste em um grupo de trabalhadores, sendo assim sempre importante questionar sobre a ocorrência de quadro semelhante entre colegas de trabalho. Da mesma forma, a apresentação ou o conhecimento de resultados de exames realizados quando da admissão na empresa ou início de uma determinada atividade pode fortalecer a hipótese de doença relacionada ao trabalho.*[21]

Para subsidiar esta análise/investigação, recomenda-se a utilização de fontes de informação confiáveis. A lista a seguir não é exaustiva, tampouco está organizada em ordem hierárquica ou de relevância, mas apresenta exemplos de fontes que podem ser úteis:

a) **Lista de Doenças Relacionadas ao Trabalho (LDRT):** publicada inicialmente pelo Ministério da Saúde em 1999, foi atualizada em 2023, com a publicação da Portaria GM/MS nº 1.999, de 27 de novembro de 2023. É organizada por dupla entrada: lista A, contendo agentes e/ou fatores de risco com respectivas doenças relacionadas ao trabalho; e lista B, contendo doenças relacionadas ao trabalho com respectivos agentes ou fatores de risco. A atualização de 2023 amplia de 182 para 347 a quantidade de códigos de diagnósticos.[22]

b) **Nexo Técnico Epidemiológico Previdenciário (NTEP):** listagem que estabeleceu a possibilidade de a perícia médica do INSS considerar caracterizada a natureza acidentária da incapacidade com base na ocorrência de nexo técnico epidemiológico entre o trabalho e o agravo, decorrente da relação entre a atividade da empresa e a condição motivadora da incapacidade elencada na Classificação Internacional de Doenças (CID).[6]

c) **Relatórios de Vigilância aos Ambientes e Processos de Trabalho (VAPT):** produzidos a partir de ação da Vigilância em Saúde do Trabalhador (VISAT) do SUS, por intermédio da inspeção sanitária em saúde do trabalhador. Consiste na verificação *in loco* das condições de trabalho e segurança, processos e organização do trabalho, bem como observância das normas e legislações que regulamentam a relação entre o trabalho e a saúde, de qualquer origem, especialmente na esfera da saúde, do trabalho, da previdência, do meio ambiente e das internacionais ratificadas pelo Brasil.

d) **Relatórios de Inspeção do Trabalho:** produzidos por ação de inspeção por auditores fiscais do trabalho, com observância do cumprimento (ou não) da legislação trabalhista e previdenciária.

e) Depoimentos e informações de grupos de trabalhadores, por meio de suas representações, como sindicatos de categoria profissional e Comissões Internas de Prevenção de Acidentes de Trabalho (CIPA), grupos de trabalhadores assistidos em determinado serviço de saúde, ou grupos de trabalhadores que exerçam atividades no mesmo local submetido a ação de vigilância em saúde ou inspeção por auditor fiscal do trabalho.

f) Programa de Gerenciamento de Riscos (PGR): previsto na Norma Regulamentadora nº 1 (NR-1), do Ministério do Trabalho e Emprego (MTE). Determina que as empresas devem cumprir exigências mínimas que incluem a identificação, a avaliação e a classificação dos riscos, bem como a adoção de medidas de proteção. O Programa de Prevenção de Riscos Ocupacionais (PPRA), quando existente, apresenta avaliações de risco realizadas antes da modificação da NR-1 que devem ser consideradas para o histórico de exposições ocupacionais.[23]

g) Programa de Controle Médico de Saúde Ocupacional (PCMSO).

h) Análise Ergonômica do Trabalho (AET).

i) Programa de Conservação Auditiva (PCA).

j) Programa de Proteção Respiratória.

k) Outras análises de riscos ou de cargas de trabalho e programas de saúde referentes ao local de trabalho do trabalhador.

l) Mapa de Riscos:[b] técnica criada e usada pelos trabalhadores do Modelo Operário Italiano, nas décadas de 1960 e 1970. Em 1992, foi introduzida no Brasil por intermédio da Norma Regulamentadora nº 5 (NR-5) do MTE, que regulamenta a CIPA das empresas. Trata-se de um recurso elaborado a partir da percepção objetiva e subjetiva dos trabalhadores sobre os riscos no trabalho e utilizado para informá-los sobre a existência e a intensidade dos riscos existentes em determinado ambiente de trabalho. Comumente, resulta em uma representação visual com círculos de diferentes cores e tamanhos representando o tipo e a intensidade do risco.[23]

m) Perfil profissiográfico previdenciário (PPP): documento que reúne todos os dados do histórico laboral dos trabalhadores de uma empresa, cujo objetivo é prestar informações relativas à efetiva exposição a agentes nocivos.

n) Prontuário clínico individual: documento em que devem ser registradas todas as informações referentes à saúde do trabalhador, bem como as medidas assistenciais (diagnósticos, afastamentos, pareceres, atestados, tratamentos e outras medidas adotadas para recuperação e proteção da saúde e da segurança do trabalhador, inclusive as intervenções sobre posto, processo e organização do trabalho). Pode ser multiprofissional, resguardadas as competências legais e o sigilo profissional.

De acordo com Zimmermann (2020, p. 2), todos esses aspectos citados estão contemplados na Convenção nº 155 da Organização Internacional do Trabalho (OIT), que

> *dispõe sobre a saúde e a segurança no trabalho e o Meio Ambiente de Trabalho (MAT), e conceitua o local de trabalho como sendo "todos os lugares onde os trabalhadores devem permanecer ou onde têm que comparecer, e que estejam sob o controle, direto ou indireto, do empregador". Essa Convenção também arrola os fatores considerados*

b De acordo com o item 5.3.1, letra B, da nova Norma Regulamentadora nº 5, o Mapa de Riscos deixou de ser obrigatório, podendo ser substituído por outra técnica: "Registrar a percepção dos riscos dos trabalhadores, em conformidade com o subitem 1.5.3.3 da NR-1, por meio do Mapa de Risco ou outra técnica ou ferramenta apropriada à sua escolha, sem ordem de preferência, com assessoria do Serviço Especializado em Segurança e em Medicina do Trabalho – SESMT, onde houver;".

determinantes para a verificação das condições no ambiente do trabalho, quais sejam os agentes químicos, biológicos e físicos; as operações e processos; a organização do trabalho; equipamentos, ferramentas e outros que possam causar danos à saúde do trabalhador; além de explicar que o termo saúde, em relação com o trabalho, abrange não somente a ausência de afecções ou de doenças, mas também os elementos físicos e mentais que afetam a saúde e estão diretamente relacionados com a segurança e a higiene no trabalho (art. 3º, alínea e)[24]

As normas de saúde e segurança no trabalho vigentes deixam claro que os empregadores estão obrigados a avaliar e antecipar de maneira adequada e realista os riscos ambientais presentes nos locais de trabalho, bem como a agir concretamente para elidir ou minimizar esses riscos por intermédio da adoção de medidas eficientes. Além disso, asseguram o direito à informação dos trabalhadores acerca dos riscos, das medidas de prevenção e dos resultados dos exames médicos e das avaliações ambientais, sempre possibilitando a efetiva fiscalização das normas de saúde e segurança pelos representantes dos trabalhadores. Resumindo, vale lembrar que:

> *[...] na análise da etiologia ocupacional de um adoecimento, três pontos devem ser levados em consideração: evidência da doença, evidência da exposição e evidência da relação causal. Por vezes, o estabelecimento do nexo causal é uma decisão política, pois afeta muitas partes interessadas, com consequências sociais múltiplas.*[5,25]

Responsabilidades e desdobramentos legais na identificação das doenças e agravos relacionados ao trabalho

Gomez, Vasconcellos & Machado[26] lembram que o surgimento de novas tecnologias e a remodelação de processos produtivos, com suas constantes modificações, colocam no cenário do trabalho novas modalidades de agravos à saúde, o que torna necessária a verificação periódica da listagem oficial de doenças relacionadas ao trabalho. Essa recomendação encontra-se amparada por um dispositivo presente na Lei Orgânica de Saúde,[27] art. 6º, § 3º, inciso VII, em que se cita a revisão da listagem oficial com a colaboração de diversos atores, inclusive entidades sindicais. Em atenção a esta responsabilidade institucional, o Ministério da Saúde, por meio da Coordenação Geral de Saúde do Trabalhador, do Departamento de Saúde Ambiental, do Trabalhador e Vigilância das Emergências em Saúde Pública da Secretaria de Vigilância em Saúde (CGSAT/DSASTE/SVS/MS), procedeu à revisão da LDRT (que estava vigente desde 1999) em 2020, com a organização de um grupo de trabalho. A Resolução CNS nº 643/2020 determinou a adoção da nova lista, dando sustentação à revisão até a publicação da Portaria nº 1.999/2023 pelo Ministério da Saúde.[22] Estados e o Distrito Federal também têm competência para a adoção e/ou revisão de listas de doenças profissionais ou do trabalho com a finalidade de orientar o diagnóstico e a avaliação da relação com o trabalho. Assim já fizeram, em 2021, os Estados da Bahia e do Espírito Santo.

Além dessas responsabilidades institucionais, devem ser conhecidas também as responsabilidades dos profissionais que atuam nessa área. Com vistas a demonstrar sua preocupação com esse compromisso, algumas entidades profissionais também emitiram documentos sobre o tema.

Historicamente, o parecer médico (assim como laudos e atestados médicos) é documento de grande relevância para assegurar o reconhecimento da relação entre o agravo e o trabalho (levando em conta a história ocupacional) do paciente sob seu cuidado, os direitos trabalhistas e previdenciários eventualmente cabíveis, e a adoção de medidas que visem à proteção e à promoção da saúde desse trabalhador/paciente e de outros potencialmente expostos aos mesmos riscos e/ou condições de trabalho.

O CFM é a instância que regula e fiscaliza o exercício profissional do médico, independentemente da especialidade ou do local em que atua. Entre os princípios fundamentais constantes no Código de Ética Médica,[9] os itens I e II evidenciam a relevância de olhar para o paciente como "alvo" e os itens XII e XIII destacam a responsabilidade do médico de intervir sobre o ambiente para preservar a saúde e a vida de indivíduos e coletividades. Em especial, o Código de Ética Médica é bastante assertivo ao indicar que o médico deve se empenhar para adequar o trabalho ao ser humano. Os textos referentes a esses temas são os seguintes:

> *I – A medicina é uma profissão a serviço da saúde do ser humano e da coletividade e será exercida sem discriminação de nenhuma natureza.*
> *II – O alvo de toda a atenção do médico é a saúde do ser humano, em benefício da qual deverá agir com o máximo de zelo e o melhor de sua capacidade profissional.*

> *[...]*
> *XII – O médico empenhar-se-á pela melhor adequação do trabalho ao ser humano, pela eliminação e pelo controle dos riscos à saúde inerentes às atividades laborais.*
> *XIII – O médico comunicará às autoridades competentes quaisquer formas de deterioração do ecossistema, prejudiciais à saúde e à vida.*[9]

Os itens III e IV do Capítulo II afirmam, ainda, ser direito do médico "apontar falhas em normas, contratos e práticas internas das instituições em que trabalhe quando as julgar indignas do exercício da profissão ou prejudiciais a si mesmo, ao paciente ou a terceiros"[9] e "recusar-se a exercer sua profissão em instituição pública ou privada onde as condições de trabalho não sejam dignas ou possam prejudicar a própria saúde ou a do paciente, bem como a dos demais profissionais".[9] Fica claro que as inadequações mencionadas não se referem apenas ao trabalho médico, mas àquelas que comprometam a saúde de si mesmo e de outros, como os trabalhadores. Em ambos os casos, esse direito é seguido pelo dever de comunicar ao Conselho Regional de Medicina, à Comissão de Ética da instituição, quando houver, e ao diretor técnico.

Não são poucas, portanto, as responsabilidades dos médicos contempladas no Capítulo III do CEM. Sem dúvida, a responsabilidade profissional de "esclarecer o trabalhador sobre as condições de trabalho que ponham em risco sua saúde, devendo comunicar o fato aos empregadores responsáveis",[9] presente no art. 12, e de esclarecer o paciente "sobre as determinantes sociais, ambientais ou profissionais de sua doença",[9] presente no art. 13, são fundamentais na relação médico-paciente, dialogando harmoniosamente com os princípios fundamentais destacados anteriormente.[26]

Os médicos têm responsabilidade, ainda, com o sigilo profissional, como citado no art. 76 do Código de Ética Médica. É vedado ao médico "revelar informações confidenciais obtidas quando do exame médico de trabalhadores, inclusive por exigência dos dirigentes de empresas ou de instituições, salvo se o silêncio puser em risco a saúde dos empregados ou da comunidade".[9] O mesmo compromisso deve ser assumido por outras profissões envolvidas com a Medicina do Trabalho:

> *O diagnóstico do agravo relacionado ao trabalho deve desencadear um conjunto de procedimentos, que incluem a orientação do trabalhador, a definição das condutas terapêuticas, a definição da aptidão para o trabalho, notificação e acesso à proteção trabalhista e ao seguro social, entre outros.*
> *Inclui ainda a orientação ao empregador visando prevenir outros casos de agravos relacionados ao trabalho.*[7]

Entre as responsabilidades multiprofissionais, estão a constante atualização, o registro de casos de Dart e a adoção de medidas de prevenção a partir do reconhecimento da relação entre adoecimento e trabalho. O guia sobre saúde do trabalhador elaborado pelo CFP[14] reforça esse entendimento:

> *[...] a atual configuração teórica da área [...] introduzir a leitura dos condicionantes sociais, das condições e da organização do trabalho na determinação do processo de adoecer e sofrer no trabalho, tais preceitos repercutirão na prática psicológica, o que implica uma releitura teórica e metodológica dessa prática. A revisão da abordagem médico-centrada, com ênfase nos fenômenos biológicos e uma visão mecanicista do adoecer, que não previa intervenções nos processos produtivos, foi modificada e ampliou os conhecimentos sobre a relação entre saúde e trabalho, privilegiando o olhar sobre o trabalhador.*
> *A notificação compulsória é obrigatória para os médicos, outros profissionais de saúde ou responsáveis pelos serviços públicos e privados de saúde, que prestam assistência ao paciente.*
> *[...] é importante lembrar que a identificação de tais situações na atividade clínica da(o) psicóloga(o) deve ser vista também como um alerta para o desencadeamento de ações preventivas (especialmente a vigilância em saúde, [...]) no sentido de evitar que outros trabalhadores permaneçam expostos às mesmas condições.*[14]

Além dessas orientações dos conselhos de Medicina e Psicologia, cabe também lembrar os já citados itens III e IV da Resolução CFFa nº 428/2013,[18] que se referem à notificação no Sistema de Informação de Agravos de Notificação (SINAN) e à CAT por fonoaudiólogos.

Mais uma vez em conformidade com a ideia de atuação interdisciplinar, a responsabilidade legal por notificar ou registrar as Dart é de toda a equipe de profissionais que assistem o trabalhador.

Os procedimentos ou desdobramentos da identificação ou do diagnóstico de Dart também são de extrema importância para o trabalhador e envolvem diferentes atores e instituições. Eles são ajustados ao contexto socioeconômico do trabalhador, considerando a existência (ou não) e o tipo de vínculo empregatício, a condição (ou não) de segurado junto à Previdência Social, a situação de trabalho e renda, a existência (ou não) de capacidade laborativa, a possibilidade de mudança de função ou tipo de trabalho, entre outros.

No Quadro 19.2, estão exemplificados de forma esquemática as principais responsabilidades e os procedimentos que devem ser assegurados aos trabalhadores acometidos por Dart. Alguns desdobramentos têm repercussão coletiva e/ou epidemiológica, servindo o caso individual para proteção de grupos de trabalhadores expostos, enquanto outros são fundamentais para a garantia de direitos individuais, tanto na esfera trabalhista quanto na previdenciária.

Considerando as transformações no mundo do trabalho, com a precarização das relações de trabalho e a desigualdade na proteção social da classe trabalhadora, chamam atenção as diferenças existentes no acesso aos direitos sociais, especialmente previdenciários e trabalhistas.

O SUS assegura acesso universal aos serviços e ações desenvolvidas, com destaque para o acesso à assistência na Rede de Atenção à Saúde que engloba atenção básica/primária e especializada (incluindo os Centros de Referência em Saúde do Trabalhador [CEREST]), atenção de urgência e emergência, atenção hospitalar, VISAT, demais componentes da Vigilância em Saúde, e outras ações de promoção e prevenção a todos os trabalhadores. Assim, a notificação de Dart no SINAN se aplica a trabalhadores formais, informais, da iniciativa

Quadro 19.2. Responsabilidades e desdobramentos da identificação de doenças e agravos relacionados ao trabalho (Dart)

Responsabilidades e desdobramentos	Empregador*	CIPA*	SESMT*	Sindicato	Saúde	INSS*	MT*
Orientação ao trabalhador	Informar sobre os riscos ocupacionais a que está exposto	Informar sobre os riscos ocupacionais a que está exposto	Avaliar os riscos ocupacionais existentes	Informar sobre os riscos ocupacionais existentes	Informar sobre os riscos ocupacionais e possíveis impactos sobre a saúde	Informar sobre fluxos administrativos	Informar sobre os riscos ocupacionais existentes
	Informar sobre as formas de prevenção	Informar sobre as formas de prevenção	Indicar sobre as formas adequadas e eficazes de prevenção	Informar sobre as formas de prevenção	Informar sobre as formas de prevenção		Informar sobre as formas de prevenção
	Implantar medidas de proteção coletiva	Solicitar implantação de medidas de proteção coletiva	Privilegiar medidas de proteção coletiva	Sugerir implantação de medidas de proteção coletiva	Informar sobre formas de monitoramento ambiental e individual	Registrar o relato do segurado sobre as medidas de proteção coletiva adotadas pelo empregador	Informar sobre formas de monitoramento ambiental e individual
	Oferecer EPI adequado, treinar para o uso e fiscalizar o uso	Solicitar EPI adequado, treinar para o uso e fiscalizar o uso	Indicar EPI adequados aos riscos e funções e oferecer treinamento	Sugerir EPI adequado e orientar para o uso	Questionar o trabalhador sobre os EPI fornecidos pelo empregador e utilizados	Registrar o relato do trabalhador sobre os EPI fornecidos pelo empregador e utilizados	Questionar o trabalhador sobre os EPI fornecidos pelo empregador e utilizados
		Informar sobre direitos previdenciários e trabalhistas	Informar sobre direitos previdenciários e trabalhistas	Informar sobre direitos previdenciários e trabalhistas	Informar sobre direitos sociais, previdenciários e trabalhistas	Informar sobre direitos sociais, previdenciários e trabalhistas	Informar sobre direitos sociais, previdenciários e trabalhistas
			Esclarecer sobre a relação trabalho-doença	Esclarecer sobre a relação trabalho-doença	Esclarecer sobre a relação trabalho-doença, (in) capacidade laborativa e nexo	Esclarecer sobre a relação trabalho-doença, (in)capacidade laborativa e nexo	

(Continua)

privada ou pública, segurados e não segurados da Previdência Social, entre outros.

No âmbito da assistência social, trabalhadores que necessitem obter direitos sociais devem ser orientados a registrar-se em programas e cadastros governamentais para acessar aqueles que se enquadrem em cada caso. Esses direitos, embora possam ser acessados por trabalhadores celetistas ou com outros vínculos formais, geralmente são os únicos disponíveis para trabalhadores que se encontram em situação de vulnerabilidade ou desprotegidos (sem carteira assinada, sem contribuição previdenciária, entre outros).

Outro aspecto a ser observado é sobre fornecer orientações também aos familiares do trabalhador, para que possam apoiar o paciente em seu tratamento, entender o processo de adoecimento relacionado ao trabalho e auxiliar em procedimentos administrativos ou burocráticos pertinentes. De Lucca lembra que, "na suspeita de uma doença desencadeada ou agravada pelas condições na qual o trabalho é realizado, cabe ao médico assistente orientar o paciente e, nas situações pertinentes, notificar o caso".[21] O autor cita o SINAN e a CAT, destacando os acidentes de trabalho, doenças profissionais e do trabalho como eventos de notificação compulsória.

Outros desdobramentos ou providências podem ser tomadas, tanto para casos individuais, quanto para situações coletivas. Entre eles, merecem ser citadas a necessidade de uma investigação mais detalhada, incluindo a verificação dos locais de trabalho – a Vigilância aos Ambientes e Processos de Trabalho e a Inspeção Sanitária em Saúde do Trabalhador são procedimentos do SUS atribuídos especialmente à VISAT, da área de Vigilância em Saúde, e aos CEREST, que atuam de

Quadro 19.2. Responsabilidades e desdobramentos da identificação de doenças e agravos relacionados ao trabalho (Dart) *(Cont.)*

Responsabilidades e desdobramentos	Empregador*	CIPA*	SESMT*	Sindicato	Saúde	INSS*	MT*
Notificação de Dart nos sistemas de informação em saúde e registro de CAT	Emitir CAT Encaminhar demais vias aos destinatários	Investigar causas do acidente/doença	Investigar causas do acidente/doença Indicar CAT Preencher atestado médico da CAT	Emitir CAT Encaminhar demais vias aos destinatários	Estabelecer relação com o trabalho Indicar CAT Preencher atestado médico da CAT Encaminhar demais vias aos destinatários	Verificar emissão de CAT Estabelecer nexo técnico Aplicar NTEP	Verificar emissão de CAT Indicar CAT
			Notificar SINAN	Encaminhar para serviço de saúde	Notificar SINAN Emitir CAT		Encaminhar para INSS e assistência social
				Oferecer ou encaminhar para assistência jurídica (direitos previdenciários e trabalhistas)			
				Informar VISAT, CEREST e MT	Informar VISAT e CEREST	Informar VISAT, CEREST e MT	Informar VISAT e CEREST
		Apresentar investigação do acidente/doença	Apresentar investigação do acidente/doença	Participar da ação de VAPT	Realizar inspeção sanitária em saúde do trabalhador/VAPT		Realizar inspeção do trabalho
				Monitorar o atendimento das solicitações de VISAT, CEREST e MT	Solicitar adequações ao empregador Emitir relatório e/ou autos do processo administrativo sanitário		Solicitar adequações ao empregador Emitir autos de infração e interdição
				Informar MPT e MT	Informar MPT e MT		Informar MPT, CEREST e VISAT

(Continua)

Quadro 19.2. Responsabilidades e desdobramentos da identificação de doenças e agravos relacionados ao trabalho (Dart) *(Cont.)*

Responsabilidades e desdobramentos	Empregador*	CIPA*	SESMT*	Sindicato	Saúde	INSS*	MT*
Afastamento do trabalho, ou afastamento da exposição ocupacional, ou mudança de função	Preencher documentação administrativa para INSS	Recomendar mudanças organizacionais ou no posto de trabalho	Fornecer atestados ou laudos	Recomendar a solicitação de atestados ou laudos aos profissionais de saúde	Fornecer atestados ou laudos	Realizar perícia médica previdenciária e avaliar capacidade laborativa Avaliar atestados, laudos e exames apresentados	Verificar cumprimento da legislação
	Agendar exame de retorno ao trabalho		Realizar exame de retorno ao trabalho	Acompanhar situação de saúde e trabalho	Acompanhar situação de saúde e trabalho	Conceder benefícios previdenciários cabíveis	
	Agendar exame de mudança de função		Realizar exame de mudança de função		Acompanhamento terapêutico (interdisciplinar)	Encaminhar para reabilitação profissional	Encaminhar para INSS e assistência social
			Monitorar situação de saúde e trabalho		Encaminhar para CEREST ou outra atenção especializada		Realizar inspeção do trabalho
						Solicitar adequações ao empregador	Solicitar adequações ao empregador Emitir autos de infração, interdição e multas
						Requerer ressarcimento (ações regressivas)	

*A maior parte desses desdobramentos se aplicam a trabalhadores celetistas e segurados do INSS. Trabalhadores não celetistas ou não segurados do Regime Geral de Previdência Social podem ter direitos trabalhistas e previdenciários diferentes, mas não perdem os direitos à saúde, assegurados pelo Sistema Único de Saúde (SUS), e os direitos sociais, assegurados pelo Sistema Único de Assistência Social (SUAS).

Para servidores públicos com Regime Próprio de Previdência Social não se aplica a emissão de CAT, tampouco perícias e benefícios do INSS, mas o registro de Dart deve ser feito no SINAN e em outro documento equivalente à CAT, se previsto na legislação do município, Estado ou União; da mesma forma, perícias e concessões de benefícios devem seguir legislação específica.

Por meio da Assistência Social, com inscrição no cadastro do Governo Federal, podem ser acessados programas de proteção social do Governo Federal, como Tarifa Social de Energia Elétrica, Bolsa Família, Bolsa Verde, Benefício de Prestação Continuada, Programa Brasil Carinhoso, Pronatec e outros programas estaduais e municipais. Essa informação tem maior importância para os trabalhadores informais e autônomos que não contam com direitos trabalhistas e previdenciários. A Lista de Programas Sociais do Governo no Brasil está disponível no site <http://programasdogoverno.com.br>.

CAT: Comunicação de Acidente de Trabalho; CEREST: Centro de Referência em Saúde do Trabalhador; CIPA: Comissão Interna de Prevenção de Acidentes de Trabalho; Dart: doenças e agravos relacionados ao trabalho; EPI: equipamento de proteção individual; INSS: Instituto Nacional do Seguro Social; MPT: Ministério Público do Trabalho; MT: Ministério do Trabalho; NTEP: nexo técnico epidemiológico previdenciário; SESMT: Serviços Especializados em Engenharia de Segurança e em Medicina do Trabalho; SINAN: Sistema de Informação de Agravos de Notificação; SUAS: Sistema Único de Assistência Social; SUS: Sistema Único de Saúde; VAPT: Vigilâncias aos Ambientes e Processos de Trabalho; VISAT: Vigilância em Saúde do Trabalhador.

Fonte: Elaborado pelas autoras.

forma articulada intra e intersetorialmente. VISAT e CEREST são norteados pela legislação e pelas normas do SUS, podendo atuar em qualquer local de trabalho (público, privado, informal, urbano ou rural). Além do SUS, a auditoria fiscal do trabalho, do Ministério do Trabalho, realiza inspeções nos locais de trabalho, tendo competência exclusiva para fiscalizar e intervir sobre as relações de trabalho. Ambos podem ser acionados pelas equipes de saúde e segurança que assistem o trabalhador, pelo próprio trabalhador paciente, e por seus representantes e/ou familiares.

Além do registro dos casos, da solicitação de fiscalização do local de trabalho e do tratamento específico para a Dart, o plano terapêutico pode requerer afastamento da exposição, mudança das atividades de trabalho/função ou afastamento do trabalho do trabalhador/paciente.

Ao atuar nessa área, os profissionais ainda devem se atualizar sobre as incessantes modificações sociais, econômicas e do trabalho nos tempos atuais, assim como o desenvolvimento acelerado da ciência e da tecnologia, que inspiram, em grande parte do mundo, variações expressivas do estilo de vida e das relações entre indivíduos e nações. Essas mudanças podem trazer transformações relevantes no perfil das doenças, que passam a ser condicionadas por um conjunto muito complexo de fatores determinantes. Nos últimos anos, de forma geral, tem sido observada a incidência de novas doenças, bem como o reaparecimento de doenças consideradas erradicadas. A recorrência dessas doenças emergentes e reemergentes decorre de diversos fatores, entre os quais podem ser citados:

- Fatores ambientais, como a proximidade entre animais e seres humanos e o uso de pesticidas.
- Fatores sociais e políticos, como guerras e mudanças comportamentais da sociedade, p. ex., resultantes da urbanização e da inclusão do sexo feminino no mercado de trabalho.
- Fatores relacionados à mudança e à adaptação dos microrganismos.
- Fatores relacionados à manipulação de microrganismos com vistas ao desenvolvimento de armas biológicas.
- Fatores demográficos como a urbanização da população mundial e a diminuição da natalidade nos países desenvolvidos, o que leva à necessidade da inserção de imigrantes no mercado de trabalho.[28]

No contexto da relação com o trabalho, as doenças emergentes devem ser analisadas à luz dos princípios epidemiológicos e de vigilância em saúde, avaliando situações de risco, características das atividades de trabalho e estimando o número de trabalhadores potencialmente expostos, o que permite estabelecer medidas mais efetivas de prevenção e proteção. Na situação da covid 19 relacionada ao trabalho, p. ex., a caracterização e a notificação dos casos nos sistemas de informação contribuem para a análise do perfil epidemiológico da doença, aspecto essencial para o planejamento das ações de atenção integral à saúde dos trabalhadores e para a indissociabilidade entre assistência e vigilância em saúde. O reconhecimento da covid-19 como doença relacionada ao trabalho, assim como de outras doenças emergentes, mostra-se relevante, pois possibilita o acesso do trabalhador a direitos trabalhistas e previdenciários.[5]

Aspectos relacionados ao trabalhador/paciente

O reconhecimento de um acidente ou doença ocupacional é condição necessária e suficiente para que sejam concedidos:

- Auxílio-doença de espécie acidentária, em caso de incapacidade temporária.
- Auxílio-acidente, em caso de sequelas por acidentes quaisquer ou doenças ocupacionais.
- Aposentadoria por invalidez acidentária, no caso de impossibilidade total e permanente de continuar a trabalhar.
- Pensão por morte por acidente de trabalho aos familiares, no caso de morte do segurado.

A lei previdenciária[29] garante também a manutenção do recolhimento do Fundo de Garantia do Tempo de Serviço (FGTS) durante o tempo de afastamento do trabalho e estabilidade de 12 meses após retorno de um afastamento. Na Justiça do Trabalho, a existência de agravo à saúde e o estabelecimento do nexo causal também são primordiais para que se entre no mérito da existência do dano moral ou material.[30]

Outro fator a ser considerado é o fato de que as doenças sempre serviram para práticas discriminatórias. Segundo Butierres & Mendes,[31] em textos bíblicos já há relatos de casos de discriminação aos portadores de hanseníase (lepra). A tuberculose chegou a ser considerada o grande mal do início do século XX. Segundo essas autoras, um fator que pode ser apontado como contributivo para a invisibilidade dos acidentes de trabalho/doenças ocupacionais é a tentativa de empregadores de evitar consequências jurídicas. Nesse sentido, se os acidentes macrotraumáticos relacionados a eventos súbitos que resultam em lesões visíveis são subnotificados nas proporções que os estudos demonstram, é imediata a conclusão de que outras Dart devem ser objeto de maior subnotificação ainda e muitas sequer são diagnosticadas na rede de saúde pública ou privada.[30]

Nos casos de doenças "invisíveis", como os transtornos mentais relacionados ao trabalho, a complexidade do estabelecimento da relação de causalidade com o trabalho pode fazer com que o trabalhador tenha que percorrer uma verdadeira *via crucis* para comprovar seu adoecimento. A fim de ter seus direitos assegurados, é comum que precise contar e recontar a mesma história em diversas instâncias institucionais e/ou submeter-se à repetição de exames, revivendo e reacendendo suas dores, angústias e traumas.[31]

A seguir, são apresentados relatos de trabalhadores que exemplificam os desafios enfrentados para ter assegurada a identificação de uma doença como relacionada ao trabalho quando necessitam de afastamento do trabalho e ingresso no INSS:

> *[...] Eu saía muito tarde, eu tinha medo. Aí teve um assalto e eu tava no caixa e aquilo me deixou mais com medo... Eu tinha que levar chave, porque a gente é obrigado a levar chave... Fiquei com medo de toda cobrança de bater meta e tava só eu fazendo tudo: tesouraria, que trazia malote... tudo isso. E teve um dia que explodi [...]. (Bancário 1, 2011)*
>
> *[...] O INSS [Instituto Nacional do Seguro Social] não reconheceu acidente de trabalho, me deu auxílio-doença só. O que eu fiz? Entrei com uma liminar contra o INSS pra reverter o tipo de doença. [...] O meu motivo do primeiro afastamento foi psiquiátrico e ortopédico, e o segundo o mesmo motivo ortopédico, com exame e tudo. [...] Aí o INSS não reconheceu como acidente de trabalho com reabertura de CAT [Comunicação de Acidente do Trabalho] e tudo inclusive [...]. Tô com liminar contra o INSS, em função disso aí tô afastado. [...]. (Bancário 2, 2011)*[32]
>
> *Os casos de doença profissional só têm aumentado na empresa multinacional de alimentos. Um trabalhador foi demitido por justa causa de uma empresa de alimentos depois de trabalhar durante seis anos no corte, um ano no setor de congelamento e outros quatro no tratamento da água. "Carregava bombonas de 50 quilos de cloro, escada acima", conta o trabalhador, vítima de atrofia no ombro direito e que, desde junho do ano passado, está afastado com auxílio-doença, já que a empresa não preencheu a CAT (Comunicação de Acidente de Trabalho) e não reconhece a sua doença profissional. A via crucis do trabalhador em busca do reconhecimento da doença profissional passa pelo chefe, médico da empresa, médico perito do INSS, Justiça Federal, associação de doença profissional [...].*[33]

Quando a doença não tem sua relação com o trabalho reconhecida, também não é concedido acesso ao direito e/ou indenização que ela garante, cabendo ao trabalhador recorrer à instância judicial competente, onde nem sempre o caminho é menos árduo. Para os trabalhadores informais, sem acesso aos direitos assegurados aos trabalhadores formais, o reconhecimento das Dart, principalmente no caso das doenças, também não é fácil e depende em grande parte da identificação do trabalho como condicionante de saúde nos atendimentos realizados nos serviços de saúde.

Segundo Verthein & Gomez,[34] o NTEP, ao presumir o nexo, traz uma nova lógica às conhecidas polêmicas referentes às indenizações concedidas aos trabalhadores acidentados, principalmente por barrar o privilégio de uma racionalidade economicista, que deixava a cargo dos acidentados uma imagem de réu – posto que percorriam uma "*via crucis*" para provar inocência. Assim, o NTEP tornou-se conhecido por permitir a inversão do ônus da prova. Essa lei cria uma nova referência para a análise do nexo, no Ministério da Previdência Social, ao utilizar, como dado primário de critério epidemiológico, a articulação entre o Código Internacional de Doenças (CID) e o Código Nacional de Atividade Econômica (CNAE) de cada empresa.

Sobre esse aspecto, Vasconcellos et al. afirmam:

> Dedicar atenção e tempo para ouvir o usuário-trabalhador e compreender sua história de vida, incluindo a esfera profissional, representa muito. Primeiro, por oportunizar a narrativa do trabalhador sobre seu trabalho, sua percepção sobre as tarefas que desempenha, o esforço e o saber necessário para sua execução, sobre as condições em que trabalha [...]; depois, por oportunizar a inclusão do trabalho e da ocupação como importantes no curso dessa história; enfim, por permitir considerar o quanto do trabalho permeia o processo saúde-doença, vislumbrando possíveis intervenções que extrapolam a terapêutica individual/curativa.[35]

A *via crucis* descrita por diferentes trabalhadores, de diferentes ramos ou atividades produtivas, é história que se repete entre os pacientes, com semelhanças na forma como são conduzidas as investigações da relação da doença com o trabalho, na individualização do processo saúde-doença e na culpabilização do trabalhador-paciente pelo próprio acidente ou adoecimento, até encontrar lugar onde seu relato e suas percepções sejam escutadas e acolhidas por um profissional ou por toda a equipe de saúde, e em que sua participação no projeto terapêutico ganhe protagonismo e relevância.

Considerações finais

Além do acesso a direitos trabalhistas, sociais e previdenciários com respaldo legal a partir do reconhecimento da relação da doença ou agravo com o trabalho, outros aspectos são relevantes para o trabalhador como indivíduo.

Não é senso comum pensar no adoecimento, ou até mesmo em um acidente típico, como resultado de complexos fatores intrincados. Nossa cultura enobrece o trabalho e impõe ao indivíduo a responsabilidade por manter sua saúde e integridade. Neste capítulo, no entanto, não se pretendeu avançar, aprofundar ou esgotar a compreensão sobre os motivos que levam a essa culpabilização do trabalhador pelo próprio adoecimento, acidente ou morte, e muitas vezes também pelo possível prejuízo ao empregador.

É importante lembrar, nesse contexto, que, ao compreender que a doença ou acidente é resultado de um processo de trabalho, que outros trabalhadores têm histórias ou circunstâncias semelhantes de acidentalidade ou adoecimento, que os recursos individuais de que o trabalhador isoladamente dispõe/dispunha são/foram insuficientes para superar as condições de trabalho ou efeitos da exposição a determinados riscos ocupacionais, o paciente se sente aliviado, o que potencializa seu protagonismo para seguir o plano terapêutico, bem como a sua adesão a mudanças organizacionais.

Soma-se a isso o crescente número de pacientes que procuram atendimento em serviços de saúde com queixas relacionadas ao trabalho, mas que não podem abdicar de suas rotinas de trabalho, já que isso implicaria perda ou redução da renda. Para esses pacientes, identificar a relação entre doença e agravo com o trabalho torna-se ainda mais relevante, pois, embora não gere direitos previdenciários ou trabalhistas específicos, auxilia na compreensão sobre o próprio processo de adoecimento, na identificação da necessidade e das possibilidades de mudanças na rotina de trabalho e na adoção de medidas de proteção.

É importante que profissionais de saúde, saúde ocupacional, segurança no trabalho, assistência social e recursos humanos compreendam a complexidade do processo saúde-doença-trabalho e dos acidentes de trabalho – sejam eles típicos ou de trajeto –, reconhecendo o trabalho como um determinante social que se soma a outros fatores individuais, ambientais e ocupacionais. Essa compreensão é facilitada e enriquecida pela atuação inter e transdisciplinar, alicerçada em normas e códigos profissionais. Essa abordagem não implica retirar ou minimizar as responsabilidades profissionais específicas, tampouco desrespeitar as competências e limites multiprofissionais. A intenção, na verdade, é ampliar a capacidade de intervir a favor do paciente – no sentido de proteger dos riscos e assegurar diagnóstico e tratamento com dignidade, ética e respeito – e promover ambientes de trabalho mais seguros, valendo-se de contribuições de todos os saberes possíveis.

Cuidar de um trabalhador ou uma trabalhadora requer sensibilidade e técnica que permitam colocar cada caso/indivíduo como um ponto da coletividade e observar todos no contexto econômico, social e cultural que vivenciamos. Nesse sentido, é preciso considerar especialmente os trabalhadores mais vulneráveis, sem carteira assinada, sem contribuições previdenciárias, desempregados e desalentados, rurais e urbanos, de diferentes níveis de escolaridade e renda. Mais recentemente, com o surgimento da pandemia de covid-19 e inúmeros eventos climáticos, o cuidado com a saúde dos trabalhadores e trabalhadoras pelo SUS, INSS, Ministério do Trabalho, Sistema Único de Assistência Social (SUAS) e outros órgãos governamentais e não governamentais exigiu respostas ao desconhecido e acena para a necessidade de atenção a doenças emergentes, ao crescimento do sofrimento psíquico relacionado ao trabalho (ou sua ausência) e a suas possíveis implicações agudas e crônicas.

Assim, é imprescindível que o atendimento ao trabalhador-paciente vá além de estabelecer diagnóstico nosológico e prescrição medicamentosa. É preciso conhecer o trabalhador e o seu trabalho, avaliar a relação de doenças e agravos com o trabalho e adotar medidas adicionais a partir dos desdobramentos do caso, sem perder de vista o coletivo. Um acidente ou um adoecimento no local de trabalho deve acender um alerta para quem cuida e faz a gestão do trabalho: o risco permanece? É possível eliminá-lo? É possível reduzi-lo? É possível controlá-lo? Há outro(s) trabalhadores expostos? E adoecidos? Houve outro(s) acidente(s) nas mesmas circunstâncias? Que medidas podem ser adotadas? Como seguir o cuidado ao trabalhador? Foi emitida CAT? Foi notificado no SINAN? Foram comunicados outros setores ou órgãos que atuam na proteção à saúde e à segurança dos trabalhadores? O trabalhador foi orientado a procurar a assistência social/SUAS para registrar-se em programas e cadastros governamentais e acessar direitos sociais? Os familiares do trabalhador foram esclarecidos?

As orientações a partir da identificação de uma Dart são abordadas com maior aprofundamento no Capítulo 40.

Referências

1. Crespo AR, Bottega CG, Perez KV (Orgs.). Atenção à saúde mental do trabalhador: sofrimento e transtornos psíquicos relacionados ao trabalho. Porto Alegre: Evangraf; 2014.
2. Brasil. Ministério do Trabalho. Secretaria de Inspeção do Trabalho. Departamento de Segurança e Saúde no Trabalho. Adoecimento ocupacional: um mal invisível e silencioso. Brasília: Ministério do Trabalho; 2018. p. 17.

3. Mendes R. Dicionário de saúde e segurança do trabalhador. Novo Hamburgo: Proteção Publicações; 2018.
4. Santos PHS, Reis LA. Subnotificação de acidentes de trabalho em profissionais de enfermagem: revisão integrativa. Rev Enferm UFPE on line. 2016;10(2):640-6.
5. Silva-Junior JS, Almeida FSS, Santiago MP, Morrone LC. Caracterização do nexo técnico epidemiológico pela perícia médica previdenciária nos benefícios auxílio-doença. Rev Bras Saúde Ocup. 2014;39(130):239-46.
6. Cabral LAA, Soler ZASG, Wysocki AD. Pluralidade do nexo causal em acidente de trabalho/doença ocupacional: estudo de base legal no Brasil. Rev Bras Saúde Ocup. 2018;43.
7. Dias EC, Chiavegatto CV, Oliveira RB, Bandini M. Competências essenciais requeridas para o exercício da medicina do trabalho: atualização – 2018. 3. ed. São Paulo: Associação Nacional de Medicina do Trabalho; 2018.
8. Almeida Filho N. Transdisciplinaridade e saúde coletiva. Ciênc Saúde Coletiva. 1997;2(1-2):5-20.
9. Conselho Federal de Medicina. Código de Ética Médica: Resolução CFM nº 2.217, de 27 de setembro de 2018, modificada pelas Resoluções CFM nº 2.222/2018 e 2.226/2019. Brasília: CFM; 2019.
10. Brasil. Lei nº 12.482, de 10 de julho de 2013. Dispõe sobre o exercício da Medicina. Disponível em: https://www.planalto.gov.br/ccivil_03/_ato2011-2014/2013/lei/l12842.htm
11. Fernandes AT, Nery AA, Matos Filho AS, Morais RLGL, Oliveira JS, Oliveira YNS. Sentimentos vivenciados por trabalhadores de saúde na ocorrência de acidentes com material biológico. Rev Paul Enferm (Online). 2018;29(1-3):56-67.
12. Roloff DIT, Cezar-Vaz MR, Bonow CA, Lautert L, Sant'Anna CF, Couto AM. Enfermeiros do trabalho: experiência interdisciplinar em saúde do trabalhador. Rev Bras Enferm. 2016;69(5):897-905.
13. Conselho Federal de Medicina. Resolução CFM nº 2.323/2022. Dispõe de normas específicas para médicos que atendem o trabalhador. Brasília: CFM; 2022.
14. Conselho Federal de Psicologia. Saúde do trabalhador no âmbito da saúde pública: referências para atuação da(o) psicóloga(o). 2. ed. Brasília: CFP; 2019.
15. Conselho Federal de Odontologia. Resolução CFO nº 116/2012. Altera a redação de artigos da Consolidação das Normas para Procedimentos nos Conselhos de Odontologia. Rio de Janeiro: CFO, 2012.
16. Grando P, Ascari RA, Silva OM. Atribuições do Enfermeiro do Trabalho. Cid em Ação Rev Ext Cult. 2013;7(1).
17. Brasil. Decreto nº 94.406/87. Regulamenta a Lei nº 7.498, de 25 de junho de 1986, que dispõe sobre o exercício da enfermagem, e dá outras providências. Brasil. Ministério da Saúde.
18. Conselho Federal de Fonoaudiologia. Resolução CFFa nº 428/2013. Dispõe sobre a atuação do fonoaudiólogo na saúde do trabalhador e dá outras providências. Brasília: CFFa; 2013.
19. Conselho Federal de Fonoaudiologia. Resolução CFFa nº 640/2021. Dispõe sobre a aprovação da atualização do Código de Ética da Fonoaudiologia, e dá outras providências. Brasília: CFFa; 2021.
20. Kashiwabara TB, Rocha LLV, Barros N, Lima LGCS, Carvalho EV, Kashiwabara YB, et al. Medicina ambulatorial VI: com ênfase em medicina do trabalho. Montes Claros: Dejan Gráfica e Editora; 2019.
21. De Lucca SR. As inter-relações saúde e trabalho na abordagem clínica e individual. Rev Bras Clin Med. 2012;10(3):201-5.
22. Brasil. Ministério da Saúde. Portaria GM/MS nº 1.999, de 27 de novembro de 2023. Altera a Portaria de Consolidação GM/MS nº 5, de28 de setembro de 2017 para atualizar a Lista de Doenças Relacionadas ao Trabalho (LDRT). Disponível em: https://www.in.gov.br/en/web/dou/-/portaria-gm/ms-n-1.999-de-27-de-novembro-de-2023-526629116 (Acesso em: 10 mar 2024)
23. Brasil. Ministério do Trabalho e Emprego. Normas Regulamentadoras Vigentes. Disponível em: https://www.gov.br/trabalho-e-emprego/pt-br/acesso-a-informacao/participacao-social/conselhos-e-orgaos-colegiados/comissao-tripartite-partitaria-permanente/normas-regulamentadora/normas-regulamentadoras-vigentes (Acesso em: 10 mar 2024)
24. Zimmermann CL. A COVID-19 nos ambientes de trabalho e a possibilidade do enquadramento como doença ocupacional para fins de emissão de CAT. Ministério Público do Trabalho no Rio de Janeiro 2020. Disponível em: <https://www.prt1.mpt.mp.br/images/arquivos/informe_se/artigos/Covid-19_relacionada_ao_trabalho.pdf>
25. Brasil. Ministério da Saúde. Manual Técnico do Curso Básico de Vigilância em Saúde do Trabalhador no Sistema Único de Saúde. Brasília: Ministério da Saúde/Fundação Oswaldo Cruz; 2017.
26. Gomez CM, Vasconcellos LCF, Machado JMH. Saúde do trabalhador: aspectos históricos, avanços e desafios no Sistema Único de Saúde. Ciênc Saúde Colet. 2018;23(6):1963-70.
27. Brasil. Lei nº 8.080, de 19 de setembro de 1990. Dispõe sobre as condições para a promoção, proteção e recuperação da saúde, a organização e o funcionamento dos serviços correspondentes e dá outras providências. Diário Oficial da União. 20 set 1990.
28. Brasil. Lei nº 6.259, de 30 de outubro de 1975. Dispõe sobre a organização das ações de Vigilância Epidemiológica, sobre o Programa Nacional de Imunizações, estabelece normas relativas à notificação compulsória de doenças, e dá outras providências. Diário Oficial da União. 30 out 1975.
29. Morais KVR, Souza PMA, Morais JRR, Amaral YAM, Catisani F, Oliveira RM, et al. As doenças emergentes e reemergentes e seus determinantes. Braz J Health Rev. 2020;3(4):11227-41.
30. Brasil. Lei nº 11.430, de 26 de dezembro de 2006. Altera as Leis nº 8.213, de 24 de julho de 1991, e nº 9.796, de 5 de maio de 1999, aumenta o valor dos benefícios da previdência social; e revoga a Medida Provisória nº 316, de 11 de agosto de 2006; dispositivos das Leis nº 8.213, de 24 de julho de 1991, nº 8.444, de 20 de julho de 1992, e da Medida Provisória nº 2.187-13, de 24 de agosto de 2001; e a Lei nº 10.699, de 9 de julho de 2003. Diário Oficial da União. 27 dez 2006.
31. Maeno M. Perícia ou imperícia: laudos da justiça do trabalho sobre LER/Dort. Tese (Doutorado). São Paulo: Faculdade de Saúde Pública; 2018.
32. Buitierres MC, Mendes JMR. A discriminação de vítimas de acidente do trabalho ou de doença ocupacional: uma situação de invisibilidade social potencializada. Soc Debate; 2016;22(11):237-60.
33. Mendes JMR, Camargo MS, Santos NG, Netz JA, Oliveira PAB. Narrativas da violência relacionada ao trabalho: o caso dos trabalhadores bancários. In: Netz JA, Oliveira PAB (Orgs.). Teatro de sombras: relatório da violência no trabalho e apropriação da saúde dos bancários. Porto Alegre: Sindbancarios Publicações; 2011.

34. Central Única dos Trabalhadores. Ser humano foi criado para trabalhar, não para sofrer. 2007. Disponível em: https://www.cut.org.br/noticias/ser-humano-foi-criado-para-trabalhar-nao-para-sofrer-b999. (Acesso em: 06 ago. 2023).
35. Verthein MAR, Gomez CM. Movimentos de assepsia social: a doença do trabalho fora de alcance. In: Gomez CM, Machado JMH, Pena PGL (Orgs.). Saúde do trabalhador na sociedade brasileira contemporânea. Rio de Janeiro: Editora Fiocruz; 2011. p. 273-93.
36. Vasconcellos LCF, Corrêa Filho HR, Garrido PHS, Ponte CF, Silva CS. Saúde do trabalhador em tempos de desconstrução: caminhos de luta e resistência. Rio de Janeiro: Cebes; 2021.

20

Doenças Infecciosas e Parasitárias Relacionadas ao Trabalho

Isabela Dias Lauar
Adriana Regina Campolina Cenachi
Natali Cruz de Castro Nicolino

- Introdução
- Tuberculose
- Brucelose
- Leishmaniose tegumentar
- Paracoccidioidomicose
- Dengue
- Febre amarela
- Leptospirose
- Malária
- Tétano
- HIV/aids
- Hepatites virais
- COVID-19

Introdução

O acometimento de trabalhadores e trabalhadoras por doenças infecciosas e parasitárias pode estar relacionado às condições e ao ambiente em que o trabalho é executado, caso favoreçam a exposição dessas pessoas ao agente patógeno. As manifestações nesses casos geralmente não se distinguem daquelas não relacionadas ao trabalho. Assim, muitas vezes é difícil estabelecer que a exposição desencadeante ocorreu no ambiente ocupacional, uma vez que os eventos podem estar presentes também na população geral.

Essas doenças podem ser causadas por: vírus, fungos, bactérias, protozoários, helmintos e outros patógenos. A entrada do agente no corpo caracteriza a infecção, podendo ou não resultar em adoecimento. Nos casos em que ocorre o adoecimento, os quadros podem ser agudos ou crônicos.

Muitas das doenças englobadas nesse grupo são transmitidas por artrópodes. Os trabalhadores com atividades ao ar livre estão mais expostos, com destaque para agricultores, pescadores e outros trabalhadores que exercem atividades em ambiente silvestre, como na silvicultura. Outro grupo particularmente vulnerável são os trabalhadores da saúde. A pandemia de COVID-19 ressaltou a vulnerabilidade deste grupo, frequentemente exposto a agentes com transmissão aérea ou por gotícula, além do contato direto com secreções e materiais contaminados. Além disso, merece destaque também o elevado risco ocupacional a que se submetem os trabalhadores da coleta de lixo e de serviços de saneamento, bem como aqueles que manipulam produtos animais em curtumes, frigoríficos e abatedouros.

No âmbito da Saúde Pública, há grande interesse por essas doenças, uma vez que podem ser evitadas. As medidas de prevenção e controle existentes são diversificadas e dependem do agente e do tipo de transmissão.

O estabelecimento da relação causal entre a doença e as condições de trabalho muitas vezes é complexo. A anamnese clínica, envolvendo a coleta da história ocupacional, é essencial, pois permite conhecer as atividades de trabalho desenvolvidas ao longo da vida do trabalhador até a ocupação atual. Deve envolver informações sobre quando o paciente começou a trabalhar, tempo e características das atividades desenvolvidas, os meios de proteção individual e coletiva disponíveis e efetivamente adotados, e a existência de outros trabalhadores adoecidos, de modo a correlacionar essas informações com o aparecimento das queixas e sintomas.

Para facilitar o estabelecimento da relação entre o adoecimento e o trabalho na prática diária nos serviços de saúde, o Ministério da Saúde, cumprindo atribuição legal definida na Lei nº 8.080/90 e demandas da sociedade, elaborou em 1999 a Lista de Doenças Relacionadas ao Trabalho (LDRT), organizada com dupla entrada, isto é, por agente (Lista A) e por doença (Lista B). A LDRT tem finalidade clínica e epidemiológica, pois visa apoiar as atividades de promoção, proteção e assistência à saúde dos trabalhadores no Sistema Único de Saúde (SUS).[1,2] Sua versão inicial contava com 15 doenças infecciosas e parasitárias.

Passados mais de 20 anos de sua publicação, a LDRT foi atualizada em 2020,[3] com a manutenção da dupla entrada, por agente ou condições de trabalho e por doença segundo a 10ª edição da Classificação Internacional de Doenças (CID-10). Por injunções políticas, a LDRT atualizada foi revogada na mesma semana de sua publicação, voltando a prevalecer a versão de 1999.[4,5] No entanto, após o fechamento deste texto, e em resposta a inúmeras manifestações da sociedade civil, foi republicada a LDTR de 2020, por meio da Portaria GM/MS Nº 1.999, de 27 de novembro de 2023.[9] O Quadro 20.1 apresenta um resumo da LDRT atualizada em 2020, republicada, e agora vigente a partir de 27 de novembro de 2023.[3]

É importante ressaltar que a LDRT não é exaustiva, ou seja, enfermidades que não estão incluídas podem ser reconhecidas como relacionadas ao trabalho se houver histórico de exposição ocupacional que justifique o nexo de causa ou concausa.

A **Lista A**, no que se refere às doenças infecciosas e parasitárias, está organizada segundo os mesmos agentes ou fatores de risco mencionados na **Lista B**. Outros agentes ou fatores de risco para a saúde de natureza física, química, mecânica e psicossocial podem estar presentes nas situações de trabalho, potencializando ou modificando o adoecimento.

É importante destacar, ainda, que algumas das doenças presentes na LDRT também são consideradas de notificação compulsória no Sistema de Informação de Agravos de Notificação (SINAN), do Ministério da Saúde. Em alguns casos existe, inclusive, um campo de registro da relação com o trabalho na ficha de investigação.

Algumas das doenças que estão na LDRT de 1999[1,2] e republicada em 27 de novembro de 2023[9] serão abordadas ao longo deste capítulo, com um breve descritivo de quadro clínico, diagnóstico, tratamento, sua relação com trabalho e medidas preventivas cabíveis, em especial para os trabalhadores.

Quadro 20.1. Doenças infecciosas e parasitárias relacionadas ao trabalho, segundo a LDRT atualizada em 2020 e vigente a partir de 27/11/2023[9]

CID-10	Doença relacionada ao trabalho	Agente e/ou fator de risco
A06	Amebíase	Exposição a *Entamoeba histolytica* em atividades de trabalho
A15 A16 A17 A18 A19	Tuberculose respiratória, com ou sem confirmação bacteriológica e histológica Tuberculose do sistema nervoso Tuberculose de outros órgãos Tuberculose miliar	Exposição a Mycobacterium tuberculosis (bacilo de Koch) ou *Mycobacterium bovis* em atividades de trabalho
A21	Tularemia	Exposição a Francisella tularensis em atividades de trabalho
A22	Carbúnculo	Exposição a *Bacillus anthracis* em atividades de trabalho
A23	Brucelose	Exposição a espécies de *Brucella* em atividades de trabalho
A24.0	Mormo	Exposição a *Burkholderia mallei* em atividades de trabalho
A26	Erisipeloide	Exposição a *Erysipelothrix rhusiopathiae* em atividades de trabalho
A27	Leptospirose	Exposição a *Leptospira icterohaemorrhagiae* e outras espécies de *Lesptospira* em atividades de trabalho
A35	Tétano, outros tipos de	Exposição a *Clostridium tetani* em atividades de trabalho
A39	Infecção meningocócica	Exposição ao meningococo em atividades de trabalho
A40.8	Outras septicemias estreptocócicas	Exposição a *Streptococcus suis* em atividades de trabalho
A65	Sífilis não venérea	Exposição a *Treponema pallidum* em atividades de trabalho
A69.2	Doença de Lyme	Exposição a *Borrelia burgdorferi* em atividades de trabalho
A70	Infecções causadas por *Chlamydia psittaci* (febre dos papagaios, ornitose, psitacose)	Exposição a *Chlamydia psittaci* ou *Chlamydia pneumoniae* em atividades de trabalho
A71	Tracoma	Exposição a *Chlamydia trachomatis* em atividades de trabalho
A77	Febre maculosa (rickettsioses transmitidas por carrapatos)	Exposição a *Rickettsia rickettsii* e outras espécies de *Rickettsia em* atividades de trabalho
A78	Febre Q	Exposição a *Coxiella burnetii* em atividades de trabalho
A79	Outras rickettsioses	Exposição a *Rickettsia* em atividades de trabalho
A80	Poliomielite aguda	Exposição a poliovírus em atividades de trabalho
A82	Raiva	Exposição a vírus da raiva em atividades de trabalho
A90	Dengue (dengue clássico)	Exposição a mosquito (*Aedes aegypti*) transmissor do arbovírus da dengue em atividades de trabalho
A92.0	Febre Chikungunya	Exposição a mosquito (*Aedes aegypti*) transmissor do arbovírus da Chikungunya (CHIKV) em atividades de trabalho
A93.8	Febres virais especificadas transmitidas por artrópodes (febre do Mayaro e outras)	Exposição a arbovírus Mayaro (MAYV) em atividades de trabalho
A95	Febre amarela	Exposição a mosquito transmissor do arbovírus da febre amarela em atividades de trabalho
A98	Outras febres hemorrágicas por vírus, não classificadas em outra parte	Exposição a agentes biológicos do tipo vírus não classificados em outras partes em atividades de trabalho
B00	Infecções pelo vírus da herpes (herpes simples)	Exposição a vírus herpes simples tipo 1 (HVS-1) em atividades de trabalho
B01	Varicela (catapora)	Exposição a vírus varicela-zóster em atividades de trabalho
B05	Sarampo	Exposição a vírus do sarampo em atividades de trabalho
B06	Rubéola	Exposição a vírus da rubéola em atividades de trabalho
B07	Verrugas de origem viral	Exposição a papilomavírus em atividades de trabalho
B08.0	Infecções por Orthopoxvirus, outras	Exposição a vírus orf em atividades de trabalho
B15	Hepatite aguda A	Exposição a vírus da hepatite A (HAV) em atividades de trabalho
B16	Hepatite aguda B	Exposição a vírus da hepatite B (HBV) em atividades de trabalho
B17	Hepatites virais agudas, outras	Exposição a vírus da hepatite C (HCV) e/ou vírus da hepatite E (HEV) em atividades de trabalho

(Continua)

Quadro 20.1. Doenças infecciosas e parasitárias relacionadas ao trabalho, segundo a LDRT atualizada em 2020 *(Cont.)*

CID-10	Doença relacionada ao trabalho	Agente e/ou fator de risco
B18 B19	Hepatite viral crônica Hepatite viral não especificada	Exposição a vírus não especificado da hepatite em atividades de trabalho
B20 B21 B22 B23 B24	Doença pelo vírus da imunodeficiência humana (HIV) resultando em doenças infecciosas e parasitárias Doença pelo HIV resultando em neoplasias malignas Doença pelo HIV resultando em outras doenças especificadas Doença pelo HIV resultando em outras doenças Doença pelo HIV não especificada	Exposição ao HIV em atividades de trabalho
B33.4	Síndrome (cardio)pulmonar por hantavírus (SPH, SCPH)	Exposição a hantavírus em atividades de trabalho
B35	Dermatofitose	Exposição a fungos dos gêneros *Epidermophyton*, *Microsporum* e *Trichophyton* durante atividades de trabalho em temperatura elevada e umidade
B36	Micoses superficiais, outras	Exposição a fungos durante atividades de trabalho em temperatura elevada e umidade, exceto aqueles dos gêneros *Epidermophyton*, *Microsporum* e *Trichophyton*
B37	Candidíase	Exposição a *Candida albicans* e outras espécies do mesmo gênero, potencialmente patogênicas, em atividades de trabalho sob condições de umidade e irritação mecânica
B38	Coccidioidomicose	Exposição a *Coccidioides immitis* em atividades de trabalho
B39	Histoplasmose	Exposição a *Histoplasma capsulatum* em atividades de trabalho
B41	Paracoccidioidomicose	Exposição a *Paracoccidioides brasiliensis* em atividades de trabalho
B42	Esporotricose	Exposição a *Sporothrix schenckii* em atividades de trabalho
B44	Aspergilose	Exposição a espécies de *Aspergillus* em atividades de trabalho
B45	Criptococose	Exposição a *Cryptococcus neoformans* (ou *Filobasidiella neoformans*) em atividades de trabalho
B47	Micetoma	Exposição a bactérias e fungos causadores de micetoma em atividades de trabalho
B50	Malária por *Plasmodium falciparum*	Exposição a *Plasmodium falciparum* em atividades de trabalho
B51	Malária por *Plasmodium vivax*	Exposição a *Plasmodium vivax* em atividades de trabalho
B52	Malária por *Plasmodium malariae*	Exposição a *Plasmodium malariae* em atividades de trabalho
B53	Outras formas de malária confirmadas por exames parasitológicos	Exposição a espécies do *Plasmodium* diferentes da *malariae*, da *vivax* e da *falciparum*, ou a outros protozoários em atividades de trabalho
B54	Malária não especificada	Exposição a espécie não especificada do gênero *Plasmodium* em atividades de trabalho
B55	Leishmaniose	Exposição a *Leishmania braziliensis* em atividades de trabalho
B55.1	Leishmaniose cutânea	Exposição a *Leishmania braziliensis* em atividades de trabalho
B55.2	Leishmaniose cutaneomucosa	Exposição a *Leishmania braziliensis* em atividades de trabalho
B57	Doença de Chagas	Exposição a *Trypanosoma cruzi* em atividades de trabalho
B65	Esquistossomose (bilharziose, Schistosomíase)	Exposição a espécies de *Schistosoma* em atividades de trabalho
B67	Equinococose	Exposição a espécies de *Echinococcus* em atividades de trabalho
B73	Oncocercose	Exposição a espécies de *Onchocerca* em atividades de trabalho
B76 B76.0	Ancilostomíase Ancilostomose	Exposição a espécies de *Ancylostoma* em atividades de trabalho
B83.0	Larva *migrans* visceral	Exposição a *Toxocara canis* e/ou *Toxocara cati* em atividades de trabalho
B86	Escabiose (sarna)	Exposição a *Sarcoptes scabiei* em atividades de trabalho
U06.9	Doença pelo vírus da zika, não especificada	Exposição a mosquito (*Aedes aegypti*), transmissor do arbovírus da zika em atividades de trabalho
U07.1	Doença causada pelo coronavírus SARS-CoV-2 (COVID-19)	Exposição a coronavírus SARS-CoV-2 em atividades de trabalho

LDRT: Lista de Doenças Relacionadas ao Trabalho.
Fonte: Adaptado de Ministério da Saúde, 2020.[3]

Tuberculose

A tuberculose é uma doença causada por uma micobactéria (*Mycobacterium tuberculosis*) que tem grande relevância em termos de saúde pública no Brasil e no mundo. A Organização Mundial da Saúde (OMS) estima que um terço da população mundial já tenha sido infectada.

Após a infecção, cerca de 10% das pessoas adoecerão, sendo 5% tardiamente em decorrência da reativação de uma infecção latente, caso não tratados, e os outros 5% nos dois primeiros anos após a infecção.

O Brasil está entre os 30 países de alta carga para tuberculose e tuberculose associada ao vírus da imunodeficiência humana (HIV) considerados prioritários pela OMS para o controle da doença no mundo. O Estado de São Paulo apresenta o maior número absoluto de casos no país e os Estados de Amazonas, Roraima e Rio de Janeiro registram a maior incidência. Apesar de ser uma doença curável e evitável, anualmente ainda morrem no Brasil entre 4 mil e 5 mil pessoas por tuberculose.

É uma doença de notificação compulsória. Assim, todos os casos confirmados de tuberculose precisam ser notificados pelas unidades de saúde por meio do preenchimento da ficha de notificação individual do SINAN.

A transmissão da tuberculose ocorre por meio da inalação de bacilos expelidos por pacientes que apresentam a doença em vias respiratórias (formas pulmonar e laríngea) e é facilitada por situações em que há aglomerações humanas. É necessária a inalação de apenas um pequeno número de microrganismos para que ocorra a infecção, que se inicia no pulmão e apresenta potencial de disseminação linfo-hematogênica para qualquer outro órgão.

A partir da infecção inicial, pode ocorrer o controle do foco primário pulmonar pelo sistema imune atuante, proporcionando a cura espontânea. Em alguns pacientes, entretanto, especialmente crianças e adultos com déficit imunológico, pode haver progressão imediata da doença (tuberculose primária). Pacientes imunossuprimidos apresentam maior chance de desenvolver a doença após a infecção. Por esse motivo, a partir da década de 1980, com o surgimento da epidemia pelo vírus HIV, houve recrudescência de casos novos em países que acreditavam ter realizado o controle da doença. Em países pobres, a desnutrição e a tendência à aglomeração da população nas periferias de grandes cidades também contribuem para um elevado número de casos da doença. O tabagismo ativo é outro fator de risco a ser considerado.

Outros pacientes infectados que apresentam resolução inicial do quadro poderão apresentar progressão para a doença tardiamente, após reativação de foco latente (tuberculose pós-primária).

O acometimento pulmonar é a forma de apresentação mais frequente (85% dos casos), mas pode ocorrer doença extrapulmonar (nas formas pleural, linfonodal, renal, óssea, meníngea, encefálica ou suprarrenal, entre outras) ou disseminada, quando há acometimento de dois ou mais órgãos não contíguos.

Situações de trabalho com exposição ao agente

Profissionais de saúde que entram em contato próximo com pacientes bacilíferos, funcionários de laboratórios que manipulam produtos ou materiais contaminados e trabalhadores em contato próximo com grupos considerados vulneráveis, em especial a população privada de liberdade, como os agentes penitenciários, estão sob risco aumentado de infecção e adoecimento, por isso a tuberculose é considerada uma doença relacionada ao trabalho.

Trabalhadores expostos a poeira de sílica apresentam um risco aumentado de reativação de infecção latente e podem apresentar um curso mais grave da doença por conta da depressão da ação fagocitária dos macrófagos relacionada à presença dos cristais de sílica nos alvéolos.

Quadro clínico e diagnóstico

As manifestações clínicas da tuberculose variam conforme o órgão acometido. Na tuberculose pulmonar, os sintomas principais são tosse (seca ou produtiva, com ou sem hemoptoicos), febre vespertina, sudorese noturna e emagrecimento, com evolução geralmente arrastada, podendo acarretar demora para buscar assistência, com consequente atraso no diagnóstico. As formas extrapulmonares possuem manifestações diversas, dependendo do órgão acometido (linfonodomegalia, insuficiência de suprarrenal, quadros de cefaleia, confusão mental ou déficit focal, piúria estéril, dor óssea, entre outras).

O diagnóstico é feito a partir da história clínica, pela presença de sinais e sintomas compatíveis, e por exames laboratoriais e de imagem (especialmente na forma pulmonar).

Pacientes sintomáticos respiratórios que apresentam tosse por mais de três semanas precisam ser investigados. A radiografia e a tomografia de tórax podem identificar infiltrado pulmonar, consolidação, linfonodomegalia e/ou cavitações. A pesquisa direta para identificação do agente pode ser realizada no escarro ou em outra secreção. O método de Ziehl-Nielsen (pesquisa do bacilo álcool-ácido resistente [BAAR]) é a técnica mais utilizada e deve ser realizada em duas amostras: uma por ocasião do primeiro contato com o paciente suspeito e outra, independentemente do resultado da primeira, no dia seguinte, com a coleta do material sendo feita preferencialmente ao despertar. Em algumas cidades, o teste rápido molecular para tuberculose (TRM-TB GeneXpert®) está disponível na rede pública de saúde. Ele é capaz de detectar não só a presença do microrganismo, mas também o perfil de sensibilidade à rifampicina, que é um dos principais medicamentos usados. Este teste deve ser utilizado preferencialmente nos casos suspeitos de tuberculose pulmonar e laríngea. A cultura, por sua vez, é específica e aumenta a sensibilidade para o diagnóstico em até 30%, além de tornar possível a avaliação da sensibilidade da micobactéria a vários medicamentos utilizados para o tratamento, devendo ser realizada para todos os pacientes considerados de elevada vulnerabilidade, como profissionais de saúde, população em situação de rua, população privada de liberdade, povos indígenas, pessoas vivendo com HIV/aids e contatos de tuberculose droga-resistente.

A análise histopatológica é essencial no diagnóstico da tuberculose extrapulmonar, observando-se a presença de um granuloma com necrose caseosa. Outros exames disponíveis para auxiliar no diagnóstico seriam o teste tuberculínico e os ensaios baseados na liberação de interferon-γ, com a desvantagem de não diferenciarem a infecção da doença (a positividade não confirma a doença).

O diagnóstico da doença em trabalhadores silicóticos, por sua vez, pode ser um desafio. Os sintomas podem ser confundidos com manifestações da própria doença de base, a interpretação dos exames radiológicos é difícil e a pesquisa direta no escarro também é prejudicada nesses pacientes.

O fluxograma de testagem e diagnóstico de tuberculose nos serviços de saúde é apresentado na Figura 20.1.

Tratamento

O esquema de tratamento da tuberculose é padronizado conforme protocolo estabelecido pelo Ministério da Saúde. Ele compreende duas fases: a intensiva (ou "de ataque"), com quatro medicamentos, e a de manutenção, com dois. As medicações usadas no esquema básico (EB) são: rifampicina (R), isoniazida (H), pirazinamida (Z) e etambutol (E). Para pacientes com resistência a alguma dessas substâncias, é necessária a individualização do esquema terapêutico. Pacientes com disfunção hepática ou renal também precisam de avaliação especializada para prescrição de esquemas com medicamentos alternativos ou com ajuste da dose do EB.

A apresentação farmacológica atualmente utilizada no EB é de comprimidos em doses fixas combinadas dos tipos 4 em 1 (RHZE) e 2 em 1 (RH). A quantidade de comprimidos a serem prescritos varia conforme o peso do paciente. A duração habitual do tratamento é de seis meses, exceto nos casos de tuberculose meningoencefálica e/ou osteoarticular, nos quais o tratamento dura 12 meses.

Medidas preventivas

Os locais de alto risco para a infecção por tuberculose (sistema prisional, laboratórios, instituições de longa permanência e serviços de saúde em geral) devem ter um plano de controle de infecção específico da tuberculose para proteção dos trabalhadores. É necessário que se definam estratégias para identificação rápida dos sintomáticos respiratórios de forma que o diagnóstico dos bacilíferos seja feito de maneira rápida, bem como a assistência adequada e o isolamento no período de transmissão da doença. É importante garantir que os locais de trabalho disponham de boa iluminação e sejam bem ventilados, além de fornecer e orientar o uso adequado das máscaras de proteção facial e outros equipamentos de proteção individual (EPI) quando indicado.

Os profissionais que trabalham no sistema prisional, profissionais de saúde e aqueles que trabalham em instituições de longa permanência, além dos técnicos de laboratório que atuam em locais de elevado risco de transmissão de *M. tuberculosis*, devem realizar o teste tuberculínico ou os ensaios baseados na liberação de *interferon-γ* anualmente e ser tratados para infecção latente caso venham a apresentar conversão (resultado positivo após exame inicial negativo, se a prova tuberculínica considerar resultado > 10 mm). Trabalhadores portadores de silicose também precisam ser rastreados para infecção latente por *M. tuberculosis* e receber

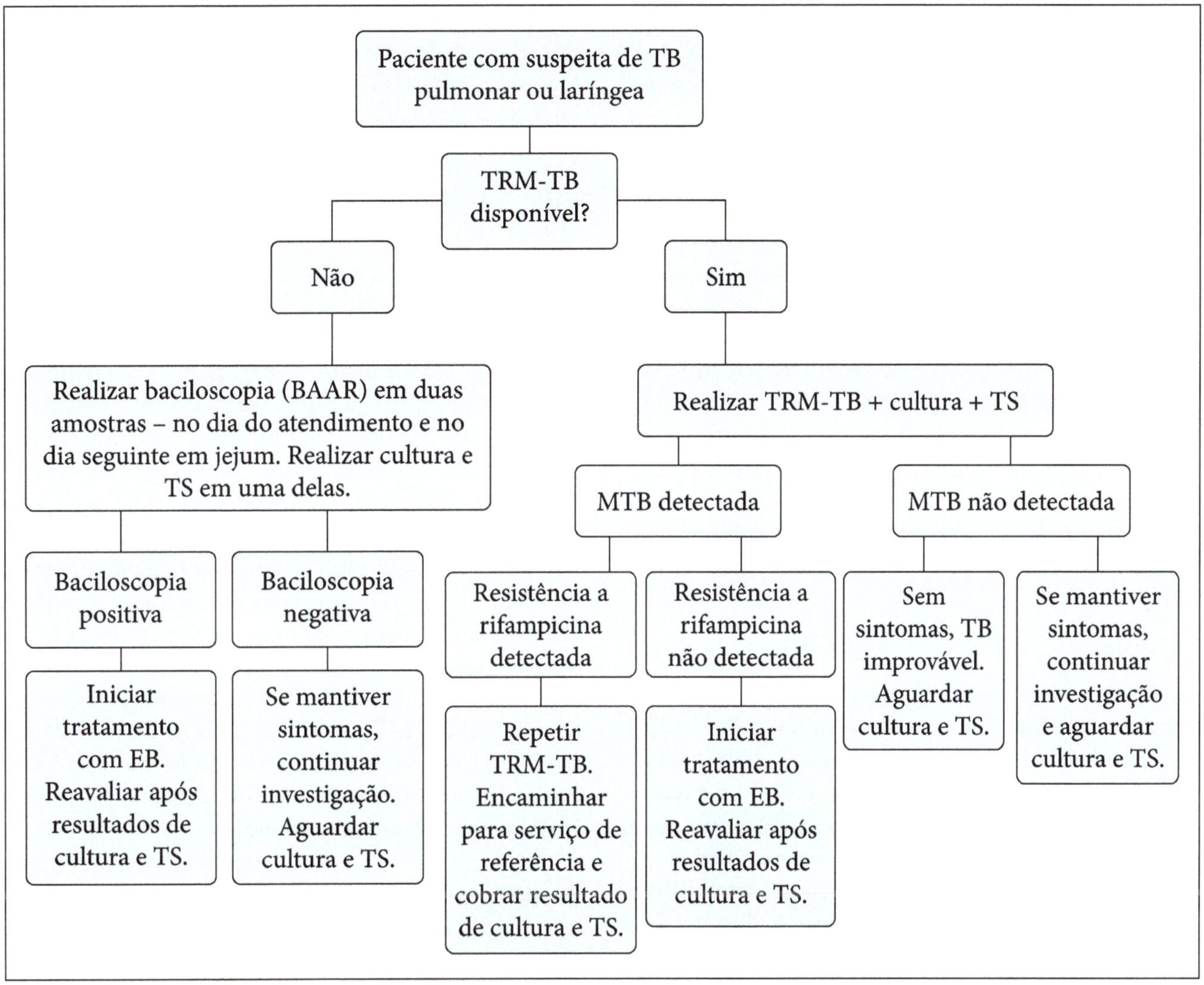

Figura 20.1. Fluxograma de testagem e diagnóstico de tuberculose nos serviços de saúde. BAAR: bacilo álcool-acidorresistente; EB: esquema básico; MTB: *Mycobacterium tuberculosis*; TB: tuberculose; TRM-TB: teste rápido molecular para tuberculose GeneXpert®; TS: teste de sensibilidade.

Fonte: Elaborado pelas autoras.

tratamento profilático caso apresentem prova tuberculínica com resultado > 10 mm ou ensaios baseados na liberação de *interferon*-γ reagente.

O SUS se baseia na constituição de redes que se complementam, como as Redes de Atenção à Saúde (RAS), Redes de Cuidado em Saúde, Redes Temáticas e Redes Prioritárias. Essas redes formam um conjunto de serviços em todos os níveis de atenção e complexidade, com vista à integralidade. A Rede Nacional de Atenção Integral à Saúde dos Trabalhadores (RENAST), por sua vez, é formada por todos os serviços de saúde, tendo a atenção básica como ordenadora do cuidado e os Centros de Referência em Saúde do Trabalhador (CEREST) como centros especializados para matriciamento da RAS. Os CEREST identificam, no seu território, o sistema de referência e contrarreferência, definindo o percurso para que o trabalhador possa ser acolhido, diagnosticado, tratado e acompanhado quando do seu adoecimento em função das atividades laborais. Assim, é responsabilidade da RENAST assegurar o atendimento ao profissional da saúde com tuberculose relacionada ao trabalho, em tempo oportuno e com cuidados adequados às suas necessidades. Garantir que o trabalhador, ao acessar a RAS, seja atendido com responsabilização e, posteriormente, seja orientado e encaminhado constituem um processo permanente.

Os municípios e Estados devem organizar sua rede de forma a antecipar e construir fluxos para a atenção integral, possibilitando conhecer as dificuldades e construir soluções, na perspectiva de organização de uma linha de cuidado da tuberculose relacionada ao trabalho que pressuponha a responsabilização do profissional e do sistema pela saúde do usuário, neste caso o trabalhador.

Brucelose

A brucelose é uma doença febril causada por uma bactéria intracelular facultativa do gênero *Brucella*. São descritas atualmente mais de nove espécies, sendo as principais responsáveis pela doença em humanos *Brucella melitensis*, *B. abortus* e *B. suis*. É conhecida também como febre de Malta, febre do Mediterrâneo, febre ondulante, doença das mil faces, melitococia, entre outras.

Trata-se de doença de notificação compulsória em alguns Estados do Brasil. Assim, todos os casos suspeitos precisam ser notificados pelas unidades de saúde por meio do preenchimento da ficha de notificação individual do SINAN.

Situações de trabalho com exposição ao agente

A brucelose é considerada uma doença profissional ou relacionada ao trabalho, sendo prevalente em veterinários, funcionários de frigoríficos e abatedouros, trabalhadores de laticínios e responsáveis pela ordenha de vacas e cabras.

Os reservatórios naturais das bactérias causadoras da doença são suínos, bovinos, caprinos, ovinos e caninos. A infecção humana ocorre após contato direto ou indireto com animais infectados. A bactéria está presente em tecidos, sangue, urina, secreções vaginais, placenta e fetos abortados. É capaz de penetrar pela pele íntegra humana, mas a presença de pequenas lesões facilita o contágio. Esterco e pasto continuam sendo fontes de bactérias viáveis durante meses após a contaminação; assim, o local onde um feto foi abortado, p. ex., é uma fonte de infecção mesmo que o contato do indivíduo seja feito apenas com o capim.

O contágio também pode ocorrer após ingestão de queijo fresco e leite não pasteurizado, carne crua ou malpassada e vegetais irrigados com água contaminada ou que receberam esterco de animais infectados. Além disso, existe a possibilidade de infecção por inoculação acidental durante a vacinação de animais ou em atividades de laboratório. Inalação de aerossóis e contaminação conjuntival podem ser vias de infecção, mas ocorrem com menor frequência.

Nem sempre a fonte de infecção/transmissão é bem definida, pois a exposição do trabalhador pode ter ocorrido por meio das tarefas que exerce ou exerceu, ou ainda pela ingestão de alimentos contaminados. Nesse sentido, a identificação da fonte de contaminação, a investigação dos casos de trabalhadores positivos e a ação de Vigilância em Saúde do Trabalhador (VISAT) no local de trabalho são fundamentais para monitorar os riscos e propor medidas de controle.

Quadro clínico e diagnóstico

A infecção por *Brucella* pode ser assintomática, identificada apenas após exames sorológicos. Já os casos sintomáticos têm curso variável: agudo, subagudo ou crônico. Os sintomas mais frequentes são febre, calafrios, cefaleia, fadiga, sudorese, anorexia e emagrecimento. É possível observar também, com menor frequência, o acometimento de outros órgãos e estruturas, destacando-se os ossos, aparelho geniturinário, sistema respiratório e sistema nervoso central.

O diagnóstico é feito a partir da suspeita clínica e da identificação de história epidemiológica compatível, associadas a exames diretos para identificação do microrganismo (PCR ou cultura) em sangue, secreções ou fragmento de tecido, ou a métodos indiretos (exame sorológico) como teste de rosa bengala ou teste de soroaglutinação (SAT), teste de microaglutinação (MAT), ELISA, ensaio homogêneo de fluorescência polarizada (FPA) e imunofluorescência indireta.

A infecção é confirmada quando se faz a identificação do agente por exames diretos (PCR ou cultura) ou na presença de exames sorológicos com reatividade em dois testes complementares, um teste de triagem e um, confirmatório. O teste de triagem comumente adotado é o SAT com antígeno brucélico corado pelo rosa bengala e o confirmatório é o ELISA. Nos casos suspeitos de doença aguda com exame de triagem negativo deve-se repetir o exame em 30 dias.

Em caso de exposição ocupacional à cepa vacinal (cepa rugosa) de *Brucella abortus* RB51, deve-se lembrar que os testes diagnósticos disponíveis, tanto os confirmatórios quanto os de triagem, baseiam-se na detecção de anticorpos contra cepa lisa, a mais virulenta. Esses testes sempre serão negativos, pois nessa situação os anticorpos formados são contra a cepa rugosa.

Tratamento

O tratamento da brucelose é de longa duração, com uso de antimicrobianos com potencial toxicidade. Dessa forma, deve ser realizado apenas para casos confirmados ou prováveis (clínica + epidemiologia + teste de triagem positivo).

A associação de doxiciclina com rifampicina ou um aminoglicosídeo deve ser prescrita por 42 dias para a maioria dos pacientes. Formas graves, como a meningoencefálica ou a osteoarticular, podem demandar tratamentos de maior duração. Outras classes de antimicrobianos passíveis de compor o esquema terapêutico são as sulfas e as quinolonas.

É importante destacar que quando o paciente adoecer após acidente ocupacional com a cepa vacinal de *Brucella abortus* RB51, não deve ser usada a rifampicina no esquema terapêutico, pois essa cepa é intrinsecamente resistente a esse medicamento.

Medidas preventivas

Entre as medidas preventivas para brucelose, destaca-se a orientação dos trabalhadores quanto ao risco de infecção e ao uso de EPI para evitar o contato com animais doentes, sendo necessário identificá-los e eliminá-los. Além disso, orienta-se a população quanto ao consumo de leite e derivados somente se devidamente pasteurizados. Ainda não existem vacinas eficazes para humanos.

Os trabalhadores expostos a *Brucella* sp. devem passar por avaliação clínica em uma unidade de saúde ou serviço de atenção ao trabalhador. Caso apresentem qualquer sintomatologia compatível com brucelose, devem ser submetidos a exames diagnósticos e conduzidos conforme a classificação do caso (suspeito, provável ou confirmado). Os trabalhadores assintomáticos na avaliação inicial devem ser reavaliados em 30 dias e aqueles que permanecem assintomáticos após reavaliação podem receber alta do acompanhamento.

Em caso de acidente com a vacina com cepa atenuada de *Brucella abortus* RB51, como autoinoculação durante procedimento de vacinação animal ou contato do *spray* da vacina com a mucosa ocular, a pessoa deverá ser acompanhada em serviço de referência com avaliação clínica e exames laboratoriais (transaminases e provas de atividades inflamatórias) por um período de até dois anos (consultas: 1º, 2º, 3º, 6º, 12º, 18º e 24º meses). Atualmente, não se recomenda o uso de profilaxia pós-exposição (PEP). Caso se observe alteração de exames inespecíficos (que antecedem as manifestações clínicas), deve-se iniciar imediatamente tratamento preventivo (desde que o paciente permaneça assintomático).

Leishmaniose tegumentar

Doença infecciosa, não contagiosa, causada por protozoários do gênero Leishmania que acomete a pele ou mucosa do nariz, boca, faringe ou laringe. Também conhecida como Leishmaniose Tegumentar Americana (LTA). É uma zoonose importante, com muitos mamíferos silvestres identificados como reservatórios, especialmente roedores e marsupiais.

No Brasil, já foram identificadas sete espécies de *Leishmania*, sendo seis do subgênero *Viannia* e uma do subgênero *Leishmania*, sendo as três principais *L. (V.) braziliensis, L. (V.) guyanensis e L. (L.) amazonensis.* Mais recentemente, as espécies *L. (V.) lainsoni, L. (V.) naiffi, L. (V.) lindenberg* e *L. (V.) shawi* foram identificadas em Estados das regiões Norte e Nordeste.

Nos reservatórios, a infecção frequentemente cursa com pouco ou nenhum dano. Já em hospedeiros acidentais, como é o caso do homem, ocorre uma resposta inflamatória exacerbada com quadros que variam desde infecção assintomática até formas graves, muito mutilantes e destrutivas.

A transmissão ocorre pela picada de flebotomíneos infectados, geralmente ao fazerem o repasto em reservatórios silvestres. O período de incubação varia de 2 semanas a 2 anos, com média de 2 a 3 meses.

Trata-se de doença de notificação compulsória. Assim, todos os casos confirmados devem ser notificados pelas unidades de saúde por meio do preenchimento da ficha de notificação individual do SINAN.

Situações de trabalho com exposição ao agente

A leishmaniose tegumentar se comporta como doença relacionada ao trabalho quando o trabalhador realiza atividades em áreas de desmatamento para colonização, construção de estradas e instalação de frentes de trabalho para garimpo, mineração, ou extração de madeira ou carvão vegetal. Estão igualmente expostas as pessoas que trabalham nas plantações de cacau e extração do látex da seringueira, profissionais em treinamento militar nas selvas, integrantes de expedições científicas e caçadores em áreas florestais. A infecção pode ocorrer também após entrada em áreas silvestres para atividades de lazer ou em ambiente rural domiciliar.

Quadro clínico e diagnóstico

A infecção pode ser assintomática ou progredir para formas clínicas aparentes com amplo espectro, variando desde formas leves autolimitadas até formas disseminadas, agressivas e mutilantes. Existem duas formas clínicas: cutânea e mucosa. A forma cutânea é subdividida em localizada, disseminada e difusa.

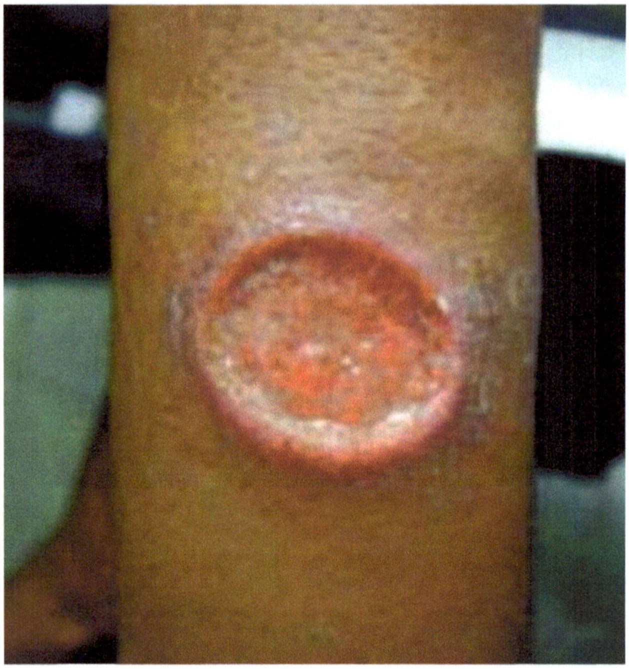

Figura 20.2. Lesão de leishmaniose tegumentar cutânea.

Fonte: Retirada de Ministério da Saúde, 2017.[6]

A forma cutânea é a mais comum, mais frequentemente na forma cutânea localizada, tendo a úlcera como apresentação mais frequente, ocorrendo em 85% dos pacientes. Apresenta-se como lesão única ou em pequeno número e raramente com múltiplas lesões – forma cutânea disseminada. Também podemos observar lesões verrucosas, vegetantes, papulares, nodulares, tuberosas, ou em placas infiltradas. Geralmente é uma lesão autolimitada que desaparece espontaneamente após ativação adequada do sistema imunológico. Casos em que não há um sistema imune forte e atuante podem evoluir para a forma difusa, característica de pacientes imunocomprometidos, com múltiplas lesões, ricas em parasitas.

A úlcera típica de leishmaniose tegumentar cutânea é geralmente indolor e costuma localizar-se em áreas expostas da pele com formato arredondado ou ovalado, pode medir de alguns milímetros até alguns centímetros, apresenta base eritematosa, infiltrada e de consistência firme com bordas bem delimitadas e elevadas com fundo avermelhado e granulações grosseiras (Figura 20.2).

A forma mucosa é menos frequente e cursa com acometimento principalmente nasofaríngeo, com possibilidade de destruição da estrutura afetada e mutilação do paciente. As lesões são pobres em parasitas. Usualmente, os pacientes apresentam história de leishmaniose cutânea não tratada previamente ou com tratamento inadequado. É frequente encontrar cicatriz referente à lesão cutânea anterior. O intervalo entre uma lesão e outra geralmente é menor do que dez anos.

Ao exame da mucosa, podem ser observados eritema, infiltração, crostas, pontos sangrantes, erosão e ulceração com fundo granuloso (Figura 20.3). Na mucosa do nariz, pode haver perfuração ou até destruição do septo cartilaginoso. Na boca, pode haver perfuração do palato mole. Nas lesões crônicas e avançadas, pode haver mutilações com perda parcial ou total do nariz, lábios e pálpebras, causando deformidades e consequente estigma social.

Para o diagnóstico, utilizam-se o teste intradérmico de Montenegro e a pesquisa direta do parasita nas lesões, podendo ser utilizadas técnicas de coloração para visualização direta, cultura e PCR. O diagnóstico também pode ser sugerido pelo exame histopatológico.

Tratamento

O tratamento a ser adotado pode variar conforme o quadro clínico da leishmaniose cutânea (forma cutânea localizada, disseminada ou difusa e forma mucosa) e as características do paciente (idade, gestação e presença de imunossupressão e disfunções orgânicas, p. ex., cardíaca, hepática e renal). Espécies diferentes

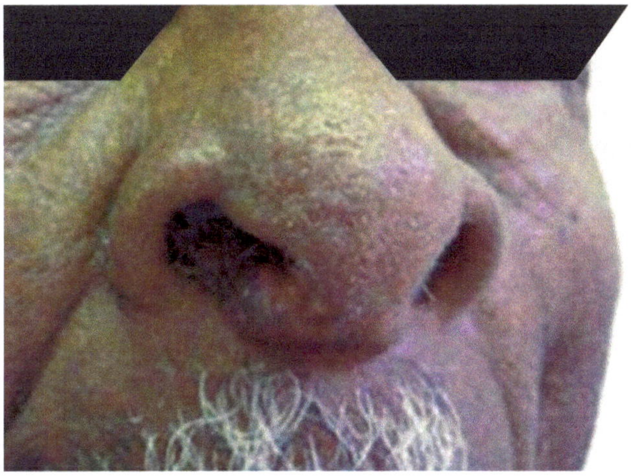

Figura 20.3. Lesão de leishmaniose mucosa. Observa-se edema nasal com ulceração na parte anterior do septo, apresentando bordas infiltradas e hiperemia local.

Fonte: Retirada de Ministério da Saúde, 2017.[6]

de *Leishmania* também podem apresentar respostas mais ou menos favoráveis a depernder do regime terapêutico. Na impossibilidade de identificação da espécie responsável pela doença, é necessário conhecer o perfil epidemiológico predominante na região de aquisição da doença.

Os medicamentos possíveis de serem utilizados no tratamento são: antimoniato de meglumina - Glucantime® (intramuscular, endovenoso ou com aplicação intralesional), miltefosina (via oral), anfotericina B (endovenosa), pentamidina (endovenosa ou intramuscular), pentoxifilina (via oral).

Medidas preventivas

Para evitar a infecção por *Leishmania*, medidas ambientais e individuais devem ser combinadas.

Como medidas individuais, orienta-se evitar a exposição nos horários de maior atividade do vetor (crepúsculo e noite) e usar repelentes quando houver exposição a ambientes onde os vetores habitualmente possam ser encontrados, além do uso de mosquiteiros de malha fina e telas nas portas e janelas.

Como medida ambiental, orienta-se a limpeza de quintais e terrenos com destinação adequada do lixo orgânico, a fim de alterar as condições do meio que propiciam o estabelecimento de criadouros para formas imaturas do vetor e impedir a aproximação de mamíferos comensais, como marsupiais e roedores, prováveis fontes de infecção para os flebotomíneos. Além disso, indicam-se a manutenção de animais domésticos distantes do intradomicílio durante a noite, limpeza periódica dos seus abrigos e manutenção de uma faixa de segurança de 400 a 500 metros entre as residências e a mata em áreas de provável transmissão.

Paracoccidioidomicose

A paracoccidiodomicose, também conhecida como blastomicose sul-americana, é uma micose endêmica na América Latina, causada por fungos termodimórficos de duas principais espécies: *Paracoccidoides brasiliensis* e *P. lutzii*.

Os fungos estão presentes no meio ambiente em forma filamentosa (19°C a 28°C), transformando-se em levedura em temperaturas superiores (33°C a 37°C). O agente se desenvolve bem em solo úmido e rico em matéria orgânica, protegido da luz solar.

A doença acomete indivíduos a partir dos 3 anos de idade, com predomínio na faixa etária de 30 a 50 anos. É mais prevalente em homens, uma vez que a presença do estrógeno nas mulheres impede a transformação do fungo filamentoso em levedura nos pulmões.

A infecção acontece após a inalação do fungo que, a partir dos pulmões, pode se disseminar por via linfo-hematogênica para qualquer órgão (preferencialmente mucosas das vias aéreas e digestórias, linfonodos, pele, fígado, baço, suprarrenais, medula óssea, ossos, sistema nervoso central, entre outros).

A doença é de notificação compulsória em alguns Estados do país. Assim, todos os casos suspeitos precisam ser notificados pelas unidades de saúde, por meio do preenchimento da ficha de notificação individual do SINAN.

Situações de trabalho com exposição ao agente

O grande fator de risco para a infecção por fungo *Paracoccidiodes* é o trabalho com o solo e vegetais. Por conta disso, trabalhadores envolvidos em atividades relacionadas ao manejo de solo contaminado com o fungo, como em atividades agrícolas, terraplenagem, preparo de solo, práticas de jardinagem e transporte de produtos vegetais, estão sob maior risco de infecção e adoecimento. Alguns cultivos, como o café, podem ter maior relação com a presença do fungo. Além disso, por ter um longo período de incubação, também pode afetar trabalhadores da construção civil e outros operários urbanos que exerceram atividade agrícola no passado, especialmente nas duas primeiras décadas de vida.

Quadro clínico e diagnóstico

A infecção por fungo *Paracoccidiodes* pode ser assintomática, subclínica, ou sintomática com evolução aguda (mais rara) ou crônica (mais prevalente). Após a ocorrência da infecção, na ausência de resposta imunológica adequada, pode haver progressão da doença de forma aguda ou subaguda, também conhecida como forma juvenil (acomete crianças, adolescentes e adultos jovens de até 30 anos). Os sinais e sintomas envolvem febre, anorexia, emagrecimento, linfonodomegalias e, em função do grau de disseminação e da localização das lesões, podem surgir lesões disseminadas na pele, lesões mucosas e icterícia resultante de compressão ganglionar do colédoco ou colestase.

Na maioria dos casos, no entanto, após a infecção forma-se um complexo primário onde o fungo permanece em estado de latência. A reativação desse complexo pode ocorrer tardiamente, em até 40 anos, desencadeando a forma crônica da doença. Etilismo e tabagismo são fatores de risco conhecidos para a progressão, além de desnutrição e imunossupressão.

O quadro clínico na forma crônica cursa quase sempre com acometimento pulmonar (dispneia, tosse e frequente dissociação entre os aspectos clínicos e radiológicos), linfonodomegalias e lesões de pele ou de mucosas das vias aéreas e digestivas superiores (ulceração, vegetação ou infiltratição), que acarretam quadro de disfagia e/ou disfonia. É possível, ainda, o acometimento de qualquer outro órgão e sistema. Com frequência, há recidivas e sequelas que acarretam disfunções anatômicas e funcionais.

O diagnóstico se inicia pela anamnese com ênfase na história ocupacional, sempre considerando-se o longo período de latência, associada a exame clínico, radiografia de tórax e exames específicos. O padrão-ouro para estabelecer o diagnóstico é a presença de elementos fúngicos sugestivos de *Paracoccidioides* spp. em exame a fresco, cultura de escarro ou outro espécime clínico (raspado de lesão, aspirado de linfonodos) e/ou fragmento de biopsia (exame histopatológico) de órgãos supostamente acometidos. Os exames sorológicos mais indicados são os de contraimunoeletroforese (CIE) e reação de imunodifusão dupla em gel de ágar. Além de serem usados para diagnóstico, esses exames podem auxiliar o acompanhamento da resposta ao tratamento. Testes sorológicos do tipo ELISA e *imunoblot* também podem ser utilizados.

Até o momento, não se dispõe de técnica sorológica validada para o diagnóstico acurado de infecção por *P. lutzii* e não é possível diferenciar as espécies *P. brasiliensis* e *P. lutzii* em exame a fresco, cultura e histopatológico. Para isso, seria necessário o uso de técnicas moleculares – já existentes, mas não amplamente disponíveis.

Tratamento

O manejo terapêutico dos pacientes com paracoccidioidomicose deve incluir o uso de medicamentos antifúngicos e medidas de suporte para as complicações relacionadas à doença, como terapia nutricional, suplementação de oxigênio (quando necessário), repouso e suspensão de tabagismo e etilismo. Várias medicações com potencial antifúngico podem ser usadas, sendo as principais opções itraconazol, sulfametoxazol/trimetoprima e anfotericina B (casos graves).

O tempo de tratamento depende do medicamento utilizado e da resposta ao tratamento, variando entre 9 e 24 meses. Os critérios de cura devem ser embasados em parâmetros clínicos, micológicos, radiológicos e imunológicos. Os pacientes precisam ser acompanhados por até um ano após a suspensão do tratamento por conta do elevado risco de reativação da doença.

Medidas preventivas

Não existe vacina eficaz contra a paracoccidioidomicose a ser usada em seres humanos.

Para os trabalhadores rurais e motoristas de trator constantemente expostos à poeira mais densa, particularmente os que fazem coleta manual, limpeza (abano) e varrição do café, é presumível que reduzir a exposição, utilizando máquinas com cabines bem vedadas ou máscaras protetoras, pode proteger contra a infecção por *Paracoccidioides* spp.

Em laboratórios, a manipulação de isolados do fungo, sempre que possível, deve ser feita em cabine de segurança classe II B2, principalmente para os cultivos na forma de micélio.

Para laboratoristas que manipulam habitualmente *Paracoccidioides* spp., recomenda-se exame sorológico pré-exposição e anualmente, para monitoramento de possível infecção pelo fungo. Acidentes em laboratório de pesquisa em que ocorrer inoculação transdérmica do fungo devem ser manejados com monitorização da presença de anticorpos antifúngicos na pessoa acidentada, inicial e após três e seis meses, e profilaxia com itraconazol na dose de 200 mg/dia, por via oral, durante 30 dias.

Dengue

A dengue é uma doença febril aguda causada por um vírus da família *Flaviviridae*, com quatro sorotipos descritos. Destaca-se entre as arboviroses por suas elevadas morbidade e mortalidade no mundo. No Brasil, há epidemias descritas desde 1986, com número crescente de casos graves e óbitos nos últimos anos.

Após um episódio da doença, o paciente adquire imunidade duradoura para o sorotipo infectante e imunidade cruzada temporária para os outros três, por cerca de três meses. Passado esse tempo, os pacientes com história prévia de infecção por um sorotipo têm maior chance de evoluir de maneira desfavorável em um novo episódio da doença causado por um sorotipo diferente.

A transmissão para o homem ocorre pela picada de fêmeas do mosquito do gênero *Aedes*, especialmente *A. aegypti*. O mosquito tem hábitat urbano domiciliar e peridomiciliar, com pequeno raio de circulação, mantendo-se a até 200 metros do local de oviposição. O repasto sanguíneo ocorre preferencialmente durante o dia, nas primeiras horas da manhã (das 7 horas às 10 horas) e no final da tarde (das 16 horas às 19 horas).

Trata-se de doença de notificação compulsória. Todos os casos suspeitos de dengue devem ser notificados pelas unidades de saúde, por meio do preenchimento da ficha de notificação individual do SINAN.

Situações de trabalho com exposição ao agente

Tendo em vista a ampla distribuição da dengue no território nacional, ela pode se relacionar ao trabalho quando a exposição aos mosquitos vetores ou ao vírus ocorre em circunstâncias ocupacionais, como é o caso de agentes de saúde pública de combate a endemias e trabalhadores de laboratórios de pesquisa.

Quadro clínico e diagnóstico

Após a picada da fêmea infectada com o vírus da dengue, há um período de incubação que varia de 3 a 15 dias. A doença se manifesta com o surgimento de febre alta de início súbito associado a sinais e sintomas inespecíficos como cefaleia intensa, dor retro-orbital, mialgia, artralgia, manifestações gastrointestinais (vômitos e anorexia) e exantema que pode surgir no terceiro ou quarto dias de doença. A doença é sistêmica e tem curso autolimitado, com duração de até sete dias, mas sintomas como fadiga e depressão podem permanecer por semanas após a cura, no período de convalescência. As formas graves estão associadas a extravasamento plasmático seguido de choque circulatório, com ou sem fenômenos hemorrágicos. Também podem ocorrer casos graves associados a acometimentos viscerais como miocardite, hepatite e encefalite.

O diagnóstico é feito a partir da anamnese e do exame físico, e confirmado com exames de sangue que buscam antígenos virais nos primeiros quatro dias da doença (PCR ou teste rápido NS1) e/ou exames sorológicos (IgM) a partir do sexto dia após o início dos sintomas. O teste rápido NS1 está disponível na rede pública de saúde e auxilia na condução do caso quando apresenta resultado positivo, já confirmando a doença; no entanto, um resultado negativo não descarta a dengue como hipótese diagnóstica, tornando-se necessária a coleta de sorologia a partir do sexto dia após o início dos sintomas.

Tratamento

O tratamento da dengue é feito com o uso de medicações sintomáticas e, principalmente, reposição volêmica adequada, levando-se em consideração o estadiamento da doença (grupo A, B, C ou D) conforme os sinais e sintomas apresentados pelo paciente, bem como o reconhecimento precoce dos sinais de alarme. O estadiamento da doença determinará a indicação de reposição volêmica ambulatorial ou em leito de internação, conforme apresentado na Figura 20.4.

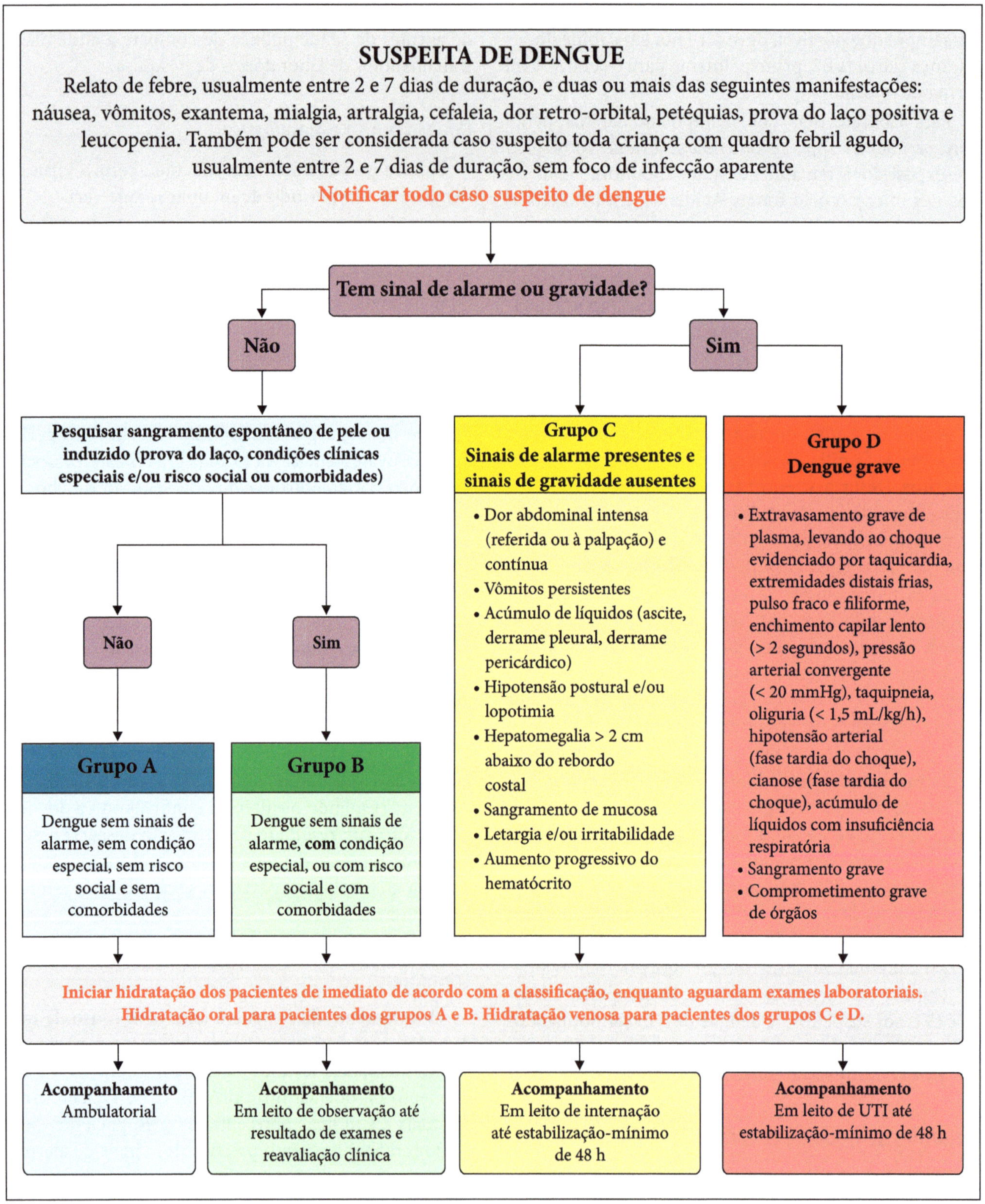

Figura 20.4. Fluxograma para estadiamento e condução de casos suspeitos de dengue. UTI: unidade de terapia intensiva.

Fonte: Adaptada de https://dive.sc.gov.br/phocadownload/doencas-agravos/Dengue/Publicacoes/Fluxograma-Dengue-03-02-2023.pdf.

Medidas preventivas

As principais medidas preventivas para a dengue são evitar o acúmulo de água parada, onde ocorre a proliferação do mosquito, e adotar medidas individuais como uso de repelentes e roupas compridas, bem como a utilização de vacinas. Estão aprovadas para uso no Brasil duas vacinas, a Dengvaxia, indicada para pessoas que já tiveram ao menos um episódio de dengue (indivíduos soropositivos), que deve ser administrada em esquema de três aplicações com intervalo de seis meses; e a Qdenga, indicada para pessoas soronegativas e disponível em esquema de duas doses, com intervalo de três meses entre as aplicações. Ambas as vacinas não estão disponíveis no SUS.

Febre amarela

A febre amarela é uma doença febril aguda causada por um vírus da família *Flaviviridae*. Possui dois ciclos de transmissão, um urbano e outro, silvestre. Na febre amarela urbana, o homem é o único reservatório e o mosquito *Aedes aegypti* é o principal vetor. Felizmente, esse ciclo foi erradicado do Brasil em 1942. Atualmente, os casos e surtos que ocorrem no país são de febre amarela silvestre que tem como reservatório os primatas não humanos e como vetores os mosquitos dos gêneros *Haemagogus* e *Sabethes*.

Entre 1960 e 2021, o Brasil identificou 3.838 casos de febre amarela e 1.156 óbitos. Mais da metade (2.289 casos) foram notificados no período de 2015 a 2022, envolvendo 780 óbitos (taxa de letalidade de 34%). Não houve eventos de transmissão urbana. Do total de casos notificados no período de 1960 a 2021, 81% eram pacientes do sexo masculino, em idade ativa, e mais de 63% exerciam atividades agropecuárias e florestais.

A transmissão se propagou a partir da região Norte do país (em especial o bioma amazônico), área endêmica, para o Centro-Oeste, e depois para o Sudeste e o Sul, afetando novas áreas que há décadas não notificavam casos e eram consideradas de baixo risco nas avaliações de risco.

Trata-se de doença de notificação compulsória. Todos os casos suspeitos de febre amarela devem ser notificados pelas unidades de saúde, por meio do preenchimento da ficha de notificação individual do SINAN.

Situações de trabalho com exposição ao agente

O homem é infectado pelo vírus da febre amarela quando entra no ambiente silvestre, seja acidentalmente, por lazer, ou em virtude do exercício de sua atividade profissional, como é o caso dos agricultores e trabalhadores florestais. Por ser rara, em alguns grupos pode ser considerada uma doença profissional ou relacionada ao trabalho.

Quadro clínico e diagnóstico

Após curto período de incubação (3 a 6 dias) do vírus da febre amarela, o paciente infectado pode permanecer assintomático (até metade dos casos) ou apresentar quadro variável desde leve e benigno até formas graves com disfunção de múltiplos órgãos. De maneira geral, a febre amarela se apresenta com febre de início súbito, calafrios, cefaleia, mialgia, anorexia, náuseas e vômitos, podendo haver gengivorragia e epistaxe. Essa síndrome dura cerca de três dias e corresponde ao período de infecção, que é seguido pelo período de remissão, em que ocorre a melhora dos sintomas. Nos quadros graves, no entanto, após 24 horas a febre e outros sintomas reaparecem, observando-se vômitos frequentes, dor epigástrica, prostração e icterícia, além de sangramentos significativos (hematêmese, melena, metrorragia, petéquias, equimoses e sangramento mucoso difuso) e disfunção renal. O óbito acontece em 20% a 50% dos casos graves, geralmente entre o sétimo e o décimo dias de doença.

Epidemiologia positiva (exposição a ambientes silvestres), história vacinal desconhecida ou ausência de vacinação documentada, na presença das manifestações clínicas conhecidas, devem alertar o profissional de saúde a solicitar os exames para diagnóstico específico do paciente/trabalhador. Assim, poderão ser instituídas medidas de suporte nos quadros com potencial para evoluir para as formas graves, melhorando seu prognóstico.

O diagnóstico é feito a partir de métodos de detecção viral (isolamento viral ou RT-PCR) nos quatro primeiros dias de doença ou com sorologia (detecção de IgM) após o quinto dia de início dos sintomas.

Tratamento

Não há tratamento específico para a febre amarela, mas a instituição de suporte intensivo em tempo oportuno (de preferência em serviço com experiência no tratamento de casos de febre amarela) pode melhorar o prognóstico de pacientes que evoluem para formas graves.

Medidas preventivas

A melhor medida de prevenção da febre amarela é a vacinação. Essa medida é indicada desde 2019 para todas as pessoas que residem em território nacional. Assim, trabalhadores cuja ocupação exige o contato com áreas de mata e floresta devem ter seu cartão de vacinas checado para confirmação do histórico vacinal. Aqueles não vacinados ou que não tenham o cartão comprovando vacinação prévia devem ser vacinados, preferencialmente, dez dias antes de se deslocarem para áreas silvestres. O esquema vacinal prevê uma dose para aqueles que receberam a vacina após os 5 anos de idade. Pacientes vacinados antes dos 5 anos devem receber uma dose de reforço. Recomenda-se, ainda, associar medidas de proteção individual, como o uso de repelentes e roupas compridas.

Leptospirose

A leptospirose é uma doença febril aguda causada pela espiroqueta patogênica do gênero *Leptospira*, que tem mais de 23 espécies descritas, sendo a *L. interrogans* a mais importante. Há grande variedade de sorotipos (cerca de 180 descritos). Trata-se de uma zoonose que acomete animais silvestres e domésticos (roedores, raposas, marsupiais, cães, bovinos, suínos, ovinos, caprinos e equinos), sendo os ratos os principais responsáveis pela transmissão da doença para o homem. Essas bactérias são eliminadas na urina dos animais infectados por tempo prolongado e podem sobreviver no meio ambiente por até 180 dias.

A transmissão ocorre, geralmente, a partir do contato com água contaminada pela urina de animais infectados. O breve contato de mucosas ou áreas de pele não íntegra, bem como o contato prolongado com a pele íntegra em situações de imersão, como em enxurradas, enchentes, solos lamacentos, lagoas e rios, é suficiente para a contaminação. A transmissão acidental em laboratório também pode ocorrer, assim como por via transplacentária.

Trata-se de doença de notificação compulsória. Assim, todos os casos suspeitos de leptospirose precisam ser notificados pelas unidades de saúde, por meio do preenchimento da ficha de notificação individual do SINAN.

Situações de trabalho com exposição ao agente

Trabalhadores de abatedouros, estivadores, peixeiros, lavradores, criadores de animais, veterinários, funcionários de laboratórios, mineiros de ouro e carvão, militares durante campanhas em regiões inundadas ou pantanosas, colhedores de arroz, escavadores de túneis, operários da construção civil, lixeiros e trabalhadores da rede de esgoto são os grupos profissionais mais expostos à leptospirose.

Em países desenvolvidos, pode ser considerada uma doença profissional. No Brasil, no entanto, predominam os casos de contaminação em enchentes, no período de janeiro a abril, em adultos jovens do sexo masculino.

Quadro clínico e diagnóstico

As manifestações clínicas da leptospirose dependem do sorotipo causador da doença e de fatores do hospedeiro. Os quadros variam de assintomáticos ou oligossintomáticos até formas graves, com a presença de icterícia e hemorragia, quadro conhecido como **síndrome de Weil**. Nesses casos, a icterícia de coloração amarelo-avermelhada (icterícia rubínica) ocorre abruptamente 3 a 7 dias após o início do quadro. Além do acometimento hepático, é comum observar comprometimento renal e cardíaco, além de fenômenos hemorrágicos.

A maioria dos casos, no entanto, tem manifestações clínicas leves, podendo ser confundidos com outras doenças febris, como dengue e influenza. Os pacientes apresentam febre, cefaleia, mialgia (principalmente lombar e em panturrilhas), anorexia, náuseas e vômitos.

O diagnóstico se baseia nas informações clínicas e epidemiológicas, além de exames de visualização direta, cultura e biologia molecular (PCR), especialmente na fase precoce da doença, ou exames sorológicos como ELISA-IgM e MAT na fase tardia. Os exames sorológicos são mais acessíveis para o diagnóstico e, quando realizados na fase precoce (primeiros sete dias da doença) podem ter resultados falso-negativos. Nessas situações, é desejável a coleta de nova amostra após o sétimo dia de início dos sintomas.

Tratamento

Os pacientes com quadros graves de leptospirose devem ser hospitalizados, enquanto aqueles com quadros leves podem ser atendidos ambulatorialmente.

A conduta também varia conforme a gravidade do quadro. Pacientes com quadros leves, em acompanhamento ambulatorial, podem ser tratados com doxiciclina ou amoxicilina por via oral. Para pacientes com quadro grave, com necessidade de internação, está indicado o uso de penicilina G cristalina ou ceftriaxona.Esses pacientes frequentemente necessitam de internação em unidade de terapia intensiva (UTI) para suporte respiratório e hemodinâmico, além de terapia de substituição renal.

Medidas preventivas

As medidas preventivas para leptospirose incluem orientação dos trabalhadores sobre os fatores de risco, controle da exposição com o uso de EPI, controle de roedores, ações para evitar enchentes e até o uso de medicação profilática quando o médico julgar pertinente.

A imunidade gerada pela infecção é sorotipo-específica; portanto um indivíduo pode apresentar mais de um episódio da doença ao longo da vida.

Malária

A malária é uma doença febril aguda também conhecida como impaludismo, febre palustre, febre terçã, febre intermitente, maleita e sezão. É causada por protozoários do gênero *Plasmodium* transmitidos ao homem por fêmeas de mosquitos do gênero *Anopheles*, que têm hábitos principalmente crepusculares (ao entardecer e ao amanhecer).

Trata-se de grave problema de saúde pública mundial, de acordo com a OMS. Ocorre em cerca de 100 países, colocando cerca de 40% da população mundial sob risco. No Brasil, os casos concentram-se na região amazônica (99%), sendo causados por três espécies: *P. vivax*, *P. falciparum* e *P. malariae*. Do total de casos notificados no país em 2021, 83% foram causados por *P. vivax* e 17%, por *P. falciparum*. Esporadicamente, podem surgir casos autóctones em outras regiões.

Entre 2010 e 2021, foram notificados 8.317 casos positivos de malária fora da região amazônica, dos quais 78,1% eram importados (50% da região amazônica e 28,1%, de outros países). Os casos autóctones tiveram 182 municípios da região extra-amazônica como local provável de infecção, sendo o Espírito Santo (38,2%) o Estado com maior percentual de casos autóctones, seguido da Bahia (13,7%) e da São Paulo (12,3%).

Trata-se de doença de notificação compulsória. Todos os casos suspeitos de malária devem ser notificados pelas unidades de saúde, por meio do preenchimento da ficha de notificação individual do SINAN.

Situações de trabalho com exposição ao agente

A malária relacionada ao trabalho tem sido descrita em trabalhadores que exercem atividades de mineração (garimpeiros, p. ex.), extração de petróleo, derrubadores de mata para a construção de barragens ou rodovias, motoristas de caminhão e outras atividades que tornam obrigatória a presença dos trabalhadores em zonas endêmicas. A doença pode ocorrer também em trabalhadores que residem na região amazônica e naqueles que viajam para exercer suas atividades.

O Gráfico 20.1 apresenta a distribuição dos casos positivos de malária, segundo atividades realizadas nos últimos 15 dias, notificados na região extra-amazônica do Brasil no período de 2010 a 2021. A análise desses dados demonstra a relevância da atividade profissional no adoecimento.

Para trabalhadores atendidos em regiões não endêmicas, com quadro clínico suspeito de malária, é essencial a investigação dos últimos deslocamentos, em especial para a região amazônica ou para outros países de alta endemicidade.

Quadro clínico e diagnóstico

O quadro clínico da malária e a gravidade variam conforme a espécie envolvida e as características do hospedeiro. De maneira geral, a doença causada pelo *P. falciparum* é mais grave do que por *P. vivax*. Pacientes que vivem em áreas de elevada endemicidade têm quadros mais leves, por apresentarem um estado de imunidade parcial.

Os sintomas clínicos da malária decorrem principalmente da ruptura do esquizonte e da destruição dos eritrócitos. Observam-se febre, calafrios, dores de cabeça e sudorese. Outros sintomas comuns são tontura, mal-estar, mialgia, dor abdominal, náusea, vômito, diarreia leve e tosse seca, além de sinais clínicos como taquicardia, icterícia, palidez, hipotensão, hepatomegalia e esplenomegalia, e até alteração do nível de consciência nos casos mais graves. Muitas vezes, a apresentação da malária se assemelha às infecções virais comuns, o que pode levar a um atraso no diagnóstico.

O diagnóstico requer a demonstração do parasita ou de seus antígenos em sangue periférico. Para isso, pode-se usar uma das seguintes metodologias: gota espessa (mais utilizado), esfregaço delgado e testes imunocromatográficos rápidos.

Os dois primeiros métodos têm a vantagem de definir, além do diagnóstico, o grau de parasitismo. A gota espessa é o método mais utilizado por ser simples, eficaz e de baixo custo, mas requer equipe treinada para sua realização. Os testes imunocromatográficos são métodos de diagnóstico rápido que fazem a detecção de componentes antigênicos do parasita. Grande parte

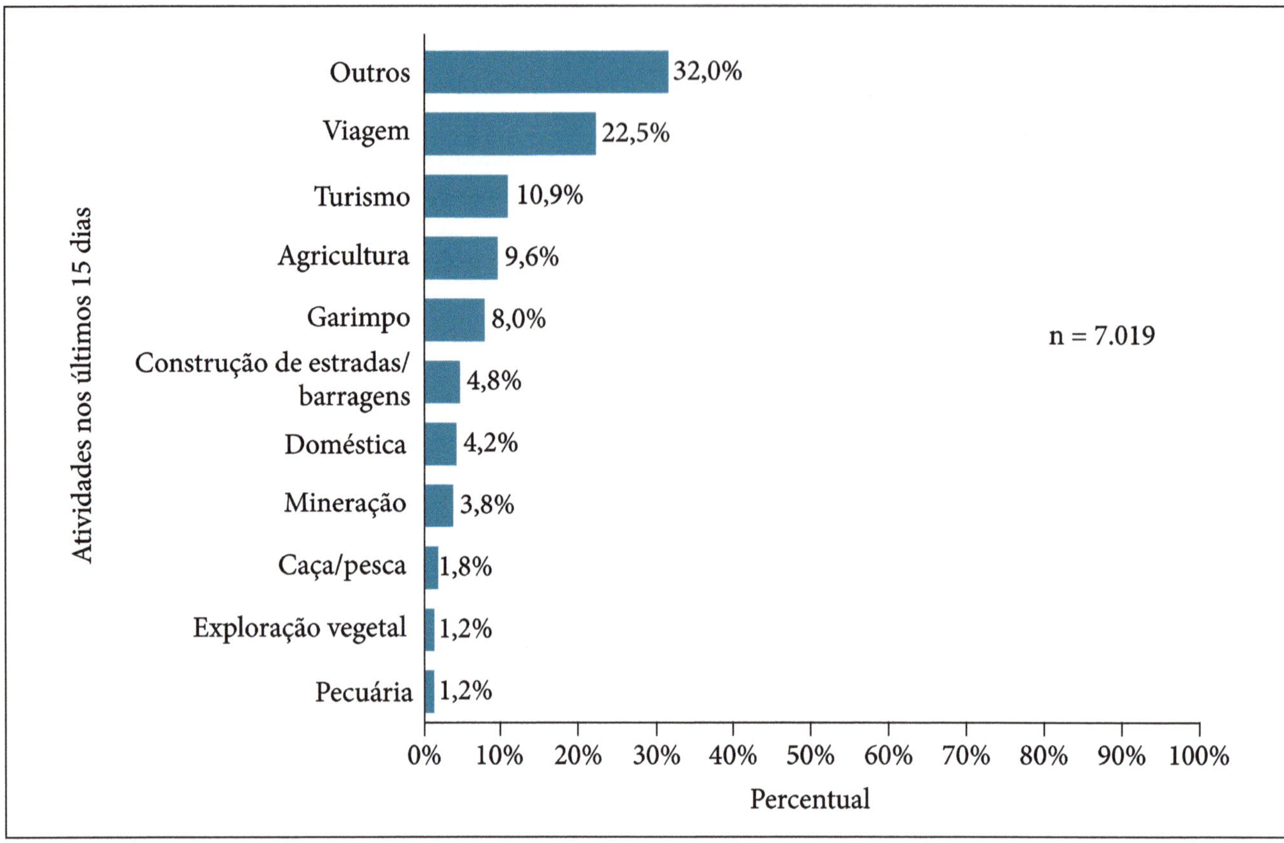

Fonte: Sinan/SVS/MS. Data de atualização: 30/5/2022. Excluídos resultados negativos, nulos e as lâminas de verificação de cura (LVC). *Dados sujeitos a alterações.

Gráfico 20.1. Distribuição dos casos positivos de malária, segundo atividades realizadas nos últimos 15 dias, notificados na região extra-amazônica do Brasil no período de 2010 a 2021.

Fonte: Adaptado de Ministério da Saúde, 2022.[7]

dos testes disponíveis discrimina, especificamente, o *P. falciparum* das demais espécies. Eles são bastante úteis nas situações em que não é possível a realização do exame da gota espessa por microscopista certificado. Apesar disso, é importante destacar que esses testes não avaliam a densidade parasitária nem a presença de outros hemoparasitos, logo não devem ser usados para controle de cura, quando a possível persistência de partes do parasito após o tratamento pode levar a resultado falso-positivo.

A sorologia não deve ser usada para casos suspeitos de malária. Em algumas situações específicas, pode ser realizado exame molecular (PCR).

Tratamento

O rápido diagnóstico da malária e o início imediato do tratamento específico são essenciais para um desfecho favorável dos casos. O tratamento visa atingir o parasito em pontos-chave do desenvolvimento, sendo didaticamente dividido em:

- Interromper o ciclo das formas sanguíneas (esquizogonia sanguínea), responsável pela patogenia e por manifestações clínicas da infecção.
- Destruir as formas hepáticas latentes do parasito no ciclo tecidual (hipnozoítos), das espécies *P. vivax* e *P. ovale*, visando evitar as recaídas.
- Interromper a transmissão do parasito por meio do uso de medicamentos que impedem o desenvolvimento de formas sexuadas dos parasitos (gametócitos).

Os medicamentos para o tratamento são distribuídos pelo Ministério da Saúde como parte do Programa Nacional de Prevenção e Controle da Malária. É responsabilidade dos Estados receber, armazenar e dispensar as medicações que não estão disponíveis de maneira geral nas farmácias privadas. O esquema terapêutico varia conforme a espécie de plasmódio (Quadro 20.2) responsável pelo adoecimento e por características do hospedeiro. Entre os medicamentos utilizados estão: primaquina, cloroquina, artesunato, artemeter, mefloquina, lumefantrina.

Quadro 20.2. Medicamentos a serem prescritos de acordo com a espécie de *Plasmodium*		
Espécie de *Plasmodium*	Esquema prescrito	Observação
P. falciparum não complicado	Arteméter + lumefantrina + primaquina OU Artesunato + mefloquina + primaquina	Dose de primaquina ajustada pelo peso
P. vivax e *P. ovale* não complicado	Cloroquina + primaquina	Dose de primaquina ajustada pelo peso
P. malariae	Cloroquina	
Malária mista	Arteméter + lumefantrina + primaquina OU Artesunato + mefloquina + Primaquina	Dose de primaquina ajustada pelo peso
Malária grave	Artesunato por via endovenosa (EV) ou intramuscular (IM)	Paciente internado; medicação endovenosa ou intramuscular até que possa tomar medicação oral e completar o tratamento preconizado para a espécie parasitária

Fonte: Ministério da Saúde – Programa Nacional de Prevenção e Controle da Malária.

Medidas preventivas

Para fazer a orientação adequada sobre as medidas preventivas para malária aos trabalhadores, é necessário que o profissional de saúde conheça:

- Locais onde haverá exposição: em caso de deslocamento do trabalhador, investigar se o local apresenta elevada endemicidade da doença.
- Tipo de atividade a ser realizada: considerar se haverá mais exposição nos momentos de maior atividade do vetor (período entre o pôr do sol e o amanhecer).
- Condições de trabalho e/ou de acomodação: dormir ao ar livre, em acampamentos, barcos ou habitações precárias sem proteção contra mosquitos aumentam o risco de infecção.
- Tempo gasto para deslocamento entre o local de hospedagem/trabalho e o serviço de saúde mais próximo.

Sempre que a avaliação indicar elevado risco de infecção, os trabalhadores devem ser orientados quanto às medidas de proteção individual para evitar a picada do mosquito. Merecem destaque:

- Informação sobre o horário de maior atividade de mosquitos vetores de malária (do pôr do sol ao amanhecer).
- Uso de roupas claras e com manga longa, em especial durante atividades de exposição elevada.
- Uso de medidas de barreira, como telas nas portas e janelas, ar-condicionado e mosquiteiro impregnado com inseticida de longa duração.
- Uso de repelente à base de DEET (N,N-dimetil-meta-toluamida) que deve ser aplicado nas áreas expostas da pele, seguindo a orientação do fabricante.

Os trabalhadores devem ser informados, ainda, sobre as principais manifestações da doença e orientados a procurar assistência médica imediatamente ao apresentar qualquer sinal ou sintoma.

No Brasil, há predomínio de infecções por *P. vivax*, para as quais a eficácia da profilaxia é baixa. Assim, considerando-se a ampla distribuição da rede de diagnóstico e tratamento para malária, não se indica a quimioprofilaxia para viajantes em território nacional. Para trabalhadores que se deslocam para outros países com elevado risco de infecção, a profilaxia pode ser avaliada e indicada a depender da dificuldade de acesso ao serviço de saúde local.

Tétano

O tétano acidental é uma doença infecciosa aguda, não contagiosa, causada pela ação de exotoxinas produzidas pela bactéria *Clostridium tetani*. A toxina produzida é chamada de tetanospasmina e provoca um estado de hiperexcitabilidade do sistema nervoso central.

Por ser uma bactéria capaz de formar esporos, *C. tetani* tem vasta distribuição na natureza. Pode ser encontrada na pele e em fezes de animais (inclusive do homem, sem causar doença), arbustos, galhos, terra, água putrefata, pregos enferrujados, instrumentos de lavoura e latas velhas contaminadas com poeira de rua ou terra. A infecção ocorre pela introdução dos esporos em solução de continuidade da pele e de mucosas (ferimentos superficiais ou profundos, inclusive os crônicos).

É uma doença de distribuição mundial, mas mais concentrada em países subdesenvolvidos. Houve redução progressiva do número de casos ao longo dos anos em virtude da vacinação. A letalidade associada, no entanto, permanece elevada, em cerca de 20%.

Trata-se de doença de notificação compulsória. Todos os casos suspeitos de tétano devem ser notificados pelas unidades de saúde, por meio do preenchimento da ficha de notificação individual do SINAN.

Situações de trabalho com exposição ao agente

A exposição ocupacional ao tétano em trabalhadores é relativamente comum e se dá, principalmente, em acidentes de trabalho nas atividades de agricultura, construção civil, mineração, indústria, saneamento e coleta de lixo ou em acidentes de trajeto.

Quadro clínico e diagnóstico

O tétano se manifesta com hipertonia muscular mantida, hiper-reflexia e espasmos ou contraturas paroxísticas espontâneas ou provocadas por estímulos táteis, sonoros ou luminosos. Pode haver febre baixa e habitualmente o paciente se mantém lúcido. A hipertonia muscular costuma ser descendente, acometendo, em sequência, os masseteres (com trismo ou riso sardônico), pescoço (rigidez de nuca), faringe (disfagia), diafragma (insuficiência respiratória), membros superiores e inferiores (hiperextensão de membros), músculos retos abdominais (abdome em tábua) e músculos paravertebrais (opistótono).

O diagnóstico é feito a partir de informações epidemiológicas e do quadro clínico, não havendo exame específico laboratorial.

Tratamento

Pacientes com suspeita de tétano precisam ser internados, muitas vezes em UTI, para assistência adequada, preferencialmente em quarto individual, com mínimo de ruído e de luminosidade, e temperatura estável e agradável. Os princípios básicos da terapia são:

- Sedação.
- Neutralização da toxina tetânica (com soro ou imunoglobulina antitetânica).
- Debridamento do foco infeccioso para eliminação de *C. tetani*.
- Antibioticoterapia.
- Medidas gerais de suporte.

Medidas preventivas

Toda a população brasileira é suscetível ao tétano e a doença não confere imunidade. A vacina, por outro lado, confere imunidade e é a principal forma de prevenção. No Calendário Básico de Vacinação do Programa Nacional de Imunizações (PNI), indicam-se a vacina Penta, para crianças de 2 meses a menores de 1 ano de idade, e dois reforços com a vacina tríplice bacteriana (DTP), aos 15 meses e aos 4 anos de idade. Adultos não vacinados previamente devem receber três doses da vacina dupla adulto (dT), com dois meses de intervalo elas, e um reforço a cada dez anos (Quadro 20.3).

Quadro 20.3. Esquema de condutas profiláticas para o tétano de acordo com o tipo de ferimento e a situação vacinal

História de vacinação prévia contra tétano	Ferimentos com risco mínimo de tétano[*]			Ferimentos com risco alto de tétano[#]		
	Vacina	SAT/IGHAT	Outras condutas	Vacina	SAT/IGHAT	Outras condutas
Incerta ou menos de três doses	Sim[$]	Não	Limpar e desinfectar, lavar com soro fisiológico e substâncias oxidantes ou antissépticas e desbridar o foco de infecção	Sim[$]	Sim	Desinfectar, lavar com soro fisiológico e substâncias oxidantes ou antissépticas e remover corpos estranhos e tecidos desvitalizados
Três doses ou mais, sendo a última há menos de cinco anos	Não	Não		Não	Não	
Três doses ou mais, sendo a última há mais de cinco anos e menos de dez anos	Não	Não		Sim (um reforço)	Não[&]	
Três doses ou mais, sendo a última há dez anos ou mais	Sim	Não		Sim (um reforço)	Não[&]	
Três doses ou mais, sendo a última há dez anos ou mais em situações especiais	Sim	Não		Sim (um reforço)	Sim[¶]	Desbridar o ferimento e lavar com água oxigenada

Fonte: Deidt/SVS/MS.

[*]Ferimentos superficiais limpos, sem corpos estranhos ou tecidos desvitalizados.

[#]Ferimentos profundos ou superficiais sujos, com corpos estranhos ou tecidos desvitalizados; queimaduras; feridas puntiformes ou por armas brancas e de fogo; mordeduras; politraumatismos; fraturas expostas.

[$]Vacinar e aprazar as próximas doses para complementar o esquema básico. Essa vacinação visa proteger do risco de tétano por outros ferimentos futuros. Se o profissional que presta o atendimento suspeita que os cuidados posteriores com o ferimento não serão adequados, deve considerar a indicação de imunização passiva com SAT ou IGHAT. Quando indicado o uso de vacina e SAT ou IGHAT, concomitantemente, devem ser aplicados em locais diferentes.

[&]Para paciente imunodeprimido, desnutrido grave ou idoso, além do reforço com a vacina, está também indicado o uso de SAT ou IGHAT.

[¶]Se o profissional que presta o atendimento suspeita que os cuidados posteriores com o ferimento não serão adequados, deve considerar a indicação de imunização passiva com SAT ou IGHAT. Quando indicado o uso de vacina e SAT ou IGHAT, concomitantemente, devem ser aplicados em locais diferentes.

IGHAT: imunoglobulina humana antitetânica; SAT: soro antitetânico.

Os trabalhadores com ferimentos precisam ser avaliados quanto à necessidade de prescrição de profilaxia com vacina e imunoglobulina ou soro antitetânico, a depender do histórico vacinal do indivíduo e do tipo de ferimento apresentado.

HIV/aids

O HIV é um vírus associado à imunodeficiência humana por utilizar-se do linfócito T CD4 para se multiplicar. Caso a infecção não seja diagnosticada e tratada adequadamente, pode evoluir para a síndrome da imunodeficiência adquirida (aids), altamente estigmatizante e letal.

Apesar da evolução da terapia antirretroviral, capaz de controlar o vírus e impedir a progressão para a aids, o diagnóstico da infecção pelo HIV causa impacto significativo na vida da pessoa que vai viver com o vírus, gerando muitas dúvidas, inclusive, no que concerne às atividades laborativas. Pessoas que vivem atualmente com o vírus e estão em tratamento antirretroviral, no entanto, não possuem nenhum tipo de limitação para o trabalho.

Para trabalhadores que se candidatam a vagas de emprego, a testagem do HIV não deve ser exigida, garantindo-se as prerrogativas de sigilo, confidencialidade e privacidade. Não é lícito comprometer o acesso ao emprego das pessoas vivendo com HIV. Além disso, devem-se oferecer condições de adaptação (caso seja pertinente) e para manutenção do acompanhamento médico especializado pelo trabalhador. No local de trabalho, deve ser clara a informação de que o HIV não se transmite pelo simples toque ou contato físico, esclarecendo quais situações se enquadram como de risco de infecção.

O HIV pode ser transmitido por via sexual (esperma e secreção vaginal), via sanguínea (via parenteral e gestação/parto) e pelo aleitamento materno. A transmissão vertical para a criança pode ocorrer durante a gestação, o parto e a amamentação.

A infecção pelo HIV/aids é uma doença de notificação compulsória. Todos os casos confirmados devem ser notificados pelas unidades de saúde, por meio do preenchimento da ficha de notificação individual do SINAN.

Situações de trabalho com exposição ao agente

Os trabalhadores expostos a risco aumentado de infecção pelo HIV são aqueles com exposição a sangue humano, hemoderivados e outros fluidos corporais, como os profissionais de saúde, e também barbeiros, manicures, tatuadores, acupunturistas e trabalhadores da coleta de lixo. Todos devem ter acesso a capacitações e treinamento sobre medidas universais de prevenção e uso adequado de EPI, contemplando as situações de maior risco e quais EPI são mais indicados para cada nível de exposição. Protocolos sobre procedimentos de registro, primeiros socorros e PEP devem ser muito claros e de fácil acesso no local de trabalho. Deve-se ter também fácil acesso à PEP para os casos indicados, o que reduz significativamente a transmissão por acidentes biológicos nos locais de trabalho.

A ocorrência de acidente de trabalho com exposição a material biológico também é um agravo de notificação compulsória e, portanto, precisa ser notificado em ficha de notificação individual do SINAN.

Quadro clínico e diagnóstico

Quando tratada, a infecção pelo HIV não causa sintomas. Em sua fase aguda (síndrome retroviral aguda), cursa com sintomas inespecíficos, como febre, linfonodomegalia e dor de garganta, que são autolimitados e duram cerca de dez dias. Em sua fase avançada, caso o paciente não tenha sido submetido ao tratamento antirretroviral, evoluirá com doenças associadas à imunossupressão avançada (pneumocistose, citomegalovirose, neurotoxoplasmose, entre outras).

Os testes mais utilizados para diagnóstico do HIV são sorológicos, realizados em duas etapas (teste de triagem seguido de confirmatório), ou dois testes rápidos de marcas diferentes, a depender do contexto e do momento pós-infecção em que o paciente se encontra.

Tratamento

Nos casos de infecção pelo HIV, são utilizados medicamentos antirretrovirais. Esses medicamentos constituem a terapia antirretroviral de alta potência, com alta efetividade na supressão da carga viral, capaz de garantir qualidade de vida e longevidade às pessoas que vivem com HIV.

Medidas preventivas

Até o momento, as únicas formas de prevençao da infecção no local de trabalho são as medidas de proteção universal, o uso adequado de EPI e, quando houver acidente documentado com exposição a material biológico potencialmente contaminante (Quadro 20.4), a instituição da PEP com medicação antirretroviral dentro das

Quadro 20.4. Risco de transmissão do HIV para diferentes tipos de material biológico

Materiais biológicos com risco de transmissão do HIV
Sangue
Sêmen
Fluidos vaginais
Líquidos de serosas (peritoneal, pleural, pericárdico)
Líquido amniótico
Liquor
Materiais biológicos sem risco de transmissão do HIV*
Suor
Lágrima
Fezes
Urina
Vômitos
Saliva
Secreções nasais

*A presença de sangue nessas secreções torna os materiais potencialmente infectantes, caso em que o uso de PEP pode ser indicado. HIV: vírus da imunodeficiência humana.
Fonte: Adaptado de Ministério da Saúde, 2021.[8]

primeiras 72 horas, de acordo com protocolo institucional e com o recomendado pelo Ministério da Saúde (Figura 20.5). É importante destacar que não se deve atrasar e nem condicionar o atendimento da pessoa exposta à presença da pessoa-fonte. O trabalhador exposto deverá realizar testagem anti-HIV no momento do acidente e deverá seguir em acompanhamento médico pelos três meses seguintes, com testagens sorológicas e aconselhamento, até alta.

O esquema preferencial para PEP atualmente é composto de um comprimido de tenofovir 300 mg/lamivudina 300 mg e um comprimido de dolutegravir 50 mg, diariamente, por 28 dias.

Hepatites virais

As hepatites virais são doenças cujos agentes etiológicos são vírus hepatotrópicos capazes de causar doença aguda, podendo cronificar em alguns casos, principalmente relacionados ao vírus B e C. O vírus D também pode cronificar, mas tem baixa prevalência no Brasil, sendo mais frequente na região Norte do país, onde representa um importante problema de saúde pública.

Elas podem ser classificadas, de acordo com a forma de transmissão, em: fecal-oral (vírus A e E – este último sem dados de prevalência significativa no Brasil), parenteral, sexual e por compartilhamento de objetos contaminados, como agulhas, seringas, lâminas de barbear, escovas de dente, alicates de manicure, utensílios para colocação de *piercing* e confecção de tatuagens, e outros instrumentos usados para uso de drogas injetáveis e inaláveis (vírus B, C e D).

A infecção por vírus D só é possível em indivíduos previamente portadores crônicos de hepatite B ou em situações de superinfecção, com a aquisição das duas infecções ao mesmo tempo.

As hepatites virais são doenças de notificação compulsória. Todos os casos confirmados devem ser notificados pelas unidades de saúde, por meio do preenchimento da ficha de notificação individual do SINAN.

Situações de trabalho com exposição ao agente

O risco ocupacional para as hepatites virais varia conforme o tipo de transmissão da doença. Para as hepatites A e E, as funções que propiciam contato com terra, água potencialmente contaminada e fezes humanas são as de maior risco. Trabalhadores da área da saúde, especialmente enfermeiros, técnicos e auxiliares de enfermagem, médicos e dentistas que lidam com crianças estão bastante expostos. Outros grupos incluem os trabalhadores de lavanderia hospitalar, limpeza urbana, creches, escolas infantis e instituições para deficientes mentais. Para as hepatites B, C e D, todo profissional exposto a objetos perfurocortantes e fluidos corporais contaminados tem risco aumentado de infecção (p. ex., profissionais de saúde como cirurgiões, patologistas e outros médicos, enfermeiros, técnicos de setores de hemodiálise, barbeiros, manicures, tatuadores, acupunturistas e trabalhadores da coleta de lixo).

Quadro clínico e diagnóstico

As hepatites virais, em sua forma aguda, apresentam clínica semelhante, com icterícia, aumento de transaminases, colúria, acolia fecal, astenia, febre e náuseas. Nesses casos, para diagnóstico, deverão ser solicitadas as sorologias para todos os vírus (A, B, C e, se pertinente, também D):

- Vírus A: anti-HAV IgM.
- Vírus B: HBs-Ag e anti-HBc IgM.
- Vírus C: anti-HCV e PCR-HCV.
- Vírus D (em portadores de hepatite B): anti-HDV IgM e total.

As hepatites B, C e D podem cronificar e, nesses casos, os pacientes portadores dos vírus deverão ter acompanhamento especializado, por conta do maior

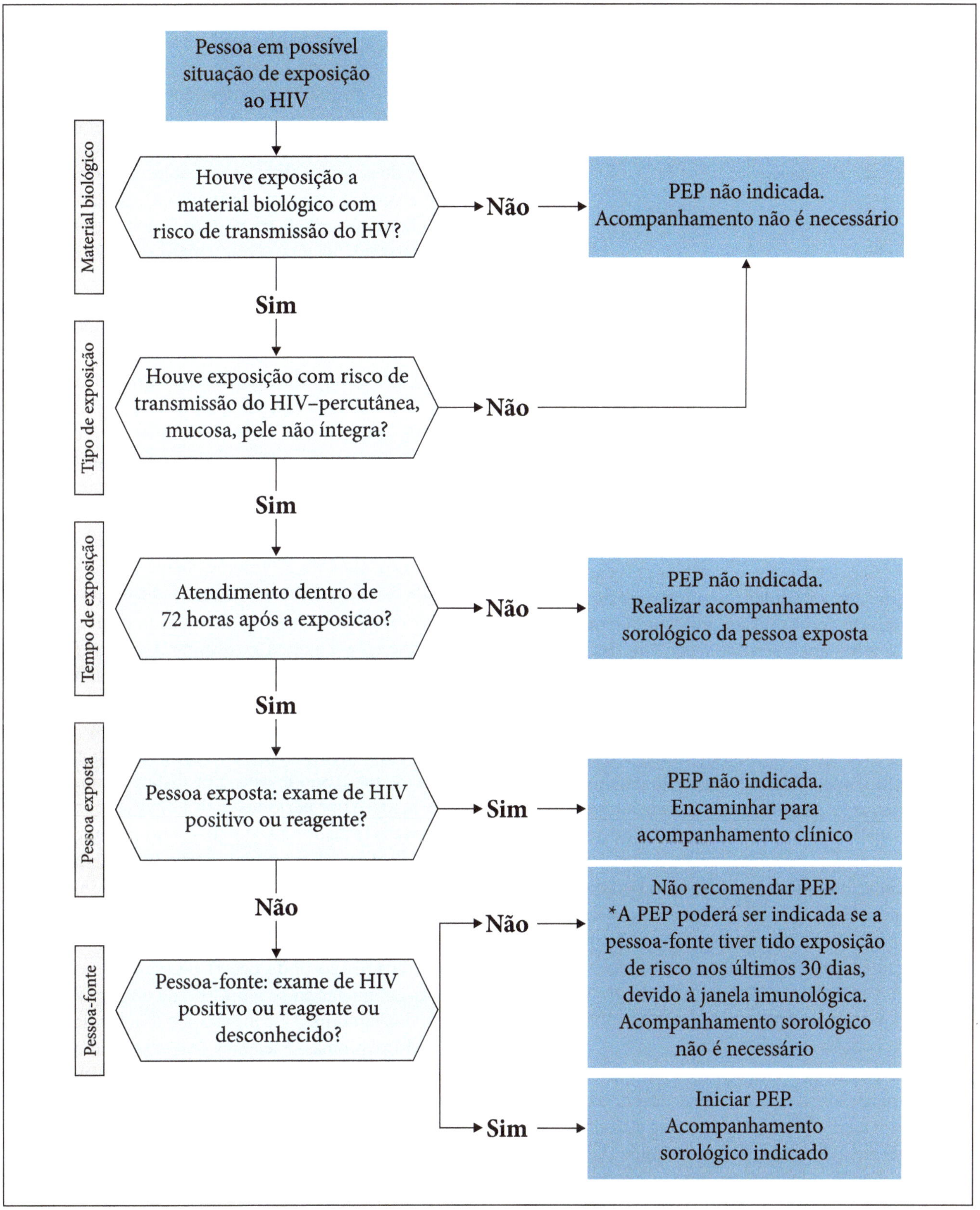

Figura 20.5. Fluxograma de indicação de profilaxia pós-exposição (PEP) após possível exposição ao vírus da imunodeficiência humana (HIV).

Fonte: Adaptada de Ministério da Saúde, 2021.[8]

risco de evolução para cirrose e/ou hepatocarcinoma. A avaliação de cronificação deve ser realizada para vírus B, C e D (em casos de positividade para hepatite B), seis meses após o primeiro exame, da seguinte maneira:

- Vírus B: HBs-Ag e anti-HBc IgG ou total.
- Vírus C: PCR-HCV.
- Vírus D: PCR-HDV.

Tratamento

Para a hepatite A, são utilizadas medicações sintomáticas e recomenda-se repouso nos casos leves. Para as hepatites B e C, deve-se encaminhar o paciente ao especialista para avaliação, acompanhamento e tratamento específico.

Medidas preventivas

Por conta da potencial exposição em diversos ambientes de trabalho e considerando-se que o Brasil é um país muito heterogêneo do ponto de vista do saneamento básico, as orientações para a prevenção da hepatite A devem ser adotadas sempre que houver risco de transmissão fecal-oral no ambiente laboral. O uso de luvas e a higiene correta e frequente das mãos são as principais medidas indicadas. A vacinação em até duas semanas após a exposição de risco pode ser efetiva (97,6% em pessoas com menos de 40 anos de idade) como PEP. Deve-se considerar, ainda, a indicação de PEP quando houver risco de evolução para formas graves da doença (p. ex., idades mais avançadas e presença de hepatopatias prévias). Caso o trabalho seja de alto risco para transmissão fecal-oral do vírus A, deve-se avaliar a suscetibilidade do indivíduo por meio da sorologia (anti-HAV IgG). Se for reagente, há imunidade, sem necessidade de vacinação. Caso o resultado seja não reagente, deve-se considerar a vacinação do trabalhador. A vacina não é disponibilizada gratuitamente pelo SUS, por isso é importante fazer o aconselhamento sobre a relação risco-benefício.

Para as hepatites B e C, profissionais que estejam expostos a materiais perfurocortantes devem estar sempre imunizados para a hepatite B. A vacina está amplamente disponível nas Unidades Básicas de Saúde (UBS) e deve ser administrada em pessoas com o exame anti-HBs negativo, além de HBs-Ag e anti-HBc total negativos, o que indica a suscetibilidade do indivíduo. Após a vacinação, é aconselhável nova dosagem de anti-HBs entre 30 e 60 dias após a administração da última dose da vacina, para comprovar a imunização por meio da positivação do anti-HBs. Em caso de acidente com material perfurocortante em indivíduos suscetíveis à hepatite B com exame anti-HBs não reagente, deve-se considerar a administração de imunoglobulina e vacinação, de acordo com as situações apresentadas no Quadro 20.5. Não há vacina para a hepatite C, sendo a prevenção realizada a partir de medidas universais, como uso adequado de EPI e acompanhamento especializado caso haja algum acidente envolvendo fonte portadora do vírus da hepatite C. Nesssas situações, o tratamento será disponibilizado via SUS caso haja infecção documentada.

COVID-19

A COVID-19, doença causada pelo vírus SARS-CoV-2, foi identificada pela primeira vez em dezembro de 2019, transformando-se rapidamente (11 de março de 2020) em uma pandemia, conforme classificação da OMS. Trata-se de uma doença respiratória aguda potencialmente grave, de elevada transmissibilidade e de distribuição global. Até meados de 2023, no Brasil, foram registrados mais de 37 milhões casos de COVID-19 e mais de 700 mil mortes relacionadas à infecção viral.

O vírus SARS-CoV-2 é transmitido principalmente por exposição a gotículas respiratórias expelidas por uma pessoa infectada quando ela tosse ou espirra, principalmente quando se encontra a menos de 1 metro de distância, ou por aerossol, quando gotículas menores (aerossóis) contendo o vírus e que podem permanecer suspensas no ar são levadas por distâncias maiores do que 1 metro e por períodos mais longos, especialmente em espaços fechados. O contato direto com uma pessoa infectada, p. ex., durante um aperto de mão, seguido do toque nos olhos, nariz ou boca, bem como o contato com objetos e superfícies contaminados são as principais formas de infecção.

A transmissão pode ocorrer durante o período de incubação, iniciando-se em torno de 48 horas antes do início dos sintomas, e continua até 5 a 10 dias após o início dos sintomas. Pacientes graves podem continuar transmitindo a doença por mais tempo (estima-se que em torno de 20 dias). Indivíduos assintomáticos também podem transmitir o vírus, embora seja menos frequente.

Situações de trabalho com exposição ao agente

Profissionais da saúde, incluindo equipes assistenciais e profissionais que trabalham em coletas e manipulação de amostras de pacientes com suspeita de COVID-19, apresentam risco aumentado para adquirir a doença.

Quadro 20.5. Recomendações de profilaxia de hepatite B para indivíduos após exposição ocupacional a material biológico

Situação vacinal e sorologia do profissional de saúde exposto	Pessoa-fonte		
	HBsAg reagente	HBsAg não reagente	HbsAg desconhecido
Não vacinado	IGHAHB + iniciar vacinação	Iniciar vacinação	Iniciar vacinação*
Vacinação incompleta	IGHAHB + completar vacinação	Completar vacinação	Completar vacinação*
Resposta vacinal conhecida e adequada (anti-HBs ≥ 10 UI/mL)	Nenhuma medida	Nenhuma medida	Nenhuma medida
Sem resposta vacinal após primeira série de doses (três doses)	IGHAHB + primeira dose da segunda série vacinal para hepatite B#	Iniciar nova série vacinal (três doses)	Iniciar nova série vacinal (três doses)*
Sem resposta vacinal após segunda série de doses (seis doses)	IGHAHB (2×)#	Nenhuma medida específica	IGHAHB (2×)#
Resposta vacinal desconhecida	Testar o profissional de saúde Resposta vacinal adequada: nenhuma medida específica Resposta vacinal inadequada: IGHAHB + primeira dose da vacina contra hepatite B ou IGHAHB (2×) se houver histórico de dois esquemas vacinais prévios completos	Testar o profissional de saúde Resposta vacinal adequada: nenhuma medida específica Resposta vacinal inadequada: fazer segunda série vacinal ou nenhuma medida específica se houver histórico de dois esquemas vacinais prévios completos	Testar o profissional de saúde Resposta vacinal adequada: nenhuma medida específica Resposta vacinal inadequada: fazer segunda série vacinal* ou nenhuma medida específica se houver histórico de dois esquemas vacinais prévios completos

*O uso associado de imunoglobulina hiperimune contra hepatite B está indicado em caso de pessoa-fonte com alto risco para infecção pelo HBV, como usuários de drogas injetáveis, pacientes em programas de diálise, contatos domiciliares e sexuais de pessoas HBsAg reagentes, pessoas que fazem sexo com pessoas do mesmo sexo, heterossexuais com vários parceiros e relações sexuais desprotegidas, história prévia de IST, pacientes provenientes de áreas geográficas de alta endemicidade de hepatite B, pacientes provenientes de prisões e pacientes provenientes de instituições de atendimento a pacientes com deficiência mental.
#IGHAHB (2×): duas doses de imunoglobulina hiperimune para hepatite B, com intervalo de um mês entre as doses. Essa opção deve ser indicada para aqueles que já fizeram duas séries de três doses da vacina, mas não apresentaram resposta vacinal, ou que tenham alergia grave à vacina.
Fonte: Adaptado de Ministério da Saúde, 2021.[8]

O uso de EPI como gorro descartável, óculos de proteção ou protetor facial total, máscaras (PFF2, N95 ou equivalente), luvas de procedimento, avental de mangas compridas e calçados fechados é fundamental para minimizar a exposição.

Quadro clínico e diagnóstico

O quadro clínico pode ser subdividido em casos leves, moderados ou graves. Nos casos leves, há a presença de sintomas gripais não específicos, como febre, tosse, dor de garganta, congestão nasal e/ou coriza, além de anosmia, ageusia, diarreia, dor abdominal, calafrios, mialgia, artralgia, erupções cutâneas, fadiga e/ou cefaleia.

Nos casos moderados, além dos sintomas apresentados em quadros leves, podem surgir tosse e febre persistente diária, piora progressiva da adinamia, prostração e hiporexia, além da presença de pneumonia sem sinais ou sintomas de gravidade.

Os casos graves, também reconhecidos síndrome respiratória aguda grave (SRAG), caracterizam-se como síndrome gripal associada a dispneia ou desconforto respiratório e/ou pressão persistente no tórax e/ou saturação de oxigênio inferior a 95% em ar ambiente e/ou coloração azulada de lábios ou rosto.

O diagnóstico é feito a partir da realização de exames moleculares (RT-PCR) ou teste rápido de antígeno (TR-Ag). Ambos os exames são realizados em amostras de via respiratória (secreção nasofaríngea, saliva, aspirado traqueal), preferencialmente entre o primeiro e o sétimo dias após o início dos sintomas.

Tratamento

A maioria das pessoas se recupera bem dentro de alguns dias apenas com repouso, hidratação e remédios para aliviar os sintomas. É importante que pacientes e familiares estejam atentos aos sinais de gravidade, como falta de ar, dor persistente no peito e coloração azulada dos lábios que indicam a necessidade de hospitalização.

Para pacientes com diagnóstico confirmado de COVID-19, com sintomas leves a moderados (não graves), que não requerem oxigênio suplementar, mas com risco elevado de evoluir com gravidade (especialmente pessoas com idade ≥ 65 anos e imunossuprimidos com mais de 18 anos) está indicado o tratamento com antiviral, estando disponível no Brasil o Nirmatrelvir + Ritonavir (NMV/r).

Medidas preventivas

A vacinação é a medida preventiva mais eficaz para evitar formas graves da doença. Toda a população deve manter o esquema vacinal completo, incluindo duas doses de vacina mais um reforço. As vacinas atualizadas (bivalentes) estão indicadas para todos os trabalhadores que estão sob maior risco de adoecimento por conta da exposição no trabalho, incluindo todos os profissionais de saúde, trabalhadores das instituições de longa permanência e aqueles que trabalham em instituições de privação de liberdade. Embora as vacinas não previnam totalmente a infecção e o adoecimento, elas podem impedir que o quadro se torne grave, com necessidade de hospitalização e risco de óbito.

Os locais de alto risco para a infecção (sistema prisional, laboratórios, instituições de longa permanência e serviços de saúde em geral) devem ter um plano para proteção dos trabalhadores. É necessária a identificação rápida dos sintomáticos respiratórios de forma que eles sejam colocados em locais de isolamento respiratório e possam ser testados. Além disso, é importante fornecer e orientar o uso adequado das máscaras de proteção facial e outros EPI quando indicado.

Outras medidas preventivas relevantes são: distanciamento social, etiqueta respiratória, higienização frequente das mãos, e limpeza e desinfeção de ambientes. Trabalhadores sintomáticos precisam ficar afastados de suas atividades até esclarecimento da etiologia do quadro para evitar transmissão aos colegas.

Referências

1. Brasil. Ministério da Saúde. Portaria nº 1.339, de 18 de novembro de 1999. Dispõe sobre a lista de doenças relacionadas ao trabalho. Diário Oficial da União. 19 nov. 1999.
2. Brasil. Ministério da Saúde. Portaria de Consolidação nº 5, de 28 de setembro de 2017. Consolidação das normas sobre as ações e os serviços de saúde do Sistema Único de Saúde. Diário Oficial da União. 3 out 2017.
3. Brasil. Ministério da Saúde. Portaria nº 2.309, de 28 de agosto de 2020. Altera a Portaria de Consolidação nº 5/GM/MS, de 28 de setembro de 2017, e atualiza a Lista de Doenças Relacionadas ao Trabalho (LDRT). Diário Oficial da União. 01 set 2020.
4. Dias EC, Silva-Junior JS, Baeta KF, Bandini M. Lista de Doenças Relacionadas ao Trabalho: obrigação legal de base técnica se transforma em imbróglio político-social – reflexões sobre possíveis saídas. Saúde Debate. 2021;45(129):435-40.
5. Silva-Junior JS, Bandini M, Baêta KF, Dias EC. Atualização 2020 da Lista de Doenças Relacionadas ao Trabalho no Brasil. Rev Bras Saúde Ocup. 2022;47:e11.
6. Brasil. Ministério da Saúde. Secretaria de Vigilância em Saúde. Departamento de Vigilância das Doenças Transmissíveis. Manual de vigilância da leishmaniose tegumentar. Brasília: Ministério da Saúde; 2017.
7. Brasil. Ministério da Saúde. Secretaria de Vigilância em Saúde. Boletim epidemiológico 30. Monitoramento dos casos de arboviroses até a semana epidemiológica 31 de 2022. Brasília: Ministério da Saúde; 2022.
8. Brasil. Ministério da Saúde. Secretaria de Vigilância em Saúde. Departamento de Vigilância, Prevenção e Controle das Infecções Sexualmente Transmissíveis, do HIV/Aids e das Hepatites Virais. Protocolo clínico e diretrizes terapêuticas para profilaxia pós-exposição (PEP) de risco à infecção pelo HIV, IST e hepatites virais. Brasília: Ministério da Saúde; 2021.
9. Brasil. Ministério da Saúde. Portaria GM/MS Nº 1.999, de 27 de novembro de 2023. Altera a Portaria de Consolidação GM/MS nº 5, de 28 de setembro de 2017 para atualizar a Lista de Doenças Relacionadas ao Trabalho (LDRT). Brasília: Diário Oficial da União; 29 nov 2023.

Bibliografia consultada

Brasil. Ministério da Saúde. Organização Pan-Americana da Saúde no Brasil. Doenças relacionadas ao trabalho: manual de procedimentos para os serviços de saúde. Brasília: Ministério da Saúde; 2001.

Brasil. Ministério da Saúde. Secretaria de Vigilância em Saúde e Ambiente. Departamento de HIV/Aids, Tuberculose, Hepatites Virais e Infecções Sexualmente Transmissíveis. Coordenação-Geral de Vigilância da Tuberculose, Micoses Endêmicas e Micobactérias não Tuberculosas. Epidemiological report – Tuberculosis 2023. Brasília: Ministério da Saúde; 2023.

Brasil. Ministério da Saúde. Secretaria de Vigilância em Saúde. Boletim epidemiológico 17. Panorama epidemiológico da malária em 2021: buscando o caminho para a eliminação da malária no Brasil. Brasília: Ministério da Saúde; 2022.

Brasil. Ministério da Saúde. Secretaria de Vigilância em Saúde. Departamento de Articulação Estratégica de Vigilância em Saúde. Guia de vigilância em saúde. Brasília: Ministério da Saúde; 2021.

Brasil. Ministério da Saúde. Secretaria de Vigilância em Saúde. Departamento de Doenças de Condições Crônicas e Infecções Sexualmente Transmissíveis. Manual de recomendações para o controle da tuberculose no Brasil. Brasília: Ministério da Saúde; 2019.

Brasil. Ministério da Saúde. Secretaria de Vigilância em Saúde. Departamento de Imunização e Doenças Transmissíveis. Guia de tratamento da malária no Brasil. Brasília: Ministério da Saúde; 2020.

Brasil. Ministério da Saúde. Secretaria de Vigilância em Saúde. Departamento de Imunização e Doenças Transmissíveis. Manual de manejo clínico da febre amarela. Brasília: Ministério da Saúde; 2020.

Brasil. Ministério da Saúde. Secretaria de Vigilância em Saúde. Departamento de Vigilância das Doenças Transmissíveis. Protocolo de vigilância da infecção latente pelo Mycobacterium tuberculosis no Brasil. Brasília: Ministério da Saúde; 2018.

Brasil. Ministério da Saúde. Secretaria de Vigilância em Saúde. Departamento de Vigilância, Departamento de Imunização e

Doenças Transmissíveis. Plano nacional de expansão da testagem para Covid-19 (PNE-Teste). Brasília: Ministério da Saúde; 2022.

Brasil. Ministério da Saúde. Secretaria de Vigilância em Saúde. Diretoria Técnica de Gestão. Dengue: diagnóstico e manejo clínico: adulto e criança. 5. ed. Brasília: Ministério da Saúde; 2016.

Brasil. Ministério da Saúde. Secretaria de Vigilância em Saúde. Guia de vigilância epidemiológica. Emergência de saúde pública de importância nacional pela doença pelo coronavírus 2019 – COVID-19. Brasília: Ministério da Saúde; 2022.

Brasil. Ministério da Saúde. Secretaria de Vigilância em Saúde. Guia para uso do antiviral nirmatrelvir/ritonavir em pacientes com covid-19, não hospitalizados e de alto risco. Brasília: Ministério da Saúde; 2022.

Brasil. Ministério da Saúde. Secretaria de Vigilância em Saúde. Manual de diagnóstico laboratorial da malária. Brasília: Ministério da Saúde; 2009.

Brasil. Ministério do Trabalho e Previdência. Portaria nº 4.219, de 20 de dezembro de 2022. NR 32: segurança e saúde no trabalho em serviços de saúde. Brasília: Ministério do Trabalho e Previdência; 2022.

Organização Internacional do Trabalho. Recomendação sobre o HIV e a AIDS e o mundo do trabalho. 2010. Disponível em: https://www.ilo.org/brasilia/convencoes/WCMS_242768/lang--pt/index.htm#banner. (Acesso em: 11 mai. 2023).

Organização Pan-Americana da Saúde. Diretrizes para o tratamento das leishmanioses na região das Américas. 2. ed. Washington: OPAS; 2022. Disponível em: https://doi.org/10.37774/9789275725030. (Acesso em: 12 jul. 2023)

Organização Pan-Americana da Saúde. Folha informativa sobre COVID-19. Disponível em: https://www.paho.org/pt/covid19. (Acesso em: 29 mai. 2023).

Organização Pan-Americana da Saúde. Perfil nacional da febre amarela: Brasil. Washington: OPAS; 2023. Disponível em: https://iris.paho.org/handle/10665.2/57536. (Acesso em: 12 jul. 2023).

Pedroso ERP, Couto OFM. Doenças infecciosas e parasitárias relacionadas com o trabalho. In: Mendes R. Patologia do trabalho. 3. ed. São Paulo: Atheneu; 2013. p. 833-915.

Secretaria de Estado da Saúde de Santa Catarina. Superintendência de Vigilância em Saúde. Diretoria de Vigilância Epidemiológica. Protocolo estadual de brucelose humana: manejo clínico e vigilância em saúde. Florianópolis: SES-SC; 2019. Disponível em: http://lacen.saude.sc.gov.br/arquivos/manual_brucelose.pdf. (Acesso em: 12 jul. 2023).

Secretaria de Estado de Saúde de Minas Gerais. Notas de recomendação: COVID-19. Disponível em: https://coronavirus.saude.mg.gov.br/blog/157-tratamento-casos-leves-covid19. (Acesso em: 29 mai. 2023).

Shikanai-Yasuda MA, Mendes RP, Colombo AL, Telles FQ, Kono A, Paniago AMM, et al. II Consenso Brasileiro em Paracoccidioidomicose – 2017. Epidemiol Serv Saude. 2018;27:e0500001.

Veronesi R, Focaccia R. Tratado de infectologia. 5. ed. São Paulo: Atheneu; 2015.

World Health Organization. Implementing the WHO stop TB strategy: a handbook for national tuberculosis control programmes. Geneva: WHO; 2008.

21

Tumores Malignos Relacionados ao Trabalho

Ubirani Barros Otero
Fernanda de Albuquerque Melo Nogueira
Márcia Sarpa de Campos Mello
Gulnar Azevedo e Silva

- **Câncer no mundo e no Brasil**
- **Epidemiologia do câncer relacionado ao trabalho**
- **Vigilância do câncer relacionado ao trabalho**
- **Principais exposições a carcinógenos ocupacionais**
- **Competências e/ou contribuições de diferentes atores na vigilância do câncer relacionado ao trabalho: transversalidade das ações**
- **Recomendações gerais**
- **Considerações finais**

Câncer no mundo e no Brasil

O câncer é a segunda causa de óbito no mundo. Na maioria dos países, é também a primeira ou segunda causa de morte prematura em pessoas com idade entre 30 e 69 anos, o que representa uma grave situação para a saúde pública global. Estudo de Bray et al.[1] revelou que as doenças cardiovasculares (DCV) e o câncer são as principais causas de morte prematuras em 127 países, sendo as DCV as primeiras em 70 países, incluindo o Brasil e a Índia, e o câncer, em 57 nações. Se a tendência mundial de mortalidade prematura por doenças crônicas não transmissíveis for mantida, o câncer ultrapassará a mortalidade por DCV na maioria dos países ainda neste século.

A carga global do câncer não se distribui, no entanto, de forma uniforme em todos os países. Há disparidades na distribuição geográfica da mortalidade e da incidência do câncer, principalmente relacionadas ao nível de desenvolvimento socioeconômico em cada nação.[1,2] Aproximadamente 70% das mortes por câncer ocorrem em países de baixa e média renda, provavelmente por dificuldades relacionadas a cobertura de testes de rastreamento e detecção precoce das lesões suspeitas, diagnóstico adequado, tratamento oportuno e qualidade do sistema de saúde.[3] Já nos países de alta renda, como Austrália, Canadá e Noruega, a sobrevida de pacientes com câncer tende a um crescimento contínuo. Essa tendência provavelmente decorre da assertividade do diagnóstico nos estágios iniciais da doença, do acesso oportuno ao tratamento eficaz e da assistência adequada às comorbidades.[4]

Estimativas da Organização Mundial da Saúde (OMS) datadas de 2020 apontaram que ocorreram 10 milhões de mortes no mundo (9,9 milhões, excluindo-se os casos de câncer de pele não melanoma com exceção do carcinoma basocelular). No sexo masculino, a mortalidade por câncer de pulmão contribuiu com 21,5% do total de mortes por câncer, seguida por câncer de fígado (10,5%), cólon e reto (9,3%), estômago (9,1%) e próstata (6,8%). No sexo feminino, a mortalidade por câncer apresentou um padrão diferente: o câncer de mama ocupou a primeira posição (15,5%), superando o câncer de pulmão (13,7%), seguidos por cólon e reto (9,5%), colo de útero (7,7%) e estômago (6,0%).[5]

Estudo realizado no Brasil por Azevedo e Silva et al.[6] evidenciou que a mortalidade por câncer apresentou padrões diferenciados por neoplasia, a depender de sexo e macrorregião do país, no período entre 1979 e 2017. As maiores quedas na mortalidade ocorreram para o câncer de estômago (exceto na região Norte e no interior da região Nordeste) e de colo do útero (com exceção do interior da região Norte). Para o câncer de pulmão, a redução mais acentuada foi entre os homens nas regiões Sudeste e Sul; e para as mulheres, ocorreu o inverso, com aumento mais expressivo nas regiões Norte e Nordeste. A mortalidade por câncer de mama e de próstata apresentou diminuição nas capitais do Sudeste e Sul e aumento marcante no interior das regiões Norte e Nordeste. Para o câncer colorretal, houve tendência geral de aumento da mortalidade nas capitais, estabilidade entre homens da região Sul e entre mulheres das regiões Sudeste e Centro-Oeste, queda entre mulheres da região Sul a partir de 2007 e aumento nas regiões Norte e Nordeste. Essa distribuição desigual da mortalidade por câncer no país pode ser atribuída à forte desigualdade socioeconômica existente entre as regiões e capitais do Brasil, que se expressam em disparidades no acesso aos serviços de prevenção, diagnóstico precoce e tratamento adequado.[3]

Com relação à incidência do câncer, em 2020, ocorreram 9,3 milhões de casos novos de câncer no mundo (8,1 milhões, excluindo-se os casos de câncer de pele não melanoma, com exceção do carcinoma basocelular). Considerando-se o sexo masculino, o câncer de pulmão e o câncer de próstata foram os mais incidentes e corresponderam a 30% (1,4 milhão de casos novos cada) dos casos novos de câncer no mundo, seguidos por câncer de cólon e reto, com 1 milhão (10,6%); pele não melanoma, com 722 mil (7,2%); e estômago, com 719 mil (7,1%). Nas mulheres, o câncer de mama foi o mais incidente, com 2,3 milhões (24,5%) de casos novos no mundo, seguido por câncer de cólon e reto, com 865 mil (9,4%); pulmão, com 771 mil (8,4%); colo do útero, com 604 mil (6,5%); e pele não melanoma, com 475 mil (5,2%).[5,7]

Analisando-se a evolução da incidência do câncer no cenário mundial, Soerjomataram et al.[8] projetaram que até 2070 os maiores aumentos ocorrerão para cólon e reto, mama, pulmão e próstata. Por outro lado, as taxas de incidência de câncer de colo de útero e estômago apresentarão as maiores quedas.[8]

As elevadas taxas de incidência de câncer no cenário global decorrem principalmente dos fenômenos associados ao envelhecimento, ao rápido crescimento populacional e às mudanças na distribuição e na prevalência dos fatores de riscos para o câncer, os quais estão relacionados ao desenvolvimento socioeconômico de cada país.[9] Segundo Flider et al.,[2] a carga atual de incidência de câncer é maior em países com índice de desenvolvimento humano (IDH) mais alto, porém a carga de mortalidade global é mais elevada em países menos desenvolvidos, com baixo IDH. É esperado que a carga futura do câncer continue afetando desproporcionalmente as regiões menos desenvolvidas. Em particular, estima-se que os países com IDH baixo e médio experimentarão um aumento de 100% e 81%, respectivamente, na incidência de câncer de 2008 a 2030. Também foram observadas disparidades nos fatores de risco e na evolução da doença, como um maior número de anos de vida perdidos prematuramente e menos ganhos relacionados à sobrevida, ao se comparar os escores de IDH mais baixos e mais altos.

No Brasil, as estimativas do Instituto Nacional de Câncer (INCA) para a população brasileira no período de 2023 a 2025 apontam que ocorrerão 704 mil novos casos de câncer. O câncer mais incidente será o de pele não melanoma (220 mil casos), seguido por mama (74 mil casos), próstata (72 mil casos), cólon e reto (46 mil casos), pulmão (32 mil casos) e estômago (21 mil casos).[10] Essas estimativas também englobam a distribuição da incidência do câncer por região geográfica do país. As regiões Sul e Sudeste concentram mais de 70% da incidência, sendo que o Sudeste concentra a metade de todos os casos incidentes no país. Essas macrorregiões são as que apresentam maiores IDH. Existe, entretanto, variação na magnitude e nos tipos de câncer entre as diferentes regiões. Nas regiões Sul e Sudeste, o padrão da incidência mostra que predominam os cânceres de mama femininos (41,06/100 mil e 52,83/100 mil, respectivamente), próstata (33,94/100 mil e 52,41/100 mil, respectivamente), pulmão (18,55/100 mil e 10,45/100 mil, respectivamente) e cólon e reto (16,72/100 mil e 18,17/100 mil, respectivamente). A região Centro-Oeste possui padrão semelhante, porém o câncer de colo de útero apresenta taxa de incidência ajustada similar ao câncer de pulmão (11,09/100 mil e 11,95/100 mil, respectivamente). Na região Norte, os mais incidentes são o câncer de próstata (38,88/100 mil), mama feminina (27,73/100 mil), colo de útero (16,77/100 mil) e pulmão (10,47/100 mil); enquanto na região Nordeste observam-se câncer de colo do útero (13,85/100 mil), pulmão (10,47/100 mil) e cólon e reto (10,26/100 mil) com impactos importantes, além dos cânceres de próstata (61,16/100 mil) e mama feminina (42,11/100 mil), os principais nessa população.[10]

A Figura 21.1 apresenta a distribuição proporcional dos dez tipos de câncer mais incidentes no Brasil projetados para o triênio de 2023 a 2025, por sexo. É possível observar que os tipos de câncer mais frequentes em homens, à exceção do câncer de pele não melanoma, serão próstata (30%), cólon e reto (9,2%), pulmão (7,5%), estômago (5,6%) e cavidade oral (4,6%). Nas mulheres, exceto o câncer de pele não melanoma, os cânceres de mama (30,1%), cólon e reto (9,7%), colo do útero (7,0%), pulmão (6,0%) e tireoide (5,8%) figurarão entre os principais. O câncer de pele não melanoma representará 29,9% de todos os casos de câncer em homens e 32,7% entre as mulheres.[10]

Entre os dez tipos de câncer mais incidentes no Brasil nove têm relação com o trabalho, com exceção apenas do câncer de endométrio (corpo do útero), que se atribui a fatores hormonais sexuais femininos. O Quadro 21.1 apresenta uma síntese das evidências científicas mais atuais demonstradas pelas monografias da International Agency for Research on Cancer (IARC), selecionando-se apenas os dez cânceres mais incidentes no Brasil para o sexo masculino e para o sexo feminino.

Localização primária	Casos	%	Homens	Mulheres	Localização primária	Casos	%
Próstata	71.730	30,0%			Mama feminina	73.610	30,1%
Cólon e reto	21.970	9,2%			Cólon e reto	23.660	9,7%
Traqueia, brônquio e pulmão	18.020	7,5%			Colo do útero	17.010	7,0%
Estômago	13.340	5,6%			Traquaia, brônquio e pulmão	14.540	6,0%
Cavidade oral	10.900	4,6%			Glândula tireoide	14.160	5,8%
Esôfago	8.200	3,4%			Estômago	8.140	3,3%
Bexiga	7.870	3,3%			Corpo do útero	7.840	3,2%
Laringe	6.570	2,7%			Ovário	7.310	3,0%
Linfoma não Hodgkin	6.420	2,7%			Pâncreas	5.690	2,3%
Fígado	6.390	2,7%			Linfoma não Hodgkin	5.620	2,3%

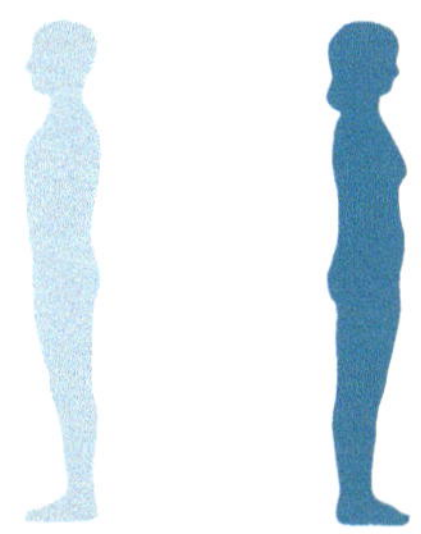

*Números arredondados para múltiplos de 10.

Figura 21.1. Distribuição proporcional dos dez tipos de câncer mais incidentes para 2023, excluindo-se o câncer de pele não melanoma.

Fonte: Adaptada de Instituto Nacional de Câncer, 2022.[10]
*Foram considerados como câncer de cavidade oral os tumores de lábio, glândulas salivares, cavidade oral e orofaringe.

Quadro 21.1. Tipologias de câncer mais incidentes no Brasil e fatores de risco ocupacionais

Tipologia de câncer	Carcinógenos ocupacionais	Trabalhadores mais expostos
Pele não melanoma	Radiação solar, radiação ionizante (raios X e/ou gama), arsênico e seus compostos (agente químico utilizado na conservação de madeira, preparação de agrotóxicos, na metalurgia e em baterias de chumbo), alcatrão de carvão (piche), creosoto (óleo contendo hidrocarbonetos aromáticos policíclicos utilizado na conservação de madeira, estruturas ferroviárias, postes, mourões para cercas rurais, esteios e vigas), óleo mineral não tratado, óleo de xisto (utilizado na indústria petroquímica), refino de petróleo, fuligem	Profissões ao ar livre (salva-vidas, ambulantes, trabalhadores agrícolas, trabalhadores da construção civil, agentes de trânsito, pescadores, atletas, agentes de saúde, garis); operadores de raios X; trabalhadores que atuam em: fabricação de vidros, mineração, metalurgia (metais não ferrosos), serralheria, indústria de inseticidas, herbicidas, dessecantes de algodão, fungicidas, desfolhantes, esterilizantes de solo (quando envolver produtos químicos à base de arsênico), aplicação de agrotóxicos arsenicais, indústria de eletrônicos, tratamento de madeira, produção e manuseio do óleo mineral não tratado, petroquímicas e refinamento do petróleo, bombeiros limpadores de chaminé
Próstata	Arsênio e seus compostos arsenicais, cádmio e seus compostos, agrotóxico malation, radiação ionizante (raios X e/ou gama), elemento radioativo tório-232, trabalho noturno	Trabalhadores que atuam em: produção de metais não ferrosos, fabricação de vidros, fabricação de agrotóxicos arsenicais, aplicação de agrotóxicos arsenicais (MSMA) e não arsenicais (inseticida malation), tratamento de madeira, produção de baterias e corantes; usinas nucleares, mineração subterrânea, fabricação de eletrodos, produção de borracha; técnicos e tecnólogos de radiologia; bombeiros; trabalhadores que desenvolvem atividades noturnas (profissionais de saúde, agentes de segurança, policiais etc.)
Mama feminina	Agrotóxico organoclorado (dieldrina), óxido de etileno, bifenilas policloradas (PCB), radiações ionizantes (raios X e/ou gama), trabalho noturno, tabagismo em atividades de trabalho	Trabalhadores que atuam em: produção e aplicação de agrotóxico organoclorados (dieldrina); esterilização de materiais médico-cirúrgicos e hospitalares; esterilização industrial de produtos farmacêuticos, veterinários, alimentos, especiarias e ração animal, que atuam no carregamento e distribuição de óxido de etileno; fabricação de transformadores elétricos; eletricistas, na elaboração de aditivos para plastificantes, tintas e adesivos; radiologia e medicina nuclear; que realizam atividades noturnas (profissionais de saúde, segurança, policiais, taxistas, motoristas de ônibus, uberistas, jornalistas, recepcionistas, porteiros, entre outros)
Cólon e reto	Amianto (ou asbesto), radiação ionizante (raios X e/ou gama), trabalho noturno	Trabalhadores da indústria de amianto (ou asbesto), construção civil, mineração, radiologistas e trabalhadores em medicina nuclear, trabalhadores que realizam atividades noturnas (transporte, segurança, saúde, recepcionistas e porteiros)
Pulmão	Arsênio e seus compostos, amianto (ou asbesto), berílio e seus compostos, bis clorometil éter e clorometil metil éter, cádmio e seus compostos, cromo hexavalente (VI) e seus compostos, gaseificação de carvão, alcatrão de carvão, emissões proveniente dos fornos de coque, exaustão de motores a diesel, emissões do processo de fundição de ferro e aço, fármacos antineoplásicos MOPP (mistura de vincristina-prednisona-nitrogênio-mostarda-procarbazina), níquel e seus compostos, material particulado e poluição do ar, solventes orgânicos, produção da borracha, sílica livre cristalina, fuligem, fumos de solda, gás mostarda, névoas ácidas, benzeno, betume e seus resíduos, fabricação de eletrodo de carbono, carboneto de silício, produção de eletrodo de carvão, combinação de toluenos alfaclorados e cloreto de benzoíla, inseticidas não arsenicais, diazinona (inseticida), pigmentos e solventes usados nos processos de impressão, 2,3,7,8-tetraclorodibenzo-p-dioxina (TCDD), produção e beneficiamento de tecidos, radiação ionizante (plutônio e/ou rádio-222 e os produtos de seu decaimento, radônio, raios X, e gama)	Trabalhadores que atuam em: mineração de hematita (subterrânea), construção civil, cortume, metalúrgica, fundição de metais (cobre, ferro e aço), indústria de alumínio, indústria da borracha, indústria de cimento e gesso, gráfica, papel, têxtil, indústria nuclear, indústria de eletroeletrônicos, indústria de aeronaves, manufatura de recipientes de vidro e louça prensada, indústria e aplicação de agrotóxicos (não arsenicais e diazinona), radiologia e medicina nuclear, manipulação de quimioterápicos (MOPP); ocupação de pintor
Laringe	Amianto (ou asbesto), ácidos fortes, processo de produção da borracha, gás mostarda, tabagismo passivo no trabalho, papilomavírus humano tipo 16	Trabalhadores que atuam em: construção civil, mineração, indústria química, indústria da borracha; profissionais do sexo
Colo do útero	Papilomavírus humano (HPV) tipos 16, 18, 26, 31, 33, 35, 39, 45, 51, 52, 53, 56, 58, 59, 66, 67, 68, 70, 73, 82; vírus da imunodeficiência humana (HIV); tabagismo	Profissionais do sexo

(Continua)

Quadro 21.1. Tipologias de câncer mais incidentes no Brasil e fatores de risco ocupacionais *(Cont.)*		
Tipologia de câncer	Carcinógenos ocupacionais	Trabalhadores mais expostos
Ovário	Amianto (ou asbesto), radiação ionizante (raios X e/ou gama), tabagismo em atividades detrabalho	Trabalhadores que atuam em: produção de artefatos para a indústria da construção, principalmente telhas e caixas d'água; fabricação de freios; fabricação de tecidos não combustíveis; fabricação de materiais de vedação e isolamento térmico; mineração; radiologia; medicina nuclear
Cavidade oral	Papilomavírus humano (HPV) tipos 16 e/ou 18	Profissionais do sexo
Lábio	Radiação solar	Profissões ao ar livre (ambulantes, salva-vidas), atletas (nadadores, maratonistas, ciclistas, jogadores de vôlei de praia, entre outros), agentes de trânsito, oceanógrafos, agentes de saúde, agrônomos, agricultores, trabalhadores da construção civil
Glândulas salivares	Radiação ionizante (raios X e/ou gama; iodo radioativo, incluindo iodo-131)	Trabalhadores que atuam em: radiologia, usinas nucleares, mineração subterrânea
Esôfago	Percloroetileno e outros agentes usados nos processos de limpeza a seco; agentes químicos usados no processo de produção da borracha, incluindo processo de vulcanização; agentes químicos usados na produção e no beneficiamento de tecidos; radiação ionizante (raios X e/ou gama)	Trabalhadores que atuam em: construção civil, metalurgia, indústria de couro, eletrônica, mineração, agricultura, extração de petróleo, lavanderias (lavagem a seco); motoristas de veículos a motor; serviços gerais
Estômago	Agentes químicos usados no processo de produção da borracha, incluindo processo de vulcanização; amianto (ou asbesto); compostos inorgânicos do chumbo; agentes químicos usados na produção e no beneficiamento de tecidos	Trabalhadores da produção da borracha, da construção civil, trabalhadores que realizam atividades de solda com chumbo, trabalhadores da indústria eletroeletrônica e da produção de baterias automotivas e trabalhadores da indústria têxtil que atuam no beneficiamento de tecidos
Pâncreas	Radiação ionizante (tório-232 e seus produtos de decaimento; raios X e/ou gama); tabagismo passivo em atividades de trabalho	Trabalhadores de radiologia, medicina nuclear e usinas nucleares; trabalhadores expostos a fumaça ambiental do tabaco nos ambientes de trabalho
Fígado	Cloreto de vinila, 1,2-dicloropropano, arsênio e seus compostos, agrotóxicos organoclorados (DDT), tricloroetileno, diclorometano, radiação ionizante (plutônio e/ou tório-232 e seus produtos de decaimento, raios aX e/ou gama), vírus da hepatite B (HBV), vírus da hepatite C (HCV), vírus da imunodeficiência humana (HIV)	Agricultores, trabalhadores da área da saúde, mecânicos de veículos a motor, trabalhadores da indústria de plástico, profissionais do sexo
Bexiga	Arsênio e seus compostos, aminas aromáticas (4-aminobifenil, 2-naftilamina, 4-cloro-orto-toluidina, orto-toluidina, benzidina, toluidina), alcatrão de carvão ou piche de alcatrão de hulha, percloroetileno e outros agentes usados nos processos de lavagem a seco, emissões provenientes da exaustão de motores a diesel, 2-mercaptobenzotiazol, pigmentos e solventes usados nos processos de impressão, fuligem, tetracloroetileno, ciclofosfamida, radiação ionizante (raios X e/ou gama), tabagismo em atividades de trabalho, *Schistosoma haematobiu*	Trabalhadores que atuam em: aplicação de agrotóxicos arsenicais, produção de borracha, produção de alumínio, produção de corantes (magenta e auramina) e de tintas, indústria têxtil, fabricação de vidros, condução de veículos a diesel, operação de máquina de pavimentação de estradas e ruas (colocação de asfalto), radiologia, medicina nuclear; pintores; cabeleireiros e barbeiros; profissionais de anatômicos e laboratórios de patologia; limpadores de chaminé; bombeiros
Linfoma não Hodgkin	Agrotóxicos (pentaclorofenol, glifosato, malation, diazinona, 2,4-D, aldrin e dieldrina, lindano, DDT), benzeno, 1,3-butadieno, bifenil policlorado, estireno, formol (formaldeído), óxido de etileno, produção de borracha, radiação ionizante (raios X e/ou gama), elementos radioativos (radônio-222, iodo-131, tório-232, fósforo-32), tricloroetileno	Trabalhadores que atuam em: indústria de agrotóxicos; aplicação de agrotóxicos na agricultura; produção de solventes; indústria petroquímica; cadeia de distribuição e abastecimento de petróleo e gasolina; produção de borracha, resinas e plásticos; salões de beleza; fabricação de transformadores elétricos; eletricistas, na elaboração de aditivos para plastificantes, tintas e adesivos; esterilização de materiais médico-cirúrgicos e hospitalares; esterilização industrial de produtos farmacêuticos e veterinários, alimentos, especiarias e ração animal; carregamento e distribuição de óxido de etileno; radiologia, usinas nucleares; mineração subterrânea; produção de solventes
Tireoide	Radiação ionizante (raios X e/ou gama; iodo radioativo, incluindo iodo-131)	Trabalhadores que atuam em: radiologia e medicina nuclear

Fonte: Adaptado de IARC, 2022.

Epidemiologia do câncer relacionado ao trabalho

O Ministério da Saúde define como "câncer relacionado ao trabalho" aquele originário da exposição a agentes carcinogênicos presentes nos ambientes de trabalho, mesmo após a cessação da exposição motivada por situações de troca de função, troca de emprego ou aposentadoria. O trabalho, portanto, deve ser entendido como um fator de risco para o câncer, ou seja, um atributo ou uma exposição que está associada com uma probabilidade aumentada de ocorrência de câncer.[11]

Nessa relação de causalidade, a definição do período mínimo de latência, entre o contato com o carcinógeno ocupacional e o surgimento do câncer, torna-se um aspecto de suma importância para o estabelecimento do nexo causal na prática clínica. O Quadro 21.2 apresenta o período mínimo de latência instituído pelo Centers for Disease Control and Prevention.[12]

Como é possível notar, o período mínimo de latência varia conforme a localização do tumor e o tipo de exposição ocupacional ao agente carcinogênico. Para a maioria dos tumores sólidos, o tempo de latência mínimo instituído foi de quatro anos, enquanto nos tumores hematológicos esse período é reduzido para menos de um ano. Na prática clínica, no entanto, nota-se que alguns tumores sólidos, como mesoteliomas, surgem em média 40 anos depois da exposição ao amianto (ou asbesto), enquanto o risco de leucemias atinge seu pico dez anos após a exposição a radiação ionizante.[13]

Assim, a caracterização etiológica ou do nexo causal é de natureza essencialmente epidemiológica, seja pela observação de um excesso de frequência de casos de câncer em determinados grupos ocupacionais ou profissões, seja pela ampliação quantitativa ou qualitativa das exposições ocupacionais, que podem ser conhecidas a partir do estudo dos ambientes e das condições de trabalho. A eliminação desses fatores de risco reduz a incidência ou modifica o curso evolutivo da doença ou agravo à saúde.[14]

Alguns critérios epidemiológicos importantes para a definição do nexo causal entre a exposição ao carcinógeno ocupacional e a ocorrência do câncer são:

- **Temporalidade:** a exposição antecede o câncer.
- **Plausibilidade biológica:** a presença de mecanismos de carcinogenicidade na exposição ocupacional reconhecidos pela literatura científica.
- **Consistência interna:** a relação de causalidade já foi descrita pela literatura científica em diversos estudos científicos epidemiológicos.

A definição de carcinógeno ocupacional considera, então, que tenha havido exposição humana relevante ao agente cancerígeno nos processos de trabalho, em termos de prevalência de trabalhadores expostos ou com relação às concentrações dessa exposição e/ou estudos científicos que avaliaram excesso de risco de câncer entre os trabalhadores expostos aos agentes em questão.[15]

Com relação ao cenário mundial do adoecimento relacionado ao trabalho, estimativas da OMS revelaram que, em 2018, ocorreram 885 mil óbitos por doenças crônicas não transmissíveis e doenças mentais relacionadas ao trabalho. O câncer ocupou a primeira

Quadro 21.2. Tipo de neoplasia e período mínimo de latência para surgimento do câncer

	Tipo de neoplasia	Período mínimo de latência
Geral	Todos os tumores sólidos (exceto mesotelioma, linfoproliferativos, tireoide e cânceres infantis)	4 anos
	Cânceres do sistema linfoproliferativo e hematopoiético (incluindo todos os tipos de leucemia e linfoma)	0,4 ano (equivalente a 146 dias)
	Câncer de tireoide	2,5 anos
	Cânceres infantis (além de linfoproliferativos e hematológicos)	1 ano
Específicas	Mesotelioma	1 ano
	Câncer de fígado associado à exposição a cloreto de vinila	12 anos
	Câncer de pulmão associado à exposição ao cromo	19 anos
	Câncer de pulmão associado à exposição à fuligem	9 anos
	Melanoma associado à exposição a bifenilas cloradas	20 anos
	Câncer de bexiga associado à exposição a aminas aromáticas	4 anos
	Leucemia associada à exposição ao benzeno	1 ano
	Leucemia associada à exposição ao formaldeído	2 anos

Fonte: Centers for Disease Control and Prevention, 2014.[12]

posição na mortalidade proporcional por doenças crônicas não transmissíveis (53,3%) entre a população ocupada mundial, superando as doenças respiratórias (34,4%), os transtornos mentais (2,25%), as desordens musculoesqueléticas (0,90%) e a perda auditiva induzida por ruído (nenhum óbito). Além disso, contribui para aproximadamente 11 mil anos de vida saudáveis perdidos por incapacidade.[16]

Em pesquisa realizada por Dutra et al.,[17] a análise dos dados do estudo "Global Burden of Desease (GBD)" revelou que a carga de mortalidade por câncer relacionado ao trabalho no Brasil apresentou tendência significativa de aumento em 15 unidades federadas no período de 1990 a 2019, predominantemente no sexo feminino – localizadas, em sua maioria, nas regiões Norte e Nordeste, enquanto no sentido contrário os Estados do Pará e do Amapá tiveram tendência de redução da mortalidade. O aumento da mortalidade nessas áreas geográficas pode ser explicado pelas seguintes razões:

- Melhoria da qualidade do preenchimento das Declarações de Óbito, especialmente nas regiões Norte e Nordeste do país.
- Ingresso das mulheres no mercado de trabalho a partir da década de 1970, quando houve expansão da economia, urbanização crescente e industrialização em ritmo acelerado. Isso fez com que as mulheres, a partir de então, dividissem com os homens o ônus da exposição ocupacional a agentes cancerígenos.

Vigilância do câncer relacionado ao trabalho

As ações de prevenção e vigilância do câncer relacionado ao trabalho estão previstas e descritas na Política Nacional para a Prevenção e Controle do Câncer (PNPCC),[18] bem como na Política Nacional de Saúde do Trabalhador e da Trabalhadora (PNSTT)[19] – que aborda de forma abrangente aspectos relacionados não apenas ao câncer, mas também a outras doenças e agravos à saúde do trabalhador. Várias abordagens apresentadas neste capítulo têm esses dois documentos como referência e suporte.

Abordagens diagnósticas do problema

A PNPCC foi elaborada sobre os pilares que compreendem as etapas da história natural da doença. A depender do tipo de neoplasia ou doença, há outros modelos similares propostos por diferentes autores. Na Figura 21.2, pode-se observar o modelo proposto por Szklo,[20] que converge com as propostas descritas pela PNPCC.

A PNPCC engloba os seguintes eixos de prevenção:

- **Prevenção primária:** cujo foco está baseado na promoção da saúde e na prevenção das exposições.
- **Prevenção secundária:** foco especialmente na detecção precoce.
- **Prevenção terciária:** inclui diagnóstico precoce, tratamento oportuno e cuidados paliativos.

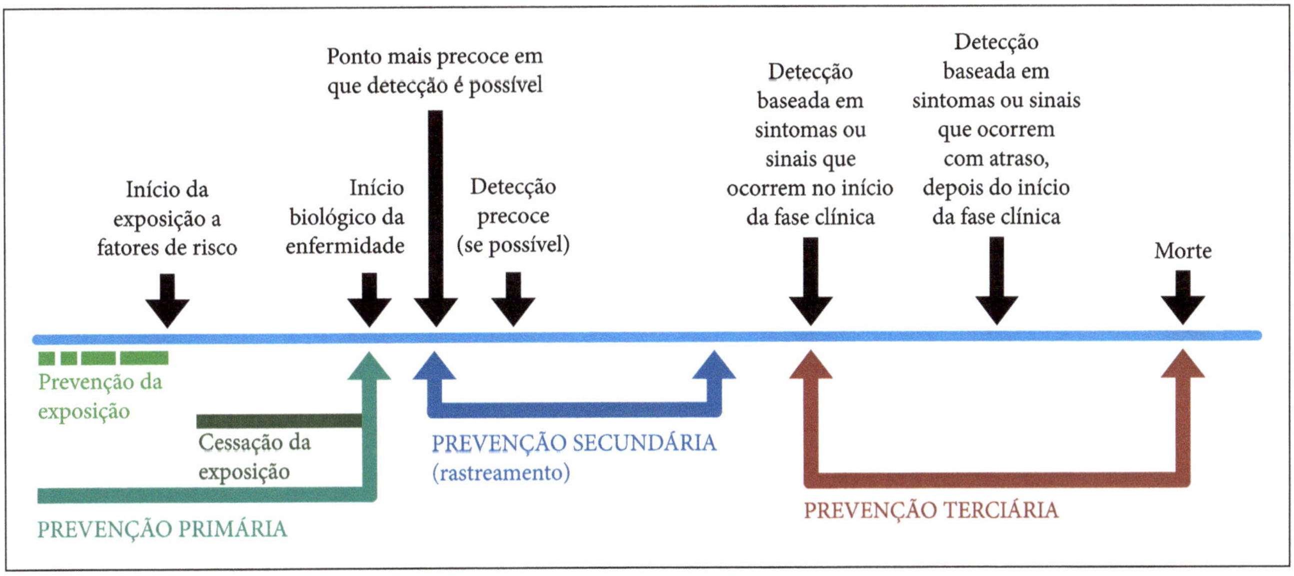

Figura 21.2. Modelo da história natural da doença com os diferentes níveis de aplicação de medidas preventivas.

Fonte: Adaptada de Szklo, 2014.[20]

Na prevenção primária, busca-se ofertar ações que precedem a doença, promotoras da saúde, bem como atuação no enfrentamento dos fatores de risco para o câncer, principalmente os preveníveis, buscando sua redução, eliminação ou substituição nos ambientes de maneira geral. Nessas etapas, são cabíveis ações educativas, de comunicação de risco, de vigilância e de monitoramento das exposições e do surgimento das doenças. O monitoramento biológico também pode ser empregado utilizando-se os biomarcadores de exposição, por meio dos quais se faz a demonstração da quantificação da exposição/absorção de xenobióticos; e os biomarcadores de efeito, por meio dos quais se busca explorar/quantificar a dose biologicamente ativa dos agentes químicos e os efeitos biológicos precoces.[21]

As questões relacionadas ao eixo da detecção precoce são igualmente entendidas como medidas de prevenção, mas são consideradas de prevenção secundária, que envolve o rastreamento de uma população assintomática, aparentemente saudável, com o objetivo de identificar lesões precursoras de câncer, e seu encaminhamento para investigação e tratamento.[10]

Uma vez a doença instalada, busca-se ofertar atenção integral ao paciente com câncer (trabalhador ou não), abrangendo toda a linha de cuidado, com o estabelecimento de rotinas do itinerário do indivíduo em cada serviço de saúde, nos diferentes níveis de atenção, de acordo com suas necessidades.[21]

Para atingir todo esse arcabouço de medidas, as ações devem ser planejadas e executadas por diferentes atores, que envolvem equipe multiprofissional, de forma inter e intrassetorial, em diferentes frentes, além de um arcabouço de medidas integrativas, a fim de buscar a redução da morbidade, da mortalidade e das incapacidades causadas pela doença.[18]

Esses eixos são comuns e previstos para todo e qualquer tipo de câncer na Rede de Atenção à Saúde das Pessoas com Doenças Crônicas no âmbito do Sistema Único de Saúde (SUS). Neste capítulo, a abordagem extrapola os limites do SUS, discutindo a atuação do médico do trabalho, do médico perito da Previdência Social e de outros atores.

Câncer e câncer relacionado ao trabalho

Os cânceres relacionados ao trabalho não diferem, em suas características morfológicas e histológicas, dos demais tipos de câncer.[23] A abordagem do câncer relacionado ao trabalho é de uma neoplasia cuja confirmação diagnóstica já foi estabelecida e para a qual se faz necessária a observância dos fatores de risco relacionados ao adoecimento.

Já se sabe, p. ex., que determinadas ocupações, atividades econômicas, exposições e circunstâncias de exposição podem ser consideradas fatores de risco por aumentarem a chance de adoecimento por câncer em um indivíduo ou grupo de indivíduos em comparação com a população geral. A OMS reconhece essas exposições como preveníveis ou modificáveis,[9] ou seja, se o fator que causa adoecimento for removido ou eliminado, espera-se redução dos casos de câncer.

Os eixos de promoção e prevenção da PNPCC antecedem o surgimento da doença e devem ser priorizados em todos os setores de trabalho. Essa abordagem pressupõe uma série de ações de enfrentamento a fatores de risco classificados como cancerígenos para humanos ou como possíveis ou prováveis de causarem câncer.

Além disso, a literatura sobre o tema reconhece três eixos principais da vigilância do câncer relacionado ao trabalho: da exposição, dos trabalhadores expostos e da doença.[14] Cada um desses eixos tem particularidades que precisam ser observadas, mas eles estão interligados e podem ser acionados concomitantemente.

Considerações importantes sobre o câncer relacionado ao trabalho

No Brasil, os casos de câncer relacionados ao trabalho são subnotificados, por isso os dados disponibilizados nos sistemas de informação não retratam a realidade observada, evidenciando-se um silêncio epidemiológico. A subnotificação provavelmente é decorrente da incompletude das informações relacionadas à ocupação nas grandes bases de dados nacionais sobre câncer no país. Estudo realizado por Gabrois et al.[24] quantificou o percentual de ausência de informação sobre ocupação nos registros hospitalares de câncer (RHC) no país, no período de 2000 a 2008. Os autores demonstraram que em todas as macrorregiões brasileiras esse indicador atingiu valores acima de 30% para todos os tipos de câncer analisados. Outros pesquisadores, ao investigarem o perfil ocupacional de portadores de leucemia no Brasil entre 2007 e 2011, por meio também dos RHC, observaram 52% de sub-registro relacionado à ocupação para o total de casos de leucemia identificados.[25] Provavelmente a incompletude da informação sobre a variável "ocupação" nas bases de dados decorre da falta de conhecimento do profissional de saúde sobre a relação entre câncer e trabalho, de prática laboral ineficiente no que se refere à realização do recordatório ocupacional detalhado com o usuário e de dificuldades no preenchimento do campo "ocupação" nos sistemas de informação.

Em uma série histórica considerando o período de 2007 a 2021, foram registrados apenas 3.347 casos de câncer relacionados ao trabalho no Sistema de Informação de Agravos de Notificação (SINAN) no Brasil (Gráfico 21.1).[26] Ao avaliar a distribuição de casos notificados por macrorregião e unidade da federação, é possível observar que a região Sudeste apresenta maior índice de notificação dos casos de câncer relacionados ao trabalho, sendo o Estado do Paraná o principal protagonista na notificação (42,5% das notificações no país e 94% da região Sul).

O número de casos de câncer relacionados ao trabalho notificados é muito abaixo do esperado. Segundo a literatura internacional, o pouco reconhecimento do câncer e de sua relação com o trabalho é um problema mundial. Um estudo realizado na Flórida, nos Estados Unidos, revelou que os campos referentes à ocupação do registro de câncer estão, em grande parte, ausentes, com 47% dos registros sem o código da ocupação.[27] Em 2010, em Taiwan, foram estimados somente 3.010 casos de câncer relacionados ao trabalho em homens e 726, em mulheres.[28] Na Noruega, foram notificados apenas 300 casos de câncer suspeitos de terem relação com o trabalho, quando se esperaria cerca de 1.200 a 1.300 casos por ano.[29] Já na Grã-Bretanha, no período de 2015 a 2019, foram registrados 18.900 casos de câncer relacionados ao trabalho, sendo a maioria deles relacionado ao amianto.[30]

Outro aspecto importante já conhecido é que o câncer relacionado ao trabalho na maioria das vezes acomete com mais frequência as áreas do corpo que ficam em contato direto com os agentes cancerígenos (ou seja, com maior absorção das substâncias cancerígenas por meio da pele ou das vias respiratórias), ou no momento da excreção dessas substâncias (via eliminação na urina). Como resultado, cânceres de pele não melanoma, de pulmão, mesoteliomas e de bexiga são os mais comuns entre os trabalhadores expostos aos carcinógenos ocupacionais e os mais relevantes na relação com o trabalho. Não se observam diferenças entre as neoplasias e o câncer relacionado ao trabalho quanto às manifestações clínicas e à história natural da doença.[31]

Sobre o câncer de pulmão, dados internacionais revelaram que, em 2016, 86% das mortes por câncer relacionado ao trabalho na população mundial economicamente ativa foram atribuídas ao câncer de pulmão.[31] Segundo Takala et al.,[32] o câncer de pulmão contribuiu com 54% a 75% dos casos de câncer relacionados ao trabalho. A exposição ao amianto contribuiu com 55% a 85% desses casos. A IARC definiu 34 agentes ocupacionais e/ou circunstâncias de exposição com evidência científica suficiente que causam câncer de pulmão em humanos (Quadro 21.1).[33] Há, ainda, dois fatores principais que aumentam significativamente o risco de

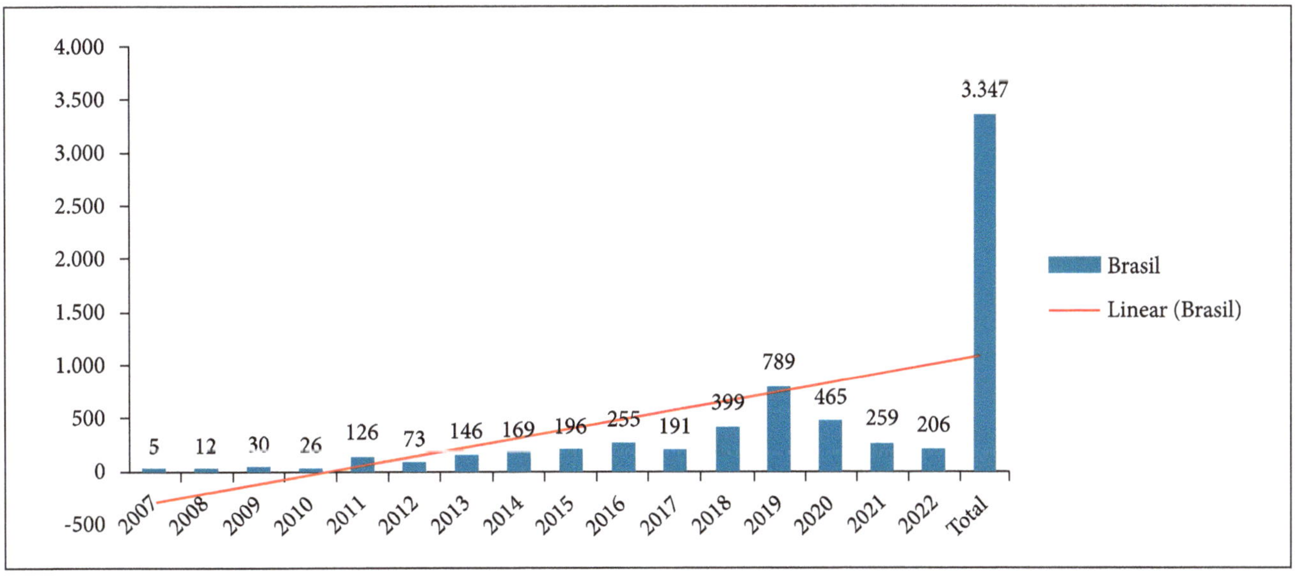

Gráfico 21.1. Casos de câncer relacionado ao trabalho notificados entre 2007 e 2022 no Brasil.

Fonte: Adaptado de Ministério da Saúde.[26]

câncer de pulmão relacionado ao trabalho: o nível de exposição a um ou mais carcinógenos ocupacionais e o histórico de tabagismo.

No Brasil, o *Atlas do câncer relacionado ao trabalho*[34] evidenciou que, ao eliminar os principais carcinógenos ocupacionais dos processos de trabalho, 16% e 5% dos óbitos por câncer de pulmão poderiam ser evitados, nos sexos masculino e feminino, respectivamente. Entre os principais grupos de trabalhadores expostos, os estudos científicos identificaram: condutores de veículo com motor a diesel, mineradores e trabalhadores de minas subterrâneas, trabalhadores da construção civil, trabalhadores da indústria têxtil, trabalhadores da indústria de inseticidas (diazinona) e seus aplicadores, entre outros (Quadro 21.2).

Quanto ao câncer de pele não melanoma, considerado o de maior incidência mundial e nacional, além da exposição à radiação solar que acomete uma grande parcela de trabalhadores, a IARC[33] reconhece outras exposições carcinogênicas ocupacionais, a saber:

- Ao arsênico e seus compostos (utilizado na conservação de madeira, na preparação de agrotóxicos, na produção de metais não ferrosos, na fabricação de vidros, na indústria de eletrônicos).
- Ao alcatrão de carvão (piche) usado na colocação de asfalto e na pavimentação de rodovias, e presente no cigarro industrializado e no processo de fabricação de agrotóxicos.
- Creosoto (óleo que contém hidrocarbonetos aromáticos policíclicos), utilizado na conservação de madeira, estruturas ferroviárias, postes, mourões para cercas rurais, esteios e vigas.
- Óleo mineral não tratado, proveniente da destilação de petróleo.
- Óleo de xisto, utilizado na indústria petroquímica.
- Refinamento de petróleo.
- Fuligem.

Já para o câncer de pele melanoma foi estabelecido risco aumentado entre trabalhadores que se expõem ocupacionalmente à radiação solar, à fuligem derivada de incêndios, ao refinamento do petróleo e à produção de bifenilas policloradas (BPC).[33]

Entre as medidas de prevenção do câncer de pele melanoma e não melanoma, recomenda-se a reorganização das jornadas de trabalho ou das atividades que o trabalhador executa durante o dia, em ambientes ao ar livre; redução da exposição solar nos horários de pico (entre as 10 horas e as 16 horas); uso de barreiras físicas de proteção contra a radiação solar, como chapéu com abas, óculos escuros, camisas de manga comprida e calças com proteção UVA e UVB; e uso de filtro solar com fator de proteção 30 ou superior.

Com relação ao câncer de bexiga, os fatores ocupacionais (Quadro 21.1) são reconhecidos pela IARC como relevantes na gênese dessa neoplasia, respondendo por mais de 20% dos casos.[31] É a neoplasia mais comum do aparelho urinário, acometendo com maior proporção homens do que mulheres. Há três tipos histológicos de câncer de bexiga: carcinoma de células de transição, carcinoma de células escamosas e adenocarcinoma, que pode ser classificado como superficial (não invasivo) ou invasivo. Estes dois últimos são os tipos histológicos predominantes.

O Ministério da Saúde estabeleceu que a eliminação de todos os carcinógenos ocupacionais para o câncer de bexiga poderia reduzir 14,2% das mortes por esse tipo de câncer em homens e 3,67%, em mulheres. As medidas de prevenção nos ambientes laborais incluem a promoção de ambientes livres de tabaco e a eliminação dos fatores de risco ocupacionais nos processos de trabalho. A substituição de substâncias como hidrocarbonetos policíclicos aromáticos (HPA) e aminas aromáticas por agentes menos tóxicos e mudanças nas tecnologias de produção devem ser o foco da prevenção.

O mesotelioma, apesar de ser um tumor raro, tem etiologia quase exclusivamente ocupacional. É extremamente agressivo, com alta taxa de letalidade e sobrevida média de 12 meses após o diagnóstico. Aproximadamente 80% a 100% dos casos são atribuídos à exposição ocupacional ao amianto, principalmente para o mesotelioma maligno de pleura (MMP). Esse tipo de câncer apresenta um período longo de latência, podendo variar entre 20 e 60 anos para o surgimento do tumor após o início da exposição. Em 2020, dados da OMS indicaram 30.870 casos novos de mesotelioma na população mundial, com 26.278 óbitos. As maiores taxas de incidência de mesotelioma para ambos os sexos foram encontradas em países da Europa, Austrália e Nova Zelândia, sul da África, Canadá, Estados Unidos e Rússia. Além disso, especialistas constataram que a mortalidade por mesotelioma é sub-registrada. Cerca de 20% a 25% dos óbitos mundiais por mesotelioma não são notificados nos sistemas de informação. No Brasil, no período de 1994 a 2008, havia apenas 955 mortes por mesotelioma registradas. Após correções, estimou-se o sub-registro de 455 óbitos, o que corresponde a 32% de subnotificação. Essa taxa equivale a uma média de 30 casos/ano que não são registrados nos sistemas nacionais de informação.[35] Segundo Algranti et al.,[36] a mortalidade por mesotelioma no Brasil aumentará até a próxima década, especialmente no período de 2021 a 2026; no entanto, como o banimento do amianto se deu apenas em 2017, provavelmente esse pico ocorrerá mais tardiamente. Atualmente, o amianto está banido em mais de 60 países no mundo, incluindo países latino-americanos como Argentina, Chile e Uruguai.

Fatores de risco carcinogênicos ocupacionais

No ambiente de trabalho, as principais vias de exposição aos carcinógenos ocupacionais são inalatória e dérmica. A identificação do(s) agente(s) é fundamental para a elaboração de medidas preventivas, de compensação de danos e de vigilância em saúde do trabalhador. Na maioria das vezes, a exposição ocupacional aos agentes carcinogênicos não ocorre de forma isolada. Há uma combinação de exposições químicas, físicas e até mesmo biológicas, o que exige grande atenção para uma avaliação adequada dos fatores de risco para o câncer relacionado ao trabalho. Diferentemente das exposições cancerígenas individuais, relacionadas aos modos de vida dos indivíduos, como tabagismo e consumo de álcool, que podem, de alguma maneira, ser controladas pelos indivíduos, a exposição ocupacional a agentes cancerígenos não pode ser controlada pelo trabalhador, pois não é facultada a ele. A exposição ocupacional é uma característica inerente ao processo de trabalho. Assim, cabe ao empregador e/ou empresa essa responsabilidade, que deverá informar ao trabalhador sobre a toxicidade dos agentes e os danos à saúde associados, bem como adotar as medidas necessárias para prevenir e minimizar esses danos.[13]

Considera-se uma substância, combinação ou mistura de substâncias com potencial carcinogênico ocupacional quando a exposição a elas pode causar aumento da incidência de tumores malignos ou redução significativa do período de latência entre a exposição e o aparecimento de um câncer em determinados grupos de trabalhadores.[15] A classificação de carcinogenicidade de uma determinada substância é uma tarefa complexa e dinâmica, realizada pela IARC da OMS. Essa agência classifica agentes químicos, físicos e biológicos de acordo com o seu potencial de causar câncer em seres humanos e animais. Para isso, considera evidências científicas de estudos epidemiológicos robustos em seres humanos, de ensaios experimentais com animais e de estudos laboratoriais *in vitro* que avaliam os mecanismos de carcinogênese. Assim, o potencial de carcinogenicidade dos agentes avaliados é classificado em quatro categorias, como demonstrado no Quadro 21.3.

Até o presente, a IARC identificou 525 agentes (químicos, físicos ou biológicos) carcinogênicos para humanos. Desses, 79 agentes estão presentes nos processos de trabalho, tendo sido identificadas 38 tipologias de câncer relacionado ao trabalho.[10] Não há níveis seguros de exposição ocupacional aos agentes carcinogênicos, ou seja, não há um valor mínimo de exposição permitido ao agente no qual o trabalhador está protegido de desenvolver câncer. Portanto, a exposição aos carcinógenos ocupacionais pode desencadear câncer.[13]

Estudos internacionais revelaram que entre 4% e 20% dos casos de câncer são atribuídos à exposição aos carcinógenos ocupacionais, sendo esses percentuais variáveis a depender da tipologia de câncer, do agente cancerígeno, do sexo, da área geográfica, dos setores econômicos, das taxas de participação da força de trabalho no setor formal e informal, e das políticas públicas de saúde instituídas.[34] Assim, áreas com atividade de mineração intensa podem ter maior exposição à sílica, ao amianto, ao radônio-222; enquanto países com atividades agropecuárias relevantes, voltadas especialmente para a exportação de comodities agrícolas, provavelmente apresentam elevada exposição humana a agrotóxicos, radiação solar e arsênio.[37]

No Brasil, a fração atribuível aos carcinógenos ocupacionais foi estimada para o ano de 2020 em estudo conduzido por Azevedo e Silva et al.[6] Os pesquisadores

Quadro 21.3. Classificação de carcinogenicidade segundo a IARC

Grupo	Classificação	Total
1	Cancerígenos em humanos: evidência científica suficiente de carcinogenicidade para seres humanos (associação causal bem estabelecida)	126
2A	Prováveis agentes cancerígenos em humanos: evidência de carcinogenicidade limitada para seres humanos (ocorrência de viés e confundimento)	94
2B	Possíveis agentes cancerígenos em humanos: evidência inadequada sobre carcinogenicidade (dados ausentes em seres humanos ou os estudos disponíveis são de qualidade, consistência ou inferência estatística insuficientes para demonstrar uma associação causal entre agente e câncer)	322
3	Não classificado como agente cancerígeno para humanos: evidências sugerem ausência de carcinogenicidade em humanos (os mecanismos de carcinogênese observados nos estudos experimentais em animais não ocorrem nos seres humanos)	500

Fonte: IARC, 2023.

estimaram que os carcinógenos ocupacionais contribuíram com 2,3% e 0,3% dos casos de câncer nos sexos masculino e feminino, respectivamente. Ao analisarem as tipologias de câncer, observaram que a exposição ocupacional às poeiras de madeira, de couro e de compostos de níquel contribuíram com 13,79%, 8,26% e 16,15%, respectivamente, dos casos de câncer de nasofaringe em homens. Para as leucemias, 9,3% dos casos em homens ocorreram em decorrência da exposição ocupacional ao benzeno.

Estudiosos demonstraram, ainda, que há padrões de exposição aos carcinógenos ocupacionais distintos entre os sexos. Geralmente, os trabalhadores do sexo masculino são acentuadamente mais expostos do que aqueles do sexo feminino, mesmo com o ingresso da mulher no mercado de trabalho desde a década de 1970. O estudo realizado por Eng et al. revelou que, em comparação com as mulheres, os homens foram mais expostos a fumos de solda, herbicidas, poeiras de madeira, solventes e trabalho noturno.[38] Da mesma maneira, trabalhadores com vínculos precários e de menor qualificação tendem a apresentar maior exposição aos carcinógenos ocupacionais, especialmente a algumas substâncias químicas, incluindo metais pesados, agrotóxicos, aminas aromáticas, benzeno, gasolina e fibras minerais, como amianto e sílica.[39]

Vale destacar que a exposição dos pais nos ambientes laborais pode aumentar também o risco de câncer de seus descendentes. Estudos que avaliaram a exposição parenteral aos agrotóxicos evidenciaram chance aumentada de câncer de cérebro quando a exposição ocorreu durante o período pré-natal (OR 1,32; 95% CI: 1,17-1,49), após o nascimento (OR 1,22; 95% CI: 1,03-1,45) e no domicílio (OR 1,31; 95% CI: 1,11-1,54).[40] Crianças que vivem em fazendas ou próximo das áreas agrícolas provavelmente são expostas por meio de vários mecanismos, que incluem deriva de aplicação agroindustrial dos agrotóxicos, pulverização excessiva e contaminação domiciliar por meio dos resíduos de agrotóxicos que são trazidos pelas roupas e sapatos dos pais utilizados nas lavouras.[41]

Principais exposições a carcinógenos ocupacionais

A seguir, serão abordadas as exposições a carcinógenos ocupacionais de maior interesse para a saúde pública e a vigilância do câncer relacionado ao trabalho.

Radiação solar

Estudo realizado no Canadá identificou que 80% dos homens do setor agrícola e 75% dos trabalhadores da construção civil estavam expostos à radiação solar.[42] Pesquisa conduzida na Austrália, país que apresenta as maiores incidências globais de câncer de pele, evidenciou que 87,6% dos trabalhadores do sexo masculino e 12,4%, do sexo feminino estavam expostos ocupacionalmente à radiação solar.[43] No Brasil, pesquisa realizada com 37.055 trabalhadores de diversos setores econômicos, em 2013, identificou que 28,5% dos trabalhadores estavam expostos à radiação solar, sendo que 86% desse grupo eram do setor agropecuário.[44]

Os trabalhadores mais expostos à radiação solar são aqueles que desenvolvem suas atividades ao ar livre, como na agropecuária e pesca, na construção civil, os agentes de trânsito, os coletores de resíduos, os agentes de saúde, os ambulantes, entre outros. A IARC classifica a exposição ocupacional à radiação solar como sendo do grupo 1 para câncer de pele não melanoma, lábio e olho.[33]

Radiação ionizante

As radiações ionizantes estão associadas a um risco aumentado de câncer em diversos órgãos ou tecidos. A IARC classifica a exposição ocupacional à radiação ionizante como sendo do grupo 1 para câncer de tireoide, leucemia, glândula salivar, pulmão, osso, esôfago, estômago, cólon e reto, pele, mama, rim, bexiga e cérebro.[33]

Segundo o INCA,[13] radiologistas, tecnologistas, trabalhadores das indústrias nucleares, trabalhadores de minas subterrâneas, trabalhadores que lidam com plutônio, trabalhadores que lidam com rádio-226 e 228 (bem como os produtos do decaimento), trabalhadores que atuam na limpeza após acidentes nucleares e tripulação de aeronaves são grupos ocupacionais que podem ser expostos às radiações ionizantes. Soma-se a esses grupos a população geral, que também pode se expor a radiação ionizante naturalmente quando reside em áreas reconhecidamente denominadas como de elevada radiação natural (p. ex., próximas a solo rico em radônio), por indicações médicas (realização de exames de imagem como radiografia, tomografia computadorizada, ressonância magnética etc.) e por acidentes radioativos.

Poeiras minerais

As poeiras minerais reconhecidas internacionalmente como cancerígenas para seres humanos são a sílica e o amianto gerados em atividades de perfuração, mineração/extração mineral, explosões, britagem de pedra e construção civil. A IARC estabeleceu que os principais grupos de exposição à sílica são os agricultores, trabalhadores da mineração, da construção civil e de pedreiras, bem como os que usam ou manipulam areia ou outros produtos contendo sílica nos processos de fundição, instalação e reparo de fornos, jateamento abrasivo, produção de vidros, cerâmicas, abrasivos, cimento e mármores.[45] Já a exposição ocupacional ao amianto ocorre principalmente em trabalhadores da construção civil, mineração, moagem e ensacamento de amianto, fabricação de produtos de cimento-amianto, fabricação de materiais de fricção e vedação, instalação e manutenção de vedações térmicas industriais, fabricação de têxteis com amianto e instalação de produtos de cimento-amianto.[13] Frequentemente, os trabalhadores expostos à sílica também estão expostos ao amianto e vice-versa.

A IARC classificou a sílica como carcinógeno do grupo 1 para câncer de pulmão e o amianto como carcinógeno do grupo 1 para mesotelioma, câncer de pulmão, laringe e ovário e do grupo 2 para câncer de colón e reto, faringe e estômago.[33]

No Brasil, pesquisa conduzida por Sueli et al.[46] demonstrou exposição ocupacional à sílica em 65% dos trabalhadores formais empregados na construção civil; 59%, no setor de extração de pedras; 55%, na indústria de mineral não metálico; e 24%, na indústria metalúrgica. Em pesquisa realizada na Costa Rica, a prevalência de exposição às poeiras minerais foi acentuadamente menor: 2,1% para a sílica, 0,5% para fibras de vidro e 0,02% para fibras de cerâmica na população ocupada.[47] Na Itália, a exposição à sílica afetou 2,1% da força de trabalho em 2017 e foi responsável por 5% dos óbitos por câncer relacionado ao trabalho.[48]

Agentes químicos

A OMS relata que o ambiente laboral representa mais de 50% da ocorrência das exposições a produtos químicos, grupos de produtos químicos e misturas. A IARC já identificou uma diversidade enorme de substâncias químicas potencialmente cancerígenas nos processos produtivos que, na maioria dos casos, são de difíceis identificação, avaliação e monitoramento periódico. Segundo a Organização Internacional do Trabalho (OIT), apenas um número limitado de exposições químicas é considerado e monitorado com regulamentação adequada para os ambientes laborais, o que suscita dúvidas sobre os dados relacionados à carga global de doenças atribuídas às substâncias químicas, frequentemente ausentes, que podem ser altamente subestimados.[49] O crescimento acentuado das indústrias químicas na economia mundial introduziu novos agentes tóxicos, resultando em novas exposições no trabalho, sem que se consiga, no mesmo ritmo, estabelecer mecanismos satisfatórios de regulação dessas exposições e de proteção à saúde dos trabalhadores, especialmente nos países em desenvolvimento.

Entre os principais agentes químicos carcinogênicos ocupacionais reconhecidos pela literatura internacional, destacam-se: hidrocarbonetos policíclicos aromáticos, aminas aromáticas, alguns metais pesados (arsênio e outros envolvidos em atividades de fundição) e as poeiras minerais (amianto e sílica).[15] Além disso, Cogliano et al.[50] identificaram uma variedade de agentes químicos cancerígenos (p. ex., benzeno, benzidina, 1,3-butadieno, 2,3,7,8-tetraclorodibenzo-p-dioxina, éter bis clorometil, cloreto de metila, gasolina diesel) empregados em diferentes setores econômicos, especialmente construção civil, mecânica, metalurgia, setor elétrico e de eletrônicos. A exposição a esses agendes está fortemente relacionada a leucemias, linfomas, mielomas múltiplos, câncer de pulmão e bexiga.

Com relação ao setor agropecuário, a exposição ocupacional a agentes químicos decorre provavelmente do uso de agrotóxicos com potencial carcinogênico, em especial nos países da América Latina e Central, que apresentam a agricultura e a pecuária entre suas principais atividades econômicas. Ressalta-se, no entanto, que a exposição a agrotóxicos varia entre os países, pois os mecanismos de regulação e registro desses produtos são instituídos de maneira distinta em cada nação. Como resultado dessas variações, em países de baixa e média renda a exposição a esses contaminantes químicos é acentuadamente maior do que nos países de alta renda, onde a legislação que define os instrumentos e critérios de controle, avaliação, reavaliação e registros desses produtos são mais rigorosos. É esperado, portanto, que nos países de menor desenvolvimento socioeconômico os níveis de exposição aos agrotóxicos em trabalhadores sejam mais elevados.[13] Estudos realizados na Nicarágua[51] e na Costa Rica[47] revelaram prevalências de exposição aos agrotóxicos entre os trabalhadores agrícolas na ordem de 17% e 22%, respectivamente. No Brasil, pesquisa realizada por Nogueira et al. identificou que 25,4% dos trabalhadores agrícolas estavam expostos a substâncias químicas.[52]

A IARC classificou o lindano como sendo o único agrotóxico do grupo 1 com associação para linfoma não Hodgkin. Por se tratar de um composto organoclorado,

Quadro 21.4. Associação entre agrotóxicos permitidos no Brasil e câncer

Agrotóxico	Finalidade de uso	IARC	Tumor
Glifosato	Herbicida	2A	Linfoma não Hodgkin
Malation	Inseticida	2A	Linfoma não Hodgkin e câncer de próstata
2,4-D	Herbicida	2B	Linfoma não Hodgkin
Diazinona	Inseticida	2A	Linfoma não Hodgkin, leucemias e câncer de pulmão
Clorotalonil	Fungicida	2B	Câncer de rim e estômago em animais
Diclorvós	Inseticida	2B	Câncer de esôfago e estômago em animais
Tetraclorvinfós	Inseticida	2B	Câncer de fígado e rim em animais
Clorofenoxi	Herbicida	2B	Linfoma não Hodgkin

Fonte: Adaptado de IARC, 2023; IBAMA, 2021.

esse agente foi banido na maioria dos países a partir da década de 1980 por sua alta toxicidade para os seres humanos. No Brasil, o banimento ocorreu somente por volta dos anos 2000; no entanto, o país mantém o registro de uso para outros agrotóxicos cancerígenos, como glifosato, diazinona, malation, 2,4-D-clorotalonil e pentaclorofenol – estão entre os agrotóxicos mais utilizados.[53] O Quadro 21.4 destaca os tipos de agrotóxicos mais utilizados no Brasil, sua carcinogenicidade e os cânceres associados.

É importante ressaltar que o uso de equipamentos de proteção individual (EPI) entre os trabalhadores agrícolas não elimina o risco de câncer, mas diminui em parte a exposição, se feito de maneira adequada, atendendo às recomendações do fabricante. Essas recomendações incluem: trocar periodicamente os EPI, especialmente quando há sinais de desgaste; promover sua esterilização em local apropriado para tal; e guardar em local específico, longe de alimentos, roupas e pertences pessoais. Sabe-se, no entanto, que para a maioria dos trabalhadores agrícolas o uso dos EPI e o cumprimento dessas recomendações são difíceis, principalmente pelo desconforto térmico gerado durante seu uso, além de queixas como o excesso de peso do EPI e a dificuldade de deslocamento nas áreas agrícolas. O uso feito dessa forma, na prática, se torna mais uma fonte de contaminação, colocando em risco a saúde dessa categoria.[52]

Outros agentes químicos de interesse para a saúde do trabalhador foram evidenciados em um quadro elaborado pelo INCA.[13] Estão listados dois agentes e duas circunstâncias de exposição pertencentes ao grupo das aminas aromáticas; um agente e sete circunstâncias de exposição relacionadas aos hidrocarbonetos policíclicos aromáticos; nove agentes químicos isolados; e sete exposições complexas, em que não é possível identificar o agente isoladamente, pois consistem em misturas complexas de substâncias químicas cancerígenas ou de compostos químicos cancerígenos (p. ex., óleo mineral e óleo de xisto).[13]

Outras exposições cancerígenas

Trabalho noturno

Em 2020, a IARC classificou o trabalho noturno como provavelmente cancerígeno para humanos (grupo 2A), associado ao câncer de mama, próstata e cólon e reto. Entende-se por trabalho noturno aquele executado no turno da noite, no período entre o pôr do sol e o amanhecer. Essa condição modifica a exposição dos trabalhadores à luz do dia (varia a exposição ao ciclo claro-escuro) e, por consequência, altera o chamado ciclo circadiano. A desregulação do ritmo biológico que caracteriza o ciclo circadiano favorece a ocorrência de alguns mecanismos da carcinogênese, como imunossupressão, inflamação crônica e proliferação celular.[54]

Os trabalhadores mais expostos ao trabalho noturno são aqueles que executam suas atividades no setor terciário, de prestação de serviços de assistência à saúde, segurança, transporte de carga e pessoas, hotelaria, entre outros. Os pilotos e comissários de bordo que desempenham atividades em viagens noturnas e viagens rápidas em vários fusos horários merecem atenção especial. Esse tipo de trabalho envolvevoos que cruzam o meridiano e, consequentemente, "atravessam fuso horário" para os tripulantes, interferindo nos ciclos circadianos. A dessincronização e a ressincronização com o ciclo circadiano depende da direção do voo, do número de fusos horários cruzados, dos períodos de descanso e das características circadianas de cada indivíduo. Sabe-se que a ressincronização é mais lenta e a perturbação do ritmo biológico conhecida como *jetlag* é mais grave em voos para o leste em comparação com os realizados para o oeste.

Trabalho sedentário

O trabalho sedentário é uma área emergente de pesquisa. As investigações visam responder se ele pode ser considerado um fator de risco para câncer independente dos níveis de atividade física no lazer. A IARC reconheceu o trabalho sedentário como uma prioridade a ser avaliada em suas monografias de carcinogenicidade para o quadriênio de 2020 a 2024. Até o momento, algumas revisões sistemáticas e metanálises de estudos epidemiológicos foram conduzidas pelos pesquisadores da IARC que identificaram que níveis elevados de trabalho sedentário estão associados a maior risco de câncer de cólon em humanos. Um estudo de coorte demonstrou que o comportamento sedentário aumentou o risco relativo de câncer de endométrio (RR 1,28; 95% CI,1,08-1,53), cólon e reto (RR 1,30; 95% CI, 1,12-1,49, mama (RR 1,17; 95% CI, 1,03-1,33) e pulmão (RR 1,27; 95% CI, 1,06-1,52) em seres humanos. Por outro lado, dois estudos caso-controle não revelaram associação entre trabalho sedentário e câncer de mama em mulheres.

Estudos laboratoriais *in vitro* e *in vivo* identificaram que provavelmente os mecanismos de carcinogênese relacionados ao trabalho sedentário são: ativação da proliferação celular, inibição dos genes supressores de tumor (ativando a invasão e a metástase) e bloqueio da morte celular programada (apoptose) de células anormais.

Competências e/ou contribuições de diferentes atores na vigilância do câncer relacionado ao trabalho: transversalidade das ações

Médico do trabalho

O médico que trabalha em uma empresa ou para uma empresa deve cumprir as seguintes recomendações:

- Verifique se a empresa (indústria ou ocupação) em que trabalha, se médico do trabalho da própria empresa, ou a(s) que está(ão) situada(s) dentro de sua área de atuação, individualmente, foi classificada como uma circunstância de exposição com potencial cancerígeno (grupos 1, 2A ou 2B da IARC). Na impossibilidade de avaliar um agente cancerígeno em específico, por conta do contato de trabalhadores com múltiplos agentes cancerígenos no desenvolver de suas funções (exposições complexas), a IARC classifica a própria indústria ou ocupação como cancerígena reconhecida, provável ou possível, de maneira semelhante à que faz com agentes químicos, físicos ou biológicos de maneira individualizada. Alguns exemplos dessa classificação são as indústrias da borracha, de alumínio, de ferro e de aço, ou as ocupações de pintor, soldador ou bombeiro.
- Observe situações de exposição que podem estar associadas a cânceres. O trabalho noturno, p. ex., não é um agente, mas uma modalidade de exercício do trabalho, e está associado a câncer de próstata, mama e cólon e reto. Dessa forma, deve-se verificar se, na empresa ou ocupação sob investigação, existe trabalho realizado em turnos e quais trabalhadores participam desse esquema de trabalho. Se em atendimento com o trabalhador, perguntar se já exerceu esse tipo de atividade e em qual período da vida.
- Identifique a presença de agentes químicos, físicos e/ou biológicos classificados como cancerígenos ou suspeitos (grupos 1, 2A ou 2B) nos ambientes e processos de trabalho da(s) empresa(s). Trabalhar dentro de uma empresa facilita essa tarefa. Essa investigação é importante, pois pode permitir uma atuação preventiva. Na recente revisão da Norma Regulamentadora nº 7 (NR-7), publicada em 2022, há questões relevantes para esse processo, pois o documento discorre sobre o Programa de Controle Médico de Saúde Ocupacional (PCMSO) nas organizações. Uma das diretrizes presentes envolve o rastreio e a detecção precoce dos agravos à saúde relacionados ao trabalho.
- Observe relatos, sinais e sintomas clínicos de quadros agudos após exposição ou atividade/situação de risco, frutos de exposições curtas, mas em elevadas concentrações, a agentes químicos, bem como quadros de intoxicação crônica oriundos de exposições de longo termo, mesmo em baixas concentrações. Caso sejam observados eventos agudos, estes devem servir de alerta para a adoção de medidas individuais e/ou coletivas, garantindo o afastamento do trabalhador do(s) elemento(s) e função(ões) que causou(aram) o adoecimento. Com relação ao câncer, ainda vale a premissa de que não existem níveis seguros de exposição a agentes químicos classificados como cancerígenos.[55] A observação e o monitoramento devem ser rotineiros.

- Relate à empresa quais mudanças devem ser realizadas no processo de trabalho para eliminar o contato do agente com o potencial cancerígeno dos ambientes laborais e evitar o adoecimento dos trabalhadores. Se não for possível a eliminação total, com substituição por produtos que ofereçam menores riscos, outras providências deverão ser tomadas para reduzir a exposição ao mínimo possível. Essas ações incluem o fornecimento de EPI e equipamentos coletivos apropriados, além de capacitação e treinamento para todos os empregados da empresa.
- Após investigação e estabelecimento do diagnóstico de uma doença relacionada ao trabalho, preencha o atestado médico e a Comunicação de Acidentes do Trabalho (CAT) corretamente, colocando a natureza da lesão e o diagnóstico provável com o código da Classificação Internacional de Doenças (CID-10), entre outras informações solicitadas no formulário.

Essas recomendações não são substitutivas daquelas relacionadas nas Normas Regulamentadoras. A Figura 21.3 apresenta um fluxograma com as atividades executadas por um médico do trabalho.

Outros documentos a serem emitidos são:

- Laudo Técnico das Condições Ambientais de Trabalho (LTCAT): feito por um médico ou engenheiro do trabalho, serve de base para o preenchimento do Perfil Profissiográfico Previdenciário (PPP).
- Atestado de Saúde Ocupacional (ASO).

Auditores fiscais do Ministério do Trabalho e Emprego

O Ministério do Trabalho e Emprego é um importante parceiro para a vigilância do câncer relacionado ao trabalho. No Departamento de Segurança e Saúde no Trabalho, há agentes importantes que atuam como auditores fiscais, cuja função principal é a fiscalização das empresas quanto ao cumprimento das Normas Regulamentadoras de segurança e saúde no trabalho em todo o território nacional. O objetivo desses profissionais é melhorar os locais, processos e ambientes de trabalho para reduzir os acidentes e doenças relacionadas ao trabalho.

As Normas Regulamentadoras são publicadas a partir do trabalho do Departamento de Segurança e Saúde no Trabalho norteiam a atuação desses agentes. Elas são preceitos a serem cumpridos por empregadores e trabalhadores para a garantia de um trabalho sadio e seguro, priorizando a prevenção de doenças e acidentes de trabalho. Essas normas são numeradas de 1 a 38 e contemplam diferentes aspectos do mundo do trabalho e do trabalhador na execução de suas atividades laborais. Todas são importantes, mas, do ponto de vista da vigilância do câncer relacionado ao trabalho, merecem destaque a NR-1 (Disposições gerais e gerenciamento de riscos ocupacionais), a NR-7 e seus anexos (Programa de Controle Médico de Saúde Ocupacional), a NR-9 e seus anexos (Avaliação e controle das exposições ocupacionais a agentes físicos, químicos e biológicos) e a NR-15 e seus anexos (Agentes químicos).

Além das Normas Regulamentadoras, os auditores fiscais devem conhecer as atividades econômicas do seu território de atuação e identificar a presença de substâncias com potencial cancerígeno e a exposição dos trabalhadores a elas. Somente após identificação e análise dos riscos é possível proceder à fiscalização com o objetivo de salvaguardar a saúde dos trabalhadores e recomendar medidas preventivas a serem adotadas pelas empresas. O INCA publicou no livro *Ambiente, trabalho e câncer*[13] uma lista de agentes classificados nos grupos 1, 2 e 2B da IARC, relacionando-os com os tipos de câncer que podem ter relação com o trabalho, que pode dar suporte ao processo de investigação.

Perito médico federal do Ministério da Previdência Social

Outro profissional que atua no atendimento ao trabalhador com agravo ou doença estabelecida, incluindo o câncer, é o perito médico no Instituto Nacional do Seguro Social (INSS). O INSS é o órgão ao qual o trabalhador deve recorrer para requerer benefícios previdenciários. Entre os vários tipos de benefícios existentes, o auxílio-doença do tipo acidentário é o mais importante para a vigilância do câncer relacionado ao trabalho. A concessão desse benefício pressupõe que o perito avaliou e reconheceu aquele câncer como tendo relação com o trabalho.

Antes de 2007, para avaliar o possível nexo da doença com o trabalho, este profissional exigia a emissão da CAT pelo empregador ou pelo médico do trabalho para a caracterização das doenças. Quando realizada pelo sindicato de classe ou pelo próprio trabalhador, o perito tendia a desprezá-las e os casos de câncer eram considerados dissociados do trabalho. Com a CAT

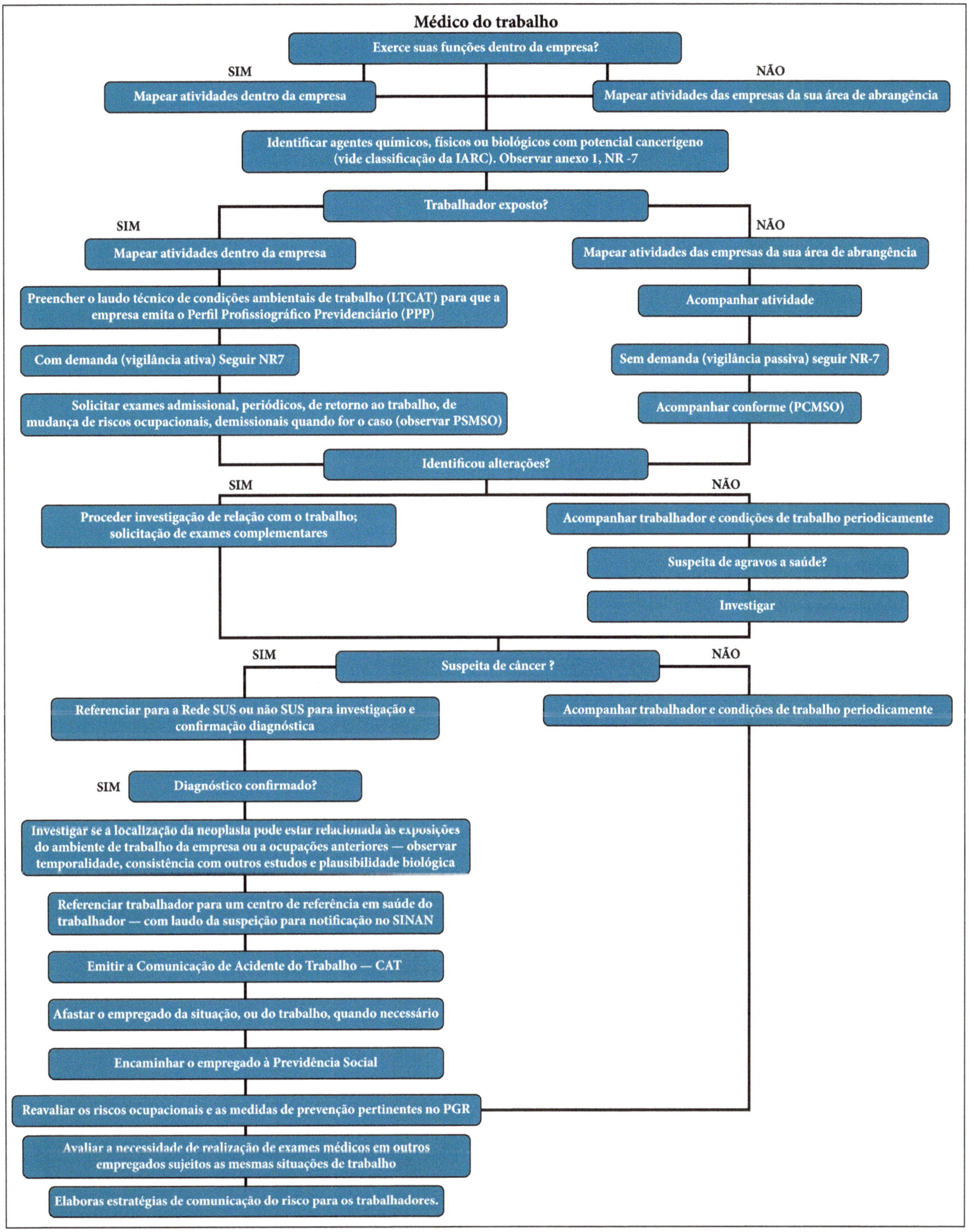

Figura 21.3. Fluxograma de atividades exercidas pelo médico do trabalho.

Fonte: Adaptada da Norma Regulamentadora nº 7, 2020.

devidamente emitida pelo empregador ou pelo médico do trabalho, o perito previdenciário atribuía com mais segurança o nexo previdenciário com o trabalho por meio do Nexo Técnico Previdenciário (NTP). Nesse caso, o trabalhador ainda tinha que provar que sua doença foi decorrente do trabalho. A partir de 2007, esse processo deve ser realizado utilizando-se o Nexo Técnico Epidemiológico Previdenciário (NTEP),[56] independente da CAT. O NTEP busca relacionar a doença com a atividade econômica exercida pelo trabalhador, com base na presunção de que a doença diagnosticada tem incidência epidemiológica plausível com a atividade empresarial. Esse processo inverte o ônus da prova. Uma vez que a relação é caracterizada, a doença é declarada ocupacional, ou seja, o benefício requerido deixa de ser previdenciário e passa a ser acidentário – no caso de câncer, câncer relacionado ao trabalho. Parece simples, mas não é. Há muita subjetividade mesmo com o NTEP. Sales-Fonseca identificou que, no período entre 2008 e 2014, houve 533.438 benefícios por câncer, porém destes apenas 4.263 foram do tipo acidentário por auxílio-doença.[57]

Apesar de a CAT não ser mais um documento obrigatório, ela continua importante. Seu preenchimento facilita o trabalho do perito previdenciário e pode trazer segurança para o trabalhador, pois garante estabilidade no emprego pelo período mínimo de 12 meses após a alta e a cessação do auxílio-doença acidentário, bem como a manutenção das contribuições do Fundo de Garantia por Tempo de Serviço (FGTS).

Há algumas barreiras que o perito do INSS precisa vencer depois que o processo decisório para estabelecer o nexo com o trabalho chega a suas mãos. Como explicado, hoje há um instrumento que facilita essa tomada de decisão, que é o NTEP. Apesar disso, é importante ressaltar mais uma vez que não existem limites seguros para a exposição a agentes cancerígenos. Assim, muitas vezes o perito observa o número de horas diárias em que o trabalhador executou determinada atividade de risco e ficou exposto a um agente para o classificar como exposto ou não, mas isso não tem respaldo na literatura. Mesmo exposições curtas a agentes reconhecidamente cancerígenos podem aumentar a chance de desenvolvimento de tumores – e essas exposições são rotineiras, na maioria das vezes diárias, e por um longo período. A observação principal feita pelo perito envolve verificação da idade do trabalhador, da data de início da atividade e do ano do diagnóstico. A temporalidade é fundamental para associar a exposição ao câncer relatado. Os outros critérios de causalidade também devem ser observados.

Caso 1

Este caso real foi adaptado para apresentação em uma oficina para vigilância do câncer relacionado ao trabalho realizado para peritos do INSS:

MMX, 62 anos, vem acompanhado da filha Maria, que informa que o pai começou a trabalhar como pedreiro aos 20 anos de idade e trabalhou nessa função por muito tempo, com carteira assinada (por 9 anos) ou mesmo como contribuinte individual. Sempre trabalhou com produtos industrializados do amianto. A filha nega que ele tenha trabalhado na FABRICAÇÃO do produto, nunca teve CTPS assinada em produção com fibras de amianto/asbesto. Relata que ele já trabalhou na fabricação de refratários. Informa que o pai está com neoplasia terminal do tipo mesotelioma. Já esteve afastado de setembro de 2013 a janeiro de 2014, mas ainda não tinha o diagnóstico confirmado. Sumário de alta informando: síndrome consuptiva de oito meses de evolução (perda de 30 kg). Exposição a amianto. Espessamento pleural irregular em base D – mesotelioma maligno de pleura. Filha relata que o pai é diabético, com prescrição de insulina, e tem hipotireoidismo. US abdominal 26/12/2013: normal. US tireoide 16/12/2013: pequeno nódulo tireoidiano. TC 07/11/2013: redução volumétrica pulmonar por fibrose e espessamento pleural residual.

✓ *Pontos relevantes*

Idade: 62 anos

Idade ao diagnóstico: 62 anos

Ocupações/atividades relatadas: pedreiro/indústria de refratários

Possíveis exposições:

- **Como pedreiro:** relatada – produtos industrializados de amianto
- **Como trabalhador da indústria de refratários:** várias fibras podiam ser utilizadas, em décadas passadas, entre elas o amianto, por ter como característica a resistência a altas temperaturas

Idade possível do início da exposição: 20 anos de idade

Diagnóstico: mesotelioma maligno de pleura

Avaliação final: nexo com o trabalho não estabelecido; concessão de benefício previdenciário do tipo auxílio-doença

✓ Considerações

Os três critérios de causalidade mais importantes foram satisfeitos:

1. **Temporalidade:** a exposição precedeu ao desfecho. Do início do trabalho como pedreiro até o surgimento do tumor clínico passaram-se 42 anos. O tempo mínimo de latência descrito na literatura para mesotelioma é de 11 anos, com tempo médio superior a 30 anos.
2. **Consistência com outros estudos:** a IARC tem uma monografia específica para amianto e precedeu ampla revisão de literatura.
3. **Plausibilidade biológica:** esse tipo de neoplasia está diretamente associado à exposição ao amianto. Os mecanismos de desenvolvimento do tumor estão descritos na monografia da IARC (citada anteriormente).

✓ Considerações acerca do parecer do perito previdenciário

Sabe-se que o principal agente etiológico do mesotelioma é o amianto, com fração atribuível superior a 90%. Nota-se que o perito teve essa desconfiança e fez o questionamento; no entanto, queria uma prova de que o doente tinha trabalhado direto com a fibra ("FABRICAÇÃO", em letras maiúsculas), e não com o produto acabado. Sabe-se que, como pedreiro, durante os muitos anos que o amianto foi permitido no Brasil, ele foi amplamente utilizado em revestimento de paredes, rebaixamento de tetos, colocação de telhas e caixas d'água. O trabalho de cortar, perfurar e retirar rejeitos era e ainda é concernente a essa atividade profissional.

Nota-se também o descrito: "nunca teve CTPS assinada em produção com fibras de amianto/asbesto". Não ter trabalhado com carteira assinada é uma limitação que precisa ser vencida por parte do INSS. O perito, ao estabelecer o nexo com o trabalho, precisa responsabilizar a empresa. Nesse caso, ficaria mais difícil, pois parece que não tinha, em princípio, empresa para responsabilizar. Mas está claro que ele trabalhou durante 9 anos com carteira assinada na construção civil.

Outra exposição relevante pode ter ocorrido durante o trabalho na indústria de produção de refratários, onde fibras naturais inorgânicas (amianto), orgânicas (algodão) e/ou artificiais poderiam ser utilizadas. Atualmente, o uso do amianto foi descontinuado.

Ao final da avaliação, o nexo com o trabalho não foi estabelecido. O trabalhador recebeu a concessão de benefício previdenciário do tipo auxílio-doença.

Cabe refletir a partir desse caso: se esse trabalhador tivesse ido ao INSS munido de um documento fornecido pelo Centro de Referência em Saúde do Trabalhador (CEREST), que teria investigado o histórico ocupacional e de exposição, e tendo notificado esse histórico no SINAN, esse desfecho seria diferente? Tudo indica que sim.

Esse caso envolve uma doença tipicamente relacionada ao trabalho. Em comparação, nem todos os casos são tão evidentes assim, por isso o trabalho integrado, interdisciplinar e multiprofissional é importante.

Procuradores do Ministério Público do Trabalho

Desde 2003, o Ministério Público do Trabalho criou a Coordenadoria Nacional de Defesa do Meio Ambiente do Trabalho (CODEMAT), que tem como principal área de atuação "a defesa de um meio ambiente do trabalho seguro e saudável e na redução dos riscos do trabalho por intermédio de normas de saúde, higiene e segurança".[58] Trata-se, portanto, de uma parceira que deve ser contatada e inserida nas investigações de processos de trabalho que colocam em risco a saúde dos trabalhadores. Por meio da captação e da destinação de recursos oriundos de valores pagos por empresas que descumpriram normas trabalhistas, a CODEMAT tem contribuído para a execução de projetos e ações em prol da saúde dos trabalhadores e do meio ambiente em várias temáticas. Destaca-se o seu papel fundamental no processo de banimento do amianto no país.

A atuação desses procuradores tem sido inestimável em múltiplos projetos na área de câncer e de seus fatores de risco ocupacionais e ambientais. Eles podem atuar de várias maneiras, em especial por demanda ou denúncia. As investigações geralmente se dão no âmbito do inquérito civil, ocasião em que são produzidas diversas provas para instrução de eventual ação civil pública. Se um médico do trabalho tiver necessidade de investigar alguma situação de exposição ou doença em determinada empresa e não conseguir atuar pelos métodos usuais (comunicação oral e escrita por meio de relatórios e pareceres técnicos), não deve hesitar em acionar os procuradores do Ministério Público do Trabalho, assim como os auditores fiscais e/ou as equipes de vigilância em saúde.

Sistemas de informação para câncer

Uma vez uma doença é diagnosticada, é necessário úlfu-la visível. Há vários sistemas de informação que podem ser utilizados para a vigilância do câncer relacionado ao trabalho. Dois deles são específicos para câncer: o Registro de Câncer de Base Populacional (RCBP) e o Registro Hospitalar de Câncer (RHC). Infelizmente, ambos têm como limitação a ausência ou incompletude da variável ocupação (Tabela 21.1), o que torna difícil a investigação coletiva da relação entre determinados grupos ocupacionais e tipos de câncer específicos.[24] Apesar disso, são sistemas que podem ser usados para levantamento de hipóteses baseadas nas informações existentes.

Notificação dos casos de câncer relacionados ao trabalho

Os profissionais de saúde que trabalha nas redes pública ou privada de saúde desconhecem, em princípio, se um paciente que busca atendimento trabalha ou já trabalhou, onde exerceu suas funções (remuneradas ou não), ou se esteve exposto a agentes cancerígenos. Para esses profissionais, a única forma de obter tal informação é fazer o recordatório do histórico profissional de cada paciente, perguntando sobre as ocupações e atividades econômicas exercidas pelo trabalhador durante toda a sua vida laboral, bem como se nessas atividades esteve exposto a agentes cancerígenos e por quanto tempo. A lista de agentes cancerígenos por tipologia está disponível no *site* da IARC.[33]

Tabela 21.1. Distribuição dos percentuais médios de ausência de informação sobre ocupação no Registro Hospitalar de Câncer no Brasil distribuídos por sexo, regiões do país e tipos de neoplasias

Características estudadas		Sexo			
		Masculino		Feminino	
Topografia	Região	Média	Desvio-padrão	Média	Desvio-padrão
Brônquios e pulmões	**Brasil**	**39,70**	**5,07**	**48,21**	**3,52**
	Norte	44,97	3,78	55,23	8,36
	Nordeste	39,91	6,22	45,06	4,67
	Sul	36,57	4,42	55,18	4,67
	Sudeste	38,84	11,60	41,86	8,06
	Centro-Oeste	43,80	9,08	62,33	7,15
Bexiga	**Brasil**	**40,31**	**3,69**	**48,94**	**4,40**
	Norte	53,82	6,87	52,44	21,02
	Nordeste	41,23	5,49	55,34	6,51
	Sul	32,90	4,07	49,31	4,99
	Sudeste	42,22	7,99	42,12	8,35
	Centro-Oeste	53,40	15,13	58,23	18,39
Leucemias	**Brasil**	**34,05**	**4,70**	**55,31**	**7,64**
	Norte	52,14	16,48	63,28	12,73
	Nordeste	37,20	10,12	53,43	8,14
	Sul	25,86	6,23	46,87	11,72
	Sudeste	31,77	4,84	59,70	5,17
	Centro-Oeste	43,47	21,72	60,63	12,80
Cavidade oral, faringe e laringe	**Brasil**	**34,57**	**4,91**	**43,47**	**3,94**
	Norte	39,72	9,23	52,97	16,16
	Nordeste	38,17	7,25	49,30	8,95
	Sul	31,69	7,10	51,63	6,38
	Sudeste	31,08	8,53	32,73	7,97
	Centro-Oeste	49,59	15,24	56,53	13,29

Fonte: Grabois et al., 2014.[24]

O processo de investigação epidemiológica dos casos de câncer suspeitos de terem relação com o trabalho abre caminho para a notificação desses casos no SINAN, no módulo "câncer relacionado ao trabalho".[59]

Na ficha, há vários campos a serem preenchidos. Além das informações relacionadas aos dados pessoais dos pacientes (gerais, de notificação individual e de residência), há alguns campos essenciais relacionados à ocupação. O campo 48, p. ex., deve ser preenchido com a localização do tumor primário de acordo com a CID-10. Nos casos de câncer relacionado ao trabalho, o profissional deve ter o cuidado de não preencher com o código C80 (neoplasia maligna, sem especificação de localização), pois isso dificulta o processo de investigação. Como há tipos de câncer que não têm relação com o trabalho, o preenchimento da localização do tumor é fundamental para atribuir o nexo causal (o Caso 2, apresentado adiante, exemplifica esse aspecto).

Além disso, há espaço para observações nos quais é possível incluir todas as ocupações e atividades suspeitas de terem relação com o câncer investigado, bem como as exposições a agentes químicos, físicos ou biológicos relatadas. Se possível, o médico deve colocar uma justificativa por ter considerado aquele câncer como suspeito de ter relação com o trabalho. Também é importante que conste a bibliografia consultada e quaisquer outras informações que o médico julgar importante. Esse documento também conta com a identificação do município e da unidade de saúde em que foi realizada a investigação; além do nome e da função de quem a realizou. O profissional responsável pelo preenchimento assina seu nome no registro em questão. (Para um preenchimento correto, deve-se observar o manual instrutivo disponibilizado no Portal SINAN.)

É muito importante e esperado que todo profissional de saúde, independente da sua categoria de classe (médicos, enfermeiros, nutricionistas, fisioterapeutas, assistentes sociais, psicólogos, entre outros), preencha a ficha do SINAN e realize a anamnese ocupacional. Profissionais de nível médio (desde que bem treinados e capacitados) podem contribuir para o preenchimento do recordatório ocupacional, pois é a partir deste recordatório e da avaliação das atividades laborais e das exposições relatadas, que se atribui ou não o nexo com o trabalho. Observa-se, nesse caso, alguns critérios de causalidade imprescindíveis, como plausibilidade biológica, consistência com outros estudos e temporalidade[60] – já relatados anteriormente. Este último critério é um dos mais importantes, uma vez que o câncer é uma doença crônica que requer, na maioria das vezes, longos períodos de latência, período que vai desde o momento da exposição até o surgimento do câncer clínico. Então, deve-se partir da investigação da idade atual do paciente, passando pelo início da exposição ao agente cancerígeno mencionado no recordatório e pelo tempo até a ocorrência do câncer clínico. Para tumores sólidos, considera-se um tempo médio de 20 anos e para os hematológicos, uma média de cinco anos; mas cada caso deve ser investigado individualmente. Para alguns tumores sólidos, bastam quatro anos e para alguns hematológicos, menos de um ano. Esses casos devem ser abordados com muita cautela, revisando-se todo o histórico e possíveis outras causalidades para evitar erro de classificação, uma vez que o câncer é de natureza multicausal.

Caso 2

Mulher, 65 anos de idade, aposentada, foi diagnosticada aos 63 anos de idade com câncer de colo do útero. Começou a trabalhar aos 20 anos como auxiliar de serviços gerais. Aos 24 anos, aprendeu o ofício de costureira e conseguiu emprego como tal numa grande indústria de confecções aos 25 anos. Permaneceu nesse ofício e nessa empresa por 15 anos. Cortava, costurava e realizava acabamentos. Nega exposição a agentes químicos. Ao ser demitida por corte de custos, conseguiu emprego numa fábrica de beneficiamento de produtos de couro. Fez um pequeno curso de formação e atuou como estiradora de couros. Lá, tinha contato com múltiplos produtos químicos até que o produto ficasse útil para a destinação final. Permaneceu nesse ofício até os 62 anos de idade.

✓ *Pontos relevantes*

Idade: 65 anos

Idade ao diagnóstico: 63 anos

Ocupações/atividades relatadas: auxiliar de serviços gerais, costureira e estiradora de couros

Possíveis exposições:

Como auxiliar de serviços gerais: produtos de limpeza

Como trabalhadora da indústria de confecções: nega exposição a agentes

Como trabalhadora da fábrica de beneficiamento de produtos de couro: produtos químicos diversos

Idade possível do início da exposição a agentes químicos na ocupação 3: 40 anos

Diagnóstico: Câncer do colo do útero

✓ *Laudo*

Esse caso pode estar relacionado com as ocupações/exposições laborais desta paciente?

Resposta: não

Embora tenha trabalhado durante 22 anos numa indústria de couro, exposta a múltiplos agentes químicos, o câncer de colo do útero tem como fator de risco preponderante as infecções virais, principalmente pelo papilomavírus (HPV) e pelo HIV tipo 1.

✓ *Nota: sinergismo com outros fatores de risco e implicações*

Câncer é um nome genérico e compreende um conjunto de mais de 200 doenças com localizações diversas. É de etiologia multicausal. Sabe-se que o tabagismo, p. ex., é o principal fator de risco para câncer de pulmão, com fração atribuível superior a 80%, mas há vários agentes químicos e físicos, ou mesmo circunstâncias de exposição (ocupações e indústrias), classificados como reconhecidamente cancerígenos (grupo 1), ou com evidência ainda limitada (grupos 2A e 2B) (Quadro 21.5).

Deve-se considerar o efeito sinérgico entre tabagismo e a exposição ocupacional a agentes químicos. Dessa forma, se o trabalhador for exposto a um dos agentes descritos no Quadro 21.5 e atender aos critérios de causalidade principais já mencionados, o profissional de saúde não deve hesitar em conferir o nexo epidemiológico com o trabalho. A ação desses fatores em conjunto provavelmente aumentou muito a chance de desenvolvimento do tumor, não se excluindo o peso do fator ocupacional.

Atuação dos profissionais de saúde da rede SUS

Atenção primária

De maneira geral, profissionais de saúde, independentemente de onde exercem suas funções, poderiam trabalhar de forma integrada na vigilância das exposições e dos trabalhadores expostos a agentes com potencial cancerígeno. Uma atividade que pode contribuir muito com essa finalidade é o mapeamento das atividades econômicas de cada território. A partir das atividades econômicas existentes, seria possível listar as possíveis exposições mais comuns e a quais tipos de neoplasias estariam relacionadas. Por exemplo, a atividade de extração de pedras envolve exposição à sílica, associada ao câncer de pulmão; postos de revenda de combustíveis envolve exposição a gasolina, benzeno, tolueno, xileno, etilbenzeno e solventes de maneira geral, associadas a cânceres hematológicos; agricultura envolve exposição a radiação solar associada a câncer de pele e aos agrotóxicos associados a linfomas; e assim por diante.

A identificação de agentes cancerígenos nos ambientes de trabalho é uma questão que perpassa o reconhecimento de que determinadas ocupações e atividades econômicas favorecem uma exposição maior a agentes cancerígenos quando comparadas à população geral.

Em 2018, foi lançado pelo Ministério da Saúde o Caderno de Atenção Básica nº 41: Saúde do trabalhador e da trabalhadora.[11] Neste documento, há uma série de recomendações sobre a realização do recordatório do histórico ocupacional pelas equipes da atenção básica e da saúde da família, que pode

Quadro 21.5. Fatores de risco ocupacionais para câncer de pulmão com evidências suficiente ou limitada, de acordo com as monografias da IARC (até 2020)

Localização do câncer	Agentes carcinogênicos com evidência suficiente em humanos	Agentes com evidência limitada em humanos
Pulmão	Fuligem, radônio, radiação (raios X e gama), gaseificação do carvão, produção de coque, sílica cristalina, alcatrão de carvão, produção de alumínio, fundição de ferro e aço, exposição ocupacional como pintor, ocupação na produção de borracha, mineração de hematita (subterrânea), arsênio e compostos arsenicais, berílio e compostos de berílio, cádmio e comspotos de cádmio, cromo hexavalente e compostos, compostos de níquel, asbesto (todas as formas) , vapores de emissão de motores a diesel, bis clorometil éter, clorometil-metil-éter, processo Acheson, poluição atmosférica, material particulado, sulfur mustard, fumos de solda	Ácidos fortes, tetraclorodibenzo-para-dioxina, arte com vidro, produção de recipientes de vidro e utensílios prensados, produto de eletrodo de carbono, tolueno alfa clorado e cloreto de benzoíla (mistra), metal cobalto com carboneto de tungstênio, creosoto, inseticidas não arsenicais, processo de impressão, benzeno, betumes oxidados e duros e suas emissões, diazinona (inseticida), carboneto de silício fibroso

Fonte: Instituto Nacional de Câncer, 2021.[13]

ser realizado durante uma consulta clínica ou em visitas domiciliares. Cabe também a essas equipes, sempre que necessário, encaminhar o trabalhador a níveis mais complexos da rede de atenção, sem que se perca o vínculo com a equipe de referência original. É importante ressaltar que apenas essas equipes, em especial os agentes comunitários de saúde, são os primeiros a estabelecer o contato com o trabalhador com câncer ou com suspeita de câncer. Eles sabem onde essas pessoas residem e trabalham, e muitas vezes têm como identificar exposições e situações de risco, bem como identificar os casos de câncer em seus territórios. De acordo com a estrutura de cada município, geralmente as equipes da atenção básica e da saúde da família podem contar com o apoio do Núcleo de Apoio à Saúde da Família e Atenção Básica (NASF-AB), do CEREST, das referências técnicas em saúde do trabalhador das secretarias municipais e estaduais de saúde e do Ministério da Saúde, bem como de toda a rede composta por várias instituições e atores mencionados neste capítulo.

Dessa forma, as equipes da atenção básica e da saúde da família podem contribuir muito com a vigilância dos casos de câncer relacionados ao trabalho, tanto atuando na busca ativa de casos quanto aplicando o recordatório do histórico ocupacional. A partir daí, pode instituir um grupo para análise dos casos com o objetivo de avaliar se os casos estão relacionados ao trabalho ou não ou encaminhar para equipes dos CEREST para que avaliem os casos suspeitos e, em caso positivo, realizem a notificação no SINAN.

Atenção especializada

Os profissionais de saúde que trabalham dentro de um hospital de referência para câncer (Centro de Assistência de Alta Complexidade em Oncologia [CACON] ou Unidade de Assistência de Alta Complexidade em Oncologia [UNACON]) e aqueles que trabalham em serviços especializados em radioterapia ou quimioterapia, podem ter um papel crucial para a vigilância do câncer relacionado ao trabalho, uma vez que têm contato e oportunidades ímpares com o paciente com diagnóstico confirmado de câncer. Não é necessário fazer busca ativa para captação do histórico ocupacional do paciente. Há pacientes internados que podem ser abordados em momento mais adequado. Para pacientes tratados ambulatorialmente, há um agendamento, muitas vezes eletrônico, que indica dia e horário da próxima visita. Durante sua passagem no hospital, esse paciente passa por diferentes profissionais de saúde que devem fazer a abordagem e posterior notificação prevista por Portaria. Todo e qualquer profissional de saúde está apto para notificar os casos de câncer relacionados ao trabalho no SINAN.

A maior dificuldade para esse processo reside no pouco conhecimento de que determinados agentes químicos, físicos e biológicos, circunstâncias de exposição (ocupações, indústrias) e situações (trabalho noturno) podem aumentar a probabilidade de desenvolvimento de neoplasias. Muitas vezes, é necessário sensibilizar e capacitar equipes e gestores nessa temática. Há várias estratégias para atingir esse objetivo. Uma forma exitosa que tem sido aplicada em alguns locais compreende o início do trabalho como projeto de pesquisa, selecionando um tipo de câncer cuja relação com o trabalho seja inequívoca, como câncer de pulmão, de bexiga, mesotelioma ou hematológicos (leucemias e linfoma não Hodgkin). Após um período de coleta com aplicação do recordatório do histórico ocupacional, faz-se uma apresentação para a clínica, convidando todos da equipe. Em uma experiência vivenciada pela equipe do INCA em 2019, com participação da equipe de serviço social, foram coletadas informações de 48 pacientes com diagnóstico de leucemia, linfoma não Hodgkin e mieloma, durante um ano. Após esse período de investigação, foi possível estabelecer nexo e fazer notificação em 22 casos. Esses resultados foram apresentados para toda a equipe assistencial da clínica. O principal encaminhamento foi o de extensão do trabalho com o auxílio dos residentes do setor e da equipe da Área Técnica Ambiente, Trabalho e Câncer da Coordenação de Prevenção e Vigilância do INCA, que propôs essa metodologia.

✓ *Fluxo sugerido*

1. Selecionar um câncer prioritário para início das investigações.

   Deve ser escolhido um tipo que a literatura já reconhece como relacionado ao trabalho e para o qual os profissionais que foram sensibilizados para esta investigação consigam fazer a abordagem.
2. Solicitar a lista mensal de pacientes com aquela tipologia de câncer para fazer a anotação dos dias e horários em que estarão presentes na instituição.

   Caso o paciente esteja internado, basta verificar o melhor horário para fazer essa abordagem.

3. Aplicar o recordatório ocupacional detalhado.
4. Avaliar se a história ocupacional relatada (ocupações, atividades exercidas e exposições químicas, físicas, biológicas ou outras) é compatível com o câncer diagnosticado.

   O ideal é que essa avaliação seja compartilhada com outro(s) profissional(is) de saúde, igualmente sensibilizado(s)/capacitado(s).

   Caso não seja possível contar com profissional ou grupo para atuar nessa parte do processo, convém remeter esse histórico para a equipe do CEREST mais próximo. O ideal é convidá-los para formar um grupo de avaliação.
5. Uma vez o caso avaliado como relacionado ao trabalho, preencher adequadamente a ficha de notificação do SINAN, no módulo câncer relacionado ao trabalho.
6. Remeter a ficha preenchida para o Núcleo Hospitalar de Epidemiologia, a Comissão de Infecção Hospitalar do próprio hospital, o CEREST ou a Vigilância Epidemiológica do Município.
7. Acompanhar cadastramento do caso no SINAN.

   Um bom exemplo dessa prática pode ser observado em dois artigos publicados por Baldo et al., intitulados: "Eleição de prioridades para a vigilância do câncer relacionado ao trabalho no município de Londrina – Paraná, Brasil"[61] e "Nexo epidemiológico do câncer relacionado ao trabalho no município de Londrina-PR".[60]

Organização da Rede Nacional de Atenção Integral à Saúde do Trabalhador

Os profissionais de saúde das equipes de vigilância se organizam de maneira diferenciada a depender da estrutura municipal/estadual. Em alguns municípios, a rede está mais estruturada com equipes e técnicos de cada uma das vertentes da vigilância em saúde (sanitária, ambiental, epidemiológica e da saúde do trabalhador); em outros, há uma única equipe e, por vezes, um único profissional é responsável por todas as ações de vigilância, independente do seu foco. De maneira geral, o Sistema Nacional de Vigilância em Saúde (SNVS) tem como um dos seus componentes a Vigilância em Saúde do Trabalhador (Visat). Entre as atribuições da Visat, constam a pesquisa e a análise dos fatores determinantes e condicionantes dos agravos à saúde relacionados aos processos e ambientes de trabalho.

✓ Centros de Referência em Saúde do Trabalhador

Os principais componentes da Rede Nacional de Atenção Integral à Saúde do Trabalhador (RENAST) são os Centros de Referência em Saúde do Trabalhador (CEREST). Neles, é executada a maioria das ações de vigilância em saúde do trabalhador, tomando como base protocolos de complexidades diferenciadas. Esses centros ofertam ações de promoção, proteção, prevenção e vigilância em saúde, garantindo assistência especializada em saúde do trabalhador. Ao todo, estão habilitados e em funcionamento 215 CEREST, sendo 26 estaduais, um Distrital e 185 regionais/municipais. Essa rede pode contribuir muito com a vigilância do câncer relacionado ao trabalho em seus territórios, uma vez que todos os centros estão aptos a avaliar se as doenças ou os sintomas das pessoas atendidas por eles estão relacionados com as atividades que elas exercem.

Os CEREST estão habilitados para fazer as notificações dos casos de câncer e outros agravos na área da saúde do trabalhador. Os centros costumam ter uma equipe multiprofissional habilitada para assistência, diagnóstico e tratamento de doenças relacionadas ao trabalho, não apenas câncer. Há várias formas de o trabalhador chegar a ser atendido por um CEREST:

- Encaminhamento da Rede Básica de Saúde.
- Procura do próprio trabalhador dos setores privados e públicos.
- Procura de trabalhador autônomo ou informal.
- Procura de trabalhador desempregado acometido por doença relacionada ao trabalho.

Muitos serviços de saúde ou profissionais de saúde de diferentes áreas e que atuam em outros níveis de atenção, além da atenção básica, desconhecem a existência de um CEREST. Por esse desconhecimento, a articulação desss profissionais com os serviços pode ficar comprometida. O CEREST foi criado para funcionar como referência para a rede de saúde nas questões de saúde do trabalhador. Entre as atribuições do CEREST, a vigilância em saúde do trabalhador é a principal e, em todos os casos, compreende suspeição, investigação, notificação e intervenção sobre os determinantes de adoecimento por meio de inspeções e trabalho educativo. Cabem aos CEREST o desenvolvimento de ações de implantação das unidades-sentinela, a capacitação de profissionais de saúde e o monitoramento das notificações. Alguns centros também colaboram com diagnóstico e tratamento de doenças ocupacionais, por meio de atendimentos individuais a trabalhadores encaminhados a seus cuidados.

A contribuição de um CEREST para a garantia dos direitos dos trabalhadores junto à Previdência Social também deve ser destacada. Os CEREST podem fornecer os documentos necessários para o acesso do trabalhador ao direito ao afastamento remunerado, caso esteja indicado (atestados, CAT, relatórios). É necessária, portanto, uma maior articulação entre CEREST, profissionais da atenção básica, de outros níveis de atenção em saúde, de setores como a Previdência Social e de auditores do trabalho. Em princípio, os profissionais de saúde da atenção básica podem contar com o CEREST no recebimento de casos para confirmação do diagnóstico da relação da doença com o trabalho, no caso de dúvidas. Caso contrário, podem notificar diretamente os casos sob investigação.

Papel do controle social na vigilância do câncer relacionado ao trabalho

O controle social é a forma como a sociedade civil participa das políticas públicas de saúde. No campo da saúde do trabalhador, subentende-se que diz respeito à inserção dos trabalhadores e de suas respectivas representações em todas as etapas de vigilância à saúde do trabalhador, que compreendem desde a identificação das demandas até a execução das ações, avaliação e controle dos recursos.[62] Embora essa representação esteja enfraquecida em muitos municípios, ela pode ser uma instância importante para a vigilância dos casos de câncer relacionado ao trabalho, quando acionada por ocasião das Conferências de Saúde ou das Comissões Intersetoriais de Saúde do Trabalhador e da Trabalhadora (CISTT) dos respectivos Conselhos. As CISTT proporcionam um ambiente de discussão do Plano Anual de Trabalho e acerca das ações relacionadas aos CEREST.

Recomendações gerais

O Ministério da Saúde orienta que, diante da ocorrência de um efeito tóxico grave e irreversível decorrente da exposição a agentes perigosos, a ausência de certeza científica não pode impedir a adoção de medidas eficazes de prevenção.[34]

Além disso, de acordo com a OMS,[16] a maioria das exposições ocupacionais é evitável com o emprego de tecnologias limpas que eliminem o uso desses carcinógenos nos processos produtivos. O INCA estabeleceu, em 2023, as seguintes recomendações para a prevenção do câncer relacionado ao trabalho:

1. Eliminar a exposição, reduzir ou substituir agentes cancerígenos por outras substâncias menos nocivas nos processos produtivos e nos ambientes de trabalho.
2. Monitorar a exposição ocupacional a agentes cancerígenos por meio da medição dessas substâncias nos processos de produção e ambientes de trabalho.
3. Realizar inspeções periódicas nos locais de trabalho para avaliar as condições laborais, especialmente quanto à aplicação das medidas de proteção à saúde dos trabalhadores e ao controle da exposição a agentes cancerígenos.
4. Cumprir as normas vigentes de promoção da saúde do trabalhador, de segurança e de prevenção de doenças relacionadas ao trabalho.
5. Monitorar a saúde dos profissionais expostos a agentes cancerígenos por meio da implantação de um programa de vigilância da saúde dos trabalhadores, com a realização de exames clínicos e bioquímicos periódicos para a dosagem de biomarcadores de exposição e de efeito.
6. Em casos em que houver suspeita de câncer relacionado ao trabalho, encaminhar os profissionais aos serviços de saúde para acompanhamento, além de afastá-los da atividade ocupacional de risco, realocando-os em outras funções laborais sem risco.
7. Promover programas de educação continuada que abordem: a identificação dos agentes cancerígenos ocupacionais, os tipos de câncer relacionado às atividades laborais e as medidas de prevenção e de controle do câncer relacionado ao trabalho.
8. Oferecer EPI aos trabalhadores expostos e orientá-los sobre o seu uso. É responsabilidade da empresa fazer a esterilização e lavagem adequada do EPI, descartando-o aos primeiros sinais de desgaste.

Essas recomendações precisam ser reconhecidas como prioritárias para a prevenção e o controle do câncer relacionado ao trabalho no Brasil. As perdas de produtividade decorrentes do câncer relacionado ao trabalho são impactantes também na qualidade de vida do trabalhador. Urge, portanto, o desenvolvimento de um programa nacional de prevenção e vigilância do câncer relacionado ao trabalho no país, com o objetivo de reunir esforços para um planejamento organizado, participativo e descentralizado no âmbito do SUS, a fim de desenvolver estratégias de prevenção e controle do câncer relacionado ao trabalho no Brasil.

Considerações finais

- A premissa "não há níveis seguros de exposição a agentes cancerígenos" deve ser sempre observada.
- A principal medida de prevenção para agente cancerígeno é sua eliminação.
- Para ações de vigilância do câncer relacionado ao trabalho, agentes químicos, físicos ou biológicos, ou mesmo circunstâncias de exposição classificadas nos grupos 2A e 2B da IARC, são passíveis de investigação. Deve-se aplicar nesses casos o princípio da precaução, assim as medidas a serem tomadas são as mesmas para as classificadas no grupo 1 da IARC.
- Apesar de o câncer relacionado ao trabalho ser de notificação compulsória, é preciso apresentar uma investigação, com recordatório do histórico ocupacional detalhado, para subsidiar o nexo epidemiológico entre tipo de câncer e ocupações e exposições. É importante lembrar que exposições múltiplas e sinérgicas ocorrem com frequência, mas não invalidam o risco ocupacional - pelo contrário, o intensificam.
- Nem todo câncer tem relação com o trabalho. O profissional de saúde deve se basear na literatura existente, principalmente a lista de localizações de tumor e tipos de câncer associados da IARC, que é revista frequentemente, para estabelecer essa relação.
- O tempo de latência dos cânceres, entre exposição e doença, geralmente é grande - muitas vezes, o trabalhador adoecido encontra-se aposentado ou afastado de suas atividades. Por isso, a obtenção do histórico ocupacional é primordial.
- A estratégia da saúde da família e da atenção básica na vigilância do câncer relacionado ao trabalho é de extrema relevância e não configura trabalho extra para essas equipes, uma vez que consta dos Cadernos de Atenção Básica do Ministério da Saúde.
- Em sua rotina de trabalho, o profissional da saúde deve criar mecanismos para o mapeamento das atividades econômicas em cada território.
- É possível e recomendável investir em sistemas de monitoramento das atividades regionais que forneçam informações sobre as substâncias utilizadas e o número de profissionais envolvidos.
- A saúde dos trabalhadores deve ser monitorada de forma articulada, envolvendo médicos do trabalho, profissionais de saúde da rede SUS e não SUS, desde a atenção básica, incluindo os CEREST de cada território.
- As equipes de saúde devem ser capacitadas e treinadas para aplicação do recordatório ocupacional em todos os níveis de atenção, com vista à notificação dos casos de câncer relacionados ao trabalho no SINAN, prevista desde 2004.
- É importante promover ações intersetoriais envolvendo Ministério da Saúde, Ministério Público do Trabalho e Previdência Social, todos responsáveis por atestar o nexo epidemiológico entre exposição e doença.
- Sempre que possível, deve-se integrar os dados disponíveis nos bancos dos diferentes órgãos (Ministério Público do Trabalho, INSS, RHC, SINAN). Utilizando-se o CPF como o registro único identificador, o acesso a esses dados fica facilitado, possibilitando o *linkage* dos bancos e favorecendo a vigilância.
- É preciso promover uma maior articulação entre os médicos do trabalho e equipes de saúde da rede SUS e extra SUS para o reconhecimento dos casos de câncer em decorrência do processo de trabalho e da emissão de CAT.
- O profissional de saúde deve investigar o histórico ocupacional imediatamente quando um caso de mesotelioma for diagnosticado. A sobrevida desses pacientes é curta e usualmente é mais difícil requerer o histórico da família. É importantenotificar no SINAN sem demoras. A grande maioria dos casos tem relação com o trabalho.
- Ações educativas devem envolver representantes dos trabalhadores, de forma que informações de qualidade e fácil entendimento cheguem aos trabalhadores que lidam com agentes cancerígenos rotineiramente. Isso vale também para ações de promoção da saúde e prevenção dos fatores de risco para câncer.

Referências

1. Bray R, Laversanne M, Weiderpass E, Soerjomataram I. The ever-increasing importance of cancer as a leading cause of premature death worldwide. Cancer. 2021;127(16):3029-30.
2. Fidler MM, Bray F, Soerjomataram I. The global cancer burden and human development: a review. Scand J Public Health. 2018;46(1):27-36.
3. Barbosa IR, Souza DLB, Bernal MM, Costa ICC. Cancer mortality in Brazil: temporal trends and predictions for the year 2030. Medicine. 2015;94(16):e746.

4. Arnold M, Rutherford MJ, Bardot A, Ferlay J, Andersson TML, Myklebust TA, et al. Progress in cancer survival, mortality, and incidence in seven high-income countries 1995-2014 (ICBP SURVMARK-2): a population-based study. Lancet Oncol. 2019;20(11):1493-505.
5. Sung H, Ferlay J, Siegel RL, Laversanne M, Soerjomataram I, Jemal A, et al. Global cancer statistics 2020: GLOBOCAN estimates of incidence and mortality worldwide for 36 cancers in 185 countries. CA Cancer J Clin. 2021;71(3):209-49.
6. Azevedo e Silva G, Moura L, Curado MP, Gomes FS, Otero U, Rezende LFM, et al. The fraction of cancer attributable to ways of life, infections, occupation, and environmental agents in Brazil in 2020. PLoS One. 2016;11(2):e0148761.
7. Ferlay J, Colombet M, Soerjomataram I, Mathers C, Parkin DM, Piñeros M, et al. Estimating the global cancer incidence and mortality in 2018: GLOBOCAN sources and methods. Int J Cancer. 2019;144(8):1941-53.
8. Soerjomataram I, Bray F. Planning for tomorrow: global cancer incidence and the role of prevention 2020-2070. Nat Rev Clin Oncol. 2021;18(10):663-72.
9. Wild CP, Weiderpass E, Stewart BW. World cancer report: cancer research for cancer prevention. Lyon: IARC; 2020.
10. Instituto Nacional de Câncer. Estimativa 2023: incidência de câncer no Brasil. Rio de Janeiro: INCA; 2022.
11. Brasil. Ministério da Saúde. Cadernos de Atenção Básica, nº 41: saúde do trabalhador e da trabalhadora. Brasília: Ministério da Saúde; 2018.
12. Centers for Disease Control and Prevention. Minimum latency and types or categories of cancer. Atlanta: CDC; 2015. Disponível em: https://www.cdc.gov/wtc/pdfs/policies/WTCHP-Minimum-Cancer-Latency-PP-01062015-508.pdf. (Acesso em: 31 jul. 2023)
13. Instituto Nacional de Câncer. Ambiente, trabalho e câncer: aspectos epidemiológicos, toxicológicos e regulatórios. Rio de Janeiro: INCA; 2021.
14. Instituto Nacional de Câncer. Diretrizes para a vigilância do câncer relacionado ao trabalho. Rio de Janeiro: INCA; 2013.
15. World Health Organization. World cancer report. Geneva: WHO; 2020.
16. World Health Organization. Cancer: key factors 2018. Disponível em: https://www.who.int/news-room/fact-sheets/detail/cancer. (Acesso em: 31 jul. 2023)
17. Dutra CGP, Silva JHCM, Jomar RT, Silveira HCS, Muzi CD, Guimarães RM. Carga de câncer relacionado ao trabalho no Brasil e unidades da federação, 1990-2019. Rev Bras Epidemiol. 2023;26:e230001.
18. Brasil. Ministério da Saúde. Portaria nº 874, de 16 de maio de 2013. Institui a Política Nacional para a Prevenção e Controle do Câncer. Diário Oficial da União. 2013; 16 mai.
19. Brasil. Ministério da Saúde. Portaria nº 1.823, de 23 de agosto de 2012. Institui a Política Nacional de Saúde do Trabalhador e da Trabalhadora. Diário Oficial da União. 23 ago 2012.
20. Szklo M, Nieto F. Epidemiology: beyond the basics. Burlington: Jones & Bartlett Publishers; 2014.
21. Pivetta F, Machado JMH, Araújo UC, Moreira MDFR, Apostoli P. Monitoramento biológico: conceitos e aplicações em saúde pública. Cad Saude Pública. 2001;17(3):545-54.
22. Brasil. Ministério da Saúde. Secretaria de Atenção Primária. Linhas de cuidado. Brasília: Ministério da Saúde; 2023. Disponível em: https://linhasdecuidado.saude.gov.br/portal. (Acesso em: 31 jul. 2023)
23. Brasil. Ministério da Saúde. Doenças relacionadas ao trabalho: manual de procedimentos para os serviços de saúde. Brasília: Ministério da Saúde; 2001.
24. Grabois MF, Souza MC, Guimarães RM, Otero UB. Completude da informação "ocupação" nos registros hospitalares de câncer do Brasil: bases para a vigilância do câncer relacionado ao trabalho. Rev Bras Cancerol. 2014;60(3):207-14.
25. Moraes ES, Mello MSC, Nogueira FAM, Otero UB, Carvalho FN. Análise de indivíduos com leucemia: limitações do sistema de vigilância de câncer. Cienc Saúde Colet. 2017;22(10):3321-32.
26. Brasil. Ministério da Saúde. Sistema de Informação de Agravos de Notificação. DataSUS. Investigação de câncer relacionado ao trabalho: notificações registradas o Sinan Net. Disponível em: http://tabnet.datasus.gov.br/cgi/tabcgi.exe?sinannet/cnv/cancbr.def. (Acesso em: 31 jul. 2023)
27. McClure LA, Koru-Sengul T, Hernandez MN, Mackinnon JA, Solle NS, Caban-Martinez AJ, et al. Availability and accuracy of occupation in cancer registry data among Florida firefighters. PLoS One. 2019;14(4):e0215867.
28. Lee LJH, Lin CK, Hung MC, Wang JD. Impact of work-related cancers in Taiwan: estimation with QALY (quality-adjusted life year) and healthcare costs. Prev Med Rep. 2016;4:87-93.
29. Langård S, Lee LJH. Methods to recognize work-related cancer in workplaces, the general population, and by experts in the clinic, a Norwegian experience. J Occup Med Toxicol. 2011;6:24.
30. Health and Safety Executive. Occupational cancer statistics in Great Britain, 2022. Bootle, England: HSE; 2022.
31. World Health Organization; International Labour Organization. WHO/ILO joint estimates of the work-related burden of disease and injury, 2000-2016: global monitoring report. Geneve: WHO/ILO; 2021.
32. Takala J. Eliminating occupational cancer. Ind Health. 2015;53(4):307-9.
33. International Agency for Research on Cancer. List of classifications by cancer sites with sufficient or limited evidence in humans. IARC Monographs, vols. 1-135. Lyon: IARC; 2023. Disponível em: https://monographs.iarc.who.int/wp-content/uploads/2019/07/Classifications_by_cancer_site.pdf. (Acesso em: 31 jul. 2023)
34. Brasil. Ministério da Saúde. Secretaria de Vigilância em Saúde. Atlas do câncer relacionado ao trabalho no Brasil. Brasília: Ministério da Saúde; 2018.
35. Delgerma V, Takahashi K, Park E, Le AV, Hara T, Sorahanbbull T. Global mesothelioma deaths reported to the World Health Organization between 1994 and 2008. Bull World Health Organ. 2011;89(10):716-24, 724A-724C.
36. Algranti E, Saito CA, Carneiro APS, Moreira B, Mendonça EMC, Bussacos MA. Compared to industrialized countries Brazil displays a 15-20 years lag in estimated peak mesothelioma mortality which is consistent with the lag of asbestos peak consumption in the country. Cancer Epidemiol. 2015;39(5):687-92.

37. Pan American Health Organization. PAHO: innovating for health establishing national CARcinogen EXposure (CAREX) programs in Latin America and the Caribbean: achievements and future directions. Washington: PAHO; 2016.
38. Eng A, 't Mannetje A, McLean D, Ellison-Loschmann L, Cheng S, Pearc N. Gender differences in occupational exposure patterns. Occup Environ Med. 2011;68(12):888-94.
39. Biswas A, Harbin S, Irvin E, Johnston H, Begum M, Tiong M, et al. Sex and gender differences in occupational hazard exposures: a scoping review of the recent literature. Curr Environ Heal Reports. 2021;8(4):267-80.
40. Feulefack J, Khan A, Forastiere F, Sergi CM. Parental pesticide exposure and childhood brain cancer: a systematic review and meta-analysis confirming the IARC/WHO Monographs on some organophosphate insecticides and herbicides. Children (Basel). 2021;8(12):1096.
41. Van Maele-Fabry G, Hoet P, Lison D. Parental occupational exposure to pesticides as risk factor for brain tumors in children and young adults: a systematic review and meta-analysis. Environ Int. 2013;56:19-31.
42. Peters CE, Nicol AM, Demers PA. Prevalence of exposure to solar ultraviolet radiation (UVR) on the job in Canada. Can J Public Health. 2012;103(3):223-6.
43. Carey RN, Glass DC, Peters S, Reid A, Benke G, Driscoll TR, et al. Occupational exposure to solar radiation in Australia: who is exposed and what protection do they use? Aust N Z J Public Health. 2014;38(1):54-9.
44. Nogueira FAM, Damacena GN, Szwarcwal CL. Condições de vida, trabalho e acesso aos serviços de saúde em trabalhadores agrícolas e não agrícolas, Brasil, 2013. Cien Saude Colet. 2021;26(Suppl 3):5187-200.
45. International Agency for Research on Cancer. IARC Monographs on the evaluation of carcinogenic risks to humans, Vvol. 68: silica, some silicates, coal dust and para-aramid fibrils. Lyon: IARC; 1997. Disponível em: https://publications.iarc.fr/86. (Acesso em: 31 jul. 2023)
46. Ribeiro FSN, Camargo EA, Algranti E, Wünsch Filho V. Exposição ocupacional à sílica no Brasil no ano de 2001. Rev Bras Epidemiol. 2008;11(1):89-96.
47. Chaves J, Partanen T, Wessling C, Chaverri F, Monge P, Ruepert C, et al. TICAREX: exposiciones laborales a agentes cancerígenos y plaguicidas en Costa Rica. Arch Prev Riesgos Labor. 2005;8(1):30-7.
48. Collatuzzo G, Turati F, Malvezzi M, Negri E, La Vecchia C, Boffetta P. Attributable fraction of cancer related to occupational exposure in Italy. Cancers (Basel). 2023;15(8):2234.
49. International Labour Organization. Exposure to hazardous chemicals at work and resulting health impacts: a global review. Geneve: ILO; 2021.
50. Cogliano VJ. Identifying carcinogenic agents in the workplace and environment. Lancet Oncol. 2010;11(6):602.
51. Pan American Health Organization. Developing National CAREX Projects in Latin America & the Caribbean: technical guide (annex) to the workshop proceedings: building capacity for CAREX projects in Latin America and the Caribbean. Bogota: PAHO; 2016.
52. Nogueira FAM, Damacena GN, Szwarcwal CL. Exposição aos agrotóxicos e agravos à saúde de trabalhadores agrícolas: o que revela a literatura? Rev Bras Saúde Ocup. 2020;45:e36.
53. Instituto Brasileiro do Meio Ambiente e dos Recursos Naturais Renováveis. Relatórios de comercialização de agrotóxicos. Rio de Janeiro: IBAMA; 2023. Disponível em: https://www.gov.br/ibama/pt-br/assuntos/quimicos-e-biologicos/agrotoxicos/relatorios-de-comercializacao-de-agrotoxicos#:~:text=Foram%20identificados%20309%20 ingredientes%20ativos,%3B%20Enxofre%3B%20Imidacloprido%20e%20Clorpirif%C3%B3s. (Acesso em: 31 jul. 2023)
54. International Agency for Research on Cancer. Report of the Advisory Group to Recommend Priorities for the IARC Monographs during 2020-2024. Lyon: IARC; 2020.
55. Centers for Disease Control and Prevention. World Trade Center health program. Minimum latency & types or categories of cancer. Atlanta, USA: CDC; 2014.
56. Brasil. Ministério da Previdência Social. Decreto nº 6.042, de 12 de fevereiro de 2007. Altera o Regulamento da Previdência Social, aprovado pelo Decreto nº 3.048/1999, disciplina a aplicação, acompanhamento e avaliação do Fator Acidentário de Prevenção e do Nexo Técnico Epidemiológico. Diário Oficial da União. 12 fev 2007.
57. Sales-Fonseca N, Otero UB, Koifman RJ, Santos SDS. Benefícios acidentários e previdenciários concedidos a portadores de câncer no Brasil, 2008-2014. Cien Saúde Colet. 2023;28(2):447-58.
58. Brasil. Ministério Público do Trabalho. Áreas de atuação da CODEMAT. Disponível em: https://mpt.mp.br/pgt/areas-de-atuacao/codemat. (Acesso em: 31 jul. 2023)
59. Brasil. Ministério da Saúde. Portaria nº 777, de 28 de abril de 2004. Dispõe sobre os procedimentos técnicos para a notificação compulsória de agravos à saúde do trabalhador em rede de serviços sentinela específica, no Sistema Único de Saúde - SUS. Diário Oficial da União. 28 abr 2004.
60. Baldo RCS, Romaniszen CSR, Spagnuolo RS, Ribeiro FSN, Almeida IM. Nexo epidemiológico do câncer relacionado ao trabalho no município de Londrina-PR. Rev Bras Cancerol. 2021;67(3):e141328.
61. Baldo RCS, Romaniszen CSR, Spagnuolo RS, Ribeiro FSN, Almeida IM. Eleição de prioridades para a vigilância do câncer relacionado ao trabalho no município de Londrina-Paraná, Brasil. Rev Bras Cancerol. 2014;60(3):215-22.
62. Lacaz FAC, Flório SMR. Controle social, mundo do trabalho e as Conferências Nacionais de Saúde da virada do século XX. Cien Saúde Colet. 2009;14(6):2123-34.

22

Doenças Hematológicas Relacionadas ao Trabalho

Antonio Carlos Campos D'Almeida
Rosane Isabel Bittencourt
Tor Hugo Gunnar Onsten

- Introdução
- Linfomas
- Leucemias
- Anemias
- Plaquetopenia
- Doenças hematológicas relacionadas aos leucócitos
- Metemoglobinemia
- Porfirias

Introdução

A hematopoiese é o processo de multiplicação e diferenciação das células sanguíneas a partir de uma célula-tronco pluripotente. A medula óssea é o principal local da hematopoiese no adulto, renovando diariamente 0,5% a 1,5% das células sanguíneas circulantes. São produzidos diariamente cerca de 200 bilhões de eritrócitos, 100 bilhões de neutrófilos (meia-vida de 8 horas)[1] e 100 bilhões de plaquetas.[2]

Várias causas podem comprometer esse processo e, assim, dar origem a doenças hematológicas. Doenças que afetam o tecido sanguíneo são comuns na população geral, principalmente as anemias. Na Medicina do Trabalho e nas áreas afins, são importantes as doenças relacionadas à exposição a determinados agentes químicos e/ou físicos.

Muitas doenças hematológicas, independentemente de suas causas, são assintomáticas nas fases iniciais, sendo identificadas apenas por exames laboratoriais alterados, em especial o hemograma. Cabe ao médico do trabalho identificar ou descartar um nexo casual entre a alteração encontrada e a atividade e o tipo de exposição ocupacional do paciente. Neste capítulo, serão abordadas as principais doenças hematológicas benignas e malignas, destacando-se aquelas ligadas a atividades ocupacionais.

As doenças hematológicas se manifestam por: diminuição ou aumento de glóbulos sanguíneos (hemácias, leucócitos e plaquetas), distúrbios de coagulação (levam a sangramento ou trombose) ou proliferação anormal de células (causam leucemias, linfomas e mieloma múltiplo). O Quadro 22.1 apresenta as principais doenças hematológicas.

A maioria das doenças hematológicas é assintomática ou expressa sintomas inespecíficos. O hemograma é imprescindível para identificá-las. O Quadro 22.2 apresenta os valores de referência do hemograma.

As principais doenças hematológicas associadas a atividades profissionais são abordadas neste capítulo ordenadas conforme sua numeração na Classificação Internacional de Doenças (CID-10). Também estão descritas outras doenças hematológicas que são relevantes para o diagnóstico diferencial.

Linfomas

A maioria dos pacientes com linfomas Hodgkin e não Hodgkin apresenta adenomegalias palpáveis cervicais, mediastinais e/ou nas regiões supraclavicular e axilar; e adenomegalias intratorácicas e intra-abdominais que podem ser identificadas por estudos de imagem. Essas manifestações também podem envolver sítios extranodais, como sistema nervoso central, pulmão, fígado e osso.[4]

O diagnóstico e a classificação dos linfomas exigem biopsia do linfonodo ou do tecido comprometido para análise histopatológica e imuno-histoquímica. Quando um linfoma é diagnosticado, deve-se realizar o estadiamento utilizando-se biopsia da medula óssea e exames de imagem como tomografia computadorizada e tomografia computadorizada por emissão de pósitrons (PET-CT). Também são solicitados exames bioquímicos, como provas hepáticas, ácido úrico, creatinina, marcadores virais de hepatite, vírus da imunodeficiência humana (HIV), LDH (lactato desidrogenase) e beta-2-microglobulina, e hemograma com plaquetas.

Alguns pacientes com linfoma apresentam febre, suores noturnos e emagrecimento. Esses achados estão associados a uma forma mais agressiva da doença.

O tratamento depende do tipo de linfoma e inclui radioterapia, quimioterapia, imunoterapia e transplante de medula óssea.

Linfoma de Hodgkin (ou doença de Hodgkin)

O linfoma de Hodgkin é definido pela presença das células de Reed-Sternberg. Apresenta uma incidência bimodal (segunda e quarta décadas de vida).

Existem quatro subtipos histológicos: predominância linfocítica (CID-10: C81.0), esclerose nodular (CID-10: C81.1), celularidade mista (CID-10: C81.2) e depleção linfocítica (CID-10: C81.3).

O principal fator de risco é a infecção pelo vírus Epstein-Barr. Outros fatores de risco conhecidos são história familiar e infecção por HIV.

Maiores incidência e mortalidade por linfoma de Hodgkin têm sido descritas em alguns grupos de trabalhadores da indústria de celulose e beneficiamento de madeira, trabalhadores de lavanderias e pedreiros.[5-7]

Linfomas não Hodgkin

Os linfomas não Hodgkin (LNH) são as neoplasias hematológicas mais comuns no mundo. Eles são decorrentes de proliferações de células B e células T. O linfoma não Hodgkin se diferencia do linfoma de

Quadro 22.1. Doenças hematológicas

Anemias
Hipoproliferativas • Carências: deficiências de ferro, vitamina B12, ácido fólico • Infiltração por células malignas • Síndrome mielodisplásica • Anemia aplástica **Hiper-proliferativas/hemolíticas** • Adquiridas: anemia hemolítica autoimune • Congênitas: • Hemoglobinopatias (anemia falciforme, talassemia) • Enzimopatias (deficiência de glicose-6-fosfato desidrogenase) • Distúrbio de membrana (anemia esferocítica)
Policitemias
• Primária/policitemia • Secundária: doença pulmonar, estenose de artéria pulmonar, tumor produtor de eritropoietina
Leucopenias
• Neutropenia: exposição a substâncias químicas, radiação, fármacos, síndrome mielodisplásica, leucemias, anemia aplástica • Linfopenia: HIV, imunossupressores, idosos
Leucocitoses
• Reacionais: infecções bacterianas, virais e parasitárias • Aumento de série granulocítica ou linfocítica: leucemias mielocítica e linfocítica crônica • Presença de células imaturas e blastos: leucemias linfocítica e mielocítica aguda
Plaquetopenias
• Hipoproliferativas: síndrome mielodisplásica, leucemias, linfomas, anemia aplástica • Destruição aumentada: púrpuras imunológicas
Trombocitose
• Trombocitose essencial/primária • Trombocitose secundária: anemia ferropênica, inflamação, infecção
Sangramento por distúrbios de fatores de coagulação
• Causas adquiridas: hepatopatias, deficiência de vitamina K, consumo de fatores, autoanticorpos • Causas congênitas: doença de von Willebrand, hemofilia A (fator VIII), hemofilia B (fator IX)
Trombose/trombofilia
• Causas adquiridas: neoplasia, estases, pós-operatório, anticoncepcionais • Causas congênitas: fator V e Leiden; deficiências de antitrombina, proteína S e proteína C; mutação do gene de protrombina

HIV: vírus da imunodeficiência humana.

Hodgkin pela ausência de células de Reed-Sternberg. Há diferentes subtipos, que apresentam mutações distintas como t 14;18, t11;14; t8:14. Mais de 40 subtipos já foram identificados, sendo os mais frequentes linfoma folicular indolente (LF) e linfoma difuso agressivo de grandes células B (LDGCB).

Estima-se que 509.600 novos casos de linfoma não Hodgkin foram diagnosticados globalmente em 2018, compreendendo 2,8% dos diagnósticos mundiais de câncer.[9] O risco global de acometimento calculado por sexo é de 6,7 entre homens e de 4,7 entre as mulheres, com 0,72% e 0,35%, respectivamente, de risco cumulativo ao longo da vida.[9] No Brasil, o Instituto Nacional de Câncer (INCA) estima a incidência de linfoma não Hodgkin em 6.420 casos anuais no sexo masculino e 5.620, no sexo feminino (2,3% do total das neoplasias).[10]

O linfoma de zona marginal (LZM) está fortemente associado à síndrome de Sjögren (SS) e à tireoidite de Hashimoto, enquanto o linfoma periférico de células T (LPCT) está mais associado à doença celíaca. A exposição ocupacional ao glifosato também é considerada como provável carcinogênico (grupo 2A da

Quadro 22.2. Hemograma: valores de referência

	Sexo feminino	Sexo masculino
Hemoglobina (Hb), g/dL	11,5 a 15,5	12,5 a 16,5
Hematócrito (Ht), %	35 a 46	40 a 49
Volume corpuscular médio (VCM), fL	80 a 99	
Hemoglobina corpuscular média (HCM), pg	27 a 32	
Concentração hemoglobínica corpuscular média (CHCM), mg/mL	31,5 a 34,5	
Amplitude de distribuição dos eritrócitos (RDW), %	11,6 a 14	
Contagem de reticulócitos, /mcL	50.000 a 100.000	
Leucócitos totais, /mcL	3.500 a 10.000	
Neutrófilos, /mcL	1.500 a 7.000	
Linfócitos, /mcL	1.000 a 5.000	
Monócitos, /mcL	200 a 1.000	
Eosinófilos, /mcL	20 a 400	
Contagem de plaquetas, /mcL	150.000 a 400.000	

Fonte: Bain, 2017.[3]

IARC). Pintores têm risco maior de desenvolver linfoma. Tratamento prévio com radiação, obesidade e tabagismo são fatores de risco para linfoma difuso de grandes células B. Vírus Epstein-Barr está fortemente associado ao linfoma endêmico de Burkitt; o vírus HIV e o herpes vírus humano do tipo 8 (HHV-8) estão associados ao linfoma difuso de grandes células B; e o vírus HTLV-1 é um agente causador de linfomas de células T.[11] Exposições ocupacionais a benzeno,

Quadro 22.3. Associação entre infecções e tipos de linfoma

Agente	Tipo de linfoma
Vírus Epstein-Barr	Linfoma de Burkitt
HIV	LDGCB
HTLV-1	LDGCB
Herpes vírus humano 8	Linfoma associado a derrames cavitários (sem massas extracavitárias)
Vírus da hepatite C	Linfoma difuso de grandes células B
Helicobacter pylori	Linfoma MALT

HIV: vírus da imunodeficiência humana; linfoma MALT: tecido linfoide associado a mucosa.

óleos/graxas e outros solventes, como estireno e tricloroetileno, se associam a risco aumentado de linfoma folicular.[12,13]

Linfomas associados a infecções (Quadro 22.3)

Os linfomas não Hodgkin podem apresentar-se em órgãos não linfoides em aproximadamente 25% a 40% dos casos, com o comprometimento mais frequente de estômago, pele, cavidade oral, intestino delgado, glândulas salivares e lacrimais e sistema nervoso central.[14]

Leucemias

Manifestações clínicas nas leucemias agudas

Os sintomas das leucemias agudas são causados pela presença de anemia (cansaço), trombocitopenia (sangramento) e neutropenia (febre). Pode ocorrer também aumento de linfonodos, baço e fígado. O diagnóstico é confirmado pelo aumento de blastos na medula óssea (acima de 20%), imunofenotipagem e cariotipagem.

Manifestações clínicas nas leucemias crônicas

A maioria dos pacientes acometidas por leucemia crônica são assintomáticos por ocasião do diagnóstico, que é feito em função de uma leucocitose identificada em hemograma. Os sintomas, quando presentes, são inespecíficos, como fadiga, perda de peso, saciedade precoce e infecções. Pode-se encontrar também aumento de linfonodos, fígado e baço.

Leucemia linfoide aguda

A leucemia linfoide aguda (LLA) é uma neoplasia hematopoiética originada na célula precursora linfoide que afeta as linhagens B em 85% dos casos, a linhagem T em 15% e as células NK em 1%. A incidência é maior em hispânicos e na raça branca, com taxa de 1,3/100 mil – menos frequente que as leucemias mieloides. Caracteriza-se pela presença de alterações cromossômicas localizadas em locais de oncogenes envolvidos na proliferação.[15]

Diferentes fatores de riscos ambientais e relacionados ao sistema imune são associados à doença.[16,17] Exposição a benzeno, formaldeído, pesticidas (carbamato), álcool, fumo, drogas ilícitas e radiações ionizante e não ionizante também foram associados.[18,19] Várias síndromes genéticas estão associadas a um risco aumentado de leucemia linfocítica aguda.[28]

O tratamento exige quimioterapia sistêmica e transplante alogênico de medula óssea.

Leucemia linfocítica crônica

A leucemia linfocítica crônica (LLC) é a leucemia mais frequente no mundo. A maioria dos pacientes tem mais de 50 anos de idade. O diagnóstico é realizado na presença de linfocitose (acima de 5.000/mcL). A evolução da doença é heterogênea, observando-se desde formas muito brandas que persistem por décadas até formas agressivas que evoluem para óbito em poucos meses. A ausência de anemia e plaquetopenia indica um prognóstico melhor, enquanto a presença e grau elevado de anemia e plaquetopenia indicam um prognóstico pior.

Uma possível associação entre leucemia linfocítica crônica e exposição a butadieno, pesticidas, herbicidas e deltametrina tem sido descrita.[21-23] Por outro lado, os dados que associam a doença ao benzeno são contraditórios.[24,25] Infecções do trato respiratório, celulite e herpes-zóster podem preceder a leucemia linfocítica crônica.[26,27]

Leucemia mieloide aguda

A leucemia mieloide aguda (LMA) se caracteriza pela expansão clonal e pela parada da diferenciação das células progenitoras, o que impede a formação das células sanguíneas normais e causa sangramentos, infecções e anemia. Sua ocorrência é comum na vida adulta, com incidência maior após os 60 anos de idade e em homens.[28] Várias síndromes genéticas estão associadas a um risco aumentado de leucemia mieloide aguda.[28]

A etiologia da doença é heterogênea, envolvendo exposição prévia a quimioterápicos, irradiação ionizante (Short et al., 2018) formaldeído e benzeno, bem como tabagismo.[30-33]

Hemopatias clonais, como síndrome mielodisplásica, neoplasias mieloproliferativas, hemoglobinúria paroxística noturna e anemia aplástica podem evoluir para leucemia mieloide aguda.[28]

Leucemia mielocítica crônica

A leucemia mielocítica crônica (LMC) se apresenta inicialmente no hemograma como uma leucocitose que apresenta células granulocíticas em momentos variados de diferenciação. O diagnóstico é estabelecido pela presença do cromossomo Filadélfia, translocação t(9;22). Sem tratamento, a doença evolui para uma forma aguda de mau prognóstico.

A exposição a butadieno ou a benzeno não aumenta o risco de desenvolver leucemia mielocítica crônica.[21,24,29]

Anemias

Anemia refratária/síndrome mielodisplásica

A síndrome mielodisplásica (SMD) é uma neoplasia clonal que cursa com citopenias e tendência à evolução para leucemia mieloide aguda (LMA). Predomina em homens, na raça branca, após os 70 anos de idade. Sua incidência é de 4/100 mil habitantes por ano. A síndrome envolve alterações displásicas acompanhadas de alterações citogenéticas e genéticas, como hipermetilação.

Exposições prévias a quimioterápicos, irradiação ionizante, fumo, herbicidas, benzeno, arsênico, bismuto e etileno são fatores de risco.[34,35] Outras doenças que cursam com citopenias, como doenças autoimunes, viroses, hipotireoidismo, hemoglobinúria paroxística noturna (HPN), etilismo, deficiência de vitamina B12 e anemia por doença crônica, devem ser excluídas.

A sintomatologia, quando presente, é inespecífica (emagrecimento, cansaço e febre). Em pacientes assintomáticos, o principal achado são as citopenias isoladas, ou de duas ou mais linhagens. A anemia costuma ser normocítica ou macrocítica. A neutropenia, quando presente, aumenta o risco de infecções, principalmente bacterianas. A trombocitopenia, quando presente, pode causar petéquias, equimoses e outros sangramentos.[36]

O diagnóstico é realizado pela presença de uma ou mais citopenias associada a alterações displásicas encontradas no medulograma, alterações citogenéticas e testes moleculares.

O prognóstico é definido por meio de um escore de risco que inclui número de citopenias, percentual de blastos e alterações citogenéticas.

Anemias não associadas a atividades ocupacionais (Quadro 22.4)

Quadro 22.4. Principais anemias presentes na população geral

Tipo de anemia	Prevalência	Causas	Laboratório	Conduta
Anemia por deficiência de ferro	Alta (todas as idades)	Sangramento crônico Falta de ingestão	VCM < 80 fL Ferritina < 20 ng/mL	Diagnosticar e tratar a causa do sangramento Repor o ferro
Anemia por doença crônica	Alta	Infecções e inflamações crônicas Neoplasias	VCM normal ou baixo Ferritina normal ou alta Fe^{+} baixo	Diagnosticar e tratar a causa
Anemia hemolítica autoimune	Pacientes com mais de 60 anos	Doenças linfoproliferativas ou autoimunes	Aumento de reticulócitos e bilirrubina indireta Teste de Coombs direto positivo	Tratar doença associada com corticoides e imunossupressores
Anemia por deficiência de ácido fólico	Moderada (todas as idades)	Falta de ingestão Má absorção Uso de antimetabólicos	VCM > 100 fL Dosagem de ácido fólico < 3 mcg/L	Repor ácido fólico Tratar a causa
Anemia por deficiência de vitamina B12	Moderada (adultos e idosos)	Atrofia do fundo gástrico Cirurgias bariátricas	VCM > 100 fL Dosagem de vitamina B12 < 160 mcg/L	Reposição intramuscular de vitamina B12 continuamente
Anemia por doença renal crônica	Todas as idades	Variadas	VCM normal Eritropoetina baixa	Reposição de eritropoetina Diálise se necessário
Anemia por hipotireoidismo	Adultos e idosos	Autoimune	VCM normal Aumento de TSH T3 e T4 diminuído	Reposição com levotiroxina

TSH: hormônio estimulante da tireoide; VCM: volume corpuscular médio.

Anemias hemolíticas

Nas anemias hemolíticas, a sobrevida das hemácias está encurtada em consequência da destruição aumentada intra ou extravascular de causa hereditária ou adquirida. O sinal mais característico da doença é a icterícia, sendo encontradas também, ocasionalmente, esplenomegalia ou hepatomegalia.

A maioria das pessoas com deficiência de glicose-6-fosfato desidrogenase (G6PD) é assintomática durante a vida, mas pode apresentar uma hemólise aguda quando exposta a agentes oxidativos.

Anemias hemolíticas congênitas e adquiridas (Quadro 22.5)

As substâncias tóxicas como chumbo, manganês, mercúrio, cobre, hidreto de arsênio, e outros (derivados aminados e nitratos de benzeno) estão associadas com hemólise. Esta hemólise parece ser devida à exposição dos grupos sulfídricos da membrana do eritrócito e a ligação com radicais destas substâncias tóxicas, alterando a permeabilidade da membrana eritrocitária com a passagem de água e cátions em sentido contra gradiente, provocando a lise dos eritrócitos.[37]

Quadro 22.5. Tipos de anemia, defeitos celulares e fatores extracelulares

Anemias	Defeitos intracelulares	Fatores extracelulares
Hereditárias	Hemoglobinopatias Enzimopatias Defeitos de membrana (citoesqueleto)	Síndrome hemolítico-urêmica familiar (rara)
Adquiridas	Hemoglobinúria paroxística noturna	Microangiopáticas (destruição mecânica) Agentes tóxicos Medicamentos Infecções Autoimune

O hemograma apresenta anemia com aumento discreto do volume corpuscular médio (VCM), reticulocitose, aumento de bilirrubina indireta e da lactato desidrogenase (LDH), bem como haptoglobina reduzida.

A atividade enzimática se apresenta reduzida nas deficiências de glicose-6-fosfato desidrogenase e piruvatoquinase). As anemias por defeitos de membrana são diagnosticadas analisando-se a curva de fragilidade osmótica. As hemoglobinopatias são diagnosticadas realizando-se eletroforese de hemoglobina e estudos genéticos das cadeias globínicas.

Chumbo e anemia

A exposição crônica ao chumbo pode desencadear manifestações hematológicas, entre elas uma anemia decorrente da diminuição da capacidade de produzir hemoglobina. O efeito tóxico da exposição crônica diminui as etapas enzimáticas da síntese do heme nas hemácias, o que pode provocar anemia.[38]

A absorção de chumbo também pode causar deficiência de ferro e, assim, causar ainda mais anemia, pois ele participa no processo absortivo pela ligação competitiva com a proteína transportadora divalente 1 (DMT1). Como resultado, a anemia associada à exposição crônica ao chumbo é resultado dos mecanismos de interferência na biossíntese do heme, redução dos níveis de eritropoetina por toxicidade direta na célula renal[40] e redução da meia-vida das hemácias (apoptose).[39] A anemia que acompanha a intoxicação por chumbo geralmente é uma anemia hipocrômica normocítica, embora microcitose seja comumente observada, com presença de pontilhado basófilo nos eritrócitos.[43]

Os sintomas da intoxicação por chumbo são vagos e inespecíficos. O diagnóstico pode ser difícil, a menos que haja alto grau de suspeição clínica. Os sintomas produzidos por exposição aguda e subaguda ao chumbo em adultos podem ser: gastrointestinais (dor abdominal, constipação e anorexia), musculoesqueléticos (artralgia e mialgia), gerais (fadiga excessiva, distúrbios do sono e diminuição da libido) e neuropsiquiátrica (dor de cabeça, dificuldade de concentração, déficits de memória de curto prazo, irritabilidade e depressão).[41] A intoxicação por chumbo pode ser diagnosticada erroneamente como dor abdominal inespecífica ou porfiria aguda.[42]

A dosagem sérica de chumbo é o melhor indicador biológico de exposição. A Occupational Safety and Health Administration (OSHA) dos Estados Unidos considera elevado um nível de chumbo no sangue superior ou igual a 1,2 mcmol/L (25 mcg/dL).[44] Nos indivíduos adultos, as alterações hematológicas estão descritas quando o nível sanguíneo de chumbo está acima de 50 mcg/100 mL.[37] A quantificação em urina não se correlaciona tão bem com o conteúdo corpóreo total quanto a dosagem no sangue, não sendo, portanto, o material de escolha.

O chumbo inibe diretamente a ácido delta-aminolevulínico desidratase (ALA-D), que catalisa a segunda etapa da síntese do heme, causando uma elevada concentração de ácido delta-aminolevulínico e níveis normais de porfobilinogênio (PBG).[45] O ácido meso-2,3-dimercaptossuccínico (DMSA) é usado no tratamento da intoxicação pelo chumbo. Além disso, a administração concomitante de antioxidante reduz os efeitos tóxicos do chumbo.[46]

Anemia aplástica

Anemia aplástica (AA) decorre de insuficiência hematopoiética primária crônica por lesão, levando a diminuição ou ausência das células precursoras hematopoiéticas (CD34) na medula óssea.[48] Os achados de anormalidades cromossômicas são semelhantes em formas adquiridas e constitucionais.[49,50]

De acordo com os critérios de Camitta,[47] a doença é classificada como:

- **Anemia aplástica grave:** hipoplasia da medula óssea (inferior a 30%) observada por biopsia com dois dos três seguintes parâmetros: neutrófilos polimorfonucleares (PMN) abaixo de 500/mcL, plaquetas abaixo de 20.000/mcL, ou reticulócitos abaixo de 20.000/mcL.
- **Anemia aplástica muito grave:** níveis de plaquetas e reticulócitos semelhantes ao da anemia aplástica grave, mas com neutrófilos polimorfonucleares abaixo de 200/mcL.
- **Anemia aplástica leve:** hipoplasia medular e presença de duas citopenias associadas, mas sem critério para Anemia Aplástica Severa (SAA).[47]

O diagnóstico de anemia aplástica requer a exclusão de outras causas de pancitopenia. A doença pode ocorrer como um distúrbio hematológico primário, na maioria das vezes idiopático, ou secundário, quando resulta de várias causas imediatas, como exposição a toxinas químicas, radiação ionizante, drogas e vírus (ação indireta).

Quadro 22.6. Causas de anemia aplástica	
Categoria	**Agentes específicos**
Autoimune	• Induzida por anticorpo • Lúpus eritematoso sistêmico (LES) • Doença enxerto contra o hospedeiro (GVHD) • Fascite eosinofílica
Drogas (dose-dependente)	• Agentes alquilantes (carboplatina, melfalana) • Antimetabólitos (metotrexato, citarabina) • Antibióticos (cloranfenicol, sulfas)
Drogas (efeito idiossincrásico)	• Antiepilépticos (carbamazepina, hidantoína) • Anti-inflamatórios não esteroides (fenilbutazona, indometacina) • Antitireoidianos (propiltiouracila, tiamazol) • Cloranfenicol • Sais de ouro • Arsenicais orgânicos (trióxido de arsênico) • Penicilamina
Agentes químicos	• Benzeno (solvente orgânico) • Pentaclorofenol • Arsenicais inorgânicos • Lindano (inseticida) • Penicilamina
Adquirida	• Defeitos adquiridos de células-tronco
Infecções	• Sepse • Virais (citomegalovírus, vírus Epstein-Barr, HIV, vírus varicela-zóster, herpes vírus humano 6)
Radiação	• Acidente nuclear • Exposição profissional • Terapia
Hereditária	• Trombocitopenia amegacariocítica • Disceratose congênita • Anemia de Fanconi • Síndrome de Shwachman-Diamond-Oski • Defeitos na telomerase
Miscelânea	• Timoma • Gestação • Hemoglobinúria paroxística noturna • Hipopituitarismo

HIV: vírus da imunodeficiência humana. Fonte: Moore et al., 2022.[51]

Embora a anemia aplástica geralmente seja caracterizada por uma diminuição significativa na biopsia de medula (BM) (função que afeta todas as linhagens hematopoiéticas), granulócitos, contagens plaquetárias e eritrócitos podem não estar deprimidos uniformemente e podem ocorrer graus menos graves de hipoplasia da medula óssea e combinações de bicitopenias e monocitopenias. Até mesmo a doença típica pode ter curso clínico variável, desde uma forma rapidamente progressiva caracterizada por hemorragias e infecções até um processo indolente, manejável por transfusões.

As principais causas de anemia aplástica são apresentadas no Quadro 22.6.

A anemia aplástica se apresenta em qualquer idade e com igual distribuição entre sexo e raça. Os sintomas se relacionam com a linhagem celular ausente: anemia se relaciona com fraqueza progressiva, palidez e dispneia; neutropenia causa infecções menores frequentes e persistentes ou doença febril de início súbito; e trombocitopenia cursa com equimoses, sangramento das mucosas e petéquias. Não se observa esplenomegalia, por isso sua presença deve sugerir um diagnóstico alternativo.

Os exames laboratoriais demonstrarão anemia macrocítica, normocrômica com reticulocitopenia. O medulograma muitas vezes apresenta material escasso (*dry tap*). Realizar biopsia da medula óssea é essencial. Nesse exame, observa-se marcada hipocelularidade e ausência de progenitores da medula.

A conduta recomendada é o encaminhamento com urgência para serviço de hematologia a fim de realizar procedimentos diagnóstico, tratar as intercorrências e realizar o tratamento definitivo.

Plaquetopenia

Plaquetopenia é definida por número de plaquetas abaixo da normalidade. Não há consenso, no entanto, sobre o valor fisiológico mínimo, sendo necessário recorrer a valores de referência. A maioria dos laboratórios usa valores de referência entre 150.000 e 420.000/mcL. Sabe-se que cinco por cento das pessoas normais podem ter valores pouco abaixo ou pouco acima desses valores de referência. Além disso, contagens de plaquetas entre 100.000 e 150.000/mcL podem também ser encontradas em indivíduos normais em decorrência de problemas pré-analíticos ou analíticos. A maioria dos pacientes com contagens de plaquetas acima de 80.000/mcL não apresenta sangramentos e pode tolerar a maioria das cirurgias sem necessidade de transfusão de plaquetas.

É importante lembrar que as plaquetas podem agregar no tubo de coleta, formando agregados antes da análise, o que reduz falsamente a contagem. Esse fenômeno é induzido pelo anticoagulante EDTA nas amostras de alguns pacientes. Uma análise microscópica da lâmina pode identificar a presença dos grumos formados. Sugere-se, ainda, a solicitação de uma nova coleta usando tubos com o anticoagulante citrato. Também se deve considerar a possibilidade de erro analítico, que pode oscilar de 5% a 10%.

Púrpura trombocitopênica imunológica ou idiopática

Na púrpura trombocitopênica imunológica ou idiopática, a plaquetopenia é secundária à presença de anticorpos antiplaquetários produzidos por infecções virais ou medicamentos. Nessas situações, a condição se normaliza depois da resolução do quadro infeccioso ou da suspensão do fármaco causador.

Alguns agentes químicos de origem ocupacional podem causar trombocitopenia pelo mesmo mecanismo de ação, como o dicloro-difenil-tricloroetano (DDT), o lindano (hexaclorociclo-hexano), o letano, o 2,2-diclorovinil-dimetilfosfato e o arsênio orgânico. Agentes químicos como o tolueno diisocianato (TDI), a terebintina e o cloreto de vinila podem causar trombocitopenia por mecanismo imune.[37]

Quando a plaquetopenia permanece por mais de seis meses, é considerada crônica. Nesses casos, observa-se a presença de autoanticorpos contra as plaquetas.

O diagnóstico é feito a partir da história clínica, com a exclusão de doenças autoimunes, hepatopatias por vírus C e B, HIV e deficiências vitamínicas (ácido fólico e vitamina B12). A ferropenia muitas vezes é acompanhada de trombocitose.

Nas fases agudas com risco de morte e contagem plaquetária abaixo de 20.000/mcL com ou sem sangramento ativo, o tratamento é feito com corticoides e imunoglobulinas. Nas formas crônicas com mais de seis meses de duração e contagens baixas ou dependentes do corticoide, faz-se uso de esplenectomia, imunobiológicos e agonistas da trombopoetina.

Trombocitopenia por produção diminuída

Na trombocitopenia, a plaquetopenia é secundária a uma produção diminuída de plaquetas causada por doenças hematológicas como leucemia, mieloma múltiplo, síndrome mielodisplásica, anemia aplástica ou mielofibrose primária.

As manifestações clínicas são semelhantes às descritas para a trombocitopenia imune.

O tratamento deve ser individualizado de acordo com a doença de base que está ocasionando a plaquetopenia.

Doenças hematológicas relacionadas aos leucócitos

Os leucócitos (glóbulos brancos) têm funções imunológicas e inflamatórias. Os valores de referência de leucócitos no hemograma sugeridos pela Organização Mundial da Saúde (OMS) variam de 4.000 a 12.000/mcL. Afrodescendentes podem ter valores mais baixos fisiologicamente.

Essas células são produzidas na medula óssea, onde inicialmente se diferenciam nas linhagens mielocítica e linfocítica, sendo liberadas na circulação quando maduras. Os leucócitos da linhagem mielocítica são classificados em granulócitos (neutrófilos, basófilos, eosinófilos) ou agranulócitos (monócitos).

Leucopenia

Leucopenia ocorre quando as contagens de leucócitos são inferiores aos valores mínimos de referência. Decorre de prejuízos em sua produção (lesão das células-tronco por aplasia primária ou secundária a irradiação ou agentes químicos) ou da infiltração por células neoplásicas (leucemias). O benzeno e seus derivados estão entre os principais agentes tóxicos para a medula óssea.[52]

Neutropenia

Neutropenia ocorre quando a contagem de neutrófilos é inferior a 1.500/mcL. Quando essa contagem é inferior a 500/mcL, a doença é considerada grave (agranulocitose) por conta do alto risco de bacteremia e septicemia, especialmente na presença de febre (neutropenia febril). Trata-se de uma emergência médica que deve ser tratada com o uso de antibióticos de amplo espectro logo após a coleta de hemocultura.

Linfopenia

Linfopenia ocorre quando a contagem de linfócitos é inferior a 1.000/mcL. Nos casos de diminuição de linfócitos T, podem ocorrer infecções por patógenos oportunistas, sendo o HIV uma das principais causas. Por sua vez, a diminuição dos linfócitos B reduz a produção de imunoglobulinas e aumenta o risco de infecções por bactérias capsuladas. A doença pode ser causada por desnutrição, uso prolongado de imunossupressores (como os corticoides), ibuprofeno, indometacina e quimioterápicos, bem como por infecções virais.[53] As principais causas de leucopenia são apresentadas no Quadro 22.7.

Leucocitose

A leucocitose consiste no aumento dos glóbulos brancos acima da contagem estabelecida pela OMS (12.000/mcL).

Quadro 22.7. Causas de leucopenia

Causas	Exemplos
Infecções	• Vírus: Epstein-Barr, citomegalovírus, HIV, HTLV, hepatites, herpes vírus, caxumba, dengue • Bactérias e tuberculose • Fungos
Doenças autoimunes	• Lúpus eritematoso sistêmico • Artrite reumatoide • Síndrome de Sjögren • Esclerose sistêmica • Doenças da tireoide
Fármacos	• Anti-inflamatórios não esteroides • Corticoides • Digoxina • Cimetidina • Furosemida • Hidroxicloroquina • Carbamazepina • Amiodarona • Enalapril • Fenitoína • Ranitidina • Antidepressivos tricíclicos
Quimioterápicos e imunossupressores	• Maioria
Radiação	• Radioterapia • Acidentes com fontes de radiação
Agentes químicos	• Arsênico • Benzeno e seus derivados • Tolueno • Fenol • Ciclo-hexano • Anilina • Acetona

São reconhecidas três formas de leucocitose:

- **Fisiológica:** aumento discreto de leucócitos decorrente de situações de estresse, exercícios físicos vigorosos, anestesia, período menstrual, gestação e amamentação. Quando as situações causadoras da doença são resolvidas o número de leucócitos volta à normalidade.
- **Reativa:** aumento moderado de leucócitos decorrente de infecções bacterianas (tuberculose), virais, fúngicas, parasitoses, inflamações gerais (intestinal, dermatites, pênfigo bolhoso) e doenças metabólicas. Pode ser causada por medicamentos como salbutamol, corticoides, epinefrina, fator estimulador de colônias de granulócitos, heparina e lítio. Tabagismo, alergia, esplenomegalia e queimaduras também podem provocar esta condição.
- **Patológica:** decorrente de doenças malignas, inflamações, síndrome paraneoplásica, neoplasias hematológicas como leucemias agudas e crônicas, linfomas e mieloproliferações crônicas (policitemia vera [PV], trombocitose essencial [TE] e mielofibrose).

Neutrofilia

Os neutrófilos são os componentes leucocitários presentes em maior número. A neutrofilia se caracteriza por desvio à esquerda com aumento de bastonetes e presença ocasional de células mais primitivas (mielócitos e metamielócitos), com presença de granulação tóxica, podendo ocorrer com ou sem leucocitose.

Linfocitose

Linfócitos entre 20% e 40% compõem a segunda quantidade de leucócitos. Linfocitose relativa é normal em crianças abaixo de 2 anos até 8.000/mcL em crianças >2 e <12 anos, são secundárias a viroses como citomegalovírus; Herpes I/II; Epstein-Barr; toxoplasmose etc. Em adultos as contagens persistentes acima de 5.000/mcL por mais de 4 a 6 semanas devem ser investigadas. As colagenoses, e reações de hipersensibilidade a fármacos, comuns fenitoína, allopurinol, carbamazepina, vancomicina, sulfonamidas são causas de linfocitose.

Eosinofilia

Os eosinófilos representam 5% dos leucócitos totais. Sua contagem costuma estar elevada acima de 500/mcL em condições como verminoses, alergias, asma, urticária, rinite, dermatite, eczema, alterações genéticas e intoxicação por benzeno. A eosinofilia idiopática tem causa desconhecida. Eosinófilos acima de 1.000 células/mcL acompanham doenças autoimunes e genéticas na maioria das vezes. A síndrome hipereosinofílica é caracterizada por eosinófilos acima de 1.500/mcL em seis meses e é considerada uma neoplasia mieloproliferativa crônica.[54]

Metemoglobinemia

A hemoglobina é formada por quatro subunidades unidas por ligações não covalentes. Cada unidade é composta por globina e uma porção heme (onde está o íon Fe).

A metemoglobinemia é uma condição com risco de morte na qual ocorre diminuição da capacidade de transporte de oxigênio pela hemoglobina circulante em consequência da conversão de alguns ou dos quatro íons de ferro do estado ferroso reduzido (Fe^{2+}) para o estado férrico oxidado (Fe^{3+}). O ferro férrico não pode se ligar nem transportar oxigênio. Os níveis crescentes de metemoglobina resultam em anemia funcional. O Quadro 22.8 apresenta a relação entre os níveis de meteglobina e sua toxicidade. Essa condição pode ter causa congênita ou adquirida (mais frequente).

O Quadro 22.9 apresenta as substâncias químicas associadas à metemoglobinemia e seus usos.

Quadro 22.8. Níveis de metemoglobina e toxicidade

Nível de metemoglobina	Achados
0% a 2%	Nível normal para adultos
3% a 12%	Cianose ou descoloração da pele
13% a 20%	Geralmente assintomática, a não ser que haja condição clínica preexistente (anemia; doença cardíaca ou pulmonar)
20% a 50%	Sintomas de hipoxemia leves a moderados (tontura, fadiga, taquicardia, dispneia e letargia)
50% a 70%	Sintomas de toxicidade grave (depressão respiratória, arritmias, convulsões, coma e choque)
> 70%	Fatal

Quadro 22.9. Substâncias químicas associadas a metemoglobinemia e seus usos

Substâncias químicas	Usos
Acetanilida	Vernizes, borracha e corantes
Anilinas e corantes de anilina	Tintas para marcar fraldas e roupas, corantes para couro, giz de cera vermelho
Anticongelante	
Derivados de benzeno	Solventes
Cloratos e cromatos	Síntese química e industrial
Peróxido de hidrogênio	Desinfetantes e limpadores
Naftaleno	Naftalina
Naftoquinona	Síntese química
Nitratos e nitritos	Vasodilatador e droga de abuso (nitrito de amila, nitrito de sódio, óxido nítrico) Sal de cura de alimentos (nitrato de sódio)
Nitrogênio	Fertilizantes
Nitrobenzeno	Solventes
Paraquat	Herbicidas
Resorcinol	Fusão de resina e extração de madeira

O tratamento da metemoglobinemia requer afastamento imediato da exposição, banho e troca de roupas contaminadas, além da administração de oxigênio com o objetivo de elevar a saturação da hemoglobina reduzida disponível e promover a dissolução do oxigênio no sangue.

Para reverter a oxidação da hemoglobina, utiliza-se o azul-de-metileno (cloreto de metiltionina). O mecanismo de ação dessa droga se relaciona à redução da metemoglobina por meio da transferência de elétrons do sistema NADPH-NADP+ via NADPH-redutase, convertendo o azul-de-metileno em azul-de-leucometileno. Como esse mecanismo é sustentado pela regeneração do NADPH pela via da pentose fosfato, haverá falha no tratamento com azul-de-metileno em deficientes de glicose-6-fosfato desidrogenase. A dose de azul-de-metileno varia de 1 a 2 mg/kg por via endovenosa bastante lenta (em 5 a 10 minutos). A melhora dos sintomas e do grau de cianose ocorre em cerca de 30 minutos na maioria dos casos, podendo haver necessidade de nova dose em período de 1 hora a 2 horas caso os sintomas ou a cianose se mantenham.[55] As contraindicações a esse tratamento incluem insuficiência renal e deficiência de glicose-6-fosfato desidrogenase ou hemólise.[56]

Porfirias

A produção do heme é um processo metabólico vital. Distúrbios nessa biossíntese podem levar a um grupo de doenças conhecidas como porfirias. O *heme* é produzido principalmente na medula óssea (85%) e no fígado. O heme é usado para produzir hemoglobina para novos glóbulos vermelhos.

As porfirias são doenças hereditárias ou adquiridas relativamente incomuns. Suas manifestações são atribuíveis ao distúrbio da síntese do *heme* (metabolismo da porfirina), geralmente em associação com estressores endógenos ou exógenos. Elas são caracterizadas por elevações dos precursores do *heme* no sangue, na urina e/ou nas fezes. Diversos produtos químicos, especialmente metais e hidrocarbonetos halogenados, induzem os distúrbios da síntese do *heme*, geralmente envolvendo exposições industriais crônicas ou exposições ambientais a níveis muito mais altos do que aqueles normalmente encontrados. Um exemplo notável é a epidemia turca de porfiria cutânea tardia produzida pela ingestão acidental de trigo tratado com o fungicida hexaclorobenzeno.[57,58]

As manifestações sintomáticas da porfiria, particularmente as não cutâneas, são frequentemente inespecíficas, por isso não há um quadro clínico característico. A maioria dos médicos tem dificuldade na elaboração da hipótese diagnóstica, pois não viu nenhum caso de porfiria no curso de atividade acadêmica ou profissional. O diagnóstico é criticamente dependente da suspeita inicial do clínico e da solicitação de exames adequados.

A porfiria associada à exposição a compostos aromáticos poli-halogenados (PHA) é chamada de porfiria hepática crônica (PHC). A doença pode ter um curso subclínico cujo único achado é a presença de porfirina na urina. A porfiria cutânea tardia, forma grave dessa doença, se manifesta pela presença de fragilidade cutânea à exposição solar (presença de vesículas, lesões ulcerativas nas mãos, face, pescoço e pés), hiperpigmentação da pele e hipertricose. Pode ser familiar (ou hereditária) e adquirida (ou induzida quimicamente).[59] É possível e importante distinguir entre essas duas formas. Na forma hereditária, pelo menos alguns membros da família exibem sinais evidentes ou subclínicos de porfiria cutânea tardia. Além disso, a atividade da enzima UPD é substancialmente diminuída no fígado e nos eritrócitos.

Substâncias relacionadas à porfiria hepática crônica e à porfiria cutânea tardia

Vários produtos químicos foram relatados como indutores de porifira cutânea tardia e outros estados subclínicos de porfiria hepática crônica em humanos. Entre eles, merecem destaque álcool, estrogênios, hexaclorobenzeno, 2,3,7,8-tetraclorodibenzo-p-dioxina, cloreto de metila, bifenilas policloradas (PCB), bifenilas polibromadas (PBB) e cloreto de vinila.[60,61]

Referências

1. Amulic B, Cazalet C, Hayes GL, Metzler KD, Zychlinsky A. Neutrophil function: from mechanisms to disease. Annu Rev Immunol. 2012;30:459-89.
2. Lichtman MA, Kaushansky K, Prchal J, Levi MM, Burns LJ, Linch DC. Williams manual of hematology. 8. ed. New York: McGraw-Hill; 2011.
3. Bain BJ. A beginner's guide to blood cells. 3. ed. Hoboken (NJ): Wiley-Blackwell; 2017.
4. Wang HW, Balakrishna JP, Pittaluga S, Jaffe ES. Diagnosis of Hodgkin lymphoma in the modern era. Br J Haematol. 2019;184(1):45-59.
5. Band PR, Le ND, Fang R, Threlfall WJ, Astrakianakis G, Anderson JT, et al. Cohort mortality study of pulp and paper mill workers in British Columbia, Canada. Am J Epidemiol. 1997;146(2):186-94.
6. Pukkala E, Martinsen JI, Lynge E, Gunnarsdottir HK, Sparén P, Tryggvadottir L, et al. Occupation and cancer-follow-up of 15 million people in five Nordic countries. Acta Oncológica. 2009;48(5):646-790.
7. Travier N, Gridley G, De Roos AJ, Plato N, Moradi T, Boffetta P. Cancer incidence of dry cleaning, laundry and ironing workers in Sweden. Scand J Work Environ Health. 2002;28(5):341-8.
8. Leval L, Jaffe ES. Lymphoma classification. Cancer J. 2020;26(3):176-85.
9. Bray F, Ferlay J, Soerjomataram I, Siegel RL, Torre LA, Jemal A. Global cancer statistics 2018: GLOBOCAN estimates of incidence and mortality worldwide for 36 cancers in 185 countries. CA Cancer J Clin. 2018;68:394-424.
10. Instituto Nacional de Câncer. Estatísticas de câncer. Disponível em: https://www.inca.gov.br/publicacoes/livros/estimativa-2023-incidencia-de-cancer-no-brasil. (Acesso em: 06 ago 2023)
11. Thandra KC, Barsouk A, Saginala K, Padala SA, Barsouk A, Rawla P. Epidemiology of non-Hodgkin's lymphoma. Med Sci. 2021;9(1):5.
12. Cocco P, Vermeulen R, Flore V, Nonne T, Campagna M, Purdue M, et al. Occupational exposure to trichloroethylene and risk of non-Hodgkin lymphoma and its major subtypes: a pooled InterLymph [correction of IinterLlymph] analysis. Occup Environ Med. 2013;70(11):795-802.
13. Jiao J, Zheng T, Lan Q, Chen Y, Deng Q, Bi X, et al. Occupational solvent exposure, genetic variation of DNA repair genes, and the risk of non-Hodgkin's lymphoma. Eur J Cancer Prev. 2012;21(6):580-4.
14. Krol AD, le Cessie S, Snijder S, Kluin-Nelemans JC, Kluin PM, Noordijk EM. Primary extranodal non-Hodgkin's lymphoma (NHL): the impact of alternative definitions tested in the Comprehensive Cancer Centre West population-based NHL registry. Ann Oncol. 2003;14(1):131-9.
15. Ayton PM, Cleary ML. Molecular mechanisms of leukemogenesis mediated by MLL fusion proteins. Oncogene. 2001;(40):5695-707.
16. Fujita TC. Acute lymphoid leukemia etiopathogenesis. Molecular Biology Reports. 2021;48:817-22.
17. Greaves M. Infection, immune responses and the aetiology of childhood leukaemia. Nat Rev Cancer. 2006;6(3):193-203.
18. Yi M, Zhou L, Li A, Luo S, Wu K. Global burden and trend of acute lymphoblastic leukemia from 1990 to 2017. Aging. 2020;12(22):22869-91.
19. Malard F, Mohty M. Acute lymphoblastic leukaemia. Lancet. 2020;395:1146-62.
20. Shallis RM, Wang R, Davidoff A, Ma X, Zeidan AM. Epidemiology of acute myeloid leukemia: Recent progress and enduring challenges. Blood Rev. 2019;36:70-87.
21. Sielken RL Jr, Valdez-Flores C. A comprehensive review of occupational and general population cancer risk: 1,3-butadiene exposure-response modeling for all leukemia, acute myelogenous leukemia, chronic lymphocytic leukemia, chronic myelogenous leukemia, myeloid neoplasm and lymphoid neoplasm. Chem Biol Interact. 2015;241:50-8.

22. Coggon D, Ntani G, Harris EC, Jayakody N, Palmer KT. Soft tissue sarcoma, non-Hodgkin's lymphoma and chronic lymphocytic leukaemia in workers exposed to phenoxy herbicides: extended follow-up of a UK cohort. Occup Environ Med. 2015;72:435-41.
23. Leon ME, Ferro G, Schüz J, Schinasi LH, Kjaerheim K, Straif K, et al. Pesticide use and risk of non-Hodgkin lymphoid malignancies in agricultural cohorts from France, Norway and the USA: a pooled analysis from the AGRICOH consortium. Int J Epidemiol. 2019;48:1519-35.
24. Khalade A, Jaakkola MS, Pukkala E, Jaakkola JJ. Exposure to benzene at work and the risk of leukemia: a systematic review and meta-analysis. Environ Health. 2010;9:31.
25. Schnatter AR, Rosamilia K, Wojcik NC. Review of the literature on benzene exposure and leukemia subtypes. Chem Biol Interact. 2005;153-4:9-21.
26. Landgren O, Gridley G, Check D, Caporaso NE, Morris Brown L. Acquired immune-related and inflammatory conditions and subsequent chronic lymphocytic leukaemia. Br J Haematol. 2007;139:791-8.
27. Lesley AA, Ola L, Eric AE. Common community acquired infections and subsequent risk of chronic lymphocytic leukaemia. Br J Haematol. 2009;147:444-9.
28. Döhner H, Wei AH, Appelbaum FR, Craddock C, DiNardo CD, Dombret H, et al. Diagnosis and management of AML in adults: 2022 recommendations from an international expert panel on behalf of the ELN. Blood. 2022;140(12):1345-77.
29. Lamm SH, Engel A, Joshi KP, Byrd DM 3rd, Chen R. Chronic myelogenous leukemia and benzene exposure: a systematic review and meta-analysis of the case-control literature. Chem Biol Interact. 2009;182(2-3):93-7.
30. Zhang L, Steinmaus C, Eastmond DA, Xin XK, Smith MT. Formaldehyde exposure and leukemia: a new meta-analysis and potential mechanisms. Mutat Res. 2009;681:150-68.
31. International Agency for Research on Cancer. Benzene. IARC Monographs. Lyon: IARC, 1987. Disponível em: https://publications.iarc.fr/Book-And-Report-Series/Iarc-Monographs-On-The-Identification-of-Carcinogenic-Hazards-to-Humans/Benzene-2018. (Acesso em: 06 ago 2023)
32. Duarte-Davidson R, Courage C, Rushton L, Levy L. Benzene in the environment: an assessment of the potential risks to the health of the population Occup Environ Med. 2001;58(1):2-13.
33. Ugai T, Matsuo K, Oze I, Ito H, Wakai K, Wada K, et al. Smoking and subsequent risk of acute myeloid leukaemia: a pooled analysis of 9 cohort studies in Japan. Hematol Oncol. 2018;36:262-8.
34. Iwanaga M, Hsu WL, Soda M, Takasaki Y, Tawara M, Joh T, et al. Risk of myelodysplastic syndromes in people exposed to ionizing radiation: a retrospective cohort study of Nagasaki atomic bomb survivors. J Clin Oncol. 2011;29(4):428-34.
35. Linet MS, Gilbert ES, Vermeulen R, Dores GM, Yin SN, Portengen L, et al. Chinese Center for Disease Control and Prevention– US National Cancer Institute Benzene Study Group. Benzene exposure response and risk of myeloid neoplasms in Chinese workers: a multicenter case-cohort study. J Natl Cancer Inst. 2019;111(5):465-74.
36. Patnaik MM, Tefferi A. Refractory anemia with ring sideroblasts (RARS) and RARS with thrombocytosis (RARS-T): 2019 update on diagnosis, risk-stratification, and management. Am J Hematol. 2019;94(4):475-88.
37. Queiroz S. Tratado de toxicologia ccupacional. São Paulo: Atheneu; 2015. cap.13.
38. Agency for Toxic Substances and Disease Registry. Toxicological profile for lead. US Department of Health and Human Services Public Health Service; 2007.
39. Hsieh NH, Chung SH, Chen SC, Chen WY, Cheng YH, Lin YJ, et al. Anemia risk in relation to lead exposure in lead-related manufacturing. BMC Public Health. 2017;17(1):389.
40. Porcelli B, Terzuoli L, Frosi B, Pagani R, Montomoli L, Romeo R, et al. Blood concentrations of lead and erythropoietin. J Lab Clin Med. 2002;139:125.
41. Kosnett MJ, Wedeen RP, Rothenberg SJ, Hipkins KL, Materna BL, Schwartz BS, et al. Recommendations for medical management of adult lead exposure. Environ Health Perspect. 2007;115:463-71.
42. Tsai MT, Huang SY, Cheng SY. Lead poisoning can be easily misdiagnosed as acute porphyria and nonspecific abdominal pain. Case Rep Emerg Med. 2017;(2):1-4.
43. Papanikolaou NC, Hatzidaki EG, Belivanis S, Tzanakakis GN, Tsatsakis AM. Lead toxicity update: a brief review. Med Sci Monit. 2005;11:329-36.
44. Centers for Disease Control and Prevention. Adult Blood Lead Epidemiology and Surveillance (ABLES). Understanding blood lead levels: National Institute for Occupational Safety and Health (NIOSH) workplace safety & health topics. February 2021. Disponível em: https://www.cdc.gov/niosh/topics/lead/ables.html. (Acesso em: 6 ago 2023)
45. Bissell DM, Lai JC, Meister RK, Blanc PD. Role of delta aminolevulinic acid in the symptoms of acute porphyria. Am J Med. 2015;128:313-7.
46. Souza AM, Tavares CFF. Chumbo e anemia. Medicina (Ribeirão Preto). 2009;42(3).
47. Camitta BM, Thomas ED, Nathan DG, Santos G, Gordon-Smith EC, Gale RP, et al. Severe aplastic anemia: a prospective study of the effect of early marrow transplantation on acute mortality. Blood.1976;48(1):63-70.
48. Georges GE, Doney K, Storb R. Severe aplastic anemia: allogeneic bone marrow transplantation as first-line treatment. Blood Adv. 2018;2(15):2020-8.
49. Maciejewski JP, Selleri C. Evolution of clonal cytogenetic abnormalities in aplastic anemia. Leuk Lymphoma. 2004;45:433-40.
50. Pezeshki A, Podder S, Kamel R, Corey SJ. Monosomy 7/del(7q) in inherited bone marrow failure syndromes: a systematic review. Pediatr Blood Cancer. 2017;64.
51. Moore JK, MacKinnon AC, Man TY, Manning JR, Forbes SJ, Simpson KJ. Patients with the worst outcomes after paracetamol (acetaminophen) induced liver failure have an early monocytopenia. Aliment Pharmacol Ther. 2017;45(3):443-54.
52. Jephcote C, Brown D, Verbeek, Mah A. A systematic review and meta-analysis of haematological malignancies in residents living near petrochemical facilities. Environ Health. 2020;19(1):53.

53. Janas-Boratynska M, Szewczyk Z. The effect of immunosuppressive and anti-inflammatory drugs on lymphocyte population and MIF in glomerulonephritis. Arch Immunol Ther Exp (Warsz). 1979;27(6):833-45.
54. Ogbogu PU, Bochener BS, Butterfield HJ, Gleich GJ, Huss-Marp J, Kahn JE, et al. Hypereosinophilic syndromes: a multicenter, retrospective analysis of clinical characteristics and response to therapy. J Allergy Clin Immunol. 2009;124:1319-25.
55. Howland MA. Methylene blue. In: Godfrank LR, editor. Godfrank's toxicologic emergencies. 5. ed. Norwalk: Appleton & Lange; 1994. p.1179-80.
56. De Capitani EM, Vieira RJ, Bucaretchi F, Zambrone FAD, Madureira PR, Toledo AS. Metemoglobinemia secundária à exposição ocupacional: relato de nove casos clínicos. Rev Bras Med Trab. 2003;1(2):133-7.
57. Hill RH Jr. Effects of polyhalogenated aromatic compounds on porphyrin metabolism. Environ Health Perspect. 1985;60:139-43.
58. Daniell WE, Stockbridge HL, Labbe RF, Woods JS, Anderson KE, Bissell DM, et al. Environmental chemical exposures and disturbances of heme synthesis. Environ Health Perspect. 1997;105(Suppl 1):37-53.
59. Verneuil H, Aitken G, Nordmann Y. Familial and sporadic porphyria cutanea: two diferent diseases. Hum Genet. 1978;44:145-51.
60. Bickers DR. Environmental and drug factors in hepatic porphyria. Acta Derm Venerol. 1982;(Suppl)100:29-41.
61. Doss M. Pathobiochemical transition of secondary coproporphyrinuria to chronic hepatic porphyria in humans. Klin Wochenschr. 1980;58:141-8.

23

Doenças Endócrinas, Nutricionais e Metabólicas Relacionadas ao Trabalho

Maria Carlota Borba Brum
Érica Lui Reinhardt
Sheila de Castro Cardoso Toniasso
Raquel Canuto
Janaína Cristina da Silva

- Introdução
- Principais doenças endócrinas nutricionais e metabólicas
- Etiopatogenia
- Diagnóstico
- Abordagens corretivas
- Abordagens preventivas
- Abordagens de promoção da saúde
- Considerações finais

Introdução

O sistema endócrino é composto por um complexo conjunto de glândulas que secretam hormônios com alvos e funções específicas no organismo. Promovem a homeostase corporal e atuam na determinação do crescimento e do desenvolvimento humano, com reflexos sobre a função sexual e, por consequência, sobre a fertilidade. Assim, influenciam também a regulação do metabolismo, do peso corporal, da pressão arterial e dos padrões de sono e vigília. Os hormônios podem ser considerados mensageiros químicos que, ao serem liberados na corrente sanguínea, atuam especificamente nos receptores das células-alvo, de maneira semelhante a uma ligação do tipo chave e fechadura, regulando processos biológicos específicos em diferentes células, tecidos e órgãos.

A ligação entre hormônio e receptor pode sofrer interferências em qualquer ponto da cadeia que envolve os mecanismos de regulação. Essas interferências podem ser provocadas por agentes químicos presentes nos processos de trabalho, nos diversos ambientes (ar, água, solo), nos produtos de consumo e em medicamentos, e podem interagir com o organismo humano a partir de inalação, ingestão ou absorção dérmica. Os produtos químicos com essa capacidade são chamados de **interferentes** ou **disruptores endócrinos.**[1] A Organização Mundial da Saúde (OMS) definiu disruptores endócrinos como uma substância ou mistura exógena que altera a(s) função(ões) do sistema endócrino e, consequentemente, causa efeitos adversos à saúde em um organismo intacto, em sua progênie, ou em subpopulações.[2]

Além desses agentes, a forma como o trabalho é organizado também parece ser capaz de levar a alterações hormonais significativas. Já se sabe, p. ex., que a organização do trabalho em turnos noturnos tem impactos sobre a saúde dos trabalhadores. A sociedade atual tem se caracterizado pelo oferecimento de serviços 24 horas por dia. Não apenas os serviços essenciais funcionam assim: há uma quantidade cada vez maior de produção de bens e prestações de serviço que atuam ininterruptamente, visando atender às demandas relacionadas às rápidas mudanças ocorridas nos processos tecnológicos e nas sociedades de modo geral. Como resultado, muitos trabalhadores exercem suas atividades laborais em horários e turnos variados, com efeitos negativos sobre sua saúde.

Ao mesmo tempo, as **síndromes metabólicas** (diabetes, dislipidemia, obesidade) representam uma preocupação crescente. O aumento de prevalência dessas condições já caracteriza um problema de saúde pública em todo o mundo. Características do trabalho, como exposição a determinados agentes químicos e o trabalho em turnos, têm sido associadas à maior ocorrência desses agravos.

Este capítulo apresenta informações atualizadas sobre os mecanismos pelos quais agentes externos podem interferir no metabolismo e no sistema endócrino, especialmente no contexto ocupacional e ambiental, abordando aspectos clínicos, preventivos e de promoção à saúde.

Principais doenças endócrinas nutricionais e metabólicas

Hipotireoidismo

O **hipotireoidismo** é caracterizado por uma deficiência da produção de hormônio tireoidiano. A sua forma mais grave se manifesta com sinais e sintomas evidentes, mas também existe uma forma subclínica que raramente apresenta sinais e sintomas, definida bioquimicamente pela concentração de hormônio estimulante da tireoide (TSH) acima do limite do intervalo de referência com níveis do hormônio tiroxina (T4) que permanecem dentro dos intervalos de referência.

Nos estágios iniciais, os sintomas podem ser inespecíficos, como mialgia, artralgias, câibras, pele seca, dores de cabeça e menorragia. Unhas quebradiças, cabelos mais finos, palidez e sintomas da síndrome do túnel do carpo também podem estar presentes. As manifestações mais graves incluem macroglossia, edema periférico, constipação, dispneia e ganho de peso.[3]

Diabetes *mellitus* não insulinodependente

A Tabela 23.1 apresenta os critérios laboratoriais para os diagnósticos de pré-diabetes e *diabetes mellitus* tipo 2 (DM2). É necessário que dois exames estejam alterados para estabelecer o diagnóstico, devendo ser repetidos para confirmação. É importante destacar que os exames laboratoriais devem ser sempre considerados de acordo com o contexto das informações clínicas obtidas antes do estabelecimento do diagnóstico de DM ou pré-diabetes, considerando-se que há situações especiais em que a hemoglobina glicada, p. ex., pode apresentar incongruências com os demais

Tabela 23.1. Critérios laboratoriais para os diagnósticos de pré-diabetes e DM2

Critérios	Normal	Pré-diabetes	DM2
Glicemia em jejum (mg/dL)*	< 100	100 a < 126	> 126
Glicemia ao acaso (mg/dL)#	–	–	≥ 200
Glicemia após 2 horas do TOTG (mg/dL)$	< 140	140 a < 200	≥ 200
Hemoglobina glicada (%)	< 5,7	5,7 a < 6,5	≥ 6,5

*Tempo de jejum ≥ 8 horas. #Na presença de sintomas evidentes de DM. $Teste feito com carga oral equivalente a 75 g de glicose anidra diluída em água. DM2: *diabetes mellitus* tipo 2; TOTG: teste oral de tolerância à glicose. Fonte: Cobas et al., 2022.[4]

exames, como anemia, gestação e puerpério, uso de drogas antirretrovirais e hemoglobinopatias, entre outras condições.[4]

Obesidade

A **obesidade** é uma doença multifatorial com componentes genéticos e ambientais. Há uma perspectiva predominante de que essa doença resulta de um desequilíbrio entre a ingestão e o gasto de energia causado por alimentação excessiva e exercício insuficiente, porém outros fatores têm sido considerados na origem da doença.[5]

O **índice de massa corpórea** (IMC) é o cálculo mais utilizado para avaliação da adiposidade corporal, apesar de não ser uma medida direta. Esse índice é mais apropriado, na verdade, para diferenciar o risco populacional de doença cardiovascular e de outras doenças crônicas relacionadas à obesidade, não em nível individual (Tabela 23.2). As recomendações atuais indicam que se deve associar o IMC e a relação cintura-quadril para estimar a gordura central de forma prática e, assim, avaliar e prever os riscos para a saúde. É importante ressaltar que há evidências de que alguns grupos étnicos têm cortes mais baixos para o sobrepeso ou a obesidade (p. ex., populações asiáticas).[6]

Tabela 23.2. Relação entre IMC, classificação internacional da obesidade e risco de doença

IMC (kg/m²)	Classificação	Risco de doença
< 18,5	Magro ou baixo peso	Normal ou elevado
18,5 a 24,9	Normal	Normal
25 a 29,9	Sobrepeso	Pouco elevado
30 a 34,9	Obesidade I	Elevado
35 a 39,9	Obesidade II	Muito elevado
≥ 40	Obesidade III	Muitíssimo elevado

Fonte: Organização Mundial da Saúde, 2000.[7]

Distúrbios metabólicos não especificados

A OMS preconiza como ponto de partida para a identificação de distúrbios metabólicos a avaliação da resistência à insulina ou do metabolismo da glicose,[8] o que dificulta a sua realização.

A definição do National Cholesterol Education Program Adult Treatment Panel III (NCEP-ATP III),[9] por outro lado, foi desenvolvida para uso clínico e não exige a comprovação de resistência à insulina, facilitando a sua utilização. de acordo com essa classificação, considera-se que a síndrome metabólica (SM) está presente se três ou mais dos cinco critérios a seguir forem atendidos:

- Circunferência da cintura com mais de 102 cm para homens ou 88 cm para mulheres.
- Pressão arterial acima de 130/85 mmHg.
- Triglicerídios (TG) em jejum acima de 150 mg/dL.
- Colesterol de lipoproteína de alta densidade (HDL) em jejum abaixo de 40 mg/dL para homens ou 50 mg/dL para mulheres.
- Glicemia em jejum acima de 100 mg/dL.

A identificação precoce de trabalhadores com síndrome metabólica ou seus componentes apresenta relevância clínica, pois possibilita intervenções no estilo de vida com foco na prevenção de doenças cardiometabólicas e de suas complicações. Essas doenças constituem importante causa de morbidade e mortalidade na população brasileira juntamente com as demais doenças endócrinas e relacionadas ao metabolismo.

Etiopatogenia

Os dois principais mecanismos envolvidos na origem de distúrbios endócrinos, metabólicos e nutricionais relacionados ao trabalho estão relacionados com a interferência nos ritmos biológicos humanos e com os disruptores endócrinos.

Ritmos biológicos e ciclo circadiano

Muitos processos naturais são cíclicos, o que levou os seres vivos a desenvolverem uma organização temporal na forma de ritmos biológicos. As funções ou expressões fisiológicas do organismo (temperatura corporal, sono e vigília, p. ex.), possuem uma ritmicidade própria, determinada por osciladores endógenos. A ritmicidade biológica é, na verdade, resultado da interação entre esses osciladores endógenos e os sincronizadores ambientais (eventos ambientais capazes de modificar esses osciladores), de maneira que o organismo também precisa oscilar para se adaptar ao ambiente, em um processo que pode ser chamado de adaptação ou sincronização temporal.[10]

O ciclo ambiental mais importante é o claro-escuro, caracterizado pela alternância entre o dia e a noite. Esse ciclo foi internalizado nos seres vivos e passou a regular o chamado **ciclo circadiano**, palavra que significa "cerca de um dia". Esse ciclo diz respeito à sincronização dos processos biológicos e comportamentais com o tempo ambiental de 24 horas, permitindo a otimização temporal dos vários eventos fisiológicos e a preparação e a antecipação aos eventos ambientais regidos pelo respectivo ciclo claro-escuro.[11]

Os mecanismos de sincronização do ciclo circadiano garantem que todos os ritmos fisiológicos e comportamentais ocorram de forma coordenada durante o ciclo de 24 horas. Turnos noturnos, caracterizados por uma inversão do horário de trabalho, atuam como um sincronizador ambiental e provocam a mudança das relações de fase entre os ritmos, resultando na perda da ordem temporal interna (dessincronização), pois a velocidade de ressincronização dos diversos ritmos biológicos desses trabalhadores se altera.[10,12] A saúde de indivíduos cuja sincronização entre os ritmos biológicos e os ciclos ambientais não é mantida ajustada pode ser afetada negativamente, o que provoca problemas gástricos, cardiovasculares, psíquicos e metabólicos.[11]

Melatonina

A **melatonina** é o principal hormônio secretado pela glândula pineal, no cérebro. A produção da maior parte da quantidade circulante desse hormônio segue o ritmo circadiano definido pelos núcleos supraquiasmáticos (oscilador central). Assim, sua secreção é regulada diretamente pelo ciclo claro-escuro. Por ser produzida durante a noite tanto em animais diurnos quanto noturnos, a melatonina é considerada o sinalizador biológico universal, pois indica a fase de escuro para o organismo. Diferenças em sua secreção representam a única via humoral que sinaliza o horário do dia e a época do ano para os sistemas fisiológicos internos, sendo fundamental para a temporização adequada das respostas rítmicas e para o ajuste dos ritmos biológicos ao ciclo claro-escuro.

Na situação de exposição ao ciclo claro-escuro usual, como ocorre em trabalhadores diurnos, a concentração de melatonina permanece em níveis indetectáveis ou muito baixa durante a fase de claro, do dia, e começa a se elevar algumas horas antes do início do sono, atingindo seu pico por volta das 4 horas, e retorna à concentração baixa perto da hora de acordar, aproximadamente 12 horas depois do começo de sua secreção.[13,14] A exposição à luz durante a noite suprime a produção de melatonina pela glândula pineal, fenômeno apontado como o elo entre trabalho noturno e incidência de câncer.[15]

O ritmo de secreção da melatonina é bem marcado, sendo facilmente reproduzido dia após dia na mesma pessoa;[16] no entanto, há grandes variações na secreção de melatonina de uma pessoa para outra, cuja importância fisiológica ainda é desconhecida. Assim, trabalhadores em turnos noturnos apresentarão respostas bem diferentes no ritmo de produção desse hormônio em resposta à modificação do ciclo claro-escuro. A maioria dos trabalhadores em turnos noturnos fixos retém o ritmo diurno típico, enquanto alguns poucos apresentam ajuste rítmico parcial, com o pico de secreção de melatonina ocorrendo durante o episódio de sono diurno.[13,17,18] Por sua vez, cerca de 3% dos trabalhadores em turnos noturnos fixos apresentariam um ajuste completo ao ciclo invertido do trabalho em turnos.[13] Nesses trabalhadores, raramente é possível a sincronização do ritmo desse hormônio com o ciclo claro-escuro invertido, o que evidencia um estado fisiológico de dessincronização crônica com potenciais consequências adversas à saúde. Além dessa dessincronização crônica, há evidências de que o trabalho noturno também está associado a uma menor secreção diária total de melatonina e a uma menor amplitude de seu ritmo, mesmo se comparados com trabalhadores em turnos que apresentam um ajuste parcial ou completo do ritmo de produção desse hormônio.[17-20]

Cortisol

Há dois sistemas fisiológicos que colaboram na manutenção da homeostase: enquanto o ciclo circadiano permite aos organismos antecipar eventos previsíveis, o sistema de enfrentamento do estresse permite que eles confrontem ou desviem de desafios homeostáticos imprevisíveis (estressores).[21]

O principal hormônio do sistema de enfrentamento do estresse é o **cortisol**, secretado pela glândula adrenal sob controle do eixo hipotálamo-hipófise-adrenal (HPA), cujas funções englobam respostas anti-inflamatórias, metabólicas (gliconeogênese) e imunossupressoras.[12] A produção cotidiana de cortisol segue um ritmo circadiano, com níveis mínimos durante a primeira metade do sono noturno e início de elevação por volta das 3 horas,[22,23] resultando em um pico acentuado entre 20 minutos e 30 minutos após o despertar matinal, conhecido como resposta do cortisol ao acordar (CAR, do inglês *cortisol awakening response*). No restante do dia, sua concentração continua decresce continuamente, exceto por aumentos temporários relacionados ao estresse que se superpõem ao ritmo circadiano.[22]

De forma recíproca, o sistema de enfrentamento do estresse pode retroalimentar o ciclo circadiano, além de fornecer informações temporais para o resto do corpo. O cortisol é capaz de interferir nos ritmos dos osciladores periféricos em resposta a sincronizadores não fóticos, como ingestão de alimentos, interações sociais, exercício físico e estresse.[21]

Uma revisão recente da literatura confirmou que o trabalho em turnos se associa a distúrbios na secreção do cortisol.[24] O trabalho em turnos, especialmente no turno noturno, prejudica significativamente a produção, o ritmo e a resposta ao acordar, com:

a) Aumento dos níveis quando eles deveriam estar baixos.
b) Níveis consistentemente mais altos ao longo do dia quanto mais turnos noturnos consecutivos forem realizados.
c) Diminuição da amplitude do ritmo ao longo de turnos noturnos consecutivos.
d) Atenuação da resposta do cortisol ao acordar.

Além disso, turnos irregulares seriam ainda mais prejudiciais para a produção de cortisol do que os turnos regulares.

Obesidade, síndrome metabólica e diabetes

Em indivíduos saudáveis, a homeostase da glicose é um processo fortemente regulado que envolve o pâncreas (produz os hormônios reguladores da glicose glucagon e insulina), fígado (realiza glicogenólise e gliconeogênese como resposta à estimulação com glucagon, ou glicogênese e glicólise como resposta à estimulação com insulina) e tecidos muscular e adiposo (captação de glicose do sangue via insulina). Por fim, os polipeptídios inibitórios gástricos conhecidos como incretinas e o peptídio semelhante ao glucagon-1 (GLP-1) são secretados no trato gastrointestinal superior, em resposta à presença da glicose, e aumentam a liberação de insulina pelo pâncreas. Para manter a normoglicemia, é importante que esses diferentes processos ocorram em sincronia. Além disso, para muitos tecidos periféricos o mais importante sincronizador temporal, além do oscilador central localizado no cérebro, é o **ciclo de alimentação-jejum.**[25]

A inter-relação direta e indireta dos problemas sociais e dos aspectos relacionados à dessincronização dos ritmos biológicos vivenciada pelos **trabalhadores em turnos** predispõe a uma série de efeitos deletérios à saúde. Estudos mostram que o **sobrepeso** e a **obesidade** são mais prevalentes em trabalhadores em turnos e noturnos do que em trabalhadores diurnos, por processos associados a alterações na ingestão alimentar. Os hábitos alimentares fornecem informações para o trato gastrointestinal produzir hormônios a partir das células enteroendócrinas, permitindo o equilíbrio energético e a homeostase do metabolismo corporal. A irregularidade da ingestão alimentar, especialmente o intervalo entre a primeira e a última refeição do dia, é importante para determinar processos de lipogênese, acúmulo de tecido adiposo e secreção de insulina, e pode ter implicações significativas no ganho de peso, no apetite e no metabolismo da glicose e de lipídios.[26] Dessa forma, o **trabalho em turnos** e o **trabalho noturno** também têm sido associado ao aumento do risco de desenvolvimento de outros distúrbios metabólicos, como resistência à insulina, diabetes, dislipidemias e síndrome metabólica.[12]

Com relação à **obesidade**, o que se observa é que há uma soma de alimentação em horários circadianos desfavoráveis, redução de oportunidades para a prática de atividade física, diminuição na frequência das refeições, aumento nos lanches noturnos e maior tendência a consumir alimentos mais calóricos. Há evidências de que a maior parte da energia consumida por trabalhadores em turnos e noturnos ocorre a partir do final da tarde até a noite, sendo que a digestão noturna é menos eficiente em razão da ritmicidade circadiana. Outro aspecto relacionado ao trabalho em turnos e diretamente associado ao ganho de peso é a mudança no **padrão de sono**. Estudos epidemiológicos revelam uma relação causal entre a redução da duração do sono ou trabalho em turnos e os distúrbios metabólicos. A privação de sono pode resultar em uma ingestão diária adicional de energia de cerca de 350 kcal a 500 kcal e aumento na ingestão de calorias derivadas de lanches.[12]

Outras alterações observadas entre os **trabalhadores em turnos** referem-se ao aumento dos níveis de triglicerídios séricos e à menor concentração de colesterol do tipo HDL em comparação com trabalhadores diurnos. Tem sido demonstrado que alterações no ciclo vigília-sono e o desajuste circadiano podem alterar as concentrações de leptina e grelina, afetando os reguladores periféricos e favorecendo o desenvolvimento da obesidade e da síndrome metabólica em trabalhadores em turnos e noturnos.[12]

Do ponto de vista biológico, o organismo não está preparado para a ingestão calórica noturna. O triacilglicerol (principal componente lipídico da gordura da dieta) tem mostrado ritmicidade circadiana, com níveis mais elevados à noite que durante o dia, o que se demonstra pelo fato de a alimentação noturna desencadear uma maior resposta de triacilgliceróis em comparação com a alimentação diurna. Isso também pode ser o resultado de uma menor resposta à insulina à noite, pois a insulina é um importante ativador da lipase lipoproteica, enzima encontrada nas paredes capilares responsável pela hidrólise/degradação lipídica e pela degradação do triacilglicerol. Assim, uma redução na sensibilidade da insulina pode resultar em redução semelhante na atividade da lipase lipoproteica. Isso poderia ajudar a explicar a forte evidência da associação entre o trabalho noturno e o desenvolvimento da síndrome metabólica.[10]

O momento da ingestão alimentar também é um determinante importante para a regulação da glicose, uma vez que a alimentação em horários inadequados do dia, como durante a noite e a madrugada, pode causar hiperglicemia e levar à liberação de insulina em uma fase oposta à fase de outros ritmos circadianos, contribuindo, portanto, para o desequilíbrio metabólico.[25] As concentrações de glicose plasmática seguem um ritmo circadiano com pico no início do período ativo, independentemente das condições de alimentação. Além disso, transportadores de glicose e receptores de glucagon variam com o ciclo circadiano, e a síntese de glicose via gliconeogênese também é controlada ritmicamente. A tolerância à glicose também varia conforme um ritmo circadiano, sendo maior no início do período de atividade e passando por redução gradual até alcançar o final desse período em níveis baixos. A maior tolerância à glicose matinal é, em parte, resultado do aumento da responsividade das células-β, que é acompanhado por uma tendência de aumento na ação da insulina e por menor eliminação pelo fígado em comparação com o final do dia.[25]

Por isso, tendo em vista a forte regulação circadiana da homeostase da glicemia, não surpreende que os estudos epidemiológicos venham demonstrando que trabalhadores em turnos apresentam maior risco de desenvolver DM2, presumivelmente em decorrência da alimentação fora de sincronia com o ciclo circadiano endógeno. As evidências sugerem, ainda, risco aumentado de diabetes no trabalho noturno ou em turnos alternantes ou irregulares, com risco mais elevado para os homens e para os trabalhadores de turnos alternantes.[27]

Disruptores endócrinos

São chamadas de disruptores endócrinos as substâncias de origem natural ou sintética que têm como características-chave as capacidades de interagir ou ativar receptores hormonais, antagonizar os receptores hormonais, alterar a expressão dos receptores hormonais e a transdução de sinal em células responsivas a hormônios, induzir modificações epigenéticas nas células produtoras de hormônios ou responsivas a hormônios, alterar a síntese de hormônios e o transporte de hormônios através das membranas celulares e modificar a distribuição hormonal ou os níveis de hormônios circulantes.[5]

Atualmente, estão descritos nessa classificação mais de 350 compostos, como inseticidas (dicloro-difenil-tricloroetano [DDT] e seus metabólitos e piretroides), herbicidas (atrazina e nitrofeno), fungicidas (zineb e ziram); bisfenóis, plastificantes polibromi-éteres difenílicos e bifenilos policlorados, dioxinas e compostos semelhantes a dioxinas; ftalatos e metais pesados (chumbo, cromo hexavalente, mercúrio e cádmio), arsênio, acrilamida, benzofenonas, micotoxinas, compostos per/polifluorados e hidrocarbonetos aromáticos policíclicos que interferem na ação hormonal. Essas substâncias geram preocupação em órgãos governamentais e não governamentais, especialmente por conta de seus efeitos na gestação e no desenvolvimento humano, seja nas exposições ocupacionais ou nas ambientais. Há evidências crescentes de que contribuem com o desenvolvimento de inúmeras doenças, incluindo problemas de neurodesenvolvimento, déficits cognitivos, doenças reprodutivas, distúrbios metabólicos (Figura 23.1) e cânceres sensíveis a hormônios, como câncer de mama e próstata.[2,28,29] Os capítulos 21 e 38 deste livro abordam de maneira aprofundada esses temas.

Por outro lado, alguns estudos têm abordado o potencial de determinadas substâncias químicas de atuar diretamente na fisiologia do tecido adiposo, modulando o comprometimento das células-tronco, sua diferenciação em adipócitos e o tamanho do número e o conteúdo de triglicerídios nos adipócitos, sendo denominadas obesogênicas (Tabela 23.3). Essas substâncias podem atuar como disruptores endócrinos ou

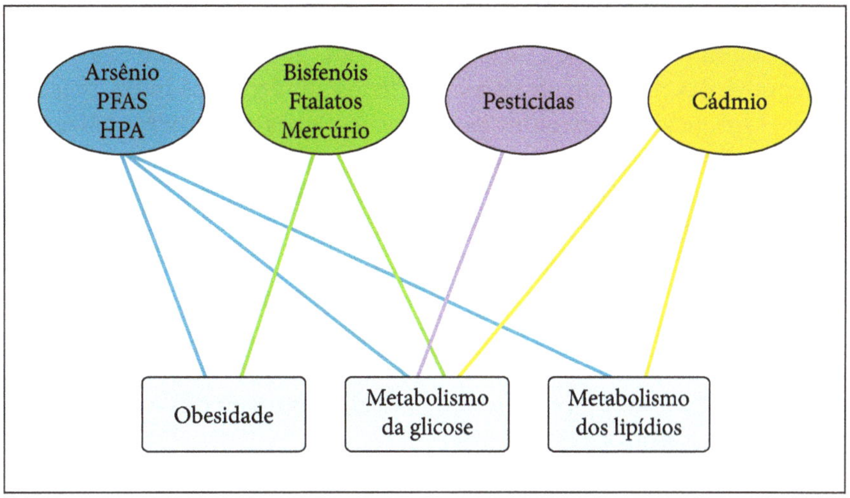

Figura 23.1. Associações identificadas entre substâncias químicas, obesidade, metabolismo da glicose e metabolismo dos lipídios. HPA: hidrocarbonetos policíclicos aromáticos; PFAS: substâncias per e polifluoroalquil.

Fonte: Adaptada de Haverinen et al., 2021.[29]

Tabela 23.3. Fontes de substâncias químicas obesogênicas[5]

Substâncias	Produtos
Bisfenóis	Resinas, papel térmico, plásticos
Ftalatos	Plásticos, pisos vinílicos, recipientes de metal
Parabenos	Conservantes de alimentos, produtos de cuidado pessoal
Bifenilos policlorados	Agrotóxicos, solventes, eletrônicos, elétricos, tintas anti-incrustantes, desinfetantes
Retardadores de chama bromados	Eletrônicos, elétricos, roupas, móveis
Estrógenos não esteroides	Medicamentos

Fonte: Heindel et al., 2022.[5]

sobre outros aspectos do metabolismo, modificando a taxa metabólica, a composição da microbiota intestinal e o controle hormonal do comportamento alimentar. Elas também podem afetar a função da tireoide e gerar efeitos diversos sobre a saúde, como DM2, doença hepática gordurosa não alcoólica (DHGNA) e resistência à insulina, além de contribuir para o aumento do peso. Da mesma forma, o momento de maior vulnerabilidade da exposição a esses agentes é na gestação, afetando o desenvolvimento. O maior acesso aos tecidos em momentos críticos de formação e desenvolvimento permite a promoção de mudanças nos padrões epigenéticos e na expressão gênica, resultando em aumento da suscetibilidade a doenças metabólicas e obesidade na idade adulta, somado a outras exposições ambientais e ocupacionais, bem como hábitos e estilos de vida.[5]

Agrotóxicos

Os agrotóxicos sintéticos são classificados em quatro principais grupos: organoclorados, organofosforados, carbamatos e piretroides. Os resíduos dessas substâncias nos alimentos são a principal fonte de exposição, observando-se maior vulnerabilidade em lactentes, crianças, gestantes e mulheres em geral, além dos trabalhadores expostos às atividades de preparação e aplicação dos produtos.

Recentemente, distúrbios da tireoide têm sido relacionados com a exposição a agrotóxicos específicos, como os herbicidas clorofenoxi e alguns organoclorados, os inseticidas organofosforados e os fungicidas maneb/mancozeb e benomyl. Um estudo observacional com 35.150 participantes de ambos os sexos foi realizado por Shrestha et al.,[30] nos Estados Unidos, envolvendo o uso de agrotóxicos. Foi identificado risco significativamente aumentado de hipotireoidismo com a exposição a quatro inseticidas organoclorados (aldrin, heptacloro e lindano entre os participantes com idade atingida superior a 62 anos e clordano em todos os participantes), a quatro inseticidas organofosforados (coumafós naqueles com mais de 62 anos; e diazinon, diclorvos e malation em todos os participantes) e a três herbicidas (dicamba, glifosato e 2,4-D em todos os participantes).[30]

A exposição a agrotóxicos também esteve associada a distúrbios metabólicos em alguns estudos, mas de forma não consistente.[31,32] Um estudo do tipo caso-controle de base populacional foi conduzido em áreas selecionadas da Andaluzia (sul da Espanha) com diferentes exposições a pesticidas, de acordo com diversos padrões de uso da agricultura. Identificou-se uma maior prevalência de hipotireoidismo e tireotoxicose, além de tireoidite e bócio.[33] Inseticidas piretroides, por sua vez, podem estar associados a maior incidência de DM2. Um estudo de caso-controle aninhado com casos e controles pareados, publicado em 2012, identificou associação positiva entre mistura de piretroides e incidência de DM2.[34]

Bisfenóis

O **bisfenol A** (BPA) é um dos plastificantes mais produzidos e utilizados no mundo e, juntamente com os seus substitutos mais recentes **bisfenol F** (BPF) e **bisfenol S** (BPS), tem ampla presença na vida diária da população mundial e no ambiente ocupacional, podendo ser absorvido por ingestão, absorção dérmica ou inalação de partículas ou vapor. Essa substância tem meia-vida curta, sendo excretada cerca de 6 horas após a ingestão. Diversos estudos populacionais demonstraram associação positiva entre a exposição ao BPA e risco de síndrome metabólica e obesidade. O risco de obesidade é maior em crianças e adolescentes, com alguma predominância no sexo masculino. É possível que a leptina e a adiponectina sejam os biomarcadores mais sensíveis de comprometimento metabólico precoce nessa faixa etária. Da mesma forma, em adultos, estudos têm demonstrado que o BPA interfere na homeostase da glicose, com consequente aumento da hemoglobina glicada e dos níveis de insulina.[29,35]

Com relação à **indústria de plásticos**, alguns estudos associam a exposição laboral a distúrbios de estrogênio, alterações nos níveis de testosterona, efeitos na motilidade espermática e câncer testicular em homens, bem como um risco aumentado de infertilidade em mulheres. Estudos realizados em trabalhadores empregados na produção de bisfenóis em indústrias de resina epóxi correlacionaram essa exposição com disfunção sexual, desregulação endócrina e alterações epigenéticas em homens, com efeitos significativos sobre a descendência de pais expostos durante a gravidez, demonstrando que os compostos são hormonalmente ativos e podem ter impacto significativo sobre trabalhadoras grávidas – o que reforça a necessidade de proteção ocupacional.[36]

Fluorados sintéticos

Outro grupo de compostos que tem reconhecido potencial de disrupção endócrina são os **fluorados sintéticos** (ácido perfluoro-octanoico, ácido perfluorononanoico, ácido perfluoro-hexanossulfônico e ácido perfluorooctanessulfônico), amplamente utilizados em produtos industriais e de consumo, incluindo corantes e impermeabilizantes de tecidos e carpetes, polidores de piso, pesticidas, espumas de combate a incêndio e surfactantes de poços de petróleo. Foram observados potenciais carcinogênico, imunotóxico e reprotóxico, além da capacidade de afetarem a tireoide e o metabolismo lipídico, estando associados, também, ao aumento de risco de síndrome metabólica, em razão das repercussões como obesidade e sobrepeso e da elevação dos níveis de colesterol e triglicerídios.[29]

Ftalatos

Os **ftalatos** estão presentes em vários produtos, incluindo pisos vinílicos, adesivos, detergentes, óleos lubrificantes e plásticos automotivos. Nem todos têm a mesma potência de disrupção endócrina. Estudos com vários grupos populacionais, incluindo crianças, adolescentes e adultos, inclusive no contexto ocupacional, demonstraram associação entre a exposição a essas substâncias e obesidade e distúrbios do perfil glicêmico e lipídico, contribuindo, portanto, com fatores de risco para síndrome metabólica. Apesar disso, não foi identificada relação direta entre esse risco e a exposição aos ftalatos.[29,35]

Hidrocarbonetos policíclicos aromáticos

A exposição a **hidrocarbonetos policíclicos aromáticos** (HPA) tem sido relacionada, em alguns estudos populacionais, com DM2, obesidade e hipertensão. Estudos envolvendo trabalhadores de fornos de coque demonstraram aumento da prevalência de síndrome metabólica.[37]

Embora sejam considerados poluentes ambientais onipresentes (ar, água e solo), a exposição ocupacional a esses compostos está presente na indústria a partir da queima incompleta de carvão, óleo e gás, em emissões de automóveis e fumo de tabaco, bem como em utensílios domésticos. A principal via de exposição em humanos é a inalação, mas também ocorre alguma exposição por ingestão e pela absorção dérmica.[29]

Metais pesados

Os **metais pesados**, como cádmio, cobalto, cobre, níquel, cromo hexavalente, chumbo e mercúrio, presentes na construção civil e na indústria de plásticos, p. ex., têm a capacidade de se acoplar aos receptores de estrogênio.

A exposição ao **cromo**, nos setores que lidam com cimento, tem sido correlacionada com um maior risco de oligospermia e diminuição dos níveis de testosterona em homens.

O **chumbo**, por sua vez, é reconhecido pelo potencial de afetar a reprodução, reforçando a importância das pesquisas sobre os mecanismos de comprometimento da fertilidade induzidos por metais nos níveis genético, epigenético e bioquímico.[36]

O **cádmio** tem sido objeto de estudos por causa de sua capacidade de imitar a atividade de hormônios naturais como estrogênios e androgênios, levando à ativação de vias de sinalização específicas ou bloqueando a interação desses hormônios com seus receptores naturais. Sabe-se, p. ex., que ele se liga ao receptor de estrogênio, afetando a homeostase de tecidos responsivos a esse hormônio, com consequente progressão do epitélio mamário neoplásico. Entre homens, estudos em células humanas demonstraram que o cádmio pode imitar os andrógenos, ligando-se aos seus receptores, e atuar tanto na estimulação do crescimento celular quanto na modulação de expressão do gene. É reconhecida também a toxicidade sobre a tireoide, que pode levar a hiper ou hipotireoidismo. Isoladamente ou em combinação com outros disruptores endócrinos (DE), altera os níveis séricos de T4, da tri-iodotironina (T3) e do TSH, com relatos de dano estrutural ao tecido tireoidiano, levando a hipertrofia ou hiperplasia. Também existem algumas evidências de efeitos adversos do cádmio sobre o metabolismo, associando-se com a obesidade e distúrbios da glicose; e, em menor proporção, sobre os lipídios, porém, até o momento, os estudos não foram conclusivos a ponto de estabelecer uma relação causal. Da mesma forma, parece que o cádmio pode levar à obesidade e à DM2 por meio de modificações epigenéticas.[2,29]

A exposição ocupacional ao **arsênio**, por sua vez, ocorre em múltiplas atividades e vários processos industriais, incluindo, além da produção de arsênio, mineração de ouro, preservação de madeira, fabricação de vidro e operações de fundição, essa substância também está presente em várias ligas metálicas, em medicamentos veterinários, em pesticidas e em sais que produzem chamas multicoloridas. Existem três formas com interesse médico-toxicológico: os sais pentavalentes (arsenatos), os sais trivalentes (arsenitos) e o gás arsina. Os estudos são limitados ao associar a exposição ao arsênio com obesidade e alterações nos níveis de glicose e lipídios.

Quanto ao **mercúrio**, estudos demonstram associação positiva com obesidade, enquanto sua relação com os níveis de glicose e o perfil lipídico ainda é inconsistente.[35]

Diagnóstico

A avaliação dos efeitos biológicos dos **disruptores endócrinos** é complexa porque depende da intensidade, do tempo de exposição, do sexo do trabalhador, da sua idade e de condições individuais (gestação, p. ex.), não apresentando uma relação linear entre dose e efeito. Esses aspectos tornam a identificação e o monitoramento da exposição mais difíceis e, por consequência, dificultam também o estabelecimento da associação com efeitos na saúde dos trabalhadores. Diante dessa dificuldade, há órgãos de regulamentação internacional que incluem algumas dessas substâncias em listas de uso restrito como forma de reduzir a exposição ocupacional e da população geral, focando na prevenção.[36]

Os produtos químicos classificados como disruptores endócrinos possuem características específicas que incluem a capacidade de gerar mudanças epigenéticas que são transmitidas para gerações futuras, mas não são detectadas pelos exames moleculares atualmente disponíveis. A latência entre a exposição e o início da doença nesses casos dura de meses a anos, ou até décadas, o que faz com que a doença possa aparecer somente na idade adulta, quando interage com outros fatores (genéticos, nutrição, p. ex.), e tem características diversas entre homens e mulheres. Essas mudanças são potencialmente irreversíveis com as tecnologias atuais.[5]

Cabe ressaltar que as meias-vidas biológicas de alguns desses produtos químicos são curtas e são rapidamente excretados na urina (p. ex., ftalatos e bisfenóis), idealmente sendo recomendado utilizar urina de 24 horas. A hora do dia ou estação do ano poderiam explicar algumas variações intrapessoais e interpessoais nas concentrações urinárias em amostras de urina de ponto único. No entanto, um único ponto em amostra de urina é o teste convencional, apesar dessas limitações metodológicas.[35]

Até o momento, a identificação dos biomarcadores de exposição ocupacional a substâncias com características de disrupção endócrina deve ser baseada em uma história clínica prévia que privilegie aspectos relacionados aos potenciais riscos de exposição, como problemas de fertilidade, abortos espontâneos e menopausa precoce, podendo ser incluídas as dosagens de estradiol e/ou testosterona, quando considerado seu potencial efeito sobre esses hormônios.[36]

Com relação aos **agrotóxicos**, como os efeitos sobre os sistemas endócrino e metabólico decorrem normalmente da exposição prolongada e de baixas doses, o monitoramento de exames como dosagem de acetilcolinesterase plasmática/eritrocitária pode não ser útil. Esse monitoramento deve ser feito, no entanto, quando houver suspeita de intoxicação aguda por organofosforados ou carbamatos. Em ambos os tipos de exposição, podem ser realizados exames laboratoriais para definir a repercussão da exposição no organismo (hemograma completo, contagem de reticulócitos, proteínas totais e frações, eletroforese das globulinas, bilirrubinas totais e frações, fosfatase alcalina, aspartato aminotransferase [TGO ou AST], alanina aminotransferase [TGP ou ALT], gamaglutamiltransferase (gama-GT), ureia, creatinina, TSH, T3, T4, glicemia em jejum e exame qualitativo de urina).

A exposição a **metais pesados** deve ser monitorada conforme orientações da Norma Regulamentadora nº 7 referente ao monitoramento da exposição biológica a agentes químicos. Essas orientações podem ser encontradas no Quadro 1 da NR-7 ("Indicadores biológicos de exposição excessiva") e no Quadro 2 ("Indicadores biológicos de exposição com significado clínico"). Também se recomenda a realização de exames laboratoriais que avaliem as repercussões clínicas do(s) metal(is) pesado(s) pertinente(s) a cada caso.[38]

Abordagens corretivas

O principal objetivo dos exames médicos ocupacionais é a preservação da saúde dos trabalhadores. Eles permitem também avaliar a efetividade das medidas de controle aplicadas ao ambiente de trabalho, o que auxilia na identificação de possíveis alterações relacionadas com os efeitos dos agentes químicos a que os trabalhadores estão expostos. A anamnese e o exame físico detalhados devem ser privilegiados nesse contexto, sendo complementados pelos exames laboratoriais e pelo monitoramento biológico relacionados à(s) exposição(ões), buscando a identificação precoce de anormalidades clínicas ou pré-clínicas.

Quando da identificação precoce de alterações, sejam clínicas ou laboratoriais, a conduta a ser definida depende de fatores como: tipo de agente químico, vias de exposição, medidas ambientais da exposição, presença e eficácia das medidas de proteção coletiva e individual, significado dos exames de monitoramento (exposição excessiva ou significado clínico), possíveis repercussões na saúde do trabalhador e possíveis suscetibilidades individuais ou doenças preexistentes. Esse processo pode prevenir maiores repercussões na saúde de todos os trabalhadores expostos.

Nos casos em que os exames de monitoramento indicam exposição com significado clínico ou possíveis repercussões clínicas no trabalhador, o afastamento das atividades em que ocorre exposição é conduta imediata, bem como o início da investigação. Esse afastamento pode ser definitivo caso se estabeleça nexo com a exposição e/ou quando houver possibilidade de agravamento da condição clínica.

Com relação a esse aspecto, a atuação do médico do trabalho deve estar em consonância com a dos demais profissionais da área de Saúde e Segurança do Trabalho e em especial com o **Programa de Gerenciamento de Riscos** (PGR). Esse programa reúne as medidas necessárias para avaliar os riscos ocupacionais relativos aos perigos identificados no(s) ambiente(s) de trabalho, de forma contínua, e tem como objetivo garantir a manutenção das informações relativas à adoção de medidas de prevenção, privilegiando a participação dos trabalhadores e suas percepções sobre os riscos ocupacionais a que estão expostos (Figura 23.2).[39]

Da mesma forma, no contexto de organização do **trabalho em turnos noturnos**, sejam contínuos ou alternantes, devem ser rotineiramente abordadas com os trabalhadores questões relacionadas ao seu padrão de sono e alimentação, alterações do humor, dificuldades familiares e psicossociais. Também deve ser estabelecida uma rotina de avaliação clínica criteriosa com relação a peso, altura, medidas das circunferências (cintura, quadril e abdominal) e níveis de pressão arterial, somada à avaliação do controle de doenças cardiovasculares ou metabólicas que possam ter o **turno de trabalho** como fonte de descontrole, como DM2 e síndrome metabólica (Figura 23.2).[6]

Abordagens preventivas

Medidas de prevenção de doenças endócrinas e metabólicas

A prevenção de doenças endócrinas e metabólicas envolve a obtenção de uma **história clínica** detalhada: idade, hábitos de vida (tabagismo, etilismo, prática de atividade física), história clínica pregressa (hipertensão, diabetes, diabetes gestacional, doença arterial coronariana, acidente vascular encefálico, síndrome de ovários policísticos [SOP], doença hepática gordurosa não alcoólica, hiperuricemia), história familiar (hipertensão, diabetes e doença cardiovascular) e uso de medicamentos hiperglicemiantes (corticoides, betabloqueadores, diuréticos).[40]

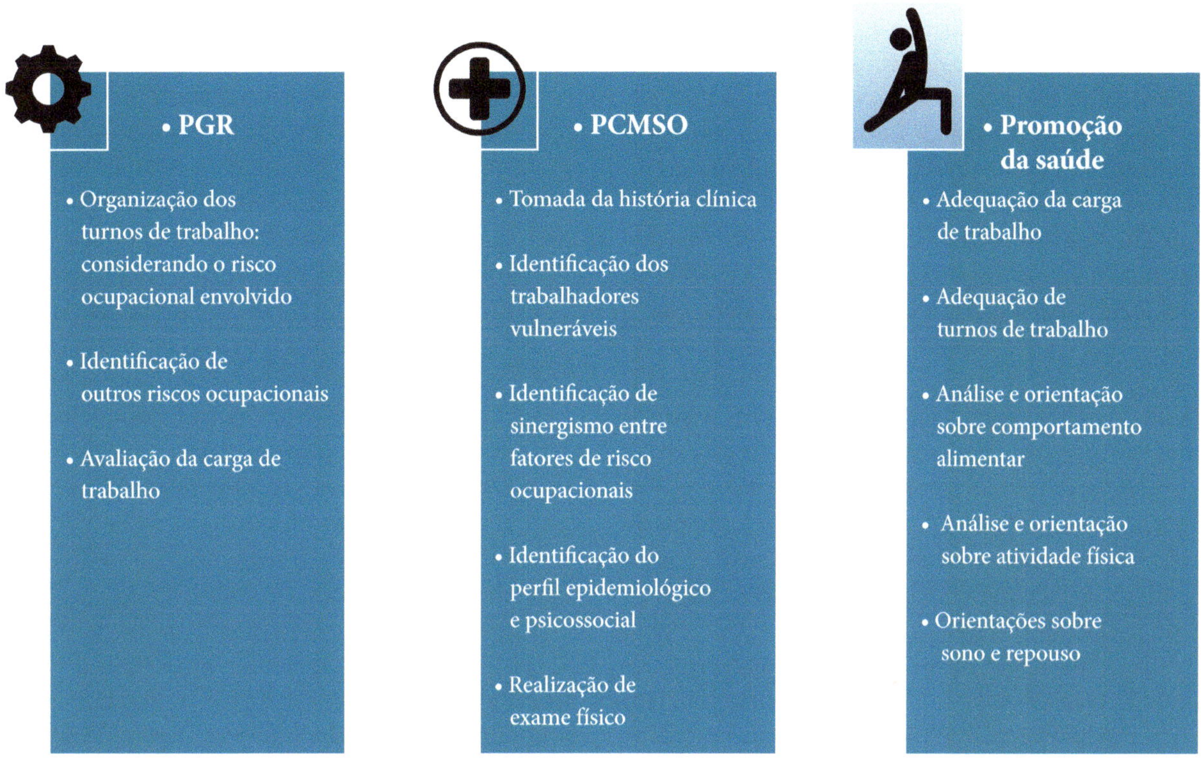

* Organização dos turnos de trabalho: duração, horários de início e fim, pausas, intervalos entre turnos, direção da rotação, regularidade.
# História clínica: sono e humor, repercussões clínicas ou pré-clínicas.
$ Trabalhadores vulneráveis: transtornos de humor, distúrbios do sono, doenças crônico-degenerativas (p. ex., hipertensão, diabetes).
¶ Perfil epidemiológico e psicossocial: outro emprego, número de filhos, organização das rotinas familiares.
§ Exame físico: pressão arterial, medidas de peso e altura para cálculo do IMC, medidas de circunferências (cintura, abdominal e quadril) para cálculo da relação quadril/cintura e avaliação do risco metabólico.

Figura 23.2. Ações de prevenção e promoção da saúde no trabalho em turnos. PCMSO: Programa de Controle Médico de Saúde Ocupacional; PGR: Programa de Gerenciamento de Riscos.

Medidas de prevenção no trabalho em turnos

Além da reorganização dos esquemas de turnos e escalas de trabalho, algumas medidas comumente utilizadas para minimizar os efeitos nocivos do trabalho em turnos incluem:

a) Excluir indivíduos mais vulneráveis aos efeitos negativos do trabalho em turnos desse tipo de esquema de trabalho.

b) Instituir pausas e interrupções do trabalho para reduzir o risco de acidentes, especialmente em turnos prolongados.

c) Garantir iluminação intensa (e melatonina) para acelerar a adaptação no caso de esquemas com pelo menos quatro turnos noturnos seguidos.

d) Garantir iluminação intensa (e melatonina) para auxiliar, quando necessário, na sincronização do ciclo circadiano em seguida a turnos noturnos.

e) Se for o caso, recomendar o uso de indutores do sono para melhorar o sono diurno.

f) Permitir cochilos curtos, se possível, e a ingestão de cafeína no começo de um turno noturno para melhorar o nível de alerta e auxiliar na manutenção do desempenho.

g) Recomendar a prática de exercícios físicos em horários específicos, de forma a atenuar os efeitos negativos do trabalho em turnos para a saúde.

É importante haver um ambiente estimulante durante o turno noturno, com variações no trabalho, interações sociais e atividade física, para que sejam mantidas a atenção e o nível de alerta dos trabalhadores. Apesar disso, é preciso atentar para o fato de que, embora essas medidas possam ajudar os trabalhadores a tolerar melhor o trabalho em turnos, existem poucas evidências de que reduzam, em longo prazo, as consequências negativas do trabalho noturno.[41]

Também pode ser adotado o aconselhamento dos trabalhadores sobre sua dieta e a prevenção de hábitos como tabagismo, ingestão de bebidas com cafeína, consumo de bebidas alcoólicas e uso de drogas estimulantes ou facilitadoras do sono.[10] Com relação ao **sono**, recomenda-se a manutenção de hábitos regulares, como dormir sempre na mesma hora e arranjar um local para dormir que seja confortável dos pontos de vista térmico, acústico e de luminosidade, tanto para trabalhadores em turnos fixos quanto alternantes. Parece que o indivíduo que cochila muito durante o dia, em vez de dormir por períodos mais prolongados, tem mais dificuldades de manter a vigília noturna e se sente mais sonolento nos períodos em que está acordado; portanto, a recomendação para evitar múltiplos cochilos curtos durante o dia é apropriada. Outra recomendação é a de que não sejam ingeridas bebidas com cafeína (café, chás não herbáceos e refrigerantes) algumas horas antes da hora de ir dormir, pois elas podem prejudicar o sono diurno, sugerindo sua substituição por sucos naturais ou água. Refeições com alto teor de gorduras também devem ser evitadas em horários próximos da hora de ir para a cama. Bebidas alcoólicas podem facilitar o adormecimento, mas interferem na sua continuidade, por isso devem ser evitadas. Exercícios leves frequentes são recomendados e melhoram a qualidade do sono.[10]

Além das medidas citadas, as recomendações listadas a seguir são recorrentes na literatura e têm sido reconfirmadas ao longo das últimas décadas:[10]

1. O trabalho noturno deve ser reduzido ao mínimo possível. Não se deve manter longos períodos de trabalho noturno. Na maioria dos casos, é preferível manter turnos rodiziantes aos turnos fixos noturnos. O sistema de turnos deve ter poucas noites (máximo de três) sucessivas de trabalho. Os turnos matutinos e vespertinos devem também ter rodízio rápido.
2. A duração da jornada diária deve ser definida em função das cargas físicas e mentais das tarefas.
3. As folgas devem prever dias de recuperação e dias de lazer. Folgas de um ou dois dias somente proporcionam uma curta e parcial recuperação, prejudicando o lazer. Recomenda-se prover folgas intercalares maiores após os dias de trabalho noturno. Deve haver pelo menos 48 horas de folga para os trabalhadores entre a saída do turno da noite e a entrada no turno da manhã.
4. Horários de entrada e saída dos turnos devem ser compatíveis com a disponibilidade de transporte e segurança para os empregados. Os horários de entrada dos turnos matutinos não devem se iniciar muito cedo pela manhã, pois podem provocar redução do sono noturno. O turno vespertino não deve terminar muito tarde à noite, pois, da mesma forma, prejudicará o sono noturno.
5. Preferencialmente, o rodízio deve ser direto, ou seja, na direção dos ponteiros do relógio (aos turnos da manhã seguem-se os da tarde e da noite).
6. Cochilos no trabalho devem ser permitidos à noite, pois diminuem a sensação de fadiga e mantêm melhores níveis de alerta. Para tanto, é necessário planejar turmas de trabalhadores que possam se revezar nas funções noturnas.
7. Os turnos devem ser, preferencialmente, regulares, e devem permitir certa flexibilidade nas trocas de horários de trabalho. A duração do ciclo de turnos não deve ser muito longa.

As organizações geralmente diferem em seus objetivos, estruturas organizacionais, ambientes de trabalho, processos, clientes etc.; assim, é fundamental haver a **participação dos trabalhadores** antes e durante a implantação de mudanças nas jornadas de trabalho. Durante esse processo, deverá haver completo apoio das gerências, provendo informações que permitam a escolha das melhores opções e facilitando o consenso e o sucesso das soluções escolhidas.[10]

Medidas de prevenção aos agentes químicos

As medidas de prevenção aos agentes químicos devem envolver, inicialmente, o reconhecimento da presença dos produtos químicos e seus derivados no ambiente de trabalho, bem como das potenciais formas de exposição. Devem-se identificar os indivíduos mais suscetíveis, como os trabalhadores muito jovens ou idosos e mulheres grávidas ou em idade fértil, adotando rigorosos mecanismos de proteção e controle – preferencialmente, evitando o contato com agentes de risco.

A principal ação relacionada à exposição a agentes externos com repercussões metabólicas e/ou endócrinas é reconhecer que os trabalhadores podem estar expostos a vários riscos ocupacionais (químicos, físicos, biológicos, psicossociais etc.), que interagem com aspectos como seus hábitos de vida (atividade física, alimentação, sono, etilismo e tabagismo, p. ex.). Para isso, é importante a realização de anamnese detalhada, com definição de recursos diagnósticos mais adequados, aliada à vigilância criteriosa dos ambientes de trabalho, tanto no aspecto qualitativo como quantitativo, que vão auxiliar na prevenção. A apropriação desse conhecimento por médicos do trabalho e demais profissionais de saúde e segurança, bem como por empregadores e trabalhadores, é essencial para avaliar e prevenir potenciais repercussões desses agentes na saúde.[36]

Abordagens de promoção da saúde

Alimentação do trabalhador noturno

Os comportamentos dos trabalhadores de turno noturno podem sofrer influências da adaptação da rotina de vida e das alterações endócrinas inerentes ao horário de trabalho noturno, como é o caso do ritmo circadiano.[42] A **alimentação** também sofre influência dessa mudança de comportamento, como alteração dos horários em que as refeições são realizadas e do número de refeições no dia, o que aumenta a janela de alimentação.[43-45] Por sua vez, a influência da atuação desregulada de hormônios, principalmente a grelina e a leptina, ocasiona aumento do consumo alimentar. Soma-se a isso o fato de que a rotina alimentar (horários, quantidade de alimentos e composição das refeições) também pode causar desregulação do ritmo circadiano.[45]

Estudos demonstram alterações metabólicas significativas nos indivíduos que consomem baixo volume alimentar pela manhã e concentram maior volume no final do dia, perfil que corresponde ao dos trabalhadores de turno noturno. São observadas alterações metabólicas semelhantes nos indivíduos que realizam as refeições como café da manhã, almoço e jantar em horários tardios. Uma das alterações metabólicas observadas que está presente nas respostas pós-prandiais é a resistência à insulina, com consequente hiperglicemia. Essa relação parece ser agravada quando o jantar é realizado tardiamente, pois a presença da melatonina em maior quantidade potencializa a hiperglicemia, tornando a curva glicêmica similar à de um indivíduo com pré-diabetes.[45-47]

Nesse cenário, a potencialidade da atuação interprofissional ganha especial importância por promover integração, cooperação e parceria entre diferentes saberes, além da não fragmentação do cuidado.[48] O **Instrumento de Abordagem Interdisciplinar em Saúde do Trabalhador**, validado para uso no Brasil,[49] pode ser uma ferramenta importante na assistência em Saúde do Trabalhador, em especial, por sua interdisciplinaridade, inclusive na abordagem de aspectos nutricionais.

Considerando-se que o profissional nutricionista não compõe habitualmente as equipes assistenciais da Saúde do Trabalhador no Brasil, é de extrema relevância que a temática da alimentação possa ser abordada pela equipe assistencial, não somente com foco no diagnóstico. Essa abordagem pode ser conduzida de forma individual, no ambiente de consultório, ou coletiva, tanto nos espaços utilizados pelos trabalhadores para consumo de alimentos quanto por meio de ações contínuas no ambiente de trabalho que foquem na educação nutricional.[38,50,51] Alguns materiais poderão auxiliar na qualificação da abordagem individual ou coletiva, a exemplo do *Guia alimentar para a população brasileira*,[52] que aborda especialmente o contexto qualitativo da alimentação nas diferentes culturas alimentares presentes no país. Há, ainda, protocolos que orientam seu uso e sua implantação nos serviços de saúde.

Além de uma abordagem qualitativa da alimentação, algumas orientações nutricionais específicas e individualizadas poderão auxiliar o trabalhador em turnos a manter uma rotina alimentar mais adequada e saudável, o que pode minimizar os impactos da desregulação do ritmo circadiano na saúde. Uma dessas orientações é a restrição da janela de alimentação a no máximo 10 horas ao longo do dia, com início 1 hora após acordar e término 2 horas antes do período de sono.[45]

Sugere-se também a concentração das refeições na fase ativa habitual do ciclo circadiano, visando-se mitigar as oscilações periféricas observadas quando a janela alimentar se estende para o turno noturno, considerada a fase inativa habitual.[53] Cabe reforçar, contudo, que não existem estudos de intervenção suficientes, com trabalhadores em turnos, que abordem estratégias nutricionais específicas para essa população com o objetivo de minimizar ou anular os efeitos consequentes do horário de trabalho.[45]

Promoção da alimentação saudável do trabalhador

Ao mesmo tempo que algumas características do trabalho, como longas jornadas e o trabalho em turnos, podem ser importantes fatores de risco para o desenvolvimento de **doenças crônicas não transmissíveis** (DCNT), o local de trabalho deveria ter um papel central na promoção da saúde e de uma alimentação adequada e saudável. Trabalhadores e trabalhadoras gastam até 60% do tempo em que estão acordados no local de trabalho e realizam, no mínimo, uma das refeições principais durante esse período. O local de trabalho deve oferecer um ambiente propício para a implementação de programas com foco na mudança de hábitos de vida, como alimentação e prática de atividades físicas, pois trata-se de local em que o apoio organizacional e social pode ser disponibilizado. As grandes empresas têm, geralmente, a infraestrutura para oferecer esses programas – e a custos relativamente baixos. Embora programas com esse objetivo não sejam obrigatórios no Brasil, os empregadores também podem se beneficiar da implementação de programas de promoção da saúde no local de trabalho, pois espera-se que trabalhadores mais saudáveis tenham taxas de absenteísmo mais baixas e taxas de presenteísmo mais reduzidas.[54]

Diversos estudos de revisão sistemática buscaram avaliar a efetividade e o custo-benefício de programas de intervenção focados em mudanças de comportamento no local de trabalho, considerando diferentes desfechos de saúde. Com relação à perda de peso, houve fortes evidências de efeitos favoráveis de intervenções no local de trabalho, especialmente para intervenções direcionadas a atividade física e/ou dieta.[55] Um estudo de revisão sistemática[56] apresentou os resultados da eficácia desses programas de nutrição e atividade física para promover o peso saudável entre os trabalhadores e trabalhadoras empregados, demonstrando que os programas alcançam, sim, melhorias modestas no *status* de peso dos empregados em acompanhamento de 6 meses a 12 meses. A maioria dos estudos combinou estratégias informacionais e comportamentais para melhorar a alimentação e a prática de atividade física, enquanto poucos estudos modificaram o ambiente de trabalho para promover escolhas saudáveis, p. ex., refeitório ou instalações para exercícios.[56]

O custo e o retorno financeiros dessas intervenções também já foram avaliados, indicando-se que programas de promoção da saúde no local de trabalho que visam melhorar a nutrição e/ou aumentar a atividade física podem gerar economia financeira em termos de redução dos custos de absenteísmo, redução de custos médicos, ou ambos.[54] Um estudo de revisão sistemática realizou um mapeamento da implementação de programas com foco na educação dos trabalhadores, sendo que uma minoria avaliou mudanças direcionadas à política e/ou ao ambiente do local de trabalho. Estratégias para oferecer educação aos trabalhadores incluem aconselhamento em grupo e/ou individual, passeios de compras, planos alimentares individuais, *feedback* dietético personalizado por computador, mensagens semanais de *e-mail* sobre promoção da saúde e participação do trabalhador no planejamento do programa. As intervenções ambientais utilizadas incluíram rotulagem nutricional, políticas de venda automática, fornecimento/disponibilidade de alimentos na cantina e reformulação do cardápio. Ao se avaliar os efeitos dessas intervenções, observou-se que tiveram impacto principalmente na diminuição do consumo de gorduras e no aumento do consumo de frutas e verduras.[57]

Poucos desses estudos foram realizados no Brasil, onde há dificuldades significativas para a realização de estudos de intervenção; no entanto, o Brasil possui uma política específica para a alimentação do trabalhador, o **Programa de Alimentação do Trabalhador** (PAT), instituído em 1976. Trata-se da política pública de alimentação e nutrição mais antiga ainda vigente no país, cujo objetivo é melhorar a situação nutricional dos trabalhadores, visando à promoção de sua saúde e à prevenção das doenças.[58] Ao longo desses quase 50 anos, o programa sofreu uma série de alterações, pois foi criado quando a desnutrição e a fome eram problemas crônicos no Brasil. Naquele contexto, o foco do programa era fomentar uma força de trabalho bem alimentada, a fim de cumprir os planos econômicos desenvolvimentistas do país. Com o desenrolar dos processos de transição epidemiológica e nutricional, observou-se um aumento das prevalências de obesidade e doenças crônicas não transmissíveis e o programa passou a preconizar a execução de ações educativas sobre alimentação saudável com foco na prevenção desses agravos. Apesar disso, o programa parece ainda não ter se adequado efetivamente à agenda do enfrentamento das doenças crônicas não transmissíveis, pois ainda há altas prevalências de obesidade e doenças crônicas não transmissíveis entre os trabalhadores e trabalhadoras a ele adscritos.[59]

Nesse sentido, estudo recente avaliou a oferta de ações de alimentação e nutrição e a qualidade da alimentação oferecida em 40 indústrias de médio e grande porte com refeitório sediado na empresa, na região metropolitana do Recife.[59] Apenas 55% dos serviços realizavam ações educativas e 25% realizavam avaliação nutricional dos trabalhadores. Com relação à alimentação oferecida, observou-se que, apesar da oferta de bebidas naturais, frutas e folhosos diariamente, também há oferta diária de diversos produtos ultraprocessados, principalmente doces e bebidas artificiais.

Cumpre descrever brevemente o funcionamento do programa. Para a sua execução, as pessoas jurídicas beneficiárias (empresas) podem manter serviço próprio de refeições, distribuir alimentos (entregar cestas básicas), ou firmar convênio com entidades fornecedoras de alimentação coletiva (empresas terceirizadas). No âmbito da prestação de serviço de alimentação coletiva, o empregador também opta por contratar uma empresa terceirizada para operar o sistema de documentos de legitimação (*tickets*, vales, cheques, cupons e cartões eletrônicos). Como contrapartida, as empresas recebem isenções fiscais por aderirem ao PAT.[58] A expansão do programa foi rápida após sua promulgação, mas por causa das regras de adesão ao programa (apenas empresas optantes pelo lucro real) a implementação ficou restrita aos grandes centros urbanos onde estão localizadas as maiores empresas do país, o que exclui uma enorme quantidade de empresas de pequeno porte, que muitas vezes oferecem baixos salários. Além disso, os trabalhadores informais ou autônomos, que são grupos crescentes no Brasil, também não têm direito a esse importante benefício.[58]

Pouco se sabe sobre a alimentação dos trabalhadores que não são beneficiários do PAT no Brasil. A segunda edição da **Pesquisa Alelo: hábitos alimentares do trabalhador brasileiro**,[60] realizada pela empresa de benefícios Alelo, entrevistou mais de 3 mil trabalhadores, em 12 capitais brasileiras e cidades do interior, no ano de 2015, demonstrando que mais de 50% das empresas que atuam no Brasil não oferecem quaisquer incentivos para que seus empregados tenham uma alimentação saudável. Além disso, apenas 7% dos trabalhadores escolhem o estabelecimento em que almoçam tendo como prioridade a oferta de alimentos saudáveis.[60]

No cenário atual, para além da adesão ao PAT, os empregadores devem compreender o ambiente de trabalho como um espaço potencial para promoção da saúde dos trabalhadores. As evidências demonstram que oferecer acesso a uma alimentação saudável no ambiente de trabalho e desenvolver ações de educação alimentar e nutricional junto aos trabalhadores, por meio de orientações individuais ou campanhas coletivas, são efetivas na promoção da saúde, no melhor desempenho dos trabalhadores e na prevenção das doenças crônicas não transmissíveis relacionadas à alimentação. O profissional mais bem qualificado para elaborar e executar essas ações é o nutricionista; por isso a incorporação desse profissional à equipe de Saúde do Trabalhador e aos Serviços Especializados em Segurança e em Medicina do Trabalho (SESMT) é de suma importância.

Considerações finais

A vigilância do perfil epidemiológico dos trabalhadores precisa estar presente rotineiramente no ambiente laboral, para que seja possível identificar as exposições presentes nos processos de trabalhos capazes de provocar alterações endócrinas, metabólicas ou nutricionais que resultam em potenciais danos à saúde dos trabalhadores.

Nesse contexto, fica evidente que a presença de uma **equipe multidisciplinar** torna o olhar da Saúde e Segurança do Trabalho mais robusto, integral e eficiente na identificação precoce de riscos ambientais. Além disso, esses riscos precisam ser apontados no **Programa de Gerenciamento de Riscos** para que ações de controle e prevenção de danos possam ser implementadas, antecipando as possíveis repercussões à saúde ou o adoecimento.

Assim, quando identificados o risco e/ou um possível dano, o empregador precisa revisar seu plano de ação, propondo medidas corretivas e preventivas, para evitar que novos trabalhadores estejam expostos à condição de risco detectada. Nesses casos, é preciso reconhecer a falha dos processos de vigilância, assim como sua relação com o trabalho, com o objetivo de aprimorar os processos, para que eles possam ser corrigidos. A emissão da **Comunicação de Acidente de Trabalho** (CAT) e a notificação no **Sistema de Informação de Agravos de Notificação** (SINAN) são necessárias sempre que for identificado nexo com o trabalho.

Diante da mudança continuada dos processos de trabalho com a introdução de novas tecnologias, como novos tipos de organização de trabalho (trabalho remoto) e do surgimento contínuo de novos produtos que resultam em novas exposições no ambiente laboral, é preciso que se mantenham pesquisas nesta área com o objetivo de identificar o impacto dessas mudanças sobre a alimentação, o metabolismo e o bem-estar dos trabalhadores. Faz-se necessária especialmente a realização de estudos direcionados ao biomonitoramento da exposição ocupacional aos disruptores endócrinos, inclusive com análises específicas quanto ao sexo, já que alguns dos potenciais riscos dessas substâncias envolvem interferências nos níveis dos hormônios sexuais e na fertilidade, com potencial capacidade de reprodução nas gerações futuras. Reforçam-se, nesse cenário, os papeis dos profissionais das áreas de Medicina, Higiene e Segurança do Trabalho, bem como de empregadores e trabalhadores, no conhecimento dos efeitos dessas substâncias na saúde.

Referências

1. La Merrill MA, Vandenberg LN, Smith MT, Goodson W, Browne P, Patisaul HB, et al. Consensus on the key characteristics of endocrine-disrupting chemicals as a basis for hazard identification. Nat Rev Endocrinol. 2020;16(1).

2. Bimonte VM, Besharat ZM, Antonioni A, Cella V, Lenzi A, Ferretti E, et al. The endocrine disruptor cadmium: a new player in the pathophysiology of metabolic diseases. J Endocrinol Invest. 2021;44(7).
3. Brenta G, Vaisman M, Sgarbi JA, Bergoglio LM, Andrada NCD, Bravo PP, et al. Clinical practice guidelines for the management of hypothyroidism. Arq Bras Endocrinol Metabol. 2013;57(4):265-91.
4. Cobas R, Rodacki M, Giacaglia L, Calliari LEP, Noronha RM, Valerio C, et al. Diagnóstico do diabetes e rastreamento do diabetes tipo 2. In: Diretriz Oficial da Sociedade Brasileira de Diabetes. 2022.
5. Heindel JJ, Howard S, Agay-Shay K, Arrebola JP, Audouze K, Babin PJ, et al. Obesity II: establishing causal links between chemical exposures and obesity. Biochem Pharmacol. 2022;199.
6. Associação Brasileira para o Estudo da Obesidade e da Síndrome Metabólica. Diretrizes Brasileiras de obesidade 2016. 4. ed. São Paulo: Associação Brasileira para o Estudo da Obesidade e da Síndrome Metabólica; 2016. Disponível em: https://abeso.org.br/wp-content/uploads/2019/12/Diretrizes-Download-Diretrizes-Brasileiras-de-Obesidade-2016.pdf. (Acesso em: 31 jul 2023)
7. World Health Organization. Obesity: preventing and managing the global epidemic – report of a WHO consultation. WHO Technical Report Series. Geneva: World Health Organization; 2000.
8. Alberti KGMM, Zimmet PZ, WHO Consultation. Definition, diagnosis and classification of diabetes mellitus and its complications. Part 1: diagnosis and classification of diabetes mellitus. Provisional report of a WHO Consultation. Diabet Med. 1998;15(7):539-53.
9. Cleeman JI. Executive summary of the third report of the National Cholesterol Education Program (NCEP) expert panel on detection, evaluation, and treatment of high blood cholesterol in adults (adult treatment panel III). J Am Med Assoc. 2001;285(19).
10. Fischer FM, Moreno CRC, Rotenberg L. Trabalho em turnos e noturno: impactos sobre o bem-estar e saúde dos trabalhadores – possíveis intervenções. In: Mendes R, org. Patologia do trabalho. 3. ed. São Paulo: Atheneu; 2013. p. 753-76.
11. Bass J, Takahashi JS. Circadian integration of metabolism and energetics. Science. 2010;330(6009):1349-54.
12. Ulhôa MA, Marqueze EC, Burgos LGA, Moreno CRC. Shift work and endocrine disorders. Int J Endocrinol. 2015;2015:1-11.
13. Folkard S. Do permanent night workers show circadian adjustment? A review based on the endogenous melatonin rhythm. Chronobiol Int. 2008;25(2-3):215-24.
14. Arendt J. Shift work: coping with the biological clock. Occup Med. 2010;60(1):10-20.
15. International Agency for Research on Cancer. Night shift work. IARC Monographs on the Identification of Carcinogenic Hazards to Humans, vol. 124. Lyon: IARC; 2020.
16. Claustrat B, Brun J, Chazot G. The basic physiology and pathophysiology of melatonin. Sleep Med Rev. 2005;9(1):11-24.
17. Sack RL, Blood ML, Lewy AJ. Melatonin rhythms in night shift workers. Sleep. 1992;15(5):434-41.
18. Burch JB, Yost MG, Johnson W, Allen E. Melatonin, sleep, and shift work adaptation. J Occup Environ Med. 2005;47(9):893-901.
19. Hansen AM, Garde AH, Hansen J. Diurnal urinary 6-sulfatoxymelatonin levels among healthy Danish nurses during work and leisure time. Chronobiol Int. 2006;23(6):1203-15.
20. Borugian MJ, Gallagher RP, Friesen MC, Switzer TF, Aronson KJ. Twenty-four-hour light exposure and melatonin levels among shift workers. J Occup Environ Med. 2005;47(12):1268-75.
21. Daut RA, Fonken LK. Circadian regulation of depression: a role for serotonin. Front Neuroendocrinol. 2019;54:100746.
22. Kudielka BM, Buchtal J, Uhde A, Wüst S. Circadian cortisol profiles and psychological self-reports in shift workers with and without recent change in the shift rotation system. Biol Psychol. 2007;74(1):92-103.
23. Griefahn B, Robens S. The cortisol awakening response: a pilot study on the effects of shift work, morningness and sleep duration. Psychoneuroendocrinology. 2008;33(7):981-8.
24. Grosser L, Knayfati S, Yates C, Dorrian J, Banks S. Cortisol and shiftwork: a scoping review. Sleep Med Ver. 2022;64:101581.
25. Oosterman JE, Wopereis S, Kalsbeek A. The circadian clock, shift work, and tissue-specific insulin resistance. Endocrinology. 2020;161(12).
26. Azmi NASM, Juliana N, Teng NIMF, Azmani S, Das S, Effendy N. Consequences of circadian disruption in shift workers on chrononutrition and their psychosocial well-being. Int J Environ Res Public Health. 2020;17(6):2043.
27. Gan Y, Yang C, Tong X, Sun H, Cong Y, Yin X, et al. Shift work and diabetes mellitus: a meta-analysis of observational studies. Occup Environ Med. 2015;72(1):72-8.
28. Ho V, Pelland-St-Pierre L, Gravel S, Bouchard MF, Verner MA, Labrèche F. Endocrine disruptors: challenges and future directions in epidemiologic research. Environ Res. 2022;204:111969.
29. Haverinen E, Fernandez MF, Mustieles V, Tolonen H. Metabolic syndrome and endocrine disrupting chemicals: an overview of exposure and health effects. Int J Environ Res Public Health.2021;18(24):13047.
30. Shrestha S, Parks CG, Goldner WS, Kamel F, Umbach DM, Ward MH, et al. Pesticide use and incident hypothyroidism in pesticide applicators in the agricultural health study. Environ Health Perspect. 2018;126(9):097008.
31. Kim SK, Park S, Chang SJ, Kim SK, Song JS, Kim HR, et al. Pesticides as a risk factor for metabolic syndrome: population-based longitudinal study in Korea. Mol Cell Toxicol. 2019;15(4):431-41.
32. Park SK, Son HK, Lee SK, Kang JH, Chang YS, Jacobs DR, et al. Relationship between serum concentrations of organochlorine pesticides and metabolic syndrome among non-diabetic adults. J Prev Med Pub Health. 2010;43(1):1-8.
33. Requena M, López-Villén A, Hernández AF, Parrón T, Navarro Á, Alarcón R. Environmental exposure to pesticides and risk of thyroid diseases. Toxicol Lett. 2019;315:55-63.
34. Jia C, Zhang S, Cheng X, An J, Zhang X, Li P, et al. Association between serum pyrethroid insecticide levels and incident type 2 diabetes risk: a nested case-control study in Dongfeng-Tongji cohort. Eur J Epidemiol. 2022;37(9):959-70.
35. Mohanto NC, Ito Y, Kato S, Kamijima M. Life-time environmental chemical exposure and obesity: review of epidemiological studies using human biomonitoring methods. Front Endocrinol. 2021;12:778737.

36. Fucic A, Galea KS, Duca RC, El Yamani M, Frery N, Godderis L, et al. Potential health risk of endocrine disruptors in construction sector and plastics industry: a new paradigm in occupational health. Int J Environ Res Public Health. 2018;15(6):1229.
37. Zhang B, Pan B, Zhao X, Fu Y, Li X, Yang A, et al. The interaction effects of smoking and polycyclic aromatic hydrocarbons exposure on the prevalence of metabolic syndrome in coke oven workers. Chemosphere. 2020;247:125880.
38. Brasil. Ministério do Trabalho e Emprego. Norma Regulamentadora nº 7. Programa de Controle Médico de Saúde Ocupacional (PCMSO). Diário Oficial da União; 2022.
39. Alves R. NR 1 - Disposições Gerais e Gerenciamento de Riscos Ocupacionais.
40. Carvalho MHC. I Diretriz brasileira de diagnóstico e tratamento da síndrome metabólica. Arq Bras Cardiol. 2005;84(Suppl. 1):1-28.
41. Pallesen S, Bjorvatn B, Magerøy N, Saksvik IB, Waage S, Moen BE. Measures to counteract the negative effects of night work. Scand J Work Environ Health. 2010;36(2):109-20.
42. Kecklund G, Axelsson J. Health consequences of shift work and insufficient sleep. BMJ Online. 2016;355:i5210.
43. Freitas EDSD, Canuto R, Henn RL, Olinto BA, Macagnan JBA, Pattussi MP, et al. Alteração no comportamento alimentar de trabalhadores de turnos de um frigorífico do sul do Brasil. Ciênc Saúde Coletiva. 2015;20(8):2401-10.
44. Hemiö K, Puttonen S, Viitasalo K, Härmä M, Peltonen M, Lindström J. Food and nutrient intake among workers with different shift systems. Occup Environ Med. 2015;72(7):513-20.
45. Manoogian ENC, Chow LS, Taub PR, Laferrère B, Panda S. Time-restricted eating for the prevention and management of metabolic diseases. Endocr Rev. 2022;43(2):405-36.
46. Lopez-Minguez J, Gómez-Abellán P, Garaulet M. Timing of breakfast, lunch, and dinner. Effects on obesity and metabolic risk. Nutrients. 2019;11(11).
47. Sutton EF, Beyl R, Early KS, Cefalu WT, Ravussin E, Peterson CM. Early time-restricted feeding improves insulin sensitivity, blood pressure, and oxidative stress even without weight loss in men with prediabetes. Cell Metab. 2018;27(6):1212-21.
48. Shearer J, Graham TE, Skinner TL. Nutra-ergonomics: influence of nutrition on physical employment standards and the health of workers. Appl Physiol Nutr Metab. 2016;41(6):S165-S174.
49. Viterbo LMF, Dinis MAP, Costa AS, Vidal DG. Development and validation of an Interdisciplinary Worker's Health Approach Instrument (IWHAI). Int J Environ Res Public Health. 2019;16(15):2803.
50. Perez-Cueto FJ. An umbrella review of systematic reviews on food choice and nutrition published between 2017 and 2019. Nutrients. 2019;11(10):2398.
51. Melián-Fleitas L, Franco-Pérez Á, Caballero P, Sanz-Lorente M, Wanden-Berghe C, Sanz-Valero J. Influence of nutrition, food and diet-related interventions in the workplace: a meta-analysis with meta-regression. Nutrients. 2021;13(11):3945.
52. Brasil. Ministério da Saúde. Secretaria de Atenção à Saúde. Departamento de Atenção Básica. Guia alimentar para a população brasileira. 2. ed. Brasília: Ministério da Saúde; 2014.
53. Chellappa SL, Qian J, Vujovic N, Morris CJ, Nedeltcheva A, Nguyen H, et al. Daytime eating prevents internal circadian misalignment and glucose intolerance in night work. Sci Adv. 2021;7(49):eabg9910.
54. van Dongen JM, Proper KI, van Wier MF, van der Beek AJ, Bongers PM, van Mechelen W, et al. Systematic review on the financial return of worksite health promotion programmes aimed at improving nutrition and/or increasing physical activity. Obes Rev. 2011;12(12):1031-49.
55. Proper KI, Van Oostrom SH. The effectiveness of workplace health promotion interventions on physical and mental health outcomes: a systematic review of reviews. Scand J Work Environ Health. 2019;45(6): 546-559.
56. Grimani A, Aboagye E, Kwak L. The effectiveness of workplace nutrition and physical activity interventions in improving productivity, work performance and workability: a systematic review. BMC Public Health. 2019;19(1):1-12.
57. Ni Mhurchu C, Aston LM, Jebb SA. Effects of worksite health promotion interventions on employee diets: a systematic review. BMC Public Health. 2010;10:1-7.
58. Brasil. Ministério do Trabalho e Emprego. Portaria nº 672, de 8 de novembro de 2021. Disciplina os procedimentos, programas e condições de segurança e saúde no trabalho e dá outras providências. Diário Oficial da União. 11 nov 2021.
59. Guilherme RC, Canuto R, Clark SGF, Vasconcelos FND, Padilha VM, Tavares FCDLP, et al. Alimentação do trabalhador: uma avaliação em indústrias no nordeste do Brasil. Ciênc Saúde Coletiva. 2020;25(10):4013-20.
60. Instituto de Pesquisas Econômicas. Panorama de benefícios Brasil: valor e uso de benefícios, emprego, mercado de trabalho e índices de preço. 2022. Disponível em https://downloads.fipe.org.br/indices/panoramabeneficiosbrasil-4t2022.pdf (Acesso em: 10 mar 2024).

24

Transtornos Mentais Relacionados ao Trabalho

Sergio Roberto de Lucca

- Introdução
- Aspectos históricos
- Trabalho, subjetividade e sofrimento
- Dados epidemiológicos
- Desafios para o estabelecimento de causalidade
- Estabelecimento do nexo individual
- Ações coletivas de intervenção e vigilância à saúde
- Considerações finais

Introdução

O Ministério da Saúde reconhece que o mal-estar e o sofrimento de trabalhadores e trabalhadoras podem ser agravados ou desencadeados pelo trabalho. Esse sofrimento pode se manifestar como sentimentos de raiva, irritação, medo excessivo, insegurança, sintomas de tristeza, nervosismo, ansiedade, taquicardia, sudorese e doenças psicossomáticas. Os seguintes grupos de doenças da 10ª edição da Classificação Internacional de Doenças (CID-10), da Organização Mundial da Saúde (OMS), podem ser indicados nesses casos:

- Transtornos mentais e comportamentais (F00 a F99).
- Alcoolismo (Y90 e Y91).
- Síndrome de *burnout* (Z73.0).
- Sintomas e sinais relativos à cognição, à percepção, ao estado emocional e ao comportamento (R40 a R46).
- Pessoas com riscos potenciais à saúde relacionados com circunstâncias socioeconômicas e psicossociais (Z55 a Z65).
- Circunstância relativa às condições de trabalho (Y96).
- Lesão autoprovocada intencionalmente (X60 a X84).

A intensificação do trabalho, as práticas de violência psicológica para atingir metas, as avaliações de desempenho que estimulam o individualismo e a competição entre trabalhadores e trabalhadoras e outros fatores psicossociais no âmbito do trabalho são recorrentes no mundo contemporâneo. No contexto neoliberal, a redução progressiva da proteção social, os vínculos cada vez mais precários de trabalho, a crescente informalidade e o desemprego são fatores agravantes. Nesse cenário, no Brasil e no mundo, os transtornos mentais e comportamentais (TMC) e os transtornos mentais relacionados ao trabalho (TMRT) estão entre as principais causas de adoecimento e incapacidade para o trabalho. Assim, é relevante a compreensão do sofrimento no trabalho como decorrente da privação de autonomia e subjetividade em um ambiente de dominação e da invasão do trabalho na esfera privada. Este capítulo apresenta informações, roteiros e instrumentos para que os profissionais de saúde dos serviços públicos e privados que atendem o trabalhador e a trabalhadora possam diagnosticar essas ocorrências, notificá-las e propor medidas e ações de intervenção individuais e coletivas para a preservação da saúde da força de trabalho.

Globalmente, os transtornos mentais e comportamentais figuram entre os principais grupos de doenças que afetam a saúde da população e causam incapacidade e redução de anos de vida no trabalho e fora dele. A diminuição no bem-estar e na qualidade de vida de trabalhadores e trabalhadoras, decorrente de distúrbios mentais, gera incapacidades temporárias ou definitivas para o trabalho. Quando essas ocorrências são desencadeadas ou agravadas pelo trabalho, elas são denominadas transtornos mentais relacionados ao trabalho – e podem ser prevenidas. É importante que os profissionais de saúde que atendam trabalhadores e trabalhadoras sejam capazes de diagnosticar e notificar essas ocorrências, para que se desencadeiem ações individuais e coletivas de proteção e preservação de direitos, bem como ações de vigilância e intervenções nos ambientes de trabalho direcionadas para a preservação da saúde mental desses indivíduos.

A importância do trabalho na vida das pessoas confere a ele uma centralidade entre os determinantes sociais, inclusive do processo saúde-adoecimento. O cenário macro e microssocial global da sociedade capitalista, tomando como marco os anos 1970, passou por intensas transformações que repercutiram no mundo do trabalho e afetaram a saúde da força de trabalho global e brasileira.

Os dados estatísticos e epidemiológicos relativos à distribuição dos transtornos mentais e comportamentais no mundo e no Brasil e sobre sua prevalência demonstram esses impactos. Esses dados podem ser obtidos, p. ex., a partir da utilização do grupo F00 a F99 da CID-10 nos atestados médicos, bem como a partir da descrição dos principais transtornos mentais relacionados ao trabalho da CID-10 descritos na Lista de Doenças Relacionadas do Trabalho (LDRT) publicada em 2020 no Brasil. Esse cenário serve como base para discutir as mudanças relevantes na 11ª revisão dessa classificação (CID-11), publicada pela OMS no ano de 2022.

Serão abordados, ainda, os principais fatores (diretos e indiretos) desencadeantes ou agravantes dos transtornos mentais relacionados ao trabalho, bem como as etapas para o diagnóstico individual e coletivo dessas ocorrências. Esse entendimento é necessário para a proposição de ações de vigilância em Saúde do Trabalhador, bem como ações de manejo e intervenção nas organizações com os objetivos de prevenção, promoção, proteção e preservação da saúde mental dos trabalhadores.

Aspectos históricos

Historicamente, os transtornos mentais dos trabalhadores e trabalhadoras acompanha o desenvolvimento das sociedades, com relatos dessa relação desde a Antiguidade. Somente em 1700, no entanto, a associação entre transtornos mentais e o trabalho foi sistematizada pela primeira vez na obra do médico italiano Bernardino Ramazzini.[1] Esse autor descreveu algumas doenças mentais associadas à intoxicação por metais, como a confusão mental observada nos artesãos douradores intoxicados por mercúrio, a demência dos oleiros intoxicados por chumbo e as manifestações de ansiedade e insônia nos manipuladores de estanho e em padeiros (decorrentes do trabalho noturno).

Nos séculos XVIII e XIX, com a Revolução Industrial, passaram a ser relatadas intoxicações de trabalhadores por substâncias químicas presentes nos ambientes industriais, como reações exógenas e psicoses sintomáticas provocadas por exposição a metais pesados, e alterações mentais decorrentes da exposição a solventes orgânicos. Como consequência, em plena sociedade industrial do início do século XX, os estudos e pesquisas na Medicina e na Psicologia sobre as relações entre saúde mental e trabalho ainda estavam direcionadas às intoxicações dos ambientes fabris. As intervenções propostas eram eminentemente individuais:

- A Medicina do Trabalho e a Saúde Ocupacional contribuíam com ações de identificação dos riscos quantificáveis, intervenções individuais e uso de equipamentos de proteção individual (EPI).
- A Psicanálise focava a história de vida do sujeito anterior ao trabalho.
- A Psiquiatria procurava agrupar em um conjunto de sintomas e comportamentos o diagnóstico de transtorno mental e oferecia tratamento individual, sem considerar os aspectos do trabalho.
- A Psicologia Ocupacional aplicava testes e buscava entender como fazer a melhor adaptação dos trabalhadores ao ambiente laboral – e não o contrário – para que fossem mais produtivos.

Todas essas ações, ainda hegemônicas atualmente e aplicadas no âmbito individual, não consideravam as inter-relações entre o trabalhador e o seu coletivo nos ambientes laborais. Foi nesse cenário de resposta individual a um estímulo externo do meio ambiente que surgiu o conceito de "estresse", definido por Selye[2] como um efeito de reação fisiológica individual às exigências externas, cuja resposta aos estímulos do meio ambiente – denominada síndrome geral de adaptação – se caracterizava como um conjunto de reações que o organismo desenvolve ao ser submetido a uma situação que exige esforço de adaptação. O efeito estressor passou a ser entendido, portanto, como dependente da exigência feita sobre o indivíduo e de seus recursos para poder responder de modo eficiente. Quando esse esforço de adaptação se refere ao trabalho, o estresse é entendido como um desequilíbrio entre fatores específicos que são capazes de desencadeá-los ou causá-los e a capacidade dos trabalhadores de responderem a eles.[3]

Na metade do século XX, na França, surgem novos estudos da Psicopatologia do Trabalho, que vão além das doenças profissionais causadas pela exposição a substâncias neurotóxicas nos ambientes de trabalho. A metodologia se baseava em entrevistas individuais, com destaque para a análise dos relatos de transtornos mentais em um contexto social e coletivo. Le Guillant,[4] em 1956, publicou um importante estudo sobre a prevalência de transtornos mentais menores em trabalhadoras não industriais franceses. Esses transtornos foram associados à organização do trabalho das telefonistas mecanografistas, por isso ficaram conhecidos como neurose das telefonistas ou dos mecanógrafos. Em outro estudo, foi investigada a origem do ressentimento em Paris entre as empregadas domésticas, conhecidas como empregadas-para-todo-serviço. A partir de então, os estudos sobre a influência dos fatores psicossociais e da organização do trabalho no desencadeamento de sofrimento e adoecimento mental começaram a ganhar relevância, bem como a importância das relações de subjetividade dos trabalhadores no exercício das atividades de trabalho.

Até os anos 1970, o mundo do trabalho foi sinônimo de desenvolvimento industrial e acumulação do capital hegemonicamente baseados nos modelos de produção taylorista e fordista, caracterizados pelas linhas de produção com predomínio do trabalho manual e físico, o que envolve movimentos repetitivos e "automatizados", alienação e ausência de subjetividade dos trabalhadores. A ideologia liberal desse período entendia que caberia ao Estado fornecer proteção social, sobretudo para minimizar qualquer desgaste físico ou desigualdade social enfrentada pelos trabalhadores.

A recessão global e a crise do petróleo de 1973 desencadearam uma mudança significativa no processo de acumulação do capital e abriram a porta para sua radicalização a partir do ideário neoliberal. O neoliberalismo apregoa um Estado mínimo que permita o funcionamento do livre mercado (de acordo com regras próprias). Essa ideologia influenciou governos na direção de um processo global de desmonte de direitos dos trabalhadores, como a desregulamentação e a redução das políticas sociais, dos direitos trabalhistas e da proteção aos trabalhadores, tendo como consequência o aumento do trabalho informal e da precarização do trabalho.

O toyotismo surgiu como novo modelo produtivo no contexto neoliberal. Além de conseguir reduzir as estruturas hierárquicas, fez com que o processo de trabalho organizado em células produtivas pudesse ser regulado, em parte, pelos próprios trabalhadores ou "colaboradores", que passaram a controlar uns aos outros para o cumprimento das metas da organização. O engajamento dos "colaboradores" se deu, portanto, por meio de um processo de captura da subjetividade a favor da maior produtividade. Nesse tipo de organização do trabalho, a identidade de ofício e posto de trabalho específico foi gradativamente sendo substituída pela competência individual dos operadores polivalentes e multifuncionais. A incorporação das novas tecnologias e a automação turbinou o toyotismo e intensificou o trabalho e a carga cognitiva dos trabalhadores. Atualmente, é comum na indústria a forma híbrida de trabalho, com alguns setores caracterizados por linhas de montagem com movimentos repetitivos e outros com ilhas de trabalho que envolvem exigências físicas e cognitivas ao mesmo tempo.

No atual contexto macroeconômico e político neoliberal, o processo de globalização, o uso das novas tecnologias de informação e comunicação e o afluxo do capital financeiro internacional não apenas modificaram o trabalho e as formas de trabalhar, mas também acirraram a competitividade entre países. A necessidade de **produzir cada vez mais com menos** refletiu no microcosmo social das organizações que desenvolveram novas formas de gestão por competências, desempenho e performance individuais, com o objetivo de captura da subjetividade dos trabalhadores e adequação à cultura organizacional das empresas. A empregabilidade passou a ser avaliada pelo grau de adesão aos objetivos da organização. Discriminação, condutas abusivas e práticas assediadoras verticais e horizontais foram adotadas como modelos de gestão no trabalho, com potencial para afetar negativamente a saúde mental dos trabalhadores e trabalhadoras. No caso do trabalho feminino, essas práticas são ainda mais evidentes.

Atualmente, as doenças profissionais e os transtornos mentais resultantes de intoxicações agudas e crônicas persistem, bem como as sequelas de acidentes de trabalho típicos da sociedade pós-industrial, mas a partir dos anos 1990 os transtornos mentais e comportamentais passaram a figurar entre os principais agravos de adoecimento e afastamentos do trabalho dos trabalhadores e trabalhadoras. Independentemente de se verificar se um transtorno mental é agravado ou desencadeado pelas condições e situações de trabalho, ter a saúde mental prejudicada afeta a chance de se inserir no trabalho e a capacidade de trabalho, podendo reduzir a produtividade e o desempenho daqueles que estão empregados e ameaçando sua empregabilidade.[5]

Trabalho, subjetividade e sofrimento

Ter um trabalho digno preserva a saúde mental dos trabalhadores e trabalhadoras porque o trabalho, além de suprir as necessidades de subsistência, é um mediador de integração social. No aspecto subjetivo, ele contribui na construção da identidade, da realização pessoal e da autoestima das pessoas que trabalham. Além disso, para que seja prazeroso para quem o realiza, o trabalho deve ser produtivo, aceitável moral e socialmente, agregar valor e possibilitar o exercício da subjetividade.[6] O trabalho e a subjetividade estão, portanto, em permanente simbiose, porque exigem, ao mesmo tempo, esforço, habilidade individual, criatividade e cooperação. Isso significa que a subjetividade no trabalho é individual e também é coletiva (intersubjetividade). Como consequência desse aspecto, as relações de trabalho e a construção de defesas coletivas contra o sofrimento no trabalho também são muito importantes para a preservação da saúde mental.

Na perspectiva do processo saúde-doença, as condições de trabalho ocupam papel de destaque no modelo dos determinantes sociais de saúde porque as histórias de vida e de trabalho das pessoas são permeadas por uma dinâmica complexa de fatores biológicos, socioeconômicos, culturais, psicossociais e éticos que influenciam na subjetividade de modo singular. Essa subjetividade inclui as atitudes de enfrentamento e de resistência, no campo individual e/ou coletivo, diante das situações contraditórias e das condições de trabalho estabelecidas pela organização do trabalho.

Em outras palavras, o trabalho materializa um conjunto de expectativas objetivas, simbólicas e singulares. Para que a subjetividade do trabalhador e da trabalhadora se realize nas atividades laborais, são necessários as condições e os meios para que a própria pessoa consiga mobilizar sua inteligência para reagir às situações prescritas e não prescritas pela organização para finalizar o trabalho. Ser reconhecido pelos colegas e pela organização em razão de um trabalho bem-feito tem um importante significado na preservação da saúde psíquica dos indivíduos.[7] Por isso, as organizações e suas formas de gestão e processos de trabalho têm um papel preponderante ao possibilitar ou impedir que o trabalho faça, ou não, sentido para as pessoas que o realizam. O impedimento de **fazê-lo bem-feito** poderá desencadear sofrimento psíquico e adoecimento aos trabalhadores[8] – autonomia e liberdade são necessárias para que exista a subjetividade.

Para a classe que vive do trabalho, a alienação, o estranhamento e a falta de sentido de um trabalho que lhes parece externo, cujos meios de produção e produtos resultantes não os pertencem, impede o exercício da própria subjetividade. O que deveria ser atividade vital de satisfação e prazer se converte apenas em um meio para satisfazer as carências de fora dele, o que contribui para a ruptura das relações sociais e da humanização e acaba por transformar os trabalhadores e trabalhadoras em uma forma de mercadoria.[9] Nesse sentido, não é possível uma vida plena fora do trabalho quando as condições de trabalho são opressoras, humilhantes e insatisfatórias e/ou invadem o espaço da vida privada.

Em um cenário altamente competitivo, a ideologia neoliberal apregoa que homens e mulheres deveriam ter a liberdade e o direito de escolherem seu tipo de trabalho. No mundo do trabalho contemporâneo, no entanto, esse direito se constitui em um fetiche, pois a realidade é de trabalho dominado e sem liberdade. O poder e o controle sobre os trabalhadores são:

- **Econômicos**, pois demandam o máximo de seus potenciais e capacidades.
- **Políticos**, ao tornar os trabalhadores dóceis e passíveis de sujeição.
- **Individuais**, pois afetam sua subjetividade e sua identidade, corroendo seus valores e caráter.[10]

Assim como é uma categoria central na constituição social do sujeito, o trabalho também pode ser contraditório à medida que liberta e aprisiona, emancipa e aliena, e pode causar prazer e/ou sofrimento.[11]

O Quadro 24.1 sintetiza as principais mudanças nos aspectos macroeconômicos e microssociais das sociedades industriais e pós-industriais com repercussões sobre o perfil de adoecimento dos trabalhadores.

Quadro 24.1. Características macroeconômicas e microssociais das sociedades industriais e pós-industriais que repercutem sobre o adoecimento

	Sociedade industrial (até os anos 1970/1980)	Sociedade pós-industrial (após anos 1980)
Contexto e aspectos macroeconômicos e políticos	Liberalismo e Estado de bem-estar social: • Proteção social • Geração de empregos • Regulamentação do trabalho • Sindicalização/classe social • Produção para o mercado regional	Neoliberalismo e Estado mínimo com economia de mercado: • Desregulamentação e informalidade • Eliminação de empregos • Redução da proteção social • Enfraquecimento dos sindicatos • Produção segmentada, mercado de consumo global e uso das tecnologias de informação e comunicação
Contexto e aspectos microssociais	Modelo taylorista/fordista: • Trabalho fragmentado e alienado • Especialização/função e posto de trabalho definidos • Cooperação • Gestão rígida e verticalizada • Ética: valores morais e vínculos de solidariedade	Modelo toyotista: • Trabalho flexível em células • Polivalência e operadores multiprofissionais • Desempenho individual • Gestão por competências e assediadora • Ética: valores morais individuais e corrosão do caráter
Fatores de risco e de adoecimento	Acidentes, químicos e físicos: • Acidentes de trabalho e doenças profissionais • Exigências físicas/desgaste do corpo • Valorização da lealdade e cooperação • Subjetividade social e individual comprometidas pela submissão consentida	Psicossociais e ergonômicos: • Doenças osteomusculares e transtornos mentais e comportamentais • Exigências cognitivas e desgaste psíquico • Valorização da individualidade e adesão à organização • Subjetividade social comprometida e subjetividade individual capturada pela produção de si

Fonte: Elaborado pelo autor.

Quadro 24.2. Fatores de riscos psicossociais no trabalho, descritos pelo European Framework for Psychosocial Risk Management (PRIMA-EF)

Conteúdo do trabalho	• Falta de variedade ou ciclos curtos de trabalho • Trabalho fragmentado e sem sentido • Mau uso de habilidades • Incerteza elevada • Exposição contínua a pessoas por causa do trabalho
Carga e ritmo de trabalho	• Sobrecarga de trabalho ou subcarga • Ritmo definido pela máquina • Níveis elevados de pressão pelo tempo • Continuamente sujeito a prazos
Horário de trabalho	• Jornada de trabalho • Trabalho noturno • Horários de trabalho inflexíveis, horas imprevisíveis e jornadas longas ou insociáveis (sem convívio social)
Controle	• Baixa participação na tomada de decisões • Falta de controle sobre a carga de trabalho e a jornada de trabalho
Ambiente e equipamentos	• Problemas quanto a confiabilidade, disponibilidade, adequação, manutenção e reparo de equipamentos e instalações • Más condições ambientais, como falta de espaço, falta de iluminação e ruído excessivo
Cultura organizacional e função	• Comunicação deficiente • Baixos níveis de apoio para resolução de problemas e desenvolvimento pessoal • Falta de definição e acordo sobre objetivos organizacionais
Relações interpessoais no trabalho	• Isolamento social ou físico • Relações deficientes com os superiores e colegas • Conflitos interpessoais • Falta de apoio social
Papel da organização	• Ambiguidade e conflito de papéis • Insuficiência de papel • Responsabilidade pelas pessoas
Desenvolvimento da carreira	• Estagnação da carreira e incerteza • Subpromoção ou sobrepromoção • Salários baixos • Insegurança no trabalho • Baixo valor social para trabalhar
Interface trabalho-casa	• Exigências conflitantes do trabalho e de casa • Falta de apoio em casa • Problemas de dupla carreira

Fonte: Adaptada de Leka, Cox e Prima, 2008.[24]

Foi nesse cenário altamente competitivo que, em 1984, os fatores psicossociais no trabalho (FPT) foram identificados pelas agências internacionais como principais desencadeantes de estresse, sofrimento e adoecimento psíquico dos trabalhadores.[12] O Quadro 24.2 descreve os principais fatores de risco psicossociais no trabalho.[13]

Além de poder desencadear ou agravar o adoecimento dos trabalhadores e trabalhadoras, manifestados na forma de doenças psicossomáticas, distúrbios osteomusculares, transtornos mentais e comportamentais e transtornos mentais relacionados ao trabalho, os fatores psicossociais do trabalho também podem contribuir para o prolongamento do tempo de afastamento e da incapacidade de trabalho. O trabalhador adoecido tem o desempenho prejudicado, mas, por conta do receio de perder o emprego, comparece ao trabalho sem condições físicas e emocionais para exercê-lo (presenteísmo), agravando ainda mais o seu problema de saúde. Esses cenários de alta competitividade no trabalho, com práticas de gestão baseadas na avaliação de competências individuais de desempenho e incentivo

Quadro 24.3. Roteiro de perguntas na investigação do assédio moral nos ambientes de trabalho

- Foi humilhado, ridicularizado, ou desprezado com relação ao seu trabalho?
- Recebeu críticas exageradas ou injustas sobre o seu desempenho no trabalho?
- Após um afastamento, você foi colocado em local específico ou isolado dos demais para fazer atividades ou tarefas muito aquém de sua capacidade de trabalho?
- Cercearam ou impediram os colegas de trabalho de falar ou estar com você?
- Ignoravam sua presença, suas opiniões ou suas sugestões sobre o seu próprio trabalho?
- Nas redes sociais ou no trabalho, faziam comentários hostis ou discriminatórios que afetavam a sua integridade e sua vida privada?

Fonte: Elaborado pelo autor.

ao individualismo, e ameaças de demissão àqueles que não conseguem atingir as metas cada vez mais intensificadas, desencadeiam um **mal-estar no trabalho**. Como resultado, a **maioria se sente ferida** e não consegue sair dessa armadilha organizacional, tampouco ajudar os colegas que são vítimas de constrangimentos nos ambientes de trabalho.

Nesse sentido, de acordo com Glina e Soboll, "o assédio moral é um processo grave e extremo de violência psicológica, que acontece de maneira continuada e repetitiva no contexto de trabalho e que produz efeito de humilhação, ofensa e constrangimento".[14] Ele tem potencial para causar efeitos devastadores na pessoa-alvo, com destaque para danos físicos e psicológicos como problemas psicossomáticos e doenças físicas, aumento no nível de estresse do indivíduo, ansiedade e depressão, comportamentos heteroagressivos e autoagressivos, transtorno do estresse pós-traumático e incapacidade para o trabalho.[14] Diante do relato desse processo pelos trabalhadores, o profissional de saúde deve aprofundar a investigação sobre as vivências sistemáticas no trabalho de constrangimentos e humilhações impetradas por chefia e colegas de trabalho. O Quadro 24.3 descreve um elenco de perguntas para a investigação do assédio moral no trabalho.

Dados epidemiológicos

Dados da OMS estimam que 15% dos adultos em idade produtiva tenham um problema de saúde mental. No mundo, 280 milhões de pessoas vivem com depressão; 301 milhões, com ansiedade; 64 milhões, com transtorno mental grave; e 703 mil pessoas morrem por suicídio anualmente.[15] Dados do estudo Global Burden of Disease[16] indicam que a prevalência de transtornos mentais e comportamentais nas populações dos diversos países é global. Nas Américas, incluindo o Brasil, predominam os transtornos ansiosos e a depressão, seguidos por transtornos por uso de álcool, uso de outras substâncias psicoativas e transtorno bipolar, enquanto no continente europeu a depressão é a primeira causa e na Rússia e países vizinhos, estão nessa posição os transtornos por uso de álcool.

No Brasil, os transtornos de ansiedade (9,3%) e a depressão (5,8%) são os mais prevalentes. A população economicamente ativa (PEA) brasileira é de cerca de 105 milhões de trabalhadores, dos quais 53,9 milhões são trabalhadores formais, contribuintes da Previdência Social e segurados do Instituto Nacional do Seguro Social (INSS). Segundo os dados da Previdência Social, as principais causas de afastamentos superiores a 15 dias que receberam o benefício por incapacidade do trabalho se referem aos grupos de lesões, envenenamentos e outras consequências externas, seguidas do grupo de doenças do sistema osteomuscular e dos transtornos mentais e comportamentais. No grupo F da CID-10, os afastamentos por transtornos mentais e comportamentais por incapacidade laborativa tiveram uma média anual de 203 mil casos entre 2017 e 2019. Em 2020, foram registrados 289 mil benefícios previdenciários, com um aumento de 30% nos anos da pandemia da COVID-19.

Com relação aos transtornos mentais relacionados ao trabalho, de acordo com os dados do INSS, no período de 2017 a 2019 a média anual de incapacidade laborativa por esses transtornos foi de 16.986 benefícios. Entre eles, as maiores prevalências foram F43 (reações ao estresse grave), F41 (outros transtornos ansiosos) e F32 (episódios depressivos). Foram registradas, ainda, 1.321 ocorrências de esgotamento profissional (síndrome de *burnout*) no período analisado. Esses números demonstram uma franca desproporção no número de registros de transtornos mentais e comportamentais em comparação com os transtornos mentais relacionados ao trabalho. As dificuldades do diagnóstico destes últimos por parte dos médicos assistentes e peritos do INSS é um ponto de atenção e discussão. A ausência da Comunicação de Acidente de Trabalho (CAT) e a baixa competência técnica são apontadas entre as razões desse sub-registro. De acordo com os dados do

Ministério da Saúde, o número de registros também foi muito baixo. No período entre 2006 e 2022, foram notificados no Sistema Nacional de Agravos de Notificação (SINAN) 2.408.044 agravos relacionados ao trabalho, com número médio de 188 mil ocorrências nos últimos 10 anos e 295 mil no ano de 2021. Entre eles, foram notificados somente 16.877 casos de transtorno mental relacionado ao trabalho.

Somam-se a esse cenário as informações sobre os setores de atividades econômicas (de acordo com a Classificação Nacional das Atividades Econômicas [CNAE]) e os dados agrupados por ocupação (Classificação Brasileira de Ocupações [CBO]) que mais contribuíram entre os trabalhadores e trabalhadoras que se afastaram do trabalho em decorrência de transtorno mental. De acordo com o boletim epidemiológico do Ministério da Saúde contendo dados entre 2006 e 2017, foram notificados 8.474 casos de transtornos mentais relacionados ao trabalho e em 88% desses registros os principais diagnósticos foram reações ao estresse grave e transtornos de adaptação, seguidos de episódios depressivos e outros transtornos ansiosos. Nesse levantamento, a maioria dos trabalhadores e trabalhadoras tinha entre 30 e 49 anos de idade (67,2%), era do sexo feminino (59,7%) e trabalhava em serviços de administração; enquanto entre os homens são predominantes as atividades industriais. O transtorno de estresse pós-traumático foi o que apresentou maior contribuição de casos entre cobradoras de ônibus, operadoras de *telemarketing*, operárias e profissionais de enfermagem. Os transtornos do humor (depressão) apareceram com números expressivos entre as notificações de faxineiras, operárias e professoras. Entre os homens, a maior proporção dos diagnósticos de transtornos pós-traumáticos ocorreu entre motoristas urbanos e rodoviários, seguidos pelos vigilantes, agentes de segurança e penitenciários, gerentes comerciais e carteiros. A menor participação desses diagnósticos foi entre os operários.

Os registros do SINAN, por sua vez, revelam algumas distorções, já que para cada 38 trabalhadores formais houve apenas um registro de trabalhador informal. Esperavam-se proporções de registro semelhantes entre trabalhadores formais e informais, pois eles representam metade da força de trabalho e, em tese, trabalham em condições mais vulneráveis.

Para além das dificuldades existentes na análise dos registros e dados epidemiológicos dos órgãos oficiais, no entanto, a centralidade do trabalho na vida das pessoas é real. O estabelecimento de nexo e causalidade dos transtornos mentais relacionados ao trabalho há de ser um imperativo nesse cenário e requer aprofundamento acerca das causas diretas e indiretas dessas ocorrências.

Os registros sobre TMC e TMRT do SINAN e da Previdência Social atualizados podem ser acessados no site do smartlab – observatório de segurança e saúde no trabalho, acessível em https://smartlabbr.org/sst –. Os profissionais de saúde poderão verificar a frequência e prevalência das doenças e agravos relacionados ao trabalho (DART).

De acordo com os dados oficiais dos trabalhadores formais e segurados da Previdência Social, o número de benefícios concedidos em razão de incapacidade temporária por transtornos mentais e comportamentais foi muito superior aos casos registrados como transtornos mentais relacionados ao trabalho. Considerando-se a intensificação do trabalho e as condições de trabalho cada vez mais precarizadas, é fácil suspeitar que os dados sobre transtornos mentais relacionados ao trabalho estejam subestimados, como provavelmente também ocorre com os dados do SINAN. O sub-registro dessas ocorrências na Previdência Social pode se originar da falta de informação no relatório médico para subsidiar os peritos da instituição no estabelecimento do nexo do transtorno mental e comportamental com o trabalho.

O nexo individual previdenciário pode ser estabelecido pelo médico perito da Previdência Social mediante as informações do segurado, desde que acompanhado de relatórios do médico assistente e da CAT (emitida pela empresa, autoridade pública, sindicato, médico assistente do segurado ou ele próprio). Na ausência da CAT, o médico perito também pode se basear no Nexo Técnico Epidemiológico Previdenciário (NTEP). O NTEP foi regulamentado pela Lei nº 11.430/2006, que acrescentou à Lei nº 8.213/91 o artigo 21-A. Esse instrumento faz o cruzamento automático entre o CNAE das empresas e o código da CID-10 apresentado pelo segurado, possibilitando a presunção do nexo. Dessa forma, é possível presumir, p. ex., que transtornos de humor têm relação com o transporte metroviário, serviços de telefonia celular e trabalho em serviços hospitalares; ou que transtornos neuróticos e relacionados com o estresse são associados com o transporte aéreo de passageiros e serviços de táxi.

Desafios para o estabelecimento de causalidade

Estabelecer a causalidade entre os transtornos mentais, comportamentais e relacionados ao trabalho e o processo de adoecimento dos trabalhadores é uma tarefa complexa e desafiadora. Um obstáculo importante a esse processo é o estigma acerca dos transtornos mentais e comportamentais na população usuária dos serviços de cuidado e assistência, que repercute como receio de "ser rotulado" pela empresa e colegas de trabalho. A falta de treinamento dos profissionais de saúde é outra dificuldade.

Para a adequada investigação de uma suspeita ou confirmação de um transtorno mental relacionado ao trabalho, alguns requisitos devem ser observados, com destaque para: a qualidade do acolhimento e do atendimento oferecido pelo serviço, a disponibilidade de empatia e interesse dos profissionais de saúde pelo usuário paciente e trabalhador, e a disponibilização de ambiente reservado. Durante a entrevista e a investigação clínica de um transtorno mental, podem aparecer queixas relacionadas com dores no corpo, sintomas osteomusculares e psicossomáticos, que seriam mais "aceitáveis" para os usuários. Queixas como "problema dos nervos", "nervosismo" ou "irritabilidade" durante a primeira consulta indicam um caminho para poder investigar as angústias e preocupações do paciente no trabalho ou fora dele.

Após a entrevista, é importante verificar, independente do nexo ou não com o trabalho, se o transtorno mental e comportamental está comprometendo a capacidade de trabalho do trabalhador e se as situações de trabalho e os fatores de risco podem agravar ou desencadear um transtorno mental relacionado ao trabalho. Os casos suspeitos devem ser notificados no SINAN para todos os trabalhadores e trabalhadoras, independentemente do vínculo formal ou informal do trabalho, e para os segurados da Previdência Social é necessário o preenchimento da CAT.

A suspeita ou o nexo de um transtorno mental relacionado ao trabalho pode ser estabelecido de forma direta ou indireta. As intoxicações agudas e crônicas decorrentes de exposições dos trabalhadores, nos ambientes de trabalho, às substâncias químicas neurotóxicas, p. ex., permitem estabelecer nexo direto. Nesses casos, são necessárias a identificação de exposição ao(s) agente(s) com efeitos conhecidos sobre o sistema nervoso central e relatados na literatura científica e a avaliação da temporalidade (se a causa ou exposição precede o efeito à saúde) da exposição, de sua intensidade (dose), do tempo entre exposição e manifestação dos sintomas (aguda/crônica ou recente/tardia), da plausibilidade biológica e da existência ou não de marcadores biológicos de exposição (de dose ou de efeito). Com essas informações, já é possível estabelecer a hipótese e confirmar o diagnóstico de transtorno mental por causa orgânica.

Além dessa investigação, o Ministério da Saúde disponibiliza desde 1999 a Lista de Doenças Relacionadas ao Trabalho (LDRT), criada com base em evidências estabelecidas na literatura internacional. Após extenso processo de revisão por pesquisadores brasileiros, foi elaborada uma nova LDRT, publicada em 2020 pelo Ministério da Saúde, por meio da Portaria GM/MS nº 2.345. A nova lista foi revogada no dia seguinte, por causa de pressões do setor patronal. Entretanto, em novo contexto político nacional e em resposta à intensa movimentação dos movimentos sindicais, sanitários e de saúde do trabalhador, a LDRT (revisada em 2020) foi republicada em 27 de novembro de 2023. A estrutura de duas entradas (Lista A e Lista B) facilita a compreensão dos profissionais de saúde da Previdência, dos profissionais do Sistema Único de Saúde (SUS) e dos médicos do trabalho do setor privado. A Lista A elenca os principais agentes e fatores de risco e os relaciona com as doenças, enquanto a Lista B elenca as doenças e as relaciona com os agentes e fatores de risco.

Na Lista A da LDRT, são reconhecidos, de forma direta, os seguintes agentes químicos desencadeantes ou agravantes de transtornos mentais relacionados ao trabalho: brometo de metila, metais (chumbo, manganês, mercúrio e seus compostos tóxicos), derivados organometálicos, solventes neurotóxicos (orgânicos, aromáticos, halogenados), brometo de metila, cloro gasoso, dissulfeto de carbono e éter de petróleo (benzina). Além disso, de forma indireta, a Lista A também inclui outros fatores de risco psicossociais no trabalho relacionados com:

- Organização do trabalho: gestão, contexto e conteúdo do trabalho; relações de trabalho; condições do ambiente de trabalho; interação pessoa-tarefa; violência e assédio moral/sexual; e discriminação.
- Risco de morte e trauma no trabalho: amputações e esmagamentos, queimaduras, choques elétricos de alta tensão, acidentes de trânsito, queda de alturas, explosões, afogamentos e outros; bem como assaltos, ataques à integridade física, entre outros.
- Jornada de trabalho e trabalho em turnos e turno noturno.
- Trabalho intermitente e desemprego.

A relação com o trabalho por causalidade indireta e/ou mediada por fatores e condições de risco presentes na cadeia de causalidade, se traduz, nos dados epidemiológicos, em uma maior frequência de aparecimento dos transtornos mentais e comportamentais em grupos de trabalhadores, ramos de atividades econômicas e ocupações específicas. Na suspeita e no estabelecimento de nexo de um transtorno mental relacionado ao trabalho, todos os critérios de investigação, a temporalidade (a causa ou exposição precede o efeito sobre a saúde), a plausibilidade biológica de exposição e efeitos, e a força de associação epidemiológica que se aplicam ao estudo dos transtornos mentais e comportamentais devem ser considerados em sua relação com o trabalho. Além de compartilhar os perfis de adoecimento e morte da população geral, em função de sua idade, gênero, grupo social ou inserção em grupos específicos de risco, os trabalhadores também podem adoecer ou morrer por causas relacionadas ao trabalho.[18]

Assim, é possível afirmar que os transtornos mentais relacionados ao trabalho podem ser consequência de:

- Intoxicação aguda ou crônica resultante da exposição a substâncias químicas com efeitos neurotóxicos presentes no ambiente de trabalho. Essas substâncias atuam sobre o sistema nervoso central e podem produzir um **transtorno cognitivo leve**, **demência**, **transtorno orgânico de personalidade**, entre outros.
- Sequela de risco de morte e trauma no trabalho: amputações e esmagamentos, queimaduras, choques elétricos de alta tensão, acidentes de trânsito, queda de alturas, explosões, afogamentos e outros, bem como assaltos e ataques à integridade física. A exposição a esses fatores pode resultar em diagnósticos de **transtorno mental orgânico**, **transtorno orgânico de personalidade**, **transtorno de estresse pós-traumático** ou **demência**.
- Consequência de uma violência ou vivência de uma situação que atentou contra a própria vida ou de outra pessoa, que poderá resultar em um diagnóstico de **transtorno de estresse pós-traumático**, por exemplo.
- Fatores psicossociais relacionados ao conteúdo e ao contexto das atividades de trabalho e à organização do trabalho, que podem desencadear ou agravar doenças como **alcoolismo**, episódios depressivos, **neurastenia** (inclui síndrome de fadiga) e outros **transtornos neuróticos especificados** (inclui neurose profissional), bem como sensação de estar acabado (**síndrome de *burnout*** ou **esgotamento profissional**).
- Fatores organizacionais relacionados a violência psicológica e práticas de gestão assediadoras, que podem resultar em **episódios depressivos**, **transtornos ansiosos**, **síndrome do pânico** *e* até **suicídios**. Os suicídios relacionados ao trabalho serão discutidos e aprofundados no Capítulo 25 deste livro.
- Trabalhos em turnos e noturnos, que podem resultar em **transtorno do ciclo vigília-sono** decorrente de fatores não orgânicos.

Nas três primeiras situações, as relações de causa podem ser diretas (intoxicação, acidentes e vivência de uma situação grave) e o fato narrado pelo trabalhador e pela trabalhadora pode ser evidenciado pelo profissional de saúde como o marco principal na sequência de eventos. Assim, a partir da identificação do(s) evento(s), fator(es) e/ou situação(ões) que desencadeou(aram) ou agravou(aram) o quadro clínico de um transtorno mental é possível justificar a suspeita ou o estabelecimento da hipótese e o diagnóstico individual.

Já nas situações elencadas nos três últimos itens (fatores psicossociais relacionados ao trabalho, violência psicológica e práticas assediadoras de gestão, e trabalho em turnos) o percurso para o nexo de um transtorno mental com o trabalho precisa considerar também os dados epidemiológicos relacionados às ocupações e ao setor econômico e, principalmente, as informações de trabalhadores e trabalhadoras daquela organização sobre os processos de trabalho e formas de gestão da organização e as situações de sofrimento e adoecimento mental de outros colegas de trabalho. Deve-se considerar, ainda, que os trabalhadores e trabalhadoras frequentemente estão expostos a vários fatores de risco ao mesmo tempo e que, na maioria das vezes, ocorre um efeito sinérgico entre condições e situações objetivas e subjetivas.

Independentemente do tipo de serviço que atende o trabalhador (Atenção Primária à Saúde [APS] e Rede de Atenção Psicossocial [RAPS] do SUS, serviços de Emergência públicos ou privados, ou serviços de Medicina do Trabalho de empresas públicas ou privadas), os profissionais de saúde da linha de frente precisam compreender que as queixas, os sintomas e o quadro clínico apresentados pelo paciente/trabalhador, ainda que sejam de uma doença sem relação com o trabalho, podem afetar seu desempenho no trabalho e requerem atuação individual. Já na suspeita de ser um agravo desencadeado ou agravado pelo trabalho, além da atuação individual, deve-se fazer a notificação para que sejam desencadeadas ações de vigilância no local de trabalho.

Estabelecimento do nexo individual

A entrevista clínica do trabalhador ou da trabalhadora deve priorizar a investigação do sujeito com relação a sua queixa, seu histórico de vida e trabalho, sua ocupação/cargo e atividades exercidas, e as condições para realização do trabalho. Deve envolver perguntas sobre a exposição a substâncias químicas neurotóxicas, ruído e fatores psicossociais no trabalho (ver Quadro 24.2), em especial o grau de autonomia e vivência de assédio. Também deve-se questionar se o paciente associa seus sintomas com o trabalho e se existe colega de trabalho com problemas semelhantes.

Na investigação dos transtornos mentais e comportamentais, a própria natureza e a subjetividade do adoecimento, bem como o histórico de vida e trabalho, que se intercruzam, e as inter-relações entre fatores diretos e indiretos de exposições e situações de trabalho, requerem perseverança do profissional. Na maioria dos casos, é necessário fazer mais de uma consulta. Muitas vezes, é necessário o apoio de uma equipe multiprofissional para aprofundar a investigação, com dados da literatura e documentos, como: a nova LDRT de 2023[18] e os Anexos 3 e 5 do **Protocolo de Atenção à Saúde do Trabalhador.**[19] O Anexo 3, "Questionário de identificação de Transtornos Mentais Comuns (TMC), denominado Self-Report Questionnaire - SRQ-20" é indicativo de um transtorno mental e comportamental quando o número de respostas "sim" é igual ou superior a 7. Já o Anexo 5, "Questionário de identificação do usuário e de condições de trabalho", é um roteiro de investigação. As etapas de investigação de um transtorno mental e de sua relação com o trabalho estão descritas no Quadro 24.4.

Entre os transtornos mentais relacionados ao trabalho mais prevalentes no Brasil, destacam-se a depressão, os transtornos de ansiedade, as reações ao estresse grave e transtornos de adaptação, e o transtorno de estresse pós-traumático. Além desses, apesar de subestimados nas estatísticas oficiais, os transtornos mentais orgânicos e a síndrome de *burnout* também merecem atenção dos profissionais de saúde para o diagnóstico de ocorrências. O Quadro 24.5 apresenta uma descrição dos sintomas e do quadro clínico, os fatores de risco e os principais procedimentos relevantes para a suspeita ou diagnóstico desses transtornos mentais relacionados ao trabalho.

Quadro 24.4. Investigação de casos individuais de transtornos mentais e suspeita de relação com o trabalho

Método	Clínico-qualitativo, valorizando na escuta os aspectos subjetivos e singulares da história de vida e de trabalho, em uma perspectiva longitudinal
História clínica e ocupacional	Perguntar sobre as atividades atuais e anteriores desenvolvidas, elencando os fatores relacionados às condições do trabalho, exposição a fatores de risco (ruído, substâncias químicas e fatores psicossociais do trabalho, em especial grau de autonomia, relacionamentos interpessoais e assédio –, trabalhos em turnos) e se consegue conciliar trabalho e vida pessoal (fora do trabalho) com familiares e comunidade
Contexto e significado subjetivo do trabalho	Questionar se está empregado, se sente medo de retornar ao trabalho ou de ser demitido e de não atingir metas estabelecidas, se sofre assédio da chefia e de colegas, se sente satisfação e se se realiza no trabalho
Estabelecimento de relações e associações	Relacionar/associar o aparecimento dos sintomas com os aspectos relevantes da história de vida e trabalho e com a percepção do paciente sobre a relação dos sintomas com as situações de trabalho
Investigação de mudanças de comportamento, uso e abuso de drogas e comorbidades	Investigar mudanças de comportamento, uso e abuso de drogas e a presença de comorbidade, e questionar desde quando e em que situações ocorrem/ocorreram
Pesquisa dos aspectos epidemiológicos	Questionar se há colegas de trabalho com sintomas semelhantes Investigar a prevalência na literatura de transtornos mentais e comportamentais em ocupações ou atividades semelhantes Consultar a NTEP
Avaliação da incapacidade	Avaliar afastamentos anteriores e seus motivos, participação em atividades familiares e comunitárias, possibilidades de realizar atividades de lazer, realização de atividade física regular, estudo etc.
Suspeita de transtorno mental relacionado ao trabalho	Notificar no SINAN e registrar CAT (para os segurados da Previdência Social)

CAT: Comunicação de Acidente de Trabalho; NTEP: Nexto Técnico Epidemiológico Previdenciário; SINAN: Sistema de Informação de Agravos de Notificação. Fonte: elaborado pelo autor.

<table>
<tr><th colspan="4">Quadro 24.5. Roteiro exemplificativo para a investigação dos principais transtornos mentais relacionados ao trabalho</th></tr>
<tr><th>CID-10: diagnóstico</th><th>Quadro clínico</th><th>Fatores de risco</th><th>Procedimentos</th></tr>
<tr><td>F32: depressão</td><td>Sintomas persistentes há duas semanas, como: humor triste ou diminuição do interesse ou prazer, diminuição do apetite; insônia ou hipersonia; agitação ou retardo psicomotor; fadiga ou perda da energia; sentimentos de desesperança; culpa excessiva ou inadequada; diminuição da capacidade de pensar e de se concentrar ou indecisão; pensamentos recorrentes de morte; ideação suicida recorrente</td><td>Exposição a substâncias neurotóxicas (LDRT), fatores psicossociais no trabalho (exigências excessivas de desempenho, falta de autonomia, vivência de assédio moral/sexual), ameaças de demissão, afastamento prolongado por doença crônica/DORT; desemprego prolongado</td><td rowspan="3">• Consultar Anexos 3 e 5 do Protocolo de Atenção à Saúde do Trabalhador
• Consultar Lista A da LDRT
• Consultar Quadros 2, 3 e 4 deste capítulo
• Notificar</td></tr>
<tr><td>F41: transtornos ansiosos</td><td>Os transtornos de ansiedade se caracterizam por reações fisiológicas que se manifestam com alterações do humor, tensão muscular, preocupações em excesso, medos ou pânico, entre outros</td><td rowspan="2">Fatores psicossociais no trabalho e/ou vivência de assédio moral/sexual, ameaças de demissão, situação de afastamento prolongado; trabalho em turnos</td></tr>
<tr><td>F43: reações ao estresse grave e transtornos de adaptação</td><td>Reações de estresse agudo decorrem de uma situação estressante no trabalho ou fora dele, e as dificuldades de se adaptar frequentemente são acompanhadas de sintomas de ansiedade, podendo durar algumas semanas. O transtorno de adaptação consiste em uma reação depressiva ou outra perturbação das emoções que dificultem o retorno ao trabalho</td></tr>
<tr><td>F43.1: transtorno de estresse pós-traumático</td><td>Vivência de acidente de trabalho ou situação de violência grave e ameaçadora, ocorrida no trabalho ou a serviço, e lembranças persistentes e recorrentes do evento do trauma, há mais de três meses, com sintomas de insônia, ansiedade, episódios de pânico, distanciamento afetivo e atitudes para evitar circunstâncias semelhantes e atividades, lugares ou pessoas que tragam lembranças do trauma</td><td>Risco de morte e trauma no trabalho (amputações e esmagamentos, queimaduras, choques elétricos de alta tensão, acidentes de trânsito, queda de alturas, explosões, afogamentos e outros), assaltos, ataques à integridade física, entre outros</td><td>• Consultar Anexo 5 do Protocolo de Atenção à Saúde do Trabalhador
• Consultar Lista A da LDRT</td></tr>
<tr><td>F00 a F13.2: transtornos mentais orgânicos</td><td>Caracterizam-se pela evidência de doença, lesão ou disfunção cerebral ou de uma doença física sistêmica que provoque disfunção cerebral, com comprometimento da capacidade de perseverar em atividades determinadas, labilidade emocional, explosões rápidas de raiva e agressividade ou apatia associados a doenças crônicas sistêmicas e exposição crônica a substância</td><td>Exposição a brometo de metila, metais (chumbo, manganês, mercúrio e seus compostos tóxicos), derivados organometálicos, solventes (orgânicos, aromáticos, halogenados), cloro gasoso, dissulfeto de carbono e éter de petróleo (benzina)</td><td>• Consultar Anexo 5 do Protocolo de Atenção à Saúde do Trabalhador
• Consultar Lista A da LDRT
• Solicitar exames de controle biológico de exposição (quando aplicável)</td></tr>
<tr><td>Z73: síndrome de burnout*</td><td>A tríade exaustão emocional, distanciamento afetivo de clientes e usuários e baixa realização profissional caracteriza a síndrome decorrente da exposição crônica a fatores estressantes nos locais de trabalho por falta de recursos humanos ou materiais e em pessoas altamente comprometidas com o trabalho</td><td>Fatores psicossociais no trabalho e/ou vivência de assédio moral/sexual, trabalho em turnos</td><td>• Consultar Anexo 5 do Protocolo de Atenção à Saúde do Trabalhador
• Consultar Lista A da LDRT</td></tr>
</table>

*A inclusão da síndrome de *burnout* no grupo Q95 da CID-11 caracteriza um fenômeno exclusivamente ocupacional, resultante do estresse crônico no local de trabalho que não foi gerenciado com sucesso.
Fonte: Elaborado pelo autor.

Ações coletivas de intervenção e vigilância à saúde

Sabe-se que os dados relativos à notificação dos agravos relacionados ao trabalho são subnotificados no SINAN e na Previdência Social; entretanto, a notificação de um agravo do trabalhador e da trabalhadora relacionado ao trabalho, na maioria das vezes, representa um caso-sentinela para que se possam desenvolver ações coletivas de vigilância, intervenção e prevenção desses agravos nos ambientes de trabalho.

A maior parte das notificações existentes se refere a trabalhadores formais, inclusive no SINAN. Apesar disso, cerca da metade da população economicamente ativa brasileira trabalha na informalidade, sem proteção social e em situação de maior vulnerabilidade para a preservação da saúde mental. São mais de 1,7 milhão pessoas trabalhando em plataformas como motoristas e entregadores; cerca de 8 milhões em teletrabalho, onde boa parte é "invisível" e autônomo; e outros milhões de trabalhadores terceirizados que trabalham em condições de precarização e de maior risco. Todas essas pessoas, quando adoecem ou apresentam algum agravo do trabalho, incluindo transtorno mental relacionado ao trabalho, não estão sendo identificadas para que os casos sejam notificados.

Para a outra metade da população economicamente ativa, constituída pelos trabalhadores formais e segurados da Previdência Social, a concessão de um benefício acidentário após a abertura da CAT e/ou via NTEP, além de garantir alguns direitos individuais, também deveria desencadear ações de vigilância, intervenção e prevenção nos ambientes de trabalho. Essas ações são de responsabilidade das empresas e organizações que, com o objetivo de produzir mais com menos, amplificam as condições e situações de risco, medo, sofrimento e adoecimento dos seus trabalhadores e trabalhadoras. É necessário também **tratar as organizações** que estão doentes e por isso fazem adoecer os seus "colaboradores".

Nesse sentido, a OMS e a Organização Internacional do Trabalho (OIT) recentemente elaboraram diretrizes para a gestão adequada da saúde mental nos ambientes de trabalho. Os documentos dessas agências internacionais recomendam a todas as organizações desenvolver um programa de gestão em saúde mental e propõem três níveis de atuação: prevenção, proteção e promoção e suporte – descritos na Figura 24.1.

As ações de prevenção incluem a gestão sobre os fatores psicossociais no trabalho (descritos no Quadro 24.2) que estão na origem do estresse laboral e do adoecimento na forma de transtorno mental relacionado ao trabalho, com destaque para a **Lista A da LDRT**, que aponta estes fatores na gênese dos principais transtornos mentais desencadeados nos ambientes de trabalho. As ações de proteção e promoção incluem treinamento e conscientização dos trabalhadores e trabalhadoras e das lideranças sobre saúde mental. As atividades de suporte têm como objetivo a readequação do posto e do trabalho daqueles que retornam após um afastamento decorrente de transtorno mental.

Existem vários instrumentos de avaliação psicossocial nos ambientes de trabalho. Há questionários que contêm perguntas objetivas a serem respondidas pelos trabalhadores sobre a percepção deles acerca das principais dimensões psicossociais (grau de autonomia, demandas de trabalho físicas e psíquicas, apoio social, práticas assediadoras e de violência psicológica, entre outros). É fundamental que o conteúdo das questões inclua todos os aspectos ou dimensões dos fatores psicossociais e da organização de trabalho de forma que o diagnóstico coletivo possa apontar as ações prioritárias de intervenção sobre os potenciais fatores de risco identificados. Esses questionários devem considerar

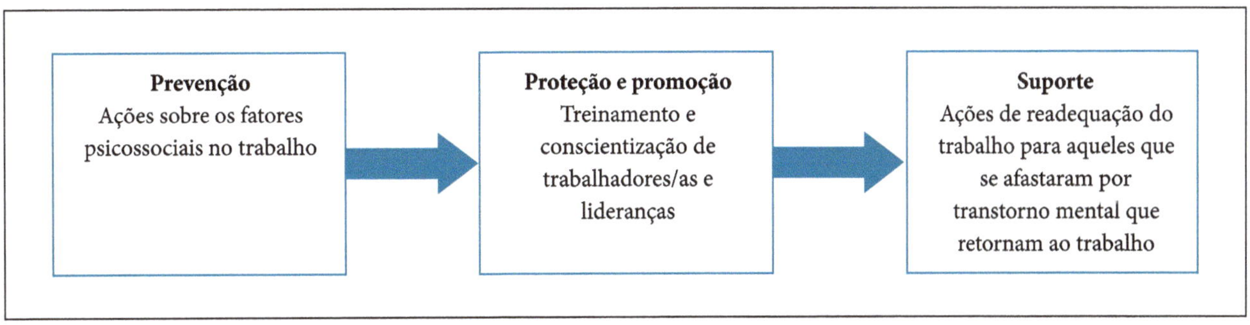

Figura 24.1. Ações de implementação de um programa de saúde mental.

Fonte: Adaptada de World Health Organization & International Labour Organization, 2022.[15]

a experiência da maioria dos trabalhadores em qualquer situação de trabalho, os aspectos mais comuns e relevantes na percepção dos trabalhadores e, ao mesmo tempo, ser abrangentes com relação ao contexto do trabalho, independentemente do setor ou segmento econômico e do tamanho da organização.

Os principais instrumentos internacionais adaptados para uso no Brasil são:

- Demanda, controle e apoio social, na versão resumida *Job Stress Scale (JSS)*,[20] e na versão completa *Job Content Questionnaire (JCQ)*.[21]
- *Copenhagen Psychosocial Questionnaire* (COPSOQ III), em sua terceira versão.[22]
- *Health Safety Executive Indicator Toll (HSE-IT)*, validado no Brasil em 2017.[23]

Por conta da relevância da prevalência dos transtornos mentais e comportamentais e dos transtornos mentais relacionados ao trabalho como causa de adoecimento e afastamento do trabalho e perda de produtividade, sugere-se que as próprias organizações desenvolvam um programa de saúde mental no trabalho e incluam ações de prevenção primárias (identificação dos fatores psicossociais da organização do trabalho), secundárias (focadas nas pessoas) e terciárias (adequando as atividades no retorno ao trabalho e reinserção daqueles que adoeceram por esses transtornos). É imprescindível, ainda, a inclusão da representação dos trabalhadores e trabalhadoras nesse processo. As ações e intervenções nos ambientes de trabalho devem considerar as demandas e ter a participação efetiva dos trabalhadores e trabalhadores e seus representantes, bem como as ações de acompanhamento junto à vigilância à saúde dos trabalhadores e trabalhadoras. O Quadro 24.6 apresenta um roteiro a ser utilizado pela Vigilância dos Ambientes e Processos de Trabalho (VAPT) durante visita aos ambientes de trabalho.

Quadro 24.6. Roteiro de investigação da vigilância em saúde do trabalhador nos ambientes de trabalho

- Avaliar as principais demandas dos trabalhadores/sindicato
- Verificar o processo de trabalho e fatores de riscos, em especial os fatores psicossociais no trabalho, e confrontar com o conteúdo do Programa de Controle Médico de Saúde Ocupacional (PCMSO) e do Programa de Gestão dos Riscos (PGR) da empresa
- Verificar o histórico de absenteísmo por doença e por doenças do trabalho e de acidentes de trabalho – e as notificações efetuadas
- Identificar o número de trabalhadores e as formas de contratação (terceirização, contratos temporários)
- Verificar a existência de política de prevenção de assédio e de programa de gestão da saúde mental na organização
- Analisar a condução dos casos de transtornos mentais
- Analisar o processo de reabilitação de afastados por transtornos mentais
- Avaliar a aplicação de instrumentos de avaliação psicossocial (JSS, JCQ, COPSOQ, HSE, entre outros)
- Negociar prazos para ações prioritárias de intervenção

COPSOQ: Copenhagen Psychosocial Questionnaire; HSE: Health Safety Executive Indicator Toll; JCQ: Job Content Questionnaire; JSS: Job Stress Scale. Fonte: elaborado pelo autor.

Considerações finais

Os modelos de produção e de gestão das organizações implantados desde os anos 1970 (toyotismo) aumentaram a exploração e a apropriação da subjetividade dos trabalhadores. A ideologia neoliberal influenciou governos que retroagiram nos direitos de proteção social, estimulando um mercado de trabalho cada vez mais desregulamentado, de informalidade e com outras formas de trabalho, em plataformas e teletrabalho, que torna o empreendedor individual livre, mas sem direitos. Como resultado, desde os anos 1980, os transtornos mentais e comportamentais e os transtornos mentais relacionados ao trabalho figuram entre as principais causas de adoecimento e afastamento do trabalho dos trabalhadores e trabalhadoras no Brasil e no mundo.

Nesse cenário, os fatores psicossociais no trabalho, incluindo a falta de autonomia, além de impedir a subjetividade dos trabalhadores, contribuem para o sofrimento e são os principais desencadeantes de transtornos mentais relacionados ao trabalho. A avaliação individualizada de desempenho e a gestão assediadora da organização, ao incentivar a competição e o individualismo, coloca os trabalhadores em uma encruzilhada sem saída e em uma busca por sobrevivência para não serem demitidos.

Os dados epidemiológicos são ferramenta importante para analisar esses impactos. Na prática, sabe-se que há, no entanto, um sub-registro dos transtornos mentais e comportamentais e, em especial, dos transtornos mentais relacionados ao trabalho tanto na base dados do SINAN quanto na Previdência Social.

Outras fontes de informações úteis, em especial nos casos suspeitos de um transtorno mental relacionado ao trabalho, são o NTEP e a LDRT, bem como os Anexos 3 e 5 do Protocolo de Atenção à Saúde do Trabalhador. Eles são parte do percurso que os profissionais de saúde precisam fazer para o estabelecimento do nexo individual e coletivo dos transtornos mentais relacionados ao trabalho. São imprescindíveis a notificação dessas ocorrências e a realização de todas as etapas e procedimentos para que se passe a implementar as ações coletivas de vigilância e prevenção dos transtornos mentais relacionados ao trabalho nos ambientes de trabalho.

Referências

1. Ramazzini B. As doenças dos trabalhadores. São Paulo: Fundacentro; 2000.
2. Seley H. The stress of life. New York: McGraw-Hill;1956.
3. Kalimo R. Assessment of occupational stress. In: Kaovonen M, Mikheev MI, eds. Epidemiology of occupational health. Copenhagen: WHO Regional Publications; 1986. p. 231-50.
4. Le Guillant L. A neurose das telefonistas. Rev Bras Saúde Ocup. 1984;47(12):7-11.
5. World Health Organization. Guidelines on mental health at work. Geneva: WHO; 2022.
6. Morin EM. Os sentidos do trabalho. Rev Adm Empresas. 2001;41(3):8-19.
7. Dejours C, Abdoucheli E, Jayet C. Psicodinâmica do trabalho: contribuições da escola dejouriana à análise da relação prazer, sofrimento e trabalho. São Paulo: Atlas; 1994.
8. Clot Y. Clínica do trabalho e clínica da atividade. In: Bertassolli PF, Soboll LAP, orgs. Clínicas do trabalho. São Paulo: Atlas; 2011. p. 71-83.
9. Antunes R. O privilégio da servidão: o novo proletariado de serviços na era digital. São Paulo: Boitempo; 2018.
10. Seligmann-Silva E. Trabalho e desgaste mental: o direito de ser dono de si mesmo. São Paulo: Cortez; 2011.
11. Baruti LV. Riscos psicossociais e saúde mental do trabalhador: por um regime jurídico preventivo. São Paulo: LTR; 2015.
12. International Labour Organisation. Psychosocial factors at work: recognition and control. Report of the Joint ILO/ WHO Committee on Occupational Health. Geneva: WHO; 1986.
13. World Health Organization. PRIMA-EF: guidance on the European Framework for Psychosocial Risk Management: a resource for employers and worker representatives. Geneva: WHO; 2008.
14. Glina DMR, Soboll LA. Intervenções em assédio moral no trabalho: uma revisão da literatura. Rev Bras Saúde Ocup. 2012;37(126):269-83.
15. World Health Organization; International Labour Organization. Mental health at work. Geneva: WHO/ILO; 2022.
16. Institute for Health Metrics and Evaluation. Global Burden of Disease study 2016 (GBD 2016) data resources. Disponível em: https://ghdx.healthdata.org/gbd-2016. (Acesso em: 31 jul 2023)
17. Silva-Junior JS, Bandini M, Baêta KF, Costa Dias E. Atualização 2020 da Lista de Doenças Relacionadas ao Trabalho no Brasil. Rev Bras Saúde Ocup. 2022;47:e11.
18. Brasil. Ministério da Saúde. Portaria GM/MS nº 1.999, de 27 de novembro de 2023. Altera a Portaria de Consolidação GM/MS nº 5, de 28 de setembro de 2017 para atualizar a Lista de Doenças Relacionadas ao Trabalho (LDRT). Disponível em: https://www.in.gov.br/en/web/dou/-/portaria-gm/ms-n-1.999-de-27-de-novembro-de-2023-526629116 (Acesso em: 10 mar 2024).
19. Estado da Bahia. Secretaria da Saúde do Estado. Protocolo de atenção à saúde mental e trabalho. Salvador: DIVAST; 2014.
20. Alves MGM, Chor D, Faerstein E, Lopes CS, Werneck GL. Versão resumida da "job stress scale": adaptação para o português. Rev Saúde Pública. 2004;38(2):164-71.
21. Araujo TM, Graça CC, Araujo E. Estresse ocupacional e saúde: contribuições do modelo demanda-controle. Ciênc Saúde Coletiva. 2003;8(4).
22. Rodrigues CA. Estudo das propriedades psicométricas do Copenhagen Psychosocial Questionnaire: COPSOQ III. [Tese]. Universidade São Francisco; 2019.
23. Lucca SR, Sobral R. Aplicação de instrumento para o diagnóstico dos fatores de risco psicossociais nas organizações. Rev Bras Med Trabalho. 2017;15:63-72.
24. Leka S, Cox T, Prima EF. Guidance on the European Framework for Psychosocial Risk Management – a resource for employers and worker representatives. WHO Protecting workers health series, n. 9. Geneva: WHO, 2008.

25

Suicídio Relacionado ao Trabalho

Álvaro Roberto Crespo Merlo
Sergio Roberto de Lucca
Tânia Maria de Araújo

- **Introdução**
- **Realidade brasileira**
- **Ocupações, tipos de atividade econômica e formas de organização do trabalho**
- **Modelos de compreensão do suicídio**
- **Instrumentos úteis para monitoramento do suicídio**
- **Indicadores da situação de saúde mental utilizados nos serviços de saúde**
- **Acompanhamento e atenção dos casos em situação de crise**
- **Ações de vigilância do suicídio relacionado ao trabalho**

Introdução

É inegável que o trabalho tem uma função essencial na vida dos indivíduos, pois ocupa um espaço central e organizador do nosso cotidiano. Por ter essa função significativa, ele pode tanto ser produtor de sentido, realização e prazer, contribuindo ativamente com a construção da identidade do sujeito trabalhador, como também fonte de angústia, desesperança, sentimento de inutilidade e sofrimento, assumindo, nesses casos, um papel desestruturante da personalidade do trabalhador que sofre e, por vezes, adoece física e psiquicamente a partir da relação com sua atividade laboral. Em alguns casos extremos, esse quadro de desestruturação psíquica e adoecimento pode levar ao suicídio.

A fonte das condições extremamente agressivas nas relações no mundo do trabalho contemporâneo está no surgimento, no início da década de 1980, de um processo de desregulamentação dos controles sobre a circulação do capital financeiro. Isso teve como consequência a "loucura" que faz com que acionistas que não estão vinculados à produção exijam taxas de rentabilidade enormes, sem se preocupar em nada com a realidade do trabalho e as condições concretas que permitem (ou não) essa rentabilidade. Essa pressão do mundo dos acionistas tornou-se tão imperativa que exige que os ajustes sejam feitos instantaneamente. De imediato, modificam-se processos de trabalho, exige-se a manutenção do lucro periódico (ainda que seja necessário esforço desproporcional) e ainda se demanda preparação bem-feita para a próxima confrontação na reunião com os investidores etc. É um mundo em que não há mais margem de manobra. Do ponto de vista das relações e da saúde no trabalho, instaurou-se uma condição de selvageria extrema.[1,2]

Nesse cenário do mundo de trabalho em transformação, foram introduzidas novas técnicas de organização do trabalho que aceleram as cadências e "enxugam" espaços do processo considerados não produtivos. Entre essas técnicas está a avaliação individualizada de performance, que é a de maior impacto sobre a saúde mental. É ela que coloca, rapidamente, as pessoas em competição umas com as outras, chegando até à deslealdade entre elas. O resultado é a criação de um mundo do trabalho no qual as pessoas estão muito sós. Elas sentem que o outro não é um amigo ou um companheiro, alguém que pode dar apoio ou ajudar quando necessário. Todos os gestos de amabilidade, atenção, respeito ao outro e entreajuda desaparecem. O uso das tecnologias da informação incorporadas a vários processos de trabalho, possibilitando o trabalho remoto, p. ex., agudizou ainda mais essa condição de solidão: o trabalho sem tempo e espaço definido é marcado, sobretudo, pela ausência de vínculos de solidariedade e coletividade. A sensação de solidão deixa de ser apenas sentimento e ganha materialidade no trabalho virtual. A pessoa, de fato, está só e em competição com os colegas e até mesmo consigo mesma.

De acordo com Barreto e Venco,[3] o suicídio decorrente da vivência no trabalho denuncia um ambiente onde a violência se faz presente de diferentes maneiras e é percebida por meio da competitividade exacerbada, de constantes pressões, dos sistemas de humilhações, de ameaças e agressões (muitas vezes incorporadas pela gestão como estratégia de estímulo à produtividade e ao gerenciamento), do individualismo, do sentimento de solidão, da ausência de companheirismo, do medo e do sofrimento. Discursos diversos de sucesso vinculado à proatividade individual, ao potencial de empreendedorismo ou à criatividade sustentam essas formas de gestão, ganhando ares quase naturais. Nesse mundo de pressões individuais, demandas contínuas e metas de sucesso inalcançáveis, brotam as fontes do sofrimento sem trégua que, por sua vez, desembocam na possibilidade de eliminação da própria vida como uma saída potencial, uma forma de fazer cessar a dor.

Para Werlang e Oliveira,[4] o comportamento suicida expõe uma vivência e uma experiência psíquica que se articula com o sentimento de incapacidade do indivíduo para encontrar alternativas que o ajudem a suportar ou superar uma determinada situação que causa nele uma dor psicológica extrema. Para esse indivíduo, a opção por se matar aparece como a única maneira capaz de "dar conta" do drama vivenciado, que tem origem em necessidades psicológicas frustradas e que a própria pessoa julga como fundamentais e indispensáveis para a continuidade da vida.

O comportamento suicida em si não pode ser considerado uma entidade nosológica, mas uma manifestação patológica subjacente a determinantes múltiplos. Para Cassorla,[5] o suicídio pode ser considerado um evento culminante de uma série de fatores que vão se somando, ao longo do tempo, na vida de um sujeito, podendo envolver situações ambientais, culturais, psicológicas, biológicas, entre outras. O que é visto como causa, no entanto, geralmente é o evento final dessa sequência de acontecimentos. Barreto e Venco concordam com essa ideia e reforçam que o suicídio:

> *[...] resulta de múltiplos e distintos fatores, o que lhe confere uma multiplicidade discursiva, tornando-o de alguma forma um conceito polissêmico e quiçá, por isso, seja compreendido ao longo da história e até nossos dias como uma violência autoinfligida e autoimposta, o que expressa autoeliminação, autodestruição, autoassassinato e auto-homicídio.*[3]

Essa visão tradicional, que interpreta o ato trágico do suicídio apenas a partir de sua realização como uma violência que se volta contra si, como algo autoimposto, tem sido questionada.[6] A ela, contrapõe-se a ideia do suicídio como a etapa final de um processo que enreda e aprisiona a pessoa que sofre. Esta nova interpretação privilegia a análise do contexto que gerou o evento, afastando-se da ideia de que um sujeito, por sentir-se incapaz de se adaptar satisfatoriamente ao ambiente ou por falhar ao enfrentar ou superar situações conflituosas ou frustrantes, vinga-se de si mesmo. Ela enfatiza os processos, entre eles a determinação social dos modos de produção capitalista voltados apenas à obtenção de lucro. Para designar esse evento, foi proposto o termo "suicidamento".[7,8] Essa expressão concebe que são as condições aviltantes (desvalorização contínua, isolamento social, ruptura de laços de solidariedade, perda da autonomia, pobreza, entre outros) que forçam a pessoa a não vislumbrar saída senão o próprio fim. Assim, o suicídio desponta como um produto estruturado com base em um complexo sistema de exploração, desestruturação e submissão da vida.

Esse debate explicita a complexidade dos aspectos envolvidos e reforça a necessidade de superação das análises restritas, focalizadas nos conflitos e inadequações individuais. Dar visibilidade à relação entre trabalho e suicídio é uma tarefa crucial e urgente, pois, mesmo com o aumento considerável das taxas de suicídio entre executivos, incluindo os trabalhadores do setor bancário,[9] no Brasil e no exterior, há ainda uma prática de silenciamento quando se busca estabelecer o nexo dessas ocorrências com o trabalho.

Como resultado, a relação entre suicídio e trabalho não aparece – como se não existisse. Esse silenciamento sustenta a ideia superficial de suicídio, sustentada por teorias que buscam apenas focar a história pessoal dos indivíduos, ignorando a importância e a centralidade do trabalho no contexto contemporâneo. Esse ato de excluir o mundo do trabalho das análises que focam o suicídio faz com que não se criem novas possibilidades de investigação e, a partir disso, limita a compreensão do ato em si. Como resultado, são ignoradas as novas expressões de dor e sofrimento impostas pelo atual contexto do mundo do trabalho, regido pelo sistema capitalista, no qual as relações se mostram, inúmeras vezes, destrutivas.[3]

É notável que os novos modelos de gestão adotados por grande parte das empresas, até mesmo instituições públicas, envolvem práticas gerenciais que exploram e violentam, favorecendo assim a intensificação dos sentimentos de insegurança, desesperança, medo e autoexigências. Essa realidade impõe aos trabalhadores um nível elevado de sujeição. As consequências dessas mudanças, que ocorrem em função do lucro desenfreado e da produtividade a qualquer preço, causam impactos na vida e na saúde dos trabalhadores, alterando e pulverizando valores – a ética, muitas vezes, é deixada de lado ou relativizada. Na ausência de um arcabouço ético estruturante das relações e por conta de sua substituição por sistemas fluidos do que é permitido ou censurado, do que é certo ou errado, pulverizam-se os laços e desfazem-se os vínculos afetivos, o que contribui para o aumento do individualismo e da solidão.[3]

Santos[9] desenvolveu uma pesquisa sobre o suicídio na área bancária que entrevistou familiares de um trabalhador que cometeu suicídio e outros trabalhadores que indicavam ter ideação suicida e histórico de tentativas. Em todos os casos pesquisados, o suicídio (tentativas e ideação) se relacionava com o sofrimento vivenciado no trabalho. Um olhar mais detido sobre as situações concretas evidencia, portanto, que o contexto laboral não era apenas fator coadjuvante, mas, sim, ocupava um papel central nas motivações relacionadas ao ato de acabar com a própria vida. O autor afirma que as experiências negativas relacionadas à organização do trabalho foram os principais elementos que favoreceram a idealização e a tomada de decisão dos pesquisados sobre o ato suicida. Nesse cenário, a análise das vivências laborais tem a capacidade de descortinar aquilo que, em geral, é ocultado. Como o mundo do trabalho se encontra sempre em movimento, os contextos específicos devem ser analisados em detalhes para que o ocultado possa se tornar visível – ou seja, aquela linha invisível do sofrimento precisa ser identificada e seguida. Nela, quase sempre, serão encontradas, entre outros aspectos, as formas pelas quais se define e se organiza o trabalho. O sofrimento psíquico produzido pelas novas organizações do trabalho constitui diferentes formas de adoecimento nas quais o surgimento de doenças e o ato de suicídio são o final do processo.

Os avanços na área da saúde ainda não são suficientes, no entanto, para superar as dificuldades na caracterização da vinculação entre os quadros clínicos e o trabalho, como apontado por Seligmann-Silva:

> *Não existe um consenso que tenha permitido uma classificação dos distúrbios psíquicos vinculados ao trabalho, existe uma concordância da importância etiológica do trabalho, mas não a respeito do modo como se exerce a conexão trabalho/psiquismo de forma suficiente a permitir um quadro teórico.*[10]

Pode-se afirmar, portanto, que os distintos modelos teóricos existentes vêm trazendo dificuldades para a clínica e a prevenção. As consequências das novas condições de trabalho atingem os trabalhadores no seu estado de saúde, na sua capacidade de trabalho e na sua valorização funcional, tendo repercussões, inclusive, na aposentadoria. A própria instituição, por sua vez, é afetada na medida em que é fragilizada pelas consequências da sobrecarga de tarefas sobre os servidores que continuam a trabalhar, levando à perda de trabalhadores experientes e, provavelmente, ao aumento dos gastos com saúde e folha de pagamento.

Assim como os transtornos mentais, o suicídio e as tentativas de suicídio continuam sendo estigmatizados na sociedade[15] e, como resultado, são subnotificados. Globalmente, a Organização Mundial da Saúde (OMS) estima que 280 milhões de pessoas vivem com depressão; 301 milhões, com ansiedade; e 64 milhões, com transtorno mental grave. A taxa de suicídio no mundo é de 9,0/100 mil habitantes. Por ano, morrem assim aproximadamente 800 mil pessoas, o que representa um suicídio cometido a cada 40 segundos.[11-13] Lesoto, na África, é o país que ocupa a primeira posição entre essas mortes, com 87,5/100 mil habitantes. O continente africano é o que apresenta a maior taxa padronizada de casos, com 11,2/100 mil, seguido por Europa (10,5/100 mil), sudeste Asiático (10,2/100 mil), Américas (9,0/100 mil) e Pacífico ocidental (7,2/100 mil).[11] Havia, antes, uma proeminência de casos em países de alta renda, mas dados mais recentes evidenciam que 78% dos suicídios ocorrem em países de baixa e média renda.[14] Com base nessas estimativas alarmantes, a OMS orienta que, além da necessária atenção às pessoas com transtornos mentais, deve-se proteger e promover o bem-estar mental por meio de ações que previnam as condições de risco.[16]

O suicídio deve ser compreendido como um evento multifatorial decorrente de uma complexa interação entre fatores individuais, sociais e ambientais, como o evento culminante de uma sequência de acontecimentos.[17] As condições de vida e trabalho da vítima, que podem ser determinantes para o desfecho fatal, são aspectos intermediários desse processo que, como tais, devem ser compreendidos.[18] Nas sociedades pós-industriais do mundo contemporâneo, a maioria dos trabalhadores é submetida a uma gestão autoritária, voltada ao cumprimento de metas individuais de desempenho, que produz um trabalho alienado ("trabalho morto") em que não é possível o exercício da subjetividade. A gestão baseada em práticas assediadoras (um assédio moral a nível organizacional) contamina todos os gestores dentro da hierarquia das empresas. Por se basear no terror, ela pode, ainda, mobilizar e fortalecer, nos indivíduos, seus traços autoritários, pois são essas características individuais que se tornam necessárias à produção e se adequam ao clima social com tendências destrutivas. Enfim, o sofrimento no trabalho pode ser um reflexo da deformação da subjetividade causada pela forma social imperante de trabalho alienado.

Em especial, o ato suicidário de um trabalhador no seu local de trabalho evidencia um endereçamento cujo desfecho fatal tem como origem a degradação e a precariedade das relações de trabalho.[19] Entender essa dinâmica é um dos caminhos para a intervenção precoce nos ambientes laborais e nos demais espaços sociais comunitários. Ainda que um suicídio ocorra no trabalho, a ocorrência não costuma ser notificada pelos empregadores por conflito de interesse, pois ao fazê-lo o empregador reconheceria a responsabilidade sobre o caso. A tendência predominante aponta em outra direção: de culpabilização da vítima, procurando-se evidenciar características comportamentais individuais (de personalidade, uso de álcool e uso substâncias psicoativas, p. ex.), bem como problemas familiares e financeiros, como os fatores desencadeantes entre trabalhadores que se suicidaram. Ainda que o trabalho não seja a única causa, a execução do suicídio no ambiente de trabalho pode ser um sinal de que o trabalhador precisava de um apoio que não foi disponibilizado no momento necessário. Ideação suicida, tentativas de suicídio e suicídio de trabalhadores podem significar um pedido de ajuda ou uma denúncia de que alguma coisa deveria ou poderia ter sido feita no ambiente de trabalho (como suporte dos colegas e gestores), o que não dispensa a necessidade de apoio e acompanhamento especializado.[20]

Embora crescentes, as pesquisas e estudos sobre os suicídios relacionados com o trabalho ainda são escassos. Entre as muitas concepções sobre o fenômeno, as vertentes biopsíquica e psiquiátrica são hegemônicas. Ambas consideram a existência prévia de um transtorno mental na maioria dos casos[21] ou associam um transtorno mental prévio como principal causa desencadeante do comportamento e do ato suicida.[22] Essa compreensão de que há uma relação causal entre transtorno mental e suicídio pode esconder, no entanto, um viés metodológico. A maioria das pesquisas apresenta desenho quantitativo e frequentemente prioriza as informações sobre as características comportamentais das vítimas na parte final dos acontecimentos, sem considerar a história de vida e trabalho. Quando a fonte de informações das vítimas se baseia em prontuários médicos, p. ex., frequentemente os dados disponíveis apresentam viés, pois registram o histórico de doenças (incluindo transtornos mentais), mas pouca ou quase nenhuma informação sobre as condições de vida e trabalho dos sujeitos. Apesar dessa ausência nos prontuários, as condições de vida e de trabalho e os determinantes psicossociais associados ao transtorno mental são imprescindíveis para a investigação quando se considera que situações e condições dos ambientes de trabalho podem ser causa ou agravante de um transtorno mental e do suicídio. A investigação das causas de suicídio não pode se restringir, portanto, à história pessoal das vítimas. Isso implica ignorar a centralidade do trabalho no contexto contemporâneo e não reconhecer que os fatores laborais e não laborais estão inter-relacionados, em uma via de mão dupla.[23]

As pesquisas qualitativas baseadas em entrevistas com pessoas próximas (familiares, amigos e colegas de trabalho da vítima) são fundamentais para a compreensão da forma como o fenômeno se apresenta e das formas como os sujeitos envolvidos lhe atribuem sentidos. Durante as entrevistas, o(a) entrevistador(a) deve evitar possíveis atitudes moralizantes a respeito do suicídio, não fazer julgamento do ato em si ou atribuição de valor (atitudes boas ou más, criminosas ou pecaminosas). Além disso, nesse tipo de avaliação, é recomendável que a entrevista priorize questões abertas para que se privilegiem a escuta e a narrativa dos entrevistados. Na medida do possível, deve-se evitar a estrutura de *checklist*, composta por questões fechadas e dicotômicas, sob o risco de se induzir um(a) entrevistado(a) a responder "sim" a alguma pergunta somente porque foi inquerido(a) a dar uma resposta.

Realidade brasileira

O Brasil se situa entre os dez países com maiores números absolutos de suicídios do mundo. Em 2017, o Ministério da Saúde incluiu as condições laborais em suas estratégias de vigilância e prevenção do suicídio;[24] entretanto, as ações de prevenção ainda são pontuais e pouco efetivas.[25]

Em novembro de 2023, a atualização da Lista de Doenças Relacionadas ao Trabalho (LDRT)[26] reconheceu as lesões autoprovocadas intencionalmente como potencialmente relacionadas ao trabalho e incluiu os fatores psicossociais e da organização do trabalho como condições laborais de risco para o suicídio. Eles aparecem na **Lista A** como "lesões autoprovocadas intencionalmente (suicídio)" e são representados pelos códigos X60 a X84 da 10ª edição da Classificação Internacional de Doenças (CID-10). O texto da LDRT inclui:

> *[...] os fatores psicossociais relacionados a: gestão organizacional; e/ou contexto da organização do trabalho; e/ou característica das relações sociais no trabalho; e/ou conteúdo das tarefas do trabalho; e/ou condição do ambiente de trabalho; e/ou interação pessoa-tarefa; e/ou jornada de trabalho; e/ou violência e assédio moral/sexual no trabalho; e/ou discriminação no trabalho; e/ou risco de morte e trauma no trabalho e o desemprego.*[26]

Considerando-se a influência dos fatores psicossociais no trabalho, notadamente a falta de autonomia, a violência psicológica e o assédio moral no trabalho, ao fazer a investigação de um suicídio relacionado ao trabalho ou de um caso com um potencial risco para este desfecho, os profissionais de saúde devem levantar e aprofundar questionamentos como: "foi humilhado, ridicularizado, ou desprezado com relação ao seu trabalho?"; "recebeu críticas exageradas ou injustas sobre o seu desempenho no trabalho?"; "após um afastamento, você foi colocado em local específico ou isolado dos demais para fazer atividades ou tarefas muito aquém de sua capacidade de trabalho?"; "cercearam ou impediram os colegas de trabalho de falar ou estar com você?"; "ignoravam sua presença, suas opiniões ou suas sugestões sobre o seu próprio trabalho?"; "nas redes sociais ou no trabalho, faziam comentários hostis ou discriminatórios que afetavam a sua integridade e sua vida privada?". Respostas afirmativas para algumas dessas perguntas são elementos importantes para que a equipe multiprofissional possa dimensionar o grau de sofrimento psíquico do trabalhador no seu ambiente de trabalho e o comportamento suicida e/ou o suicídio relacionado ao trabalho.

De acordo com o Sistema de Informações em Mortalidade (SIM) do Ministério da Saúde, estima-se que mais de 11 mil vidas são perdidas para o suicídio anualmente no Brasil. Esses dados derivam de informações de atestados de óbito compiladas pelo SIM, mas sabe-se que são subestimados e que o suicídio se "esconde" sob outras denominações de causa de morte, como acidente automobilístico, afogamento, envenenamento acidental e causa indeterminada.[27] No Brasil e em outros países da América Latina, o número de mortes por suicídio geralmente é superado pelo de mortes de causa indeterminada, em parte em razão do desconhecimento do legista sobre a causa externa e as circunstâncias determinantes.[28]

Ocupações, tipos de atividade econômica e formas de organização do trabalho

Como já mencionado, desde a década de 1980 o advento da globalização e de novas tecnologias modificou profundamente o mundo do trabalho, o mercado de trabalho, as relações de produção e os modelos de gestão. Práticas de gestão assediadoras, intensificação do trabalho, competitividade, individualismo e novas formas de exploração fizeram com que o trabalho perdesse o sentido e o significado e, assim, observou-se um crescimento vertiginoso de sofrimento e adoecimento dos trabalhadores. Os transtornos mentais e suicídios relacionados ao trabalho são manifestações contundentes do impacto dessas formas modificadas de trabalho. Nesse contexto, os estudos e abordagens sobre suicídio centrados em determinadas ocupações, situações ou condições específicas do trabalho se deparam com vieses ou falta de informação.

As pesquisas existentes apontam que os contextos de trabalho de alguns tipos de atividade econômica e grupos específicos de trabalhadores e trabalhadoras ou categorias ocupacionais podem ser associados a quadros psicopatológicos específicos tanto individuais quanto coletivos. Na verdade, a maioria dos estudos epidemiológicos sobre adoecimento dos trabalhadores se restringe a grupos ocupacionais específicos. Assim, poucas informações estão disponíveis com relação aos adoecimentos de outros grupos de trabalhadores e trabalhadoras, como profissionais da limpeza urbana, porteiros e controladores de acesso, agentes de trânsito, operadores de máquinas, trabalhadores administrativos do setor público e privado, entre outros.

Há, ainda, diferentes níveis de conhecimento dos profissionais da área da saúde sobre as atividades de trabalho que caracterizam algumas ocupações. Enquanto se sabe reconhece que algumas ocupações envolvem exposições de risco evidentes em decorrência da facilidade de acesso a meios letais (armas, medicamentos e agrotóxicos), como policiais e militares, profissionais de saúde e trabalhadores rurais; que outras envolvem exposições a situações traumáticas, violentas e letais (carcereiros, policiais, militares, transportadores de valores, bancários); que um terceiro grupo envolve situações com elevadas exigências psicológicas (controladores de voo, profissionais de saúde, executivos); e que existem atividades de trabalho de baixo valor social e monótonas (coveiros, lixeiros); diversas outras podem esconder em suas denominações os fatores psicossociais e o contexto em que as atividades de trabalho são realizadas. Como exemplos, podem ser citadas algumas ocupações genéricas que não traduzem as atividades exercidas, como "operador multifuncional", "analista", "servidor administrativo" ou "gerente operacional". As atividades de trabalhadores e trabalhadoras sob esses registros podem variar bastante em função do tipo de organização do trabalho e do ramo de atividade econômica, o que dificulta o reconhecimento dos riscos.

Avaliação de grupos ocupacionais

Considerando-se que os contextos específicos de produção de sofrimento e adoecimento conformam a estrutura para uma boa avaliação dos eventos desencadeantes de suicídio e tentativa de suicídio, serão discutidos alguns estudos que se dedicam a essa temática. Os grupos selecionados para esses estudos são os trabalhadores e trabalhadoras na atividade e/ou ocupação de policiais e militares, profissionais da saúde, trabalhadores e trabalhadoras rurais, e bancários e bancárias. Em todos eles, têm-se observado frequências significativas de suicídio.[8]

O estudo de Gomes et al.[29] envolveu 5.901 policiais militares e evidenciou a elevada taxa de 10,4/100 mil policiais militares, sendo que a maioria ocorreu no domicílio (68,9%), por enforcamento (71%) ou utilizando arma de fogo (14,9%). No estudo de Pereira et al.,[13] por sua vez, metade das vítimas era de soldados que tinha parte do salário comprometido com empréstimos, baixo nível de sociabilidade e de confiança interpessoal, ou haviam passado por transferências sem aviso prévio. Em um terceiro estudo com profissionais da mesma área, desta vez norte-americanos, conduzido por Griffith,[30] que envolveu 12.567 militares, foi avaliada a associação entre assédio sexual (não agressão) e comportamentos suicidas (incluindo tentativas de suicídio), sendo evidenciada associação entre assédio sexual e tentativas de suicídio para o nível individual (OR = 15,40; $p < 0,001$) e para o nível coletivo (OR = 3,49; $p < 0,001$). Ter confiança nos líderes de unidade foi fator de proteção para as tentativas de suicídio (OR = 0,35; $p < 0,001$).

Na área da saúde, um estudo de revisão constatou que os fatores psicossociais e características ocupacionais de médicos e estudantes de medicina foram os fatores desencadeantes para o desfecho fatal, incluindo maior incidência de transtornos psiquiátricos (depressão, abuso de substâncias) e sofrimento psíquico relacionados às vivências específicas da profissão. São eles: elevada carga de trabalho, privação do sono, dificuldades com pacientes, ambientes insalubres, preocupações financeiras e sobrecarga de informações. Outro estudo de revisão de Andrade e Dantas,[31] com médicos anestesiologistas, apontou a má estruturação temporal do trabalho, plantões e falta de sono, relações interpessoais conflituosas e baixo controle sobre a própria atividade profissional como fatores adoecedores.

O estudo longitudinal de Baumert et al.,[32] na Alemanha, demonstrou que questões associadas a sobrecarga de trabalho e trabalho em turnos podem aumentar o risco de suicídio. Os autores evidenciaram que as adversidades nas condições cronobiológicas (horas extras, trabalho em turnos, turnos noturnos, trabalho em linha de montagem) e a sobrecarga física do trabalho contribuíram para um aumento significativo no risco de mortalidade por suicídio (RR = 3,28; $p = 0,005$) em comparação com o grupo de adversidade baixa ou intermediária.

Em estudos com trabalhadores de enfermagem, os fatores psicossociais e características ocupacionais também se destacam. No estudo de Silva et al.[33] com 4.238 participantes houve associação entre depressão e trabalho noturno, empregos diversos, sobrecarga de trabalho, falta de autonomia e conflito familiar e no trabalho. Nesse estudo, o risco de suicídio também foi correlacionado com sintomas de depressão, alto nível de exaustão emocional e síndrome de *burnout*. Na pesquisa de Monteiro et al.[34] com enfermeiras de unidades de terapia intensiva (UTI), falta de reconhecimento e apoio no trabalho, sobrecarga de trabalho, trabalho noturno (prejuízo no sono), dificuldades de relacionamento com chefia, valores éticos sobre questões profissionais, rigidez institucional e dificuldade de lidar com morte, depressão e/ou *burnout* foram os fatores desencadeantes. No estudo de Soares e Oliveira,[35] o assédio moral e a violência relacionada ao trabalho vivenciada pelas enfermeiras desencadearam raiva, desespero e impulsividade nas vítimas, contribuindo para o comportamento suicida de 10% das participantes e para o risco de suicídio.

Com relação aos trabalhadores rurais, além das características ocupacionais de exposição a agrotóxicos, fatores como isolamento e falta de apoio social podem contribuir para o ato suicida. O estudo de Meneghel e Moura,[36] feito a partir de autópsias verbais, evidenciou como desencadeantes do suicídio entre os trabalhadores de plantação de fumo a cultura dos descendentes de alemães de sofrimento no trabalho, a subordinação à indústria fumageira, o endividamento e o medo de perder a propriedade.

Quanto aos bancários, se nos anos 1980 os movimentos repetitivos de um caixa apontavam para a maior prevalência de adoecimento e afastamento por distúrbios osteomusculares relacionados ao trabalho (DORT), na atualidade, a principal causa de adoecimento está no grupo dos transtornos mentais e comportamentais. O sofrimento e um eventual desfecho suicida estão relacionados com os fatores psicossociais e as características da organização do trabalho.[37] A categoria bancária está exposta a assaltos em agências e aqueles que possuem a chave do cofre poderiam ser alvos e vítimas, o que produz tensão e sofrimento. Além disso, desde a reestruturação dos bancos nos anos 1990, a nova organização de trabalho tem se caracterizado por práticas assediadoras que vêm sendo apontadas como a principal causa de sofrimento e adoecimento psíquico.[38] Estudo de revisão conduzido por Moronte e Albuquerque[39] evidenciou que a forma de organização do processo de trabalho no setor bancário se relaciona com o sofrimento e o adoecimento e que ela pode levar ao suicídio.

Apesar do conhecimento dessa relação entre trabalho e adoecimento, a investigação sobre os fatores psicossociais e a descrição da organização do trabalho ainda é superficial nos estudos. O aprofundamento desses estudos é importante para uma melhor compreensão desse processo e para a criação de ações de prevenção que possam reduzir as ocorrências de transtornos mentais e suicídios relacionados ao trabalho, transformando esse panorama.

Outros estudos também evidenciam que os fatores psicossociais e organizacionais se sobrepõem em importância a outros fatores laborais. Estudo norte-americano conduzido por Brodsky[40] sobre indenização trabalhista decorrete de suicídios, atos suicidas e situações que causaram doenças físicas ou psiquiátricas analisou nove suicídios e 24 tentativas de suicídio. Mudanças repentinas nas condições de trabalho, conflito de lealdade, inadequação ao trabalho, demandas ocupacionais impossíveis de serem cumpridas, irritação cumulativa (sofrimento crônico, mudança que torna o trabalho mais penoso) e perda de suporte (necessidade subjetiva do trabalho e de pertencimento) foram apontados como fatores desencadeantes dessas ocorrências.

Para além desses grupos mencionados, é possível afirmar que a intensificação do trabalho é global e vários exemplos atestam essa condição. Estudo descritivo que analisou 22 suicídios de trabalhadores e trabalhadoras japoneses por meio da autópsia verbal avaliou a associação de fatores psicossociais e organizacionais do trabalho (longas horas de trabalho, altos níveis de demanda, baixos níveis de controle e baixo suporte social). Constatou-se que em 18 casos (81,8%) os trabalhadores tinham baixo apoio social no trabalho, altos níveis de demanda psicológica, baixos níveis de autonomia e longas horas de trabalho.[41] Os suicídiosocorreram de 5 a 18 meses após episódios marcantes como promoção, transferência ou reorganização de pessoal; o tempo médio foi de 11 meses. Metade das vítimas escreveu notas de suicídio com dizeres como "ser fraco e ter baixo desempenho no trabalho". O trabalho parecia ser tão central para a autoestima dessas pessoas que a incapacidade de lidar com as demandas específicas de trabalho foi percebida como um problema decisivo. Outro estudo, conduzido por Yamauchi et al.,[42] analisou as sentenças julgadas de 241 pedidos de indenização de parentes de trabalhadores japoneses que se suicidaram e evidenciou que 71,4% dos casos foram atribuídos a "longas jornadas de trabalho"; 12,8%, a "conflito interpessoal"; 6,4%, a "acidentes/desastres"; e 17,1%, a "outros eventos".

Os exemplos citados de situações envolvendo diferentes grupos ocupacionais nos quais se observou relação entre suicídio e trabalho são apenas ilustrativos. Mesmo não sendo um levantamento exaustivo das evidências empíricas já existentes, os resultados produzidos – estes aqui apresentados – atestam, com solidez, que na origem de uma ação suicida foram plantadas muitas sementes de subordinação, exploração do trabalho, fragilização das expectativas e fomento de um olhar desvalorizado de si mesmo nos trabalhadores e trabalhadoras atingidos.

Modelos de compreensão do suicídio

O suicídio deve ser compreendido como um *continuum* de eventos sucessivos em que é possível identificar sinais e comportamentos específicos. Nesse sentido, alguns modelos foram propostos para compreender esse fenômeno.

O modelo de O'Connor e Kirtley,[43] p. ex., divide o comportamento suicida em três fases: pré-motivacional, que envolve vivência de eventos estressores; motivacional, caracterizada pela presença da ideação suicida; e volitiva ou de comportamento, definida por ações de automutilação e tentativas de suicídio. De acordo com essa perspectiva, portanto, o suicídio não ocorre repentinamente e, em geral, o indivíduo apresenta sinais e sintomas que indicam a sua intenção. O contexto suicida envolve, portanto, um conjunto de características que sinalizam a situação. A ideação suicida e a tentativa prévia de suicídio, com predominância de eventos de automutilação, bem como os planos suicidários, compõem indicadores que podem auxiliar na compreensão do fenômeno e nas ações para sua prevenção.

Compreender os conceitos que desembocam no suicídio envolve, inicialmente, esforços para caracterizar o que é o comportamento suicida (Figura 25.1). As experiências prévias de sofrimento mental consistem em fatores indutores de ideação suicida que, por sua vez, gera planos de efetivação do suicídio; seguindo-se das tentativas de suicídio e do suicídio.

Com base nesse modelo, podem ser elaboradas diferentes ferramentas de identificação de risco para o

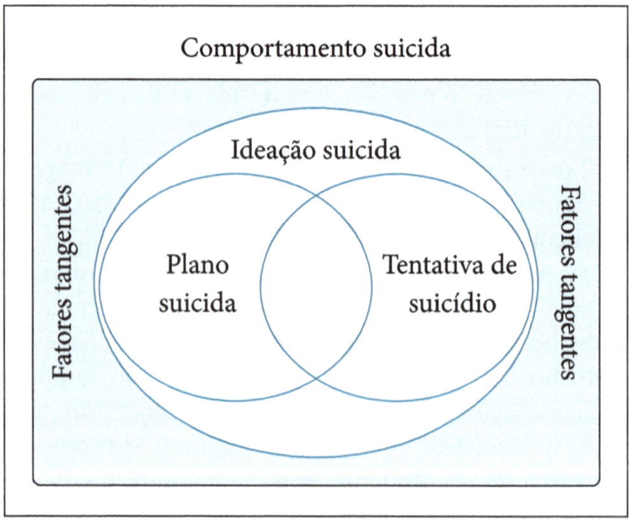

Figura 25.1. Fatores envolvidos na produção do evento suicídio.
Adaptada de Palma, 2022.[8]

suicídio. Considerando-se que quanto mais precocemente se identificam as fases do comportamento suicida maiores serão as chances de redução da ocorrência do evento, especial atenção deve ser dada aos fatores de risco para as fases iniciais, como a experiência de estressores no trabalho e a ideação suicida.

De acordo com essa concepção, a análise apenas dos fatores proximais ao evento do suicídio é insuficiente – como já mencionado, este evento é apenas a última etapa de um *continuum*. Esta concepção processual do evento trágico é crucial, pois não apenas auxilia a interpretar os sinais prévios de que algo não vai bem (possibilitando monitoramento da condição de saúde mental), mas também permite iluminar os contextos produtores desses eventos (monitoramento e vigilância dos fatores sociais). Trata-se de uma perspectiva especialmente valiosa para o campo da saúde coletiva e para a Saúde e a Segurança do Trabalho, pois possibilita a abordagem de múltiplas dimensões desse complexo evento e a implantação de medidas de prevenção e promoção da saúde mental.

Nessa perspectiva, ganha relevo a identificação de fatores determinantes das etapas do contexto suicida. Essa atenção aos modos de produção da vida permite um olhar sobre os aspectos específicos do mundo do trabalho. Eles se tornam, assim, eixo de atenção central para melhor compreensão do fenômeno do suicídio e também para o estabelecimento de medidas de intervenção, posto que são características e condições que podem ser completamente remodeladas e redefinidas na organização e nos processos laborais. A vida no trabalho modela os modos de produção da vida, incluindo seus aspectos histórico-conceituais, subjetividades, objetivos, flexibilizações ou reificações, atores, interações sociais e dinâmicas específicas. São espaços cuja regulação, especialmente das características psicossociais, pode ser estabelecida por políticas públicas e ações governamentais. Práticas de vigilância e atenção podem precocemente identificar situações vulneráveis e permitir a atuação em prevenção, assistência, acolhimento, tratamento e reabilitação. Em síntese, cabe reforçar que o comportamento suicida resulta de circunstâncias que transitam entre aspectos individuais e aspectos sociais diversos, envolvendo fenômenos culturais, econômicos e pessoais. Assim, envolvem múltiplos determinantes que sofrem mutações no espaço e no tempo. Identificar esses fatores, com foco nas suas diversas dimensões, é crucial para sua prevenção.

Instrumentos úteis para monitoramento do suicídio

A identificação de situações de sofrimento e adoecimento de trabalhadores e trabalhadoras deve ser feita por uma escuta qualificada, atenta, cuidadosa e focada no que está sendo dito e sentido pela pessoa que fala. Nessa escuta, a inclusão da simples pergunta simples "como está o seu trabalho?" pode ser reveladora da conexão entre trabalho e sofrimento/adoecimento e constituir o espaço de abertura que dará acesso ao que está sendo sentido – muitas vezes, ocultado do próprio trabalhador. A possibilidade de olhar para a vida no trabalho e ter a chance de expressar os sentimentos envolvidos (mesmo que sejam nebulosos ou confusos) é uma aproximação terapêutica de grande potência, mas, infelizmente, na maior parte dos serviços de saúde, nos vários níveis de atenção, quase nunca essa simples pergunta é feita, deixando passar oportunidades preciosas de intervenção.

Nesse processo, vários instrumentos de rastreamento de sinais e sintomas de sofrimento e adoecimento podem auxiliar no diagnóstico e na orientação das ações de cuidado, como o *Self-Reporting Questionnaire* (SRQ-20), o *Patient Health Questionnaire* (PHQ-9), a Escala de Dor Psicológica e o Questionário de Necessidades Interpessoais.

Self-Reporting Questionnaire

O *Self-Reporting Questionnaire* (SRQ-20)[44] é um instrumento de rastreamento de transtornos mentais comuns (TMC).[45] A versão utilizada no Brasil é composta por 20 itens avaliados em escala dicotômica ("sim" ou "não"). Trata-se de instrumento muito utilizado na avaliação de grupos ocupacionais no Brasil, com estudos de validação que atestam seu bom desempenho.[46,47] Sua análise e sua interpretação são simples: computam-se apenas as respostas "sim", gerando um escore que varia de 0 a 20; em seguida, estabelece-se um ponto de corte para suspeição de presença/ausência de transtornos mentais comuns. Diferentes pontos de corte têm sido utilizados em estudos de grupos ocupacionais no Brasil, incluindo pontos diferenciados para homens e mulheres. O ponto de corte de sete ou mais respostas positivas tem sido frequentemente adotado.[47]

Especificamente no rastreio de fatores de risco para suicídio, deve-se ficar alerta à resposta "sim" para o item 17 ("tem tido ideia de acabar com a vida?"). A resposta positiva a essa questão é um bom indicador para a identificação de ideação suicida. Além desse item, há outros referentes à depressão que também merecem atenção, como: humor deprimido ("tem se sentido triste ultimamente?", "tem chorado mais do que de costume?") e pensamentos depressivos ("incapacidade de desempenhar um papel útil em sua vida", "perda de interesse pelas coisas" e "sensação de inutilidade"). Um estudo sobre ideação suicida mostrou associação consistente dessas questões com fatores relacionados a sintomas depressivos, principalmente falta de energia e humor deprimido.[48]

A experiência conduzida em um ambulatório de doenças do trabalho de um hospital universitário é um exemplo de uso do SRQ-20 como instrumento útil na escuta de trabalhadores.[49]

Patient Health Questionnaire

O *Patient Health Questionnaire* (PHQ-9) é um instrumento cujo objetivo é avaliar depressão com base nos critérios de transtorno depressivo maior da 5ª edição do *Manual Diagnóstico e Estatístico de Transtornos Mentais* (DSM-V).[50] Como seu nome sugere, o PHQ-9 inclui nove itens que avaliam, nas duas últimas semanas, sintomas relativos a humor deprimido, anedonia (perda de interesse ou prazer por fazer as coisas), problemas de sono, cansaço ou falta de energia, mudança no apetite ou no peso, sentimento de culpa ou inutilidade, dificuldades de concentração e pensamentos suicidas.

As categorias de resposta estão em escala do tipo Likert, variando de 0 (nenhum dia) a 3 (quase todos os dias). O escore total varia de 0 a 27. Depois de calcular o escore, a análise pode ser feita com diferentes procedimentos. Pode ser analisado segundo graus de gravidade (sem depressão, depressão leve, moderada ou grave), de modo dicotômico (presença ou ausência de depressão) ou, ainda, por meio de um algoritmo.[48]

O PHQ-9 foi traduzido e validado para uso no Brasil, mostrando boas propriedades psicométricas.[51] No PHQ-9, a pergunta 9 ("nas últimas duas semanas, quantos dias você pensou em se ferir de alguma maneira ou que seria melhor estar morto(a)?") deve receber atenção especial, uma vez que uma resposta afirmativa é um forte indicador de ideação suicida.

Escala de dor psicológica (*Psychache Scale*)

A dor psicológica é definida como uma experiência subjetiva marcada por sentimentos negativos com relação a si mesmo e se mostra significativamente relacionada à formação da ideação suicida.[52] A Escala de Dor Psicológica é utilizada para medir esse fenômeno.

Ela foi validada para o contexto brasileiro, apresentando indicadores de desempenho satisfatórios.[52] É composta por 13 itens com respostas do tipo Likert que variam de 1 ("nunca") a 5 ("sempre"). O escore final fica entre 13 e 65 pontos.

Questionário de necessidades interpessoais

O Questionário de Necessidades Interpessoais avalia a conectividade (percepção de ser um fardo) e o pertencimento (sentimento de não pertencimento). Essas características se relacionam com o agravamento da ideação suicida, portanto permitem avaliar o risco de transição para a tentativa de suicídio.

A versão traduzida e validada para a população brasileira foi constituída por dez itens,[52] com opções de resposta do tipo Likert que variam de 1 ("não é verdade para mim de forma alguma") a 7 ("muito verdadeiro para mim").

Indicadores da situação de saúde mental utilizados nos serviços de saúde

Os instrumentos de rastreamento de sinais e sintomas de sofrimento e adoecimento podem ser utilizados no monitoramento da saúde mental nos serviços de saúde, tanto na atenção primária quanto na especializada (Centros de Referência em Saúde do Trabalhador [CEREST], Serviços Especializados em Engenharia e Segurança do trabalho [SESMT] etc.). Nesse contexto, são mais utilizados o SRQ-20 e o PHQ-9.

Os indicadores de transtornos mentais comuns e de ideação suicida na população adstrita do território de cobertura dos serviços de saúde podem ser um parâmetro elegível de prioridade para a atenção individual e o acompanhamento mais frequente das pessoas que estão em sofrimento psíquico.

Acompanhamento e atenção dos casos em situação de crise

Os profissionais da atenção primária precisam do apoio e do acompanhamento compartilhado da Rede de Atenção Psicossocial (RAPS), em especial do Centro de Atenção Psicossocial (CAPS) de referência.

Como a maioria desses transtornos são, na verdade, patologias do isolamento e da solidão, é necessário tirar o paciente o mais rapidamente possível da situação de isolamento. Intervenções com esse objetivo durante o atendimento têm efeito terapêutico imediato. É importante fazer uma escuta compreensiva e frisar para o trabalhador ou trabalhadora que seu sofrimento e os sintomas podem ter relação com o trabalho. Também é importante se ocupar daquilo que tem origem no intrapsíquico e na trajetória pessoal, para levar à tomada de consciência de que é necessário separar as questões singulares do sujeito e da organização do trabalho que o tornou doente. Isso precisa ser feito com algum tipo de acompanhamento psicoterapêutico, individual ou em grupo.

Esses trabalhadores e trabalhadoras devem ser acompanhados até que se estabilizem, para que seja possível, posteriormente, reavaliar a situação vivida e, assim, tornar possíveis novos rumos em suas vidas e no mundo do trabalho.[53]

Os pacientes encaminhados a serviços de urgência, de hospitais gerais ou universitários em consequência de episódios de crise merecem destaque. Após o episódio de crise, os profissionais de saúde dos serviços de urgência precisam se articular com o CAPS e atenção primária, em uma via de mão dupla, para o adequado acompanhamento dos casos nesses serviços.

Ações de vigilância do suicídio relacionado ao trabalho

Além dos cuidados que devem ser dispensados às pessoas em sofrimento, que têm extrema importância, é preciso atuar também na definição e na implementação de ações e políticas de prevenção. O Brasil apresenta posição destacada no cenário mundial, ocupando a oitava posição em números brutos de suicídios e a segunda posição nas Américas.[11] A relação do suicídio com o trabalho, no entanto, permanece oculta, especialmente no que se refere às ações de vigilância e de regulação das características do trabalho.

No Brasil, apesar da instituição de uma Política Nacional de Prevenção da Automutilação e do Suicídio como estratégia permanente para prevenção dos casos e tratamento dos seus determinantes,[25] o mundo do trabalho ainda não é devidamente incorporado nessa política e poucas – ou nenhuma – ação efetiva foram implementadas para uma intervenção efetiva na prevenção desses agravos no que diz respeito a sua relação com o cotidiano profissional de milhões de pessoas no país.

As taxas de mortalidade por suicídio relacionado ao trabalho ainda são desconhecidas ou precárias e os poucos dados existentes foram gerados em estudos geograficamente restritos ou oriundos de bases de dados com forte subnotificação. Esse ocultamento permanece, portanto, como um desafio a ser superado. Nesse sentido, a produção de informação confiável sobre a situação é um dos passos a serem consolidados, uma vez que ainda não se sabe, concretamente, qual a dimensão desse problema entre nós. A produção de dados fidedignos enfrenta dificuldades, pois, por um lado, envolve o registro dos casos (não se sabe se são registrados), e, por outro, envolve dificuldades com relação às bases de dados populacionais, pois saber o contingente de pessoas em cada ocupação e setor da economia é tarefa ainda inalcançável no contexto brasileiro atual, em função, sobretudo da informalidade dos vínculos empregatícios. Com a reforma trabalhista de 2017, esta condição foi ampliada ainda mais.

A abordagem do suicídio no Brasil atualmente exige intervenções em diferentes dimensões: desde a análise minuciosa do contexto de produção de sofrimento, de adoecimento e de contextos que alimentam saídas como as tentativas suicidas e o suicídio; até, também, uma dimensão ampla que implica proposição e implantação de políticas públicas diversas de trabalho, saúde e proteção social. Merecem especial atenção ações de vigilância em saúde que permitam estabelecer monitoramento contínuo e regulação dos ambientes de trabalho que podem gerar sofrimento, adoecimento e morte.

Referências

1. Lordon F. Conflits et pouvoirs dans les institutions du capitalisme. França: Presses de Sciences Po; 2008.
2. Lordon F. Capitalisme, désir et servitude. França: La Fabrique; 2010.
3. Barreto M, Venco S. Da violência ao suicídio no trabalho. In: Barreto M, Netto NB, Pereira LB (Org.). Do assédio moral à morte de si: significados sociais do suicídio no trabalho. São Paulo: Matsunaga; 2011.
4. Werlang BSG, Oliveira MDS. Dor psicológica e suicídio: aproximações teóricas. In: Temas em psicologia clínica. São Paulo: Casa do Psicólogo; 2006.
5. Cassorla RMS. Considerações sobre o suicídio. In: Do suicídio: estudos brasileiros. Campinas: Papirus; 1991. p. 17-26.
6. Neves MS. Determinação social das tentativas de suicídio em regiões produtivas do agronegócio em Mato Grosso – Brasil [Tese]. Cuiabá: Universidade Federal de Mato Grosso; 2021.

7. Netto NB. A morte proibida do trabalhador: análise histórico-social das relações entre suicídio e trabalho no Brasil. In: Barreto M, Netto NB, Pereira LB (Org.). Do assédio moral à morte de si: significados sociais do suicídio no trabalho. São Paulo: Matsunaga; 2011. p. 123-61.
8. Palma TF. Quando a saída é a própria morte: análise exploratória do contexto suicida a partir do trabalho, gênero e fases da Vida [Tese]. Feira de Santana: Universidade Estadual de Feira de Santana; 2022.
9. Santos MAF. Patologia da solidão: o suicídio de bancários no contexto da nova organização do trabalho [Dissertação]. Brasília: Universidade Federal de Brasília; 2009.
10. Seligmann-Silva E. Psicopatologia e psicodinâmica no trabalho. In: Mendes R (Org.). Patologia do trabalho. Rio de Janeiro: Atheneu; 1995.
11. World Health Organization. Suicide worldwide in 2019. Global Health Estimates Geneva: WHO; 2021. Disponível em: https://www.who.int/publications/i/item/9789240026643. (Acesso em: 31 jul. 2023)
12. World Health Organization; International Labour Organization. Mental health at work. Geneva: WHO; 2022. Disponível em: https://www.who.int/publications/i/item/9789240057944. (Acesso em: 31 jul. 2023)
13. Pereira GK, Madruga AB, Kawahala E. Suicídios em uma organização policial-militar do sul do Brasil. Cad Saúde Colet. 2020;28(4):500-9.
14. Zakhour M, Haddad C, Sacre H, Fares K, Akel M, Obeid S, et al. Suicidal ideation among Lebanese adults: scale validation and correlates. BMC Psychiatry. 2021;21(1):1-11.
15. World Health Organization. Preventing suicide: a global imperative. Geneva: WHO; 2014. Disponível em: https://apps.who.int/iris/bitstream/handle/10665/131056/9789241564878_eng.pdf?sequee=8. (Acesso em: 31 jul. 2023)
16. World Health Organization. Depression and other common mental disorders: Global health estimates. Geneva: WHO; 2017. Disponível em: https://apps.who.int/iris/bitstream/handle/10665/254610/WHO-MSD-MER-2017.2-eng.pdf. (Acesso em: 31 jul. 2023)
17. Organização Mundial da Saúde. Prevenção do suicídio: um manual para médicos clínicos gerais. Genebra: OMS; 2000. Disponível em: https://apps.who.int/iris/bitstream/handle/10665/67165/WHO_MNH_MBD_00.1_por.pdf?sequence=7. (Acesso em: 31 jul. 2023)
18. Bottega CG, Perez KV, Merlo ARC. "Foi como uma vela se apagando": intervenção com trabalhadores bancários a partir de um suicídio. Trabalho (En)Cena. 2018;3(2):17-33.
19. Gomide APA. Notas sobre suicídio no trabalho à luz da teoria crítica da sociedade. Psicol Ciênc Prof. 2013;33(2):380-95.
20. Cortez PA, Veiga HMS, Gomide APA, Souza MVS. Suicídio no trabalho: um estudo de revisão da literatura brasileira em psicologia. Rev Psicol Org Trab. 2019;19(1):523-31.
21. Bertolote JM, Fleischmann A. Suicide and psychiatric diagnosis: a worldwide perspective. World Psychiatry. 2002;1(3):181-5.
22. Botega NJ. Comportamento suicida: epidemiologia. Psicol USP. 2014;25(3):231-6.
23. Milner A, Maheen H, Currier D, LaMontagne AD. Male suicide among construction workers in Australia: a qualitative analysis of the major stressors precipitating death. BMC Public Health. 2017;17(1):584.
24. Brasil. Ministério da Saúde. Agenda de ações estratégicas para a vigilância e prevenção do suicídio e promoção da saúde no Brasil, 2017 a 2020. Brasília: Ministério da Saúde; 2017.
25. Brasil. Lei nº 13.819, de 26 de abril de 2019. Institui a Política Nacional de Prevenção da Automutilação e do Suicídio, a ser implementada pela União, em cooperação com os Estados, o Distrito Federal e os Municípios; e altera a Lei nº 9.656, de 3 de junho de 1998. Diário Oficial da União. 26 abr 2019.
26. Brasil. Ministério da Saúde. Portaria GM/MS nº 1.999, de 27 de novembro de 2023. Altera a Portaria de Consolidação GM/MS nº 5, de 28 de setembro de 2017 para atualizar a Lista de Doenças Relacionadas ao Trabalho (LDRT). Disponível em: https://www.in.gov.br/en/web/dou/-/portaria-gm/ms-n-1.999-de-27-de-novembro-de-2023-526629116 (Acesso em: 10 mar 2024).
27. Gotsens M, Marí-Dell'Olmo M, Rodríguez-Sanz M, Martos D, Espelt A, Pérez G, et al. Validación de la causa básica de defunción en las muertes que requieren intervención medicolegal. Rev Esp Salud Publica. 2011;85(2):163-74.
28. Pritchard C, Hean S. Suicide and undetermined deaths among youths and young adults in Latin America: comparison with the 10 major developed countries – a source of hidden suicides? Crisis. 2008;29(3):145-53.
29. Gomes GA, Maronezi LFC, Felizari GB, Riffel RT, Fernandes JF, Rabello RS, et al. Caracterização dos óbitos por suicídio entre 2013-2017. J Bras Psiquiatr. 2021;70(3):203-10.
30. Griffith J. The sexual harassment-suicide connection in the US Military: contextual effects of hostile work environment and trusted unit leaders. Suicide Life Threat Behav. 2019;49(1):41-53.
31. Andrade GO, Dantas RAA. Transtornos mentais e do comportamento relacionados ao trabalho em médicos anestesiologistas. Rev Bras Anestesiol. 2015;65(6):504-10.
32. Baumert J, Schneider B, Lukaschek K, Emeny RT, Meisinger C, Erazo N, et al. Adverse conditions at the workplace are associated with increased suicide risk. J Psychiatr Res. 2014;57:90-5.
33. Silva DSD, Tavares NVDS, Alexandre ARG, Freitas DA, Brêda MZ, Albuquerque MCS, et al. Depression and suicide risk among nursing professionals: an integrative review. Rev Esc Enferm USP. 2015;49(6):1023-31.
34. Monteiro JK, Oliveira ALL, Ribeiro CS, Grisa GH, Agostini N. Adoecimento psíquico de trabalhadores de unidades de terapia intensiva. Psicol Cienc Prof. 2013;33(2):366-79.
35. Soares A, Oliveira JA. Assédio moral no trabalho. Rev Bras Saúde Ocup. 2012;37(126):195-202.
36. Meneghel SN, Moura R. Suicídio, cultura e trabalho em município de colonização alemã no sul do Brasil. Interface (Botucatu). 2018;22(67):1135-46.
37. Vieira B, Bandini M, Azevedo V, Lucca S. Risco de suicídio no trabalho: revisão integrativa sobre fatores psicossociais. Saúde Debate. 2023;47(136):253-68.
38. Medeiros GF, Nascimento JL, Pereira ACL, Lucca SR. Sequestros de bancários e seus impactos psicossociais e na saúde do trabalhador. Rev Bras Med Trab. 2017;15(1):42-53.
39. Moronte EA, Albuquerque GSC. Organização do trabalho e adoecimento dos bancários: uma revisão de literatura. Saúde Debate. 2021;45(128):216-33.
40. Brodsky CM. Suicide attributed to work. Suicide Life Threat Behav. 1977;7(4):216-29.

41. Amagasa T, Nakayama T, Takahashi Y. Karojisatsu in Japan: characteristics of 22 cases of work-related suicide. J Occup Health. 2005;(47):157-64.
42. Yamauchi T, Sasaki T, Yoshikawa T, Matsumoto S, Takahashi M, Suka M et al. Differences in work-related adverse events by sex and industry in cases involving compensation for mental disorders and suicide in Japan from 2010 to 2014. J Occup Environ Med. 2018;60(4):e178-82.
43. O'Connor RC, Kirtley OJ. The integrated motivational-volitional model of suicidal behaviour. Philos Trans R Soc Lond B Biol Sci. 2018;373(1754):20170268.
44. World Health Organization. Expert Committee on Mental Health: user's guide to the Self-Reporting Questionnaire (SRQ). Geneva: WHO; 1994.
45. Goldberg D, Huxley P. Common mental disorders: a bio-social model. London: Tavistock; 1992.
46. Gonçalves DM, Stein AT, Kapczinski F. Avaliação de desempenho do Self-Reporting Questionnaire como instrumento de rastreamento psiquiátrico: um estudo comparativo com o Structured Clinical Interview for DSM-IV-TR. Cad Saúde Publica. 2008;24(2):380-90.
47. Santos KOB, Oliveira GR, Cerqueira ATAR, Souza TO, Lima JRL, Carneiro JRS. Avaliação de um instrumento de mensuração de morbidade psíquica: estudo de validação do Self-Reporting Questionnaire (SRQ-20). Rev Baiana Saúde Pública. 2010;34(3):544-60.
48. Lua I, Freitas KS, Teixeira JRB, Reichenheim ME, Almeida MMG, Araújo TM. Measurement of depression in the Brazilian population: validation of the Patient Health Questionnaire (PHQ-8). Cad Saúde Pública. 2022;38(6):e00176421.
49. Bottega CG, Merlo ARC. Clínica do trabalho no SUS: possibilidade de escuta aos trabalhadores. Psicol Soc. 2017;29:e156376.
50. Kroenke K, Spitzer RL. The PHQ-9: a new depression diagnostic and severity measure. Psychiatr Ann. 2002;32(9):509-15.
51. Santos IS, Tavares BF, Munhoz TN, Almeida LSP, Silva NTB, Tams BD, et al. Sensibilidade e especificidade do Patient Health Questionnaire-9 (PHQ-9) entre adultos da população geral. Cad Saúde Pública. 2013;29(8):1533-43.
52. Plutarco LW. Da ideação para a ação: testando a teoria de três passos do suicídio em contexto brasileiro [Dissertação]. Fortaleza: Universidade Federal do Ceará; 2019.
53. Merlo AR, Bottega CG, Perez KV. Atenção ao sofrimento e ao adoecimento psíquico do trabalhador e da trabalhadora: cartilha para profissionais do Sistema Único de Saúde – SUS. Porto Alegre: Evangraf; 2014. Disponível em: https://renastonline.ensp.fiocruz.br/sites/default/files/arquivos/recursos/saude_mental_trabalho_cartilha.pdf. (Acesso em: 31 jul. 2023)

26

Doenças do Sistema Nervoso Relacionadas ao Trabalho

Marlos Fábio Alves de Azevedo

- **Introdução**
- **Doenças do sistema nervoso relacionadas a fatores de risco de natureza física**
- **Doenças do sistema nervoso relacionadas a fatores de risco de natureza química**
- **Doenças do sistema nervoso relacionadas a fatores de risco de natureza biológica**

Introdução

O sistema nervoso (central e periférico) sofre influência de inúmeras doenças sistêmicas e é suscetível a diferentes riscos ocupacionais. Não há diferença, no entanto, entre as manifestações das doenças neurológicas relacionadas ao trabalho e das não relacionadas com o trabalho. Assim, para o estabelecimento do diagnóstico de uma doença neurológica relacionada ao trabalho, além da anamnese clínica e do exame físico, são fundamentais a história e a anamnese ocupacionais. Existe, ainda, a possibilidade de realizar exames complementares à avaliação clínica.

As manifestações de doenças neurológicas desenvolvidas em função da exposição a riscos ocupacionais podem variar conforme diferentes fatores, incluindo a frequência, a intensidade e a duração da exposição ao risco, bem como a suscetibilidade individual do trabalhador. Nesse sentido, medidas de vigilância, prevenção e proteção à saúde dos trabalhadores devem estar presentes em um Programa de Gerenciamento de Riscos (PGR) e em um Programa de Controle Médico de Saúde Ocupacional (PCMSO). Para serem eficientes, esses programas devem ser ajustados à realidade de cada atividade econômica, ambiente de trabalho e cargo/função exercida.

Os riscos ocupacionais podem ser classificados em agentes físicos, químicos, biológicos e ergonômicos. Muitos deles são passíveis de monitoramento dos limites de tolerância por meio de inspeções realizadas no local de trabalho. O risco de acidente de trabalho é parte das atividades econômicas e a sua notificação traz consequências trabalhistas e previdenciárias para as empresas e o trabalhador. Apenas o conjunto de sinais e sintomas não é suficiente para a caracterização da doença ocupacional. Para o estabelecimento do nexo causal nas doenças relacionadas ao trabalho, dois aspectos são essenciais: o histórico de exposição ocupacional documentado e a maior prevalência da doença no grupo específico em comparação com a população em geral. O início precoce da doença também é frequente no grupo exposto a riscos ocupacionais. A classificação das doenças relacionadas ao trabalho é um importante instrumento auxiliador nesse contexto, ajudando a compreender melhor o binômio trabalho-doença.

Aspectos históricos da relação entre trabalho e doenças do sistema nervoso

No Antigo Egito, as descrições sugerindo o comprometimento do sistema nervoso por agentes tóxicos datam de 1500 a.C: registros no Papiro de Ebers continham uma lista com metais, venenos de animais peçonhentos e plantas tóxicas. Curiosamente, apesar de a figura de Hórus (divindade dos céus na mitologia egípcia) presente nesse documento ter chamado atenção em razão de uma provável crise de enxaqueca que o deixou acamado por dias, havia nele também a lista com cerca de 800 substâncias. Entre elas, estavam o chumbo, o cobre, a cicuta, o acônito e o ópio, que realmente possuem propriedades neurotóxicas.[1]

O chumbo era um dos sete metais da Antiguidade, tendo sido descoberto antes de 3500 a.C. No Antigo Egito, o metal manufaturado era utilizado para talhar a madeira para produzir pequenas estatuetas e outros ornamentos, além de ser um constituinte da tinta usada para o delineamento dos olhos. Séculos depois, Hipócrates (460 a 377 a.C.), considerado o "Pai da Medicina" e precursor da Neurologia, descreveu a cólica abdominal associada ao chumbo em um minerador e, apesar de alguma incerteza histórica, um quadro de queimação na língua, fraqueza nos braços, nas pernas e nos pés, sugestivo de uma neuropatia periférica. Depois, Galeno (129 a 199 a.C.), médico grego e anatomista, além de ter contribuído para a descrição da anatomia do cérebro, da medula espinal e dos nervos periféricos, visitou muitos locais de trabalho extremamente insalubres – como a mineração subterrânea – onde observou efeitos deletérios da exposição ao chumbo e ao mercúrio sobre a saúde dos trabalhadores.[2]

Mais tarde, na Roma Antiga, utilizava-se o chumbo para a construção de aquedutos, nos encanamentos, e também na preparação de alimentos e na conservação do vinho. Vitrúvio (80 a 15 a.C.), arquiteto romano, descreveu a presença de edema, cãibras e atrofia muscular em indivíduos que consumiam a água perto dos locais de mineração. Por sua vez, tanto Plínio, o Velho (23-79), um naturalista romano, quanto Dioscorides (40-90), médico e botânico grego, descreveram a paralisia das mãos e a nocividade para os nervos associadas à ingestão de vinho. Este último fez a primeira abordagem taxonômica dos envenenamentos, classificando os venenos como derivados de plantas, de animais e de minerais.[2]

Para além da utilização desses conhecimentos com fins políticos e, não raro, forenses, a toxicologia avançou como ciência. Paracelso (1493-1541), considerado o "Pai da Toxicologia", médico e alquimista suíço, privilegiou em seus estudos o agente tóxico primário, opondo-se ao conceito grego de mistura ou *blend*. Assim, ele revolucionou as bases da Toxicologia, da Farmacologia e da Terapêutica, apresentando conceitos que são válidos até hoje. Também contribuiu para a Toxicologia Ocupacional, quando, em 1567, publicou um trabalho

Quadro 26.1. Doenças do sistema nervoso relacionadas aos riscos físicos

Agente físico	Fontes de exposição e usos	Doenças
Vibração	VMB: pedreira, fundição (forjamento), serralheria, motosserra, construção civil (britadeira, furadeira) VCI: máquinas pesadas (retroescavadeira, empilhadeira, raspadeira, trator), máquinas agrícolas, motoristas de caminhão e ônibus	Podem ser agudas ou crônicas VMB: mononeuropatia, polineuropatia, síndrome do túnel do carpo VCI: dor lombar baixa, lumbago com ciática, transtorno de disco lombar, radiculopatia
Calor	Siderurgia, fundição, indústria têxtil, olaria, vidraçaria, padarias, trabalho a céu aberto	Aguda: câibras, miosite (rabdomiólise), síncope, epilepsia, infarto cerebral, encefalopatia
Ruído	Todas as atividades econômicas; atenção especial ao trabalho noturno	Crônica: perda de audição
Radiação ionizante	Medicina diagnóstica e terapêutica, radiologia intervencionista, indústria nuclear	Aguda: tremor, ataxia, epilepsia, encefalopatia aguda
Pressões anormais	Construção civil, mergulhador, medicina hiperbárica	Aguda: epilepsia, infarto cerebral, mielopatias vasculares, encefalopatia aguda

VCI: vibrações de corpo inteiro; VMB: vibrações em mãos e braços.
Fonte: Elaborado pelo autor.

avaliando as doenças em mineradores e descrevendo os sintomas, o tratamento e a prevenção concebível para a época.[1]

Foi no século XV que teve início o reconhecimento dos perigos ocupacionais envolvendo os metais e o ambiente de trabalho. Em 1480, Ellenbog alertou sobre a toxicidade do mercúrio e do chumbo envolvidos na extração de ouro. Agrícola (1556) e Paracelso (1567) também publicaram trabalhos sobre esse tema. Foi somente em 1700, no entanto, que Bernardino Ramazzini, por alguns considerado o "Pai da Medicina do Trabalho", publicou o livro *De Morbis Artificum Diatriba* (cuja tradução é "as doenças dos trabalhadores"), em que descrevia de forma estruturada inúmeras doenças profissionais e introduzia os princípios da anamnese ocupacional. Em uma lista que continha 42 atividades mais um suplemento, logo na descrição da primeira doença o autor já mencionava o tremor como parte do conjunto de sinais e sintomas atribuído à função ("doença dos mineiros"). Fica claro que a identificação do comprometimento do sistema nervoso relacionado ao trabalho sempre esteve presente, desde os primórdios da história da Medicina, o que reforça a importância do seu reconhecimento para os profissionais de saúde e áreas correlatas.[3]

Doenças do sistema nervoso relacionadas a fatores de risco de natureza física[a]

São considerados agentes físicos ocupacionais, contemplados nas Normas Regulamentadoras (NR), todos os agentes que gerem energia aos quais os trabalhadores possam estar expostos. São eles: vibrações (Anexo 1 da NR-9 e Anexo 8 da NR-15), temperaturas extremas como o calor (Anexo 3 da NR-9, NR-14 e Anexo 3 da NR-15) e o frio (Anexo 9 da NR-15), ruídos (Anexos 1 e 2 da NR-15), radiações ionizantes (Anexo 5 da NR-15) e não ionizantes (Anexo 7 da NR-15), e pressões anormais (Anexo 6 da NR-15).[4] As doenças do sistema nervoso relacionadas à exposição a agentes físicos são listadas no Quadro 26.1. A umidade também é considerada um agente físico, contudo não será abordada neste capítulo.

Vibrações

A exposição ocupacional continuada às vibrações pode trazer sérios prejuízos à saúde do trabalhador na forma de doenças neurológicas, vasculares e osteoarticulares (ver Quadro 26.1). Estão expostos às vibrações em mãos e braços (VMB) e às vibrações de corpo inteiro (VCI) aqueles que trabalham com máquinas, veículos, equipamentos e ferramentas energizadas.

Os trabalhadores expostos à vibrações em mãos e braços podem desenvolver alterações sensitivas como diminuição de sensibilidade tátil e térmica, formigamento em mãos, síndrome do túnel do carpo e perda da destreza manual (coordenação motora fina). A síndrome da vibração mão-braço (SVMB) pode evoluir com a descoloração dos dedos (*blenching finger*) associada a dor nos dedos, nas mãos e nos antebraços, que pode se tornar irreversível.[5,6] Lesões na coluna cervical, vasculares e musculoesqueléticas também podem ser frequentes. As alterações de sensibilidade tendem a aparecer antes das alterações vasculares (podem se manifestar até três vezes mais rápido que o fenômeno de Raynaud, p. ex.) e são mais incapacitantes.[5,6] A carga

a Ver Capítulo 12 deste livro.

biomecânica combinada com os movimentos repetitivos e a aplicação de força são os principais mecanismos causadores desses quadros.[5,6]

Há estudos que sugerem que a síndrome do martelo hipotenar e a contratura de Dupuytren poderiam estar relacionados à síndrome da vibração mão-braço, assim como um relato de caso de espasmo do músculo palmar curto.[6,7] Já outros estudos evidenciaram que os trabalhadores expostos às vibrações de corpo inteiro são mais suscetíveis a quadros de lombalgia e radiculopatia decorrentes de protrusão ou hérnia de disco.[8]

Temperaturas extremas: calor e frio

Calor é uma sensação subjetiva, mas diversos fatores podem influenciar nossa sensação térmica, desde as condições ambientais até características individuais. As trocas térmicas entre o organismo e o ambiente ocorrem por: condução, quando o calor passa de um elemento sólido para outro; convecção, quando ocorre a transferência de calor pelo ar, como uma brisa; radiação, quando o calor é transmitido por ondas eletromagnéticas; e evaporação, que ocorre na forma de suor (máximo 1 L/h).[9,10]

Um ambiente com altas temperaturas e o trabalho físico extenuante colocam os trabalhadores em risco de desenvolver diversas complicações (ver Quadro 26.1). Somado a esses fatores, o aumento progressivo da temperatura global representa um desafio a mais para o objetivo de preservar a integridade física dos trabalhadores, bem como na prevenção e no tratamento das doenças relacionadas ao calor.[9,10]

Há cinco complicações clínicas relacionados ao calor (HRI), explicadas a seguir:

- **Acidente vascular cerebral (AVC):** pode ocorrer quando a temperatura corporal supera ou se mantém em 40°C, manifestando-se por inúmeros sintomas (confusão mental, disartria, crises convulsivas, coma e até evolução para o óbito). Pode vir acompanhado por rabdomiólise, insuficiência renal aguda, arritmias cardíacas, lesão hepática, insuficiência respiratória aguda e coagulação intravascular disseminada.
- **Exaustão:** caracterizada por sintomas como náuseas, fadiga, cefaleia, vertigem e sudorese excessiva. Pode acontecer na ausência de hipertermia extrema e evoluir para o acidente vascular cerebral.
- **Cãibras:** pode acometer os músculos das pernas, das extremidades dos membros superiores, da região lombar e do abdome.
- **Síncope:** ocorre em decorrência do baixo fluxo sanguíneo cerebral.
- ***Rash* cutâneo (miliária *rubra*):** pode ocorrer em razão do bloqueio das glândulas sudoríparas, manifestando-se como eritema, prurido, vesículas e pápulas.[9,10]

Outros possíveis quadros clínicos em função da exposição crônica ao calor são a desidratação, as doenças renais crônicas de causa desconhecida, o cálculo renal, a infecção urinária, as queimaduras de pele e os acidentes de trabalho.[9,10] Algumas condições neurológicas e a utilização de medicamentos psicotrópicos ou algumas drogas ilícitas podem aumentar o risco de doenças relacionadas ao calor, conforme apresentado no Quadro 26.2.

Medidas preventivas devem incluir a melhoria da infraestrutura (engenharia), a aclimatação dos trabalhadores, as pausas para o descanso, a conscientização sobre o ritmo próprio de cada trabalhador, a adequada hidratação e a utilização de EPI.[9,10]

Por sua vez, a exposição ocupacional ao frio acontece em ambientes de ar frio, imersão em água fria ou pelo toque em superfícies frias. Ventos e umidade criam um ambiente propício à perda de calor por convecção,

Quadro 26.2. Medicamentos ou drogas ilícitas que aumentam o risco de condições clínicas relacionadas ao calor (HRI)

Drogas ou classe de drogas	Mecanismos de ação
Álcool	Aumento da diurese e comprometimento cognitivo
Anfetaminas	Aumento da temperatura corporal e comprometimento cognitivo
Anticolinérgicos, anticonvulsivantes (topiramato) e antipsicóticos	Inibição da sudorese
Benzodiazepínicos e opioides	Sedação e comprometimento cognitivo levando a uma redução do julgamento e da percepção do calor
Cocaína	Hipertermia, inibição da sudorese e comprometimento cognitivo
Antidepressivos tricíclicos	Inibição da sudorese e alteração da termorregulação central

Fonte: Adaptado de Tustin A et al., 2021.[9]

podendo agravar as condições.[11] A utilização de roupas inadequadas e a inatividade física nessas condições podem gerar hipotermia e congelamento.

O congelamento de partes do corpo como a cabeça, mãos e pés acontece por contato com superfícies congeladas. Existe importante diferença entre as temperaturas extremamente frias em ambientes *indoor* (câmaras frigoríficas –20ºC) e o trabalho *outdoor* (céu aberto).[11] O Anexo 9 da NR-15 versa sobre o trabalho em câmaras frigoríficas ou locais similares, mas não especifica um limite ocupacional.[4]

O quadro clínico pode variar desde um simples desconforto térmico até lesões como o pé de trincheira (ou pé de imersão), a hipotermia e o *frosbite* (congelamento de partes do corpo). Todas essas situações podem aumentar as chances de acidentes. Doenças respiratórias, cardiovasculares, dermatológicas e musculoesqueléticas também são descritas. Alguns estudos têm indicado que a diminuição no desempenho de tarefas que necessitam de concentração e vigilância, o acidente vascular cerebral, a síndrome de vibração mão-braço e a síndrome do túnel do carpo poderiam estar relacionadas à exposição ao frio.[11]

Ruídos

O som é um fenômeno físico ondulatório e periódico que resulta de variações regulares de pressão propagadas em um meio elástico (sólido, líquido ou gasoso) e é percebido pelo sentido da audição. O ouvido humano é capaz de perceber sons em uma frequência que varia entre 20 Hz e 20.000 Hz, correspondentes aos sons graves (de baixa frequência) e agudos (de alta frequência), respectivamente. Considera-se uma audição social a variação de frequência entre 500 Hz e 2.000 Hz.[12]

Pressão sonora é a qualidade que permite ao ouvido distinguir os sons fracos e fortes. O nível de pressão sonora varia aproximadamente com o logaritmo da pressão do som e sua unidade de medida é o decibel (dB). Uma conversação normal (distância de 1 metro) emite uma pressão sonora que varia entre 40 dB e 60 dB, enquanto o som de uma britadeira emite uma pressão de 100 dB. Um som acima de 65 dB já pode ser considerado prejudicial à audição humana. Assim, quanto maior for a pressão sonora envolvida em uma atividade, menor é o tempo de exposição permitido para o trabalhador.[4,12]

Ruído, por sua vez, pode ser definido como qualquer sensação sonora indesejável, seja de origem ocupacional, social ou ambiental. Na prática, existe uma coexistência entre todas essas formas, o que dificulta a análise dos riscos ocupacionais envolvidos em cada atividade. Além disso, existem fatores biológicos, alimentares, toxicológicos e psicossociais que podem interferir diretamente na avaliação.[12]

A audiologia ocupacional classifica os ruídos em:

- **Contínuo:** quando as variações de intensidade são desprezíveis (de até 3 dB, para cima ou para baixo) durante o período de observação (p. ex., ruído branco estático da televisão e máquinas de fábricas em operação).
- **Intermitente:** quando o nível de intensidade varia continuamente a um valor apreciável (variação superior a 3 dB para cima ou para baixo) durante o período de observação (p. ex., britadeira, trânsito da cidade, trem e metrô).
- **De impacto:** quando o nível de intensidade se apresenta em picos de energia acústica de duração inferior a 1 segundo (p. ex., bate-estaca e detonações).[12]

A legislação trabalhista considera como limite de tolerância para o ruído contínuo ou intermitente em uma jornada diária de 8 horas de trabalho até 85 dB. Para o ruído de impacto, o limite de tolerância é de 130 dB, sendo que nos intervalos entre os picos o ruído existente deverá ser avaliado como ruído contínuo.

O impacto que os ruídos têm tido na audição humana preocupa proporcionalmente ao desenvolvimento urbanístico das cidades, à tecnologia das máquinas e equipamentos e ao comportamento humano. Na audiologia ocupacional, considera-se que há perda auditiva quando o trabalhador apresenta um limiar auditivo superior a 25 dB nas frequências de 3.000 Hz, 4.000 Hz e/ou 6.000 Hz.[4,12]

Segundo a Organização Mundial da Saúde (OMS), efeitos perigosos à saúde podem ser observados com níveis sonoros acima de 55 dB. O comprometimento não auditivo ocupacional pode ocorrer em diversas atividades econômicas, mas as evidências foram mais bem-estudadas nos trabalhadores da área da saúde em ambiente hospitalar, onde, nos dias atuais, a pressão sonora pode chegar a 50 dB a 55 dB.[13] Foram observados quadros clínicos como cefaleia do tipo tensional, zumbido, distúrbios do sono (sonolência diurna) e diminuição de desempenho em tarefas que exijam atenção. De maneira geral, as alterações de humor e comportamento, como a ansiedade, a depressão, o mau humor, a irritabilidade, a fadiga e o isolamento social também têm sido relatadas.[13]

A exposição ao ruído noturno tem um impacto maior na saúde em longo prazo do que ao ruído diurno. Um ruído de 33 dB já é suficiente para induzir reações fisiológicas durante o sono como taquicardia, movimentos corporais e despertares noturnos.[13]

Radiações ionizantes e não ionizantes

Radiação é a energia que se propaga no espaço por meio de ondas eletromagnéticas ou partículas. Quando a energia irradiada é suficiente para liberar elétrons de um átomo deixando-o carregado, ela é chamada de radiação ionizante. Mais de 80% da exposição às radiações ionizantes tem origem em fontes naturais e somente 20%, em fontes artificiais. As radiações ionizantes de fontes naturais incluem os raios cósmicos, a radiação ultravioleta e os radionuclídeos presentes na crosta terrestre (solo, rocha e água de fontes naturais) e nos alimentos *in natura* e processados – dentro de um contexto de ciclo global e ecotoxicológico dos radionuclideos.[14]

O urânio-238 e o tório-232 são exemplos de radionuclídeos encontrados no solo e de meia-vida longa, que se transformam em rádio-226 e em um radionuclídeo na forma de gás chamado radônio-222 (^{222}Rn). O radônio-222, formado pelo decaimento radioativo dos átomos de urânio e tório, é um gás nobre incolor, inodoro e insípido, solúvel em água. Trata-se de uma importante fonte de radioatividade ambiental que é majoritariamente absorvida pelas vias respiratórias, mas também pode ser absorvida pelas vias oral e dérmica. A exposição a esse radionuclídeo é considerada um fator de risco para o desenvolvimento de câncer de pulmão em fumantes e não fumantes.[14]

As radiações ionizantes provenientes de fontes naturais têm uma dose efetiva média anual global, por pessoa, de cerca de 2,4 mSv[b]. Sua amplitude pode variar entre 1 mSv a mais e 10 mSv conforme as condições de moradia, os hábitos alimentares e o estilo de vida. Para efeitos comparativos, uma radiografia de tórax equivale à dose de 0,1 mSv e uma tomografia de abdome, a 10 mSv.[14]

As aplicações na Medicina para o diagnóstico e o tratamento de doenças respondem por 98% das fontes artificiais de radiações ionizantes (raios X e gama, e partículas alfa, beta e nêutron). Também estão presentes nas aplicações militares (p. ex., armas nucleares), nas domésticas (p. ex., detectores de fumaça), na produção de eletricidade (p. ex., usinas de energia nuclear), em diversas aplicações industriais, entre outras (ver Quadro 26.1).[14]

Inúmeros tipos de câncer e outras doenças estão relacionados à exposição crônica à radiação ionizante. A Comissão Nacional de Energia Nuclear (CNEN) é o órgão responsável pela publicação de normas que estipulam as diretrizes básicas de proteção radiológica para as pessoas expostas, ocupacionalmente ou não, a este tipo de radiação. Para os trabalhadores com exposição ocupacional às radiações ionizantes, um dos riscos é o de acidente com radiação, situação em que quadros agudos podem aparecer (doses superiores a 1 Gy[c]).[14,15] A síndrome aguda da radiação ocorre até as primeiras 48 horas após o acidente, podendo comprometer os sistemas hematológico, gastrointestinal e neurológico. É caracterizada por náuseas, vômitos, diarreia, dor abdominal, sialorreia, desidratação, fadiga, apatia, letargia, sudorese, febre, cefaleia e hipotensão arterial. Os efeitos tardios sobre a saúde humana incluem cânceres, distúrbios genéticos e distúrbios hereditários.[15]

O sistema nervoso central é uma estrutura altamente diferenciada e com baixa atividade mitótica, o que lhe confere uma elevada resistência à radiação (lei de Bergonie e Tribondeau). A partir de uma exposição aguda de 20 Gy a 30 Gy, o trabalhador poderá apresentar um quadro neurológico (tipo neurovascular) caracterizado inicialmente por náuseas e vômitos, seguidos por febre, hipotensão, sonolência, desorientação, dispneia, tremor, ataxia, crises convulsivas e coma, que pode evoluir para o óbito em algumas horas. A avaliação histopatológica evidencia alterações na microcirculação vascular (microinfartos) e sinais de edema cerebral secundário a hipertensão intracraniana.[15] Alguns estudos têm sugerido que tumores do sistema nervoso central, acidente vascular cerebral e parkinsonismo poderiam estar relacionados à exposição crônica à radiação ionizante.

Já as radiações não ionizantes não têm energia suficiente para causar alterações em átomos ou moléculas. Exemplos desse tipo de radiação são as ondas de radiofrequência (rádios, telefones celulares, telefones sem fio e Wi-Fi), o micro-ondas, as ondas eletromagnéticas de baixa frequência (linhas de transmissão elétrica), o infravermelho, a luz visível e a radiação ultravioleta. Na radiologia diagnóstica, utilizam-se radiações não

b Milisieverts (mSv) é a unidade de radiação de dose equivalente para dano biológico.

c Gray (Gy) é a unidade para dose absorvida de energia depositada pela radiação em uma unidade de massa de material como um tecido ou órgão.

ionizantes nos exames de ressonância magnética e em ultrassonografias.[14] Alguns estudos mostram que um amplo espectro de sintomas inespecíficos denominado síndrome de hipersensibilidade eletromagnética poderia estar relacionado à exposição crônica aos campos eletromagnéticos e de radiofrequência de baixa intensidade.

Pressões anormais

Consideram-se como pressões anormais aquelas maiores ou menores que a do nível do mar. A percepção do adicional de insalubridade para o trabalhador exposto a pressão anormal existe apenas em condições hiperbáricas, caracterizadas pelo trabalho sob ar comprimido ou por trabalho submerso.[4] Essas atividades são realizadas em ambientes subterrâneo e subaquático, e envolvendo riscos ocupacionais que incluem conceitos físicos e químicos semelhantes (ver Quadro 26.1).

A atmosfera terrestre é composta por 78% de nitrogênio (N_2), 20% de oxigênio (O_2), 1% de gases inertes (argônio e outros), 0,035% de gás carbônico (CO_2), 0,07 ppm de ozônio (O_3) e 4% do volume total de vapor d'água.[16] Em condições normais de temperatura e umidade, a pressão atmosférica ao nível do mar é de 760 mmHg ou 1 ATA, que é igual a 1,01325 bar, 100.000 Pascal ou 14,7 psi.[17,18]

Como regra geral, a pressão do ar comprimido no túnel pressurizado e no tubulão de ar comprimido não pode ultrapassar 3,4 kgf/cm^2. Já no trabalho submerso os equipamentos deverão ter uma pressão superior a 500 mbar. Considerações sobre a qualidade do ar no ambiente de trabalho subterrâneo, as misturas respiratórias artificiais no trabalho subaquático e as manobras de compressão e descompressão em ambas as situações estão localizadas no Anexo 6 da NR-15.[4]

A exposição a ar comprimido durante a realização das manobras de compressão pode gerar uma sensação de mal-estar, otalgia e cefaleia. Apesar de existirem procedimentos específicos para os casos de intercorrência clínica ou emergência médica, o trabalho submerso continua apresentando grandes riscos à saúde do trabalhador.[4] A partir de 1,2 metro de profundidade, já é possível haver um desconforto no ouvido médio e manobras de equalização da pressão tornam-se necessárias. Cada 10 metros de profundidade em trabalho submerso equivalem a 1 ATA. À medida que a atividade é realizada em maior profundidade, a pressão hidrostática aumenta e outros órgãos podem ser comprometidos em razão do barotrauma.

Já a doença da descompressão acontece no retorno à superfície, quando o mergulhador faz a transição de um ambiente de alta para baixa pressão. Ela se divide em dois quadros distintos: doença descompressiva e embolia gasosa arterial. A primeira condição tende a ocorrer em águas rasas (profundidade inferior a 50 metros) e nas primeiras horas após o término do mergulho, enquanto a segunda costuma ter início súbito e é o principal temor associado a essa atividade, pois pode acarretar sérios prejuízos à saúde do mergulhador e, eventualmente, levá-lo ao óbito.[17,18]

A doença descompressiva ocorre em decorrência da liberação dos gases acumulados nos tecidos para a corrente sanguínea, podendo evoluir para a embolia gasosa venosa. Em comparação, a embolia gasosa arterial é fruto da transferência dos gases alveolares para a corrente sanguínea em função do barotrauma, podendo atingir a circulação arterial e inúmeros órgãos.

As manobras de compressão e descompressão submetem o mergulhador a possíveis lesões por barotrauma

- **Ouvido médio**, **ouvido interno** e **seios da face:** o mergulhador pode apresentar dor, vertigem, náuseas, vômitos, fístula perilinfática, otorragia, ruptura da membrana timpânica, zumbido e perda auditiva. Os seios frontais são mais acometidos que os etmoidais e maxilares. Dor e epistaxe fazem parte do quadro clínico e deformidades na face podem ocorrer.
- **Alvéolos dentários** e **articulação temporomandibular:** pode se manifestar como dor de dente, em especial se houver doença alveolar (abscesso) em tratamento de canal ou periodontite.
- **Sistema gastrointestinal:** pode ocorrer distensão abdominal (estômago e alças intestinais) em caso de deglutição dos gases artificiais.
- **Oftalmológico:** a utilização incorreta da máscara de mergulho pode pressionar a face do mergulhador e levar a petéquias e equimoses periorbital ou hemorragia conjuntival.
- **Pulmonar:** na descida do mergulhador, com o aumento da pressão hidrostática sobre os pulmões, seu volume pode reduzir para menos que o volume residual fisiológico (síndrome de sobrepressurização pulmonar); já a descompressão que acontece no retorno à superfície pode causar pneumotórax, pneumomediastino e enfisema subcutâneo.
- **Dermatológico**, **osteoarticular**, **cardiovascular** e **hematológico:** podem ocorrer por causa da des-

compressão, com manifestações como *rash* cutâneo, enfisema subcutâneo, necrose epidérmica, infarto ósseo (necrose asséptica) de extremidades ósseas, pneumopericárdio, infarto agudo do miocárdio em função da oclusão de vasos coronarianos, estados de hipercoagulabilidade, entre outras.

- **Neurológico** (discutido a seguir).[19,20]

A partir de 30 metros (100 pés) de submersão, pode ter início um quadro conhecido como embriaguez das profundidades, que ocorre por conta da flutuação da concentração de gases (nitrogênio e oxigênio) no organismo do mergulhador.[19,20] Jocosamente, compara-se o fenômeno com a ingestão de uma dose de bebida destilada com alto teor alcoólico ("lei de Martini"), considerando-se que a cada 100 pés equivaleria uma dose de Martini. Independente do nome, o fato é que o sistema nervoso pode ser gravemente comprometido em decorrência das manobras de compressão e descompressão durante o trabalho submerso.

Narcose pode ser definida como uma alteração reversível do rebaixamento do nível de consciência (estupor) como resultado da ação de agentes físicos e químicos. No caso do trabalho submerso, a inalação do gás nitrogênio (N_2) em alta pressão (acima de 3 ATA) pode contribuir para o aparecimento dessa condição, que é caracterizada por: euforia; incoordenação motora; lentificação nas respostas auditivas, visuais e táteis; desatenção; e comprometimento mnéstico.[17,18] A toxicidade nesses casos é atribuída à capacidade lipofílica dos gases utilizados de serem absorvidos pelo sistema nervoso central e ligarem-se a receptores de superfície neuronal, canais iônicos e receptores de proteína-gás intracelular. Uma hipótese de participação de neurotransmissores como o N-metil D-aspartato (NMDA) e o ácido gama-aminobutírico (GABA) atuando na região da substância negra (*pars compacta*) tem sido aventada, bem como de acetilcolina, dopamina e serotonina em outras regiões cerebrais.[17,18]

Esse quadro pode variar conforme a pressão de mistura dos gases inalados, as condições ambientais do local de mergulho (p. ex., temperatura e correnteza) e a suscetibilidade individual do mergulhador. Apesar de ser uma condição mais relacionada com a inalação do nitrogênio (N_2) em alta pressão, o oxigênio (O_2) e o gás carbônico (CO_2), em condições específicas, podem produzir efeitos semelhantes no mergulhador.[17,18]

Além disso, inúmeros outros quadros neurológicos podem surgir relacionados a essa atividade a depender do gradiente de gravidade, incluindo: cefaleia, comprometimento de habilidades visuoespaciais e motoras, alteração do raciocínio lógico e dedutivo, transtorno de comportamento, e quadros graves e potencialmente fatais como síncope, crise convulsiva, acidente vascular cerebral e isquemia medular. O mergulhador pode evoluir com déficit focal, coma e óbito. Também há relatos de complicações raras como miosite secundária, intoxicação por monóxido de carbono e pneumoencéfalo.[19-21]

A síndrome neurológica de altas pressões (SNAP), por sua vez, ocorre em mergulhos com mais de 150 metros de profundidade, caracterizando-se por alterações cognitivo-comportamentais e eletroencefalográficas em função de uma mistura de gases artificiais contendo hélio e oxigênio. Possui estreita relação tanto com a velocidade de compressão quanto com a pressão hidrostática alcançada. O quadro clínico se assemelha aos descritos anteriormente, entretanto observam-se também a presença de tremor, abalos mioclônicos e nistagmo, o que ajuda no diagnóstico diferencial. Em estudos neurofisiológicos realizados durante o sono, foram observados uma lentificação do ritmo alfa e um aumento do ritmo teta nas regiões frontais de mergulhadores que haviam mergulhado a 100 metros e 200 metros de profundidade, respectivamente. Também foi observado um aumento do tempo de duração dos estágios I e II do sono, assim como uma redução dos estágios III e IV e do sono REM. O potencial de ação somatossensitivo também evidenciou um encurtamento do pico de latência da onda P1, o que pode estar relacionado com um estado de hiperexcitabilidade neuronal.[19-21]

A fim de minimizar os efeitos das manobras de compressão e descompressão e os tempos de mergulho, um controle fino da relação entre os gases (oxigênio, hélio, nitrogênio e hidrogênio) e as misturas respiratórias artificiais deve ser realizado pelo técnico de saturação. As orientações sobre esse tema estão disponibilizadas no Anexo 6 da NR-15. O trabalho submerso realizado em mais de 130 metros de profundidade necessita de técnicas de saturação e aqueles em mais de 150 metros, de misturas respiratórias artificiais aquecidas.[4]

No extremo oposto, o exercício de atividades profissionais em elevadas altitudes também merece atenção. Apesar de não estarem inseridas nas NR, as condições de trabalho em baixas pressões (hipobarismo) sem adequação do ambiente e proteção podem causar diversas alterações ao organismo. As atividades reguladas pela Agência Nacional de Aviação Civil (ANAC), como as profissões de aeronauta e o balonismo profissional, estão compreendidas nesse contexto. A partir de 2.500 metros de altitude, qualquer pessoa que desenvolva uma atividade profissional, esportiva ou turística poderá apresentar a doença da altitude (ou doença das montanhas). O quadro costuma ter início 4 horas a 12 horas após atingir essa altitude e pode variar desde sintomas leves, como cefaleia, fadiga, tonteira e náuseas, até ataxia e diminuição do nível de consciência em razão do edema cerebral da altitude. Em casos graves, também pode ocorrer o chamado edema pulmonar da altitude.[22,23]

Doenças do sistema nervoso relacionadas a fatores de risco de natureza química[d]

Os agentes químicos estão presentes na atividade industrial e em mais de 95% dos produtos fabricados (bens duráveis e não duráveis).[24] Mais de 200 milhões de substâncias orgânicas e inorgânicas estão catalogadas no Chemical Abstracts Services (CAS).[25] Por ano, 1 bilhão de trabalhadores são expostos a substâncias perigosas, incluindo poluentes orgânicos persistentes, poeiras, vapores e fumaças.[26] Estima-se que 1 milhão de trabalhadores morram por ano em decorrência da exposição a substâncias perigosas.[26] Outros sofrem acidentes não fatais ou evoluem com doenças crônicas, resultando em incapacidades e graves impactos na saúde física e mental, bem como nas relações sociais e econômicas.

Os principais objetivos do Serviço de Segurança e Saúde do Trabalhador (SSST) são a vigilância, a prevenção e a proteção à saúde do trabalhador. A integração entre as equipes da engenharia ocupacional, da saúde ocupacional, da Comissão Interna de Prevenção de Acidentes (CIPA) e dos higienistas ocupacionais é fundamental nesse processo. Durante o exame periódico ocupacional, são realizados o monitoramento e a detecção precoce de possíveis efeitos deletérios à saúde do trabalhador. Um importante indicador de exposição é o limite de tolerância (LT), que é definido pelas concentrações ou pelas intensidades máxima e mínima relacionadas com a natureza e o tempo de exposição ao agente sem causar dano à saúde do trabalhador durante a sua vida laboral.[4,27] Quando pertinente e exequível, a mensuração desse indicador deve considerar que:

1. As medições atmosféricas da concentração dos agentes químicos em volume apenas expressam a potencialidade de contato e contaminação, não retratando a realidade.
2. A interação entre os agentes químicos e o trabalhador varia conforme a suscetibilidade individual.
3. A frequência, a intensidade e o tempo de exposição ao agente químico no ambiente de trabalho são importantes.
4. Os limites de tolerância não são capazes de abranger todas as variações, o que compromete seu uso como instrumento para a prevenção de lesões ou agravos à saúde.
5. A adoção de medidas preventivas deve ocorrer a partir do reconhecimento do risco óbvio.[4,27]

O acompanhamento dos trabalhadores expostos a risco químico deve incluir o monitoramento biológico dos indicadores de exposição (IBE), que varia conforme o agente químico presente no ambiente de trabalho. Os principais indicadores biológicos de exposição e limites de tolerância utilizados no Brasil constam na NR-7 e nos Anexos 11 e 12 da NR-15. O gerenciamento desses riscos necessita de mecanismos eficientes de governança e *compliance* para que o trabalhador tenha garantia de preservação da sua integridade física e mental e a empresa minimize os riscos de passivo trabalhista.

Em contrapartida, são registradas diariamente milhares de novas substâncias químicas, o que torna necessária a atualização constante dessas referências. Diversas entidades realizam este trabalho, porém para fins trabalhistas, se um agente estiver desatualizado ou não estiver incluído na NR, adotam-se os valores de referência da American Conference of Governmental Industrial Hygienists (ACGIH) – atualizados anualmente.[4] Mesmo para as principais agências internacionais, são complexos o estudo e a atualização de todas essas substâncias. Soma-se a esse contexto a pluralidade de sinais e sintomas que podem estar presentes nas doenças do sistema nervoso, o que potencializa a importância da vigilância, da prevenção, da proteção e do monitoramento em Saúde do Trabalhador.

Os mecanismos pelos quais o sistema nervoso pode ser acometido pelos agentes químicos são: quebra da barreira hematoencefálica; baixo metabolismo celular secundário a inibição do metabolismo aeróbico (p. ex., cianeto) ou hipóxia (p. ex., monóxido de carbono); alteração nos mecanismos de transporte axonal (anterógrado e retrógrado) e na bainha mielínica; alteração da membrana celular dendrítica; bloqueio da transmissão de informação através da fenda sináptica; diferenças na distância que os impulsos elétricos devem percorrer, de maneira coordenada e integrada (circuitos neuronais);

d Ver Capítulos 6 e 11 deste livro.

Quadro 26.3. Agentes químicos relacionados à neurotoxicidade celular e seus sítios de ação

Neuronopatias	Alumínio, 6-amino-nicotinamida, arsênio, azida, bismuto, monóxido de carbono, tetracloreto de carbono, cloranfenicol, cianeto, doxorrubicina, etanol, chumbo, manganês, mercúrio inorgânico, metanol, acetato de metilazoximetanol, brometo de metila, metilmercúrio (mercúrio orgânico), 1-metil-4-fenil-1,2,3,6-tetraidropiridina, ácido 3-nitropropiônico, fenitoína, quinino, estreptomicina, tálio, tributilestanho
Axonopatias	Acrilamida, p-bromofenol acetil ureia, bissulfeto de carbono, clordecona, cloroquina, colchicina, dapsona, diclorofenoxiacetato, dimetilamino propanonitrila, óxido de etileno, glutetimida, ouro, n-hexano, hidralazina, beta,beta'-aminodipropionitrila, isoniazida, lítio, metil n-butil cetona, metronidazol, misonidazol, nitrofurantoína, compostos organofosforados, paclitaxel, cisplatina, piritiona, vincristina
Mielinopatias	Acetil etil tetrametil tetralina, amiodarona, cuprizona, dissulfiram, brometo de etídio, hexaclorofeno, lisolecitina, per-hexileno, telúrio, tributilestanho
Neurotransmissão	Anfetamina e metanfetamina, atropina, cocaína, ácido domoico, cainato, beta-N-metilamino-L-alanina, nicotina, beta-N-oxalilamino-L-alanina
Astrócitos	Amônia, nitratos orgânicos, dinitrobenzenos, metronidazol, metionina sulfoximina, fluoracetato, fluoracitrato

Fonte: Adaptado de Moser VC et al., 2008.[28]

e mudanças nos padrões de desenvolvimento e regeneração do sistema nervoso (plasticidade neuronal).[28] Com base nesses mecanismos de ação, é possível classificar a neurotoxicidade em função da exposição aos agentes químicos em: neuronopatias, axonopatias, mielinopatias, neurotransmissão e toxicidade associada aos astrócitos.[28] O Quadro 26.3 relaciona alguns agentes químicos aos seus respectivos sítios de ação.

O nexo causal entre as doenças neurológicas e os agentes químicos é melhor observável nos quadros de intoxicação aguda; enquanto os casos de exposição crônica a múltiplos agentes químicos e em doses baixas seu estabelecimento é mais desafiador. Da mesma forma, em um laboratório com ambiente controlado, a individualização dos agentes químicos é perfeitamente factível; mas na realidade a epidemiologia ocupacional contemporânea vive o paradigma químico do "*blend* grego". Assim, alguns ajustes metodológicos são necessários para melhor adequação às exposições reais. É preciso buscar a melhor forma de integrar os princípios básicos toxicológicos ao histórico de exposição em doses baixas a múltiplos agentes químicos, capaz de gerar um gradiente dose-resposta que aponte na direção do **modelo de causa suficiente** e da **janela biológica de exposição.**[29] Essa abordagem aproxima a Toxicologia e a Epidemiologia Ocupacional, avançando na discussão desse paradigma. As questões que se apresentam nesse contexto, em especial do ponto de vista acadêmico, podem ser divididas em pelo menos três frentes:

- **Toxicológica:** sinergismo e antagonismo envolvendo as múltiplas exposições entre os agentes químicos, conceito de dose acumulada, suscetibilidade individual de cada trabalhador, capacidade de metabolização dos xenobióticos e polimorfismos genéticos de enzimas metabolizadoras.
- **Clínica:** influência das doenças sistêmicas, diagnóstico diferencial com outras patologias e predisposição genética relacionada ao desfecho de interesse (doença).
- **Epidemiológica:** temporalidade, gradiente de exposição, plausibilidade biológica e coexposição a outros riscos ocupacionais.

Doenças do sistema nervoso relacionadas aos metais

Com o início da Idade dos Metais (4000 a.C.) e o aprimoramento do processo de fundição, o cobre, o bronze e o ferro passaram a ser transformados em instrumentos de metal com aplicações na agricultura, nos utensílios do cotidiano e na atividade militar.[30] As técnicas utilizadas para a fabricação dos metais avançaram muito desde os primórdios da siderurgia, evoluindo constantemente com a implementação dos altos-fornos na Europa Antiga e durante a Idade Média (séculos XII e XVI), até sedimentar-se definitivamente no período da Revolução Industrial (século XVIII). No Brasil, as primeiras indústrias foram instaladas no início do século XIX, nos Estados de Minas Gerais e São Paulo.[30,31]

Os metais estão presentes no meio ambiente, sendo distribuídos naturalmente por ciclos geológicos e biológicos. As atividades humanas promovem a movimentação dessas substâncias no meio ambiente, podendo gerar efeitos ecotoxicológicos indesejados na fauna e na flora e, consequentemente, afetar também a saúde humana.[32] As atividades relacionadas à mineração, à metalurgia e à indústria de transformação são algumas das principais fontes de exposição ocupacional, como mostrado no Quadro 26.4.

Com relação ao grau de toxicidade, os metais podem ser classificados em:

- **Alta toxicidade:** arsênio, berílio, cádmio, cromo, chumbo, mercúrio e níquel.

Quadro 26.4. Doenças do sistema nervoso relacionadas à exposição a metais

Metal	Doenças relacionadas	Indústria e usos
Arsênio (As) Nº CAS: 7440-38-2	Agudas: tremores, polineuropatia, epilepsia e encefalopatia	Mineração; siderurgia: fundição de cobre, chumbo, zinco e ouro; transportadoras de minério de arsênio (cargueiros marítimos, vagões e graneleiros rodoviários); praguicidas (herbicidas e desfolhantes); fabricantes de conservantes de madeiras; fabricantes de aditivos alimentares; fabricantes de medicamentos de uso veterinário; fabricantes de vidro (trióxido de arsênio) como agente de refino e descolorante; fabricantes de metais não ferrosos e arsênio (munição à base de chumbo, revestimento de cabo, grades e eletrodos de bateria, espelho de metal, tubos de caldeira, bronze arsênico, latão arsênico, metal patente/branco); soldas que contêm arsênio no componente da liga (indústria automotiva e caminhoneira); reagentes de flotação; fabricantes de couro, cerâmica e esmalte cerâmico ou vítreo; fogos de artifício; carvoarias; queimadas controladas; incineração de lixo
Chumbo (Pb) Nº CAS: 7439-92-1	Agudas: polineuropatia e encefalopatia	Mineração (galena [PbS]); siderurgia: fundição primária e secundária de cobre, fundição primária e secundária de metais não ferrosos, laminação, trefilação e extrusão do cobre, estaleiros, alto-fornos; metalurgia: fabricação de lingotes de latão e bronze, válvulas industriais, capacitor eletrônico, gaxetas e dispositivos de vedação, revestimento de cabos e solda; indústria química: esmalte cerâmico, estabilizador de plástico, resinas sintéticas, elastômeros não vulcanizáveis, pigmento em tintas, vernizes, lacas, esmaltes, produtos químicos à base de chumbo; construção civil: material de construção, tubos dobráveis, remoção, reforma, demolição de estruturas pintadas com pigmento de chumbo ou materiais que contenham chumbo em sua composição, ponte-túnel, montagem de estruturas de aço; indústria automotiva: fabricação de carrocerias de caminhão, ônibus e reboques; sucata e resíduo; radiador (reparo com solda); indústria de óleo e gás: aditivo antidetonante e reforço na octanagem da gasolina automotiva, combustível de alta octanagem na indústria da aviação (chumbo orgânico); baterias (automotiva, de armazenamento e primária); proteção contra radiação ionizante; fabricação de munição de arma de fogo
Mercúrio (Hg) Nº CAS: 7439-97-6	Agudas: tremores e encefalopatia Crônica: tremores	Mineração: extração de ouro e prata, siderurgia: fabricantes de caldeiras, fundição e fabricação de termômetros, instrumentos de calibração (manômetros, barômetros, medidores), detector de fumaça, componentes eletrônicos, válvulas, interruptores, baterias, pilhas, lâmpadas fluorescentes, fungicidas; indústria do papel; amálgamas dentárias; conservantes; pigmentos; tintas; catalizadores; óleos lubrificantes; soda cáustica; cerâmicas; revelação fotográfica
Manganês (Mn) Nº CAS: 7439-96-5	Crônicas: tremores e parkinsonismo	Mineração, siderurgia, fundição (ligas de ferro), produção de aço (carbono inoxidável, ferramentas e superligas), solda, bobinas elétricas, vidro, fabricação de permanganato de potássio, fogos de artifício, baterias, fertilizantes, praguicidas (maneb e mancozeb), tintas, esmaltação, vernizes, cerâmicas, vidros, contraste radiológico, combustíveis (antidetonante)

Fonte: Elaborado pelo autor com informações retiradas das referências 32 a 43.

- **Potencialmente tóxico:** cobalto, cobre, ferro, magnésio, manganês, molibdênio, selênio, cromo trivalente e zinco.
- **Baixa toxicidade:** antimônio, bário, césio, fluorino, germânio, índio, paládio, prata, telúrio, tálio, estanho, titânio, urânio e vanádio.

Há, ainda, metais utilizados em terapias médicas, como alumínio, bismuto, gálio, ouro, lítio e platina.[32]

Nos Estados Unidos, a Agency for Toxic Substances and Disease Registry (ATSDR) revisa a cada dois anos a sua lista de substâncias prioritárias, utilizando como base uma combinação dos dados de frequência, toxicidade e potencial de exposição humana às substâncias perigosas. Em 2022, ano da última atualização, o arsênio, o chumbo e o mercúrio obtiveram a maior pontuação e ficaram no topo da lista como as substâncias mais perigosas para os seres humanos.[33]

A absorção dos metais ocorre por inalação, ingestão, absorção dérmica e pelos olhos, usualmente nas formas sólidas (poeira e fumos), líquida, gasosa e de vapores.[32] Os biomarcadores de exposição, de toxicidade e de suscetibilidade são importantes métodos para a avaliação da exposição ocupacional aos metais em suas diferentes apresentações físico-químicas. A utilização de matrizes biológicas como o sangue e a urina ainda é a principal forma de avaliar a exposição a eles. As técnicas de toxicologia molecular, fluorescência de raio X ósseo e mineralograma são menos comuns na prática clínica diária e devem ser avaliadas com cautela, pois ainda não possuem respaldo na legislação trabalhista.[4,32] Para o tratamento dos quadros de intoxicação, podem ser utilizados agentes quelantes como o 2,3-dimercaptopropanol ou dimercaprol (BAL), o ácido 2,3-dimercapto-1-propanossulfônico (DMPS) e o ácido meso-2,3-dimercaptossuccínico (DMSA).[32]

Arsênio

O arsênio é um metaloide sólido de coloração cinza-prateado ou branco-estanho, quebradiço e inodoro. É classificado como inorgânico ou orgânico, podendo ser encontrado em várias formas no ambiente. As vias de exposição ocupacional ao arsênio são por inalação, dérmica, ocular e por ingestão. É um componente natural que está presente nos minérios de chumbo, cobre, zinco e ouro, tornando-se presente, portanto, na mineração.[33,34] Outras fontes de exposição são a fundição desses minerais e o tratamento de madeiras com conservantes (ver Quadro 26.4).

A inalação do arsênio inorgânico pode acarretar um quadro de intoxicação aguda caracterizado por cefaleia, cãibras, labilidade emocional, perda de memória, confusão mental, alucinações, agitação psicomotora, letargia, convulsão, coma e óbito. Transtornos cognitivos e comportamentais podem aparecer como sequela da intoxicação aguda. A exposição intermediária e crônica poder levar a um quadro de neuropatia periférica dolorosa com um padrão de polineuropatia sensitivo-motora distal nos membros superiores e inferiores. Os sintomas de parestesia e dor são os mais frequentes e podem ter início após uma ou duas semanas de elevada exposição. A sensibilidade proprioceptiva também pode se apresentar comprometida, levando a uma marcha tabética (ou talonante) e a tremores. Em casos de grave comprometimento motor, o trabalhador pode evoluir com um padrão semelhante à síndrome de Guillain-Barré. A punção lombar pode evidenciar um aumento de proteína (50 a 100 mg/dL) e a eletroneuromiografia, em um padrão de polirradiculoneuropatia desmielinizante na fase aguda, com uma degeneração axonal secundária na fase crônica. A biopsia de nervo pode mostrar uma axonopatia com degeneração Walleriana.[32-41]

Chumbo

O chumbo inorgânico e seus compostos são encontrados na forma sólida (poeira e fumos). As principais vias de exposição ocupacional são por inalação, ingestão e dérmica.[33,34] A galena (PbS) é o mineral mais importante para a extração do chumbo e tem uma inserção nas mais variadas atividades econômicas na indústria de transformação (ver Quadro 26.4).

A inalação de fumos e poeira pode acarretar um quadro insidioso de intoxicação aguda caracterizado por cefaleia, tonteira, fadiga, labilidade de humor, dificuldade de concentração e distúrbios do sono. Em altas concentrações, pode gerar tremores, sonolência, crise convulsiva e sinais focais (hemiparesia) em função do edema cerebral que pode evoluir para coma. Neuropatia periférica pode se apresentar com um padrão de polineuropatia distal com predomínio motor e discreta alteração sensitiva. Os reflexos tendinosos podem estar diminuídos ou ausentes. Em casos graves, pode ocorrer paresia nos músculos extensores dos punhos, dedos e interósseos das mãos ("mão em gota") em razão do comprometimento do nervo radial. Outra manifestação menos frequente é o acometimento dos músculos flexores dos pés ("pé em gota") em decorrência de lesão do nervo fibular, e dos músculos escapulares e laríngeos. A eletroneuromiografia evidencia um padrão axonal com comprometimento de fibras motoras e sensitivas, confirmado pela biopsia do nervo.

A exposição crônica pode acarretar alterações em testes neuropsicológicos e prejuízo cognitivo nas áreas de atenção, memória e aprendizado. Também são descritos distúrbios do sono, como insônia, e transtornos do humor e comportamento caracterizados por irritabilidade, delírio, alucinação, que podem evoluir para um estado maníaco.[32-41]

Mercúrio

O mercúrio é um metal líquido branco-prateado e inodoro. O mercúrio elementar (metálico) é encontrado nas formas líquida e de vapor. As principais vias de exposição ocupacional são por inalação, dérmica e ingestão.[33,34] O cinábrio (HgS), ou sulfeto vermelho, é o mineral mais importante para a extração do mercúrio. A fabricação de lâmpadas e os instrumentos de calibração são as principais fontes de exposição ocupacional (ver Quadro 26.4).

Historicamente, a "síndrome do chapeleiro maluco" era associada à fabricação de chapéus de feltro, que eram engomados e moldados em uma forma de metal que continha nitrato de mercúrio. Com a exposição continuada aos vapores de mercúrio, esses trabalhadores desenvolviam um quadro caracterizado por alterações de personalidade como irritabilidade, euforia, ansiedade e intensa labilidade emocional. Outra condição associada à exposição ao mercúrio é a síndrome astênica-vegetativa, ou micromercurialismo, manifestada por neurastenia e três ou mais sinais entre os seguintes: tremores, aumento da tireoide, aumento da captação de iodo radioativo pela tireoide, pulso irregular, taquicardia, dermografismo, gengivite, alterações hematológicas e aumento da excreção urinária de mercúrio. A tríade composta por tremores, gengivite e eretismo (perda de memória, hiperexcitabilidade, insônia, depressão e timidez) tem sido reconhecida como um quadro sugestivo de intoxicação pelo vapor de mercúrio.[32-41]

O quadro de intoxicação aguda é caracterizado por cefaleia, tremores, mioclonia, fasciculação, confusão mental e labilidade emocional. A exposição crônica está associada a eretismo, tremores e "microparkinsonismo". Pode afetar o desempenho em testes neuropsicológicos. A discromatopsia, ou daltonismo, tem sido descrita também em trabalhadores expostos ao vapor de mercúrio, em especial para a discriminação entre os pares das cores vermelho-verde e azul-amarelo, com comprometimento da fóvea retiniana. Estudos utilizando o potencial evocado visual (PEV) evidenciaram um aumento da amplitude interpico nas ondas P100. Outros evidenciaram alterações auditivas subclínicas no potencial evocado de tronco cerebral (PEAT/BERA).[32-41]

Os impactos que as atividades humanas relacionadas ao mercúrio têm no meio ambiente e na saúde humana são significativos. O mercúrio orgânico (metilmercúrio) pode causar sérios danos neurológicos, como tremores, neuropatia periférica, perda visual e auditiva, rigidez, ataxia cerebelar e uma encefalopatia progressiva semelhante a um quadro demencial ("doença de Minamata").[32-41]

Manganês

O manganês é um metal sólido lustroso, prateado e quebradiço. O manganês inorgânico e seus compostos são encontrados nas formas sólida (fumos) e de vapor. As principais vias de absorção são por inalação e ingestão.[33,34] Pirosulita, rodocrosita, espessarita, tefroíta e rodonita são os principais minérios dos quais se extrai o manganês. A mineração e a siderurgia são as principais fontes de exposição ocupacional. É usado na fundição e na produção de aço para conferir maior resistência à liga metálica (ver Quadro 26.4).

O **manganismo** é o principal quadro neurológico relacionado à exposição a esse metal. Trata-se de um quadro incipiente, caracterizado por cefaleia, insônia, alteração de memória, cãibras musculares e labilidade emocional. Os trabalhadores podem evoluir com transtornos de humor e comportamento associados a tremores (mãos, troncular e cefálicos), instabilidade de marcha (retropulsão e propulsão), distonia e sinais parkinsonianos. A ressonância magnética de crânio evidencia perda neuronal no globo pálido, na substância negra (*pars reticularis*), no núcleo subtalâmico e no corpo estriado. Apesar de ser menos frequente, há registros de atrofia das regiões frontotemporal, cerebelar e subtalâmica. A sequência ponderada em T1 pode evidenciar hipossinal nos núcleos da base, sobretudo no globo pálido.[32-41]

Outros metais com potencial neurotóxico

Existem outros metais com potencial neurotóxico. O quadro de intoxicação aguda pelo **cádmio**, p. ex., é caracterizado por cefaleia, tonteira, fraqueza, prejuízo na memória, dor lombar e nos membros, febre, calafrios e sudorese profusa. Esse conjunto de sintomas é conhecido como "febre metálica", não sendo exclusivo da exposição ao cádmio. Já a hipo ou a anosmia são desdobramento da exposição crônica, que está frequentemente associada a alterações no paladar. Estudos têm sugerido, ainda, que sinais de neuropatia periférica poderiam estar relacionados à exposição ao **tálio**; e a encefalopatia e o edema cerebral, ao **estanho**.[32-41]

Doenças do sistema nervoso relacionadas aos agrotóxicos

Os agrotóxicos, também denominados pesticidas e praguicidas, entre outros descritores, começaram a ser utilizados para fins agrícolas somente após o final da Segunda Guerra Mundial (1939-1945), tendo como carro-chefe o dicloro-difenil-tricloroetano (DDT).[44] No Brasil, a utilização de compostos organoclorados teve início em 1946, quando o lindano (gama-hexaclorociclo-hexano [HCH]) e o DDT passaram a ser utilizados para combater o gafanhoto migratório, a broca-do-café e as pragas do algodoeiro.[44] Seu uso foi proibido para fins agrícolas em 1985.[45] Além disso, o DDT também foi utilizado em campanhas sanitárias para o controle da malária, da doença de Chagas, da leishmaniose e da febre amarela, entre 1965 e 1979, tendo sido suspenso formalmente para esta atividade-fim em 1998.[45,46] Em 2009, por meio da Lei nº 11.936/2009, após um processo de reavaliação toxicológica pela Agência Nacional de Vigilância Sanitária (ANVISA) em função de inúmeros problemas de saúde relacionados a sua toxicidade, foram proibidas a importação, a exportação, a manutenção em estoque e a comercialização desse inseticida. A adequação a essas proibições tramitou no período entre 2010 e 2013.[47]

Desde a formiga saúva (*Atta* spp.), que atacava as plantações de algodão, mandioca e cana-de-açúcar na época do Brasil colonial, até as pragas de maior risco fitossanitário atual, como as espécies da erva daninha (*Amaranthus palmeri*), a mosca-branca (*Bemisia tabaci*) e a lagarta (*Helicoverpa armigera*), a aplicação de agrotóxicos aumenta, acompanhando a demanda por *commodities* e a resistência das pragas.[48] Os praguicidas podem ser classificados quanto à classe agronômica, ao grupo químico, ao mecanismo de ação, entre outras qualificações. Há dezenas de classes agronômicas e centenas de grupos químicos, como apresentado no Quadro 26.5. Segundo a ANVISA, atualmente existem 496 ingredientes ativos autorizados e milhares de produtos formulados disponíveis para comercialização no país.[49] Em 2021, os agrotóxicos mais aplicados em território nacional foram o glifosato, o 2,4-D, o mancozeb, o clorotalonil, a atrazina, o acefato, o malation, o cletodim, o enxofre e o S-metolacloro.[50]

Um dos aspectos que diferencia esses produtos de outros agentes químicos é a sua composição, pois neles podem coexistir elementos como os metais, os solventes orgânicos, associações de diferentes grupos químicos e substâncias inertes (aditivos e adjuvantes) e derivados do petróleo. O objetivo dessa composição é facilitar a aplicação e aumentar a "eficiência" desses produtos, mas essa característica também aumenta a sua complexidade toxicológica. Além disso, durante a vida laboral, o trabalhador se expõe a diversas classes agronômicas e grupos químicos de praguicidas, podendo chegar a ter contato com dezenas de formulações comerciais. É provável que o sinergismo entre eles potencialize ainda mais os riscos à saúde.

Os praguicidas podem ser absorvidos pelas vias inalatória, dérmica e digestiva.[51,52] Sua apresentação mais comum é a líquida (rega ou injeção, pulverização e nebulização), seguida pela sólida (grânulos dispersíveis, briquetes, *pallets*, iscas, pó molhável) e, menos frequentemente, pela gasosa. Os equipamentos de aplicação podem ser classificados conforme a maneira de transporte (manual, bandoleira, costal de acionamento manual ou motorizado e tração motorizada ou por aeronaves) ou por tipo de aplicação (equipamento de pressão variável [bomba manual] e bombas motorizadas de ultrabaixo volume [UBV]).[53-55] Esse tema é regulado pela NR-31, que versa sobre a segurança e a saúde do trabalho na agricultura, na pecuária, na silvicultura, na exploração florestal e na aquicultura.[4]

Poucos agrotóxicos possuem limites de tolerância e indicadores biológicos de exposição bem estabelecidos na literatura. Os grupos químicos dos organofosforados e carbamatos ainda possuem algum respaldo técnico; entretanto, os restantes ainda carecem de estudos e validação. Além disso, as substâncias inertes presentes nas formulações podem ter uma toxicidade tão importante quanto a do ingrediente ativo. A Ficha

Quadro 26.5. Classes agronômicas e grupos químicos de agrotóxicos autorizados no Brasil
Classes agronômicas
Acaricida, agente biológico de controle, algicida, ativador de planta, bactericida, cairomônio sintético, cupinicida, $C_4H_3N_2O_2K$ (sal potássico), espalhante adesivo, feromônio sintético, formicida, fungicida, fungicida bioquímico, fungicida sistêmico, herbicida, herbicida sistêmico, inseticida, inseticida biológico, inseticida fumigante, inseticida e adjuvante, moluscicida, nematicida, raticida, regulador do crescimento, repelente de inseto, rodenticida
Grupos químicos
Ácido ariloxifenoxipropiônico, acetamida, acetato, acetato insaturado, ácido ariloxialcanoico, ácido benzoico, ácido dioxociclo-hexanocarboxílico, ácido indolalcanoico, ácido monocarboxílico insaturado, ácido piridiniloxialcanoico, ácido quinolinocarboxílico, acilalaninato, álcoois alifáticos e aldeídos, álcool alifático, álcool insaturado, aldeído, aldeído insaturado, alifático halogenado, alquilazina, alquilenobis(ditiocarbamato), amida, amidino-hidrazona, amônio quaternário, análogo de ácido pirimidiniloxibenzoico, análogo de pirazol, anilida, anilinopirimidina, antibiótico, antranilamida, arilpicolinato, avermectina, benzamida, benzamida piridina, benzilcarbamato, benzimidazol, benzimidazol (precursor de), benzoilacetonitrila, benzoilciclo-hexanodiona, benzoilureia, benzotiadiazinona, benzotiadiazol, benzotiazol, benzotiopiranona, bipiridílio, bis(arilformamidina), bis(tiocarbamato), butenolida, carbamato, carbimida, carboxamida, carboxanilida, cetal bicíclico, cetoenol, cetona, cetona alifática, cicloalqueno (bloqueador da síntese de etileno), ciclo-hexadiona, ciclo-hexenodicarboximida, citocinina, cloroacetanilida, cloroaromático, cumarínico, diacil-hidrazina, diamida do ácido ftálico, dicarboximida, difenil oxazolina, dimetilditiocarbamato, dinitroanilina, espinosinas, éster alifático insaturado, ésteres de ácidos graxos, ésteres saturados, estrobilurina, éter aromático, éter difenílico, éter mandelamida, éter piridiloxipropílico, éter tiadiazólico, etileno (inibidor de), etileno (precursor de), fenil-oxo-etil tiofeno amida, fenilpirazol, fenilpiridinilamina, fenilpirrol, feniltioureia, fenilureia, flavonoides poliméricos, fluoroalquenil sulfona heterocíclica, fosfonato, ftalida, giberelina, glicina substituída, guanidina, hidrocarboneto, hidrocarboneto insaturado, hidrocarbonetos alifáticos, homoalanina substituída, imidazol, imidazolinona, indandiona, inorgânico, isoftalonitrila, isotiocianato de metila (precursor de), isoxazol, isoxazolidinona, metilcarbamato de benzodioxol, milbemicinas, mistura complexa contendo principalmente hidrocarbonetos poliaromáticos (PAH), heterocíclicos e fenóis, morfolina, neonicotinoide, nicotinoide, organoarsênico, organobromado, organoestânico, organofosforado, oxadiazina, oxadiazolona, oxazolidinadiona, oxima ciclo-hexanodiona, peróxido inorgânico, piperidina, piperidinil tiazol isoxazolina, pirazol, pirazol carboxamida, isoxazolina, piretroide, piridazinadiona, piridazinona, piridina azometina, piridinona, piriletilamida, pirimidilamina, piropeno, polissacarídeo, produto biológico, quinona, semicarbazone, sesquiterpeno, sulfamoilureia, sulfanililcarbamato, sulfito de alquila, sulfonamida fluoroalifática, sulfonamida triazolopirimidina, sulfonanilida triazolopirimidina, sulfonilureia, sulfoxaminas, tetranortriterpenoide, tetroxocano, tiadiazinona, tiazolidinacarboxamida, tiocarbamato, triazina, triazinamina, triazinona, triazol, triazolinona, triazolintiona, triazolona, tricetona, uracila, ureia, valinamida carbamato

Fonte: Adaptado de Agência Nacional de Vigilância Sanitária.[49]

de Segurança de Produtos Químicos (FISPQ), na seção composição e informações sobre os ingredientes, atenta para a discussão de que a deficiência nesses dados aumenta os riscos para a saúde do trabalhador e gera insegurança técnica e jurídica para todos os envolvidos.

A utilização de metabólitos urinários específicos para determinados grupos químicos, os testes de genotoxicidade e a avaliação da capacidade de metabolização de xenobióticos por meio do estudo de polimorfismos genéticos estão longe da realidade brasileira e necessitam de uma discussão técnica e ética ampliada. O aspecto toxicológico plural dos praguicidas demanda que a vigilância, a prevenção e a proteção aos trabalhadores no que diz respeito aos possíveis efeitos embriogênicos, mutagênicos e carcinogênicos sejam intensificadas. Os inseticidas, os herbicidas e os fungicidas são alguns dos praguicidas mais utilizados nas diversas atividades econômicas nacionais. A indústria de produção, a agropecuária, a saúde pública e algumas atividades privadas são segmentos nos quais os trabalhadores estão expostos a esses agentes químicos.

Por sua importância para a Saúde e Segurança dos Trabalhadores, serão destacados neste capítulo apenas os grupos químicos dos organofosforados, dos carbamatos, dos piretroides, dos organoclorados e dos cumarínicos (Quadro 26.6).

Organofosforados e carbamatos

A inibição da acetilcolinesterase (AChE) e da butirilcolinesterase (BuChE) leva ao acúmulo da acetilcolina nas sinapses colinérgicas, acarretando efeitos muscarínicos e nicotínicos típicos dos quadros de intoxicação aguda. As situações de maior risco para o trabalhador são o preparo da calda, a aplicação e o período de reentrada em áreas agrícolas pulverizadas. Conforme a intensidade de exposição, o trabalhador pode evoluir com a **síndrome colinérgica**, que afeta inúmeros sistemas e pode levar ao óbito.

O quadro de intoxicação aguda pode ocorrer em até 48 horas após a última exposição, sendo dividido em três fases:

- **Aguda:**
  - **Leve:** náusea, sialorreia, lacrimejamento, broncoespasmo, cefaleia, vertigem, tremores e visão turva.
  - **Moderada a grave:** miose, confusão mental, agitação psicomotora, desequilíbrio, fadiga, fraqueza muscular, câibras, fasciculações, diminuição ou ausência dos reflexos tendinosos, rebaixamento do nível de consciência, crise convulsiva, depressão do centro respiratório, coma e óbito, que ocorre por falência respiratória ou cardiológica.

Quadro 26.6. Doenças do sistema nervoso relacionadas aos praguicidas

Grupo químico/MA (mecanismo de ação)/ CA (classe agronômica)	Doenças	Ingredientes ativos
Organofosforados • Inibidor das colinesterases (AChE e BuChE) • Inseticida, acaricida, formicida, larvicida, nematicida	Agudas: tremores, epilepsia, polineuropatia, encefalopatia	Acefato, azametifós, cadusafós, clorpirifós, diclorvós, dimetoato, etoprofós, fenitrotiona, fosmete, fostiazato, foxim, malation, metidationa, pirimifós metílico, profenofós, temefós, terbufós
Carbamatos e metilcarbamatos • Inibidor das colinesterases (AChE e BuChE) • Inseticida, acaricida, fungicida, nematicida	Agudas: tremores, epilepsia, encefalopatia	Alanicarbe, bendiocarbe, benfuracarbe, carbaril, carbossulfano, cloridrato de formetanato, cloridrato de propamocarbe, formetanato, IPBC, metomil, propamocarbe, propoxur, tiodicarbe
Piretroides • Modulador dos canais de sódio • Inseticida, acaricida, inseticida biológico, formicida	Agudas: tremores, epilepsia, encefalopatia	Acrinatrina, aletrina, alfa-cipermetrina, beta-ciflutrina, beta-cipermetrina, bifentrina, bioaletrina, cifenotrina, ciflutrina, cipermetrina, D-aletrina, tametrina, D-tetrametrina, empentrina, esbiol, esbiotrim, esfenvalerato, fenotrina, fenpropatrina, fenvalerato, gama-cialotrina, imiprotrim, lambda-cialotrina, metoflutrina, permetrina, piretrinas; seus componentes incluem cinerina I, cinerina II, jasmolina I, jasmolina II, piretrina I e piretrina II, praletrina, sumitrina, tetrametrina, transflutrina, zeta-cipermetrina
Organoclorados • Modulador dos canais de sódio e bloqueadores dos canais de cloro portão-GABA • Inseticidas	Agudas: tremores, mioclonia, epilepsia, encefalopatia	Dicloro-difenil-tricloroetano (DDT) e metabólitos (DDE, DDD, metoxiclor), lindano (gama-hexaclorociclo-hexano [HCH]), hexaclorobenzeno (HCB), ciclodienos (aldrin, dieldrin, endrin, endosulfan, clordano, heptaclor, heptaclor-epóxido, nonaclor, mirex), hidrocarbonetos clorados (toxafeno, clordecone, dodecaclor)
Cumarínicos • Inibidores da vitamina K • Raticidas e rodenticidas	Aguda: hemorragia	Brodifacum, bromadiolona, cumatetralil, difetialona, difenacuma, difacinona, flocumafeno

Fonte: Elaborado pelo autor com informações retiradas das referências 39 a 43, 49, 51 e 52.

O tratamento se baseia na administração de atropina e, a critério médico, do antídoto pralidoxima (2-PAM), o mais rapidamente possível (antes das primeiras 24 horas), associado a medidas de suporte e descontaminação.[56-59]

- **Síndrome intermediária:** ocorre em 20% a 50% dos casos de intoxicação aguda e tem início entre 12 horas e 7 dias após o quadro inicial, sendo caracterizada por fraqueza nos músculos flexores do pescoço, nos músculos proximais dos membros superiores e inferiores e nos músculos respiratórios. Os nervos cranianos motores podem ser acometidos. A mortalidade por complicações respiratórias varia entre 15% e 40% e a recuperação nos sobreviventes tem início após 2 semanas. A eletroneuromiografia (ENMG) evidencia um padrão axonal com sinais de desnervação parcial dos músculos acometidos e a velocidade de condução motora pode se apresentar minimamente reduzida. O tratamento é baseado no suporte clínico.
- **Polineuropatia tardia induzida por organofosfato (OPIDP):** tem início duas ou três semanas após o quadro de intoxicação aguda, sendo caracterizada por alteração de sensibilidade (parestesia e hipoestesia) em mãos e pés seguida por tetraparesia flácida e arreflexa de predomínio distal e ataxia. Eventualmente, o sistema nervoso central pode ser comprometido por lesão neuronal no tronco cerebral e na medula espinal e o trabalhador pode apresentar sinais de hiper-reflexia e espasticidade. O quadro progride por três a seis meses e a recuperação é parcial. A eletroneuromiografia evidencia um padrão misto (axonal e desmielinizante) em nervos sensitivos e motores. As biopsias de músculo e nervo periférico apresentam um padrão de atrofia muscular e axonopatia com degeneração Walleriana secundária, respectivamente. Essa ocorrência não tem relação direta com a inibição da acetilcolinesterase. Um dos possíveis mecanismos de ação compreende a inibição da esterase neurotóxica (NTE) presente nos nervos periféricos. Há controvérsias, ainda, sobre a dosagem da esterase neurotóxica nos linfócitos a ser usada como valor preditivo para o desenvolvimento dessa polineuropatia. O tratamento é baseado no suporte clínico.[39-41,51,52]

Outra condição que deve ser avaliada com cautela é a denominada **neurotoxicidade crônica induzida por organofosforado** (OPICN), também conhecida como **distúrbio neuropsiquiátrico crônico induzido por organofosfato** (COPIND). Ela é caracterizada por transtornos de humor, transtornos de comportamento e baixo desempenho em testes neuropsicológicos, tendo sido associada tanto a quadros de intoxicação aguda quanto de exposição crônica.[51] Alguns estudos ocupacionais têm mostrado, com razoável fundamento toxicológico, clínico e epidemiológico, que distúrbios do movimento como tremores e o parkinsonismo poderiam estar associados à exposição crônica a agrotóxicos. Outras doenças neurodegenerativas necessitam de mais estudos que avaliem melhor essa associação.

O quadro clínico de intoxicação aguda por carbamatos é semelhante ao dos organofosforados, porém costuma ter uma duração menor (inibição transitória da AChE), revertendo-se em poucas horas, e não costuma evoluir com as complicações subagudas e crônicas dos organofosforados. A síndrome colinérgica com os sinais muscarínicos (miose, sialorreia e lacrimejamento) e os sinais nicotínicos (fraqueza muscular, fasciculação e taquicardia) também está presente. O tratamento deve priorizar a utilização da atropina, o suporte clínico e a descontaminação.[51,52] Conforme disposto na NR-7, os trabalhadores expostos a agrotóxicos inibidores da colinesterase devem ser avaliados semestralmente por meio dos seus respectivos indicadores biológicos de exposição.[4]

Piretrinas e piretroides

As piretrinas são extraídas das flores do crisântemo (*Chrisanthenum cinerariaefolium*) e sintetizadas para melhorar a sua estabilidade no meio ambiente, originando o piretro e seus ésteres. Seu principal mecanismo de ação consiste no bloqueio dos canais de sódio, aumentando seu tempo de abertura e causando uma inativação anormal dos potenciais de ação. Sua estrutura química é dividida em dois tipos que irão atuar por mecanismos distintos:

- **Tipo 1 (síndrome T):** afetam os canais de sódio na membrana neuronal, causando descargas repetidas e um período maior de repolarização.
- **Tipo 2 (síndrome SNC):** atraso na inativação dos canais de sódio, levando à manutenção da despolarização neuronal, mas sem descargas repetitivas.[51,52]

A inalação dessas substâncias pode causar um desconforto nas vias aéreas superiores e quadros respiratórios. O quadro de intoxicação aguda é caracterizado por uma sensação de formigamento, fisgada ou queimação, possivelmente em função das descargas repetitivas nas terminações nervosas sensitivas da pele. Nos casos de ingestão, a manifestação clínica pode variar conforme o ingrediente ativo e a quantidade ingerida, envolvendo cefaleia, fraqueza muscular, fasciculação, tremores, rebaixamento do nível de consciência, crise convulsiva e coma. O tratamento é feito com medidas de suporte e descontaminação.[51,52]

Organoclorados

Os organoclorados atuam na membrana neuronal prolongando a abertura dos canais de sódio e alterando a cinética do fluxo e do transporte de íons (Na, K, Ca, Mg). Eles são altamente lipossolúveis, depositando-se no tecido adiposo e em diversos órgãos, em especial o sistema nervoso e o cérebro. Têm efeito bioacumulativo e de biomagnificação na cadeia alimentar, podendo persistir por décadas no meio ambiente e no organismo humano, por isso são considerados poluentes orgânicos persistentes (POP).

Apesar de terem sido oficialmente proibidos em 2009, é possível identificar a presença de seus metabólitos em indivíduos com ou sem histórico de exposição ocupacional, o que sugere também uma exposição ambiental aos organoclorados detectados no meio ambiente (água e solo) e, principalmente, nos alimentos de origem animal, vegetal e ultraprocessados.[45,51,52]

Esses agentes podem ser absorvidos pelas vias inalatória, dérmica e oral. O quadro de intoxicação aguda varia conforme o ingrediente ativo e a intensidade da exposição, sendo caracterizado por:

- **Quadro periférico** (terminações nervosas): parestesia perioral, de língua, face, pescoço e extremidades.
- **Distúrbios do movimento:** tremores, mioclonia e ataxia.
- **Neuropsiquiátricos:** ansiedade, depressão, irritabilidade, hipersensibilidade a estímulos externos (luz, toque e som), nervosismo e insônia.
- **Encefalopatia:** cefaleia, crise convulsiva tônico-clônica generalizada, distúrbios de memória, agitação psicomotora, confusão mental, torpor e coma, podendo evoluir para o óbito em decorrência de complicações respiratórias causadas pelo comprometimento do centro respiratório e vasomotor localizado na região bulbar.

O tratamento envolve medidas de suporte e descontaminação.[51,52]

Cumarínicos

Os raticidas e rodenticidas autorizados no Brasil integram os grupos químicos dos cumarínicos/ benzotiopiranona e indandiona, respectivamente. Atuam como anticoagulantes inibindo as enzimas do ciclo da vitamina K no fígado, alteram os fatores de coagulação e levam, assim, ao prolongamento do tempo de protrombina. Podem ser aplicados nas formas de iscas, *pallets* ou blocos.

Os quadros de intoxicação aguda por essas substâncias ocorrem pela ingestão oral ou pela exposição crônica aos componentes de segunda geração (mais tóxicos e com maior durabilidade) e são caracterizados por sangramentos espontâneos. Nos raros casos de hemorragia intracraniana, o paciente pode apresentar déficits focais e crises convulsivas, e até evoluir para coma e óbito.[49,51,52]

Doenças do sistema nervoso relacionadas aos solventes orgânicos

A Revolução Industrial (1760-1840) foi um período de importantes avanços científicos e tecnológicos, em que diversos setores da economia foram alavancados, entre eles a mineração de carvão e outros minerais. O gás de coque produzido durante o refino do carvão era fonte da iluminação pública, distribuído pela rede de gás e utilizado também para a geração de outros produtos, como o alcatrão de hulha.[60] Entre 1819 e 1848, a destilação desse produto originou os primeiros compostos orgânicos aromáticos (naftaleno, antraceno, anilina, fenol, benzeno e tolueno), contribuindo para a construção das bases teóricas da química.

Por sua vez, a indústria química avançava em função das demandas da indústria têxtil e da indústria de fertilizantes. Em 1859, com o nascimento da moderna indústria petrolífera, houve uma transição progressiva da formulação desses compostos do carvão para o então chamado "ouro negro", a tal ponto que atualmente 20% do petróleo é utilizado para a produção dos derivados químicos e 24%, para os agrotóxicos.[60,61]

Os solventes orgânicos estão presentes em inúmeras atividades econômicas e como constituintes de tintas, vernizes, lacas, desengraxantes, produtos de limpeza, adesivos, colas, polímeros, plásticos, têxteis, agrotóxicos, tintas de impressão, combustíveis, produtos farmacêuticos e diversos outros produtos (Quadro 26.7). Eles são utilizados para dissolver, diluir e dispersar materiais insolúveis na água. Tratam-se de substâncias químicas orgânicas de variáveis lipofilicidade e

Quadro 26.7. Doenças do sistema nervoso relacionadas aos solventes orgânicos

Agente químico	Doenças	Indústria e usos
Tolueno Nº CAS: 108-88-3	Agudas: neurastenia e encefalopatia Crônica: neurite óptica	Indústrias petroquímica, química, farmacêutica e alimentícia; gasolina e combustíveis, tintas, perfumes, esmalte de unhas, agentes de limpeza, catalizador, anticorrosivos, anti-incrustantes, antiespumante, lubrificantes, selante, umectante, semicondutores, cola, adesivos, solventes, praguicidas, borracha, resinas, laca, *thinners*, *nylon*, plástico, poliuretano, tinta gráfica, curtume, taxidermia
N-hexano Nº CAS: 7439-92-1	Agudas: crise convulsiva e encefalopatia Crônica: polineuropatia	Indústrias petroquímica, química, farmacêutica e alimentícia; gasolina, aditivos, colas (sapatos, móveis, telhado americano), cola cimento de borracha, adesivos, extração de óleo vegetal, desengraxante, indústria gráfica, curtume, polímeros, tintas, termômetros, instrumentos de calibração, lubrificantes
Dissulfeto de carbono Nº CAS: 75-15-0	Aguda: encefalopatia Crônicas: neurite óptica, polineuropatia, tremores, parkinsonismo	Indústrias petroquímica, química, farmacêutica e alimentícia; gasolina e combustíveis, beneficiamento da fibra de celulose (processo da viscose), celofane, borracha etc., tetracloreto de carbono, praguicidas, resinas, óleos, ceras, anticorrosivo, desengraxante, tubos de vácuo, eletrônicos, abrasivos, agente de flotação
Percloroetileno (PER) Nº CAS: 127-18-4	Agudas: neurite óptica, epilepsia e encefalopatia	Indústrias petroquímica, química, farmacêutica e alimentícia; lavagem a seco, desengraxante, fluido corretivo, taxidermia, colas, adesivos
Clorofórmio (ou triclorometano) Nº CAS: 67-66-3	Aguda: encefalopatia	Indústrias petroquímica, química, farmacêutica e alimentícia; produtos de limpeza, solvente para resinas, plastificantes, plásticos, borracha, lavagem a seco, cigarro

Fonte: Elaborado pelo autor com informações retiradas das referências 33 a 37, 39 a 43, 62 e 63.

volatilidade (compostos orgânicos voláteis [VOC]). Suas apresentações usuais são nas formas líquida e de vapor, sendo que as principais vias de absorção são por inalação, ingestão e contato com a pele e olhos. Por conta de suas propriedades físico-químicas, sua absorção pelo organismo é facilitada.[62,63]

A classificação química dos solventes é dividida em: hidrocarbonetos (alifáticos, aromáticos e halogenados), álcoois, cetonas e éteres.[62,63] A Environmental Protection Agency (EPA) dos Estados Unidos tem registrados em suas bases de dados 5.191 solventes orgânicos com potencial impacto ambiental. Somente o benzeno, uma dessas substâncias, possui 19 isômeros e 470 compostos aromáticos com esse perfil.[64]

Em todos os setores da economia, milhões de trabalhadores estão expostos aos solventes orgânicos. As atividades que fazem uso dessas substâncias vão desde as extrativistas, como os setores de mineração, óleo e gás, passam por siderurgia, indústria química e de transformação, e chegam até o setor de serviços. A abrangência e a capilaridade desses agentes químicos se refletem em sua inserção tão diversa no mercado.

O Programa de Controle Médico de Saúde Ocupacional (PCMSO), definido conforme os Anexos 1, 3 e 5 da NR-7, e as Atividades e Operações Insalubres, descritas nos Anexos 11, 13 e 13A da NR-15, fazem uma abordagem detalhada desse tema.[4] Os solventes orgânicos podem acometer diversos órgãos, em especial do sistema nervoso, e alguns deles são cancerígenos para os seres humanos (p. ex., benzeno – grupo 1 da IARC). O sítio de ação dos solventes orgânicos no sistema nervoso pode variar conforme a sua classificação química e o agente específico (ver Quadro 26.7).

Encefalopatia tóxica aguda dos solventes (síndrome narcótica)

Por sua volatilidade e sua alta lipofilicidade, os solventes orgânicos possuem elevada neurotoxicidade, mas o quadro clínico da intoxicação costuma ser reversível após o término da exposição. O acrônimo HARD (em que "H" representa hepatotoxicidade e sensibilização cardíaca; "A", anestesia; "R", distúrbio respiratório e aumento no tempo de reação; e "D", dermatite) expressa a magnitude de ação desses agentes.

A encefalopatia tóxica aguda por solvente pode ocorrer pela exposição a qualquer um desses elementos químicos, sendo caracterizada por: arritmia cardíaca, dificuldade de concentração, confusão mental, dermatite, tonteira, fadiga muscular, cefaleia, incoordenação motora, sensação de embriaguez, irritabilidade, letargia, alteração das funções hepáticas, disartria, torpor e coma.[33-37,39-41,62,63]

As principais atividades em que existe um risco aumentado para os quadros de intoxicação aguda são a limpeza de equipamentos com solventes, o manuseio de desengraxantes de metais, a lavagem a seco, o manuseio de resinas de poliéster que contenham estireno, o manuseio de tintas e vernizes à base de óleo, o manuseio de tintas do setor gráfico e o trabalho em espaço confinado com colas. Destacam-se os acidentes de trabalho em que ocorre derramamento ou vaporização dessas substâncias.[33,34]

✓ Tolueno

O tolueno pertence ao grupo químico dos hidrocarbonetos aromáticos, tendo um aspecto líquido volátil, incolor e um odor característico (doce e pungente, como o benzeno). É um dos componentes oriundos do refino do petróleo e do coque extraído do carvão.[33,34] Ele está presente em tintas, adesivos, borracha e diversos outros produtos (ver Quadro 26.7).

Os quadros de intoxicação aguda podem causar prostração, fraqueza muscular, confusão mental, desequilíbrio e alteração na memória. A exposição crônica pode levar a perda auditiva e da visão colorida (azul-amarelo e vermelho-verde), com alterações observáveis aos exames neurofisiológicos (BERA e PEV). Também foram observadas alterações em testes neuropsicológicos.

Em um contexto de dependência química, a inalação abusiva e repetitiva do tolueno (superior a 4.000 ppm) presente em colas ou *thinner* (entre outros) pode causar atrofia cerebral, com alterações radiológicas bem definidas.[33-37,39-41,62,63]

✓ N-hexano

O N-hexano pertence ao grupo químico dos hidrocarbonetos alifáticos, tendo um aspecto líquido volátil, incolor e odor levemente desagradável. É altamente inflamável na forma de vapor.[33,34] Ele é utilizado na indústria química como solvente para a extração de óleos vegetais (soja, amendoim e milho); e na indústria calçadista, em colas, no cimento de borracha e em diversos outros produtos (ver Quadro 26.7).

O quadro de intoxicação aguda é caracterizado por vertigem e, em casos de exposição a altas concentrações, torpor e crises convulsivas, podendo evoluir para o óbito. A exposição crônica pode levar a uma polineuropatia sensitivo-motora com predomínio distal, evoluindo com paresia e atrofia muscular dos segmentos afetados. O quadro se inicia com formigamento, seguido por fraqueza muscular em mãos e pés. Os reflexos ficam diminuídos e outros sinais, como cefaleia, vertigem, euforia e espasmos abdominais, podem estar presentes. A eletroneuromiografia evidencia um padrão misto com predomínio axonal, confirmado pela biopsia de nervo.

Em casos de dependência química ("cheiradores de cola"), além dos efeitos alucinógenos e comportamentais, é possível o desenvolvimento de uma polineuropatia sensitivo-motora subaguda semelhante à síndrome de Guillain-Barré, duas a três semanas após o quadro de intoxicação aguda. Alterações visuais como discromatopsia, neurite óptica e ototoxicidade também são descritas.[33-37,39-41,62,63]

✓ Dissulfeto de carbono

O dissulfeto de carbono pertence ao grupo dos solventes clorados, apresentando-se em forma líquida, incolor e com odor semelhante ao clorofórmio. A forma impura do solvente, por sua vez, possui coloração amarelada e odor desagradável. Esta substância evapora em temperatura ambiente, sendo duas vezes mais pesada que o ar, e é altamente inflamável e explosível.

O solvente é utilizado no beneficiamento das fibras de celulose de algumas árvores (pinheiro, eucalipto e bambu) para a produção do tecido viscose *rayon*, uma alternativa à seda.[33,34] Também é base para a produção do papel celofane, entre outros usos (ver Quadro 26.7).

O quadro de intoxicação aguda é caracterizado por cefaleia, tonteira, insônia e síncope. No quadro de exposição crônica, o indivíduo pode apresentar uma polineuropatia sensitiva distal (hipoestesia e parestesia), com diminuição da velocidade de condução sensitiva, tremores (de ação e de repouso) e sinais parkinsonianos. Em alguns estudos, foram evidenciadas alterações cognitivas associadas à atrofia cerebral com predomínio no lobo frontal e transtornos de humor e de comportamento, como ansiedade e psicose. Também foram observadas alterações subclínicas em estudos neurofisiológicos auditivos (BERA) e visuais (PEV).[33-37,39-41,62,63]

✓ Percloroetileno

O percloroetileno faz parte do grupo dos solventes clorados. Apresenta-se como um líquido volátil, incolor e com odor levemente semelhante ao clorofórmio.[33,34] É utilizado para limpeza a seco, em desengraxantes de metais, entre outros usos (ver Quadro 26.7).

O quadro de intoxicação aguda é caracterizado por cefaleia, vertigem, incoordenação motora, alteração de humor e sonolência. Em altas concentrações, pode induzir a crises convulsivas e levar ao coma. Exposições intermediárias podem acarretar alterações visuais (PEV) e no eletroencefalograma (EEG), assim como em testes neuropsicológicos e psicomotores. A exposição crônica poder levar a alterações em testes neuropsicológicos e da visão colorida (azul-amarelo).[33-37,39-41,62,63]

✓ Clorofórmio

O clorofórmio pertence ao grupo dos solventes clorados. Apresenta-se como um líquido volátil e incolor que rapidamente evapora na forma de gás.[33,34] É utilizado na composição de solventes e na fabricação de agentes químicos (ver Quadro 26.7).

O quadro de intoxicação aguda é caracterizado por cefaleia, vertigem e sonolência. A exposição crônica pode levar a um quadro de vertigem, fadiga, labilidade emocional (raiva, depressão), sonolência diurna, insônia, aumento na frequência de sonhos, prejuízo na memória e alterações em testes neuropsicológicos.[33-37,39-41,62,63]

✓ Outros solventes com potencial neurotóxico

Existem milhares de solventes orgânicos com potencial neurotóxico e que podem causar lesões no sistema nervoso central e periférico. Entre os mais importantes para a saúde humana estão: metil-n-butil-cetona (MBC), que causa neuropatia periférica; tricloroetileno (TCE), que causa discromatopsia e neuralgia do trigêmeo; metanol, que causa neurite óptica e crise convulsiva; etilenoglicol, que causa espasmos musculares, câibras, miosite, neurite óptica, nistagmo, oftalmoplegia, neuropatia periférica e edema cerebral; e dietilenoglicol (DEG), que causa neurite óptica e paralisia facial periférica.[33-37,39-41,62,63]

Encefalopatia crônica do solvente

A encefalopatia crônica do solvente (ECS), também conhecida como **encefalopatia tóxica crônica**, **síndrome do pintor**, **síndrome do solvente orgânico**, **síndrome psico-orgânica** ou **síndrome organocerebral**, pode surgir ao longo da exposição crônica (por mais de 10 anos) a doses baixas de solventes orgânicos. Ela seria caracterizada pelo comprometimento irreversível da memória, da capacidade de concentração e por alterações do humor, sendo acompanhada por fadiga muscular e perda da iniciativa. A atenção, o aprendizado, a habilidade psicomotora, o raciocínio verbal e não verbal, bem como a formação de conceitos, podem ser comprometidos. A discromatopsia e alterações na percepção visual parecem fazer parte do quadro.[62,63] A síndrome não deixa de progredir se a exposição for suspensa. Ela é classificada em três níveis de gravidade, sendo que a reversão do quadro depende do grau de acometimento e da sua gravidade (Quadro 26.8).

Trata-se de um diagnóstico de exclusão que tem a história ocupacional como condição *sine qua non* para estabelecimento. A condição integra a lista de doenças relacionadas ao trabalho da Organização Internacional do Trabalho (OIT), mas ainda necessita de uma ampla discussão e consenso da comunidade científica.[42]

Quadro 26.8. Proposta de classificação para a encefalopatia crônica do solvente

Categoria	Manifestações clínicas
Tipo 1	Apenas sintomas inespecíficos: o paciente relata sintomas inespecíficos como fadiga, prejuízo da memória, dificuldade de concentração e perda da iniciativa. O quadro é reversível se a exposição for descontinuada e não houver evidência de distúrbios neuropsiquiátricos
Tipo 2A	Personalidade sustentada ou alteração de humor: há uma marcante e sustentada alteração da personalidade envolvendo fadiga, labilidade emocional, impulsividade, mudança no humor geral e mudança na motivação
Tipo 2B	Prejuízo na função intelectual: há uma dificuldade na concentração, prejuízo da memória e diminuição da capacidade de aprendizado, acompanhados por alterações em testes neuropsicológicos. Também pode haver presença de sinais neurológicos menores. A completa reversão é questionável
Tipo 3	"Demência": há uma marcante deterioração global intelectual e de memória, normalmente acompanhada por alteração de exames neurológicos e radiológicos. Na melhor das hipóteses, a condição é pouco reversível, mas usualmente não é progressiva desde que a condição de exposição cesse

Fonte: Adaptado de Bruckner JV, 2008.[62]

Doenças do sistema nervoso relacionadas a fatores de risco de natureza biológica[e]

Inúmeros patógenos podem acometer o sistema nervoso central e periférico, tanto em função do próprio processo infeccioso quanto como resultado de respostas inflamatórias e/ou imunomediadas. As síndromes neurológicas isoladas ou combinadas mais frequentes são as meningites, encefalites, mielites, neurites, radiculoneurites, miosites e vasculites.[67-70]

O Anexo 14 da NR-15 e a NR-32 e seus anexos relacionam as atividades que envolvem os agentes biológicos, estabelecendo as diretrizes básicas para as medidas de saúde e segurança do trabalhador, respectivamente. Juntamente com a Lista de Doenças Infecciosas e Parasitárias Relacionadas ao Trabalho publicada na Portaria nº 1.999, de 27 de novembro de 2023, pelo Ministério da Saúde, esses textos definem os grupos de risco ocupacional e os agentes biológicos envolvidos nas ocorrências dessas doenças relacionadas ao trabalho.[4,43]

e Ver Capítulos 13 e 20 deste livro.

Quadro 26.9. Complicações neurológicas relacionadas ao risco biológico

Doença	Complicações neurológicas
Tuberculose	Meningite, tuberculoma, mielorradiculite, tuberculose espinal (doença de Pott), hidrocefalia, neurite óptica, paralisia facial periférica, surdez, síndrome da secreção inapropriada do hormônio antidiurético (SIHAD), edema cerebral, vasculite, aracnoidite, atrofia da medula espinal, seringomielia, abscesso cerebral, crise convulsiva
Carbúnculo (antraz)	Meningite hemorrágica
Brucelose	Meningite, encefalite, meningovasculite, abscesso epidural ou intracerebral, empiema subdural, hipertensão intracraniana, ruptura de aneurisma micótico, hidrocefalia, papiledema, mielite (neurônio motor superior), neuropatia craniana, psicose, parkinsonismo, radiculopatia (lombar), mielopatia associada a espondilite, neuropatia periférica, miosite, abscesso e osteomielite vertebral
Leptospirose	Meningite, meningoencefalite, mielite, vasculite, arterite (semelhante à doença de Moyamoya), acidente vascular cerebral hemorrágico, miosite, rabdomiólise, mononeuropatia múltipla e síndrome de Guillain-Barré, crise convulsiva
Tétano	Tétano local: rigidez, desconforto à palpação, dor nos músculos próximos à ferida acompanhada por espasmos nos músculos afetados, monoplegia e paraplegia (membros inferiores e região lombossacral) Tétano cefálico: paralisia facial, oftalmoplegia e trismo (evolui com espasmos faciais, nos músculos periorbitais, língua e garganta, evoluindo com disartria, disfonia e disfagia) Tétano generalizado: trismo, riso sardônico, rigidez (nuca, axial e abdominal), lombalgia, opstótono, hiperplexia (hipertonia paroxística aos estímulos táteis e sonoros), hiperatividade simpática (febre, diaforese, hipertensão arterial, taquicardia)
Psitacose	Meningoencefalite, mielite, neuropatia craniana, ataxia cerebelar e crise convulsiva
Dengue	Encefalite, neuropatia craniana e periférica, síndromes de Guillain-Barré e Reye
Febre amarela	Encefalite
Hepatites virais	OK. Vírus B (panarterite nodosa) e Vírus C (vasculite e crioglobulinemia): neuropatia craniana e periférica, polimiosite, infarto medular (artéria espinhal anterior), encefalomielite progressiva, #síndrome de Guillain-Barré, encefalopatia hepática # vírus A e B
HIV/AIDS	Primária: meningite asséptica, meningoencefalite, distúrbios neurocognitivos associados ao HIV (HAND), demência associada ao HIV (HAD), transtorno psiquiátrico orgânico, mielopatia vacuolar, doença do neurônio motor (DNM), neuropatia craniana, mononeuropatia múltipla, polirradiculopatia desmielinizante inflamatória aguda (síndrome de Guillain-Barré e variante Miller-Fisher) e crônica (CIDP), acidente vascular cerebral, ganglioneurite, neuropatia autonômica, esclerose múltipla-*like*, ataxia cerebelar, atrofia de múltiplos sistemas (AMS), polimiosite, síndrome miastênica, miopatia, crise convulsiva Secundária: toxoplasmose, criptococose (reconstituição imune), tuberculose, sífilis, doença de Chagas, meningite, encefalite, menigoencefalite, mielite, linfoma primário do sistema nervoso central, leucoencefalopatia multifocal progressiva (LMP), acidente vascular cerebral, crise convulsiva
Dermatofitoses	Não há registro de comprometimento do sistema nervoso por micoses superficiais e cutâneas
Candidíase Paracoccidioidomicose Blastomicose	Micose subcutânea (imunossupressão): meningite, abscesso cerebral, mielite, cefaleia, hipertensão intracraniana, vasculites com déficits focais e crises convulsivas
Malária	Frequentes: encefalopatia (malária cerebral), cefaleia, confusão mental, agressividade, delírio, sonolência, crise convulsiva e coma Raras: meningismo, sinais focais (afasia, ataxia, hemiparesia e hemianopsia), sinais extrapiramidais (coreia, mioclonia, tremor e rigidez), paralisia do olhar conjugado, papiledema, lesão medular e síndrome de Guillain-Barré
Leishmaniose	Neuropatia craniana e periférica, surdez e síndrome de Guillain-Barré

Fonte: Elaborado pelo autor com informações retiradas das referências 65 a 69.

O Quadro 26.9 apresenta as principais doenças neurológicas decorrentes de infecção pelos agentes biológicos relacionados ao trabalho descritos nesses documentos.

Referências

1. Gallo MA. History and scope of toxicology. In: Klaassen CD. Casarett and Doull's toxicology: the basic science of poisons. 7. ed. Nova York: McGraw-Hill; 2008. p. 3-10.
2. Waldron HA. Lead poisoning in the ancient world. Med Hist. 1973;17(4):391-9.
3. Ramazzini B. As doenças dos trabalhadores. 4. ed. São Paulo: Fundacentro, 2016.
4. Brasil. Ministério do Trabalho e Emprego. Normas Regulamentadoras – NR. Disponível em: https://www.gov.br/trabalho-e-emprego/pt-br/assuntos/inspecao-do-trabalho/seguranca-e-saude-no-trabalho/ctpp-nrs/normas-regulamentadoras-nrs. (Acesso em: 31 jul. 2023)
5. Gerhardsson L, Ahlstrand C, Ersson P, Jonsson P, Gustafsson E. Vibration related symptoms and signs in quarry and foundry workers. Int Arch Occup Environ Health. 2021;94(5):1041-8.
6. Gerger H, Søgaard K, Macri E, Jackson J, Elbers RG, vanRijn R, et al. Exposure to hand-arm vibrations in the workplace and

the occurrence of hand-arm vibration syndrome, Dupuytren's contracture, and hypothenar hammer syndrome: a systematic review and meta-analysis. J Occup Environ Hyg 2023;11:1-11.

7. Cooke R. Case report. Palmaris brevis spasm syndrome in manual workers using vibratory tools. Occup Med. 2022;72(1):51-4.
8. Bossi P, Meert P. Preventive action with a population of excavator drivers exposed to whole-body vibration. Work. 2021;68(2):473-81.
9. Tustin A, Sayeed Y, Berenji M, Fagan K, McCarthy RB, McKenzie JG, et al. Prevention of occupational heat-related illnesses. J Occup Environ Med. 2021;63(10):e737-44.
10. Jacklitsch B, Williams WJ, Musolin K, Coca A, Kim J-H, Turner N. NIOSH criteria for a recommended standard: occupational exposure to heat and hot environments. Cincinnati: DHHS (NIOSH) Publication; 2016. p. 106.
11. Mäkinen TM, Hassi J. Health problems in cold work. Ind Health. 2009;47(3):207-20.
12. Munhoz MSL, Caovilla HH, Silva MLG, Ganança MM. Audiologia clínica. (Série Otoneurológica). São Paulo: Atheneu; 2000.
13. Basner M, Babisch W, Davis A, Brink M, Clark C, Janssen S, et al. Auditory and non-auditory effects of noise on health. Lancet. 2014; 383(9925):1325-32.
14. United Nations Environment Programme. Radiação: efeitos e fontes. 2016. Disponível em: http://www.aben.com.br/Arquivos/544/544.pdf. (Acesso em: 31 jul. 2023)
15. International Atomic Energy Agency. Medical management of radiation injuries. Safety Reports Series n. 101. Vienna: International Atomic Energy Agency; 2020.
16. National Oceanic and Atmospheric Administration. Atmosphere: introduction to atmosphere. Disponível em: https://www.noaa.gov/jetstream/atmosphere. (Acesso em: 31 jul. 2023)
17. Freiberger JJ, Derrick BJ, Natoli MJ, Akushevich I, Schinazi EA, Parker C, et al. Assessment of the interaction of hyperbaric N2, CO2, and O2 on psychomotor performance in divers. J Appl Physiol. 2016;121:953-64.
18. Bove AA. Diving medicine. Am J Respir Crit Care Med. 2014;189(12):1479-86.
19. Xu W, Liu W, Huang G, Zou Z, Cai Z. Decompression illness: clinical aspects of 5278 consecutive cases treated in a single hyperbaric unit. PLoS One. 2012;7(11):e50079.
20. Lee YI, Ye BJ. Underwater and hyperbaric medicine as a branch of occupational and environmental medicine. Ann Occup Environ Med. 2013;25:39.
21. Kangal MKO, Murphy-Lavoie HM. High pressure diving nervous syndrome. StatPearls. Treasure Island (FL): StatPearls Publishing; 2023 Jan. Disponível em: https://www.ncbi.nlm.nih.gov/books/NBK513359/#:~:text=High%2Dpressure%20nervous%20syndrome%20or,breathing%20helium%2Doxygen%20gas%20mixtures. (Acesso em: 31 jul. 2023)
22. Agência Nacional de Aviação Civil. Balonismo. Disponível em: https://www.gov.br/anac/pt-br/assuntos/aerodesporto/balonismo. (Acesso em: 31 jul. 2023)
23. Luks AM, Swenson ER, Bärtsch P. Acute high-altitude sickness. Eur Respir Rev. 2017;26(143):160096.
24. Wang Z, Walker GW, Muir DCG, Yoshida KN. Toward a global understanding of chemical pollution: a first comprehensive analysis of national and regional chemical inventories. Environ Sci Technol. 2020;54:2575-84
25. Chemical Abstracts Services. CAS registry. Disponível em: https://www.cas.org/cas-data/cas-registry. (Acesso em: 31 jul. 2023)
26. International Labour Office. Exposure to hazardous chemicals at work and resulting health impacts: a global review International Labour Office. Geneva: ILO; 2021. Disponível em: https://www.ilo.org/global/topics/safety-and-healthat-work/resources-library/publications/WCMS_811455/lang--en/index.htm. (Acesso em: 31 jul. 2023)
27. Brasil. Ministério da Saúde. Secretaria de Atenção à Saúde. Departamento de Ações Programáticas Estratégicas. Risco químico: atenção à saúde dos trabalhadores expostos ao benzeno. Brasília: Ministério da Saúde; 2006.
28. Moser VC, Aschner M, Richardson RJ, Philbert MA. Toxic responses of the nervous system. In: Klaassen CD. Casarett and Doull's toxicology: the basic science of poisons. 7. ed. Nova York: McGraw-Hill; 2008. p. 631-64.
29. White E, Armstrong BK, Saracci R. Principles of exposure measurement in epidemiology: collecting, evaluating, and improving measures of disease risk factors. Nova York: Oxford University Press; 2008.
30. Fathi H. History of metallurgy. In: Hashmi S. Reference module in materials science and materials engineering. Oxford: Elsevier; 2017. p. 1-5.
31. Landgraf FJG, Tschiptschin AP, Goldenstein H. Notas sobre a história da metalurgia no Brasil (1500-1850). In: História da técnica e da tecnologia no Brasil. São Paulo: UNESP; 1994. p. 412.
32. Liu J, Goyer RA, Waalkes MP. Toxic effects of metals. In: Klaassen CD. Casarett and Doull's toxicology: the basic science of poisons. 7. ed. Nova York: McGraw-Hill; 2008. p. 931-80.
33. Agency for Toxic Substances and Diseases Registry. Disponível em: https://www.atsdr.cdc.gov. (Acesso em: 31 jul. 2023)
34. The National Institute of Occupational Safety and Health. Disponível na internet: <https://www.cdc.gov/niosh/index.htm>. (31 jul. 2023)
35. Environmental Protection Agency. CompTox Chemicals Dashboard v2.2.1. Disponível em: https://comptox.epa.gov/dashboard. (Acesso em: 31 jul. 2023)
36. National Institute of Health. National Library of Medicine. PubChem. Disponível em: https://pubchem.ncbi.nlm.nih.gov. (Acesso em: 31 jul. 2023)
37. National Institute of Health. National Library of Medicine. Solvents, acute tosic effect. Disponível em: https://haz-map.com/Diseases/326. (Acesso em: 31 jul. 2023)
38. Salgado PET. Metais em alimentos. In: Oga S, Camargo MMA, Batistuzzo JAO. Fundamentos de toxicologia. 3. ed. São Paulo: Atheneu; 2008. p. 577-608.
39. Adams RD, Victor M. Disorders of the nervous system due to drugs and other chemical agents. In: Principles of neurology. 5. ed. Nova York: McGraw-Hill; 1993. p. 922-56.
40. Aminoff MJ. Effects of toxins and physical agents on the nervous system. A. Effects of occupational toxins on the nervous system. In: Bradley WG, Daroff RB, Fenichel GM, Marsden CD. Neurology in clinical practice. 3. ed. Boston: Butterworth-Heinemann; 2000. p. 1511-20.
41. Rowland LP. Neurotoxicologia ocupacional e ambiental. In: Merrit tratado de neurologia. 10. ed. Rio de Janeiro: Guanabara Koogan; 2002. p. 816-23.

42. International Labour Office. Diagnostic and exposure criteria for occupational diseases: guidance notes for diagnosis and prevention of the diseases in the ILO List of Occupational Diseases (revised 2010). ILO; 2022.
43. Brasil. Ministério da Saúde. Portaria GM/MS Nº 1.999, de 27 de novembro de 2023. Altera a Portaria de Consolidação GM/MS nº 5, de 28 de setembro de 2017 para atualizar a Lista de Doenças Relacionadas ao Trabalho (LDRT). Brasília: Diário Oficial da União; 29 nov 2023.
44. Amaral L. História geral da agricultura brasileira, no tríplice aspecto político-social-econômico. 2. ed. São Paulo: Nacional; 1958.
45. D'Amato C, Torres JPM, Malm O. DDT (dicloro difenil tricloroetano): toxicidade e contaminação ambiental – uma revisão. Quim Nova. 2002;25(6):995-1002.
46. Brasil. Ministério do Meio Ambiente. Secretaria de Vigilância Sanitária. Instituto Brasileiro do Meio Ambiente e dos Recursos Naturais Renováveis. Portaria nº 11, de 08 de janeiro de 1988.
47. Companhia Ambiental do Estado de São Paulo. Centro Regional da Convenção de Estocolmo sobre POPs para a América Latina e o Caribe. Introdução à Convenção de Estocolmo sobre poluentes orgânicos persistentes. Histórico e legislação de poluentes orgânicos persistentes (POPs) no Brasil. Disponível em: https://cetesb.sp.gov.br/pops /wp-content/uploads/sites/19/2018/06/Hist%C3%B3rico-elegisla%C3%A7% C3%A3o-de-poluentes-org%C3%A2nicospersistentes-POPs-no-Brasil.pdf. (Acesso em: 31 jul. 2023)
48. Brasil. Ministério da Agricultura, Pecuária e Abastecimento. Secretaria de Defesa Agropecuária. Departamento de Sanidade Vegetal e Insumos Agrícolas. Coordenação-geral de Proteção de Plantas. Hierarquização de pragas de maior risco fitossanitário do Brasil. Disponível em: https://www.gov.br/agricultura/pt-br/assuntos/noticias/mapa-divulga-lista-com-hierarquizacao-de-pragas-de-maior-risco-fitossanitario/1NotaTcnica_Hierarquizaodepragasdemaiorriscofitossanitrio_.pdf. (Acesso em: 31 jul. 2023)
49. Agência Nacional de Vigilância Sanitária. Monografias de agrotóxicos. Disponível em: https://www.gov.br/anvisa/ptbr/setorregulado/ regularizacao/agrotoxicos/monografias. (Acesso em: 31 jul. 2023)
50. Instituto Brasileiro do Meio Ambiente e dos Recursos Naturais Renováveis. Relatórios de comercialização de agrotóxicos. Disponível em: https://www.gov.br/ibama/pt-br/assuntos/quimicos-ebiologicos/agrotoxicos/ relatorios-de-comercializacao-de-agrotoxicos#boletinsanuais. (Acesso em: 31 jul. 2023)
51. Costa LG. Toxic effects of pesticides. In: Klaassen CD. Casarett and Doull's toxicology: the basic science of poisons. 7. ed. Nova York: McGraw-Hill; 2008. p. 883-931.
52. Alonzo HGA, Corrêa CL. Praguicidas. In: Oga S, Camargo MMA, Batistuzzo JAO. Fundamentos de toxicologia. 3. ed. São Paulo: Atheneu; 2008. p. 621-42.
53. Chain A, Castro VLSS. Tecnologia de aplicação de agrotóxicos. In: Freire FCO, Cardoso JE, Viana FMP. Doenças fruteiras tropicais de interesse agroindustrial. Brasília: EMBRAPA; 2003. p. 571-624. Disponível em: https://ainfo.cnptia.embrapa.br/digital/bitstream/item/164659/1/Tecnologia-Chaim.pdf. (Acesso em: 31 jul. 2023)
54. Brasil. Ministério da Saúde. Secretaria de Vigilância em Saúde. Departamento de Saúde Ambiental, do Trabalhador e Vigilância das Emergências em Saúde Pública. Manual sobre medidas de proteção à saúde dos agentes de combate às endemias, vol. 1: arboviroses transmitidas pelo *Aedes aegypti*. Brasília: Ministério da Saúde; 2019.
55. Contiero RL, Biffe DF, Catapan V. Tecnologia de aplicação. In: Brandão Filho JUT, Freitas PSL, Berian LOS, Goto R. Hortaliças-fruto. Maringá: EDUEM; 2018. p. 401-49.
56. Gupta R, Parmar M. Pralidoxime. In: StatPearls. Treasure Island (FL): StatPearls Publishing; 2023. Disponível em: https://www.ncbi.nlm.nih.gov/books/NBK558908. (Acesso em: 31 jul. 2023)
57. Smolling C. Poison. In: Papadakis MA, McPhee SJ, Rabow MW, McQuaid KR. CURRENT: medical diagnosis & treatment. 6. ed. Nova York: McGraw Hill; 2022. p. 1582-611.
58. American College of Medical Toxicology. Antidote card. Disponível em: https://staging-acmt.rd.net/wpcontent/uploads/2022/07/ACMT_Antidote_ Card_May2015.pdf. (Acesso em: 31 jul. 2023)
59. Environmental Protection Agency. Recognition and management of pesticide poisonings, 6th ed. 2013. Disponível em: https://www.epa.gov/pesticide-worker-safety/recognition-and-management pesticide-poisonings. (Acesso em: 31 jul. 2023)
60. Rowe DJM. History of the chemical industry 1750 to 1930: an outline. 1998. Disponível em: https://edu.rsc.org/download?ac=509455. (Acesso em: 31 jul. 2023)
61. Demeneix BA. How fossil fuel-derived pesticides and plastics harm health, biodiversity, and the climate. Lancet Diabetes Endocrinol. 2020;8(6):462-4.
62. Bruckner JV, Anand SS, Warren A. Toxic effects of solvents and vapors. In: Klaassen CD. Casarett and Doull's toxicology: the basic science of poisons. 7. ed. Nova York: McGraw-Hill; 2008. p. 981-1052.
63. Leite EMA. Solventes orgânicos. In: Oga S, Camargo MMA, Batistuzzo JAO. Fundamentos de toxicologia. 3. ed. São Paulo: Atheneu; 2008. p. 275-322.
64. Environmental Protection Agency. List of solvents in the PARIS III Solvent Database CompTox Chemicals Dashboard v2.2.1. Disponível em: https://comptox.epa.gov/dashboard/chemical-lists/parisiii. (Acesso em: 31 jul. 2023)
65. Adams RD, Victor M. Nonviral infections of the nervous system. Adams RD, Victor M. Principles of Neurology. 5 th. Edition. New York: McGraw-Hill. 1993;599-638.
66. Adams RD, Victor M. Viral infections of the nervous system. Adams RD, Victor M. Principles of Neurology. 5 th. Edition. New York: McGraw-Hill. 1993;639-68.
67. Solbrig MV. Infections of the nervous system. In: Bradley WG, Daroff RB, Fenichel GM, Marsden CD. Neurology in clinical practice. 3. ed. Boston: Butterworth-Heinemann; 2000. p. 1315-430.
68. Rowland LP. Infecções do sistema nervoso. In: Merrit Tratado de neurologia. 10. ed. Rio de Janeiro: Guanabara Koogan; 2002. p. 86-183.
69. Focaccia R (Ed.). Veronesi: tratado de infectologia. 5. ed. São Paulo: Atheneu; 2015.

27

Doenças do Olho Relacionadas ao Trabalho

Elvio Ferreira Junior
Mario Henrique Camargos de Lima
Eduardo Costa Sá

- Introdução
- Anatomia do olho e da órbita
- Avaliação oftalmológica básica
- Critérios oftalmológicos de aptidão
- Pessoas com deficiência
- Oftalmologia e Medicina do Trabalho
- Doenças oftalmológicas relacionadas ao trabalho
- Considerações finais

Introdução

O olho é particularmente vulnerável à ação de agentes nocivos no ambiente de trabalho, como trauma e agentes físicos (calor, radiações), químicos (irritantes, cáusticos e alérgenos), biológicos e ergonômicos.

Classicamente, o médico do trabalho realiza apenas o exame de acuidade visual, pois a avaliação oftalmológica é bastante específica e depende de aparelhagem adequada. É fundamental, no entanto, que o médico do trabalho adquira as habilidades necessárias para realizar uma avaliação oftalmológica básica e saiba reconhecer alguns agravos oculares. Após o atendimento inicial, o paciente deve ser avaliado por um oftalmologista, que realizará o exame oftalmológico completo.

Neste capítulo, serão apresentadas uma breve revisão da anatomia ocular e a avaliação oftalmológica básica a ser realizada pelo médico do trabalho. Também serão discutidos os critérios de aptidão para o trabalho, bem como as doenças oftalmológicas mais comuns que podem ter origem no trabalho.

Anatomia do olho e da órbita

O bulbo ocular está localizado dentro da órbita, atrás das pálpebras. Ele é revestido por uma membrana mucosa (conjuntiva) e formado pela córnea (lente responsável por dois terços do poder refrativo do olho) e pela esclera. A transição entre a córnea e a esclera é chamada de limbo. Atrás da córnea, fica a câmara anterior do olho, preenchida por humor aquoso. A íris e a pupila são estruturas presentes na câmara anterior do olho e funcionam como o diafragma de uma câmera fotográfica.

Posteriormente à íris, encontra-se o cristalino, uma lente de colágeno responsável por um terço do poder refrativo do olho e pela acomodação para perto. O cristalino fica suspenso, ligado ao corpo ciliar pelas fibras da zônula. O corpo ciliar é responsável pela produção do humor aquoso e pela acomodação do cristalino promovida pela contração do músculo ciliar. A coroide (túnica vascular do olho) reveste internamente a esclera e, juntamente com a íris e o corpo ciliar, forma a úvea. Atrás do cristalino e dando forma ao bulbo, há um gel transparente conhecido como humor vítreo. Por fim, entre o vítreo e a coroide, encontra-se a retina, uma camada de fotorreceptores que capta a luz e transforma em impulso elétrico para ser levado ao sistema nervoso central através do nervo óptico.

A Figura 27.1 apresenta as principais estruturas do olho humano.

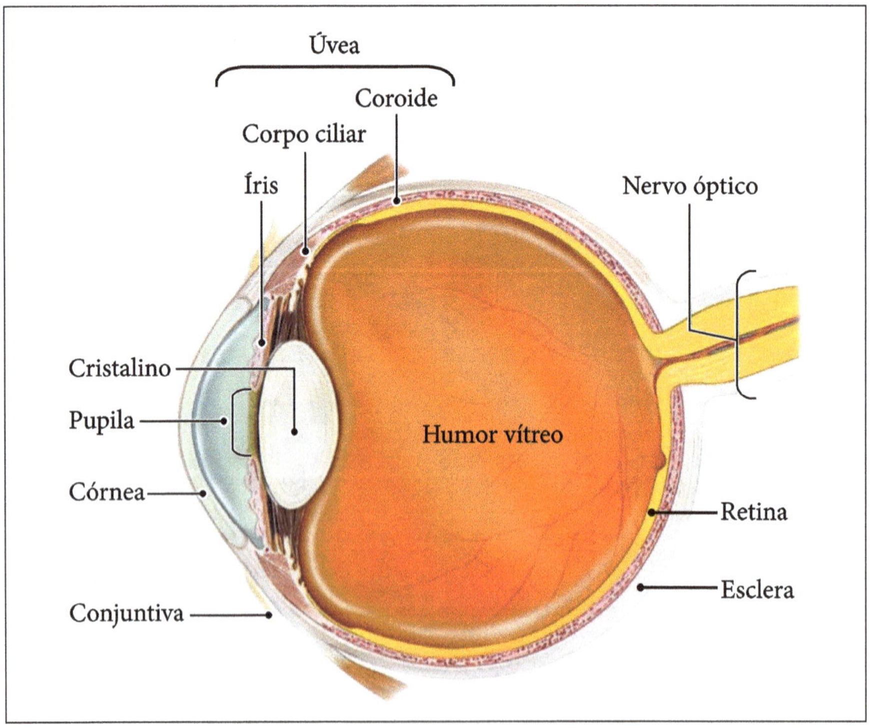

Figura 27.1. Anatomia do olho.

Fonte: Adaptada de figuras de domínio público disponíveis na Internet.

Avaliação oftalmológica básica

Visão é o fenômeno psicofísico de representação mental do ambiente decorrente da captação de estímulo luminoso pelos olhos.

Há diferentes formas de medir a visão ou o fenômeno visual, como a acuidade visual, a sensibilidade a contraste, a campimetria, o senso cromático (capacidade de discriminação de cor), a estereopsia (capacidade de fusão [visão tridimensional]) e hiperacuidade de Vernier (capacidade de discriminar continuidade de linhas).

O médico do trabalho deve ser capaz de realizar uma triagem rápida que englobe a medida da acuidade visual (AV), a campimetria de confrontação, a avaliação do senso cromático e a motilidade ocular. A fundoscopia também pode ser realizada pelo médico do trabalho; no entanto, exige treinamento e equipamentos específicos.

As alterações iniciais da retina e do nervo óptico dificilmente são detectadas por um médico não oftalmologista; mas doenças e agravos avançados alteram os exames de acuidade visual, o campo de confrontação e a motilidade ocular, por isso podem ser notadas pelo médico do trabalho. Nesses casos, é fundamental encaminhar os pacientes a oftalmologista para realização do exame oftalmológico completo.

A acuidade visual é medida classicamente utilizando-se as tabelas de optotipos (Figura 27.2).[1] O paciente deve ser colocado à distância específica prevista para a tabela em uso (p. ex., 6 metros ou 4 metros). A avaliação sempre deve ser feita de forma unilateral (um olho de cada vez) e com a melhor correção óptica (AVcc), ou seja, com os óculos ou lentes de contato quando o paciente utilizar algum deles. A acuidade visual deve ser anotada utilizando-se a notação em fração (Snellen) ou decimal (Wecker), conforme mostrado na Tabela 27.1. Quando o examinado não for capaz de enxergar nem as maiores letras da tabela, a acuidade visual deve ser descrita de acordo com a distância em que conseguir contar os dedos mostrados pelo examinador (p. ex., se ele conta os dedos a uma distância de 3 metros, descreve-se como "CD a 3 metros"). Caso ele não consiga contar dedos, avalia-se se é capaz de enxergar o movimento de mãos ("MM") e tem percepção luminosa ("PL"). Caso o paciente não tenha percepção luminosa no teste com lanterna, deve ser descrito como "SPL".

O campo visual geralmente é avaliado por meio da campimetria de confrontação, mesmo que alguns

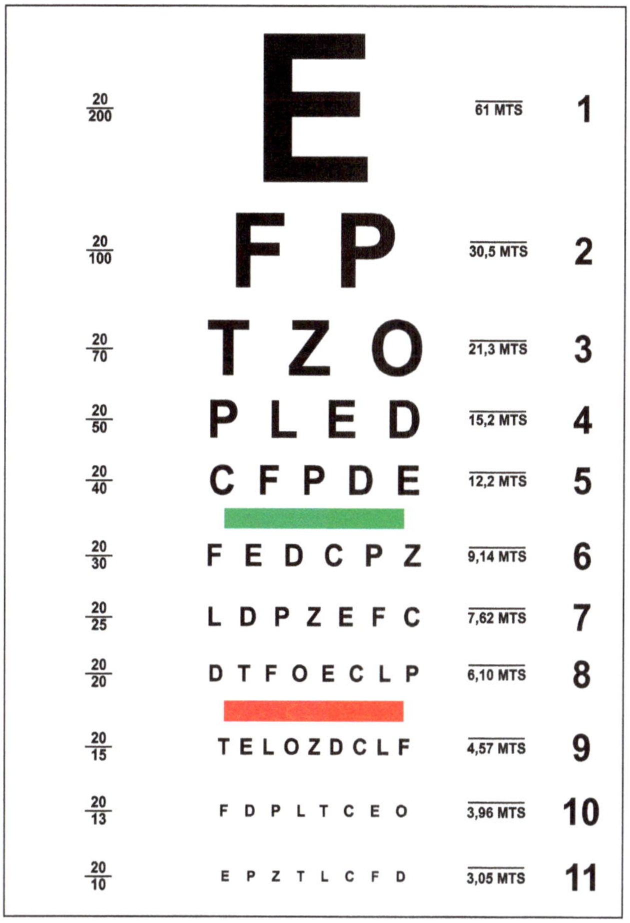

Figura 27.2. Tabela de optotipos de Snellen usada em clínica de Medicina do Trabalho.

Fonte: Imagem cedida pelo Dr. Elvio Ferreira Jr., de seu acervo pessoal.

Tabela 27.1. Notação da acuidade visual nas tabelas de Snellen e Wecker

Snellen (pés)	Snellen (metros)	Wecker (decimal)
20/20	6/6	1,0
20/25	6/7,5	0,8
20/30	6/9	0,67
20/40	6/12	0,5
20/50	6/15	0,4
20/60	6/18	0,33
20/67	6/20	0,3
20/80	6/24	0,25
20/100	6/30	0,2
20/200	6/60	0,1
20/400	6/120	0,05

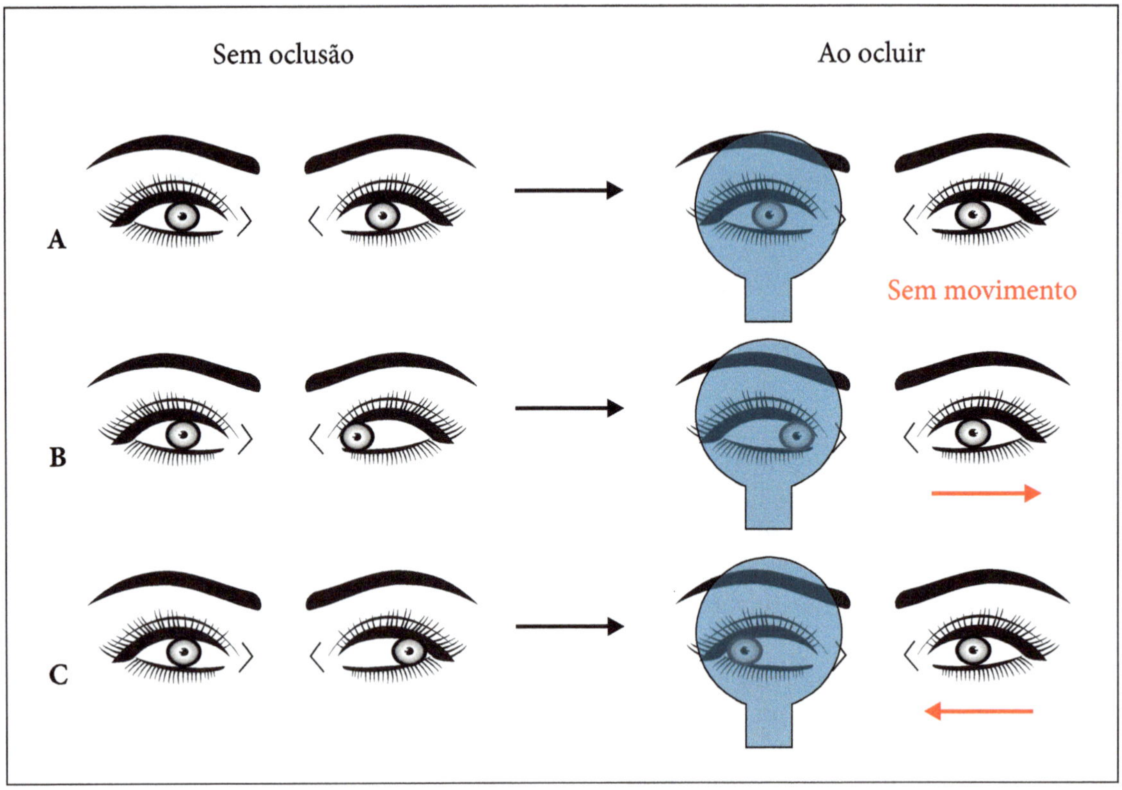

Figura 27.3. Teste de cobertura simples. (**A**) Ortotropia. (**B**) Esotropia (estrabismo convergente). (**C**) Exotropia (estrabismo divergente).

Fonte: Elaborada pelo autor (EFJ).

aparelhos, como os utilizados na Medicina de Tráfego, permitam somente a avaliação simples dos 120° na isóptera horizontal.

Já o senso cromático é avaliado pelo teste de placas pseudoisocromáticas (livro de Ishihara). Para os casos em que houver alteração, sugere-se encaminhar a oftalmologista.

Por sua vez, a motilidade ocular é avaliada por meio do teste de cobertura simples. Com o auxílio de um oclusor, cobre-se e, em seguida, descobre-se o olho fixador, observando-se se há movimento de qualquer dos olhos. Depois, repete-se a manobra no olho contralateral. Ao examinar um indivíduo normal (ortotrópico), não se observa movimento (Figura 27.3 A). A realização de movimento de retomada da fixação após o teste de cobertura simples indica a presença de desvio manifesto (estrabismo), que pode ser classificado como esotropia (Figura 27.3 B) ou exotropia (Figura 27.3 C).

Critérios oftalmológicos de aptidão

Infelizmente, não existe marco legal que defina os critérios oftalmológicos de aptidão para trabalhadores, nem mesmo para aqueles que realizam atividades críticas, como trabalho em altura, em espaço confinado, com eletricidade e que envolvam a operação de equipamentos móveis (p. ex., empilhadeira, Munck, ponte rolante etc.). Por conta disso, recomenda-se adotar os critérios legalmente estabelecidos para o exame médico de motoristas profissionais candidatos à direção veicular nas categorias C, D e E.[2]

Assim, os parâmetros oftalmológicos mínimos para realização de atividades críticas podem ser descritos como:

- Indivíduos que não tenham visão monocular ou estrabismo.
- Acuidade visual corrigida igual ou superior a 20/30 (equivalente a 0,66) no melhor olho e igual ou superior a 20/40 (equivalente a 0,50) no outro, com acuidade visual corrigida binocular mínima de 20/25 (equivalente a 0,80).
- Visão periférica na isóptera horizontal igual ou superior a 120° em cada um dos olhos.
- Capacidade de distinguir as luzes semafóricas (verde, amarela e vermelha).

Para a direção de veículos das categorias A e B, os critérios são menos rígidos, exigindo-se apenas:

- Acuidade visual corrigida igual ou superior a 20/40 (equivalente a 0,50) em cada um dos olhos ou igual ou superior a 20/30 (equivalente a 0,66) em um dos olhos, com pelo menos PL no outro.
- Visão periférica na isóptera horizontal igual ou superior a 60° em cada um dos olhos ou igual ou superior a 120° em um olho.
- Candidatos sem percepção luminosa (SPL) em um dos olhos com:
  - Acuidade visual corrigida igual ou superior a 20/30 (equivalente a 0,66).
  - Visão periférica na isóptera horizontal igual ou superior a 120°.
  - Período mínimo de 90 dias desde a perda da visão.
- Pessoas com estrabismo:
  - Acuidade visual corrigida igual ou superior a 20/30 (equivalente a 0,66) no melhor olho.
  - Visão periférica na isóptera horizontal igual ou superior a 120° em pelo menos um dos olhos.
- Capacidade de distinguir as luzes semafóricas (verde, amarela e vermelha).

Pessoas com deficiência

Para a legislação brasileira,[3,4] são considerados deficientes visuais os indivíduos:

- Com acuidade visual corrigida igual ou menor que 0,05 (equivalente a 20/400) no melhor olho (cegueira legal).
- Com acuidade visual corrigida entre 0,3 (equivalente a 20/67) e 0,05 (equivalente a 20/400) no melhor olho (baixa visão).
- Cuja somatória da medida do campo visual em ambos os olhos seja igual ou menor que 60°.
- Nos quais haja ocorrência simultânea de quaisquer das condições anteriores.
- Pessoas com visão monocular.

As características individuais devem ser analisadas, ainda, de acordo com a função a ser realizada pelo trabalhador. Em indivíduos que realizam trabalhos em altura, p. ex., o campo visual é mais importante do que a acuidade visual no desempenho das atividades. Para os motoristas profissionais, por outro lado, ambas as medidas são essenciais na mesma magnitude.

A presença de deficiência visual não é critério de inaptidão para funções sem riscos. Mais do que isso, o empregador deve garantir a esses trabalhadores o cumprimento de medidas de acessibilidade como a disponibilização de auxílios ópticos (p. ex., lupas, telelupas, circuito fechado de televisão [CCTV], magnificação da tela do computador, leitores de telas, entre outros).

Oftalmologia e Medicina do Trabalho

A Oftalmologia tem relação íntima com a Medicina do Trabalho. Embora não fosse um oftalmologista por especialidade, Bernardino Ramazzini (1633-1714) demonstrou uma compreensão notável das doenças oculares e suas relações com o ambiente de trabalho. No livro *De Morbis Artificum Diatriba* (traduzido como "As doenças dos trabalhadores"), Ramazzini descreveu várias ocupações e seus respectivos riscos para a saúde ocular.[5] Ele observou, p. ex., que os trabalhadores que lidavam com substâncias químicas e irritantes estavam em risco de desenvolver irritações oculares e lesões. Cabe citar o episódio que despertou nele a ideia de escrever o livro: surpreso com a velocidade com que um limpador de fossas esvaziava o esgoto da sua casa, Ramazzini questionou o motivo de tal rapidez. O homem respondeu que, se permanecesse muito tempo ali, ficaria cego. Essa observação levou Ramazzini a investigar o caso. Ele descobriu que os cloaqueiros apresentavam uma hiperemia ocular significativa e que muitos deles, após anos realizando esse trabalho, realmente ficaram cegos. Ramazzini ligou a doença à exposição a substâncias ácidas (vapores de amônia) presentes no esgoto.[6]

A legislação previdenciária também reconhece a relação entre doenças do olho e exposição ocupacional, conforme mostrado nas Tabelas 27.2 e 27.3.

Doenças oftalmológicas relacionadas ao trabalho

As doenças oftalmológicas que podem ter origem no trabalho estão descritas a seguir. É importante frisar, no entanto, que o exame oftalmológico completo demanda o uso de aparelhagem específica (foróptero, biomicroscópio, tonômetro, oftalmoscópio, retinoscópio, transiluminador, ceratômetro, prismas, entre outros) e o diagnóstico dessas afecções deve obrigatoriamente

Tabela 27.2. Riscos ocupacionais e doenças oftalmológicas relacionadas

Agentes etiológicos ou fatores de risco de natureza ocupacional	Doenças oftalmológicas (CID-10)
Arsênio e compostos arsenicais	Blefarite (H01.0) Conjuntivite (H10) Ceratite e ceratoconjuntivite (H16)
Berílio e seus compostos tóxicos	Conjuntivite (H10)
Flúor e seus compostos tóxicos	Conjuntivite (H10)
Hidrocarbonetos alifáticos ou aromáticos (seus derivados halogenados tóxicos)	Conjuntivite (H10) Neurite óptica (H46)
Iodo	Conjuntivite (H10)
Manganês e seus compostos tóxicos	Inflamação coriorretiniana (H30)
Substâncias asfixiantes: monóxido de carbono, cianeto de hidrogênio ou seus derivados tóxicos, sulfeto de hidrogênio (ácido sulfídrico)	Conjuntivite (H10) Ceratite e ceratoconjuntivite (H16)
Sulfeto de carbono ou dissulfeto de carbono	Neurite óptica (H46)
Radiações ionizantes	Blefarite (H01.0) Conjuntivite (H10) Ceratite e ceratoconjuntivite (H16) Catarata (H28)

Fonte: Adaptada de Brasil, 1999.[7]

ser feito em conjunto com o médico oftalmologista, que é quem está tecnicamente habilitado para diagnosticá-las e tratá-las.

Blefarite, conjuntivite, ceratite e ceratoconjuntivite

A exposição a agentes irritantes pode causar quadros de blefarite (inflamação das pálpebras), conjuntivite e ceratite (inflamação da córnea). Em geral, essas afecções têm evolução benigna após a cessação da exposição e mediante o tratamento com colírios lubrificantes.

Blefarite

A **blefarite** é um quadro inflamatório da pálpebra caracterizado por hiperemia, prurido e sensação de corpo estranho. Geralmente, ocorre em decorrência de um acúmulo de gordura na borda das pálpebras em indivíduos com pele mais oleosa ou com quadro de olho seco (diminuição do componente aquoso da lágrima).

Pode ocorrer em trabalhadores expostos a radiação infravermelho (p. ex., trabalhadores de forjarias e indústria siderúrgica), radiações ionizantes, cimento ou arsênio, caso não usem equipamentos de proteção

Tabela 27.3. Doenças oftalmológicas e riscos ocupacionais relacionados

Doenças	Agentes etiológicos ou fatores de risco de natureza ocupacional
Blefarite (H01.0)	• Arsênio e compostos arsenicais • Radiações ionizantes • Cimento
Conjuntivite (H10)	• Arsênio e compostos arsenicais • Berílio e seus compostos tóxicos • Flúor e seus compostos tóxicos • Iodo • Cloreto de etila • Tetracloreto de carbono • Outros solventes halogenados tóxicos • Sulfeto de hidrogênio (ácido sulfídrico) • Radiações ionizantes • Radiações ultravioleta • Acrilatos • Cimento • Enzimas de origem animal, vegetal ou bacteriana • Furfural e álcool furfurílico • Isocianatos orgânicos • Selênio e seus compostos
Ceratite e ceratoconjuntivite (H16)	• Arsênio e compostos arsenicais • Sulfeto de hidrogênio (ácido sulfídrico) • Radiações ionizantes • Radiações infravermelho • Radiações ultravioleta
Catarata (H28)	• Radiações ionizantes • Radiações infravermelho
Inflamação coriorretiniana (H30)	• Manganês e seus compostos tóxicos
Neurite óptica (H46)	• Brometo de metila • Cloreto de metileno (diclorometano) e outros solventes clorados neurotóxicos • Tetracloreto de carbono • Sulfeto de carbono • Metanol
Distúrbios visuais subjetivos (H53.-)	• Brometo de metila • Cloreto de metileno e outros solventes clorados neurotóxicos

Fonte: Adaptada de Brasil, 1999.[7]

individual (EPI) ou os utilizem de maneira inadequada. No ambiente ocupacional, ainda podem ocorrer blefarites secundárias a atopia.

Conjuntivite

Conjuntivite é o nome dado à inflamação da conjuntiva. Caracteriza-se por hiperemia, lacrimejamento, prurido e sensação de corpo estranho. Do ponto de vista de interesse ocupacional, pode-se dividir as conjuntivites em infecciosas, químicas e alérgicas.

As **conjuntivites infecciosas** são caracterizadas por um quadro de hiperemia conjuntival difusa, acompanhada de lacrimejamento, prurido e sensação de corpo estranho. Fotofobia e diminuição da acuidade visual também podem estar presentes. O diagnóstico deve ser feito obrigatoriamente por exame sob biomicroscópio (lâmpada de fenda), daí a necessidade de avaliação por oftalmologista. O diagnóstico de conjuntivite infecciosa (em especial as adenovirais) deve motivar afastamento do trabalho para prevenir surtos.

O contato acidental com produtos químicos, por sua vez, pode gerar um quadro de **conjuntivite química** por queimadura. Os álcalis (como o cimento), em especial, geram lesões mais profundas, pois reagem com os lipídios da membrana celular (reação de saponificação). Nesses casos, deve-se lavar o(s) olho(s) de maneira abundante com água corrente. As lesões provocadas costumam ser graves e demandar acompanhamento com oftalmologista até a neutralização do pH.

Alguns alérgenos, como látex e carbamatos, também podem causar quadros de **conjuntivite por reação de hipersensibilidade**. A primeira medida a ser tomada nesses casos deve ser a identificação do agente causador para que se possa fazer sua substituição (p. ex., trabalhadores que apresentam alergia ao látex devem ter as luvas substituídas por luvas de material diverso [nitrílicas]). Além disso, devem-se instituir medidas para controle do processo alérgico e afastamento do trabalhador por tempo necessário para sua recuperação.

Ceratite

Ceratite superficial é um quadro caracterizado por desepitelização corneal que pode levar a baixa da acuidade visual, hiperemia, lacrimejamento e dor intensa. Em geral, no ambiente ocupacional, sua ocorrência está relacionada a trauma direto, exposição à radiação infravermelho, radiações ionizantes e radiação ultravioleta.

No trauma, a desepitelização pode ter dimensões variadas, em conformidade com a área afetada. Como a córnea é uma estrutura transparente, a visualização da desepitelização a olho nu é difícil, devendo o médico do trabalho realizar a suspeita diagnóstica clinicamente a partir dos sintomas apresentados pelo trabalhador, principalmente a dor intensa. O médico oftalmologista utiliza-se de colírio de fluoresceína a 1% no olho

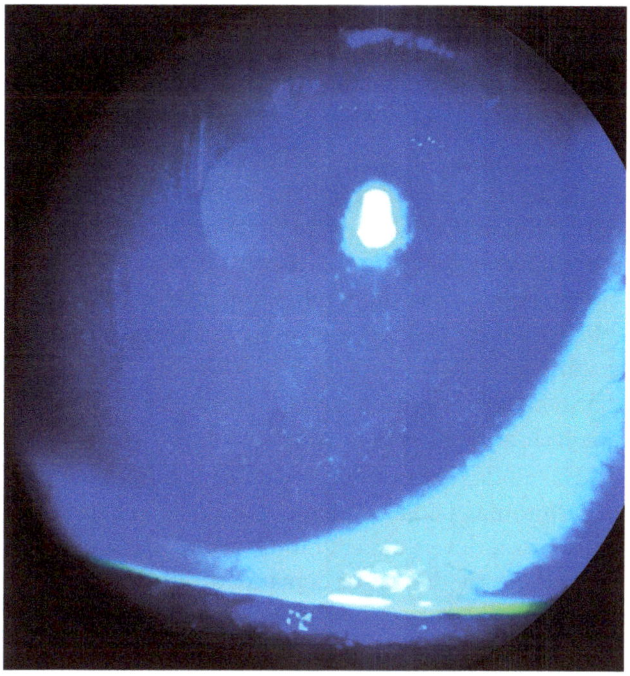

Figura 27.4. Ceratopatia *punctata* característica de ceratite fotoelétrica.

Fonte: Imagem cedida pelo Dr. Elvio Ferreira Jr., de seu acervo pessoal.

acometido: quando iluminadas com a luz azul-de-cobalto (filtro presente em todo oftalmoscópio direto ou na lâmpada de fenda), as áreas de desepitelização coradas fluorescem, permitindo o diagnóstico mais preciso e orientando a conduta terapêutica.

A **ceratite fotoelétrica**, por sua vez, é uma reação tardia da córnea à exposição à atividade de solda elétrica sem equipamento de proteção (EPI). Manifesta-se como quadro de dor ocular súbita e intensa, que ocorre entre 6 horas e 12 horas após a exposição. Assim como as desepitelizações, a ceratite fotoelétrica dificilmente será identificada ao exame desarmado. De maneira semelhante à descrita anteriormente, o oftalmologista utiliza a luz azul-de-cobalto após instilação de colírio de fluoresceína a 1%, o que permite observar uma ceratopatia *punctata* (Figura 27.4). O tratamento consiste em alívio da dor e aplicação de curativo oclusivo por 24 horas. Em casos com persistência da dor após esse período, a avaliação oftalmológica especializada é mandatória.

Astenopia e olho seco

A **astenopia** (também chamada de cansaço visual ou fadiga ocular) é um conjunto de sintomas de desconforto ocular que ocorre após longos períodos de atividades que demandam esforço visual, como ler, escrever, trabalhar com o computador ou usar dispositivos eletrônicos.

Os sintomas típicos da astenopia incluem dor de cabeça, sensação de peso nas pálpebras, ardor, sensação de olho seco, prurido, hiperemia, visão embaçada ou dupla e fotofobia. Esse quadro pode ser resultado de fatores externos como iluminação inadequada, reflexos, posicionamento incorreto do monitor, ou mesmo de erros de refração não corrigidos, como miopia, hipermetropia, astigmatismo, ou alterações degenerativas como a presbiopia. Pessoas que usam rotineiramente computadores e terminais de vídeo demonstram maior incidência de distúrbios musculoesqueléticos e cansaço visual; o uso diário habitual de dispositivos eletrônicos é aceito como possível causa desses sintomas.

Há, ainda, uma forte associação de olho seco e outros sintomas oculares com o uso de terminais de vídeo.[8] Isso se deve a uma diminuição do reflexo de piscar ao realizar atividades que demandam alto grau de atenção e visão para perto. Ao piscar com menor frequência, ocorre um aumento na evaporação das lágrimas, o que interfere na estabilidade do filme lacrimal e resulta em uma piora da lubrificação ocular. Esses sintomas costumam ser exagerados em ambientes de escritório e ter grande impacto na qualidade de vida.[9]

A persistência dos sinais e sintomas relacionados à astenopia em longo prazo pode influenciar negativamente o nível de produtividade do trabalhador, uma vez que se relaciona com a necessidade de pausas mais frequentes e aumento do número de erros, muitas vezes culminando em retrabalho. Sugere-se a realização de consulta com o oftalmologista nesses casos para uma avaliação mais específica.

Pterígio

O **pterígio** se caracteriza pelo crescimento de um tecido fibrovascular subepitelial que se inicia na conjuntiva bulbar e se estende até a córnea. Questões estéticas e baixa da acuidade visual são queixas comuns em trabalhadores com essa manifestação. Ela também pode ocasionar o astigmatismo irregular, com queixas de visão "borrada" ou sem nitidez. A principal causa dessa manifestação é a exposição prolongada à luz solar ultravioleta sem proteção adequada. Idade avançada, ocupações ao ar livre, residência e trabalho no ambiente rural são os principais fatores de risco.[10]

Catarata

Catarata é o nome dado à opacificação do cristalino (lente intraocular natural responsável pelo "autofoco" do olho). Trata-se da causa mais comum de cegueira no mundo. Idade, tabagismo, exposição à luz ultravioleta, diabetes *mellitus* e uso prolongado de corticoides são fatores de risco bem estabelecidos.

A exposição ocupacional a radiações ionizantes, infravermelho, ultravioleta e micro-ondas, bem como trauma, podem causar catarata. Classicamente, a exposição a infravermelho (calor) gera uma catarata com aspecto esfoliativo à biomicroscopia ("catarata do soprador de vidro"). Choque elétrico, por sua vez, pode causar catarata com aspecto de estrela.

"Catarata do soprador de vidro"

A síndrome de esfoliação verdadeira, uma doença rara, foi inicialmente descrita por Elschnig, em 1922, em dois pacientes que trabalhavam como sopradores de vidro. Ela também foi identificada em indivíduos com outras exposições ocupacionais, como trabalhadores da indústria siderúrgica, ferreiros e padeiros. O elemento comum a essas profissões é a exposição excessiva ao calor intenso e à radiação infravermelho.[11]

Na maioria dos casos, os pacientes são assintomáticos e o diagnóstico é feito como um achado incidental durante o exame físico. À biomicroscopia, observa-se uma delaminação na cápsula anterior do cristalino, com a presença do sinal do anel duplo (divisão parcial da cápsula anterior, dando a aparência de dois anéis). Quando não há o sinal do anel duplo, o quadro se confunde com a síndrome de pseudoesfoliação (doença ocular que cursa com catarata e glaucoma), que não tem relação com o trabalho.[12]

Catarata por radiações ionizantes

Mesmo doses baixas de radiação podem induzir catarata. Exposição a radiações ionizantes com baixo poder de transferência linear de energia (p. ex., raios X) pode causar catarata em doses próximas de 0,5 Gy[13] (a título de comparação, uma radiografia de tórax expõe o indivíduo a 0,01 Gy). Profissionais da área da radiologia intervencionista (especialmente em procedimentos guiados por fluoroscopia, como em Cardiologia) são usualmente expostos a níveis de radiação suficientes para levar a lesões no cristalino.[14]

Médicos que realizam procedimentos guiados por fluoroscopia devem incorporar o uso rotineiro de equipamentos de proteção radiológica (óculos de chumbo com ampla área de cobertura) para minimizar o grau de exposição do cristalino.

Catarata por choque elétrico

Choque elétrico também pode levar à formação de catarata, especialmente quando a corrente elétrica atravessa a cabeça.[15]

Neurite e neuropatia óptica

Denomina-se neuropatia óptica um quadro de inflamação do nervo óptico seguida de desmielinização e atrofia (Figura 27.5). Ela cursa com baixa significativa da acuidade visual e presença de defeito pupilar aferente relativo. Muitas vezes, é confundida com papiledema (edema de papila por aumento da pressão intracraniana) em razão do aspecto de borramento do nervo óptico.

No ambiente ocupacional, pode ser desencadeada pela exposição a diversos produtos químicos, como metanol, tetracloreto de carbono, sulfeto de carbono, brometo de metila e solventes clorados como cloreto de metileno. Nas neuropatias ópticas de origem tóxica, o quadro é geralmente bilateral e o mecanismo de ação, desconhecido. Geralmente cursam com alteração na percepção de cores e diminuição da sensibilidade ao contraste.[16] O prognóstico é reservado e não há tratamento específico.

Trauma

Corpo estranho de superfície ocular e traumas abertos oculares

O manuseio de ferramentas manuais (p. ex., martelo, talhadeira, serra) e motorizadas (p. ex., furadeira, torno, esmeril, lixadeira) deve obrigatoriamente ser realizado com o uso de óculos de proteção do tipo "máscara de mergulho" bem encostados à face. O trabalho com essas ferramentas gera a emissão de pequenos fragmentos sólidos de alta energia capazes de atingir (e até mesmo penetrar) o bulbo ocular. Nesse contexto, o uso adequado do EPI deve evitar a maioria dos traumas oculares diretos; no entanto, há acidentes que ocorrem com o uso de proteção e podem estar associados a equipamentos de proteção inadequados para determinada função ou a uso incorreto. As profissões mais acometidas pelos traumas oculares são: mecânico, pedreiro, marceneiro, soldador e, mais atualmente, atletas profissionais e maratonistas.

Os corpos estranhos podem se alojar nos fórnices conjuntivais ou ficar incrustrados na conjuntiva ou na córnea. Nos casos em que o corpo estranho se encontra livre na superfície ocular, manobras como a eversão palpebral podem facilitar a sua retirada. Por outro lado, quando o olho é atingido por um desses fragmentos

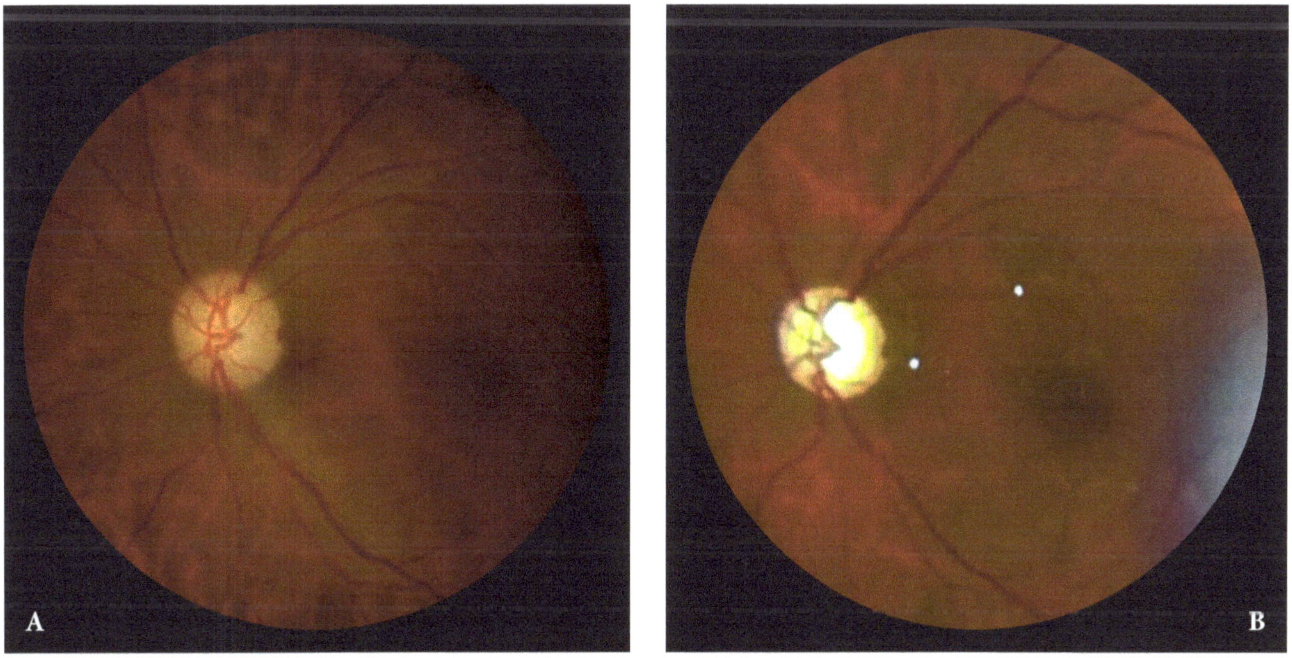

Figura 27.5. Neuropatia óptica por metanol. (**A**) Fase aguda. (**B**) Fase tardia, com palidez e atrofia do nervo óptico.

Fonte: Imagem cedida pelo Dr. Gabriel Brisida Olivo, do acervo da Clínica Oftalmológica do Complexo Hospitalar Padre Bento de Guarulhos, SP.

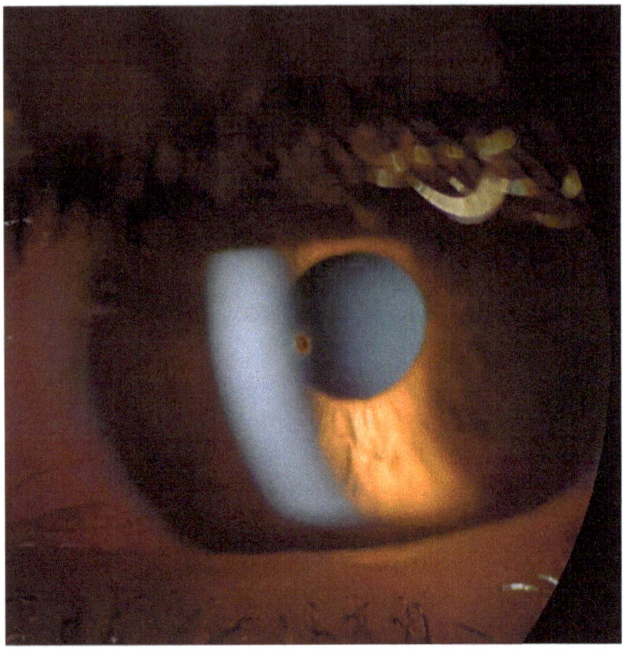

Figura 27.6. Corpo estranho metálico aderido à córnea.

Fonte: Imagem cedida pelo Dr. Elvio Ferreira Junior, de ser acervo pessoal.)

(Figura 27.6) e há qualquer suspeita de que o corpo estranho se encontra aderido à superfície, o médico do trabalho não deve tentar retirá-lo, pois não há como ter certeza, a olho nu, de que não há um ferimento aberto tamponado pelo próprio corpo estranho (ou por uma hérnia de íris).

A conduta inicial deve ser a de cobrir o olho com um curativo não compressivo feito com um copo descartável. Deve-se colocar o copo no rosto do paciente, apoiado no rebordo orbital, cobrindo o olho machucado, e prendê-lo à face com esparadrapo ou fita adesiva hipoalergênica.

Com isso, impede-se que o indivíduo aperte o olho (diminuindo as chances de autoevisceração). O trabalhador deve ser encaminhado para um serviço de pronto-socorro de oftalmologia de imediato.

A retirada do corpo estranho será feita por oftalmologista sob visualização direta na lâmpada de fenda. Caso haja dúvida quanto à possibilidade de ferimento penetrante, a retirada é realizada em centro cirúrgico, sob anestesia.

Queimadura química

As **queimaduras químicas** oculares são quadros graves que representam urgências oftalmológicas. Queimaduras por base, p. ex., soda cáustica, cimento, ou seivas de plantas (coroa de Cristo), em geral são muito mais agressivas do que aquelas causadas por ácidos, por reagirem com a membrana celular (fosfolipídios) por meio de uma reação de saponificação, que tende a ser mais profunda.

A conduta em ambos os casos (ácidos ou álcalis) deve ser a de lavagem imediata e abundante com água corrente, objetivando não só a remoção física do agente químico envolvido, mas também sua diluição. Recomenda-se lavar de maneira abundante, com água corrente, até a neutralização do pH, o que pode levar algumas horas. Após a lavagem, é obrigatória a avaliação imediata com oftalmologista.

Considerações finais

O médico do trabalho tem uma função essencial na avaliação básica oftalmológica do trabalhador, com relação a sua adequação à atividade laboral e a uma readaptação, quando for indicada. Exames simples permitem a elaboração de hipóteses diagnósticas que auxiliam nessa missão. Por outro lado, o trabalho conjunto com o médico oftalmologista permite o cuidado e a manutenção da saúde visual do trabalhador.

Referências

1. Azzam D, Ronquillo Y. Snellen chart. In: StatPearls. Treasure Island (FL): StatPearls Publishing; 2023.
2. Brasil. Resolução CONTRAN nº 927, de 28 de março de 2022. Anexo II: avaliação oftalmológica. Diário Oficial da União. 1 abr 2022.
3. Brasil. Decreto nº 5.296/2004. Regulamenta as Leis nº 10.048, de 8 de novembro de 2000, que dá prioridade de atendimento às pessoas que especifica, e nº 10.098, de 19 de dezembro de 2000, que estabelece normas gerais e critérios básicos para a promoção da acessibilidade das pessoas portadoras de deficiência ou com mobilidade reduzida, e dá outras providências. Diário Oficial da União. 3 dez 2004.
4. Brasil. Lei nº 14.126, de 22 de março de 2021. Classifica a visão monocular como deficiência sensorial, do tipo visual. Diário Oficial da União. 23 mar 2021.
5. Ramazzini B. As doenças dos trabalhadores. 4. ed. São Paulo: Fundacentro; 2016.
6. Franco G. Ramazzini and workers' health. Lancet. 1999;354(9181):858-61.
7. Brasil. Decreto nº 3.048, de 6 de maio de 1999. Aprova o Regulamento da Previdência Social, e dá outras providências. Diário Oficial da União. 7 mai 1999.
8. Sá EC. Síndrome da visão do computador e função visual em trabalhadores usuários de computador de um hospital público universitário de São Paulo: prevalência e fatores associados. 2016. Tese (Doutorado). Faculdade de Saúde Pública da Universidade de São Paulo. São Paulo; 2016.

9. Nakamura S. Approach to dry eye in video display terminal workers (Basic Science). Invest Ophthalmol Vis Sci. 2018;59(14):DES130-7.
10. Rezvan F, Khabazkhoob M, Hooshmand E, Yekta A, Saatchi M, Hashemi H. Prevalence and risk factors of pterygium: a systematic review and meta-analysis. Surv Ophthalmol. 2018;63(5):719-35.
11. Oharazawa H, Suzuki H, Matsui H, Shiwa T, Takahashi H, Ohara K. Two cases of true exfoliation of the lens capsule after cataract surgery. J Nippon Med School. 2007;74(1):55-60.
12. Ricca AM, Johnson AT. True exfoliation syndrome. EyeRounds.org. November 29, 2017. Disponível em: https://eyerounds.org/cases/262-true-exfoliation-syndrome.pdf. (Acesso em: 31 jul 2023)
13. Hamada N, Azizova TV, Little MP. An update on effects of ionizing radiation exposure on the eye. Br J Radiol. 2020;93(1115):20190829.
14. Schueler BA, Fetterly KA. Eye protection in interventional procedures. Br J Radiol. 2021;94(1126):20210436.
15. Kaergaard A, Nielsen KJ, Carstensen O, Biering K. Electrical injury and the long-term risk of cataract: a prospective matched cohort study. Acta Ophthalmol. 2023;101(1):e88-94.
16. Campagna D, Mergler D, Huel G, Bélanger S, Truchon G, Ostiguy C, et al. Visual dysfunction among styrene-exposed workers. Scand J Work Environ Health. 1995;21(5):382-90.

28

Doenças do Ouvido Relacionadas ao Trabalho

Mara Edwirges Rocha Gandara
Everardo Andrade da Costa
Juliana Maria Araujo Caldeira
Maria José Fernandes Gimenes
Mário Edvin Greters
Santiago Luis Vallejos Riart

- Anatomia e fisiologia da orelha
- Patologias da orelha externa
- Perda auditiva induzida por níveis de pressão sonora elevados
- Barotrauma
- Distúrbios do equilíbrio

Anatomia e fisiologia da orelha

O conhecimento sobre anatomia é fundamental para o entendimento das diferentes funções do corpo humano. O aparelho auditivo é um órgão sensorial que pode ser dividido, sob o ponto de vista anatomofuncional, em periférico e central. A via auditiva periférica compreende as orelhas externa (OE), média (OM) e interna (Figura 28.1), responsáveis por transformar a energia sonora do ambiente em estímulo elétrico. A via auditiva central compreende o nervo coclear, os núcleos auditivos do tronco cerebral e do mesencéfalo, o córtex auditivo temporal e as vias subcorticais associativas, responsáveis por processar os estímulos provenientes da via periférica. Essa integração proporciona a sensação de tonalidade e intensidade, atribuindo significado ao estímulo sonoro. Além disso, a orelha interna contém o receptor vestibular relacionado à propriocepção da cabeça no espaço, importante para a manutenção do equilíbrio de todo o corpo.[1]

A orelha externa é composta pelo pavilhão auricular e pelo meato acústico externo (MAE). A membrana timpânica delimita a orelha externa e a orelha média. O meato acústico externo é formado por uma porção óssea (dois terços mediais) e uma porção cartilaginosa (terço lateral), na qual encontram-se os folículos pilosos, as glândulas sebáceas e as glândulas ceruminosas, responsáveis pela produção do cerume que se acumula com as células mortas resultantes da descamação da pele.

O cerume desempenha um papel protetor ao evitar a entrada de corpos estranhos, como insetos, e proteger a pele contra a maceração por meio da retenção de água. Assim, pode-se afirmar que a orelha externa tem ações bacteriostática, fungostática e impermeabilizante exercidas por meio da produção do cerume.[2] O meato acústico externo, por sua vez, atua como uma cavidade de ressonância, importante para a amplificação do som, e tem como funções proteger a orelha média e captar e transmitir estímulos sonoros. Como resultado, a orelha externa tem as funções também de captação do sinal sonoro e de localização da fonte sonora, que podem ser prejudicadas por algumas patologias do órgão.

A orelha média, por sua vez, é constituída pelo sistema tímpano-ossicular, composto por martelo, bigorna e estribo. Essas estruturas se movimentam com as ondas sonoras e, assim, transportam as vibrações até a orelha interna, onde ocorre a transformação da energia mecânica em elétrica, e a partir daí o estímulo elétrico é encaminhado ao córtex auditivo central. Assim, a orelha média atua na **transmissão** da vibração sonora do meio aéreo para o meio líquido da orelha interna, na **filtragem** por ressonância, na **proteção** por meio da contração dos músculos ligados à cadeia ossicular e na **amplificação** do som promovida pela diferença de áreas entre a membrana timpânica e a membrana da janela oval e pela diferença dos braços de alavanca entre o cabo do martelo e o processo longo da bigorna. A vibração sonora captada pelos ossos do crânio também é transmitida para a orelha interna, mas sem essa amplificação.

Entre a orelha média e a nasofaringe, há a estrutura denominada tuba auditiva, um canal cujo terço distal é ósseo e os dois terços proximais são cartilaginosos. Esse canal é responsável pela ventilação dos espaços aéreos dentro do osso temporal, equalizando a pressão entre estes espaços e o meio ambiente.[3] Ele dispõe, para tanto, de um mecanismo valvular unidirecional, da orelha média para a nasofaringe, que facilita o escoamento das secreções para a nasofaringe e, em contrapartida, dificulta a passagem de secreções oriundas das infecções nasossinusais para a orelha média, protegendo-a.[4] Na posição de repouso, a porção cartilaginosa da tuba permanece fechada. Sua abertura é um fenômeno ativo que ocorre de maneira intermitente durante os movimentos faríngeos decorrentes, principalmente, da contração do músculo tensor do véu palatino, como na deglutição ou no bocejo.[4] Quando esse mecanismo deixa de funcionar, quando há edema da tuba por processo inflamatório (como nos resfriados ou nas rinites), ou, ainda, quando algum fator mecânico obstrutivo nasossinusal está presente, dificultando a passagem de

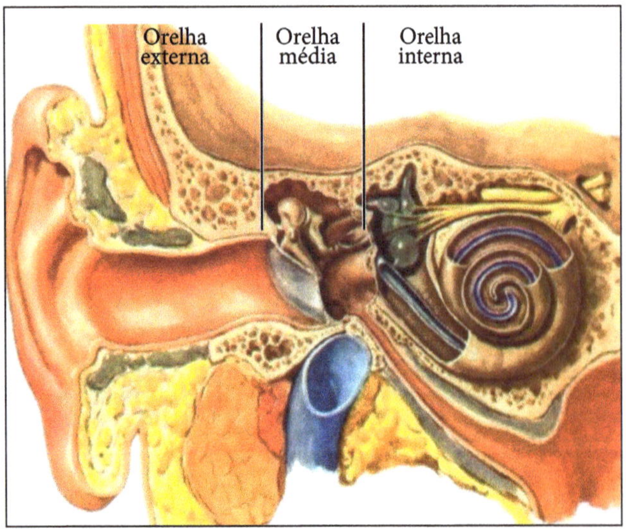

Figura 28.1. Orelha humana dividida em orelha externa, média e interna.

ar até a região da tuba, observa-se uma tendência de a pressão negativa na orelha média aumentar progressivamente. Esse processo pode levar a alterações inflamatórias crônicas na mucosa, retração da membrana timpânica e até mesmo à ruptura desta membrana, mesmo ao nível do mar, sem que tenha havido variação da pressão atmosférica.

A orelha interna, ou labirinto, tem um compartimento ósseo preenchido por uma substância chamada de perilinfa e outro, membranoso, preenchido pela endolinfa. Na porção anterior dessa estrutura, encontra-se a cóclea, responsável pela audição; na posterior, ficam os canais semicirculares, o sáculo e o utrículo, responsáveis pelo equilíbrio; e no meato acústico interno, estão presentes os ramos dos nervos acústico, vestibular do oitavo par craniano e facial.[2] A cóclea tem o formato de um caracol, com dois giros e meio da base até o ápice, e contém no interior três compartimentos: o ducto coclear com o órgão de Corti em seu interior, envolvido pela rampa vestibular e pela rampa timpânica.

Impulsionada pela platina do estribo, a vibração da perilinfa ao longo da rampa vestibular "sobe" da janela oval até o helicotrema, situado no ápice, por onde se comunica com a rampa timpânica (inferior). Nela, a vibração "desce" do helicotrema até a janela redonda da orelha média. O órgão de Corti se liga medialmente ao eixo do caracol (modíolo) e lateralmente, à estria vascular, por onde sua endolinfa recebe os nutrientes e as terminações nervosas (aferentes e eferentes). Ele fica assentado sobre a membrana basilar, que contém as células de sustentação e se posta lateralmente às três fileiras de células ciliadas externas (10.000 a 14.000 células). Há, ainda, uma fileira de células ciliadas internas (cerca de 3.500 células) medialmente e sobre elas, a membrana tectórica que faz contato com os cílios, também ligada ao modíolo.[2]

A vibração da membrana basilar varia ao longo da cóclea de acordo com suas propriedades físicas, principalmente massa e rigidez. Essa membrana é mais fina e rígida na porção basal, favorecendo a vibração causada por estímulos de alta frequência (sons agudos) e mais espessa e flácida na cúpula, o que permite melhor vibração pelos estímulos de baixa frequência (sons graves). As células ciliadas, postadas verticalmente, têm em seu topo conjuntos de cílios interligados que, quando inclinados em decorrência das vibrações, abrem os canais iônicos no interior das células ativando atividades metabólicas.

Assim, além da **transmissão** feita por meio da transdução mecanoelétrica e eletromecânica e da **proteção** garantida pela contração lenta das células ciliadas externas, a cóclea executa a **resolução de frequências** e a **resolução temporal** (pela contração rápida das células ciliadas externas), ou seja, recebe uma vibração sonora "analógica" e a transmite para o sistema nervoso central em forma "digital".

Por sua vez, o componente central, que parte da orelha interna pelo nervo esteatoacústico, passa por numerosas interconexões com outras estruturas do sistema nervoso central, de ambos os lados, e chega ao córtex cerebral. Ele é a base da cognição, além da sensação, pois faz o reconhecimento e a compreensão da mensagem sonora já digitalizada na orelha interna. Sua memória armazena e compara os dados recebidos com os de seu acervo; tem a capacidade de distinguir um estímulo do outro, selecionando o que mais interessa (figura/fundo); faz a análise e a síntese das informações simultâneas; organiza os sinais pela sequenciação; e faz o fechamento quando o sinal chega incompleto.[5]

Por fim, o labirinto posterior, responsável pelo equilíbrio corporal, detecta os movimentos translacionais e a posição da cabeça em relação à gravidade, por meio dos órgãos otolíticos (sáculo para os movimentos no plano vertical e utrículo no plano horizontal). Essas estruturas também detectam os movimentos rotacionais da cabeça a partir do movimento da endolinfa nos canais semicirculares.[6]

Patologias da orelha externa

As afecções da orelha externa possuem relevância ocupacional significativa, especialmente para trabalhadores que utilizam equipamentos de proteção auditiva (EPI), como plugues, abafadores, fones de ouvido e estetoscópios.

A avaliação da orelha externa requer atenção em razão de sua suscetibilidade a agressões. Sua estrutura cutânea, sinuosa e mal-ventilada torna a estrutura frágil e propensa a infecções. Além disso, a presença de quatro nervos cranianos (trigêmeo, facial, glossofaríngeo e vago) e dois cervicais (C2 e C3) contribui para uma alta sensibilidade dolorosa.

Sintomas como dor de ouvido (otalgia), coceira e sensação de ouvido entupido devem ser considerados e investigados com relação ao início, duração, fatores de melhora e piora, presença de perda auditiva, uso de cotonetes e antecedentes pessoais e familiares. É essencial valorizar e registrar essas informações no prontuário médico, especialmente em exames ocupacionais como o admissional, momento em que indivíduos com comprometimento auditivo podem omitir seus problemas. Destaca-se, no entanto, que a sintomatologia das afecções nessa região é variável. A sintomatologia varia, podendo ser totalmente assintomático, ou referir desde otalgia, sensação de plenitude aural, sendo necessário a otoscopia para afastar presença de rolha de cera ou corpo estranho, otorreia, ou algum grau da inflamação associada.

Casos recorrentes ou queixas persistentes requerem avaliação especializada para um diagnóstico diferencial, incluindo doenças primárias da orelha de origem inflamatória, infecciosa ou ocupacional (traumatismos diretos, perfurações, contusões, hematomas, úlceras ou queimaduras) e doenças secundárias, como dor referida por processos neoplásicos, disfunção da articulação temporomandibular, síndrome de Eagle, problemas dentários, refluxo laringofaríngeo, artrite temporal, neuralgia trigeminal, entre outras.[7] Essa avaliação é particularmente relevante para indivíduos que precisam utilizar protetores auriculares, por conta do risco de agravamento de doenças preexistentes.

A inspeção do pavilhão auricular deve ser realizada com iluminação adequada, utilizando-se fotóforo ou otoscópio que permita observar a forma, o tamanho e a coloração da pele do meato acústico externo, além de identificar malformações, edema, abaulamento, secreção, hiperemia, hematoma, presença de sangue, cerume, vesículas, descamação, corpos estranhos, ulceração, escoriações, tumorações benignas ou malignas, cicatrizes, fístulas ou cistos pré-auriculares. Rolhas de cerume são a patologia mais frequente na área ocupacional. Muitas vezes, o cerume é "empurrado" para o terço medial (ósseo) como consequência do uso inadequado de alguns EPI e do cotonete. Quando presente no terço distal, o cerume não deve ser removido, porque tem função de proteção.

O pavilhão auricular é a estrutura mais exposta e, portanto, fica mais suscetível a traumatismos, como contusão, laceração, mordedura ou abrasão. A depender da gravidade, essas lesões podem deixar como sequelas deformidades no pavilhão. A manipulação e a tentativa de remoção do cerume ou de corpos estranhos, que podem ser objetos inertes (pedaços de papel, isopor, plástico, fragmentos de protetores auriculares de inserção, grãos) ou animados (baratas e mosquitos) também podem gerar escoriações. O oto-hematoma ocorre por sangramento no espaço subpericondral, normalmente de origem traumática, é comum nos indivíduos que praticam esportes de contato, como artes marciais e boxe, ou em vítimas de acidentes. Pode ocorrer também queloide (comum no pavilhão auricular e lóbulo decorrente de traumas, uso de brincos e piercing), osteoma ou exostose de conduto auditivo externo, e hematoma espontâneo – apesar de raro –, principalmente em usuários de anticoagulantes. O hematoma pode evoluir com infecção secundária, condrites e abscessos, seguidos de deformidades no longo prazo, em decorrência de necrose e posteriores fibrose e retração cartilaginosa.

Outras ocorrências que podem afetar a região são eczema, psoríase seborreica, neurodermatites e outras inflamações e doenças da pele, como complicações pela presença de água em decorrência da natação, umidade e temperatura elevada, irritantes (sabonetes, shampoo, etc.), uso de adereços/jóias, loções ou produtos de limpeza, tampões ou moldes de aparelhos ou inclusive o uso do EPI tipo plug, radiação pela quimioterapia, otite média purulenta, cirurgia previa do CAE. As condições dermatológicas mais comumente envolvidas na otite externa eczematosa incluem dermatite atópica, alérgica ou de contato lesões císticas de glândulas sudoríparas, cisto dermoide, mílio, ceratose folicular e outras.

A patogênese da otite externa é multifatorial. Alguns fatores são importantes para se determinar a presença do nexo ocupacional, entre eles possíveis diagnósticos diferenciais e contraindicações à realização dos exames audiométricos e ao uso de EPI, como características anatômicas (p. ex., estenoses, exostoses e presença de pelos) ou doenças sistêmicas (p. ex., distúrbios metabólicos, diabetes *mellitus* e imunossupressão).

Nos casos de lesões persistentes ou recorrentes, isoladas ou não, que mudam suas características, formato, coloração e espessura, há necessidade de realizar o diagnóstico diferencial. Deve incluir as diferentes formas de otite externa aguda (difusa e localizada), otite externa crônica, otite externa maligna (necrosante), otomicose, otite herpética, otite associada à radiação ionizante, pericondrite, erisipela, otomicose, herpes-zóster oticus, otite externa bolhosa hemorrágica, eczema, colesteatoma ou carcinoma envolvendo o meato acústico externo, malformações (atrésicas ou com agenesia total do meato acústico externo, quase sempre associada a microtia ou hipoplasia) e corpos estranhos. Os bloqueios do meato acústico externo podem resultar em perdas auditivas condutivas.

No ambiente de trabalho, é fundamental fornecer orientações adequadas sobre o uso correto dos protetores auriculares. Os trabalhadores devem receber treinamento sobre a colocação e o ajuste adequados desses dispositivos, a fim de garantir que eles se encaixem corretamente no meato acústico externo, formando uma vedação eficaz. Além disso, é importante incentivar a higiene regular dos protetores auriculares, pois o acúmulo de sujidade e umidade pode favorecer a proliferação de infecções e irritações na orelha externa. O uso adequado dos protetores auriculares, juntamente com a manutenção da higiene auricular, podem contribuir significativamente para a prevenção de afecções na orelha externa relacionadas ao trabalho.[8]

Em conclusão, é crucial que os profissionais de Saúde do Trabalhador, Medicina do Trabalho e Otorrinolaringologia estejam atentos às afecções da orelha externa, especialmente em trabalhadores usuários de EPI. A correta avaliação e o registro das queixas, juntamente com a identificação e o manejo adequado das patologias relacionadas à orelha externa, contribuem para a prevenção de danos, a promoção da saúde auditiva e o bem-estar dos trabalhadores. [9]

Perda auditiva induzida por níveis de pressão sonora elevados

A perda auditiva induzida pelo ruído, diferentemente do trauma acústico, ocorre como uma diminuição gradual da acuidade auditiva, decorrente da exposição continuada a níveis de pressão sonora elevados. Assim, sua denominação correta é perda auditiva induzida por níveis de pressão sonora elevados (PAINPSE).

Por ser uma doença evitável, passiva de prevenção, é importante que seu diagnóstico seja feito precocemente, a partir de avaliações auditivas periódicas nos exames ocupacionais. As medidas de proteção devem ser instituídas para evitar desencadeamento ou agravamento do quadro nos trabalhadores expostos a níveis de pressão sonora elevados, assim como monitoradas pela equipe médica e de Segurança do Trabalho.

O trauma acústico, por outro lado, gera perda súbita da acuidade auditiva em decorrência de uma única exposição a pressão sonora intensa.

Legislação

O Comitê Nacional do Ruído e Conservação Auditiva, órgão interdisciplinar, constituído por representantes da Associação Nacional de Medicina do Trabalho (ANAMT), da Sociedade Brasileira de Acústica (SOBRAC), da Sociedade Brasileira de Fonoaudiologia (SBFa), da Sociedade Brasileira de Otologia (SBO) e da Associação Brasileira de Otorrinolaringologia e Cirurgia Cervicofacial (ABORLCCF), emitiu seis boletins no período de 1993 a 1999 que deram o direcionamento técnico e científico para a normatização da perda auditiva induzida pelo ruído no âmbito da saúde do trabalhador no Brasil, que envolve as legislações trabalhista e previdenciária.

As diretrizes e parâmetros mínimos para a avaliação e o acompanhamento da audição em trabalhadores expostos a níveis de pressão sonora elevados foi publicada por meio de Portaria da Secretaria de Segurança e Saúde no Trabalho em 1998 e consiste no Anexo I do Programa de Controle Médico de Saúde Ocupacional (PCMSO) descrito na Norma Regulamentadora nº 7 (NR-7), para o cumprimento da Consolidação das Leis do Trabalho (CLT). Esse documento é considerado referência nacional para a abordagem das perdas auditivas dos trabalhadores.

A Ordem de Serviço do Instituto Nacional do Seguro Social (INSS) nº 608, de 19 de agosto de 1998, instituiu a atualização clínica da perda auditiva induzida por ruído ocupacional (PAIRO) em sua Seção I e a Norma Técnica de Avaliação da Incapacidade Laborativa em sua Seção II para instrução da perícia da previdência.

O Decreto nº 3048, de 6 de maio de 1999, regulamento da Previdência Social, incluiu a ruído acima dos limites de tolerância (superiores a 85 dB) como agente físico patogênico para a orelha. O Anexo II incluiu os efeitos do ruído sobre a orelha interna como perda da audição provocada pelo ruído e trauma acústico, com o código H83.3 da CID-10, na lista das doenças da orelha relacionadas ao trabalho.

Por sua vez, a Portaria MS nº 777, de 28 de abril de 2004, incluiu a perda auditiva induzida por ruído (PAIR) como agravo à saúde do trabalhador de notificação compulsória no Sistema de Informação de Agravos de Notificação (SINAN). Depois, em 2017, ela foi incluída também na Lista Nacional de Doenças de Notificação Compulsória (Portaria de Consolidação nº 4, de 28 de setembro de 2017).

Em 2022, a NR-7 foi atualizada e as diretrizes para o controle ocupacional da exposição a níveis de pressão sonora elevados incorporaram o registro e o controle da condição auditiva, com o objetivo de prevenir a perda auditiva induzida por níveis de pressão sonora elevados.

A funcionalidade e a incapacidade associadas aos estados de saúde foram definidas em 2001 pela Organização Mundial da Saúde (OMS), por meio dos critérios da Classificação Internacional de Funcionalidade, Incapacidade e Saúde (CIF).[10] Os estados de saúde (doenças, perturbações, lesões etc.) continuam orientados pela 10ª edição da Classificação Internacional de Doenças (CID-10), embora sua 11ª versão já esteja aprovada e com implementação em curso.

Para ser considerada uma pessoa com deficiência (PcD) para fins de atendimento dos critérios para inclusão pela chamada "Lei de Cotas" e fazer jus a vagas em concursos públicos, a perda auditiva deve ser bilateral, parcial ou total, acima de 41 dB, aferida por audiograma nas frequências de 500, 1.000, 2.000 e 3.000 Hz.

Epidemiologia

De acordo com o relatório do *Global Burden of Disease* de 2019, estima-se que cerca de 1,57 bilhão de pessoas no mundo (aproximadamente 20,3% da população mundial) sofram de algum tipo de perda auditiva. Desse grupo, 62% têm mais de 50 anos de idade.

A prevalência de perda auditiva induzida por níveis de pressão sonora elevados varia consideravelmente entre diferentes populações e faixas etárias. Nos países em desenvolvimento, a exposição ao ruído ocupacional e urbano aumenta o risco desse acometimento; no entanto, a falta de acesso aos serviços de saúde e triagem resulta em um alto número de casos não detectados ou não notificados. De acordo com a OMS,[11] mais de 1 bilhão de pessoas entre 12 e 35 anos de idade correm o risco de perder a audição em decorrência de exposição prolongada e excessiva a música alta e outros sons recreativos. Cerca de 40% das pessoas nessa faixa etária podem estar expostas a níveis de som potencialmente prejudiciais em locais de entretenimento. O relatório mundial da OMS sobre audição informa que, até 2050, estima-se que uma em cada quatro pessoas terá perda auditiva. Nos Estados Unidos, estima-se que todos os anos cerca de 22 milhões de trabalhadores estão expostos a níveis elevados de ruído.[12] No Brasil, os dados epidemiológicos sobre perda auditiva induzida por níveis de pressão sonora elevados são escassos. Apesar de ser considerado um agravo relacionado ao trabalho de notificação compulsória, nem todos os casos são notificados, o que impede uma visão epidemiológica completa da situação. Estima-se, no entanto, que cerca de 25% dos trabalhadores expostos sofram algum grau de perda auditiva por causa dos altos níveis de pressão sonora. Além disso, tem sido observado um aumento na ocorrência de zumbido e perda auditiva na população jovem, principalmente associado à exposição prolongada a sons altos de brinquedos barulhentos e jogos, ao uso de fones de ouvido e telefones celulares, e aos sons altos em ambientes recreativos.

Conceito de ruído[a]

Define-se ruído como um som sem interesse ou desagradável para quem ouve. Está presente em todos os ambientes, pois não há silêncio absoluto na natureza. Desde o nascimento, estamos expostos a risco de lesão coclear em decorrência dos ruídos das incubadoras e aspiradores nos berçários; avançando para exposições a ruídos emitidos por brinquedos eletrônicos, aparelhos e caixas de som, fones de ouvido, no lazer, no trânsito e vários outros ambientes.

Em conversação coloquial, a intensidade da fala oscila entre 40 e 60 dB e ruídos de fundo acima de 35 dB interferem na inteligibilidade da fala, conforme mostrado no Quadro 28.1.

A exposição ao ruído no ambiente de trabalho deve ser avaliada pelo empregador, utilizando os Serviços Especializados em Engenharia de Segurança e em Medicina do Trabalho (SESMT) ou serviços semelhantes, contratados ou não. Para fins de pagamento de adicional de insalubridade, o nível e o tempo de exposição ao ruído nos ambientes de trabalho são apresentados na forma de limites de tolerância, conforme consta

a Ver Capítulo 12.

Quadro 28.1. Níveis de pressão sonora em diferentes situações cotidianas

Situação	Pressão sonora (dB)
Escritórios	60 a 65
Ruas	85 a 95
Aspirador de pó	90
Brinquedos eletrônicos	119
Dispositivos portáteis de música (*smartphones* e similares)	Até 120
Danceterias e similares	105 a 115
Show ao vivo (banda de *rock*, outras)	102 a 116
Buzinas de carro	110
Motocicleta	120
Decolagem de avião	150
Tiro de revólver	150

Fonte: elaborado pelos autores.

no Anexo I da NR-15.[27] A dosimetria avalia a dose de exposição de um indivíduo ou grupo de exposição similar. Dados sobre exposição ao ruído devem ser devidamente comunicados aos trabalhadores e registrados adequadamente em documentos do Programa de Gerenciamento de Risco (PGR) e no Laudo Técnico de Condições Ambientais do Trabalho (LTCAT).

Características da perda auditiva induzida por níveis de pressão sonora elevados

Considerando-se o Boletim nº 1 do Comitê Nacional de Ruído e Conservação Auditiva, devem ser observados os seguintes critérios para reconhecimento da perda auditiva induzida por níveis de pressão sonora elevados:

1. Perda auditiva neurossensorial em razão do dano causado às células do órgão de Corti.
2. Lesão irreversível e quase sempre bilateral, com traçados audiométricos similares.
3. Progressão gradual com o tempo de exposição: inicialmente, acomete os limiares auditivos em uma ou mais frequências da faixa de 3 a 6 kHz (Figura 28.2); com o agravamento da lesão, estende-se às frequências mais baixas e mais altas, 0,25, 0,5, 1, 2 e 8 kHz, que poderão levar mais tempo para serem afetadas. (Figura 28.3). Uma vez cessada a exposição, não há mais progressão da perda auditiva. Raramente, leva a perda auditiva profunda, pois não costuma ultrapassar os 40 dB nas frequências baixas e médias e os 75 dB nas frequências altas.

Por se tratar de uma doença predominantemente coclear, a pessoa com perda auditiva pode apresentar intolerância a sons intensos e zumbidos, além de ter comprometida a inteligibilidade da fala, com prejuízo do processo de comunicação. Sua ocorrência é influenciada principalmente pelos seguintes fatores: características físicas do ruído (tipo, espectro e nível de pressão sonora), tempo de exposição e fatores genéticos (suscetibilidade individual). Geralmente, atinge o nível máximo para as frequências de 3, 4 e 6 kHz nos primeiros 10 a 15 anos de exposição, sob condições estáveis de ruído. Com o passar do tempo, a progressão da lesão torna-se mais lenta. A condição não torna a orelha mais sensível a futuras exposições. Deve-se lembrar, no entanto, que a perda auditiva pode acarretar ao trabalhador alterações funcionais e psicossociais capazes de comprometer sua qualidade de vida.

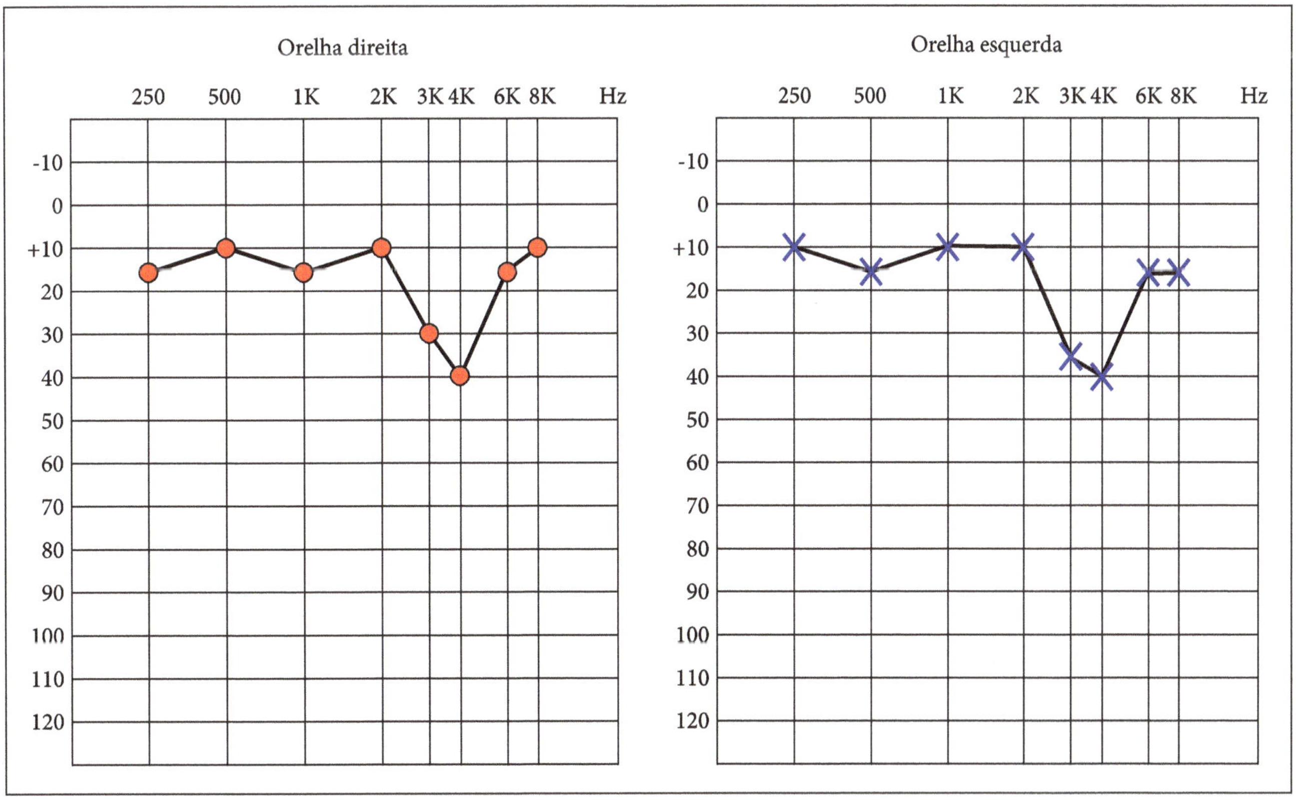

Figura 28.2. Traçado característico de perda auditiva induzida por níveis de pressão sonora elevados (PAINPSE).

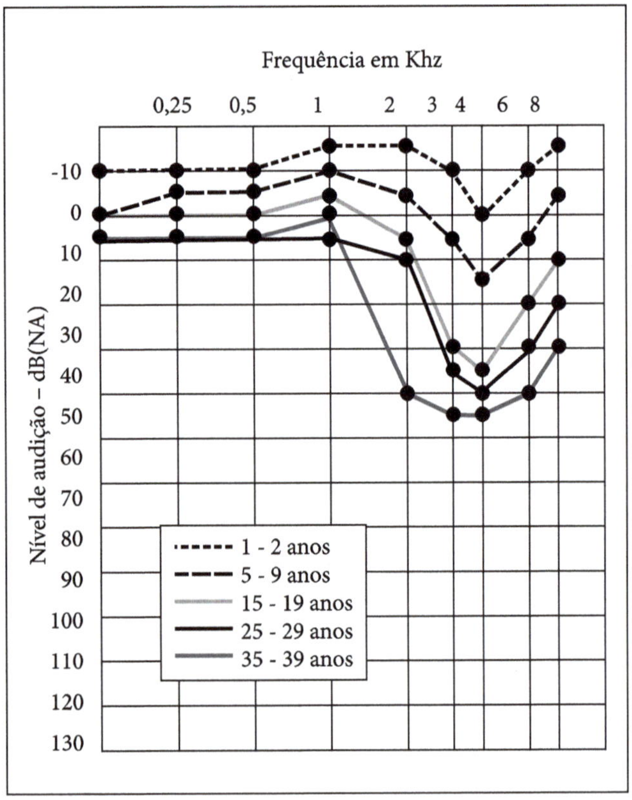

Figura 28.3. Evolução dos limiares auditivos pelo tempo de exposição acumulado.

Fonte: Adaptada de Bruel e Kjaer.

O diagnóstico nosológico de perda auditiva só pode ser estabelecido por meio de um conjunto de procedimentos que envolvam anamnese clínica e ocupacional, exame físico, avaliação audiológica e, se necessário, exames complementares. A condição pode ser agravada pela exposição simultânea a outros agentes, como produtos químicos e vibrações. É importante destacar, ainda, que a doença é evitável.

Etiopatogenia

A exposição ao ruído resulta em perda auditiva neurossensorial por causar lesão coclear e comprometer as estruturas vasculares, celulares e neurais. As características do ruído, como tipo, nível de intensidade, tempo de duração da exposição e número de exposições, têm diferentes efeitos sobre a orelha interna. Podem ser observados desde um efeito adaptativo ou fadiga auditiva, perda auditiva temporária (*temporary threshold shift* [TTS]), perda permanente (*permanent threshold shift* [PTS]) e trauma acústico.

Durante décadas, a pesquisa sobre perda auditiva permanente induzida por ruído se concentrou na morte de células ciliadas sensoriais e nas elevações de limiar associadas. Trabalhos recentes mostraram que, na verdade, os neurônios cocleares são mais vulneráveis ao ruído. Mesmo após exposições que causam uma elevação temporária do limiar e nenhuma perda de células ciliadas, ocorre uma perda rápida e irreversível das conexões sinápticas entre os neurônios cocleares e as células ciliadas, seguida por lenta degeneração dos corpos celulares do nervo coclear e dos axônios centrais. Embora essa neuropatia induzida por ruído não afete o audiograma, ela provavelmente reduz o desempenho em tarefas auditivas mais complexas, como a discriminação da fala no ruído.[13]

Por sua vez, um estímulo intenso e de longa duração promove uma diminuição da sensibilidade auditiva chamada de adaptação per-estimulatória. Esse fenômeno não ocorre com a estimulação intermitente porque, neste caso, há a recuperação neural nos intervalos de silêncio.

A estimulação sonora prolongada acarreta uma diminuição da resposta auditiva percebida após a interrupção do estímulo, chamada de fadiga pós-estimulatória. A funcionalidade pode ser restabelecida por um processo de recuperação funcional, por isso a fadiga auditiva pode ser considerada uma perda temporária da sensibilidade auditiva.

Na perda auditiva temporária, ocorre mudança do limiar auditivo por um período curto de tempo, em decorrência de alterações cocleares temporárias de naturezas metabólica, vascular, química (queda dos níveis de K^+ e fechamento temporário dos canais iônicos na transdução mecanoelétrica), discretas deformações de células de sustentação, diminuição da rigidez dos estereocílios e diminuição do contato dos cílios das células ciliadas externas com a membrana tectórica. Nesses casos, é possível encontrar reduções significativas dos níveis das emissões otoacústicas e alteração no traçado audiométrico, que são normalizadas depois de algumas horas ou dias após a cessação da exposição ao ruído intenso.

Na perda auditiva permanente, por outro lado, a mudança dos limiares auditivos é permanente, em decorrência de lesão coclear, deformação de células ciliadas e de sustentação, alterações mecânicas dos estereocílios, degeneração de fibras nervosas aferentes, alterações vasculares e alterações estruturais das células ciliadas externas, que resultam em desarranjo celular de padrão W ou V.

Ao que parece, portanto, perdas auditivas temporárias e permanentes são produzidas por mecanismos diferentes. A ocorrência de perda temporária não resulta, necessariamente, no desenvolvimento de uma perda permanente; mas um ruído capaz de induzir perda auditiva temporária em exposição de curto período provavelmente poderá produzir uma perda auditiva permanente se a exposição for de longo prazo. Assim, a perda auditiva temporária pode ser considerada um sinal de alerta para uma perda permanente.

As teorias atuais do dano metabólico estão centradas na formação de radicais livres ou espécies reativas de oxigênio (ERO) e na excitotoxicidade do glutamato, ocorridas pela estimulação excessiva do ruído seguida pela ativação de vias de sinalização que levam à morte celular. As espécies reativas de oxigênio surgem imediatamente após a exposição ao ruído e persistem por 7 a 10 dias, espalhando-se da extremidade basal do órgão de Corti até o ápice, o que amplia a área de necrose e apoptose.

A exposição ao ruído também pode causar um aumento de cálcio livre (Ca^{2+}) nas células ciliadas externas, imediatamente após a superestimulação, tanto pela entrada pelos canais iônicos quanto pela liberação das reservas intracelulares. A sobrecarga de Ca^{2+} também pode desencadear morte celular apoptótica e necrótica, independentemente da formação de espécies reativas de oxigênio.

Danos graves induzidos por ruído na orelha interna levam à degeneração das fibras nervosas auditivas, reduzindo a entrada neural no núcleo coclear (CN). Paradoxalmente, isso leva a um aumento significativo da atividade espontânea no núcleo coclear e a alterações na neurotransmissão glutamatérgica ou GABAérgica, ou na neuroinflamação, associada a zumbido, hiperacusia e dor de orelha (dor neuropática).

Estudos recentes têm mostrado que ocorrem respostas inflamatórias na orelha interna (ligamento espiral, estria vascular e neurônios do gânglio espiral), em decorrência da super-estimulação pelo ruído. Entre as diversas citocinas detectadas, a interleucina-1-beta (IL-1) e a interleucina-6 (IL-6), produzidas pela própria estrutura da cóclea em resposta à exposição ao ruído, podem dar início a uma resposta inflamatória e ter algum papel no mecanismo da lesão coclear induzida pelo ruído.

Na perda auditiva induzida por níveis de pressão sonora elevados, de origem ocupacional, o quadro se torna crônico por causa do efeito cumulativo da exposição continuada a níveis de pressão sonora elevados, durante muitas horas por dia, ao longo de anos. No início, pode acometer apenas um dos lados, com perdas auditivas temporárias que gradualmente evoluem para lesões permanentes e irreversíveis, principalmente na região basal, comprometendo primeiro as frequências mais altas. Se a exposição persistir, as lesões podem se estender para as frequências médias e baixas.

Há evidências de influência de história familiar positiva para perda auditiva na probabilidade de manifestação da perda auditiva e de que a suscetibilidade à perda auditiva possa ser determinada por fatores genéticos.

Fatores interativos

Alguns fatores são capazes de afetar a audição e interagir com o ruído, considerados como de risco ou agravantes, individuais (endógenos e exógenos) e/ou do meio ambiente.

Fatores individuais endógenos

- **Idade:** embora a idade avançada tenha sido relatada como fator de risco para a perda auditiva por ruído, a literatura também relata relação inversa, ou seja, quanto maior for a idade, menor é a suscetibilidade. O que se observa é que a evolução da perda auditiva induzida por níveis de pressão sonora elevados se estabiliza em certo momento, enquanto a perda auditiva progride com o avanço da idade, aumentando a dificuldade de definir o grau da perda que decorre de cada uma dessas etiologias.
- **Sexo:** encontra-se maior ocorrência de perda auditiva nos homens do que nas mulheres; no entanto, não está claro se isso ocorre pelas diferenças biológicas ou apenas como um reflexo dos diferentes estilos de vida e de inserção no mercado de trabalho.
- **Raça/etnia:** uma das particularidades do indivíduo quanto à origem étnica é a cor tanto da pele quanto dos olhos. A quantidade de melanina na íris reflete a quantidade de melanina na cóclea, então a cor dos olhos pode ser um importante marcador da sensibilidade auditiva à exposição ao ruído. Assim, indivíduos de olhos claros (menor quantidade de melanina) são mais suscetíveis à perda auditiva induzida pelo ruído do que os de olhos escuros (maior quantidade de melanina).[14]

- **Condição física:** alterações no ritmo de sono e na alimentação, cansaço, hipertermia e outras situações que provocam desequilíbrio orgânico e funcional podem favorecer a ocorrência e a evolução da perda auditiva induzida por ruído.
- **Estresse:** por conta das alterações fisiológicas que o estresse impõe ao organismo, ele pode agir como fator agravante da perda auditiva induzida por níveis de pressão sonora elevados.
- **Distúrbios metabólicos:** distúrbios metabólicos podem ocorrer em algumas doenças sistêmicas, como nas hormonais, hemáticas, vasculares, autoimunes, reumáticas, inflamatórias e genéticas, assim como alterações na concentração de oxigênio, deficiência de ferro e magnésio e alterações no metabolismo de glicose, cálcio e fósforo. Esses distúrbios podem modificar o processo ativo de transdução do estímulo e predispor ou agravar a perda auditiva, ao interagir com o ruído.

Fatores individuais exógenos

Medicamentos potencialmente ototóxicos: alguns medicamentos podem causar lesão nas células ciliadas externas, com destaque para alguns quimioterápicos (cisplatina), alguns diuréticos (furosemida), alguns antibióticos (gentamicina, estreptomicina, amicacina, tobramicina), alguns analgésicos (ácido acetilsalicílico), anti-inflamatórios não esteroides, antimaláricos (quinino e derivados, como a cloroquina).

- **Tabagismo:** há relatos de que fumantes crônicos com exposição ao ruído ocupacional têm um maior risco de desenvolver perda auditiva permanente nas frequências de 3 kHz a 4 kHz, quando comparados com não fumantes com histórico profissional semelhante. O efeito combinado de tabagismo e ruído, quando associado com doenças cardiovasculares ou com hipertensão arterial e fenômeno de Raynaud ocupacional (vibração mão-braço), pode causar maior risco de perda auditiva do que qualquer um desses fatores isoladamente.
- **Alcoolismo:** existe uma correlação entre o álcool e os limiares auditivos elevados em frequências altas. Sabe-se que com a utilização prolongada do álcool, os distúrbios auditivos podem se tornar mais frequentes e mais intensos.

Fatores ambientais

- **Produtos químicos:**[15] solventes orgânicos e fumos metálicos presentes no ambiente de trabalho podem causar surdez, interagir com o ruído presente e potencializar seus efeitos sobre a audição.
  - Ruído e tolueno, solvente presente em muitos produtos de uso doméstico e industrial, podem potencializar a perda auditiva.
  - Associação contendo xileno, estireno, tricloroetileno e outros solventes pode causar dano à audição e comprometer limiares auditivos em frequências altas, com traçados semelhantes aos da perda auditiva induzida pelo ruído.
  - Ruído e dissulfeto de carbono (CS_2), solvente altamente tóxico para o sistema nervoso central, aumentam a prevalência de perda auditiva neurossensorial agindo nas vias auditivas no nível do tronco encefálico.
  - A interação do ruído com o chumbo pode induzir a neuro-ototoxicidade, principalmente em indivíduos suscetíveis.
  - Há evidências de que a exposição ao manganês em combinação com a exposição ao ruído excessivo resulta em perda de audição.
  - O mercúrio orgânico é um neurotóxico e a associação com o ruído tem mostrado um efeito mais acentuado. Como resultado, mesmo em baixas concentrações esse elemento pode comprometer o órgão de Corti, afetar a região apical no início e evoluir com perdas auditivas maiores e lesão neurológica.
  - Monóxido de carbono e sais de cianeto (cianeto de hidrogênio), mesmo em doses baixas e moderadas, podem potencializar a perda auditiva induzida pelo ruído. O ruído intermitente provoca menos perda de audição que o ruído contínuo de igual intensidade, porém a exposição combinada com monóxido de carbono causa lesão na região basal da cóclea.
- **Vibrações:** a exposição isolada à vibração mão-braço não causa alteração no limiar auditivo de cada frequência testada, mas a combinação de vibração e ruído causa um aumento significativamente maior do que a exposição isolada ao ruído, nas frequências de 4 kHz a 6 kHz.
- **Calor:** a exposição ao calor pode ser um fator de alto risco para a perda auditiva induzida por níveis de pressão sonora elevados. Chen et al. encontraram agravamento de perda auditiva temporária quando esta é desencadeada pela associação de ruído e calor.

- **Radiações ionizantes:** Kozak[16] relata que indivíduos expostos a radiações ionizantes apresentam distúrbios mais acentuados nas estruturas da via auditiva e do tronco encefálico do que aqueles expostos ao ruído isolado. São necessários mais estudos para esclarecer essa correlação.

Outras doenças da orelha (inflamatórias, infecciosas, traumáticas, neoplásicas etc.) que levam à perda auditiva neurossensorial podem ter a exposição ao ruído como fator contributivo para o agravamento dessa perda. Esses casos são considerados como perdas auditivas híbridas ou de causa multifatorial. Deve-se considerar a exposição ao ruído como de alto risco para anacusia unilateral, mesmo que a orelha contralateral seja normal. Perdas auditivas neurossensoriais causadas por outros agentes etiológicos, que não o ruído, costumam comprometer as frequências de 500 Hz a 2.000 Hz.[17]

Fatores de proteção

São considerados fatores de proteção contra o ruído lesivo: hipotermia e aclimatação ao calor, exposição binaural, exposições intermitentes ao ruído, músculos da orelha média em bom funcionamento, otospongiose/otosclerose, exposições prévias imediatas em baixo nível do mesmo ruído, uso adequado de protetores auditivos e controle de ruídos no ambiente profissional e não profissional.

Diagnóstico

O diagnóstico da perda auditiva induzida por níveis de pressão sonora elevados, como o de qualquer outra doença relacionada ao trabalho, deverá ser feito por anamnese clínica ocupacional, exame físico e exames complementares. O nexo causal precisa ser comprovado pela confirmação do tempo de exposição a níveis de pressão sonora elevados. Competem ao otorrinolaringologista o diagnóstico nosológico e diferencial, como também o grau de risco da orelha.

Para estabelecimento do nexo causal, deverá ser observada a Resolução n° 2.323/2022 do Conselho Federal de Medicina (CFM), em seu artigo 2º:

> *Para o estabelecimento do nexo causal entre os transtornos de saúde e as atividades do trabalhador, além da anamnese, do exame clínico presencial (físico e mental), de relatórios e de exames complementares, é dever do médico considerar:*
> *I – A história clínica e ocupacional atual e pregressa, decisiva em qualquer diagnóstico e/ou investigação de nexo causal;*
> *II – O estudo do local de trabalho;*
> *III – O estudo da organização do trabalho;*
> *IV – Os dados epidemiológicos;*
> *V – A literatura científica;*
> *VI – A ocorrência de quadro clínico ou subclínico em trabalhadores expostos a riscos semelhantes;*
> *VII – A identificação de riscos físicos, químicos, biológicos, mecânicos, estressantes e outros;*
> *VIII – O depoimento e a experiência dos trabalhadores;*
> *IX – Os conhecimentos e as práticas de outras disciplinas e de seus profissionais, sejam ou não da área da saúde.*
> *Para o diagnóstico conclusivo, deve-se considerar o diagnóstico diferencial feito com a colaboração de médico especialista. A definição de aptidão para a função ou atividade deve ser atribuição do médico do trabalho responsável pelo Programa de Controle Médico de Saúde Ocupacional.*

Anamnese clínica

A anamnese deve ser completa, envolvendo: queixa principal, história da doença atual, interrogatório sobre vários sistemas, antecedentes pessoais e familiares, hábitos pessoais e história ocupacional atual e pregressa. O comportamento do paciente durante a consulta deve ser avaliado considerando-se sua cognição e a maneira de falar e de ouvir como dados na análise do caso.

A queixa principal deve ser bem caracterizada. São dados importantes: início dos sintomas, evolução, situações de piora, tratamentos realizados e sintomas não auditivos. No início, o quadro clínico pode ser pobre e os sintomas auditivos podem passar despercebidos, pois nem sempre aparecem proporcionalmente ao agravamento da doença. Os sintomas auditivos associados a esse quadro são sensação de audição abafada, sensação de plenitude, diminuição da audição, zumbido, dificuldade de entender a fala (principalmente em ambiente ruidoso), afirmações como "eu escuto e não entendo" e dificuldade de localização da fonte sonora.

Além deles, podem ocorrer também sintomas extra-auditivos, a depender de como cada indivíduo sente e interpreta a presença do ruído e o tem como um fator estressante. O estresse depende, portanto, da relação entre a pessoa e o ambiente. Em alguns casos, esse estresse pode desestabilizar o bem-estar e desencadear uma série de distúrbios psicológicos, transtornos do comportamento (isolamento social), distúrbios do sono (insônia, sonolência, irritabilidade, cansaço, diminuição da memória etc.), distúrbios digestivos (dores abdominais, gastrites e úlcera), distúrbios cardiovasculares (hipertensão arterial) e transtornos hormonais. Apesar dessa gama de fatores associados, não é possível atribuí-los diretamente à perda auditiva.

Entre os antecedentes pessoais, devem ser considerados internações prolongadas (complicações cirúrgicas, meningite), uso de medicamentos ototóxicos, barotraumas, história de infecção ou cirurgia otorrinolaringológica, trauma acústico (exposição a explosões, fogos de artifício, uso de arma de fogo), história de traumatismo cranioencefálico, doenças sistêmicas que podem afetar a audição, como doenças da infância (caxumba, sarampo), cardiovasculares, neurológicas, hormonais, nefrológica, reumatológica e osteomusculares com comprometimento da coluna cervical e da articulação temporomandibular. Também devem ser questionados os hábitos alimentares, alcoolismo, tabagismo, atividades extralaborais e o hábito de escutar música com fone de inserção. É importante identificar, ainda, antecedentes familiares como história de surdez na família e de outras afecções capazes de gerar perdas auditivas ou de aumentar a suscetibilidade à exposição ao ruído.

Na anamnese ocupacional, devem ser considerados a função exercida e o período nos empregos anteriores e atual, bem como a exposição a agentes físicos, químicos e biológicos, e o uso de EPI.

Exame físico

Além do exame físico geral (peso, altura, frequência cardíaca e aferição da pressão arterial), realiza-se exame otorrinolaringológico completo. Na perda auditiva induzida por níveis de pressão sonora elevados, em geral o meato acústico externo e a membrana timpânica encontram-se dentro dos padrões da normalidade.

O uso dos diapasões (acumetria) é importante nessa avaliação auditiva, em especial para a diferenciação entre perdas auditivas neurossensoriais e condutivas. Os resultados dessa avaliação são imediatos, possibilitando a comparação e a confirmação com os resultados da audiometria. Os diapasões mais utilizados são os de 256 Hz, 512 Hz e 1.024 Hz e os testes mais utilizados na prática clínica são Weber e Rinne.

Audiometria tonal

A audiometria tonal (via aérea e óssea) deve ser realizada com o objetivo de confirmar os limiares tonais encontrados nos exames audiométricos ocupacionais. Esse exame deve ser a base da avaliação auditiva na investigação dos diagnósticos nosológico e diferencial.

Audiometria tonal ocupacional

O exame audiométrico ocupacional tem por finalidades a detecção precoce de perdas auditivas; o monitoramento da audição dos trabalhadores expostos ao ruído, com risco de desenvolver a perda auditiva induzida por níveis de pressão sonora elevados, e o planejamento da prevenção. Esses exames ocupacionais devem ser realizados, no mínimo, no momento da admissão, anualmente a partir de então e na demissão. No caso de demissão, pode ser aceito exame audiométrico realizado até 120 dias antes da data de finalização do contrato de trabalho. O intervalo entre os exames audiométricos pode ser reduzido a critério do médico do trabalho responsável pelo Programa de Controle Médico de Saúde Ocupacional.

Realizam-se os exames, sempre, pela via aérea nas frequências de 250 Hz, 500 Hz, 1.000 Hz, 2.000 Hz, 3.000 Hz, 4.000 Hz, 6.000 Hz e 8.000 Hz. Caso seja detectada alteração no teste pela via aérea ou se o profissional responsável pela execução do exame julgar necessário, esses testes devem ser complementados pela pesquisa da via óssea nas frequências de 500 Hz, 1.000 Hz, 2.000 Hz, 3.000 Hz e 4.000 Hz, além da pesquisa dos limiares de reconhecimento de fala (LRF).

O exame audiométrico deve ser executado por médico ou fonoaudiólogo, conforme resoluções dos respectivos conselhos federais profissionais. Há, ainda, condições específicas para sua realização. O trabalhador deve estar em repouso acústico de, no mínimo, 14 horas, para evitar que a perda auditiva temporária falseie o resultado.

A cabina audiométrica onde o exame é feito deve ter níveis de pressão sonora inferiores aos níveis máximos permitidos, de acordo com a norma técnica ISO 8253-1.

O audiômetro deve ser submetido a procedimentos de verificação e controle periódico do seu funcionamento, incluindo aferição acústica anual e calibração acústica, sempre que a aferição acústica indicar alteração; ou quando houver recomendação de prazo pelo fabricante e/ou a cada cinco anos, se não houver indicação do fabricante. Os resultados desses procedimentos são registrados no certificado de aferição e/ou calibração que acompanha o equipamento. Uma aferição biológica também deve preceder a realização dos exames audiométricos.

O resultado do teste audiométrico para fins ocupacionais deve conter, no mínimo: nome, idade, CPF e função do empregado; razão social da organização e CNPJ ou CPF; tempo de repouso auditivo cumprido para a realização do exame; nome do fabricante, modelo e data da última aferição acústica do audiômetro; traçado audiométrico e símbolos, conforme indicado na NR-7; nome, número de registro no conselho regional e assinatura do profissional responsável pelo exame audiométrico. Na prática clínica, também se sugere a identificação com documento que tenha foto recente e a solicitação da assinatura do trabalhador na folha de audiometria.

✓ *Interpretação das audiometrias*[18]

Os exames audiométricos admissionais e sequenciais têm por objetivo comparar a evolução dos limiares auditivos medidos pela diferença entre as médias aritméticas no grupo de frequências de 500 Hz, 1.000 Hz e 2.000 Hz, ou no grupo de frequências de 3.000 Hz, 4.000 Hz e 6.000 Hz, conforme o Anexo II da NR-7. Não há referência a uma classificação por grau para o acompanhamento das perdas auditivas ou definição de incapacidades.

São considerados dentro dos limites aceitáveis os limiares auditivos menores ou iguais a 25 dB em todas as frequências examinadas, e sugestivos de perda auditiva induzida por níveis de pressão sonora elevados, os limiares auditivos acima de 25 dB nas frequências de 3.000 Hz, 4.000 Hz e/ou 6.000 Hz, bem como limiares mais elevados do que nas outras frequências testadas, comprometidas ou não, tanto no teste da via aérea quanto da via óssea, em um ou ambos os lados.

A análise da comparação do audiograma sequencial com o de referência considera evolução da perda auditiva ou possibilidade de desencadeamento quando se preenche um dos seguintes critérios:

- Diferença entre as médias aritméticas dos limiares auditivos no grupo de frequências de 3.000 Hz, 4.000 Hz e 6.000 Hz iguala ou ultrapassa 10 dB.
- Piora em pelo menos uma das frequências de 3.000 Hz, 4.000 Hz ou 6.000 Hz que iguale ou ultrapasse 15 dB.

São considerados sugestivos de agravamento da perda auditiva os casos já confirmados em exame audiométrico de referência que, na comparação com o exame audiométrico sequencial, mostram uma evolução dentro dos seguintes critérios:

- Diferença entre as médias aritméticas dos limiares auditivos no grupo de frequências de 500 Hz, 1.000 Hz e 2.000 Hz, ou no grupo de frequências de 3.000 Hz, 4.000 Hz e 6.000 Hz igual ou maior do que 10 dB.
- Piora em uma frequência isolada que iguale ou ultrapasse 15 dB.

É considerado como exame de referência o primeiro exame, que deve permanecer até o momento em que algum dos exames audiométricos sequenciais apresentar alteração de acordo com os critérios mencionados. O primeiro exame alterado será considerado, então, o novo exame de referência.

Sempre que um exame de audiometria ocupacional estiver alterado, deve-se realizar um exame de reteste para confirmação dos limiares auditivos. Todos os exames devem ser arquivados e constituem o histórico evolutivo da audição do trabalhador.

Logoaudiometria

A logoaudiometria é uma importante ferramenta na avaliação das habilidades auditivas para a fala, no topodiagnóstico, na simulação e na confirmação dos limiares tonais.

O limiar de reconhecimento de fala (LRF) ou *speech recognition threshold* (SRT) é útil na confirmação dos limiares tonais. Sempre que seu valor estiver em desacordo, acima ou abaixo da média das três frequências, é indicada uma nova pesquisa dos limiares tonais.

O índice de reconhecimento da fala (IRF), por sua vez, analisa a habilidade do indivíduo para detectar, entender e repetir corretamente uma lista de palavras, monossílabos, dissílabos e trissílabos, apresentadas em nível de intensidade fixa e confortável, normalmente em torno de 40 dB acima do limiar de reconhecimento de fala. Seus resultados são expressos em porcentagem, de 0% a 100%. Consideram-se acertos de 90% a 100% como limites normais; variações de 60% a 88%, sugestivas de lesões cocleares; e abaixo de 60%, há a possibilidade de lesões retrococleares.

Exames complementares para o diagnóstico diferencial

Imitanciometria

A imitanciometria constitui-se em um exame objetivo não invasivo, cuja realização é imprescindível para a avaliação do comprometimento funcional da orelha média. Ela auxilia no diagnóstico diferencial das perdas auditivas condutivas, por meio da avaliação da integridade do conjunto tímpano-ossicular e das vias aferentes e eferentes (arco reflexo estapédio-coclear), realizando a detecção do limiar do reflexo do músculo do estribo.

A presença do reflexo do músculo do estribo dentro dos limites normais (70 dB a 90 dB) em paciente com surdez grave pode sugerir simulação ou surdez psicogênica. O intervalo entre o nível tonal e o nível do reflexo encurtado (menor que 60 dB) indica a presença de recrutamento, um sinal de lesão coclear.

Emissões otoacústicas

O exame das emissões otoacústicas evocadas (EOA) avalia a integridade das células ciliadas externas. Ele assume importante contribuição na identificação precoce de alterações auditivas, por lesões cocleares iniciais, provocadas pela exposição ao ruído e ainda não detectadas na audiometria tonal. A pesquisa de emissões otoacústicas evocadas transientes ocorre na faixa de frequências entre 1.000 Hz e 4.000 Hz. Elas podem estar presentes mesmo se houver alterações de células ciliadas externas na porção basal, em frequência mais alta. Trata-se de exame objetivo com especificidade de frequência, importante na avaliação da perda auditiva induzida pelo ruído; porém não tem, ainda, uma padronização de aplicação.

Audiometria de tronco encefálico ou potencial evocado auditivo de tronco encefálico

A audiometria de tronco encefálico (BERA) ou potencial evocado auditivo de tronco encefálico (PEATE) é um exame objetivo que pode ser realizado sem anestesia ou sedações. Ele permite avaliar a atividade eletrofisiológica do sistema auditivo, desde o receptor periférico até o tronco encefálico, assim como o limiar eletrofisiológico. Doenças cocleares ou retrococleares que induzem às alterações auditivas podem ser detectadas a partir das alterações na condutibilidade do potencial evocado auditivo até o tronco encefálico, seja como consequência de tumores, como o schwannoma do VIII par craniano ou doenças neurológicas desmielinizantes ou compressivas. Esse exame assume importância relevante nas perdas auditivas unilaterais e, muitas vezes, reforça a necessidade de pesquisa complementar com exame de imagem.

Os limiares eletrofisiológicos não medem a audição, mas fenômenos neurofisiológicos altamente correlacionados com a audição, que envolvem interações neuropsicológicas não detectáveis pelos atuais métodos de avaliação eletrofisiológica. O *auditory steady-state response* ou respostas auditivas estado-estável foi proposto como mais uma alternativa para audiometria objetiva de frequência específica. Nele, utilizam-se como estímulos tons de frequência modulada em amplitude, limitados às frequências de 500 Hz, 1.000 Hz, 2.000 Hz e 4.000 Hz. Em contrapartida, ele pode ser utilizado no diagnóstico objetivo da perda auditiva relacionada ao trabalho. É um exame também demorado e ainda pouco utilizado no Brasil.

Diagnóstico diferencial

O diagnóstico diferencial deve ser feito principalmente com as doenças que apresentam traçado audiométrico neurossensorial com características semelhantes à perda auditiva induzida por níveis de pressão sonora elevados. A investigação complementar pode incluir avaliação auditiva completa, com audiometria tonal, vocal e imitanciometria. Se necessário, também devem ser incluídos emissões otoacústicas evocadas, audiometria de tronco encefálico, exame otoneurológico, exames laboratoriais e de imagem, tomografia computadorizada e ressonância magnética.

Nos casos de simuladores, os exames devem ser repetidos e os resultados serão confirmados com exames objetivos.

Os fatores individuais detectados e a possibilidade de múltiplas causas não implicam a desconsideração de fatores de riscos ambientais. O Quadro 28.2 apresenta um resumo das classificações das perdas auditivas.

Repercussões da perda auditiva induzida por níveis de pressão sonora elevados

À medida que evolui, a perda auditiva induzida por níveis de pressão sonora elevados pode afetar a percepção da fala, resultando em dificuldade auditiva e prejuízo às habilidades de comunicação. A fala é composta por uma mistura de sons complexos que abrangem a faixa de 400 Hz a 4.000 Hz, concentrando sua maior energia entre 500 e 2.000 Hz. Na verdade, cerca de 95% da energia da fala se encontra entre 125 Hz e 1.000 Hz, região em que ocorre melhor percepção das vogais; e 60% da inteligibilidade da fala está entre 1.000 Hz e 8.000 Hz, região onde ocorre a percepção da maioria das consoantes. Na perda auditiva induzida por níveis de pressão sonora elevados, ocorre predominantemente o entalhe audiométrico nas frequências de 3.000 Hz,

Quadro 28.2. Classificação de perdas auditivas com relação à etiologia

Doenças do sistema auditivo	• Displasias congênitas de manifestação tardia • Doença de Ménière (de caráter flutuante) • Fístulas labirínticas • Otites adesivas • Otospongiose/otosclerose • Presbiacusia • Schwannomas vestibulares • Surdez neurossensorial familiar progressiva • Tumores glômicos
Doenças sistêmicas	• Diabetes *mellitus* • Distúrbios renais (síndrome de Alport) • Distúrbios vasculares • Doenças autoimunes • Tireoidopatias
Traumáticas	• Barotrauma • Iatrogênicas (pós-operatório de cirurgias otológicas) • Radiação • Traumatismo cranioencefálico (TCE) • Trauma acústico
Infecciosas	• Meningite, meningoencefalopatias e encefalites • Gripe • Herpes-zóster com ou sem paralisia facial • Infecção pelo vírus da imunodeficiência humana (HIV) • Lues • Parotidite epidêmica (caxumba) • Sequela da otite por sarampo ou escarlatina • Toxoplasmose
Ototóxicos	• Aminoglicosídeos (no início, ocorre em frequências altas) • Diuréticos de alça (ácido etacrínico e furosemida) • Salicilatos • Anestésicos locais (perdas unilaterais) • Citostáticos (ciclofosfamida, vincristina e cisplatina) • Tuberculostáticos (estreptomicina e rifampicina)
Exposições ocupacionais	• Chumbo • Dissulfeto de carbono • Mercúrio • Solventes (efeito sinérgico com o ruído)
Lesões no sistema nervoso central	• Degenerações mesencefálicas • Distúrbios bulbopontinos • Esclerose múltipla • Lesões corticais e subcorticais de vias auditivas

Fonte: Elaborado pelos autores.

4.000 Hz e 6.000 Hz. Com seu agravamento, o comprometimento se estende para as frequências mais baixas – há, portanto, um alargamento desse entalhe. A maioria das queixas de dificuldades de entendimento da fala ocorrem em ambientes com ruído de fundo, e os exames, por outro lado, são realizados em cabines acusticamente tratadas, não retratando a capacidade auditiva real.

Com o agravamento progressivo da perda auditiva, há impacto familiar por falta de entendimento, principalmente da fala mais aguda das mulheres e crianças, aumento do volume da TV e consequente tendência a brigas, isolamentos e baixa autoestima. A situação se desdobra para a vida social, quando ocorre afastamento das festas, cultos e outros eventos que reúnem várias pessoas falando ao mesmo tempo. Essa situação repercute no trabalho, com baixa de autoestima, afastamento dos colegas e negação da perda auditiva.

Em todas as situações, há o envolvimento de terceiros que compartilham das desvantagens da perda auditiva e, consequentemente, da deterioração da qualidade de vida.

Tratamento e reabilitação

A perda auditiva induzida por níveis de pressão sonora elevados, por ser uma lesão neurossensorial de caráter irreversível, não tem tratamento clínico ou cirúrgico capaz de recuperar a queda dos limiares auditivos. Assim, a principal medida a ser adotada é a prevenção. Dependendo do nível de comprometimento dos limiares e das frequências afetadas, pode ser indicada reabilitação auditiva com o uso de aparelho de amplificação sonora individual.

Prevenção por programas de conservação auditiva

A perda auditiva induzida por níveis de pressão sonora elevados é uma doença evitável. Perdas temporárias se tornam permanentes com a exposição contínua a níveis de pressão sonora elevados e se agravam na presença de fatores interativos. Por conta disso, medidas protetoras devem ser instituídas antes de sua instalação e progressão.

As empresas devem organizar e elaborar programas de prevenção da perda auditiva (PPPA), conhecidos também como programas de conservação auditiva (PCA) ou de proteção auditiva (PPA), sempre que for constatada a presença de ruído acima de 80 dB (considerado nível de ação) e de outros agentes nocivos à audição dos trabalhadores no ambiente de trabalho. Essas situações são consideradas de risco para desenvolvimento da perda auditiva induzida por níveis de pressão sonora elevados ocupacional.

O programa deve conter um conjunto de ações em um processo contínuo e dinâmico com o objetivo de prevenir ou estabilizar as perdas auditivas ocupacionais e impedir que as condições do trabalho provoquem a deterioração dos limiares auditivos dos trabalhadores. O programa de conservação auditiva envolve os seguintes objetivos:

- **Controles administrativos e de engenharia (proteção coletiva):** deve ser abarcado um amplo conjunto de ações coordenadas de engenharia, medicina, fonoaudiologia, enfermagem, técnicos de segurança, treinamento e administração (recursos humanos, gerência, jurídico). As ações executadas pelas equipes dos Serviços Especializados de Engenharia de Segurança e em Medicina do Trabalho (SESMT) visam promover a saúde e proteger a integridade do trabalhador no local de trabalho. Quanto aos agentes otoagressores, consideram-se os limites de tolerância conforme a NR-15 (nível e tempo de exposição), que, se ultrapassados, tornam os ambientes insalubres. É necessária a dosimetria individual para monitoramento da exposição, intermitente ou permanente, a fim de nortear medidas administrativas para minimizar (medidas imediatas) ou eliminar (medidas definitivas) os riscos existentes com o uso de EPI ou atuando nos equipamentos ou espaços.
- **Equipamentos de proteção individual (EPI):** a empregadora deve fornecer aos trabalhadores expostos, gratuitamente, EPI com certificado de aprovação expedido pelo Ministério do Trabalho, de acordo com a NR-6, indicados para cada situação de risco. A eficácia dos dispositivos de proteção auditiva depende da sua correta utilização. Cabem aos técnicos de segurança a seleção e o controle dos protetores auditivos, bem como orientar, treinar e fiscalizar o trabalhador quanto ao uso adequado do equipamento, sua higienização, conservação, guarda e troca. Treinamentos e educação continuada dos usuários devem ser organizados em um programa anual, incluindo metas para o ano seguinte com implementações e melhorias. Destaca-se, nesse sentido, que o uso do protetor auditivo é apenas uma medida complementar: ele não dispensa as medidas de proteção coletiva, administrativas e de engenharia.[7]
- **Gerenciamento audiológico:** inclui o monitoramento da audição dos trabalhadores, com a realização das audiometrias ocupacionais periódicas, análise evolutiva e estatísticas dos resultados, bem como estabelecimento de diagnósticos e orientação sobre a importância dos cuidados com a audição. Esse monitoramento é executado por fonoaudiólogo em parceria com o médico otorrinolaringologista. O gerenciamento dos exames audiométricos realizados ao longo do ano deverá oferecer subsídios técnicos ao Programa de Controle Médico de Saúde Ocupacional e ao Programa de Gerenciamento de Riscos Ambientais (PGR) da empresa, com o objetivo de programar medidas de proteção individual e coletiva dos trabalhadores, assim como medidas de intervenção sobre os casos com exames alterados.
- **Educação e motivação dos trabalhadores:** as equipes do programa de conservação auditiva devem orientar os trabalhadores expostos, individualmente ou em sessões coletivas, sobre as perdas auditivas e sua evolução, o uso correto dos EPI e a exposição ao risco, tanto no local de trabalho quanto em atividades sociais ou recreativas, fora da empresa. Bem-informados, eles atuarão como participantes e colaboradores do programa.
- **Avaliação da eficácia do programa:** para que o programa alcance seus objetivos, torna-se necessário que sua eficácia seja avaliada periodicamente, pelo menos uma vez por ano.
- **Elaboração e manutenção dos registros:** todos os dados do programa de conservação auditiva referentes aos resultados dos exames audiométricos, às avaliações ambientais e às medidas tomadas na prevenção dos problemas devem ser documentados e arquivados pela empregadora, por prazo legal de trinta anos.

Abordagem do trabalhador

A avaliação do trabalhador pode ser realizada em três níveis:[19]

- **Nível 1:** avaliação realizada na empresa ou no consultório, conforme os critérios da legislação trabalhista, contendo anamnese clínica e ocupacional, meatoscopia e exame audiométrico ocupacional. Diante de um desencadeamento de perda auditiva ou piora, deve-se passar para o nível 2. Sempre que for detectada alteração no audiograma, o trabalhador deve ser encaminhado ao otorrinolaringologista para o diagnóstico diferencial.
- **Nível 2:** avaliação realizada em clínica otorrinolaringológica, para diagnóstico nosológico e diferencial, contendo anamnese clínica e ocupacional, exame físico otorrinolaringológico, audiometria tonal, audiometria vocal, imitanciometria, emissões otoacústicas evocadas, audiometria de tronco encefálico, exames de imagem (tomografia computadorizada, ressonância magnética) e exames laboratoriais. Nesses casos, o médico otorrinolaringologista emite um relatório ou parecer.

- **Nível 3:** para a atuação em processos trabalhistas, deve-se seguir o nível 3. Inclui tudo do nível 2 somado à análise do processo de trabalho, exposições no ambiente, avaliação dos prontuários da empresa, outras avaliações disponíveis na empresa, análise de outros documentos contidos nos autos dos processos e emissão de um laudo pericial.

Barotrauma[b]

O barotrauma ocupacional é mais uma das entidades nosológicas explicadas pela exposição do trabalhador a situações hostis, uma vez que o organismo humano foi concebido anatomofisiologicamente para viver e trabalhar no ambiente terrestre. *Baros* é um termo de origem grega que significa peso/pressão; portanto, barotrauma é o evento patológico que decorre da incapacidade de equilíbrio entre a pressão no interior das cavidades pneumáticas do nosso organismo e a pressão ambiente. Embora o barotrauma possa ocorrer em atividades recreativas e de lazer, no contexto deste livro - como bem analisado no Capítulo 12 – a preocupação está mais direcionada ao risco 'ocupacional', em virtude de inúmeras atividades profissionais serem exercidas em ambientes com pressão diminuída (navegação aérea, por exemplo) ou pressão aumentada (mergulhadores profissionais, trabalho em ambientes pressurizados, em 'tubulões hiperbáricos' etc.). Seus efeitos podem ser extremamente graves para os trabalhadores, seja diretamente pelo risco de barotrauma e outras doenças, seja pela provocação de acidentes, como afogamentos. Acidentes aéreos também podem ser desencadeados por estas condições ambientais e seus efeitos.

Barotrauma da orelha média

Para se entender a fisiopatologia do barotrauma da orelha média, é preciso ter conhecimento da lei física de Boyle, que diz que a pressão e o volume de um gás variam inversamente à mudança de altitude, considerando uma temperatura constante. Quanto menor for a altitude, portanto, maior será a pressão e menor será o volume de um gás; e por oposição, quanto maior for a altitude, menor será a pressão e maior será o volume de um gás.

Considerando-se o meio aéreo, na subida da aeronave, o gás na cavidade da orelha média se expande e escapa ao longo da tuba auditiva para a nasofaringe, equalizando a pressão em ambos os lados da membrana timpânica. Uma vez que a estrutura anatômica da porção faríngea da tuba atua como uma válvula unidirecional, a própria pressão positiva na orelha média favorece a saída do ar,

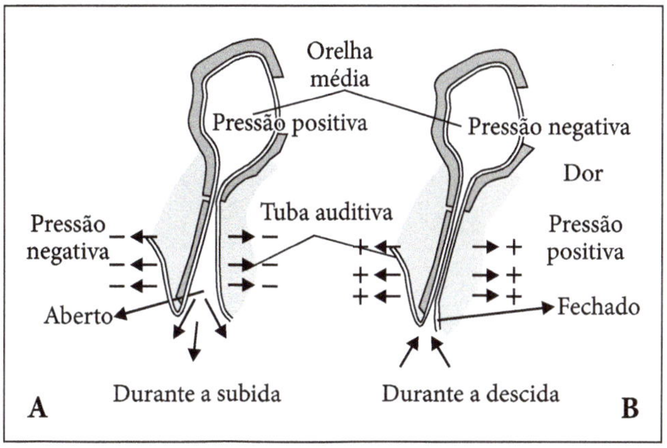

Figura 28.4. Fisiopatologia do barotrauma na orelha média durante o voo, explicada pela lei de Boyle. A: na subida, ocorre o escape de ar pela tuba auditiva pela própria pressão positiva da orelha média; B: na descida, ocorre o colabamento da tuba auditiva pela pressão positiva na nasofaringe, exigindo mecanismos ativos de abertura da tuba para a equalização da pressão com a orelha média.

sendo muito incomuns as dificuldades de equalização nessa situação (Figura 28.4 A).[20] Já na descida da aeronave ocorre um aumento progressivo da pressão atmosférica e, consequentemente, na nasofaringe em comparação com a orelha média. A menor pressão no interior da orelha média provoca colabamento da parte cartilaginosa da tuba auditiva, dificultando a entrada de ar que promove a equalização das pressões (Figura 28.4 B). Nessa situação, a abertura da tuba passa a depender de um processo ativo para se aumentar a pressão na nasofaringe, forçando a passagem de ar para a orelha média.

Os voos comerciais costumam manter a altitude aproximada de 30 mil pés, com a pressurização da cabine equivalente a cerca de 8 mil pés. Como resultado, nas aeronaves pressurizadas a diferença de pressão entre o ambiente e a orelha média é muito atenuada, o que facilita a equalização.[21] Apesar disso, o barotrauma pode ocorrer, principalmente se houver obstrução da tuba auditiva, seja por processos agudos ou crônicos.[22]

No mergulho, o barotrauma tem a mesma base fisiopatológica do voo explicada pela lei de Boyle. À medida que mergulhamos, a pressão exercida pela água aumenta e o volume do ar nas cavidades do nosso organismo diminui. Como agravante, a pressão do meio hiperbárico que acontece no mergulho é estabelecida pela água, muito mais densa que o ar. Assim, na água, as condições hiperbáricas são estabelecidas com pouca variação de profundidade. A 10 metros de profundidade, p. ex., já se observa o volume de ar nas nossas cavidades pneumáticas reduzido pela metade,[23] como mostrado na Figura 28.5.

No mergulho, portanto, a equalização da orelha média é muito mais difícil e o barotrauma é mais frequente.

b Este tema também é abordado no Capítulo 12.

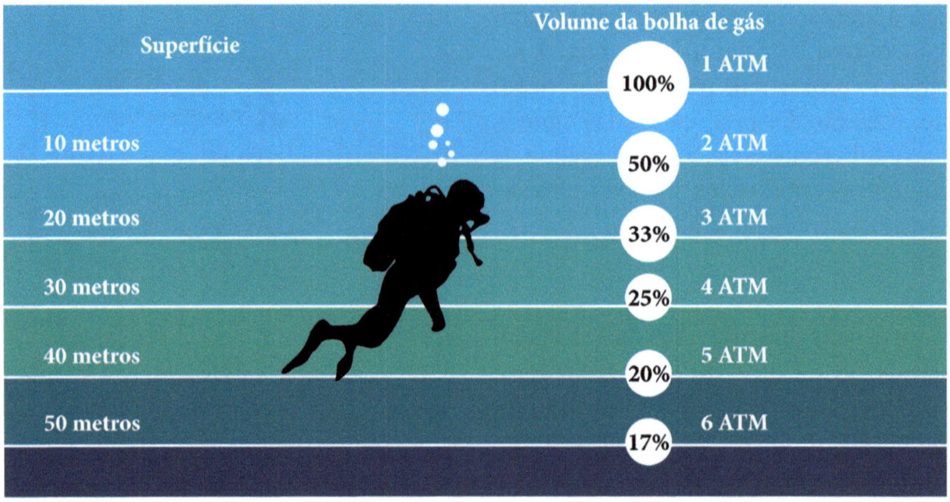

Figura 28.5. Proporção entre volume gasoso e profundidade.

Fonte: Adaptada de Gândara MER et al., 2023.[9]

A poucos metros de profundidade, a pressão da água já pode começar a colabar as paredes da cartilagem tubária, exigindo a execução de manobras de equalização. A ruptura da membrana timpânica pode acontecer, caso as manobras de equalização não sejam efetivas.[2,19]

Diagnóstico e sintomatologia

Os sintomas do barotrauma de orelha média estão relacionados ao processo inflamatório agudo da mucosa decorrente da pressão negativa. Em um primeiro momento, a sensação é de desconforto e plenitude aural, podendo ocorrer hipoacusia e zumbidos leves ou evolução rápida para dor intensa. Havendo comprometimento da orelha interna, a hipoacusia ocorre em diferentes níveis. Vertigens acompanhadas de sintomas neurovegetativos de grau leve ou até mesmo incapacitantes podem estar presentes.

Os sinais clínicos mais observados são: retração ou até perfuração da membrana timpânica, hemotímpano, transudatos e presença de bolhas na cavidade da orelha média. O grau de acometimento pode seguir a classificação de Teed, da Marinha Americana,[20] conforme mostrado no Quadro 28.3.

Barotrauma da orelha interna

O barotrauma da orelha interna é raro. Seus principais sintomas se relacionam com as rupturas labirínticas: perda auditiva neurossensorial, de leve a profunda, e vertigens intensas, levando a desorientação espacial. Sua ocorrência pode ser fatal em um voo ou durante o mergulho.[19]

Deve-se diferenciar esse quadro das vertigens alternobáricas causadas pelo deslocamento da cadeia ossicular sobre a orelha interna. Estas últimas geram um efeito de onda intralabiríntica associado à pressão positiva na orelha média de forma súbita, decorrente da expansão gasosa após uma subida rápida ou após uma manobra de Valsalva muito forçada. O barotrauma ocorre principalmente no mergulho de apneia, praticado na caça submarina, por instrutores e fotógrafos, pela necessidade de se chegar rápido à superfície. Nesses casos, podem ocorrer desorientação espacial e afogamentos.[24]

Barotrauma da orelha externa

O barotrauma da orelha externa também é raro. Geralmente, é ocasionado pelo tamponamento do conduto auditivo externo por cerume impactado ou pelo uso de plugues auriculares, p. ex., que podem criar um

Quadro 28.3. Classificação de Teed para o barotrauma da orelha média

Grau	Descrição
0	Normal
1	Membrana timpânica retraída com hiperemia na membrana de Schrapnell e ao longo do manúbrio do martelo
2	Membrana timpânica retraída e inteiramente hiperemiada
3	Semelhante ao grau 2, mas com evidente efusão de líquido na orelha média ou hemotímpano
4	Perfuração de membrana timpânica

Fonte: elaborado pelos autores.

espaço de ar entre esses obstáculos e a membrana timpânica. Nas condições hiperbáricas, por conta do mecanismo de pressão negativa e sucção nesse compartimento, podem aparecer bolhas no epitélio do conduto auditivo externo, causando o sintoma de otalgia.

Profilaxia e aspectos ocupacionais

A profilaxia ainda é a melhor forma de tratamento para o barotrauma. Pessoas que sentem sensação de plenitude auricular ao deslocamento de veículos rápidos, como trens e elevadores, ou com história de barotrauma anterior devem ser orientadas e observadas com mais cuidado se pretenderem exercer atividade aérea ou de mergulho. É essencial a orientação aos mergulhadores de forma a começarem a equalização da orelha média ainda na superfície, assim como realizarem as manobras de equalização durante a descida, três vezes por metro, até alcançarem os 5 metros de profundidade. Os mergulhadores frequentes devem ser estimulados ao treinamento de mais de uma manobra. Embora a manobra de Valsava seja a mais utilizada, existem outras, como a de Frenzel, na qual se deve fechar as narinas e as cordas vocais e realizar um som "k" que provoque a elevação da língua comprimindo o ar na região posterior da garganta contra a tuba auditiva, forçando sua abertura.

A testagem da função da tuba auditiva antes do mergulho ou do voo, principalmente após um quadro de agudização das vias aéreas superiores, também é recomendada. Entre as opções, estão a realização da timpanometria e do teste de Politzer. Para alguns autores, a manobra de Valsalva com visualização otoscópica direta é o método mais confiável e prático para se testar a função da tuba.[4]

Com relação aos aspectos ocupacionais, órgãos reguladores da aviação civil e das atividades subaquáticas estabelecem avaliações médicas periódicas e requisitos anatomofisológicos com o objetivo de se descartar alterações que possam predispor a barotraumas. A regulamentação dos requisitos otorrinolaringológicos da aviação civil é estabelecida pela Agência Nacional de Aviação Civil (ANAC), por meio do Regulamento Brasileiro da Aviação Civil (RBAC 67),[25] e os requisitos da aviação militar são ditados pela Força Aérea Brasileira, por meio da Instrução Técnica das Inspeções de Saúde na Aeronáutica (ICA 160-6).[26] Já a normatização das atividades de mergulho é feita por duas instituições: Secretaria do Trabalho, por meio da NR-7 e da NR-15,[27] e Marinha do Brasil, por meio das Normas de Autoridade Marítima para Atividades Subaquáticas nº 15 (NORMAM 15/DPC, 2ª revisão).[28]

Os requisitos das legislações citadas são unânimes em inabilitar o inspecionando que apresentar doenças agudas e crônicas na orelha interna ou na orelha média, obstrução permanente das tubas auditivas, doenças das cavidades paranasais ou fatores obstrutivos agudos ou crônicos nas fossas nasais. Para o voo, uma perfuração simples e seca da membrana timpânica não implica, necessariamente, incapacidade; todavia, qualquer perfuração da membrana timpânica constitui contraindicação absoluta para o mergulho, pela estimulação calórica do labirinto predispondo às desorientações espaciais e pelo desencadeamento das otites médias.

Tratamento

Na vigência de um processo inflamatório agudo das vias aéreas superiores, o tratamento medicamentoso profilático está relacionado à administração de descongestionantes tópicos e sistêmicos, podendo ser usado de forma emergencial durante as atividades que envolvam alterações barométricas. Apesar de a desloratadina e a fexofenadina terem seu uso permitido na aviação,[9] o uso dos descongestionantes associados com anti-histamínicos deve ser prescrito com cuidado, pelo risco de sonolência e taquicardia. É recomendável o afastamento das atividades de voo e mergulho nessas situações, principalmente no exercício das atividades profissionais.

Uma vez instalado o barotrauma, dependendo do seu grau, o uso de descongestionantes tópicos e sistêmicos também é indicado e pode ser suficiente. Havendo suspeita de contaminação bacteriana, como nos casos nasossinusais mais prolongados, pode-se associar antimicrobianos. Os corticoides podem ser usados nos casos mais refratários, valendo lembrar que, muitas vezes, esses pacientes precisam se recuperar rapidamente para retornar à atividade aérea. A resolução ocorre, em geral, em um período de 10 dias. Durante esse período, voos e mergulhos devem ser evitados.

Para os barotraumas da orelha interna, nos casos de hipoacusia, recomendam-se corticoides em altas dosagens, medidas de repouso, cabeceira elevada e o uso de antivertiginosos, sendo a timpanotomia exploradora estimulada na suspeita de fístula perilinfática.

O tratamento da causa obstrutiva nasossinusal ou dos processos crônicos da tuba auditiva e da orelha média deve ser recomendado aos profissionais aeronavegantes ou do mergulho, buscando-se evitar os barotraumas de repetição.[29]

Distúrbios do equilíbrio

A prevalência da tontura é alta na população em geral, sendo estimada em 42% na cidade de São Paulo. Esse sintoma causa incapacidade em 27% dos indivíduos sintomáticos, sendo que em 8,7% dos casos pode ser atribuído a disfunções do sistema vestibular.[1] Entre eles, 35% se encontram em idade produtiva, aqui entendida como pessoas com idade entre 18 e 65 anos de idade.[30]

O sistema vestibular é responsável por diversas funções, entre elas coordenação e correção da postura e do equilíbrio, localização espacial e manutenção da nitidez da imagem durante os movimentos da cabeça. Trata-se de um sistema bastante complexo e articulado, que envolve diversas aferências sensoriais periféricas, além da coordenação central das informações. Os distúrbios desse sistema podem levar a prejuízos funcionais motores e cognitivos incapacitantes, também gerando incômodo, e aumentar os riscos (pessoais e a terceiros) de acidentes em situações que exijam uma resposta mais efetiva.

Esse sistema é composto por diversas estruturas, não só periféricas (visão, propriocepção e aparelho cocleovestibular), como centrais (núcleos vestibulares, núcleos oculomotores, córtex encefálico, cerebelo, ponte, mesencéfalo, núcleos da base, hipotálamo etc.), integrando múltiplas informações e de forma reflexa ou consciente. Ele estabelece uma resposta compensatória eficiente para as perturbações do equilíbrio corporal.[31]

Comumente as disfunções do sistema vestibular geram uma sensação que as pessoas chamam de "tontura". Ela pode ser definida como uma percepção errônea, ilusão de movimento ou desorientação espacial do tipo rotatório (vertigem) ou não rotatório (instabilidade, flutuação, oscilações), podendo estar associada a uma amplitude de sintomas como desequilíbrio corporal, vômitos, hipoacusia, zumbido, cefaleia, quedas, cinetose, foto/fonofobia, incoordenação motora, mal-estar geral e escurecimento visual, tornando as atividades mais básicas do cotidiano um grande desafio.[6]

Algumas situações aumentam a demanda do sistema vestibular e fazem com que ele seja colocado à prova, como atividades que provocam múltiplos estímulos sensoriais, permanência em locais elevados, movimentação rápida, exposição a altos níveis de pressão sonora e/ou vibração, alteração brusca de pressão atmosférica e locais com pouca luminosidade ou sem referências espaciais.

A avaliação do equilíbrio para esses trabalhadores ainda carece de padronização, consenso e regulamentação, o que se pode justificar em razão dos seguintes fatores:

1. Complexibilidade do sistema vestibular.
2. Dependência de testes objetivos (há poucos disponíveis).
3. Dinamicidade do sistema vestibular quanto à compensação central e às doenças crônicas que evoluem com crises, dificultando a previsibilidade da recuperação funcional nas doenças que cursam com tonturas e desequilíbrio.
4. Aspectos subjetivos (afetivos e psicoemocionais) podem estar envolvidos, dificultando adequada avaliação.[32]
5. Moderado grau de valor preditivo das escalas funcionais e dos testes objetivos do equilíbrio. Isso pode tornar difíceis algumas decisões. Assim, p. ex., pacientes assintomáticos com alterações de provas objetivas ou pacientes com doenças vestibulares agudas ou crônicas, porém bem compensados (estática e dinamicamente), nem sempre podem exercer suas funções habituais. Essa questão é de fundamental importância, pois um estudo de 2016 avaliou que um terço dos trabalhadores da construção civil apresentam queixas otoneurológicas, sem que haja alterações no exame físico.[33]

Considerando-se essas dificuldades, a avaliação inicial do trabalhador que irá exercer atividade em locais em que haja uma demanda maior do sistema vestibular deverá ser baseada em uma anamnese cuidadosa e no exame físico direcionado, não sendo recomendado nenhum exame complementar, a não ser que se constate alguma queixa ou histórico de tonturas ou desequilíbrio, ou, ainda, alteração no exame físico. Um modelo de como realizar o exame de admissão, nesses casos, é o formulário de distúrbios do equilíbrio relacionados com o trabalho.

Para os exames de retorno ao trabalho, quando o trabalhador foi afastado por apresentar tontura ou desequilíbrio, algumas questões se tornam de grande importância, a saber:

1. O trabalhador exercia suas atividades exposto a metais pesados, solventes, pesticidas ou outros agentes que possam provocar alteração do sistema vestibular?

2. Trata-se de uma intoxicação aguda ou crônica?
3. O trabalhador foi afastado por uma doença vestibular não relacionada ao trabalho?
4. O trabalhador tem alguma doença de base que possa estar contribuindo para a disfunção do sistema vestibular?
5. A vestibulopatia é central ou periférica? Qual o diagnóstico? Qual o resultado dos exames complementares? Qual a opinião do especialista?
6. A doença é aguda, episódica ou crônica?
7. Há quanto tempo o trabalhador se encontra sem queixas? O exame físico se encontra normal? Os exames complementares sugerem compensação do quadro?
8. Qual a demanda que a função exerce sobre o sistema vestibular?

Essas questões implicam que para o retorno ao trabalho é necessário que o diagnóstico e o prognóstico estejam bem estabelecidos, o que permite que o médico do trabalho tome a decisão de considerar o trabalhador apto.

Referências

1. Bento RF, Pinna MH, Martins GSQ. Tratado de otologia. 2. ed. São Paulo: Atheneu; 2013. p. 10-23.
2. Associação Brasileira de Otorrinolaringologia. Tratado de otorrinolaringologia e cirurgia cervicofacial da ABORL-CCF. 3. ed. Rio de Janeiro: GEN/Guanabara Koogan; 2017.
3. Teschner M. Evidence and evidence gaps in the treatment of Eustachian tube dysfunction and otitis media. GMS current topics in otorhinolaryngology, head and neck surgery. 2016;15:Doc05.
4. Temporal W. Medicina aeroespacial. Rio de Janeiro: Luzes Comunicação, Arte e Cultura; 2005.
5. Russo ICP, Behlau M. Percepção da fala: análise acústica do português brasileiro. São Paulo: Lovise; 1993.
6. Baloh RW, Kerber KA. Clinical neurophysiology of the vestibular system. New York: Oxford University Press; 2011.
7. Associação Brasileira de Otorrinolaringologia e Cirurgia Cervicofacial. Tratado de otorrinolaringologia, vol. II. 2. ed. Rio de Janeiro: Roca; 2011.
8. Ciote FA, Ciote RFF, Haber J. Análise da atenuação de ruído de protetores auriculares. Exacta. 2005;3:71-8.
9. Gândara MER. Doenças da orelha externa. In: Gândara MER, Soares JS, Mariz IPS, Korn GP. Doenças otorrinolaringológicas relacionadas ao trabalho e suas repercussões éticas e jurídicas. Rio de Janeiro: Thieme Revinter; 2023. p. 151-7.
10. Organização Mundial da Saúde. Como usar a CIF: um manual prático para o uso da Classificação Internacional de Funcionalidade, Incapacidade e Saúde (CIF). Genebra: OMS; 2013.
11. World Health Organization. WHO releases new standard to tackle rising threat of hearing loss. Disponível em: https://www.who.int/news/item/02-03-2022-who-releases-new-standard-to-tackle-rising-threat-of-hearing-loss. (Acesso em: 31 jul. 2023.)
12. Centers for Diseases Control and Prevention. Noise and occupational hearing loss. Disponível em: https://www.cdc.gov/niosh/topics/noise/default.html. (Acesso em: 31 jul. 2023.)
13. Liberman MC. Noise-induced hearing loss: permanent versus temporary threshold shifts and the effects of hair cell versus neuronal degeneration. Adv Exp Med Biol. 2016;875:1-7.
14. Costa EA, Castro JC, Macedo MEG. Iris pigmentation and susceptibility to noise-induced hearing loss. Int J Audiology. 2008;47(3):115-8.
15. Morata TC, Dunn DE, Kretschmer LW, Lemasters GK, Keith RW. Effects of occupational exposure to organic solvents and noise on hearing. Scand J Work Environ Health. 1993;19(4):245-54.
16. Kozak NS. A comparative analysis of the neurophysiological mechanisms of hearing disorders of different origins by the indices of the background and evoked bioelectrical activity of the brain. Lik Sprava. 1999;(5):49-52.
17. Boletim da PAIR nº 3, 04/11/1995: condutas na perda auditiva induzida pelo ruído. Int Arch Otorhinolaryngology. Acervo da revista nº2, vol. 4, 2000. Disponível em: https://arquivosdeorl.org.br//conteudo/acervo_port.asp?id=125. (Acesso em: 6 ago 2023.)
18. Brasil. Ministério da Economia. Secretaria de Trabalho. Norma Regulamentadora nº 7. Disponível em: https://www.gov.br/trabalho-e-emprego/pt-br/acesso-a-informacao/participacao-social/conselhos-e-orgaos-colegiados/comissao-tripartite-partitaria-permanente/arquivos/normas-regulamentadoras/nr-07-atualizada-2022-1.pdf. (Acesso em: 6 ago 2023.)
19. Arslan E, Merluzzi F. Aspetti preventivi e diagnosticci della ipoacusia da rumore professionale. Riv Imf Mal Prof. 1992;3:203-17.
20. Gradwell DP, Rainford DJ. Ernsting's aviation and space medicine. 5. ed. Boca Raton: CRC Press; 2016.
21. Hinninghofen H, Enck P. Passenger well-being in airplanes. Auton Neurosci. 2006;129(1-2):80-5.
22. Jumah MD, Schlachta M, Hoelzl M, Werner A, Sedlmaier B. Pressure regulating ear plug testing in a pressure chamber: aviation, space, and environmental medicine. 2010;81(6):560-5.
23. Mallen JR, Roberts DS. SCUBA medicine for otolaryngologists: part I – diving into SCUBA physiology and injury prevention. The Laryngoscope. 2020;130(1):52-8.
24. Teed RW. Factors producing obstruction of the auditory tube in submarine personnel. US Naval Med Bull. 1944;42:293-306.
25. Brasil. Agência Nacional de Aviação Civil. Regulamento Brasileiro da Aviação Civil nº 67. Emenda nº 5; 2011. Disponível em: https://www.anac.gov.br/assuntos/legislacao/legislacao-1/rbha-e-rbac/rbac/rbac-67/@@display-file/arquivo_norma/RBAC67EMD05.pdf. (Acesso em: 31 jul. 2023.)
26. Brasil. Força Aérea Brasileira. Instruções técnicas das inspeções de saúde na aeronáutica, Portaria DIRSA nº 221/DMP, de 22 de dezembro de 2022. Disponível em: https://www.fab.mil.br/icas/ICA_160-6_2022_INSPSAU.pdf. (Acesso em: 31 jul. 2023.)
27. Brasil. Ministério da Economia. Secretaria de Trabalho. Norma Regulamentadora nº 15: atividades e operações insalubres. 2022. Disponível em: https://www.gov.br/trabalho-e-previdencia/pt-br/composicao/orgaos-especificos/secretaria-de-trabalho/inspecao/seguranca-e-saude-no-trabalho/ctpp-nrs/normas-regulamentadoras-nrs. (Acesso em: 11 jun. 2023.)

28. Brasil. Marinha do Brasil. Diretoria de Portos e Costas. Normas da autoridade marítima para atividades subaquáticas. NORMAM nº 15/DPC. 3ª revisão. 2021. Disponível em: https://www.marinha.mil.br/dpc/sites/www.marinha.mil.br.dpc/files/NORMAM-15%20Rev%203-Mod2.pdf. (Acesso em: 11 jun. 2023.)
29. Bento RF. Tratado de otologia. 3. ed. São Paulo: Atheneu; 2023.
30. Bittar RSM, Oiticica J, Bottino MA, Ganança FF, Dimitrov R. Estudo epidemiológico populacional da prevalência de tontura na cidade de São Paulo. Braz J Otorhinolaryngol. 2013;79(6):688-98.
31. Brandt T. Neurological causes of balance disorders. In: Luxon L, Furman JM, Martini A, Stephen D (Eds.). Audiological Medicine: Clinical Aspects of Hearing and Balance. London: Martin Dunitz, 2003:819-29.
32. Wicks CR, Ward K, Stroud A, Tennant A, Ford HL. Multiple sclerosis and employment: associations of psychological factors and work instability. J Rehab Med. 2016;48(9):799-805.
33. Burle NLO, Mancini PC, Costa NB, Lemos AMM, Martins TF, Meira AL. Triagem otoneurológica em operários da construção civil que executam trabalho em altura. Rev CEFAC. 2016;18(1):2-13.

29

Distúrbio de Voz Relacionado ao Trabalho

Léslie Piccolotto Ferreira
Maria Lúcia Vaz Masson
Susana Pimentel Pinto Giannini
Márcia Tiveron de Souza

- Introdução
- Histórico do entendimento sobre os distúrbios de voz relacionados ao trabalho
- Definição e classificação
- Fatores de risco
- Diagnóstico e avaliação
- Tratamento, reabilitação e retorno ao trabalho
- Notificação
- Classificação Internacional de Funcionalidade, Incapacidade e Saúde
- Considerações finais

Introdução

A publicação do protocolo de complexidade diferenciada "Distúrbio de voz relacionado ao trabalho – DVRT"[1] pelo Ministério da Saúde demorou 21 anos. O documento promove diferentes olhares para o trabalhador acometido por esse agravo. Este capítulo aborda definição, fatores de risco, diagnóstico, avaliação, tratamento, reabilitação e retorno ao trabalho relacionado ao distúrbio de voz relacionado ao trabalho (DVRT), bem como informações sobre notificação e a Classificação Internacional de Funcionalidade, Incapacidade e Saúde (CIF) para esses casos.

Histórico do entendimento sobre os distúrbios de voz relacionados ao trabalho

Inúmeras queixas de profissionais que fazem uso intenso da voz em seu contexto profissional, principalmente professores, são ouvidas em consultórios de médicos otorrinolaringologistas e fonoaudiólogos há décadas. Apesar disso, foi apenas a partir do final dos anos 1990, que o distúrbio de voz relacionado ao trabalho foi pautado em discussões da área da saúde. Essas discussões permitiram o entendimento desse distúrbio como um adoecimento coletivo relacionado ao trabalho.[2,3] Nesse contexto, inúmeros eventos foram organizados, muitos deles capitaneados pela Pontifícia Universidade Católica de São Paulo (PUC-SP) em parceria com o Centro de Referência Estadual em Saúde do Trabalhador (CEREST). Fonoaudiólogos, médicos otorrinolaringologistas e do trabalho, epidemiologistas e também outros profissionais que transitam no mundo da Saúde do Trabalhador estiveram presentes nesses encontros representando universidades, associações e conselhos de classe, sindicatos de trabalhadores, CEREST, entidades assistenciais e jurídicas, entre outros.[4] Como resultado desses eventos, diferentes textos foram redigidos para registrar as discussões ocorridas.[5]

Inicialmente, o foco das discussões estava voltado para as questões trabalhistas no âmbito do Instituto Nacional do Seguro Social (INSS) e, portanto, tinham como objetivo subsidiar os trabalhadores acometidos pelo agravo em decorrência do trabalho em busca de seus direitos trabalhistas e previdenciários. Há uma publicação registrada no periódico *Boletim Epidemiológico Paulista* que resume a primeira documentação formal a respeito do tema.[6]

Diante das dificuldades da época para manter esse foco, as discussões mostraram que seria mais interessante, para todos os **"profissionais da voz"** (professores, teleoperadores, cantores, atores, religiosos, entre outros), que houvesse um direcionamento voltado para o Ministério da Saúde. Assim, se antes a preocupação era com trabalhadores com um distúrbio de voz relacionado ao trabalho comprovado para subsidiar direitos previdenciários e processos trabalhistas, com essa mudança o olhar foi ampliado. A partir da constatação da presença do distúrbio, por meio de notificação compulsória, uma linha de cuidado seria estabelecida, propiciando o planejamento e a implantação de ações de promoção da saúde, assim como de prevenção e tratamento do agravo. Outro destaque a ser dado nesse novo olhar diz respeito ao foco na vigilância em Saúde do Trabalhador. Esse novo entendimento permitiu que o distúrbio de voz relacionado ao trabalho se estabelecesse principalmente por fatores de risco advindos do ambiente e da organização do trabalho.

Além disso, outros eventos com o envolvimento de fonoaudiólogos e médicos otorrinolaringologistas e do trabalho permitiram concluir que o distúrbio de voz relacionado ao trabalho deveria ser considerado um **agravo relacionado à alteração vocal (disfonia)** e não à presença exclusiva de uma laringopatia. Essa mudança beneficiou os trabalhadores que têm algum distúrbio de voz de característica funcional, sem necessariamente evoluir para uma alteração de laringe.

Mais tarde, entre 2010 e 2011, o Ministério da Saúde finalmente deu início à discussão oficial sobre o tema. À época, o órgão publicou e colocou em consulta pública um documento que definia esse agravo como "qualquer forma de desvio vocal diretamente relacionado ao uso da voz".[7] Até aquele momento, o documento tinha uma primeira versão, produzida em 2004, com foco na Previdência Social; uma revisão, de 2009, encaminhada ao Ministério da Saúde, com destaque para a notificação compulsória; e esta consulta pública realizada pelo Ministério da Saúde, de 2011. Infelizmente, no entanto, mudanças internas do Ministério da Saúde fizeram com que a possibilidade de publicação do documento fosse deixada de lado.

Após um período de latência, mediante a participação do grupo Trabalho e Saúde Docente, da Universidade Federal da Bahia (TRASSADO/UFBA), as articulações políticas e discussões foram retomadas com a proposição de um projeto de pesquisa intitulado "Há evidências suficientes para reconhecer o distúrbio de voz como doença relacionada ao trabalho?", no ano de 2016. Coordenado pela UFBA, em parceria com a

PUC-SP, a Universidade Estadual de Feira de Santana (UEFS), o Centro Universitário Estácio de Sá da Bahia e a University College London (UCL), o projeto mobilizou pesquisadores na produção de evidências para o reconhecimento do distúrbio de voz relacionado ao trabalho. No ano seguinte, a Coordenação Geral de Saúde do Trabalhador do Ministério da Saúde (CGSAT) convidou especialistas para uma oficina com o objetivo de revisar e atualizar o protocolo e a ficha de notificação compulsória do distúrbio.[8,9]

A persistência do grupo de profissionais envolvidos com a temática levou, em 31 de julho de 2018, depois de 21 anos de discussões, à publicação oficial do protocolo[1] contendo a definição do distúrbio de voz relacionado ao trabalho como "qualquer forma de desvio vocal relacionado à atividade profissional que diminua, comprometa ou impeça a atuação ou a comunicação do trabalhador, podendo ou não haver alteração orgânica da laringe".

Em uma leitura comparativa entre as versões de 2011 e 2018, a retirada do termo "diretamente" abriu a possibilidade de beneficiar não apenas os denominados profissionais da voz com as diretrizes do Protocolo, mas também aqueles que, no seu ofício, mesmo não tendo a voz como instrumento de trabalho, poderiam estar expostos a produtos químicos ou fumaça, como cabeleireiros, profissionais de limpeza ou chapeiros de churrascaria e lanchonetes.

No ano de 2019, o grupo de profissionais envolvidos desde o início com a questão do distúrbio de voz relacionado ao trabalho deu sequência a um movimento na direção de inserir esse agravo na Lista de Doenças Relacionadas ao Trabalho (LDRT). À época, a lista vinha sendo discutida e atualizada por um grupo de especialistas, por isso, aquele parecia ser o momento ideal para a inclusão desse distúrbio, que não tinha entrado na versão de 1999.[8]

Nesse processo, o "trabalho com sobrecarga vocal" foi considerado o principal fator de risco para a ocorrência de um distúrbio de voz relacionado ao trabalho. Os "fatores psicossociais relacionados à característica e organização do trabalho" e os "fatores relacionados ao ambiente de trabalho" foram considerados como aspectos agravantes. Entre os agravos presentes na Classificação Internacional de Doenças (CID), foram destacados:

- Laringotraqueíte aguda (J04.2).
- Laringotraqueíte crônica (J37.1).
- Doenças das cordas vocais e da laringe não classificadas em outra parte (J38).
- Nódulos das cordas vocais (J38.2).
- Distúrbios de voz (R49).[9]

Para desânimo geral do grupo envolvido nas discussões, a Portaria contendo a atualização da Lista de Doenças Relacionadas ao Trabalho foi publicada[10] e revogada um dia depois, voltando a vigorar a antiga versão. Como resultado, o distúrbio de voz relacionado ao trabalho permaneceu temporariamente fora da lista.[9] No entanto, graças às mudanças de contexto político no país e à intensa movimentação de lideranças sindicais, sanitárias e do campo da Saúde do Trabalhador, em 27 de novembro de 2023, a Lista de 2020 foi publicada, tornando-se vigente em nosso país.[11] Ela inclui a categoria "R49 – Distúrbios da voz" na Lista B, e descreve os fatores de risco geradores ou agravantes. No estado Bahia, desde março de 2023, o distúrbio de voz relacionado ao trabalho foi incluído na lista de notificação compulsória do Estado da Bahia em uma nova Portaria.[12] Esse exemplo pode e deve ser seguido por outros Estados brasileiros, a fim de que se compreenda o perfil epidemiológico local, para o planejamento de ações de vigilância em Saúde do Trabalhador.

O grupo envolvido nas discussões iniciadas em 1997, tem atualmente, por um lado, a garantia de que o distúrbio de voz relacionado ao trabalho é tema de protocolo publicado pelo Ministério da Saúde, e saúda a recente inserção na Lista de Doenças Relacionadas ao Trabalho. Essa inserção fortalece o estabelecimento de uma linha de cuidado desse agravo, que acomete tantos trabalhadores brasileiros, principalmente professores e teleoperadores.

Em comparação com outros agravos ainda não oficializados pelo Ministério da Saúde, o protocolo elaborado é uma vantagem, pois subsidia a conduta de todos os profissionais da rede do Sistema Único de Saúde (SUS), sejam eles da área da Vigilância em Saúde, Atenção Básica, ou de média e alta complexidade; dos serviços privados, dos serviços de saúde das empresas e dos Serviços Especializados de Segurança e Medicina do Trabalho (SESMT) frente a um(a) trabalhador(a) que apresente alteração de voz relacionada com sua atividade laboral. Já a inserção desse distúrbio na Lista de Doenças Relacionadas ao Trabalho e na lista de notificação compulsória auxiliará todos os profissionais da saúde a oficialmente identificar e notificar esse agravo, em esfera nacional, o que poderia subsidiar propostas mais efetivas de ações de proteção à saúde dos trabalhadores.

Por fim, no seminário latino-americano "Distúrbio de voz relacionado ao trabalho: conquistas e desafios na América Latina", realizado na PUC-SP, no ano de 2022, foi possível constatar que a realidade em outros países é semelhante à nossa. Certamente, discussões envolvendo esses profissionais podem se constituir como um movimento para dar subsídios a ações efetivas na direção do distúrbio de voz relacionado ao trabalho. As principais questões discutidas à época estão publicadas em um *e-book* disponibilizado gratuitamente para os interessados.[13]

Definição e classificação

O protocolo DVRT define o distúrbio de voz relacionado ao trabalho como: "(...) qualquer forma de desvio vocal relacionado à atividade profissional que diminua, comprometa ou impeça a atuação ou a comunicação do trabalhador, podendo ou não haver alteração orgânica da laringe".[1] Essa definição parte de uma classificação publicada na versão anterior do protocolo,[14] que considera três tipos de distúrbio de voz relacionados ao trabalho. São eles:

- **Distúrbios relativos à inserção do indivíduo no ambiente de trabalho:** um exemplo é a exposição a substâncias irritativas da mucosa respiratória presentes no ambiente e no processo de trabalho, que tem como consequência laringites inespecíficas e crônicas.
- **Distúrbios relativos à constituição individual:** incluem os problemas individuais potencializados pelo trabalho, como alterações estruturais mínimas (AEM) da laringe. Destaca-se, portanto, que nesses casos o trabalho é considerado fator agravador de uma condição preexistente.
- **Distúrbios relativos ao uso de voz no processo de trabalho:** são aqueles decorrentes do uso profissional, em que a voz é um dos principais instrumentos de trabalho. Eles estão presentes, portanto, no exercício profissional de professores, teleoperadores, atores, radialistas, cantores etc.[1]

Essa classificação implica um resgate da classificação historicamente utilizada pela Fonoaudiologia, a partir da qual se desdobram esses agravos relacionados ao trabalho. As disfonias são classificadas, nesse campo, em três grandes categorias:[15]

- **Disfonia orgânica:** quando a alteração da voz independe de seu uso, podendo ser causada por diversos processos, como carcinoma da laringe, doenças neurológicas, inflamações ou infecções agudas relacionadas a gripes, laringites e faringites. casona presença destas disfonias, para se constatar a relação com o trabalho, é necessário considerar a exposição a substâncias irritativas da mucosa respiratória, como as laringites alérgicas e irritativas.[14]
- **Disfonia funcional:** quando a alteração vocal é decorrente do próprio uso da voz, ou seja, advém de comportamento vocal (falar durante muito tempo, com voz em intensidade aumentada ou fora da frequência habitual – também conhecida como altura ou *pitch*), inadaptações vocais e alterações psicogênicas, que podem atuar de modo isolado ou concomitante. Há, ainda, o subtipo disfonia funcional secundária, caracterizado por inadaptações vocais anatômicas, que ocorre na presença de alterações estruturais mínimas congênitas, como cisto, sulco ou ponte de mucosa que, com a sobrecarga vocal, podem disparar uma disfonia.[9]
- **Disfonia organofuncional:** quando a alteração vocal é decorrente de lesão benigna secundária ao comportamento vocal. Geralmente, trata-se de uma disfonia funcional não tratada que acaba por gerar alteração na estrutura laríngea. A maioria dos casos envolve nódulos vocais, pólipos e edema de Reinke.[9]

Por sua vez, a **classificação Schilling**, abordada no Capítulo 4 deste livro, permitiu a compreensão dos fatores do ambiente e da organização do trabalho como determinantes do adoecimento, mesmo quando há comorbidades e outros fatores pessoais concomitantes.[16] Nesse sentido, sendo a disfonia um agravo multicausal, o trabalho seria é considerado fator determinante nas categorias II (como fator contributivo, que pode estar presente nas disfonias funcionais e organofuncionais provocadas por fonotrauma) e III (como fator provocador de distúrbio latente ou agravante de doença estabelecida, nas disfonias funcionais secundárias, a exemplo das alterações estruturais mínimas, ou nas orgânicas, em quadros alérgicos ou na presença de refluxo).[9]

Cabe destacar, então, que a disfonia funcional e a organofuncional podem decorrer de uma sobrecarga vocal, clinicamente chamada de **fonotrauma**, o que torna necessário estabelecer a relação do agravo com o exercício profissional.[9] Por outro lado, profissionais com uma alteração prévia em pregas vocais podem apresentar uma voz denominada adaptada, que apresente resistência e qualidade vocal aceitáveis para a função exercida. Esse dado é muito importante, pois muitos trabalhadores são excluídos do mercado de trabalho por apresentarem inadaptações vocais.

Outro aspecto importante de se destacar é a incorporação, na classificação adotada pelo protocolo, de fatores irritativos da laringe, o que permite incluir trabalhadores que apresentam um distúrbio de voz relacionado ao trabalho em virtude da exposição a fatores químicos, como ocorre com chapeiros e cabeleireiros, antes excluídos do protocolo por não serem "profissionais da voz".

Fatores de risco

Um distúrbio de voz relacionado ao trabalho pode se estabelecer por diferentes origens, causas e motivos, e, no decorrer do tempo, os fatores de risco podem, de forma direta ou indireta, se entrecruzar.[1] Os principais fatores de risco podem ser divididos em três categorias:

- **Fatores relacionados ao indivíduo:** merecem destaque a idade, pois pessoas mais velhas podem, em função do declínio muscular, ter alterações de voz; o sexo, uma vez que mulheres apresentam condições anatomofuncionais do aparelho fonador que predispõem a alterações vocais quando comparadas aos homens; a presença de alergias respiratórias ou doenças das vias aéreas superiores, pois o mau funcionamento do aparato respiratório pode comprometer a produção da voz; as influências hormonais, já que variações de estrógeno, progesterona e testosterona podem interferir na produção da frequência da voz; as medicações que apresentam em sua composição substâncias capazes de alterar o funcionamento muscular ou a constituição da mucosa do aparato fonador; e os hábitos etilismo e tabagismo, que são reconhecidamente os principais fatores de risco para o desenvolvimento de câncer de laringe.
- **Fatores relacionados ao ambiente de trabalho:** alguns exemplos são pressão sonora acima dos níveis de conforto ou acústica desfavorável que levem o trabalhador a fazer uso de sua voz em intensidade superior a seu habitual; mobiliário e recursos materiais inadequados ou insuficientes que fazem o trabalhador se adaptar de forma prejudicial, colocando seu corpo em posições nem sempre adequadas para a produção da voz; desconforto e choque térmico, pois mudanças muito rápidas de temperatura levam o corpo e, consequentemente, o aparelho fonador a se adaptar às novas condições nem sempre adequadas para a produção da voz; má qualidade do ar e baixa umidade que podem levar ao ressecamento da mucosa que reveste o aparelho fonador, prejudicando a produção da voz; presença de poeira ou fumaça no local de trabalho, bem como ventilação inadequada do ambiente, pois a fonação requer o bom funcionamento respiratório; exposição a produtos químicos como solventes, vapores metálicos e gases asfixiantes, uma vez que são irritativos para as vias aéreas superiores.
- **Fatores relacionados às características e à organização do trabalho:** nos últimos anos, têm sido os fatores mais frequentes quando se constata a presença do distúrbio de voz relacionado ao trabalho, pois decorrem da intensificação e da precarização do trabalho (registradas entre a maioria dos trabalhadores). A jornada de trabalho prolongada, a sobrecarga e o acúmulo de atividades ou de funções acabam por determinar demanda vocal excessiva, bem como diminuição ou ausência de pausas e de locais de descanso durante a jornada.

Além disso, o cenário atual, em que falta autonomia nas decisões do trabalhador, o ritmo de trabalho é muito acelerado para o cumprimento de metas e as atividades são realizadas sob forte pressão, conduz também à insatisfação com o trabalho ou com a remuneração. Nessas condições desfavoráveis, ao mesmo tempo que o trabalhador sente a necessidade de responder às exigências profissionais, ele tem medo do desemprego, o que pode levar a um sofrimento psíquico.

Recentemente, a Fundação Jorge Duprat Figueiredo de Segurança e Medicina do Trabalho (Fundacentro) disponibilizou importante material que confirma a presença desses aspectos relacionados especificamente ao trabalho docente.[17] Nas considerações finais, os organizadores apontam que:

O sofrimento patogênico é a porta de entrada para o adoecimento. Os autores [fazendo referência aos autores dos capítulos] se debruçaram sobre os três grandes problemas que afetam a saúde do professor na atualidade: a violência, os transtornos mentais e os distúrbios da fala e da voz. Todos estão centrados na questão da organização do trabalho, marcada por salas superlotadas, metas, cobranças, trabalhos burocráticos, falta de condições para dar aulas. Há casos em que os professores precisam ser afastados do trabalho e o retorno é marcado pela exclusão e pelo preconceito.[17]

Alguns estudos epidemiológicos são apresentados também no protocolo dos distúrbios da voz relacionados ao trabalho,[1] principalmente realizados com professores, que são, entre os chamados "profissionais da voz", aqueles que mais apresentam esse distúrbio, por conta dos fatores de risco a que são expostos. Essa categoria de trabalhadores é grande no Brasil. De acordo com os dados do Censo Escolar 2021 e do Censo da Educação Superior 2020, concluídos pelo Instituto Nacional de Estudos e Pesquisas Educacionais Anísio Teixeira (Inep), foram registrados ao todo, 2,2 milhões de trabalhadores que exercem a profissão na educação básica e 323.376, no ensino superior.[18] O elevado número de profissionais em risco indica a necessidade de atenção especial quando se está frente à avaliação ocupacional de um docente.

Diagnóstico e avaliação

Para o diagnóstico de um distúrbio de voz relacionado ao trabalho, quatro aspectos devem ser considerados:

- **História clínica e laboral:** fatores de risco do ambiente, das condições e da organização do trabalho devem ser analisadas e comparadas às evidências epidemiológicas presentes na literatura.
- **Avaliação médica com visibilização da região laringofaríngea:** sempre que possível, deve ser realizada por um otorrinolaringologista, em razão da competência desse profissional para essa atividade. Importantes avanços nessa área têm sido constatados, por isso quanto mais recursos o profissional tiver, melhores serão suas condições para chegar a um diagnóstico. É importante destacar, mais uma vez, que a ausência de lesão laríngea não exclui a hipótese de um distúrbio de voz relacionado ao trabalho, uma vez que é possível que o distúrbio exista na ausência de alteração orgânica. Exames complementares podem auxiliar no melhor entendimento do quadro, permitindo identificar, p. ex., a presença de fatores como refluxo laringofaríngeo e distúrbios respiratórios, neurológicos, psiquiátricos, endocrinológicos ou mesmo auditivos que possam comprometer a produção da voz.
- **Avaliação fonoaudiológica da voz:** a coleta de uma amostra de fala permite constatar a presença de alterações de fonação, respiração e articulação que possam estar interferindo na comunicação do profissional. A análise acústica dessa amostra, apesar de não ser imprescindível, pode fornecer mais informações a respeito das alterações apresentadas pelo trabalhador.
- **Inspeção *in loco* do posto/atividade de trabalho para investigar as condições de trabalho:** as condições relacionadas ao ambiente e à organização do trabalho devem ser consideradas. A empresa deve realizar e manter disponível, tanto para os trabalhadores quanto para a fiscalização, as avaliações de risco realizadas de acordo com a Norma Regulamentadora 1 (NR-1), conforme descrito no Programa de Gerenciamento de Riscos (PGR).[19]

O ponto de partida para auxiliar esse diagnóstico e a avaliação é realizar uma boa **anamnese/entrevista** com o trabalhador. Entre os modelos disponíveis para a coleta de dados, indica-se a disponibilizada pelo Ministério da Saúde, que, na apresentação de suas questões, por ser de natureza ocupacional, faz relações com aspectos do trabalho.[20] Investigar os fatores de risco presentes no dia a dia do trabalhador é de suma importância, assim como levantar sua queixa de forma detalhada.

Os sinais e sintomas mais frequentes, que podem ser mencionados isolados ou combinados, costumam ser: cansaço ao falar, rouquidão, garganta seca, esforço ao falar, falhas na voz, perda de voz, pigarro, instabilidade ou tremor na voz, ardor na garganta, dor ao falar, voz mais grossa, falta de volume e projeção vocal, perda na eficiência vocal, pouca resistência ao falar, dor ou tensão cervical.[1] Geralmente, o trabalhador faz o relato de que esses sintomas ora estão presentes, ora não, com aumento nos finais de jornada de trabalho, por conta do excesso de trabalho realizado, e diminuição após o repouso noturno ou nos finais de semana. Aos poucos, esses sintomas são percebidos o tempo todo, sem recuperação, mesmo após repouso vocal. Na docência, em especial, esses sintomas são habituais e é comum o relato "eu achei que era natural" ou "eu não busquei ajuda, pois todos os meus colegas também reclamam dos mesmos sintomas" – ou seja, há, nessa classe de trabalhadores, provavelmente por não terem na sua formação nenhuma informação a respeito, o entendimento de que o distúrbio de voz relacionado ao trabalho faz parte da função de ser docente.

Muitos instrumentos de autorreferência ao distúrbio de voz têm sido disponibilizados para complementar a anamnese realizada por profissional da saúde. Alguns contemplam apenas a presença dos sinais e sintomas vocais, enquanto outros trazem informações sobre a interferência do distúrbio na qualidade de vida do trabalhador.[21] Para os professores, foi validado o denominado índice de triagem do distúrbio de voz (ITDV), um instrumento com 12 sintomas que consegue aferir, quando o registro das respostas é igual ou maior que 5 nas frequências "às vezes" e "sempre", a necessidade de encaminhamento do docente para avaliação por fonoaudiólogo e/ou otorrinolaringologista.[22,23] O encaminhamento a esses profissionais da saúde complementa o levantamento dos dados e contribui para um diagnóstico mais preciso. É importante, nesse momento, lembrar o princípio da "concausalidade", que permite que a doença seja relacionada ao trabalho mesmo quando outros fatores ou comorbidades não estão relacionados à atividade laboral.

Uma boa anamnese/entrevista complementada pela avaliação de outros profissionais poderá auxiliar o profissional da saúde responsável pelo caso a entender melhor a gravidade do quadro e, depois da avaliação, traçar um **plano terapêutico singular** (PTS) que atenda às reais necessidades do trabalhador.

Tratamento, reabilitação e retorno ao trabalho

Após a avaliação do paciente, um programa de tratamento pode ser prescrito, com medidas medicamentosas, cirúrgicas ou de reabilitação indicadas de forma isolada ou combinada. Essa decisão deve estar ancorada na atenção integral à saúde do trabalhador. Quando a opção for pela reabilitação fonoaudiológica, é importante destacar que os objetivos serão a readaptação vocal e o retorno do trabalhador ao seu ambiente de trabalho.

Como ocorre com a maioria dos agravos, o diagnóstico e o tratamento, quando precocemente indicados, possibilitam melhor prognóstico. Além disso, considerando-se a multicausalidade dos distúrbios de voz relacionados ao trabalho, certamente um plano terapêutico singular que conte com uma equipe interdisciplinar para atender os problemas encontrados e envolva o planejamento de ações de vigilância sobre o ambiente e a organização do trabalho será mais exitosa.

Durante o processo de tratamento, o trabalhador pode permanecer em sua função ou, se houver necessidade, afastar-se do trabalho. Neste último caso, a decisão cabe ao médico na tentativa de evitar o agravamento do quadro vocal ou algum prejuízo ao exercício profissional. Nos casos de reincidência ou agravamento do quadro, o trabalhador pode ser readaptado para outra função na qual possa ser revista a exposição a fatores de risco para o distúrbio de voz relacionado ao trabalho.

O protocolo dos distúrbios de voz relacionados ao trabalho aponta para o fato de que, no Brasil, a reabilitação é fragmentada, concebida e compreendida como ação final na cadeia de ocorrências e ações de saúde pública e de seguridade social. Assim, cabe ao SUS realizar a reabilitação física e psicossocial dos trabalhadores e das trabalhadoras, enquanto o INSS é responsável pela reabilitação profissional do segurado. Dessa forma, conduzir os processos de reabilitação profissional implica garantir não apenas a assistência à saúde necessária ao trabalhador, mas também conhecer a atividade profissional e promover mudanças nas condições de trabalho.[24]

Notificação

Entre as recomendações apresentadas no protocolo dos distúrbios de voz relacionados ao trabalho, está registrada a criação de uma **linha de cuidado** definida como:

> *[...] organização das ações e serviços de saúde, em todos os níveis de complexidade, de um determinado território, que permite a articulação entre conhecimentos, tecnologias, profissionais e instituições, para que o cidadão possa acessá-los de forma racional, harmônica, sistêmica, regulada e seguindo uma lógica técnico-sanitária.*[1]

Nessa linha de cuidado, portanto, estariam definidas as portas de entrada, a ordenação quanto ao acesso, o atendimento adequado às necessidades do trabalhador, além da racionalização da oferta de serviços. A implementação da linha de cuidado prevista partiria da análise de notificações relativas a um determinado agravo. Essa notificação seria registrada no Sistema de Informação de Agravos de Notificação (SINAN), que permite o registro de um diagnóstico de agravos específicos à população. Nessa notificação, pode-se incluir, além das explicações causais, a indicação de riscos aos quais as pessoas estão sujeitas, o que permite identificar a realidade epidemiológica de determinada área geográfica.

Por sua vez, as Portarias de Consolidação nº 4 e nº 5[25,26] definem a relação de doenças, agravos e eventos em saúde pública de notificação compulsória e de vigilância-sentinela, respectivamente, em todo o território nacional, e estabelecem fluxo, critérios, responsabilidades e atribuições aos profissionais e serviços de saúde.

Na realidade, no entanto, apesar de constar no protocolo a necessidade da notificação, essa prática ainda prescinde da formalização da ação. Ainda é necessário aguardar uma nova proposta de notificação que vem sendo divulgada pelo Ministério da Saúde, denominada Projeto e-SUS Linha da Vida.[27,28] Enquanto isso não acontece, alguns Estados e municípios, amparados pela possibilidade de elaborarem listas próprias de notificação compulsória, no âmbito de sua competência e de acordo com o perfil epidemiológico local, têm publicado[29] e podem servir de exemplo para outras autarquias até a oficialização em território nacional.

A **Comunicação de Acidente de Trabalho** (CAT), por sua vez, deve ser emitida em qualquer caso de acidente ou doença relacionada ao trabalho que aconteça com trabalhadores regidos pela Consolidação das Leis Trabalhistas (CLT). Cabe ao empregador emitir a CAT, caso contrário ela pode ser feita pelo próprio trabalhador, sindicato ou médico (de qualquer serviço de saúde) que o assistiu.

Classificação Internacional de Funcionalidade, Incapacidade e Saúde

Atualmente, todos os casos em que se constata a presença de um distúrbio de voz relacionado ao trabalho ficam igualados pelo código dado pela CID-10 (R.49). Isso significa que um teleoperador, um professor ou mesmo um cantor de ópera diagnosticados são classificados da mesma forma. Apesar disso, é notório que "cada caso é um caso" e, portanto, ao ser exposto a condições impróprias de trabalho cada indivíduo é afetado de forma singular, única. Nesse sentido, a aplicação da Classificação Internacional de Funcionalidade, Incapacidade e Saúde (CIF) tem sido uma das bandeiras levantadas pelo grupo que segue discutindo as questões relacionadas aos distúrbios de voz relacionados ao trabalho.[30] Dessa forma, o manejo desse agravo deixaria de ter foco na doença, passando a considerar o quanto a doença compromete o dia a dia e a qualidade de vida do trabalhador.

Enquanto a análise considerando a CID permite saber a prevalência e a incidência de uma doença, é somente a CIF que dá condições para entender o impacto que a doença causa na vida das pessoas, em seu desempenho e em sua participação social (entre elas o trabalho), bem como a influência do ambiente e do contexto no estado de saúde de indivíduos.[30]

Por conta da linguagem universal e codificada da CIF, é possível que avaliações realizadas por profissionais de saúde e áreas afins possam ser transcritas e inseridas nos sistemas de informação em saúde, envolvendo funções do corpo (b), estruturas (s), atividade e participação (d), fatores ambientais (e) e, futuramente, fatores pessoais. As fontes de informação para tanto podem ser os relatos do paciente ou de um familiar, protocolos, exames, observação e questionários padronizados. O uso da CIF pode contribuir, portanto, para sistematizar e quantificar, de forma padronizada, a perda de funcionalidade e de capacidade para o trabalho decorrente do distúrbio de voz, bem como auxiliar a instituição de políticas públicas de promoção à saúde e prevenção de distúrbios vocais.[31]

Para auxiliar na compreensão dos distúrbios de voz relacionados ao trabalho sob o olhar da CIF, recomenda-se a utilização do questionário denominado World Health Organization Disability Assessment Schedule (WHODAS 2.0).[32] Trata-se de um instrumento genérico de avaliação desenvolvido pela Organização Mundial da Saúde (OMS) a partir de um conjunto abrangente de itens da CIF. Esse instrumento tem se mostrado útil na avaliação dos níveis de saúde e de deficiência na população geral, bem como para mensurar a efetividade clínica e os ganhos proporcionados pelas intervenções.

O Núcleo de Tecnologias e Educação a Distância em Saúde da Universidade Federal do Ceará (NUTEDS/UFC) oferece um curso remoto com o objetivo de capacitar profissionais da saúde em geral para a aplicação do instrumento WHODAS 2.0 – não é uma exigência para sua utilização.

Considerações finais

É importante que todo profissional de saúde conhecedor do tema divulgue os distúrbios de voz relacionados ao trabalho entre seus pares e para os trabalhadores que procurarem seu serviço. Apesar de ter sido publicado há cinco anos, esse documento ainda é pouco conhecido.

Cabe, ainda, aos profissionais que atendem esses trabalhadores colaborarem com o Ministério da Saúde, para que a publicação da nova Lista, em novembro de 2023, seja amplamente divulgada e seja acompanhada por todos os desdobramentos operacionais urgentemente necessários. Somente assim, será possível dar início ao planejamento e à implantação de uma linha de cuidado e das demais ações que podem ser efetivas para os trabalhadores.

Iniciativas de capacitação quanto aos distúrbios de voz relacionados ao trabalho começam a ser planejadas pelas sociedades científicas, bem como de incentivo a outros profissionais da saúde nessa direção.

Referências

1. Brasil. Ministério da Saúde. Distúrbio de voz relacionado ao trabalho – DVRT. Brasília: Ministério da Saúde; 2018. Disponível em: http://bvsms.saude.gov.br/bvs/publicacoes/disturbio_voz_relacionado_trabalho_dvrt.pdf. (Acesso em: 31 jul. 2023.)
2. Ferreira LP, Bernardi APA. Distúrbio de voz relacionado ao trabalho: resgate histórico. Distúrb Comun. 2011;23(2):233-6.
3. LaborVox. Seminário de Voz. Pontifícia Universidade Católica de São Paulo (PUC-SP). 2021. Disponível em: https://www.pucsp.br/laborvox/eventos/seminario.html. (Acesso em: 31 jul. 2023.)
4. Masson MLV, Ferrite S, Pereira LMA, Ferreira LP, Araujo TM. Em busca do reconhecimento do distúrbio de voz como doença relacionada ao trabalho: movimento histórico-político. Cienc Saúde Coletiva. 2019;24(3):805-16.
5. Pontifícia Universidade Católica, Centro de Referência em Saúde do Trabalhador de São Paulo. XIV Seminário de Voz. Disfonia relacionada ao trabalho: da construção do documento a uma nova prática. São Paulo; 2004.
6. Secretaria de Estado de Saúde de São Paulo. Coordenadoria de Controle de Doenças. Distúrbios de voz relacionados ao trabalho. Centro de Referência de Saúde do Trabalhador de São Paulo. BEPA. 2006;3(26):16-22.
7. Brasil. Ministério da Saúde. Secretaria de Vigilância em Saúde. Departamento de Vigilância em Saúde Ambiental e Saúde do Trabalhador. Distúrbio de voz relacionado ao trabalho (DVRT): protocolo de complexidade diferenciada da saúde do trabalhador. Brasília: Ministério da Saúde; 2012.
8. Masson MLV, Ferreira LP, Giannini SPP, Souza MT, Maeno M, Gândara MER, et al. Distúrbio de voz: reconhecimento revogado junto com a nova lista de doenças relacionadas ao trabalho. Rev Bras Saúde Ocup. 2020;45(e32).
9. Masson MLV, Gonçalves FRM. O distúrbio de voz relacionado ao trabalho no Brasil. In: Ferreira LP, Andrada-e-Silva MA, eds. Distúrbio de voz relacionado ao trabalho: conquistas e desafios na América Latina. São Paulo: Sintropia Traduções; 2022. p. 284-90.
10. Brasil. Ministério da Saúde. Portaria nº 2.309, de 28 de agosto de 2020. Altera a Portaria de Consolidação nº 5/GM/MS, de 28 de setembro de 2017, e atualiza a Lista de Doenças Relacionadas ao Trabalho (LDRT). Diário Oficial da União. 1 set 2020.
11. Brasil. Ministério da Saúde. Portaria GM/MS nº 1.999, de 27 de novembro de 2023. Altera a Portaria de Consolidação GM/MS nº 5, de 28 de setembro de 2017 para atualizar a Lista de Doenças Relacionadas ao Trabalho (LDRT). Disponível em: https://www.in.gov.br/en/web/dou/-/portaria-gm/ms-n-1.999-de-27-de-novembro-de-2023-526629116 (Acesso em: 10 mar 2024).
12. Estado da Bahia. Secretaria de Saúde do Estado da Bahia. Portaria nº 274, de 7 de março de 2023. Define e atualiza a Lista Estadual de Notificação Compulsória de doenças, agravos e eventos de saúde pública nos serviços de saúde públicos e privados em todo o território do Estado da Bahia. Diário Oficial do Estado da Bahia. 18 abr 2023.
13. Ferreira LP, Andrada-e-Silva MA, eds. Distúrbio de voz relacionado ao trabalho: conquistas e desafios na América Latina. São Paulo: Sintropia Traduções; 2022.
14. Costa HO, Pontes PA, Almeida SIC. Distúrbio de voz relacionado ao trabalho. In: Mendes R. Patologia do trabalho. 3. ed. Rio de Janeiro: Atheneu; 2013. p. 1167-76.
15. Behlau M. Voz: o livro do especialista. São Paulo: Revinter; 2005.
16. Schilling RSF. More effective prevention in occupational health practice. J Soc Occup Med. 1984;34(3):71-9.
17. Lima CF, Reimberg CO, Silva JP, Lorenzi R. Seminários: trabalho e saúde dos professores – precarização, adoecimento e caminhos para a mudança. São Paulo: Fundacentro; 2023.
18. Instituto Nacional de Estudos e Pesquisas Educacionais Anísio Teixeira. Dados revelam perfil dos professores brasileiros. 2022. Disponível em: https://www.gov.br/inep/pt-br/assuntos/noticias/institucional/dados-revelam-perfil-dos-professores-brasileiros. (Acesso em: 31 jul. 2023.)
19. Brasil. Ministério da Economia. Secretaria Especial de Previdência e Trabalho. Portaria nº 6.730, de 9 de março de 2020. Norma Regulamentadora nº 1: disposições derais e gerenciamento de riscos ocupacionais. Diário Oficial da União. 12 mar 2020.
20. Brasil. Ministério da Saúde. Secretaria de Atenção à Saúde. Departamento de Ações Programáticas Estratégicas. Anamnese ocupacional: manual de preenchimento da Ficha Resumo de Atendimento Ambulatorial em Saúde do Trabalhador (Firaast). Brasília: Ministério da Saúde; 2006.
21. Moreti F, Pernambuco L, Silva POC. Protocolos de autoavaliação na clínica vocal: desenvolvimento, validação a atualidades. In: Lopes L, Moreti F, Ribeiro LL, Pereira EC. Fundamentos e atualidades em voz clínica. Rio de Janeiro: Thieme Revinter; 2019.
22. Ghirardi ACAM, Ferreira LP, Giannini SSP, Latorre MRDO. Screening index for voice disorder (SIVD): development and validation. J Voice. 2013;27(2):195-200.
23. LaborVox. Instrumentos de avaliação. Pontifícia Universidade Católica de São Paulo. 2021. Disponível em: https://www.pucsp.br/laborvox/dicas_pesquisa/downloads/indice_triagem_disturbio_voz.pdf. (Acesso em: 31 jul. 2023.)
24. Estado da Bahia. Secretaria de Saúde do Estado da Bahia. Superintendência de Vigilância e Proteção da Saúde. Diretoria de Vigilância e Atenção à Saúde do Trabalhador. Centro Estadual de Referência em Saúde do Trabalhador. Orientações técnicas para ações de prevenção e manejo da incapacidade para o trabalho no SUS. Salvador: DIVAST; 2014.
25. Brasil. Ministério da Saúde. Portaria de Consolidação nº 4, de 28 de setembro de 2018. Consolidação das normas sobre os sistemas e os subsistemas do Sistema Único de Saúde. Diário Oficial da União 3 out 2018.
26. Brasil. Ministério da Saúde. Portaria de Consolidação nº 5, de 28 de setembro de 2018. Consolidação das normas sobre as ações e os serviços de saúde do Sistema Único de Saúde. Diário Oficial da União. 3 out 2018.
27. Brasil. Ministério da Saúde. E-SUS Linha da Vida: plataforma do Ministério da Saúde vai reunir dados de vigilância e saúde

da população brasileira 2022. Disponível em: https://www.gov.br/saude/pt-br/assuntos/noticias/2022/novembro/e-sus-linha-da-vida-plataforma-do-ministerio-da-saude-vai-reunir-dados-de-vigilancia-e-saude-da-populacao-brasileira. (Acesso em: 31 jul. 2023.)

28. Brasil. Ministério da Saúde. Secretaria de Vigilância em Saúde. Projeto e-SUS Linha de Vida. Disponível em: https://www.pucsp.br/laborvox/download/conquistas-e-desafios/e-sus-linha-da-vida.pdf. (Acesso em: 31 jul. 2023.)
29. Anhoque CF, Ferracciu CCS, Almeida MS, Souza MT, Santos RMM. Notificação do distúrbio de voz relacionado ao trabalho-DVRT: experiências e formação profissional. In: Ferreira LP, Andrada-e-Silva MA, eds. Distúrbio de voz relacionado ao trabalho: conquistas e desafios na América Latina. São Paulo: Sintropia Traduções; 2022.
30. Biz MC, Masson MLV, Souza MT, Ferreira LP. Agravos da comunicação relacionados ao trabalho (ACRT). In: Paiva SF, Pinto FCA, orgs. Classificação Internacional de Funcionalidade: da teoria à prática em Fonoaudiologia. Ribeirão Preto: Book Toy; 2023. p. 149-78.
31. Giannini SPP, Ferreira LP. Voice disorders in teachers and the International Classification of Functioning, Disability and Health (ICF). Rev Investigación Innovación Ciencias Salud. 2021;3:33-47.
32. Organização Mundial da Saúde. Avaliação de saúde e deficiência: manual do WHO Disability Assessment Schedule (WHODAS 2.0). 2010. Disponível em: https://apps.who.int/iris/bitstream/handle/10665/43974/9788562599514_por.pdf. (Acesso em: 31 jul. 2023.)

30

Doenças Cardiovasculares Relacionadas ao Trabalho

Rogério Muniz de Andrade

- Introdução
- Hipertensão arterial
- Doença cardíaca isquêmica
- Doença aterosclerótica
- Arritmias cardíacas
- Doenças cerebrovasculares
- Síndrome de Raynaud

Introdução

As doenças cardiovasculares (DCV) são a principal causa de morte, invalidez e custos médicos no mundo.[1] Estima-se que cerca de 18 milhões de pessoas morram no mundo anualmente por esse grupo de doenças,[2] correspondendo a 45% das mortes por doenças crônicas não transmissíveis.[3] No Brasil, as mortes por doenças cardiovasculares seguem as taxas globais, correspondendo a cerca de 400 mil mortes por ano, e os números vêm aumentando em razão do crescimento e do envelhecimento da população.[2,3] Esses são também os motivos pelos quais a tendência a ser a principal causa de morte e invalidez se consolidou no início do século XXI em todo o mundo. Nos países em desenvolvimento, o início dessas doenças tende a ocorrer em idades mais precoces e os padrões de alimentação, taxas de diabetes e hipertensão arterial têm aumentado o impacto social, financeiro e de anos perdidos ajustados por incapacidade (denominado *disability-adjusted life-year* [DALY]).[2]

A idade é o principal fator de risco para o desenvolvimento dessas doenças, especialmente o acidente vascular cerebral (AVC), a insuficiência cardíaca (IC) e a fibrilação atrial (FA). A incidência delas duplica a cada década adicional na idade adulta. Por sua vez, as mulheres tendem a desenvolver fatores de risco cardiovascular mais tarde na vida do que os homens. A contribuição dos hormônios sexuais nessa proteção ainda é incerta, mas sabe-se que há expressivo aumento do risco durante ou após a menopausa.

Raça não é considerada um fator de risco independente para esse grupo de doenças, mas alguns grupos étnicos são mais propensos a desenvolver hipertensão arterial, como os indivíduos de origem africana.[1]

Além desses aspectos, entre os fatores de risco modificáveis para eventos de doenças cardiovasculares, destacam-se: tabagismo, níveis de lipídios no sangue, hipertensão arterial, diabetes, obesidade abdominal, fatores psicossociais, baixo consumo de frutas e vegetais, consumo de álcool e inatividade física.[4]

O tabagismo é o fator de risco de maior relevância, conferindo um risco duas a três vezes maior para a manifestação de todas as doenças cardiovasculares, e em especial para doença arterial coronariana (DAC) e doença arterial periférica (DAP).

Os níveis de lipídios, particularmente das lipoproteínas de baixa densidade (LDL), apresentam relação significativa, contínua e gradual com o risco de doença arterial coronariana e doença arterial periférica.

A hipertensão arterial tem associação direta com a incidência de doença arterial coronariana, acidente vascular cerebral e insuficiência cardíaca. O risco duplica com aumento de 20 mmHg na pressão arterial sistólica e de 10 mmHg na pressão arterial diastólica a partir de uma pressão arterial de 115/75 mmHg. Esse fato justifica a recomendação atual de manter os níveis pressóricos abaixo de 120/80 mmHg.

A glicose sanguínea e a hemoglobina glicada, seu marcador substituto, também têm associação com os eventos cardiovasculares. Pessoas diabéticas, diagnosticadas ou não, têm risco duas a três vezes maior em comparação com pessoas não diabéticas.

Os níveis sem precedentes na história de sobrepeso e obesidade têm sido relacionados à disponibilidade de alimentos e ao conteúdo da dieta, associados a uma redução das atividades físicas. Embora o excesso de peso e a obesidade sejam preditores fracos de eventos cardiovasculares em curto prazo, eles são fatores relevantes para pressão sanguínea elevada, diabetes e perfis lipídicos desfavoráveis, contribuindo indiretamente para a incidência das doenças cardiovasculares. Dietas inadequadas são fator contribuinte para obesidade, diabetes, hipertensão e dislipidemia. Preconiza-se que uma alimentação saudável seja composta por baixa ingestão calórica, concentrada em frutas e vegetais, gordura saudáveis de nozes e azeite, fontes magras de proteína (p. ex., peixes e grãos integrais), ingestão reduzida de sódio e limitação na ingestão de alimentos processados, gorduras não saudáveis e açúcares simples.

O consumo de álcool, por outro lado, apresenta uma associação complexa com as doenças cardiovasculares. A ingestão moderada de uma porção de álcool por dia parecia estar associada a um risco moderadamente inferior dessas doenças, enquanto níveis de ingestão mais elevados se associavam a um risco maior.[1] Estudos recentes têm indicado, no entanto, não haver dose segura de álcool quando se considera a mortalidade por todas as causas, incluindo as cardiovasculares.[5]

Por fim, inatividade física e estilo de vida sedentário aumentam o risco de doença cardiovascular. Observa-se risco significativamente menor em pessoas que participam de atividades físicas, ainda que mínimas, e sabe-se que o risco diminui ainda mais naquelas que praticam atividades mais vigorosas.[1]

Além desses hábitos, a história familiar é um fator de risco cardiovascular independente. Acredita-se, no entanto, que a herdabilidade contribua com menos de

20% dessa carga, o que sugere que há forte influência ambiental e comportamental atribuível às questões psicossociais.

No que se refere aos fatores psicossociais, o estresse tem plausibilidade biológica para a associação com o risco de doença cardiovascular. O estresse é uma reação adaptativa que leva a pessoa a enfrentar desafios e ameaças, o que envolve respostas do sistema neuroendócrino, sobretudo do eixo hipotálamo-hipófise-adrenal, com repercussões em diversos órgãos e sistemas.[6] Acredita-se que esses mecanismos biológicos provocam reatividade do sistema nervoso autônomo, inflamação, estresse oxidativo e disfunção endotelial, com evidências de que esses eventos ocorrem em resposta a estressores diários crônicos.[7] Considerando-se as crescentes exigências no mundo do trabalho, com desbalanceamento nos sistemas de esforço e recompensa, bem como os fenômenos individuais e coletivos na resposta ao estresse no ambiente de trabalho, é possível associar o estresse ocupacional a esse grupo de doenças.[8-10]

Hipertensão arterial

A hipertensão arterial é uma doença crônica definida por níveis pressóricos cujos benefícios de tratamento superam os riscos. Trata-se de uma condição que depende de fatores genéticos, epigenéticos, ambientais e sociais – portanto, multifatorial.

Ela é caracterizada pela persistente elevação da pressão arterial, medida em consultório como 140/90 mmHg ou superior, pela técnica correta, em pelo menos duas ocasiões diferentes, na ausência de medicação anti-hipertensiva.[1,11] É aconselhável, quando possível, a validação dessas medidas por meio da avaliação da pressão arterial fora do consultório, utilizando-se a monitorização ambulatorial da pressão arterial (MAPA), a monitorização residencial da pressão arterial (MRPA) ou a automedida da pressão arterial (AMPA).[11]

A hipertensão é, ainda, a causa mais comum de consulta médica ambulatorial e o fator tratável mais facilmente reconhecido para doença cardiovascular.[1]

Dados de 2021 do Sistema de Vigilância de Fatores de Risco e Proteção para Doenças Crônicas por Inquérito Telefônico (Vigitel) mostram que entre 20% e 32% da população com mais de 18 anos de idade das capitais brasileiras relatam diagnóstico médico de hipertensão arterial.[12]

Em 90% a 95% dos pacientes hipertensos, não é possível identificar uma causa para a pressão arterial elevada, por isso esses casos são classificados com hipertensão primária. Apesar disso, na maioria dos pacientes com hipertensão primária, é possível identificar comportamentos que contribuem com a elevação da pressão arterial, como consumo excessivo de calorias, sal ou álcool. Nos 5% a 10% restantes, é possível identificar a causa da hipertensão, condição chamada de hipertensão secundária.

Sabe-se que mecanismos neurais, hormonais e vasculares estão envolvidos na fisiopatologia da hipertensão, tendo como via final a promoção de vasoconstrição e a retenção de sódio, uma perda da função das vias que promovem a vasodilatação e a excreção de sódio, ou ambas. Há evidência crescente de que a ativação neuro-hormonal contribui para a patogênese inicial,[1,7] de maneira que uma relação entre o estresse ocupacional e a hipertensão também pode ser observada.[13-15]

Além disso, algumas exposições específicas no ambiente de trabalho estão relacionadas com a hipertensão arterial. Trabalho em turnos e exposição ocupacional ao chumbo e ao ruído são fatores bem-definidos.[14] A exposição no ambiente de trabalho a dissulfeto de carbono, arsênico, cádmio e mercúrio também é apontada como fator de risco para a hipertensão.[16-18]

Os médicos que atendem trabalhadores devem incluir a medida da pressão arterial em todas as consultas clínicas com o objetivo de rastrear adultos hipertensos assintomáticos.[19] Para trabalhadores expostos a fatores psicossociais e da organização do trabalho relacionados ao estresse da carga de trabalho, ao trabalho em turnos, bem como expostos a ruído ocupacional e a dissulfeto de carbono, chumbo, mercúrio, arsênio e cádmio, os médicos devem considerar o trabalho como causa associada à hipertensão arterial e tomar as providências para comunicação e notificação do caso.[13-18]

Por sua vez, as organizações devem promover medidas de tratamento dos trabalhadores hipertensos e de promoção da saúde para toda a população trabalhadora, como educação em saúde, fornecimento de alimentação equilibrada, incentivo a práticas de atividade física e combate ao sedentarismo, além do afastamento das condições de trabalho que aumentam o risco de hipertensão.[1,3,19,20]

Doença cardíaca isquêmica

A doença cardíaca isquêmica é causada por obstrução ou estenose de uma ou mais artérias coronarianas, frequentemente causadas por placas ateromatosas. A obstrução pode resultar em isquemia ou infarto do miocárdio com sintomas associados de angina, isquemia, remodelação miocárdica, insuficiência cardíaca, arritmias e, por fim, morte.[1]

A angina *pectoris* é consequência do desequilíbrio entre a oferta e a demanda do fluxo sanguíneo ou, em última análise, da oferta de oxigênio ao miocárdio, o que causa desconforto torácico de intensidade e duração variáveis. O infarto do miocárdio é uma necrose causada por isquemia. E a angina, como sintoma, é a expressão clínica mais comum da doença isquêmica do coração, mas pode ser assintomática (isquemia miocárdica silenciosa).[1,21]

A fisiopatologia da oclusão trombótica coronariana tem início com a erosão, a fissura ou a ruptura de placas ateroscleróticas vulneráveis, o que gera hemorragia no interior da placa, espasmo coronariano e trombose luminal oclusiva. Com a ruptura da placa, elementos da corrente sanguínea são expostos ao núcleo e à matriz altamente trombogênica da placa, que contém lipídio, fator tecidual e colágeno. As plaquetas aderem, são ativadas e se agregam umas às outras, enquanto mediadores vasoconstritores e trombogênicos são liberados, ocorrendo a formação de trombina e fibrina.[1,22]

Um trabalhador com dor no tórax e fatores de risco cardiovasculares deve passar por avaliação médica com prioridade. A angina é descrita como uma dor tipo pressão ou peso no peito, que pode ficar restrita ao tórax ou irradiar para o membro superior esquerdo, também descrita como sufocante, esmagadora ou compressiva. Na angina *pectoris*, a dor geralmente é aliviada com repouso de poucos minutos ou com uso de nitrato sublingual. Por outro lado, no infarto do miocárdio, a dor é persistente, tanto no que diz respeito à duração quanto por apresentar pouca ou nenhuma resposta ao uso de nitrato. Para o diagnóstico do infarto, são necessários o estudo eletrocardiográfico e a dosagem de biomarcadores de necrose. Frente à suspeita de infarto do miocárdio, é fundamental que o acesso a um serviço de saúde com estrutura adequada para o tratamento seja feito brevemente,[1,21,22] sendo comum entre os cardiologistas a frase "tempo é músculo".[23] Esse mote também deve ser adotado pelos médicos que atendem trabalhadores.

Os trabalhadores expostos ao monóxido de carbono podem desenvolver isquemia cardíaca por hipóxia. No ambiente de trabalho, essa substância pode ser gerada pela combustão incompleta oriunda de motores em ambientes pouco ventilados ou na fumaça de incêndio.[24,25] O dissulfeto de carbono, por sua vez, está associado ao aumento do risco de infarto do miocárdio por mecanismos fisiopatológicos que ainda não são totalmente compreendidos.[1,26] A exposição seguida por cessação abrupta a nitratos no ambiente de trabalho pode ser causa de angina *pectoris* e infarto em pessoas predispostas. A dilatação das artérias coronárias proporcionada pelo contato com nitratos nos dias de trabalho é seguida de espasmo quando a exposição não ocorre, p. ex., nos dias de folga.[27] Quanto aos fatores organizacionais e psicossociais no trabalho, o trabalho em turnos e outros fatores desencadeadores das reações biológicas do estresse podem funcionar como fator somatório à doença isquêmica do coração.[15,28,29]

Doença aterosclerótica

A doença aterosclerótica é responsável pela maioria dos casos de infarto do miocárdio, acidente vascular cerebral isquêmico e doença arterial periférica.

Aterosclerose é a resposta inflamatória crônica ao acúmulo de lipídios na parede arterial, caracterizada por placas intimais clinicamente silenciosas durante anos ou décadas. A fissura ou erosão das placas ateroscleróticas desencadeia a formação de um trombo, o que pode produzir a isquemia aguda de um órgão por interrupção abrupta do fluxo sanguíneo ao território irrigado, resultando em manifestações clínicas e desfechos dramáticos. Estima-se que 90% dos infartos do miocárdio, 60% dos acidentes vasculares cerebrais e até um terço das demências ocorram em decorrência de aterosclerose.[1]

Os principais fatores de risco para a aterosclerose são níveis elevados de LDL, tabagismo, diabetes *mellitus* tipo 2, hipertensão arterial e histórico familiar de doença arterial coronariana, acidente vascular cerebral isquêmico e doença arterial periférica. Outros fatores de risco incluem níveis baixos de lipoproteína de alta densidade (HDL), obesidade abdominal, hipertrigliceridemia, baixos níveis de proteína C reativa (PCR) e inatividade física.[1]

A exposição ao dissulfeto de carbono no ambiente de trabalho aumenta o risco de doença aterosclerótica por possível efeito adicional à hipercolesterolemia.[30]

Arritmias cardíacas

As arritmias cardíacas geralmente são classificadas como bradiarritmias (frequências cardíacas lentas), taquiarritmias (frequências cardíacas rápidas) ou batimentos prematuros (extrassístoles isoladas a partir de átrios ou ventrículos). As pessoas com suspeita de arritmia podem se apresentar com manifestações diversas. Os sintomas típicos incluem palpitações, síncope e pré-síncope (tontura). Ocasionalmente, elas podem se manifestar de forma mais sutil, como intolerância ao exercício, letargia, queixas vagas de mal-estar ou até sem qualquer sintoma. Em contraposição, há casos em que elas podem se manifestar sob a forma de morte súbita cardíaca.[1]

A abordagem clínica das arritmias cardíacas inclui sempre um estudo eletrocardiográfico para que seja determinado o tipo de arritmia e, frequentemente, a sua origem. Estudos invasivos mais detalhados podem ser necessários, sendo geralmente conduzidos por médicos especialistas, em nível ambulatorial ou hospitalar, a depender do estado clínico do paciente.[31]

Aos médicos que atendem trabalhadores, recomenda-se que tenham a rotina de verificar os pulsos periféricos e realizar a ausculta do tórax sempre que possível no contexto dos exames ocupacionais. Ao verificar um ritmo cardíaco anormal, o médico deve ficar atento aos sinais vitais e ao estado geral do trabalhador, colher história clínica direcionada (uso de medicamentos, exposição a substâncias estimulantes lícitas e ilícitas, sintomas associados) e estratificar o risco de evento súbito, sobretudo nos casos de bradiarritmias. O encaminhamento para especialista em Cardiologia e/ou para serviço de referência depende da adequada avaliação clínica.

Arritmias cardíacas de origem ocupacional devem ser investigadas em trabalhadores expostos a chumbo, mercúrio, arsênio, hidrocarbonetos alifáticos, cobalto, nitroglicerina, monóxido de carbono e agrotóxicos carbamatos e organofosforados.[25,32-35]

Doenças cerebrovasculares

As doenças cerebrovasculares representam a maior causa de morte no Brasil e a maior causa de incapacidade em adultos, tanto pelos eventos agudos, como pelas situações de microinfartos que predispõem a quadros demenciais. Entre os fatores de risco, estão idade, baixo nível socioeconômico, história familiar de eventos cerebrovasculares, hipertensão arterial, diabetes, cardiopatias, dislipidemia, tabagismo, etilismo, obesidade e sedentarismo.[1,2]

A hemorragia subaracnóidea (HSA) mais frequente é a traumática, que não faz parte do escopo deste capítulo. A hemorragia subaracnóidea espontânea compreende cerca de 10% de todos os acidentes vasculares cerebrais. Cerca de 80% dessas hemorragias decorrem da ruptura de um aneurisma intracraniano, situação associada a elevadas taxas de morbidade e mortalidade. O acidente vascular cerebral hemorrágico, ou hemorragia cerebral intraparenquimatosa, também representa 10% dos acidentes vasculares cerebrais. Ele se relaciona com elevadas mortalidade (um terço dos pacientes morrem em 30 dias) e morbidade (apenas um quinto dos pacientes recupera independência funcional em seis meses). Sua causa envolve malformações vasculares, neoplasias, uso de anticoagulantes e doença amiloide, com destaque para a hipertensão arterial como importante fator associado às demais etiologias.[1]

Os eventos isquêmicos cerebrovasculares são mais frequentes se comparados aos hemorrágicos. Eles ocorrem por redução ou interrupção do fluxo sanguíneo cerebral e suas manifestações clínicas estão ligadas à área cerebral acometida. A obstrução dos vasos cerebrais pode ocorrer por doença aterosclerótica, trombos ou êmbolos. Histórico de claudicação intermitente, ataque isquêmico transitório, sopro carotídeo ou diminuição dos pulsos são elementos que auxiliam tanto no diagnóstico do acidente vascular cerebral isquêmico como na predição do risco.[1]

As evidências de uma relação direta entre o trabalho e as doenças cerebrovasculares são frágeis; contudo, considerando-se a plausibilidade biológica entre as respostas neuroendócrinas relacionadas ao estresse e os fatores psicossociais e organizacionais na gênese de respostas orgânicas desadaptativas, essa associação é possível.[7-9]

Síndrome de Raynaud

O fenômeno de Raynaud é definido como uma resposta vasoespástica exagerada ao nível das artérias e arteríolas cutâneas, resultando em alterações características trifásicas sequenciais de cor (passando do branco para o azul e, em seguida, para o vermelho). Essa tríade pode não ser observada em alguns pacientes. Ele acomete mais as mulheres jovens e tem maior prevalência em países de clima frio e nos fumantes.

Sua fisiopatologia não é bem compreendida, mas sabe-se que essa condição pode estar associada a doenças reumáticas autoimunes, doenças hematológicas, doenças endocrinológicas ou uso de alguns medicamentos (p. ex., a cisplatina e o interferon).[1,36]

Exposições a vibrações localizadas, cloreto de vinila e baixas temperaturas no ambiente de trabalho são reconhecidas como fatores desencadeantes do fenômeno de Raynaud em trabalhadores expostos.[36]

Referências

1. Goldman L, Schafer AI, eds. Goldman-Cecil medicine. 25. ed. Elsevier; 2016.
2. Vaduganathan M, Mensah GA, Turco JV, Fuster V, Roth GA. The global burden of cardiovascular diseases and risk: a compass for future health. J Am Coll Cardiol. 2022;80:2361-71.
3. Oliveira GMM, Brant LCC, Polanczyk CA, Malta DC, Biolo A, Nascimento BR, et al. Estatística cardiovascular: Brasil 2021. Arq Bras Cardiol. 2022;118(1):115-373.
4. Arnett DK, Blumenthal RS, Albert MA, Buroker AB, Goldberger ZD, Hahn EJ, et al. 2019 ACC/AHA guideline on the primary prevention of cardiovascular disease: a report of the American College of Cardiology/American Heart Association Task Force on Clinical Practice Guidelines. Circulation. 2019;140:e596-646.
5. Canadian Centre on Substance Use and Addiction. Canada's guidance on alcohol and health: final report. 2023.
6. Lu S, Wei F, Li G. The evolution of the concept of stress and the framework of the stress system. Cell Stress. 2021;5(6):76-85.
7. Cohen BE, Edmondson D, Kronish IM. State of the art review: depression, stress, anxiety, and cardiovascular disease. Am J Hypertens. 2015;28(11):1295-302.
8. Eddy P, Wertheim EH, Kingsley M, Wright BJ. Associations between the effort-reward imbalance model of workplace stress and indices of cardiovascular health: a systematic review and meta-analysis. Neurosci Biobeha Rev. 2017;83:252-66.
9. Theorell T. A long term perspective on cardiovascular job stress research. J Occup Health. 2019;61(1):3-9.
10. Sara JD, Prasad M, Eleid MF, Zhang M, Widmer RJ, Lerman A. Association between work related stress and coronary heart disease: a review of prospective studies through the job strain, effort reward balance, and organizational justice models. J Am Heart Assoc. 2018;7(9).
11. Barroso WKS, Rodrigues CIS, Bortolotto LA, Mota-Gomes MA, Brandão AA, Feitosa ADM, et al. Brazilian guidelines of hypertension: 2020. Arq Bras Cardiol. 2021;116(3):516-658.
12. Brasil. Ministério da Saúde. Sistema de Vigilância de Fatores de Risco e Proteção para Doenças Crônicas por Inquérito Telefônico. Disponível em: http://plataforma.saude.gov.br/vigitel. (Acesso em: 14 jul. 2023.)
13. Rosenthal T, Alter A. Occupational stress and hypertension. J Am Soc Hypertension. 2012;6(1):2-22.
14. Kang MY. Occupational risk factors for hypertension. J Hypertens. 2022;40(11):2102-10.
15. Spruill TM. Chronic psychosocial stress and hypertension. Curr Hypertens Rep. 2010;12(1):10-6.
16. Caciari T, Sancini A, Fioravanti M, Cappozzella A, Casale T, Montuori L, et al. Cadmium and hypertension in exposed workers: a meta-analysis. Int J Occup Med Environ Health. 2013;26(3):440-56.
17. Rahaman S, Rahman M, Mise N, Sikder T, Ichihara G, Uddin K, et al. Environmental arsenic exposure and its contribution to human diseases, toxicity mechanism and management. Environ Pollut. 2021;289:117940.
18. Faria MAM. Mercuralismo metálico crônico ocupacional. Rev Saúde Pública. 2003;37(1):116-27.
19. US Preventive Services Task Force; Krist AH, Davidson KW, Mangione CM, Cabana M, Caughey AB, Davis EM, et al. Screening for hypertension in adults: US Preventive Services Task Force reaffirmation recommendation statement. JAMA. 2021;325:1650-6.
20. Organização Mundial da Saúde. Ambientes de trabalho saudáveis: um modelo para ação – para empregadores, trabalhadores, formuladores de política e profissionais. Brasília: SESI/DN; 2010. Disponível em: https://apps.who.int/iris/bitstream/handle/10665/44307/9789241599313_por.pdf?sequence=2&isAllowed=y. (Acesso em: 14 jul. 2023.)
21. Nicolau JC et al. Brazilian society of cardiology guidelines on unstable angina and acute myocardial infarction without ST-segment elevation – 2021. Arquivos Brasileiros de Cardiologia; 2021;117:181–264.
22. Piegas L, Timerman A, Feitosa G, Nicolau J, Mattos L, Andrade M, et al. V diretriz da Sociedade Brasileira de Cardiologia sobre tratamento do infarto agudo do miocárdio com supradesnível do segmento ST. Arq Bras Cardiol. 2015;105(2):1-21.
23. Abreu LM. Time is muscle. Arq Bras Cardiologia. 2019;112:408-9.
24. Mikov I, Draskovic D, Savic M, Arsic M, Todorovski Z, Glavaski M. Occupational intoxication with carbon monoxide. Arch Environ Health. 2000;55(6):455-6.
25. Gandini C, Castoldi AF, Candura SM, Locatelli C, Butera R, Priori S, et al. Carbon monoxide cardiotoxicity. J Toxicol Clin Toxicol. 2001;39(1):35-44.
26. Bortkiewicz A, Gadzicka E, Szymczak W. Cardiovascular disturbances in workers exposed to carbon disulfide. Appl Occup Environ Hyg. 2001;16(4):455-63.
27. Leikin JB, Davis A, Klodd DA, Thunder T, Kelafant GA. Occupational cardiovascular disease. Disease-a-Month. 2000;46(4):311-22.
28. Thosar SS, Shea SA. Circadian control of human cardiovascular function. Curr Opin Pharmacol. 2021;57:89-97.
29. Li J, Zhang M, Loerbroks A, Angerer P, Siegrist J. Work stress and the risk of recurrent coronary heart disease events: a systematic review and meta-analysis. Int J Occup Med Environ Health. 2015;28(1):8-19.
30. Kotseva K. Occupational exposure to low concentrations of carbon disulfide as a risk factor for hypercholesterolaemia. Int Arch Occup Environ Health. 2000;74(1):38-42.
31. Lorga A, Lorga Filho A, D'Ávila A, Rassi Jr A, Paola AAV, Pedrosa A, et al. et al. Diretrizes para avaliação e tratamento de pacientes com arritmias cardíacas. Arq Bras Cardiol. 2002;79:1-50.
32. Karakulak UN, Yilmaz OH, Tutkun E, Gunduzoz M, Onay E. Comprehensive electrocardiographic analysis of lead exposed workers: an arrhythmic risk assessment study. Ann Noninv Electrocardiol. 2017;22(2):e12376.
33. Houston MC. Role of mercury toxicity in hypertension, cardiovascular disease, and stroke. J Clin Hypertension. 2011;13(8):621-7.
34. Alamolhodaei NS, Shirani K, Karimi G. Arsenic cardiotoxicity: an overview. Environ Toxicol Pharmacol. 2015;40(3):1005-14.
35. Karki P, Ansari JA, Bhandary S, Koirala S. Cardiac and electrocardiographical manifestations of acute organophosphate poisoning. Singapore Med J. 2004;45(8):385-9.
36. Cordeiro RA, Andrade RM. Raynaud's phenomenon in the occupational context. Rev Assoc Med Bras. 2019;65:1314-20.

31

Doenças Respiratórias Relacionadas ao Trabalho

Eduardo Algranti
Eduardo Mello de Capitani
Ana Paula Scalia Carneiro
Janaina Martins Andrade
Rafael Futoshi Mizutani

- Introdução
- Doenças das vias aéreas
- Pneumoconioses e doenças sistêmicas associadas à inalação de poeiras minerais
- Doenças por reações de hipersensibilidade
- Câncer ocupacional do sistema respiratório

Introdução

O trato respiratório está em direto contato com o ambiente. O ar ambiente é composto por uma fase gasosa que carrega vapores, fumos e particulados. A fase gasosa é relativamente constante, com variações nas pressões parciais de oxigênio, nitrogênio e dióxido de carbono, de acordo com a pressão atmosférica. Outros componentes, incluindo gases, variam com a umidade relativa do ar, a estação do ano e a proximidade de fontes emissoras. Define-se poluição do ar como a contaminação por agentes químicos, físicos e biológicos estranhos à composição do ar ambiente, seja interno ou externo. Os ambientes de trabalho estão entre as principais fontes poluidoras, tanto internamente quanto nas emissões externas, podendo causar doenças respiratórias e sistêmicas.

A observação da relação entre o ambiente de trabalho e doenças respiratórias tem mais de 300 anos. Na segunda metade do século XIX, algumas pneumoconioses começaram a ser individualizadas, como a antracose, a siderose, a silicose, assim como a bissinose. O reconhecimento legal das pneumoconioses como doenças do trabalho ocorreu apenas em meados do século XX em países industrializados. A partir da segunda metade do século XX, o câncer ocupacional de pulmão, o mesotelioma e as doenças ambientais e/ou paraocupacionais relacionadas com o asbesto, especialmente as neoplásicas, foram reconhecidas.

Os agentes presentes em ambientes de trabalho dependem do processo produtivo. Como exemplos citamos a geração de poeiras minerais em atividades de mineração e/ou transformação de minerais; a geração de fumos metálicos em metalurgia; a presença de névoas de emulsões lubrificantes em indústrias metalmecânicas, e de voláteis químicos em indústrias de plásticos. Portanto, há uma extensa lista de agentes de diversa natureza que podem desencadear reações a qualquer nível no trato respiratório, de apresentação aguda ou crônica. Para haver reações é necessário que os agentes penetrem nas vias respiratórias. Gases e vapores têm livre trânsito. A toxicidade de um gás depende de suas características de solubilidade nos líquidos orgânicos e membranas, concentração e condições ambientais. Gases hidrossolúveis, como o cloro, costumam causar sintomas de vias aéreas superiores. Outros, de baixa solubilidade, podem exercer sua ação tóxica em áreas periféricas, como os óxidos de nitrogênio (NOx). Por sua vez, particulados necessitam ter um diâmetro aerodinâmico inferior a 10 mm. Denomina-se essa faixa de diâmetros como "fração respirável". Normalmente partículas entre 10 e 6 mm ficam retidas na região nasal, partículas entre 5 e 2 mm depositam-se, preferencialmente, na árvore traqueobrônquica, e partículas com menos de 2 mm depositam-se, preferencialmente, na região alveolar.[1]

A exposição contínua e excessiva a agentes ambientais leva a um aumento da demanda aos mecanismos protetores dos pulmões, situados tanto nas vias aéreas como na região alveolar. O trato respiratório responde à deposição de partículas de forma ativa. Os principais mecanismos de defesa são o transporte mucociliar, os macrófagos alveolares e o transporte linfático. É necessário que esses mecanismos estejam íntegros e ativos para adequada resposta perante a inalação de partículas. Eles atuam de forma independente e complementar, uma vez que têm locais de atuação distintos.

Existe um número de respostas pelas quais o pulmão reage aos agentes agressores. As expressões histopatológicas do sistema respiratório refletem a toxicidade do agente associada à reação individual. As manifestações podem ser agudas, como o dano alveolar difuso secundário à lesão do epitélio bronquioloalveolar e das células endoteliais, causado, por exemplo, pela inalação de NOx. Poeiras minerais ou metálicas causam uma gama de reações desde a formação de máculas ao redor de bronquíolos e/ou vasos, que são agregados de macrófagos com partículas fagocitadas (p. ex., carvão mineral, bário), nódulos com colageinização (p. ex., sílica), fibrose maciça (p. ex., carvão mineral, sílica), fibrose intersticial difusa (p. ex., asbesto, metais duros com cobalto, inalações maciças de talco) e proteinose alveolar pulmonar (exposições maciças à sílica recentemente fraturada). Variantes da fibrose intersticial com componente descamativo e com a presença de células gigantes também são observadas em doenças pela inalação de metais duros. Reações teciduais granulomatosas se associam a pneumonias por hipersensibilidade (p. ex., inalação de fluidos de corte) e pela doença crônica pelo berílio, esta última indistinguível da sarcoidose. É importante entender que um mesmo agente pode desencadear reações anatomopatológicas distintas, dependendo da suscetibilidade do hospedeiro, do processo de trabalho e da dose inalada.[2]

Doenças das vias aéreas

Asma relacionada ao trabalho

A asma é uma doença de alta prevalência na população. É caracterizada pela inflamação crônica das vias aéreas e frequentemente é desencadeada por inalação de substâncias presentes no ar.[3] Estima-se que 16% dos casos de asma em adultos sejam causados pela inalação de substâncias encontradas no ambiente de trabalho,[4] e que 21,5% dos indivíduos com asma tenham sintomas agravados devido à exposição ocupacional.[5] Há mais de 300 substâncias identificadas que podem levar ao desenvolvimento de asma.[6] A Tabela 31.1 resume as substâncias e os ambientes de trabalho mais frequentes com risco para o desenvolvimento de asma.[7]

A asma relacionada ao trabalho (ART) é um termo amplo que se refere a todos os indivíduos cujos sintomas de asma se associam à exposição ao ambiente de trabalho (Figura 31.1). A ART engloba dois subtipos: a asma agravada pelo trabalho (AAT) e a asma ocupacional (AO). Na AAT, um indivíduo com antecedente de asma sente agravamento dos sintomas após ingressar em um novo ambiente de trabalho. Na AO, um indivíduo sem história de asma prévia desenvolve sintomas da doença após o ingresso em um ambiente de trabalho.[8]

Os casos de AO podem ser classificados de acordo com a via fisiopatológica: por sensibilização a uma substância, mediada por IgE ou por mecanismos fisiopatológicos ainda desconhecidos, ou por irritantes, quando ocorre exposição das vias aéreas a substâncias que levam à inflamação por via não imunomediada. A síndrome da disfunção reativa das vias aéreas (SDRVA) é um tipo específico de asma por irritantes, que ocorre imediatamente ou poucas horas após exposições a concentrações elevadas de substância(s) irritante(s), cujos sintomas persistem por pelo menos 3 meses.[9]

Tabela 31.1. Principais substâncias e ocupações de risco para asma relacionada ao trabalho

Tipo de substância	Exemplos	Ocupações de risco
Animais de laboratório	Antígenos do epitélio e urina de coelhos, ratos e cobaias	Trabalhadores em laboratório de pesquisa
Farinhas de cereais	Trigo, centeio e soja	Padeiros e trabalhadores de moinhos
Poeira de grãos	Grãos, ácaros, insetos, sementes, bactérias, fungos, inseticidas e pesticidas	Trabalhadores em silos
Enzimas biológicas	Amilase fúngica, esperase, *Bacillus subtilis*, tripsina, papaína e pepsina	Padeiros, trabalhadores em indústria de detergentes e indústria farmacêutica, enfermeiros
Látex	Luvas, produtos de borracha	Trabalhadores de hospitais, clínicas e laboratórios ou da indústria da borracha
Isocianatos	TDI (di-isocianato de tolueno), MDI (metileno difenil di-isocianato), HDI (hexametileno di-isocianato)	Pintores em *spray*, aplicadores de verniz, trabalhadores na indústria de espumas e plásticos, e trabalhadores de fundições
Poeira de madeira	Cedro, mogno, pau-marfim e imbuia	Carpinteiros, trabalhadores em serrarias e na indústria do mobiliário
Fluxo de solda	Colofônio	Soldadores da indústria eletrônica
Anidridos ácidos	Anidridos ftálicos, trimelítico, tetracloroftálico e maleico	Trabalhadores da indústria de plástico, adesivos e resinas (resinas epóxi e poliéster)
Aminas	Etanolaminas, aminas quaternárias ou aromáticas	Trabalhadores na indústria de cosméticos, soldadores, pintores em *spray* e limpadores
Metais	Platina, níquel, cobalto, zinco e cromo	Trabalhadores em refinarias de platina, na cromação e zincagem, na indústria de cimento, com metal duro e soldadores
Biocidas	Hexaclorofeno, clorexidina, formaldeído, glutaraldeído, cloramina	Trabalhadores em hospitais, cabeleireiros, limpadores, salva-vidas e profissionais de natação
Fluidos para usinagem de metais: óleos de corte	Bactérias, biocidas, névoa de óleo e aditivos	Trabalhadores de usinagem de peças metálicas
Outras substâncias químicas	PVC (policloreto de vinila), polietileno, polipropileno, estireno, azobisformamida, sais de persulfato e hena, resinas poliéster e ureia-formaldeído	Trabalhadores nas indústrias de plástico e borracha, na pintura eletrostática, empacotadores, cabeleireiros, trabalhadores na indústria de resinas e pintores
Irritantes	Vazamentos de cloro, isocianatos, amônia, ácidos, fumaça de incêndios, nuvens de poeira, produtos de reação química (p. ex., alvejantes com cloro e produtos com amônia), glutaraldeído	Trabalhadores da indústria química, indústria de plásticos e espumas, limpadores, indústria do papel e bombeiros

Fonte: Adaptada da referência 7.

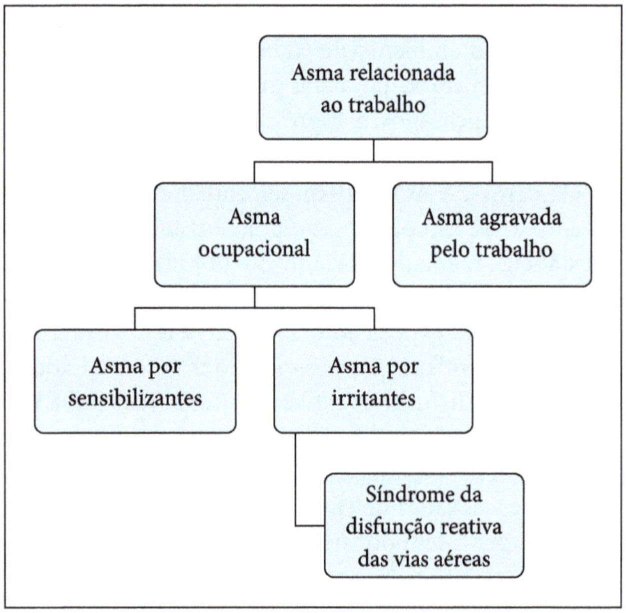

Figura 31.1. Classificação de asma relacionada ao trabalho.

Fonte: Adaptada da referência 8.

Os sintomas de ART podem-se iniciar após poucas horas de exposição (na SDRVA), mas é comum haver um período de latência para seu desenvolvimento, que pode durar meses a anos.

> Para o diagnóstico de ART, é necessário:
> 1. Estabelecer o diagnóstico de asma.
> 2. Identificar exposições de risco.
> 3. Demonstrar a relação do ambiente de trabalho com a doença.

Para o diagnóstico de asma, um indivíduo deve apresentar sintomas compatíveis (dispneia, tosse, sibilância, opressão torácica, por vezes em crises, desencadeados por estímulos variados, como frio, exercícios físicos, cheiros, substâncias) e prova de função pulmonar com evidência de obstrução das vias aéreas (presença de distúrbio ventilatório obstrutivo, resposta positiva a agente broncodilatador ou teste de broncoprovocação inespecífica positivo). Para avaliar a associação do ambiente de trabalho à asma, deve-se atentar para sintomas iniciados ou agravados após o paciente começar uma nova ocupação ou ocorrer mudança em sua função ou em seu ambiente de trabalho; piora de sintomas durante dias de trabalho; melhora em dias de folga ou férias. Para tanto pode-se realizar um entre os três testes: pico de fluxo expiratório (PFE) seriado; teste seriado de broncoprovocação inespecífica; ou teste de broncoprovocação específica.

O tratamento farmacológico e não farmacológico da asma deve seguir as orientações de diretrizes de sociedades especializadas.

É fundamental o reconhecimento da ART, pois parte essencial do tratamento de asma consiste em identificar e cessar a exposição aos agentes causadores ou agravantes da asma. No caso de asma por sensibilizantes, mesmo pequenas concentrações da substância podem precipitar o agravamento dos sintomas, sendo necessário que o indivíduo seja realocado de função, de local de trabalho ou passe por reabilitação profissional para não ser reexposto.[8,9]

Doença pulmonar obstrutiva crônica e ocupação

A doença pulmonar obstrutiva crônica (DPOC) é uma condição pulmonar heterogênea caracterizada por sintomas respiratórios crônicos como dispneia aos esforços, tosse e produção de secreção, em decorrência de anormalidades nas vias aéreas e/ou dutos e sacos alveolares, com obstrução do fluxo aéreo persistente e frequentemente progressiva.[10] O tabagismo é a principal causa de DPOC, mas outros fatores de risco, como as exposições ocupacionais, são importantes e negligenciados (Tabela 31.2).

Nos Estados Unidos, dados do National Institute for Occupational Safety and Health (NIOSH) mostraram prevalência de obstrução das vias aéreas em mineiros de carvão não fumantes de 7,7%, 16,4% e 32,3% entre aqueles sem pneumoconiose, com pneumoconiose e com fibrose maciça progressiva, respectivamente.[12] Um estudo ambulatorial no estado de Minas Gerais mostrou prevalência de provável DPOC de 14% e 35% em expostos à sílica sem silicose e silicóticos, respectivamente.[15]

Além das poeiras minerais e orgânicas, outros produtos químicos podem desempenhar certo papel na patogênese da DPOC, como os fumos de solda, cádmio e gases irritantes. A exposição passiva à fumaça de cigarro, outros tipos de fumaça de tabaco (p. ex., cachimbo, charuto, narguilé) e maconha também são fatores de risco para DPOC, porém, faltam estudos de coorte sobre a associação entre a exposição ao fumo passivo e a DPOC.[14]

A DPOC ocupacional foi descrita em estudos de grupos de trabalhadores. O nexo individual geralmente é de presunção, notadamente quando ocorre com exposição concomitante ao tabagismo e/ou a outros fatores de risco. Do ponto de vista clínico, a DPOC ocupacional não apresenta características específicas em comparação com a DPOC em geral.[14] Classicamente, a DPOC é diagnosticada através da presença de sintomas respiratórios e a presença de obstrução ao fluxo aéreo à espirometria,

Tabela 31.2. Fatores de risco para o desenvolvimento de doença pulmonar obstrutiva crônicas (exceto tabagismo)

Fator de risco	Características	Referências
Poluição do ar	Geração de material particulado (PM), ozônio, óxidos de nitrogênio ou enxofre, metais pesados e outros gases de efeito estufa. É responsável por aproximadamente 50% do risco atribuível de DPOC em países de baixa e média renda. A exposição crônica a PM < 2,5 m e NOx prejudica, significativamente, o crescimento pulmonar em crianças, acelera o declínio da função pulmonar em adultos e aumenta o risco de DPOC. A poluição do ar também aumenta o risco de exacerbação por DPOC, hospitalização e morte.	11, 12
Queima de biomassa	A queima de biomassa, utilizada principalmente na cocção de alimentos e aquecimento, costuma estar localizada dentro de casa, em condições de pouca ventilação e exaustão. A combustão incompleta produz produtos químicos e material particulado respirável. A maior parte do material particulado (94%) é constituída por partículas finas e ultrafinas, ou seja, partículas que penetram profundamente no sistema respiratório, atravessam a barreira epitelial, atingem o interstício pulmonar e desencadeiam reações inflamatórias. Por ser uma exposição domiciliar, afeta mais mulheres.	11, 13
Exposições ocupacionais	Estudos demonstram que exposições a vapores, gases, poeiras estão associadas ao desenvolvimento de DPOC. Ocorre em uma ampla gama de ocupações, entre elas: trabalhadores expostos a poeiras minerais, de fábricas de tecido, metalurgia e fundições, marceneiros, cabeleireiros, trabalhadores de serviços de alimentação, bombeiros, trabalhadores de combate a incêndios florestais e trabalhadores da construção civil.	11, 12, 14, 15

caracterizada pela relação VEF1/CVF pós-broncodilatador < 0,70.[10] No entanto, é importante assinalar que a utilização exclusiva deste critério espirométrico muitas vezes impede a detecção precoce da DPOC, especialmente em indivíduos mais jovens, pois é possível que mesmo com a relação VEF1/CVF acima de 0,70 existam casos de DPOC.[16] A utilização de testes de função pulmonar mais completos, como por exemplo, a pletismografia, a medida de difusão do monóxido de carbono, até mesmo a utilização da tomografia computadorizada do tórax (TC),[a] podem detectar a presença de alterações das vias aéreas e do parênquima em indivíduos com resultados de espirometria normais.[11] Porém, faltam estudos longitudinais robustos disponíveis que validem tanto a presença isolada de sintomas respiratórios crônicos quanto o uso do limite inferior da normalidade (LLN) para o diagnóstico precoce de DPOC.[10]

A DPOC ocupacional é uma doença evitável,[12] portanto, a prevenção deve ser pautada na avaliação de risco, redução da exposição a agentes nocivos, através de medidas de proteção coletiva, treinamento e educação dos trabalhadores e uso de equipamentos de proteção individual, quando indicados.

Bronquiolites ocupacionais

As bronquiolites consistem no comprometimento dos bronquíolos terminais e respiratórios (vias aéreas de 2 mm ou menos) por agentes inalados no ambiente de trabalho. Frequentemente o diagnóstico de bronquiolite se confunde com a pneumonia em organização. De maneira geral, o quadro clínico se caracteriza por dispneia aos esforços e tosse com declínio do VEF1, após períodos relativamente curtos de exposição (dias, semanas a meses). As consequências a acidentes inalatórios com NOx em silos de grãos e a (provável) exposição ao isocianato de metila no acidente de Bhopal, em 1984, são exemplos reconhecidos na literatura. Nos últimos 30 anos, surtos de bronquiolite localizados e/ou descrição de casos relacionados com outros agentes foram descritos.

Em 1994, Moya, Antó & Taylor[17] relataram uma epidemia de doença de pequenas vias aéreas em trabalhadores que faziam impressão em tecidos utilizando um sistema de aspersão de tintas denominado "Sistema de pintura Acramina F". De 275 trabalhadores, 75 apresentavam sintomas respiratórios e 22 apresentavam alterações de imagem e anatomopatológicas compatíveis com pneumonia em organização. Destes, 6 faleceram em decorrência de bronquiolite obliterante com pneumonia em organização. No mesmo ano, foi descrito um *cluster* de 6 casos, com 1 óbito, em trabalhadores argelinos que utilizavam o mesmo produto.[18] A doença foi denominada de síndrome de Ardystil, mesmo nome da empresa em que os casos foram descritos. A investigação dos produtos empregados no sistema de impressão em tecidos demonstrou a toxicidade da exposição inalatória a polímeros catiônicos.

Outros polímeros sintéticos utilizados de *rayon*, *nylon*, poliéster ou poliolefinas (polipropileno e

a Neste capítulo, a sigla TC refere-se à técnica de tomografia de tórax com multidetectores e reconstruções em alta resolução.

polietileno), em formato de microfilamentos, empregados na produção de tecidos com toque aveludado como os utilizados em carpetes, roupas e outros itens, se associaram a quadros de bronquiolite. Entre 1998 e 2000, foram descritos vários casos de doença intersticial associados à exposição inalatória a flocos de *nylon* nos Estados Unidos e Canadá.[19,20] Os casos apresentavam, em comum, dispneia aos esforços, manifestada meses ou anos após o início da exposição. Ocasionalmente, sintomas sistêmicos eram observados, juntamente com alterações de imagem compatíveis com doença intersticial. As biópsias pulmonar mostravam bronquiolite linfocítica e/ou bronquiolite com hiperplasia linfoide, além de algumas variações, como pneumonia intersticial descamativa ou pneumonia intersticial usual.[20] Alguns trabalhadores afetados permaneceram sintomáticos, apesar da intervenção ocupacional e do tratamento medicamentoso.

Em 2000, 8 pacientes foram notificados ao Departamento de Saúde do Estado de Missouri (EUA), provenientes de uma empresa de alimentos que fabricava pipoca para micro-ondas. Seguiu-se uma investigação detalhada de 117 trabalhadores da empresa que demonstrou excesso de sintomas respiratórios e alterações funcionais associados a níveis crescentes de exposição a compostos voláteis, notadamente acetonas aromatizantes de sabor manteiga. O principal componente volátil identificado foi o diacetil (2,3-butanodiona).[21] No Brasil foram descritos 4 casos compatíveis com bronquiolite associada à exposição a aromatizantes sabor manteiga em uma fábrica de biscoitos. Um dos pacientes submeteu-se à biópsia pulmonar que revelou distorção de pequenas vias, infiltrado mononuclear peribronquiolar, áreas de hiperinflação e granuloma epitelioide não necrótico.[22] Chama a atenção a gravidade dos acometimentos bronquiolares associados à exposição a aromatizantes. Nos casos descritos a resposta à remoção da exposição e diversas formas de tratamentos anti-inflamatórios, normalmente, é parcial. Exposição ao diacetil e outros compostos orgânicos voláteis também foram descritos em trabalhadores de torrefação, aromatização e embalagem de café que desenvolveram bronquiolite constritiva.

Relatos de casos em laminação de plásticos reforçados e manufatura de barcos[23] demonstraram comprometimento funcional e/ou anatômico de pequenas vias aéreas. A principal suspeita é que o acometimento esteja relacionado com a exposição ao estireno.

Como investigar as doenças ocupacionais das vias aéreas

Como regra geral, as doenças que afetam vias respiratórias são preferencialmente investigadas com a história ocupacional, questionário de sintomas respiratórios e provas funcionais. Exames de imagem têm alguma utilidade na investigação diagnóstica da DPOC e das bronquiolites.

- **História ocupacional:** é de fundamental importância para o levantamento de hipóteses diagnósticas, exploração clínica e estabelecimento do *nexo causal*. Entende-se por nexo causal a relação de causa e efeito. Histórico ocupacional é o detalhamento das atividades profissionais do paciente, produtos presentes na sua função e no ambiente que o cerca, processo produtivo, ritmo de trabalho, carga horária, riscos percebidos, periodicidade de manuseio de substâncias suspeitas. As relações temporais entre a exposição suspeita e o quadro clínico são determinantes para estabelecimento do nexo causal, como na suspeita de asma ocupacional, ou mesmo de doenças de largo período de indução (latência), como a DPOC e as bronquiolites. Atividades fora do ambiente de trabalho, como *hobbies*, também devem ser relacionadas. Não há "aprendizado formal" em histórico ocupacional – é necessário ter presente que a simples indagação de "profissão" ensinada nas escolas médicas como parte da anamnese é insuficiente e pouco informativa em relação a exposições de risco respiratório. Com frequência, é necessário que o local de trabalho seja visitado para um correto entendimento da exposição.[24]
- **Questionários de sintomas respiratórios:** questionários costumam ser utilizados em avaliação de grupos, porém, podem ser usados em avaliações individuais como instrumento complementar de anamnese. A principal vantagem do questionário é a padronização de informações e a possibilidade de gradação de sintomas. Para ser um instrumento útil, deve obedecer a princípios de validade e confiabilidade (repetibilidade). Na prática, dois questionários são adotados: o questionário de bronquite crônica britânico do Medical Research Council e o questionário de sintomas respiratórios da American Thoracic Society. Este último pode ser completado pelo próprio entrevistado. Ambos investigam tosse, secreção, dispneia, sibilância e tabagismo.
- **Provas funcionais:** as provas de função pulmonar são indispensáveis na investigação das doenças

ocupacionais respiratórias que afetam as vias aéreas. A espirometria é a forma de avaliação funcional mais corriqueira. É um exame rápido, de baixo custo. Sua utilidade em avaliações individuais (clínicas) de trabalhadores que procuram atenção médica por queixas respiratórias é semelhante à prática clínica rotineira. A padronização da espirometria nos itens referentes a equipamentos, técnica e técnicos, controle de qualidade e interpretação deve obedecer aos critérios das diretrizes para testes de função pulmonar da Sociedade Brasileira de Pneumologia e Tisiologia.[25]

Para o diagnóstico de asma, um indivíduo deve apresentar sintomas compatíveis (dispneia, tosse, sibilância, opressão torácica, por vezes em crises desencadeadas por estímulos variados, como frio, exercícios físicos, cheiros, substâncias) e prova de função pulmonar com evidência de obstrução das vias aéreas (presença de distúrbio ventilatório obstrutivo, resposta positiva ou reversibilidade da obstrução após uso de agente broncodilatador ou teste de broncoprovocação inespecífica positivo).[3]

Em asma relacionada ao trabalho, as curvas seriadas de pico de fluxo expiratório (PFE) são um método prático de estabelecimento do nexo causal entre trabalho e sintomas. O PFE seriado consiste na realização de medidas de pico de fluxo expiratório em dias consecutivos. O histórico clínico detalhado permite que o médico programe um registro de medidas adequado. Em situações nas quais a exposição cause sintomas imediatos, os registros podem ser de curta duração (cerca de 1 a 2 semanas), com medições feitas em horários próximos (a cada 2 horas), sem período de afastamento. Sintomas predominantemente noturnos exigem maior duração da curva (4 a 5 semanas), incluindo um período de afastamento que também será orientado pelo histórico clínico. Para cada mensuração de PFE, a manobra de expiração rápida e forçada deve ser realizada 3 vezes e anotado o maior valor, na mesma posição corporal e nos mesmos horários. Com os dados, calcula-se a média diária de PFE em dias de trabalho e dias de folga/férias/afastamento; os dados podem ser analisados graficamente e/ou através de métodos estatísticos (Figura 31.3).

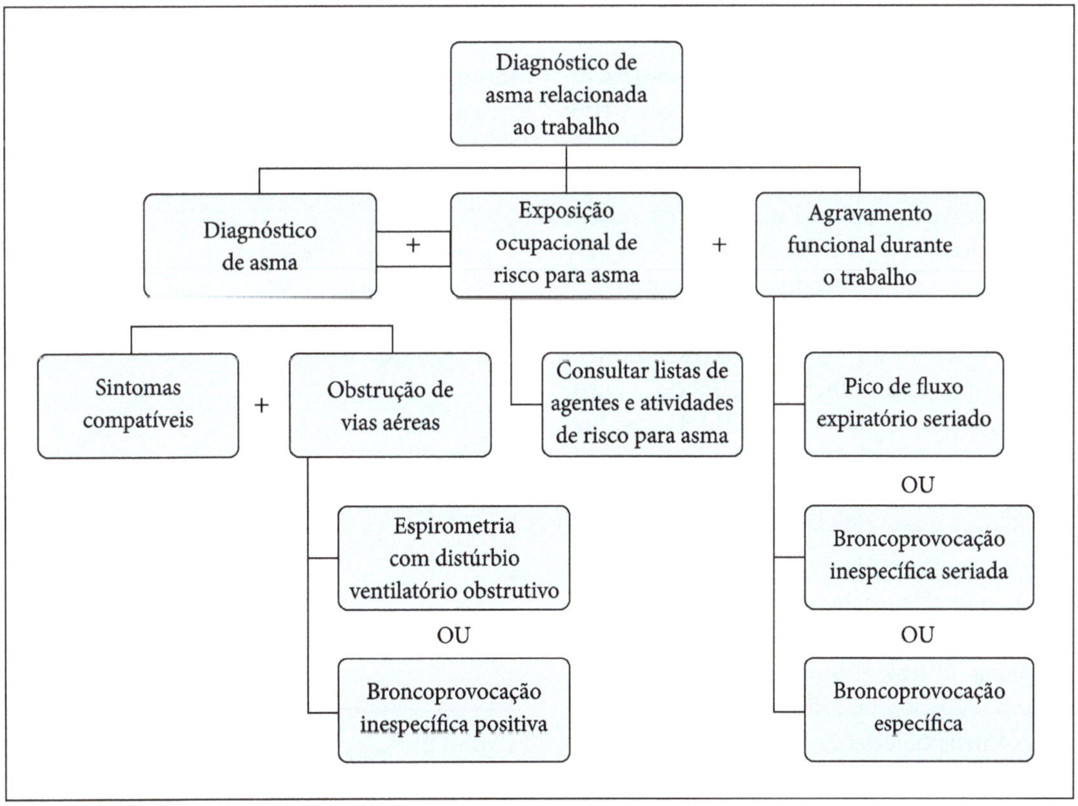

Figura 31.2. Diagnóstico de asma relacionada ao trabalho.

Fonte: Adaptada da referência 8.

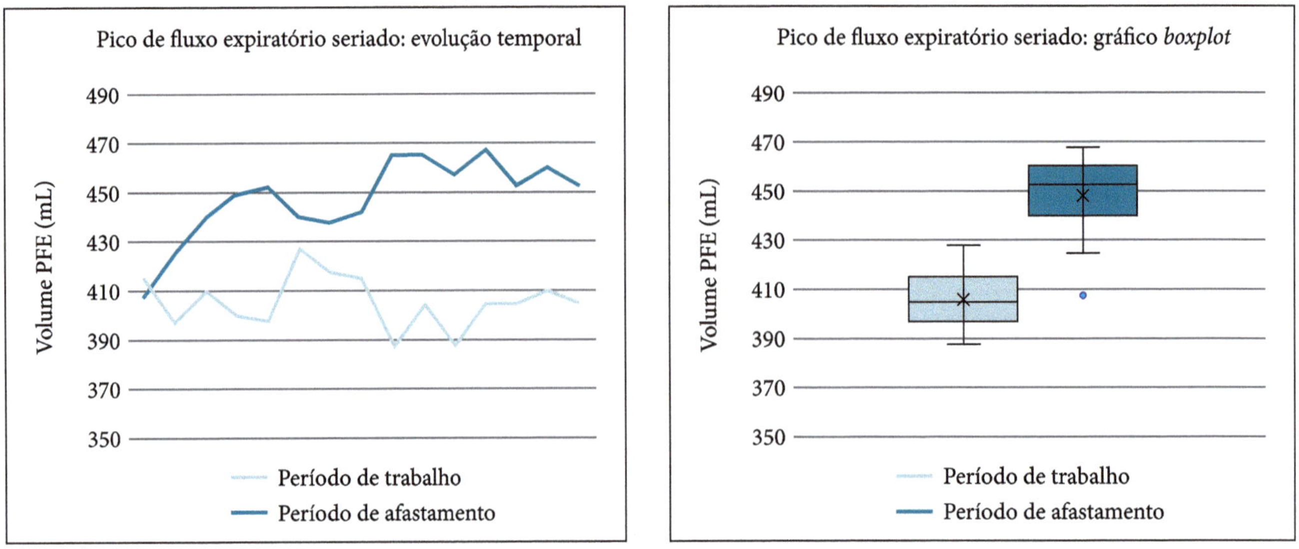

Figura 31.3. Exemplo de pico de fluxo expiratório seriado para o diagnóstico de asma relacionada ao trabalho.

Fonte: Arquivo do Grupo de Doenças Respiratórias Ocupacionais da Divisão de Pneumologia do Hospital das Clínicas da Faculdade de Medicina da Universidade de São Paulo.

Na Figura 31.3, o gráfico da esquerda mostra a evolução temporal das médias diárias de pico de fluxo expiratório e o gráfico da direita mostra a distribuição das medidas de pico de fluxo em cada período. Conclui-se, através de ambas as análises, que há redução do pico de fluxo expiratório durante o período de trabalho (Figura 31.3).

O teste seriado de broncoprovocação inespecífica envolve a exposição a um agente broncoconstritor inespecífico e compara a responsividade brônquica do indivíduo em duas situações: após um período que está exposto ao ambiente de trabalho e após um período de afastamento de pelo menos 15 dias.[6] Mensura-se o PD_{20} (dose de agente broncoconstritor necessária para redução de 20% do volume expiratório forçado no primeiro segundo) ou PC_{20} (concentração do agente broncoconstritor necessária para redução de 20% do volume expiratório forçado no primeiro segundo) nestas duas situações e, caso o valor de PD_{20} ou PC_{20} no período de afastamento seja maior que o dobro em comparação ao período de trabalho (Figura 31.4).

A broncoprovocação específica envolve a exposição do indivíduo ao agente suspeito de causar asma (geralmente um sensibilizante) e avalia a responsividade brônquica à substância. O teste é considerado padrão-ouro no diagnóstico de AO, porém, é de difícil execução e restrito a poucos centros especializados no mundo.

A espirometria constitui a base do diagnóstico da DPOC. A presença de limitação ao fluxo aéreo expiratório, conforme definido por uma relação entre o volume expiratório forçado no primeiro segundo (VEF1) e a capacidade vital forçada (CVF) inferior a 0,7 ou inferior ao limite inferior de normalidade é o padrão-ouro. Da mesma forma, as bronquiolites caracterizam-se por obstrução das vias aéreas. Tanto na DPOC quanto na bronquiolite a espirometria não mostra resposta ou apresenta resposta parcial ao broncodilatador.

No âmbito ocupacional, o "efeito do trabalhador sadio" está claramente presente em certos setores econômicos. Trata-se de um fenômeno de seleção que concentra trabalhadores com aptidões físicas necessárias

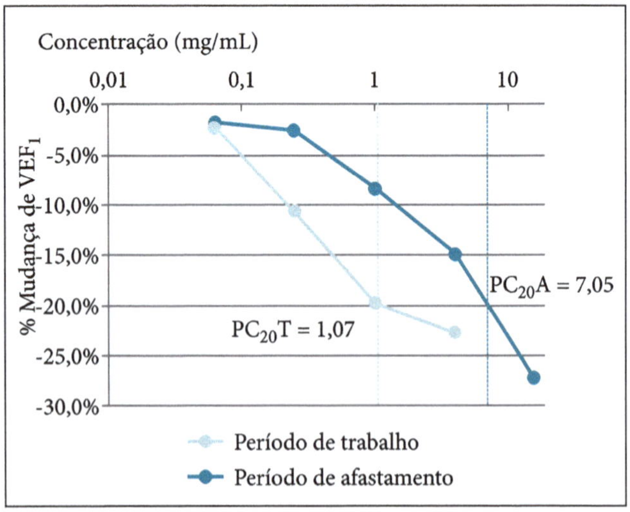

Figura 31.4. Teste seriado de broncoprovocação inespecífica. VEF_1: volume expiratório forçado no primeiro segundo; PC_{20}: concentração necessária de metacolina em mg/mL para redução de 20% do VEF_1 inicial; $PC_{20}A$: PC_{20} durante período de afastamento; $PC_{20}T$: PC_{20} durante período de trabalho.

Fonte: Arquivo do Grupo de Doenças Respiratórias Ocupacionais da Divisão de Pneumologia do Hospital das Clínicas da Faculdade de Medicina da Universidade de São Paulo.

para o desempenho de certas funções, como mineração de subsolo. Em geral, trabalhadores com função pulmonar alterada ou com queixas respiratórias tendem a não permanecer em funções de alta demanda física. Portanto, é comum o encontro de espirometrias normais em grupos expostos a riscos respiratórios importantes. Uma forma de análise de dados que permite que esse efeito seja minimizado é o comportamento longitudinal dos índices espirométricos. Já há publicações de metodologia de análise que recomendam que os limites inferiores de normalidade do declínio sejam estabelecidos grupo a grupo, após a verificação da precisão dos dados espirométricos.[26,27]

- **Imagem:** exames de imagem têm utilidade limitada na investigação das doenças ocupacionais das vias aéreas. A radiografia de tórax pode apresentar sinais de hiperinflação em casos de bronquiolite com obstrução moderada ou severa e sinais de pneumonia e alterações alveolares associadas à pneumonia em organização. Por sua vez, tem pouca utilidade na investigação da DPOC ocupacional que se pode beneficiar com o uso da TC, podendo demonstrar espessamentos peribrônquicos, impactações mucosas, enfisema e aprisionamento aéreo à expiração. A TC também tem utilidade na investigação das bronquiolites, demonstrando com maior detalhamento a hiperinflação, o aprisionamento aéreo e áreas de condensação no parênquima pulmonar.

Pneumoconioses e doenças sistêmicas associadas à inalação de poeiras minerais

Pneumoconioses são doenças pulmonares causadas pela reação à inalação, penetração e deposição de poeiras minerais nas vias aéreas distais. Para penetrarem e se depositarem nas vias aéreas, as partículas devem ter menos de 10 µm de diâmetro aerodinâmico. É chamada de fração respirável.

As partículas e/ou fibras minerais possuem propriedades de superfície específicas que conferem graus variados de toxicidade para as células de defesa pulmonares. Particulados pouco tóxicos como, por exemplo, bário, carvão ou estanho causam alterações radiológicas em decorrência do acúmulo de particulados e, relativamente, poucas alterações estruturais além do acúmulo de macrófagos carregados de partículas nas regiões peribronquiolares. Em contraste, particulados como a sílica e o asbesto causam reação tecidual por ação tóxica sobre os macrófagos alveolares e recrutamento de células inflamatórias gerando uma cascata inflamatória que leva à fibrose, seja na forma de nódulos, como na silicose, ou difusa, como na asbestose.

> Situações em que a exposição seja a algum particulado "puro" são extremamente raras. É sempre uma mistura de minerais, cuja composição e interação entre eles determinará o tipo de reação tecidual.
> A composição de um particulado depende da constituição geológica que originou o mineral. **Uma mesma atividade** (p. ex., mineração, garimpo, manufatura industrial) pode estar associada a riscos de doença distintos pela atividade ou proveniência de minerais em/de diferentes áreas geográficas.
> Quando a quantidade de material inalado é excessiva, mesmo no caso de um particulado de baixa toxicidade, pode ultrapassar a capacidade de defesa pulmonar e evoluir com alterações estruturais e comprometimento clínico relevante.
> A exposição a poeiras minerais pode causar, além da pneumoconiose, outras doenças. É importante que o profissional de saúde entenda e aborde as possíveis consequências clínicas implicadas.

Nessa seção vamos abordar a exposição à sílica e ao asbesto como paradigmas e, também, pela sua importância epidemiológica. Entretanto, outros minerais causam doenças associadas à exposição e os conceitos sobre vigilância, controles periódicos e investigação clínica igualmente se aplicam.

Doenças relacionadas com a sílica

Partículas de sílica livre cristalina e seus polimorfos são extremamente tóxicos para o macrófago alveolar, podendo desencadear reações inflamatórias que culminam na ocorrência de doenças. A silicose é a mais conhecida, seguida pelo aumento do risco de tuberculose (TB), doença pulmonar obstrutiva crônica (DPOC), doenças autoimunes e câncer de pulmão.[28-30] Recentemente, estudos mostram, ainda, que a sílica, silicatos e alguns metais estão associados à sarcoidose e à fibrose pulmonar intersticial difusa progressiva.[31] As doenças relacionadas com a sílica podem ocorrer em indivíduos expostos, mesmo na ausência de silicose e, ainda, um mesmo paciente pode apresentar, simultaneamente, mais de uma delas, o que torna imperativo que se mantenham sob avaliação médica especializada.[32]

> As doenças relacionadas com a sílica podem ocorrer em indivíduos expostos, mesmo na ausência de silicose.
> Um mesmo paciente pode apresentar, simultaneamente, mais de uma delas, o que torna imperativo que se mantenham sob avaliação médica especializada.
> A silicose é a pneumoconiose com maior número de novos casos mundialmente, especialmente em países em desenvolvimento.

Em 2017, a silicose foi a pneumoconiose com maior número de novos casos mundialmente.[33] No Brasil é a mais frequente, com a maior parte dos casos proveniente das minerações subterrâneas de ouro.[32]

No Brasil, as principais operações que apresentam risco de exposição à sílica são:

- Indústria extrativa mineral (mineração subterrânea e de superfície, incluindo garimpos).
- Beneficiamento de minerais (corte de pedras, britagem, moagem, lapidação de pedras preciosas, semipreciosas e quartzo).
- Indústria de transformação (cerâmicas e fundições que utilizam areia no processo, vidro).
- Indústria de abrasivos.
- Cosméticos.
- Atividades mistas (protéticos, cavadores de poços, artistas plásticos, jateadores de areia, fabricação de borrachas).

Silicose

Doença pulmonar fibrótica com forte relação dose-resposta, dada pela duração e concentração da exposição.[28] Pode progredir mesmo após o afastamento da exposição, sendo o risco mais elevado naqueles com exposição excessiva, doença precoce, reação orgânica intensa, e depende da suscetibilidade individual. A manutenção em exposição após o diagnóstico da doença é contraindicada, pois pode favorecer a progressão e ocasionar pior prognóstico.[34]

Há três formas de silicose: crônica, acelerada e aguda, cuja classificação baseia-se na integração das diferentes expressões clínicas, radiológicas e anatomopatológicas:

- **Silicose crônica:** também conhecida como clássica, é a mais comum e ocorre após longo tempo de exposição, normalmente após 10 a 20 anos, a níveis relativamente baixos de sílica. Comum em cerâmicas, metalurgias, indústria de refratários e algumas minerações. Pode-se apresentar na forma nodular simples ou "complicada" onde existe formação de massas fibróticas. Radiologicamente se apresenta como infiltrado intersticial de pequenos nódulos (menores que 1 cm de diâmetro, usualmente entre 3 e 6 mm), que predominam nos terços superiores dos pulmões, especialmente em segmentos posteriores (Figura 31.5A). À TC apresenta distribuição dos nódulos em regiões centrolobulares, perilinfáticas e subpleurais (Figura 31.5B). É muito comum a presença de linfonodomegalias hilares e mediastinais, por vezes com calcificações periféricas ("casca de ovo") ou difusas, que podem existir mesmo na ausência de silicose. A histologia mostra nódulos com camadas concêntricas de colágeno e presença de estruturas birrefringentes à luz polarizada. Com a progressão da doença, os nódulos são visíveis em todos os campos pulmonares e podem formar conglomerados e massas fibróticas (Figura 31.5C). As alterações radiológicas habitualmente precedem a ocorrência de sintomas. Na forma simples os pacientes costumam ser assintomáticos ou poucos sintomáticos. A dispneia aos esforços é o principal sintoma e o exame físico, na maioria das vezes, não mostra alterações significativas. Casos avançados podem ser acompanhados por hipertensão pulmonar e *cor pulmonale*, que deve ser investigado pelos métodos habituais.
- **Silicose acelerada ou subaguda:** as alterações são mais precoces, normalmente após 5 a 10 anos do início da exposição e, em geral, mais intensas. Ocorre com frequência em cavadores de poços, lapidários, garimpeiros e trabalhadores de quartzito. Radiologicamente é semelhante à forma crônica, no entanto, com maior potencial de evolução para formas complicadas, como a formação de conglomerados e de fibrose maciça progressiva (Figura 31.6). Estes podem calcificar e necrosar, formando cavidades, devendo sempre fazer o diagnóstico diferencial com a TB. Pode exibir áreas de espessamentos septais e vidro fosco. Histologicamente encontram-se nódulos semelhantes aos da forma crônica, porém, em estágios mais iniciais de desenvolvimento, com componente inflamatório intersticial intenso e descamação celular nos alvéolos. Os sintomas respiratórios costumam ser precoces e limitantes, com complicações respiratórias frequentes (p. ex., pneumotórax). A silicose acelerada leva a aumento de mortalidade por causas respiratórias, muitas vezes em indivíduos jovens, em fase de plena atividade laborativa.
- **Silicose aguda:** forma rara da doença, associada a exposições maciças à sílica, por períodos que variam de poucos meses até cerca de 5 anos, como pode ocorrer no jateamento de areia ou moagem de pedra. O padrão radiológico é bem diferente, representado por infiltrações alveolares difusas, vidro-fosco, septos lobulares espes-

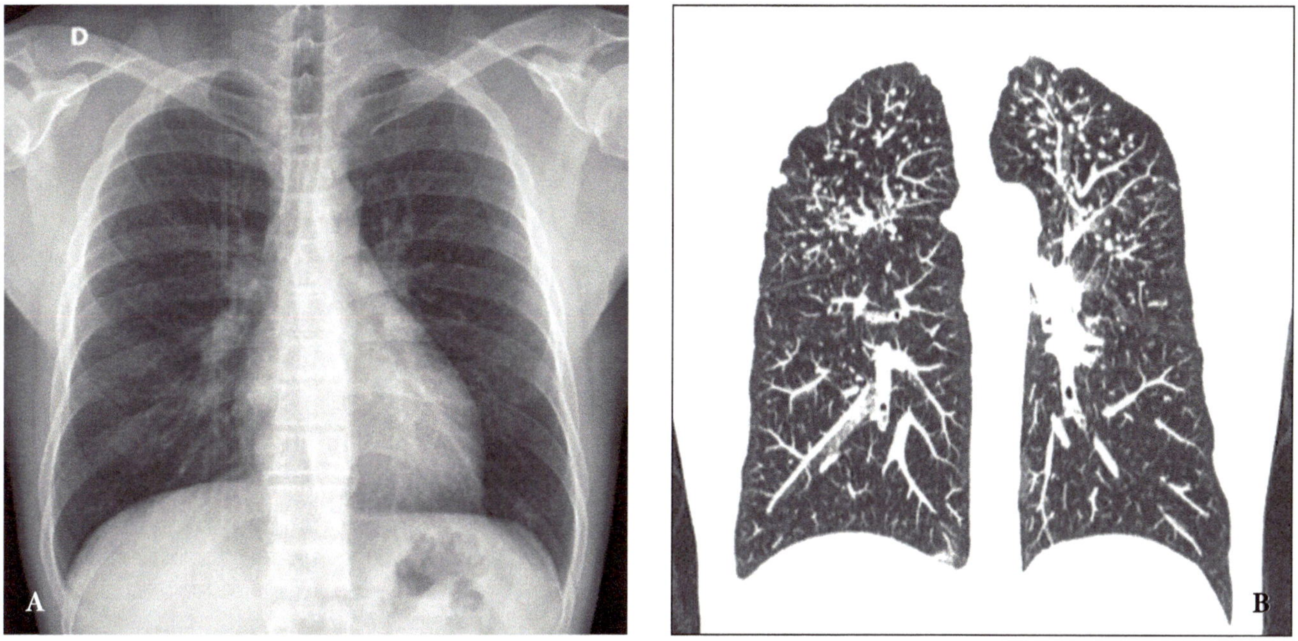

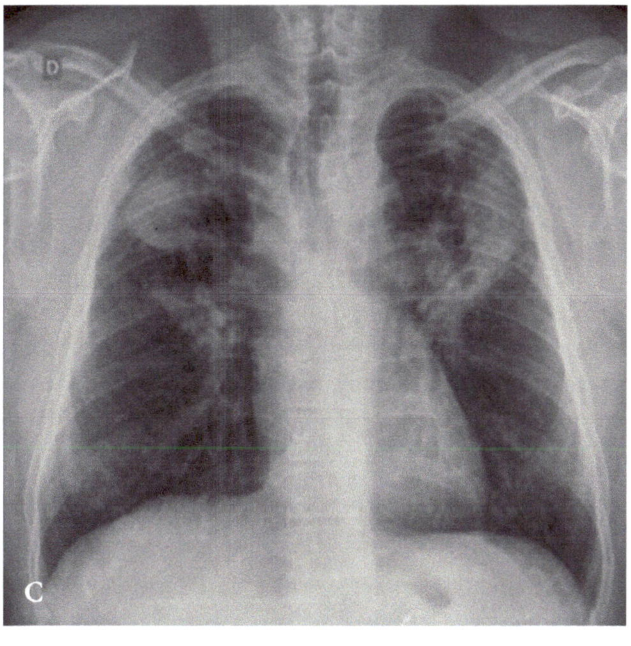

Figura 31.5. Em (**A**) Silicose crônica na forma simples em marmorista por 21 anos que foi afastado em 2016. Radiografia 0/1 PP. Espirometria: DVO leve. Em (**B**) Exemplo de diagnóstico tomográfico de silicose leve com radiografia classificada como 0/1 em paciente exposto à sílica por 8 anos em mineração subterrânea de ouro. Corte coronal de tomografia evidenciando leve infiltrado micronodular, especialmente nos lobos superiores, visualizado com o pós-processamento em MIP. Espirometria: normal. (**C**) Silicose crônica na forma complicada. Radiografia de tórax em PA mostrando grandes opacidades do tipo B, exuberante alargamento hilar esquerdo, micronódulos difusos (1/2, q/q OIT).

sados, às vezes acompanhados por nodulações mal definidas (Figura 31.7). Histologicamente, nota-se proteinose alveolar associada a infiltrado inflamatório intersticial. A dispnéia costuma ser incapacitante e pode evoluir para insuficiência respiratória, geralmente acompanhada por tosse seca e comprometimento do estado geral. Ao exame físico auscultam-se crepitações difusas. A literatura mostra que o tratamento com lavagens pulmonares sucessivas tem resultados variáveis. A letalidade é alta.

Tuberculose

A tuberculose (TB), há muitos anos, é reconhecida como favorecida pela exposição à sílica, possivelmente pela toxicidade macrofágica e alteração de drenagem linfática pulmonar. O risco de TB pulmonar e extrapulmonar está associado a diversos fatores como a gravidade do quadro de silicose, prevalência da TB na população de origem; idade; estado geral de saúde; presença de HIV (vírus da imunodeficiência humana) e ao tabagismo.[28,30,33] Há uma relação dose-resposta com a exposição à sílica.[28] Nos trabalhadores com silicose,

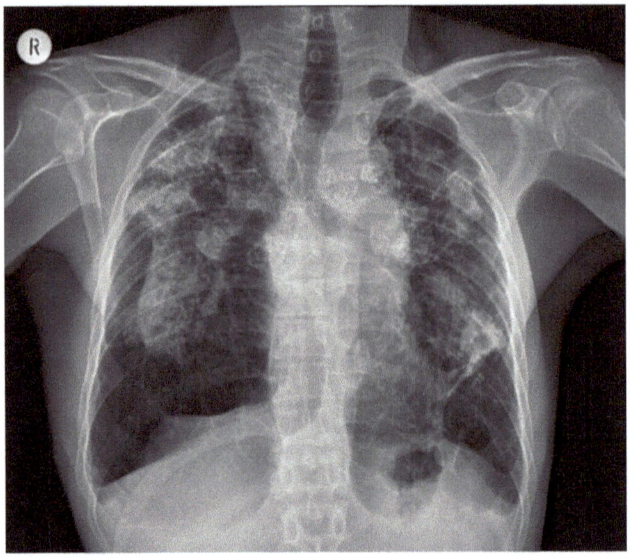

Figura 31.6. Silicose acelerada em paciente de 34 anos. Ex-jatista de areia por 3,5 anos. Presença de massas com limites pouco precisos, permeadas com áreas de vidro fosco. Extenso enfisema parasseptal. Hipertensão pulmonar (aumento do tronco da artéria pulmonar).

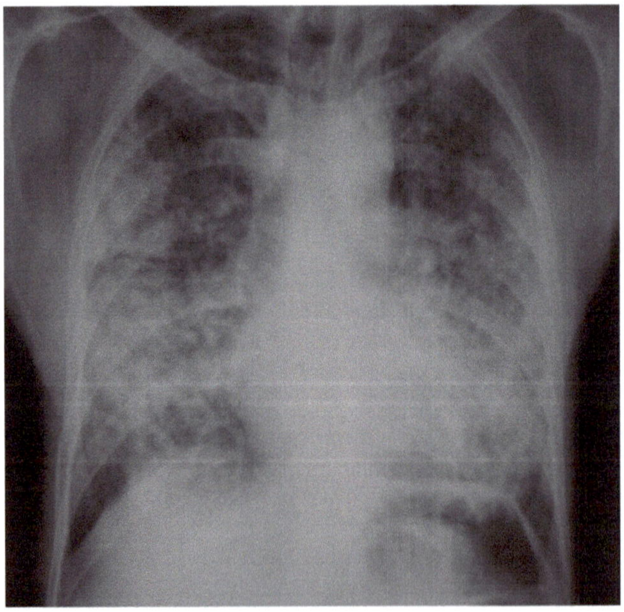

Figura 31.7. Silicose aguda em paciente de 23 anos de idade, exposto à intensa quantidade de sílica como jatista de areia por 3 anos. Radiografia de tórax em PA mostrando extensas opacidades em vidro fosco difusas, mais evidentes nos lobos inferiores, associadas a infiltrado de pequenos nódulos mal definidos, difusamente distribuídos.

a incidência chega a ser 10 ou mais vezes maior que na população geral. A associação de ambas é conhecida como sílico-tuberculose e é uma temida complicação da silicose, pois facilita a progressão da fibrose pulmonar.[30,31] Os exames de imagem podem demonstrar aspectos característicos das duas doenças (Figura 31.8)

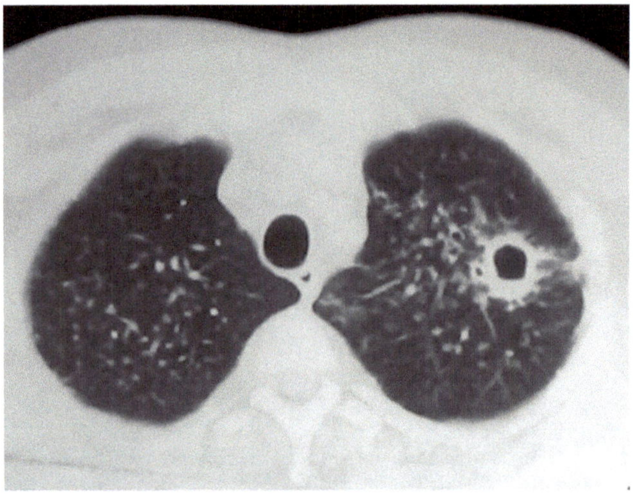

Figura 31.8. Silicose simples com tuberculose pulmonar em paciente de 30 anos de idade. Exposição à sílica por 15 anos na lapidação de pedras semipreciosas. Tomografia em corte axial mostrando lesão cavitada em lobo superior esquerdo associada a moderado infiltrado de pequenos nódulos.

porém, as manifestações iniciais de TB pulmonar podem ser frustras e as alterações radiológicas indistinguíveis da silicose preexistente, tornando o diagnóstico difícil. Nos casos em que haja presença de sintomas sugestivos de TB ativa, a investigação deve prosseguir conforme as recomendações para o controle da TB no Brasil.[35] Além do *Mycobacterium tuberculosis,* as micobactérias não *tuberculosis,* como o *Mycobacterium kansasii* e o *Mycobacterium avium,* têm sido encontradas com maior frequência em pessoas com silicose.[30,31] Em pacientes negativos ao exame de escarro, mas com alta suspeição, recomenda-se a realização de fibrobroncoscopia com lavado broncoalveolar.

Doença pulmonar obstrutiva crônica

Aproximadamente 15 a 20% da DPOC ocorre em não tabagistas, sendo relacionada com outros fatores como exposições ocupacionais, como a poeiras minerais, dentre elas a sílica.[10] A exposição à sílica pode resultar em bronquite crônica, enfisema e/ou doença das pequenas vias aéreas (com ou sem bronquiolite), levando à obstrução do fluxo aéreo, com ou sem evidência radiológica de silicose. A exposição à sílica tem efeito negativo sobre o VEF1, mostrando uma relação dose-resposta com níveis crescentes de exposição.[31]

Doenças autoimunes

Algumas doenças autoimunes, especialmente as do tecido conjuntivo, fazem parte do espectro das doenças

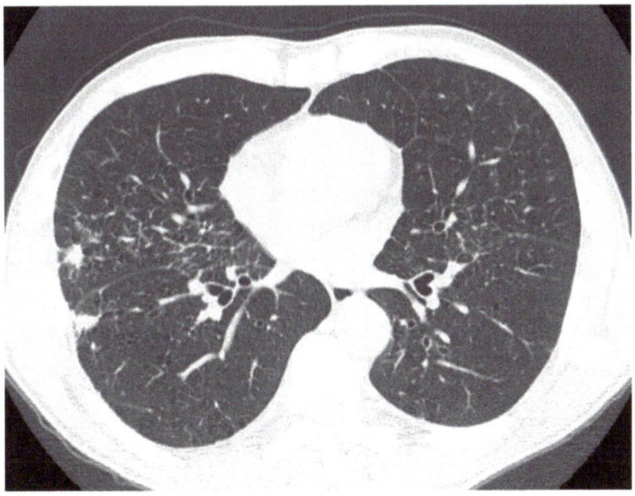

Figura 31.9. Paciente de 62 anos de idade. Exposição à sílica em garimpo de pedras semipreciosas por 3 anos. Diagnóstico de silicose leve e artrite reumatoide. Tomografia em corte axial mostrando leve infiltrado micronodular nos lobos superiores e presença de dois nódulos maiores na periferia do pulmão direito, com aspecto de nódulos reumatoides. Leve enfisema centrolobular associado.

relacionadas com a sílica.[28,29,31] Sua ocorrência parece estar associada à contínua estimulação imunitária que ocorre na região alveolar nos indivíduos suscetíveis,[36] dentre elas a artrite reumatoide e a esclerose sistêmica progressiva. Outras também reconhecidas são: o lúpus eritematoso sistêmico, a síndrome de Sjögren, as vasculites ANCA (anticorpo anticitoplasma de neutrófilo) – associadas e a dermatopolimiosite.[37] Deve-se suspeitar de doenças autoimunes nos pacientes que apresentem mudança na sintomatologia habitual com queixas de dor articular, prostração, febre, adinamia, mialgias e outras. Essa associação pode levar ao aparecimento de nódulos maiores, periféricos (Figura 31.9) e, ocasionalmente, apresentar opacidades irregulares aos exames de imagem. O diagnóstico é feito pelo quadro clínico e laboratorial, característico de cada uma delas.

Câncer de pulmão

De acordo com a Agência Internacional de Pesquisa em Câncer (IARC), a sílica é classificada no grupo I (substâncias com evidências suficientes de serem carcinogênicas para seres humanos).[38] Essa associação se deu pelo aumento da expectativa de vida dos trabalhadores expostos, em razão das medidas de controle ambiental que diminuíram o número de casos graves e precoces de silicose, diminuindo, consequentemente, a mortalidade competitiva por doenças respiratórias, ao tratamento antimicrobiano que diminuiu a mortalidade por TB pulmonar, e a aumento da expectativa de vida da população geral. A tosse e a dor torácica são os sintomas mais frequentes. Portanto, no caso do paciente com silicose, deve-se estar atento no caso de mudança do padrão de tosse, especialmente se acompanhada por escarros hemoptoicos ou dor torácica. Os tipos histológicos do câncer de pulmão relacionado com a sílica não diferem do câncer não ocupacional.

Doenças relacionadas com o asbesto

O asbesto pertence a uma família de silicatos fibrosos hidratados. Define-se fibra como um particulado cuja relação comprimento:diâmetro seja de 3:1 ou mais. As fibras de asbesto dividem-se em dois grupos: serpentinas (crisotila) e anfibólios (crocidolita, amosita, tremolita, antofilita, actinolita). Atualmente, a crisotila responde por praticamente toda a produção mundial. Os anfibólios comerciais (crocidolita e amosita) já não são mais minerados em virtude das restrições de seu uso pelo alto potencial carcinogênico. Os depósitos de crisotila em exploração podem apresentar contaminação geológica natural por anfibólios, notadamente a tremolita.[39,40] As propriedades fisico-químicas do asbesto, notadamente a resistência térmica e a fricção tornaram o produto atrativo para um grande número de aplicações. Destacam-se os produtos de cimento-amianto (p. ex., telhas e caixas d'água).

A importância do tema justifica-se por ser um agente reconhecidamente cancerígeno, associado a um tipo raro de câncer, o mesotelioma, além de ser um fator de risco independente para o carcinoma broncogênico, de laringe e ovário. A revisão da IARC de 2012[38] reforça a existência de evidências suficientes para carcinogenicidade em humanos de todas as formas de asbesto (crisotila, crocidolita, amosita, actinolita, tremolita e antofilita). O Brasil foi um grande produtor, consumidor e exportador de asbesto. A proibição definitiva da produção, transporte, transformação e consumo só se deu em 2023. No país restam cerca de 7 milhões de toneladas de asbesto na forma de fibras, produtos industrializados, revestimentos, produtos de cimento-amianto instalados e em materiais de demolições.

Os processos de trabalho comuns nos quais o asbesto foi a principal matéria-prima são:[39]

- Mineração.
- Produtos de cimento-amianto (caixas d'água, tubulações e telhas).

- Materiais de fricção (pastilhas de freios e discos de embreagem).
- Gaxetas e outros materiais de vedação.
- Produtos têxteis (tecidos resistentes ao fogo).
- Processos de isolamento térmico industrial, como em tubulações, vasos, reatores, caldeiras e fornos.
- Processos de isolamento térmico em construção civil, como em lareiras, encanamentos de água quente e sistemas de aquecimento central.

Outros processos em que é comum a exposição ao asbesto de forma inadvertida são:

- Montagem e manutenção de produtos de cimento-amianto na construção civil.
- Manutenção de sistemas de encanamentos.
- Demolições.
- Manutenção mecânica de sistemas de freios e embreagem de veículos.
- Manutenção industrial de fornos, máquinas diversas e sistemas de aquecimento de água e óleo e tubulações.

Presume-se que houve/haja possibilidade de exposição relevante em:

- Familiares vivendo na mesma residência de trabalhadores ocupacionalmente expostos ao asbesto.
- Aterros contendo a fibra, como em antigas áreas industriais.
- Nos entornos de indústrias que manipulam a fibra.

É necessário lembrar que há possibilidade de contaminação de depósitos de talco por asbesto do tipo anfibólio, por possuírem uma origem geológica similar. O talco é largamente empregado em diversas atividades industriais, bem como na área médica e cosmética. No Brasil, já se identificou contaminação em mineração de talco e em depósitos de pedra-sabão.

A exposição crônica ao asbesto pode causar doença pleural na forma de placas na pleura parietal, diafragma e mediastino, derrames pleurais, espessamento comprometendo os dois folhetos pleurais (espessamento pleural difuso), atelectasias redondas, fibrose pulmonar difusa (asbestose), carcinoma broncogênico, mesotelioma de pleura, peritônio, pericárdio, câncer de laringe e de ovário.[39]

Doença pleural pelo asbesto

As placas pleurais parietais são a apresentação mais comum das doenças associadas ao asbesto. Normalmente não causam sintomas, têm pouca repercussão funcional e, frequentemente, são achados radiológicos. À radiografia de tórax as placas se apresentam como uma área de pleura com mais de 3 mm de espessura quando vistas em perfil na parede do tórax com limites delimitados e, com frequência, com focos de cálcio (Figura 31.10A e 31.10B). As placas frontais aparecem como áreas "geográficas" sem respeitar a segmentação pulmonar e só são visíveis na incidência posteroanterior se forem espessas ou calcificadas (Figura 31.10C e 31.10D). As placas apresentam um período de latência geralmente superior a 15 anos. Localizam-se, frequentemente, nas partes médias e inferiores do tórax, em geral bilaterais.

Quando extensas, assim como quando há espessamento pleural difuso, acompanham-se de redução dos volumes pulmonares. O derrame pleural pelo asbesto pode ser um evento assintomático. Quando se manifesta clinicamente, os sintomas mais comuns são: dor pleurítica, tosse, dispneia e febre. Não há características macroscópicas, celulares, bioquímicas ou histológicas do líquido pleural ou da pleura que caracterizem a doença. O espessamento pleural difuso costuma ser uma evolução do derrame pleural pelo asbesto.[41] Ocasionalmente, a pleura visceral espessada sequestra uma parte do pulmão subjacente, causando imagens pseudotumorais, geralmente basais posteriores ou paravertebrais, com características de imagem distintas que permitem o diagnóstico de uma atelectasia redonda (Figura 31.11).

Asbestose

A asbestose é a fibrose intersticial do pulmão causada pela deposição de fibras de asbesto. Caracteriza-se, clinicamente, por dispneia aos esforços, estertores crepitantes nas bases e opacidades lineares nas metades inferiores dos pulmões. Normalmente se associa a exposições cumulativas elevadas. Em estágios iniciais, pode ser assintomática. Normalmente, o período de latência da asbestose é de mais de 20 anos, não sendo necessário que haja exposição continuada, pois a doença pode progredir de forma independente.[42] As alterações radiológicas podem ser indistinguíveis das alterações da fibrose pulmonar idiopática. A radiografia simples de tórax apresenta um padrão de opacidades irregulares predominantes nas bases, com eventuais imagens de traves fibróticas, pinçamentos de pleura diafragmática e, em casos mais graves, faveolamento subpleural com sinais de redução volumétrica. A presença de alterações pleurais, geralmente ausentes na fibrose idiopática, é útil no diagnóstico diferencial. A TC tem maior

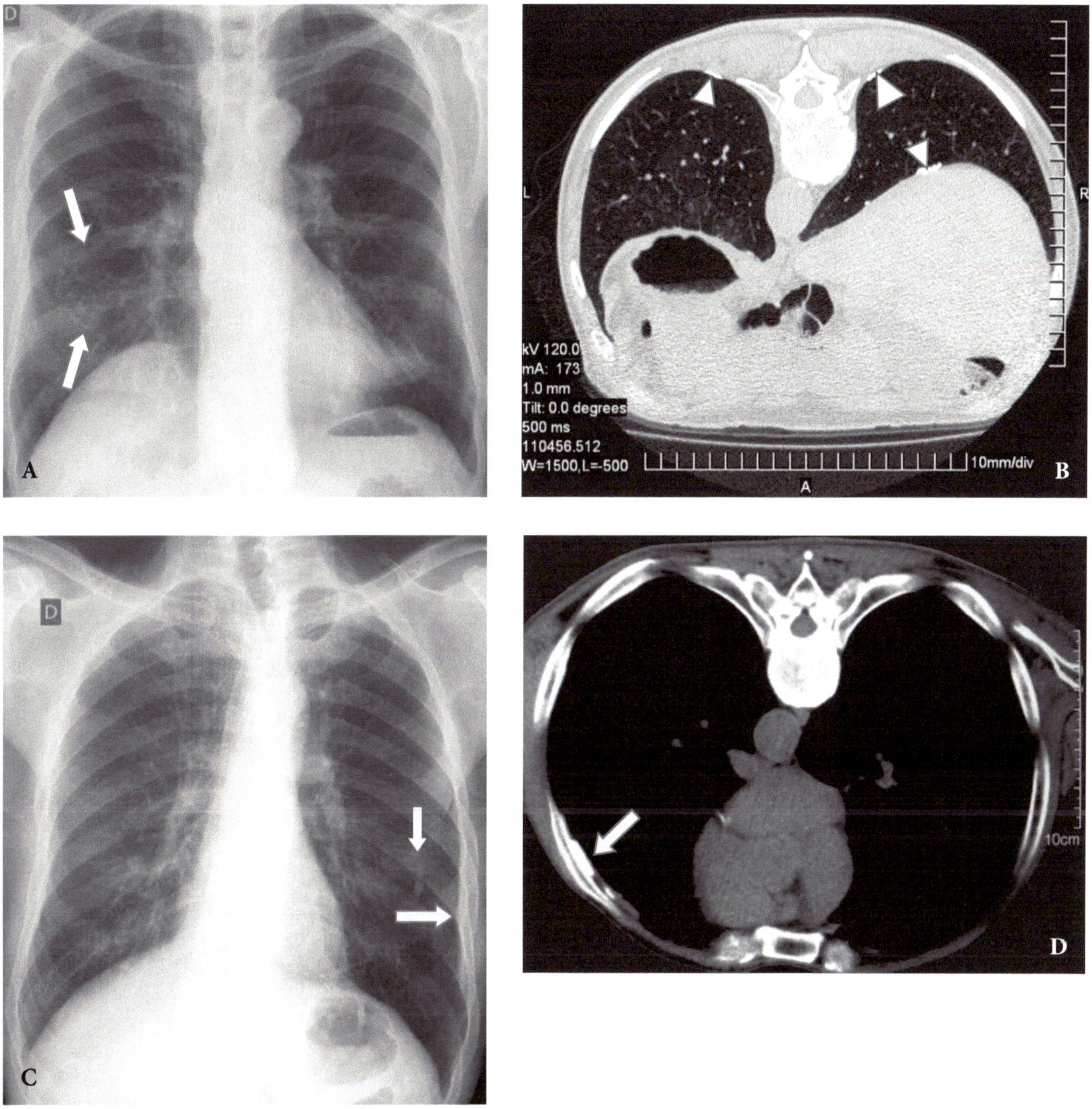

Figura 31.10. Placas pleurais. (**A**) Trabalhador da indústria de cimento-amianto apresentando radiografia de tórax em PA com placa frontal à direita e focos de calcificação periférica (setas). (**B**) Corte axial de tomografia em decúbito ventral com placas calcificadas de parede e diafragma (pontas de setas). (**C**) Trabalhador da indústria de cimento--amianto apresentando radiografia de tórax em PA com pequena placa frontal calcificada e placa em perfil (setas). (**D**) Corte axial de tomografia em decúbito ventral mostrando placas calcificadas de parede esquerda (seta).

sensibilidade para detectar casos iniciais de asbestose quando as alterações radiológicas são discretas ou duvidosas, permitindo avaliar áreas como os recessos costodiafragmáticos posteriores, onde se originam as alterações fibróticas da asbestose (Figura 31.12).

Nos casos de alterações pleurais exuberantes, a TC é o melhor método de avaliação por produzir imagens em corte transversal.[43] As alterações funcionais características são de insuficiência respiratória restritiva; contudo, se considerarmos a associação ao tabagismo, podem ser detectados defeitos mistos ou obstrutivos puros, pelo efeito combinado das exposições. Nas fases moderadas e avançadas da doença, pode-se encontrar, também, baixa na difusão do CO (DL_{CO}).[42]

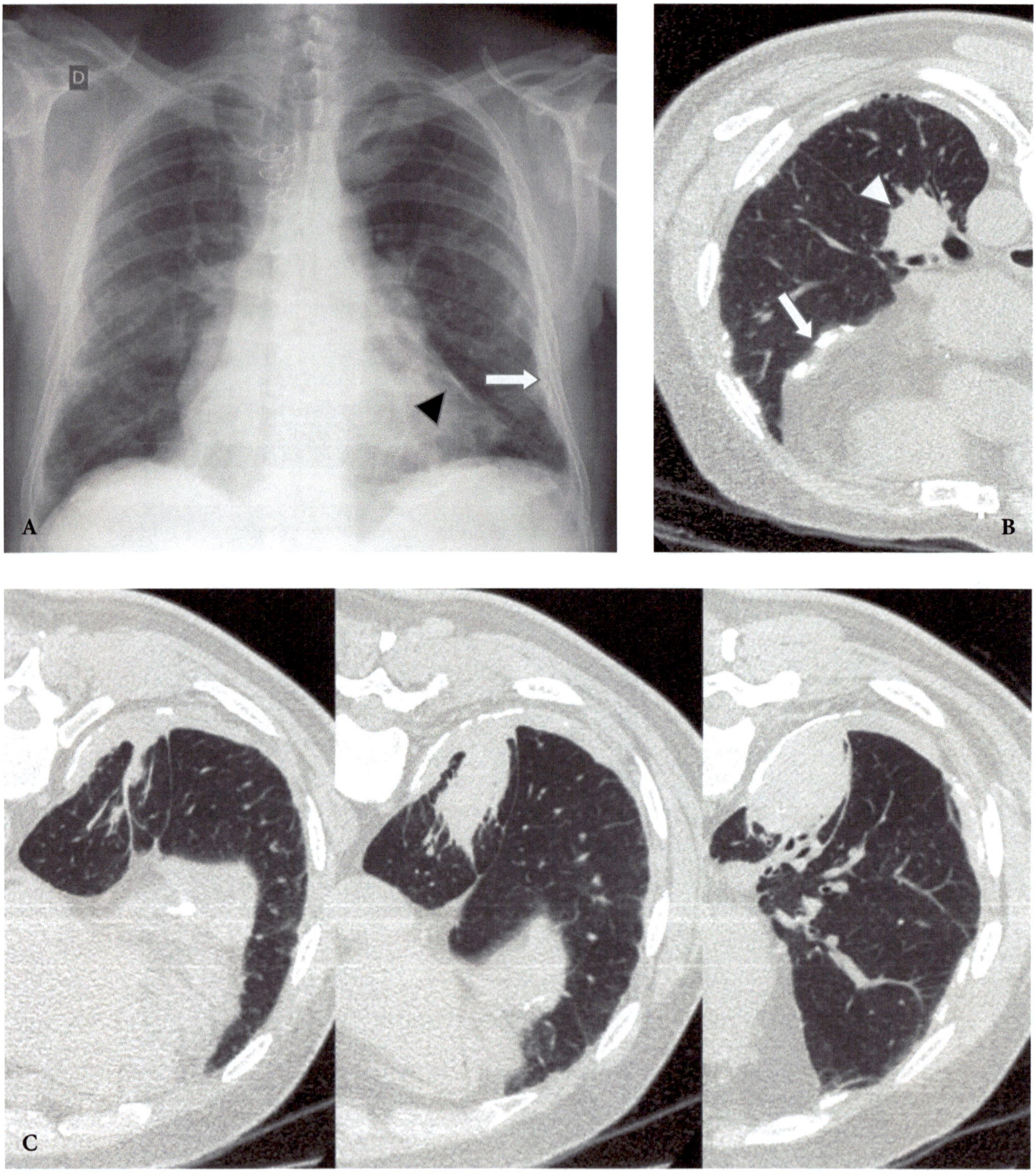

Figura 31.11. Acometimento pleural e asbestose inicial. (**A**) Trabalhador da indústria de cimento-amianto apresentando radiografia de tórax em PA com aumento de área cardíaca e abaulamento do arco da artéria pulmonar e placas em perfil e frontais (setas) e placa pericárdica (ponta de seta). (**B**) Corte axial de tomografia em decúbito ventral com a presença de extenso espessamento pleural com cálcio, placa pericárdica (seta) e atelectasia redonda simulando nódulo tumoral retrocardíaco à esquerda (ponta de seta). (**C**) Cortes axiais tomográficos ascendentes mostrando extenso espessamento pleural e atelectasia redonda típica associada a bandas e bronquiectasias, posterior a direita.

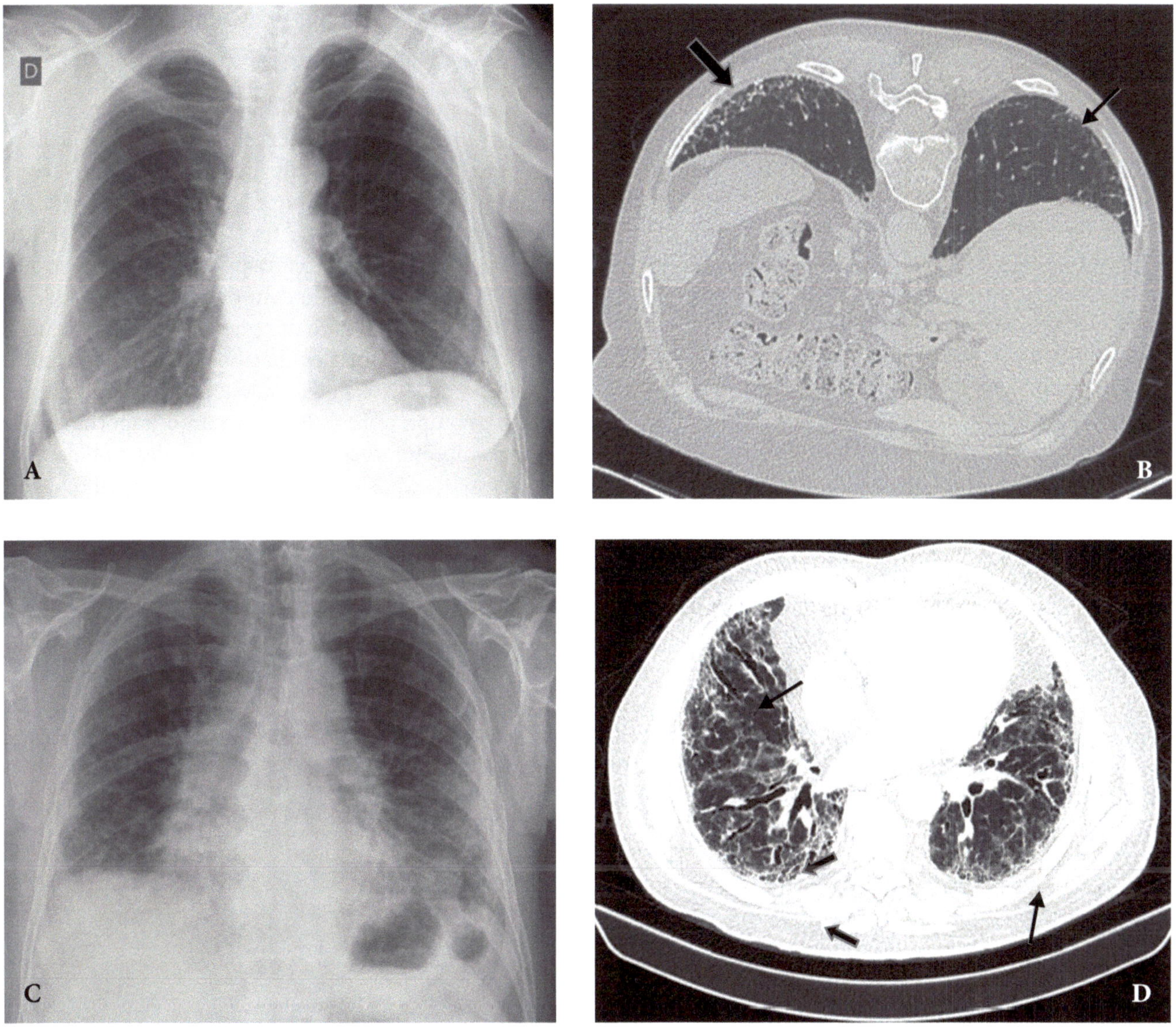

Figura 31.12. Exemplos de asbestose. (**A**) Asbestose leve em trabalhador da indústria de cimento-amianto com radiografia de tórax em PA mostrando opacidades irregulares nas metades inferiores (1/1 st). (**B**) Tomografia em decúbito ventral mostrando nódulos subpleurais ((seta fina), espessamentos de septos interlobulares e desarranjos lobulares nos recessos posteriores (seta larga). (**C**) Asbestose avançada em trabalhador da indústria bélica com radiografia de tórax em PA mostrando opacidades irregulares bilaterais predominando nos 2/3 inferiores (3/2 st) com borramento dos contornos cardíaco e diafragmático esquerdo. (**D**) Tomografia em decúbito dorsal mostrando extenso espessamento septal (setas finas), bronquiectasias e bronquiolectasias de tração (seta larga) e faveolamento (seta larga curta).

Carcinoma broncogênico

O asbesto tem sido extensamente estudado quanto a seu potencial de carcinogenicidade desde a primeira metade do século XX, quando os primeiros casos de câncer de pulmão associados a trabalhos com asbesto foram relatados. A relação foi confirmada em diversos estudos epidemiológicos, mantendo-o há várias décadas no Grupo I da classificação da IARC.[38] É o principal tipo de câncer associado ao asbesto. O período de latência em relação ao início da exposição é longo, com frequência acima de 25 anos. Por este fato, que acarreta um viés de memória, além da multicausalidade da doença, seu reconhecimento é subestimado. Há um forte sinergismo entre exposição ao asbesto e tabagismo quanto ao risco relativo de se desenvolver a doença. O carcinoma broncogênico associado ao asbesto não guarda diferenças em relação aos casos em não expostos (Figura 31.13A).[44]

Mesotelioma

O mesotelioma é um tumor raro cuja ocorrência está intimamente ligada à exposição a qualquer tipo de fibra de asbesto. O mesotelioma pleural é o mais comum, podendo ocorrer também no peritônio, pericárdio e túnica vaginal (bolsa de membrana serosa que cobre os testículos). O mesotelioma pleural costuma ser limitado à caixa torácica, apresentando três variantes histológicas: epitelial, sarcomatoso e misto. Com frequência manifesta-se como um derrame pleural e/ou com a presença de massas boceladas na superfície pleural, envolvendo também a pleura mediastinal. Cresce, podendo encarcerar o pulmão, o mediastino e o coração (Figura 31.13B). Para o diagnóstico de certeza recomenda-se que seja diferenciado do adenocarcinoma metastático e de outros tumores por meio de imuno-histoquímica.[45] O prognóstico é reservado, sendo que as taxas de incidência e mortalidade são muito próximas. Em quase todas as séries de casos de mesotelioma publicadas existe um número significativo de casos associados à exposição inadvertida, domiciliar ou ocupacional indireta. No estado de São Paulo, onde se concentraram muitas indústrias que manipularam o asbesto, a mortalidade por mesotelioma vem aumentando.[46]

Pneumoconioses e doenças sistêmicas associadas à inalação de poeiras minerais: Como investigar?

Os programas de vigilância da saúde em expostos a poeiras minerais servem para reduzir o impacto do adoecimento, na busca pelo diagnóstico precoce. Deve-se utilizar exames com o melhor nível de evidência. Por sua vez, o acompanhamento de trabalhadores com doenças relacionadas com a exposição a poeiras deve ter periodicidade variável, de acordo com o grau e a gravidade da doença.[47,48] O diagnóstico das pneumoconioses requer a combinação de história ocupacional e clínica consistentes, tempo de latência adequado e presença de imagens de tórax compatíveis.[1,47] É ainda muito importante que se faça o monitoramento de comorbidades, notadamente no caso de expostos à sílica, como DPOC, TB, doenças autoimunes e câncer de pulmão, cujos tratamentos podem melhorar o impacto da doença.[32] A comparação dos exames atuais com antigos pode ser de grande valia. Eventualmente, para fins de diagnóstico diferencial são necessários exames anatomopatológicos e/ou laboratoriais. Medidas preventivas, como controle do tabagismo, vacinação antigripal e antipneumocóccica devem ser recomendadas.[47,48] Atualmente, a imunização contra a Covid-19 deve ser incluída.

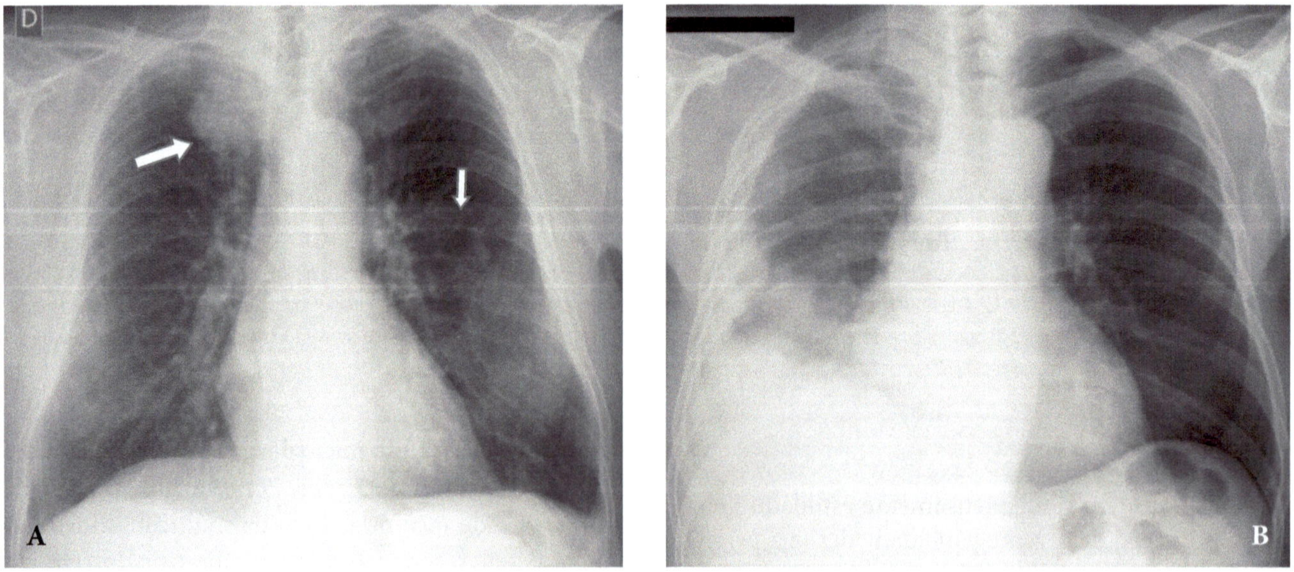

Figura 31.13. (**A**) Trabalhador da indústria de cimento-amianto. Radiografia de tórax em PA mostrando placas frontais bilaterais com cálcio (seta fina). Nódulo de 5 cm de diâmetro próximo ao mediastino em lobo superior direito (seta grossa). A biópsia do nódulo revelou um adenocarcinoma. (**B**) Trabalhador da indústria de cimento-amianto. Radiografia de tórax mostrando extenso comprometimento do hemitórax direito com perda da definição do seio costofrênico e do diafragma direito, com massas boceladas afetando as pleuras parietal e mediastinal. O hemitórax esquerdo está normal. A biópsia confirmou o diagnóstico clínico de mesotelioma pleural.

História clínica e ocupacional

Na história clínica devem ser investigados hábitos de vida e tabagismo, assim como doenças preexistentes. A história ocupacional deve ser detalhada e completa, abrangendo informações sobre a atividade atual e pregressa. Deve-se perguntar sobre materiais e ferramentas utilizadas nos processos de trabalho, descrição dos espaços, incluindo ventilação/exaustão, número de horas trabalhadas/dia, duração da exposição e existência de proteção respiratória coletiva e/ou utilização habitual de equipamentos de proteção individual. Na prática da Medicina do Trabalho as visitas aos locais de trabalho, com equipe multidisciplinar, em muito enriquecem a compreensão das exposições. Perguntar ao paciente se ele tem conhecimento de casos de adoecimento entre seus colegas de trabalho também é muito importante.[1]

Métodos de imagem

A radiografia de tórax periódica é o principal método de vigilância em populações expostas às poeiras minerais. Para análise, utiliza-se a classificação radiológica das pneumoconioses da Organização Internacional do Trabalho (OIT).[49] No Brasil, sua realização é prevista pela Norma Regulamentadora (NR), para o controle periódico, admissional e demissional de trabalhadores exposto.[50] O principal objetivo é codificar as alterações de maneira simples e reprodutível, permitindo melhor análise evolutiva das imagens. Utiliza-se a coleção de padrões radiológicos que devem ser comparados com as radiografias do paciente. O método tem propósito descritivo, pois as alterações das pneumoconioses não são patognomônicas, podendo ser encontradas em outras doenças pulmonares.[49] No caso da silicose e outras pneumoconioses de padrão nodular, entre os principais diagnósticos diferenciais destacam-se a TB e a sarcoidose, ao passo que na asbestose e outras de padrão reticular o diagnóstico diferencial deve ser feito com outras fibroses intersticiais do pulmão, como por exemplo, a fibrose pulmonar idiopática. Os profissionais que fazem leitura radiológica devem ser treinados e qualificados para a correta aplicação do método.

O diagnóstico precoce, seguido pela cessação da exposição, é fator crítico para melhor prognóstico das pneumoconioses.[33,34] No entanto, os métodos de imagem são bastante limitados na identificação e definição dos primeiros sinais da doença, especialmente as radiografias de tórax. Para minimizar tais dificuldades, a TC tem sido cada vez mais utilizada na prática clínica em situações selecionadas de risco de doenças pulmonares relacionadas com poeiras minerais.[51,52] O desenvolvimento da TC por multidetectores e técnicas de pós-processamento aumentou a sensibilidade diagnóstica para doenças intersticiais, incluindo as pneumoconioses em estágios iniciais. No entanto, não há dados suficientes para determinar a eficácia da triagem por TC em populações de expostos com radiografias normais.[51] Atualmente, novos recursos têm sido desenvolvidos por meio de TC de baixa dosagem (TCBD), ou ultrabaixa dosagem (TCUBD), que permitem boa visualização do interstício, o que também poderia facilitar o diagnóstico precoce das pneumoconioses. Dado o uso crescente destes métodos para rastreamento de câncer de pulmão, incluindo em populações ocupacionalmente expostas ao asbesto, parece provável que nos países com maior disponibilidade de recursos, a TCBD e a TCUBD possam substituir a radiografia de tórax convencional para vigilância de expostos ao amianto.[31]

Provas de função pulmonar

As provas de função pulmonar não têm aplicação direta no diagnóstico das pneumoconioses, mas são indispensáveis no estabelecimento de incapacidade e no manejo clínico dos casos.[1,32] A espirometria simples é o exame mais recomendado. Quando existe discrepância entre os sintomas e a espirometria, ou em situações de somatório de doenças, devem ser acrescidos testes mais completos, como medidas de volumes pulmonares, resistência das vias aéreas e difusão do monóxido de carbono. A NR-7 prevê a periodicidade bienal de repetição da espirometria em trabalhadores expostos a poeiras fibrogênicas.[50] A análise longitudinal da espirometria é extremamente útil para detectar trabalhadores que apresentam queda funcional acelerada, mesmo antes que os parâmetros espirométricos estejam anormais e/ou haja presença de sintomas respiratórios.[26,27] Para a utilização de métodos de análise longitudinal dos dados espirométricos é fundamental que seja mantida uma ótima qualidade técnica dos exames ao longo dos anos.

Não existem padrões típicos de disfunção nas pneumoconioses. Na silicose, a forma nodular simples geralmente apresenta espirometrias normais ou pouco alteradas. O padrão obstrutivo é o mais comum nas fases iniciais. Nas formas com grandes opacidades, há um predomínio do padrão restritivo ou misto, que pode estar associado à diminuição da capacidade de difusão e hipoxemia, assim como nas formas agudas da doença. Na asbestose, o padrão restritivo é o mais comum, especialmente na presença de espessamento pleural difuso ou de placas exuberantes. Deve-se, ainda, considerar a participação de outros fatores, como o tabagismo e a presença de doenças concomitantes, como sequelas de TB e enfisema, quando se avalia a disfunção pulmonar em pacientes com pneumoconioses.[30,32]

Outros exames complementares

Em raras circunstâncias, o diagnóstico das pneumoconioses não é feito através das imagens, história clínica e ocupacional. Atualmente, com o uso mais frequente da TC, raramente é necessária biópsia pulmonar, indicada apenas quando alguma dúvida persiste. A biópsia pulmonar cirúrgica via toracoscopia ou toracotomia é preferida.[30]

A broncoscopia não é rotineiramente útil, sendo indicada na suspeita de infecção, especialmente tuberculose e outras micobacterioses e infecções fúngicas. Na silicose aguda, o material leitoso positivo ao ácido periódico de Schiff é útil para o diagnóstico.[30,31] Estudos em andamento sobre o uso de biomarcadores e de genotipagem, juntamente com métodos de imagem mais sensíveis, poderão contribuir para intervenções clínicas e ocupacionais para a prevenção das pneumoconioses e outras doenças relacionadas com a inalação de poeiras. A identificação de biomarcadores poderá contribuir para o diagnóstico precoce e, até mesmo, para opções de tratamento.[31]

A investigação sistemática da infecção latente pela tuberculose (ILTB) é recomendada em pacientes com silicose, dado o risco aumentado de TB (silicotuberculose)

Doenças por reações de hipersensibilidade

As reações pulmonares de hipersensibilidade ocorrem por ação alérgica tardia a diversos antígenos orgânicos em suspensão no ar, como bactérias, proteínas, peptídios, esporos de fungos, substâncias químicas orgânicas de baixo peso molecular, como os isocianatos e anidridos ácidos, e metais como o cobalto (Co) e o berílio (Be).

Esses antígenos têm a capacidade de produzir resposta inflamatória de tipo granulomatosa após exposições repetidas, contínuas ou intermitentes. Sua ocorrência é de difícil estimativa, pois depende de suscetibilidade individual e, assim, poucos expostos elicitarão resposta. A relação dose-resposta parece estar mais relacionada com o processo de sensibilização imunológica do que com sua ocorrência. O dano pulmonar se dá por reação imunológica de tipo III, com formação de preciptinas (complexos antígeno-anticorpo), e por reação de tipo IV (tardia), com inflamação granulomatosa de bronquíolos terminais e alvéolos (alveolite linfocitária).

No caso da pneumonite de hipersensibilidade (PH), a apresentação histopatológica é de granulomas frouxos, pouco organizados, com células gigantes entremeadas de infiltrado linfoplasmocitário. A resposta à inalação de cobalto na pneumopatia por metal duro (PMD) pode ser do tipo PH ou, mais tipicamente, se manifestar como pneumonia intersticial de células gigantes (PICG) sem formação de granulomas. No caso da doença crônica pelo berílio (DCB), a apresentação é de granulomatose, com granulomas bem formados, indistinguível de um quadro de sarcoidose.

Os primeiros casos de PH ocupacionais foram descritos em 1932, em fazendeiros ingleses expostos à poeira de mofo em feno estocado. Logo depois, casos de bagaçose (por exposição a bagaço de cana estocado) vieram a público nos EUA. Desde então, o número de antígenos e ocupações foi aumentando com o tempo, em função de novos processos de trabalho, e da maior atenção dos pneumologistas e médicos do trabalho ao diagnóstico e à definição de relação de nexo causal. A PH também pode ocorrer fora do trabalho, mas a maioria dos diagnósticos se deve a exposições ocupacionais.

Pneumonite de hipersensibilidade por fluidos de usinagem

A partir dos anos 1990, começaram a ser publicados casos inusitados de PH, principalmente em clusters ocorridos em determinadas empresas, em trabalhadores expostos a fluidos hidrossolúveis de usinagem de peças na indústria metalúrgica, principalmente automobilística.[53] A apresentação é semelhante a qualquer outro tipo de PH, com início abrupto e curso subagudo, com tosse seca, dispneia, febre e sibilância. Ao exame, observam-se hipoxemia, sibilos e estertores subcrepitantes. A radiografia de tórax e a TC mostram opacificações nodulares em vidro fosco com ou sem áreas de preenchimento alveolar, difusamente distribuídos. Um padrão de atenuação em três densidades à TC sugere presença de bronquiolite obliterante, comumente presente no quadro.[54] O afastamento imediato da exposição e o eventual uso de corticosteroides tendem a reverter o quadro de forma completa. Por outro lado, a persistência dos sintomas e da exposição tendem a tornar a doença crônica e, a longo prazo, desenvolver fibrose pulmonar. Os agentes etiológicos identificados até o momento estão relacionados com o crescimento bacteriano no fluido reutilizado na ausência do uso dos bactericidas e antifúngicos necessários. Nessas condições, vários estudos mostram o crescimento competitivo de micobactérias não tuberculosas, principalmente as *M. imunogenum*, *M. avium* e *M. chelone*. Por analogia a quadros de PH produzidos por *M. avium* em situação de aerossóis durante uso de banheiras de hidromassagem, e resultados positivos de alguns estudos experimentais, a etiologia mais aceita é por micobactérias. Quando o fluido é reciclado em condições adequadas, praticamente não ocorrem casos de doença.[55]

Pneumopatia por metal duro

Metal duro, ou vídia, é a expressão que designa liga sinterizada dos metais W, Ti, Ta, e cobalto como ligante, e é largamente utilizada em metalurgia na usinagem de peças, na forma de pastilhas soldadas ao corpo de ferramentas, como facas e brocas, usadas em tornos e fresas. A ocupação mais frequentemente relacionada com a ocorrência da doença é a de afiador de peças.

O primeiro caso foi descrito em 1940, com histopatologia de pneumonia intersticial por células gigantes multinucleadas (PICG), uma forma de resposta de hipersensibilidade. Além da PICG, o espectro de reações inclui a pneumonite de hipersensibilidade, asma, alveolite, e as pneumonias intersticial descamativa e intersticial usual. O lavado broncoalveolar mostrado na citologia de células gigantes com padrão canibalístico típico da PICG afasta a necessidade de biópsia. Apesar de a vídia conter diversos metais, com exceção do cobalto, os outros metais são considerados inertes, e a ocorrência de PICG em lapidadores de diamante, que utilizam abrasivos compostos apenas por cobalto, corroborando com estudos experimentais, levou ao reconhecimento desse metal como a causa definitiva da PMD.[56]

Clinicamente, a PMD surge de forma subaguda com tosse seca e dispneia aos esforços em paciente exposto e previamente sadio. Febre, mal-estar e inapetência podem ocorrer, com piora progressiva da dispneia. O tempo de exposição antes dos primeiros sintomas é variável, de alguns meses a vários anos. A radiografia de tórax mostra opacidades heterogêneas, difusas, de tipo reticulo-nodular grosseiro. A TC mostra espessamento de septos interlobulares, opacidades centrolobulares, consolidações esparsas, áreas de vidro fosco, que podem simular quadros de sarcoidose ou pneumonia intersticial não específica ou usual, dependendo do estágio da doença.[57]

A definição do nexo causal com a exposição ocupacional ao cobalto deve ser sempre buscada, pois são diversos os relatos de restituição integral do pulmão normal, ou com o mínimo de sequelas, quando o diagnóstico é feito precocemente, aliado ao afastamento imediato, e o uso de corticosteroides.

Doença pulmonar crônica pelo berílio

A doença pulmonar crônica pelo berílio (DCB) é uma doença granulomatosa similar à sarcoidose pulmonar, causada pela exposição ao berílio (Be), que é um metal leve e resistente sinterizado em ligas metálicas com Cu, Ni, Al, Mg, e Co, compondo rebolos abrasivos especiais, por exemplo. Fazia parte das lâmpadas fluorescentes até o final dos anos 1940, nos EUA. É bastante utilizado nas indústrias aeroespacial e de energia nuclear, indústria eletrônica, microcircuitos de computadores (e reciclagem), cerâmicas especiais e produção de próteses dentárias.[58]

A DCB ocorre em expostos sensibilizados previamente ao Be, não havendo relação dose-resposta definida, tendo em vista mecanismo de hipersensibilidade envolvido na patogênese, apesar da relação de maior ocorrência após exposições prolongadas e doses elevadas, com taxa de incidência de 1% a 7% dos expostos.[58] O tempo de latência varia de 10 a 15 anos e cursa de forma insidiosa, com dispneia progressiva, dor torácica, tosse seca, fadiga, perda de peso, artralgia e baqueteamento digital.

Os achados radiológicos são similares aos da sarcoidose, porém, com acometimento ganglionar torácico menos pronunciado.[59] Os achados parenquimatosos incluem nódulos de 2 a 5 mm em cerca de 60% dos casos localizados nas regiões peribroncovascular, subpleural e septal. Nódulos aglomerados na região subpleural simulam placas pleurais (pseudoplacas).[59] Pode haver áreas de vidro fosco peribroncovasculares, espessamentos septais e de paredes brônquicas. A progressão da doença pode levar à ocorrência de massas e cistos, além de faveolamento. Critérios diagnósticos incluem exposição ao

Be, radiologia sugestiva, histopatologia sarcoide-símile com bom rendimento da biópsia transbrônquica, e positividade ao teste de linfoproliferação por estímulo ao Be (BeLPT) em sangue ou lavado broncoalveolar (LBA) (o teste não é realizado no Brasil.[58] O tratamento inclui completo afastamento da exposição e corticosteroides por longo prazo, com melhora ou progressão dependendo do tempo de exposição e da precocidade ou não do diagnóstico.

Câncer ocupacional do sistema respiratório

Muitos agentes classificados dentro do Grupo 1 da IARC estão no ambiente de trabalho, na forma de gases, vapores e poeiras. As principais vias de exposição são a pele e o sistema respiratório. Por uma variedade de vias podem iniciar e promover a carcinogênese, como a genotoxicidade, a mutagênese, o estresse oxidativo, as modificações epigenéticas como a metilação do DNA.[60] O câncer de pulmão (CP) responde pela maior proporção dos cânceres ocupacionais seguido dos cânceres de pele e outros locais do sistema respiratório, sinonasais e pleura. Um único agente pode dar origem a mais de um tipo de câncer, por exemplo, o asbesto, que causa mesotelioma maligno, câncer de pulmão, laringe e ovário. Além disso, um tipo de câncer pode ser causado por mais de um agente, por exemplo, cânceres sinonasais podem ser causados por poeiras de madeira, névoas ácidas e poeiras de trabalhos com couro.[61] Os carcinógenos ocupacionais são extremamente relevantes para certos tipos de câncer, notadamente do sistema respiratório. A ocupação responde por altas frações atribuíveis de cânceres respiratórios 90%, 45% e 12% para o mesotelioma maligno, os cânceres de seios nasais e pulmão, respectivamente. O projeto *Global Burden of Disease* estimou que o risco de câncer de pulmão ocupacional para a América Latina e Caribe (ALC) variou de 8,9% (Caribe) a 16,2% (Sul da América Latina).[62]

O CP representa 1/4 a 1/3 dos cânceres relacionados com agentes ocupacionais. Os principais agentes cancerígenos para o pulmão classificados no Grupo 1 da IARC são arsênio, asbesto, berílio, cádmio, cromo hexavalente, fumos de diesel, sílica cristalina, níquel, radônio. A Tabela 31.3 relaciona os principais setores e atividades relacionados com a exposição a um cancerígeno de pulmão. Recomendamos, também, a leitura e estudo do Capítulo 21 deste livro.

Dentre os carcinógenos destaca-se o asbesto, por ser um potente cancerígeno, e a sílica, pelo grande número de expostos. O CP se manifesta clinicamente após um longo período entre o início da exposição e o desenvolvimento da doença, geralmente mais de 20 anos.

As evidências de CP ocupacional derivam, predominantemente, de estudos epidemiológicos. Não há características clínicas ou histopatológicas que caracterizem o CP como ocupacional. Frente a um diagnóstico de CP, a caracterização ocupacional baseia-se no histórico ocupacional, revelando exposição de risco ao cancerígeno e um tempo de latência apropriado. Trabalhadores expostos ao asbesto têm risco aumentado de CP independentemente da presença de doença pleural pelo asbesto ou asbestose. Mesmo exposições cumulativas a baixas doses de asbesto aumentam o risco de câncer.[64] O mesmo ocorre em indivíduos expostos à sílica.[65] O tabagismo atua de forma sinérgica com a exposição ao asbesto e sílica para o aumento do risco relativo de CP.[64,65] O longo período de latência, assim como a associação ao tabagismo, fazem com que o estabelecimento do nexo causal se torne difícil, uma vez que o trabalhador afetado não se recorda adequadamente de exposições passadas, aliado a uma tendência errônea de se atribuir a doença, exclusivamente, ao tabagismo. É fundamental que frente a um caso de CP o médico assistente faça um histórico ocupacional detalhado, uma vez que o diagnóstico de câncer ocupacional tem implicações relevantes em saúde pública e para o indivíduo afetado, como bem discutido no Capítulo 40 deste livro.

Tabela 31.3. Carcinógenos ocupacionais de pulmão. Exemplos de setores de atividade e ocupação do trabalhador*

Setor	Carcinógeno	Exemplos de ocupação
Indústria	Asbesto, sílica, cromo, níquel, cádmio	Metalúrgicos, ceramistas, trabalhadores de galvânicas, caldeireiros
Construção	Asbesto, sílica, fumos de diesel, pintura, soldagem, breu de alcatrão	Perfuradores e escavadores de rochas, soldadores, pintores, encanadores, telhadistas
Transporte	Fumos de diesel, hidrocarbonetos policíclicos aromáticos	Motoristas de ônibus e caminhões, mecânicos de manutenção, asfaltadores
Mineração	Asbesto, sílica, fumos de diesel, radônio	Perfuradores, foguistas, transportadores, tratamento de minerais (corte, quebra, separação)

*As ocupações listadas são exemplos de trabalhadores com exposição em indústrias designadas. Não representam uma lista completa de ocupações. Fonte: Adaptada de Markowitz e Dickens, 2020.[63]

Referências

1. Algranti E, De Capitani EM, Carneiro APS, Saldiva PHN, Mendonça EMC. Doenças respiratórias relacionadas com o trabalho. In: Mendes R (Ed.). Patologia do trabalho, 3. ed. São Paulo: Atheneu; 2013. p. 1229-90.
2. Churg A. Pathological reactions to inhaled particles and fibers. In: De Vuyst P, Gevenois PA (Eds.). Imaging of occupational and environmental disorders of the chest. Medical Radiology. Berlin: Springer; 2006.
3. Global Initiative for Asthma. Global strategy for asthma management and prevention. 2022. Disponível em: www.ginasthma.org. (Acesso em: 31 jul 2023).
4. Blanc PD, Annesi-Maesano I, Balmes JR, Cummings KJ, Fishwick D, Miedinger D, et al. The occupational burden of nonmalignant respiratory diseases. An Official American Thoracic Society and European Respiratory Society Statement. Am J Respir Crit Care Med. 2019;199(11):1312-34.
5. Henneberger PK, Redlich CA, Callahan DB, Harber P, Lemière C, Martin J, et al. An Official American Thoracic Society Statement: Work-Exacerbated Asthma. Am J Respir Crit Care Med. 2011;184(3):368-78.
6. Commission des normes de l'équité de la santé et de la sécurité du travail (Québec, Canada). List of agents causing occupational asthma with references. [Internet]. Disponível em: https://reptox.cnesst.gouv.qc.ca/en/occupational-asthma/Pages/occupational-asthma.aspx. (Acesso em: 27 mar 2023).
7. Santos UP. Pneumologia ocupacional ilustrada: fotos e fatos. São Paulo: Atheneu; 2014.
8. Del Roio LC, Mizutani RF, Carvalho Pinto R, Terra-Filho M, Santos UP. Work-related asthma. J Bras Pneumol. 2021;e20200577.
9. Tarlo SM, Lemiere C. Occupational Asthma. N Engl J Med. 2014;370(7):640-9.
10. Global Initiative for Chronic Obstructive Lung A Guide for Health Care Professionals. 2023. Disponível na internet: http://2023 GOLD Report - Global Initiative for Chronic Obstructive Lung Disease - GOLD (goldcopd.org). (Acesso em: 31 jul 2023).
11. Stolz D, Mkorombindo T, Schumann DM, Agusti A, Ash SY, Bafadhel M, et al. Towards the elimination of chronic obstructive pulmonary disease: a Lancet Commission. Lancet. 2022;400(10356):921-72.
12. Murgia N, Gambelunghe A. Occupational COPD—The most under-recognized occupational lung disease? Respirology. 2022;27(6):399-410.
13. Gioda A, Tonietto GB, De Leon AP. Exposure to the use of firewood for cooking in Brazil and its relation with the health problems of the population. Cienc e Saude Coletiva. 2019;24(8):3079-88.
14. Cosío BG, Casanova C, Soler-Cataluña JJ, Soriano JB, García-Río F, de Lucas P, et al. Unravelling young COPD and pre-COPD in the general population. ERJ Open Res. 2023;9(1).
15. Carneiro APS, Teixeira VDS, Silveira AM, Araújo SCB, Algranti E. Non-malignant silica-related diseases in a specialized outpatient clinic. Occup Med. 2022;72(6):394-402.
16. Han MLK, Agusti A, Celli BR, Criner GJ, Halpin DMG, Roche N, et al. From GOLD 0 to pre-COPD. Am J Respir Crit Care Med. 2021;203(4):414-23.
17. Moya C, Antó JM, Taylor NA. Outbreak of organizing pneumonia in textile printing sprayers. Lancet. 1994;344:498-502.
18. Ould Kadi F, Mohammed –Brahim B, Fyad A, Leilou S, Nemery B. Outbreak of pulmonary disease in textile dye sprayers in Algeria. Lancet. 1994;344:962-3.
19. Kern DG, Crausman RS, Durand KT, Nayer A, Kuhn C 3rd. Flock worker's lung. Ann Inter Med. 1998;129:261-72.
20. Kern DG, Kuhn C 3rd, Ely EW, Pransky GS, Mello CJ, Fraire AE, et al. Flock worker's lung. Chest. 2000;117:251-9.
21. Kreiss K, Gomaa A, Kullman G, Fedan K, Simoes EJ, Enright PL. Clinical bronchiolitis obliterans in workers at a microwave popcorn plant. N Engl J Med. 2002;347:330-8.
22. Cavalcanti ZR, Albuquerque Filho APL, Pereira CAC, Coletta ENAM. Bronchiolitis associated with exposure to artificial butter flavoring in workers at a cookie factory in Brazil. J Bras Pneumol. 2012;38:395-9.
23. Cullinan P, McGavin CR, Kreiss K, Nicholson AG, Maher TM, Howell T et al. Obliterative bronchiolitis in fibreglass workers: a new occupational disease? Occup Environ Med. 2013;70(5):357-9.
24. De Capitani EM, Algranti E. História ocupacional: generalidades. In: Cukier A, et al. (Ed.). Pneumologia: atualização e reciclagem. 8. ed. Rio de Janeiro: Elsevier; 2009. p. 351-9.
25. Pereira CADC, Neder JA. Diretrizes para testes de função pulmonar. J Pneumol. 2002;28(Supl 3):S1-S237.
26. Hnizdo E, Glindmeyer HW, Petsonk EL. Workplace spirometry monitoring for respiratory disease prevention: a methods review. Int J Tuberc Lung Dis. 2010;14:796-805.
27. Hnizdo E, Yu L, Freyder L, Attfield M, Lefante J, Glindmeyer HW. The precision of longitudinal lung function measurements: monitoring and interpretation. Occup Environ Med. 2005;62(10):695-701.
28. American Thoracic Society. Adverse effects of crystalline silica exposure. Am J Respir Crit Care Med. 1997;155:761-5.
29. Agency for Toxic Substances and Disease Registry (ATSDR). Toxicological profile for Silica. Atlanta, GA: U.S. Department of Health and Human Services, Public Health Service; 2019.
30. Hoy RF, Chambers DC. Silica-related diseases in the modern world. Allergy. 2020;75(11):2805-17.
31. European Respiratory Society. ERS Monograph. Occupational and Environmental Lung Disease. 2020.
32. Carneiro APS, Algranti E. Silicose e outras doenças ocupacionais. In: Godoy I et al. (Orgs.). Práticas pneumológicas. SBPT. Rio de Janeiro: Editora Dilivros; 2023. p. 1045-58.
33. Dhooria S, Sehgal IS, Agarwal R. Silica-associated lung disease in developing countries. Current Opinion in Pulmonary Medicine. 2023;29(2):65-75.
34. Carneiro AP, Barreto SM, Siqueira AL, Cavariani F, Forastiere F. Continued exposure to silica after diagnosis of silicosis in Brazilian gold miners. Am J Ind Med. 2006:49(10):811-8.
35. Brasil. Ministério da Saúde. Secretaria de Vigilância em Saúde. Departamento de Vigilância das Doenças Transmissíveis. Manual de Recomendações para o Controle da Tuberculose no Brasil. Brasília: Ministério da Saúde; 2019.
36. Pollard KM. Silica, silicosis, and autoimmunity. Front Immunol. 2016;7:97.
37. Boudigaard SH, Schlünssen V, Vestergaard JM, Søndergaard K, Torén K, Peters S, et al. Occupational exposure to respirable crystalline silica and risk of autoimmune rheumatic diseases: a nationwide cohort study. Int J Epidemiol. 2021;50(4):1213-26.

38. International Agency for Research on Cancer – IARC. Monographs on the evaluation of the carcinogenicity risk of chemicals to humans. Arsenic, metals, fibres, and dusts. A review of human carcinogens. Lyon: IARC; 2012.
39. Lemen RA. Epidemiology of asbestos-related diseases and the knowledge that led to what is known today. In: Dodson RF, Hammar SP (Eds.). Asbestos: risk assessment, epidemiology and health effects. 2. ed. Boca Raton: CRC Press; 2011. p. 203-304.
40. Tossavainen A, Kotilainen M, Takahashi K, Pan G, Vanhala E. Amphibole fibres in chinese chrysotile asbestos. Ann Occup Hyg. 2001;45(2):145-52.
41. Hammar SP. Asbestos-induced pleural disease. In: Dodson RF, Hammar SP (Eds.). Asbestos: risk assessment, epidemiology and health effects. 2. ed. Boca Raton, Fl.: CRC Press; 2011. p. 481-500.
42. Algranti E, Markowitz S. Parenchimal disease related to asbestos. In: Newman-Taylor A, Cullinan P, Blanc P, Pickering A (Eds.). Parkes' occupational lung disorders. Boca Raton: CRC Press; 2016. p. 157-70.
43. Silva CIS, Müller NL. Asbestos–related disease. In: Silva CIS, Müller NL (Eds.). Imaging of the chest. v. 1. Philadelphia: Elsevier; 2008.
44. Markowitz S. Cancer of the respiratory tract due to asbestos and zeolites. In: Newman-Taylor A, Cullinan P, Blanc P, Pickering A (Eds.). Parkes' occupational lung disorders. Boca Raton: CRC Press; 2016. p. 259-76.
45. Musk B, de Klerk N, Brims, FJH. Asbestos – related non-malignant pleural disease and mesothelioma. In: Newman-Taylor A, Cullinan P, Blanc P, Pickering A (Eds.). Parkes' occupational lung disorders. Boca Raton: CRC Press; 2016. p. 171-86.
46. Algranti E, Saito CA, Carneiro AP, Moreira B, Mendonca EM, Bussacos MA. The next mesothelioma wave: mortality trends and forecast to 2030 in Brazil. Cancer Epidemiol. 2015;39(5):687-92.
47. Dias EC, Carneiro APS, Nahas CMS, Faria MP, Silva TL. Atenção à saúde dos trabalhadores expostos à poeira de sílica e portadores de silicose, pelas equipes da Atenção Básica/Saúde da Família: protocolo de cuidado Belo Horizonte: Nescon/UFMG, 2017. 76 p. Disponível em: https://renastonline.ensp.fiocruz.br/recursos/atencao-saude-trabalhadores-expostos-poeira-silica-portadores-silicose-pela-equipes-atencao. (Acesso em: 31 jul. 2023).
48. Wolff H, Vehmas T, Oksa P, Rantanen J, Vainio H. Asbestos, asbestosis, and cancer, the Helsinki criteria for diagnosis and attribution: recommendations. Scand J Work Environ Health. 2015;41(1):5-15.
49. International Labor Office. Guidelines for the use of the ILO International Classification of radiographs of pneumoconiosis. Geneva: ILO; 2022.
50. Brasil. Ministério do Trabalho e Emprego. Norma Regulamentadora NR 7 – Programa de Controle Médico de Saúde Ocupacional.
51. Weissman DN. Role of chest computed tomography in prevention of occupational respiratory disease: review of recent literature. Semin Respir Crit Care Med. 2015;36(3):433-48.
52. Carneiro APS, Silva LL, Silva FDCL, Hering KG, Algranti E. Volume-based tomography for the diagnosis of incipient silicosis in former gold miners. Occup Environ Med. 2021;79(6):427-32.
53. Tustin AW, Cooney R, Lamson GE, Hodgson MJ. A cluster of hypersensitivity pneumonitis associated with exposure to metalworking fluids. Am J Ind Med. 2021;64(11):915-23.
54. Dabiri M, Jehangir M, Khoshpouri P, Chalian H. Hypersensitivity Pneumonitis: A Pictorial Review Based on the New ATS/JRS/ALAT Clinical Practice Guideline for Radiologists and Pulmonologists. Diagnostics. 2022;12(11):2874.
55. Thorne PS, Adamcakova-Dodd A, Kelly KM, O'Neill ME, Duchaine C. Metalworking fluid with mycobacteria and endotoxin induces hypersensitivity pneumonitis in mice. Am J Respir Crit Care Med. 2006;173(7):759-68.
56. Naqvi AH, Hunt A, Burnett BR, Abraham JL. Pathologic spectrum and lung dust burden in giant cell interstitial pneumonia (hard metal disease/cobalt pneumonitis): review of 100 cases. Arch Environ Occup Health. 2008;63(2):51-70.
57. Verschakelen JA, Nemery B. Hard metal and cobalt disease. In: Genevois PA, Vuyst PD (Eds.). Imaging of occupational and environmental disorders of the chest. Medical Radiology Series. 2006. p. 257-61.
58. Balmes JR, Abraham JL, Dweik RA, Fireman E, Fontenot AP, Maier LA, et al. An official American Thoracic Society statement: diagnosis and management of beryllium sensitivity and chronic beryllium disease. Am J Respir Crit Care Med. 2014;190(10):e34-59.
59. Lynch DA. Beryllium-related diseases. In: Genevois PA, Vuyst PD (Eds.). Imaging of occupational and environmental disorders of the chest. Medical Radiology Series; 2006. p. 249-56.
60. Zhu Y, Costa M. Metals and molecular carcinogenesis. Carcinogenesis. 2020;41(9):1161-72.
61. Loomis D, Guha N, Hall AL, Straif K. Identifying occupational carcinogens: an update from the IARC Monographs. Occup Environ Med. 2017;75(8):593-603.
62. Global Burden of Disease (GBD): Disponível em https://vizhub.healthdata.org/gbd-compare/. (Acesso em: 12 mai. 2023).
63. Markowitz SB and Dickens B. Screening for occupational lung cancer: an unprecedented opportunity. Clinics in Chest Medicine. 2020;41(4):723-37.
64. Olsson AC, Vermeulen R, Schüz J, Kromhout H, Pesch B, Peters S, et al. Exposure-response analyses of asbestos and lung cancer subtypes in a pooled analysis of case-control studies. Epidemiology. 2017;28(2):288-99.
65. Ge C, Peters S, Olsson A, Portengen L, Schüz J, Almansa J, et al. Respirable crystalline silica exposure, smoking, and lung cancer subtype risks. A pooled analysis of case-control studies. Am J Respir Crit Care Med. 2020;202(3):412-21.

32

Alterações e Patologias da Cavidade Oral Relacionadas ao Trabalho

Luiz Eugênio Nigro Mazzilli

- Introdução
- Alterações dos tecidos mineralizados
- Alterações dos tecidos periodontais
- Alterações dos tecidos moles – estomatites
- Doenças autoimunes que se manifestam na cavidade oral
- Patologia das articulações temporomandibulares
- Dor orofacial e odontalgia atípicas

Introdução

No campo das ciências da saúde, a **estomatologia**, mais frequentemente denominada **odontologia** ou **medicina oral**, caracteriza-se como área voltada ao estudo e ao cuidado do aparelho mastigatório, seus anexos e estruturas craniofaciais associadas. Do ponto de vista anatômico, em conjunto, essas estruturas compõem o chamado complexo bucomaxilofacial (CBMF), cujos contornos topográficos envolvem a região compreendida entre o osso hioide e o frontal, no sentido inferossuperior, e do trágus à pirâmide nasal, no sentido posteroanterior (Resoluções do Conselho Federal de Odontologia do Brasil nº 100/2010[1] e nº 176/2016[2]). Em razão da complexidade anatômica, funcional e estrutural envolvida, esta área requer não somente formação específica, como também conta com diversas especialidades que lhe são próprias.

A habilitação legal para o exercício profissional na área odontológica se dá em conformidade com a legislação própria de cada país e, no caso específico do Brasil, entre outros aspectos, exige graduação em odontologia. Em vista disso, é necessário enfatizar a existência de limites profissionais[3] entre medicina e odontologia que não podem ser reciprocamente ultrapassados, inclusive no âmbito das atuações em saúde e segurança do trabalhador (SST) (avaliações ou perícias).

Odontologia ocupacional ou odontologia do trabalho como especialidade

Em 27 de dezembro de 2001, em ato normativo do Conselho Federal de Odontologia do Brasil, emanado pela Portaria CFO nº 22/2001 e em meio às deliberações estabelecidas para cursos de especialização, incluiu-se a **odontologia do trabalho** dentre as especialidades odontológicas.[4] Cabe salientar que a área que guarda íntima relação com as políticas e práticas contemporâneas em saúde tem o potencial de exercer expressiva colaboração na profilaxia de agravos à saúde relacionados com o trabalho.

Sistematização utilizada na presente revisão, organização e apresentação

A revisão aqui apresentada fundamentou-se nas obras e publicações que compõem as bases mundiais e latino-americanas de dados em saúde Pubmed/MEDLINE, Scielo, Scopus e Lilacs e que se referem a alterações ou patologias do complexo bucomaxilofacial que podem estar etiologicamente relacionadas com o trabalho ou ocupação, e encontra-se aqui organizada em seis seções, como se segue:

I. Alterações dos tecidos mineralizados.
II. Alterações dos tecidos periodontais.
III. Alterações dos tecidos moles.
IV. Doenças autoimunes que se manifestam na cavidade oral.
V. Patologias das articulações temporomandibulares.
VI. Dor orofacial e odontalgia atípica.

Em formato compacto, cada nosologia revista nestas seis seções traz sua caracterização, quais os fatores etiológicos de natureza geral, quais os fatores etiológicos potencialmente relacionados com o trabalho ou ocupação e os elementos mais relevantes para os encaminhamentos pertinentes à saúde e à segurança do trabalho.

Evitando-se a cada nosologia apresentada uma repetição quanto aos procedimentos usuais e comuns para o estabelecimento do nexo técnico etiológico, eles são apresentados a seguir, assim como os cuidados preventivos na rotina dos serviços especializados em saúde e segurança do trabalho.

Aspectos gerais voltados ao reconhecimento técnico do nexo entre a patologia e o trabalho

Afora a pertinente confirmação diagnóstica da patologia, resta necessário que o reconhecimento de vínculo etiológico com o trabalho envolva, para além da ocupação atual, a análise da história pessoal, clínica e laboral pregressa do paciente. Conclusões positivas de vínculo entre exposição ocupacional e o desfecho deverão ser enquadradas nos grupos previstos da Classificação de Schilling (ver Capítulo 4 deste livro).

Todas as nosologias aqui revistas tipificam-se como deficiência ou disfunção em consonância com o conceito emanado pela Organização Mundial de Saúde (OMS)[a] e a avaliação do grau da deficiência ou disfunção condiciona-se com a natureza, o prognóstico e o estágio evolutivo em que se encontra a patologia em questão. Inclui-se no conceito de "incapacidade laboral" o risco de agravamento da alteração que a permanência na atividade possa acarretar[b].

a "Perda ou anormalidade da estrutura ou função psicológica, fisiológica ou anatômica."

b Conforme a Resolução nº 10, de 23/12/1999, da Diretoria Colegiada do Instituto Nacional do Seguro Social, com fundamentação legal na Lei nº 8213/91, e no Decreto nº 3048/99.

Aspectos gerais voltados à prevenção das doenças e agravos ocupacionais

Reforça-se que as medidas ocupacionais voltadas à prevenção são eminentemente centradas no monitoramento periódico do trabalhador, do meio ambiente e organização do trabalho, que devem ser conduzidos pela equipe de saúde e de segurança do trabalho, em trabalho conjunto. Consideradas as particularidades envolvidas em cada caso concreto, as ações preventivas devem sempre ser ajustadas com ênfase na proteção coletiva e individual.

Alterações dos tecidos mineralizados

Alterações dentárias

Abrasão dentária

Abrasão é a destruição dos tecidos dentários decorrente de uma ação mecânica sobre eles. Compreende-se como fisiológica aquela vinculada ao natural desgaste mastigatório. A atrição patológica e as demais formas decorrentes de causas externas (laborais ou não) podem trazer consequências de moderadas a graves. Nas abrasões decorrentes de causas externas, a morfologia das lesões guarda correspondência com o agente envolvido.

✓ *Fatores etiológicos de natureza geral*

Relacionam-se com a escovação dentária inadequada (excesso de força, utilização de escovas com cerdas muito duras e cremes dentais de elevada abrasividade), ao bruxismo e à interposição, *per se*, viciosa, habitual e reiterada de objetos entre os dentes.

✓ *Fatores etiológicos de natureza ocupacional*

As causas ocupacionais mais frequentes ocorrem pela interposição de objetos e instrumentos entre os dentes ou pela exposição reiterada a substâncias abrasivas (pós ou poeiras) presentes no meio ambiente laboral, predominantemente as de quartzo e sílica comuns à extração e processamento de rochas. O bruxismo de etiologia ocupacional (estressores laborais) também se configura causa, concausa ou fator agravante.[5,6] Sob certas circunstâncias, pós ou poeiras abrasivas presentes no meio ambiente laboral podem promover abrasão dentária na maioria dos expostos.

✓ *Reconhecimento técnico do nexo entre a nosologia e o trabalho*

Do ponto de vista técnico-analítico, a interposição de objetos entre os dentes precisará ser considerada se é condição inerente e necessária à prática do trabalho, ou, se não o é, ainda que usual em certas atividades de trabalho como no caso de estofadores, carpinteiros e sapateiros que desenvolvem o hábito de apreender pregos entre os dentes, visando agilizar seu trabalho.[6]

Alterações pós-eruptivas da cor dos tecidos duros dos dentes

São alterações cromáticas nas estruturas dentárias ocorridas após sua erupção, classificáveis como de natureza extrínseca, intrínseca e mista. As extrínsecas surgem em decorrência do aprisionamento de pigmentos cromáticos nos microporos do esmalte ou nos túbulos dentinários superficiais. Já as intrínsecas surgem pela transformação cromática da dentina (pigmentos cromáticos ligados ao cálcio internamente depositado na dentina).[7] Essas alterações não raramente causam constrangimento social e laboral aos pacientes.

✓ *Fatores etiológicos de natureza geral*

Tabagismo, traumas que promovem hemorragia pulpar, lesões cariosas crônicas, iatrogenias endodônticas e hábitos que incluem a reiterada exposição a determinados pigmentos cromáticos presentes em alimentos ou bebidas.

✓ *Fatores de risco de natureza ocupacional*

As causas ocupacionais mais prevalentes são a exposição a poeiras, névoas ou fumos de sais metálicos e seus compostos. São características as colorações amarelas pela exposição ao cádmio, berílio ou fenol; verde-escuras pela exposição ao cobre ou níquel ou ao cromo; cinza-acastanhadas ou marrons, as que ocorrem pela exposição à prata, ferro, mercúrio ou níquel; e negro-azulada pela exposição ao bismuto e vermelho (causada pelo vinho tinto em degustadores profissionais).

✓ *Medidas ocupacionais voltadas à sua prevenção*

Afora os procedimentos gerais já apresentados nas considerações iniciais do capítulo, deve ser considerado em SST o eventual encaminhamento para procedimentos profissionais periódicos e dirigidos em regime assistencial (remoção do biofilme, tártaro).

Erosão dentária

Erosão é a destruição do tecido dentário decorrente de uma ação química externa. Diferencia-se da lesão cariosa, embora possa favorecê-la. A destruição se processa por meio do ataque ácido exercido pelo agente químico sobre o dente, que o compromete em variado grau na dependência: (a) das características químicas do agente, forma e tempo de exposição; (b) das características inerentes ao próprio indivíduo (fechamento labial, alcalinidade da saliva e respectivo efeito tampão, concentração de flúor nas estruturas duras do dente). Nos primeiros estágios o esmalte apresenta aspecto despolido, como um giz. Os dentes tornam-se amarelados à medida que o esmalte vai diminuindo de espessura, sobressaindo a cor da dentina subjacente. Em qualquer fase da erosão dentária, a hipersensibilidade da dentina pode ocorrer. A erosão, ao tornar o esmalte mais poroso, tende a agravar o processo de retenção do biofilme (placa) que, por sua vez, além de contribuir para manchas extrínsecas (CID10 K03), facilita e potencializa a destruição dentária pela cárie (CID10 K02).

✓ Fatores etiológicos de natureza geral

Vômitos persistentes, bulimia, refluxos gastroesofágicos e hábito de sucção ou ingestão frequente de substâncias ácidas (frutas cítricas ou bebidas.[8]

✓ Fatores etiológicos de natureza ocupacional

Merece destaque a exposição a névoas ácidas, entre elas as de ácido crômico, fluorídrico, tartárico, nítrico e sulfúrico, situação comum a trabalhadores envolvidos com fundição e galvanoplastia; produção e reparo de baterias automotivas; produção e manipulação de fertilizantes; processamento de matérias-primas que contenham fluoretos, dentre outros.[9] Conforme as características peculiares do meio ambiente (exaustão e renovação do ar entre outros) e dos agentes químicos envolvidos, a exposição ocupacional pode representar considerável variação de prevalência.[10] A erosão dentária também tem-se mostrado frequente na prática esportiva ocupacional, onde a reposição hídrica e salina se dá por meio da ingestão de bebidas que, embora preparadas para este fim, apresentam elevada acidez.[11] A reiterada exposição ocupacional em piscinas com pH excessivamente baixo também tem sido referida na literatura como causa de erosão dentária.[12]

No caso da erosão dentária relacionada com o trabalho, os elementos dentários mais frequentemente atingidos são aqueles que se apresentam mais expostos ao meio externo. Características individuais como o grau de fechamento labial, ser respirador bucal e aspectos quantitativos e qualitativos da saliva são fatores modificadores.

✓ Medidas ocupacionais voltadas à sua prevenção

Afora as medidas usuais já descritas nas considerações iniciais deste capítulo, o uso de protetores bucais, aplicações tópicas de flúor, de selantes ou de vernizes deve ser considerado, mediante as particularidades envolvidas.

Alterações dos maxilares

As patologias ósseas que envolvem o complexo bucomaxilofacial são inúmeras e, didaticamente, podem ser descritas como tumores maxilares benignos, tumores maxilares malignos, osteomielites dos maxilares e lesões fibro-ósseas. Considerados os propósitos específicos da presente revisão, ficaremos restritos às osteomielites e necroses ósseas. Cabe salientar que os tumores malignos potencialmente relacionados com o trabalho compõem capítulo específico desta obra. Quanto às lesões fibro-ósseas, sua etiologia parece estar relacionada com fatores familiares, hereditários e congênitos e, portanto, não será discutida.

Osteomielites dos maxilares

São alterações ósseas inflamatórias de etiologia infecciosa. Clinicamente se apresentam como condições agudas ou crônicas (forma mais prevalente). Iniciam-se nos espaços medulares, com posterior comprometimento do sistema haversiano e podem se estender à cortical e ao periósteo. O comprometimento vascular do osso limita a capacidade reativa do organismo.[13-15]

✓ Fatores etiológicos de natureza geral

A patogênese pode estar ligada à disseminação bacteriana hematogênica, mas, de forma geral, a principal causa decorre da disseminação local de microrganismos presentes em processos infecciosos adjacentes, no mais das vezes, as infecções dentárias, particularmente as endodônticas.[13-15] O risco aumenta em pacientes irradiados ou com quadros de osteoporose, pacientes que fazem uso de "bifosfonatos" como inibidores de reabsorção óssea[14] ou mesmo pacientes que fazem uso de "denosumabe" para o tratamento de mieloma múltiplo. Condições sistêmicas como diabetes *mellitus* e imunodeficiências podem favorecer o surgimento e o agravo de osteomielites. A literatura[16] destaca que para além desses elementos já citados, é importante verificar fatores locais que possam promover a ruptura dos tecidos moles e duros da cavidade oral.

✓ *Fatores de risco de natureza ocupacional*

Há muito se reconhece que a exposição ocupacional a alguns elementos químicos, como o fósforo, pode cursar com o desenvolvimento de osteomielite e necrose mandibular.[9] A pluralidade de situações laborais e de produtos químicos que envolvem o fósforo em suas diferentes apresentações e formulações causa preocupação, pois que inúmeros trabalhadores se encontram sob potencial exposição. Cita-se, como exemplo, a exposição a pesticidas que têm por princípio ativo o fosfeto de alumínio.[17] Quanto às demais exposições ocupacionais que podem provocar osteomielites, a literatura refere as seguintes: exposição ao benzeno e seus homólogos, ao arsênico, ao cromo, ao mercúrio, ao sulfeto de carbono, a névoas ácidas e a produtos corrosivos.[9,16]

Alterações dos tecidos periodontais

As doenças do periodonto compreendem alterações patológicas dos tecidos que circundam e dão sustentação aos elementos dentários e são comumente denominadas gengivites ou periodontites, em conformidade com suas características anatomotopográficas.

Gengivite crônica

A denominação **gengivite** refere-se a um processo inflamatório limitado aos tecidos moles que circundam os elementos dentários (periodonto marginal), não incluindo, portanto, a crista alveolar, o ligamento periodontal ou o cemento radicular (periodontites). Clinicamente se pode verificar uma alteração nos contornos, na coloração e na textura normal do periodonto marginal. Consoante suas características evolutivas, as gengivites manifestam-se sob a forma aguda ou crônica, sendo a segunda mais prevalente nas populações adultas. As representações clínicas variam desde flacidez, aspecto edematoso e friável, até situações em que os tecidos do periodonto marginal apresentam-se mais consistentes, dada a produção de tecido fibroso. As alterações na coloração tendem para o vermelho arroxeado e a hemorragia gengival espontânea ou provocada (alimentação escovação) encontra-se aumentada.

Patologias que podem assemelhar-se à gengivite subaguda ou crônica são o eritema multiforme, o líquen plano, o penfigoide e o pênfigo.

Fatores etiológicos de natureza geral

Predominam causas locais, fundamentalmente relacionadas com a falta de higiene bucal adequada. Outros fatores são a má oclusão dentária, cavidades de cárie, restaurações ou próteses inadequadas e xerostomia. A gengivite se potencializa, também, na puberdade, durante a menstruação e na gravidez, aparentemente associada a alterações hormonais. O uso de contraceptivos orais pode exacerbar quadros de gengivite. A gengivite também pode ser um sinal precoce de doenças sistêmicas (alterações leucopênicas, diabetes *mellitus*, ou imunodeficiência), hipovitaminoses e carências alimentares.

Fatores de risco de natureza ocupacional

Estudos e pesquisas têm apontado que a exposição ocupacional ao benzeno, a névoas de fluoretos ou seus compostos tóxicos, ao mercúrio, chumbo e demais metais pesados está relacionada com gengivite crônica.[9,15,18]

Periodontite

A denominação **periodontite** refere-se a um processo inflamatório nos tecidos circundantes e de sustentação dos dentes que transcende o periodonto marginal, estendendo-se à crista alveolar, ao ligamento periodontal ou ao cemento radicular. Clinicamente se pode verificar para além da alteração nos contornos, da coloração e da textura normal do periodonto marginal, comprometimento no periodonto de sustentação, mais usualmente com a presença de bolsas. A mobilidade do órgão dentário é um achado frequente e nem sempre reversível.

Conforme a classificação proposta em 1999 pela Academia Americana de Periodontia,[19] as periodontites, indistintamente ao perfil etário, subdividem-se em três grandes grupos: a periodontite crônica, a periodontite agressiva e as periodontites associadas a doenças sistêmicas. Nas periodontites crônicas, assim como nas periodontites associadas a causas sistêmicas, a perda clínica de inserção e o suporte do órgão dentário se dão pela destruição progressiva do ligamento periodontal e do osso alveolar. Já nas periodontites agressivas, verifica-se severa perda de inserção clínica associada à rápida destruição do osso alveolar.

Fatores etiológicos de natureza geral e/ou sistêmica

As periodontites têm por principais determinantes fatores locais (higiene bucal inadequada, má oclusão dentária, presença de cavidades de cárie, restaurações ou próteses inadequadas e xerostomia). As condições sistêmicas que, de forma específica, estão associadas às periodontites são as doenças hematológicas e as alterações genéticas como neutropenia familiar e cíclica; síndrome de Down; síndrome de deficiência da adesão de leucócitos; síndrome de Papillon-Lefèvre; síndrome Chediak-Higashi; histiocitose; síndrome de Cohen, dentre outras.

Diabetes *mellitus*, SIDA, tabagismo, estresse psicossocial, distúrbios alérgicos, quadros infecciosos e osteoporose são considerados modificadores significantes das múltiplas formas de periodontite, sem, contudo, representarem condições específicas associadas ao desfecho.[13,19]

Fatores de risco de natureza ocupacional

Os fatores de risco ocupacional relacionados com as periodontites são, fundamentalmente, os mesmos anteriormente referidos para as gengivites e incluem exposição ao benzeno, a névoas de fluoretos ou seus compostos tóxicos, ao mercúrio, chumbo e demais metais pesados.[9,18,20-22] Pesquisas, entretanto, têm apontado, ainda no caso das periodontites, que a exposição a pesticidas em suas distintas formulações também se associa de forma significante.[23]

Alterações dos tecidos moles – estomatites

O termo **estomatite**, isoladamente, refere-se, de forma inespecífica, a qualquer processo inflamatório que acomete a cavidade oral e orofaringe, no entanto, as alterações dos tecidos moles da cavidade oral são mais bem compreendidas e classificadas segundo a característica clínica, etiológica e histológica, onde a alteração se particulariza do ponto de vista nosológico.

Lesões erosivas e ulcerativas da cavidade oral

Estomatite aftoide recorrente

A **estomatite aftoide recorrente** (EAR) é uma das condições mais prevalentes na cavidade oral. É entendida como patologia própria, cursando com o surgimento de lesões ulcerativas por períodos cíclicos.[33,34] Tais lesões são classificadas em três grupos: (i) úlceras aftosas menores, (ii) úlceras aftosas maiores e (iii) herpetiformes. Na fase pré-ulcerativa, o exame histopatológico revela infiltrado de células mononucleares, enquanto nas lesões ulceradas revela acúmulo de leucócitos polimorfonucleares.

✓ *Etiologia e fatores de risco de natureza geral*

A prevalência de EAR nas populações situa-se em torno de 20% e acomete o sexo feminino com maior frequência. Não obstante as inúmeras pesquisas realizadas, sua exata etiologia permanece obscura. Alguns estudos, no entanto, sugerem que a EAR possa estar associada a reações imunomediadas. Dentre as causas associadas figuram hiperacidez oral; estresse físico e mental; distúrbios metabólicos; distúrbios hormonais ou distúrbios imunológicos.[24,25]

✓ *Fatores de risco de natureza ocupacional*

Consideradas as principais hipóteses existentes, os fatores de risco de natureza ocupacional que podem estar associados às estomatites aftosas recorrentes são: exposição a névoas e vapores ácidos ou corrosivos; sobrecarga física ou mental (estressores ocupacionais).

Estomatite ulcerativa crônica

A **estomatite ulcerativa crônica** (EUC) caracteriza-se pela alteração mucocutânea que, ocasionalmente, pode envolver a pele. Seu aspecto clínico pode se assemelhar ao líquen plano erosivo, embora se observe, nos exames por imunofluorescência, um peculiar padrão de ligação de IgG ao núcleo dos queratócitos da camada basal. A língua é o sítio mais prevalente, seguido das áreas mucosas e gengivais, onde se assemelha a uma gengivite descamativa. Mostra-se refratária às terapêuticas convencionais.[26]

Em entendimento estrito, a EUC tem baixa prevalência nas populações, contudo, sua codificação CID-10 (K012.1) encontra-se presente nas listas oficiais de doenças potencialmente relacionadas com o trabalho, o que sugere existir uma tendência de unificação diagnóstica do termo "estomatite" em contraste com a pluralidade de patologias orais crônico-ulcerativas, contrariando, dessa forma, os limites diagnósticos clássicos dessa patologia.[26] Este cenário apenas reforça a importância da participação concorrente e sinérgica do estomatologista na prática ocupacional.

✓ *Fatores de risco de natureza geral*

As causas gerais de estomatites crônicas compreendem potencialmente as infecções bacterianas, virais ou fúngicas, doenças sistêmicas como escarlatina, pelagra, escorbuto, leucemia, púrpura trombocitopênica, hipovitaminoses, bem como doenças autoimunes e/ou idiopáticas.

✓ *Fatores de risco de natureza ocupacional*

De acordo com a literatura, a exposição ocupacional a névoas ácidas em suas diversas formas, ao benzeno, ao arsênio, ao bromo, ao mercúrio, chumbo e demais metais pesados está relacionada com o desenvolvimento de estomatites ulcerativas crônicas, em seu sentido mais amplo.[21,22] Exposição a agrotóxicos contendo fosfetos também pode estar correlacionada a EUC.[27]

Lesões brancas da cavidade oral

As lesões brancas da cavidade bucal geralmente são classificadas, conforme sua etiopatogenia, em congênitas e adquiridas, sendo essas últimas divididas em infecciosas e não infecciosas. Consoante os propósitos do presente estudo ficaremos limitados às lesões brancas adquiridas, onde o trabalho ou a ocupação possam contribuir como fator causal, fator predisponente ou agravante de suas ocorrências.

Hiperceratose (friccional) focal

Consiste numa hiperplasia da camada superficial de queratina provocada, em geral, por trauma mecânico, usualmente de baixa intensidade e de característica crônica. Clinicamente apresenta-se como manchas ou placas esbranquiçadas/branco-acinzentadas de aspecto liso, ondulado ou verrucoso e limites pouco definidos. Com variabilidade de tamanho e localização, o exame histopatológico evidencia hiperceratose sem alterações epiteliais displásicas.[13,15]

✓ *Fatores de risco de natureza geral*

Compreendem vícios, oclusopatias e outros fatores como a presença de arestas vivas dos elementos dentários (cáries, fraturas coronárias), ou por próteses (com mais frequência as mucoso-suportadas). A introdução viciosa ou reiterada de objetos na cavidade bucal também concorre para seu surgimento.[28]

✓ *Fatores de risco de natureza ocupacional*

Compreendem situações em que o trauma físico decorre da atividade laboral ou ocupacional exercida, como a introdução de objetos ou de instrumentos próprios da atividade, como boquilhas de instrumentos de sopro, pipetas, vara ou cana para soprar vidro, dispositivos para mergulho autônomo, cuja fricção possa resultar no surgimento da alteração hiperceratótica. Há que se observar, ainda, fatores potencialmente emergentes do estresse ocupacional, contributivos para aquisição de hábitos viciosos como introdução reiterada de objetos na boca.

Leucoplasias

As **leucoplasias** são manchas ou placas de aspecto esbranquiçado localizadas na superfície da pele ou mucosa, não removíveis por raspagem e que não podem ser clinicamente caracterizadas como outro tipo de doença.[13] Prevalecem no sexo masculino, em indivíduos de meia-idade. O aspecto clínico das manchas ou placas (únicas ou múltiplas) pode apresentar-se liso, rugoso ou verrucoso. Em alguns casos, tais manchas ou placas encontram-se entremeadas de áreas avermelhadas, estas associadas a formas crônicas de candidíase ou de eritroplasia. Embora possa ocorrer em qualquer região da cavidade oral, são mais prevalentes nas mucosas jugais, no lábio inferior e na língua. Seu diagnóstico se dá, eminentemente, por exclusão de outras lesões de aspecto similar após biópsia. Já a leucoplasia pilosa (CID10 K12.3) evidencia-se como placa branca, não removível à raspagem, de superfície rugosa e aspecto aveludado, contendo estrias. Atinge mais frequentemente a língua.[13,15] O diagnóstico diferencial deve considerar as seguintes alterações: candidíase hiperplásica crônica, candidíase pseudomembranosa aguda, lesões brancas de origem traumática, líquen plano, nevo branco esponjoso, reação liquenoide, ceratose nicotínica e língua geográfica.

✓ *Fatores de risco de natureza geral*

Embora considerada de causa idiopática, estudos identificaram associação ao tabagismo, onde, não raro, também se encontra presente o alcoolismo. Há relatos de leucoplasia associada ao hábito de mascar *betel* (semente da palmeira asiática *Areca catechu*) e associada a quadros de imunodeficiência.

✓ Fatores de risco de natureza ocupacional

Em estudos conduzidos na Rússia e na Polônia, nas décadas de 1960 e de 1980[29], foram relatados casos de leucoplasia oral em trabalhadores da indústria química, contudo, muito pouco além se investigou a respeito dessa associação.[30] *A priori*, devem ser consideradas enquanto fatores de risco ocupacional, as seguintes exposições: a névoas ácidas em suas diversas formas, ao benzeno, ao arsênio, ao bromo, ao mercúrio e ao chumbo. Cabe, contudo, e particularmente pelo fato de a maioria das vezes sua etiologia ser considerada idiopática que, em todos os casos confirmados como leucoplasia, se conduza rigorosa análise do histórico ocupacional dos pacientes. Tal análise, em nosso entender, não prescinde da abordagem especializada em SST, cuja atuação concorrente ao cuidado assistencial poderá, numa base epidemiológica, contribuir para o esclarecimento dos fatores etiológicos envolvidos.

Líquen plano

O **líquen plano oral** (LPO) é definido como uma doença inflamatória de causa desconhecida. A lesão caracteriza-se tanto por estrias, placas ou pápulas brancas, quanto por erosões eritematosas que atingem a mucosa oral, língua ou gengiva. Prevalece na população adulta, após 40 anos de idade, e tem predileção para o sexo feminino. Constitui-se, segundo a literatura, na doença não infecciosa mais comum diagnosticada entre os pacientes referenciados às clínicas de patologia oral.[15]

✓ Etiologia e fatores de risco de natureza geral

Não obstante sua etiologia não tenha sido suficientemente esclarecida, as lesões liquenoides orais podem estar associadas ao uso local de substâncias medicamentosas, assim como à exposição ou contato com materiais dentários restauradores. Quanto ao uso de medicação sistêmica, as substâncias mais frequentemente associadas ao LPO são os anti-inflamatórios esteroides e não esteroides, inibidores de conversão de angiotensina e betabloqueadores. Estresse e fatores psicológicos parecem exercer influência.[31]

✓ Potenciais fatores de risco de natureza ocupacional

A literatura considera que a exposição a agentes químicos laborais pode exercer influência em seu surgimento.[32] *A priori*, devem ser considerados enquanto fatores de risco ocupacional, as seguintes exposições: a névoas ácidas em suas diversas formas, ao benzeno, ao arsênio, ao bromo, ao mercúrio e ao chumbo e demais metais pesados. Estudo realizado na Rússia,[32] em 2017, verificou associação do LPO a trabalhadores afetos à avicultura e aos expostos ao ácido tereftálico utilizado, por exemplo, na fabricação de fibras sintéticas.

Candidíase oral

A **candidíase oral** é um processo infeccioso que tem por agente etiológico a *candida sp.*, fungo que compõe a microbiota da cavidade oral. Representa a condição patológica mais frequente dentro do grupo de lesões brancas. Ocorre mais frequentemente na forma pseudomembranosa e em menor escala nas formas atrófica e hiperplásica.

✓ Etiologia e fatores de risco de natureza geral

São aqueles que podem levar ou favorecer uma perda da barreira epitelial. Dentre os fatores locais prevalecem a higiene oral precária e as próteses dentárias totais ou parciais mucoso-suportadas. Dentre os fatores sistêmicos prevalecem quadros ou condições como diabetes *mellitus*, gravidez, neoplasias disseminadas, imunodepressão e terapêuticas que envolvam corticoides ou anti-infecciosos (antibioticoterapia). Tem maior prevalência entre as crianças e os idosos e sua ocorrência na população adulta exige uma investigação mais aprofundada.

✓ Potenciais fatores de risco de natureza ocupacional

Toda e qualquer exposição ocupacional que possa favorecer, direta ou indiretamente, a quebra da barreira epitelial ou perturbadora da imunidade, deve ser considerada. O uso de dispositivos intraorais compartilhados ou não (peças de respiradores para mergulho autônomo, por exemplo) podem concorrer desfavoravelmente para o surgimento da candidíase, assim como a exposição reiterada a agentes químicos ou biológicos, em suas diversas apresentações e formas (vapores, névoas, fumos etc.). Há estudos que verificaram significativa prevalência em trabalhadores afetos à criação de animais, com ênfase na avicultura.[33]

Eritroplasias e eritroleucoplasias

O termo **eritroplasia** da cavidade oral é empregado para descrever uma lesão macular ou em placa, de coloração vermelha, que não pode ser caracterizada clínica ou patologicamente como qualquer outra condição reconhecível.[13,15] O termo **eritroleucoplasia** diz respeito a lesões onde se verifica associação de áreas vermelhas e brancas. Embora a prevalência de eritroplasias possa ser considerada discreta, suas taxas de transformação maligna são consideradas as mais elevadas entre todas as lesões cancerizáveis da mucosa bucal, denotando a importância do diagnóstico precoce. Os sítios mais frequentes são o assoalho da boca, o palato mole, a língua ventral e as fauces tonsilares.[34]

✓ *Etiologia e fatores de risco de natureza geral*

Verificam-se os mesmos fatores de risco associados ao desenvolvimento do carcinoma da cavidade oral (álcool ou tabaco, dietas pobres em antioxidantes e exposição a carcinógenos). Sua prevalência poderá estar aumentada em determinados grupos populacionais (e, consequentemente, em certas ocupações) onde se verifique maior uso do tabaco e do álcool como tendência.[35]

✓ *Potenciais fatores de risco de natureza ocupacional*

Referem-se à exposição a substâncias carcinogênicas ou a outros produtos químicos presentes no meio ambiente laboral, sob a forma de poeiras, fumos, névoas ou aerosóis.[35]

Queilite actínica

A **queilite actínica** caracteriza-se por uma lesão cancerizável, de maior ocorrência no lábio inferior. É mais prevalente em indivíduos de tez clara, na sua maioria do sexo masculino, na faixa etária acima de 55 anos e que tenham tido intensa exposição aos raios solares. Seu aspecto clínico inicial é de atrofia do vermelhão do lábio que passa a ter uma coloração mais esbranquiçada e que pode apresentar pápulas. Os limites entre o vermelhão do lábio e a porção cutânea deixam de ser observáveis. Descamação do epitélio e presença de áreas ásperas são comuns nesta fase. Em estágios mais adiantados podem-se observar fissuras, áreas eritematosas e sangrantes, assim como a presença de úlceras de longa duração. O endurecimento das bordas dessas úlceras é sugestivo de transformação maligna.

✓ *Etiologia e fatores de risco de natureza geral*

O fator de risco mais associado é a exposição crônica e excessiva ao componente ultravioleta da radiação solar, em especial aos raios UVB, que têm menor comprimento de onda e, portanto, maior potencial de penetração se comparados aos raios UVA. Outros fatores podem estar associados, como o tabagismo, onde, neste caso, relaciona-se com o local onde rotineiramente se apoia o cigarro, cachimbo ou charuto. A menor frequência entre os feodermas ocorre pelo efeito protetor da melanina e acredita-se que, entre as mulheres, seja pelo uso do batom, que atuaria como fator de proteção haja visto que em sua maioria contém filtros UVB.

✓ *Potenciais fatores de risco de natureza ocupacional*

A exposição ocupacional aos raios solares, sem a devida proteção constitui a principal causa relacionada com o trabalho. Em estudo conduzido no semiárido brasileiro (Paraíba)[36] em trabalhadores de mineração, a prevalência observada foi de 38%. Também foi observada elevada prevalência, em estudo multicêntrico realizado na região de Galícia, na Espanha, dentre pacientes de serviços de dermatologia. O estudo também observou que a exposição solar prolongada constituiu-se no principal fator de risco. Consoante as particularidades das inúmeras atividades ocupacionais desenvolvidas sob exposição solar, torna-se imperiosa a proteção através de barreiras mecânicas compatíveis (chapéu, capacete etc.) associada à aplicação de filtros solares labiais (FPS 30) em intervalos regulares ao longo da exposição (a cada 2 horas).

Doenças autoimunes que se manifestam na cavidade oral

Frente aos componentes imunológicos envolvidos em todas elas, faremos, a seguir, sua descrição individualizada e discutiremos em conjunto os aspectos de interesse ocupacional envolvidos.

Lúpus eritematoso

Denominação originária do termo latino *lupus* (lobo), empregado para descrever lesões destrutivas, ulceradas e eritematosas da pele da face (tal como fossem decorrentes de mordidas de um lobo). Atualmente é considerado uma patologia autoimune que pode envolver tanto a pele e/ou mucosas quanto órgãos internos. A presença de lesões orais é relativamente frequente e pode ocorrer até 2 anos antes de quadros sistêmicos mais graves. Tais lesões são, contudo, clinicamente semelhantes a diversas outras, como trauma mecânico direto, líquen plano, leucoplasias, eritema polimorfonuclear, pênfigo vulgar ou candidíase. O diagnóstico diferencial é feito pela histopatologia convencional associada à imunofluorescência direta que permite identificar a deposição de imunoglobulinas e do complemento na zona da membrana basal.[23] As áreas mais frequentemente atingidas são o palato duro e a mucosa jugal e a do vermelhão do lábio. As lesões iniciam como manchas vermelhas e evoluem em erosões e úlceras irregulares, cuja reparação, no mais das vezes, não deixa marcas cicatriciais. Verifica-se maior prevalência no sexo feminino, compreendida na faixa etária entre 20 e 50 anos.[37]

Lesões vesicobolhosas da cavidade oral

Grupo de lesões cuja característica fundamental é a de formação de bolhas ou vesículas na cavidade oral. Inclui nosologias distintas dentre as quais as de maior interesse em estomatologia ocupacional são o pênfigo vulgar, o penfigoide benigno de mucosa e os eritemas multiformes.

Pênfigo vulgar

O **pênfigo vulgar** é uma patologia autoimune cutaneomucosa, de característica crônica. Caracteriza-se pela presença de anticorpos nas junções epiteliais dos tecidos de revestimento. Esse mecanismo imunológico de autoagressão, faz com que os anticorpos ataquem os tecidos de revestimento, provocando a perda da aderência entre as células da epiderme, causando as bolhas. Tendo por características clínicas, a positividade do sinal de Nikolsky, o diagnóstico conclusivo é alicerçado pelo exame histopatológico.

É mais prevalente na faixa etária entre 30 e 60 anos, com maior predileção para a 5ª e 6ª décadas de vida. Em mais de 50% dos casos as lesões, de intensa característica álgica, se iniciam na cavidade oral. Tais lesões apresentam-se na forma de vesículas, bolhas solitárias ou múltiplas de conteúdo límpido, turvo, purulento ou hemorrágico. Quando do rompimento, originam erosões ou úlceras de dimensões variadas que possuem um fundo eritematoso e uma membrana esbranquiçada. Sangram facilmente e têm intensa sintomatologia dolorosa. Os sítios da cavidade oral mais frequentes são o palato, a mucosa labial, a mucosa jugal, o ventre da língua e as gengivas. As lesões na pele, em geral, se apresentam na forma de vesículas ou bolhas claras, flácidas e com conteúdo aquoso, cujo rompimento resulta em áreas de erosão de aspecto similar a queimaduras.[13,15]

Penfigoides

O termo **penfigoide** refere-se a uma descamação das membranas mucosas. Trata-se de uma reação autoimune contra antígenos, na região da membrana basal, onde ocorre a separação conjuntivo/epitélio,[38] distinguindo-se, portanto, do pênfigo vulgar. O penfigoide benigno de mucosa (CID10 L12.1) é mais prevalente na população acima de 50 anos, com predileção para o sexo feminino. As lesões, que em sua maioria acometem as gengivas, representam um padrão clínico característico denominado gengivite descamativa.

Eritema multiforme

O **eritema multiforme** é uma condição mucocutânea, ulcerativa e bolhosa de etiopatogênese incerta. Neville et al.,[13] não descartando possíveis relações com infecções, exposições a produtos químicos, drogas ou medicamentos, consideram que essa nosologia resulta de um processo imunologicamente mediado. Clinicamente as lesões em mucosa oral podem apresentar-se como vesículas ou bolhas, contudo, mais comumente, se caracterizam como lesões ulceradas. Podem surgir em qualquer área da cavidade oral, todavia, são mais frequentes nos lábios, na mucosa jugal, no palato e na língua.[13,15]

Considerações acerca das doenças autoimunes da cavidade oral

Enquanto doenças autoimunes, os exatos determinantes ou gatilhos de suas etiopatogenias permanecem desconhecidos. Tem sido sugerido, frente à maior prevalência no sexo feminino, que variações hormonais possam estar envolvidas. Afora isso considera-se possível relação com fatores genéticos, infecções virais, fatores ambientais, radiação ultravioleta, estresse, medicamentos e produtos de uso externo. Afere-se, no entanto, que na maioria dos casos diagnosticados e reportados em estudos a análise careceu de uma abordagem de cunho ocupacional minimamente elaborada. É plausível considerar que determinantes laborais ou ocupacionais também possam estar envolvidos com seu surgimento.

Em amplo estudo conduzido nos EUA, relativo à mortalidade por doenças autoimunes, dentre elas o lúpus eritematoso sistêmico, Gold et al.[37] concluíram que algumas atividades laborais estiveram estatisticamente associadas ao desfecho, sendo elas: o trabalho no campo (fazendas); atividades industriais e do segmento têxtil; atividades de pintura, revestimento e tapeçaria, sendo que nestas três últimas se observou as maiores razões de chance (OR 1,8 [95% CI 1,0-2,9]). A exposição ocupacional à sílica e a solventes e sua associação ao lúpus eritematoso sistêmico em mulheres, no contexto urbano de Boston – EUA, foi analisada por Finckh et al.[38] Os autores não encontraram significância estatística relativamente à exposição a solventes, contudo, verificaram-na significativa quanto à exposição ocupacional à sílica (OR 4,3, [IC 95%I] 1,7-11,2).

Já no contexto de exposições ambientais, a radiação ultravioleta pode precipitar o início do lúpus eritematoso sistêmico ou causar exacerbação desta patologia em 60% dos doentes, por atuar nos mecanismos de exposição de autoantígenos. Analisando a possível associação entre os pênfigos e agentes ou fatores externos, estudo multicêntrico[39] (Bulgária, Brasil, Índia, Israel, Itália, Espanha, EUA) em pacientes com diagnóstico firmado, concluiu que a exposição ocupacional a pesticidas e vapores metálicos esteve associada ao incremento de risco. Em estudo realizado em Israel,[40] os resultados indicaram que 23% dos pacientes acometidos estiveram expostos, em razão de sua atividade laboral, a substâncias químicas, em especial a pesticidas, e que 18% dos pacientes encontraram-se continuamente expostos à radiação ultravioleta antes do surgimento das lesões.

De certo, novos estudos e pesquisas que incluam o aprofundamento analítico acerca do histórico laboral e das condições e particularidades ocupacionais dos portadores de alterações e doenças autoimunes poderão contribuir, de forma mais efetiva, para o esclarecimento dos fatores de risco associados.

Patologia das articulações temporomandibulares

As alterações e patologias das articulações temporomandibulares (ATMs) subdividem-se, do ponto de vista anatomotopográfico, em situações extra-articulares e situações intra-articulares. Os principais sinais e sintomas são ruídos articulares, desvios mandibulares com ou sem limitação de movimentos, e dor orofacial (muitas vezes referida como otalgia). Em termos gerais têm maior prevalência no sexo feminino e na faixa etária compreendida entre 20 e 45 anos.[40]

Etiologia e fatores de risco de natureza geral

A etiopatogenia das ATMs relaciona-se, em amplo sentido, com fatores emocionais ou somatoformes, fisiológicos, sistêmicos e traumáticos correlacionados, muitas vezes, à má-oclusão dentária e parafunções (bruxismo, roer unhas, interposição reiterada de objetos entre os dentes).

Potenciais fatores de risco de natureza ocupacional

Destacam-se questões posturais (musculatura cervical), esforço articular (operadores de *telemarketing*, docentes, locutores) e estressores laborais.[40] Músicos instrumentistas[41] (particularmente violinistas e de instrumentos de sopro) e atividades de mergulho profissional[42] podem atuar como elementos causais, contributivos e agravantes do quadro disfuncional.

Dor orofacial e odontalgia atípicas

Denomina-se **dor orofacial atípica** aquela que atinge o complexo maxilofacial sem a ocorrência de alterações perceptíveis nas estruturas atingidas, excluídas outras causas locais ou sistêmicas reconhecíveis.

Etiologia e fatores de risco de natureza geral

A dor orofacial atípica ou idiopática é condição ainda pouco compreendida, havendo controvérsia em relação à sua etiologia. Embora estudos tenham apontado a existência de associação a alterações psicológicas, não fica claro quais elementos estariam mais frequentemente envolvidos.[43,44]

Potenciais fatores de risco de natureza ocupacional

Pouco se investigou a dor orofacial atípica ou idiopática e sua potencial relação com exposições ocupacionais, mas há indícios de que pessoas expostas a variações térmicas, hiperbáricas e a condições laborais estressantes[44] possam apresentar maior prevalência da alteração.

Referências

1. Conselho Federal de Odontologia. Resolução nº 100/2010. Cirurgia e traumatologia buco-maxilo-faciais. Disponível em: https://website.cfo.org.br/cfo-baixa-resolucao-para-ctbmf/. (Acesso em 06 ago 2023).
2. Conselho Federal de Odontologia. Resolução nº 176/2016. Disponível em: https://sistemas.cfo.org.br/visualizar/atos/RESOLU%C3%87%C3%83O/SEC/2016/176. (Acesso em: 06 ago 2023).
3. Brasil. Lei nº 5.081, de 24 de agosto de 1966. Regula o exercício da odontologia. Disponível em: https://www.planalto.gov.br/ccivil_03/leis/l5081.htm. (Acesso em: 06 ago 2023).
4. Conselho Federal de Odontologia – Resolução nº 22/2001. Baixa normas sobre anúncio e exercício das especialidades odontológicas e sobre cursos de especialização [...]. Disponível em: https://sistemas.cfo.org.br/visualizar/atos/RESOLU%C3%87%C3%83O/SEC/2001/22. (Acesso em: 06 ago 2023).
5. Kovacevic M, Belojevic G. Tooth abrasion in workers exposed to noise in the Montenegrin textile industry. Industrial Health. 2006;44(3):481-5.

6. Mazzilli LEN. Odontologia do trabalho – Teoria e prática. 3. ed. São Paulo: Santos; 2013.
7. Watts A, Addy M. Tooth discolouration and staining: a review of the literature. Br Dent J. 2001;190:309-16.
8. Kanzow P, Wegehaupt FJ, Attin T, Wiegand A. Etiology and pathogenesis of dental erosion. Quintessence International. 2016;47(4):275-8.
9. Sounis E. Manual de higiene e medicina do trabalho. São Paulo: Mc Graw-Hill; 1975.
10. Suyama Y, Takaku S, Okawa Y, Matsukubo T. Dental erosion in workers exposed to sulfuric acid in lead storage battery manufacturing facility. The Bulletin of Tokyo Dental College. 2010;51(2):77-83.
11. Wolf MS, Rice M, Canares G, Pines MS. Sports drink consumption can cause tooth erosion. ScienceDaily. 2009.
12. Dawes C, Boroditsky CL. Rapid and severe tooth erosion from swimming in an improperly chlorinated pool: case report. JCDA. 2008;(74):4.
13. Neville BW et al. Patologia oral e maxilofacial. Rio de Janeiro: Guanabara Koogan; 1998.
14. Okamura M, Suzuki T, Oomura Y, Matsunaga S, Nomura T. Effect of bacterial infection on bone quality and structure in osteonecrosis of the jaw by bisphosphonate (BP) administration. Journal of Hard Tissue Biology. 2021;30(3):323-30.
15. Regezi JA, Sciubba JJ, Jordan RCK. Patologia oral. 5. ed. Rio de Janeiro: Elsevier; 2008.
16. Ribeiroa GH, Chruna ES, Dutraa KL, Danielb FI, Grando LJ. Osteonecrosis of the jaws: a review and update in etiology and treatment. Braz J Otorhinolaryngol. 2018;84(1):102-8.
17. Jacobsen C, Zemann W, Obwegeser JA, Grätz KW, Metzler P. The phosphorous necrosis of the jaws and what can we learn from the past: a comparison of "phossy" and "bisphossy" jaw. Oral Maxillofac Surg. 2014;18:31-7.
18. Rerknimitr P et al. Chronic occupational exposure to lead leads to significant mucocutaneous changes in lead factory workers. Journal of the European Academy of Dermatology and Venereology. 2019;33(10):1993-2000.
19. Academia Americana de Periodontia. Annals of Periodontology.1999;4:32-7.
20. Mousa HAL. Short-term effects of subchronic low-level hydrogen sulfide exposure on oil field workers. Environmental Health and Preventive Medicine. 2015;20(1):12-7.
21. Rego MAV, Freire SM, Brandão MM. Chronic benzene poisoning and periodontal disease. 17th International Symposium on Epidemiology in Occupational Health; 2004.
22. Schour I, Sarnat BG. Oral manifestations of occupational origin. In: Shaffer WG, Hine MK, Levy BM (Eds.). Tratado de patologia bucal. 2. ed. Rio de Janeiro: Interamericana; 1985:540-1.
23. Wohl YMD, Brenner S. Pemphigus in Israel: an epidemiologic analysis of cases in search of risk factors. IMAJ. 2003;5:410-12.
24. Saikaly SK, Saikaly TS, Saikaly LE. Recurrent aphthous ulceration: a review of potential causes and novel treatments. J Dermatolog Treat. 2018;29(6):542-52.
25. Sánchez-Bernal J, Conejero C, Conejero R. Recurrent aphthous stomatitis. Actas Dermosifiliogr (Engl Ed.) 2020;111(6):471-80.
26. Azzi L et al. Chronic ulcerative stomatitis: a comprehensive review and proposal for diagnostic criteria. Oral Diseases. 2019;25:1465-91.
27. Bulas/Inseticidas/GASTOXIN-B_57. 2023. Disponível em: https://bequisa.com.br/produtos/gastoxin-b57/ (Acesso em: 10 abr 2023).
28. Cam K, Santoro A, Lee JB. Oral frictional hyperkeratosis (morsicatio buccarum): an entity to be considered in the differential diagnosis of white oral mucosal lesions. Skinmed. 2012;10(2):114-5.
29. Bekmetov MV. Leukoplakia of the oral mucosa in workers in chemical enterprises. Stomatologiia (Mosk). 1983;62(5):35-7.
30. Azevedo AB, Santos TCRB, Lopes MA, Pires FR. Oral leukoplakia, leukoerythroplakia, erythroplakia and actinic cheilitis: Analysis of 953 patients focusing on oral epithelial dysplasia. Journal of Oral Pathology and Medicine. 2021;50(8):829-40.
31. Rojo-Moreno JL, Bagan JV, Rojo-Moreno J, Donat JS, Milian MA, Jimenez Y. Psychologic factors and oral lichen planus. A psychometric evaluation of 100 cases. Oral Surg Oral Med Oral Pathol Oral Radiol Endod. 1998;86:687-91.
32. Gerasimova AA, Minyakina GF, Kabirova MF, Gerasimova LP. Treatment of oral mucosal diseases in workers exposed to harmful factors of production. Journal of Pharmaceutical Sciences and Research. 2017;9(4):412-4.
33. Fisinin VI et al. Microbiological risks related to the industrial poultry and animal production. Sel'skokhozyaistvennaya Biologiya. 2018;53(6):1120-30.
34. Lorenzo-Pouso AI. Critical update, systematic review, and meta-analysis of oral erythroplakia as an oral potentially malignant disorder. J Oral Pathol Med. 2022;51:585-93.
35. Ferreira AM et al. Prevalence and factors associated with oral potentially malignant disorders in Brazil's rural workers. Oral Diseases. 2016;22:536-42.
36. Santos RF, Oliveira RL, Gallottini M, Caliento R, Sarmento DJS. Prevalence of and factors associated with actinic cheilitis in extractive mining workers. Brazilian Dental Journal. 2018;29(2):214-21.
37. Gold LS, Ward MH, Dosemeci M, Roos AJD. Systemic autoimmune disease mortality and occupational exposures. Arthritis & Rheumatism. 2007;56:3189-201.
38. Finckh A, Cooper GS, Chibnik LB, Costenbader KH, Watts J, Pankey H, et al. Occupational silica and solvent exposures and risk of systemic lupus erythematosus in urban women. Arthritis Rheum. 2006;54(11):3648-54.
39. Brenner S, Tur E, Shapiro J, Ruocco V, D'Avino M, Ruocco E, et al. Pemphigus vulgaris: environmental factors. Occupational, behavioral, medical, and qualitative food frequency questionnaire. International journal of dermatology. 2001;40(9):562-9.
40. Aranha RLDB et al. Association between stress at work and temporomandibular disorders: a systematic review. BioMed Research International. 2021:1-12.
41. Clemente MP et al. Infrared thermography of the crânio-cervico-mandibular complex in wind and string instrumentalists. International Archives of Occupational and Environmental Health. 2020;93(5):645-58.
42. Koob A, Ohlmann B, Gabbert O, Klingmann C, Rammelsberg P, Schmitter M. Temporomandibular disorders in association with scuba diving. Clin J Sport Med. 2005;15(5):359-63.
43. Austin LW, Ken PE, Reda T. Atypical facial pain: a comprehensive, evidence-based review. Curr Pain Headache Rep. 2017;21(8):1-5.
44. Mazzilli LEN. Urgência odontológica e prevalência da automedicação na população economicamente ativa de uma micro-área da cidade de São Paulo [Tese de Doutorado]. São Paulo: Faculdade de Odontologia da USP; 2008.

33

Doenças Hepáticas Relacionadas ao Trabalho

Dvora Joveleviths

Maria Carlota Borba Brum

Sheila de Castro Cardoso Toniasso

Camila Pereira Baldin

Juliana Castelo Branco Leitune

- Introdução
- Caracterização da doença hepática ocupacional e ambiental
- Etiopatogenia geral
- Vias de exposição
- Principais formas de lesão hepática
- Abordagem diagnóstica
- Tratamento, prevenção e ações de promoção à saúde na DHOA
- Considerações finais

Introdução

O fígado é a maior glândula do corpo humano e está associado a funções vitais do organismo, sendo fundamental ao equilíbrio bioquímico. Além disso, pode ser considerado o órgão mais importante, em se tratando de toxicidade, por duas razões principais: por um lado, está funcionalmente interposto entre o trato digestório e a circulação sistêmica, sendo importante sítio de processamento e eliminação de substâncias estranhas; por outro, essa situação estratégica o torna alvo frequente de lesão induzida por drogas e agentes tóxicos ambientais.[1]

Destacam-se como suas principais funções:

- Processamento de aminoácidos, carboidratos, lipídios e vitaminas provenientes da dieta.
- Remoção de microrganismos e toxinas oriundos da circulação esplâncnica.
- Síntese de várias proteínas séricas, como os fatores de coagulação e a albumina.
- Degradação dos hormônios.
- Biotransformação, detoxificação e excreção biliar de xenobióticos.

O termo hepatotoxicidade é definido como lesão no fígado desencadeada por amplo espectro de substâncias que vão desde os fármacos, suplementos dietéticos, fitoterápicos, exposição biológica, química e ambiental. Cabe ressaltar que a lesão hepática aguda ou crônica decorrente de exposição a substâncias químicas de origem ocupacional ou ambiental não difere, clínica ou histologicamente, daquela induzida por medicamentos, fitoterápicos, suplementos, álcool ou drogas.

O estudo da hepatotoxicidade e o estabelecimento do nexo laboral são um grande desafio para o médico do trabalho, especialmente quando há exposição por longos períodos com baixos níveis de substâncias hepatotóxicas. Muitas vezes os trabalhadores apresentam-se em estágio avançado de hepatopatia por outras causas e a história de adição, hepatites virais ou síndrome metabólica deve ser investigada, porque podem estar associadas e/ou confundir o diagnóstico.[2]

O presente capítulo tem o objetivo de apresentar os aspectos epidemiológicos relacionados com a lesão hepática; conceituar a hepatotoxicidade e a doença hepática ocupacional e ambiental (DHOA), inclusive a doença hepática gordurosa tóxica (DHGT); identificar os fatores de risco ocupacionais para a hepatotoxicidade; capacitar para a realização do diagnóstico relacionado com a hepatotoxicidade, e diferenciar de outras etiologias frente a uma exposição ocupacional. Além disso, este capítulo visa orientar o manejo clínico, se necessário, e muito especialmente, as medidas de prevenção e controle da doença hepática relacionada ao trabalho e/ou ao meio ambiente.

Caracterização da doença hepática ocupacional e ambiental

A doença hepática ocupacional e ambiental (DHOA) é um conceito que envolve a lesão hepática relacionada com a exposição ocupacional e ambiental. Alguns importantes conceitos estão intimamente ligados à DHOA, seja por compartilharem os mecanismos de lesão hepática, ou por surgirem em um contexto ocupacional. Atualmente podem ser listadas as seguintes síndromes:

- Doença hepática induzida por drogas – DHID (*drug-induced liver injury – DILI*).
- Doença hepática gordurosa não alcoólica – DHGNA (*nonalcoholic fatty liver disease – NAFLD*), também conhecida por doença hepática gordurosa metabólica – MAFLD (*metabolic associated fatty liver disease).*
- Doença hepática gordurosa, quando envolvida por produtos químicos – TAFLD/TASH (*toxicant-associated fatty liver disease and toxicant associated steatohepatitis).*[3,4]
- MASLD (*metabolic dysfunction associated steatotic liver disease*).

Hepatotoxinas são todos os agentes capazes de produzir hepatotoxicidade, expressa por alterações morfológicas e funcionais, ocasionando efeitos deletérios ao fígado, constituindo-se, portanto, agentes causais da DHOA.[5] As hepatotoxinas podem ser distribuídas em agentes químicos, físicos e biológicos.

Etiopatogenia geral

Agentes químicos hepatotóxicos incluem hepatotoxinas sintéticas e naturais. As hepatoxinas naturais compreendem as bacterianas, as micotoxinas, as toxinas de cogumelos e de algas. Dentre essas, as aflatoxinas, a faloidina e a microcistina são descritas como potentes toxinas para o ser humano e para animais. Os agentes sintéticos incluem drogas terapêuticas, agrotóxicos, metais, etanol e produtos químicos industriais,[6,7] conforme Quadro 33.1.[8,9]

Além disso, as hepatotoxinas podem também ser classificadas como previsíveis ou intrínsecas e as não previsíveis ou idiossincrásicas.[7,8]

Quadro 33.1. Lista parcial de hepatotoxinas humanas conhecidas ou suspeitas

- Hepatotoxinas sintéticas
- Hidrocarbonetos halogenados
  - Tetracloreto de carbono
  - Tetracloroetano
  - Tetracloroetileno
  - Tricloroetileno
  - 1,1,1-tricloroetano
  - Clorofórmio
  - Cloreto de vinila
  - Gases anestésicos
  - Halotano
  - Metoxiflurano
- Compostos aromáticos clorados
  - Bifenilas policloradas
  - Cloronaftalenos
- Compostos metálicos
  - Arsênico
  - Berílio
  - Cádmio
  - Cobre
  - Chumbo
  - Fósforo
- Compostos nitrogenados
  - Trinitrotolueno
  - Dinitrotolueno
  - 2-nitropropano
  - N,N-dimetilformamida
- Agrotóxicos
  - Agrotóxicos organoclorados
  - Clordecone
  - Inseticidas
  - Paraquat
  - Fungicidas
  - Hexaclorobenzeno
  - Dioxinas
  - TCDD (tetraclorodibenzeno-p-dioxina)
- Álcoois
- Álcool etanol
- Hidrocarbonetos aromáticos
  - Estireno
  - Tolueno
  - Xileno
- Hepatotoxinas naturais
- Agentes ambientais
  - Toxinas de plantas: alcaloides pirrolizidínicos
  - Plantas medicinais
  - Aflatoxinas: *Aspergillus flavus*
  - Algas: *Microcystis aeruginosa*
  - Estrogênios derivados dos alimentos: zeranol
  - Venenos de cogumelos:
  - *Amanita phalloides*
  - *Amanita verna*
  - Galerina
  - Russula
  - Gyromitra

Fonte: Adaptado.[10,11]

As hepatotoxinas são previsíveis ou intrínsecas quando:

a) Causam lesão em todos os pacientes se uma dose suficiente for administrada.

b) A lesão é usualmente reprodutível em modelos animais.

c) Produzem ampla variedade de lesões histológicas, incluindo esteatose, necrose, colestase, lesão dos ductos biliares, fibrose e oclusões venosas.

Estão incluídos nessa categoria os agentes que causam dano hepático antes ou após sofrerem biotransformação. A maioria das hepatotoxinas faz parte do segundo grupo, ou seja, que causa dano hepático após sofrer biotransformação.

As hepatotoxinas intrínsecas ainda podem ser subdivididas em diretas e indiretas. As diretas causam danos ao hepatócito ou em suas organelas por meio de uma ação físico-química direta – peroxidação da membrana lipídica, desnaturação de proteínas ou outras variadas alterações químicas – que levam à distorção ou à destruição da membrana celular. Este é o primeiro passo do dano, que culmina em necrose e pode estar associado à esteatose. Assim, o dano geralmente é citolítico, isto é, destrói o parênquima hepático, mas também pode ser colestático, se a necrose envolver, principalmentr, os ductos biliares.[12-14]

A **inalação** está relacionada com agentes voláteis, sendo a porta de entrada mais importante às hepatoxinas industriais. A **ingestão** é via de menor importância para os agentes hepatotóxicos industriais. Em geral, a ingestão de grande quantidade é acidental. A contaminação de alimentos, em um contexto industrial, pode levar a efeitos cumulativos e causar hepatotoxicidade. A **via percutânea** é relativamente discreta para a maioria dos agentes, podendo ser via de exposição adicional às vias inalatórias e por ingestão.[14]

O tetracloreto de carbono é o protótipo das hepatotoxinas diretas: seus metabólitos são capazes de se ligar a proteínas de membrana críticas à manutenção da integridade celular. O dano resultante leva ao extravasamento de enzimas celulares e de eletrólitos, levando à despolarização e à peroxidação da membrana. Muito estudado em experimentos animais e estudos observacionais em seres humanos, sua capacidade de causar necrose centrolobular e esteatose é bem estabelecida.[15]

Já as hepatotoxinas intrínsecas indiretas produzem uma lesão bioquímica seletiva que leva à lesão estrutural. A maioria dos produtos químicos age de forma indireta.[16] Seu dano hepático causa uma distorção dos componentes celulares, através de ligações covalentes com moléculas-chave, ou interfere com as vias metabólicas essenciais para a integridade do parênquima hepático.

As hepatotoxinas idiossincrásicas, como o berílio, produzem dano hepático somente em indivíduos suscetíveis.[8,15] São assim denominadas quando:

a) Causam lesão hepática de forma esporádica e imprevisível, não dose-dependente, em apenas uma pequena parcela de indivíduos.
b) O dano hepático é pequeno ou não reprodutível em modelos animais.
c) Os mecanismos de lesão são pouco conhecidos e incluem hipersensibilidade e alterações metabólicas, determinadas geneticamente ou adquiridas.

A resposta idiossincrásica acontece por uma condição do indivíduo e não por uma toxicidade intrínseca do agente; ela não é dose-dependente e ocorre esporadicamente.[15]

As hepatotoxinas também podem causar mais de uma lesão hepática. Por exemplo, enquanto a exposição aguda a tetracloreto de carbono pode resultar em necrose aguda, a exposição crônica pode resultar em esteatose, fibrose e cirrose.[10]

As hepatotoxinas também podem ser classificadas de acordo com o quadro clínico, podendo causar:[17] hepatite aguda, como os halogenados (tetracloreto de carbono, tricloroetileno, tetracloroetano); ou dano hepático crônico, como ocorre na exposição ao arsênico e aos alcaloides pirrolizidínicos.

Os fatores de risco para hepatotoxicidade, mais relevantes, são idade, sexo, dieta, fatores genéticos, tabagismo, etilismo, estado nutricional, uso concomitante de drogas indutoras enzimáticas, doença hepática subjacente, insuficiência renal, infecção pelo HIV, ciclo circadiano e estresse. No Registro Americano de DILI (*drug-induced liver injury*), 16,6% ocorreram em pessoas com 65 ou mais anos. O sexo feminino é mais suscetível para medicamentos que desencadeiam quadros semelhantes à hepatite autoimune e colangite biliar primária, como ocorre com minociclina e nitrofurantoína. A etnia evidencia que nos caucasianos ocorrem mais casos de DILI por amoxilina-clavulanato e, nos afro-americanos, mais casos por trimetropim/sulfametoxazol. A ingestão regular de álcool pode contribuir como fator de risco para DILI, especialmente com exposição concomitante a metotrexato e halotano.

Em comorbidades como síndrome metabólica, o grau de doença hepática gordurosa não alcoólica pode predispor a DILI e DHOA, em pacientes com exposição a produtos químicos. Hepatites B e C crônicas também são fatores de DILI/DHOA em terapias retrovirais e antituberculostáticas.[12]

Vias de exposição

As propriedades físicas dos agentes hepatotóxicos e as circunstâncias ocupacionais de exposição são fatores determinantes para o desenvolvimento de lesão hepática. Tóxicos químicos industriais podem ganhar a circulação sanguínea através de inalação, ingestão ou absorção percutânea.[16]

Principais formas de lesão hepática

As lesões hepáticas induzidas por toxinas ocupacionais e/ou ambientais podem mimetizar, clínica e histologicamente, todos os tipos de doença hepática conhecidos. A sua incidência é certamente subestimada, seja pela não suspeição, pela investigação inadequada ou por subnotificação.[18] Os achados histológicos podem ser divididos em agudos e crônicos, embora muitas vezes na prática esta caracterização possa ser difícil.

As lesões agudas podem apresentar-se por dano hepatocelular e colestase ou por um padrão misto.[16] Já as lesões crônicas têm como principal característica a presença de esteatose ou esteato-hepatite, fibrose e infiltrado inflamatório portal, com agressão à placa limitante e eventual formação de septos fibrosos (Figura 33.1).[19]

As lesões hepáticas agudas geralmente decorrem de exposição maciça às hepatotoxinas, enquanto exposições prolongadas, geralmente maiores do que 6 meses, e em baixos níveis, tendem a causar doenças hepáticas crônicas.[16]

O Quadro 33.2 lista o padrão de lesão hepática associado a algumas hepatotoxinas.

Fenótipos relacionados com a DHOA

Fenótipos relacionados com a hepatotoxicidade na DHOA são padrões clínicos de doença que diferem quanto à apresentação e à histologia.[21] Pode haver um amplo espectro de lesões histológicas que oscilam entre hepatocelular, colestática e mista. Também podem variar os graus da esteatose, da fibrose, até a cirrose, com potencial de malignidade (Quadro 33.3). O padrão

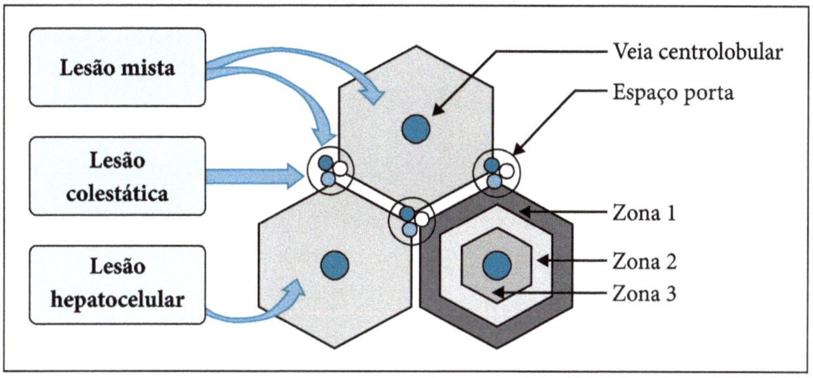

Figura 33.1. Esquema da estrutura dos lóbulos hepáticos.

Fonte: Adaptada.[20]

mais comum de lesão hepática por hepatotoxicidade direta é a elevação de enzimas hepáticas, oligossintomática ou assintomática. Contudo, é importante ressaltar que não há características morfológicas que sejam patognomônicas de lesão tóxica ocupacional. Inclusive fenômenos de autoimunidade-símile podem ser observados como com os derivados da anilina.

Nem todos os casos se encaixam perfeitamente em um fenótipo específico e alguns atendem aos critérios para dois ou mais diferentes. No entanto, a caracterização por fenótipo pode ser útil no diagnóstico de lesão hepática induzida por fármacos e na atribuição de causalidade, particularmente quando vários agentes potencialmente prejudiciais estão sendo administrados ou um medicamento

Quadro 33.2. Padrões de lesão hepática por hepatotoxinas ocupacionais e ambientais

Forma de lesão hepática	Exemplos
Lesão hepatocelular aguda	Arsênio, cocaína, cobre, hidrocarbonetos alifáticos halogenados, nitrobenzeno, alcaloides pirrolizidínicos, tetracloroetano, TNT
Zona 1	Sulfato ferroso, fósforo
Zona 2	Berílio
Zona 3	Arsênico, tetracloreto de carbono, intoxicação por coqumelo
Angiossarcoma	Arsênico, cloreto de vinila
Colestase	Berílio, cobre, toxinas de cianobactérias, metilenodianilina, Paraquat
Cirrose	1,1,2,2 tetracloroetano, arsênico, cádmio, tetracloreto de carbono, alcaloides pirrolizidínicos, TNT
Fibrose	Cloreto de vinila
Granulomas	Berílio, cobre
Carcinoma hepatocelular	Aflatoxina, Thorotrast*
Esclerose hepatoportal	Arsênico, cobre, cloreto de vinila
Corpúsculo de Mallory	Cobre
Esteatose microvesicular	1,1,1-tricloroetano, 1,1,2,2-tetracloroetano, aflatoxinas, tetracloreto de carbono, cocaína, dimetilacetamida, dimetilformamida, fósforo
Peliose hepática	Thorotrast*, cloreto de vinila
Deposição de pigmentos	
Antracito**	Observado em mineiros de carvão
Ouro	Componentes de ouro usados no tratamento de artrite
Doença veno-oclusiva	Alcaloides pirrolizidínicos

*Contraste utilizado antigamente para colangiografias. **Variedade compacta e dura do carvão mineral. Fonte: Adaptado.[14]

Quadro 33.3. Padrões patológicos e características morfológicas da doença hepática associada a tóxicos

Padrões patológicos	Características morfológicas	Tóxicos
Dano agudo		
Hepatocelular	Necrose hepatocelular ± inflamação lobular	CCl_4, clorofórmio, tolueno, TNT, PCBs, cloronaftaleno, DMF, hidrazina, 2-nitropopano, fósforo, DMA, halotano, TCE, tetracloroetano, 1,4-ciclorobenzeno
	Esteatose microvesicular	DMF
Colestático/Misto	Colestase, colangite	Metilenodianilina
	Características combinadas	Nitrobenzeno, paraquat, metilenodianilina
TAFLD	Esteatose (macro/microvesicular)	Cloroalcenos (PCE, TCE), VCM, CCl_4, clorofórmio, compostos orgânicos voláteis (benzeno, tolueno, estireno, xileno), dioxinas, clordecona, DMF, hidrazina, arsênico, mercúrio, POPs, pesticidas e alguns compostos nitro-orgânicos
	Esteto-hepatite (esteatose + inflamação lobular + balonismo hepatocelular)	
Vascular	Síndrome de obstrução sinusoidal Peliose	VCM, *spray* contendo sulfato de cobre e cal
Dano crônico		
Fibrose	Fibrose periportal	VCM, dioxina, alcaloides, pirrolizidina, arsênio, sulfato de cobre
	Fibrose extensa/cirrose	VCM
Vascular	Síndrome de obstrução sinusoidal (anteriormente, esclerose hepatoportal)	VCM, *spray* contendo sulfato de cobre e cal
Tumores		
Epitelial		
Carcinoma hepatocelular		Arsênio, dimetilnitrosamina
Colangiocarcinoma		1,2-dicloropropano, diclorometano
Vascular		
Angiossarcoma		VCM, arsênio
Hemangioendotelioma epitelioide		VCM

DMF: dimetilformamida; PCBs: bifenilas policloradas; POPs: poluentes orgânicos persistentes; TCE: tricloroetileno; VCM: monômero de cloreto de vinila. Fonte: Adaptado de EASL.[22]

alternativo convencional, à base de plantas ou não, é usado. O agrupamento de casos por fenótipo também pode ajudar a definir a patogênese da lesão e a categorização dos casos para análises genéticas e imunológicas.

Padrões clínicos de manifestação da DHOA

Hepatite aguda

Os pacientes geralmente são assintomáticos ou oligossintomáticos. Quando o quadro é severo, o que não é usual, assemelha-se ao das hepatites virais agudas, havendo perda de apetite, náuseas, icterícia, vômitos, dor abdominal epigástrica e em hipocôndrio direito.

Nos exames laboratoriais, observa-se elevação importante das transaminases séricas, refletindo necrose e apoptose dos hepatócitos. Entre as causas infecciosas, destacam-se as hepatites virais B e C agudas em profissionais de saúde que sofreram acidentes com material biológico. Outras causas infecciosas incluem a hepatite A, em trabalhadores que entram em contato com esgoto, e a leptospirose, em mineiros e trabalhadores rurais, devido ao contato com a urina de ratos e, atualmente, o SARS-CoV-2 em trabalhadores da área da saúde.[23]

Os solventes ocupacionais, como tetracloreto de carbono, clorofórmio, tricloroetileno, dinitrobenzeno, trinitrobenzeno, metileno, álcool etílico, cloreto de metileno e misturas de solventes como tolueno e xileno, são capazes de provocar doença hepática aguda e crônica, de acordo com o tipo e tempo de exposição. Tais substâncias podem ser identificadas em atividades laborais de trabalhadores da indústria de tintas, colas, vernizes, cosméticos, confecção de calçados, fabricação de agrotóxicos, além de atividades que envolvam a limpeza de materiais, lavagem a seco, indústria têxtil e farmacêutica.[16]

A exposição a altas doses de certos solventes, como o tetracloreto de carbono e seus compostos e ao fósforo, é relacionada com uma síndrome clínica multissistêmica grave com acometimento nervoso central, renal e gastrointestinal precoces, podendo levar ao óbito devido à insuficiência hepática e renal. Em um período de 24 a 48 horas de evolução, observa-se hepatomegalia, icterícia, hemorragias, podendo evoluir para ascite e encefalopatia. Há aumento importante das transaminases (AST maior que ALT) e elevação das bilirrubinas, refletindo os achados de necrose (zona 3) e esteatose.[18]

Relatos de ingestão acidental de grandes quantidades do diclorodifeniltricloroetano (DDT), primeiro inseticida utilizado em larga escala no mundo, descreveram quadro hepatotóxico agudo, caracterizado por necrose maciça e falência hepática. O DDT pode aumentar a hepatotoxicidade e a carcinogenicidade de outras substâncias químicas e drogas. Por tais motivos foi banido em vários países, inclusive no Brasil.

As drogas e agentes químicos mais comuns neste tipo de agressão são o tetracloreto de carbono, envenenamento pelo fósforo, e intoxicação por cocaína.[21] As lesões hepatocelulares estão relacionadas com uma letalidade de cerca de 10%, podendo chegar a 80%, quando se desenvolve insuficiência hepática aguda.[24] Algumas vezes um fármaco novo pode desencadear uma insuficiência hepática aguda, como foi o caso do Prexige, potente anti-inflamatório utilizado até 2018 e depois retirado do mercado, pela sua hepatotoxicidade. Conforme estudo realizado na Bahia, sobre as causas de insuficiência hepática aguda no Brasil, DILI foi responsável por 26% dos casos.

Colestase

A colestase intra-hepática caracteriza-se por um distúrbio da secreção biliar decorrente de mecanismos que comprometem funções de vários níveis da árvore biliar intra-hepática.

A lesão aguda colestática geralmente se manifesta por elevações nos níveis de fosfatase alcalina e bilirrubina e é acompanhada por queixas de prurido e icterícia. Níveis elevados de fosfatase alcalina e de bilirrubina total e direta caracterizam o quadro. Foi descrita associação com a exposição à anilina. Em 1965, ocorreu uma epidemia de icterícia colestática na Inglaterra, conhecida como icterícia de Epping, após o consumo de pão feito com farinha contaminada por metilenodianilina (MDA).[18,25]

Esteatose e esteato-hepatite

A doença hepática metabólica gordurosa (DHG)/esteatose hepática (EH) tóxica é a manifestação do acúmulo excessivo de triglicerídeos no fígado, comumente relacionada com obesidade, hipertrigliceridemia, diabetes e exposição a hepatotoxinas (Quadro 33.4). A EH primária relaciona-se com a resistência insulínica e com a síndrome metabólica (obesidade, diabetes, dislipidemia e hipertensão arterial).

A resistência à insulina, presente em até 98% dos casos de DHG, é considerada condição inicial para a sua patogênese que, associada à obesidade, desencadeia acúmulo de lipídios no hepatócito.[2] Contudo, outras condições, como drogas (corticosteroides, tamoxifeno), perda de peso acentuada e rápida, lipodistrofias e doença de Wilson podem desencadear EH secundária, relacionada com exposição ocupacional e ambiental a hepatotoxinas, sendo descrita, nestes casos, pela primeira vez no século XIX, após envenenamento pelo fósforo amarelo.[26]

Cirrose

A cirrose apresenta-se com fibrose, nódulos de regeneração tecidual e destruição da arquitetura normal do fígado. É mais comumente associada à doença hepática

Quadro 33.4. Agentes químicos associados à esteato-hepatite

Esteato-hepatites/transaminases normais	Esteato-hepatites/transaminases alteradas
• Cloreto de vinilla • Tetracloroetileno • Nitrobenzeno • Nitrometano • Solventes (ocasionalmente COVS)	• Tetracloreto de carbono • Dimetilformina • Metilmercúrio • Pesticidas • Bifenilpoliclorados • Fósforo amarelo • Tricloroetano • Arsênico • Chumbo • COVS (ocasionalmente) com esteato-hepatite

*COVS: compostos orgânicos voláteis. Fonte: Brauner.[27]

metabólica, infecções virais, ingestão de suplementos alimentares, fitoterápicos, álcool ou drogas, porém, também é encontrada em outras condições como doenças biliares e insuficiência cardíaca.[13] Estudos demonstraram associação positiva entre cirrose e tetracloreto de carbono, arsênico e aflatoxinas. Solventes como o tricloroetileno, tetracloroetileno, o anestésico halotano e o trinitrotolueno também foram implicados como causas de cirrose.[18]

Lesões vasculares

As principais alterações vasculares são: trombose de veias hepáticas e da veia porta, doença veno-oclusiva, dilatação sinusoidal periportal, esclerose hepatoportal, peliose hepática, hiperplasia da íntima da artéria hepática e tumores vasculares do fígado (angiossarcoma).

A esclerose hepatoportal leva à hipertensão portal e está associada à exposição ao tório, arsênico inorgânico e cloreto de vinila.[2] A peliose hepática, caracterizada pela presença de grandes cavidades preenchidas por sangue, associa-se a algumas drogas – anticoncepcionais orais, esteroides anabolizantes, cloreto de vinila, derivados do arsênico, vitamina A e tamoxifeno.

Síndrome metabólica e trabalho em turnos e noturno

Estima-se que 20% dos trabalhadores das nações industrializadas exerçam suas atividades de trabalho em turnos ou à noite.[28] Vários estudos têm demonstrado que, nestes indivíduos, há risco aumentado de desenvolvimento da síndrome metabólica e de seus componentes isolados, e que a incidência de doença cardiovascular pode ser até 40% maior.[29]

De Bacquer et al.[30] acompanharam 1.529 trabalhadores belgas por um período médio de 6,6 anos e demonstraram incidência maior de síndrome metabólica nos trabalhadores de turno, em relação aos diurnos (60,6 *versus* 37,2 por 1.000 pessoas/ano), assim como de cada componente da síndrome, isoladamente. O risco de síndrome metabólica aumentou gradativamente com o acúmulo de anos de trabalho em turnos, mesmo após ajuste de fatores de confusão, como os socioeconômicos e os hábitos de vida. A dessincronização do ritmo circadiano, imposta pelo trabalho em turno, pode ser responsável por alterações metabólicas, modificando o padrão de secreção de fatores imuno e endocrinológicos, funções neurológicas e termorregulatórias, levando ao adoecimento. A privação de sono e o estresse psicossocial crônico, comumente encontrados nesses trabalhadores, também têm sido associados ao desenvolvimento da síndrome metabólica.[31,32]

A biotransformação de solventes é significativamente menor durante o período noturno e isso implica dizer que os trabalhadores noturnos tenham uma probabilidade de risco maior à hepatotoxicidade do que o trabalhador diurno.[16]

Lesões hepáticas malignas

Existem dois tipos de câncer hepático associado à exposição ocupacional e ambiental a hepatotoxinas: carcinoma hepatocelular (CHC) e angiossarcoma.

✓ *Carcinoma hepatocelular*

O carcinoma hepatocelular (CHC), atribuído no ocidente principalmente à ingesta excessiva de etanol e à infecção por hepatite B e C, também se relaciona com a exposição a hepatotoxinas como arsênico, hidrocarbonetos clorados e outros solventes. As aflatoxinas, potentes micotoxinas produzidas por fungos do tipo *Aspergilus flavus* e *Aspergilus parasiticus*, que crescem em grãos e *nuts* (castanhas, amêndoas, amendoim), são reconhecidas como hepatocarcinogênicos humanos do Grupo I, levando a aumento do risco de CHC. A incidência maior de CHC foi relatada entre patologistas com exposição longa à formalina.[2]

A incidência de CHC em fígado não cirrótico está relacionada com o vírus B e é de 0,5%, aumentando para 2,5%/ano em cirrótico. O vírus da hepatite B, por ser de DNA, é incorporado às células do hospedeiro, tornando-a potencialmente mutagênica, daí a possibilidade de aparecer precocemente. Em relação à hepatite C, a incidência de CHC em pacientes cirróticos é de 2% a 8%.[33]

✓ *Angiossarcoma*

O angiossarcoma hepático é um tipo de câncer mais raro, estando associado à exposição ao cloreto de vinila, arsênico, dióxido de tório, andrógenos e agrotóxicos com cobre. O cloreto de vinila é o monômero utilizado para a produção de cloreto de polivinila (PVC) na indústria de plástico, entre outras aplicações. A maioria dos angiossarcomas associados à exposição a esta substância tiveram diagnóstico 15 a 30 anos após a primeira exposição, sugerindo que é necessária exposição prolongada ou em altas doses para induzir malignidade. A ingestão de álcool pode aumentar a hepatocarcinogenicidade do cloreto de vinila.[18,25]

Vários estudos demonstraram maior risco para carcinoma hepatocelular (71%) e cirrose (37%) em relação à exposição ao cloreto de vinila.[34,35]

Em outro estudo através de polimorfismo genótipo CYP2E1 em linfócitos, demonstrou que este pode ser considerado um marcador de gravidade para hepatopatia em expostos a cloreto de vinila.

Outras formas de lesão hepática

A doença hepática granulomatosa pode ser causada por exposição ao cobre, à sílica, mica e poeiras de cimento. O berílio causa uma doença granulomatosa sistêmica indistinguível da sarcoidose, que pode envolver o fígado, baço, pulmões e a medula óssea. Geralmente essas lesões hepáticas granulomatosas são assintomáticas, mas, em casos raros, podem evoluir para necrose e fibrose. Pode haver progressão dos granulomas, mesmo após o afastamento da exposição.[18]

Alguns casos de porfiria cutânea tardia, caracterizada por lesões de pele fotossensíveis, foram relatados após exposição a herbicida contaminado por dioxina (tetraclorodibenzodioxina – TCDD) e devido à exposição crônica ao cloreto de vinila, cloreto de metila, halotano e hexaclorobenzeno.[18]

A exposição a uma dose cumulativa de radiação ionizante pode se associar à hepatite radioativa. Aqueles que sobrevivem geralmente desenvolvem cirrose, com fibrose progressiva, obliteração das veias centrais e congestão centrolobular. Hepatite induzida por radiação foi relatada após exposição acidental intensa, como a que ocorreu com um grupo de pescadores japoneses expostos à radioatividade dos experimentos com bombas de hidrogênio nas ilhas Biquíni, em 1955. Neste caso, a biópsia revelou fibrose e proliferação dos canalículos biliares.[36]

Abordagem diagnóstica

Diagnóstico clínico

É necessário fazer avaliação da exposição ocupacional a produtos químicos hepatotóxicos presentes nos processos de trabalho, com a análise da capacidade conhecida de causar essa doença, juntamente com a intensidade e a duração das exposições experimentadas pelos trabalhadores (Figura 33.2).

A dificuldade do diagnóstico reside nas comorbidades do paciente e na lista de medicamentos, drogas de abuso, plantas medicinais, suplementos alimentares e químicos ambientais que atuam interagindo, muitas vezes, em conjunto na capacidade de lesar o fígado e encontrar-se um único responsável pelo dano provocado.

Rastreamento e nexo causal

O diagnóstico dependerá da suspeita clínica. Sendo assim, para se estabelecer a causalidade, é necessária a análise das características da doença do paciente (fenótipo), a exclusão de outras causas, a coleta de uma história ocupacional completa com anamnese detalhada. Avaliar os riscos ocupacionais e ambientais e a potencialidade de a exposição ser hepatotóxica no local de trabalho. É preciso conhecer as prováveis interações. Por exemplo, se a pessoa avaliada é portadora crônica de vírus, uso de medicamentos (p. ex., sinvastatina + cetoconazol) e sobre provável uso de suplementos alimentares, chás, comorbidades, hábitos e exposições químicas ocupacionais ou por *hobbies*, padrão do consumo de álcool, drogas de abuso, exposição a agrotóxicos. Considerar também exposições a colas e outras exposições químicas.

A história ocupacional detalhada é fundamental para identificação da exposição a um agente hepatotóxico. Pontos importantes a serem lembrados:

- Análise clínico-epidemiológica de casos semelhantes.
- Revisão completa e sistemática (prevista no Programa de Gerenciamento de Riscos – PGR) dos agentes direta ou indiretamente manipulados nos processos de trabalho, associada à medição ambiental.
- Investigação da introdução de novos agentes e/ou alteração no processo produtivo.
- Avaliação da dose, da frequência e da duração da exposição.
- Avaliação das medidas de proteção coletiva e individual e seu impacto sobre a exposição ocupacional.
- Análise do impacto da retirada do agente químico de exposição sobre a evolução do quadro.

Deve-se atentar para dados clínicos, bioquímicos, sorológicos, de imagem e histológicos relevantes que podem ser requeridos. Recomenda-se, quando possível, a avaliação de quadros basais (avaliação

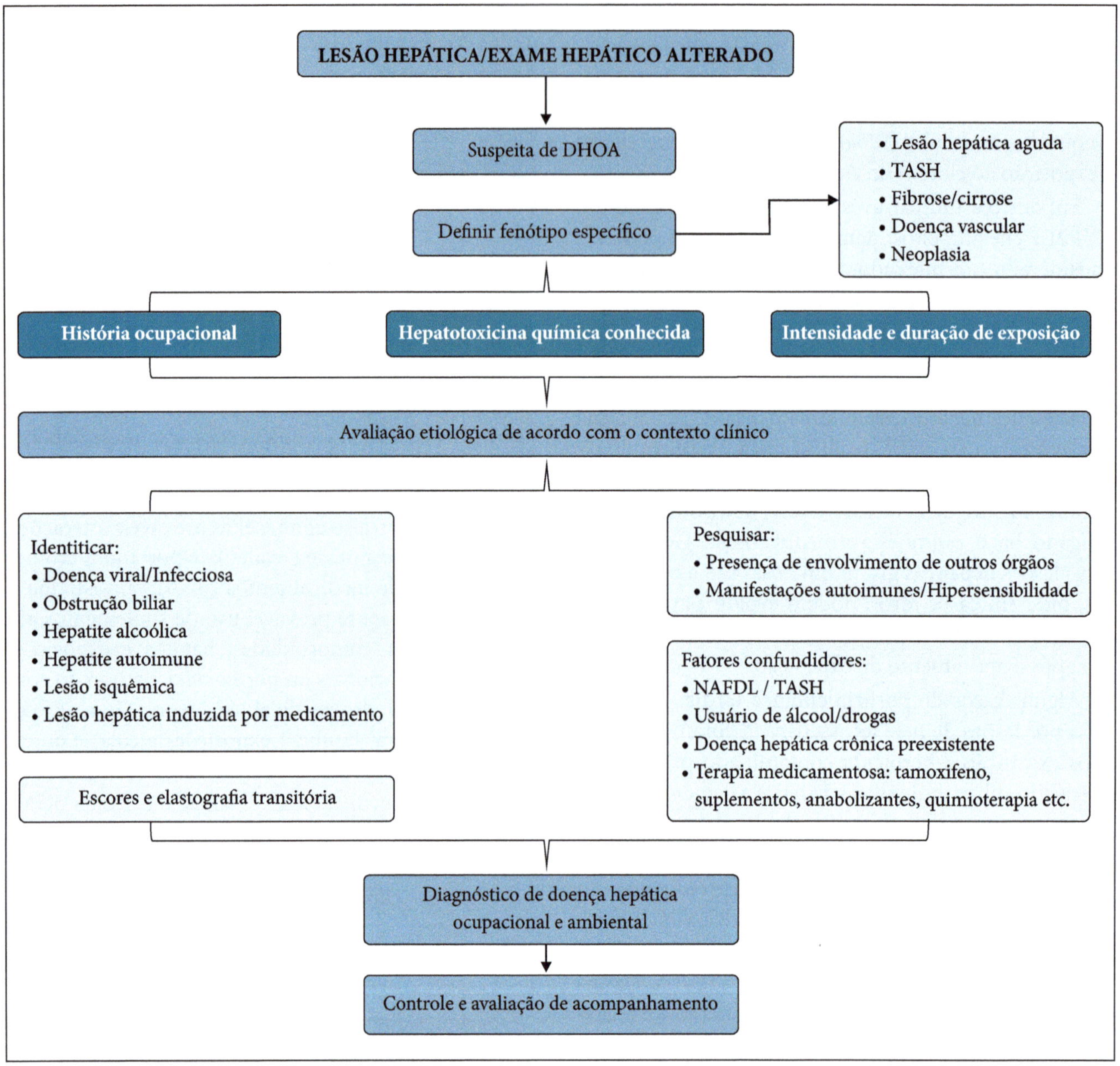

Figura 33.2. Fluxo de investigação da DHOA.

Fonte: Adaptada de EASL.[22]

pré-exposição a potencial hepatotóxico associado a DHOA). Desta forma, o médico do trabalho deverá manter o acompanhamento do trabalhador ao longo do tempo, identificando fatores sinérgicos que podem agravar a hepatotoxicidade no ambiente laboral, decidindo sobre a permanência do trabalhador no ambiente laboral.

Na investigação, deve-se pensar em diagnósticos diferenciais, afastando as outras causas de lesão hepática que podem ser medicamentosas (incluindo fitoterápicos e suplementos), virais (como hepatites A, B, C e E, citomegalovírus, vírus Epstein-Barr, vírus herpes simples, SARS-CoV-2), autoimunes e genéticas.

A possibilidade de outras causas comuns de hepatopatias deve ser sempre investigada (e excluída), por meio do levantamento histórico de ocorrência de doenças infecciosas como leishmaniose, malária, febre amarela, dengue hemorrágico, parasitoses, doenças sistêmicas e que alteram a função hepática como artrite reumatoide, insuficiência cardíaca, disfunção tireoidiana, traumatismo severo ou enfermidades hepáticas prévias.

Período de manifestação clínica

Em geral ocorre entre 5 e 50 ou mais dias após o início da exposição à medicação/fármaco/substância/produto químico. O período de resolução pode ser de até 6 meses ou mais.

Quadro clínico da hepatotoxicidade

Os sintomas e sinais são inespecíficos e podem abranger todo o espectro de doenças hepáticas. Podem estar presentes anorexia, mal-estar, náuseas, fadiga ou quadro agudo com icterícia e prurido. Pode haver dor abdominal semelhante à colecistite aguda.

Casos com erupção cutânea, febre, eosinofilia, com associação ao uso de clorpromazina e risperidona, podem manifestar quadro de colestase crônica com icterícia prolongada semelhante à CBP (colangite biliar primária), como pode ocorrer na exposição à dimetilformamida, e tem resolução entre 6 e 76 meses.

O espectro clínico da hepatotoxicidade pode mimetizar quase todos as formas de doença hepatobiliar, sendo fundamental que seja considerado no seu diagnóstico diferencial.

O fluxo de investigação da DHOA é apresentado na Figura 33.2.

Exames complementares

As provas de função hepática consistem em testes bioquímicos que incluem as enzimas aspartatoaminotransferase (AST ou TGO), alanina aminotransferase (ALT ou TGP), bilirrubinas e medidas de síntese hepática (tempo de protrombina e albumina). A lesão hepatocelular pode ser indicada pelo aumento das aminotransferases, e a lesão colestática pelo aumento das bilirrubinas, gama GT e fosfatase alcalina.

Exames laboratoriais

Alanina e aspartatoaminotransferases

A alanina aminotransferase (ALT ou TGP) e a aspartato aminotransferase (AST ou TGO) são enzimas hepáticas intracelulares, liberadas na circulação quando há comprometimento na membrana do hepatócito. A ALT é uma enzima produzida predominantemente pelo fígado, sendo o marcador mais específico de lesão hepática e podendo contribuir como *screening* na lesão hepática aguda ou crônica. A AST está presente, além do fígado, no coração, músculo esquelético, cérebro, rins, pâncreas, pulmões, leucócitos e eritrócitos.

Fosfatase alcalina

Fosfatase alcalina é uma enzima que transporta metabólitos através das membranas celulares e está presente nos hepatócitos. Está elevada em doenças de origem hepatobiliar como colestase intra e extra-hepática, devido ao aumento da síntese canalicular. A elevação concomitante da gamaglutamiltransferase (GGT) sugere origem hepática.

Gamaglutamiltranspeptidase

É uma enzima encontrada em hepatócitos, células epiteliais biliares, túbulos renais, pâncreas, cérebro, baço, coração e pulmão, também conhecida como gamaglutamiltransferase (GGT).

É um exame de boa sensibilidade para doenças hepatobiliares (especialmente se acompanhado de fosfatase alcalina elevada), mas de baixa especificidade, podendo estar alterada em situações diversas como doença pancreática, consumo crônico de bebida alcoólica, infarto do miocárdio, insuficiência renal, doença pulmonar obstrutiva crônica (DPOC), diabetes e uso de medicações. Em 20% dos casos em que há aumento da GGT, isso pode ser fisiológico.

Albumina

A albumina é uma proteína produzida no fígado e necessária para diversos processos no organismo, como transporte de hormônios e nutrientes e para regular o pH e manter o equilíbrio osmótico do organismo.

Plaquetas

A quantidade de plaquetas pode ser utilizada como um método indireto de avaliação da função hepática e é utilizada nos escores de fibrose hepática, não invasivos. Ela é utilizada no APRI, que realiza o cálculo do índice de proporção de AST/plaquetas.

Tempo de protrombina (TP) e INR

Parâmetro para avaliação de função hepática. A protrombina é o fator II da cascata de coagulação sanguínea, sintetizada no **fígado** onde a **vitamina K** atua como cofator. Todos os fatores de coagulação são produzidos nos hepatócitos, exceto o fator VIII.

Bilirrubinas

A bilirrubina é o principal componente dos pigmentos biliares e provém da degradação do heme. A bilirrubina indireta é lipossolúvel, ligada à albumina. Seu aumento ocorre em hemólise e deficiências congênitas ou adquiridas de glicuronização. A bilirrubina direta é conjugada ao ácido glicurônico, é hidrossolúvel e excretada pela bile e pelos rins. Está aumentada em doenças hepatocelulares (hepatites) e biliares (colestases da gravidez e hereditária, colangites esclerosante e biliar primária e hepatocarcinoma) e em doenças com deficiência de sua eliminação e transporte.

Padrões de lesão hepática

Embora os sintomas e sinais sejam inespecíficos, a partir de aproximações dos parâmetros bioquímicos determinados pelas enzimas ALT e FA, é possível estabelecer três padrões de lesão hepática, conforme Quadro 33.5.

Métodos não invasivos

Os escores são fáceis de serem utilizados durante a consulta médica, através de aplicativos no celular ou *sites* que disponibilizam os índices calculáveis gratuitamente.

Marcadores não invasivos como elastografia transitória, Fib-4 (Fibrose 4) e índice de proporção de AST para plaquetas (APRI) têm sido aplicados para identificar e estadiar doenças hepáticas em múltiplas etiologias, conforme fluxo de investigação não invasiva de fibrose hepática.[4]

Estes testes podem ajudar a identificar lesão hepática subclínica não acompanhada por sintomas e/ou anormalidades dos exames de laboratório, e a estadiar a gravidade da doença hepática crônica.

FIB-4 (Fibrose 4)

O escore FIB-4 ajuda a estimar a quantidade de fibrose no fígado. O FIB-4 é um método não invasivo, utilizado inicialmente para avaliação da fibrose hepática em pacientes portadores da coinfecção HIV/HCV. Após a análise da regressão logística múltipla foi demonstrado que a idade, o AST, o INR e as plaquetas são preditores independentes de fibrose hepática. Este escore é calculado pela fórmula apresentada na Figura 33.3.

Utilizando o limite de corte < 1,30, foi obtido um valor preditivo negativo de 90% para fibrose não avançada, enquanto ao se considerar valores > 2,67, obteve-se uma especificidade de 97% e um valor preditivo positivo de 65% para fibrose avançada, sendo que pelo menos 70% dos pacientes analisados poderiam ter evitado a biópsia, com uma acurácia de 86%.

Índice de proporção de AST/plaquetas

O índice de proporção de AST/plaquetas (APRI) é um índice composto de exames laboratoriais de AST e de plaquetas que serve como um marcador sérico não invasivo, preditor de fibrose. O APRI considera o resultado do nível de transaminase TGO (AST) e o número de plaquetas. O resultado das transaminases deve ser dividido pelo valor de referência máximo que aparece no resultado do exame. O resultado da divisão é então dividido pelo número de plaquetas e depois esse novo resultado é multiplicado por 100. Um ponto de corte para APRI de 1,5 ou mais determina a presença de fibrose hepática significativa, e 0,5 ou menos descarta a presença de fibrose (Figura 33.4).[38]

Existem outros escores de métodos não invasivos, mas estes são os mais acessíveis clinicamente.

Elastografia transitória

É uma técnica não invasiva que usa um sistema de ultrassons, utilizada para quantificar a fibrose hepática e tem excelente correlação com o estágio de fibrose, com acurácia, sem os riscos e inconvenientes da realização de uma biópsia.

Quadro 33.5. Padrões de lesão hepática

Lesão	ALT	Fosfatase alcalina	ALT/Fosfatase alcalina
Hepatocelular (63%)	2× lsn*	Normal	↑ (> 5)
Colestática (17%)	Normal	2× lsn*	↓ (< 2)
Mista (21%)	> 2× lsn*	> 2× lsn*	2-5

*lsn: limite superior da normalidade. Fonte: Adaptado por Joveleviths.[16]

$$\text{FIB-4} = \frac{\text{Idade (anos)} \times \text{Nível AST (U/L)}}{\text{Contagem de plaquetas } (10^9/\text{L}) \times \sqrt{\text{ALT (U/L)}}} =$$

Figura 33.3. Método para estimar a quantidade de fibrose no fígado.

Fonte: https://www.hepatitisc.uw.edu/page/clinical-calculators/fib-4.[37]

$$\text{APRI} = \frac{\dfrac{\text{Nível de AST (UI/L)}}{\textbf{Nível máximo normalidade de AST (UI/L)}}}{\text{Nível de plaquetas } (\times 10^9/\text{L})} \times 100$$

Figura 33.4. Índice de proporção de AST/plaquetas (APRI).

Fonte: Lok, 2008.[38]

Exames de imagem

As investigações por imagem serão determinadas pela apresentação clínica e pela natureza da provável exposição ao hepatotóxico. Na maioria dos casos os pacientes farão uma ultrassonografia abdominal inicial, mas pode ser necessária uma ressonância magnética (RM) adicional, para delinear a natureza das lesões e examinar o sistema biliar mais detalhadamente. Contudo, ultrassonografia abdominal de rotina junto à avaliação da fibrose hepática usando elastografia transitória são aconselháveis em todos os casos de forte suspeita de DHOA.

Métodos invasivos

A biópsia hepática pode ser indicada nos seguintes casos de suspeita de DHOA:

- Pacientes com mais de um fator de risco, para definir a causa das anormalidades hepáticas subjacentes.
- Trabalhadores expostos a agentes potencialmente hepatotóxicos que apresentam comorbidades como diabetes, hipertensão arterial, sobrepeso ou obesidade, abuso de álcool, hepatite viral e medicamentos, com persistência de anormalidades hepáticas após a retirada da exposição ocupacional, com o objetivo de definir a etiologia do diagnóstico.

Tratamento, prevenção e ações de promoção à saúde na DHOA

Importante: afastamento da exposição

Embora já tenham sido propostos tratamentos específicos ou antídotos para as hepatotoxinas encontradas nos ambientes de trabalho, na prática, os resultados são questionáveis. O plano terapêutico tenta aliviar os sintomas e, eventualmente, a insuficiência hepática que pode advir nos casos mais graves.

Não há terapia específica para DHOA. É importante o afastamento da exposição, temporária ou definitivamente, dependendo da evolução, que pode variar entre dias e meses, até a recuperação total.

Os pacientes com insuficiência hepática aguda (IHA) ou crônica grave devem receber tratamento especializado, cujo manejo é de suporte e dirigido às complicações. Nos casos de IHA, o transplante deve ser considerado como opção terapêutica.

A colestase crônica pode necessitar de tratamento das deficiências de vitaminas lipossolúveis (A, D, E e K). Também o uso de N-acetilcisteína na IHA poderia beneficiar na progressão e/ou na espera para o transplante.

O ácido ursodeoxicólico (UDCA), embora não bem documentado cientificamente, ainda é utilizado em quadros colestáticos mais prolongados e graves, especialmente para amenizar as manifestações clínicas.

Em casos de intoxicações agudas que podem ocorrer no ambiente de trabalho, o único antídoto aceito, até o momento, é para o tratamento da overdose de acetaminofem (paracetamol), com N-acetilcisteína, até 10 horas após a ingestão, e havendo alergia a esta medicação, usar S-adenosil-L-metionina (SAMe). Corticoterapia é de uso questionável, mas com algum alívio em situação de hipersensibilidade, eosinofilia, *rash* e febre.

Transplante hepático

De acordo com a intensidade da dose, tempo de exposição e suscetibilidade individual, toda exposição aguda a medicamentos e a produtos químicos pode levar à lesão hepática aguda, com consequente necessidade de transplante hepático. O fósforo, assim como a lesão hepática provocada pelo SARS-CoV-2, associado a interações medicamentosas e comorbidades, podem levar à insuficiência hepática aguda e à necessidade de transplante. Acidentes e vazamentos envolvendo produtos hepatotóxicos também podem-se associar à necessidade de transplante hepático após um quadro de insuficiência hepática aguda. Neste caso, é determinante que sejam mantidas as condições vitais do trabalhador para que ele tenha chance de receber o transplante hepático e o uso de N-acetilcisteína pode ser útil a curto prazo, como tratamento "ponte" até o transplante. Não há ensaios clínicos para assegurar esta proposta terapêutica, mas, na prática, tem sido utilizada.

Estratégias de avaliação e prevenção do risco ambiental

As estratégias para o controle da doença hepática ocupacional seguem os princípios gerais de prevenção primária e secundária. As estratégias primárias objetivam identificar e remover (ou reduzir) as exposições hepatotóxicas. As substâncias hepatotóxicas são identificadas por meio da revisão dos produtos químicos identificados pelo PGR, e a exposição pode ser minimizada pela substituição dos agentes tóxicos por outros, com menor toxicidade.[10] Além disso, pode haver um gerenciamento mais robusto do controle ambiental pela equipe de engenharia de segurança (p. ex., melhorar a exaustão), e disponibilização de uso de equipamentos de proteção individual adequados para cada agente químico.

Estratégias de prevenção secundárias englobam o rastreamento dos trabalhadores ativamente expostos a hepatotoxinas conhecidas ou suspeitas, buscando identificar a doença hepática em estágio reversível.[10] Contudo, não devem substituir as medidas de prevenção primária.

Na prática da Medicina do Trabalho, a avaliação e a conduta em relação às possíveis substâncias hepatotóxicas dependem do acompanhamento sistemático de uma população de trabalhadores, por meio da realização periódica dos exames médicos e complementares. Os sistemas de vigilância não são simples de serem desenvolvidos e não são iguais para todas as indústrias e ocupações. Eles apresentam, basicamente, uma padronização da classificação das atividades, de acordo com a exposição a substâncias potencial ou sabidamente hepatotóxicas, e preveem exames médicos e laboratoriais, admissionais e periódicos para todos os trabalhadores a elas expostos.

O rastreamento da doença ocupacional hepática é difícil porque não existe um teste de rastreamento com boa sensibilidade e especificidade. Porém, a medida das transaminases séricas geralmente é o teste de escolha para exposição potencialmente hepatotóxica e devem ser medidas, pelo menos semestralmente, em trabalhadores expostos a solventes, produtos químicos e metais que possam causar dano hepático (Figura 33.5).[2]

Por fim, para se estabelecer um diagnóstico de doença hepática ocupacional ou ambiental, é importante considerar os seguintes aspectos: características do ambiente de trabalho (tipos de atividades desenvolvidas, produtos manipulados, condições do local de trabalho, entre outros), as histórias médica, social e familiar do paciente (uso de medicamentos e drogas ilícitas, atividades de lazer e outros) e a suscetibilidade individual. Todos estes aspectos são essenciais na investigação.

Considerações finais

Neste cenário, com ampliação do uso de substâncias químicas no meio ambiente em geral, e especialmente no 'mundo do trabalho", associado à carência de estudos que avaliem o impacto da toxicidade desses agentes sobre a saúde do trabalhador, cresce também a necessidade de ampliação do conhecimento na área.

Linhas de pesquisas translacionais, com modelos animais que suscitam e embasam a análise clínica, surgem na tentativa de esclarecer as consequências da inserção desses agentes não só no contexto ocupacional, mas também sobre a alimentação e a saúde da população em geral.[40,41]

Estudos recentes começam a demonstrar que estes agentes são capazes de provocar não só a hepatotoxicidade, mas também o estresse oxidativo e a genotoxicidade,

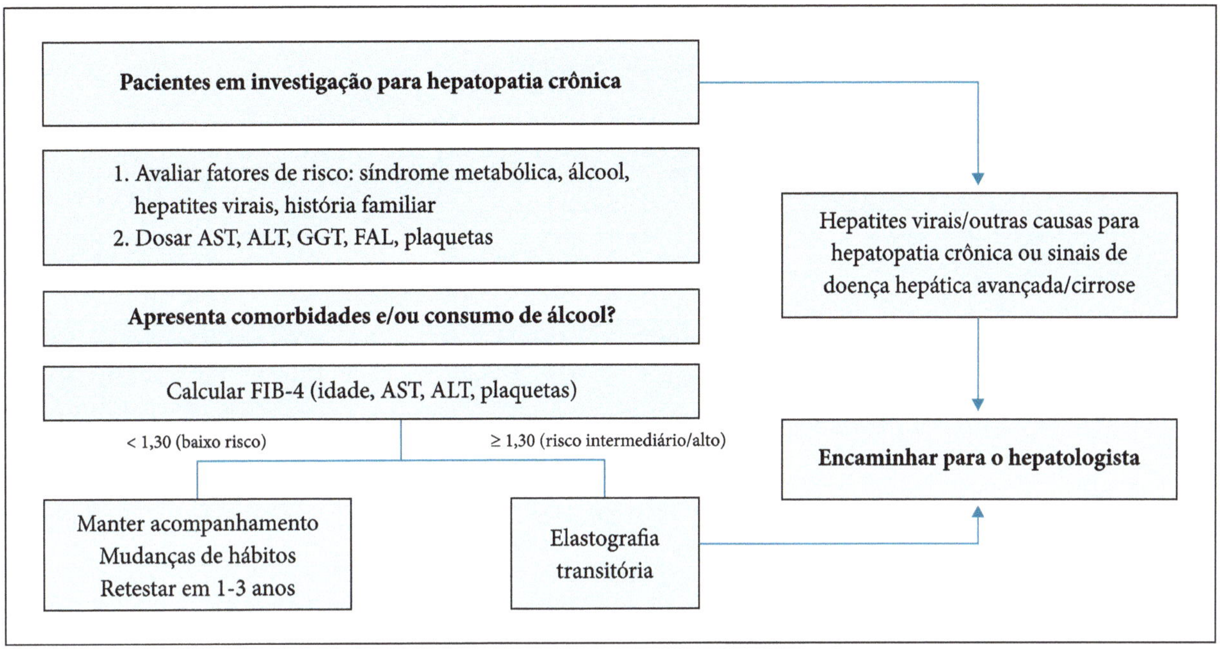

Figura 33.5. Fluxo de investigação de hepatotoxicidade ocupacional.

Fonte: Adaptada de Castera, 2019.[39]

tendo impacto sobre alterações na microbiota, podendo ser, em um futuro não muito distante, a resposta para o aumento do número de casos, por exemplo, das intolerâncias alimentares, neoplasias e doenças como o Parkinson.

Por isso, a medida mais eficaz para reduzir e impedir a hepatotoxicidade presente na história natural da DHOA é viabilizar o tratamento indicado, atentando para a importância do afastamento do indivíduo da exposição à hepatotoxina. Se há diagnóstico de malignidade resultante, provavelmente da exposição tóxica, o tratamento não difere de outro que não ocupacional.

Para os pacientes que têm doença hepática não ocupacional preexistente, é aconselhável evitar a exposição a hepatotoxinas, porque eles podem ser mais suscetíveis ao dano hepático. Hoje a doença hepática associada à síndrome metabólica atinge 30% de nossa população.[42]

Essas informações, associadas aos parâmetros clinicolaboratoriais, permitem a obtenção do diagnóstico de hepatotoxicidade ocupacional e diminuem o percentual de doenças de origem idiopática, conforme fluxo de investigação de hepatotoxicidade ocupacional proposto na Figura 33.6.

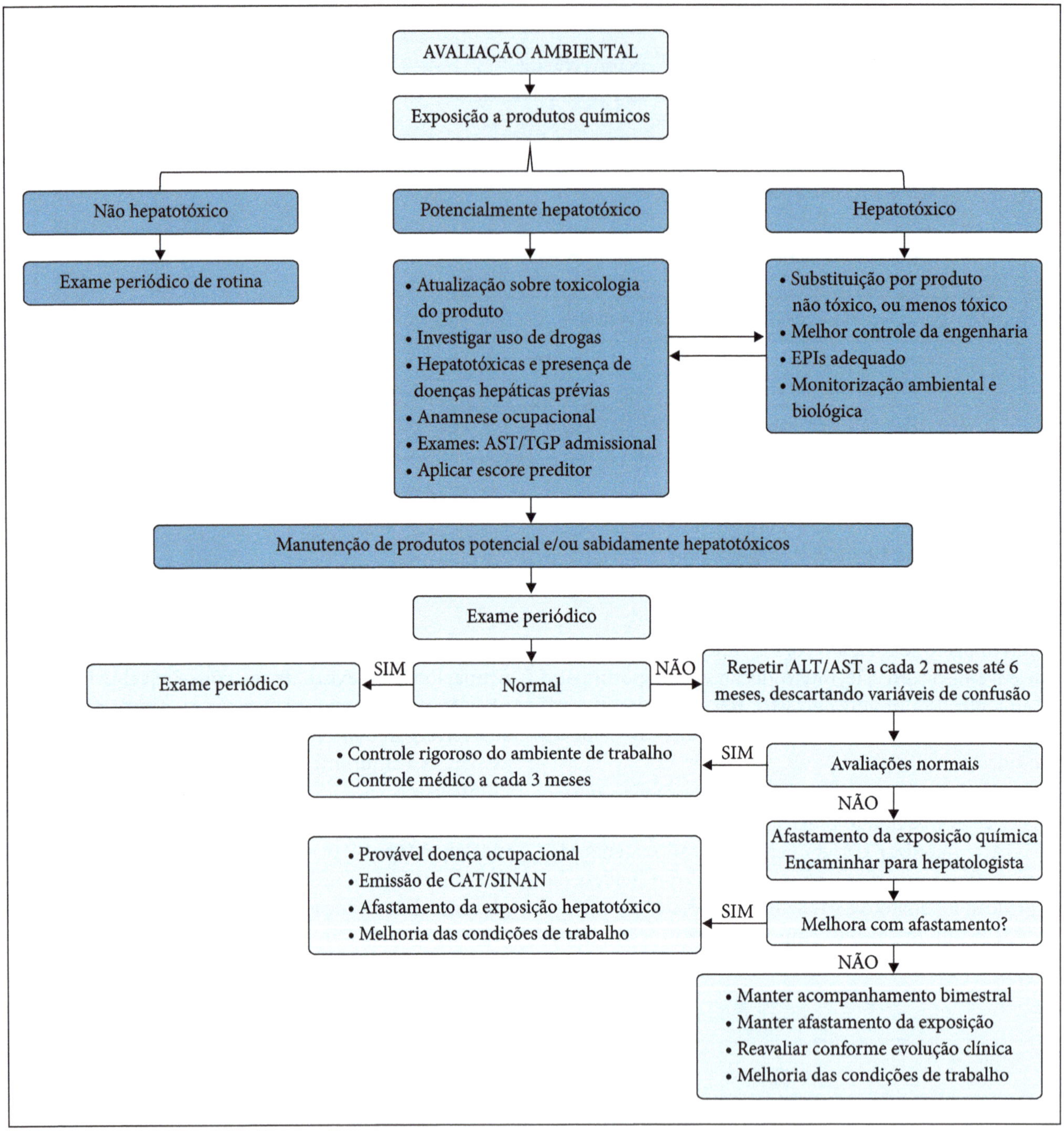

Figura 33.6. Fluxo de investigação de hepatotoxicidade ocupacional.

Fonte: Adaptada de Jovelevith, 2013.[16]

Referências

1. Russmann S. Current concepts of mechanisms in drug-induced hepatotoxicity. Current Medicinal Chemistry. 2009(16):3041-53.
2. Leikin JB, et al. Part IV. Occupational liver disease. Disease-a-Month. 2000;46(4):295-310.
3. American Society of Chemestry. Disponível em: http://portal.acs.org/portal/acs/corg/content (Acesso em: 31 jul. 2023).
4. Archer AJ, et al. Frontline Gastroenterology. 2022;13:436-9.
5. Norris S. Drug- and toxin-induced liver disease. In: O'Grady JG, Di Bisceglie AM, Lake JR, Bacon BR (Eds.). Comprehensive clinical hepatology. Elsevier; 2006. p. 497-516.
6. Herip DS. Recommendations for the investigation of abnormal hepatic function in asymptomatic workers. Am J Ind Med. 1992;21;331-9.

7. Watkins BP. Mechanisms of drug-induced liver injury. In: Schiff ER, Sorrell MR, Maddrey WC (Eds.). Shiff's diseases of the liver. Lippincott Williams & Wilkins; 2007. p. 1005-22.
8. Johnson D, Groopman DJ. Toxic liver disorders. In: Rom WN, Markowitz SB. Environmental and occupational medicine. Lippincott Williams & Wilkins; 2007. p. 789-99.
9. Zimmerman HJ. Occupational toxicity. In: Zimmerman HJ. Hepatotoxicity: the adverse effects of drugs and other chemicals on the liver. Lippincott Williams & Wilkins; 1999. p. 365-90.
10. Redlich C, Brodkin GA. Liver diseases. In: Rosenstock L, Cullen MR (Eds.). Textbook of clinical occupational and environmental medicine. Philadelphia (PA): WB Saunders; 1994.
11. Farrell GC. Drugs and steatohepatitis. Semin Liver Dis. 2002;22:185-94.
12. Joveleviths D. Hepatotoxicidade no Brasil. Revista Hepato Brasil. 2019;2:9-13.
13. Warnes TW, Jain SK, Smith A. Hepatotoxic effects of workplace exposure. In: Baxter PJ, Adams PH, Tar-Ching A, Cockcroft A, Harrington JM. Hunter's disease of occupations. 9th ed. London: Arnold; 2000. p. 881-99.
14. Zimmerman HJ. The spectrum of hepatotoxicity. In: Zimmerman HJ. Hepatotoxicity: the adverse effects of drugs and other chemicals on the liver. Lippincott Williams & Wilkins; 1999. p. 3-10.
15. Harrison RJ. Liver toxicology. In: LaDou J. Current occupational & environmental health. McGraw-Hill Medical; 2006. p. 345-62.
16. Joveleviths D. Doença hepática ocupacional e ambiental – DHOA. In: Mendes R (Ed.). Patologia do trabalho. 3. ed. Rio de Janeiro: Atheneu; 2013. p. 1315-39.
17. McCune T, Brooks SM. Gastrointestinal tract and liver. In: Brooks SM, et al. Environmental medicine. St. Louis: Mosby; 195. p. 298-310.
18. Schiano TD, Hunt K. Occupational and environmental hepatotoxicity. In: Boyer TD, et al. Zakim and Boyes's Hepatology – A Textbook of Liver Disease. Elsevier; 2006. p. 561-77.
19. Crawford JM. The liver and the biliary tract. In: Cotran RS, Kumar V, Collins T. Pathologic basis of disease, 6th ed. Philadelphia: Saunders; 1999. p. 845-901.
20. Filho RJC, Khouri-Seyoufi ST, Kemp VL. Lesões hepáticas induzidas por drogas. In: Schor N (Ed.). Guia de gastroenterologia (Coord.). 2. ed. Barueri, SP: Manole; 2007.
21. Cotrim HP, Andrade ZA, Parana R, Portugal M, Lyra LG, Freitas LA. Nonalcoholic steatohepatitis (NASH) in Brazil: spectrum from a special population. Hepatology. 1999;30:136.
22. EASL clinical practice guidelines: non-invasive liver tests for evaluation of liver disease severity and prognosis. 2019.
23. Cotrim HP, Andrade ZA, Parana R, Portugal M, Lyra LG, Freitas LA. Nonalcoholic steatohepatitis: a toxic liver disease in industrial workers. Liver. 1999;19(4):299-304.
24. Cotrim HP, Andrade ZA, Parana R, Portugal M, Lyra LG, Freitas LA. Importância da esteato-hepatite não alcoólica (NASH) em trabalhadores da indústria petroquímica. Gastroenterologia e Endoscopia Digestiva. 2001;20:157-62.
25. Zimmerman HJ, Lewis JH. Chemical- and toxin-induced hepatotoxicity. Gastroenterol Clin North Am. 1995;24:1027-45.
26. Wang JS, Groopman JD. Toxic liver disorders. In: Rom WN. Environmental and occupational medicine. 3rd ed. Philadelphia: Lippincott-Raven; 1998. p. 831-44.
27. Brauner C, et al. Exposure to organic solvents and hepatotoxicity. Journal of Environmental Science and Health Part A-Toxic/ Hazardous Substances & Environmental Engineering. 2020;55:1173-8.
28. Poynard T, et al. Biochemical markers of liver fibrosis in patients infected by hepatitis C virus: longitudinal validation in a randomized trial. J Viral Hepat. 2002;9(2):128-33.
29. Ha M, Park J. Shiftwork and metabolic risk factors of cardiovascular disease. J Occup Health. 2005;47:89-95.
30. De Bacquer D, Risseghem MV, Clays E, Kittel F, Backer G, Braeckman L. Rotating shift work and the metabolic syndrome: a prospective study. International Journal of Epidemiology. 2009;38:848-54.
31. Chalasani N, Fontana RJ. Causes, clinical features, and outcomes from a prospective study of drug-induced liver injury in the United States. Gastroenterology. 2008;135:1924-34.
32. Wolk R, Somers VK. Sleep and the metabolic syndrome. Exp Physiol. 2007;(92):67-78.
33. Carrillo LJ. Manual de diagnóstico de doenças do fígado. In: Parise ER, Porta C. Carcinoma hepático celular. Rio de Janeiro: Atheneu; 2011.
34. Maroni M, Mocci F, Visentin S, Preti G, Fanetti AC. Periportal fibrosis and other liver ultrasonography findings in vinyl chloride workers. Occup Environ Med 2003;60:60-5.
35. Mastrangelo G, Fedeli U, Fadda E, Valentini F, Agnesi R, Magarotto G et al. Increased Risk of hepatocellular carcinoma and liver cirrhosis in vinyl chloride workers: synergistic effect of occupational exposure with alcohol intake. Environmental Health Perspectives 2004;112(11):1188-92.
36. Fleming LE, Beckett WS. Occupational and environmental disease of the gastrointestinal system. In: Rom WN (Ed.). Environmental and occupational medicine. 2nd ed. Boston (MA): Little, Brown and Company; 1992.
37. Sterling RK, Lissen E, Clumeck N, et al. Development of a simple noninvasive index to predict significant fibrosis patients with HIV/HCV co-infection. Hepatology. 2006;43:1317-25.
38. Lok A. Gastroenterology Endoscopy News. 2008;56:05.
39. Stern C, Castera L. Identification of high-risk subjects in nonalcoholic fatty liver disease. Clin Mol Hepatol. 2023;29(Suppl):S196-S206.
40. Pezzini MF, et al. Changes in the gut microbiota of rats after exposure to the fungicide Mancozeb. Toxicology and Applied Pharmacology. 2023;466:116480.
41. Uribe NDS, et al. Liver toxicity and DNA damage from exposure to the pesticide Mancozeb. European Review for Medical and Pharmacological Sciences. 2022;1:27-34.
42. Lazarus JV, Mark HE, †, Allen AM, Arab JP, Carrieri P et al. A global research priority agenda to advance public health responses to fatty liver disease. Journal of Hepatology 2023;79 (3):618-34.

34

Doenças da Pele e do Tecido Subcutâneo (Dermatoses) Relacionadas ao Trabalho

Rosana Lazzarini
Mariana de Figueiredo Silva Hafner
Nathalie M. Suzuki

- Introdução
- Pele
- Classificação de acordo com os mecanismos etiológicos
  - Dermatoses por agentes mecânicos
  - Dermatoses por agentes de natureza física
  - Dermatoses por agentes de natureza biológica
  - Dermatoses por agentes de natureza química
  - Dermatite de contato

Introdução

Considera-se como dermatose ocupacional qualquer doença de pele, unhas e anexos desencadeada ou piorada pelas atividades ocupacionais.[1] Trata-se de um grupo que engloba muitas doenças. Este capítulo aborda aquelas mais comumente encontradas na prática diária, com o objetivo de auxiliar na compreensão sobre elas e sobre os métodos diagnósticos utilizados.

Sabe-se que a presença de doenças cutâneas prévias pode facilitar o surgimento de dermatoses ocupacionais, principalmente aquelas nas quais a integridade da barreira cutânea é comprometida.[1] Destacam-se nesse grupo dermatite atópica, psoríase, ictiose congênita e acne vulgar.

Os dados epidemiológicos acerca das dermatoses ocupacionais são subnotificados no Brasil, o que torna difícil estimar sua incidência e sua prevalência. Uma publicação de 2012 mostra 3.027 casos notificados no Brasil, acometendo principalmente homens entre 20 e 49 anos de idade, trabalhadores da construção civil e com ensino fundamental.[2]

Como em todas as doenças relacionadas ao trabalho, os custos relacionados às dermatoses envolvem afastamentos temporários, que resultam em perdas de produtividade; uso de medicamentos; hospitalizações; mudanças de função; e, em alguns casos, afastamento definitivo decorrente de aposentadoria precoce. Toda essa cadeia tem um impacto relevante para a sociedade e gera altos custos.

Destaca-se, ainda, que a assistência a esses agravos deve permanecer em constante evolução, pois novas atividades profissionais e novos produtos em contato com a pele aparecem no decorrer do tempo. Uma publicação recente mostra as consequências da permanência em uma estação espacial, tendo sido observadas alterações na estrutura e na microbiota cutâneas, pele seca e prurido.[3]

Pele

A pele é o maior órgão do corpo humano, correspondendo a cerca de 15% do peso corporal.[4] Trata-se de uma estrutura que tem como funções: proteção das estruturas internas; barreira imunológica; manutenção da temperatura corporal e do equilíbrio hidreletrolítico; percepção de sensações táteis, térmicas e dolorosas; e secreção de hormônios e vitaminas. Apresenta, ainda, uma importante função psicossocial, com impacto na autoimagem e nas relações interpessoais.

Ela é composta por três folhetos de tecidos: um mais externo, denominado epiderme; um intermediário, que é a derme; e um mais profundo, conhecido como hipoderme ou tecido celular subcutâneo. Em toda a sua extensão, esse órgão apresenta variações de espessura. A pele mais fina é a encontrada nas pálpebras e a mais espessa se localiza nas regiões palmoplantares. Além disso, em alguns segmentos corpóreos ela apresenta pregas e saídas de ductos sudoríparos e pilossebáceos.

As glândulas sudoríparas écrinas estão presentes em todo o tegumento, mas são encontradas em maior número nas regiões palmoplantares e axilas. Sua secreção é composta por 99% de água e solutos e é fundamental para a manutenção da temperatura corporal. As glândulas apócrinas, por sua vez, desembocam nos folículos pilossebáceos (e não diretamente na superfície cutânea, como as écrinas). Elas se localizam preferencialmente nas axilas, nas áreas perimamilar e anogenital e, de maneira modificada, no conduto auditivo externo (glândulas ceruminosas), nas pálpebras (glândulas de Moll) e na mama (formam as glândulas mamárias). Seu significado funcional no ser humano é desconhecido até o momento.

Classificação de acordo com os mecanismos etiológicos

Dermatoses por agentes mecânicos

Calosidades

Calosidades são as áreas de espessamento circunscrito da pele, presentes nas regiões palmoplantares, que surgem em decorrência do atrito com ferramentas ou calçados apertados. A descontinuidade do uso desses agentes leva ao desaparecimento das lesões.

Acne mecânica

A acne mecânica pode ser consequência de fatores como pressão, oclusão, fricção, atrito ou calor. Pápulas e pústulas surgem nas áreas afetadas, como ocorre nas nádegas, coxas e no dorso de caminhoneiros em razão do contato com os assentos, no rosto por conta do uso de máscaras faciais em serviços de saúde, e cabeça em decorrência do uso de capacetes e chapéus.

Dermatoses por agentes de natureza física

Calor

✓ *Queimaduras*

As queimaduras por calor são classificadas em:

- **Térmicas:** podem ocorrer com temperaturas a partir de 44ºC, tanto no ambiente doméstico quanto no de trabalho. Elas podem ser consequência do contato direto com chamas e radiação infravermelha, ou de exposição acidental a fontes emissoras de raios *laser*. Essas lesões são classificadas em 1º, 2º e 3º graus a depender de sua profundidade e podem ser simples, moderadas ou graves.
- **Elétricas:** são decorrentes do calor ou do contato direto com a eletricidade, a depender de fatores como voltagem, espessura da pele e duração do contato. As de baixa voltagem (abaixo de 1.000 V) podem causar sintomas leves, como dor local, parestesia leve, eritema da pele, mal-estar e letargia; entretanto, se a corrente elétrica passou pela porção superior do tronco, é necessário realizar um eletrocardiograma (ECG) e prosseguir com as orientações de acordo com as alterações apresentadas.[5] As de alta voltagem (acima de 1.000 V) são graves e destroem os tecidos expostos, evoluindo para necrose de áreas mais profundas, mas sua penetração pode seguir trajetos de vasos ou nervos e causar danos tardios, como a ruptura de vasos, semanas após o ocorrido. A frequência de óbito é alta.[6]

✓ *Miliária*

Miliária é a retenção sudoral em glândula sudorípara obstruída por consequência de calor ambiental elevado. Melhorar as condições de ventilação no ambiente e diminuir a temperatura são as condutas mais importantes para os casos dessa dermatose.[7]

✓ *Urticária*

As urticárias são classificadas em:

- **Pelo calor:** forma localizada e rara em que surgem urticas em local de exposição à fonte calórica.
- **Colinérgica:** surge após atividades físicas (ocupacionais ou não), tensões emocionais, banhos quentes ou quadros febris. Caracteriza-se pela presença de urticas pequenas e esparsas, circundadas por halo branco e muito pruriginosas. Pode estar presente em qualquer parte do corpo, exceto palmas e plantas. Seu tratamento consiste em uso de anti-histamínicos e afastamento dos agentes causadores.[7]

✓ *Eritema* ab igne

O eritema *ab igne* é causado pela exposição direta e prolongada do tegumento a uma fonte de calor moderado insuficiente para produzir queimaduras. Caracteriza-se por hiperemia reticulada, telangiectasias e melanodermia. Ele pode ocorrer em razão do uso frequente de bolsas de água quente ou da exposição do abdome ou das pernas a fontes calóricas como fogões e lareiras.

Pode acometer trabalhadores de diferentes setores, como sopradores de vidro, cozinheiros, padeiros, ferreiros e outros expostos a fontes de calor. Recentemente, foram descritos casos em que o eritema foi causado pelo contato da pele das coxas com *notebooks*. A suspensão da exposição pode levar a melhora do quadro após semanas ou meses, em todos os casos.[7]

Frio

As reações causadas pelo frio são incomuns no Brasil, mas podem ocorrer em indivíduos que trabalham em ambientes com baixas temperaturas, como em câmaras frias, na produção de gelo ou em frigoríficos. Podem ser observadas diferentes lesões decorrentes do congelamento das extremidades, como fenômeno de Raynaud, púrpuras, oclusões vasculares e cianose.[7]

✓ *Urticária ao frio*

Denomina-se urticária ao frio o surgimento de urticas ou eritema após exposição ao frio. Classicamente, as lesões propriamente ditas aparecem após leve aumento da temperatura corporal. Sabe-se, ainda, que essa afecção pode estar associada a doenças sistêmicas.[7]

✓ *Eritema pérnio ou perniose*

O eritema pérnio é uma afecção inflamatória que acomete derme e tecido celular subcutâneo em decorrência da exposição ao frio em indivíduos suscetíveis. Apresenta-se como eritema cianótico e edema frio nas áreas atingidas, podendo ser difuso ou apresentar-se como pápulas e nódulos eritematosos dolorosos.[7] Sua ocorrência pode estar relacionada com doenças sistêmicas, como o lúpus eritematoso sistêmico, e com a infecção pandêmica pelo SARS-CoV-2, vivenciada recentemente.

Radiações ionizantes

✓ Radiodermatites

Denominam-se radiodermatites alterações da pele, agudas ou crônicas, decorrentes da exposição a elementos radioativos, principalmente raios X, raios gama ou partículas ionizantes (elétrons, nêutrons e prótons).

No âmbito ocupacional, há diversas atividades que demandam contato com esses elementos, como as áreas de cuidados com a saúde (radioterapia e diagnósticos), de defesa e a indústria nuclear (mineração e enriquecimento de urânio, fabricação de combustíveis nucleares, operação de reatores).

Sua forma aguda ocorre durante a exposição ou após alguns dias, conforme a dose, e se assemelha a uma queimadura por exposição solar (eritema e edema local com posterior hiperpigmentação). Por sua vez, a forma crônica surge meses ou anos após a exposição, manifestando-se com atrofia da pele, hiperpigmentação irregular, telangiectasias e alopecia no local. Úlceras ou queratoses podem surgir e evoluir para carcinoma espinocelular ou, raramente, basocelular.[8] O acompanhamento clínico dos indivíduos expostos é fundamental para instituir tratamentos precoces.

✓ Câncer de pele ocupacional

O câncer de pele é o tipo de câncer mais comum em nosso país. É provável que os casos ocupacionais sejam mais frequentes do que se reconhece atualmente, pois há grande dificuldade de realizar estudos para se estabelecer sua ocorrência. Uma metanálise conseguiu determinar que trabalhadores expostos à radiação ultravioleta (UV) têm quase o dobro de risco de desenvolver carcinoma espinocelular (CEC) e pelo menos 43% mais chances de desenvolver carcinoma basocelular (CBC), quando comparados a trabalhadores sem exposição ocupacional a essa radiação.[9,10]

Embora a maioria dos casos ainda não esteja relacionada ao trabalho, as causas de câncer de pele relacionadas à ocupação já são bem-estabelecidas.

Exposições ocupacionais de risco

As exposições ocupacionais de risco são:

- **Agentes químicos:** os principais representantes desse grupo são os hidrocarbonetos policíclicos aromáticos (HPA) presentes em quantidades baixas nos óleos minerais lubrificantes. A exposição crônica a esses óleos pode causar ceratoses e evoluir para um carcinoma espinocelular, principalmente na região escrotal. O teor dessas substâncias cresce de forma desproporcional nos óleos usados, por conta da ação do calor e de outros fatores, representando perigo potencial para trabalhadores expostos a eles, como os mecânicos de manutenção.
- **Agentes físicos:** podem ser citadas a radiação ultravioleta, principalmente de origem solar, em trabalhadores com ocupações externas; radiação ultravioleta de fontes artificiais, como as cabines de bronzeamento artificial; radiação ionizante proveniente de substâncias radioativas; e raios X.

Tipos mais comuns

Por sua vez, os tipos mais comuns de câncer de pele são:[11]

- **Câncer de pele não melanoma (CPNM):** é o tipo mais frequente de câncer de pele. Ocorre em áreas expostas, como o segmento cefálico e cervical. A exposição à radiação ultravioleta é o principal fator de risco para esse câncer, pois danifica a pele e promove o aparecimento do câncer. A lesão clínica inicial pode se apresentar como um nódulo eritematoso firme ou uma placa hiperceratósica que sangra espontaneamente, e não desaparece ou cicatriza após algumas semanas. O tratamento desse tipo de câncer de pele é realizado com cirurgia, obtendo-se sucesso na maioria das vezes.
- **Melanoma:** tem origem nos melanócitos (células produtoras de melanina). É mais raro e agressivo que outros tipos, que pode causar metástases e ser fatal. Seus sinais mais comuns são o aparecimento de um nevo novo ou uma mudança do padrão de um preexistente, como bordas irregulares, presença de mais de uma cor, sangramento ou prurido na lesão. O tratamento cirúrgico é a opção nesses casos e pode ser curativo se realizado nos estágios iniciais da doença. Embora não seja o único, a exposição à radiação ultravioleta é um dos fatores de risco para seu desenvolvimento.

Grupos de risco

Os trabalhadores que exercem tarefas ao ar livre são mais vulneráveis a desenvolver câncer de pele. Merecem destaque os trabalhadores agrícolas, da construção civil, jardineiros, profissionais que realizam atividades externas, carteiros, vendedores ambulantes, prestadores de serviços públicos (concessionárias de energia, de saneamento etc.) e pilotos de avião.

As características individuais dos profissionais, como fototipo baixo (pele que dificilmente bronzeia e queima com facilidade), olhos claros e elevado número de nevos melanocíticos, também são fatores de risco.[12]

Medidas preventivas

A prevenção desses cânceres é feita com:

- Uso de cobertura física, como roupas de manga comprida e chapéu cobrindo orelhas e região cervical posterior.
- Preferência, sempre que possível, por áreas com sombra para o trabalho e os momentos de descanso.
- Alteração do horário de trabalho a fim de evitar os picos de incidência de raios ultravioleta.
- Uso de filtro solar com fator de proteção solar (FPS) 30 ou superior, com reaplicação a cada 3 horas ou antes, se a sudorese for intensa. Esta medida pode ser difícil de ser implementada a depender da atividade.
- Vigilância da pele por meio de visita anual ao médico para controle de lesões antigas ou avaliação de novas.

Promoção da saúde

O maior desafio com relação a esse tema é a dificuldade de realizar estudos para se estabelecer a real ocorrência (incidência e/ou prevalência) de casos relacionados ao trabalho e mensurar a dimensão do problema. Isso decorre, em parte, da subnotificação, mas também tem relação com a dificuldade de determinar o que se trata de exposição a radiação ultravioleta ocupacional e não ocupacional. Muitas vezes, a exposição ocupacional à radiação ultravioleta é negligenciada.[13,14]

Nesse cenário, o papel do médico do trabalho é de extrema importância. Entre suas ações, estão:

- Informar aos trabalhadores o real risco de câncer de pele relacionado à radiação ultravioleta e à exposição a agentes químicos.
- Identificar fatores de risco individuais de cada profissional e potenciais situações de exposições aos agentes causadores de câncer de pele.
- Reforçar nas consultas as medidas de prevenção de fotoproteção, como uso de filtro solar, roupas mais adequadas e até aspectos comportamentais.

Por fim, também é relevante documentar os casos de câncer de pele relacionados às diferentes ocupações.

Radiação não ionizante por ultravioleta

Ver texto referente aos agentes físicos.

Dermatoses por agentes de natureza biológica

Ver Capítulo 20 deste livro.

Dermatoses por agentes de natureza química

Queimaduras químicas[15]

Queimaduras químicas ocorrem em consequência do contato com produtos químicos que causam destruição celular, levando a sua inviabilidade e, portanto, à necrose tecidual. Essa ação corrosiva dos agentes depende de suas propriedades químicas, da concentração, do pH, da temperatura, de sua solubilidade na água e nos lípides, da duração do contato e também da região do corpo onde ocorre o contato (grandes dobras são mais suscetíveis, assim como locais em que há lesões prévias).

As localizações mais comuns na pele são face e pescoço, bem como as mãos. A pele não é, no entanto, a única estrutura que pode ser afetada. Locais como olhos, lábios, cavidade oral, esôfago, septo nasal, glote e pulmões também podem sofrer esse tipo de queimadura.

Clinicamente, observam-se eritema, bolhas, erosões, úlceras e necrose circundados por eritema. Em geral, esse quadro surge imediatamente, mas agentes como fenóis, ácido fluorídrico e gás mostarda (*bis(2-chloroethyl) sulfide*) podem causar reações somente várias horas ou mesmo um dia após o contato. Além disso, compostos como fenol, cresol e clorocresol podem penetrar na pele facilmente e causar danos nos nervos periféricos, resultando em hipoestesia ou anestesia local.

O tratamento depende da substância química envolvida e da extensão da lesão. Algumas vezes, não são necessárias intervenções em unidades de queimados. O treinamento constante dos trabalhadores de setores com risco de exposição a essas substâncias é fundamental para a realização das medidas iniciais, assim como o acesso aos primeiros socorros e o planejamento das medidas pela equipe de saúde e de segurança.

As medidas preventivas devem se basear nos dados contidos na Ficha de Informações de Segurança de Produtos Químicos (FISPQ), ou Ficha de Dados de Segurança (FDS), correspondente a cada produto utilizado na indústria.

Câncer de pele

Ver item "Câncer de pele ocupacional".

Acne[16,17]

A elaioconiose, ou acne dos óleos, decorre da exposição prolongada a esses agentes, que leva a hiperqueratose folicular reativa e consequente retenção de sebo. Os passos seguintes são a inflamação local com formação de pústulas e a formação de lesões furunculoides e abscessos, a depender das características de cada indivíduo. As lesões predominam nas áreas expostas, como região dorsal das mãos e antebraços. Podem surgir lesões também no abdome, coxas e nádegas, quando se sobrepõe o uso de roupas impregnadas de óleo. Os produtos mais implicados nesse processo são os óleos de corte, principalmente os insolúveis e os de refrigeração semissintéticos.

O tratamento da elaioconiose envolve medidas de higiene pessoal e da área de trabalho, sendo esta última a mais importante. A intervenção medicamentosa é semelhante à aplicada na acne vulgar, com uso de medicamentos tópicos (peróxido de benzoíla ou tretinoína) ou, em casos mais graves, sistêmicos (derivados da tetraciclina, isotretinoína).

A cloracne resulta da exposição ambiental aos hidrocarbonetos halogenados aromáticos. A presença de manifestações cutâneas é um marcador do contato com esses agentes, independentemente se ela ocorreu através da pele (mais comum), por inalação ou por ingestão. A exposição pode ser ocupacional, por consequência de acidentes em áreas industriais e contato com lixo industrial, pesticidas e herbicidas na agricultura, ou não ocupacional, por contato com alimentos contaminados. Um exemplo clássico de exposição não ocupacional foi a contaminação ambiental que ocorreu com a explosão de uma indústria química na cidade de Seveso (Itália), em 1976.

Os agentes mais relacionados à cloracne são as chamadas dioxinas, resultantes de processos industriais que utilizam o cloro. Isso ocorre na manufatura de herbicidas, papel e branqueadores de celulose e nas indústrias metalúrgicas, incluindo fundição de cobre e fornos elétricos das siderúrgicas e da incineração de lixo. O chamado "Agente Laranja" (tetraclorodibenzo-*p*-dioxina [TCDD]), usado durante a guerra do Vietnã, é uma das dioxinas mais tóxicas para os seres humanos.

As manifestações cutâneas da cloracne incluem múltiplos comedões fechados e cistos cor de palha que se acumulam nas regiões malares e retroauriculares, poupando a região do nariz. Lesões inflamatórias são raras, o que a diferencia da acne vulgar. Outras manifestações incluem: pele seca, hiperpigmentação da face, envolvimento das glândulas meibomianas nos olhos, hipertricose das regiões temporais e queratodermia *punctata* palmoplantar. Já as manifestações não cutâneas incluem alteração da função hepática, hipertrigliceridemia, hipercolesterolemia, fraqueza generalizada, perda de peso, imunodepressão, aumento do risco de diabetes e doença cardiovascular e várias alterações hormonais e do sistema nervoso. Há, ainda, efeito teratogênico e tóxico para o feto.

O quadro tende a se resolver lentamente após a suspensão da exposição e sua duração reflete a gravidade da doença, podendo se prolongar por meses a anos. As substâncias causadoras da cloracne são altamente lipofílicas e têm meia-vida longa.

Os tratamentos medicamentosos costumam ser pouco satisfatórios, mas podem ser empregadas medicações tópicas, como a tretinoína. O uso oral de isotretinoína só deve ser realizado por médicos experientes, pois o paciente com cloracne apresenta alterações hepáticas e hiperlipidemia.

Por fim, quadros de acne também podem ser causados por agentes físicos e mecânicos.

Dermatite de contato

Dermatite de contato (DC) é definida como uma reação inflamatória cutânea causada pelo contato com agentes externos. Esse tipo de reação é muito frequente, podendo ter origem ocupacional ou em outras atividades. É responsável por 90% a 95% das dermatoses relacionadas ao trabalho.

Tipos

✓ *Dermatite de contato por irritação*

A dermatite de contato por irritação (DCI) ocorre pelo contato direto com agentes externos irritantes (químicos ou físicos) que ativam a imunidade inata, sem necessidade de sensibilização prévia. Representa a principal forma de dermatite de contato e é mais comum em indivíduos cujos trabalhos envolvem lavagens excessivas das mãos ou contato repetitivo da pele com água, alimentos e outros irritantes (p. ex., trabalhadores da limpeza, trabalhadores da área de saúde, cozinheiros e cabeleireiros).[18]

Diversos fatores endógenos e exógenos contribuem para o seu desenvolvimento e, na maioria dos casos, ela é multifatorial. Os principais fatores predisponentes relacionados ao hospedeiro são idade, sexo, área corporal, presença de atopia e predisposição genética. Com relação aos fatores externos, podem influenciar:

propriedades químicas e físicas da substância irritante (tamanho da molécula, estado de ionização, lipossolubilidade, volume, concentração), modo de exposição (duração, periodicidade) e condições ambientais (temperatura e umidade).[19,20]

Os principais mecanismos fisiopatológicos envolvidos na dermatite de contato por irritação são: quebra da barreira cutânea, alteração celular epidérmica e liberação de mediadores inflamatórios.

O quadro clínico típico é de eczema agudo ou crônico limitado à área de contato. De acordo com o tipo de resposta inflamatória e as características do irritante e da exposição, a forma clínica da dermatite de contato por irritação pode variar.[20] Há substâncias que são irritantes primários absolutos (fortes), com ação cáustica, como os ácidos (p. ex., sulfúrico, clorídrico, nítrico) e álcalis (p. ex., hidróxido de sódio, hidróxido de potássio, óxido de cálcio). As lesões cutâneas surgem imediatamente após o contato com esses irritantes, que, em geral, é acidental. As reações são agudas e se caracterizam por eritema, edema, descamação, vesículas e exsudação, podendo haver bolhas, necrose e ulceração ("queimadura química").[19]

Já as substâncias com menor poder irritante são classificadas como irritantes primários relativos (fracos). A dermatite causada pelo contato com essas substâncias é mais comum e ocorre após exposições repetidas ao agente. O quadro cutâneo é crônico e pode surgir anos após o início do contato. São exemplos desses agentes: água, detergentes, surfactantes, alguns tipos de solventes, alimentos, fluidos corporais (como urina, fezes e saliva), metais, fibras de vidro e papel (Quadro 34.1).

Quadro 34.1. Principais irritantes e seus mecanismos de ação[19]

Substâncias	Mecanismos
Detergentes	• Solubilização e/ou desorganização da barreira lipídica e do fator natural de hidratação do estrato córneo (FNH) • Desnaturação proteica • Toxicidade para as membranas celulares
Ácidos	• Desnaturação proteica • Citotoxicidade
Álcalis	• Desnaturação da barreira lipídica • Citotoxicidade por edema celular
Óleos	Desorganização da barreira cutânea
Solventes orgânicos	Solubilização da barreira de lípides
Oxidantes	Citotoxicidade
Agentes redutores	Ceratólise
Água	Se a barreira está interrompida, ocorre citólise por edema das células epidérmicas

Geralmente, a dermatite se manifesta com eritema, liquenificação, hiperqueratose e fissuras. Um exemplo são os eczemas crônicos das mãos, que afetam principalmente trabalhadores submetidos a umidade e em contato com detergentes e sabonetes (p. ex., profissionais de limpeza e manipulação de alimentos, que têm contato direto com água por mais de duas horas consecutivas ou 20 ou mais vezes durante o dia). As polpas digitais são os locais de maior acometimento nesse grupo, mas o processo pode se estender para os dedos e o dorso das mãos e para os punhos, geralmente poupando as palmas. É comum a associação da dermatite de contato por irritação das mãos com dermatites de outras etiologias, como a alérgica de contato, já que a perda da barreira epidérmica aumenta a chance de sensibilização a alérgenos.[21]

✓ *Dermatite alérgica de contato*

A dermatite alérgica de contato (DAC) é outro subtipo da dermatite de contato. Corresponde à reação imunológica do tipo IV, com a formação de linfócitos T específicos contra a substância contactante.

Nesses casos, os eventos imunológicos são mais complexos do que ocorre na dermatite de contato por irritação. Eles podem ser divididos em três etapas: indução ou sensibilização (via aferente), elicitação (via eferente) e resolução. Embora sejam descritas separadamente, essas etapas podem ocorrer concomitantemente.[22]

A sensibilização ocorre em aproximadamente 15 dias, quando se formam alguns clones de linfócitos T. Geram-se, assim, células de memória resultantes da sensibilização. Meses ou até anos depois, se houver contato posterior com a substância, essas células T serão as responsáveis pelas reações.

A manifestação clínica mais comum é o eczema, que se apresenta em fases aguda (eritema, edema e vesículas), subaguda (exsudação, devido ao rompimento das vesículas e formação de crostas) ou crônica (liquenificação). As principais localizações são as áreas do corpo com maior exposição aos materiais presentes no ambiente, como mãos, face, pescoço, pés e tronco. O quadro clínico pode ser indistinguível da dermatite de contato por irritação, porém sabe-se que na dermatite alérgica de contato as lesões podem ultrapassar o local do contato inicial e se estender para áreas distantes pelo fenômeno de autossensibilização.

O Quadro 34.2 mostra exemplos de alérgenos causadores de dermatite alérgica de contato ocupacional e algumas das possíveis atividades laborais associadas à ocorrência desse agravo.[30]

Quadro 34.2. Alérgenos associados à dermatite alérgica de contato ocupacional e possíveis atividades relacionadas a sua exposição

Alérgenos	Atividades relacionadas
Sulfato de níquel e cloreto de cobalto	• Indústria de niquelação • Indústria eletrônica • Profissionais da saúde com exposição a implantes ortopédicos e dentários
Bicromato de potássio	• Indústria de cromação • Indústria de couro • Pedreiros (cimento)
Resina tolueno-sulfonamida-formaldeído	Manicure (esmaltes)
Parafenilenodiamina	• Cabeleireiros (tinturas de cabelos) • Indústria de corantes de tecidos e couro
Isotiazolinonas	• Indústria de cosméticos • Cabeleireiros e esteticistas • Profissionais de limpeza • Pintores (tintas à base de água)
Acrilatos	• Manicures e esteticistas (unhas artificiais) • Profissionais do ramo da Ortopedia (cimento das próteses)
Resina epóxi	• Trabalhadores da construção civil (pintores e azulejistas) • Indústria eletroeletrônica • Indústria automobilística • Indústria aeronáutica
Agentes de vulcanização da borracha (carba-mix, tiuram-mix, PPD-mix, hidroquinona)	• Trabalhadores da saúde • Indústria de produtos de borracha
Fragrâncias (perfume-mix, bálsamo do Peru)	• Indústria de cosméticos • Cabeleireiros e esteticistas • Profissionais de limpeza • Jardineiros
Propilenoglicol	• Indústria de cosméticos e alimentos • Indústria automotiva
Colofônia	• Indústria eletrônica • Indústria de móveis e de papel • Carpintaria
Formaldeído	• Indústria têxtil • Indústria de cosméticos e produtos de limpeza • Indústria de papel, adesivos e alimentos • Trabalhos envolvendo fumaça
Glutaraldeído	Trabalhadores da saúde (soluções antissépticas)
Clorexidina	Trabalhadores da saúde (soluções antissépticas)
Nitrofurazona	Profissionais do ramo veterinário

Principais agentes

✓ Cimento

O cimento é utilizado em edificações e obras de engenharia, sendo manipulado por trabalhadores da construção civil. O contato com o cimento em pó e úmido pode causar quadros clínicos cutâneos com manifestações variáveis. A reação mais comum é uma dermatite de contato por irritação, mas também pode ocorrer dermatite alérgica de contato, ou mesmo a associação de ambas.[23]

A dermatite de contato por irritação decorre do efeito abrasivo que o pH alcalino do cimento tem sobre a camada córnea, comprometendo o manto lipídico.

Por sua vez, a dermatite alérgica de contato provocada pelo cimento se relaciona com a presença de contaminantes, principalmente o cromo hexavalente. Estima-se que a prevalência da dermatite alérgica ao cromo entre trabalhadores da construção civil seja de 10%. Além disso, agentes como o cobalto e o níquel também podem causar sensibilização. Por se tratar de uma reação de hipersensibilidade tardia, o retorno à atividade promove recidiva do quadro e a manutenção da exposição determina a cronificação do eczema. Assim, o prognóstico da dermatite alérgica de contato com o cromo presente no cimento é reservado, podendo perdurar mesmo após o afastamento do trabalho, acarretar consequências econômicas e comprometer a qualidade de vida do trabalhador. Como medida de prevenção, sabe-se que a adição de sulfato ferroso ao cimento reduz o cromo hexavalente a trivalente, que tem menor capacidade de penetrar a epiderme e causar sensibilização. Não há dados, no entanto, sobre a realização de rotina dessa medida no Brasil.[24]

✓ Borracha

A borracha é constituída por monômeros de hidrocarbonetos que, no processo de polimerização, se unem e formam longas cadeias de alto peso molecular. Esse processo de ligação é chamado de vulcanização. Ele ocorre na presença de determinadas substâncias químicas, como os agentes aceleradores, retardadores e antioxidantes. Várias das substâncias químicas utilizadas nesse contexto são potencialmente causadoras de dermatite alérgica de contato, como os aceleradores dos grupos tiuram, mercapto e carbamatos, além dos antioxidantes do grupo da parafenilenodiamina.[25,26]

Muitos casos de dermatite alérgica têm sido causados mesmo com o uso de equipamentos de proteção individual (EPI). Os principais fatores associados são: uso em áreas com dermatoses prévias, tamanho inadequado, sudorese (facilita a penetração do alérgeno), e EPI em condições inadequadas (facilita a penetração de substâncias). A substituição da borracha por material similar (cloreto de polivinila [PVC], neoprene, vinil ou nitrila) é de suma importância.[27]

✓ *Resina epóxi*

Os sistemas de resina epóxi estão entre os principais causadores de dermatite alérgica de contato de origem ocupacional. Eles são compostos por resina, endurecedores e diluentes, todos com capacidade de desencadear dermatite alérgica. No processo de manufatura da resina epóxi, ela é polimerizada por meio da adição de agentes de cura em temperatura ambiente ou em altas temperaturas. Esses agentes funcionam como catalisadores para aumentar a velocidade de polimerização, tornando-as duras, inertes e sem capacidade de danos para a pele ao final desse processo. A principal resina desse grupo é o éter diglicidílico de bisfenol A (DGEBA-R), resultante da reação entre o bisfenol A e a epicloridrina.[28]

Desde os anos 1940, a resina epóxi é utilizada na construção civil e atualmente também nas indústrias eletroeletrônica, automobilística e aeronáutica. No setor industrial, os trabalhadores mais sensibilizados são os produtores de máquinas elétricas, aeronaves, eletrônicos, equipamentos de esporte, tinturas, coberturas e impressão em 3D. No ramo da construção civil, pintores, azulejistas (Figura 34.1) e aplicadores de pisos de epóxi são os mais acometidos.[29]

Entre os agentes de cura, encontram-se vários sensibilizantes e irritantes. Muitos atuam como aeroalérgenos, por apresentarem baixo peso molecular, podendo causar lesões nas áreas expostas (face, região pré-esternal e pescoço), em decorrência do desprendimento de vapores durante o processo de cura.

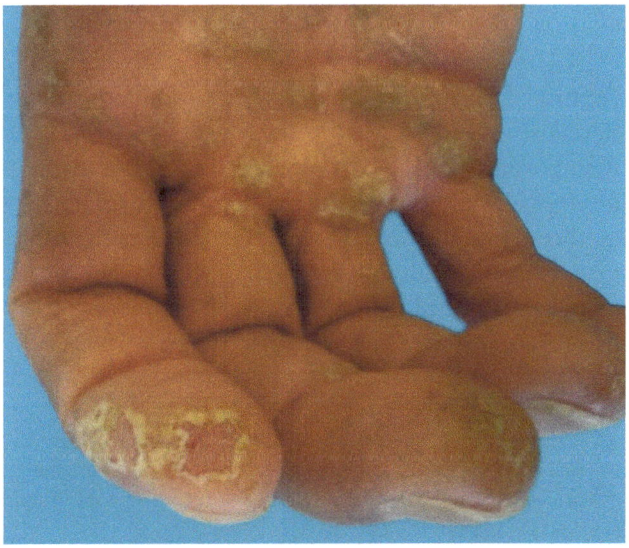

Figura 34.1. Dermatite alérgica de contato na mão de trabalhador que utilizava resina epóxi para o acabamento de pisos.

Fonte: Imagem cedida pela Clínica de Dermatologia da Santa Casa de São Paulo.

✓ *Cosméticos*

A indústria cosmética tem apresentado crescimento nos últimos anos em todo o mundo. Como consequência, há também um grande número de trabalhadores do ramo, como esteticistas e cabeleireiros, com dermatite alérgica de contato de origem ocupacional. Os principais sensibilizantes presentes em produtos cosméticos são as fragrâncias, os conservantes (p. ex., metilisotiazolinona – Figura 34.2), a resina tolueno-sulfonamida-formaldeído (presente em esmaltes de unhas) e a parafenilenodiamina (presente nas tinturas de cabelos).

Diagnóstico[19,31]

O diagnóstico das dermatites de contato é feito por meio de anamnese detalhada, exame clínico e testes de contato (epicutâneos).

Os testes de contato são utilizados para investigar a etiologia da dermatite alérgica de contato, mas não há testes específicos para a dermatite de contato por irritação. Eles são uma ferramenta *in vivo* que reproduz a fase de elicitação da dermatite alérgica. Os resultados

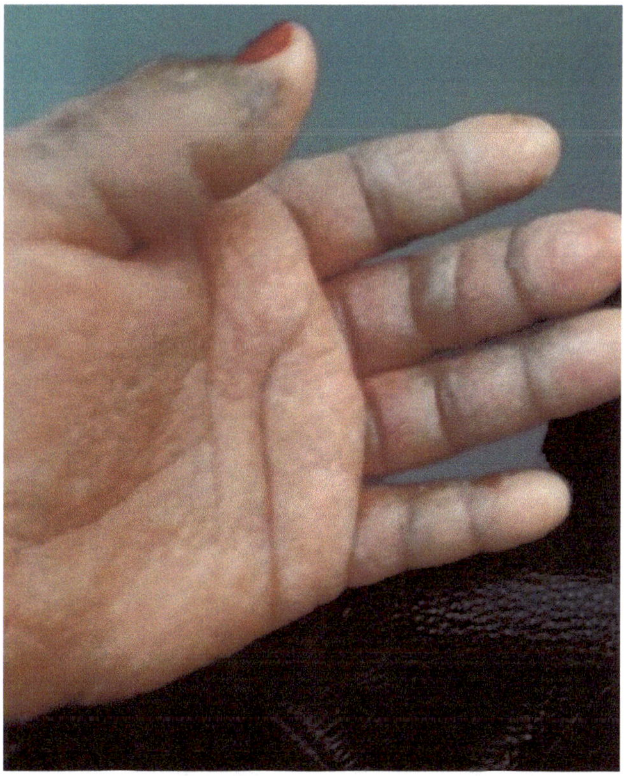

Figura 34.2. Dermatite alérgica de contato (fase aguda) na mão de massoterapeuta com teste epicutâneo positivo para o conservante metilisotiazolinona, presente no creme utilizado para massagem.

Fonte: Imagem cedida pela Clínica de Dermatologia da Santa Casa de São Paulo.

dependem de indicação, técnica correta e interpretação dos resultados, por isso devem ser aplicados por dermatologista treinado para realizá-lo. Esse profissional também tem conhecimento dos diagnósticos diferenciais com outras dermatoses necessário para a condução adequada dos casos.

Para ser submetido aos testes de contato, o paciente deve estar fora da fase aguda do eczema no momento de aplicação. As substâncias utilizadas nas baterias de testes são sensibilizantes comuns. Na bateria padrão preconizada pelo Grupo Brasileiro de Estudos em Dermatite de Contato, constam 30 elementos de uso frequente no país. A pesquisa é iniciada com a aplicação da bateria padrão e depois pode sera complementada com alérgenos específicos, caso necessário.

O teste é aplicado no dorso alto com a utilização de contensores (fitas adesivas com câmaras de papel, alumínio ou plástico) que são mantidos por 48 horas. Após esse período, os contensores são retirados, como mostrado na Figura 34.3, e uma primeira leitura é realizada. A segunda leitura é realizada 96 horas após a aplicação inicial.

O International Contact Dermatitis Research Group (ICDRG) estabeleceu os padrões de classificação, métodos e nomenclatura para o teste de contato. Nem sempre é fácil interpretar a resposta (relevância). Um resultado positivo não confirma que o alérgeno é a causa da dermatite, pois o quadro pode estar relacionado com a dermatose atual ou com uma anterior, ou ainda não ter relevância nenhuma para a dermatose em questão. Assim, o ponto mais importante dos testes de contato é o estabelecimento da relevância, para o que são necessários conhecimento técnico sobre o teste e o conhecimento sobre os setores de trabalho da empresa (área de atuação do médico do trabalho).

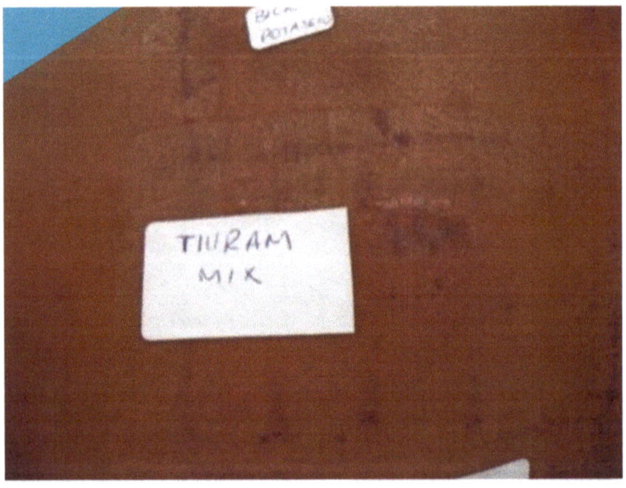

Figura 34.3. Teste de contato positivo com o agente da vulcanização da borracha.

Fonte: Imagem cedida pela Clínica de Dermatologia da Santa Casa de São Paulo.

Tratamento[19]

A terapêutica adequada da dermatite de contato inclui o afastamento do agente de risco responsável, o restabelecimento da barreira cutânea e o tratamento das lesões ativas.

Devem ser oferecidas alternativas ao trabalhador para evitar o contato com a substância em questão, como a substituição dos produtos que contêm o irritante ou alérgeno, EPI adequado, redução do tempo de contato com água e irritantes e uso de cremes hidratantes.[31] Os hidratantes favorecem o restabelecimento da camada córnea, ajudando na manutenção da integridade da pele e evitando a penetração de agentes irritantes e sensibilizantes.

O tratamento das lesões ativas e a terapêutica a ser utilizada dependem da intensidade do quadro clínico e da fase do eczema. Corticosteroides (tópicos e sistêmicos) são as principais medicações utilizadas para controle dessa dermatose e devem ser indicados de acordo com a intensidade e a localização das lesões. Os imunomoduladores (pimecrolimo e tacrolimo) são utilizados para casos crônicos que necessitam do uso de medicações por tempo prolongado, já que não possuem os efeitos colaterais da corticoterapia. Fototerapia, ciclosporina e metotrexato são opções para casos de difícil controle.

Assim que o tratamento das lesões ativas permitir o controle do quadro clínico, o paciente pode ser submetido aos testes de contato para investigação etiológica. É importante que haja um acompanhamento multidisciplinar e próximo entre médicos dermatologistas e médicos do trabalho, de forma a estabelecer nexo causal com a atividade ocupacional do paciente e, assim, realizar a condução adequada dos casos.

Referências

1. Garçon-Michel N, Paul M, Loddé B, Roguedas-Cotios AM, Mysery L. Consultation spécialisée de dermatologie professionnelle: bilan de cinq ans d'activité: place de l'atopie. Ann Dermatol Venereol. 2010;137:681-7.
2. Plombom GY, Oliveira MS, Tabushi FL, Kassem AJ, Purim KSM, Nisihara RM. Análise epidemiológica das dermatoses ocupacionais notificadas no Brasil no período de 2007 a 2012. An Bras Dermatol. 2016;91(6):732-6.

3. Rutherford A, Glass II DA, Savory S. Dermatology in orbit: anticipating skincare requirements in the space age. J Am Acad Dermatol. 2022;87:1223-4.
4. Rivitti EA. Pele normal: anatomia e fisiologia. In: Rivitti EA. Dermatologia de Sampaio e Rivitti. 4. ed. São Paulo: Artes Médicas; 2018.
5. Bjørnsen LP, Svendsen TB, Baerheim D, Dale J, Vesterfjell SP, Ofstad EH, et al. Low-voltage electric shock: proposed new recommendations. Tidsskr Nor Laegeforen. 2022;142(4).
6. Goyal D, Jagne N, Dhiman A, Patil V, Rattan A. High voltage electrical injuries: outcomes & 1-year follow-up from a level 1 trauma centre. Int J Burns Trauma. 2021;11(2):115-22.
7. Uter W, Kanerva L. Physical causes: heat, cold, and other atmospheric factors. In: John SM, Johansen JD, Rustemeyer T, Elsner P, Maibach HI, eds. Kanerva's occupational dermatology. Switzerland: Springer Nature; 2020. p. 467-79.
8. Garg S, Gawkrodger DJ. Ionizing radiation. In: John SM, Johansen JD, Rustemeyer T, Elsner P, Maibach HI, eds. Kanerva's occupational dermatology. Switzerland: Springer Nature; 2020. p. 1179-87.
9. Schmitt J, Seidler A, Diepgen TL, Bauer A. Occupational ultraviolet light exposure increases the risk for the development of cutaneous squamous cell carcinoma: a systematic review and meta-analysis. Br J Dermatol. 2011;164(2):291-307.
10. Bauer A, Diepgen TL, Schmitt J. Is occupational solar ultraviolet irradiation a relevant risk factor for basal cell carcinoma? A systematic review and meta-analysis of the epidemiological literature. Br J Dermatol. 2011;165(3):612-25.
11. Health and Safety Executive. Cancer and construction: skin cancers. Disponível em: https://www.hse.gov.uk/construction/healthrisks/cancer-and-construction/skin-cancers.htm. (Acesso em: 14 jul. 2023.)
12. Health and Safety Executive. Skin at work: outdoor workers and sun exposure. Disponível em: https://www.hse.gov.uk/skin/sunprotect.htm. (Acesso em: 14 jul. 2023.)
13. Ulrich C, Salavastru C, Agner T, Bauer A, Brans R, Crepy MN, et al. The European Status Quo in legal recognition and patient care services of occupational skin cancer. J Eur Acad Dermatol Venereol. 2016;30(Supl 3):46-51.
14. Alfonso JH, Sandvik A, John SM. Occupational skin cancer: sweeping the path to prevention. Occupational Medicine. 2017;67(5):328-30.
15. Chiang A et al. Chemical burns. In: John SM, Johansen JD, Rustemeyer T, Elsner P, Maibach HI, eds. Kanerva's occupational dermatology. Switzerland: Springer Nature; 2020. p. 139-50.
16. Wattanakrai P, Taylor JS. Occupational and environmental acne. In: John SM, Johansen JD, Rustemeyer T, Elsner P, Maibach HI, eds. Kanerva's occupational dermatology. Switzerland: Springer Nature; 2020. p. 435-59.
17. Melo PV, Escobar GF. An exuberant case of retentional acne: chloracne. Dermatol Pract Concept. 2022;12(3):e2022128.
18. Lazzarini R, Hafner MFS, Rocha VB, Lorenzini D. Eczemas. In: Bonamigo RR, Beber AAC, Ritter CG, Heck R (Eds). Dermatology in public health environments: a comprehensive textbook. 2 ed. Switzerland: Springer; 2023. p. 487-518.
19. Duarte I, Lazzarini R, Hafner MFS, Monteiro N. Dermatite de contato. In: Belda Jr W, di Chiacchio N, Criado PR. Tratado de dermatologia. 3. ed. Rio de Janeiro: Atheneu; 2018. p. 203-28.
20. Milam EC, Nassau S, Banta E, Fonacier L, Cohen DE. Occupational contact dermatitis: an update. J Allergy Clin Immunol Pract. 2020;8(10):3283-93.
21. Lampel HP, Powell HB. Occupational and hand dermatitis: a practical approach. Clin Rev Allergy Immunol. 2019;56(1):60-71.
22. Olusegun OA, Martincigh BS. Allergic contact dermatitis: a significant environmental and occupational skin disease. Int J Dermatol. 2021;60(9):1082-91.
23. Kridin K, Bergman R, Khamaisi M, Zelber-Sagi S, Weltfriend S. Cement-induced chromate occupational allergic contact dermatitis. Dermatitis. 2016;27(4):208-14.
24. Melo MDGM, Villarinho ALCF, Leite IDC. Sociodemographic and clinical profile of patients with occupational contact dermatitis seen at a work-related dermatology service, 2000-2014. An Bras Dermatol. 2019;94(2):147-56.
25. Hansen A, Brans R, Sonsmann F. Allergic contact dermatitis to rubber accelerators in protective gloves: problems, challenges, and solutions for occupational skin protection. Allergol Select. 2021;22(5):335-44.
26. Warshaw EM, Hagen SL, DeKoven JG, Zug KA, Sasseville D, Belsito DV, et al. Occupational contact dermatitis in North American production workers referred for patch testing: retrospective analysis of cross-sectional data from the North American Contact Dermatitis Group 1998 to 2014. Dermatitis. 2017;28(3):183-94.
27. Filon FL, Pesce M, Paulo MS, Loney T, Modenese A, John SM, et al. Incidence of occupational contact dermatitis in healthcare workers: a systematic review. J Eur Acad Dermatol Venereol. 2021;35(6):1285-9.
28. Aalto-Korte K, Pesonen M, Suuronen K. Occupational allergic contact dermatitis caused by epoxy chemicals: occupations, sensitizing products, and diagnosis. Contact Dermatitis. 2015;73(6):336-42.
29. Schubert S, Bauer A, Hillen U, Werfel T, Geier J, Brans R; Information Network of Departments of Dermatology. Occupational contact dermatitis in painters and varnishers: data from the Information Network of Departments of Dermatology (IVDK), 2000 to 2019. Contact Dermatitis. 2021;85(5):494-502.
30. Duarte I, Hafner M, Suzuki N. Diagnóstico e tratamento das dermatites de contato ocupacionais. In: Rocha R, Fernandes FC (Orgs.) PROMEDTRAB: Programa de Atualização em Medicina do Trabalho: ciclo 2. Porto Alegre: Artmed Panamericana; 2020. p. 9-58.
31. Hollins LC, Flamm A. Occupational contact dermatitis: evaluation and management considerations. Dermatol Clin. 2020;38(3):329-38.

35

Doenças do Sistema Osteomuscular e do Tecido Conjuntivo Relacionadas ao Trabalho

Eduardo de Melo Carvalho Rocha
Marcelo Riberto
Claudio Cazarini Junior
Nicole Carmona Aching

- Introdução
- Epidemiologia
- Etiologia
- Avaliação clínica
- Afecções musculoesqueléticas em membros superiores relacionadas ao trabalho
- Afecções musculoesqueléticas na coluna lombar relacionadas ao trabalho
- Questionários funcionais

Introdução

A dor relacionada ao trabalho foi descrita pela primeira vez em 1700 por Ramazzini, após a observação de quadros dolorosos nas mãos de escribas e notários, que registravam manualmente as informações de príncipes e senhores. Mais tarde, em especial a partir da Revolução Industrial, com as exigências de metas e produtividade, os quadros clínicos ocasionados por movimentos repetitivos e esforço físico excessivo tornaram-se cada vez mais frequentes.

No Brasil, apenas em 1973, no XII Congresso Nacional de Prevenção de Acidente do Trabalho, foi descrito o primeiro caso de tenossinovite ocupacional em lavadeiras, limpadoras e engomadeiras. À época, foram recomendadas pausas durante o período laboral. A partir de então, os conceitos de lesões por esforços repetitivos (LER) e distúrbios osteomusculares relacionados ao trabalho (DORT) foram estabelecidos no âmbito das doenças relacionadas ao trabalho e, atualmente, o Ministério da Saúde exige sua notificação compulsória.[1]

As LER/DORT são definidas com uma síndrome clínica ocupacional que acomete diversos sistemas, concomitantemente ou não, relacionada a distúrbios osteomusculares e esforço repetitivo. O principal sintoma observado é a dor, podendo haver também perda de força e mobilidade, bem como complicações secundárias à lesão musculoesquelética. Por vezes, esses sintomas resultam em incapacidade funcional temporária ou permanente.[2]

Este capítulo aborda as LER/DORT, apresentando o perfil de morbidade e mortalidade relacionado a elas e seus fatores causais, relacionados ou não ao trabalho. Também são apresentadas estratégias para prevenção e tratamento das principais patologias desse grupo. Por fim, o uso de métodos de avaliação e escalas funcionais disponíveis com o objetivo de facilitar a identificação da capacidade de retorno às atividades também é explicado.

Epidemiologia

As LER/DORT compõem os distúrbios que mais afetam trabalhadores no Brasil. Segundo o Sistema de Informação de Agravos de Notificação (SINAN), do Ministério da Saúde, entre 2006 e 2017 foram notificados 67.599 casos de LER/DORT.[3] Alguns estudos com grupos específicos (p. ex., professores, trabalhadores da saúde e profissionais de administração) mostram que as regiões mais acometidas por esses distúrbios são a coluna vertebral (especialmente lombar), ombros, punhos e mãos.[4,5]

Muitos fatores de risco são citados na literatura, mas os mais comumente encontrados na população que sofre com DORT são: distúrbios do sono, estresse geral, má postura, comorbidades (diabetes melito), sedentarismo e tabagismo.[5] Os fatores relacionados ao trabalho incluem a repetitividade de movimentos, as posturas inadequadas, a falta de pausas e de períodos de recuperação entre as atividades, a vibração, a temperaturas extremas (frio excessivo ou calor excessivo) e umidade e iluminação inadequadas, como descrito no Capítulo 8.

Os valores numéricos da prevalência de LER/DORT variam de acordo com o país, a população estudada e os critérios diagnósticos utilizados. No Brasil, a prevalência de LER/DORT na população economicamente ativa (PEA) é de cerca de 2,5%. Em países europeus, como a Dinamarca e a Finlândia, a prevalência pode chegar a 10% em algumas profissões. Já nos Estados Unidos, estima-se que cerca de 8% da população em idade produtiva apresente algum tipo de distúrbio musculoesquelético relacionado ao trabalho. Todos esses números podem estar subestimados, pois muitos casos não são diagnosticados e notificados.

De acordo com informações divulgadas pelo Instituto Nacional do Seguro Social (INSS), cerca de 1,2 milhão de auxílios por incapacidade temporária (antigo auxílio-doença) foram concedidos no ano de 2018 por causa de doenças osteomusculares em geral, incluindo as afecções dos membros superiores. No histórico do período entre 2012 e 2021, houve um aumento no número de pessoas que receberam benefícios em razão dessas afecções dos membros superiores no Brasil. Em 2012, foram concedidos 148.081 desses benefícios por afecções dos membros superiores, enquanto em 2021 foram concedidos 222.684 por essa mesma causa. Isso representa um aumento de cerca de 50% no número de beneficiários no período.

Cabe ressaltar que nem todos esses casos são necessariamente relacionados às LER/DORT, já que existem outras afecções que podem afetar os membros superiores, como fraturas, lesões traumáticas e doenças degenerativas. O órgão não divulga o número exato de beneficiários por tipo de afecção, o que dificulta uma análise específica das LER/DORT.[3-6] Além disso, é importante considerar que esses números podem ser afetados por diversos fatores, como a economia, a política de concessão de benefícios, as condições de trabalho e o envelhecimento da população.

Nas Figuras 35.1 e 35.2, é possível observar um comportamento relativamente estável na quantidade de casos de LER/DORT notificados ao sistema de saúde, mas o número foi reduzido em 2020, certamente por influência da redução das atividades laborais imposta pelas medidas de distanciamento social decorrentes da pandemia de COVID-19. Quanto ao somatório de dias de afastamento relatados ao controle do DataSUS, percebe-se uma redução gradativa a partir de 2016, porém novamente com acentuação do ritmo de queda em 2020, provavelmente pelo mesmo motivo. Os gráficos indicam uma retomada do ritmo de crescimento das notificações e do somatório dos dias de afastamento a partir de 2021.[3-6]

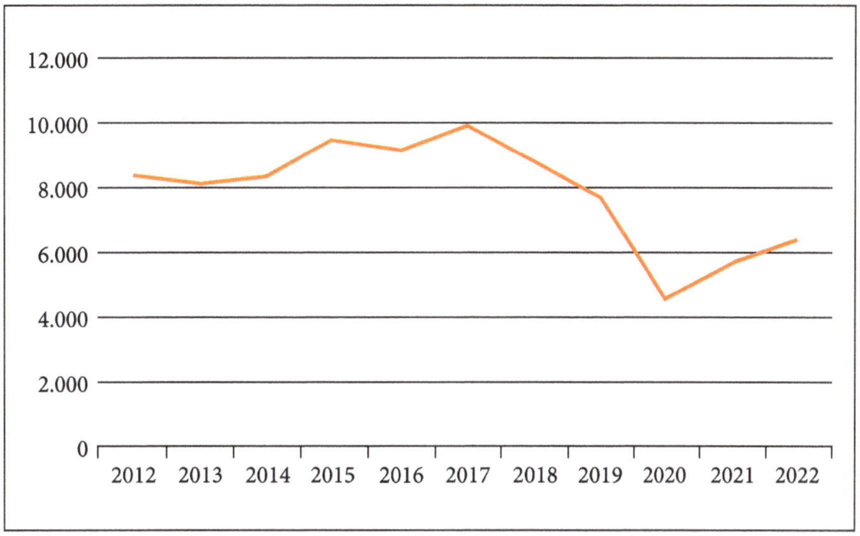

Figura 35.1. Evolução do número de casos de LER/DORT notificados no período de 2012 a 2020. DORT: distúrbios osteomusculares relacionados ao trabalho; LER: lesões por esforços repetitivos.

Fonte: Dados extraídos do DataSUS.

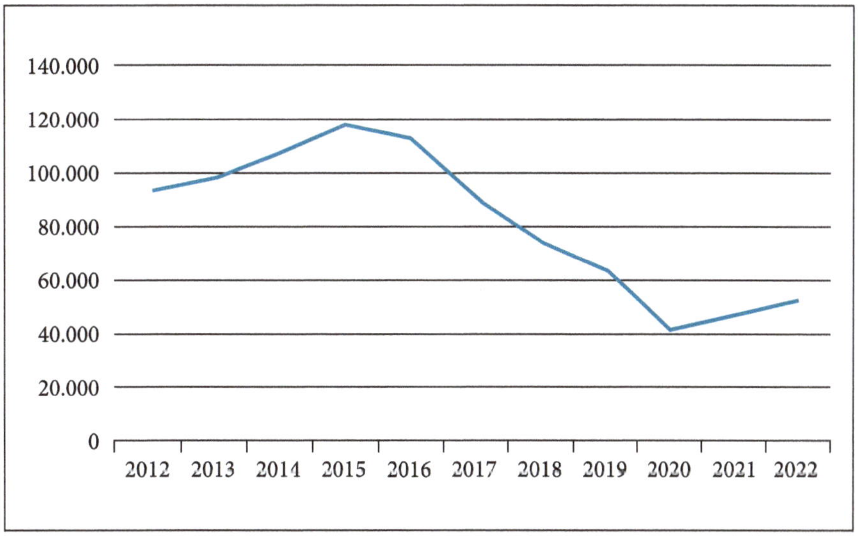

Figura 35.2. Evolução do somatório anual de dias de afastamento em decorrência de LER/DORT no período de 2012 a 2020. DORT: distúrbios osteomusculares relacionados ao trabalho; LER: lesões por esforços repetitivos.

Fonte: Dados extraídos do DataSUS.

Etiologia

Os fatores causais de LER/DORT não são necessariamente diretos, pois há variáveis independentes que podem interagir entre si e, assim, modificar o desfecho clínico. Por isso, os agravos devem ser sempre analisados independentemente e, posteriormente, de forma abrangente, englobando todas as esferas do ser biopsicossocial. Aspectos biomecânicos, cognitivos, sensoriais, afetivos e de organização do trabalho influenciam a síndrome.[1]

Entre os fatores de risco, nota-se que há relação com atividades com repetitividade, esforços excessivos, contrações estáticas, posturas incorretas, compressão contra superfícies rígidas ou pontiagudas, vibração excessiva, frio excessivo e ruído elevado, pois todas levam a uma maior sobrecarga do sistema musculoesquelético, como mostra o Quadro 35.1.[1-8]

Apesar de haver múltiplas etiologias, é possível afirmar que fatores mecânicos estão sempre presentes e se apresentam na queixa principal. O Quadro 35.2 relaciona os principais sintomas e os fatores de risco posturais.[5-8]

Quadro 35.1. Fatores etiológicos de LER/DORT e possíveis consequências

Fator etiológico	Repercussão
Ergonomia do posto de trabalho	Posturas e comportamentos que levam à sobrecarga osteomuscular de forma a causar ou agravar afecções musculoesqueléticas
Exposição a vibração	Efeitos vasculares, musculares e neurológicos que podem gerar edemas, tensão muscular e neuropatias
Exposição ao frio	Lesão direta ao tecido exposto; tensão muscular
Exposição ao ruído	Mudanças de comportamento; tensão muscular
Pressão mecânica localizada	Compressão de tecidos moles, segmentos anatômicos e trajetos nervosos
Posturas extremas e contra a força da gravidade	Sobrecarga articular e miotendínea; diminuição da perfusão tecidual
Carga mecânica musculoesquelética	Aumento da tensão, pressão, fricção, compressão
Carga estática	Aumento da tensão muscular; monotonia psicológica
Invariabilidade da tarefa	Sobrecarga mecânica restrita a um segmento corporal específico; monotonia fisiológica e/ou psicológica
Exigências cognitivas	Aumento de tensão muscular
Fatores organizacionais e psicossociais	Aumento de tensão muscular

DORT: distúrbios osteomusculares relacionados ao trabalho; LER: lesões por esforços repetitivos.
Fonte: elaborado pelos autores.

Avaliação clínica

As disfunções funcionais estão entre as principais características encontradas nos consultórios médicos nos pacientes com LER/DORT, mas é um grande desafio para o profissional proceder com a avaliação precisa dessas condições. A avaliação cinético-funcional é realizada por meio de testes que avaliam o grau de desempenho funcional específico para diversos sistemas corporais.

A dor lombar, p. ex., é uma das principais fontes de incapacidade funcional entre os trabalhadores. Ela está presente em 7,5% da população.[9] Dois testes de fácil aplicação no ambiente de trabalho são o *pick-up test* que compõe a *back performance scale*, cujo resultado é descrito com uma pontuação de 0 a 15, em que quanto maior for o resultado, pior é a função do paciente; e o teste de resistência da musculatura lombar (ou *back muscle endurance*).[9]

Quadro 35.2. Principais sintomas de LER/DORT e fatores de risco posturais relacionados

Sintoma	Fatores de risco
Dor aguda em ombro e cervical	• Abdução maior que 60° • Flexão por mais de 1 h/dia
Fadiga rápida em membros superiores	• Flexão maior que 90° • Abdução maior que 30° • Mãos em ângulos maiores que 35° acima do nível do ombro • Flexão repetida do ombro
Síndrome da abdução com compressão de vasos sanguíneos em membros superiores	• Abdução maior que 100° • Flexão dianteira de 30° do ombro
Tendinite em ombros	• Mãos ao nível do ombro • Abdução ou flexão repetida do ombro • Elevação de ombros
Dor em ombros	• Abdução e flexão dianteira • Alcance superior
Cervicalgia	• Flexão do pescoço de 30° por mais de 300 min/dia ou de 60° por mais de 120 min/dia • Inclinação de 56° • Flexão estática máxima
Síndrome do túnel do carpo	• Flexão ou extensão de punho por mais de 20 h/semana
Tenossinovite	• Manipulação das mãos • Acelerações maiores do punho e velocidade em trabalhos
Lombalgia	• Carga estática • Resposta abrupta a sobrecarga súbita • Flexão e torção excessiva do tronco

DORT: distúrbios osteomusculares relacionados ao trabalho; LER: lesões por esforços repetitivos.
Fonte: elaborado pelos autores.

Por sua vez, para o exame funcional do ombro, além da avaliação da amplitude de movimento de rotina, são usados testes como o *timed functional arm and shoulder test* (TFAST), o *shoulder functional index* (SFInX) e o *standardized index of shoulder function* (FI2S). Os dois últimos são os mais confiáveis, pois foram validados para pacientes com problemas relacionados ao ombro.[10]

Com relação ao cotovelo, as evidências científicas da associação entre tendinopatias de cotovelo e sobrecarga biomecânica ocupacional são limitadas. O teste da força de preensão máxima é válido e útil tanto na avaliação inicial quanto como critério de alta ao fim do tratamento reabilitacional. Além disso, a quantificação subjetiva de algumas atividades pode ajudar o clínico a avaliar mudanças no nível de função do paciente ao longo do tempo, como o uso das mãos e dos braços, a capacidade de girar ou torcer as mãos ou braços, o ato de levantar e carregar objetos e o controle fino da mão.

Para o membro inferior, por outro lado, existem vários testes que podem estar associados às respectivas condições que o paciente apresenta. Existe nessa cadeia uma interdependência regional entre as articulações que faz com que uma disfunção no tornozelo possa ser representada direta ou indiretamente por uma dor no joelho, por exemplo. Alguns dos testes mais utilizados para avaliar a capacidade funcional no membro inferior são o *timed up and go* (TUG), o *step up test*, o *30-second sit-to-stand test*, o *heel raise test* e o *lunge test*. Por fim, os testes de força possuem um papel significativo na avaliação funcional, estando relacionados a alguns distúrbios no sistema musculoesquelético.[9,10]

Afecções musculoesqueléticas em membros superiores relacionadas ao trabalho

Os membros superiores têm um papel fundamental em muitas atividades laborais. Braços, antebraços, mãos e dedos são utilizados para executar diversas tarefas, como se levantar, transportar, empurrar, puxar, segurar, digitar, escrever, entre outras. No ambiente de trabalho, o uso excessivo ou inadequado dos membros superiores pode levar ao desenvolvimento de afecções musculoesqueléticas, como as LER/DORT. Elas podem ocorrer em atividades que exigem movimentos repetitivos, esforços intensos, posturas inadequadas, vibrações, pressão ou contato prolongado com superfícies duras.

As principais doenças classificadas como LER/DORT incluem afecções em:

- Estruturas compostas majoritariamente por tecido conjuntivo ou colágeno: tendões, enteses, epicôndilos, bainhas e bursas sinoviais.
- Estruturas musculares.
- Nervos periféricos.

São exemplos de lesões de tendões e sinóvias do membro superior relacionadas ao trabalho: doença do manguito rotador, epicondilite, tenossinovite de De Quervain, dedos "em gatilho" e doença de Dupuytren.

Entre as neuropatias compressivas no membro superior, podem ser citadas a síndrome do túnel do carpo, a síndrome do túnel cubital e a síndrome do canal de Guyon (punho) para o nervo ulnar e, para o nervo radial, a compressão junto ao nervo interósseo posterior.

A seguir, serão descritas as principais afecções musculoesqueléticas desses grupos e suas relações com o trabalho ou a limitação das atividades laborais.

Doença do manguito rotador

O manguito rotador é formado pelo conjunto de músculos que têm ação sobre o úmero, produzindo rotação interna ou externa, e que se inserem nos tubérculos maior e menor desse osso, localizados na face anterior da sua cabeça. O Quadro 35.3 enumera os músculos que fazem parte desse conjunto e apresenta as suas ações biomecânicas. Além dessas ações específicas de cada músculo, eles atuam em grupo para reforçar a ação da cápsula articular de cooptar ou aumentar a adesão da cabeça umeral à cavidade glenoide.

Durante a abdução do ombro, ocorre uma aproximação entre a inserção desses músculos (localizadas nos tubérculos) e o arco acromioclavicular, ocasionando o chamado impacto subacromial. Esse trecho dos tendões do manguito é conhecido por seu suprimento

Quadro 35.3. Características dos músculos que compõem o manguito rotador

Músculo	Ação
Supraespinal	Rotação externa/abdução
Infraespinal	Rotação externa
Redondo menor	Rotação externa
Subescapular	Rotação interna

Fonte: elaborado pelos autores.

vascular reduzido, que o torna mais suscetível a lesões e pode atrasar o período de cura quando comparado a outros tendões do corpo com irrigação mais farta.

Além disso, o ombro é peça fundamental no posicionamento da mão no espaço. Assim, as atividades laborais que envolvem o posicionamento da mão acima da altura do ombro ou da cabeça são reconhecidas por uma condição ergonômica de comprometimento das estruturas do ombro, particularmente o manguito rotador.

Classicamente, a evolução da lesão dos tendões do manguito rotador é dividida em três estágios:

- **Estágio I:** ocorre hemorragia na área de impacto seguida de processo inflamatório e edema local. Apesar de ser mais comum em jovens, este estágio de lesão pode ocorrer em qualquer faixa etária. Trata-se de quadro reversível com a mudança das condições ergonômicas e a instituição de tratamento conservador composto por medicamentos anti-inflamatórios ou analgésicos e fisioterapia com ênfase na cinesioterapia, que busca o equilíbrio de forças na cintura escapular, relaxamento e alongamento muscular.
- **Estágio II:** a manutenção da movimentação inadequada ou o exagero em posições desfavoráveis perpetua o edema e a inflamação no tendão, que evolui para a formação local de uma área de fibrose desorganizada e persistência da dor.
- **Estágio III:** iniciam-se as roturas tendíneas, usualmente no tendão do músculo supraespinal, com evolução para outros tendões.

Na avaliação do trabalhador com suspeita de doença do manguito rotador, devem ser avaliados o ambiente de trabalho e os instrumentos e movimentos realizados, a fim de dimensionar a sobrecarga à qual a articulação está submetida. Devem ser questionados também aspectos de lazer, prática esportiva e tarefas domiciliares, antecedentes de traumas locais, duração dos sintomas, características da dor, piora noturna e com atividade física e comprometimento da força. A maioria dos pacientes acometidos também demonstra aumento da rotação interna dos ombros e aumento da cifose torácica, que, além de predispor à doença, está associada a outras alterações posturais e síndromes dolorosas.

O exame físico pode evidenciar atrofia muscular na cintura escapular em casos de roturas tendíneas crônicas e pode haver limitação da abdução ou da rotação em razão da dor. Diversos testes podem ser usados para investigar a suspeita de comprometimento desses tendões. Em essência, os testes clínicos consistem na realização de resistência aos movimentos de cada um dos músculos. Eles são considerados positivos quando desencadeiam dor junto à inserção do tendão no músculo testado ou quando se verifica insuficiência muscular.

A avaliação da doença do manguito rotador pode recorrer a exames de imagem como a ultrassonografia, que tem boa sensibilidade e boa especificidade. A ressonância nuclear magnética (RNM) pode identificar as mesmas lesões que a ultrassonografia, mas não é limitada pela necessidade de abdução ou rotação interna do membro, que são posições muitas vezes intoleráveis para o paciente acometido por esse quadro. Além disso, a ressonância não depende do operador e a leitura do resultado pode ser feita por diferentes profissionais, o que aumenta seu valor como prova pericial. A radiografia de ombro, por outro lado, pouco acrescenta ao diagnóstico da lesão de tendões, mas pode ser útil para se verificar se o formato do acrômio pode estar envolvido na gênese da lesão. É importante ressaltar, ainda, que os exames de imagem na população adulta também demonstram muitos resultados falso-positivos, pois é comum (acima de 60%) que as alterações sejam assintomáticas nesse grupo.[10,11]

As rupturas dos tendões do manguito rotador podem ser classificadas quanto a sua duração como agudas ou crônicas, o que tem implicações diretas na decisão de realizar o tratamento cirúrgico. Além disso, essas lesões também podem ser classificadas de acordo com sua extensão, espessura e formato.

O tratamento conservador é a primeira escolha sempre que não houver ruptura completa e aguda. Classicamente, são prescritos o uso de analgésicos e anti-inflamatórios e fisioterapia, mas é importante apresentar também alguns recursos que vêm sendo incluídos no arsenal terapêutico nas últimas décadas na prática médica no Brasil.

Nesse contexto, a acupuntura médica merece destaque. Essa terapêutica utiliza agulhas finas sem luz que são aplicadas de acordo com técnicas específicas, habitualmente seguindo os postulados da Medicina Tradicional Chinesa para o controle da dor e o bem-estar global do paciente. As aplicações costumam ser bem recebidas pelos pacientes, por conta do alívio momentâneo produzido, mas não há documentação de efeitos em longo prazo ou de redução da incapacidade laboral. A terapia por ondas de choque extracorpóreas (TOC), por sua vez, vale-se do efeito vasodilatador e da indução da expressão local de fatores de crescimento vascular junto à região de lesão tendínea para promover a redução da dor e a recuperação tecidual dos tendões. Seus resultados apresentam níveis elevados de evidência sobre o controle da dor e a recuperação da funcionalidade em pacientes de etiologia não ocupacional. Por fim, os bloqueios nervosos são uma alternativa para o controle da dor nessa articulação, especialmente quando se direcionam ao nervo supraescapular.

O tratamento cirúrgico, quando adotado, é realizado preferencialmente por via artroscópica, tendo em vista que seu risco transoperatório é menor e menos dispendioso. Além disso, o pós-operatório dessa técnica é menos doloroso, mais simples e permite engajamento mais precoce na fisioterapia.

Síndrome dolorosa miofascial

A síndrome dolorosa miofascial (SDM) é uma causa comum de dor aguda e crônica. O termo "dor miofascial" engloba muitas condições dolorosas diferentes e pode existir independentemente da presença de outras síndromes dolorosas concomitantes. Na verdade, é frequente a coexistência com outras condições musculoesqueléticas dolorosas agudas e crônicas, incluindo afecções:

- De cabeça e pescoço: desordens temporomandibulares, doença degenerativa de disco cervical, artropatia da faceta cervical, dor no pescoço após lesão cervical, síndromes cervicobraquial e cervicogênica ou cefaleia do tipo tensional crônica.
- Da coluna toracolombar: doença degenerativa de disco, cifose, escoliose e artropatia da faceta lombar.
- Nas extremidades superiores ou inferiores.

A síndrome dolorosa miofascial é definida como uma síndrome dolorosa regional associada à presença de pontos-gatilho (PG). Ela deve ser diferenciada de outras síndromes dolorosas generalizadas, como a fibromialgia e as dores relacionadas a doenças reumatológicas. Os pontos-gatilho são regiões da superfície corporal cuja palpação desencadeia uma sensação dolorosa similar àquela que trouxe o paciente para o atendimento. A dor causada pelo estímulo de um ponto-gatilho pode ser local, sob a região apalpada, ou referida à distância, em padrões que não precisam ter distribuição conforme os nervos periféricos ou as raízes nervosas. Durante a palpação, o médico examinador pode identificar alteração na consistência ou rigidez da musculatura, condizente com uma contratura localizada de alguns feixes celulares. Essa consistência nodular foi associada nos anos 1980 a 2000 à expressão "bandas fibróticas", porém o estudo histológico mostrou que não há deposição diferenciada de colágeno nesses pontos e, portanto, não há fibrose. O termo recente usado para essas zonas de nodulação à palpação é "bandas tensas", que reflete melhor a ideia de contratura muscular localizada. Por vezes, durante a palpação dos pontos-gatilho, podem ser observadas contrações rápidas e fugazes da banda tensa, um fenômeno denominado *twich response ou* resposta *twich.* em outras ocasiões, o paciente pode reagir à palpação com um sobressalto de susto ou dor, o que é chamado de sinal do pulo.

Os fatores predisponentes ao aparecimento da síndrome dolorosa miofascial são principalmente os desequilíbrios biomecânicos, caracterizados pelo enfraquecimento de alguns grupos musculares em comparação com outros ao redor da mesma articulação. Esse desequilíbrio também pode estar relacionado a contraturas decorrentes da falta de alongamento, cicatrizes ou doenças do aparelho locomotor. Por fim, atividades musculares repetitivas e cargas elevadas também podem resultar no surgimento de pontos-gatilho e queixas dolorosas associadas a essa síndrome.

Tendo em vista a inexistência de exames laboratoriais ou de imagem que confirmem a síndrome, bem como o desconhecimento de boa parte da comunidade médica quanto a sua existência, o quadro é habitualmente subdiagnosticado. Outro fator de confusão é sua frequente associação com outras afecções do sistema locomotor, que parece estar relacionada à gênese da síndrome (resposta a agressões inflamatórias). Dessa forma, a síndrome dolorosa miofascial pode contribuir para a queixa dolorosa de uma tendinite do manguito rotador, por exemplo, e após o tratamento da tendinite, pode haver perpetuação do quadro doloroso em decorrência da persistência de ponto-gatilho. Por conta disso, uma investigação sistemática traz o benefício clínico de oferecer sempre um tratamento adicional ao paciente.

O tratamento da síndrome dolorosa miofascial depende da inativação dos pontos-gatilho. Essa inativação pode ser conseguida, na maioria das vezes, com repouso, uso de medicamentos com efeito analgésico e/ou meios físicos que combatam a sensação dolorosa, como termoterapia, eletroterapia e vibração. Procedimentos como massagem e acupuntura auxiliam no controle das queixas.

Classicamente, a inativação é feita com bloqueio local com lidocaína, sem vasoconstritor, seguido por cinesioterapia a fim de corrigir os desequilíbrios biomecânicos; todavia várias abordagens e combinações terapêuticas podem ser utilizadas. Recentemente, p. ex., a inativação de ponto-gatilho com toxina botulínica ou por meio de terapia de ondas de choque extracorpóreas vêm mostrando resultados promissores.

Sabe-se que a dor miofascial é tratada de forma mais eficaz com um plano de tratamento multimodal, incluindo fisioterapia, correção postural ou ergonômica e tratamento de geradores de dor musculoesquelética subjacentes.[12]

Neuropatias compressivas

A expressão "neuropatia compressiva" se refere à pressão que um nervo periférico pode sofrer por estruturas anatômicas adjacentes e que resulta em comprometimento das funções fisiológicas esperadas em segmentos bem conhecidos do esqueleto axial ou apendicular. A lesão do nervo depende da magnitude da pressão exercida sobre ele e do tempo pelo qual ela se mantém. Valores de pressão a partir de 20 mmHg já causam prejuízo na microcirculação neural (trânsito de substâncias pelo axônio); a partir de 30 mmHg, já se percebe algum grau de desmielinização decorrente da necrose e da apoptose das células de Schwann; e a partir de 80 mmHg, a microcirculação pode ser interrompida. Paralelamente, pode ocorrer redução da circulação sanguínea capaz de causar aumento da permeabilidade em vasos epineurais e endoneurais, o que causa edema e piora a pressão local, fomentando uma retroalimentação negativa.

A suscetibilidade de uma fibra nervosa depende de sua localização, seu diâmetro e sua mielinização. As fibras dispostas mais perifericamente nos nervos, com maior diâmetro e mais mielinizadas são mais sensíveis ao efeito deletério do aumento da pressão. A ocorrência de qualquer lesão de nervo periférico aumenta a chance de outra lesão do tipo compressão no restante de seu trajeto. Assim, um nervo periférico com uma lesão proximal pode desenvolver também outra lesão distal, o que parece estar relacionado com a alteração do transporte axonal.

Doenças metabólicas, intoxicações por metais pesados e o efeito crônico do álcool são fatores predisponentes para a ocorrência de lesões nervosas compressivas e devem ser levadas em consideração na avaliação do trabalhador com suspeita de afecção desse tipo.

Síndrome do túnel do carpo

A síndrome do túnel do carpo (STC) é a neuropatia compressiva mais frequente nos membros superiores e, por isso, pode ser usada como modelo para entendimento dessas afecções do sistema locomotor. Ela acomete mais as mulheres, ocorre bilateralmente em 50% dos casos e tem pico de incidência entre a quarta e a sexta décadas de vida.

O carpo é um conjunto de ossos cuja conformação em conjunto lembra o formato de uma concha ou canal. A fileira de ossos (pisiforme, piramidal, gancho do hamato, escafoide e trapézio) delimita a face posterior do túnel do carpo e o retináculo flexor do punho o delimita superficialmente, pelo lado palmar, junto com o ligamento transverso. Tanto os limites superficiais quanto o profundo são indistensíveis.

Por esse canal, passam o nervo mediano e nove tendões responsáveis pela flexão dos dedos, separados por duas bainhas sinoviais que têm a função de reduzir o atrito. O nervo mediano transita do antebraço para a mão através de um canal estreito e inerva sensorialmente o polegar, as duas faces do indicador e do dedo médio, e a face interna do quarto dedo. Esse nervo ainda controla os músculos lumbricais laterais e os músculos da eminência tenar, com exceção da cabeça profunda do flexor curto do polegar e do adutor do polegar, que são inervados pelo nervo ulnar.

Na patogênese da síndrome do túnel do carpo, devem ser considerados três mecanismos básicos:

- **Alterações anatômicas na conformação do túnel do carpo ou nas estruturas nele contidas:** variações anatômicas dos ventres musculares e ossos do carpo, espessamento do ligamento transverso do carpo, osteoartrite, fratura de Colles, luxação dos ossos do carpo.
- **Condições sistêmicas:** diabetes melito, obesidade, hipotireoidismo, gravidez, menopausa, lúpus eritematoso sistêmico, esclerodermia, dermatomiosite, acromegalia, insuficiência renal, mieloma múltiplo, sarcoidose, leucemia, alcoolismo, hemofilia, amiloidose, gota.
- **Condições locais:** tenossinovite, lipoma, tofo gotoso, neuroma, ganglioma, hemangioma.

A associação entre a síndrome do túnel do carpo e atividades laborais foi objeto de diversos estudos que foram compilados em uma revisão sistemática recente. Em um total de 17 estudos, foram encontrados 9.270 pacientes com síndrome do túnel do carpo em uma população de 1.051.707 trabalhadores. Há evidências de alta qualidade para a associações entre essa síndrome e altas exposições a repetição, intensidade da força e atividades manuais acima do nível de exposição definido pela American Conference of Governmental Industrial Hygienists (ACGIH). O índice de sobrecarga avalia a exposição física das extremidades distais superiores com base na frequência, duração, intensidade e postura da mão/punho durante o trabalho e se associa com o desenvolvimento da síndrome do túnel do carpo. Não houve associação significativa com a realização do movimento de pinça, exposição à vibração da mão ou do braço, ou duração da força realizada durante o trabalho. Ao contrário do que se esperava, a alta exposição ao uso de computador foi significativamente associada a uma taxa reduzida de síndrome do túnel do carpo relacionada ao trabalho.[13]

O quadro clínico inclui queixas típicas de dor e parestesia no território sensitivo do nervo mediano que se acentuam à noite e podem interromper o sono. Podem ocorrer fraqueza nas mãos, especialmente para os movimentos de preensão e oponência, e redução da sudorese e da temperatura da extremidade, que pioram com a atividade laboral. O exame físico conta com os testes provocativos de Phalen e Durkan e o sinal de Tinel obtido com a percussão do nervo mediano na altura do túnel do carpo. A atrofia da eminência tenar é sinal de doença avançada e costumar estar acompanhada de maior comprometimento da força da mão. Outro sinal tardio é a redução da discriminação sensitiva de dois pontos. O limiar sensorial cutâneo pode ser aferido de forma quantitativa por meio dos monofilamentos de Semmes-Weinstein.

O recurso laboratorial obrigatório para a avaliação clínica do paciente com essa síndrome é a eletroneuromiografia, pois, além de confirmar a existência de lesão no nervo mediano, pode definir sua topografia, gravidade e a ocorrência de outras lesões nervosas. Exames de imagens não são recomendados, exceto nas situações em que alterações anatômicas possam contribuir para a redução do diâmetro do túnel do carpo.

Como regra geral, o tratamento parte de medidas conservadoras, como repouso articular com o uso de órteses de posicionamento, afastamento das atividades motoras de risco no trabalho, no lazer e em casa, e, por vezes, reorganização ergonômica e uso de tecnologia assistiva. A terapia farmacológica consiste em anti-inflamatórios não esteroides e analgésicos, porém casos mais prolongados podem requerer intervenção para o controle da dor neuropática com antidepressivos e anticonvulsivantes. Procedimentos locais com infiltração de anestésicos ou corticoides próximo ao túnel do carpo podem ser realizados com o apoio de ultrassonografia e estão associados a redução dos sintomas e melhora de parâmetros eletroneuromiográficos.

O tratamento cirúrgico é reservado para os casos em que o tratamento conservador adequadamente realizado falhar e para os quadros mais graves. Consiste na descompressão do túnel do carpo, por via endoscópica ou cirurgia aberta, por meio da secção do ligamento transverso do carpo. Os procedimentos realizados com indicação criteriosa têm bons resultados, mas 1,7% a 3% dos pacientes mantêm as queixas, que podem estar associadas à liberação incompleta ou a aderências do nervo à cicatriz.

Afecções musculoesqueléticas na coluna lombar relacionadas ao trabalho

Lombalgia é um sintoma genérico bastante comum na população, geralmente de causa inespecífica e autolimitada. Trata-se da principal causa de anos vividos com incapacidade ao redor do mundo. Estima-se que aproximadamente 5% de todas as consultas médicas no mundo sejam para avaliação dessa condição, tanto em países desenvolvidos quanto naqueles em desenvolvimento. Apenas nos Estados Unidos, seu custo anual estimado supera os 6 bilhões de dólares, principalmente em razão das despesas relacionadas à perda de dias de trabalho e produtividade.

A forma mais comum de lombalgia é inespecífica, sem fisiopatologia definida, mas ela também pode ser sintoma de doenças neoplásicas, tumorais, ósseas, infecciosas ou inflamatórias. Sua prevalência parece ser maior entre as mulheres e entre pessoas na faixa etária dos 40 anos aos 69 anos. Globalmente, no período entre 1990 e 2015, observou-se um aumento de 54% em sua incidência, principalmente nos países em desenvolvimento. A estimativa atual é de que um quarto de todos os adultos em atividade laboral podem ter tido algum episódio de lombalgia nos últimos três meses.

No Brasil, de acordo com dados do INSS, anualmente cerca de 160 mil pacientes são afastados com quadro de lombalgia relacionada ao trabalho, enquanto aproximadamente 1,5 milhão de trabalhadores são afastados por lombalgia rotulada como não relacionada ao trabalho. Esses números são ainda mais impactantes quando se considera que eles englobam apenas pessoas em trabalho ativo, sub-representando, portanto, os trabalhadores informais. Apesar de existirem atividades laborais com demandas físicas que se correlacionam diretamente com a lombalgia, não se observa maior incidência desses quadros em comparação com a população sem trabalho ativo. Convém lembrar, no entanto, que a idade adulta ativa é a principal faixa etária acometida por lombalgia. Na maioria dos pacientes acometidos, não é possível determinar a causa específica da dor, que se resolve espontaneamente em até três semanas. Além disso, a lombalgia costuma se apresentar associada a outros sintomas, tanto psíquicos quanto físicos, que aumentam a percepção de incapacidade. Sabe-se que os pacientes com lombalgia crônica têm piores indicadores de saúde em geral.

O quadro da lombalgia é caracterizado por dor na região lombar com irradiação limitada para as margens inferiores das costelas, região glútea ou região proximal das coxas, geralmente unilateral. Quando a dor irradia para abaixo do joelho, é considerada como lombociatalgia. Poucos pacientes apresentam esse sintoma em decorrência de doenças como malignidade, fraturas, infecção ou doenças inflamatórias sistêmicas, com necessidade de identificação rápida. É frequente, no entanto, a apresentação de dor lombar associada a outros quadros álgicos, como síndromes dolorosas miofasciais, cervicalgia, entre outros. O acometimento da saúde mental também é aumentado, com mais casos de ansiedade, depressão e outros distúrbios, em comparação com a população geral. Essas combinações frequentemente ampliam a percepção de incapacidade, resultando em piores respostas ao tratamento. Assim, é fundamental a identificação precoce de fatores que podem ter impacto na funcionalidade global do paciente.

Quanto ao tempo de duração, a lombalgia pode ser classificada como aguda (até 12 semanas) ou crônica (mais de 12 semanas). Além do diagnóstico diferencial precoce, um dos principais objetivos da avaliação e do cuidado nos quadros de lombalgia é justamente evitar a cronificação.

Embora existam múltiplos testes clínicos para a avaliação adequada dos quadros de dor lombar, eles costumam ser inespecíficos quanto à etiologia da dor. Os métodos de diagnóstico de imagem apresentam problema semelhante, pois permitem a identificação de um alto número de alterações sem correlação clínica adequada, principalmente a ressonância nuclear magnética e a tomografia computadorizada. Sabe-se, p. ex., que hérnias discais encontradas na ressonância são responsáveis por menos da metade dos quadros álgicos. Soma-se a isso o fato de que já foi demonstrada alta proporção de transtornos discais em pacientes totalmente assintomáticos. Assim, por mais que grande parcela da população ainda relate dor com origem em alguma estrutura anatômica, os testes diagnósticos são de baixa acurácia. Como resultado, o uso de exames de imagem é considerado dispendioso (com relação a custo e tempo) e sem repercussão clínica positiva.

Assim, para ajudar no diagnóstico, foram criadas *red flags*, que funcionam como sinais de alertas de doença secundária grave, e *yellow flags*, que são sinais de alerta para o risco de cronificação da doença ou de não retorno ao trabalho – descritos, respectivamente, nos Quadros 35.4 e 35.5.

Com relação aos fatores relacionados à atividade laboral, levantamento de carga (superior a 25 kg) é o mais comumente relacionado à lombalgia. Também são importantes flexão e torção do tronco e vibração do corpo. Por outro lado, muitos fatores têm sido estudados como influenciadores de retorno. São considerados facilitadores de retorno a discussão precoce sobre o retorno laboral e o diagnóstico precoce das sensações de medo. Como fatores desfavoráveis, são citados a presença de litígios trabalhistas, a ausência do trabalho por mais de 30 dias e os ganhos trabalhistas. Fatores como gênero, idade, tabagismo e classe social ainda têm relação pouco clara com o retorno ao trabalho.[14-20]

A prevenção da dor lombar costuma ser associada com a limitação da exposição a fatores de risco, a correção ergonômica do ambiente e o uso de suportes

Quadro 35.4. ***Red flags*** **em casos de lombalgia: sinais de alerta para doença secundária grave**

Condição	Sinais de alerta
Cauda equina (urgência)	Retenção urinária, anestesia em sela, perda motora progressiva
Fratura	Idade superior a 50 anos, uso de esteroides, trauma, osteoporose
Infecção	Imunossupressão, uso de drogas intravenosas, dor noturna, febre, uso de esteroides
Malignidade	Idade superior a 50 anos, história de malignidade, perda de peso não intencional, dor progressiva e dor noturna

Quadro 35.5. ***Yellow flags*** **em casos de lombalgia: sinais de alerta para o risco de cronificação da doença ou de não retorno ao trabalho**

- Crença na incapacidade e na gravidade da dor
- Comportamento de medo
- Alteração de humor
- Perda de atividade social
- Crença em tratamentos passivos maior que nos ativos
- Ganhos secundários
- Baixa satisfação com o trabalho
- Tabagismo
- Uso crônico de analgésicos

lombares e elevadores para carga, porém há poucas evidências na literatura sobre sua eficácia. Por outro lado, o exercício físico, tanto isolado quanto associado a programas de educação, demonstrou ser efetivo para a prevenção de novas crises álgicas, devendo, portanto, ser recomendado. Os estudos sobre atividade física não são centrados na região lombar, mas no fortalecimento muscular de membros superiores e inferiores, no ganho de flexibilidade, no treino de coordenação e até mesmo no condicionamento aeróbio, que têm demonstrado maior efetividade. Os programas de exercício ajudam na melhora física também a partir de um maior engajamento do paciente em prol de sua saúde.

Entre os pacientes que realizam procedimentos cirúrgicos para lombalgia, são barreiras para o retorno ao trabalho a idade mais avançada, o maior tempo de doença, a presença de litígio trabalhista prévio, uma carga física de trabalho intensa, o afastamento prévio à cirurgia e a presença de comorbidades psiquiátricas e depressão. Sintomas prolongados e uso de analgésicos opioides também tiveram alta associação com o potencial de não retorno às atividades laborais. Na literatura médica, há questionários que podem ajudar a identificar os fatores psicossociais, como o *STarT Back*, no qual escores iguais ou menores do que 3 estão associados com menor risco.[21]

A avaliação deve ser realizada precocemente para melhor orientação ao trabalhador. Em casos de lombalgia aguda, não há indicação de se realizar exames complementares de imagem se não existirem fatores de alerta. O curso clínico da lombalgia aguda geralmente é autolimitado e a recuperação é esperada em 4 a 6 semanas. A maioria dos casos irá evoluir para melhora espontânea, mas é importante a individualização das necessidades de cada trabalhador, assim como a orientação adequada para se evitar a piora dos fatores biopsicossociais. Deve-se levar em conta também que, apesar dos consensos recomendarem o retorno rápido ao trabalho, cada atividade laboral tem necessidades específicas.

Os quadros crônicos, por outro lado, não são autolimitados. Não se sabe claramente o número de pacientes que irão evoluir para a cronicidade, mas os desfechos dependem de inúmeros fatores biopsicossociais e relacionados à atividade laboral. Alto nível de incapacidade, ciatalgia, idade elevada, mal estado de saúde, estresse psicológico, mau relacionamento com colegas e demanda física intensa são os fatores associados com piores desfechos.

Não há tratamentos específicos para a lombalgia, mas é necessário fazer o controle da dor para reduzir as incapacidades. O princípio do tratamento na fase aguda está na orientação ao paciente e na utilização de medidas analgésicas medicamentosas e não medicamentosas. Entre os tratamentos medicamentosos, usualmente são recomendados analgésicos simples, relaxantes musculares e anti-inflamatórios não esteroides, sendo que nenhum deles demonstra superioridade quando comparados entre si. Os analgésicos opioides não têm resultados superiores quando comparados a outros analgésicos, não devendo ser recomendados nos quadros agudos. O uso de termoterapia, tanto calor local quanto frio, também demonstra bons resultados.

Técnicas como acupuntura, cinesioterapia e terapias manuais podem ser recomendadas após falha do tratamento inicial por duas a três semanas, para se evitar maiores custos e reduzir as perdas de tempo e produtividade. Se a dor apresentar cronificação, é importante realizar avaliações constantes e análises de outros fatores físicos e psicossociais relacionados a sono, atividade física e saúde mental, para se buscar tratamentos complementares. Na presença de dor neuropática, pode-se associar o uso de antidepressivos, como os tricíclicos, e de gabapentinoides, que demanda a avaliação de efeitos colaterais e, principalmente, do impacto sobre o trabalho executado pelo paciente. Os tratamentos não farmacológicos têm maior evidência de eficácia após a cronificação, principalmente atividade física e exercícios.[14-20]

Questionários funcionais

Os questionários são ferramentas versáteis de que o médico deve lançar mão na avaliação clínica dos pacientes. Muitas vezes, o profissional não tem espaço físico e nem estrutura para a realização de boa avaliação clínica. Os questionários ganham relevância nesse contexto, pois sua utilização depende apenas do preenchimento autoaplicável com dados do paciente, podendo ser aplicado presencialmente ou à distância. Esses questionários têm especial valor quando utilizados em larga escala, p. ex., para avaliar muitos funcionários em menor tempo. Os questionários funcionais abordados a seguir apresentam validação e tradução para a língua portuguesa falada no Brasil.[26]

O questionário mais usado para avaliação das incapacidades funcionais dos pacientes com quadro de lombalgia é o questionário de incapacidade Roland Morris. Sua pontuação sugere desde "nenhuma incapacidade" até a presença de uma "incapacidade grave" a partir de medidas simples e autopreenchimento em cinco minutos.[22] Já nas disfunções por lesões cervicais, a ferramenta mais empregada é o *neck disability index* (NDI), composto por 10 seções que investigam a repercussão da dor sobre diversas funções, como capacidade de dirigir, cuidados pessoais, leitura, recreação e outros.[23]

As incapacidades funcionais dos membros superiores, por sua vez, podem ser medidas pelo questionário *disabilities of the arm, shoulder and hand* (DASH), muito utilizado no mundo todo. Esse questionário é composto por 30 questões e tem excelente precisão. As pontuações atingidas são classificadas em "excelente", "bom", "regular" e "incapacidade funcional grave".[23]

Para os membros inferiores, o questionário mais aplicado é o *lower extremity functional scale – Brazil* (LEFS). Ele contém 20 questões específicas relacionadas com as atividades de vida diária e cada uma delas pode ser classificada de 0 (extremamente difícil) a 4 (nenhuma dificuldade para a realização das atividades). A pontuação final pode variar de 0 a 80, que representa a máxima capacidade funcional.[25]

Sabe-se, no entanto, que a redução da funcionalidade do paciente pode ocorrer pela limitação física gerada pelas doenças crônicas, mas também é possível que as dores persistentes levem a disfunções no aspecto físico ou até promovam mudanças nos aspectos psíquico e social. Dessa forma, uma característica clínica que precisa ser avaliada nas incapacidades funcionais é o medo excessivo, irracional e debilitante do movimento e da atividade física, que resulta em sentimentos de vulnerabilidade ou em medo de reincidência da lesão, denominado cinesiofobia. O instrumento que avalia essas características clínicas é conhecido como *Tampa scale for kinesiophobia*. Trata-se de um questionário autoaplicável composto por 17 questões que abordam a dor e a intensidade dos sintomas. Quanto maior for a pontuação obtida, maior é o grau de cinesiofobia.

Outro aspecto importante a ser avaliado é o presenteísmo, que está relacionado à perda de produtividade do trabalhador. Questionários sobre esse desfecho podem ajudar a determinar precocemente trabalhadores com quadro de DORT.[27]

Referências

1. Brasil. Ministério da Saúde. Secretaria de Vigilância em Saúde. Departamento de Vigilância em Saúde Ambiental e Saúde do Trabalhador. Dor relacionada ao trabalho: lesões por esforços repetitivos (LER) e distúrbios osteomusculares relacionados ao trabalho (Dort). Brasília: Ministério da Saúde; 2012.
2. Abreu JA, Vieira LS, Comper ML. Acidentes de trabalho por distúrbios osteomusculares registrados no Brasil entre 2006 e 2017. REVISE. 2021;4:105-15.
3. Natali MB, Barbalho-Moulim MC. Prevalence of musculoskeletal symptoms among administrative workers at a teaching hospital in the state of Espírito Santo, Brazil. Rev Bras Med Trab. 2021;19(4):465-71.
4. Souza CS, Cardoso JP, Aguiar AP, Macêdo MMSR, Oliveira JS. Work-related musculoskeletal disorders among schoolteachers. Rev Bras Med Trab. 2021;19(2):140-50.
5. GBD 2019 Diseases and Injuries Collaborators. Global burden of 369 diseases and injuries in 204 countries and territories, 1990-2019: a systematic analysis for the Global Burden of Disease Study 2019. Lancet. 2020;396(10258):1204-22.
6. Brasil. Ministério da Saúde. Secretaria de Vigilância em Saúde. Departamento de Vigilância de Doenças e Agravos não Transmissíveis e Promoção da Saúde. Saúde Brasil 2018: uma análise de situação de saúde e das doenças e agravos crônicos – desafios e perspectivas. Brasília: Ministério da Saúde; 2019.
7. Viegas LR, Almeida MM. Perfil epidemiológico dos casos de LER/DORT entre trabalhadores da indústria no Brasil no período de 2007 a 2013. Rev Bras Saúde Ocup. 2016;41:e22.
8. Soares CO, Pereira BF, Gomes MV, Marcondes LP, Gomes FC, Melo-Neto JS. Fatores de prevenção de distúrbios osteomusculares relacionados ao trabalho: revisão narrativa. Rev Bras Med Trab. 2019;17(3):415-30
9. Hurri H, Vänni T, Muttonen E, Russo F, Iavicoli S, Ristolainen L. Functional tests predicting return to work of workers with non-specific low back pain: are there any validated and usable functional tests for occupational health services in everyday practice? A systematic review. Int J Environ Res Public Health. 2023;20(6):5188.
10. Nazari G, Lu S, MacDermind JC; Student Group MPT. Psychometric properties of performance-based functional tests in patients with shoulder pathologies: a systematic review and meta-analysis. Arch Phys Med Rehab. 2020;101(6):1053-63.
11. Barreto RPG, Braman JP, Ludewig PM, Ribeiro LP, Camargo PR. Bilateral magnetic resonance imaging findings in individuals with unilateral shoulder pain. J Shoulder Elbow Surg. 2019;28(9):1699-706.
12. Appasamy M, Lam C, Alm J, Chadwick AL. Trigger-point injections. Phys Med Rehabil Clin N Am. 2022;33(2):307-33.
13. Hassan A, Beumer A, Kuijer PPFM, van der Molen HF. Work-relatedness of carpal tunnel syndrome: systematic review including meta-analysis and GRADE. Health Sci Rep. 2022;5(6):e888.
14. Maher C, Underwood M, Buchbinder R. Non-specific low back pain. Lancet. 2017;389(10070):736-47.
15. Serranheira F, Sousa-Uva M, Heranz F, Kovacs F, Sousa-Uva A. Low back pain (LBP), work and absenteeism. Work. 2020;65(2):463-9.
16. Kreiner DS, Matz P, Bono CM, Cho CH, Easa JE, Ghiselli G, et al. Guideline summary review: an evidence-based clinical guideline for the diagnosis and treatment of low back pain. Spine J. 2020;20(7):998-1024.
17. Hayden JA, Ellis J, Ogilvie R, Malmivaara A, van Tulder MW. Exercise therapy for chronic low back pain. Cochrane Database Syst Rev. . 2021;9:CD009790.
18. Ravenek MJ, Bryson-Campbell MM, Shaw L, Hughes ID. Perspectives on prevention, assessment, and rehabilitation of low back pain in WORK. Work. 2010;35(3):269-82.

19. Halicka M, Duarte R, Catherall S, Maden M, Coetsee M, Wilby M, et al. Systematic review and meta-analysis of predictors of return to work after spinal surgery for chronic low back and leg pain. J Pain. 2022;23(8):1318-42.
20. Steenstra IA, Munhall C, Irvin E, Oranye N, Passmore S, van Eerd D, et al. Systematic review of prognostic factors for return to work in workers with sub acute and chronic low back pain. J Occup Rehabil. 2017;27(3):369-81.
21. Pilz B, Vasconcelos RA, Marcondes FB, Lodovichi SS, Mello W, Grossi DB. The Brazilian version of STarT Back Screening Tool: translation, cross-cultural adaptation and reliability. Braz J Phys Ther. 2014;18:453-61.
22. Sardá Júnior JJ, Michael K, Nicholas MK, Pimenta CAM, Asghari A, Thieme AL. Validation of the Roland Morris disability questionnaire for general pain. Rev Dor. 2010;11(1):28-36.
23. Cook C, Richardson JK, Braga L, Menezes A, Soler X, Kume P, et al. Cross-cultural adaptation and validation of the Brazilian Portuguese version of the neck disability index and neck pain and disability scale. Spine. 2006;31(14):1621-7.
24. Orfale AG, Araujo PMP, Ferrza MB, Natour J. Translation into Brazilian Portuguese, cultural adaptation and evaluation of the reliability of the disabilities of the arm, shoulder and hand questionnaire. Braz J Med Biol Res. 2005;38(2):293-302.
25. Santos JPM, Silva RA, Fernandes MTP, Poli-Frederico RC, Santos DC, Andraus RAC, et al. Use of the lower extremity functional scale (LEFS-Brazil) questionnaire compared to Lequesne algofunctional index for definition of knee and hip osteoarthritis severity. Rev Bras Reumatol Engl. 2017;57(3):274-7.
26. Salvador EMES, Franco KFM, Miyamoto GC, Franco YRDS, Cabral CMN. Analysis of the measurement properties of the Brazilian-Portuguese version of the Tampa scale for kinesiophobia-11 in patients with fibromyalgia. Braz J Phys Ther. 2021;25(2):168-74.
27. Paschoalin HC, Griep RH, Lisboa MTL, Mello DCB. Adaptação transcultural e validação para o português brasileiro do Stanford presenteeism scale para avaliação do presenteísmo. Rev Latino-Am Enferm. 2013;21(1):388-95.

36

Doenças do Aparelho Geniturinário Relacionadas ao Trabalho

Marilda Mazzali

Marcos Vinicius de Sousa

- Introdução
- Doenças glomerulares
- Distúrbios túbulo-intersticiais
- Litíase renal e infecção do trato urinário
- Insuficiência renal aguda ou lesão renal aguda
- Doença renal crônica
- Cistite
- Considerações finais

Introdução

Apesar de altamente prevalentes na população, as doenças renais se caracterizam por apresentação clínica oligossintomática em suas fases iniciais, progressão insidiosa e têm etiologia multifatorial. Essas características fazem com que muitas dessas doenças sejam identificadas apenas em fases tardias, quando o acometimento da função de filtração já se encontra em estágios avançados e em que há uma redução da massa renal, condição que não permite o diagnóstico etiológico.

A identificação precoce das doenças renais tem sido preconizada em diferentes diretrizes. Deve ser feita tomando como base a análise de dois exames laboratoriais comuns para a triagem: a dosagem de creatinina sérica e o exame de urina ou a quantificação da excreção diária de albumina. Esses exames permitem avaliar tanto a função de filtração como a integridade da barreira de filtração glomerular.[1,2]

Considerando-se a taxa de filtração glomerular e a excreção de albumina urinária, o Kidney Diseases: Improving Global Outcomes (KDIGO)[1,2] classifica a doença renal em estágios de 1 a 5, que variam de doença renal insipiente até perda completa da função de filtração com necessidade de terapia renal substitutiva. Essa classificação também leva em consideração a probabilidade de progressão e a necessidade de encaminhamento para acompanhamento especializado (Tabela 36.1).

Além desse estadiamento funcional, a Classificação Internacional de Doenças (CID) divide as doenças renais de acordo com a estrutura renal preferencialmente acometida (glomerulares, túbulo-intersticiais e anatômicas) e com o tempo de evolução (insuficiência renal aguda e crônica), como mostrado no Quadro 36.1.

Por sua vez, os fatores de risco identificados para acometimento renal independem da manifestação clínica. Eles variam de doenças sistêmicas altamente prevalentes na população, como hipertensão arterial e diabetes, até alterações anatômicas do trato urinário e história familiar de doença renal.[1] Mais recentemente, foram incorporadas a essa lista as exposições ocupacionais e áreas geográficas consideradas endêmicas para doença renal crônica de etiologia indeterminada (DRCi).[2] O Quadro 36.2 apresenta os mecanismos de doença renal e os fatores de risco conhecidos associados a cada um deles.

A doença renal associada à exposição ocupacional pode ocorrer por lesão renal direta, quando as toxinas, especialmente metais pesados, são livremente filtradas pelo glomérulo e, por não serem habitualmente

Tabela 36.1. Classificação da lesão renal e probabilidade de progressão para doença renal crônica com base na taxa de filtração glomerular e na albuminúria

Classificação da doença renal crônica	Taxa de filtração glomerular (mL/min/1,73 m^2)	Relação albumina/creatinina urinária (mg/g)		
		1 (< 30)	2 (30 a 300)	3 (> 300)
1	≥ 90	Baixa	Moderada	Alta
2	60 a 89	Baixa	Alta	Muito alta
3a	45 a 59	Moderada	Alta	Muito alta
3b	30 a 45	Alta	Muito alta	Muito alta
4	15 a 29	Muito alta	Muito alta	Muito alta
5	< 15	Muito alta	Muito alta	Muito alta

Fonte: Adaptada de Kidney Diseases: Improving Global Outcomes.[1]

Quadro 36.1. Classificação Internacional de Doenças para o acometimento renal

CID-10 e CID-11	Diagnóstico
N00 a N08	Doenças glomerulares
N10 a N16	Distúrbios túbulo-intersticiais
N17	Insuficiência renal aguda
N18	Insuficiência renal crônica
N20 a N23	Litíase urinária
N30	Infecção do trato urinário

Fonte: Adaptado de cid10.com.br/.

Quadro 36.2. Mecanismos de doença renal e fatores de risco associados

Mecanismo de doença	Condições associadas
Fatores de risco convencionais	Hipertensão arterial, diabetes, doença cardiovascular, antecedente de insuficiência renal aguda
Áreas geográficas com alta prevalência de doença renal crônica de etiologia indeterminada (DRCi)	Mesoamérica, África, áreas de exposição ambiental
Alterações do trato urinário	Alteração estrutural, litíase renal recorrente, complicações gestacionais
Doenças sistêmicas	Lúpus, gota, infecção pelo HIV, mieloma múltiplo, eclâmpsia
Exposição ocupacional	Cádmio, chumbo, mercúrio, hidrocarbonetos policíclicos, pesticidas
História familiar	Doença renal crônica sem identificação de marcador genético, doenças genéticas identificadas (rins policísticos, síndrome de Alport)
Outros	Prematuridade, baixo peso ao nascer

Fonte: Adaptado de Kidney Diseases: Improving Global Outcomes.[2]

reabsorvidos pelos túbulos, causam lesão tubular e/ou glomerular direta, como nefrites intersticiais agudas e lesão renal aguda, com maior risco de progressão para doença renal crônica.[3,4] Além disso, a exposição crônica a essas toxinas também pode levar a acúmulo em diferentes tecidos, desencadeando o estresse oxidativo, em que o desequilíbrio entre produção e acúmulo de espécies reativas de oxigênio e a capacidade celular de excreção desses produtos leva a dano celular, com maior risco de lesões renais e maior risco cardiovascular. Em situações de estresse oxidativo, produtos de reparo de DNA e bioprodutos da peroxidação lipídica, como a 8-hidróxi-2-deoxiguanosina (8-OHdG) e o malonaldeído (MDA) são excretados na urina, podendo ser utilizados como biomarcadores de toxicidade.[5,6]

Sabe-se, atualmente, que algumas lesões renais apresentam maior associação com exposição a diferentes agentes, por isso a investigação adicional deve ser considerada nesses casos. De acordo com a CID-10, pode-se dividir as doenças renais associadas a exposição ocupacional em: doenças glomerulares, distúrbios túbulo-intersticiais, litíase renal e infecção do trato urinário, insuficiência renal aguda, doença renal crônica e cistite.

Doenças glomerulares

As doenças glomerulares são definidas como condições em que a lesão principal se encontra no glomérulo, com proliferação de células residentes (mesangiais ou endoteliais), afluxo de células circulantes (proliferação difusa) e/ou depósito de imunocomplexos circulantes na alça capilar glomerular, promovendo alteração da permeabilidade às proteínas plasmáticas.

O diagnóstico é suspeitado, nas fases iniciais, pela presença de alterações urinárias assintomáticas, como hematúria glomerular (dismórfica) e proteinúria (albuminúria em graus variados). Durante a progressão da doença, podem ser observadas manifestações como síndrome nefrítica e síndrome nefrótica com ou sem presença de comprometimento de filtração glomerular (insuficiência renal aguda e/ou crônica). O rastreio dessas condições inclui dosagem sérica de creatinina, análise do exame de urina (pesquisa de hematúria dismórfica) e quantificação da excreção diária de albumina e/ou proteinúria.

Entre os agentes ocupacionais associados à lesão glomerular destacam-se o mercúrio, o cádmio e os solventes orgânicos. A pesquisa rotineira de proteinúria e hematúria em trabalhadores expostos a esses agentes e a interrupção da exposição nos casos de glomerulonefrites iniciais parece ser uma estratégia importante para a prevenção da progressão para doença renal crônica.[10]

Mercúrio

A absorção de mercúrio ocorre pelo trato respiratório, pelo trato digestivo ou pela pele, e esse elemento pode se dissociar em íons no sangue, atingindo os rins. A lesão glomerular mais associada à intoxicação pelo mercúrio é a glomerulopatia membranosa, com manifestação frequente de síndrome nefrótica. Sua patogênese não é completamente conhecida, mas acredita-se que o mercúrio possa se ligar a proteínas e promover a formação de imunocomplexos que penetram e se depositam na alça capilar glomerular, causando lesão e aumentando a permeabilidade das estruturas lesionadas às proteínas plasmáticas. A confirmação diagnóstica é realizada por biopsia renal. O tratamento envolve o uso de quelantes e, nos casos refratários, prescrevem-se também corticoides. Outras lesões glomerulares menos frequentes associadas à intoxicação por mercúrio incluem a doença de lesão mínima, a glomeruloesclerose segmentar e focal e a nefropatia por IgA.[7,8] Diferente das formas idiopáticas de doença glomerular, a lesão causada pela intoxicação por mercúrio continua a progredir mesmo após a interrupção da exposição.

Cádmio

A absorção do cádmio ocorre pela inalação de fumos ou pela ingestão de alimentos contaminados. Uma vez absorvido, esse metal se liga à proteína metalotioneína no fígado e, após atingir a circulação, essa proteína passa a ser livremente filtrada pelos rins. Quando a capacidade de eliminação renal é excedida, podem ocorrer lesão glomerular, inflamação intersticial e fibrose. A apresentação mais frequente é de acometimento tubular, com proteinúria ao redor de 1,0 g/dia (proteínas de baixo peso molecular não detectadas pela fita reagente), acidose metabólica e glicosúria, quadro compatível com síndrome de Fanconi por dano tubular proximal. Não há tratamento específico e o dano tubular geralmente é irreversível, mesmo após cessar a exposição.[9,10]

Solventes orgânicos

A exposição ocupacional aos solventes orgânicos, como éteres de glicol, tetracloreto de carbono, tricloroetileno e cloreto de metileno, tem sido associada ao desenvolvimento de glomerulopatias como nefropatia por IgA, nefropatia membranosa e glomeruloesclerose segmentar e focal. Além disso, a intoxicação por solventes orgânicos pode favorecer a progressão de doenças glomerulares preexistentes para doença renal crônica.[11]

Distúrbios túbulo-intersticiais

Nefrite intersticial aguda é definida como uma condição aguda em que ocorre infiltrado inflamatório no interstício renal. É uma condição comumente associada a intoxicação ou ao uso de medicações. O transporte tubular comprometido leva a alterações do equilíbrio hidreletrolítico, além de perda da capacidade de reabsorção de proteínas de baixo peso molecular e glicose, bem como concentração e acidificação urinárias. Assim, são achados frequentes proteinúria inferior a 1,0 g/dia (proteínas tubulares, de baixo peso molecular, como a proteína carreadora de retinol [RBP] e a beta-2-microglobulina), glicosúria, acidose metabólica, eosinofilúria, leucocitúria e hematúria sem dismorfismo eritrocitário. Aumento progressivo da creatinina sérica e presença de eosinofilia também são frequentes. Além do cádmio, já abordado neste capítulo, outros agentes associados a essa lesão são o chumbo e o arsênio.[3]

Chumbo

O trato respiratório é a principal via de absorção do chumbo em adultos, seguido pelo trato gastrointestinal e pela pele. A intoxicação aguda (nível sanguíneo acima de 100 mcg/dL) causa lesão no túbulo proximal, em consequência da presença de inclusões intranucleares de complexos chumbo-proteína. Essa lesão pode se manifestar clinicamente com síndrome de Fanconi (glicosúria, aminoacidúria e fosfatúria). Por sua vez, a exposição crônica (níveis sanguíneos superiores a 60 mcg/dL) causa nefrite intersticial crônica, com atrofia tubular e lesões cicatriciais glomerulares secundárias, geralmente sem a presença de inclusões intranucleares. Ela pode cursar com aumento da creatinina e do ácido úrico séricos, sedimento urinário normal e proteinúria leve ou ausente. O tratamento envolve o uso de quelantes e medidas de suporte.[3,12]

Arsênio

A ingestão ou aspiração de arsênio ocorre por exposição ambiental, ocupacional ou a alimentos contaminados. Em razão da alta afinidade com proteínas plasmáticas, o arsênio é livremente filtrado pelo glomérulo e se deposita na célula epitelial tubular, causando nefrite intersticial aguda ou necrose tubular aguda. A apresentação clínica varia de hipercalciúria e albuminúria nos casos mais leves a nefrocalcinose e necrose de papila renal em casos mais graves. A interrupção da exposição não reverte a lesão.[3,13]

Litíase renal e infecção do trato urinário

Consideradas as doenças mais frequentes do sistema urinário, apenas recentemente a litíase renal e as infecções do trato urinário têm sido associadas à atividade laboral. Diferente das outras formas de acometimento renal, nas quais a lesão ocorre direta ou indiretamente por ação de toxinas, no caso das infecções urinárias e da litíase renal o maior risco decorre de condições laborais ou ambientais, sem que haja um fator desencadeante clássico. O principal mecanismo associado foi a baixa hidratação desses profissionais, que pode levar a um aumento da concentração urinária, com consequente aumento da excreção de cristais favorecendo a formação de cálculos.[14,15]

A associação ocupacional com litíase foi descrita há mais de meia década em salva-vidas e trabalhadores das indústrias de vidro, metalúrgicas e que realizam atividades externas. Os fatores de risco incluem baixa ingestão hídrica e realização de atividades em altas temperaturas, que acarreta redução do débito urinário e aumento da excreção urinária de cálcio e fosfato, principais substratos para a formação do cálculo renal.[14,16]

A baixa ingestão hídrica também pode estar associada a fatores laborais como baixo acesso a banheiros, redução de ingestão hídrica com o objetivo de reduzir diurese, atividades de alta demanda e uso de trajes laborais que limitem a troca rápida. Podem ocorrer, também, modelos de gestão do trabalho que impedem, hostilizam ou penalizam trabalhadores e trabalhadoras, em função das pausas fisiológicas para ida aos banheiros (Quadro 36.3).

Esses fatores promovem a redução do número de micções, o que favorece a estase urinária, um importante fator de risco para infecções de trato urinário, especialmente no sexo feminino ou em homens com alteração de esvaziamento vesical, como hiperplasia prostática. Profissões como motoristas, trabalhadores de saúde, professores e trabalhadores rurais estão associadas a um maior risco de desenvolvimento de litíase renal e infecção do trato urinário.[15]

A desidratação prolongada também pode levar a hipofluxo renal, causando lesão renal aguda pré-renal ou necrose tubular aguda isquêmica. Além do risco de acometimento renal, a baixa ingestão hídrica pode cursar com sintomas gerais como fadiga, cefaleia, fraqueza, comprometimento cognitivo, maior risco de lesões e absenteísmo (Quadro 36.3).

Quadro 36.3. Fatores de risco para baixa ingestão hídrica e mecanismos de prevenção

Fatores de risco
• Baixo acesso à água potável • Baixo acesso a banheiros • Vestimentas que limitam o uso do banheiro • Exposição a altas temperaturas • Falta de períodos de repouso • Atividade fisicamente extenuante • Roupas protetivas semipermeáveis ou impermeáveis • Falta de regulamentação de segurança
Prevenção
• Educação • Controle adequado de hidratação • Acesso facilitado a banheiros • Vestuário adequado • Regulamentação de turnos em áreas de risco

Fonte: Adaptado de Nerbass & Pecoits-Filho.[15]

Insuficiência renal aguda ou lesão renal aguda

A insuficiência renal aguda ou lesão renal aguda (LRA) é caracterizada pela redução abrupta da função renal, com aumento da concentração de toxinas e escórias nitrogenadas no sangue. A classificação dessa doença considera as variações da diurese e dos níveis séricos de creatinina em comparação com o valor basal.[17]

Em razão de sua característica multifatorial, a incidência global da insuficiência renal aguda vem aumentando nas últimas décadas. Cerca de 85% dos casos ocorrem em países de baixa ou média renda.[18,19] Entre os fatores de risco e/ou desencadeantes, estão incluídas as nefrotoxinas e a desidratação, com maior risco em indivíduos com doença renal preexistente, como hipertensão arterial e diabetes, além de idade mais avançada.

Entre os agentes nefrotóxicos de exposição ocupacional, destacam-se os pesticidas e os cosméticos.

Pesticidas

O Brasil é um dos maiores consumidores de agrotóxicos do mundo. Diversos agrotóxicos têm associação com lesão renal aguda e, com menor frequência, podem levar à doença renal crônica. Existem relatos de insuficiência renal aguda com o uso de glifosatos, paraquat, carbofuran, deltametrina, alguns organofosfatos e organoclorados. O maior risco está associado ao uso de glifosatos, que podem causar alteração renal mesmo quando utilizados em dosagens muito baixas e em indivíduos mais jovens. Em alguns países, foi demonstrada a contaminação de agrotóxicos por metais pesados, o que agrava sua toxicidade.[20] Um estudo brasileiro que avaliou atestados de óbitos de agricultores encontrou associação entre mortalidade por insuficiência renal aguda e a ocupação na agricultura.[21] Estudos anteriores também haviam mostrado maior taxa de insuficiência renal aguda e crônica em indivíduos que trabalhavam diretamente com a aplicação de agrotóxicos e em suas esposas.[22]

Para a progressão da lesão renal aguda para doença renal crônica, somam-se ao uso crônico de agrotóxicos a exposição a metais pesados, a desidratação e o trabalho extenuante e em altas temperaturas.[23]

Cosméticos

Atividades laborais com exposição a cosméticos são comuns ao redor do mundo. Há uma alta utilização de produtos químicos em cremes, *sprays*, géis, máscaras e perfumes, que atuam como fontes contaminantes de metais pesados (cádmio, cobre, chumbo e zinco) e hidrocarbonetos aromáticos policíclicos (PAH).

Os metais pesados, principalmente por exposição aérea, depositam-se em tecidos e levam a um quadro de estresse oxidativo e maior risco de lesão renal e cardiovascular. Um estudo avaliando trabalhadoras de salões de beleza observou aumento dos níveis urinários de cobre e zinco ao longo do dia de trabalho, assim como aumento da excreção urinária de biomarcadores de dano tubular renal. Nos pacientes que utilizavam equipamentos de proteção (máscaras N95), houve menor excreção urinária de metais pesados, provavelmente em decorrência da menor exposição a aerossóis. Isso demonstra que o monitoramento dos níveis urinários de metais pesados poderia ser utilizado como marcador de exposição a poluentes.[5] A investigação de exposição ambiental a esses poluentes deve ser considerada nos casos de lesão renal aguda sem etiologia definida.[5] A utilização adequada de equipamentos de proteção reduz o risco de dano renal.

Doença renal crônica

Doença renal crônica (DRC) é definida pela alteração, por período superior a três meses, da função renal, caracterizada por redução da taxa de filtração glomerular e/ou presença de albuminúria. Todas as doenças previamente discutidas neste capítulo, se não forem adequadamente tratadas, podem progredir para doença renal crônica.

Nas últimas décadas, além dos fatores de risco tradicionais de progressão de uma nefropatia, o aumento de casos de doença renal crônica em algumas regiões do globo levou à inclusão de um item denominado doença renal crônica de etiologia indeterminada (DRCi) na classificação etiológica. Esses casos são associados a poluentes ambientais e altas temperaturas, mas ainda não há uma etiologia clara e sua prevalência no Brasil ainda é desconhecida.[24]

Por ter sido identificada inicialmente em trabalhadores de lavouras de cana-de-açúcar na América Central,[24] foi denominada nefropatia mesoamericana, mas estudos recentes mostram que há casos semelhantes em outras regiões de clima quente. Os achados em comum desses casos levaram à suspeita da associação entre fatores ambientais e ocupacionais e o desenvolvimento da doença, especialmente em jovens trabalhadores de lavouras em climas tropicais. Sua fisiopatologia parece ser multifatorial, incluindo alta temperatura e baixo acesso a hidratação e exposição a água contaminada, pesticidas, metais pesados e agentes infecciosos.[23,24] Outra possibilidade para o desenvolvimento de doença renal crônica nessa população é a poluição ambiental. A exposição prolongada a poluentes do ar (partículas pequenas ou partículas grosseiras de até 10 mcm de diâmetro aerodinâmico), monóxido de carbono e dióxido de nitrogênio aumentaria os riscos de lesão renal aguda e progressão para doença renal crônica. Nesses casos, o mecanismo de lesão crônica estaria relacionado com estresse oxidativo, inflamação sistêmica, dano de DNA e aterosclerose, com dano isquêmico tecidual.[25,26]

Atividade laboral e doença renal crônica progressiva

Para os indivíduos com diagnóstico de doença renal crônica, deve-se considerar também a necessidade de readequação laboral. A taxa de empregabilidade entre esses pacientes varia entre 18% e 80%, com maiores taxas naqueles submetidos a transplante renal bem-sucedido.[28,29]

Com a progressão da doença renal, sintomas sistêmicos levam a uma redução da capacidade laboral, com maior número de faltas ao trabalho e incapacidade funcional progressiva. Os sintomas ocorrem nos domínios físico (fadiga, menor energia), cognitivo (perda de foco, baixa concentração, redução de memória), psicológicos (dificuldade de aceitação da doença) e ambiental (risco de infecção de acessos vasculares, ajuste de carga horária e rotina terapêutica).[29]

Diferentes estudos sugerem que, para manter a empregabilidade desses indivíduos, seria necessária a adaptação do ambiente de trabalho, com menores demandas físicas e mentais, aumento das atividades rotineiras e redução das extras, ritmo de trabalho mais lento e a possibilidade de trabalho remoto para os pacientes em tratamento dialítico, conforme mostra o Quadro 36.4.

Cistite

Cistite aguda é o nome dado a qualquer processo inflamatório agudo que acometa a mucosa vesical. As formas infecciosas são as mais frequentes, sendo *Escherichia coli* a bactéria mais comumente envolvida, seguida por *Staphylococcus saprophyticus*, espécies de *Proteus* e de *Klebsiella* e *Enterococcus faecalis*.

Mulheres têm maior predisposição às cistites agudas infecciosas em razão da anatomia feminina (uretra mais curta do que a dos homens). A cada ano, cerca de 10% das mulheres adultas jovens apresentam pelo menos um quadro de infecção urinária sintomática e a incidência parece aumentar após o início da vida sexual.[29]

Quadro 36.4. Adaptação do paciente com doença renal crônica às atividades laborais rotineiras

Domínio	Alteração	Adaptação
Físico	Fadiga, redução de energia	• Atividades com menor demanda física • Ritmo de trabalho mais lento
Cognitivo	• Perda de foco • Baixa concentração • Dificuldade de memória	• Menores demandas mentais • Atividades com maior controle de rotina • Redução de atividades extras
Pessoal	• Dificuldade de aceitação da doença • Limitações do tratamento dialítico	• Ritmo de trabalho mais lento • Trabalho remoto • Ajuste de carga horária
Ambiental	Risco de infecções (acesso de diálise, transplante recente)	• Trabalho remoto • Ajuste de carga horária

Fonte: Adaptado de referência 28.

Os quadros de cistite aguda se apresentam com sintomas como polaciúria, disúria, estranguria, urgência miccional, desconforto ou dor suprapúbica e/ou hematúria. Nem sempre todos os sintomas estão presentes.[30]

Embora a bacteriúria vesical seja a causa mais frequente, sintomas de irritação do trato urinário inferior podem ocorrer em trabalhadoras e trabalhadores expostos a agentes que possuem ação irritante sobre a mucosa vesical. Dessa forma, é essencial que o profissional de saúde que atende um quadro de cistite aguda esteja atento para fazer um diagnóstico diferencial entre uma infecção do trato urinário (ITU) e uma cistite não bacteriana relacionada ao trabalho.

A exposição a aminas aromáticas e seus derivados em atividades de trabalho é uma condição reconhecida pela Lista de Doenças Relacionadas ao Trabalho[31] como associada à cistite aguda. Em trabalhadores expostos a aminas aromáticas, excluídas outras causas não ocupacionais, o quadro de cistite aguda (não bacteriana) pode ser considerado como sendo do grupo I da classificação de Schilling, em que o trabalho constitui causa necessária. Os critérios para o diagnóstico de cistite aguda irritativa causada pela exposição a aminas aromáticas são: história de exposição ocupacional, quadro clínico e laboratorial (presença de hematúria ao exame de urina de rotina) e desaparecimento gradual dos sintomas após a cessação da exposição.[32] Diagnóstico diferencial deve ser feito quando houver piúria e febre, com confirmaçao por meio de urocultura.

Os compostos amino-aromáticos são derivados de hidrocarbonetos aromáticos, como benzeno, tolueno, naftaleno, antraceno e difenila, com substituição de pelo menos um átomo de hidrogênio por um amino ($-NH_2$). A anilina é o composto amino-aromático mais simples. A absorção dérmica é a forma de contato mais comum, pois quase todos os compostos são lipossolúveis. Por outro lado, se houver exposição por meio do uso de pós corantes ou vapores, a absorção por inalação também pode ser um risco considerável.[33]

Embora o uso das aminas aromáticas e seus derivados esteja sendo cada vez mais descontinuado, deve-se compor o histórico de exposição de um paciente verificando-se ocupações e atividades econômicas com potencial exposição. Ocupações de interesse incluem maquinista, mineiro, metalúrgico, motorista de caminhão e de locomotiva, pintor, trabalhador de ferrovias, trabalho no forno de coque, tecelão, cabeleireiro, entre outras. Atividades econômicas incluem agricultura, construção, fundição, extração de óleos e gorduras animais e vegetais, indústria de sapatos, têxtil, manufatura de eletroeletrônicos, mineração, siderurgia; indústria de alimentos, alumínio, borracha e plásticos, sintéticos, tinturas, corantes, couro, gráfica, de metais, petróleo, química e farmacêutica, tabaco; cabeleireiros e barbeiros, produção de auraminas e de magenta.[33]

O processo inflamatório do trato urinário inferior é associado aos agentes ativos derivados da metabolização das aminas, que induzem à meta-hemoglobinemia. A cistite hemorrágica pode resultar de exposição intensa a o-toluidina e p-toluidina, particularmente os derivados de cloro, entre os quais a cloro-5-O-toluidina é o melhor exemplo. Outros metabólitos são carcinogênicos e a exposição a aminas aromáticas também está associada ao risco aumentado de cânceres de bexiga e do trato urinário, tratados no Capítulo 21.

A interrupção da exposição é necessária no caso de cistite relacionada ao trabalho. Em geral, o quadro de hematúria tem remissão em 48 horas. É importante destacar, no entanto, que a identificação de um caso é indicativa de exposição ambiental que pode acometer outros trabalhadores. Por isso, recomendam-se busca ativa de casos no mesmo grupo de trabalhadores expostos, bem como medidas de proteção e prevenção que eliminem ou minimizem a exposição às aminas aromáticas ou a seus derivados.

Na ocorrência de cistites de repetição, outros fatores de risco ocupacionais devem ser considerados além da exposição química. Sabe-se, p. ex., que a retenção urinária é um dos fatores de risco para a ocorrência de infecções do trato urinário e que medidas preventivas como hidratação abundante para aumentar a frequência urinária e um melhor esvaziamento vesical são efetivas.[34] Nesse sentido, é preciso atentar a condições de trabalho em que se faz o controle rígido de tempo, como atividades de teleatendimento, comércio, linhas de produção contínua ou qualquer atividade que não permita pausas. Essas situações podem reduzir a frequência urinária e aumentar o risco de infecção do trato urinário.

Considerações finais

O acometimento renal associado à exposição ocupacional e às condições de trabalho é frequente. O rastreio de trabalhadores e trabalhadoras com fatores de risco, por meio de exame de urina, creatinina sérica e dosagem de albuminúria permite o diagnóstico precoce na maioria dos casos. Nos casos mais graves, associados principalmente a metais pesados, a suspensão da exposição não evita a progressão da doença.

Novas formas de acometimento renal têm sido descritas em associação com as mudanças climáticas e a poluição, por isso o rastreio torna-se fundamental.

A adaptação das condições de trabalho para pessoas com doença renal permite uma melhor adaptação à progressão da doença, principalmente nos domínios psicológico e social.

Referências

1. Kidney Disease: Improving Global Outcomes. Clinical practice guidelines for the evaluation and management of chronic kidney disease. Kidney Int Supl. 2013;3(2):1-150.
2. Kidney Disease: Improving Global Outcomes. Clinical practice guidelines for the evaluation and management of chronic kidney disease. Public review draft. 2023.
3. Orr SE, Bridges CY. Chronic kidney disease and exposure to nephrotoxic metals. Int J Mol Sci. 2017;18(5):1039.
4. Mishra M, Nichols L, Dave AA, Pittman EH, Cheek JP, Caroland AJV, et al. Molecular mechanisms of cellular injury and role of toxic heavy metals in chronic kidney disease. Int J Mol Sci. 2022;23(19):11105.
5. Mahmoodi M, Arfaeinia H, Fazlzadeh M, Soleimani F, Samaei MR, Arfaeinia L, et al. Urinary levels of potentially toxic elements (PTEs) in female beauticians and their association with urinary biomarkers of oxidative stress/inflammation and kidney injury. Sci Total Environm. 2023;878:163099.
6. Fu Z, Xi S. The effects of heavy metals in human metabolism. Toxicol Mech Methods. 2020;30(3):167-76.
7. Gao Z, Wu N, Du X, Li H, Mei X, Song Y. Toxic nephropathy secondary to chronic mercury poisoning: clinical characteristics and outcomes. Kidney Int Reports. 2022;7(6):1189-97.
8. Zhang L, Du M, Tu Y, Liang D, Wu X, Xie H. Clinicopathological features and long-term prognosis of glomerular diseases associated with Mercury-containing cosmetics. J Nephrol. 2023;36(5):1401-7.
9. Hellström L, Elinder CG, Dahlberg B, Lundberg M, Järup L, Persson B, et al. Cadmium exposure and end-stage renal disease. Am J of Kidney Dis. 2001;38(5):1001-8.
10. Jalili C, Kazemi M, Cheng H, Mohammadi H, Babaei A, Taheri E, et al. Associations between exposure to heavy metals and risk of chronic kidney disease: systematic review and meta-analysis. Crit Rev Toxicol. 2021;51(2):165-82.
11. Jacob S, Hery M, Protois JC, Rossert J, Stengel B. Effect of organic solvent exposure on chronic kidney disease progression. J Am Soc Nephrol. 2007;18(1):274-81.
12. Ekong EB, Jaar BG, Weaver VM. Lead-related nephrotoxicity: a review of the epidemiologic evidence. Kidney Int. 2006;70(12):2074-84.
13. Robles-Osorio ML, Sabath-Silva E, Sabath E. Arsenic-mediated nephrotoxicity. Ren Fail. 2015;37(4):542-7.
14. Malieckai DA, Goldfarb DS. Occupational kidney stones. Curr Opin Nephrol Hypertens. 2020;29(2):232-6.
15. Nerbass FB, Pecoits-Filho R. Can your work affect your kidney's health. Rev Environm Health. 2019;34(4):441-6.
16. Cheungpasitporn W, Rossetti S, Friend K, Erickson SB, Lieske JC. Treatment effect, adherence, and safety of high fluid intake for the prevention of incident and recurrent kidney stones: a systematic review and meta-analysis. J Nephrol. 2016;29(2):211-9.
17. Ostermann M, Bellomo R, Burdmann EA, Doi K, Endre ZH, Goldstein SL, et al. Controversies in acute kidney injury: conclusions from a Kidney Disease: Improving Global Outcomes (KDIGO) Conference. Kidney Int. 2020;98(2):294-309.
18. Lameire NH, Bagga A, Cruz D, Maesenner JD, Endre Z, Kellum JA, et al. Acute kidney injury: an increasing global concern. Lancet. 2013;382(9887):170-9.
19. Perico N, Remuzzi G. Acute kidney injury in low-income and middle-income countries: no longer a death sentence. Lancet Glob Health. 2016;4(4):e216-7.
20. Valcke M, Levasseur ME, Silva AS, Wesseling C. Pesticide exposure and chronic kidney disease of unknown etiology: an epidemiologic review. Environm Health. 2017;16:49.
21. Meyer A, Santos ASE, Asmus CIRF, Camara VM, Costa AJL, Sandler DP, et al. Acute kidney failure among brazilian agricultural workers: a death-certificate case-control study. Int J Environm Res Public Health. 2022;16:6519.

22. Lebov JF, Engel LS, Richardson D, Hogan S, Sandler DP, Hoppin JA. Pesticide exposure and end-stage renal disease among wives of pesticide applicators in the Agricultural Health Study. Environ Res. 2015;143:198-210.
23. García-Trabanino R, Jarquín E, Wesseling C, Johnson RJ, González-Quiroz M, Weiss I, et al. Heat stress, dehydration, and kidney function in sugarcane cutters in El Salvador: a cross shift study of workers at risk of Mesoamerican nephropathy. Environ Res. 2015;142:746-55.
24. Anand S, Caplin B, González-Quiroz M, Schensul SL, Bhalla V, Parada X, et al.; International Society of Nephrology's International Consortium of Collaborators on Chronic Kidney Disease of Unknown Etiology. Epidemiology, molecular and genetic methodologies to evaluate causes of CKDu around the world: report of the Working Group from the ISN International Consortium of Collaborators on CKDu. Kidney Int. 2019; 96(6):1254-60.
25. Shubham S, Kumar M, Sarma DK, Kumawat M, Verma V, Samartha RM, et al. Role of air pollution in chronic kidney disease: an update on evidence, mechanisms, and mitigation strategies. Int Arch Occup Environ Health. 2022;95(5):897-908.
26. Young SE, Khoshnaw LJ, Johnson RJ. Climate and the nephrologist: the intersection of climate change, kidney disease and clinical case. Clin J Am Soc Nephrol. 2023;18(3):411-7.
27. Grant CH, Salim E, Lees JS, Stevens KI. Deprivation and chronic kidney disease: a review of the evidence. Clin Kidney J. 2023;16(7):1081-91.
28. Van der Mei SF, Alma MA, de Rijk AE et al. Barriers and facilitators of sustained employment: a qualitative study of experiences in Dutch patients with CKD. Am J Kidney Dis. 2021;78(6):780-92.
29. Srougi M. Infecções do trato urinário. Rev Med (São Paulo). 2005;84(3-4):102-12.
30. Goldman L, Schafer AI, Eds. Goldman-Cecil medicina. 25. ed. Rio de Janeiro: Elsevier; 2018.
31. Brasil. Ministério da Saúde. Portaria GM/MS nº 1.999, de 27 de novembro de 2023. Altera a Portaria de Consolidação GM/MS nº 5, de 28 de setembro de 2017 para atualizar a Lista de Doenças Relacionadas ao Trabalho (LDRT). Disponível em: https://www.in.gov.br/en/web/dou/-/portaria-gm/ms-n-1.999-de-27-de-novembro-de-2023-526629116 (Acesso em: 20 mar. 2024)
32. Brasil. Ministério da Saúde. Organização Pan-Americana da Saúde. Doenças relacionadas ao trabalho: manual de procedimentos para os serviços de saúde. Brasília: Ministério da Saúde; 2001.
33. Organização Internacional do Trabalho. Compostos de aminoácidos aromáticos, 2011. Disponível em: https://www.iloencyclopaedia.org/pt/part-xviii-10978/guide-to-chemicals/item/1035-aromatic-amino-compounds. (Acesso em: 13 jul. 2023.)
34. Brasil. Ministério da Saúde. Cistite. Disponível em: https://bvsms.saude.gov.br/cistite. (Acesso em: 13 jul. 2023.)

37

Condições da Gestação, Parto, Puerpério e Período Perinatal Relacionadas ao Trabalho

Renato Passini Júnior
Debora Farias Batista Leite
Jussara de Souza Mayrink
Renato Teixeira Souza

- Introdução
- Principais etapas evolutivas da gestação e modificações fisiológicas
- Principais intercorrências gestacionais
- Influência do trabalho sobre a gestação
- Saúde mental da trabalhadora
- Comentários sobre a CID-11 e o ciclo gravídico-puerperal

Introdução

No último século, a transição do trabalho da mulher ocorreu de forma mais intensa e avanços significativos na condição social da mulher tornaram-se visíveis, como maior independência, poder e atuação em praticamente todos os setores econômicos. No Brasil, em 2021,[1] havia 39 milhões de mulheres com ocupação profissional.

O trabalho e seus benefícios passaram a ser importantes ao oferecer às mulheres uma vida que vai além da mera sobrevivência. Como grande parte do trabalho das mulheres ocorre em idade reprodutiva, a associação entre atividade ocupacional e o ciclo gravídico-puerperal tornou-se evidente. Fica clara também a necessidade de garantir uma gestação de qualidade às mães trabalhadoras. Antes disso, é necessário questionar, no entanto, se a atividade laboral pode interferir na evolução da gestação e se esta pode acarretar dificuldades no trabalho ou demandar mudanças na forma como o trabalho é exercido.

O Brasil está passando por um processo de transição obstétrica caracterizado pela redução das taxas de mortalidade materna à custa da queda da proporção de causas diretas de óbito materno e de uma menor taxa de fertilidade.[2] Essa transição engloba maior ênfase na qualidade dos serviços de saúde oferecidos a essa população, na consolidação de seu desenvolvimento social e econômico, tanto individual quanto coletivo, e na diminuição dos determinantes sociais relacionados à deterioração da saúde e dos direitos dessas mulheres.[2] Na visão multidimensional de saúde, isso é conseguido dando-se prioridade aos cuidados para que a gravidez não apresente complicações e para que a gestante tenha uma experiência positiva, o que inclui bem-estar, segurança, igualdade e prosperidade.[3].

A atividade laboral é um dos aspectos multidimensionais do cotidiano da mulher e possui significativa e crescente influência na garantia de uma vida saudável. Os direitos trabalhistas são, portanto, essenciais para a visão multidimensional da saúde.[4,5] É esse entendimento que embasa, p. ex., a legislação que permite que mães em fase de amamentação se mantenham como fonte alimentar exclusiva do lactente, tendo garantida fonte de renda segura. Como resultado, o percentual de aleitamento exclusivo é maior entre aquelas crianças cujas mães estão em período de licença-maternidade (54,6%).[6] Pode-se afirmar, então, que o respeito aos direitos trabalhistas de gestantes procura evitar diversas situações de vulnerabilidade e outros problemas no dia a dia da mulher, como absenteísmo no trabalho, estresse e dupla jornada, enquanto garante melhor acesso aos cuidados de pré-natal, vínculo com o recém-nascido, amamentação exclusiva[7] e formação do núcleo familiar com uma mulher mais independente.

Apesar da existência desses direitos e das mudanças sociais ocorridas até o momento, a conciliação das necessidades e cuidados específicos do ciclo gravídico-puerperal ainda parece enfrentar barreiras.[8] Como exemplo, a crença de que as mulheres se dedicam menos ao trabalho por estarem ocupadas também com a maternidade atrapalha a conquista de cargos mais bem-remunerados.[9] Esse aspecto pode explicar, em parte, por que 82% das mulheres negras e 63,4% das mulheres brancas ocupavam cargos com ganhos baixos, de até dois salários mínimos, em 2018.[10]

O estado financeiro da família em que a mulher está inserida tem relação íntima com seu nível de vulnerabilidade (maior exposição a condições adversas e eventualidades).[11] Essa vulnerabilidade envolve fatores de risco que surgem da falta de recursos (materiais e sociais) necessários ao bem-estar, comportamentos de risco e fatores ambientais.[12] Outros elementos capazes de tornar o indivíduo mais suscetível ao sofrimento (p. ex., idade, *status* de moradia) também podem estar presentes[12] e, em consequência da maior vulnerabilidade social, as mulheres podem apresentar maiores níveis de estresse e ansiedade tanto antes quanto durante uma gestação.[13] Os diferentes graus de vulnerabilidade que as mulheres podem apresentar somados a hábitos correlatos apresentados por ela (p. ex., tabagismo) podem contribuir para desfechos negativos na infância de seus filhos.[14]

Ao mesmo tempo, o desrespeito aos direitos trabalhistas ou a falta deles podem levar a diversos impactos negativos. Exemplo disso são os contratos em tempo parcial: 41,2% dos empregos das mulheres seguem esse padrão[15] e cerca de 60% do total de vagas de trabalho em tempo parcial são ocupadas por mulheres.[13] Contratos parciais, temporários e de terceirização fomentam a discriminação do papel do trabalho das mulheres.[15]

Neste capítulo, serão abordados diferentes aspectos da complexa relação entre trabalho e gravidez. Não se pretende esgotar a discussão sobre esse tópico, mas auxiliar na desafiadora tarefa de distinguir o efeito atribuível à exposição ao ambiente em que o indivíduo vive daquele atribuível ao ambiente de trabalho. Assim como em outras situações, as condições de trabalho devem estar adaptadas ao trabalhador de modo a proporcionar conforto, segurança, saúde e desempenho eficiente no trabalho;[16] portanto, pode ser necessária a realocação de função da trabalhadora gestante ou puérpera.[17] Será discutida a importância de se entender as necessidades individuais das gestantes trabalhadoras e de se reconhecer se as características do trabalho geram condições potencialmente ameaçadoras para sua saúde e de seu concepto, e quais medidas podem ser necessárias para a adaptação da sua função laboral.

Principais etapas evolutivas da gestação e modificações fisiológicas

O corpo da mulher passa por diversos processos fisiológicos que permitem que ela engravide a cada ciclo menstrual. Com o advento dos diagnósticos laboratorial e ultrassonográfico da gestação, tornou-se possível ter maior certeza tanto para a identificação da gravidez quanto sobre a idade gestacional. A detecção de níveis circulantes da fração beta da gonadotrofina coriônica humana (beta-hCG) no sangue ou na urina pode ocorrer em até 8 a 10 dias após a fecundação, ou seja, ainda antes de ocorrer o atraso menstrual.

De forma geral, a gestação pode ser dividida em fases. O desenvolvimento do embrião (embriogênese) é crucial para originar um feto saudável e sem anomalias. Essa fase é caracterizada por intensas divisão e diferenciação celular e modulada pela transcrição gênica. Ela pode ser afetada por fatores extrínsecos, como exposições ambientais (p. ex., a poluentes e agentes químicos), aspectos nutricionais (p. ex., carência de micronutrientes) ou hábitos de vida (p. ex., tabagismo). A embriogênese se estende por 14 semanas (primeiro trimestre) e, ao final, o produto de todo esse processo passa a ser chamado de feto. A fase seguinte coincide com o segundo trimestre e é marcada pelo crescimento e pelo desenvolvimento das estruturas originadas no primeiro trimestre. No terceiro trimestre, o crescimento continua e ocorre o que se denomina maturação fetal. Nessa fase, a intensa demanda por oxigênio e o preponderante ganho de peso fetal denotam a importância da adequada provisão de nutrientes e da perfusão ao feto. Doenças maternas crônicas, sobretudo se estiverem descompensadas, algumas intercorrências gestacionais, exposições ambientais e situações crônicas de estresse podem gerar disfunções orgânicas e endoteliais capazes de prejudicar a adequada evolução da gravidez.[18]

O organismo da mulher sofre diversas modificações para melhor se adaptar a todo esse processo da gestação e oferecer a melhor condição de desenvolvimento ao feto. Algumas dessas modificações podem ocasionar efeitos indesejáveis, como êmese gravídica, constipação, hiperpigmentação da pele ou mal-estar secundário a uma hipotensão. O aumento do volume uterino costuma ser acompanhado por sensação de cólica ou dor irradiada no terço inferior do abdome. Do terceiro para o quarto meses de gravidez, a projeção anterior do útero, que avança da pelve para o abdome inferior, tensiona sobremaneira os ligamentos cardinais, uterossacros e redondos. Desconfortos abdominal, pélvico e sacral acompanham com frequência a rotina das mulheres nesse período. A associação com sangramento uterino, que pode ocorrer em até 40% das gestações saudáveis, aumenta os anseios de que possa haver alguma anormalidade.

Uma avaliação médica criteriosa pode auxiliar a descartar a ocorrência de processos anormais como abortamento, gestação de implantação ectópica e hiperêmese gravídica. Os quadros de ameaça de abortamento ou abortamento evitável podem requerer cuidados específicos, incluindo repouso, afastamento temporário ou diminuição da carga de trabalho.[18]

Alterações fisiológicas da gestação e do puerpério

Gestação

Algumas das adaptações do corpo da mulher à gestação, consideradas fisiológicas, podem interferir na sua prática ocupacional cotidiana e, por vezes, simular situações mórbidas.

Náuseas e vômitos, p. ex., são eventos tipicamente pré-prandiais frequentes no início da gestação, atingindo até 90% das mulheres. No ambiente de trabalho, alguns odores podem contribuir para sua ocorrência. O pico dos sintomas coincide com o pico dos níveis de hCG (por volta da 12ª semana de gestação). A depender da intensidade, as náuseas e os vômitos podem atrapalhar a qualidade de vida da mulher e interferir em sua funcionalidade e, portanto, em seu trabalho, sendo responsável por significativa parcela do absenteísmo nessas trabalhadoras.[19] Algumas alterações alimentares, hidratação e medicação antiemética podem ser necessárias. A hiperêmese gravídica é um agravamento dessa condição caracterizado por perda ponderal de pelo menos 5% do peso pré-gestacional e distúrbios hidreletrolíticos. Algumas vezes, esse quadro leva à necessidade de admissão hospitalar para se instituir um tratamento específico.

Do ponto de vista cardiovascular, observa-se vasodilatação periférica já no primeiro trimestre. Essa condição somada ao desenvolvimento da placenta, que funciona como um *shunt* vascular de baixa resistência, leva a queda da resistência vascular periférica. A partir desse período, ocorre também um aumento significativo do volume sanguíneo e do débito cardíaco (mais intenso a partir do segundo trimestre). Duas consequências importantes dessas adaptações são a queda das medidas da pressão arterial e a hipotensão postural. Estima-se que o nadir das medidas da pressão sistólica e diastólica aconteça no final da primeira metade da gestação (entre 18 e 19 semanas, respectivamente), voltando a subir de forma lenta até a 40ª semana.[20] A aplicação prática desse fato está no diagnóstico de síndromes hipertensivas na gestação: em uma mulher previamente normotensa, medidas iguais ou superiores a 140/90 mmHg a partir da 20ª semana de gravidez indicam hipertensão induzida pela gestação (hipertensão gestacional ou pré-eclâmpsia),[21,22] condição que obrigará um acompanhamento especializado em serviço de gestação de alto risco. Por sua vez, a hipotensão postural (ou hipotensão supina) é mais frequente a partir do segundo trimestre em função do aumento do volume uterino. O órgão passa a comprimir a veia cava inferior, diminuindo a pré-carga, com manifestações clínicas que incluem dispneia, tontura, náusea ou vômitos, dor abdominal ou torácica, sudorese e hipotensão.

A média da frequência respiratória é de 15 irpm (9 a 22 irpm) e tende a não variar de forma relevante ao longo da gestação.[20] Já a capacidade residual funcional diminui na segunda metade da gestação, mas com manutenção do volume expiratório forçado em comparação com os valores pré-gestacionais. A chamada "dispneia fisiológica" representa um aumento do trabalho respiratório e pode interferir no trabalho da mulher, p. ex., em situações de aumento do esforço físico laboral.

No trato urinário, em virtude da ação progestagênica, ocorre um relaxamento da musculatura lisa dos ureteres e da bexiga e, como resultado, observa-se maior retenção urinária. Ocorre também um aumento da frequência miccional decorrente do aumento da taxa de filtração glomerular. Urina mais concentrada e estase se traduzem, clinicamente, em maior possibilidade de infecção urinária, condição passível de complicações como sepse grave e prematuridade. Por isso, recomenda-se às gestantes que urinem sempre que tiverem necessidade, sem reter a micção.[16]

Algumas modificações do sistema locomotor também podem ser citadas. Alterações da marcha e modificações do ângulo de curvatura da coluna vertebral, com deslocamento anterior do centro de gravidade, são consideradas típicas da gravidez. Além disso, por ação hormonal (relaxina e estrógeno), as articulações ganham maior mobilidade, o que acarreta maior risco de quedas, entorses, dor lombar e lesões osteomusculares.[23] A maior retenção hídrica e o edema consequente podem limitar a locomoção.

Puerpério

O puerpério é um período de limites imprecisos que se inicia imediatamente após o parto e, por convenção, se estende por seis semanas (42 dias). Nesse período, ocorre a regressão para as características fisiológicas do estado pré-gestacional, com intensas mudanças orgânicas, funcionais e emocionais para a mulher.

O fator mais relevante que caracteriza o puerpério é a lactação. O aleitamento materno acarreta benefícios para a mulher, como redução do risco de neoplasias ginecológicas (de mama e ovário, p. ex.), recuperação do estado nutricional e efeito contraceptivo temporário,[24] desde que a mulher esteja em amenorreia e a amamentação seja exclusiva. Para a criança, a amamentação se associa a redução da morbidade e da mortalidade por doenças infecciosas e melhor desenvolvimento dos sistemas orofacial e neurocognitivo.[24] Além disso, a amamentação estimula a criação e a manutenção de um vínculo afetivo e de um ambiente de proteção emocional para ambos e ainda contribui para a saúde financeira da família.[25] De acordo com a Organização Mundial da Saúde (OMS),[26] o aleitamento deve ser exclusivo até o sexto mês de vida do bebê e deve continuar de forma complementar ao menos até os dois anos de idade.

É possível que o incentivo do empregador seja, isoladamente, a estratégia mais efetiva para a manutenção do aleitamento, a redução do absenteísmo e a melhora da performance no trabalho durante o puerpério.[25] Isso inclui, p. ex., a existência de um local destinado à ordenha e ao armazenamento do leite nos turnos de trabalho, instituição de intervalos na jornada de trabalho para a ordenha e redução da jornada de trabalho ou extensão da licença-maternidade em mais 2 meses (totalizando 180 dias). Melhorias no ambiente de trabalho aumentam em até três vezes a taxa de aleitamento até o segundo ano de vida.[25]

O puerpério também envolve a reorganização psíquica da mulher para lidar com o recém-nascido. Trata-se, por consequência, de um período de "gatilho" para crises de distúrbios de humor prévios, bem como para o desencadeamento de alterações próprias dessa fase. O *baby blues* ou *blues* puerperal tem uma prevalência de cerca de 85% e o pico dos sintomas ocorre em torno do quinto dia após o parto. Ele é caracterizado por choro fácil, distúrbios do sono e do apetite e sensação de incapacidade. Não existe tratamento específico, mas é importante que haja suporte emocional garantido pela rede de apoio da mulher. Esse quadro costuma ser autolimitado.

Principais intercorrências gestacionais

A identificação de anormalidades e intercorrências clínicas e obstétricas durante uma gestação pode caracterizá-la como de alto risco. Nessas situações, a atuação conjunta do obstetra com profissionais de Saúde Ocupacional pode permitir um melhor aconselhamento do ponto de vista do trabalho que a gestante está exercendo, bem como garantir melhores cuidados quanto à condução da gravidez. Adiante, são abordadas algumas condições que definem uma gestação de alto risco.

Prematuridade

Define-se parto prematuro como aquele que ocorre entre 20 ou 22 semanas de gestação e até 36 semanas e 6 dias. No Brasil, a prevalência dessa intercorrência é estimada em cerca de 10%, com marcantes variações regionais.[27] A morbidade e a mortalidade dos recém-nascidos prematuros é inversamente proporcional à idade gestacional ao nascimento. Estima-se que a prematuridade contribua para 35% das mortes neonatais (até o 28º dia de vida) e para 16% das mortes infantis (antes dos cinco anos de idade).[27]

Usualmente, a prematuridade é classificada em espontânea, caracterizada pela ocorrência espontânea de trabalho de parto prematuro ou ruptura prematura de membranas amnióticas, ou terapêutica, quando há uma indicação (materna ou fetal) para a interrupção da gestação. Também é possível classificá-la em tardia (nascimento entre 34 e 36 semanas de gestação) ou precoce (nascimentos antes das 33 semanas de gestação).

Embora a fisiopatologia da prematuridade seja complexa, existe consenso de que a prevenção do evento deve ser a estratégia de escolha, tanto do ponto de vista individual quanto epidemiológico, para a melhoria dos desfechos perinatais em curto e longo prazos.[27] O nascimento pré-termo (resultado do parto prematuro) e um baixo peso (inferior a 2.500 g) ao nascimento, principalmente decorrente de uma restrição do crescimento fetal, são mundialmente reconhecidos como fatores de risco para agravos de saúde no período perinatal, na infância/adolescência e até na vida adulta. Idade gestacional e peso ao nascer são os fatores de risco neonatais mais importantes para a mortalidade perinatal e a morbidade infantil e podem acarretar deficiências de desenvolvimento e aumentar o risco de doenças crônicas na idade adulta, incluindo doença coronariana, acidente vascular cerebral, hipertensão, diabetes, doença pulmonar obstrutiva e comprometimento neurológico e cognitivo.[28]

Por conta desses impactos, é fundamental identificar as mulheres sob risco de parto prematuro e que podem se beneficiar de mudanças laborais. Os principais fatores de risco associados são: parto prematuro anterior, medida do colo do útero inferior ou igual a 25 mm entre 18 e 24 semanas, processos infecciosos de repetição (p. ex., periodontais, urinários etc.), tabagismo, extremos da vida reprodutiva, ganho insuficiente de massa corporal e gestações múltiplas.[27]

Um ponto controverso é a indicação de repouso no leito para a prevenção da prematuridade. A Biblioteca Cochrane não encontrou evidências que sustentem nem que refutem a necessidade desse repouso para mulheres com alto risco de parto prematuro espontâneo.[29] Na mesma linha, o American College of Obstetricians and Gynecologists[30] e o Collège National des Gynécologues et Obstétriciens Français[31] não recomendam o repouso no leito de forma rotineira para mulheres com fatores de risco para trabalho de parto prematuro ou para as que deflagrem o trabalho de parto prematuro, mas não evoluem para o parto.

É prudente, no entanto, avaliar se a função laboral exercida pela mulher pode trazer maior risco de prematuridade. Apesar de alguns estudos apontarem um aumento da prevalência de prematuridade para as mulheres que praticaram repouso no leito,[32,33] revisões sistemáticas apontaram que mulheres que trabalham mais de 40 horas semanais, em turnos noturnos ou em escalas de rodízio,[34] cujo trabalho envolva esforço físico ou longos períodos em posição supina,[40] têm um risco aumentado de prematuridade. Em situações individualizadas, o American College of Obstetricians and Gynecologists também considera o repouso no leito para gestantes com sintomas sugestivos de trabalho de parto prematuro.[30] Recomenda-se, portanto, que cada situação seja analisada individualmente.

Diabetes na gestação

No Brasil, o Ministério da Saúde recomenda a triagem universal de distúrbios hiperglicêmicos na gestação.[36] Nas gestantes com glicemia em jejum superior a 92 mg/dL, deve ser realizado um segundo teste de rastreamento, entre 24 e 28 semanas. Esse novo teste é o de tolerância oral à glicose, em que se avalia a glicemia no jejum, 1 hora e 2 horas após a ingestão de 75 g de dextrosol. Um valor alterado já é suficiente para confirmação do diagnóstico. Com base nesses resultados, os distúrbios hiperglicêmicos da gestação são clasificados em:[36]

- **Diabetes melito gestacional:** caracterizado por glicemia em jejum entre 92 e 125 mg/dL, ou glicemia de 180 mg/dL ou mais na medição feita 1 hora após a ingestão de 75 g de glicose anidra ou de 153 mg/dL ou mais na medição feita 2 horas após a ingestão.
- **Diabetes melito diagnosticado na gestação:** caracterizado por glicemia de 126 mg/dL ou mais em jejum, ou de 200 mg/dL na segunda hora após a ingestão de 75 g de glicose anidra.

Há, ainda, as mulheres já sabidamente portadoras de diabetes melito tipo 1 ou tipo 2 que engravidam. Elas devem seguir seus tratamentos durante o período gestacional, mas com algumas adaptações.

Sabe-se, ainda, que alterações do ritmo circadiano, como aquelas promovidas por turnos variáveis de trabalho, podem contribuir de forma sistemática para piora do controle glicêmico.[37] Condições desfavoráveis de trabalho (incluindo inexistência de horários para refeições, horas extra excessivas e trabalho noturno) estiveram relacionadas de forma independente a piores desfechos gestacionais, incluindo maior necessidade de uso de insulina, maior ocorrência de macrossomia fetal e maior ocorrência de hiperbilirrubinemia no recém-nascido.[37]

Independente da etiologia, o estado hiperglicêmico durante a gestação exige controle glicêmico rigoroso, com a manutenção de um padrão alimentar regular e sem períodos prolongados de jejum. Com esse objetivo, o ambiente de trabalho deverá oferecer condições para que a trabalhadora armazene o material necessário para realizar seu controle (insulina, glicosímetro, fitas para medir glicemia e lancetas) e garantir intervalos para refeições e lanches para a gestante trabalhadora.

Hipertensão arterial

Os distúrbios hipertensivos que podem se apresentar durante a gestação são:[22,23]

- **Hipertensão arterial crônica:** hipertensão arterial identificada antes de 20 semanas de gestação, durante o pré-natal, ou mulher previamente em uso de anti-hipertensivos.
- **Hipertensão gestacional:** aumento pressórico após as 20 semanas de gestação, com pressão arterial sistólica de 140 mmHg ou mais e/ou diastólica de 90 mmHg ou mais, sem alterações laboratoriais.
- **Pré-eclâmpsia:** aumento pressórico após 20 semanas de gestação (pressão arterial sistólica de 140 mmHg ou mais e/ou diastólica de 90 mmHg ou mais) acompanhado de proteinúria e/ou algum sinal de lesão de órgão-alvo.
- **Pré-eclâmpsia superajuntada:** ocorre quando a mulher com hipertensão arterial crônica desenvolve pré-eclâmpsia de forma associada.

A gestante com qualquer tipo de hipertensão arterial é considerada de alto risco para desfechos gestacionais adversos. Seu acompanhamento pré-natal deverá englobar maiores números de consultas e de exames laboratoriais e ultrassonográficos, bem como, por vezes, internações clínicas.[38] Além disso, o parto prematuro terapêutico pode se tornar uma necessidade.[23,27]

Diversos estudos têm tentado avaliar uma relação causal entre a atividade desempenhada no trabalho e o risco de desenvolver pré-eclâmpsia ou hipertensão gestacional, mas os achados são inconclusivos.[39-42]

Os ambientes de trabalho devem ser organizados de forma que a trabalhadora gestante seja estimulada a notificar qualquer alteração no transcurso de sua gestação, a fim de permitir que seu supervisor direto possa garantir seu comparecimento às consultas e aos exames. Idealmente, a depender da estabilidade da gestante e de seus níveis pressóricos, essa mulher deveria ser deslocada para setores em que os desgastes físico e emocional sejam reduzidos, a fim de atenuar desfechos maternos e neonatais desfavoráveis.[42]

Placenta prévia e de inserção baixa

A localização placentária costuma ser definida até o final do segundo trimestre (27ª semana). Quando a placenta permanece próxima ao orifício cervical interno ou o recobre, caracteriza-se a placenta prévia.[43] A placenta de inserção baixa, por sua vez, é definida por distância menor do que 2 cm entre a borda da placenta e o orifício cervical interno em qualquer momento da gravidez. O diagnóstico deve ser realizado, idealmente, por ultrassonografia transvaginal. Sugere-se que uma ultrassonografia confirmatória seja realizada a partir das 32 semanas.[43] Tanto nos casos de placenta prévia quanto na placenta de inserção baixa, a principal complicação gestacional é a hemorragia materna.

Entre outros fatores, o esforço físico se associa com a ocorrência de contrações uterinas e, consequentemente, de perda sanguínea materna. Uma vez que haja instabilidade hemodinâmica, será necessária a realização do parto, que na maioria dos casos será uma cesariana. Por conta desse risco, é imprescindível avaliar a carga de trabalho à qual essas gestantes estão submetidas e proporcionar um pré-natal especializado.

O principal risco obstétrico associado à placenta prévia é o acretismo placentário, nome dado à invasão da placenta para além da camada superficial do endométrio.[44] A prevalência dessa complicação tem aumentado em função dos números crescentes de cesarianas.[44] O acretismo pode acarretar morbidade grave, como necessidade de histerectomia, admissão em unidade de terapia intensiva (UTI) e hemotransfusão, e até mortalidade materna.[44]

Influência do trabalho sobre a gestação

De maneira geral, trabalhar durante a gravidez é uma atividade benéfica para o bem-estar da mulher, pois a mantém ativa dos pontos de vista laboral e cognitivo, promove sua realização pessoal e permite a contribuição civil. Para que isso aconteça, no entanto, é necessário que haja adequada proteção social e da saúde da gestante trabalhadora. A aplicação de políticas públicas e programas relacionados à proteção do trabalho ajuda as mulheres a integrar com sucesso suas responsabilidades reprodutivas e produtivas, sem comprometer sua saúde ou segurança financeira. Garante também que as gestantes trabalhadoras tenham acesso igual a perspectivas de emprego de qualidade, desde que sejam adotadas estratégias para minimizar a exposição materno-fetal.

Por outro lado, a gestante pode estar exposta, durante o trabalho, a riscos particulares de resultados adversos maternos e/ou fetais. Como exemplos, podem ser citados a exposição a agentes nocivos, carga de trabalho excessiva e estresse físico e mental.

Algumas exposições oupacionais (p. ex., chumbo e radiação ionizante) estão bem estabelecidas como prejudiciais durante a gravidez; entretanto, para muitas outras exposições comuns, incluindo riscos físicos, a evidência para um aconselhamento equilibrado do risco não está disponível ou é incerta.[28]

Apesar da falta de evidências sobre essa relação, os profissionais médicos devem avaliar se há alguma característica do trabalho ou do ambiente de trabalho que pode causar um agravo para a gestante ou o concepto. Segundo Pustiglione, considera-se atividade insalubre "aquela que expõe o trabalhador a agentes de risco ocupacional (ARO) específicos, ou seja, de natureza física, química e biológica".[45] Esse autor recomenda que também sejam avaliados o grau de exposição dos trabalhadores a esse agente e a possibilidade de agravo, que dependerá do agente, do tempo de exposição e de características pessoais de cada trabalhador. A partir disso, medidas de segurança devem ser orientadas para impedir a exposição ao agente de risco ou reduzi-la até níveis aceitáveis, não causadores de dano. Se isso não for possível, no caso da gestante, a função ou o local de trabalho devem ser modificados, sem prejuízos; e caso não exista essa alternativa, a trabalhadora deve ser afastada do trabalho, com todas as garantias legais existentes. Em gestações de alto risco, a avaliação deve ser ainda mais detalhada, pois determinadas atividades podem agravar o risco gestacional a depender da condição apresentada pela gestante.

A Norma Regulamentadora nº 1 (NR-1) define aspectos relacionados a riscos ocupacionais e grupos de agentes que podem causar risco no ambiente de trabalho, como agentes biológicos, físicos e químicos.[46] Nem sempre as decisões a serem tomadas serão simples, pois podem faltar informações técnicas precisas sobre os efeitos do trabalho ou do ambiente de trabalho sobre a gravidez. Como há inúmeros tipos de atividades ocupacionais, é muito difícil partir de comparações genéricas e fazer recomendações específicas. A relação entre trabalho e distúrbios hipertensivos na gravidez, p. ex., é complexa e os resultados de pesquisa sobre ela são conflitantes. Vários aspectos dessa relação já foram estudados, como carga e características do trabalho, exposição a agentes físicos, químicos e biológicos. Muitas variáveis estão envolvidas nos quadros hipertensivos e isso ainda é pouco compreendido.[39] Outro aspecto complexo é o estresse emocional no trabalho. Ele depende não só da atividade profissional exercida e de suas demandas, mas de fatores como adaptação ao trabalho, motivação profissional, eventos estressantes de vida, questões familiares, transtornos psíquicos prévios, relação com a gravidez, relação com o ambiente de trabalho etc.

Aos obstetras cabe, durante o pré-natal ou em uma avaliação pré-concepcional, compreender a atividade ocupacional exercida pela mulher. Em alguns casos, poderá ser necessário propor mudanças nas características do trabalho realizado ou sugerir afastamento. O profissional de saúde ocupacional também terá de avaliar a situação da gestante no trabalho. É importante considerar que a mulher também deve participar das decisões. A Resolução nº 2.297/2021 do Conselho Federal de Medicina[17] dispõe de normas específicas para os médicos que atendem o trabalhador. Mulheres com histórico obstétrico adverso ou com fatores de risco obstétricos e/ou complicações na gravidez precisam receber aconselhamento individualizado. Os aspectos do trabalho na gravidez que podem, eventualmente, influenciar na evolução gestacional serão discutidos nos próximos tópicos.

Características do trabalho

Estima-se que 15% das mulheres europeias que engravidaram em 2016 trabalhavam mais do que 41 horas por semana, 21% tinham regimes variáveis de turnos de trabalho e 14% trabalhavam em turnos fixos noturnos.[47] Do ponto de vista fisiológico, turnos variáveis de trabalho se relacionam com distúrbios do ritmo circadiano e privação de sono, aumento do estresse e da liberação de cortisol e redução da aldosterona.

Em 2013, foi publicado no Reino Unido um guia para a população britânica referente a alguns aspectos da atividade ocupacional durante a gravidez de mulheres saudáveis.[48] Foram avaliados os riscos decorrentes de cinco aspectos do trabalho: horas de trabalho, trabalho em turnos, levantamento de peso, tempo em pé e carga de trabalho físico. Os desfechos adversos considerados foram: abortamento espontâneo, parto prematuro, tamanho pequeno para idade gestacional, baixo peso ao nascer, pré-eclâmpsia e hipertensão gestacional. A revisão sistemática da literatura apresentada no estudo indicou que, para gestantes saudáveis, os riscos são incertos, pois essa avaliação envolve muitos fatores confundidores. Os autores recomendaram que, após 28 semanas, em razão das características fisiológicas desse período, demandas excessivas no trabalho deveriam ser evitadas, como longas jornadas de trabalho (superior a 40 h/semana), trabalho por turnos, tempo prolongado em pé (mais de 4 h/dia), trabalho físico pesado e levantamento de peso. Os autores afirmam que seria razoável adotar ajustes no perfil de trabalho da gestante para evitar essas situações. Poderá ser necessário, em alguns casos, reduzir mais precocemente as demandas excessivas.

Mais especificamente, o efeito do trabalho noturno sobre o risco de parto prematuro foi avaliado em um estudo na Dinamarca que envolveu mulheres exercendo trabalho noturno até 22 semanas de gestação. Não houve aumento do risco de prematuridade.[49] Por outro lado, em uma coorte de funcionárias de saúde suecas, trabalhar mais de 40 h/semana no final da gravidez e exercer trabalho noturno, especialmente por noites consecutivas, com retornos rápidos durante o primeiro trimestre, foram fatores associados ao aumento do risco de parto prematuro.[50]

Em 2019, uma revisão sistemática com metanálise incluindo 62 estudos observacionais (196.989 mulheres), com várias limitações metodológicas, indicou que trabalhar em turnos rotativos foi um fator associado a aumento da chance de parto prematuro, tamanho pequeno para a idade gestacional, hipertensão gestacional e pré-eclâmpsia, em comparação com aquelas que trabalhavam em turno fixo diurno. Trabalhar em turnos noturnos fixos foi um fator isolado associado a aumento da chance de parto prematuro e de abortamento espontâneo. Além disso, as mulheres que trabalhavam mais de 55,5 h/semana tiveram um aumento na chance de ter um parto prematuro em comparação com aquelas que trabalhavam 40 h/semana.[34]

Outro aspecto importante do trabalho materno é a atividade física exercida. Atividade física regular e orientada em gestantes saudáveis tem sido recomendada por várias entidades nacionais e internacionais, desde que compatível com a condição física da gestante, em situações de gravidez de baixo risco e com as adaptações necessárias em função das mudanças anatômicas e fisiológicas da mulher durante a gravidez.[51,52] Na ausência de contraindicações, a prática de atividade física regular durante a gravidez melhora ou mantém a aptidão física, ajuda a controlar o peso e reduz a chance de desenvolver diabetes gestacional em mulheres obesas, além de melhorar a qualidade de vida e a sensação de bem-estar. Estima-se que cerca de 20 a 30 minutos de atividade física diária sejam benéficos. Nas gestações de alto risco, há necessidade de avaliação individualizada a fim de definir qual atividade pode ser recomendada e de que forma.

O ambiente de trabalho pode demandar atividade física intensa a ponto de se associar a problemas maternos e fetais. A avaliação do impacto das atividades e do esforço físico realizado, bem como de outras características do trabalho, como a posição adotada no trabalho (em pé ou sentada) e o nível de estresse mental, devem ser individualizadas. Também devem ser lembrados a atividade física e o estresse gerados fora do ambiente de trabalho, p. ex., com o trabalho doméstico e com algumas atividades físicas e recreacionais, que podem ser de maior demanda física que a causada pelo próprio trabalho. Assim, apesar dos múltiplos fatores confundidores que podem existir nessas situações, o trabalho extenuante na gestação deve ser considerado como fator de risco para a evolução da gravidez, estando associado com abortamentos, parto prematuro, restrição de crescimento fetal e quadros hipertensivos, além de outras repercussões musculares e osteoarticulares maternas. Os mecanismos envolvidos com essas associações não são totalmente compreendidos e a evidência existente ainda é de baixa qualidade. É difícil determinar qual quantidade de esforço físico, tempo de permanência em pé e levantamento de peso são seguros para cada mulher grávida. Esses aspectos dependem da saúde de cada mulher, do nível de aptidão física e do estágio da gravidez.

Outro aspecto importante em termos físicos é a posição em que a gestante permanece durante sua atividade ocupacional. Para algumas, predomina o trabalho sentada, que pode causar alguma dificuldade de retorno venoso e dores lombares, enquanto outras exercem atividades predominantemente em pé. Para estas últimas, também pode haver dificuldade de retorno venoso e redução da pressão arterial, causando, eventualmente, redução do fluxo placentário. Tempos prolongados em posição ortostática parecem se associar à ocorrência de trabalho de parto prematuro e de neonato pequeno para a idade gestacional.[34] Assim, atividades ocupacionais em que há forte predomínio das posições em pé ou sentada devem ser intercaladas com períodos de repouso, de deambulação ou movimentos de membros.

Revisão sistemática e metanálise de 2020 incluindo 80 estudos observacionais (853.149 mulheres), com baixa ou muito baixa certeza da evidência, concluiu que o trabalho fisicamente exigente (levantamento de peso; ficar em pé, andar ou se curvar por muito tempo; carga de trabalho física pesada) durante a gravidez está associado a risco aumentado de vários resultados adversos.[35] Os autores dessa revisão apontam uma diferença entre a atividade física de gestantes no lazer, que melhora a saúde pré-natal, e a atividade física desenvolvida no trabalho. De acordo com eles, isso pode acontecer porque a atividade física no lazer geralmente pode ser mais controlada, permitindo recuperação satisfatória. As atividades ocupacionais muitas vezes são realizadas sem tanto controle e com tempo inadequado para a recuperação cardiometabólica. O esforço físico intenso, repetitivo e constante, como pode ocorrer nesses casos, é capaz de acarretar redução do fluxo placentário e do crescimento fetal. A energia consumida nesses esforços também poderia alterar a oferta materna de calorias. Para ocorrerem esses efeitos, a atividade precisa ter superado os mecanismos compensatórios maternos de preservação do consumo de oxigênio e da nutrição fetal.[28] Demanda física excessiva ou extenuante pode ser considerada um fator de risco gestacional, sendo que, em gestações de alto risco, esses efeitos podem ser mais significativos.

Pelo exposto, pode-se afirmar que é difícil chegar a conclusões definitivas sobre os impactos das demandas físicas ocupacionais do trabalho sobre a gravidez. Grande parte dos estudos apresenta críticas metodológicas, incluindo variação substancial nas definições de exposições, controle incompleto de fatores confundidores e potencial para viés, principalmente de memória. As diferenças populacionais entre os estudos também precisam ser consideradas. Nesse contexto, embora a magnitude das associações entre exposições ocupacionais e a maioria das complicações na gravidez seja complexa de avaliar e aparente ser variável entre os estudos, com evidências nem sempre de alta qualidade, as condições de trabalho continuam sendo fatores de risco modificáveis para resultados adversos da gravidez.[53] Assim, a avaliação individualizada de cada gestante é fundamental para melhores aconselhamento e manejo, o que pode incluir modificações nas atividades ou funções exercidas e afastamentos por períodos variáveis. Em algumas situações de risco gestacional, a depender da condição identificada, poderá ser necessário o afastamento da gestante do trabalho até o término da gravidez.

Agentes de natureza física

Temperaturas extremas (calor/frio)

Estudos abordando a temperatura no ambiente ocupacional são escassos. Já do ponto de vista biológico, sugere-se que extremos de temperatura no período periconcepcional interfiram com a gametogênese ou levem a perdas gestacionais. Por exemplo, bombeiras que trabalham diretamente com a supressão do fogo têm maior risco de abortamento quando comparadas às mulheres em geral.[54] Não se sabe ao certo, entretanto, como a temperatura modificaria os desfechos gestacionais no médio prazo, como hipertensão e prematuridade.

Sabe-se que mulheres envolvidas com ocupações relacionadas a extremos de temperatura (p. ex., bombeiras, trabalhadoras da indústria ou da agricultura) se expõem a outros fatores potencialmente deletérios, como agentes químicos e biológicos, de modo que é difícil identificar o efeito apenas da temperatura. Os potenciais danos relacionados à temperatura são influenciados pelas condições climáticas, pela umidade do ambiente de trabalho, pelos equipamentos de proteção individual (EPI), por medicações ou drogas e por comorbidades individuais.[55]

Atualmente, estudos ecológicos têm tentado relacionar as modificações climáticas ou as estações do ano com os desfechos obstétricos. Já se sabe que, considerando-se a exposição ambiental, o aumento da temperatura no período periconcepcional[56] e ao longo da gestação, especialmente no terceiro trimestre,[57] se associa a parto prematuro. A cada 1°C de aumento da temperatura, aumentam em 5% os riscos de parto prematuro (RR 1,05, IC95% 1,03-1,07) e de óbito perinatal (RR 1,05, IC95% 1,01-1,08).[58] Temperaturas superiores a 30°C podem estar associadas a defeitos do tubo neural e malformações cardíacas fetais.[60] Já com relação às baixas temperaturas, a associação é controversa. Mulheres chinesas que viviam em extremos de baixa temperatura no período periconcepcional (até 12 semanas antes da gravidez) tiveram maiores chances de pré-eclâmpsia ou eclâmpsia (aOR 1,22, IC95% 1,12-1,32); porém, ao longo da gestação, temperaturas mais baixas protegeram as mulheres da hipertensão na gravidez, ao passo que temperaturas mais altas aumentaram o risco (aOR 1,16, IC95% 1,10-1,22).[59]

Caso seja possível extrapolar os dados de exposição ambiental para o âmbito ocupacional, sugere-se reavaliação laboral das mulheres que planejam gestar ou que já estejam gestando. Uma vez que a taxa metabólica da gestante é superior à da mulher não gestante, pode ser necessário recalcular o seu índice de bulbo úmido e termômetro de globo independentemente de outros fatores de ajuste.[61]

Ruído

Acredita-se que a exposição crônica ao ruído represente um estado crônico de estresse, em que ocorre liberação de catecolaminas e corticoides.[62] Nesse sentido, é razoável supor que o ruído pode provocar efeitos adversos gestacionais, como hipóxia fetal e placentária.

De fato, gestantes expostas continuamente a ruídos entre 80 dB e 85 dB exibem maiores chances de desenvolverem algum distúrbio hipertensivo durante a gestação,[39,62,63] de deflagrarem trabalho de parto prematuro (especialmente se a exposição for no terceito trimestre)[64] ou de terem o diagnóstico de diabetes melito gestacional, principalmente entre primigestas e mulheres com trabalho em tempo integral.[63]

De acordo com a NR-15,[65] o tempo máximo de exposição ocupacional a ruídos contínuos de 85 dB é de 8 horas, enquanto o limite para ruído de impacto é de 130 dB. Aparentemente, no entanto, não há relação entre a exposição ambiental ao ruído e restrição de crescimento fetal ou neonato pequeno para a idade gestacional.[66] Com relação à exposição ocupacional ao ruído, os estudos ainda são controversos.[64,67]

Radiação ionizante e não ionizante

A exposição humana à radiação é contínua e tem crescido ao longo dos anos. A radiação não ionizante não mobiliza elétrons e está presente na luz, nas micro-ondas e nas ondas de ultrassom e da ressonância magnética.[68] No caso da radiação ionizante, a maior fonte de exposição são os procedimentos de saúde (radiografia, tomografia computadorizada e radioterapia).[69] A exposição ocupacional também deve ser lembrada, em especial para profissionais da área de radiologia ou da aviação, por exemplo.

Muitos estudos sobre esse tema foram feitos a partir de observações dos desastres de Chernobyl e Fukushima,[68] e a maioria dos relatos foca os efeitos fetais. A relação entre a exposição à radiação e os demais desfechos obstétricos, como pré-eclâmpsia, prematuridade, diabetes melito ou inserção placentária anormal, ainda precisa ser investigada. O efeito da radiação sobre a gravidez inclui os efeitos em curto ou médio prazos (p. ex., malformações congênitas, abortamento ou óbito fetal) e em longo prazo (p. ex., carcinogênese e atrasos no desenvolvimento neurocognitivo).[70] O National Council of Radiation Protection and Measurement (NCRP) recomenda que a exposição total durante a gravidez seja inferior a 500 mRem (5 mSv) e a cada mês de gestação, inferior a 50 mRem.[70]. De forma geral, quanto maior for a exposição, maior será o risco.

O feto é mais suscetível ao efeito da radiação no primeiro trimestre gestacional, de modo que muitas mulheres podem se expor à radiação sem o diagnóstico da gravidez. De acordo com o American College of Obstetricians and Gynecologists,[71] a exposição entre a fertilização e a implantação embrionária capaz de provocar a morte embrionária é de 50 mGy a 100 mGy e a exposição entre duas e oito semanas após a fertilização (compreendendo a organogênese) capaz de provocar malformações congênitas (esqueléticas, oculares ou do aparelho reprodutor) ou retardo do crescimento fetal é de 200 mGy. Entre 8 e 25 semanas de gestação, há um risco elevado para atraso cognitivo e intelectual, em razão do rápido desenvolvimento cerebral nessa fase, nas exposições estimadas de 60 mGy (8 a 15 semanas) e

250 mGy (16 a 25 semanas). Microcefalia é um desfecho possível para exposições acima de 200 mGy entre 8 e 15 semanas de gestação. Generaliza-se, então, que uma dose acumulada na gestação de até 50 mGy deve ser segura do ponto de vista fetal.[68]

No contexto ocupacional, é recomendável encorajar as mulheres a comunicar sua gravidez. Além disso, é importante que tenham acesso a um dosímetro interno próprio, além do externo, e que avaliem a pertinência de aumentar a espessura da proteção abdominal conforme necessário[72]

Vibração

A vibração é medida pelo valor de aceleração resultante de exposição normalizada (aren), em m/s^2. A exposição ocupacional máxima diária à vibração em mãos e braços é estabelecida em 5 m/s^2 e para o corpo inteiro, em 1,1 m/s^2.[61] Há poucos estudos que abordem o efeito da vibração sobre a gravidez.

As ocupações relacionadas à vibração física incluem as operadoras de veículos (carros, ônibus, metrô etc.). Um estudo sueco que incluiu mais de 1 milhão de gestações entre 1994 e 2014 identificou que mulheres em regimes de 8 horas de trabalho diárias e expostas a vibrações físicas de 0,5 m/s^2 ou mais tiveram maior chance de desenvolver pré-eclâmpsia (aOR 1,76, IC95% 1,41-2,20), hipertensão gestacional (aOR 1,55, IC95% 1,26-1,91), diabetes gestacional (aOR 1,62, IC95% 1,07-2,46)[73] e parto prematuro (aOR 1,39, IC95% 1,05-1,83)[74] quando comparadas às não expostas.

Agentes de natureza química

A exposição a agentes químicos acontece de forma cotidiana.[75] Milhares de agentes químicos são produzidos na indústria e expõem as pessoas a doses variáveis dessas substâncias.[75] Esses efeitos podem atingir desde a fertilidade materna até o desenvolvimento embrionário, fetal e da criança, bem como causar problemas até na vida adulta, como câncer, obesidade e diabetes.

Por um lado, as trabalhadoras podem passar até um terço de suas vidas no ambiente do trabalho, o que caracteriza esses espaços como importantes locais de exposição. Por outro, a avaliação direta do risco atribuível especificamente ao ambiente de trabalho é desafiadora, tendo em vista possíveis outras fontes de exposição. Estima-se que mais de 84 mil componentes químicos fazem parte dos ambientes de trabalho, porém pouco mais de 4 mil foram avaliados com relação à sua toxicidade para saúde reprodutiva,[76] na gestação ou para o concepto. Além disso, o número de mulheres trabalhadoras aumentou de 30 milhões na década 1970 para mais de 73 milhões em 2015. A avaliação do risco individual a partir da exposição ocupacional, portanto, passa a ser um grande desafio.[77]

Embora haja recomendações sobre uma avaliação quantitativa da frequência (número de exposições por turno, p. ex.), duração (tempo de exposição por turno), intensidade e tipo/via de exposição de trabalhadoras gestantes a agentes químicos, as políticas públicas e recomendações relacionadas à proteção da saúde da trabalhadora e do seu concepto habitualmente estão alinhadas com princípios éticos e legais específicos de cada país.

O ambiente de trabalho da gestante pode expô-la a agentes químicos relacionados a complicações específicas (Quadro 37.1). Para cada composto, admite-se uma tolerância de exposição diferente, baseados na concentração e via de contato, frequência e intensidade dessa exposição. Quando a exposição a agentes nocivos e tóxicos no ambiente de trabalho não puder ser evitada ou controlada, pode ser necessário mudar a função ou carga do trabalho para impedir ou reduzir o contato. Mais do que isso, de acordo com a NR-15:[65]

> *Nas atividades ou operações nas quais os trabalhadores ficam expostos a agentes químicos, a caracterização de insalubridade ocorrerá quando forem ultrapassados os limites de tolerância constantes.*

Algumas ocupações podem envolver, como característica intrínseca da função, potencial exposição a agente químicos (Quadro 37.2). Embora os riscos não se limitem a esses agentes, essas exposições são as mais comuns para essas áreas/funções/profissões.

A exposição crônica a agentes químicos pode acarretar um efeito cumulativo no organismo materno, por conta da longa meia-vida dessas substâncias e de sua reduzida biodegradabilidade. O leite materno também contém essas substâncias. Por conta disso, pode haver repercussões em médio e longo prazos para as crianças de mães contaminadas. Como exemplo, adolescentes filhas de mães expostas a chumbo e estanho durante o pré-natal apresentaram maior ocorrência de distúrbios de ansiedade e depressão do que as adolescentes filhas de mães não expostas;[89] e crianças de mães expostas a organoclorados e derivados de perfluoroalquil apresentaram maior ocorrência de síndrome metabólica durante a infância.[90]

Quadro 37.1. Exposição a agentes químicos e alguns desfechos obstétricos observados

Agente	Desfechos obstétricos
Chumbo	Abortamento, baixo peso ao nascer, atraso de desenvolvimento neuropsicomotor[62,77]
Cobre	Parto prematuro[78]
Mercúrio	Abortamento, parto prematuro, restrição de crescimento e anomalia congênita[79]
Hidrocarbonetos halogenados, aromáticos ou alifáticos (metano, butano, etileno, benzeno, fenol, clorofórmio)	Restrição de crescimento fetal, baixo peso ao nascer[80]
Formaldeído	Abortamento, infertilidade[81]
Plásticos (bisfenóis A, S ou F)	Restrição de crescimento fetal[82]
Quimioterápicos (p. ex., metotrexato)	Abortamento, anomalias congênitas[83]
Solventes orgânicos	Distúrbios hipertensivos (pré-eclâmpsia e hipertensão gestacional), anomalia congênita[39]
Desinfetantes e esterilizantes	Abortamento, parto prematuro[84]
Pesticidas e ftalatos	Restrição de crescimento fetal, baixo peso ao nascer, parto prematuro, alteração do desenvolvimento neurocognitivo, anomalia congênita, abortamento, óbito fetal[85,86]
Monóxido e dióxido de carbono	Restrição de crescimento fetal, baixo peso ao nascer, parto prematuro, alteração do desenvolvimento neurocognitivo, anomalia congênita, abortamento, óbito fetal[87,88]

Fonte: Adaptado pelos autores, conforme citações de referências no próprio quadro.

Quadro 37.2. Exposição aos principais agentes químicos de acordo com a ocupação

Profissão	Potenciais exposições
Artista	Cádmio, mercúrio, chumbo, tolueno, solventes orgânicos
Trabalhadora da aviação	Hidrocarbonetos e solventes (n-hexano, fosfato tri-ortocresil, combustíveis de aviação, monóxido de carbono)
Carpinteira	Formaldeído, arsênio, creosoto, tolueno
Trabalhadora da construção civil	Cromo, monóxido de carbono, hidrocarbonetos aromáticos policíclicos (alcatrão de carvão, fumaça de asfalto)
Motorista	Nitrogênio, dióxido de carbono
Frentista de posto de gasolina	Derivados da gasolina (hidrocarbonetos alifáticos)
Trabalhadora de manutenção	Limpadores, formaldeído, hexaclorofeno
Trabalhadora de limpeza a seco	Solventes clorados
Eletricista	Chumbo, bifenilas policloradas (PCB) e compostos relacionados
Galvanizadora	Cádmio
Trabalhadora de controle de pragas	Pesticidas, fertilizantes, fungicidas, nematocidas
Fazendeira, florista e jardineira	Pesticidas, fertilizantes, fungicidas, nematocidas
Bombeira	Monóxido de carbono, outros produtos de combustão (acroleína, cianeto), hipertermia
Tapeceira	Solventes (adesivos e colas)
Cozinheira, trabalhadora do preparo e do fornecimento de alimentos	Ftalatos, aquecedores de alimentos à base de álcool
Cabeleireira, trabalhadora da cosmetologia, manicure	Solventes, formaldeído, ftalatos, corantes (parafenilenodiamina), tioglicolato, cosméticos contendo chumbo e/ou nanopartículas
Joalheira	Desengordurantes, solventes, e restos de solda
Mecânica	Desengordurantes, tricloretileno, chumbo, monóxido de carbono, fumaça de diesel, etilenoglicol
Militar	Chumbo, explosivos com nitratos, solventes, desengordurantes
Agente funerária	Formaldeído, agentes infecciosos
Pintora, marceneira	Cloreto de metileno (monóxido de carbono), chumbo, solventes, isocianatos, ésteres de glicol, formaldeído, arsênio, creosoto

(Continua)

Quadro 37.2. Exposição aos principais agentes químicos de acordo com a ocupação *(Cont.)*	
Profissão	Potenciais exposições
Encanadora	Chumbo, clorofluorocarbonetos, colas e solventes (tolueno, estireno), debris de solda de metal
Policial, segurança	Chumbo, nitratos, selênio, solventes – produtos químicos clandestinos de laboratório de drogas
Trabalhadora de impressão/gráfica	Tolueno, solventes, éteres de glicol
Trabalhadora de sanitização e de limpeza	Asfixiantes (sulfeto de hidrogênio, metano)
Trabalhadora da indústria de eletrônicos/semicondutores	Éteres de glicol, compostos de arsênio
Trabalhadora da Indústria naval	Chumbo, estireno, éteres de glicol
Sapateira	Solventes (benzeno, hexano, cloreto de vinila)
Trabalhadora da fundição e recuperação de metais	Chumbo
Veterinária	Gases anestésicos, pesticidas
Trabalhadora da área da saúde	Gases anestésicos liberados, óxido de etileno, agentes antineoplásicos

Fonte: Adaptado de Meyer e Diaz, 2016.[77]

Agentes de natureza biológica

Os riscos biológicos ocupacionais incluem agentes infecciosos agressores decorrentes de exposição direta ou por ocasião de um acidente, como os perfurocortantes, principalmente na área da saúde (Quadro 37.3). A mensuração desse risco e as ações para prevenção primária são medidas complexas, porém necessárias, especialmente para as mulheres gestantes. A pandemia de COVID-19 trouxe a temática à tona, com medidas legais que garantiam o afastamento das grávidas dos seus postos de trabalho.

Obviamente, há profissões que estão mais sujeitas a determinados grupos de agentes infecciosos. Um exemplo são as mulheres cuidadoras de crianças em creches e escolas, que estão em alto risco para soroconversão por citomegalovírus. Esse vírus, quando contraído durante a gestação, pode causar lesões no parênquima cerebral fetal ou no globo ocular e até ocasionar a morte intrauterina.[91] Nesse mesmo contexto laboral, podem ser citadas outras infecções virais, como os vírus da rubéola, da varicela-zóster, do sarampo e da parotidite. Mulheres trabalhadoras que têm bastante contato com crianças devem ser estimuladas a manter medidas de higiene e de distanciamento social durante a gestação, a fim de diminuir a possibilidade de contágio, bem como a atualizar a vacinação, quando possível, fora do período gestacional.

Nem todos os agentes de agravo, no entanto, são preveníveis por meio de vacinas.[91] A toxoplasmose é

Quadro 37.3. Exemplos de agentes biológicos, desfechos obstétricos associados e algumas ocupações mais expostas		
Agente	Desfechos obstétricos	Ocupações
Vírus da imunodeficiência humana (HIV)	Contaminação fetal, doença ativa durante a infância com possibilidade de morte, início tardio de pré-natal, depressão pós-parto, risco aumentado de sofrer violência física, criança com baixo peso ao nascer, prematuridade e risco de maior mortalidade neonatal e infantil.[96]	Trabalhadoras da área de saúde
Hepatite B	Pode ter desfechos adversos quando gestante apresenta fibrose hepática avançada ou cirrose; risco de transmissão vertical, prematuridade, baixo peso ao nascer e morte fetal ou perinatal.[77,96]	Trabalhadoras da área da saúde
Citomegalovírus	Riscos fetais: alterações do parênquima cerebral, acometimento hepático, restrição de crescimento, insuficiência cardíaca, anormalidades do sistema nervoso e óbito.[77,91]	Trabalhadoras da área da saúde; cuidadoras de crianças institucionalizadas ou em creches
Parvovírus B19	Abortamento (contaminação precoce), acometimento hepático e de baço, restrição de crescimento fetal.[91]	Cuidadoras de crianças institucionalizadas ou em creches
SARS-CoV-2	Síndrome respiratória aguda grave e sepse materna, com possibilidade de morte e prematuridade.[95,99]	Risco universal, maior exposição de trabalhadoras da área da saúde
Varicela-zóster	Restrição de crescimento fetal.[98]	Trabalhadoras da área da saúde e cuidadoras de crianças institucionalizadas ou de creches
Mycobacterium tuberculosis	Óbito perinatal, baixo peso ao nascer (< 2.500 g), pequeno para idade gestacional (abaixo do percentil 10 ao nascimento), prematuridade, pré-eclâmpsia.[97]	Trabalhadoras da área da saúde, de ambientes de institucionalização e de laboratórios

Fonte: Adaptado pelos autores conforme citações de referências no próprio quadro e adaptado de Meyer e Diaz, 2016.[77]

ocasionada pelo protozoário *Toxoplasma gondii* e sua principal forma de contaminação se dá por água contaminada por fezes de gatos que contenham o oocisto. Essa água pode ser ingerida de forma direta ou contaminar frutas e verduras higienizadas por ela. Além disso, como as fezes de gatos podem estar na areia de parques e jardins. Quaisquer atividades que sejam realizadas nesses locais poderão resultar em contaminação por oocistos, então, como os hospedeiros intermediários do *T. gondii* são praticamente todos os animais de sangue quente, a ingestão de carnes cruas ou cozidas insuficientemente pode resultar em contaminação por cistos teciduais. As mulheres trabalhadoras de abatedouros, as que trabalham em estabelecimentos de cuidados com animais, como os *pet shops*, as veterinárias e todas que têm contato com gatos e trabalhadoras de restaurantes que manipulam alimentos *in natura* estão todas mais expostas ao risco de contaminação por toxoplasmose.[36] A transmissão vertical do *T. gondii* pode causar malformações neurológicas, como microcefalia, hidrocefalia, catarata, atrofia de nervo óptico e calcificações em parênquima cerebral, além de hepato e esplenomegalia.

A listeriose, por sua vez, é uma grave infecção causada pela bactéria *Listeria monocytogenes*, que tende a acometer de forma mais frequente as gestantes. O risco de contaminação chega a ser 10 a 100 vezes superior ao da população geral.[92] A principal forma de contaminação são os alimentos contaminados, por meio de sua ingestão ou da manipulação em indústrias alimentícias.[93] A eficiência de *L. monocytogenes* para sobreviver em condições adversas (p. ex., temperaturas muito frias, variações de pH) faz com que o controle desse organismo em linhas de produção alimentícia seja um grande desafio. Essa bactéria pode colonizar superfícies e equipamentos, formando biofilmes, e ali permanecer por anos. Praticamente todos os tipos de alimentos podem hospedar esse agente, mas a indústria de laticínios é a que apresenta maior ocorrência de surtos da listeriose.[93,94] A apresentação clínica da doença pode variar de formas brandas, com febre, náuseas, vômitos, diarreia e mialgia, até formas mais graves, como sepse e acometimento do sistema nervoso central. Na gestação, ela pode levar a abortamento, parto prematuro e morte fetal intrauterina. As gestantes trabalhadoras em linhas de produção de indústrias alimentícias devem ser advertidas sobre essa bactéria, bem como os profissionais de saúde precisam considerar a listeriose como um importante diagnóstico diferencial.

As trabalhadoras da área da saúde humana e animal constituem, ainda, um grupo extremamente exposto a riscos biológicos em razão do contato direto ou indireto com doentes contaminados, seja por meio de acidentes com objetos perfurocortantes, do contato com secreções contaminadas ou da manipulação de amostras biológicas.[95] Nos acidentes com objetos perfurocortantes, existe o risco de contaminação pelos vírus das hepatites B e C e do vírus da imunodeficiência humana (HIV).[96] No caso de contato com agentes infecciosos transmitidos por fômites ou via aérea, há risco de contrair tuberculose,[97] varicela,[98] SARS-CoV-2 ou influenza.[99] Ressalta-se, assim, a importância do uso de EPI, atenção às normas de biossegurança e vigilância sanitária, investigação do passado pessoal da trabalhadora ou do *status* vacinal (p. ex., varicela),[98] além da comunicação dos acidentes em tempo oportuno para que medidas de profilaxia pós-exposição possam ser tomadas.[95,96]

Ergonomia

Ergonomia é um termo amplo que diz respeito à relação entre o indivíduo e o ambiente de trabalho.[23] Do ponto de vista físico, a avaliação da ergonomia para a gestante deve considerar a idade gestacional e as modificações fisiológicas da gravidez.

A NR-17 aborda os aspectos ergonômicos do trabalho, no sentido de:

> *Estabelecer as diretrizes e os requisitos que permitam a adaptação das condições de trabalho às características psicofisiológicas dos trabalhadores, de modo a proporcionar conforto, segurança, saúde e desempenho eficiente no trabalho.*[16]

Não há menção específica ao trabalho da gestante, mas há definição de regras gerais de organização do ambiente de trabalho e do exercício de atividades laborais que menciona alguns aspectos do trabalho da mulher. Pode haver necessidade, no entanto, de algumas adaptações mais específicas para as trabalhadoras gestantes, principalmente em fases mais adiantadas da gravidez. O aumento do volume uterino e a intensificação da lordose lombar, p. ex., alteram o centro de gravidade da mulher. Sugerem-se, então, que se mantenha uma distância de 38 cm a 50 cm para a estação de trabalho, a fim de permitir uma melhor acomodação física abdominal, e o uso de cadeiras com rodízios e apoio lombar.[23] Um ou mais elementos do posto de trabalho devem ter regulagem independente e deve ser fornecido um apoio para os pés, no caso em que os pés da trabalhadora não alcancem o piso.[16]

Já a hipermobilidade das articulações, o edema e a maior retenção hídrica podem causar dor articular, piorar quadros álgicos preexistentes ou determinar compressão de raízes nervosas, com dor local, parestesias, sensação de inchaço e perda de força na área correspondente ao nervo.[100] A síndrome do túnel do carpo é a mais comum das neuropatias periféricas e ocorre por compressão do nervo mediano. Por ser considerada uma doença relacionada ao trabalho,[101] quando ela estiver presente, deve-se evitar a exposição ocupacional a potenciais fatores agravantes. O tratamento pode ser clínico, com imobilizadores, analgesia e adaptação das atividades laborais da gestante (p. ex., uso de mesas côncavas, em que o braço como um todo esteja apoiado, ou intervalos mais frequentes na jornada de trabalho),[23] ou com infiltração com corticoide.[102]

A prevenção de quedas no ambiente de trabalho é um aspecto primordial para esse grupo de mulheres. As mudanças no centro de gravidade e a inabilidade de visualização dos pés aumentam o risco de quedas, especialmente na segunda metade da gravidez.[103] As quedas são uma das principais causas de absenteísmo e estão relacionadas a hospitalização, prematuridade e descolamento prematuro da placenta.[103] Nos Estados Unidos, a incidência de quedas em mulheres trabalhadoras gestantes é de 26,6% e, desse total, 13% ocorrem nos locais de trabalho, sendo a maioria no segundo e no terceiro trimestres de gestação.[104] A avaliação do risco de queda deve ser sistematizada.[105] Os fatores de risco a serem considerados são: pisos de materiais escorregadios, caminhada rápida ou corrida, necessidade de carregar objetos ou equipamentos[23] e trabalho em ambientes ruidosos.[106]

Saúde mental da trabalhadora

A gestação e o primeiro ano após o parto correspondem a um período de profundas mudanças na vida dos novos pais, que demandam múltiplas e desafiadoras adaptações a esses novos papéis. Como resultado, esse é um período de suscetibilidade para transtornos psicológicos e psiquiátricos.

As gestantes expostas a ambientes de trabalho estressantes apresentam mais frequentemente depressão durante o pré-natal e o pós-parto, além de piores desfechos em suas gestações.[107] Esses resultados decorrem da associação entre o ambiente de trabalho em todas as suas dimensões (relações interpessoais, dinâmicas de grupo, desafios de produção e segurança de trabalho) e as questões emocionais intrínsecas da gestação, que passam por perda de autonomia e insegurança com relação à própria capacidade de conseguir cumprir suas funções.[108]

Depressão no período pós-parto (ou depressão perinatal) pode acometer cerca de 13% a 19% das mulheres.[109] Esse distúrbio tem um início insidioso, podendo apresentar sintomas já no terceiro trimestre da gestação ou se instalar até o terceiro mês após o parto.[109] Ela é marcada por pensamentos ruminantes, humor depressivo e privação do sono. Essa depressão pode se associar a atraso no desenvolvimento neuropsicomotor do recém-nascido. Crianças e adolescentes filhos de mães que tiveram depressão pós-parto apresentam mais distúrbios de atenção e dificuldade de demonstrar sentimentos.[110] Além disso, a depressão perinatal tem maior potencial para interferir no trabalho materno, pois está associada ao diagnóstico de depressão maior ao longo da vida e prejuízos à funcionalidade materna e aos vínculos dessa mulher com a criança e o parceiro.[109]

Além da psicoterapia, pode ser indicado o tratamento farmacológico com inibidores seletivos de recaptação da serotonina (ISRS)[111] e da noradrenalina (ISRN), benzodiazepínicos e indutores do sono. Entre as reações adversas, podem ser citados náuseas, vômitos, cefaleia, agitação, sonolência ou insônia, diarreia ou constipação, amnésia, fadiga e astenia. Sugere-se, ainda, a reavaliação da função desempenhada por essa mulher em seu local de trabalho. Em especial, o retorno da nutriz ao trabalho marca um momento de extrema vulnerabilidade materna, em que a não adequação das condições de trabalho às novas demandas poderá determinar vultoso aumento de absenteísmo, queda de produtividade e, por vezes, abandono do trabalho. Estratégias que tornem esse momento melhor são fundamentais, tanto para a trabalhadora como para os empregadores, para os colegas de trabalho e para o ambiente como um todo.

Recentemente proposto, o protocolo Maternal Mental Health in the Workplace ressalta a importância de se lidar com a prevenção de possíveis distúrbios mentais/emocionais no período perinatal, para que não seja necessário lidar com seu tratamento e as consequências dele.[112] Vale ressaltar, ainda, que a tendência de se ter sintomas depressivos é aumentada pela exaustão no trabalho, de forma oposta a um trabalho assalariado que favoreça equilíbrio familiar.[114] A fim de reduzir essa tendência de apresentar problemas de saúde mental, é importante que as gestantes tenham atitude positiva e uma rede social bem estruturada, além de desenvolver estratégias para enfrentar problemas, como promoção da autoestima e da confiança – o que aprimora, por consequência, sua resiliência.[113]

Comentários sobre a CID-11 e o ciclo gravídico-puerperal

A 11ª revisão da Classificação Internacional de Doenças (CID-11) entrou em vigor em 1º de Janeiro de 2022. Há um capítulo específico sobre as condições relacionadas ao ciclo gravídico-puerperal, organizadas em sequência temporal (primeira metade da gestação, segunda metade da gestação, parto e puerpério), e outro sobre as condições associadas ao período perinatal. De forma geral, os códigos da CID-11 (JA00 até QD5Z) são comparáveis aos da CID-10 (O00 até P96), com alguns ajustes na terminologia. Sabe-se que, para diabetes[115] e hipertensão na gravidez,[116] p. ex., os códigos da CID-10 têm acurácia adequada. Assim, espera-se que a mesma performance seja alcançada pela CID-11 nas demais categorias.

Há duas novidades, no entanto, nesta 11ª revisão. A primeira delas é que há dois códigos relacionados a "sinais, sintomas ou achados clínicos não especificados", um para a gestação (MF34) e outro para o puerpério (MF35). Esses códigos devem ser utilizados, p. ex., quando um diagnóstico mais preciso ainda não pode ser firmado, quando uma mulher for encaminhada para investigação adicional ou quando a queixa for um problema clínico por si só, desde que outro código seja adicionado para que a condição de base seja identificada. A segunda é a seção suplementar sobre a funcionalidade. No ciclo gravídico-puerperal, a funcionalidade da mulher tem ganhado progressivo destaque na avaliação da morbidade de curto, médio e longo prazos. O WHO Disability Assessment Schedule de 36 itens (WHODAS 2.0) é um dos parâmetros listados na CID-11 e já está validado para uso entre puérperas e em língua portuguesa do Brasil.[117,118]

Referências

1. Instituto Brasileiro de Geografia e Estatística. Pesquisa Nacional por Amostra de Domicílios Contínua. Disponível em: https://www.ibge.gov.br/estatisticas/sociais/trabalho/9171-pesquisa-nacional-por-amostra-de-domicilios-continua-mensal.html?=&t=destaques. (Acesso em: 31 jul 2023.)
2. Souza JP. Mortalidade materna e desenvolvimento: a transição obstétrica no Brasil. Rev Bras Ginecol Obs. 2013;35(12):533-5.
3. World Health Organization. WHO recommendations on antenatal care for a positive pregnancy experience. 2016. Disponível em: https://www.who.int/publications/i/item/9789241549912. (Acesso em: 17 jul 2022.)
4. Calil LES. Direito do trabalho da mulher: ontem e hoje. Rev Âmbito Jurídico. 2007; 40.
5. Brasil. Decreto-lei nº 5.452, de 1º de maio de 1943. Aprova a Consolidação das Leis do Trabalho. Diário Oficial dos Estados Unidos do Brasil. 1943.
6. Venâncio SI, Rea MF, Saldiva SRDM. A licença-maternidade e sua influência sobre a amamentação exclusiva. BIS Direito à Saúde. 2010;12(3):287-92.
7. Rimes KA, Oliveira MIC, Boccolini CS. Licença-maternidade e aleitamento materno exclusivo. Rev Saúde Pública. 2019;53:10.
8. Salihu HM, Myers J, August EM. Pregnancy in the workplace. Occup Med (Chic Ill). 2012;62(2):88-97.
9. Dupont SL. O espaço das mulheres: a exploração e precarização na nova divisão sexual do trabalho. Humanidades Front. 2017;563-75.
10. Krein JD, Oliveira RV, Filgueiras VA (Eds). Reforma trabalhista no Brasil: promessas e realidade. Campinas: Curt Nimuendajú; 2019.
11. Samartini ALS. Vulnerabilidade social e vulnerabilidade de trabalho em famílias de baixa renda no município de São Paulo. São Paulo: Fundação Getúlio Vargas, 2010.
12. Loh LW. The importance of recognizing social vulnerability in patients during clinical practice. J Health Care Poor Underserved. 2017;28(3):869-80.
13. Muñoz LA, Sanchez X, Arcos E, Vollrath A, Bonatti C. Vivenciando a maternidade em contextos de vulnerabilidade social: uma abordagem compreensiva da fenomenologia social. Rev Latino-Am Enferm. 2013;21:913-9.
14. Lobel M, Cannella DL, Graham JE, DeVincent C, Schneider J, Meyer BA. Pregnancy-specific stress, prenatal health behaviors, and birth outcomes. Heal Psychol. 2008;27(5):604-15.
15. Teixeira MO, Galvão A, Krein JD, Biavaschi MB, Almeida PF, Andrade HR (Orgs). Contribuição crítica à reforma trabalhista. Campinas: UNICAMP/IE/CESIT, 2017.
16. Brasil. Ministério do Trabalho e Previdência. Norma Regulamentadora nº 17 – Ergonomia. Disponível em: https://www.gov.br/trabalho-e-previdencia/pt-br/composicao/orgaos-especificos/secretaria-de-trabalho/inspecao/seguranca-e-saude-no-trabalho/normas-regulamentadoras/nr-17-atualizada-2021.pdf. (Acesso em: 31 jul 2023.)
17. Conselho Federal de Medicina. Resolução CFM nº 2.323, de 06 de outubro de 2022. Dispõe de normas específicas para médicos que atendem o trabalhador. Diário Oficial da União. 17 out. 2022. Conselho Federal de Medicina. Resolução CFM nº 2.323, de 06 de outubro de 2022. Dispõe de normas específicas para médicos que atendem o trabalhador. Diário Oficial da União. 17 out. 2022.
18. Neme B. Obstetrícia básica. 3. ed. São Paulo: Sarvier; 2005.
19. Tan A, Lowe S, Henry A. Nausea and vomiting of pregnancy: effects on quality of life and day-to-day function. Aust N Z J Obstet Gynaecol. 2018;58(3):278-90.
20. Green LJ, Mackillop LH, Salvi D, Pullon R, Loerup L, Tarassenko L, et al. Gestation-specific vital sign reference ranges in pregnancy. Obstet Gynecol. 2020;135(3):653-64.

21. Magee LA, Brown MA, Hall DR, Gupte S, Hennessy A, Karumanchi SA, et al. The 2021 International Society for the Study of Hypertension in Pregnancy: classification, diagnosis & management recommendations for international practice. Pregnancy Hypertens. 2022;27:148-69.
22. American College of Obstetricians and Gynecologists. ACOG Practice Bulletin Summary. Gestational hypertension and preeclampsia, nº 222. Obstet Gynecol. 2020;135(6):1492-5.
23. Francis F, Johnsunderraj SE, Divya KY, Raghavan D, Al-Furgani A, Bera LP, et al. Ergonomic stressors among pregnant healthcare workers: impact on pregnancy outcomes and recommended safety practices. Sultan Qaboos Univ Med J. 2021;21(2):e172.
24. Victora CG, Bahl R, Barros AJ, França GV, Horton S, Krasevec J, et al. Lancet Breastfeeding Series Group. Breastfeeding in the 21st century: epidemiology, mechanisms, and lifelong effect. Lancet. 2016;387(10017):475-90.
25. Rollins NC, Bhandari N, Hajeebhoy N, Horton S, Lutter CK, Martines JC, et al. Lancet Breastfeeding Series Group. Why invest, and what it will take to improve breastfeeding practices? Lancet. 2016;387(10017):491-504.
26. World Health Organization. Indicators for assessing infant and young child feeding practices: definitions and measurement methods. Geneva: World Health Organization/ United Nations Children's Fund (UNICEF); 2021.
27. Vogel JP, Chawanpaiboon S, Moller AB, Watananirun K, Bonet M, Lumbiganon P. The global epidemiology of preterm birth. Best Pract Res Clin Obstet Gynaecol. 2018;52:3-12.
28. National Health Service, Royal College of Physicians, Faculty of Occupational Medicine. Physical and shift work in pregnancy: occupational aspects of management: a national guideline. London: RCP, 2014.
29. Sosa CG, Althabe F, Belizán JM, Bergel E. Bed rest in singleton pregnancies for preventing preterm birth. Cochrane Database Syst Rev. 2015;2015(3):CD003581.
30. American College of Obstetricians and Gynecologists. ACOG Committee on Practice Bulletins: Obstetrics. Practice Bulletin nº 171: Management of Preterm Labor. Obstet Gynecol. 2016;128(4):e155-64.
31. Sentilhes L, Sénat MV, Ancel PY, Azria E, Benoist G, Blanc J, et al. Prevention of spontaneous preterm birth: guidelines for clinical practice from the French College of Gynaecologists and Obstetricians (CNGOF). Eur J Obstet Gynecol Reprod Biol. 2017;210:217-24.
32. Zemet R, Schiff E, Manovitch Z, Cahan T, Yoeli-Ullman R, Brandt B, et al. Quantitative assessment of physical activity in pregnant women with sonographic short cervix and the risk for preterm delivery: a prospective pilot study. PLoS One. 2018;13(6):e0198949.
33. Matenchuk B, Khurana R, Cai C, Boulé NG, Slater L, Davenport MH. Prenatal bed rest in developed and developing regions: a systematic review and meta-analysis. CMAJ Open. 2019;7(3):E435-E445.
34. Cai C, Vandermeer B, Khurana R, Nerenberg K, Featherstone R, Sebastianski M, et al. The impact of occupational shift work and working hours during pregnancy on health outcomes: a systematic review and meta-analysis. Am J Obstet Gynecol. 2019;221(6):563-76.
35. Cai C, Vandermeer B, Khurana R, Nerenberg K, Featherstone R, Sebastianski M, et al. The impact of occupational activities during pregnancy on pregnancy outcomes: a systematic review and metaanalysis. Am J Obstet Gynecol. 2020;222(3):224-38.
36. Brasil. Ministério da Saúde. Secretaria de Atenção Primária à Saúde. Departamento de Ações Programáticas. Manual de gestação de alto risco. Brasília: Ministério da Saúde; 2022.
37. Weschenfelder F, Lohse K, Lehmann T, Schleußner E, Groten T. Circadian rhythm and gestational diabetes: working conditions, sleeping habits and lifestyle influence insulin dependency during pregnancy. Acta Diabetol. 2021;58(9):1177-86.
38. McCauley H, Lowe K, Furtado N, Mangiaterra V, van den Broek N. What are the essential components of antenatal care? A systematic review of the literature and development of signal functions to guide monitoring and evaluation. BJOG. 2022;129(6):855-67.
39. Spadarella E, Leso V, Fontana L, Giordano A, Iavicoli I. Occupational risk factors and hypertensive disorders in pregnancy: a systematic review. Int J Environ Res Public Health. 2021;18(16):8277.
40. Davari MH, Naghshineh E, Mostaghaci M, Mirmohammadi SJ, Bahaloo M, Jafari A, et al. Shift work effects and pregnancy outcome: a historical cohort study. J Family Reprod Health. 2018;12(2):84-8.
41. Nugteren JJ, Snijder CA, Hofman A, Jaddoe VW, Steegers EA, Burdorf A. Work-related maternal risk factors and the risk of pregnancy induced hypertension and preeclampsia during pregnancy. The Generation R Study. PLoS One. 2012;7(6):e39263.
42. Lissåker C, Hemmingsson T, Kjellberg K, Lindfors P, Selander J. Occupational stress and pregnancy-related hypertension and diabetes: results from a nationwide prospective cohort. Scand J Work Environ Health. 2022;48(3):239-47.
43. Jain V, Bos H, Bujold E. Guideline nº 402: diagnosis and management of placenta previa. J Obstet Gynaecol Can. 2020;42(7):906-17.
44. Silver RM, Barbour KD. Placenta accreta spectrum: accreta, increta, and percreta. Obstet Gynecol Clin North Am. 2015;42(2):381-402.
45. Pustiglione M. Trabalhadoras gestantes e lactantes: impacto de agentes de risco ocupacional (ARO) no processo de gestação, no concepto e no lactente. Rev Bras Med Trab. 2017;15(3):284-94.
46. Brasil. Ministério do Trabalho e Previdência. Norma Regulamentadora nº 01. Disposições gerais e gerenciamento de riscos ocupacionais. Disponível em: https://www.gov.br/trabalho-e-previdencia/pt-br/composicao/orgaos-especificos/secretaria-de-trabalho/inspecao/seguranca-e-saude-no-trabalho/ctpp-nrs/nr-1. (Acesso em: 31 jul. 2023).
47. Nappo N. Is there an association between working conditions and health? An analysis of the Sixth European Working Conditions Survey data. PLoS One. 2019;14(2):e0211294.
48. Palmer KT, Bonzini M, Bonde JPE; Multidisciplinary Guideline Development Group; Health and Work Development Unit; Royal College of Physicians; Faculty of Occupational Medicine. Pregnancy: occupational aspects of management: concise guidance. Clin Med. 2013;13(1):75-9.

49. Specht IO, Hammer PEC, Flachs EM, Begtrup LM, Larsen AD, Hougaard KS, et al. Night work during pregnancy and preterm birth: a large register-based cohort study. PLoS One. 2019;14(4):e0215748.
50. Kader M, Bigert C, Andersson T, Selander J, Bodin T, Skroder H, et al. Shift and night work during pregnancy and preterm birth: a cohort study of Swedish health care employees. Int J Epidemiol. 2021;50(6):1864-74.
51. American College of Obstetricians and Gynecologists. ACOG Committee Opinion nº 650: Physical activity and exercise during pregnancy and the postpartum period. Obstet Gynecol. 2015;126(6):e135.
52. Royal College of Obstetricians and Gynaecologists. Guidelines: Exercise in pregnancy (Statement nº 4). 2015.
53. Mozurkewich E. Working conditions and pregnancy outcomes: an updated appraisal of the evidence. Am J Obstet Gynecol. 2020;222(3):201-3.
54. Park J, Ahn YS, Kim MG. Pregnancy, childbirth, and puerperium outcomes in female firefighters in Korea. Ann Occup Environ Med. 2020;32:e8.
55. Flocks J, Mac VT, Runkle J, Tovar-Aguilar JA, Economos J, McCauley LA. Female farmworkers' perceptions of heat-related illness and pregnancy health. J Agromedicine. 2013;18(4):350-8.
56. Zhou G, Yang M, Chai J, Sun R, Zhang J, Huang H, et al. Preconception ambient temperature and preterm birth: a time-series study in rural Henan, China. Environ Sci Pollut Res Int. 2021;28(8):9407-16.
57. Ward A, Clark J, McLeod J, Woodul R, Moser H, Konrad C. The ambient heat exposure on reduced gestational age in pregnant women in North Carolina, 2011-2015. Int J Biometeorol. 2019;63(12):1611-20.
58. Chersich MF, Pham MD, Areal A, Haghighi MM, Manyuchi A, Swift CP, et al. Associations between high temperatures in pregnancy and risk of preterm birth, low birth weight, and stillbirths: systematic review and meta-analysis. BMJ. 2020;371:m3811.
59. Xiong T, Chen P, Mu Y, Li X, Di B, Li J, et al. Association between ambient temperature and hypertensive disorders in pregnancy in China. Nat Commun. 2020;11(1):2925.
60. Dalugoda Y, Kuppa J, Phung H, Rutherford S, Phung D. Effect of elevated ambient temperature on maternal, fetal, and neonatal outcomes: a scoping review. Int J Environ Res Public Health. 2022;19(3):1771.
61. Brasil. Ministério do Trabalho e Previdência. Secretaria do Trabalho. Subsecretaria de Inspeção do Trabalho. Coordenação-Geral de Segurança e Saúde no Trabalho. Comissão Tripartite Paritária Permanente. Normas Regulamentadoras. Brasília; 2020. Disponível em: https://www.gov.br/trabalho-e-previdencia/pt-br/composicao/orgaos-especificos/secretaria-de-trabalho/inspecao/seguranca-e-saude-no-trabalho/ctpp-nrs/normas-regulamentadoras-nrs. (Acesso em: 31 jul 2023.)
62. Gómez-Roig MD, Pascal R, Cahuana MJ, García-Algar O, Sebastiani G, Andreu-Fernández V, et al. Environmental exposure during pregnancy: influence on prenatal development and early life: a comprehensive review. Fetal Diagn Ther. 2021;48(4):245-57.
63. Lissåker CT, Gustavsson P, Albin M, Ljungman P, Bodin T, Sjöström M, et al. Occupational exposure to noise in relation to pregnancy-related hypertensive disorders and diabetes. Scand J Work Environ Health. 2021;47(1):33-41.
64. Magann EF, Evans SF, Chauhan SP, Nolan TE, Henderson J, Klausen JH, et al. The effects of standing, lifting and noise exposure on preterm birth, growth restriction, and perinatal death in healthy low-risk working military women. J Matern Fetal Neonatal Med. 2005;18(3):155-62.
65. Brasil. Ministério do Trabalho e Previdência. Norma Regulamentadora nº 15: Atividades e operações insalubres. Disponível em: https://www.gov.br/trabalho-e-previdencia/pt-br/composicao/orgaos-especificos/secretaria-de-trabalho/inspecao/seguranca-e-saude-no-trabalho/ctpp-nrs/norma-regulamentadora-no-15-nr-15. (Acesso em: 31 jul. 2023).
66. Mariet AS, Bernard N, Pujol S, Sagot P, Thiriez G, Riethmuller D, et al. Association between moderated level air pollution and fetal growth: the potential role of noise exposure. Sci Rep. 2021;11(1):11238.
67. Selander J, Rylander L, Albin M, Rosenhall U, Lewné M, Gustavsson P. Full-time exposure to occupational noise during pregnancy was associated with reduced birth weight in a nationwide cohort study of Swedish women. Sci Total Environ. 2019;651(Pt 1):1137-43.
68. Groen RS, Bae JY, Lim KJ. Fear of the unknown: ionizing radiation exposure during pregnancy. Am J Obstet Gynecol. 2012;206(6):456-62.
69. Organização Mundial da Saúde. Ionizing radiation and health effects. Disponível em: https://www.who.int/news-room/fact-sheets/detail/ionizing-radiation-health-effects-and-protective-measures. (Acesso em: 31 jul. 2023).
70. Yoon I, Slesinger TL. Radiation exposure in pregnancy. 2022. In: StatPearls. Treasure Island: StatPearls Publishing; 2022.
71. American College of Obstetricians and Gynecologists. ACOG Committee Opinion nº 723: Guidelines for diagnostic imaging during pregnancy and lactation. Obstet Gynecol. 2017;130(4):e210-6.
72. Marx MV. Baby on board: managing occupational radiation exposure during pregnancy. Tech Vasc Interv Radiol. 2018;21(1):32-6.
73. Skröder H, Pettersson H, Albin M, Gustavsson P, Rylander L, Norlén F, et al. Occupational exposure to whole-body vibrations and pregnancy complications: a nationwide cohort study in Sweden. Occup Environ Med. 2020;77(10):691-8.
74. Skröder H, Pettersson H, Norlén F, Gustavsson P, Rylander L, Albin M, et al. Occupational exposure to whole body vibrations and birth outcomes: a nationwide cohort study of Swedish women. Sci Total Environ. 2021;751:141476.
75. Roundtable on Environmental Health Sciences, Research, and Medicine; Board on Population Health and Public Health Practice; Institute of Medicine. Identifying and reducing environmental health risks of chemicals in our society: workshop summary. Washington: National Academies Press; 2014.
76. Grajewski B, Coble JB, Frazier LM, McDiarmid MA. Occupational exposures and reproductive health: 2003 teratology society meeting symposium summary. Birth Defects Research (Part B). 2005;74:157-63.

77. Meyer JD, McDiarmid M, Diaz JH, Baker BA, Hieb M; ACOEM Task Force on Reproductive Toxicology. Reproductive and developmental hazard management. JOEM. 2016;58(3).
78. Kim SS, Meeker JD, Carroll R, Zhao S, Mourgas MJ, Richards MJ, et al. Urinary trace metals individually and in mixtures in association with preterm birth. Environ Int. 2018;121(Pt 1):582-90.
79. Bjørklund G, Chirumbolo S, Dadar M, Pivina L, Lindh U, Butnariu M, et al. Mercury exposure and its effects on fertility and pregnancy outcome. Basic Clin Pharmacol Toxicol. 2019;125(4):317-27.
80. Niu S, Colosio C, Carugno M, Adisesh A. Diagnostic and exposure criteria for occupational diseases: guidance notes for diagnosis and prevention of the diseases in the ILO List of Occupational Diseases (revised 2010). Geneva: ILO; 2022.
81. Centers for Disease Control and Prevention - CDC; The National Institute for Occupational Safety and Health – NIOSH. Formaldehyde. Disponível em: https://www.cdc.gov/niosh/topics/repro/formaldehyde.html. (Acesos em: 31 jul. 2023).
82. Basak S, Das MK, Duttaroy AK. Plastics derived endocrine-disrupting compounds and their effects on early development. Birth Defects Res. 2020;112(17):1308-25.
83. Centers for Disease Control and Prevention - CDC; The National Institute for Occupational Safety and Health – NIOSH. Antineoplastic. Disponível em: https://www.cdc.gov/niosh/topics/repro/antineoplastic.html. (Acesso em: 31 jul. 2023).
84. Centers for Disease Control and Prevention - CDC; The National Institute for Occupational Safety and Health – NIOSH. Disinfectants. Disponível em: https://www.cdc.gov/niosh/topics/repro/disinfectants.html. (Acesso em: 31 jul. 2023).
85. Centers for Disease Control and Prevention - CDC; The National Institute for Occupational Safety and Health – NIOSH. Pesticides. Disponível em: https://www.cdc.gov/niosh/topics/repro/pesticides.html. (Acesso em: 31 jul. 2023).
86. Di Renzo GC, Conry JA, Blake J, DeFrancesco MS, DeNicola N, Martin JN Jr, et al. International Federation of Gynecology and Obstetrics opinion on reproductive health impacts of exposure to toxic environmental chemicals. Int J Gynaecol Obstet. 2015;131(3):219-25.
87. Kumar S, Sharma A, Kshetrimayum C. Environmental & occupational exposure & female reproductive dysfunction. Indian J Med Res. 2019;150(6):532-45.
88. Friedman P, Guo XM, Stiller RJ, Laifer SA. Carbon monoxide exposure during pregnancy. Obstet Gynecol Surv. 2015;70(11):705-12.
89. Rokoff LB, Shoaff JR, Coull BA, Enlow MB, Bellinger DC, Korrick SA. Prenatal exposure to a mixture of organochlorines and metals and internalizing symptoms in childhood and adolescence. Environ Res. 2022;208:112701.
90. González MC. Prenatal exposure to persistent organic pollutants as a risk factor of offspring metabolic syndrome development during childhood. Rev Environ Health. 2021;37(1):61-70.
91. Radauceanu A, Bouslama M. Risks for adverse pregnancy outcomes and infections in daycare workers: an overview of current epidemiological evidence and implications for primary prevention. Int J Occup Med Environ Health. 2020;33(6):733-56.
92. Ke Y, Ye L, Zhu P, Sun Y, Zhu Z. Listeriosis during pregnancy: a retrospective cohort study. BMC Pregnancy Childbirth. 2022;22(1):261.
93. Basurra RS, Robin T, Kavita C, Ribka A, Chandrika M, Ubong A. Consumption practices and perception of ready-to-eat food among university students and employees in Kuala Lumpur, Malaysia. Food Research. 2021;5(1):246-51.
94. Thomas J, Govender N, McCarthy KM, Erasmus LK, Doyle TJ, Allam M, et al. Outbreak of listeriosis in South Africa associated with processed meat. N Engl J Med. 2020;382(7):632-43.
95. Wong CK, Tsang DN, Chan RC, Lam ET, Jong KK. Infection risks faced by public health laboratory services teams when handling specimens associated with coronavirus disease 2019 (COVID-19). Saf Health Work. 2020;11(3):372-7.
96. Brasil. Ministério da Saúde. Secretaria de Ciência, Tecnologia, Inovação e Insumos Estratégicos em Saúde. Secretaria de Vigilância em Saúde. Protocolo clínico e diretrizes terapêuticas para prevenção da transmissão vertical do HIV, sífilis e hepatites virais. Brasília: Ministério da Saúde; 2022.
97. Efferen LS. Tuberculosis and pregnancy. Curr Opin Pulm Med. 2007;13(3):205-11.
98. Apisarnthanarak A, Kitphati R, Tawatsupha P, Thongphubeth K, Apisarnthanarak P, Mundy LM. Outbreak of varicella-zoster virus infection among Thai healthcare workers. Infect Control Hosp Epidemiol. 2007;28(4):430-4.
99. Wujtewicz M, Dylczyk-Sommer A, Aszkiełowicz A, Stefaniak J, Zdanowski S, Owczuk R. Occupational hazards in anaesthesiology during the COVID-19 pandemic. Anaesthesiol Intensive Ther. 2020;52(5):400-8.
100. Maqbool R, Maqbool M, Zehravi M, Ara I. Acute neurological conditions during pregnancy and their management: a review. Int J Adolesc Med Health. 2021;33(6):357-66.
101. Brasil. Decreto nº 3.048, de 6 de maio de 1999. Aprova o Regulamento da Previdência Social, e dá outras providências. Diário Oficial da União. 1999.
102. Padua L, Di Pasquale A, Pazzaglia C, Liotta GA, Librante A, Mondelli M. Systematic review of pregnancy-related carpal tunnel syndrome. Muscle Nerve. 2010;42(5):697-702.
103. Schiff MA. Pregnancy outcomes following hospitalisation for a fall in Washington State from 1987 to 2004. BJOG. 2008;115(13):1648-54.
104. Dunning K, LeMasters G, Levin L, Bhattacharya A, Alterman T, Lordo K. Falls in workers during pregnancy: risk factors, job hazards, and high risk occupations. Am J Ind Med. 2003;44(6):664-72.
105. Heafner L, Suda D, Casalenuovo N, Leach LS, Erickson V, Gawlinski A. Development of a tool to assess risk for falls in women in hospital obstetric units. Nurs Womens Health. 2013;17(2):98-107.
106. Conder R, Zamani R, Akrami M. The biomechanics of pregnancy: a systematic review. J Funct Morphol Kinesiol. 2019;4(4):72.
107. Clayborne ZM, Colman I, Kingsbury M, Torvik FA, Gustavson K, Nilsen W. Prenatal work stress is associated with prenatal and postnatal depression and anxiety: findings from the Norwegian Mother, Father and Child Cohort Study (MoBa). J Affect Disord. 2022;298(Pt A):548-54.
108. Mahaffey BL, Tilley JL, Molina LK, Gonzalez A, Park E, Lobel M. "How am I going to make it through pregnancy?": a qualitative examination of prenatal maternal stress. Birth. 2022;49(2):253-60.

109. Fisher SD, Wisner KL, Clark CT, Sit DK, Luther JF, Wisniewski S. Factors associated with onset timing, symptoms, and severity of depression identified in the postpartum period. J Affect Disord. 2016;203:111-20.
110. Pearson RM, Bornstein MH, Cordero M, Scerif G, Mahedy L, Evans J, et al. Maternal perinatal mental health and offspring academic achievement at age 16: the mediating role of childhood executive function. J Child Psychol Psychiatry. 2016;57(4):491-501.
111. De Crescenzo F, Perelli F, Armando M, Vicari S. Selective serotonin reuptake inhibitors (SSRIs) for post-partum depression (PPD): a systematic review of randomized clinical trials. J Affect Disord. 2014;152:39-44.
112. Costa J, Santos O, Virgolino A, Pereira ME, Stefanovska-Petkovska M, Silva H, et al. MAternal Mental Health in the WORKplace (MAMH@WORK): a protocol for promoting perinatal maternal mental health and wellbeing. Int J Environ Res Public Health. 2021;18(5):2558.
113. Steen M, Robinson M, Robertson S, Raine G. Pre and post survey findings from the mind: "Building resilience programme for better mental health: pregnant women and new mothers." Evid Based Midwifery. 2015;13(3):92-9.
114. Chow A, Dharma C, Chen E, Mandhane PJ, Turvey SE, Elliott SJ, et al. Trajectories of depressive symptoms and perceived stress from pregnancy to the postnatal period among Canadian women: impact of employment and immigration. Am J Public Health. 2019;109:S197-204.
115. Stanhope KK, Joseph NT, Platner M, Hutchison C, Wen S, Laboe A, et al. Validation of ICD-10 codes for gestational and pregestational diabetes during pregnancy in a large, public hospital. Epidemiology. 2021;32(2):277-81.
116. Labgold K, Stanhope KK, Joseph NT, Platner M, Jamieson DJ, Boulet SL. Validation of hypertensive disorders during pregnancy: ICD-10 codes in a high-burden Southeastern United States hospital. Epidemiology. 2021;32(4):591-7.
117. Silveira C, Parpinelli MA, Pacagnella RC, Andreucci CB, Angelini CR, Ferreira EC, et al; COMMAG study group. Validation of the 36-item version of the WHO Disability Assessment Schedule 2.0 (WHODAS 2.0) for assessing women's disability and functioning associated with maternal morbidity. Rev Bras Ginecol Obstet. 2017;39(2):44-52.
118. Silveira C, Parpinelli MA, Pacagnella RC, Camargo RS, Costa ML, Zanardi DM, et al. Adaptação transcultural da escala de avaliação de incapacidades da Organização Mundial de Saúde (WHODAS 2.0) para o português. Rev Assoc Med Bras. 2013;59:234-40.

38

Doenças da Reprodução e Malformações Congênitas Relacionadas ao Trabalho

Francisco José Roma Paumgartten

Ana Cecilia Amado Xavier de Oliveira

- Introdução
- Doenças da reprodução relacionadas ao trabalho
- Vulnerabilidade do ciclo reprodutivo
- Presença de fatores de risco no trabalho
- Exposição ocupacional e sub(in)fertilidade masculina e feminina
- Exposição ocupacional e desfechos adversos da gravidez
- Considerações finais

Introdução

Doenças relacionadas ao trabalho e doenças profissionais poderiam, à primeira vista, ser consideradas termos equivalentes que se referem a um mesmo conjunto de patologias, mas há, na verdade, uma sutil diferença entre elas. Segundo a definição da European Agency for Safety & Health at Work (EU-OSHA), a doença relacionada ao trabalho seria qualquer doença cujo aparecimento ou agravamento ocorrem com a contribuição de fatores do local de trabalho, incluindo muitas patologias de causalidade complexa e multifatorial que podem resultar de uma mistura de fatores ocupacionais e outros fatores não relacionados ao trabalho. As doenças profissionais, por outro lado, seriam aquelas causadas primariamente pela exposição no trabalho a fatores de risco físicos, químicos, biológicos ou organizacionais, ou a uma mistura desses fatores. Há ainda os traumas resultantes de acidentes de trabalho e suas consequências, que não são enquadrados tecnicamente como doenças profissionais, mas podem ensejar indenização compensatória.

O reconhecimento de que a doença resultou primariamente da exposição a fatores de risco existentes no trabalho (por exposição ocupacional) pode levar a indenização compensatória do afetado se for estabelecido o nexo causal pertinente. As doenças profissionais são usualmente listadas como tal nas legislações nacionais.

Se a doença é profissional, a sua ocorrência entre os trabalhadores que exercem as ocupações implicadas é tipicamente mais elevada do que a ocorrência na população geral e entre trabalhadores com outras ocupações. Um clássico exemplo é o carcinoma de células escamosas do escroto em limpadores de chaminé, descrito por Percival Pott em 1775.

A caracterização das doenças relacionadas ao trabalho e de seus respectivos fatores de risco associados ao ambiente laboral importa, principalmente, porque fornece uma base sólida para práticas e políticas voltadas para prevenção (minimização do risco) do agravo e, também, porque permite estimar a magnitude da carga da doença.

Doenças da reprodução relacionadas ao trabalho

Reprodução é o processo biológico pelo qual novos indivíduos são gerados. A reprodução humana envolve relações sexuais entre um indivíduo do sexo masculino e outro do sexo feminino, ambos sexualmente maduros, e requer que os dois parceiros tenham sistemas/órgãos reprodutivos funcionais.

Uma ampla gama de patologias (tumores, infecções, malformações, genéticas e outras) que afetam os órgãos do sistema reprodutor masculino ou feminino podem ter reflexos negativos na capacidade de gerar descendência ou na saúde reprodutiva. Alguns transtornos reprodutivos podem ser secundários, ainda, a distúrbios primários do sistema endócrino ou a doenças sistêmicas que atingem indiretamente o sistema reprodutivo. Tanto os problemas de fertilidade (sub ou infertilidade) quanto a incapacidade de levar a gravidez a termo podem ter, portanto, diversos substratos fisiopatológicos (p. ex., carcinomas de ovário e de testículo, disfunções hipofisárias e das glândulas suprarrenais em adultos jovens). Os problemas de fertilidade poderiam ser interpretados, então, como consequências de uma patologia primária, e não como uma doença. Neste capítulo, no entanto, serão considerados como doenças ou transtornos da reprodução apenas as consequências funcionais dos processos fisiopatológicos que culminam no prejuízo da capacidade de conceber filhos, ou seja, a sub(in)fertilidade masculina (N46) e a feminina (N97), e as manifestações do desenvolvimento anormal do concepto, desde a fecundação até o nascimento, desfechos adversos da gravidez (p. ex., perdas gestacionais, restrição de crescimento fetal, prematuridade e malformações congênitas [O03, P05-P08, Q00-Q99]).

Os transtornos da fertilidade e os desfechos adversos da gravidez podem, em algumas situações específicas, ser considerados doenças da reprodução relacionadas ao trabalho, mas dificilmente poderiam ser enquadrados como doenças da reprodução profissionais de acordo com a definição apresentada. Os problemas de fertilidade são relativamente comuns na população geral e são tipicamente multifatoriais. Não só há múltiplas causas possíveis para a sub(in)fertilidade, como, geralmente, mais de um dos fatores de risco presentes no trabalho e fora dele podem atuar em conjunto para diminuir a fertilidade apresentada por um homem ou mulher.

A causalidade dos desfechos adversos da gravidez, como perdas gestacionais precoces, restrição de crescimento fetal e prematuridade, tem características semelhantes. A incerteza com respeito à causa ou etiologia é ainda maior quando se trata de defeitos congênitos. Salvo por raras exceções, como a síndrome fetal pelo álcool, a etiologia dos defeitos isolados e síndromes congênitas é desconhecida. Acredita-se que eles sejam causados por uma mistura complexa de fatores genéticos e ambientais, mas o mecanismo pelo qual esses fatores interagem para desviar o desenvolvimento embrionário e/ou fetal do curso normal ainda é obscuro na imensa maioria dos casos. Mesmo na presença de fatores de risco conhecidos, como o tabagismo e a diabetes pré-gestacional não controlada, atribuir a causa a casos individuais de defeitos do nascimento permanece um enorme desafio.[1]

De forma geral, portanto, não é possível afirmar que sub(in)fertilidade e desfechos adversos da gravidez, incluindo as malformações congênitas, sejam doenças tipicamente profissionais, mas acredita-se que esses transtornos reprodutivos podem estar relacionados ao trabalho, de diferentes formas, dependendo dos fatores de risco presentes no ambiente laboral, do modo pelo qual o(a) trabalhador(a) é exposto(a) a eles e da intensidade dessa exposição. Se a associação evidenciada pelos estudos epidemiológicos é forte e o excesso de risco é de grande magnitude nas condições usuais de exposição no trabalho, pode-se dizer com certeza que se trata de um agravo reprodutivo relacionado ao trabalho. O exemplo mais emblemático de doença da reprodução relacionada ao trabalho é a infertilidade em trabalhadores expostos ao 1,2-dibromo-3-cloropropano (DBCP).

Doenças da reprodução na Lista de Doenças Relacionadas ao Trabalho

Embora numerosos estudos experimentais tenham fornecido evidências sólidas de que, em mamíferos, a função reprodutiva é vulnerável a vários agentes encontrados no ambiente de trabalho, são poucas as condições oficialmente reconhecidas como doenças ou transtornos da reprodução relacionados ao trabalho (aqueles que têm fatores relacionados ao trabalho como causa única, necessária ou primária).

A Lista de Doenças Relacionadas ao Trabalho (LDRT), instituída pela Portaria nº 1.339 do Ministério da Saúde, de 18 de novembro de 1999, registra 182 códigos para diagnósticos (de acordo com a 10ª edição da Classificação Internacional de Doenças [CID-10]) de patologias de diferentes órgãos ou sistemas que podem ser desencadeadas ou agravadas pela atividade laboral. Entre elas, há apenas um transtorno reprodutivo que diz respeito à relação entre a infertilidade masculina (N46) e a exposição ocupacional a três agentes químicos (chumbo e seus compostos tóxicos, clordecona e dibromocloropropano) e a dois agentes físicos (radiações ionizantes e calor ou trabalho em temperaturas elevadas). A LDRT não menciona a infertilidade feminina (N97).

Em 2020, a Portaria nº 2.309 do Ministério da Saúde, de 28 de agosto de 2020, atualizou e ampliou a LDRT para 347 códigos diagnósticos da CID-10, mas no âmbito das doenças reprodutivas quase nada mudou. A única exceção foi a inclusão, na Lista B, entre as doenças do aparelho geniturinário, da infertilidade feminina (N97) relacionada à anilina, e/ou benzeno e/ou mercúrio e seus compostos, e à exposição a radiações ionizantes no local de trabalho.[2] A vigência dessa portaria foi efêmera, pois ela foi revogada apenas 1 dia depois de ser publicada, no entanto, graças às mudanças de contexto político no país e à intensa movimentação de lideranças sindicais, sanitárias e do campo da Saúde do Trabalhador, em 27 de novembro de 2023, a Lista de 2020 foi publicada, tornando-se vigente em nosso país.[26]

É inegável que listar as doenças em geral e, em especial, as doenças da reprodução que podem estar relacionadas ao trabalho não é tarefa fácil. Se forem consideradas apenas as enquadráveis na categoria I de Schilling[a] (em que o trabalho é fator necessário para o aparecimento da doença), a tarefa é ainda mais difícil. Particularmente no caso dos transtornos reprodutivos, como a redução da fertilidade masculina ou feminina, e dos desfechos adversos da gravidez (perdas gestacionais e/ou malformações congênitas e outros defeitos de nascimento e desenvolvimento da prole), que ocorrem com relativa frequência na população geral, a noção de causalidade (causa única, necessária ou primária) deve ser empregada com cautela. Os distúrbios da reprodução têm múltiplas causas possíveis que podem estar presentes no ambiente laboral e/ou fora dele. Além disso, o déficit ou prejuízo da função reprodutiva apresentado por um(a) determinado(a) trabalhador(a) pode resultar da ação combinada de mais de um fator (etiologia multifatorial) e incluir tanto fatores contribuintes encontrados no trabalho quanto outros externos ao ambiente laboral.

Na prática, a maioria dos casos de infertilidade masculina e feminina relacionados ao trabalho seriam enquadráveis nas duas outras categorias da classificação de Schilling (trabalho como fator contribuinte para a gênese do transtorno ou como fator desencadeador de distúrbios da reprodução latentes e/ou agravante daqueles preexistentes). Em se tratando da multifatorialidade etiológica do transtorno reprodutivo, então, se coexistirem dois ou mais perigos à reprodução em determinada atividade laboral, seria mais adequado considerar que o tipo de ocupação ou o trabalho, e não um agente em particular, está associado ao transtorno.

Vulnerabilidade do ciclo reprodutivo

A concepção de um novo indivíduo ocorre quando o gameta masculino (espermatozoide) encontra o feminino (ovócito secundário) na ampola da trompa de

a Ver Capítulo 4 deste livro.

Falópio (oviduto) e acontece a fertilização. Ao encontrar o ovócito secundário, o acrossomo do espermatozoide produz enzimas líticas (hialuronidase e acrosina), que possibilitam que ele atravesse a zona pelúcida externa do ovócito e que ocorra a fusão das membranas plasmáticas dos dois gametas, o que faz com que o gameta masculino perca sua cauda. A fusão dos dois núcleos com a combinação do material genético dos gametas (células haploides, com 23 cromossomos) masculino e feminino forma o zigoto (46 cromossomos), primeira célula diploide. Após a ocorrência de sucessivas mitoses, terão origem a mórula, o blastocisto e o embrião do novo indivíduo. Após percorrer a trompa de Falópio em aproximadamente 1 semana, o blastocisto faz contato com o endométrio uterino e iniciam-se, então, a placentação e a embriogênese, que prosseguem nos 2 meses seguintes. No segundo e no terceiro trimestres, as estruturas básicas do corpo e órgãos já estão formadas e ocorrem o crescimento e a maturação funcional, que preparam o feto para o parto. O crescimento e o desenvolvimento pós-natal continuam durante o período de amamentação e, depois do desmame, até a puberdade quando o novo indivíduo adquire a capacidade de procriar.

Embora a gametogênese masculina, em tese, perdure além da puberdade durante toda a vida, a produção e a qualidade do esperma da maioria dos homens decresce naturalmente após os 50 anos de idade, com impacto negativo sobre a fertilidade. Com relação à fertilidade feminina, o relógio biológico é mais drástico. Após os 30 anos de idade, a capacidade feminina de gerar filhos começa a declinar e, depois dos 45 anos, a gravidez por processos naturais torna-se improvável. A menopausa marca o fim do período fértil. Toda a provisão de folículos ovarianos, contendo óvulos imaturos, é definida ainda na vida fetal e se completa por volta da 20ª semana de gestação. O número de folículos no início da puberdade, quando começa o processo de ovulação, é de 300 a 500 mil, caindo para 25 mil por volta dos 40 anos de idade e para 1 mil na menopausa. O decréscimo natural da reserva ovariana (número total de óvulos imaturos saudáveis no ovário) pode ser acelerado por exposições ambientais/ocupacionais, como tabagismo, doença autoimune, quimioterapia, radiação e outros fatores. As complicações da gravidez (pré-eclâmpsia, diabetes gestacional e outros problemas) também se tornam mais frequentes com o envelhecimento. Além disso, com o avanço da idade materna, a diminuição progressiva da reserva ovariana é acompanhada pelo aumento do risco de perdas gestacionais precoces, natimortos e anormalidades cromossômicas na prole, como a síndrome de Down (trissomia do 21), a síndrome de Patau (trissomia do 13) e outras. Se o casal deseja ter filhos, o adiamento da maternidade em função dos desafios profissionais enfrentados pela mulher em um ambiente competitivo pode conduzi-los aos métodos de reprodução assistida.

O ciclo reprodutivo é, portanto, muito longo e se sobrepõe em grande parte ao período de vida em que o indivíduo geralmente se dedica ao trabalho. Assim, é possível afirmar que é longo o período em que a reprodução pode ser prejudicada por exposições no trabalho a agentes nocivos de natureza química, física ou biológica. Além deles, a tensão emocional associada a um ambiente psicossocial e organizacional hostil no trabalho também pode influenciar negativamente a libido, a fertilidade, a regularidade do ciclo menstrual e a evolução saudável de uma gravidez.[3,4]

Os fatores psicossociais e o estresse são ainda pouco investigados, mas é plausível supor esses impactos tanto na fertilidade quanto na evolução da gravidez. O estresse crônico e a depressão estão associados a elevados níveis séricos de cortisol em repouso e à queda da testosterona, alterações hormonais relacionadas à diminuição da libido masculina e feminina. Além disso, nas mulheres, o estresse atua sobre o eixo hipotálamo-hipófise-ovário afetando a regularidade do ciclo menstrual, com reflexos negativos transitórios sobre a fertilidade. O decréscimo da libido é problema relativamente comum entre homens, e ainda mais frequente entre as mulheres em algum momento da vida. Embora a noção de que o estresse psicológico crônico (profissional e pessoal) tem efeitos negativos sobre o desejo sexual, e a fertilidade seja aceita de maneira geral, há poucos estudos sobre o assunto. Nesse contexto, um estudo do impacto do estresse crônico sobre a função sexual feminina indicou que o efeito deletério se faz sentir de modo mais acentuado sobre a excitação genital do que sobre a libido subjetiva.[3]

Assim, os transtornos reprodutivos potencialmente relacionados à atividade laboral envolvem tanto a redução da capacidade de conceber filhos, ou sub(in)fertilidade masculina e feminina, quanto o resultado adverso da gravidez. Este último pode se manifestar como perdas gestacionais, restrição de crescimento fetal, natimortalidade, prematuridade e defeitos do nascimento ou malformações congênitas.

Presença de fatores de risco no trabalho

O termo perigo (*hazard*) se refere a agentes físicos, químicos, biológicos ou fatores de outra natureza (estresse) que têm o potencial de causar um dano ou efeito adverso à saúde – neste caso, um prejuízo à reprodução –, que pode ou não ocorrer, a depender de certas condições. A identificação do perigo é a etapa inicial da avalição do risco à saúde, definida como a probabilidade de que a saúde do indivíduo seja prejudicada se ele(a) for exposto(a) ao agente. Essa probabilidade depende, obviamente, das condições em que ocorrer a exposição e da sua intensidade. Em outras palavras, enquanto perigo é o potencial de causar o efeito adverso, risco é a probabilidade empírica de o indivíduo exposto ao perigo apresentar o desfecho adverso.

Os estudos experimentais apontam o potencial de causar agravos (perigo) e os observacionais/epidemiológicos analíticos, por princípio, indicam se há ou não associação entre a exposição e o agravo, bem como a magnitude ou força dessa associação (risco). Nesse contexto, a probabilidade de causar o efeito adverso à saúde é o risco, enquanto a magnitude estimada do aumento dessa probabilidade quando o indivíduo é exposto ao perigo é o excesso de risco. Sempre que for possível excluir, com razoável grau de certeza, explicações não causais para uma associação positiva entre a exposição e o aparecimento de determinada doença evidenciada por estudos epidemiológicos, pode-se afirmar que o agente é um fator de risco para a doença. Tanto a abordagem do ponto de vista do perigo quanto a que considera o risco têm limitações importantes: o modelo experimental pode gerar resultados que não são extrapoláveis para o homem em cenários reais de exposição, ao passo que a observacional/epidemiológica pode levar a associações espúrias (não causais) em virtude da dificuldade de eliminar/controlar vieses, incluindo o de confusão, no desenho do estudo e/ou análise dos dados.[5]

Para estimar o risco da exposição a perigos presentes no ambiente de trabalho e analisar comparativamente as alternativas de intervenção para redução desse risco, os dados de estudos experimentais, observacionais e de avaliações quantitativas da exposição são integrados em um processo sistematizado conhecido como avaliação do risco (AR). Essa avaliação é ferramenta útil para fixar limites de exposição e outras medidas voltadas para redução da exposição e minimização do risco de condições (perigos) que podem ser prejudiciais para a reprodução, incluindo os perigos químicos, biológicos e físicos (radiação ionizante e calor).

Os fatores psicossociais ainda são pouco integrados às avaliações de risco no local de trabalho, embora sua importância seja reconhecida.[6] Apesar de haver poucos estudos e de a evidência empírica ser escassa, uma recente revisão de escopo sugere que, na indústria de gás, petróleo e mineração, esses fatores impactam negativamente a saúde sexual e reprodutiva (irregularidade da menstruação/ciclo ovulatório e gravidez de risco) das mulheres.[4] Entre os fatores ligados aos transtornos menstruais ligados a esses segmentos econômicos, cuja força de trabalho tem sido predominantemente masculina, estão os de natureza psicológica e organizacional, como a discriminação de gênero, racismo e violência contra a mulher no ambiente laboral.[4]

Exposição ocupacional e sub(in)fertilidade masculina e feminina

Subfertilidade é definida como qualquer tipo e forma de redução da fertilidade que se traduz por tempo prolongado de não concepção quando o casal deseja conceber filhos. A definição de infertilidade, por sua vez, é mais precisa e direta: incapacidade que se manifesta pelo insucesso em engravidar por um período de mais de 12 meses para casais sexualmente ativos e que não usaram métodos contraceptivos.

A exposição ocupacional a vários agentes químicos e físicos tem sido apontada como nociva à fertilidade masculina e feminina, mas a evidência originária de estudos epidemiológicos é em grande parte tênue ou claramente conflitante.

Pesticidas

1,2-dibromo-3-cloropropano

A infertilidade masculina causada pelo pesticida (nematicida) 1,2-dibromo-3-cloropropano (DBCP) é o exemplo típico de uma doença da reprodução relacionada ao trabalho. O declínio ou a incapacidade masculina de gerar filhos após a exposição a esse agente no ambiente laboral é enquadrável na categoria I da classificação de Schilling (causa necessária ou principal). Estudos realizados no início da década de 1960 mostraram que o DBCP administrado por inalação a ratos causava degeneração dos túbulos seminíferos, aumento das células de Sertoli, acentuada oligospermia e aumento da proporção de espermatozoides anormais. Apesar desses claros sinais de toxicidade testicular, o pesticida foi comercializado e amplamente empregado como fumigante.

Em 1977 e 1978, estudos clínicos mostraram que vários trabalhadores de fábricas que produziam DBCP exibiam azoospermia ou oligospermia e níveis séricos elevados de hormônios gonadotróficos (folículo-estimulante [FSH] e luteinizante [LH]) sem alteração da concentração de testosterona. Biopsias do testículo de trabalhadores expostos examinados por microscopia ótica e eletrônica evidenciaram que essa substância deprimia ou abolia a espermatogênese, e que havia uma aparente correlação entre a duração da exposição e o grau de depressão da espermatogênese. Investigações observacionais, em coortes de trabalhadores da indústria e aplicadores de DBCP, confirmaram que o prejuízo da espermatogênese induzido pelo pesticida era acompanhado por uma diminuição da fecundidade relacionada à duração da exposição ocupacional. A robusta evidência clínica e epidemiológica corroborava, então, o que os estudos experimentais haviam antecipado antes em roedores.

Clordecona (Kepone®)

A clordecona é um composto organoclorado persistente com ação acaricida (miticida) e inseticida, que protagonizou um dos mais conhecidos desastres ambientais dos Estados Unidos nas décadas de 1960 e 1970. À época, uma fábrica lançou toneladas de clordecona diretamente no rio James, o principal curso d'água da Virgínia.

Estudos mostraram que a exposição ocupacional de duração média a longa, a altas altas doses de clordecona resulta em oligospermia e diminuição da motilidade dos espermatozoides entre os trabalhadores expostos. O limiar para esse efeito foi estimado em 1 mcg/L de clordecona no soro sanguíneo. Apesar desses dados apontarem um potencial comprometimento da fertilidade, entre os indivíduos mais intensamente expostos não foram relatados transtornos reprodutivos.[7] As investigações experimentais em roedores, porém, demonstram que a clordecona administrada repetidamente por via oral pode produzir, em doses mais elevadas, algum nível de toxicidade reprodutiva tanto em machos como em fêmeas. Os resultados são, de um modo geral, pouco consistentes entre os diferentes estudos.[7]

Outros pesticidas

Estudos em modelos animais têm evidenciado que uma variedade de pesticidas tem o potencial de prejudicar o desempenho reprodutivo de machos e fêmeas. Dois problemas, no entanto, limitam a extrapolação direta desses dados para o ser humano: a incerteza inerente ao processo de extrapolação entre espécies e o fato de os níveis (doses) e padrões de exposição em que os efeitos são observados no laboratório serem muito diferentes do que ocorre quando o(a) trabalhador(a) é exposto(a) no ambiente laboral. A maioria dos estudos em animais tem achado efeitos nocivos apenas em cenários não realistas de exposição humana. Assim, a melhor evidência de relação causal entre determinado transtorno reprodutivo e o trabalho é aquela em que aquilo que foi observado em animais é consistente com os achados em estudos epidemiológicos robustos e adequadamente planejados, como no caso do DBCP.

Um número expressivo de estudos epidemiológicos analíticos tem investigado se a exposição ocupacional a pesticidas constitui fator de risco para transtornos reprodutivos, com destaque para a fertilidade masculina. A maioria desses estudos é do tipo transversal, com as coletas de dados sobre a ocorrência do desfecho (transtorno reprodutivo) e sobre a exposição dos participantes feitas concomitantemente, em um único momento ao longo do tempo. Nesses estudos, para um desfecho do tipo "infertilidade", que pode ter se estabelecido progressivamente ao longo do tempo, a exposição passada importa e a atual pode não ser um bom indicador do que ocorreu antes com o indivíduo durante a sua atividade laboral. Alguns estudos nessa área são do tipo caso-controle, aninhados ou não em coortes. Poucos são longitudinais e envolvem coortes prospectivas, que, em geral, permitem o melhor controle de vieses e fatores de confusão (p. ex., idade paterna). Outra grande limitação metodológica de quase todos esses estudos é a falta de uma medida quantitativa (por métodos analíticos) precisa e confiável da exposição passada, em geral estimada indiretamente por questionários. Muitos desses estudos analisam a exposição a pesticidas em geral (sem discriminar um em particular), ou seja, avaliam exposições múltiplas, nem sempre bem caracterizadas, e por meio de variáveis categóricas.

Revisões sistemáticas recentes envolveram estudos observacionais que investigaram a associação entre exposições ocupacionais a pesticidas e transtornos da fertilidade masculina e/ou feminina, descortinando um conjunto de suspeitas apoiadas por evidência frágil. De maneira geral, as suspeitas recaíram principalmente sobre a influência deletéria de exposições intensas e continuadas a pesticidas/agrotóxicos na qualidade do esperma, avaliada por diversos parâmetros (volume ejaculatório, contagem total, motilidade, anormalidades morfológicas, aneuploidia e índice de fragmentação do DNA).[8-11]

Alguns estudos epidemiológicos encontraram associações negativas entre exposição ocupacional aos inseticidas inibidores da acetilcolinesterase (organofosforados, carbamatos) e piretroides e a qualidade do esperma, mas revisões sistemáticas recentes sugerem um efeito deletério apenas dos organofosforados.[10] Há, entretanto, imensas lacunas na base de dados epidemiológicos disponível sobre a associação entre exposição a pesticidas no trabalho e transtornos da fertilidade masculina e/ou feminina, incluindo escassez ou ausência de estudos (incluindo coortes prospectivas) sobre a maioria dos pesticidas mais amplamente utilizados.

Há que se considerar, ainda, que cenários distintos de exposição ocupacional a pesticidas envolvem riscos diferentes de agravos à saúde. Sendo um dos países líderes na produção de *commodities* agrícolas, o Brasil é também um dos maiores consumidores mundiais de agrotóxicos.[12] Além disso, levantamentos em diferentes regiões rurais do país têm constatado, consistentemente, que os equipamentos de proteção individual (EPI) não são rotineiramente empregados ou são utilizados de forma incompleta/inadequada por parte expressiva dos agricultores.[12] Em que pese esse fato, indicativo de intensa e generalizada exposição no trabalho, há pouquíssimos estudos epidemiológicos que tenham investigado o impacto da exposição a pesticidas sobre a saúde de trabalhadores rurais. Um dos poucos estudos realizados recentemente no país foi uma investigação transversal, em agricultores da região Sul, que encontrou uma associação fraca entre a exposição ocupacional a pesticidas, estimada por questionário, e aumento da proporção de espermatozoides com anormalidades morfológicas e redução dos níveis séricos de hormônio luteinizante.[12] As limitações metodológicas (pequeno tamanho de amostra, múltiplas comparações e avaliação imprecisa da exposição) do estudo, porém, enfraquecem a conclusão geral de que a exposição crônica a pesticidas, nas condições em que ocorreu na região estudada, poderia comprometer a fertilidade de jovens agricultores.

Solventes orgânicos

Solventes orgânicos (benzeno, tolueno, tetracloroetileno, éteres do glicol, dissulfeto de carbono, estireno, acetona e outros) podem ser encontrados no ambiente de trabalho em diferentes ocupações e são constituintes de produtos de uso corriqueiro, como tintas, vernizes, colas, removedores, produtos de limpeza, combustíveis e outros. Há, ainda, alguns que são, por vezes, intencionalmente inalados com fim hedonístico (p. ex., tolueno, gasolina e outros). Os dados a respeito dos efeitos de solventes sobre a fertilidade de homens e mulheres expostos no trabalho, no entanto, são escassos e, em geral, conflitantes.

Benzeno

O benzeno é comumente encontrado em quantidades muito pequenas na natureza e, em níveis muito mais elevados, no ar contaminado por vários tipos de emissões (queima de carvão e óleo, postos de gasolina e gases de exaustão de veículos que usam combustíveis fósseis). É também um solvente de uso industrial e desengordurante. Ele tem efeitos genotóxicos e mielotóxicos e reconhece-se que a exposição ocupacional a este solvente orgânico é carcinogênica, sendo, portanto, um fator de risco para leucemia, em particular a leucemia mieloide aguda. Há alguma evidência epidemiológica, ainda, de que o benzeno possa ser prejudicial para a reprodução e o desenvolvimento do concepto (estudos em mulheres expostas por via inalatória a altos níveis de benzeno), mas esses estudos observacionais não fornecem uma evidência conclusiva de relação de causa e efeito, e principalmente não esclarecem a partir de que intensidade e duração da exposição o desfecho adverso sobre a reprodução poderia aparecer. Estudos experimentais em roedores têm indicado que o benzeno pode ter efeitos nocivos sobre as gônadas e a função reprodutiva, mas esses efeitos deletérios foram constatados apenas em níveis de exposição muito mais elevados do que a dose máxima tolerada, ou seja, superiores às doses mais altas que não causam efeitos indesejados sobre desfechos não reprodutivos.

Radiação ionizante

A noção de que as radiações ionizantes constituem fator de risco para a fertilidade masculina e feminina é alicerçada em vasta base de dados experimentais e clínicos. As gônadas (testículos e ovários) são órgãos particularmente radiossensíveis. Doses entre 0,1 Gy e 0,15 Gy de raios X ou gama têm sido associadas a infertilidade temporária, caracterizada por reduções da contagem e da mobilidade de espermatozoides e do volume ejaculado, enquanto doses entre 2 Gy e 6 Gy foram associadas a danos ao tecido testicular e prejuízos permanentes da espermatogênese e da fertilidade. Por sua vez, prejuízos temporários e permanentes da fertilidade feminina foram constatados com exposições a doses de raios X ou gama entre 1,7 Gy e 6,4 Gy e entre 3 Gy e 10 Gy, respectivamente.[13]

A suspeita de que as radiações eletromagnéticas não ionizantes de baixa frequência e baixa energia (ondas de rádio, radiofrequência e micro-ondas) podem causar efeitos nocivos não térmicos sobre a fertilidade também tem sido aventada. Esse aspecto já foi alvo de investigações e o consenso alcançado até agora é de que não há evidência científica consistente e convincente nesse sentido.

Calor excessivo

De maneira geral, a espermatogênese entre os mamíferos é altamente sensível às temperaturas elevadas. Em condições normais, para a espermatogênese ser ótima, a temperatura dos testículos deve ser de 2°C a 6°C menor do que a temperatura corporal. Por essa razão, a condição conhecida como criptorquidismo, em que um ou dois testículos não descem à bolsa escrotal, é um dos fatores patogênicos comumente associados à infertilidade masculina.

Estudos controlados em animais de experimentação e em seres humanos têm evidenciado, ainda, que o calor excessivo ou condições que interferem com a delicada termorregulação dos testículos e do epidídimo podem contribuir para a infertilidade masculina. Essa noção é plausível e aceita com base em estudos experimentais; no entanto, há algumas inconsistências nos resultados de estudos observacionais. Esses estudos tentaram identificar associações entre atividades que poderiam implicar estresse térmico, aumento de temperatura escrotal e pior qualidade do sêmen, como dirigir veículos (exige a permanência sentado por tempo prolongado). Estudos envolvendo trabalhadores expostos ao calor extremo (p. ex., soldadores, padeiros, trabalhadores em fornalhas e altos fornos, trabalhadores da indústria de cerâmica) também não chegaram a conclusões definitivas a esse respeito. Em algumas das ocupações investigadas, como o trabalho em fornalhas, os trabalhadores são concomitantemente expostos a altas temperaturas e hidrocarbonetos aromáticos policíclicos. A exposição a compostos genotóxicos, nesses casos, seria responsável pela redução da integridade do DNA do esperma.[8,14] Estudos adicionais e melhor desenhados são necessários para indicar em que ocupações a exposição ao calor poderia aumentar em alguns graus a temperatura escrotal, a ponto de prejudicar a espermatogênese e a fertilidade.

Hormônios e desreguladores endócrinos[b]

Sabe-se que a exposição a estrógenos sintéticos potentes pode acarretar a feminilização de homens e distúrbios menstruais em mulheres. Isso que poderia ocorrer na indústria farmacêutica, caso medidas adequadas de proteção e controle ambiental não sejam instituídas. Nas três últimas décadas, os possíveis efeitos dos chamados desreguladores endócrinos (DE) sobre a saúde, com destaque para os riscos à saúde reprodutiva, têm sido alvo de grande atenção e motivo de interminável controvérsia. Os desreguladores endócrinos seriam os compostos (xenobióticos) que têm a capacidade de interferir no funcionamento do sistema endócrino e, portanto, nos processos reprodutivos e outros regulados por esse sistema. Nessa categoria, que reúne diversas substâncias com essa característica, estão incluídos pesticidas e vários outros compostos potencialmente encontrados em locais de trabalho. Revisões recentes evidenciam que, embora vários estudos experimentais apoiem a noção de que exposições pré-natais ou precoces aos desreguladores endócrinos no período pós-natal possam afetar a qualidade do sêmen e a fertilidade, a evidência experimental e epidemiológica nesse sentido é frágil e conflitante.[15] Os possíveis efeitos dos pesticidas sobre a reprodução já foram abordados neste capítulo.

Metais e metaloides

Chumbo

A exposição a metais pesados presentes no ambiente de trabalho, como o chumbo, cuja contaminação é cumulativa, pode afetar a libido e a qualidade do sêmen, reduzindo o número total, a mobilidade e a viabilidade do gameta masculino, e aumentando a fragmentação do DNA do espermatozoide e a proporção de espermatozoides com anormalidades morfológicas (teratozoospermia). Essas alterações podem levar à redução da fertilidade e contribuir, após a concepção, para perdas gestacionais precoces, prematuridade e outros desfechos adversos da gravidez. Revisões sistemáticas recentes corroboram amplamente essas conclusões, particularmente com relação ao chumbo.[8,9,16-18]

b Ver Capítulo 23 deste livro.

Mercúrio

O mercúrio é outro metal pesado com características cumulativas que pode estar presente no local de trabalho. As evidências de estudos em animais apontam para um efeito prejudicial para a reprodução humana, afetando tanto a fertilidade quanto o desenvolvimento intrauterino do concepto. Como evidenciado por revisões sistemáticas recentes, os estudos epidemiológicos, em geral, confirmam a associação entre a exposição ocupacional ao mercúrio e a sub(in)fertilidade masculina e feminina. No homem, a exposição ao mercúrio foi associada a maior fragmentação do DNA, anormalidades morfológicas e menor mobilidade do esperma. Na mulher, a contaminação pelo mercúrio foi associada à incidência mais elevada de transtornos menstruais e hormonais e também à maior ocorrência de desfechos adversos da gravidez.[18,19]

Uma das ocupações em que a exposição ao vapor de mercúrio inorgânico pode ocorrer é a Odontologia, por conta da preparação do amálgama no consultório para uso em obturações dentárias. Além disso, no Brasil, o garimpo ilegal de ouro é ocupação de altíssimo risco para contaminação, pois nesse processo o mercúrio inorgânico é aquecido para separar o ouro de sedimentos e o vapor é inalado pelo garimpeiro. A população altamente exposta em atividade ilegal raramente tem sido estudada.

Cádmio

O testículo é particularmente suscetível aos efeitos nocivos do cádmio, que causa danos ao tecido testicular e às células de Sertoli e Leydig, mesmo em níveis relativamente baixos de exposição. Esse entendimento de que o cádmio é metal tóxico para a reprodução se apoia em estudos experimentais e na evidência epidemiológica obtida em populações expostas no trabalho.[19,20] A exposição ocupacional a esse metal pode ocorrer em instalações de processamento de minérios, oficinas de metalurgia e galvanoplastia e fábricas de alguns tipos de bateria e pigmentos de tinta.[19,20]

Arsênio

Há relatos de que a exposição ao arsênio inorgânico por meio da água ingerida afeta negativamente o desempenho reprodutivo de mulheres, resultando em frequência mais elevada de perdas gestacionais. Estudos experimentais evidenciam que, além de ser tóxico para o desenvolvimento e induzir perdas gestacionais em roedores, o arsênio inorgânico tem efeitos nocivos sobre o sistema reprodutor masculino, alterando a espermatogênese e reduzindo os níveis sanguíneos de testosterona e gonadotrofinas. A exposição ocupacional ao arsênio e seus derivados pode ocorrer em algumas fundições de cobre e chumbo e na fabricação e no uso de pesticidas arsenicais.

Estresse psicológico, estresse físico e fatores psicossociais

Há alguns poucos estudos observacionais sobre os efeitos do estresse psicológico relacionado ao trabalho sobre a libido e a fertilidade masculina e feminina. Esses estudos, em geral, avaliaram os reflexos de uma exposição prévia a intenso estresse, como aquele a que foram submetidos soldados que participaram de guerras. Foram investigadas, portanto, as sequelas de uma exposição traumática anterior. Os resultados desses estudos não indicaram alterações persistentes da fertilidade masculina nem anormalidades na prole de pais expostos. Os efeitos em curto e médio prazos de uma experiência estressante em curso, entretanto, não foram devidamente investigados. O possível efeito do estresse psicológico relacionado ao trabalho sobre a libido e a fertilidade masculina e feminina já foi mencionado neste capítulo.

Por sua vez, o trabalho extenuante, que requer intenso esforço físico por períodos prolongados e ao longo de anos, tem sido associado com uma diminuição do número de folículos antrais (folículos terciários de 2 mm a 10 mm, detectáveis por ultrassonografia) em mulheres e a uma tendência à sub(in)fertilidade em homens, em virtude de danos aos testículos e piora da qualidade do esperma.

Exposição ocupacional e desfechos adversos da gravidez

Pesticidas

A exposição ocupacional a pesticidas ocorre no controle de pragas agrícolas, no combate a vetores de doenças endêmicas e na aplicação doméstica para extermínio de insetos e roedores. A associação entre essa exposição e desfechos adversos da gravidez tem sido investigada por um número substancial de estudos observacionais. A maioria dessas investigações epidemiológicas, entretanto, tem em comum deficiências metodológicas significativas. Podem ser citados a avaliação inadequada da exposição, frequentemente medida indiretamente pela resposta a questionários e analisada como variável dicotômica (exposto *versus* não exposto); o tamanho limitado das amostras; a falta de controle adequado no desenho do estudo, na análise dos resultados e com vieses, incluindo o de confusão; e comparações múltiplas. A análise da exposição como variável dicotômica inviabiliza uma das abordagens mais robustas para inferências causais, que é a relação da intensidade da exposição (gradiente de exposição) com o aparecimento do desfecho de interesse. Muitos desses estudos são do tipo caso-controle, desenho de estudo que é particularmente propenso ao viés recordatório quando se trata da análise de desfechos adversos da gravidez e malformações congênitas. Além disso, um número expressivo de estudos disponíveis avaliou a exposição a pesticidas em geral em situações de exposição múltipla, sem destacar um em particular. Em cenários complexos de exposição como o da agricultura, avaliar adequadamente a exposição e controlar as variáveis relevantes ou selecionar as covariáveis de interesse para ajuste na análise é tarefa desafiadora, mas não impossível. São poucos, porém, os estudos de coorte prospectivos em que a exposição foi medida por métodos analíticos adequados.

A análise desse conjunto de estudos com evidentes limitações metodológicas em metanálises e revisões sistemáticas não aponta, consistentemente, para uma associação entre a exposição ocupacional a um determinado pesticida, ou a pesticidas em geral, e excesso de risco de perdas gestacionais, de restrição de crescimento fetal ou de uma ou mais malformações congênitas. Essa questão, portanto, permanece em aberto.

Solventes orgânicos e outras substâncias químicas

Os estudos observacionais sobre a associação entre a exposição a solventes orgânicos e desfechos adversos da gravidez em mulheres expostas no trabalho são bem mais numerosos do que os que avaliaram apenas a fertilidade. Apesar disso, considerando-se o conjunto de evidências disponível sobre os diferentes solventes estudados, chega-se à conclusão de que não há indício convincente de que os solventes, isoladamente e nas condições em que as participantes desses estudos foram expostas, tenham causado perdas gestacionais, prematuridade e defeitos congênitos na prole. A evidência mais forte de que a exposição a solventes poderia prejudicar o desenvolvimento do concepto foi fornecida por um estudo prospectivo em uma coorte finlandesa (The Finnish Prenatal Environment and Health Study). Esse estudo detectou um excesso de risco para crianças nascidas pequenas para a idade gestacional, quando as mães haviam sido expostas, no trabalho, a solventes orgânicos.[21] Nesse sentido, é interessante salientar que as evidências de desfechos adversos da gravidez em estudos com mães que abusaram de inalantes (p. ex., tolueno e outros) são mais consistentes do que aqueles envolvendo grávidas expostas aos solventes no local de trabalho.

Anilina

Não há informação confiável, originária de estudos epidemiológicos adequadamente planejados e conduzidos, indicando que a anilina seja tóxica para a reprodução e o desenvolvimento intrauterino humano. Perdas gestacionais e anomalias morfológicas nos fetos foram observadas na prole de camundongos que receberam anilina por cânula intragástrica durante a gravidez, mas apenas em doses altas e tóxicas para o organismo materno. A evidência experimental com relação ao tema é, portanto, limitada. O fato de os efeitos embriotóxicos aparecerem apenas em doses que são tóxicas para o organismo materno não é indicativo de que a anilina seja, de fato, teratogênica.

Gases anestésicos e ambiente cirúrgico

Recentemente, uma revisão de escopo caracterizou as limitações e a força de estudos que examinaram a associação entre perigos ocupacionais para a saúde de profissionais de saúde e os desfechos da gravidez, tanto obstétricos quanto neonatais. A conclusão alcançada foi de que a literatura a respeito é heterogênea; além disso, em geral, os estudos têm alto risco de vieses e são baseados em dados antigos. A suspeita de que potenciais perigos a que estão expostas profissionais de saúde grávidas, como inalação de gases anestésicos e exposição à radiação no ambiente cirúrgico, excesso de plantões e outros, possam resultar em maior incidência de complicações obstétricas, perdas gestacionais precoces, baixo peso para idade gestacional e prematuridade permanece em aberto.[22] Estudos de melhor qualidade são necessários para identificar os riscos e que eles possam ser minimizados, tornando o ambiente de trabalho mais seguro para profissionais de saúde grávidas ou em idade reprodutiva.[22]

Metais pesados e metaloides

Níveis maternos elevados de chumbo têm sido associados a complicações e desfechos adversos da gravidez, frequentemente ruptura prematura de membranas amnióticas e prematuridade. Alguns estudos evidenciaram também associações com baixo peso ao nascer e bebês pequenos para a idade gestacional. O chumbo atravessa com facilidade a placenta e atinge, no feto, ao final da gestação, níveis comparáveis aos achados na mãe. Vários estudos prospectivos que se estendem pelo período de desenvolvimento pós-natal têm evidenciado deficiências de amadurecimento neurocomportamental e cognitivo (p. ex., medido pelo índice de desenvolvimento mental de Bayley aos 6 meses de vida e aos 2 anos de idade) em crianças expostas *in utero* ao chumbo.

Foi constatado também que a exposição ambiental ao mercúrio, por meio da ingestão de alimentos contaminados, é teratogênica e afeta predominantemente o desenvolvimento e a função do sistema nervoso. Os compostos orgânicos do mercúrio (metil e dimetilmercúrio) são biodisponíveis por via oral, diferentemente do inorgânico. O risco ocupacional associado ao mercúrio inorgânico, por sua vez, deriva da inalação de vapores de mercúrio quando o amálgama é preparado no consultório dentário sem os cuidados necessários ou, principalmente, quando esse metal é usado no garimpo ilegal para separação do ouro. Apesar de não haver estudos a respeito, é plausível supor que a exposição ocupacional ao vapor de mercúrio aumente o risco de desfechos adversos da gravidez caso mulheres em idade fértil ou grávidas sejam expostas.

Com relação ao cádmio, bem como a vários outros metais pesados e metaloides (arsênio e antimônio e seus compostos tóxicos), há evidência, obtida por estudos em roedores, indicando que a exposição a doses altas pode resultar em desfechos adversos da gravidez. Não há, entretanto, evidência epidemiológica que corrobore essa hipótese em cenários realistas de exposição humana.[23]

Infecções na gravidez

Há evidências clínicas robustas de que várias infecções maternas virais (citomegalovírus, zika, rubéola, herpes, varicela, caxumba, HIV, parvovírus B19 e outros), bacterianas (sífilis) e parasitárias (malária, toxoplasmose) resultam em desfechos adversos da gravidez, incluindo perdas gestacionais, prematuridade, baixo peso para idade gestacional, malformações congênitas, natimortalidade e transmissão vertical do patógeno. Dois exemplos típicos desse risco teratogênico são a rubéola e a febre zika, pois ambas as infecções podem causar sintomas relativamente brandos na mãe e ter efeitos devastadores no feto.

Se o ambiente de trabalho tornar a infecção, de alguma forma, mais provável do que na população geral (ou se ela ocorreu em virtude da exposição no trabalho), o desfecho adverso da gravidez pode ser considerado como relacionado ao trabalho. Além disso, metanálises e revisões recentes têm evidenciado que a infecção por SARS-CoV-2 em qualquer período da gravidez aumenta o risco de morte materna, de morbidade materna grave (pré-eclâmpsia, diabetes gestacional), de prematuridade e de mortalidade neonatal, mas não de natimortalidade. As duas metanálises recentes, porém, divergem quanto ao efeito da infecção materna sobre restrição de crescimento fetal.[24,25]

Radiação ionizante

Os efeitos da radiação ionizante sobre o desenvolvimento pré-natal do concepto dependem do período em que ocorreu a exposição materna. O desenvolvimento morfológico do embrião é mais suscetível aos efeitos da radiação entre a 8ª e a 15ª semanas após a fertilização. Exposições anteriores à implantação (que ocorre em torno de 7 dias após a fertilização) resultam, em geral, na morte do concepto, e restrição de crescimento fetal é a consequência mais frequente de exposições durante a segunda metade da gestação. Como o desenvolvimento e o crescimento do cérebro se estendem pelos períodos de embriogênese e fetogênese (crescimento e maturação funcional, incluindo a sinaptogênese e a formação de circuitos neurais), microcefalia e retardo mental têm sido observados em filhos de mães que receberam altas doses de radiação ionizante na segunda metade da gestação.

Não há evidência clínica ou epidemiológica que indique que as exposições ocupacionais maternas a doses baixas, como as associadas aos métodos de diagnóstico radiológico, causem dismorfologias fetais. A hipótese de que a exposição pré-natal a radiações ionizantes, particularmente as de nêutrons, como as de explosões atômicas, resultem em risco aumentado de leucemias foi sugerida por estudos caso-controle, mas não foram confirmadas por estudos de coorte, como os que envolveram os sobreviventes das bombas de Hiroshima e Nagasaki. Assim, apesar da hipótese de que a exposição *in utero* às radiações ionizantes aumente o risco de leucemias no concepto, a magnitude desse aumento e a relação com a dose recebida permanecem indeterminadas.

Desfechos adversos da gravidez mediados pela exposição paterna

A hipótese de que a exposição paterna a agentes químicos e físicos no local de trabalho possa estar associada aos desfechos adversos da gravidez (principalmente perdas gestacionais precoces) tem sido alvo de estudos observacionais, mas as associações encontradas são fracas e a evidência é contraditória.

Considerações finais

Estudos experimentais têm identificado inúmeros perigos químicos e físicos para a reprodução, que podem estar presentes no local de trabalho. Saber se esses perigos implicam ou não risco para a reprodução, todavia, depende da intensidade da exposição ocupacional e de outras variáveis relacionadas à atividade laboral.

Os estudos observacionais, em princípio, fornecem evidência mais robusta e direta dos riscos para o(a) trabalhador(a); entretanto, com relação à maioria dos agentes químicos, eles são escassos ou sofrem de importantes limitações metodológicas, entre as quais a avaliação imprecisa da exposição, que não permitem excluir explicações não causais para as associações encontradas. A síntese da evidência epidemiológica sobre o risco para a reprodução de exposições ocupacionais a esses agentes químicos e físicos, quando existem estudos suficientes para metanálises e revisões sistemáticas, mostrou-se, na maioria dos casos, tênue ou conflitante.

A avaliação do risco no local de trabalho incorporando, além dos demais fatores, também os psicossociais e organizacionais, é o instrumento mais adequado para subsidiar intervenções voltadas para a minimização dos riscos ocupacionais à saúde reprodutiva de homens e mulheres em idade fértil, assim como de gestantes. No caso de alguns agentes tóxicos e carcinogênicos, como o benzeno, os limites máximos de exposição estabelecidos para proteção da saúde geral dos trabalhadores podem ser protetivos também para os eventuais riscos reprodutivos.

No sentido inverso, de estimar se e em que medida a exposição ocupacional foi responsável ou contribuiu para transtornos reprodutivos apresentados por um(a) trabalhador(a), é necessário considerar, na anamnese, não somente as exposições relacionadas ao trabalho, mas também as externas ao ambiente laboral e fatores predisponentes, e ponderá-los comparativamente.

Referências

1. Feldkamp ML, Carey JC, Byrne JLB, Krikov S, Botto LD. Etiology and clinical presentation of birth defects: population-based study. BMJ. 2017;357:j2249.
2. Silva-Júnior JS, Bandini M, Baêta KF, Dias EC. Atualização 2020 da Lista de Doenças Relacionadas ao Trabalho no Brasil. Rev Bras Saúde Ocup. 2022;47:e11.
3. Hamilton LD, Meston CM. Chronic stress and sexual function in women. J Sexual Med. 2013;10(10):2443-54.
4. Razafimahefa RH, Pardosi JF, Sav A. Occupational factors affecting women workers' sexual and reproductive health outcomes in oil, gas, and mining industry: a scoping review. Public Health Reviews. 2022;43:1604653.
5. Paumgartten FJR. Epidemiologia, toxicologia e causalidade ambiental de doenças. Vigilância Sanitária Debate. 2015;3(2):3-8.
6. Beck D, Lenhardt U. Consideration of psychosocial factors in workplace risk assessments: findings from a company survey in Germany. Int Arch Occup Environ Health. 2019;92(3):435-51.
7. Agency for Toxic Substances and Disease Registry. A toxicological profile for mirex and chordecone. Atlanta: Agency for Toxic Substances and Disease Registry; 2020:97-104.
8. Abdoli S, Masoumi S, Kazemi F. Environmental and occupational factors and higher risk of couple infertility: a systematic review study. Middle East Fertility Soc J. 2022;27:33.
9. Ramezanifar S, Beyrami S, Mehrifar Y, Ramezanifar E, Soltanpour Z, Namdari M, et al. Occupational exposure to physical and chemical risk factors: a systematic review of reproductive pathophysiological effects in women and men. Safety Health Work. 2023;14(1):17-30.
10. Giulioni C, Maurizi V, Scarcella S, Di Biase M, Iacovelli V, Galosi AB, et al. Do environmental and occupational exposure to pyrethroids and organophosphates affect human semen parameters? Results of a systematic review and meta-analysis. Andrologia. 2021;53(11):e14215.
11. Giulioni C, Maurizi V, Castellani D, Scarcella S, Skrami E, Balercia G, et al. The environmental and occupational influence of pesticides on male fertility: a systematic review of human studies. Andrology. 2022;10(7):1250-71.
12. Paumgartten FJR. Pesticides and public health in Brazil. Curr Opinion Toxicol. 2020;22:7-11.
13. Marci R, Mallozzi M, Di Benedetto L, Schimberni M, Mossa S, Soave I, et al. Radiations and female fertility. Reprod Biol Endocrinol. 2018;16(1):112.
14. Gao Y, Wang C, Wang K, He C, Hu K, Liang M. The effects and molecular mechanism of heat stress on spermatogenesis and the mitigation measures. Syst Biol Reprod Med. 2022;68(5-6):331-47.
15. Rodprasert W, Toppari J, Virtanen HE. Endocrine disrupting chemicals and reproductive health in boys and men. Front Endocrinol (Lausanne). 2021;12:706532.
16. Kumar S. Occupational and environmental exposure to lead and reproductive health impairment: an overview. Indian J Occup Environ Med. 2018;22(3):128-37.
17. Giulioni C, Maurizi V, De Stefano V, Polisini G, Teoh JYC, Milanese G, et al. The influence of lead exposure on male semen parameters: a systematic review and meta-analysis. Reprod Toxicol. 2023;27:108387.
18. Bjørklund G, Chirumbolo S, Dadar M, Pivina L, Lindh U, Butnariu M, et al. Mercury exposure and its effects on fertility and pregnancy outcome. Basic Clin Pharmacol Toxicol. 2019;125(4):317-27.
19. López-Botella A, Velasco I, Acién M, Sáez-Espinosa P, Todolí-Torró JL, Sánchez-Romero R, et al. Impact of heavy metals on human male fertility: an overview. Antioxidants (Basel). 2021;10(9):1473.
20. Kumar S, Sharma A. Cadmium toxicity: effects on human reproduction and fertility. Rev Environ Health. 2019;34(4):327-38.

21. Ahmed P, Jaakkola JJ. Exposure to organic solvents and adverse pregnancy outcomes. Human Reprod. 2007;22(10):2751-7.
22. Marsters CM, Stafl L, Bugden S, Gustainis R, Nkunu V, Reimer R, et al. Pregnancy, obstetrical and neonatal outcomes in women exposed to physician-related occupational hazards: a scoping review. BMJ Open. 2023;13(2):e064483.
23. Henriques MC, Loureiro S, Fardilha M, Herdeiro MT. Exposure to mercury and human reproductive health: a systematic review. Reprod Toxicol. 2019;85:93-103.
24. Wei SQ, Bilodeau-Bertrand M, Liu S, Auger N. The impact of COVID-19 on pregnancy outcomes: a systematic review and meta-analysis. Can Med Assoc J. 2021;193(16):E540-8.
25. Smith ER, Oakley E, Grandner GW, Ferguson K, Farooq F, Afshar Y, et al. Adverse maternal, fetal, and newborn outcomes among pregnant women with SARS-CoV-2 infection: an individual participant data meta-analysis. Brit Med J Global Health. 2023;8(1):e009495.
26. Brasil. Ministério da Saúde. Portaria GM/MS nº 1.999, de 27 de novembro de 2023. Altera a Portaria de Consolidação GM/MS nº 5, de 28 de setembro de 2017 para atualizar a Lista de Doenças Relacionadas ao Trabalho (LDRT). Disponível em: https://www.in.gov.br/en/web/dou/-/portaria-gm/ms-n-1.999-de-27-de-novembro-de-2023-526629116 (Acesso em: 20 mar. 2024)

39

Consequências Tardias de Acidentes e Desastres de Causas Externas Relacionadas ao Trabalho

Ildeberto Muniz de Almeida
Mara Alice Batista Conti Takahashi

- Introdução
- Aspectos históricos
- Revelar o invisível
- Manifestações tardias de acidentes e desastres
- Lesões decorrentes de acidentes e desastres que se prolongam no tempo ou surgem tardiamente
- Considerações finais

Introdução

Alguns anos atrás, na cidade de Piracicaba - SP, a equipe de reabilitação profissional do Centro de Referência em Saúde do Trabalhador (CEREST) foi mobilizada por demanda pouco comum. A assistência social de um órgão de serviço vinculado à construção civil pedia ajuda urgente, pois um trabalhador de grande empresa da área da construção civil sofreu um acidente e, no retorno ao trabalho, estava se comportando como se tivesse esquecido como fazer seu trabalho. Essa amnésia de longa duração foi reconhecida pela equipe de saúde do CEREST como um caso do que se conhece como **evento do lado direito da gravata-borboleta**. Esse é o modelo adotado para representar acidentes como fenômenos com três dimensões: origens (distais e proximais) no lado esquerdo, o evento propriamente dito ou centro da gravata e as consequências (proximais e distais) no lado direito. O atendimento do CEREST possibilitou o retorno do trabalhador ao benefício temporário do Instituto Nacional do Seguro Social (INSS), com estabelecimento do nexo acidentário e a judicialização do caso por conta da violação dos direitos trabalhistas.[1] Essa vivência fez com que a equipe passasse a lidar com acidentes como fenômenos com origens enraizadas na história dos **sistemas sociotécnicos** em que acontecem e com consequências que podem se prolongar no tempo ou ter instalação tardia.

Ao desconsiderar e não buscar esses **efeitos de longa duração** e/ou **de instalação tardia** no tocante a **agravos relacionados ao trabalho**, a atuação de serviços de saúde contribui decisivamente para a construção social de perversa situação de invisibilidade e de **dívida social** acumulada com relação a essas vítimas. Essa dívida social precisa ser resgatada.

A maioria dos tipos de lesões que são caracterizados como eventos com origens e evolução relacionadas ao trabalho continua sendo abordada em programas terapêuticos centrados em aspectos clínicos das lesões originárias. É comum que não se considerem ou se considerem de modo inadequado as dimensões psíquicas e sociais associadas e o papel do trabalho na história do evento. Essa abordagem limitada tem como resultado final o afastamento de cidadãos com relação a seus direitos sociais, não apenas os previdenciários, mas também os direitos civis a que fariam jus de acordo com o arcabouço jurídico vigente no país. Também é essa situação que faz com que não se adotem estratégias de manejo e prevenção dos agravos em questão.

Usualmente, os agravos que surgem como consequências tardias de traumas sofridos pelas vítimas caracterizam-se como sequelas desse evento e são reconhecidos por códigos de **natureza de lesão** distintos daqueles da condição inicial. Em muitos casos, eles não constam na **Lista de Doenças Relacionadas ao Trabalho** (LDRT), mesmo que sejam reconhecidos na literatura.[2-4] Mais uma vez, os resultados são a invisibilidade desses quadros sanitários e a criação de barreiras no acesso das vítimas a direitos sociais cujo reconhecimento é mediado por atos de integrantes de equipes de saúde, com destaque para os diagnósticos e condutas decorrentes.

Este capítulo tem, portanto, objetivos ambiciosos. Por um lado, busca-se provocar mudanças em políticas públicas afins ao tema, quiçá com incentivos ao desenvolvimento de protocolos e estratégias de busca ativa, ao menos dos agravos mais importantes, nos diferentes territórios de atuação dos **serviços de Saúde do Trabalhador**. Por outro, também são almejadas mudanças de comportamentos de integrantes de equipes de saúde que participam na atenção a vítimas de acidentes, com foco na adoção de práticas não apenas de adesão às boas técnicas, como também de respeito e humanismo. Esta última mudança se fundamenta no reconhecimento dos usuários desses serviços como cidadãos portadores de direitos individuais e sociais cujo acesso é mediado por atos desses profissionais. Tais mudanças podem se dar de modo gradual, de início com a busca ativa de uma possível relação com o trabalho nos casos em que há lesões prolongadas e/ou de instalação tardia, que já são atendidos por profissionais de especialidades como Ortopedia, Neurocirurgia, Traumatologia, Psiquiatria etc.

O caso descrito anteriormente é um exemplo de como a vivência teve papel decisivo na consolidação da mudança em curso no olhar da equipe daquele **CEREST** sobre esses eventos. Ele deu concretude à necessidade de se estudar o **lado direito da gravata**, em consonância com alertas da literatura. Houve, assim uma mudança de paradigma que impulsionou a prática do acolhimento e a tentativa de identificar as múltiplas repercussões dos acidentes que afetam, de forma profunda, todos os domínios da vida das vítimas e suas famílias.

Mais do que isso, ao valorizar a **trajetória do trabalhador acidentado na rede de saúde** como potente ferramenta para análise de consequências imediatas e tardias, este caso evidencia que os trabalhadores acidentados costumam definir seus próprios percursos assistenciais, tornando-se transitórios nos diferentes serviços por onde passaram. Assim, é usual que não haja um profissional ou equipe de referência responsabilizando-se pelo acompanhamento de casos semelhantes, o que compromete o vínculo, reduz a **resolutividade clínica** e de reabilitação e afeta os **dispositivos da integralidade em saúde.**[5] A ampliação desse conhecimento pela equipe do CEREST tornou visível a demanda de se realizar intervenções com os profissionais de saúde dos diferentes serviços que compunham o trajeto assistencial do acidentado (hospital, unidades de pronto atendimento, ambulatórios de especialidades, CEREST e atenção básica), a fim de identificar contradições interfronteiras e remodelar e articular práticas e procedimentos tradicionalmente instituídos.[6]

Aspectos históricos

Consequências tardias de acidentes, sejam elas de saúde, ambientais, sociais, econômicas ou jurídicas, são discutidas depois de **eventos catastróficos**, como Exxon Valdez, Seveso, Piper Alpha e outros.[7-10] No Brasil, nas últimas décadas, houve episódios como os do Shopping Osasco Plaza (Osasco, SP), da Boate Kiss (Santa Maria, RS), desastres aéreos (inclusive em áreas urbanas) e rupturas de barragens de rejeitos (Rio Verde em 2001, Mariana em 2015 e Brumadinho em 2019 [MG]) com potenciais efeitos tardios que extrapolam o campo da saúde. Em todos eles, está presente o desafio do reconhecimento e da resposta a efeitos de longa duração e de instalação tardia nas áreas da saúde, do meio ambiente, das relações sociais, da economia e jurídica. Esse desafio também deve ser considerado nas relações das vítimas com o trabalho.

Mais recentemente, aumentam as referências a impactos tardios decorrentes de eventos não catastróficos, como aqueles definidos como acidentes de trabalho nas legislações da maioria dos países. Parra et al.,[11] p. ex., chamaram a atenção para a importância de sequelas subagudas e tardias em intoxicações por produtos químicos. Estratégias de enfrentamento, características das lesões e resultados tardios após queimaduras também já foram destacados.[12] McLean et al.[13] apresentaram evidências, ainda, de que colisões de veículos podem estar implicadas no aparecimento posterior de casos de fibromialgia. Por sua vez, Penn-Barwell[14] explorou resultados em amputações traumáticas de membros inferiores. Saoût et al.,[15] Auxéméry,[16] Salem et al.[17] e muitos outros autores destacaram ocorrências e desfechos relacionados a **lesões traumáticas cerebrais.** Consequências físicas, psicológicas e sociais foram estudadas em acompanhamento realizado 6 anos após a ocorrência de fraturas em tornozelos, chamando a atenção para ocorrências consequências tardias, também em casos considerados leves.[18] Na Austrália, deu-se destaque às consequências sofridas por membros das famílias das vítimas.[19] No Japão, nos anos que se seguiram ao desastre de Fukushima,[20] foi estudada a luta de moradores das áreas afetadas. Consequências ecológicas foram estudadas após desastres.[21] Impactos na saúde mental de trabalhadores da saúde foram destacados em diversos estudos.[22-25]

A pandemia de **COVID-19** merece destaque nesse contexto. Ainda há debates sobre o reconhecimento de **nexo com o trabalho** e sobre os quadros emergentes de **COVID longa** que mobilizam esforços de largo espectro da comunidade científica, representando múltiplos e importantes desafios para a área da Saúde do Trabalhador.[8] Talvez os esforços mobilizados nesse caso possam nos ajudar a identificar caminhos para a abordagem de impactos nos demais tipos de eventos.

Todos esses exemplos ilustram o fato de que eventos adversos do cotidiano de trabalho têm amplo potencial para o desenvolvimento de um rol de impactos tardios que precisam ser reconhecidos em serviços de saúde.

Revelar o invisível

É importante estimular a adoção de estratégias de atenção que reconheçam explicitamente a necessidade de explorar o **lado direito da gravata-borboleta** dos acidentes em nosso país. Na prática, isso significa que se deve buscar ativamente possíveis consequências de longa duração e/ou de instalação tardia dos acidentes de trabalho e desastres mais comuns. Sugere-se como ponto de partida o reconhecimento de que lesões traumáticas em geral, inclusive as leves e mais notadamente os casos de traumatismo cranioencefálico, podem evoluir com o surgimento de condições de saúde distintas daquelas instaladas no pós-acidente imediato. Essa tarefa pode exigir a mobilização de conhecimentos de diferentes especialidades, a depender da natureza do evento inicial, das vulnerabilidades dos indivíduos expostos, de suas comorbidades e de outros fatores.

O caminho tomado pelas consequências desses agravos que resultam em **incapacidade** não é linear, nem sequencial e não ocorre cumprindo etapas conhecidas. A expressão cunhada por Verbrugge e Jette[26] "processo de incapacitação" é constantemente atualizada, pois introduz, no arcabouço teórico da reabilitação, fatores dinâmicos que aceleram ou minimizam danos nas trajetórias dos trabalhadores com incapacidades. A incapacidade é um fenômeno de relação e não se realiza em um vácuo social; ao contrário, na vida real, interagem nesse processo, em sinergia, fatores ambientais, psicológicos e sociais.

Esses autores denominam como **intervenções** os cuidados que eliminam e reduzem a incapacidade, o que pode ocorrer com formas e resultados variados. O leque ampliado inclui terapias físicas tradicionais (p. ex., Medicina, Fisioterapia, Fonoaudiologia, Terapia Ocupacional), terapias alternativas (acupuntura, fitoterapia, ioga, técnicas de relaxamento, entre outras), terapias psicológicas individuais e em grupo (que objetivam fortalecer a autoestima e a adaptação cognitiva à situação), dietas nutricionais, medicamentos, cirurgias, órteses e próteses, tecnologias assistivas e orientações para mudanças de comportamento e estilo de vida. Esse leque de intervenções diverso busca promover adaptações "interiores" no planejamento e na realização de atividades; no modo de fazê-las; e na frequência, na intensidade e na duração das tarefas de vida diária e do trabalho.[26]

Também podem ser realizadas intervenções por meio de modificações ambientais, de máquinas e equipamentos, domésticas e de trabalho, de transporte, além de ajustes nas demandas. Essas intervenções podem envolver desde a atuação de arquitetos e engenheiros para garantir conforto e acessibilidade, até a de líderes políticos e legisladores na elaboração de leis e regulamentos de proteção social e contra diferentes formas de discriminação. Intervenções ergonômicas nas formas de organização do processo de trabalho, nas condições de trabalho e nas relações de trabalho são fundamentais para mudanças em locais de trabalho, tornando-os adaptados e inclusivos e possibilitando um retorno ao trabalho saudável e seguro para os **trabalhadores com incapacidades**.

No contexto de **estabelecimento da incapacidade**, interagem, ainda, os chamados fatores de agravamento, que, ao contrário das intervenções, podem aumentar e acelerar a incapacidade ou criar novas condições incapacitantes. São exemplos desses fatores: a ausência ou a inadequação de intervenções terapêuticas, o uso de medicamentos com efeitos colaterais negativos ou a realização de cirurgias que acentuam as limitações funcionais e os impedimentos sociais, como barreiras arquitetônicas, transportes não adaptados ou falta de acesso a serviços de saúde.[26] Esses fatores podem colocar os trabalhadores acidentados com incapacidades em condições sociais de extrema **vulnerabilidade** – entendida como características que limitam ou impedem as habilidades das pessoas de antecipar, lidar e se recuperar de um impacto.[27] A adoção desse conceito de vulnerabilidade é importante nas situações em que se faz necessário estudar as consequências tardias de acidentes do cotidiano e de desastres. A pandemia de **COVID-19**, mais uma vez, destaca não apenas a necessidade de esforços voltados ao reconhecimento de doença nova e de suas múltiplas formas de manifestação, como também os desafios de nexo com o trabalho, do diagnóstico da **COVID longa** com seus múltiplos impactos a serem identificados em tempo real, e ainda o **retorno ao trabalho** após quadros graves.[28,29]

A presença e o potencial de interferência de comorbidades já estudados em doenças mentais relacionadas ao trabalho, também foram abordados como fatores de lentificação do **retorno ao trabalho** entre **profissionais de saúde** hospitalizados por **COVID-19**. Os esforços da comunidade científica, nesses casos, são notáveis e inovam por dar destaque a propostas de agendas de pesquisa implementadas em tempo real. A extensão desse enfoque, com vista a inspirar estratégias de enfrentamento aplicadas a outros problemas de saúde, é possível e desejável, já que os **acidentes de trabalho** e desastres também se manifestam de múltiplas formas.

O papel das equipes de saúde nessas situações deve ir além de sua participação no diagnóstico de quadros de base e no desenho de estratégias terapêuticas. São necessárias mudanças na abordagem conceitual e na compreensão do papel a ser assumido pelos profissionais de saúde nesses casos. Em eventos desse tipo, deve haver um compromisso no sentido de promover a superação das situações de invisibilidade e de dívida social, bem como o acesso a direitos sociais que, de outro modo, podem ser negados ou obstaculizados pela ausência de diagnóstico e de nexo com o trabalho. É preciso reconhecer, portanto, a utilidade de medidas técnicas como o desenvolvimento de protocolos de busca ativa de diferentes tipos de manifestações e, simultaneamente, os limites de sua adoção como medida isolada.

Manifestações tardias de acidentes e desastres

Na prática clínica em geral, profissionais de saúde, inclusive médicos de diferentes especialidades, participam no atendimento imediato a pessoas com diversos tipos de lesões sofridas em acidentes de trabalho, desastres, acidentes de trânsito e outras formas de violência, com origens relacionadas ao trabalho. Mudanças recentes no mundo do trabalho se associam ao aumento de atividades que envolvem o uso de motocicletas e bicicletas[30] em contextos que associam aumento de serviços e à feminilização da força de trabalho, com formas de remuneração que facilitam o aumento da duração das jornadas, intensificam o ritmo de trabalho, motivam a violência urbana e aumentam as chances de acidentes e doenças.

Entre os eventos com efeitos potenciais de **evolução longa ou instalação tardia** já conhecidos, destacam-se os casos de fraturas ósseas, traumatismos cranianos, amputações que evoluem com lesões de microcirculação e necrose, imobilizações prolongadas e síndrome complexa da dor regional, artrites, sequelas de tecidos moles, neuromas, cefaleias, distúrbios cognitivos e psicológicos, amnésias, síndromes epileptiformes, síndrome cervical da aceleração/desaceleração (*whiplash*) e lesão cerebral traumática leve (síndrome pós-concussão).

Há registros, ainda, de efeitos respiratórios de exposições agudas a dióxido de enxofre, a produtos da degradação térmica de freons e de metabissulfito de sódio, com apresentação de sintomas e exames alterados, respectivamente, por 13 anos, 4 anos e 3 anos e 6 meses depois do episódio de exposição. Um dos principais diagnósticos no pós-exposição é a síndrome da disfunção das vias aéreas reativa (asma induzida por irritantes), mas também há quadros restritivos e mistos.[31-33]

Lesões decorrentes de acidentes e desastres que se prolongam no tempo ou surgem tardiamente

Por conta da pluralidade de situações de saúde pelas quais os acidentes e desastres podem se manifestar em diferentes territórios, este capítulo se baseia na apresentação de breve resumo das lesões ocupacionais presente na obra de Herington e Morse.[2] A lista é adotada a título exemplificativo e é importante que seja ajustada à realidade de cada território. Sempre que necessário, outras referências serão indicadas. Recomenda-se atenção especial às manifestações instaladas tardiamente, ou seja, que não surgem no pós-acidente imediato.

Lesões de mãos e punhos

As mãos são a parte do corpo mais afetada em acidentes. As estruturas envolvidas são os ossos, os tecidos moles (incluindo tendões flexores e extensores), os nervos (mediano, ulnar e radial), os músculos e os vasos (síndrome do martelo ulnar, síndrome do compartimento). A **síndrome complexa da dor regional**, antes chamada de distrofia simpático-reflexa, é complicação comum e temida após imobilizações prolongadas que envolve instabilidade vasomotora. Os neuromas podem acontecer em cotos de amputações. Especificamente em amputações de falanges distais, pode haver muita dor, resultando em déficit funcional e incapacidade prolongada. Fraturas e deslocamentos de ossos variam de acordo com a estrutura afetada, podendo ser acompanhadas por lesões de tendões e ligamentos. Estas últimas podem cursar com instabilidade articular. As tendinites podem cursar, ainda, com cronificação, especialmente se forem abordadas com estratégias que desconsideram as contribuições do trabalho na história das doenças.

Lesões de ombro e cotovelo

As estruturas envolvidas nas lesões de ombro e cotovelo são quatro articulações (glenoumeral, acromioclavicular, escapulotorácica e esternoclavicular) e os ligamentos, músculos e nervos ou estruturas vasculonervosas (plexo braquial) relacionados a elas. Podem ocorrer fraturas, deslocamentos, lesões ligamentares e compressões, que se manifestam como diferentes quadros, com instalação na evolução pós-tratamento de trauma inicial ou após exposições envolvendo vibrações e uso repetitivo em contextos que limitam margens de manobra para uso de estratégias de defesa individuais e/ou coletivas. Atrasos ou erros no diagnóstico e/ou no planejamento terapêutico podem permitir a cronificação e dificultar mais seu reconhecimento.

As lesões conhecidas desse grupo são as fraturas proximal de úmero, fraturas isoladas da grande tuberosidade com ou sem deslocamento anterior do úmero, rupturas do manguito rotador e deslocamentos. Lesões das articulações acromioclavicular e esternoclavicular são raras no trabalho, mas podem ocorrer em acidentes automobilísticos.

Lesões de cotovelo (epicondilites lateral e medial)

Em casos raros, a cronificação de lesões pode cursar com rupturas parciais de tendão e esporões ósseos. Por sua vez, os traumas podem provocar instabilidades em um ligamento colateral medial, evoluindo também com cronificação. Exemplos desses agravos são a fratura da cabeça do rádio em decorrência de queda com a mão em hiperextensão e a ruptura do tendão distal do bíceps provocada por flexão ou extensão forçada do cotovelo.

Lesões de pescoço e coluna torácica

As estruturas potencialmente envolvidas em lesões de pescoço e coluna torácica são: vértebras cervicais, ligamentos e articulações relacionados, canal espinal e medula, plexo braquial e músculos da coluna torácica. Podem ocorrer fraturas, deslocamentos, lesões ligamentares e compressões. Os quadros mais comuns envolvem radiculopatias (podendo incluir queixas periféricas), discopatias, síndrome cervical da aceleração/desaceleração (*whiplash*), dores miofasciais, síndrome do desfiladeiro torácico e dores nas facetas de vértebras cervicais e torácicas.

Lesões de coluna lombar

Estruturas e manifestações envolvidas incluem discos intervertebrais, facetas articulares, radiculopatias e a lombalgia não mecânica (traumática, oncogênica, osteomielites, infecções no espaço discal). Dores de origem discal também compõem esse grupo de agravos. Na prática, acidentes considerados leves ou que envolvem problemas de natureza menos nobre deixam de ser notificados, mas o registro dos eventos iniciais é muito importante para o reconhecimento desses achados.

Lesões de joelho

As lesões de joelho envolvem estruturas ósseas (fêmur, tíbia e patela), com suas respectivas cartilagens ligamentares, musculotendíneas, capsular e intra-articulares; estruturas extra-articulares (anteriores, laterais, mediais e posteriores) e estruturas intra-articulares (meniscos e os ligamentos cruzados anterior e posterior). Os processos degenerativos que afetam a cartilagem articular são incluídos entre esses agravos.

Os quadros mais comuns são as contusões, que podem evoluir como dores anteriores de longa duração e condromalácia pós-traumática na parte de trás da patela (mais frequente após queda de altura que força ou atinge diretamente o joelho fletido); bursite pré-patelar; lacerações; lesões do mecanismo extensor (ruptura do tendão do quadríceps, do tendão patelar, deslocamento ou subluxação patelar); síndrome da dor do joelho anterior; síndrome da banda ileotibial; cisto poplíteo (Baker), que, na maioria dos casos, está associado com lesão intra-articular (ruptura ou laceração do menisco); lesões dos meniscos (rupturas ou lacerações); lesões de ligamentos extra-articulares (colateral medial); e lesões de ligamentos intra-articulares (cruzados anterior ou posterior).

Lesões de pé e tornozelo

As lesões de pé e tornozelo envolvem estruturas ósseas (extremidade distal da tíbia com maléolo medial, fíbula e maléolo lateral, superfície superior do tálus, tarso e metatarso); as articulações tarsometatarsianas, cuboide e sesamoides; e estruturas ligamentares (lateral, colateral medial, talofibular posterior e calcaneofibular). O pé e o tornozelo são propensos a entorses e lesões após fraturas e deslocamentos (como movimentos de torção ou inversão do tornozelo), que podem levar a instabilidade parcial ou completa da articulação do tornozelo. Vasos e nervos presentes, inclusive na região plantar, também podem ser afetados.

Com relação às fraturas, aquelas que ocorrem no colo do osso e após acidentes automobilísticos podem evoluir com necrose avascular do tálus. A síndrome do túnel do tarso, por sua vez, costuma ser notada entre 6 semanas e 8 semanas depois de entorses do tornozelo, podendo cursar com cronificação de dor nessa área. O quadro também pode ocorrer após fraturas, com diástases de tíbia e fíbula e rupturas do ligamento deltoide. Fraturas das diversas estruturas podem acontecer, algumas delas de reconhecimento mais difícil (osteocondral do domo do tarso, quinto metatarso etc.), podendo evoluir com cronificação. Há, ainda, **fraturas de estresse** que podem ocorrer no retorno ao trabalho após período de sedentarismo e podem não ser evidenciadas em radiografias nos primeiros 15 dias. Por sua vez, as lacerações em tendão tibial posterior podem afetar a parte medial do pé e do tornozelo. Nos casos de ruptura do tendão de Aquiles, lesões puntiformes podem cursar com infecções, especialmente por *Pseudomonas* sp., facilitadas pelo uso de calçados que absorvem misturas, como os tênis.

Lesões ungueais, por sua vez, podem cursar com hematomas subungueais e devem ser investigadas para diagnóstico diferencial de fraturas de falange distal. Fasciíte plantar e síndrome do esporão podem estar associadas a trabalho que envolva caminhadas e pronação do pé. Permanecer em pé ou caminhar constantemente por longos períodos também pode desencadear neuromas (fibrose perineural) por compressão ligados à instabilidade do metatarso. Atividades que exigem a posição de pé, de longa duração, em superfícies duras, aumentam o risco.

Lesão cerebral traumática leve (síndrome pós-concussão)

A descrição de lesão traumática leve de um grupo ligado à American Academy of Physical Medicine and Rehabilitation inclui:

a) Qualquer perda de consciência.
b) Qualquer perda de memória de eventos imediatamente antes ou depois de um acidente.
c) Qualquer mudança no estado mental na hora de um acidente (sentir-se atordoado, desorientado ou confuso).
d) Qualquer déficit neurológico focal cuja gravidade não exceda:
   i. Perda de consciência durante cerca de 30 minutos ou menos.
   ii. Depois de 30 minutos, um escore inicial de 13 a 15 na escala de coma de Glasgow.
   iii. Amnésia pós-traumática por 24 horas.

Os sintomas incluem dor de cabeça e vertigens. Tomografia computadorizada é indicada em casos de déficits neurológicos focais, piora de sintomas como cefaleia e náusea, persistência de alterações de consciência ou piora do nível de consciência. A avaliação neuropsicológica e de sintomas cognitivos deve explorar a habilidade no processamento de informações, incluindo o sistema da atenção (lentidão mental, esquecimentos, dificuldade para manter a atenção) e a memória, em especial de curto prazo, e funções executivas que se referem à habilidade de automonitoramento, planejamento e habilidades organizacionais, autocorreção e finalização de tarefas. O quadro ainda inclui mudanças comportamentais e problemas psicossociais.

A maioria dos afetados parece se recuperar em 3 meses a 6 meses, mas há documentação da persistência de sintomas por até mais de 1 ano em proporção significativa. Atenção deve ser dada à possibilidade de ideação suicida e tentativas de suicídio.

A lesão cerebral traumática é condição complexa que envolve diferentes mecanismos e gravidades. Sua heterogeneidade torna um desafio as tentativas de avaliação e a adequada oferta de cuidados. Por isso, uma meta atual visando melhoria de cuidados e da pesquisa é:

> *[...] identificar e validar um kit de biomarcadores capaz de mais precisa e objetivamente diagnosticar e categorizar uma suspeita de lesão cerebral traumática, melhor guiar e monitorar o tratamento e a recuperação depois da lesão e refinar o desenho de futuros estudos.*[31]

São quatro as principais classes de biomarcadores aplicáveis às lesões cerebrais traumáticas: marcadores de neuroimagem, proteínas medidas no sangue e em outros fluidos corporais, indicadores eletrofisiológicos e outros marcadores identificados com o uso de sensores. Esses marcadores continuam sendo estudados e seu uso, aperfeiçoado.[31]

A evolução dos quadros foi apresentada como um *continuum* que varia de acordo com a natureza e a gravidade da lesão, que vai do estágio de reconhecimento da lesão até a recuperação tardia e a reintegração na sociedade. Há três dimensões-chave a serem consideradas no uso dos biomarcadores para cuidado e pesquisa das lesões cerebrais traumáticas: o tipo de marcador (biofluido, neuroimagem, eletrofisiológico ou outros), o propósito da aplicação (diagnóstico, prognóstico ou pesquisa de monitoramento de recuperação) e a fase do cuidado em que a informação do marcador é mais importante (aguda, até 72 horas após o evento traumático; pós-aguda, entre 72 horas e 6 meses; e de longo prazo, mais de 6 meses depois).[31]

Os estudos em curso exploram a utilidade dos achados nas diferentes fases do cuidado. Na etapa pré-hospitalar, os achados têm orientado decisões sobre liberação do paciente ou seu encaminhamento para emergências ou centros de cuidado neurológico avançado. Em serviços de emergência, os níveis de proteínas ajudam a reduzir indicações desnecessárias de tomografias computadorizadas e permitem estabelecer prognósticos em casos graves. Nas unidades de cuidados intensivos, os biomarcadores têm sido usados na identificação de pacientes em risco de lesão cerebral secundária, como isquemia, hipertensão intracraniana e inflamação, e na seleção de pacientes para ensaios clínicos de terapias neuroprotetoras ou neurorrestaurativas. Já em serviços de cuidados crônicos e reabilitação, os achados de prolongamento do aumento ou pico secundário do biomarcador S100B foram demonstrados em pacientes com lesão cerebral secundária e recuperação prolongada.

Os biomarcadores eletrofisiológicos isolados e/ou em integração oferecem informações complementares, mas ainda não têm uso clínico rotineiro. Estudos com diferentes utilidades (diagnóstico, prognóstico, monitoramento de recuperação etc.) exploram o acompanhamento (rastreio) ocular, testes auditivos, monitoramento de sono, análises de marcha e postura, entre outros.[31]

Persiste como desafio a tarefa de identificar biomarcadores em fluidos e fazer seu pareamento com imagens e outros tipos de marcadores de modo útil para diferentes situações. Esse aspecto envolve a necessidade de repensar as lesões cerebrais traumáticas não como uma lesão aguda, ou discreta, mas como uma condição complexa com múltiplos efeitos psicológicos ou neurológicos, potencial fisiológico e mudanças bioquímicas. No médio prazo, espera-se que o uso de biomarcadores substitua classificações atuais de lesões como leves, médias ou graves e que eles sejam incorporados como critérios de decisão sobre encaminhamentos e/ou liberação de alta e retorno ao trabalho.[31]

Na neurotraumatologia,[32] entre os traumas cranianos e suas possíveis consequências tardias, destacam-se: fratura do osso temporal, hematoma subdural crônico, lesões vasculares cervicocranianas, **epilepsia pós-traumática**, complicações infecciosas como meningite e **cefaleia pós-traumática**. As **fraturas do osso temporal** podem cursar com paralisia facial, perda auditiva e até meningite. Os acidentes envolvendo motociclistas são causa comum desse tipo de fratura, em especial no Brasil. O **hematoma subdural crônico** pode acontecer após um evento traumático trivial, despercebido, cursando com manifestações múltiplas e complexas, geralmente com evolução em duas fases. Após o período inicial de percepção do trauma, inicia-se uma nova fase com manifestações como cefaleia, alterações mentais e déficits motores. Saoût et al.[15] descreveram um caso de distúrbio neurocomportamental grave, agitação e comportamento agressivo contra familiares e equipe de saúde depois de lesão cerebral traumática grave que cursou com lesão frontotemporal bilateral e hematoma extradural temporal. Os autores também destacam que o tratamento deve ser baseado em estratégia de cuidado multidisciplinar, e não em drogas antipsicóticas. Por sua vez, lesões vasculares cervicocranianas podem acometer as carótidas extra e intracraniana e o sistema vertebrobasilar. Em traumatismos fechados, a lesão de carótida extracelular costuma se desenvolver tardiamente, horas ou até anos depois do trauma, cursando com isquemias, cefaleia holocraniana e intensa e, em até um terço dos casos, **síndrome de Horner** (miose, enoftalmia e anidrose). A **epilepsia pós-traumática** (EPT) é apontada como uma das complicações tardias mais frequentes e graves após o traumatismo craniano. Ela varia de 4,3% a 8,3% nos casos de traumas cranianos não penetrantes a 50% nos casos de fratura com lesão cerebral. As crises podem ocorrer em qualquer intervalo de tempo após trauma craniano e, por isso, são divididas em imediatas (um grande mal que ocorre logo após um trauma é raro), precoces (nos primeiros 7 dias após o trauma, em 4% a 5% dos internados com traumatismo cranioencefálico) e tardias (após os primeiros 7 dias e até 20 anos depois). **Amnésia** por mais de 24 horas, **fratura craniana com depressão óssea** ou **lesões penetrantes de cérebro** e **hematoma intracraniano** são fatores de risco para a epilepsia pós-traumática. Por fim, a **cefaleia pós-traumática** pode se manifestar isoladamente ou compondo a **síndrome pós-traumática**, que se manifesta como conjunto de sintomas somáticos cognitivos, emocionais e comportamentais que se desenvolvem após traumatismo. A cefaleia é a queixa mais comum, mas também podem estar presentes: tontura, fadiga, irritabilidade, ansiedade, insônia, redução da capacidade de concentração e memória, hipersensibilidade a ruídos, diminuição da libido e lentificação do pensamento. Sua ocorrência parece ser maior após traumatismos cranioencefálicos leves.

Em 2018, a International Headache Society publicou a terceira versão da Classificação Internacional de Cefaleias, em que apresenta uma lista de cefaleias secundárias e usa a expressão "cefaleia atribuída a traumatismo da cabeça e/ou pescoço", que engloba diferentes tipos de cefaleias agudas e persistentes que ocorrem após traumas moderados ou graves e leves. Também estão incluídos os casos agudos e persistentes atribuídos à síndrome cervical da aceleração/desaceleração (*whiplash*). O comitê organizador dessa publicação propõe, ainda, critérios de diagnóstico para os diferentes tipos de cefaleia descritos na classificação.[33]

Lesões oculares

As lesões oculares podem envolver todas as estruturas do olho (pálpebras, esclera, íris, *limbus*, conjuntiva, córnea, lente, retina, mácula e coroide). Entre os quadros mais comuns de traumas e lesões agudas de olho, estão **abrasão de córnea**, **corpos estranhos em olho**, **queimaduras químicas**, trauma ocular (como ruptura do globo), **hifema** (hemorragia na câmara anterior do globo), **fratura orbital**, **olho vermelho**, **hemorragia subconjuntival**, **conjuntivites**, **pinguécula** e problemas relacionados com o uso de lentes de contato.

Lesões de pele

As lesões de pele podem envolver epiderme, derme, gordura subcutânea, cabelo e unhas, que podem ser afetados por diferentes mecanismos. Merecem destaque as lesões mecânicas friccionais que podem facilitar ocorrências de fissuras e a penetração de irritantes, levando a infecções. As mãos são a principal sede de dermatites ocupacionais irritativas e alérgicas. Outras sedes de lesões são mais associadas com exposições de penetração por via inalatória.

Lesões de parede torácica e abdominal

A dor na parede torácica, também chamada de síndrome da dor aguda de parede torácica ou costocondrite, refere-se à inflamação localizada na segunda, terceira, quarta ou quinta juntas costocondrais. É mais comum que ela afete apenas uma junta e pode surgir em associação com outras doenças (síndrome de Reiter, gonorreia, artrite reumatoide e mieloma múltiplo), mas é mais comum como inflamação isolada. Fraturas de costelas após traumas podem evoluir com complicações como pneumotórax e lesões vasculares. Por sua vez, lesões da nona e da décima costelas podem provocar rupturas de baço e fígado. A ruptura de baço pode ser tardia. A dor abdominal aguda pode ter diversas origens, a depender dos órgãos-sede, e ainda estar associada com hérnias inguinais, femorais ou defeitos ventre-abdominais.

Outros tipos de acidentes e suas consequências tardias

Os eventos que envolvem exposição a produtos químicos e/ou liberação de outras nocividades potenciais, como contaminação biológica ou energia mecânica, térmica, cinética, elétrica, radiação e outras, são muito importantes. Na história, há registros de liberação acidental de isocianato de metila em Bhopal, de amônia em frigoríficos no Brasil, de contaminação continuada por mercúrio inorgânico na baía de Minamata (Japão), de produtos da degradação térmica de espumas sem tratamento anti-retardante de chamas na Boate Kiss, entre outros. A lista de resíduos tóxicos despejada no ambiente após as rupturas de barragens de rejeitos é extensa e, além dos efeitos já conhecidos de produtos específicos, podem surgir impactos novos associados a interações ocorridas no desenvolvimento do evento com outros componentes e/ou características do ambiente. Além disso, atualmente, deve-se dar atenção especial aos efeitos revelados com o uso de novas estratégias de desenho de estudos.

No caso da Boate Kiss, a coorte de sobreviventes e envolvidos no evento acompanhada em serviço de saúde foi pesquisada para efeitos respiratórios, neurológicos e outros subagudos e crônicos. As consequências psíquicas, no entanto, ainda devem ser exploradas com relação à totalidade dos eventos. Idealmente, deve haver protocolo de pesquisa elaborado com participação de equipe multiprofissional e seguido até anos depois do evento, sem descuidar da atualização de estratégias de estudo.[34,35]

Vinte e cinco anos após o desastre de Bhopal, estudos clínicos mostraram doenças crônicas (pulmonares, infecciosas, oftalmológicas) em coortes expostas. Exposição *in utero* no primeiro trimestre da gestação causou hiper-reatividade persistente do sistema imune. Novas modalidades de estudos mostraram imunotoxicidade, efeito tóxico genômico e outros achados. Além de prover arcabouço teórico conceitual para a compreensão de mecanismos de toxicidade a outras exposições, esses estudos podem também revelar anomalias únicas, estimulando esforços relativos ao desenho de estratégias diagnósticas e terapêuticas mais atuais e eficazes.[36]

Considerações finais

A adoção de perspectivas como a da **vigilância em Saúde do Trabalhador**, entendida nas dimensões de causas, exposições e consequências, incentiva abordagens apoiadas na noção de integralidade da atenção para diferentes tipos de agravos de saúde. Neste capítulo, deu-se ênfase à ideia de dar visibilidade e adotar políticas públicas e medidas práticas de enfrentamento às consequências individuais e coletivas (sanitárias, jurídicas, ambientais, sociais, econômicas etc.) de longa duração e ou de instalação tardia após acidentes, doenças e desastres.

O enfoque adotado procurou chamar a atenção para o fato de que desastres e grandes tragédias estão nas origens de efeitos tardios na saúde dos afetados e que isso se dá de modo relativamente bem-reconhecido na literatura pertinente. Por isso, destacou-se a necessidade de políticas e práticas de Saúde Pública que incentivem a implantação, por serviços como os CEREST e as equipes de vigilância em Saúde do Trabalhador, de estratégias de busca ativa de consequências tardias de acidentes no mundo do trabalho cotidiano. O foco em consequências físicas e de saúde mental até 10 anos depois do evento é recomendado especialmente se houver lesão de cabeça, de pescoço e nas costas.[37] Isso implica considerar casos que provocam não apenas lesões graves, mas também aqueles leves, como os traumatismos cranioencefálicos que podem desencadear síndromes pós-concussão.

Entre as estratégias a serem adotadas, merecem destaque aquelas que incentivem a busca ativa de efeitos de longa duração e origens tardias em serviços de saúde de especialidades como Ortopedia, Neurocirurgia, Cirurgia de Cabeça e Pescoço, Pneumologia e Neurologia, que atendem casos com maior probabilidade de serem relacionados ao trabalho e que possam se beneficiar da adoção de critérios de decisões para reconhecimento de diagnóstico, de nexo técnico, de avaliação de capacidade para o trabalho, de retorno ao trabalho e similares.

Do ponto de vista prático, é importante mapear protocolos e instrumentos já usados em diferentes especialidades no acompanhamento de pacientes, p. ex., com histórico da lesão cerebral traumática, de inalação de material tóxico ou de impactos em função respiratória. Instrumentos de avaliação diagnóstica e de gravidade de diferentes quadros de saúde mental são recomendados, devendo-se discutir suas vantagens e desvantagens.[38-40] A avaliação neuropsicológica de aspectos da cognição, da memória, de problemas da atenção, de funções executivas e de mudanças da personalidade também é importante.[4] A busca de marcadores, como os utilizados para as lesões cerebrais traumáticas, também desponta como estratégia de potencial utilidade.

O conjunto de cuidados e escolhas citados podem servir de suporte a decisões de políticas públicas a serem adotadas para implantar a busca ativa de efeitos prolongados e de instalação tardia em vítimas de acidentes de trabalho e populações atingidas e vulnerabilizadas em áreas afetadas por desastres. Nos diversos casos, os momentos da alta de atendimento, ambulatorial ou hospitalar, e o desenho de estratégias de comunicação de risco se destacam como essenciais para inclusão de orientações sobre danos possíveis e cuidados de acompanhamento a serem adotados. A rede de atenção primária precisa se apropriar desses instrumentos e incentivar a construção de outros que atendam às necessidades de seu território de atuação no tocante ao conhecimento de procedimentos e práticas que facilitem o acesso do usuário a direitos de cidadania vigentes e cujo acesso seja mediado por ato da equipe de saúde.

Para exemplificar, como resultado de uma intervenção de formação realizada na rede pública de saúde da cidade de Piracicaba, foi implementado o projeto "Alta qualificada", desenvolvido em dois hospitais conveniados com o Sistema Único de Saúde (SUS). O objetivo desse projeto foi assegurar a integralidade em saúde por meio da comunicação com as famílias para prepará-las para a alta e o pós-alta, contando com sua participação na continuidade dos cuidados em saúde. Envolveu também o encaminhamento de um plano de alta para os próximos serviços a recepcionar os acidentados, contendo um detalhado relatório do atendimento durante a internação, os procedimentos realizados e as necessidades inferidas pela equipe hospitalar para o acompanhamento dos casos.[6]

Os critérios diagnósticos recomendados por sociedades de especialidade devem ser consultados e sua adequação ao caso específico deve ser avaliada. Deve-se ter cuidado com os critérios diagnósticos e as classificações de estadiamento, seja no que se refere à atualização de conhecimentos, seja no esclarecimento de origens dos critérios recomendados. As decisões sobre pontos de corte em definições do quadro não podem ser apresentadas como de natureza técnica quando representam mera escolha ou preferência de seu defensor. Em condições ideais, esses critérios devem ser construídos com a participação daqueles que são submetidos às exposições e sofrem os danos em questão. Em outras palavras, deve-se respeitar o princípio proposto por integrantes de movimentos de pessoas com deficiência (PCD): "nada sobre nós sem nós". A lista de situações a serem consideradas inclui amputações traumáticas e fraturas em geral, que podem evoluir com danos articulares, ligamentares, tendíneos, necroses ósseas assépticas, síndrome complexa da dor regional, entre outros. Traumatismos cranianos abertos e fechados estão associados com quadros de déficits cognitivos, cefaleias e epilepsias pós-traumáticas.

Os transtornos de estresse pós-traumático (TEPT) talvez sejam os mais bem-estudados, principalmente em sobreviventes de desastres e trabalhadores que atuam em resgates e respostas de emergência, e nas vítimas de violência. É relativamente amplo o cardápio de outros efeitos psíquicos que acontecem após acidentes, em diferentes tipos de tragédias ampliadas, ou de menor magnitude e nos traumas em geral. Um caso emblemático dessa situação envolveu o atropelamento por uma máquina niveladora de asfalto ocorrido em um município na área de abrangência regional de Piracicaba. O desfecho do acidente foi a morte de um operador do Setor de Obras Urbanas da Prefeitura, presenciada por outros dois operadores. A análise do caso ficou a cargo do CEREST de Piracicaba. Os operadores que testemunharam o acidente não foram acompanhados por um serviço de saúde, apesar de a possibilidade de desenvolvimento de estresse pós-traumático após ocorrências dessa natureza ser conhecida. Um ano e 3 meses após o acidente, um dos operadores tentou suicídio e foi posteriormente diagnosticado com transtorno de estresse pós-traumático.

Para além dos aspectos específicos de cada caso, deu-se destaque também às ideias de invisibilidade médica e dívida social acumulada com as vítimas desses agravos. Historicamente, ausência e atraso de diagnóstico foram somados ao não reconhecimento e ao não registro da relação existente entre condição de saúde da vítima e seu histórico laboral, de evento traumático, acidente ou desastre. Situação semelhante pode acontecer no tocante a custos desses eventos: despesas previdenciárias e de cuidados de saúde assumidas pelo poder público poderiam ensejar ações regressivas e outras em busca de ressarcimento, indenizações ou até responsabilização, apoiadas em lógica restaurativa e não reparadora.[41] Esses aspectos corroboram a importância de ações de comunicação e de apoio às tentativas de notificação dos casos e de acesso aos direitos previdenciários, civis e outros, conforme a situação de origem.

Em condições ideais, políticas públicas dirigidas a esses agravos buscam abordagens integradas que associem os papéis de sindicatos de trabalhadores, organizações não governamentais e da comunidade em geral, especialmente para aquelas em situação de vulnerabilidade, equipes de resgate e respostas de emergência. A representação dos trabalhadores sempre deve ser incluída.

No desenho de estratégias para lidar com esses casos, pode ser importante procurar conhecer lições aprendidas em desastres ou respostas de políticas públicas em outros países. O caso de Fukushima, p. ex., mostrou que os efeitos da exposição à radiação foram similares aos de outros eventos nucleares e – talvez o mais interessante – que efeitos não relacionados à radiação também se assemelharam aos já observados em outros tipos de desastres.[42] O estudo também ressaltou a importância do desenvolvimento de um **plano de proteção do público**, de minimização de efeitos negativos e de proteção dos trabalhadores do socorro de emergência. Entre outras recomendações, foram destacadas:

- No período de recuperação, depois do desastre, deve-se prover cuidado de saúde física e mental, eventualmente de longa duração, para os afetados.
- Investir e aprimorar a comunicação de risco com pessoas afetadas, em situação de vulnerabilidade, e trabalhadores.
- Antecipar necessidades de saúde nas áreas de risco e treinar equipes de saúde e populações vulneráveis, com destaque para comportamentos em casos de evacuação e resposta de emergência.

No Brasil, estudo recente mostra que empresas e autoridades envolvidas nos desastres de Mariana e Brumadinho não adotavam cuidados desse tipo.[43] A resposta de governo a grandes desastres e **catástrofes** também pode servir de fonte de aprendizagem. A ruptura da barragem de rejeitos em Mariana, aconteceu em 2015, e em 2019 aconteceu uma nova ruptura, em Brumadinho. Até o momento de publicação deste livro, em 2024, o Brasil continua sem diretrizes de política de prevenção contra eventos semelhantes. Em comparação, o desastre nuclear em **Fukushima** aconteceu em março de 2011 e em outubro de 2012 foi publicada a versão final de um documento contendo políticas para a gestão após acidentes nucleares. O texto aborda os objetivos, princípios e principais ações relacionados a esses eventos e inclui três apêndices detalhando as ações a serem implementadas na fase de emergência, no período de transição e em longo prazo. Os três apêndices se baseiam no efeito do lado direito da gravata-borboleta. Esses fatos indicam que a vontade política importa, seja dos governos, seja de empresas poderosas como a Vale do Rio Doce. No aspecto prático, o mais importante é ressaltar que muitas das recomendações para as situações após desastres também podem ser úteis em programas de prevenção e de busca ativa de efeitos prolongados e de instalação tardia, como os discutidos neste texto.

Por fim, o enfoque da vigilância em saúde é essencial para as políticas e práticas de saúde. Ele destaca a necessidade de intervenções que abordem as dimensões de causas e de exposições (lado esquerdo da gravata-borboleta) associadas aos eventos geradores das consequências e efeitos priorizados neste capítulo. A novidade nessa abordagem está na proposta de como lidar com o lado direito da gravata-borboleta, afinal, já passa da hora de revelar e dar visibilidade a impactos sofridos por vítimas de acidentes e desastres que durante décadas permanecem invisíveis no Brasil e em outros países.

Referências

1. Almeida IM, Vilela RAG, Takahashi MABC. Análise de acidentes e construção de mudanças. In: Simonelli AP, Rodrigues DS (Eds.). Saúde e trabalho em debate: velhas questões, novas perspectivas. Brasília: Paralelo 15; 2013:159-92.
2. Herington TN, Morse LH. Occupational injuries: evaluation, management, and prevention. St Louis: Mosby; 1995.
3. McCrea MA. Mild traumatic brain injury and postconcussion syndrome: the new evidence base for diagnosis and treatment. Oxford: Oxford University Press; 2007.
4. Meulemans T, Seron X. L'examen neuropsychologique dans le cadre de l'expertise médico-légale. Bélgique: Mardaga; 2004.
5. Takahashi MABC, Cerveny GCO. Impacto social dos acidentes de trabalho no município de Piracicaba (SP): intervenção e

busca compartilhada pela integralidade em saúde. In: Asensi F, Pinheiro R, Mutiz PA. Bioética, trabalho e educação em saúde. Rio de Janeiro: Ágora 21; 2016:67-77.
6. Silva-Macaia AA, Takahashi MABC, Maeda ST, Bezerra JLC, Vilela RAG. Desafios no cuidado ao acidentado do trabalho: da "Rede da Ira" à construção compartilhada de uma linha de cuidados. In: Vilela RAG, Pereira-Querol MA, Beltran-Hurtado SL, Cerveny GCO, Lopes MGR. Desenvolvimento colaborativo para a prevenção de acidentes e doenças relacionadas ao trabalho. São Paulo: Ex-Libris; 2020:233-51.
7. Bertazzi PA, Bernucci I, Brambilla G, Consonni D, Pesatori AC. The Seveso Studies on Early and Long-Term: effects of dioxin exposure – a review. Environ Health Perspectives. 1998;106(Suppl 2):625-33.
8. Getty SM, Rickert DE, Trapp AL, Buck WB. Polybrominated biphenyl (PBB) toxicosis: an environmental accident. Crit Rev Environ Control. 1977;7(4):309-23.
9. Picou JS, Gill DA. The Exxon Valdez oil spill and chronic psychological stress. Am Fisheries Soc Symposium. 1996;18:879-93.
10. Picou JS, Marshall BK, Gill DA. Disaster, litigation, and the corrosive community. Social Forces. 2004;82(4):1493-522.
11. Parra O, Monso E, Gallego M, Morera J. Inhalation of hydrogen sulphide: a case of subacute manifestations and long term sequelae. Brit J Ind Med. 1991;48:286-7.
12. Kildal M, Willebrand M, Andersson G, Gerdin B, Ekselius L. Coping strategies, injury characteristics and long-term outcome after burn injury. Injury. 2005;36(4):511-8.
13. McLean SA, Williams DA, Clauw DJ. Fibromyalgia after motor vehicle collision: evidence and implications. Traffic Injury Prev. 2005;6(2):97-104.
14. Penn-Barwell JG. Outcomes in lower limb amputation following trauma: a systematic review and meta-analysis. Injury. 2011;42(12):1474-9.
15. Saoût V, Gambart G, Leguay D, Ferrapie AL, Launay C, Richard I. Agressive behavior after traumatic brain injury. Ann Physical Rehab Med. 2011;54:259-69.
16. Auxéméry Y. Mild traumatic brain injury and postconcussive syndrome: a re-emergent questioning. Encephale. 2012;38(4): 329-35.
17. Salem AMO, Jaumally BA, Bayanzay K, Khoury K, Torkaman A. Traumatic brain injuries from work accidents: a retrospective study. Occup Med. 2013;63:358-60.
18. Van der Sluis CK, Eisma WH, Groothoff JW, Ten Duis HJ. Long-term physical, psychological and social consequences of a fracture of the ankle. Injury. 1998;29(4):277-80.
19. Matthews LR, Bohle P, Quinlan M, Rawlings-Way O. Traumatic death at work: consequences for surviving families. Int J Health Services. 2002;42(4):647-66.
20. McCurry J. Fukushima residents still struggling 2 years after disaster. Lancet. 2013;381(9):791-2.
21. Bell JNB, Shaw G. Ecological lessons from the Chernobyl accident. Environ Int. 2005;31(6):771-7.
22. Green B, Griffiths EC. Psychiatric consequences of needlestick injury. Occup Med. 2013;63(3):183-8.
23. Meienberg F, Bucher HC, Sponagel L, Zinkernagel C, Gyr N, Battegay M. Anxiety in health care workers after exposure to potentially HIV-contaminated blood or body fluids. Swiss Med Wkly. 2002;132(2324):321-4.
24. Soon JW, Kim BG, Kim SH, Han C. Mental health of healthcare workers who experience needlestick and sharp injuries. J Occup Health. 2006;48(6):474-9.
25. Wada K, Sakata Y, Fujino Y, Yoshikawa T, Tanaka K, Miyajima E, et al. Association of needlestick injury with depressive symptoms among first-year medical residents in Japan. Industrial Health. 2007;45:750-5.
26. Verbrugge LM, Jette AM. The disablement process. Social Sci Med. 1994;38(1):1-14.
27. Rocha V, Londe LR. Desastres: velhos e novos desafios para a saúde coletiva. Rio de Janeiro: Fiocruz; 2021.
28. Descatha A, Evanoff BA, Fadel M. Post-COVID condition or "long COVID", return-to-work, and occupational health research. Scand J Work Environ Health. 2023;49(3):165-9.
29. Zhang H, Zang C, Xu Z, Zhang Y, Xu J, Bian J, et al. Data-driven identification of post-acute SARS-CoV-2 infection subphenotypes. Nat Med. 2023;29:226-35.
30. Antunes R. Riqueza e miséria do trabalho no Brasil, IV. São Paulo: Boitempo; 2019.
31. National Academy of Sciences, Engineering, and Medicine. Biomarkers for traumatic brain injury: proceedings of a workshop. Washington: National Academic Press; 2023.
32. Pereira CU. Neurotraumatologia. Rio de Janeiro: Revinter; 2000.
33. Headache Classification Committee of the International Headache Society. The International Classification of Headache Disorders, 3. ed. Cephalalgia. 2018;38(1):1-211.
34. Loutfi M, Almeida IM. Tragédia na Boate Kiss: a dimensão química do ocorrido tem origem em dinâmicas sociais. In: Günther WR, Di Giulio GM, (Orgs.). Ambiente urbano e sustentabilidade: desafios e oportunidades. São Paulo: Faculdade de Saúde Pública da USP; 2018:202-24.
35. Trivelato G. Compreender para prevenir. Rev Proteção. 2013;(4):70-6.
36. Mishra PK, Samarth RM, Pathak N, Jain SK, Banerjee S, Maudar KK. Bhopal gas tragedy: review of clinical and experimental findings after 25 years. Int J Occup Med Environ Health. 2009;22(3):193-202.
37. Toft AMH, Moller H, Laursen B. The years after an injury: long-term consequences of injury on self-rated health. J Trauma Injury Infect Crit Care. 2010;69(1):26-30.
38. Mazza D, Brijnath B, Chakraborty SP; Guideline Development Group. Clinical guideline for the diagnosis and management of work-related mental health conditions in general practice. Melbourne: Monash University; 2019.
39. Sadhra S, Bray A, Boorman S. Oxford handbook of occupational health. 3. ed. Oxford: Oxford University Press; 2022.
40. Smedley J, Dick F, Sadhra S. Oxford handbook of occupational health. 2. ed. Oxford: Oxford University Press; 2013.
41. Dekker S. Second victim: error, guilt, trauma, and resilience. Boca Raton: CRC Press/Taylor & Francis; 2013.
42. Ohtsuru A, Tanigawa K, Kumagai A, Niwa O, Takamura N, Midorikawa S, et al. Nuclear disasters and health: lessons learned, challenges, and proposals. Lancet. 2015;1(386):489-97.
43. Botelho MR. Desastre industrial da Vale em Brumadinho: a prevalência do financeiro sobre a segurança das barragens [tese]. São Paulo: Faculdade de Saúde Pública da USP; 2023.

40

Orientações a partir da Identificação de uma Doença ou Agravo Relacionado ao Trabalho

Mônica Angelim Gomes de Lima
Andréa Garboggini Melo Andrade
Fernando Ribas Feijó
Luiza Monteiro Barros
Jorge Henrique Santos Saldanha
Robson da Fonseca Neves

- Introdução
- Doença-incapacidade-funcionalidade além do diagnóstico
- Seguridade social no Brasil
- Previdência social brasileira
- Assistência social
- Considerações finais

Introdução

A pergunta "O que e como fazer diante de uma pessoa com diagnóstico de uma doença ou agravo relacionado ao trabalho (DART)?" desafia todos os profissionais de saúde que lidam com o cotidiano de tomada de decisões sobre a condição de saúde de trabalhadores. Também devemos nos questionar quais são as implicações dessa condição no âmbito do amplo leque de ações previstas na assistência à reabilitação de trabalhadores com doença ou agravo relacionado ao trabalho.

Há um amplo leque de morbidades, transtornos e condições vividas pelos trabalhadores e potencialmente relacionados ao trabalho que requerem investigação tecnicamente bem conduzida por profissional e equipe de saúde, da qual derivam decisões na forma de registros, prescrições, orientações e notificações. Alguns desses documentos atuam como mensagens aos sistemas relacionados de saúde e proteção social, componentes do sistema de seguridade social brasileiro que abrange o Sistema Único de Saúde (SUS), a Previdência e a Assistência Social, com interfaces com o Ministério do Trabalho e Emprego, a Justiça Trabalhista e o Ministério Público do Trabalho, assim como os sindicatos ou outras formas de organização dos trabalhadores.

A abordagem desses casos deve ter embasamento teórico com relação à noção de causalidade da relação entre trabalho, adoecimento e morte (o trabalho deve ser visto como um importante determinante social); deve considerar o trabalho contemporâneo e as transformações no mundo e na organização do trabalho; e deve dar atenção especial a grupos de trabalhadores vulnerabilizados. Essa moldura ancora a perspectiva de que há uma relação indissociável entre doenças e agravos relacionados ao trabalho e os modos como

> *os trabalhadores vivem, adoecem e morrem de forma compartilhada com a população de um determinado tempo, lugar, e classe social, mas também, de forma diferenciada, decorrente de sua inserção particular no processo produtivo, [que] sustenta a proposição de que esta especificidade deve ser contemplada no atendimento às suas necessidades de saúde.*[1]

Neste capítulo, serão apresentados e discutidos passos consequentes e simultâneos que têm como disparador o diagnóstico de doença ou agravo relacionados ao trabalho em um indivíduo ou coletivo, decorrente da ação dos profissionais de saúde no contexto clínico ou de vigilância em ambientes e processos de trabalho.

Esses diagnósticos preveem, de imediato, a orientação quanto ao cuidado por equipe multiprofissional; a notificação no Sistema de Informação de Agravos de Notificação (SINAN), no âmbito do SUS; e o registro da ocorrência por meio da Comunicação de Acidente de Trabalho (CAT), quando se tratar de trabalhador formal, ou o encaminhamento para a assistência social a depender do perfil de demanda (trabalhador informal, desempregado etc.).

Várias decisões imediatas e mediatas giram em torno da investigação do impacto produzido pela condição de saúde configurada como doença ou agravo relacionado ao trabalho para a pessoa e o coletivo com que vive e trabalha. De maneira imediata, cabe decidir sobre a permanência no trabalho e, portanto, sobre a formalização ou não do afastamento do trabalho (atestado médico ou odontológico). Concomitante a isso, devem ser dadas as orientações quanto aos cuidados a serem seguidos na recuperação, incluindo a permanência no trabalho ou o retorno ao trabalho após cura, controle ou remissão do quadro. Do outro lado dessa interação, encontra-se um(a) trabalhador(a), que precisa sair desse contato com os Serviços Especializados em Engenharia de Segurança do Trabalho e em Medicina do Trabalho (SESMT), o SUS e/ou o Sistema de Assistência Suplementar (SAS) levando consigo a materialização das decisões tomadas e orientações formuladas pelo profissional responsável pelo processo diagnóstico-terapêutico-prognóstico. Pode cumprir esse papel um profissional de saúde não especialista, que reúne experiências e frustrações em torno das demandas de usuários em Saúde do Trabalhador na linha de frente da Atenção Primária à Saúde e, em outros níveis de atenção, também enfrentam dificuldades; especialista do trabalho com uma variedade de possíveis formações profissionais (medicina, odontologia, enfermagem, fisioterapia, terapia ocupacional, psicologia, fonoaudiologia); ou um profissional especializado em Saúde do Trabalhador. Fora dos serviços especializados, no entanto, não há naturalidade na incorporação das demandas do usuário-trabalhador quando há a extrapolação da demanda clínica (diagnóstico-tratamento) e a necessidade de suporte para interagir com outros sistemas.

Sob a responsabilidade desse profissional, está o(a) trabalhador(a) ciente de sua condição de saúde, requerendo a documentação necessária que contenha diagnóstico e condutas subsequentes (terapêuticas e legais). Cabe a esse profissional, portanto, se perguntar sobre com quem e como estabelecer essa comunicação a partir da prática assistencial com os atores sociais que abrangem as esferas de decisões que materializam o direito à saúde, o direito ao cuidado e o direito à proteção social no Brasil. Essa arena inclui equipe multiprofissional no âmbito da assistência à saúde, empregador, sindicatos, Previdência Social e assistência social.

Nesse cotidiano, depara-se com vários desafios e algumas questões tornam-se recorrentes, mas sem respostas: "quais documentos são necessários e suficientes para cada um dos sistemas?", "quais termos eleger para ser preciso e efetivo nessa comunicação?", "em que medida o diagnóstico codificado conforme a Classificação Internacional de Doenças (CID) é suficiente para a comunicação se estabelecer?", "como a dimensão trabalho é compreendida pelo profissional da linha de frente e se expressa nos documentos produzidos?" e, ainda, "qual impacto essas decisões produzem no decorrer do processo diagnóstico-terapêutica-prognóstico na interação desse indivíduo com seu contexto social imediato e mediato, aí incluído o trabalho?".

Conforme já mencionado, o primeiro passo é o processo investigativo clínico e de vigilância, por isso é importante determinar o papel do diagnóstico e quais suas potências e insuficiências. O diagnóstico de doença, configurado como código pela CID,[2] é o principal ponto de partida da clínica e ferramenta de padronização de informações de saúde em todo o mundo, responsável por grandes avanços nos âmbitos da Vigilância Epidemiológica, do acompanhamento de agravos e do alinhamento de medidas de saúde pública globais.[2]

A Vigilância em Saúde do Trabalhador (VISAT) está inscrita nesse paradigma e em crescente desenvolvimento de recursos teórico-metodológicos, de tecnologias de informação e de intervenção com vista à qualificação da investigação diagnóstica de doenças e agravos relacionados ao trabalho e das inspeções em ambientes e processos de trabalho. Cabem à Vigilância em Saúde do Trabalhador o acompanhamento do perfil de adoecimento e morte de trabalhadores em nosso país[3,4] e a coordenação de ações coletivas intra e intersetoriais por meio da Vigilância de Ambientes de Processo de Trabalho (VAPT), coordenadas pela Rede Nacional de Atenção Integral à Saúde do Trabalhador e da Trabalhadora (RENAST), por meio dos Centros de Referência em Saúde do Trabalhador (CEREST) municipais, regionais e estaduais, com a almejada integração com a Atenção Primária à Saúde.[5,6]

No âmbito individual e das relações imediatas, a obtenção do diagnóstico de doença ou agravo relacionados ao trabalho permite a ratificação da condição de saúde como doença ou agravo e a legitimação do estado de saúde para todas as relações sociais (mais notadamente para o trabalho), com implicações objetivas no exercício de direitos individuais e coletivos. A discussão em torno da afirmação desse diagnóstico marcou as primeiras décadas do campo da Saúde do Trabalhador no Brasil (décadas de 1980 e 1990) com emblemáticos debates em torno da exposição ao benzeno e alterações hematológicas, dos esforços repetitivos e lesões por esforço repetitivo (LER) e distúrbios osteomusculares relacionados ao trabalho (DORT), do estresse ocupacional e transtornos mentais (encadeado com o assédio moral e o suicídio no trabalho).[7-10]

De maneira correlata, é bem-documentada a importância da certificação de doença para a experiência subjetiva. Assim, o mal-estar, a dor, o desconforto, a lesão grave ou a morte tornam-se registros de verdade sobre a condição de viver com doença, com ou sem incapacidade para o trabalho, como amplamente reconhecido na literatura da antropologia da saúde ou médica.[11-16] O código CID é necessário, portanto, mas não suficiente para permitir o acesso aos sistemas da seguridade social e a outros relacionados, como educação, emprego e renda, ou ainda para o entendimento do próprio adoecimento e de seus impactos sobre o indivíduo em determinado contexto. Cabe saber quais as chaves necessárias para a abertura dos sistemas envolvidos na legitimação e na configuração do exercício de direitos sociais para trabalhadores(as) com doenças e agravos desse grupo.

Doença-incapacidade-funcionalidade além do diagnóstico

O debate em torno da insuficiência do diagnóstico de doença como orientador de ações clínicas e sociais, notadamente nas condições crônicas, tem sido objeto de investigações e intensos debates no mundo inteiro, com ampliação da importância e resultados significativos em âmbito internacional a partir do ano 2000, com a publicação da Classificação Internacional de Incapacidade, Funcionalidade e Saúde (CIF).[17] O objetivo dessa classificação é "proporcionar uma linguagem unificada e padronizada e uma estrutura que descreva a saúde e os estados relacionados à saúde".[18] Sua elaboração responde à concordância quanto aos limites do diagnóstico médico para predizer necessidade de serviços, recebimento de benefícios, desempenho no trabalho, condição de retorno ao trabalho, participação social, entre outros aspectos.

A CIF propõe um modelo de funcionalidade humana[18] que toma como centro o binômio atividade-participação social do indivíduo com um determinado estado de saúde (doença, distúrbio) em um determinado contexto social, modificado por fatores que envolvem as funções e estruturas do corpo, fatores pessoais e fatores ambientais. Os fatores ambientais ganham abrangência quando agregam o reconhecimento de barreiras e facilitadores, que atuam em dupla direção e modulam o impacto da condição de saúde no modo de estar no mundo da vida cotidiana, permitindo a essa pessoa maior ou menor funcionalidade. Essa abrangência teórica amplia a potencialidade da CIF no diálogo sobre a incapacidade para o trabalho, entendida como parte essencial da inclusão social.[19] Nesse sentido, a iniciativa de utilização dessa classificação para avaliação de funcionalidade de trabalhadores em um programa de reabilitação do Centro Estadual de Referência em Saúde do Trabalhador do Estado da Bahia (CESAT-BA) agregou o recurso da autoavaliação de trabalhadores em condição de permanência ou afastamento do trabalho à avaliação das condições de trabalho e à negociação da permanência ou retorno ao trabalho com a empresa e o sindicato.[20-22]

Em condições adversas, o trabalho pode gerar adoecimento e graves consequências, inclusive a incapacidade para o trabalho.[23] Esse conceito pode ser utilizado quando um trabalhador não é capaz de se manter ou retornar ao trabalho por causa de uma lesão ou doença, mas também pode ser o resultado de uma decisão de um trabalhador que, por razões culturais, administrativas, sociais, psicológicas ou potencialmente físicas, não retorna ao trabalho. Muitas vezes, mesmo que o trabalhador queira voltar, ele ou ela se sente incapaz de retornar para a rotina normal de trabalho. Assim, após a doença ou acidente desencadeante ter ativado a licença do trabalho, vários determinantes podem influenciar alguns trabalhadores a permanecer temporariamente fora do mercado de trabalho, enquanto outros retornam e um terceiro grupo, por fim, pode não retornar mais.[24]

Em direção oposta ao foco da incapacidade (relação negativa entre o indivíduo com uma determinada condição de saúde e seu contexto social), a ênfase na funcionalidade reflete a valorização da relação positiva desse indivíduo com uma determinada condição. Promove a ampliação da sua funcionalidade mediada por tecnologia de amplo espectro, abarcando a clínica compreensiva (tecnologia leve) e tecnologias de maior densidade tecnológica (tecnologias leve-dura e dura).[25] Essa perspectiva toma como prioridade a comunicação entre profissionais de saúde dos sistemas relacionados à incapacidade para o trabalho com os diferentes atores sociais envolvidos no processo de reabilitação.

Nesse sentido, os diagnósticos de doenças e agravos relacionados ao trabalho não implicam, necessariamente, a decisão por incapacidade para o trabalho. Essa condição é resultante de inúmeras mediações entre indivíduo e contexto. Em um cenário em que não é possível construir alternativas à permanência no trabalho por meio da avaliação da funcionalidade, no entanto, torna-se mais provável que um indivíduo com uma condição de saúde crônica seja impulsionado a viver a condição de incapacidade para o trabalho (temporária ou permanente). A permanência no trabalho com saúde, ou com a manutenção e/ou a ampliação da funcionalidade ao longo da vida laborativa e depois dela, implica compreender, reconhecer e agir sobre os determinantes da incapacidade prolongada para o trabalho, assim como produzir políticas integradas que fomentem o diálogo entre os sistemas da seguridade social e dentro deles, como têm apontado a literatura científica e políticas públicas em diferentes países.[26-28]

Incapacidade prolongada para o trabalho

Tomando como referência a arena da incapacidade para o trabalho, proposta por Patrick Loisel e Marie-José Durand,[29] uma condição de saúde que impacte a possibilidade de permanência no trabalho repercute de maneira dinâmica em dimensões micro, meso e macro de quatro diferentes sistemas inter-relacionados, mas não necessariamente integrados: o sistema pessoal (trabalho, família, amigos, circunvizinhança), a assistência à saúde, a previdência social e a assistência social. Essa perspectiva pressupõe a complementariedade entre o estado de saúde e o impacto no cotidiano e nas interações sociais. Em grande medida, essa díade multidimensional (doença-impacto da doença) reflete a relação entre indivíduo e contexto, com diferentes configurações e incidências de marcadores sociais como raça, gênero e classe social. E ela tem impactos na expressão da incapacidade para o trabalho por motivo de doença ou agravo.[30,31] A condição de incapacidade prolongada para o trabalho resulta, em grande medida, das inúmeras barreiras existentes na interação do indivíduo com os diferentes sistemas que integram essa arena, seja pela complexidade dos mecanismos de acesso, seja por exigências de documentação (exames, relatórios, atestados) de difícil obtenção que se tornam obstáculos por conta desses itinerários terapêuticos e burocráticos, algumas vezes intransponíveis para trabalhadores celetistas e ainda mais difíceis para os informais.

Nessa situação, pesa consideravelmente como elemento dificultador o desconhecimento dos profissionais da linha de frente do sistema de saúde quanto às exigências e aos procedimentos dos demais sistemas. Esses percursos atrasam o processo terapêutico e mantêm esse(a) trabalhador(a) na busca da legitimação de seu adoecimento, representando mais um componente de um extenso elenco de barreiras para a superação da incapacidade para o trabalho e provocando o prolongamento dessa condição.

Como demonstrado, de maneira consistente, na literatura sobre determinantes da incapacidade prolongada com base em experiências recentes,[32] a comunicação rápida e eficiente entre os sistemas (SUS, Sistema Único de Assistência Social [SUAS], Instituto Nacional do Seguro Social [INSS], Ministério do Trabalho e Emprego e Ministério Público do Trabalho) e dentro deles, as ações coordenadas orientadas para o gerenciamento dos casos e as ações coletivas de condições semelhantes (setor de trabalho, empresa, ramos de atividade) apontam para a almejada integração entre assistência e vigilância à saúde.

No Brasil, esse debate ganhou visibilidade nas primeiras duas décadas dos anos 2000, com inúmeras discussões e estudos sobre a reabilitação profissional enquanto política pública de inserção social.[19,33] Nesse sentido, é importante a divulgação de iniciativas inovadoras como as dos CEREST-SP, CEREST-Piracicaba, CESAT-BA e CEREST-SC, que atualizaram a discussão em conformidade com o debate internacional em torno da incapacidade para o trabalho e os sistemas de proteção social.[26,27,34]

Seguridade social no Brasil

No cotidiano dos profissionais de saúde, um dos grandes desafios que se colocam, em contextos e situações diversas, é encontrar a forma adequada de dialogar, orientar, conduzir o plano terapêutico e encaminhar as diferentes necessidades que fazem parte da atenção integral à saúde de trabalhadoras e trabalhadores, desde a inserção e o itinerário terapêutico/de reabilitação na rede (pública ou privada) de saúde até os desdobramentos previdenciários e de assistência social.

Para um desempenho satisfatório das atribuições como profissional de saúde, é importante ter um amplo conhecimento das redes de saúde e, particularmente, da rede de atenção à saúde do trabalhador e da trabalhadora no SUS. Essa rede é responsável pelas ações de vigilância e atenção à saúde dos trabalhadores, contendo um conjunto de serviços no qual a maioria da população brasileira é atendida. Conhecer a Rede Nacional de Atenção Integral à Saúde dos Trabalhadores e seus dispositivos e órgãos, locais e regionais, deve ser tarefa básica do aprendizado do médico do trabalho e de todos os profissionais de saúde que atuam nos serviços de atenção à saúde do trabalhador do SUS, em organizações públicas e/ou em organizações privadas. Médicos, enfermeiros e dentistas do trabalho que atuam em empresas também necessitam conhecer a organização dessa rede, de modo que estejam aptos a exercer plenamente a atenção à saúde de trabalhadores.

Ao identificar um caso de doença ou agravo relacionado ao trabalho, é dever técnico e ético desses profissionais orientar acerca de eventuais situações de risco que envolvam aquele(a) trabalhador(a), recomendar o tempo necessário de afastamento do trabalho ou dos fatores de risco nele presentes e propiciar condições gerais que possibilitem o tratamento e a reabilitação. Neste último caso, as recomendações e orientações dos profissionais de saúde, incluindo o médico do trabalho acerca dos caminhos existentes na rede de saúde, no sistema previdenciário e no sistema de assistência social podem ser cruciais para a efetividade do processo de recuperação da capacidade laboral, da funcionalidade e do retorno ao trabalho.

Diferentes itinerários de tratamento e recuperação podem ser trilhados pelos trabalhadores com um diagnóstico desse grupo já estabelecido. Esses itinerários envolvem aspectos da assistência à saúde que são realizados na rede pública ou privada de saúde e questões previdenciárias, trabalhistas e/ou de assistência social.

No que se refere à **assistência à saúde**, o funcionamento do SUS exemplifica quais aspectos devem ser compreendidos pelo profissional para acompanhar e, eventualmente, potencializar o cuidado do(a) paciente. Nessa rede, a coordenação do cuidado é realizada pelo médico (ou por uma equipe) que atua na Atenção Primária à Saúde. Esse profissional tem papel fundamental no processo de tratamento e reabilitação do(a) usuário(a)-trabalhador(a), já que será responsável por todo o planejamento terapêutico e deve ofertar os tratamentos e encaminhamentos necessários dentro da rede de atenção à saúde. As equipes multiprofissionais que apoiam a saúde da família (antigo Núcleo de Apoio à Saúde da Família [NASF],[35] recriado em 2023 em formato ampliado sob o nome de Equipe Multiprofissional da Atenção Básica [eMulti][36]) atuam em conjunto com a equipe de Atenção Primária à Saúde, de forma interdisciplinar, proporcionando suporte terapêutico que envolve questões nutricionais, farmacêuticas, psicológicas, fisioterapêuticas, de educação física, de terapia ocupacional e de assistência social. Além disso, assistência médica especializada também pode ser fornecida mesmo no nível primário.

A equipe de Atenção Primária à Saúde pode, ainda, encaminhar o(a) usuário(a)-trabalhador(a) para serviços especializados, seja no nível de atenção secundário e de média complexidade, seja no nível terciário e de alta complexidade. Os níveis especializados envolvem desde o suporte técnico, p. ex., para doenças e agravos que necessitem de abordagem com ortopedistas/traumatologistas, reumatologistas (casos de LER/DORT que não melhoram com tratamento conservador oferecido no nível primário) ou dermatologistas (dermatoses ocupacionais de maior complexidade e que não puderam ser resolvidas na atenção primária); para transtornos mentais graves, recorrentes ou prolongados, e sem resposta ao tratamento inicial; ou para outras doenças, lesões e traumas com sequelas ou necessidade de tratamento cirúrgico e/ou com indicação de procedimentos ou exames complexos e/ou invasivos, para melhor elucidação diagnóstica e definição terapêutica; entre outras condições.

Todos esses aspectos e caminhos do paciente são fundamentais para a compreensão da cronologia e dos desdobramentos das doenças e agravos relacionados ao trabalho, sendo determinantes para a elucidação do grau de incapacidade, da funcionalidade, da previsão de afastamento e do planejamento do retorno ao trabalho.

Atendimento na rede do Sistema Único de Saúde

Para entender como proceder em um caso de diagnóstico de doença ou agravo relacionado ao trabalho em um ponto da atenção à saúde do SUS, é necessário compreender o SUS, suas lógicas de organização e seu funcionamento. Além disso, é importante compreender que o trabalho e a falta dele (desemprego) são um condicionante e determinante social de saúde (DSS). Somente assim, é possível avançar na compreensão sobre as ações individuais e coletivas necessárias tanto na investigação diagnóstica quanto no pós-diagnóstico de doenças e agravos relacionados ao trabalho.

Muitos estudos que discutem diagnósticos desse grupo de doenças e a implementação de ações em Saúde do Trabalhador no SUS apontam as fragilidades na formação dos profissionais de saúde, ainda centrada no modelo biomédico, como principal desafio para se superar a invisibilidade da categoria "trabalho" e do usuário-trabalhador nas abordagens clínicas. O reconhecimento de usuários-trabalhadores pelos profissionais-trabalhadores do SUS é, portanto, o primeiro passo de uma série de outros potencialmente ativadores das redes de atenção à saúde, pois esse aspecto determina como será feito o acesso ao sistema por usuários(as)-trabalhadores(as) com diagnóstico já estabelecido de doença ou agravo relacionados ao trabalho. A Figura 40.1 demonstra a importância de reconhecer usuários(as)-trabalhadores(as) nos pontos das redes de atenção à saúde e/ou situações ou fatores de riscos que possam gerar exposição ocupacional e/ou ambiental a trabalhadores.

Ao SUS, compete a oferta de uma série de ações e serviços públicos de saúde à população em geral, sem restrição de idade, gênero, escolaridade, nem condição socioeconômica. Trabalhadores formais e informais com diagnóstico de doença ou agravo relacionados ao trabalho não têm distinção e podem ser acolhidos e atendidos em qualquer ponto das redes de atenção à saúde, desde que respeitadas as especificidades institucionais e as diretrizes que orientam a descentralização de ações na perspectiva da integralidade e da participação social. A **integralidade do cuidado** (ou atenção integral) remete a uma lógica de organização da atenção à saúde que visa o alcance de respostas positivas para as necessidade e demandas de saúde da população, por meio da integração de ações de promoção, proteção, recuperação e reabilitação da saúde, em diferentes níveis de complexidade. Em Saúde do Trabalhador, a integralidade do cuidado pode ser representada pela interseção de ações individualizadas (Atenção à Saúde) e coletivas (Vigilância em Saúde do Trabalhador, que abrange as vigilâncias epidemiológica e de ambientes e processos de trabalho), como mostrado na Figura 40.2.

O papel dos CEREST nessa rede é de retaguarda técnica especializada, focado na garantia da promoção da saúde, na prevenção de doenças e agravos relacionados ao trabalho e na proteção da vida de trabalhadores(as). Essa retaguarda é orientada por – e também resulta em – ações estratégicas de informação e comunicação em Saúde do Trabalhador, educação em Saúde do Trabalhador, articulação intra e intersetorial, aproximação

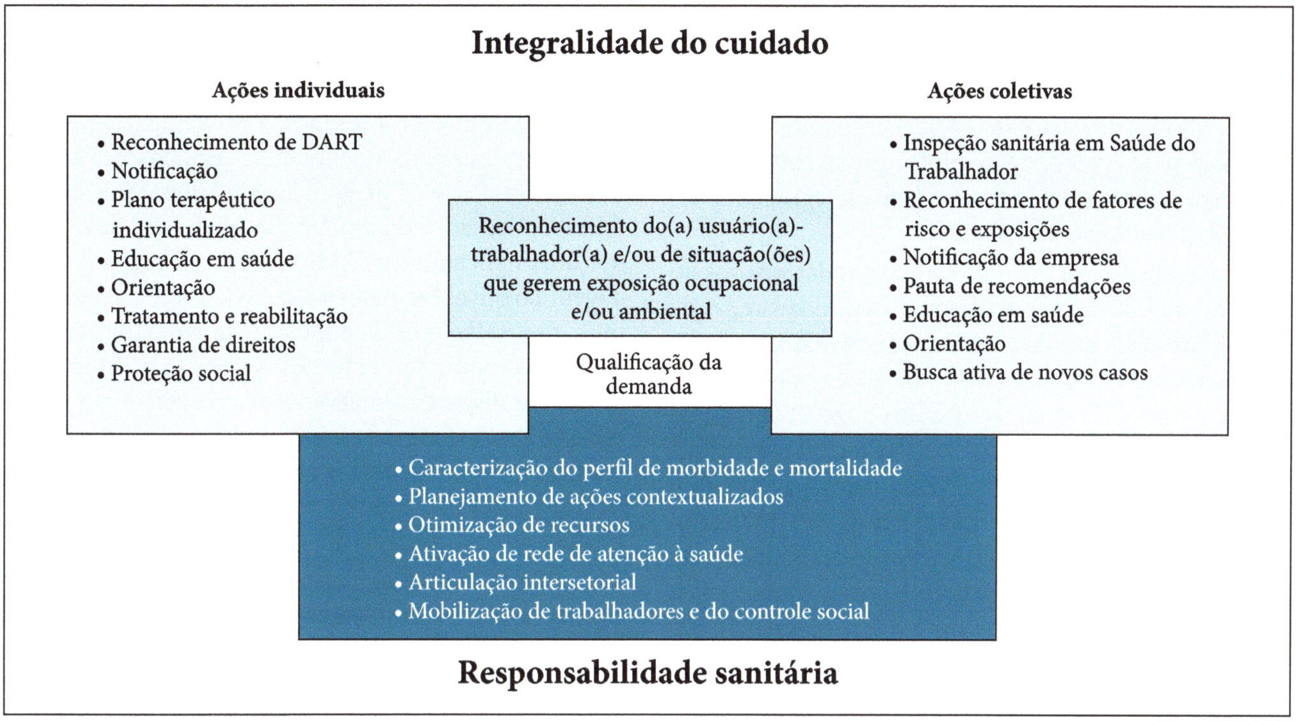

Figura 40.1. Síntese das ações em Saúde do Trabalhador no âmbito do Sistema Único de Saúde (SUS). Os(as) trabalhadores(as) do SUS devem incorporar a categoria "trabalho" na qualificação da demanda que se apresenta para eles(as) em seu cotidiano de trabalho. Os "atos" seguintes incluem ações individuais e coletivas, orientadas pelas perspectivas da integralidade do cuidado e da responsabilidade sanitária.

Fonte: capítulo de Assistência à Saúde do Trabalhador do *Caderno Base de Atenção Integral à Saúde do Trabalhador e da Trabalhadora*, da série de Protocolos de atenção integral à Saúde do Trabalhador de Complexidade Diferenciada.

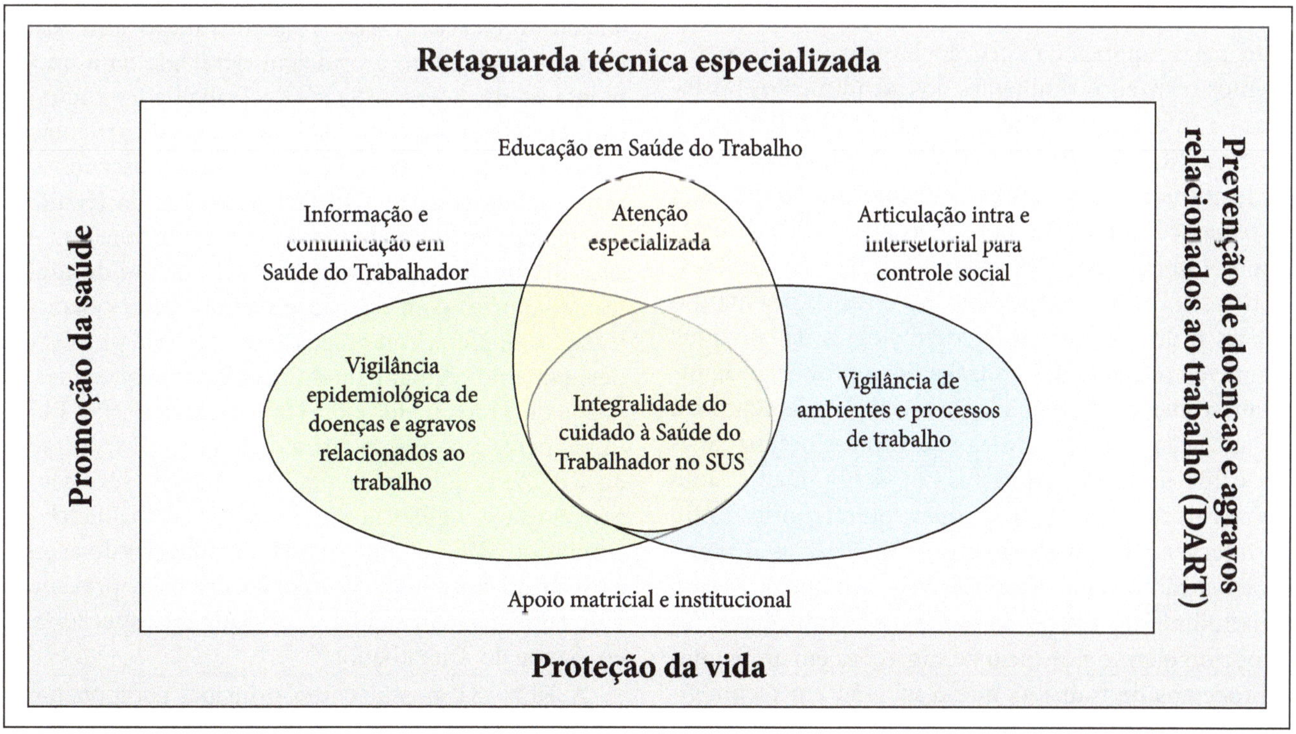

Figura 40.2. Representação dos elementos distintos e interdependentes que compõem a integralidade do cuidado à Saúde do Trabalhador no Sistema Único de Saúde (SUS).

Fonte: Elaborada pelos autores deste capítulo.

com o controle social e apoio matricial e institucional às instâncias que compõem a Rede Nacional de Atenção Integral à Saúde do Trabalhador (RENAST). Desse modo, não há um direcionamento único no SUS, mas uma lógica de "vias de mão dupla" que se entrecruzam e se retroalimentam, tendo em vista a integralidade do cuidado à Saúde do Trabalhador.

O diagnóstico de doenças e agravos relacionados ao trabalho mobiliza atores de diversos pontos das redes de atenção do SUS, em diversas direções. Essas interações possibilitam o desencadeamento de ações voltadas para o tratamento e a recuperação do(a) trabalhador(a), de modo a garantir o seu retorno ao trabalho (vida produtiva), a produção e a sistematização de dados que orientem o planejamento de intervenções coletivas e a intervenção nos ambientes e processos de trabalho responsáveis pelo adoecimento, de modo a prevenir novos afastamentos do trabalho e favorecer o retorno e a permanência daqueles que precisaram se afastar.

As ações assistenciais abrangem acolhimento, investigação diagnóstica (anamnese clínica e ocupacional), apoio diagnóstico, atenção especializada (diagnóstico, tratamento e recuperação), produção de informações por meio de notificação no SINAN e emissão de Comunicação de Acidente de Trabalho (aplicável para trabalhadores formais e segurados especiais). A produção de informações a partir do cadastramento individual feito pelas equipes da Atenção Básica sobre procedimentos realizados resultantes dos atendimentos (Sistemas de Informações Ambulatoriais do SUS [SIASUS], Sistema eSUS Atenção Básica, p. ex.) e o monitoramento de notificações nos sistemas de informação (SINAN, Sistema de Informação sobre Mortalidade [SIM], Sistema de Informações Hospitalares [SIH]) e de rumores/notícias sobre acidentes, desastres e surtos orientam o processo de investigação epidemiológica das doenças e agravos relacionados ao trabalho, a produção de informes/boletins epidemiológicos e o planejamento e a organização de intervenções de acordo as necessidades de saúde de trabalhadores(as) de determinado ramo de atividade econômica, empresa ou território. Entre as intervenções possíveis, é possível citar as de busca ativa tanto para identificação e acompanhamento longitudinal do estado de saúde do(a) trabalhador(a) adoecido quanto por meio de inspeções em ambientes e processos de trabalho, que resultarão em recomendações sobre adequações e melhorias que eliminem ou minimizem ao máximo os riscos a que os trabalhadores possam estar submetidos.

O atendimento individual orienta ações coletivas de vigilância em saúde do trabalhador (epidemiológica e de ambientes e processos de trabalho) e vice-versa. A experiência acumulada no campo da Saúde do Trabalhador no SUS e inúmeros documentos técnicos produzidos demonstram que os diagnósticos de doenças e agravos relacionados ao trabalho, antes mesmo de sua confirmação, implicam ações individuais na direção da abordagem coletiva. De maneira semelhante, as ações coletivas motivadas por denúncias, acidentes de trabalho e/ou pelo monitoramento dos sistemas de informação em saúde disparam intervenções que permitem alcançar os trabalhadores adoecidos. É preciso questionar, no entanto, em que medida a gestão do SUS e os próprios trabalhadores que atuam nos diversos pontos das redes de atenção incorporam essa concepção da integralidade do cuidado na prática. A resposta a essa pergunta vem acompanhada de muitos outros questionamentos que demonstram a dimensão do desafio posto.

Do ponto de vista do cenário ideal, a instituição de redes de atenção à saúde com o intuito de garantir a integralidade da atenção à saúde propõe a integração de sistemas para responder às necessidades da população de forma efetiva, eficiente, segura, com qualidade e equidade, em uma perspectiva de cuidado longitudinal e horizontalizado entre os diversos pontos que a compõem, estando no ponto central de comunicação a Atenção Básica.[37] Desde a sua instituição, a RENAST é apresentada como a principal estratégia para implementação das ações de Saúde do Trabalhador em todos os níveis de atenção do SUS, por meio da articulação e da integração das vigilâncias à saúde, ficando sob responsabilidade dos CEREST a retaguarda técnica e pedagógica especializada, entre outras atribuições.[3] Assim, discutir o que compete ao SUS diante de um(a) trabalhador(a) com doença ou agravo relacionado ao trabalho requer a compreensão do que está proposto e devidamente regulamentado pela Política Nacional de Saúde do Trabalhador e da Trabalhadora (PNSTT).[5] A implementação dessa política depende da estruturação da RENAST, que representa uma rede de serviços de assistência e vigilância em Saúde do Trabalhador no âmbito do SUS, tendo em vista a ampliação do acesso; a execução de ações de promoção, proteção, prevenção e de vigilância em saúde; e a assistência especializada em Saúde do Trabalhador.[38]

A RENAST possui como principal componente o CEREST, cuja atuação estratégica dispara a articulação e a integração com as demais redes do SUS, qualificando as ações em Saúde do Trabalhador nos territórios.

De acordo com o Ministério da Saúde,[38] compete aos CEREST a realização de ações de assistência especializada e vigilância à Saúde do Trabalhador voltadas para a redução da morbidade e da mortalidade entre trabalhadores(as) provenientes dos ambientes e processos de trabalho. Atualmente, encontram-se habilitados e em funcionamento 215 CEREST, dos quais 26 são estaduais, um é Distrital e 185 têm abrangência regional/municipal.

Na prática, a lógica de organização da RENAST deve ser compreendida para além da estrutura e da cobertura da rede dos CEREST, composta por instâncias dispostas em diferentes pontos que mantêm relações horizontais com reconhecimento do papel central da Atenção Básica, já que essas equipes multiprofissionais trabalham próximo aos contextos de vida e trabalho das pessoas. Essa configuração demonstra a importância atribuída à Atenção Básica (primeiro nível de atenção à saúde) na busca pela resolutividade dos cuidados primários sobre os problemas mais comuns de saúde, responsabilizando-se pela coordenação e pela organização do cuidado em todos os pontos de atenção.[37] A definição de atribuições e a instituição de fluxos de comunicação e integração entre cada ponto da rede de modo a possibilitar a inserção de ações de Saúde do Trabalhador se centra notadamente na Atenção Básica.

Porta de entrada do SUS

A porta de entrada preferencial do SUS é, sem dúvida, a Atenção Básica. Na prática, no entanto, a entrada se dá pelo ponto que o(a) trabalhador(a) consegue acessar, ainda que depois seja feito o encaminhamento para o ponto/nível de atenção condizente com o quadro clínico. É importante refletir, portanto, sobre o acesso propriamente dito.

O Brasil é um território com dimensões continentais, com características geográficas, demográficas, produtivas, epidemiológicas, recursos tecnológicos e formas de configuração e infraestrutura da rede SUS extremamente heterogêneas. Não cabe neste capítulo discorrer sobre essa questão, mas é inegável que a discussão sobre como proceder em casos de doenças e agravos relacionados ao trabalho vai ao encontro das orientações quanto às ações e serviços a serem ofertados pelo SUS, sem perder de vista que ainda há muito o que avançar.

A Figura 40.3 apresenta uma representação esquemática das ações e processos de assistência e Vigilância em Saúde do Trabalhador a serem desencadeados a partir da suspeita diagnóstica de uma doença ou agravo desse tipo. A depender da doença ou do agravo, diferentes pontos da RENAST e os demais atores que compõem a rede intersetorial poderão ser acionados no decorrer do processo investigativo do diagnóstico, nos encaminhamentos para tratamento e/ou reabilitação, nas ações de Vigilância em Saúde do Trabalhador e no acesso a direitos previdenciários, cíveis e trabalhistas.

O diagnóstico de doença ou agravo relacionado ao trabalho implica encaminhamentos do trabalhador entre diversos pontos da rede de atenção à saúde, além de disparar ações de Vigilância em Saúde do Trabalhador. No que diz respeito às ações individuais, ainda que estabelecimentos de média e alta complexidade sejam acionados, a lógica que impera é a da articulação com a equipe da Atenção Básica de referência para o território de residência do(a) trabalhador(a), responsável pela coordenação do cuidado longitudinal. Nesse sentido, faz-se necessário conhecer como a rede de atenção à saúde está organizada naquele território e estabelecer e pactuar fluxos de comunicação e encaminhamentos a fim de que a atenção integral seja possibilitada. Instrumentos como fichas de referência e contrarreferência institucionalizam a comunicação e colocam as equipes de saúde na condução e na resposta às demandas de forma organizada. Para além dos estabelecimentos, também são necessários fluxos de comunicação com instâncias municipais, regionais e estaduais de Vigilância em Saúde do Trabalhador (CEREST e referências técnicas, p. ex.); com os dispositivos da assistência social, da previdência social e dos direitos humanos, jurídicos e trabalhistas; e com as redes de apoio e de controle social.

O Quadro 40.1 é o resultado de um esforço para representar os recursos e serviços necessários para orientar ofertas de tratamento, reabilitação e demais encaminhamentos necessários após o diagnóstico de doença ou agravo relacionado ao trabalho, a fim de garantir os direitos à saúde e às assistências social, jurídica e previdenciária a trabalhadores. Ele pode ser usado para orientar a organização das redes de atenção à saúde de municípios e regiões para o manejo dos casos de notificação compulsória. Não há pretensão de limitar e nem determinar uma ordem hierárquica entre os serviços e as especialidades, mas de orientar a organização das redes de modo a possibilitar uma assistência à saúde o mais ampla possível de acordo com cada tipo de doença ou agravo relacionado ao trabalho. Em paralelo, as ações Vigilância em Saúde do Trabalhador orientarão o planejamento e a execução de intervenções nos ambientes e processos de trabalho, tornando-se indispensáveis para a eliminação dos fatores de risco e exposição ocupacional que são condicionantes ou determinantes de adoecimento. Essas

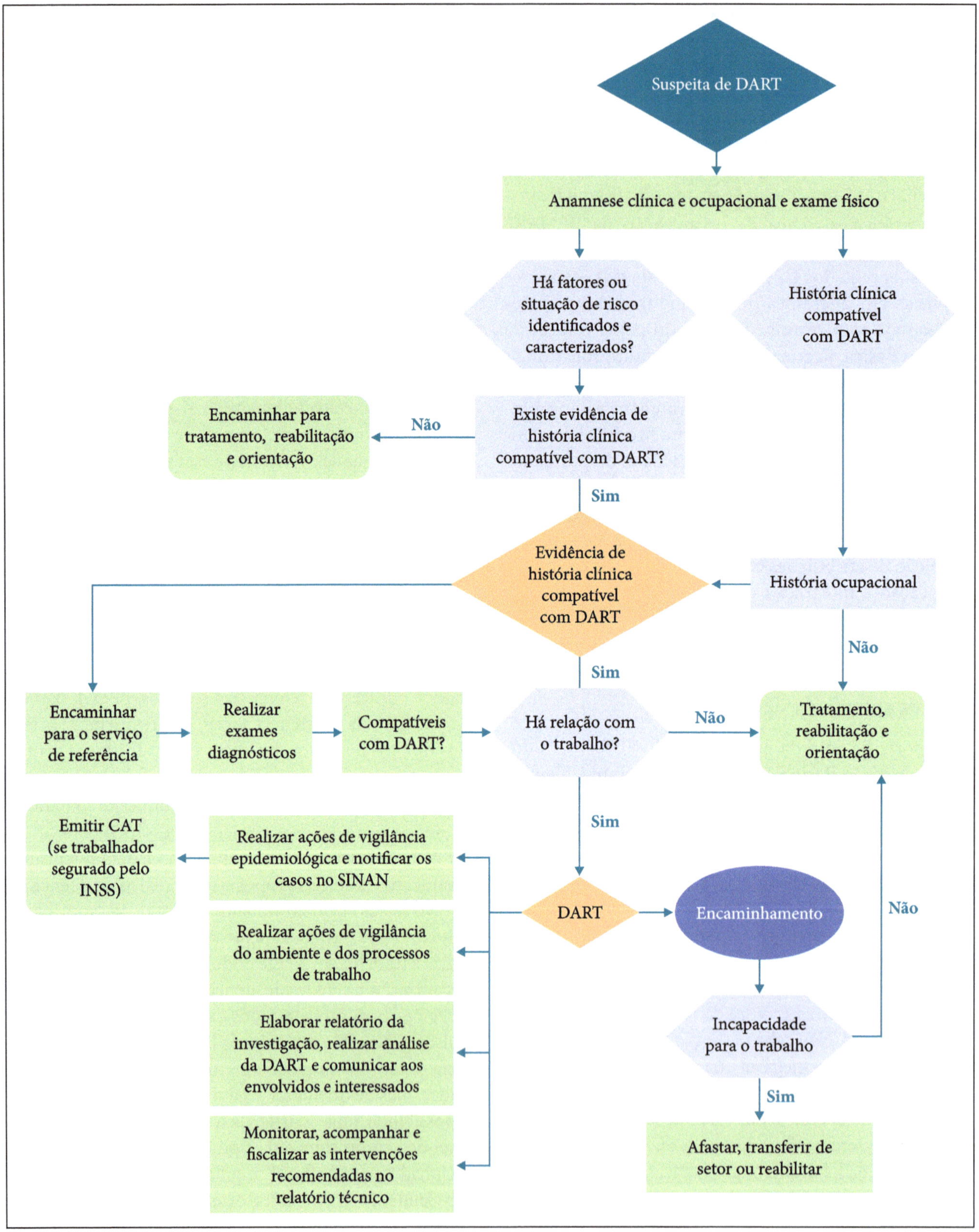

Figura 40.3. Fluxograma da Vigilância em Saúde do Trabalhador para doenças e agravos relacionados ao trabalho. CAT: Comunicação de Acidente de Trabalho; DART: doenças e agravos relacionados ao trabalho; INSS: Instituto Nacional do Seguro Social; SINAN: Sistema de Informação de Agravos de Notificação.

Fonte: adaptada de Brasil.[4]

Quadro 40.1. Representação de serviços de saúde especializados em redes de atenção à saúde preparadas para o manejo de doenças e agravos relacionadas ao trabalho de notificação compulsória

Agravo	Serviços de saúde	Outros serviços/instituições
Acidente de trabalho com exposição a materiais biológicos	• Unidades de saúde especializadas: CTA, hospital ou serviço de saúde da rede regional que disponha de kit para quimioprofilaxia e acompanhamento em uma UB/SF, NASF-AB* • Serviços de infectologia/IST/aids, Lacen, CCIH • Serviços de Saúde do Trabalhador da saúde (público e privado) • Núcleo de vigilância epidemiológica hospitalar • Acompanhamento ambulatorial em UB/SF e NASF-AB	Previdência Social (segurado do INSS) Sindicatos de trabalhadores MPT, SRT
Acidente de trabalho	• Rede de urgência e emergência: SAMU, UPA, unidade de alta complexidade, unidade de queimados, hospital geral e hospitais especializados (conforme o tipo de acidente e lesão) • Núcleo de vigilância epidemiológica hospitalar • Serviços de saúde especializados: ortopedia, neurologia, serviço de reabilitação, fisioterapia, clínica da dor, entre outros • Práticas integrativas e complementares em saúde • CEREST para retaguarda técnica, diagnóstico, notificação e vigilância • Serviços de vigilância em saúde municipais para as ações de notificação e vigilância	Previdência Social (segurado do INSS) Sindicatos de trabalhadores SRT, IML
Cânceres relacionados ao trabalho	• Acompanhamento ambulatorial em UB/SF, NASF-AB e ambulatórios de especialidades ou serviços de saúde especializados em hematologia e anatomia patológica • Rede de oncologia • CEREST para retaguarda técnica, diagnóstico, notificação e vigilância • SVO • Serviços de vigilância em saúde municipais para as ações de notificação e vigilância	Previdência Social (segurado do INSS) Sindicatos de trabalhadores MPT, SRT, IML
Dermatoses ocupacionais	• Acompanhamento ambulatorial em UB/SF, NASF-AB e ambulatórios de especialidades ou serviços de saúde especializados de dermatologia • CEREST para retaguarda técnica, diagnóstico, notificação e vigilância • Serviços de vigilância em saúde municipais para as ações de notificação e vigilância	Previdência Social (segurado do INSS) Sindicatos de trabalhadores MPT, SRT
Distúrbios da voz relacionados ao trabalho[#]	• Acompanhamento ambulatorial em UB/SF, NASF-AB e ambulatórios de especialidades ou serviços de saúde especializados de otorrinolaringologia e/ou fonoaudiologia • CEREST para retaguarda técnica, diagnóstico, notificação e vigilância • Serviços de vigilância em saúde municipais para as ações de notificação e vigilância	Previdência Social (segurado do INSS) Sindicatos de trabalhadores MPT, SRT
Intoxicações exógenas (por agrotóxicos, metais pesados e outros)	• Rede de urgência e emergência: SAMU, hospital ou UPA, CIATOX (intoxicação aguda, a depender da gravidade do quadro clínico) • CIATOX, Lacen, serviços de hematologia, reumatologia, neurologia, nefrologia, hepatologia/ gastroenterologia, entre outros serviços especializados • Núcleo de vigilância epidemiológica hospitalar • Acompanhamento ambulatorial em UB/SF, NASF-AB • CEREST para retaguarda técnica, diagnóstico, notificação e vigilância • Serviços de vigilância em saúde municipais para as ações de notificação e vigilância	Previdência Social (segurado do INSS) Sindicatos de trabalhadores e associações de trabalhadores rurais Associações de trabalhadores contaminados MPT, SRT, IML
LER/DORT, incluindo doenças da coluna	• Acompanhamento ambulatorial em UB/SF, NASF-AB e ambulatórios de especialidades ou serviços de saúde especializados de ortopedia, serviço de reabilitação, fisioterapia, clínica da dor, práticas integrativas e complementares em saúde • CEREST para diagnóstico, notificação e vigilância • Serviços de vigilância em saúde municipais para as ações de notificação e vigilância	Previdência Social (segurado do INSS) Sindicatos de trabalhadores Associações de trabalhadores com LER/DORT MPT, SRT
Pneumoconioses	• Acompanhamento ambulatorial em UB/SF, NASF-AB, ambulatórios de especialidades ou serviços de saúde especializados em pneumologia • Núcleo de vigilância epidemiológica hospitalar • CEREST para retaguarda técnica, diagnóstico, notificação e vigilância • Serviços de vigilância em saúde municipais para as ações de notificação e vigilância	Previdência Social (segurado do INSS) Sindicatos de trabalhadores Associações de trabalhadores expostos a Amianto (ABREA) (casos de asbestose) MPT, SRT

(Continua)

Quadro 40.1. Representação de serviços de saúde especializados em redes de atenção à saúde preparadas para o manejo de doenças e agravos relacionadas ao trabalho de notificação compulsória *(Cont.)*

Agravo	Serviços de saúde	Outros serviços/instituições
PAIR	• Acompanhamento ambulatorial em UB/SF, NASF-AB e ambulatórios de especialidades ou serviços de saúde especializados de otorrinolaringologia e/ou fonoaudiologia • CEREST para retaguarda técnica, diagnóstico, notificação e vigilância • Serviços de vigilância em saúde municipais para as ações de notificação e vigilância	Previdência Social (segurado do INSS) Sindicatos de trabalhadores MPT, SRT
Transtornos mentais relacionados ao trabalho	• Acompanhamento ambulatorial em UB/SF, NASF-AB e ambulatórios de especialidades ou serviços de saúde especializados, como CAPS e unidades de saúde da rede de saúde mental e psiquiátrica • Práticas integrativas e complementares em saúde • CEREST para retaguarda técnica, diagnóstico, notificação e vigilância • Serviços de vigilância em saúde municipais para as ações de notificação e vigilância	Previdência Social (segurado do INSS) Sindicatos de trabalhadores MPT, SRT

CAPS: Centro de Apoio Psicossocial; CCIH: Comissão de Controle de Infecção Hospitalar; CEREST: Centro de Referência em Saúde do Trabalhador; CIATOX: Centro de Informação e Assistência Toxicológica; CTA: Centro de Referências de Testagem e Aconselhamento; IML: Instituto Médico Legal; INSS: Instituto Nacional do Seguro Social; IST: infecções sexualmente transmissíveis; Lacen: Laboratório Central de Saúde Pública; LER/DORT: lesões por esforços repetitivos/distúrbios osteomusculares relacionados ao trabalho; PAIR: perda auditiva induzida por ruído; MPT: Ministério Público do Trabalho; NASF-AB: Núcleo Ampliado de Saúde da Família e Atenção Básica; SAMU: Serviço de Atendimento Móvel de Urgência; SRT: Superintendência Regional do Trabalho; SVO: Serviço de Verificação de Óbito; UB/SF: Unidade Básica/de Saúde da Família; UPA: Unidade de Pronto Atendimento. *Os NASF-AB foram criados em 2008. Em 2023, o Ministério da Saúde publicou a Portaria nº 635, que define e cria incentivo financeiro federal de implantação, custeio e desempenho para as modalidades de equipes multiprofissionais (eMulti) na Atenção Primária à Saúde. Por se tratar de nova organização de equipes e ainda não estarem plenamente implementadas, os autores optaram por manter a denominação NASF-AB. #Mais informações estão disponíveis no protocolo de Distúrbio de Voz Relacionado ao Trabalho do Ministério da Saúde.
Fonte: adaptado de Bahia, 2014.

adequações visam o retorno ao trabalho dos trabalhadores diagnosticados com uma doença ou agravo desse tipo, de forma sustentável, a um ambiente modificado a partir da lógica da garantia de permanência do trabalhador reabilitado, minimizando-se a possibilidade de reagudização e/ou agravamento. Nessa perspectiva, a promoção da saúde, a proteção da vida e a prevenção de novos afastamentos por doenças e agravos relacionados ao trabalho em trabalhadores(as) constituem-se como objetivos a serem alcançados.

Na complexidade do trabalho no SUS, há peculiaridades visíveis e invisíveis que podem viabilizar e/ou inviabilizar o diagnóstico e, por conseguinte, a abordagem de pessoas com doenças ou agravos relacionados ao trabalho. A usual atribuição dessa invisibilidade à formação profissional limita a capacidade de compreensão e ação sobre um fenômeno que é complexo. A partir de uma aproximação etnográfica de uma Unidade de Saúde da Família, Andrade[39] aponta:

> [...] uma série de outros fatores, dispostos nas diferentes camadas, que terminam por reforçar a abordagem do tipo queixa-conduta e a desarticulação desta rede de cuidado ao usuário-trabalhador do SUS. Desafios estes que precisam ser pautados para orientar a adoção de estratégias que possam contribuir para uma integração, efetiva, das ações de Visat na APS.[39]

A "(in)visibilidade do usuário-trabalhador na interação com os profissionais de saúde" se manifesta, na verdade, como um fenômeno dinâmico, resultado da sobreposição de aspectos dispostos em diferentes camadas, "que apontam limites e possibilidades do reconhecimento e da ação sobre a Saúde do Trabalhador, que transcendem a formação do profissional de saúde".[40]

A efetividade da atuação dos agentes que compõem esse sistema depende, portanto, da garantia de condições para que reconheçam estar diante de um(a) usuário(a)-trabalhador(a), independentemente do nível e da instância de atenção à saúde em que esteja sendo realizado o atendimento. Nesse sentido, a qualificação da demanda de saúde requer a incorporação de informações sobre atividades de trabalho atual e/ou pregressa (anamnese ocupacional) a fim de possibilitar a incorporação de aspectos relacionados a exposições ocupacionais, orientando o raciocínio clínico-epidemiológico nesse sentido. Defende-se, então, que o processo de investigação diagnóstica de doenças e agravos relacionados ao trabalho e as ações decorrentes desse diagnóstico dependam do reconhecimento do trabalho como um determinante social de saúde – em outras palavras, da visibilidade e da visibilização do(a) usuário(a)-trabalhador(a) na interação clínica.

Previdência social brasileira

No que diz respeito à Previdência Social e às **questões previdenciárias**, o percurso do(a) usuário(a)-trabalhador(a) está configurado para aqueles(as) que apresentam condição de segurados(as) do INSS, no Regime Geral de Previdência Social (RGPS). Para que esse percurso seja acessado, é necessário que, no âmbito da assistência, os profissionais de saúde saibam de forma clara e bem-definida a que grupo de trabalhadores o indivíduo pertence, conforme sua filiação ou não junto ao INSS (ou a outro regime público de Previdência Social, como o Regime Próprio de Previdência Social [RPPS], com suas especificidades). Entre as filiações possíveis junto ao INSS, incluindo as não filiações, citam-se as seguintes:

1. Empregado, trabalhador formal celetista/com carteira assinada (Regime Geral de Previdência Social/INSS): metalúrgicos, professores da rede privada, teleatendentes.
2. Empregado(a) doméstico(a).
3. Contribuinte individual: autônomo, Microempreendedor Individual (MEI), diarista etc.
4. Segurado especial: pescador, trabalhador rural.
5. Trabalhador avulso segurado.
6. Trabalhador formal estatutário/servidor público (Regime Próprio de Previdência Social).
7. Contribuinte irregular da Previdência (pode ter ou não a condição de segurado): costureiras, mecânicos de oficinas pequenas.
8. Não contribuinte da Previdência Social: coletador de material reciclável, vendedor ambulante, "guardador" de carro, trabalhadores de plataformas digitais e/ou por aplicativos que não contribuem como autônomos etc.

Os trabalhadores segurados do INSS (grupos 1 a 5 da lista de filiações), quando têm um diagnóstico de doença ou agravo relacionado ao trabalho e incapacidade para o trabalho por mais do que 15 dias, devem ser encaminhados à Previdência Social para realização de perícia médica, que atestará a condição de saúde e o nexo da doença ou agravo com o trabalho. É obrigação do empregador, quando da **comprovação** ou mesmo **suspeita** de que uma doença ou acidente foi provocado pelo trabalho, emitir a Comunicação de Acidente de Trabalho, que é um direito de todos os trabalhadores empregados formais ou segurado especial. Quando esse documento não é emitido pelo empregador, o próprio trabalhador, o sindicato ou o médico assistente podem emiti-lo e ele será homologado pelo INSS após análise e perícia médica. Para esse grupo de trabalhadores, podem ser devidos os seguintes benefícios previdenciários:

- Auxílio por incapacidade temporária acidentário (antigo "auxílio-doença acidentário"), por acidente (ou doença) do trabalho (B91).
- Auxílio-acidente por acidente (ou doença) do trabalho (B94).
- Aposentadoria por incapacidade permanente acidentária (antiga "aposentadoria por invalidez"), por acidente (ou doença) do trabalho (B92).

A concessão do benefício previdenciário pertinente a cada caso será feita a partir da perícia médica do INSS. O perito médico se valerá de anamnese clínica e ocupacional, exame físico, exames complementares e histórico ocupacional do segurado para emitir o seu parecer de concessão ou não do benefício. O cenário ideal para a avaliação e o estabelecimento de um nexo causal entre uma doença e o trabalho exige que o profissional conheça o ambiente de trabalho e as exposições nele existentes. Na realidade, no entanto, a avaliação do perito médico é realizada durante uma consulta médica, com tempo restrito e, muitas vezes, sem acesso a todo arcabouço documental que descreve o ambiente de trabalho do segurado. Dessa forma, na prática, é muito frequente que o indivíduo com doença ou agravo relacionado ao trabalho não tenha o reconhecimento pelo INSS de que o seu agravo é decorrente do trabalho, o que faz com que ele receba o auxílio por incapacidade temporária por "doença comum" (B31).

Quando um(a) trabalhador(a) não consegue acessar o benefício correto (B91) e recebe apenas o benefício por doença comum (B31), ele(a) passa a estar exposto(a) a maior vulnerabilidade no trabalho, tem menor tempo de estabilidade no emprego após o retorno, não acessa o programa de reabilitação do INSS e, consequentemente, não se torna elegível a receber o auxílio-acidente (B94) a que teria direito em decorrência de restrição da capacidade laboral. Esse cenário demonstra que a legitimidade do adoecimento por meio do diagnóstico de doença ou agravo relacionado ao trabalho e da sua certificação pelo INSS por meio da concessão do benefício adequado alarga o acesso a outros direitos, como as eventuais reparações devidas pelo empregador. Destaca-se, ainda, que alguns desses benefícios deveriam permanecer mesmo após retorno ao trabalho, com ou sem reabilitação profissional.

O contexto social e econômico do INSS, muitas vezes com alta demanda e restrição de força de trabalho, pode gerar situações contraditórias em que nem a incapacidade temporária do trabalhador com doença ou agravo relacionado ao trabalho é reconhecida, seja pela falta de evidências e documentos no momento restrito da avaliação que comprovem a incapacidade, seja por outras dificuldades de avaliação do perito médico acerca das questões centrais que envolvem o processo de adoecimento do periciando. Por esse e outros motivos, a perícia médica é desafiadora para o médico perito e se configura como um momento gerador de tensão, dúvidas, angústias e, por vezes, sofrimento aos trabalhadores. Em especial para os(as) trabalhadores(as) diagnosticados(as) com doenças ou agravos relacionados ao trabalho, há situações em que as demandas individuais do(a) usuário(a)-trabalhador(a) e os aspectos técnicos, legais, econômicos e políticos que regem a atuação do INSS e da perícia médica previdenciária são conflitantes.[41]

Nesse contexto, um elemento simbólico e com notável importância para o(a) trabalhador(a) nas diferentes inserções na rede de saúde, da previdência e da assistência social é o "relatório médico" (Quadro 40.2). Esse registro de saúde, quando elaborado e redigido de forma adequada, pode "abrir portas" para o(a) usuário(a) dos serviços de saúde e da seguridade social, de modo que sua condição de pessoa que adoeceu pelo trabalho poderá ser reconhecida com maior facilidade nos diferentes dispositivos e órgãos que o trabalhador acessa. O relatório médico subsidia a avaliação do perito médico do INSS, que pode concordar ou discordar do que está descrito no documento. Mesmo nos casos de discordância, a avaliação do médico do trabalho do SESMT, do CEREST, do sindicato ou de outro médico que atue em dispositivo da rede de saúde ou assistencial é privilegiada do ponto de vista do tempo para investigação diagnóstica e do nexo causal. Para além da realização da avaliação clínica em consultas específicas e com tempo restrito, os profissionais desses locais de atuação têm maior facilidade para fazer um acompanhamento longitudinal e detalhado dos aspectos que envolvem a saúde daquele(a) trabalhador(a), podem se valer de análise pormenorizada de laudos técnicos e documentos pertinentes (como Programa de Prevenção de Riscos Ambientais [PPRA], Laudo Técnico das Condições do Ambiente de Trabalho [LTCAT], Programa de Controle Médico de saúde Ocupacional [PCMSO], análise ergonômica do trabalho, entre outros) e, quando necessário, realizam ações de vigilância que permitem conhecer a atividade daquele trabalhador na prática, identificando os riscos ocupacionais existentes com maior assertividade. Essa avaliação pode ser feita também pela perícia médica do INSS, mas é prática pouco comum na instituição. Para além da utilidade da apresentação do relatório médico no momento da perícia do INSS, portanto, esse documento pode auxiliar o trabalhador em diferentes esferas, órgãos e instituições no percurso a ser realizado para garantir que seus direitos legais enquanto cidadão e trabalhador sejam providos pela sociedade e pelo Estado.

Quadro 40.2. Informações pertinentes ao relatório médico dos pacientes com doenças ou agravos relacionados ao trabalho identificados

- História da doença atual detalhada
- História ocupacional atual e pregressa detalhada
- Conclusão acerca do diagnóstico provável
- Avaliação e descrição da funcionalidade do(a) trabalhador(a)
- Avaliação e descrição da (in)capacidade para as atividades habituais desenvolvidas naquele trabalho específico
- Conclusão acerca do nexo de causalidade entre o agravo de saúde e o trabalho
- Recomendações quanto ao afastamento, restrições e adaptações do trabalho

Apesar de todo o amplo sistema de seguridade social brasileiro, quando ocorre o estabelecimento de um diagnóstico de doença ou agravo relacionado ao trabalho, não raro se suscitam **aspectos trabalhistas**, sendo que alguns desses podem envolver questões judiciárias e interpelações judiciais. Quando a doença ou agravo (e sua consequente perda funcional e/ou incapacidade) não é reconhecida nem pelo empregador, nem pelo INSS, nem por outros órgãos e instituições que poderiam dar suporte a esse trabalhador, muitas vezes torna-se necessário apresentar e requerer suas demandas e direitos pela via judicial. A demanda mais frequentemente apresentada junto aos serviços de Saúde do Trabalhador é o questionamento da negativa previdenciária, que faz o trabalhador contestar judicialmente o resultado de uma avaliação do INSS. Outra demanda possível é a de uma ação judicial trabalhista contra a empresa que não reconheceu a doença ou agravo, o que acaba impedindo o indivíduo de acessar uma série de direitos básicos, inclusive, em algumas situações, o da subsistência. Nesses casos citados, a atuação do médico do trabalho ou profissional de saúde que identificou a doença ou o agravo relacionado ao trabalho pode ganhar ainda mais relevância, já que todo ato praticado por ele poderá ser apreciado, avaliado e questionado por advogados, magistrados e peritos no curso das ações judiciais, de modo que os relatórios médicos, o prontuário de saúde e outros documentos decorrentes do acompanhamento médico subsidiarão o Poder Judiciário no reconhecimento desse diagnóstico.

A manutenção de uma postura ética e tecnicamente adequada pelo médico do trabalho e pelos demais profissionais da área ao longo de todo o processo de atenção à saúde é fundamental, portanto, para que o direito à saúde, ao trabalho, à renda e à assistência social sejam garantidos a esse trabalhador em situação de vulnerabilidade decorrente de doença ou agravo relacionados ao trabalho.

Assistência social

Espera-se que a política pública de assistência social seja o elo de pessoas desprotegidas pela Previdência Social e em condição de vulnerabilidade social com a proteção social, já que seu objetivo deve ser suprimir as necessidades primárias das pessoas. O trabalhador com doença ou agravo relacionado ao trabalho que apresenta um impedimento ou limitação na capacidade ou no desempenho da atividade laboral, com consequente insegurança de renda, pode se enquadrar nessas condições. Em um contexto de profundas transformações no mundo do trabalho, aumenta cada vez mais o número de trabalhadores informais, que trabalham "por conta própria" e não contribuem para a Previdência Social ou contribuem de forma intermitente, com entradas e saídas no mercado formal, sem alcançar tempo de carência.[42,43] A lógica contributiva de seguro da Previdência Social exclui esses trabalhadores.

Inúmeros exemplos podem ser dados sobre esse conjunto de trabalhadores(as) informais que chegam todos os dias às Unidades Básicas de Saúde ou Unidades de Pronto Atendimento em busca de ajuda profissional, seja pelo surgimento de sintomas de doenças ou pela ocorrência de acidentes de trabalho. Podem ser citados: jovens motociclistas que trabalham como entregadores para as empresas de aplicativos, operários da construção civil, vendedores ambulantes, trabalhadoras domésticas que atuam como diaristas e trabalhadores sem ocupação definida e que buscam diariamente pequenos serviços ("bicos") para ganhar algum rendimento que permita a subsistência pessoal e familiar. Para todos esses trabalhadores, que vivenciam a perda acelerada de direitos sociais decorrente da "uberização" e da precarização,[44,45] após um diagnóstico de doença ou agravo relacionado ao trabalho, será necessário que o médico e demais profissionais de saúde que atendam o caso, identifiquem a situação de vulnerabilidade e atuem para abrir o sistema da assistência social a fim de minimizar o impacto do adoecimento na vida desses trabalhadores.

A assistência social compõe o tripé da seguridade social e "será prestada a quem dela necessitar independente de contribuição à seguridade social", configurando-se, portanto, como um direito do cidadão e dever do Estado, como instituído na Constituição Federal de 1988. A Política Pública de Assistência Social é regulamentada pela Lei Orgânica da Assistência Social (LOAS), Lei nº 8.742/1993 modificada pela Lei nº 12.435/2011, que assevera a "realização da política através de um conjunto integrado de iniciativa pública e da sociedade, para garantir o atendimento às necessidades básicas", ou seja, assegura o provimento dos mínimos sociais.[46,47]

Outro marco normativo é a Política Nacional de Assistência Social (PNAS), de 2004, que evidencia que os cidadãos e grupos que se encontram em situações de vulnerabilidade e risco são o público usuário e que a proteção social deve garantir a segurança de sobrevivência (de rendimento e de autonomia), de acolhida e de convívio ou vivência familiar. Regulamentam também a assistência social a Norma Operacional Básica do Sistema Único de Assistência Social (NOB-SUAS), publicada inicialmente em 2005 e modificada em 2012, e a Norma Operacional Básica de Recursos Humanos do SUAS (NOB-RH), de 2006. Além disso, as informações referentes aos serviços socioassistenciais estão padronizadas nacionalmente no instrumento Tipificação Nacional de Serviços Socioassistenciais.[48,49]

Os objetivos da Assistência Social apresentados na Lei nº 12.435/2011 são:

> *I. a proteção social, que visa à garantia da vida, à redução de danos e à prevenção da incidência de riscos [...], II. a vigilância socioassistencial, que visa a analisar territorialmente a capacidade protetiva das famílias e nela a ocorrência de vulnerabilidades, de ameaças, de vitimizações e danos; III. a defesa de direitos, que visa a garantir o pleno acesso aos direitos no conjunto das provisões socioassistenciais.*

O SUAS instituiu dois programas que apresentam níveis diferentes de proteção social, denominados Proteção Social Básica e Proteção Social Especial, que envolve média e alta complexidade.[47,49] A unidade pública estatal de referência que oferta os serviços de proteção básica é o Centro de Referência de Assistência Social (CRAS), enquanto os serviços de proteção social especial de média complexidade são ofertados pelo Centro de Referência Especializado de Assistência Social (CREAS), pelo Centro POP e pelo Centro Dia e os serviços de proteção especial de alta complexidade, pelas Unidades de Acolhimento.[49] O Quadro 40.3 apresenta os serviços do SUAS de acordo com o nível de proteção social.

O CRAS é a porta de entrada no SUAS, localizado nos territórios de maior vulnerabilidade e risco social. É responsável pela prestação de serviços, programas e projetos socioassistenciais de proteção social básica às famílias em situação de vulnerabilidade social,

Quadro 40.3. Serviços do Sistema Único de Assistência Social (SUAS)

Nível de proteção social		Unidades de referência	População e descrição	Serviços oferecidos
Proteção social básica		CRAS	Famílias ou indivíduos que passam por situações de insegurança, fragilidade, ausência de renda, pobreza e dificuldades de acesso aos serviços públicos	• PAIF • Serviço de Convivência e Fortalecimento de Vínculos • Serviço de Proteção Social Básica no Domicílio para Pessoas com Deficiência e Idosas
Proteção social especial	Média complexidade	CREAS, Centro Dia e Centro POP	Indivíduos e famílias que se encontram em situação de risco pessoal ou social, por violação de direitos ou contingência, que demandam intervenções especializadas da proteção social especial	• PAEFI • Serviço Especializado em Abordagem Social • Serviço de proteção social a adolescentes em cumprimento de medida socioeducativa nas modalidades de Liberdade Assistida e de Prestação de Serviços à Comunidade • Serviço de Proteção Social Especial para Pessoas com Deficiência, Idosas e suas Famílias • Serviço Especializado para Pessoas em Situação de Rua
	Alta complexidade	Unidades de Acolhimento	Indivíduos e famílias em situação de abandono, ameaça ou violação de direitos e que estejam afastados temporariamente de seu núcleo familiar, com vínculos familiares rompidos ou fragilizados	• Serviço de Acolhimento Institucional • Serviço de Acolhimento em República • Serviço de Acolhimento em Família Acolhedora • Serviço de proteção em situações de calamidades públicas e de emergências

CRAS: Centro de Referência de Assistência Social; CREAS: Centro de Referência Especializado de Assistência Social; PAEFI: Serviço de Proteção e Atendimento Especializado a Famílias Indivíduos; PAIF: Serviço de Proteção e Atendimento Integral à Família.
Fonte: elaborado pelos autores, com informações do Ministério do Desenvolvimento Social e Combate à Fome.

abrangendo um total de até 1.000 famílias/ano.[47,49] Para o profissional de saúde que acompanha a pessoa com doença ou agravo relacionado ao trabalho em situação de vulnerabilidade, é importante conhecer e buscar a articulação intersetorial com os profissionais do CRAS para a realização de encaminhamento seguro do usuário. Com relação ao direito à segurança de rendimentos da proteção social do SUAS, que interessa nos casos de pessoas com doenças ou agravos relacionados ao trabalho em condição de insegurança de renda, a Política Nacional de Assistência Social afirma, que:

> *Não é uma compensação do valor do salário-mínimo inadequado, mas a garantia de que todos tenham uma forma monetária de garantir sua sobrevivência, independentemente de suas limitações para o trabalho ou do desemprego. É o caso de pessoas com deficiência, idosos, desempregados, famílias numerosas, famílias desprovidas das condições básicas para sua reprodução social em padrão digno e cidadã.*[48]

Dessa forma, os usuários/trabalhadores em situação de vulnerabilidade social que se enquadrem nos requisitos de elegibilidade podem ter reconhecido o direito de acessar os benefícios eventuais e programas de transferência de renda. Os benefícios eventuais são de caráter suplementar e temporário, voltados para necessidades imediatas decorrentes de situações inesperadas, incluindo nascimento, morte, vulnerabilidade temporária e calamidade pública. Já o Programa Bolsa Família (PBF) e o Benefício de Prestação Continuada (BPC) são caracterizados como programas de transferência de renda.[46,47]

O Programa Bolsa Família é previsto para famílias com renda *per capita* mensal de no máximo 218 reais e requer inscrição no Cadastro Único para Programas Sociais do Governo Federal (CadÚnico), feito nas unidades do CRAS. O CadÚnico é um registro das famílias de baixa renda no Brasil que também permite o acesso a outros programas, entre eles tarifa social de água e de energia, identidade jovem e carteira do idoso.[50]

O Benefício de Prestação Continuada, regulamentado pela Lei Orgânica de Assistência Social, é a garantia de um salário-mínimo mensal à pessoa com deficiência e ao idoso com 65 anos ou mais com renda familiar mensal *per capita* igual ou inferior a um quarto do salário-mínimo, que sejam incapazes de prover a sua manutenção e nem de tê-la provida pela família. Embora seja um benefício da Política Nacional de Assistência Social, ele é operacionalizado pelo INSS, que, mediante avaliação médica e social, concede o direito ao benefício.[47] O conceito de pessoa com deficiência para esse programa se baseia na Lei Brasileira de Inclusão da Pessoa com Deficiência, que se inspira na Convenção sobre os Direitos das Pessoas com Deficiência (CDPD):

> *Considera-se pessoa com deficiência aquela que tem impedimento de longo prazo de natureza física, mental, intelectual ou sensorial, o qual, em interação com uma ou mais barreiras, pode obstruir sua participação plena e efetiva na sociedade em igualdade de condições com as demais pessoas.*[51]

Para ser elegível ao benefício, considera-se como de longo prazo um impedimento por período mínimo de 2 anos.[47] Embora esse programa não tenha caráter contributivo, os critérios de renda e a delimitação do prazo de 2 anos são restritivos e excluem um contingente de trabalhadores que não se enquadram e, como desprotegidos, acabam distanciados do *status* de cidadãos.[42,43] Já para a avaliação da deficiência e do grau de incapacidade para a concessão do benefício, profissionais da política de assistência social e do INSS constituíram um grupo de trabalho interministerial, visando superar as limitações do modelo biomédico, e desenvolveram um instrumento de avaliação biopsicossocial baseado na CIF da Organização Mundial da Saúde (OMS) , de 2001. Assim, a avaliação biopsicossocial para o Benefício de Prestação Continuada foi instituída em 2007 e entrou em vigor em 2009.[42,52,53] A CIF distingue deficiência de incapacidade, considerando que deficiência diz respeito aos problemas nas funções ou estruturas do corpo, como um desvio significativo ou perda, e que incapacidade é o resultado de aspectos negativos da interação do indivíduo com uma condição de saúde, com os fatores contextuais que envolvem fatores ambientais, com suas barreiras e facilitadores, e os fatores pessoais. Assim, a incapacidade abrange deficiência, limitação de atividades e restrições de participação.[18]

É inquestionável a importância da abordagem biopsicossocial, com relação a uma avaliação de deficiência centrada na doença e no individuo, para qualificar as barreiras enfrentadas, as alterações de funções e/ou estruturas do corpo e as limitações de atividades e restrições à participação social, em igualdade de condições com as demais pessoas.[51] Apesar disso, alguns estudos mostraram a necessidade de uma melhor adequação dessa avaliação a fim de não produzir iniquidades, após terem observado diminuição no ritmo da concessão do benefício a partir de 2010 e um aumento da tendência de judicialização para acessá-lo. Também foi observado que, no período de 2010 a 2014, pessoas com deficiências leves e limitações e restrições menos intensas tiveram o pedido indeferido, mesmo estando presentes a vulnerabilidade social e restrições relacionadas às barreiras atitudinais (discriminações, preconceitos).[43,54,55]

Pode-se afirmar, então, que ainda que haja desafios a serem superados, o SUAS pode garantir assistência para trabalhadores em situação de vulnerabilidade social que estão excluídos da Previdência Social justamente pela sua situação de inserção precária no mundo do trabalho. Diante do caso de um trabalhador que sofreu um acidente de trabalho com sequelas graves ou que adquiriu uma doença incapacitante, com impedimento de longo prazo e obstrução de sua participação plena no mundo do trabalho, o encaminhamento para um CRAS pode abrir as portas para o acesso ao Benefício de Prestação Continuada caso esse trabalhador se encaixe também nos critérios de renda estabelecidos pela legislação. Para casos de trabalhadores em situação de vulnerabilidade, diagnosticados com doença ou agravo relacionado, que precisam se afastar temporariamente das atividades de trabalho e não se enquadram nos critérios desse programa, o SUAS pode garantir benefícios de transferência de renda (p. ex., o Bolsa Família), além de outros benefícios sociais incluídos na Política Nacional de Assistência Social ou das políticas de assistência social dos Estados e municípios.

O acesso a essas políticas pode ser fundamental para a condução terapêutica pós-diagnóstico de uma doença ou agravo relacionado ao trabalho. Por isso, os profissionais de saúde que atendem trabalhadores em situação de vulnerabilidade precisam estar atentos também para ajudar esse(a) usuário(a)-trabalhador(a) a conhecer e acessar os serviços do SUAS. A discussão de um caso com uma equipe multiprofissional (NASF-AB ou eMulti) pode identificar as melhores estratégias para aquele(a) usuário(a)-trabalhador(a) ainda no contexto da Atenção Primária à Saúde. O compartilhamento do cuidado com profissionais assistentes sociais do serviço de saúde ou o acionamento do CRAS ou CREAS para ajudar na condução do caso são estratégias que podem ser o diferencial para garantir uma melhor condição de vida e de cuidado para esses(as) trabalhadores(as) que buscam o serviço de saúde.

Considerações finais

Os profissionais de saúde desempenham um importante papel, nos vários níveis de assistência a trabalhadores(as), ao produzirem investigações clínica e de vigilância, bem como documentações eficientes, para abrirem portas dos sistemas de assistência e seguridade social para trabalhadores(as) com doença ou agravo relacionado ao trabalho. Essas ações requerem embasamento técnico-legal adequado, refletindo a díade doença-impacto da doença lastreada na consistência do diagnóstico e da compreensão da funcionalidade e da incapacidade para o trabalho.

Foram apresentados os dispositivos capazes de qualificar itinerários de assistência, previdência, assistência social, entre outros, com destaque para a importância do relatório médico e dos demais profissionais envolvidos. Esse documento tem o potencial de subsidiar a avaliação dos profissionais presentes na porta dos sistemas da seguridade social (profissionais de saúde no âmbito clínico, médico perito na Previdência Social, assistente social nos órgãos de assistência, entre outros), funcionando como chaves para a abertura dos direitos sociais.

No que se refere a previdência e assistência social, o reconhecimento da filiação ou não filiação do trabalhador ao INSS é um ponto de partida importante para o profissional de saúde planejar, junto com o(a) usuário(a)-trabalhador(a), os fluxos a serem seguidos. Para o médico perito do INSS, ergue-se o desafio de buscar as informações necessárias de ordem clínica, do histórico profissional e de ambiente e processo de trabalho, para que possa fundamentar a decisão sobre o nexo causal e a aptidão para o trabalho daquele beneficiário da Previdência Social. depara outros profissionais de saúde, é importante conhecer os caminhos para que trabalhadores(as) em situações de vulnerabilidade, sem cobertura da Previdência Social, alcancem benefícios sociais como o Benefício de Prestação Continuada e outros programas.

A sistematização e o encadeamento apresentados neste capítulo reúnem tendências internacionais e experiências locais que possibilitam intensificar as ações em torno da formação profissional para uma melhor utilização das possibilidades de interação com os sistemas da seguridade social no Brasil.

Referências

1. Dias EC. Aspectos atuais da saúde do trabalhador no Brasil. In: Rocha LE, Rigotto RM, Buschinelli JT (Orgs.). Isto é trabalho de gente? Vida, doença e trabalho no Brasil. Petrópolis: Vozes; 1994.
2. World Health Organization. ICD-11 for mortality and morbidity statistics. Geneva: WHO; 2022.
3. Brasil. Ministério da Saúde. Conselho Nacional de Saúde. Resolução n. 603, de 8 de novembro de 2018. Aprova o relatório da Câmara Técnica da Comissão Intersetorial de Saúde do Trabalhador e da Trabalhadora (CISTT/CNS), que apresenta proposta de reorganização da Atenção Integral à Saúde dos trabalhadores no SUS com o objetivo de desenvolver um novo modelo de organização dos CERESTs com vistas à correção das assimetrias existentes entre as diversas regiões e em atendimento às realidades locais. Diário Oficial da União. 2018.
4. Brasil. Ministério da Saúde. Secretaria de Vigilância em Saúde. Departamento de Articulação Estratégica de Vigilância em Saúde. Guia de vigilância em saúde. 5. ed. Brasília: Ministério da Saúde; 2022.
5. Brasil. Decreto n. 7.602, de 7 de novembro de 2011. Dispõe sobre a Política Nacional de Segurança e Saúde no Trabalho (PNSST). Diário Oficial da União. 08 nov. 2011.
6. Brasil. Ministério da Saúde. Portaria de Consolidação n. 5, de 28 de setembro de 2017. Consolidação das normas sobre as ações e os serviços de saúde do Sistema Único de Saúde. Diário Oficial da União. 2017.
7. Minayo-Gomez C. Campo da saúde do trabalhador: trajetória, configuração e transformações. In: Minayo-Gomez C, Machado JMH, Pena PGL (Orgs.). Saúde do trabalhador na sociedade brasileira contemporânea. Rio de Janeiro: Fiocruz; 2011:23-34.
8. Magalhães LV. A dor da gente: representações sociais sobre as lesões por esforços repetitivos [tese]. Universidade Estadual de Campinas; 1998.
9. Rocha LE. Estresse ocupacional em profissionais de processamento de dados: condições de trabalho e repercussões na vida e saúde dos analistas de sistemas [tese]. São Paulo: Universidade de São Paulo; 1996.
10. Barreto MMS. Assédio moral: a violência sutil – análise epidemiológica e psicossocial no trabalho no Brasil [tese]. Pontifícia Universidade Católica de São Paulo; 2005.
11. Kleinman A. The illness narratives: suffering, healing, and the human condition. New York: Basic Books; 1988.
12. Good B, Good MJD. The meaning of symptoms: a cultural hermeneutic model for clinical practice. In: Eisenberg L, Kleinman A (Eds.). The relevance of social science for medicine. Dordrecht: Reidel Publishing Company; 1980:165-96.
13. Alves PC, Rabelo MC (Orgs.). Antropologia da saúde: traçando identidade e explorando fronteiras. Rio de Janeiro: Fiocruz; 1998.
14. Alves PC. A fenomenologia e as abordagens sistêmicas nos estudos sócio-antropológicos da doença: breve revisão crítica. Cad Saúde Pública. 2006;22(8):1547-54.
15. Price L, Walker L. Chronic illness, vulnerability and social work: autoimmunity and the contemporary disease experience. London: Routledge; 2015.
16. Garthwaite K. Becoming incapacitated? Long-term sickness benefit recipients and the construction of stigma and identity narratives. Sociol Health Illn. 2015;37:1-13.
17. World Health Organization. The International Classification Functioning, Disability and Health. Geneve: WHO; 2001.
18. Organização Mundial da Saúde. Classificação Internacional de Funcionalidade, Incapacidade e Saúde. São Paulo: EDUSP; 2015.
19. Maeno M, Takahashi MAC, Lima MAG. Reabilitação profissional como política de inclusão social. Acta Fisiátrica. 2009;16(2):53-8.
20. Andrade AGM, Lima MAG, Peralta RC. Orientações técnicas para ações de prevenção e manejo da incapacidade para o trabalho no SUS: manual técnico. Salvador: DIVAST; 2015.
21. Lima MAG, Neves R, Tirone M, Nascimento AMD, Brito F. Avaliação da funcionalidade dos trabalhadores com LER/DORT: a construção do Core Set LER/DORT. Acta Fisiátrica. 2008;15:229-35.
22. Lima MAG, Lima AGM, Bulcão CMA, Mota EMCL, Magalhães FB, Carvalho RCP, et al. Programa de reabilitação de trabalhadores com LER/DORT, CESAT/BAHIA. Rev Bras Saúde Ocup. 2010;35:112-21.
23. Loisel P, Durand MJ, Berthelette D, Vézina N, Baril R, Gagnon D, et al. Disability prevention: new paradigm for the management of occupational back pain. Dis Management Health Outcomes. 2001;9(7):351-60.

24. Loisel P, Anema JR (Eds.). Handbook of work disability: prevention and management. New York: Springer; 2013.
25. Merhy EE. Saúde: cartografias do trabalho vivo. São Paulo: Hucitec; 2002.
26. Organization for Economic Co-operation and Development – OECD. Sick on the job? Myths and realities about mental health and work. Paris: OECD Publishing; 2012.
27. Organization for Economic Co-operation and Development – OECD. Sickness, disability and work: breaking the barriers – a synthesis of findings across Paris: OECD Publishing; 2010.
28. Lippel K, Lötters F. Public insurance systems: a comparison of cause-based and disability-based income. In: Loisel P, Anema JR (Eds.) Handbook of work disability: prevention and management. New York: Springer; 2013.
29. Loisel P, Durand MJ. Applying transdisciplinarity to the complexity of work disability prevention. 2nd World Congress on Transdisciplinarity in Brazil. São Paulo. CETRANS; 2005.
30. Saldanha JHS, Pereira APM, Neves RF, Lima MAG. Facilitadores e barreiras de retorno ao trabalho de trabalhadores acometidos por LER/DORT. Rev Bras Saúde Ocup. 2013;38(127):122-38.
31. Saldanha JHS, Lima MAG, Neves RF, Iriart JAB. Construção e desconstrução das identidades masculinas entre trabalhadores metalúrgicos acometidos de LER/DORT. Cad Saúde Pública. 2018;34(5):e00208216.
32. Andrade AGM, Carvalho RCP, Trindade AAM, Neves RF, Lima MAG. Módulo teórico 2: território e determinantes sociais em saúde. In: Brasil. Ministério da Saúde. Curso de atualização para análise de situação de saúde do trabalhador aplicada aos serviços de saúde. Brasília: Ministério da Saúde; 2021:1-37.
33. Maeno M, Vilela RAG. Reabilitação profissional no Brasil: elementos para a construção de uma política pública. Rev Bras Saúde Ocup. 2010:35(121):87-99.
34. Takahashi M, Kato M, Leite RAO. Incapacidade, reabilitação profissional e saúde do trabalhador: velhas questões, novas abordagens. Rev Bras Saúde Ocup. 2010;35(121):7-9.
35. Brasil. Ministério da Saúde. Portaria n. 154, de 24 de janeiro de 2008. Cria os Núcleos de Apoio à Saúde da Família – NASF. Diário Oficial da União. 2008.
36. Brasil. Ministério da Saúde. Portaria n. 635, de 22 de maio de 2023. Institui, define e cria incentivo financeiro federal de implantação, custeio e desempenho para as modalidades de equipes Multiprofissionais na Atenção Primária à Saúde. Diário Oficial da União. 2023.
37. Brasil. Ministério da Saúde. Portaria n. 4.279, de 30 de dezembro de 2010. Estabelece diretrizes para a organização da Rede de Atenção à Saúde no âmbito do Sistema Único de Saúde (SUS). Diário Oficial da União. 2010.
38. Brasil. Ministério da Saúde. Rede Nacional de Atenção Integral à Saúde do Trabalhador. Disponível em: https://www.gov.br/saude/pt-br/composicao/svsa/saude-do-trabalhador/renast.
39. Andrade AGM. Atenção Primária à Saúde: tecendo a rede de cuidado do usuário-trabalhador no território [dissertação]. Salvador: Universidade Federal da Bahia; 2019.
40. Andrade AGM, Neves RF, Carvalho RCP, Dias EC, Lima MAG. (In)visibilidade do usuário-trabalhador na interação com profissionais de saúde no contexto de uma Unidade de Saúde da Família. Interface (Botucatu). 2021;25:e200700.
41. Melo MPP. Governo da população: relação médico-paciente na perícia médica da previdência social. Interface (Botucatu). 2014;18(48):23-36.
42. Wünsch DS, Mendes JMR, Martins JMR. Trabalho e previdência social: as lacunas de proteção social na seguridade social. Argumentum. 2017;9(3):37-51.
43. Bim MCS, Murofuse NT. Benefício de Prestação Continuada e perícia médica previdenciária: limitações do processo. Serviço Social & Sociedade. 2014;(118):339-65.
44. Antunes R (Org.). Uberização, trabalho digital e indústria 4.0. São Paulo: Boitempo; 2020.
45. Braga R. Rebeldia do precariado: trabalho e neoliberalismo no Sul global. São Paulo: Boitempo; 2017.
46. Brasil. Lei n. 8.742, de 7 de dezembro de 1993. Dispõe sobre a organização da Assistência Social e dá outras providências. Diário Oficial da União. 8 dez. 1993.
47. Brasil. Lei nº 12.470, de 31 de agosto de 2011. Altera os arts. 21 e 24 da Lei n. 8.212, de 24 de julho de 1991, que dispõe sobre o Plano de Custeio da Previdência Social, para estabelecer alíquota diferenciada de contribuição para o microempreendedor individual e do segurado facultativo sem renda própria que se dedique exclusivamente ao trabalho doméstico no âmbito de sua residência, desde que pertencente à família de baixa renda. Diário Oficial da União. 01 set. 2011.
48. Brasil. Ministério do Desenvolvimento Social e Combate à Fome. Política Nacional de Assistência Social – PNAS. Brasília: MDS; 2004.
49. Brasil. Ministério do Desenvolvimento Social e Combate à Fome. Tipificação nacional de serviços socioassistenciais. Brasília: MDS; 2014.
50. Brasil. Presidência da República. Lei nº 14.601, de 19 de junho de 2023. Institui o Programa Bolsa Família; altera a Lei nº 8.742, de 7 de dezembro de 1993 (Lei Orgânica da Assistência Social), a Lei nº 10.820, de 17 de dezembro de 2003, que dispõe sobre a autorização para desconto em folha de pagamento, e a Lei nº 10.779, de 25 de novembro de 2003; e revoga dispositivos das Leis nº 14.284, de 29 de dezembro de 2021, e 14.342, de 18 de maio de 2022, e a Medida Provisória nº 1.155, de 1º de janeiro de 2023. Diário Oficial da União. 20 jun. 2023.
51. Brasil. Lei n. 13.146, de 6 de julho de 2015. Institui a Lei Brasileira de Inclusão da Pessoa com Deficiência (Estatuto da Pessoa com Deficiência). Diário Oficial da União. 7 jul. 2015.
52. Vaitsman J, Lobato LVC. Benefício de Prestação Continuada (BPC) para pessoas com deficiência: barreiras de acesso e lacunas intersetoriais. Ciênc Saúde Coletiva. 2017;22(11):3527-36.
53. Brasil. Decreto n. 6.214, de 26 de setembro de 2007. Regulamenta o Benefício de Prestação Continuada da assistência social devido à pessoa com deficiência e ao idoso de que trata a Lei n. 8.742, de 7 de dezembro de 1993, e a Lei n. 10.741, de 1º de outubro de 2003, acresce parágrafo ao art. 162 do Decreto n. 3.048, de 6 de maio de 1999, e dá outras providências. Diário Oficial da União. 28 set. 2007.
54. Duarte CMR, Marcelino MA, Boccolini CS, Boccolini PM. Ampliando o conceito de deficiência em políticas: uso de modelo baseado na Classificação Internacional de Funcionalidade, Incapacidade e Saúde no BPC. Anais do 12º Congresso Brasileiro de Saúde Coletiva. Rio de Janeiro: Abrasco; 2018.
55. Duarte CMR, Marcelino MA, Boccolini CS, Boccolini PM. Proteção social e deficiência: tendência histórica de concessões e o modelo biopsicossocial de avaliação do Benefício de Prestação Continuada (BPC). Anais do 12º Congresso Brasileiro de Saúde Coletiva. Rio de Janeiro: Abrasco; 2018.

PARTE 4

Possíveis Respostas aos Problemas mais Comuns para a Saúde de Trabalhadores e Trabalhadoras

41

Princípios Gerais de Prevenção dos Agravos à Saúde Relacionados ao Trabalho

René Mendes

- Introdução
- Por que atuar na prevenção dos agravos à saúde relacionados ao trabalho?
- Como atuar na prevenção dos agravos à saúde relacionados ao trabalho?
- Considerações finais

Introdução

A coisa principal da vida não é o conhecimento, mas o uso que dele se faz. (Talmude)

Abrindo esta *Parte 4* do livro, dedicada a discutir as "possíveis respostas aos problemas mais comuns para a saúde de trabalhadores e trabalhadoras", este capítulo tem o propósito de demonstrar a importância fulcral da **prevenção** no campo da Saúde do Trabalhador - uma vertente da Saúde Coletiva. Partindo do pressuposto teórico e empírico da **'evitabilidade'** dos agravos e danos à saúde provocados pelo trabalho, transitamos com as ideias de "prevenção", de maneira tautológica, entre o **direito** de quem trabalha e o **dever**, **obrigação**, **responsabilidade** de quem investe, desenvolve, gera e administra o trabalho; mas também como **dever do Estado**, em seu papel constitucional de velar pelo bem-estar e saúde das pessoas e das comunidades, e de propiciar condições favoráveis para o desenvolvimento sustentável do país.

Tendo como população-alvo principal os(as) **profissionais que cuidam da saúde de trabalhadores e trabalhadoras**, este capítulo busca, também, instrumentalizá-los(as) com os princípios norteadores das práticas de prevenção, identificando e recomendando os principais referenciais conceituais, operacionais, normativos e deontológicos vigentes, tanto de abrangência universal quanto nacional.

Espera-se assim que a leitura e o estudo deste capítulo conquistem corações e mentes para as vantagens e ganhos da prevenção, a fim de que a sempre inaceitável "patologia do trabalho", focada nos capítulos que nos antecedem nesta obra, possa ser **evitada**, **eliminada**, **erradicada** ou, ao menos, **reduzida** e **controlada**, pois sua "inerência" no mundo do trabalho e à condição de trabalhador ou trabalhadora não deveria jamais ser aceita! Este é um pressuposto ético e bioético inarredável, norteador deste capítulo e dos que o seguem.

Por que atuar na prevenção dos agravos à saúde relacionados ao trabalho?

Direitos fundamentais dos trabalhadores e trabalhadoras

Não se trata apenas de uma questão técnica, tecnológica, uma escolha, opção, factibilidade ou viabilidade técnica, tecnológica ou econômica! Antes de tudo, atuar na prevenção dos agravos à vida e à saúde, gerados, agravados ou desencadeados pelos processos produtivos, pelas condições e ambientes de trabalho, ou pela forma como o trabalho é organizado e gerido, é uma obrigação, um 'imperativo categórico' (no sentido kantiano), de ordem ética e bioética em resposta à plena fruição dos **direitos humanos** - individuais e coletivos - especialmente dos **direitos fundamentais** da classe trabalhadora, entendida como a classe das pessoas que vivem do seu trabalho.

Antes de prosseguirmos, fazemos um esclarecimento e uma distinção sutil, tal como o fazem alguns juristas.[1] Os **direitos do homem ("direitos humanos")** têm origem na natureza humana, sendo invioláveis, intemporais e universais. Por outro lado, os **direitos fundamentais** são os direitos do homem jurídico, institucionalizados e objetivamente amparados em uma ordem jurídica específica, com limites temporais e espaciais.

Pode-se afirmar, nessa linha de raciocínio, que **fundamentais são os direitos objetivamente reconhecidos e positivados na ordem jurídica de um Estado**, que são espacial e temporariamente delimitados, e os **direitos humanos são reconhecidos nos documentos internacionais**, independentemente de qualquer vinculação do indivíduo com uma dada ordem constitucional. Isto porque os direitos humanos são posições jurídicas reconhecidas aos seres humanos, independentemente de seu vínculo jurídico estatal.

Para Valdete Souto Severo,[2] o Direito do Trabalho se inscreve como **direito humano** que, em âmbito nacional, é classificado como **direito fundamental de segunda geração**. "Está diretamente relacionado à saúde e à existência digna. Tem, pois, dimensão individual e social que não se dissociam." (p. 63). Bem por isso, cada vez mais é comum a compreensão de que "o Direito do Trabalho deve ser examinado de forma sistêmica, como um meio ambiente, é cada vez mais recorrente, conforme expresso no art. 200 da Constituição", completa a magistrada e doutrinadora. É o reconhecimento que faz a Constituição Federal de que "há um meio de trabalho, e de que é do empregador o dever de mantê-lo hígido, seguro e saudável".

Vejamos, portanto, quais são os principais **direitos humanos**, **direitos fundamentais** ou **direitos humanos fundamentais** abordados pela maioria dos autores da área jurídica, que legitimam nossa tese sobre a razão-de-ser deste capítulo.[2-15]

Referenciais internacionais

No âmbito dos direitos humanos e suas diversas manifestações, é comum iniciar com a **"Declaração Universal dos Direitos Humanos"**, que foi adotada pela Assembleia Geral das Nações Unidas por meio da Resolução 217 A (III), em 10 de dezembro de 1948, em Paris (Quadro 41.1).

Como pode ser percebido, trata-se de **direitos fundamentais** totalmente pertinentes à matéria abordada neste capítulo, reunindo, ao mesmo tempo, a essência do que é importante para a vida, saúde e bem-estar. No entanto, é importante ressaltar que esses direitos não esgotam o alcance de outras dimensões de direitos, que foram progressivamente conquistados, apesar dos constantes ataques e ameaças de retrocessos. Entendemos que estão listadas aqui, e nos próximos quadros, verdadeiras dimensões daquilo que em saúde se denomina **"promoção da saúde"**, na fronteira com a **"prevenção primária"**, com foco em questões relacionadas ao trabalho e vitais para trabalhadores e trabalhadoras.

Avançando, mencionaremos o **"Pacto Internacional sobre Direitos Econômicos, Sociais e Culturais" (PIDESC)**,[17] adotado pela Assembleia Geral das Nações Unidas através da Resolução 2200A (XXI), em 16 de dezembro de 1966, que entrou em vigor em 3 de janeiro de 1976, e foi adotado pelo Brasil em 6 de julho de 1991. Adotar significa assumir o compromisso internacional de que ele será cumprido no país, tendo força equivalente a uma emenda constitucional.

Quadro 41.1. Declaração Universal dos Direitos Humanos (ONU, 1948): alguns artigos selecionados, de interesse para este capítulo

Artigo 3
Todo ser humano tem direito à vida, à liberdade e à segurança pessoal.
Artigo 23
1. Todo ser humano tem direito ao trabalho, à livre escolha de emprego, a condições justas e favoráveis de trabalho e à proteção contra o desemprego.
2. Todo ser humano, sem qualquer distinção, tem direito a igual remuneração por igual trabalho.
3. Todo ser humano que trabalha tem direito a uma remuneração justa e satisfatória que lhe assegure, assim como à sua família, uma existência compatível com a dignidade humana e a que se acrescentarão, se necessário, outros meios de proteção social.
4. Todo ser humano tem direito a organizar sindicatos e a neles ingressar para proteção de seus interesses.
Artigo 24
Todo ser humano tem direito a repouso e lazer, inclusive a limitação razoável das horas de trabalho e a férias remuneradas periódicas.
Artigo 25
1. Todo ser humano tem direito a um padrão de vida capaz de assegurar a si e à sua família saúde, bem-estar, inclusive alimentação, vestuário, habitação, cuidados médicos e os serviços sociais indispensáveis e direito à segurança em caso de desemprego, doença invalidez, viuvez, velhice ou outros casos de perda dos meios de subsistência em circunstâncias fora de seu controle.
(...)"

Fonte: UNICEF-Brasil[16]

A partir deste Pacto Internacional, adotado pelo Brasil há mais de 30 anos, faremos uma breve síntese dos principais direitos de interesse dos trabalhadores e trabalhadoras, selecionados para embasar este capítulo (Quadro 41.2).

Aplica-se aqui o mesmo comentário feito anteriormente a respeito da "Declaração Universal dos Direitos Humanos", ou seja, a presença de uma forte âncora internacional no campo dos direitos humanos fundamentais. Essa âncora é crucial para assegurar os direitos dos trabalhadores e trabalhadoras, sendo extremamente

Quadro 41.2. Pacto Internacional sobre Direitos Econômicos, Sociais e Culturais: alguns artigos selecionados, de interesse para este capítulo

Artigo 6º: "Direito ao Trabalho"
1. Os Estados Partes do presente Pacto reconhecem o **direito ao trabalho**, que compreende o **direito de toda pessoa de ter a possibilidade de ganhar a vida mediante um trabalho livremente escolhido ou aceito**, e tomarão medidas apropriadas para salvaguardar esse direito.

Artigo 7º: "Direito a gozar de condições de trabalho justas e favoráveis"
Os Estados Partes do presente Pacto reconhecem o direito de toda pessoa de gozar de condições de trabalho justas e favoráveis, que assegurem especialmente:
a) Uma remuneração que proporcione, no mínimo, a todos os trabalhadores:
i. Um salário equitativo e uma remuneração igual por um trabalho de igual valor, sem qualquer distinção; em particular, as mulheres deverão ter a garantia de condições de trabalho não inferiores às dos homens, e perceber a mesma remuneração que eles por trabalho igual.
ii. Uma existência decente para eles e suas famílias, em conformidade com as disposições do presente Pacto.
b) Condições de trabalho seguras e saudáveis.
c) Igual oportunidade para todos de serem promovidos, em seu trabalho, à categoria superior que lhes corresponda, sem outras considerações que as de tempo de trabalho e capacidade.
d) O descanso, o lazer, a limitação razoável das horas de trabalho e férias periódicas remuneradas, assim como a remuneração dos dias festivos.

Artigo 9º: "Direito à Previdência (Seguro) Social"
"Os Estados Partes do presente Pacto reconhecem o direito de toda pessoa à previdência social, inclusive ao seguro social.

Artigo 12º: "Direito à Saúde" e à "Saúde no Trabalho"
1. Os Estados Partes do presente Pacto reconhecem o direito de toda pessoa de desfrutar o mais elevado nível possível de saúde física e mental.
2. As medidas que os Estados Partes do presente Pacto deverão adotar com o fim de assegurar o pleno exercício desse direito incluirão as medidas que se façam necessárias para assegurar:
a) A diminuição da mortinatalidade e da mortalidade infantil, bem como o desenvolvimento são das crianças.
b) A melhoria de todos os aspectos de higiene do trabalho e do meio ambiente.
c) A prevenção e o tratamento das doenças epidêmicas, endêmicas, profissionais e outras, bem como a luta contra essas doenças.
d) A criação de condições que assegurem a todos, assistência médica e serviços médicos em caso de doença.

Fonte: OEA.[17]

potente na promoção de sua saúde e segurança quando devidamente aplicada. Com a força de emenda constitucional, está acima, portanto, das leis infraconstitucionais e muito acima de decretos, normas e portarias do Poder Executivo.

Por último, mas de extrema importância, é imperioso mencionar a recente inclusão da garantia de **"um ambiente de trabalho seguro e saudável"** nos **"Princípios e Direitos Fundamentais no Trabalho"** estabelecidos pela Organização Internacional do Trabalho (OIT).[18]

Referenciais nacionais

É fundamental destacar para os(as) profissionais de saúde que dedicam seus esforços à defesa e cuidado das pessoas que dependem do trabalho, a existência de referenciais explícitos na legislação nacional. Esses referenciais são evidentes não apenas na Lei Maior, a Constituição Federal de 1988, mas também na legislação infraconstitucional. Essas normativas garantem os **direitos fundamentais dos trabalhadores e trabalhadoras,** servindo como poderosas referências para a atuação promotora de saúde e preventiva contra perigos, riscos e ameaças à vida e à saúde, originados no ambiente de trabalho.

No que diz respeito à Constituição Federal de 1988, são assegurados os seguintes **direitos sociais** básicos a todos:

> *Art. 6º São **direitos sociais** a educação, a **saúde**, a alimentação, o **trabalho**, a moradia, o transporte, o lazer, a **segurança**, a **previdência social**, a proteção à maternidade e à infância, a assistência aos desamparados, na forma desta Constituição.*[19] (negritos acrescentados)

Além disso, no art. 7º, em uma lista com mais de 30 **"direitos dos trabalhadores urbanos e rurais"** destinados a aprimorar a "condição social" da classe trabalhadora, o Inciso XXII explicita o direito à **"redução dos riscos inerentes ao trabalho, por meio de normas de saúde, higiene e segurança.**" Apesar do uso equivocado da ideia de "inerência" e da insuficiência da ação normativa, é positivo destacar **"saúde"**, **"higiene"** (do trabalho) e **"segurança"** (do trabalho) como direitos. Como veremos adiante, direitos pressupõem obrigações e deveres.

Sobre o **direito à saúde**, a Constituição Federal se expressa da seguinte forma:

> *Art. 196. **A saúde é direito de todos e dever do Estado, garantido mediante políticas sociais e econômicas que visem à redução do risco de doença e de outros agravos** e ao acesso universal e igualitário às ações e serviços para sua promoção, proteção e recuperação.*[19] (negrito acrescentado)

Em complemento ao Art. 196 da Constituição Federal, a Lei 8.080/90 reafirma de forma categórica que: "Art. 2º **A saúde é um direito fundamental do ser humano**, devendo o Estado prover as condições indispensáveis ao seu pleno exercício."[19] (negrito acrescentado)

Posteriormente, a Constituição Federal enuncia o importante **"direito ao meio ambiente ecologicamente equilibrado"**, nos seguintes termos:

> *Art. 225. **Todos têm direito ao meio ambiente ecologicamente equilibrado,** bem de uso comum do povo e essencial à **sadia qualidade de vida**, impondo-se ao Poder Público e à coletividade o dever de defendê-lo e preservá-lo para as **presentes e futuras gerações.***[19] (negrito introduzido)

Ressalte-se a tendência positiva nos últimos anos de abrigar as questões de saúde e segurança dos trabalhadores e trabalhadoras sob a égide do **Direito Ambiental,** compreendendo que o ambiente de trabalho deve ser considerado como parte do meio-ambiente.[2-15] Esse entendimento doutrinário conta com argumentos extremamente consistentes, incluindo a sinalização dada na redação do art. 200 da Constituição Federal, onde são preconizadas as atribuições do Sistema Único de Saúde (SUS), que incluem no inciso "VII: colaborar na proteção do meio ambiente, **nele compreendido o do trabalho**".[19]

Essa interpretação tem desdobramentos extremante importantes, uma vez que a legislação infraconstitucional, como a **"Política Nacional do Meio Ambiente – PNMA"** (Lei Nº 6.938/81),[a] aliás, anterior à própria Constituição, traz consigo objetivos (como o da "proteção da dignidade da vida humana", por exemplo), conceitos, direitos e obrigações mais avançados do que os previstos no Direito do Trabalho. Quando aplicados em defesa da saúde e segurança de trabalhadores e trabalhadoras, esses elementos podem promover avanços significativos na chamada "cultura da prevenção".[3,12]

a Recomendamos que as citações de Leis, Decretos, Normas, Portarias etc. sejam verificadas na Internet. Elas não serão referenciadas aqui, ao longo do Capítulo.

Deveres e obrigações: quem são os responsáveis pela prevenção?

Frente às progressivas conquistas no campo dos **direitos humanos** e **direitos fundamentais,** ou **direitos humanos fundamentais** – conquistas ainda insuficientes e não devidamente efetivadas, especialmente em relação aos trabalhadores e trabalhadoras, cuja obtenção foi resultado de uma luta histórica – é crucial compreender que direitos implicam obrigações, deveres e responsabilidades. Nesse contexto, surge a pergunta: a quem cabe assegurar e garantir os direitos recentemente mencionados na seção anterior? Quem é responsável pela prevenção?

Veremos que existem papéis distintos e responsabilidades compartilhadas, e alguns desses papéis e responsabilidades estão claramente definidos na legislação nacional, devendo ser conhecidos e cumpridos. Abordaremos alguns desses atores.

Responsabilidades do Estado

No que se refere à **saúde**, a Constituição Federal assegura que "a saúde é direito de todos e **dever do Estado**". O próprio enunciado do art. 196 explicita a operacionalização deste "dever do Estado", que deve ocorrer "mediante **políticas sociais e econômicas que visem à redução do risco de doença e de outros agravos** e ao **acesso universal e igualitário às ações e serviços para sua promoção, proteção e recuperação**".[19] Basicamente, duas expressões operacionais poderosas.

A Lei Orgânica da Saúde (Lei Nº 8.080/90) reitera essa garantia e esclarece de maneira mais detalhada a responsabilidade do Estado:

> *Art. 2º A saúde é um direito fundamental do ser humano,* ***devendo o Estado prover as condições indispensáveis ao seu pleno exercício.***
> *§ 1º* ***O dever do Estado de garantir a saúde consiste na formulação e execução de políticas econômicas e sociais que visem à redução de riscos de doenças e de outros agravos e*** *no estabelecimento de condições que assegurem acesso universal e igualitário às ações e aos serviços para a sua promoção, proteção e recuperação.* (negritos acrescentados)

Contudo, há um segundo parágrafo no mesmo artigo da Lei Nº 8.080/90 que estabelece a responsabilidade compartilhada: "§ 2º O dever do Estado não exclui o das **pessoas**, da **família**, das **empresas e** da **sociedade**." (negrito acrescentado). Destaca-se, desde já, a introdução de um ator social até agora não mencionado: "empresa", mais adiante denominada **"empregador"**, entre outras denominações.

Posteriormente, o art. 200 da Constituição Federal, ao detalhar as atribuições do Sistema Único de Saúde (SUS), preconiza alguns de seus papéis e responsabilidades mais diretamente relacionados à defesa da saúde dos trabalhadores e das trabalhadoras, a saber:

> *Executar as ações de vigilância sanitária e epidemiológica, bem como as de saúde do trabalhador participar do controle e fiscalização da produção, transporte, guarda e utilização de substâncias e produtos psicoativos, tóxicos e radioativos.*
> *Colaborar na proteção do meio ambiente, nele compreendido o do trabalho.*

Já se percebe neste texto que o próprio papel do Estado, no que se refere à promoção e defesa da saúde dos trabalhadores e das trabalhadoras, é compartilhado. O SUS recebe atribuições e responsabilidades (que serão detalhadas e ampliadas posteriormente pela Lei Nº 8.080/90), mas há outros papéis do Estado que se estendem para áreas e campos além do SUS, ou até mesmo são negligenciados.

Em relação ao **meio ambiente**, a Constituição Federal de 1988 vincula o direito a deveres e obrigações, nos seguintes termos:

> *Art. 225. Todos têm direito ao meio ambiente ecologicamente equilibrado, bem de uso comum do povo e essencial à sadia qualidade de vida,* ***impondo-se ao Poder Público e à coletividade o dever de defendê-lo e preservá-lo para as presentes e futuras gerações.***[19] (negrito acrescentado)

Dois atores importantes são claramente identificados: o **"Poder Público"** e a **"coletividade"**, ou seja, todos nós!

Posteriormente, o próprio art. 225 preconiza que, para "assegurar a efetividade desse direito", cabe ao Poder Público, entre outras obrigações:

> *Controlar a produção, a comercialização e o emprego de técnicas, métodos e substâncias que comportem risco para a vida, a qualidade de vida e o meio ambiente.*
> *Promover a educação ambiental em todos os níveis de ensino e a conscientização pública para a preservação do meio ambiente.*

Talvez com menos visibilidade e alcance, caberia mencionar a Consolidação das Leis do Trabalho (CLT), ou seja, o antigo Decreto-Lei Nº 5.452/1943, que sofreu diversas modificações e ataques destrutivos ao longo do tempo (como a recente Lei Nº 13.467/2017, da "reforma trabalhista", ou melhor, da "contrarreforma" ou "desmanche" trabalhista). **No campo do trabalho, o papel do Estado é essencialmente normativo,** conforme preconizado em várias seções da CLT - sob títulos distintos, mas abordando temas essenciais para a vida e saúde dos trabalhadores e das trabalhadoras. Isso ocorre tanto no "Capítulo V – Da Segurança e da Medicina do Trabalho" (com redação dada pela Lei Nº 6.514,1977), quanto por meio de 38 **"Normas Regulamentadoras" (NR)** que regulamentam o art. 200 da CLT. Porém, optamos por não discorrer sobre o texto normativo mencionado, uma vez que se encontra em processo de revisão e mudanças, podendo ficar desatualizado. Sugerimos que o leitor procure na Internet as versões mais recentes das NR.

Responsabilidades do empregador ("empresa")

Pelo viés da atual **legislação trabalhista**, e considerando o Capítulo V da Consolidação das Leis do Trabalho (CLT), serão selecionados alguns artigos exemplificativos das responsabilidades e obrigações dos empregadores no campo da prevenção dos agravos à saúde relacionados ao trabalho (Quadro 41.3).

Pelo viés da **atual legislação previdenciária**, que aborda os "acidentes do trabalho", as "doenças profissionais" e as "doenças do trabalho" (Artigos 19 a 23 da Lei Nº 8.213/91), com destaque para o art. 19,

> *§ 1º A empresa é responsável pela adoção e uso das medidas coletivas e individuais de proteção e segurança da saúde do trabalhador.*
>
> *§ 2º Constitui contravenção penal, punível com multa, deixar a empresa de cumprir as normas de segurança e higiene do trabalho.*
>
> *§ 3º É dever da empresa prestar informações pormenorizadas sobre os riscos da operação a executar e do produto a manipular.*
>
> *§ 4º O Ministério do Trabalho e da Previdência Social fiscalizará e os sindicatos e entidades representativas de classe acompanharão o fiel cumprimento do disposto nos parágrafos anteriores, conforme dispuser o Regulamento.*

Quadro 41.3. Artigos selecionados da CLT, exemplificativos das responsabilidades e obrigações dos empregadores, no campo da prevenção dos agravos à saúde relacionados ao trabalho

Art. 162. As empresas, de acordo com normas a serem expedidas pelo Ministério do Trabalho, estarão obrigadas a manter **serviços especializados em segurança e em medicina do trabalho**.

Art. 163. Será obrigatória a constituição de **Comissão Interna de Prevenção de Acidentes e de Assédio (CIPA)**, em conformidade com instruções expedidas pelo Ministério do Trabalho e Previdência, nos estabelecimentos ou nos locais de obra nelas especificadas.

Art. 166. A empresa é obrigada a fornecer aos empregados, gratuitamente, **equipamento de proteção individual** adequado ao risco e em perfeito estado de conservação e funcionamento, sempre que as **medidas de ordem geral** não ofereçam completa proteção contra os riscos de acidentes e danos à saúde dos empregados.

Art. 168. Será obrigatório **exame médico**, por conta do empregador, nas condições estabelecidas neste artigo e nas instruções complementares a serem expedidas pelo Ministério do Trabalho:

Art. 169. Será obrigatória a **notificação das doenças profissionais e das produzidas em virtude de condições especiais de trabalho**, comprovadas ou objeto de suspeita, de conformidade com as instruções expedidas pelo Ministério do Trabalho.

Art. 191. A **eliminação ou a neutralização da insalubridade** ocorrerá:

I – Com a **adoção de medidas que conservem o ambiente de trabalho dentro dos limites de tolerância**;

II – Com a **utilização de equipamentos de proteção individual ao trabalhador, que diminuam a intensidade do agente agressivo a limites de tolerância**.

Art. 197. Os materiais e substâncias empregados, manipulados ou transportados nos locais de trabalho, quando perigosos ou nocivos à saúde, devem conter, no **rótulo**, sua **composição, recomendações de socorro imediato e o símbolo de perigo correspondente, segundo a padronização internacional**.

Fonte: Decreto-Lei Nº 5.452/1943, atualizado até julho de 2023. Atualizações posteriores deverão ser buscadas na Internet.

Esta seção poderia ser ampliada, mas optamos por avançar em direção ao *modo* de praticar a prevenção dos agravos à saúde relacionados ao trabalho.

Como atuar na prevenção dos agravos à saúde relacionados ao trabalho?

Para os fins práticos desejados por esta obra, partiremos do conceito de **"prevenção"**, conforme habitualmente utilizado no campo da Saúde, a saber:

> *Conjunto de medidas que visam promover a saúde, preservá-la ou restabelecê-la quando alterada, bem como minimizar os padecimentos ou sequelas. As medidas preventivas permitem evitar o aparecimento, o agravamento ou a propagação certas infecções ou doenças.*[20] (p. 625)

No campo da Saúde, as medidas preventivas são comumente classificadas em três níveis, embora haja quem as classifique em quatro ou mais níveis. Para os fins desta obra, adotaremos a classificação tradicional, em **três níveis**, a saber:

- **Prevenção primária:** quando se trata de prevenir a ocorrência do agravo à saúde.
- **Prevenção secundária:** quando se fazem o diagnóstico e a intervenção precoces, com o propósito de reverter, reduzir ou retardar o processo de determinada condição mórbida.
- **Prevenção terciária:** quando se minimizam os efeitos ou a incapacidade decorrente do agravo à saúde, já contraído, buscando, inclusive, a readaptação do paciente.

Entretanto, no âmbito da Patologia do Trabalho (e do Ambiente), é necessário aprofundar essa concepção básica das ideias de "prevenção". Isso se justifica, primeiro, pela complexidade intrínseca do tema; em segundo lugar, pela sua oportunidade, e, principalmente, pela responsabilidade inerente à execução e, como corolário, pela responsabilidade associada à omissão do que deveria ser feito (negligência), à execução inadequada (imperícia) ou à realização de algo que não deveria ser feito (imprudência). Em suma, é fundamental determinar a **quem** cabe realizar **o quê**, **quando**, **onde** e **por quê**. Nas próximas subseções, buscaremos os princípios norteadores, as orientações normativas e algumas diretrizes técnicas.

Princípios norteadores

Alguns "princípios" universais oriundos da Filosofia, da Bioética, Ciências Sociais, Filosofia do Direito e, de modo muito especial, do Direito Ambiental, podem ser evocados e utilizados como orientadores na prevenção dos agravos à vida e saúde dos trabalhadores e das trabalhadoras, quando gerados, agravados ou desencadeados pelo trabalho ou no ambiente de trabalho.

"Princípio da dignidade da pessoa humana"[21]

Enunciado logo no 1º Artigo da Constituição da República Federativa do Brasil, o **princípio da dignidade da pessoa humana** também é destacado em inúmeras constituições, declarações, códigos e tratados de ética de bioética, e Direito. O conteúdo conceitual e normativo do princípio da dignidade da pessoa humana está intrinsecamente relacionado à qualidade do ambiente, "onde o ser humano vive, mora, **trabalha**, estuda, pratica lazer, bem como o que ele come, veste etc."[5] (negrito acrescentado).

Prosseguimos com as palavras do Prof. Raimundo Simão de Melo,[10] para quem,

> *a **dignidade humana** é um valor moral e espiritual inerente à pessoa humana, o qual se manifesta na autodeterminação consciente e responsável da própria vida. Consubstancia-se o princípio da dignidade da pessoa humana na pretensão ao respeito por parte dos demais indivíduos da coletividade aos direitos fundamentais da pessoa como integrante de uma coletividade. Apresenta-se esse princípio em dupla concepção: como **direito individual protetivo**, em relação ao Estado e aos demais indivíduos, e como **dever fundamental** de tratamento igualitário dos homens entre si na sociedade. Significa que cada um deve respeitar seu semelhante da mesma forma como lhe assegura a Constituição Federal seja respeitado.*[10]

"Princípio da prevenção"

O mais evidente é o **"princípio da prevenção"**, que visa evitar a ocorrência de danos ao meio ambiente – incluindo o 'ambiente de trabalho' ou o 'meio ambiente do trabalho' – por meio da implementação de medidas cautelares antes da implantação de empreendimentos e atividades consideradas efetiva ou potencialmente poluidoras. Na literatura jurídica, o "princípio da prevenção" orienta estratégias para lidar com as consequências prejudiciais de certas atividades para o meio ambiente, consideradas **conhecidas**, ou seja, **antecipáveis**. Essas consequências são consideradas antecipáveis porque há "conhecimento científico" sobre elas, o que as torna passíveis de serem evitadas ou de terem seus efeitos mitigados por meio de decisões. O "princípio da prevenção", portanto, atua nos casos em que há "conhecimento científico" sobre as consequências de determinada atividade.[11,22]

"Princípio da precaução"

Muito próximo ao "princípio da prevenção" situa-se o **"princípio da precaução"**, que embasa decisões a serem tomadas quando a informação cientifica é insuficiente, inconclusiva ou incerta, e há condições de que os possíveis efeitos sobre o ambiente, a saúde das pessoas ou dos animais, ou a proteção vegetal possam ser potencialmente perigosos e incompatíveis com o nível de proteção escolhido".[11] O "princípio da precaução" possui uma longa tradição no direito ambiental, tanto nacional quanto internacional.[8] Sua formulação não está explicitamente na Constituição Federal, mas está presente em vários tratados no campo do Direito. Sua expressão mais precisa está no **Princípio Nº 15** da *"Declaração do Rio de Janeiro sobre Meio Ambiente e Desenvolvimento Sustentável"*:

> *Com a finalidade de proteger o meio ambiente, os Estados deverão aplicar amplamente o* ***critério de precaução*** *conforme suas capacidades. Quando houver perigo de dano grave ou irreversível, a falta de certeza científica absoluta não deverá ser utilizada como razão para que seja adiada a adoção de medidas eficazes em função dos custos para impedir a degradação ambiental.*[23]

Seguimos aqui a reflexão atribuída a Jean-Marc Lavieille, quando afirma que o princípio da precaução consiste em reconhecer que somos responsáveis pelo que sabemos, pelo que deveríamos ter sabido, mas também pelo que deveríamos duvidar.

"Princípio do poluidor-pagador"

O "princípio poluidor-pagador" impõe ao Estado o dever de estabelecer um tributo ao agente poluidor, seja usuário ou não de algum serviço público destinado a tratar a poluição. Como ensina Barbieri,[24] dois são os objetivos esperados da aplicação deste princípio. O primeiro é de natureza fiscal, relacionado à necessidade de arrecadar receita para custear os serviços públicos ambientais, evitando que os prejuízos causados pelos poluidores privados recaiam sobre a sociedade. O outro objetivo é de natureza extrafiscal, ou seja, ele cumpre melhor seu papel à medida que induz um **comportamento ambiental preventivo** por parte dos agentes privados. Este "princípio" também está explicitamente preconizado na *"Declaração do Rio de Janeiro sobre Meio Ambiente e Desenvolvimento Sustentável"*.[23]

Outra forma de explicar o "princípio do poluidor-pagador" foi utilizada por Maciel,[3] ao citar o Professor francês Michel Prieur: é o atendimento da premissa de que os custos sociais externos que acompanham a produção industrial, como o custo da poluição, devem ser internalizados, isto é, levados à conta dos agentes econômicos em seus custos de produção. "O princípio não objetiva, por certo, tolerar a poluição mediante um preço, nem se limita a compensar os danos causados, mas sim, precisamente, evitar o dano ao ambiente".[11]

Na área da Saúde e Segurança no Trabalho em nosso país, o conceito poluidor-pagador – ou "mau empregador-pagador" como propõe Maciel[3] – tem algumas expressões singelas no sistema de tarifação do Seguro contra Acidentes do Trabalho, e mais robustas nas "ações regressivas" cobradas pelo Instituto Nacional do Seguro Social (INSS), porém seu alcance poderia ser muito mais potente.[3,25]

"Princípio da participação"

O **Princípio Nº 10** da *"Declaração do Rio de Janeiro sobre Meio Ambiente e Desenvolvimento Sustentável"* ilumina um dos mais poderosos conceitos – o da participação –, também presente, de forma tímida, no discurso da Saúde e Segurança dos Trabalhadores. Atentemos para a força potencial de seu enunciado:

> ***A melhor maneira de tratar as questões ambientais é assegurar a participação, no nível apropriado, de todos os cidadãos interessados.*** *No nível nacional, cada indivíduo terá acesso adequado às informações relativas ao meio ambiente de que disponham as autoridades públicas, inclusive informações acerca de materiais e atividades perigosas em suas comunidades, bem como a oportunidade de participar dos processos decisórios. Os Estados irão facilitar e estimular a* ***conscientização*** *e a* ***participação popular****, colocando as informações à disposição de todos. Será proporcionado o acesso efetivo a mecanismos judiciais e administrativos, inclusive no que se refere a compensação e reparação de danos.*[23] (negrito introduzido)

Para Karen Artur,[4] ao discorrer sobre o tema "Saúde do Trabalhador: desafios da institucionalização de um direito humano", a adoção de uma concepção ampliada de saúde exige o reconhecimento institucionalizado dos trabalhadores como sujeitos políticos. "Portanto verifica-se a importância da discussão e da participação dos cidadãos, não apenas por meio das Comissões Intersetoriais de Saúde e demais espaços de controle social, mas também dentro das empresas e no próprio Judiciário".[4]

Com efeito, o alcance da **"participação dos trabalhadores"** nas áreas da Saúde e Segurança do Trabalho pode ser praticado em, pelo menos, quatro níveis progressivos, do menor ao maior:[26]

- **Informação:** é o nível mínimo indispensável (a desigualdade informativa torna impossível a participação).
- **Consulta:** contar com o ponto de vista dos trabalhadores, porém, mantendo o poder de decisão.
- **Negociação:** acordos específicos sobre questões que vinculam as partes (p. ex., convenções coletivas).
- **Codecisão:** mediante estruturas paritárias de decisão (máxima implicação dos trabalhadores).[26]

"Princípio responsabilidade" (Ver Box a seguir)

"PRINCÍPIO RESPONSABILIDADE" (Hans Jonas)[27]
(Texto originalmente escrito pelo filósofo e Professor Jelson Oliveira[28], para o *Dicionário de Saúde e Segurança do Trabalhador: conceitos – definições – história – cultura*, 2018.)

"Para o filósofo alemão Hans Jonas (1903-1993), o avanço do poder tecnológico e a constatação da fragilidade da vida inauguram uma nova dimensão da responsabilidade, que precisa ser assumida justamente porque contamos, no mundo moderno, com uma nova dimensão do poder: se todo poder exige responsabilidade, o aumento do poder exige o aumento da responsabilidade. Eis o diagnóstico que funda a obra principal de Jonas, "O princípio responsabilidade: ensaio de uma ética para a civilização tecnológica". A base dessa nova proposta ética é analisar "a natureza modificada do agir humano" e propor uma reflexão capaz de orientar as ações humanas, seja no sentido de evitar a aposta irresponsável, cujo dano pode ser irreversível, seja para explicitar o dever do homem contemporâneo diante das gerações futuras e do mundo extra-humano (elementos que são reconhecidos como duas das principais novidades da ética jonasiana). Trata-se, agora, de pensar uma ética que não esteja mais limitada [1] ao horizonte do antigo antropocentrismo (afinal, agora precisamos cuidar da vida como um todo); [2] da visão de neutralidade ética da natureza (os novos poderes elevam as possibilidades de que a ação humana interfiram de forma decisiva no mundo natural); [3] da constância da entidade "homem" (agora objeto da técnica reconfiguradora, embora sem uma imagem capaz de orientar essa tarefa); [4] o curto prazo do planejamento da ação (agora precisamos prever em longo prazo no tempo as consequências das nossas ações); e [5] ao círculo imediato da ação (hoje precisamos pensar nas gerações futuras).

A responsabilidade como princípio ético parte de uma antiga pergunta filosófica fundamental, formulada por Leibniz: "por que o Ser e não antes o nada?", a qual assume um novo sentido no cenário tecnológico: se temos o poder de destruir a vida como um todo, quais são os critérios capazes de nos impedir de fazê-lo; ou, em outras palavras, se podemos matar a vida, por que não o fazer; por que, afinal, a vida merece ser preservada e por que devemos orientar os nossos atos em direção à sua preservação? A ética proposta por Jonas adquire, portanto, uma base tanto ontológica quanto metafísica, na medida em que ela parte de uma pergunta sobre o Ser que se apresenta em sua forma viva, por assim dizer. É onde a sua ética se apoia em sua ontologia: a vida, segundo Jonas, diz sim a si mesma e, como é parte da história evolutiva do espírito, o ser humano é o único ser de responsabilidade porque ele é aquele que, tendo ascendido a graus superiores de espiritualidade, pode entender essa afirmação e assumir a sua responsabilidade sobre os demais, até porque ele se tornou um perigo para si e para as demais formas de vida.

Responsabilizar-se, assim, [1] significa reconhecer a vulnerabilidade da natureza e as novas dimensões de seu poder, [2] prever os danos possíveis e [3] alterar a sua ação a fim de evitá-los. Para tanto, a nova ética deve reunir o máximo de informações advindas das demais ciências, a fim de forjar um diagnóstico o mais preciso possível dos danos que atingem, no momento presente, a vida como um todo. Além disso, é preciso combater a ingenuidade das promessas do progresso tecnológico, que acabam forjando uma versão limitada e enganosa dos benefícios futuros das ações técnicas do presente; para isso é preciso dar preferência ao prognóstico negativo, por meio daquilo que Jonas chama de "heurística do temor", ou seja, em termos técnicos, o reconhecimento do *malum* deve ter preferência ao do *bonum*. Cabe à ética prever os efeitos distantes da ação técnica, operando por meio de "diagnósticos hipotéticos relativos ao que se deve esperar, ao que se deve incentivar ou ao que se deve evitar". Tal ética precisa mobilizar um sentimento de responsabilidade, capaz de orientar as ações do presente para que o mal futuro seja evitado: "o efeito final imaginado deve conduzir à decisão sobre o que fazer agora e ao que renunciar", algo que, afinal, "justifique a renúncia a um desejável efeito próximo em favor de um efeito distante", a fim de que ele não nos atinja jamais. Para Jonas a responsabilidade tem um horizonte maior do que a obrigação, na medida em que ela está amparada no valor da previsão: a "previsibilidade de certos usos e suas consequências" pode – e em boa parte dos casos, deve – aliás, levar a um "exercício negativo" da responsabilidade. Cabe a ele fazer um balanço entre essa "responsabilidade negativa" (não fazer algo em função de seus perigos) e a "responsabilidade positiva" ("servir, com a pesquisa, a fins benéficos, promotores da vida". Tal balanço traz à tona, evidentemente, a ambiguidade da ciência e com ela o cientista deve lidar: há nela tanto utilidade quanto risco de dano pois "todo poder é poder para ambas as coisas e amiúde provoca ambas sem a vontade de quem o exerce".

Jonas forja uma ética baseada num "dever primário com o Ser, em oposição ao nada", interpretado agora como o risco do nada absoluto, ou seja, o desaparecimento das várias formas de vida no planeta. Tal perspectiva leva à formulação de um novo imperativo, cujo cerne é a prudência e cuja formulação parte do dever de existir da própria humanidade no futuro: "aja de modo que os efeitos da tua ação sejam compatíveis com a permanência de uma autêntica vida humana sobre a Terra". A ética da responsabilidade pretende "deter o saque, a depauperação de espécies e a contaminação do planeta que estão se desenvolvendo a toda velocidade, prevenir um esgotamento de suas reservas, inclusive uma mudança insana no clima mundial causada pelo homem" e, para isso, ela propõe "uma nova austeridade em nossos hábitos de consumo" e uma nova parcimônia no uso e na aquisição de nossos poderes."

Fonte: Jelson Oliveira, 2018.[28]

Normas legais e diretrizes técnicas internacionais

Convenções e Recomendações da Organização Internacional do Trabalho[29]

Em matéria de princípios gerais de prevenção, que visam à redução e à eliminação da insalubridade, penosidade e da periculosidade do trabalho (ou no trabalho), de abrangência internacional, destacam-se as **Convenções e Recomendações** da Organização Internacional do Trabalho (OIT), muitas das quais já vigentes no Brasil, na medida em que, no caso das "convenções", foram adotadas pelo país por meio de decreto legislativo.

Com este propósito, e seguindo, aproximadamente, a cronologia das Convenções da OIT, inicia-se pela **Convenção Nº 139**, que tem mais de 50 anos, sobre a **"Prevenção e Controle de Riscos Profissionais Causados pelas Substâncias ou Agentes Cancerígenos"** (1974), ratificada pelo Brasil, em 1986 (Decreto Nº 157, 2/7/1991).

Enfocando a questão da prevenção do câncer relacionado ao trabalho, a **Convenção Nº 139** da OIT estabelece, em seu Artigo 1º, que "todo Membro que ratifique a presente Convenção deverá determinar, periodicamente, as substâncias e agentes cancerígenos aos quais estará *proibida a exposição no trabalho, ou sujeita a autorização ou controle*, e aqueles a que se devam aplicar outras disposições da presente Convenção"[29] (grifo introduzido).

Estas disposições são ampliadas no Artigo 2º da Convenção: "Todo Membro que ratifique a presente Convenção deverá procurar de todas as formas *substituir as substâncias e agentes cancerígenos* a que possam estar expostos os trabalhadores durante seu trabalho, por substâncias ou agentes não cancerígenos ou por substâncias ou agentes menos nocivos. Na escolha das substâncias ou agentes de substituição, deve-se levar em conta suas propriedades cancerígenas, tóxicas e outras"[29] (grifo introduzido).

Como se pode notar claramente, não se convive com a "insalubridade", muito menos se gratifica ou compensa financeiramente a convivência com a "insalubridade". Neste instrumento da OIT, utilizam-se, na verdade, posições mais fortes e radicais, a saber: "proibição da exposição", "autorização da exposição", "controle da exposição", e a busca de todas as formas de "substituição" das substâncias e agentes cancerígenos por agentes não cancerígenos ou por agentes menos nocivos.

Nesta mesma linha destacam-se os preceitos da **Convenção Nº 148** da OIT, sobre **"Proteção dos Trabalhadores Contra os Riscos Profissionais Devidos à Contaminação do Ar, ao Ruído e às Vibrações no Local de Trabalho"**, de 1977, ratificada pelo Brasil, em 1986 (Decreto Nº 93.413, 15/10/1986).

Saliente-se que a Convenção é clara quando, entre as "disposições gerais", estabelece que "a legislação nacional deverá dispor sobre a adoção de medidas no local de trabalho, para *prevenir e limitar os riscos profissionais* devidos à contaminação do ar, ao ruído e às vibrações e para proteger os trabalhadores contra tais riscos." (grifo introduzido)

Ao enunciar as "medidas de prevenção e de proteção" (Parte III da Convenção), o instrumento da OIT, ratificado pelo Brasil, é explícito:

> *Na medida do possível, dever-se-á eliminar todo risco devido à contaminação do ar, ao ruído e às vibrações no local de trabalho:*
> *a) mediante <u>medidas técnicas</u> aplicadas às novas instalações e aos novos métodos de sua elaboração ou de sua instalação, ou mediante medidas técnicas aduzidas às instalações ou operações existentes, ou quando isto não seja possível,*
> *b) mediante <u>medidas complementares</u> de organização do trabalho.*[29] (grifos introduzidos)

Mais adiante, em seu Artigo 11, a **Convenção Nº 148** da OIT determina:

> *Quando, por razões médicas, seja desaconselhável a permanência de um trabalhador em uma função sujeita à exposição à contaminação do ar, ao ruído ou às vibrações, deverão ser adotadas todas as medidas compatíveis com a prática e as condições nacionais para* ***transferi-lo para outro emprego adequado, ou para assegurar-lhe a manutenção de seus rendimentos, mediante prestações da previdência social, ou por qualquer outro meio****.*
> *As medidas tomadas para aplicar a presente Convenção* ***não deverão afetar desfavoravelmente os direitos dos trabalhadores*** *previstos na legislação sobre a previdência social ou seguros sociais.*[29] (grifos introduzidos)

Percebe-se aqui, também, que os enfoques enunciados pela **Convenção Nº 148**, longe de contemporizarem a convivência com o perigo e o risco – mesmo que se gratifiquem os trabalhadores expostos – são fortes e radicais, e não poderiam ser, no caso brasileiro, tomados de forma mais leve: "prevenir e limitar os riscos profissionais", "eliminar o risco", "adotar medidas técnicas", "adotar medidas complementares de organização do trabalho", "transferir para outro emprego adequado" (sem ônus para o trabalhador), entre outras.

Não são diferentes as determinações da **Convenção Nº 155** da OIT, sobre **"Segurança e Saúde dos Trabalhadores e o Meio Ambiente de Trabalho"**, de 1981, ratificada pelo Brasil, em 1994 (Decreto Nº 1.254, 29/9/1994).

Neste sentido, estabelece a **Convenção Nº 155** da OIT que, em nível das empresas:

> *Deverá ser exigido dos empregadores que, na medida do que for razoável e possível, garantam que os <u>locais de trabalho</u>, o <u>maquinário</u>, os <u>equipamentos</u> e as*

> *operações e processos que estiverem sob seu controle são seguros e não envolvem risco algum para a segurança e a saúde dos trabalhadores.*
> *Deverá ser exigido dos empregadores que, na medida do que for razoável e possível, garantam que os agentes e as substâncias químicas, físicas e biológicas que estiverem sob seu controle não envolvem riscos para a saúde, quando tomadas medidas de proteção adequadas.*[29] (grifos introduzidos)

Como ações a serem tomadas em nível nacional, a **Convenção Nº 155** da OIT determina que:

> *(...) a autoridade ou as autoridades competentes deverão garantir a realização progressiva das seguintes tarefas:*
> *a) A determinação, quando a natureza e o grau de risco assim o requererem, das condições que regem a concepção, a construção e o acondicionamento das empresas, sua colocação em funcionamento, as transformações mais importantes que forem necessárias e toda modificação dos seus fins iniciais, assim como a segurança do equipamento técnico utilizado no trabalho e a aplicação de procedimentos definidos pelas autoridades competentes.*
> *b) A determinação das* ***operações e processos que serão proibidos, limitados ou sujeitos à autorização*** *ou ao* ***controle*** *da autoridade, ou autoridades competentes, assim como a determinação das* ***substâncias e agentes aos quais estará proibida a exposição ao trabalho, ou bem limitada, ou sujeita à autorização ou ao controle da autoridade, ou autoridades competentes; deverão ser levados em consideração os riscos para a saúde decorrentes da exposição simultânea a diversas substâncias ou agentes.***[29] (grifos introduzidos)

Percebe-se que também na **Convenção Nº 155** da OIT são utilizados conceitos fortes, como "locais de trabalho, maquinário, equipamentos, operações e processos (...) seguros e que não envolvem risco algum para a segurança e a saúde dos trabalhadores"; "agentes e substâncias químicas e biológicas [que] não envolvem riscos para a saúde, quando tomadas medidas de proteção adequadas"; "operações e processos proibidos, limitados ou sujeitos à autorização ou ao controle da autoridade"; "exposição proibida ou limitada" e, por último, mas não menos importante, os "riscos para a saúde, decorrentes da exposição simultânea a diversas substâncias ou agentes". Que pauta ambiciosa e ousada, quando comparada com a pobreza de enfoques conservadores e de monetização do risco, ainda remanescentes em nosso meio, principalmente na CLT e na NR-15!

Nesta mesma linha está a **Convenção Nº 170** da OIT, que trata da **"Segurança na Utilização de Produtos Químicos no Trabalho"**, de 1990, ratificada pelo Brasil, em 1998 (Decreto Nº 2.657, 3/7/1998).

Esta Convenção da OIT determina que:

> *...é essencial prevenir as doenças e os acidentes causados pelos produtos químicos no trabalho ou reduzir a sua incidência;*
> *a) Garantindo que todos os produtos químicos sejam avaliados a fim de se determinar o perigo que representam;*
> *b) (...)*
> *c) Proporcionando aos trabalhadores informações sobre os produtos químicos utilizados nos locais de trabalho, bem como as medidas adequadas de prevenção que lhes permitam participar eficazmente dos programas de proteção, e*
> *d) Estabelecendo as orientações básicas desses programas, para garantir a utilização dos produtos químicos em condições de segurança.*[29]

Sobre as medidas de "**controle operacional**", assim determina a **Convenção Nº 170** da OIT:

> *1. Os empregadores deverão* ***avaliar os riscos oriundos*** *da utilização de produtos químicos no trabalho, e* ***assegurar a proteção dos trabalhadores*** *contra estes riscos, pelos meios apropriados, e especialmente:*
> *a) Escolhendo os* ***produtos químicos que eliminem ou reduzam ao mínimo o grau de risco.***
> *b) Elegendo* ***tecnologia*** *que elimine ou reduza ao mínimo o grau de risco.*
> *c) Aplicando medidas adequadas de* ***controle técnico.***
> *d) Adotando* ***sistemas e métodos de trabalho*** *que eliminem ou reduzam ao mínimo o grau de risco.*
> *e) Adotando medidas adequadas de* ***higiene do trabalho.***
> *f) Quando as medidas que acabam de ser enunciadas não forem suficientes, facilitando, sem ônus para o trabalhador,* ***equipamentos de proteção pessoal e roupas protetoras****, assegurando a adequada manutenção e zelando pela utilização desses meios de proteção.*

> 2. *Os empregadores deverão:*
>
> *a)* ***Limitar a exposição*** *aos produtos químicos perigosos, para proteger a segurança e a saúde dos trabalhadores.*
>
> *b) Proporcionar os primeiros socorros.*
>
> *c) Tomar medidas para enfrentar situações de emergência.* (grifos introduzidos).[29]

Ressalte-se, ainda, que a **Convenção Nº 170** da OIT dispõe sobre a questão da "informação e formação", com quatro obrigações explícitas dos empregadores; sobre a questão da "cooperação" entre empregadores e trabalhadores, sobre a questão dos "direitos dos trabalhadores e seus representantes", com quatro tópicos e vários desdobramentos, todos de interessante qualidade.

É quase redundante salientar, uma vez mais, as "palavras-chaves" que estão nestes enunciados, posto que elas contêm conceitos, enfoques, estratégias e providências práticas que necessariamente deveriam ser adotados no âmbito das organizações de trabalho no Brasil, individualmente, como em âmbito nacional, como resultado de um processo participativo que vise ao aperfeiçoamento das atuais normas de Saúde e Segurança do Trabalho em nosso país.

Para completar esta vista panorâmica dos principais instrumentos internacionais norteadores da "prevenção" dos agravos à saúde relacionados ao trabalho, fazemos menção à **Convenção Nº 187 – "Convenção sobre o quadro promocional para a segurança e a saúde no trabalho"**, de 2006, infelizmente ainda não ratificada pelo Brasil.

Resumidamente, este instrumento internacional preconiza que cada país que ratificar a referida Convenção, se comprometa a:

> *promover a melhoria contínua da segurança e da saúde no trabalho de modo a* ***prevenir as lesões e doenças profissionais, bem como as mortes no trabalho****, desenvolvendo, em consulta com as organizações de empregadores e de trabalhadores mais representativas, uma* ***política nacional****, um* ***sistema nacional*** *e um* ***programa nacional****.*[29] (negritos acrescentados)

A **Convenção Nº187** da OIT estimula o desenvolvimento de uma **"cultura nacional de prevenção em matéria de segurança e de saúde"**, isto é,

> *... uma cultura em que* ***o direito a um ambiente de trabalho seguro e saudável seja respeitado a todos os níveis****, em que o Governo, os empregadores e os trabalhadores colaborem ativamente para assegurar um* ***ambiente de trabalho seguro e saudável*** *através de um* ***sistema de direitos, de responsabilidades e de deveres*** *definidos e em que seja atribuída a mais elevada prioridade ao* ***princípio da prevenção****.*[29] (negritos introduzidos)

Mais explícito é impossível. Porém, não apenas esta Convenção da OIT, de 2006, ainda não foi ratificada pelo Brasil, como as evidências estatísticas e factuais mostram que nosso país está, ainda, muito distante de tornar real a vigência de referida cultura, de forma estruturada, institucionalizada e sustentada.[2,12]

Diretivas da União Europeia

Em matéria de princípios gerais de prevenção, que visam à redução e à eliminação da insalubridade, penosidade e da periculosidade do trabalho (ou no trabalho), de abrangência internacional, destaca-se a **Diretiva 89/391/CEE, do Conselho das Comunidades Europeias, de 12 de Junho de 1989, "relativa à aplicação de medidas destinadas a promover a melhoria da segurança e da saúde dos trabalhadores no trabalho"**. Essa diretiva estabeleceu, entre outras "obrigações das entidades patronais", aquilo que foi denominado **"princípios gerais de prevenção"**, os quais são aqui resgatados, dada sua perenidade, universalidade e aplicabilidade sem fronteiras.

Com efeito, os "**princípios gerais de prevenção**" (de obrigação patronal) foram não apenas listados, mas também dispostos em ordem de prioridade (Quadro 41.4).

Quadro 41.4. "Princípios gerais de prevenção", em ordem decrescente de prioridade de aplicação, segundo a Diretiva Europeia 89/391[30]
a) Evitar riscos.
b) Avaliar os riscos que não podem ser evitados.
c) Combater os riscos na origem.
d) Adaptar o trabalho ao homem, especialmente no que se refere à concepção dos postos de trabalho, bem como à escolha dos equipamentos de trabalho e dos métodos de trabalho e de produção, tendo em vista, especificamente, atenuar o trabalho monótono e o trabalho cadenciado, e reduzir os efeitos destes sobre a saúde.
e) Ter em conta o estádio de evolução da técnica.
f) Substituir o que é perigoso pelo que é isento de perigo ou menos perigoso.
g) Planejar a prevenção com um sistema coerente, que integre a técnica, a organização do trabalho, as condições de trabalho, as relações sociais e a influência dos fatores ambientais no trabalho.
h) Dar prioridade às medidas de proteção coletiva, em relação às medidas de proteção individual.
i) Dar instruções adequadas aos trabalhadores.

Fonte: OSHA.EUROPA.[30]

Normas legais e diretrizes técnicas nacionais

No Brasil, a abordagem da prevenção de agravos à saúde de trabalhadores e trabalhadoras, de origem laboral, é tratada em várias esferas, desde a Constituição Federal de 1988, passando pela legislação infraconstitucional até o nível normativo e regulamentador (de responsabilidade do Poder Executivo), nem sempre complementares, quando não, conflituosas ou superpostas. Por exemplo, pela legislação da **Saúde**, como a Lei Nº 8.080/90 e as matérias tratadas em decretos, portarias etc.; pela legislação do **Trabalho,** como a CLT (Decreto-Lei Nº 5.452/1943, com as inúmeras modificações ocorridas ao longo de 80 anos) e as Normas Regulamentadoras (NR) de Segurança e Saúde no Trabalho, preconizadas no art. 200 da CLT; pela **Previdência Social**, como a Lei Nº 8.213/91, o Decreto 3.048/99 (e seus sucedâneos) e inúmeras Instruções Normativas do Instituto Nacional do Seguro Social (INSS); pela **legislação ambiental**, como a Lei Nº 6.938/81, muitos decretos, e sobretudo, dezenas de Resoluções do Conselho Nacional do Meio Ambiente (CONAMA), direta ou indiretamente relacionadas com a prevenção de riscos ambientais no trabalho, entre outros instrumentos normativos, técnicos e operacionais, emitidos por todas as esferas aqui mencionadas.

Em meio a este verdadeiro *cipoal* legislativo, normativo e regulamentador, que também deveria incluir legislações estaduais e municipais (algumas delas extremamente avançadas e mais restritivas que a legislação federal), optamos por dar destaque, neste capítulo, ao documento da **"Política Nacional de Segurança e Saúde no Trabalho"**[31] (PNSST) (Decreto Nº 7.602/11) e ao documento da **"Política Nacional de Saúde do Trabalhador e da Trabalhadora"**[32] (Portaria MS Nº 1.823/12), por conterem as expressões relativamente mais avançadas – em matéria conceitual e operacional – de prevenção dos agravos à saúde de trabalhadores e trabalhadoras, vigentes em nosso país.

Do documento da **PNSST"**,[31] assinado pela então Presidente da República, destacamos os ***objetivos***, pois eles contêm ideias-força importantes para os propósitos desta discussão:

> *...a* ***promoção da saúde e a melhoria da qualidade de vida do trabalhador e a prevenção de acidentes e de danos à saúde*** *advindos, relacionados ao trabalho ou que ocorram no curso dele, por meio da* ***eliminação ou redução dos riscos nos ambientes de trabalho.***[31] (negritos introduzidos)

Além disso, destacam-se alguns ***princípios*** importantes desta política, como a "universalidade", "prevenção", "precedência das ações de promoção, proteção e prevenção sobre as de assistência, reabilitação e reparação", "diálogo social" e "integralidade".

Do documento da **"Política Nacional de Saúde do Trabalhador e da Trabalhadora – PNSTT"**,[32] assinado pelo então Ministro da Saúde, extraímos o ***propósito*** desta política, que traz novos elementos para a nossa reflexão:

> *... definir os princípios, as diretrizes e as estratégias a serem observados pelas três esferas de gestão do Sistema Único de Saúde (SUS), para o desenvolvimento da* ***atenção integral à saúde do trabalhador, com ênfase na vigilância, visando a promoção e a proteção da saúde dos trabalhadores e a redução da morbimortalidade decorrente dos modelos de desenvolvimento e dos processos produtivos.***[32] (negritos introduzidos)

Além disso, é importante destacar o enunciado de alguns de seus ***princípios*** e ***diretrizes*** essenciais: "universalidade", "integralidade", "participação da comunidade, dos trabalhadores e do controle social", "descentralização", "hierarquização", "equidade" e "precaução".

No documento da PNSTT, destaca-se a relevância dada à articulação entre **ações individuais** de assistência e recuperação de agravos com **ações coletivas** de promoção, prevenção e vigilância dos ambientes, processos e atividades de trabalho, assim como intervenções nos fatores determinantes da saúde dos trabalhadores, como explicitado no art. 6º do documento de política. O conceito de 'trabalho' é ampliado para incluir ambientes, processos e atividades, ao mesmo tempo em que se aprimora o foco das intervenções, atribuindo responsabilidades ao Poder Público por meio do SUS.

Como política pública, reforça-se a universalidade de seu alcance no artigo 7º, identificando pessoas e grupos prioritários e mais vulneráveis. Explicitamente, trabalhadores e trabalhadoras inseridos em atividades ou em relações informais e precárias de trabalho; pessoas em atividades de mais elevado risco para a saúde; pessoas submetidas a formas nocivas de discriminação, ou trabalho infantil são consideradas prioritárias. Isso é feito na perspectiva de superar desigualdades sociais e de saúde, buscando a equidade na atenção.

Atuar na prevenção é dever deontológico

Atuar na prevenção dos agravos à saúde relacionados ao trabalho é dever do Estado; é dever da sociedade, como um todo; é dever dos empregadores ("empresas", "empreendimentos", "organizações" etc.), com a participação dos trabalhadores; e é atribuição precípua de distintas profissões, sobretudo quando elas estão vinculadas, contratualmente, a Serviços de Saúde e Segurança no Trabalho (ou denominações equivalentes). Veremos aqui, como a Convenção Nº 161 da OIT, sobre **"Serviços de Saúde no Trabalho"** (1985), ratificada pelo Brasil, prioriza a prevenção, e a identifica como razão principal de ser destes Serviços.[29]

Para a OIT, de acordo com a Convenção Nº 161, o termo 'Serviços de Saúde no Trabalho' designa um serviço investido de **funções essencialmente preventivas** e encarregado de aconselhar o empregador, os trabalhadores e seus representantes na empresa em apreço, sobre: I) os requisitos necessários para **estabelecer e manter um ambiente de trabalho seguro e salubre**, de molde a **favorecer uma saúde física e mental ótima em relação com o trabalho**; II) a adaptação do trabalho às capacidades dos trabalhadores, levando em conta seu estado de sanidade física e mental.[29]

A Convenção Nº 155 da OIT, ratificada pelo Brasil em 1990 e promulgada em 1991, destaca as funções fundamentais desses serviços, reforçando sua importância na prevenção de riscos à saúde relacionados ao trabalho (Quadro 41.5).

Em princípio, a obrigatoriedade patronal de constituir e manter **'Serviços de Saúde no Trabalho'**, conforme conceituados pela Convenção Nº 161 da OIT, está explícita na legislação trabalhista brasileira, mais precisamente no artigo 162 da Consolidação das Leis do Trabalho (CLT), que deu origem à **Norma Regulamentadora Nº 4**, intitulada **"Serviços Especializados em Segurança e em Medicina do Trabalho" (SESMT)**. A NR-4 estabelece a obrigatoriedade de contratação de profissionais da área de segurança e saúde do trabalho, de acordo com o número de empregados e a natureza dos riscos da atividade econômica da empresa. Os profissionais integrantes do SESMT são os responsáveis técnicos pela elaboração, planejamento e aplicação dos conhecimentos das profissões de Saúde e Segurança no Trabalho (ou denominações similares) nos ambientes laborais, visando garantir a integridade física e a saúde dos trabalhadores.

Atuar na prevenção, enquanto **dever profissional** (deontológico), está também no cerne da própria conceituação e nos objetivos da "Saúde no Trabalho" ("Occupational Health"), conforme revisado recentemente pelo Comitê Misto OIT/OMS de "Saúde no Trabalho" (Quadro 41.6).

Por último, mas não menos importante, a atuação em prevenção, vista como dever profissional (deontológico), pode ser inferida a partir do texto do **"Código Internacional de Ética das Profissões de Saúde no Trabalho"**, da Comissão Internacional de Saúde no

Quadro 41.5. Funções dos 'Serviços de Saúde no Trabalho', segundo a Convenção nº 155 da OIT (1985), ratificada pelo Brasil[29]

a) identificar e avaliar os riscos para a saúde, presentes nos locais de trabalho.
b) vigiar os fatores do meio de trabalho e as práticas de trabalho que possam afetar a saúde dos trabalhadores, inclusive as instalações sanitárias, as cantinas e as áreas de habitação, sempre que esses equipamentos sejam fornecidos pelo empregador.
c) prestar assessoria quanto ao planejamento e à organização do trabalho, inclusive sobre a concepção dos locais de trabalho, a escolha, a manutenção e o estado das máquinas e dos equipamentos, bem como sobre o material utilizado no trabalho;
d) participar da elaboração de programas de melhoria das práticas de trabalho, bem como dos testes e da avaliação de novos equipamentos no que concerne aos aspectos da saúde.
e) prestar assessoria nas áreas da saúde, da segurança e da higiene no trabalho, da ergonomia e, também, no que concerne aos equipamentos de proteção individual e coletiva.
f) acompanhar a saúde dos trabalhadores em relação com o trabalho.
g) promover a adaptação do trabalho aos trabalhadores.
h) contribuir para as medidas de readaptação profissional.
i) colaborar na difusão da informação, na formação e na educação nas áreas da saúde e da higiene no trabalho, bem como na da ergonomia.
j) organizar serviços de primeiros socorros e de emergência.
k) participar da análise de acidentes de trabalho e das doenças profissionais.

Fonte: OIT.[29]

Quadro 41.6. "Objetivos da Saúde no Trabalho", segundo o Comitê Misto OIT-OMS (1950, atualizado em 1995)

"A Saúde no Trabalho deveria objetivar: (i) a promoção e manutenção do mais alto grau de bem-estar físico, mental e social dos trabalhadores em todas as profissões; (ii) a prevenção, entre os trabalhadores, dos desvios de saúde causados pelas condições de trabalho; (iii) a proteção dos trabalhadores, em seus empregos, dos riscos resultantes de fatores adversos à saúde; (iv) a colocação e a manutenção do trabalhador adaptadas às aptidões fisiológicas e psicológicas, em suma: a **adaptação do trabalho ao homem e de cada homem a sua atividade**.

O principal foco da Saúde no Trabalho deve estar direcionado para **três objetivos**:

(1) a **manutenção e promoção da saúde** dos trabalhadores e de sua capacidade de trabalho;

(2) o **melhoramento das condições de trabalho**, para que elas sejam compatíveis com a saúde e a segurança;

(3) o desenvolvimento de culturas empresariais e de organizações de trabalho que contribuam com a saúde e segurança e promovam um clima social positivo, favorecendo a melhoria da produtividade das empresas. O conceito de cultura empresarial, neste contexto, refere-se a sistemas de valores adotados por uma empresa [organização] específica. Na prática, ele se reflete nos **sistemas e métodos de gestão, nas políticas de pessoal, nas políticas de participação, nas políticas de capacitação e treinamento e na gestão da qualidade**."

Fonte: ICOH, 2014.[33]

Trabalho (ICOH), em sua versão de 2014.[33] Muitas são as referências à natureza preventiva do trabalho desses profissionais, e, dentre a abundância de orientações deontológicas focadas na prevalência da prevenção, selecionamos o item 11 do referido Código Internacional de Ética, assim enunciado:

> *Nunca é demais enfatizar que* ***o propósito central do exercício da Saúde no Trabalho é a prevenção primária dos acidentes do trabalho e das doenças relacionadas ao trabalho****. Tal exercício deveria ser executado sob condições controladas e dentro de um contexto organizacional, envolvendo Serviços de Saúde no Trabalho competentes, universalmente acessíveis para todos os trabalhadores. Esta prática deve ser relevante, baseada no conhecimento, correta do ponto de vista científico, ético e técnico, e apropriada às condições de risco ocupacional na empresa e às necessidades de Saúde no Trabalho da população trabalhadora em questão.*[33] (negrito acrescentado)

No Código, este enunciado é reiterado adiante, nos seguintes termos: "o objetivo primário do exercício da Saúde no Trabalho é o de salvaguardar e promover a saúde dos trabalhadores, promover um ambiente de trabalho seguro e saudável, proteger a capacidade de trabalho dos trabalhadores e seu acesso ao emprego". Prossegue o texto, afirmando que "os *deveres* dos profissionais de Saúde no Trabalho incluem a **proteção da vida e da saúde do trabalhador**, respeitando a **dignidade humana** e promovendo os mais elevados princípios éticos na implementação de políticas e programas de Saúde no Trabalho".[33]

Mesmo abreviando aqui o detalhado texto do "Código Internacional de Ética das Profissões de Saúde no Trabalho" da ICOH, amplamente referenciado no mundo inteiro, é muito claro que atuar na **prevenção** dos agravos à saúde relacionados ao trabalho é a mais importante missão de todas as pessoas que pretendem exercer as profissões dos campos e áreas dedicadas à promoção, proteção e cuidado da saúde de trabalhadores e trabalhadoras.

Notas para caminhos da prevenção apoiada na noção de segurança sistêmica[b]

Simultaneamente ao desenvolvimento histórico dos princípios gerais de prevenção discutidos até aqui, aconteciam importantes mudanças no mundo do trabalho e em abordagens conceituais aplicadas ao campo da prevenção.

b Seção escrita pelo Prof. Ildeberto Muniz de Almeida.

A partir de 1950, estaria instalado ciclo de capital monopolista, tendo como mais frequentes as *doenças do trabalho atípicas*, as mesmas mais prevalentes na população em geral – cardiovasculares, psicossomáticas e distúrbios mentais. A organização do trabalho é apontada como elemento central da explicação formulada pelo campo da Saúde do Trabalhador para esse perfil de morbidade e, atualmente, é marcada pela grande penetração das tecnologias de informática nos processos de trabalho e pelo aumento do trabalho em condições precárias, como o trabalho em tempo parcial, sem vínculos de emprego, subemprego ou sob desemprego franco.[34]

Essa realidade também afeta a acidentalidade e questiona: Para onde vai a prevenção?

Em 1970, foram propostas 10 *estratégias de prevenção de Haddon*,[35] depois organizadas em *matriz fase/fator*. Em essência, elas explicam acidentes como resultados da falta e–/ou falha das *barreiras* contra ameaças presentes no sistema.

As dez estratégias de barreiras contra acidentes são:

- Evitar a criação da ameaça.
- Reduzir a energia ou nocividade formada.
- Evitar a liberação da ameaça.
- Modificar a taxa de liberação ou distribuição espacial da ameaça.
- Separar – no tempo e no espaço – a ameaça das estruturas suscetíveis, vivas ou inanimadas.
- Separar – interpondo barreira física – a ameaça e o trabalhador.
- Modificar qualidades básicas da ameaça (superfícies, partes etc.) que podem contatar expostos visando dissipar energia na área.
- Aumentar a resistência do trabalhador às lesões.
- Iniciar combate aos danos limitando sua continuidade e extensão.
- Estabilizar, tratar e reabilitar trabalhadores.

A *matriz fase-fator de Haddon* mistura as fases pré-evento, evento e pós-evento, da prevenção com os conceitos de hospedeiro, agente e interface ambiental, construindo alvos para intervenções de Saúde Pública. As estratégias são então trabalhadas em função da fase de aplicaçao e seu uso em Saúde Pública continua sendo considerado útil.[36]

Nas últimas décadas o diálogo com as Ciências Sociais enriqueceu a visão de prevenção. *Desastres feitos pelo homem*[37] foram descritos como fenômenos sociotécnicos, explorados com a noção de complexidade interativa como *acidentes normais*,[38] com *modelos de acidentes organizacionais* com origens incubadas na história de sistemas.[39,40] Esses novos olhares trazem novas compreensões sobre o *acidente como fenômeno sistêmico* e ensejam caminhos para a prevenção, não propostos por Haddon.

A noção de *ceticismo estruturado* foi apontada como caminho para a prevenção em sistemas complexos.[41] A exploração de condições latentes e incubadas, historicamente enraizadas nos sistemas, foi destacada como essencial para a prevenção. Conceitos como *modelo de acidentes, análise do trabalho habitual, análise de barreiras (revisitado)*,[42] *análise de mudanças*,[43] *gestão cognitiva dinâmica (compromisso cognitivo), cognição situada*[44] e outros já utilizados em estudos de acidentes, como os de *normalização de desvios*[45], *migração de sistemas para acidentes*,[46] *armadilhas cognitivas, trabalho impedido* etc. passam a ser usados como guias de coleta e interpretação de dados, ensejando explicações da dimensão humana em acidentes, radicalmente diferentes daquelas de abordagens comportamentalistas centradas no indivíduo e na atribuição de culpas. Análises apoiadas nesses conceitos resultam em conclusões que apontam novos caminhos a serem adotados na prevenção.[47-49]

A arquitetura de segurança, que já pedia *redundância* e *diversidade* de barreiras, precisa incluir respeito às características da cognição humana; facilitar a compreensão do estado de funcionamento do sistema; compreender o papel positivo dos erros na aprendizagem, facilitando sua detecção e recuperação apoiada no conhecimento dos operadores mais experientes. A participação de trabalhadores nas decisões do sistema, em especial aquelas relativas a inovações tecnológicas e organizacionais, ganha importância crescente e precisa estar assegurada nos princípios legais. Isto se aplica ao *direito de saber*; *direito de acesso à informação* sobre novos riscos criados no desenvolvimento histórico dos sistemas, e no *direito agir em defesa da sua saúde*.

> *Trabalhadores necessitam mais do que o direito de saber; conhecimento sobre ameaças não basta para eliminá-las. Trabalhadores precisam do direito de agir: conduzir suas próprias inspeções de locais de trabalho, interromper a produção quando existem perigos iminentes e exigir melhorias quando necessárias. Além disso, trabalhadores que se recusam a trabalhar em situações perigosas devem ser protegidos contra demissões e discriminações no trabalho.*[50]

Revisitada, a *análise de barreiras* deve considerar o seu *ciclo de vida* incluindo concepção, montagem/fabricação, operação e manutenção, e também a noção de *barreira ideal*, entendida como aquela que detecta indícios, diagnostica situações, age automaticamente e se automonitora.

As noções de *vigilância em saúde* (VISA) e de '*gravata-borboleta*' dialogam com as três dimensões – pré-evento ou antecedentes, evento ou exposições e pós-evento ou consequentes – já citadas, e ajudam a compreender as principais mudanças preconizadas em intervenções de prevenção. A perspectiva da integralidade ressalta a necessidade de prevenção com atuação nessas três dimensões, vistas em suas novas natureza e perímetro.[43]

Merece destaque a extensão/mudança do perímetro da análise de antecedentes tardios, que vai de escolhas gerenciais, organizacionais, até macrodeterminantes ou causas, ligados às decisões políticas que criam *sistemas sociotécnicos e ambientais* (SSTA), com novas ameaças e perigos para a sociedade, com ou sem propostas da necessária regulamentação.

Le Coze[51] comparou desastres ocorridos nos anos 1980-1990 com eventos de mesmo tipo ocorridos nos anos 2000, destacando que, apesar do aparente *dejá vu*, era preciso considerar que a complexidade recente traz marcas dos novos tempos de *globalização*. Os efeitos macro a serem considerados na prevenção, especialmente em desastres, precisam enfrentar desafios de processos como a *revolução digital, financeirização, desregulação, terceirizações* e seus desdobramentos na SST. O Capítulo 16 deste livro mostra a utilização desses conceitos no estudo do desastre de Brumadinho.

Na *dimensão do evento* ou das *exposições*, destaque vai para os processos decisórios, as escolhas de gestão já citadas, com ênfase em gestão de segurança, apoiada em abordagem sistêmica e não em práticas individualizantes e reducionistas. Historicamente, em que se baseia a segurança do *sistema sociotécnico e ambiental* (SSTA) para controle das ameaças e exposições prevalentes? Como lidou com os "*avisos*" e *sinais de alerta* enviados? Será que considera períodos sem acidentes como garantias de segurança futura? Ou ao lidar com variabilidades, assume caminhos de "*normalização de desvios*"[45] e *migração para acidentes*[46]?

Na *dimensão pós-evento*, a noção de lado direito da 'gravata borboleta' ajuda a destacar que o acidente não se encerra nas consequências imediatas e pode evoluir com efeitos de saúde (destaque para traumas psíquicos e saúde mental – ver Capítulo 39), ambientais, sociais, culturais, econômicos de longa duração e até de instalação tardia, que precisam ser alvo de estratégias de busca ativa e acompanhamento duradouros nos pós-acidentes.

As mudanças mostradas no desenvolvimento de caminhos da prevenção nem sempre se beneficiaram do necessário diálogo com o que ocorria nos princípios de prevenção, destacados neste texto que defende essa aproximação. O caminho da prevenção apoiada em conceitos acima mostrados exige amplo respeito a direitos dos trabalhadores, em especial os *direitos de saber, de participar – direito de agir, de recusa ao trabalho*. Se "na vida como ela é" prevalecerem resistências e impedimentos no acesso a esses direitos, a prevenção restará impedida.

Considerações finais

> *A quem muito foi dado, muito será exigido;*
> *e a quem muito foi confiado, muito mais será pedido.*
>
> (Jesus Cristo, em Lucas, 12:48)

Todos as pessoas que exercem profissões do amplo guarda-chuva da "Saúde no Trabalho", "Saúde do Trabalhador", áreas e campos conexos – com destaque para a Medicina do Trabalho – podem e devem – desempenhar inúmeros papéis na proteção da saúde dos trabalhadores e trabalhadoras. Há mandamentos deontológicos em abundância, e existem preciosos e indelegáveis mandamentos legais e normativos. Exercê-los é um privilégio e uma obrigação, mas é necessário haver aderência e compromisso sincero e competente, a fim de colocar nossas maravilhosas profissões a serviço da construção da cidadania e em defesa dos trabalhadores e trabalhadoras, em um ambiente caracterizado por tão ampla assimetria, desigualdade social e exclusão, inclusive exclusão do trabalho, exclusão no trabalho, e exclusão pelo trabalho!

Referências

1. Pinto JAR. Ambientes saudáveis de trabalho. In: Feliciano GG, Urias J, Maranhão N, Severo VS. Direito ambiental do trabalho: apontamentos para uma teoria geral. Vol. 2. São Paulo: LTr; 2015:81-7.
2. Severo VS. Meio ambiente do trabalho: uma visão sistêmica de um direito humano e fundamental. In: Feliciano GG, Urias J, Maranhão N, Severo VS. Direito ambiental do trabalho: apontamentos para uma teoria geral. Vol. 2. São Paulo: LTr; 2015:63-79.
3. Maciel F. Manual de direito ambiental do trabalho. Novo Hamburgo: Proteção Publicações; 2021.
4. Artur K. Saúde do trabalhador: desafios da institucionalização de um direito humano. In: Feliciano GG, Urias J, Maranhão N, Severo VS. Direito ambiental do trabalho: apontamentos para uma teoria geral. Vol. 2. São Paulo: LTr; 2015:55-61.
5. Fensterseifer T. Direitos fundamentais e proteção do ambiente: a dimensão ecológica da dignidade humana no marco jurídico-constitucional do Estado Socioambiental de Direito. Porto Alegre: Livraria do Advogado; 2008.
6. Fernandes F. Meio ambiente geral e meio ambiente do trabalho: uma visão sistêmica. São Paulo: LTr; 2009.
7. Fiorillo CAP. Curso de direito ambiental brasileiro. 17ª ed. São Paulo: Saraiva; 2017.
8. Figueiredo GJP. Direito ambiental e a saúde dos trabalhadores. São Paulo: LTr; 2000.
9. Maranhão N. Poluição labor-ambiental. Rio de Janeiro: Editora Lumen Juris; 2017.
10. Melo RS. Direito ambiental e a saúde do trabalhador. 5ª ed. São Paulo: LTr; 2013.
11. Milaré E. Direito do ambiente. 10ª ed. São Paulo: Revista dos Tribunais; 2015.
12. Oliveira SG. proteção jurídica à saúde do trabalhador. 6ª ed. São Paulo: LTr; 2011.
13. Feliciano GG, Urias J (Coord.). Direito ambiental do trabalho: apontamentos para uma teoria geral. Vol. 1. São Paulo: LTr; 2013.
14. Feliciano GG, Urias J, Maranhão N, Severo VS. Direito ambiental do trabalho: apontamentos para uma teoria geral. Vol. 2. São Paulo: LTr; 2015.
15. Feliciano GG, Ebert PRL. Direito ambiental do trabalho: apontamentos para uma teoria geral. Vol. 4. São Paulo: LTr; 2018.
16. Fundo das Nações Unidas para a Infância – UNICEF (Brasil). Declaração Universal dos Direitos Humanos. Disponível em: https://www.unicef.org/brazil/declaracao-universal-dos-direitos-humanos (Acesso em: 31 jul. 2023)
17. Organização dos Estados Americanos – OEA. Pacto Internacional dos Direitos Econômicos, Sociais e Culturais. Disponível em: https://www.oas.org/dil/port/1966%20Pacto%20Internacional%20sobre%20os%20Direitos%20Económicos,%20Sociais%20e%20Culturais.pdf (Acesso em: 31 jul. 2023)
18. Organização Internacional do Trabalho - OIT. Inclusão do Direito a Ambiente de Trabalho Seguro e Saudável. 2022. Disponível em: https://www.ilo.org/brasilia/noticias/WCMS_848148/lang--pt/index.htm (Acesso em: 31 jul. 2023)
19. Brasil. Constituição da República Federativa do Brasil. Disponível em: https://www.planalto.gov.br/ccivil_03/constituicao/constituicao.htm (Acesso em: 31 jul. 2023)
20. Rey L. Dicionário de termos técnicos de medicina e saúde. Rio de Janeiro: Editora Guanabara Koogan; 1999.
21. Sarlet IW. Dignidade da pessoa humana e direitos fundamentais na Constituição Federal de 1988. 3ª ed. Porto Alegre: Livraria do Advogado; 2004.
22. Zapater TCV. Princípio da prevenção e princípio da precaução. Disponível em: https://enciclopediajuridica.pucsp.br/verbete/356/edicao-1/principio-da-prevencao-e-principio-da-precaucao (Acesso em: 31 jul. 2023)
23. Companhia Ambiental do Estado de São Paulo – CETESB. Declaração do Rio Sobre Meio Ambiente e Desenvolvimento. Disponível em: https://cetesb.sp.gov.br/proclima/wp-content/uploads/sites/36/2013/12/declaracao_rio_ma.pdf (Acesso em: 31 jul. 2023)

24. Barbieri JC. Gestão ambiental empresarial: conceitos, modelos e instrumentos. 3ª ed. São Paulo: Editora Saraiva; 2011.
25. Maciel F. Ações regressivas acidentárias. 3ª ed. São Paulo: LTr; 2015.
26. Rodríguez CA. Participação dos trabalhadores em SST: conceitos e práticas. In: Mendes R (Org.). Dicionário de saúde e segurança do trabalhador: conceitos – definições – história – cultura. Novo Hamburgo: Proteção Publicações; 2018:860-1.
27. Jonas H. O princípio responsabilidade: ensaio de uma ética para a civilização tecnológica. Rio de Janeiro: Contraponto/Ed. PUCRio; 2006.
28. Oliveira J. Princípio Responsabilidade. In: Mendes R (Org.). Dicionário de saúde e segurança do trabalhador: conceitos – definições – história – cultura. Novo Hamburgo: Proteção Publicações; 2018:917-8.
29. Organização Internacional do Trabalho – OIT (Brasil). Convenções. Disponível em: https://www.ilo.org/brasilia/convencoes/lang--pt/index.htm (Acesso em: 31 jul. 2023)
30. Agência Europeia para a Saúde e Segurança no Trabalho – OSHA. Diretiva-Quadro Relativa à SST (Diretiva 89/391/CEE). Disponível em: https://osha.europa.eu/pt/legislation/directives/the-osh-framework-directive/the-osh-framework-directive-introduction (Acesso em: 31 jul. 2023)
31. Brasil. Decreto Nº 7.602, de 7 de novembro de 2011. Dispõe sobre a Política Nacional de Segurança e Saúde no Trabalho – PNSST. Disponível em: https://www.planalto.gov.br/ccivil_03/_ato2011-2014/2011/decreto/d7602.htm (Acesso em: 31 jul. 2023)
32. Brasil. Ministério da Saúde. Portaria nº 1.823, de 23 de agosto de 2012. Institui a Política Nacional de Saúde do Trabalhador e da Trabalhadora. Disponível em: https://saude.es.gov.br/Media/sesa/CEREST/site%20-%20Portaria_1823_12_institui_politica.pdf (Acesso em: 31 jul. 2023)
33. International Commission on Occupational Health – ICOH. Código Internacional de Ética das Profissões de Saúde no Trabalho. 3ª ed. 2014. Disponível em: www.icohweb.org/site/multimedia/core_documents/pdf/code_ethics_por_2016. (Acesso em: 31 jul. 2023)
34. Lacaz FAC. Diferentes formas de expressão das relações entre trabalho e saúde/doença – O campo da Saúde do Trabalhador – Aspectos históricos e epistemológicos. In: Paim JS, Almeida-Filho N (Org.). Saúde Coletiva: teoria e prática. 2ª ed. Rio de Janeiro: Medbook; 2023:615-28.
35. Haddon W Jr. On the escape of tigers: an ecologic note. (Strategy options in reducing losses in energy-damaged people and property). Technol Rev (MIT). 1970;72:44-53.
36. Barnett DJ, Balicer RD, Blodgett D, Fews AL, Parker CL, Links JM. The application of the Haddon Matrix to public health readiness and response planning. Environmental Health Perspectives. 2005;113(5):561-6.
37. Turner B. Man-made disasters. London: Wykeham Press; 1978.
38. Perrow C. Normal Accident: living with high-risk technologies. Princeton, New Jersey: Princeton University Press; 1999.
39. Llory M. L' Accident de la centrale nucléaire de Three Mile Island. Paris: L'Harmattan; 1999.
40. Reason J. Managing the the risks of Organizational Accidents. Aldershot, England: Ashgate; 1997.
41. Perrow C. Organizing to reduce the vulnerabilities of complexity. Journal of Contingencies and Crisis Management. 1999;7(3):150-5.
42. Hollnagel E. Barriers and accident prevention. Aldershot, England: Ashgate Publishing; 2004.
43. Almeida IM, Vilela RAG, Silva AJN, Beltran SL. Modelo de Análise e Prevenção de Acidentes – MAPA: ferramenta para a vigilância em saúde do trabalhador. Ciênc Saúde Colet. 2014;19(12):4679-88.
44. Amalberti R. Gestão da Segurança. Teorias e práticas sobre as decisões e soluções de compromisso necessárias. Presidente Prudente, SP: Gráfica CS Eirelli; 2016.
45. Vaughan D. The trickle-down effect: policy decisions, risky work, and the Challenger Tragedy. California Management Review. 1997;39(2):80-102.
46. Rasmussen J. Risk management in a dynamic society. Safety Science. 1997;27(2-3):183-213.
47. Braatz D, Rocha R, Gemma S. Engenharia do Trabalho: Saúde, Segurança, Ergonomia e Projeto. Campinas, SP: Ex-Libris Comunicação; 2021.
48. Dekker S. O Anarquista da Segurança: apoiando-se na perícia e na inovação humanas, reduzindo burocracia e compliance. São Paulo: Blucher; 2023.
49. Le Coze JC. The 'new view' of human error. Origins, ambiguities, successes and critiques. Safety Science. 2022;154:105853.
50. Michaels D, Mazzocchi A, Eller SW, Edelsack P. Labor perspective on the role of the health care provider in occupational health and safety. In: Rom WN. Environmental and Occupational Medicine. Boston: Litle, Brown and Company; 1992:1371-76.
51. Le Coze JC. Trente ans d'accidents. Toulouse: Octares Edition; 2016.

42

Medidas de Prevenção e Controle na Saúde do Trabalhador: Uma Abordagem Multiprofissional

Fernanda Moura D'Almeida Miranda
Daniele Almeida Duarte
Evelise Dias Antunes
Hugo Carlos Pedroso
Iranise Moro Pereira Jorge
Bianca Fontana Aguiar

- Introdução
- Doenças relacionadas ao trabalho e sua forma de prevenção sob a ótica da atuação multiprofissional
- Gestão do cuidado em saúde: um referencial teórico para implantação das medidas preventivas e de controle em saúde ocupacional sob a ótica multiprofissional
- Considerações finais

Introdução

O trabalho desempenha um papel fundamental no processo de saúde-doença e cuidado, podendo contribuir para a promoção da saúde e a emancipação dos indivíduos, tanto em uma perspectiva coletiva quanto individual. No âmbito da saúde, o resultado do trabalho se manifesta por meio da assistência ao cidadão usuário.[1]

O ambiente ocupacional, que abrange o processo de trabalho, apresenta tanto riscos tradicionais quanto novos. A atividade produtiva é moldada pela organização, condições e relações laborais, todas governadas por modelos específicos de gestão. Com a transformação dos métodos de trabalho resultantes das inovações nos processos laborais, os trabalhadores enfrentam novas demandas. Em uma economia globalizada e altamente competitiva, as empresas e instituições têm concentrado esforços na redução de custos, flexibilidade do processo produtivo, aumento da produtividade e adoção de novas tecnologias (Quadro 42.1).

Como resultado, os riscos nos ambientes de trabalho passam por transformações, algumas das quais são conhecidas e outras desconhecidas. Essa dinâmica da realidade apresenta inúmeros desafios para as empresas e instituições lidarem com a segurança e saúde no trabalho (SST), buscando analisar, controlar, mitigar e eliminar riscos.[3,4]

De acordo com estimativas globais da Organização Internacional do Trabalho (ILO),[5] aproximadamente 4% do Produto Interno Bruto (PIB) é perdido devido a acidentes e doenças relacionadas ao trabalho. Isso representa não apenas perdas humanas, mas também produtividade, totalizando um valor estimado de 396 bilhões de reais em 2022. As despesas da previdência no Brasil, em 2021, totalizaram 17,7 bilhões de reais com auxílio-doença (B31) e 70,6 bilhões de reais com aposentadoria por incapacidade permanente (B32).[6] Diante desses dados, torna-se evidente que a prevenção e o controle de riscos devem ser considerados como instrumentos essenciais para reduzir essas taxas. Essa abordagem não apenas visa melhorar a qualidade de vida dos trabalhadores, mas também gera benefícios significativos para os empregadores e a sociedade em geral, considerando a magnitude dos impactos materiais e imateriais associados ao adoecimento e óbito relacionados ao trabalho.[4]

Os riscos prefiguram agravos, como doenças, acidentes ou óbitos. Assim, o reconhecimento desses riscos torna-se indispensável para a efetiva gestão. O Serviço Especializado em Segurança e Medicina do Trabalho (SESMT), preconizado pela Norma Regulamentadora (NR) 04, atualizada em agosto de 2022, visa promover a saúde e proteger a integridade do trabalhador.[7]

No Brasil, a composição da equipe de SESMT é baseada no número de trabalhadores da empresa e o grau de risco do processo produtivo. A configuração mínima inclui médico do trabalho, engenheiro de segurança do trabalho, técnico de segurança do trabalho, enfermeiro do trabalho e auxiliar/técnico em enfermagem do trabalho.[7] No entanto, essa equipe encontra limitações para avaliar, monitorar e intervir em todos os riscos presentes no ambiente de trabalho, especialmente pela complexidade e dinamicidade desses fatores. Isso demanda uma constante produção de conhecimento em diversas áreas, além do aprofundamento necessário nos saberes relacionados no processo produtivo em questão e seus impactos sobre os trabalhadores.

Cabe destacar que a recém atualizada NR-4 reconhece o caráter dinâmico e o surgimento de novos riscos oriundos das transformações dos processos produtivos, apontando em seu Art. 3º que os graus de risco (GR) a cada cinco anos devem ser atualizados conforme os indicadores de acidentalidade.[7] Diante disso,

Quadro 42.1. Transformações no mundo do trabalho

Trabalho	Força de trabalho	Ambiente de trabalho
Combinação de perigos antigos e novos	Maior distribuição de trabalhadores de maior idade	Novos arranjos de trabalho
Mudança do trabalho físico para o mental	Mais migrantes	Mais teletrabalho
Mais prestação de serviço	Mais mulheres	Terceirizados e trabalhadores temporários
Intensificação do trabalho	Menos sindicalização	Mais empresas menores
Muitas ocupações ao longo de em uma vida profissional	Aumento da incidência de doenças crônicas	Diminuição da proteção social
Trabalho emocional	Mais exigências subjetivas	Pandemias
Sobrecarga de trabalho	Polivalência	Aumento dos riscos relacionados ao clima

Fonte: Adaptado de Schulte et al.[2]

torna-se necessário que a composição da equipe do SESMT inclua outras profissões, como terapeutas ocupacionais, fisioterapeutas, psicólogos, assistentes sociais e fonoaudiólogos, a fim de assegurar efetivamente a prevenção do adoecimento relacionado ao trabalho e a promoção da saúde.

Além disso, é comum que as empresas contratem outras empresas terceirizadas para prestar serviços em SST, as quais muitas vezes não vivenciam a realidade das atividades desenvolvidas. Isso pode resultar em programas de controle de saúde ocupacional, como Programa de Gerenciamento de Riscos (PGR) e o Programa de Controle Médico em Saúde Ocupacional (PCMSO), que não atendem diretamente aos trabalhadores ali empregados. Nessa disposição, opera-se um distanciamento das práticas cotidianas em SST que deveriam ser fortalecidas pela necessária presença destes serviços e seu corpo profissional através de medidas preventivas e protetivas nos locais de trabalho.

Todavia, ter um cenário ampliado de atuação formado por uma equipe multidisciplinar que busque olhar para o trabalhador e a partir da compreensão do trabalho entender a determinação do processo saúde-doença. Reconhecendo que a atividade pode resultar tanto em manifestações de satisfação, prazer, realização e saúde quanto em dor, desgaste, sofrimento físico, mental e adoecimento, atuar de maneira mais consistente na gênese dos aspectos patogênicos laborais se torna essencial. Esses aspectos podem, por sua vez, conduzir a incapacidades, absenteísmo, presenteísmo, afastamentos, aposentadoria precoce e óbito.[2]

É fundamental considerar que a configuração do trabalho no Brasil é marcada por diversas conjunturas que impactam diretamente no processo de adoecimento dos trabalhadores. Isso inclui a precarização das condições e relações de trabalho, a perda de direitos trabalhistas, previdenciários e sociais, e a proliferação de ocupações informais, desprotegidas e temporárias. Essas regressões, em conjunto, intensificaram as jornadas de trabalho, sobrecarregando os trabalhadores e ampliando os fatores de riscos para a saúde. Isso ocorre devido ao descumprimento das normas de SST, aos baixos salários e remunerações, bem como à instabilidade no emprego.

Por exemplo, o trabalhador em teletrabalho, contratado por produção ou tarefa, não está sujeito ao controle de jornada e não tem direito ao pagamento de horas extras ou adicional noturno. O legislador, ao desconsiderar os avanços tecnológicos que permitem atualmente aos empregadores controlarem as atividades que estão sendo desempenhadas e os horários de início e fim, retira o direito à proteção da jornada de oito horas diárias e 44 horas semanais, podendo desencadear vulnerabilidades nas relações de trabalho.[8]

Assim, compreender os aspectos estressores e os fatores psicossociais de risco para o adoecimento do trabalhador torna-se imperativo para estabelecer medidas preventivas e de controle para a saúde deles, considerando que estes fatores podem causar lesões musculoesqueléticas, problemas gastrointestinais e doenças cardiovasculares, assim como um amplo espectro de transtornos mentais e comportamentais (TMC) relacionados ao trabalho.[4] Neste contexto, a responsabilidade para tais ações preventivas é dos serviços de saúde ocupacional. Entretanto, ao buscar uma intervenção eficaz nos fatores de risco, é crucial envolver todos os recursos internos e políticas das empresas e instituições. Isso visa convergir esforços e implementar práticas coerentes em suas estruturas e gestão de pessoas, com o objetivo conjunto de proteção em SST.[9]

O SESMT é responsável pelo registro e análise de todos os acidentes e doenças relacionadas ao trabalho, além do monitoramento e da fiscalização dos processos de trabalho e sua relação com a SST. Para realizar esse registro, é necessário descrever a história e as características do acidente e/ou doença. Além disso, identificar os fatores ambientais e psicossociais, bem como as peculiaridades dos agentes físicos, químicos, mecânicos, ergonômicos e biológicos nas condições de saúde do trabalhador.[7]

Ao analisar as licenças médicas e registrar os acidentes, é possível identificar os riscos ocupacionais que geram o adoecimento. No entanto, é necessária uma averiguação cuidadosa desses fatores, que inclui a escuta ativa dos trabalhadores e a observação do processo de trabalho, para identificar as causas do adoecimento. Além disso, é importante reconhecer coletivamente se o ambiente e a organização de trabalho apresentam fatores estressores e de risco que possam acometer mais de um trabalhador mediante a avaliação por turno e setor.

As medidas de prevenção e controle na saúde ocupacional são um tema relevante na prática clínica dos profissionais da saúde, haja vista que a maneira de assistir aos trabalhadores trazem reflexos para a diminuição da medicalização, adoecimentos, absenteísmo, presenteísmo e afastamentos, assim como de diagnósticos e ações preventivas com benefícios reais aos trabalhadores atendidos.

O controle e o acompanhamento em saúde ocupacional surgem com a finalidade de prevenir as doenças. No entanto, é crucial atentar para as queixas dos trabalhadores, que antecedem os agravos e poderiam ser evitadas. Nessa exposição, a pergunta norteadora é: o que podemos fazer com as queixas quando buscamos "compreender a saúde para transformar o trabalho?".[10]

Molinié[10] adverte que a expressão das necessidades em saúde manifestadas pelos trabalhadores é um ponto central. Os modos de dizer e expressar a vivência do sofrimento, da dor, do cansaço etc. mantêm relação direta com o que se experiencia na atividade real, para além da tarefa prescrita. Dessa forma, muitas dessas queixas não são captadas por quadro nosológico disponível, passando despercebidos na prática clínica "ainda mais frequentemente, com 'pequenos' problemas de saúde, que são mais da ordem do infrapatológico, sem gravidade evidente".[10]

Barros-Duarte et al.[11] reafirmam isso ao conceber que a relação saúde e trabalho passa a ser mais bem reconhecida para além das patologias tradicionais quando é possível perceber os problemas de saúde sem gravidade evidente, abrindo para apreciação outros fatores que interferem na dimensão da saúde – o que permite trazer mais elementos para estudos e intervenção em SST que sejam preventivos. Para o que olharmos e escutarmos, então? Um problema de saúde para ser dito pelo trabalhador extrapola apenas o manejo de uma boa anamnese, entrevista, inquérito utilizados pelo profissional de saúde, haja vista que nessa relação entre profissional de saúde e sujeito alvo da atenção são mobilizados nos trabalhadores temores e anseios vividos em sua ocupação.

Neste encontro entre o profissional de saúde e o trabalhador, surge um momento singular para conferir visibilidade, legitimidade e existência aos problemas de saúde antes incompreensíveis ou ignorados. Se relacionados à ocupação, esses problemas devem orientar as transformações no processo de trabalho, evitando a exposição de outros trabalhadores. Caso contrário, sua queixa pode passar pela naturalização e banalização dos riscos e agravos vividos no cotidiano da ocupação, tido como inerentes ao seu ofício, portanto, não sendo muitas vezes manifestados pelos trabalhadores ou estes serem silenciados por não haver uma escuta ativa e acolhedora por parte dos profissionais de saúde.[11] Este cenário torna-se ainda mais complexo quando são consideradas as relações de gênero, raça, etnia, classe, idade, escolaridade, deficiência, orientação sexual, entre outros.

Nesse contexto, é crucial considerar a concepção de saúde e, mais especificamente, a subjetividade integrada a ela. Isso é essencial para proporcionar um cuidado integral que direcione a atuação do profissional na implementação de ações de proteção em SST. Molinié[10] afirma que o reconhecimento de agravos relacionados ao trabalho, assim como dos riscos produtores destes, também dependem de sua visibilidade no campo científico, profissional e social. Para alcançar esse objetivo, é necessário avançar, destacando a identificação dos fatores psicossociais geradores de riscos. Isso não apenas permite identificar as necessidades em saúde, mas também estabelecer a relação com as situações de trabalho que geram sofrimentos e patologias.

Diante do exposto, entram em cena os denominados fatores psicossociais no trabalho (FPT). Eles guardam especificidades para serem compreendidos e debates não consensuais. Contudo, têm permitido avanços para reconhecer em diferentes perspectivas ações de prevenção e controle no âmbito organizacional.

Os custos incalculáveis do adoecimento, tanto humanos quanto econômicos e sociais, deveriam ser motivos suficientes para impor responsabilidades locais nos ambientes ocupacionais. Essa ação é essencial para que empresas e instituições serem competitivas, mas, sobretudo, para alcançar um desenvolvimento sustentável e viável, onde a saúde seja aspecto *sine qua non* para o crescimento de uma nação. Mesmo diante de legislações ainda em desenvolvimento, que buscam fortalecer e avançar na proteção do trabalho como prioridade nacional, o campo de conhecimento científico da Saúde do Trabalhador acumula saberes-fazeres que evidenciam o compromisso com a defesa da saúde, proteção, segurança e dignidade da pessoa humana que trabalha. Nessa empreitada, os profissionais de SST, no SESMT e fora deles, são agentes indispensáveis para a construção, avaliação e aprimoramento de experiências locais a partir de sua atuação cotidiana.

Nesse prisma, apresenta-se evidente que a saúde ocupacional deve ser orientada de forma a proteger os trabalhadores garantindo o seu bem-estar físico, mental e social, conforme preconiza a definição de saúde[a] da Organização Mundial de Saúde. Para tanto, é necessário implementar ações preventivas que sejam baseadas na melhor evidência científica e adequadas às características de cada trabalhador e compreender o meio social no qual ele está inserido.

Para atingir os objetivos deste capítulo, apoiamo-nos no referencial teórico de Gestão de Cuidado de Saúde por Cecílio,[13] que será apresentado a fim de

a Saúde como um estado de completo bem-estar físico, mental e social, e não apenas como a ausência de doença ou enfermidade.[12]

propor medidas de prevenção e controle na saúde ocupacional como uma abordagem multiprofissional, por meio de ações desempenhadas pelos SESMT.

Dado isto, espera-se no final da leitura desse capítulo que o leitor consiga responder às seguintes questões:

- Qual a definição de medidas de prevenção e controle na saúde ocupacional?
- Quais as dimensões da Gestão do Cuidado em Saúde para as medidas de prevenção e controle em saúde ocupacional sob a ótica multiprofissional?
- Quais as estratégias para garantir segurança, saúde e proteção aos trabalhadores por meio de ações em saúde ocupacional?

Os objetivos deste capítulo são:

1. Apresentar as principais doenças relacionadas ao trabalho e sua forma de prevenção sob a ótica da atuação multiprofissional.
2. Discorrer sobre a Gestão do Cuidado em Saúde como uma estratégia para as medidas de prevenção e controle em saúde ocupacional em uma abordagem multiprofissional.
3. Recomendar medidas preventivas e de controle em saúde ocupacional.

Doenças Relacionadas ao Trabalho e sua forma de prevenção sob a ótica da atuação multiprofissional

Muitos dos sintomas relatados pelos trabalhadores são desencadeados pelas condições de trabalho inadequadas, podendo gerar adoecimento físico e mental, contribuindo para a elevação das taxas de absenteísmo.[14] Os fatores que interferem no adoecimento são os conflitos interpessoais, a sobrecarga de trabalho, a configuração do serviço, a ausência de apoio psicossocial, as jornadas de trabalho estendidas, a falta de apoio para qualificação profissional, a ausência de espaços para diálogos, entre outros.[15]

Diante das novas formas de organização do trabalho, como o teletrabalho, além da intensificação dos fatores existentes, outros devem ser considerados, como o conflito casa-trabalho e as demandas emocionais.[16] Destaca-se que esses fatores são desencadeadores de estressores e riscos que podem ser identificados no trabalho presencial pelos profissionais dos SESMT, a fim de intervir na prevenção do adoecimento.

Considerando isso, elencamos neste capítulo as enfermidades mais frequentes, sendo elas: as de origem osteomuscular resultantes dos riscos ocupacionais excessivos, queixas de dores em diversas partes do corpo, bem como perdas auditivas induzidas por ruídos e os transtornos mentais e comportamentais que têm alta prevalência no Brasil, relacionados diretamente às condições de trabalho, conforme iremos apresentar a seguir.

Perda auditiva induzida pelo ruído ocupacional

É comum os trabalhadores se afastarem devido a queixas como cefaleias, as quais podem ser manifestadas por estresse no trabalho ou pela Perda Auditiva Induzida por Ruído Ocupacional (PAIRO). Nestes casos, os trabalhadores têm os sintomas tratados pelo uso de analgésicos e, em casos mais graves, são realizados exames de alto custo para identificar problemas neurológicos. O ruído é um dos fatores que pode interferir no bem-estar e conforto dos trabalhadores no ambiente laboral. Ruído muito alto pode causar perda auditiva, estresse e diminuição da concentração.[17] No entanto, é possível identificar esses casos e nessas situações devem ser realizadas intervenções que garantam a assistência ao trabalhador, visando situar suas causas e propor medidas preventivas para evitar o adoecimento.

A exposição a níveis elevados de ruído pode causar diversos efeitos indesejáveis à saúde dos trabalhadores expostos.[18] Contudo, sua consequência mais grave é a PAIRO, uma das doenças relacionadas ao trabalho mais comuns em países industrializados,[19,20] sendo responsável por 19% dos anos vividos com incapacidade por todas as doenças e agravos decorrentes de fatores ocupacionais no mundo.[21]

A PAIRO traz dificuldades na comunicação, as quais podem, por sua vez, gerar estresse, ansiedade, irritabilidade, diminuição da autoestima, isolamento social, e perda de produtividade, prejudicando assim o desempenho das atividades de vida diária e resultando em custos para o indivíduo, família, empresa e sociedade,[21] e que muitas vezes se confunde com os transtornos mentais.

Distúrbios osteomusculares relacionados ao trabalho

Outro problema que resulta em afastamento do trabalho são os distúrbios osteomusculares relacionados ao trabalho (DORT). Essas doenças são decorrentes de processos inflamatórios ou degenerativos que afetam tendões, nervos, ligamentos, músculos e articulações em diversos locais do sistema locomotor, como os dedos, punhos, antebraços, braços, ombros, região cervical, tórax e lombar. Também podem acometer os membros inferiores, como joelhos e tornozelos.[22]

O Instituto Nacional do Seguro Social (INSS) aponta que, em 2020, 14 das 20 principais causas de afastamentos e concessões do auxílio-doença estavam relacionadas aos distúrbios osteomusculares, incluindo lombalgia, dores articulares e traumatismos. No Observatório de Segurança e Saúde no Trabalho, é possível acessar a análise de dados previdenciários relacionados ao trabalho, sendo as doenças osteomusculares as mais prevalentes, conforme apresentado na Figura 42.1.

Esse dano é uma das causas de afastamento do trabalho por longos períodos, resultando em ocorrências em que muitos trabalhadores não retornam ao trabalho após o diagnóstico e tratamento. Algumas dessas doenças exigem a realização de procedimentos cirúrgicos que, em alguns casos, resultam em sequelas, prejudicando a movimentação dos membros superiores, como braços e mãos.[23,24] Assim, é crucial repensar o processo de trabalho, especialmente reduzindo as pressões por metas não inatingíveis, instituindo pausas regulares e diminuindo a sobrecarga de trabalho com turnos extras.

As dorsalgias têm origem multicausal, sendo desencadeadas principalmente pela exposição a cargas mecânicas e físicas durante as atividades laborais, repetição de movimentos, falta de condições adequadas de trabalho e sobrecarga laboral.[25] Este adoecimento pode ser evitado por mudanças direcionadas na organização, no processo e nas condições de trabalho, a partir da identificação dos fatores causadores presentes no exercício laboral. Outros fatores que podem contribuir para o surgimento dessa doença são idade avançada, sobrepeso, baixo nível de escolaridade e repetitividade da atividade de trabalho.[26]

Transtornos mentais relacionados ao trabalho

Outro agravo relevante é o transtorno mental relacionado ao trabalho (TMRT), considerado um dos principais agravos que gera afastamento dos trabalhadores no mundo. Um estudo demonstra que os TMC acometem aproximadamente 700 milhões de pessoas no mundo e podem ser definidos como um conjunto de perturbações associadas ao contexto social, cultural,

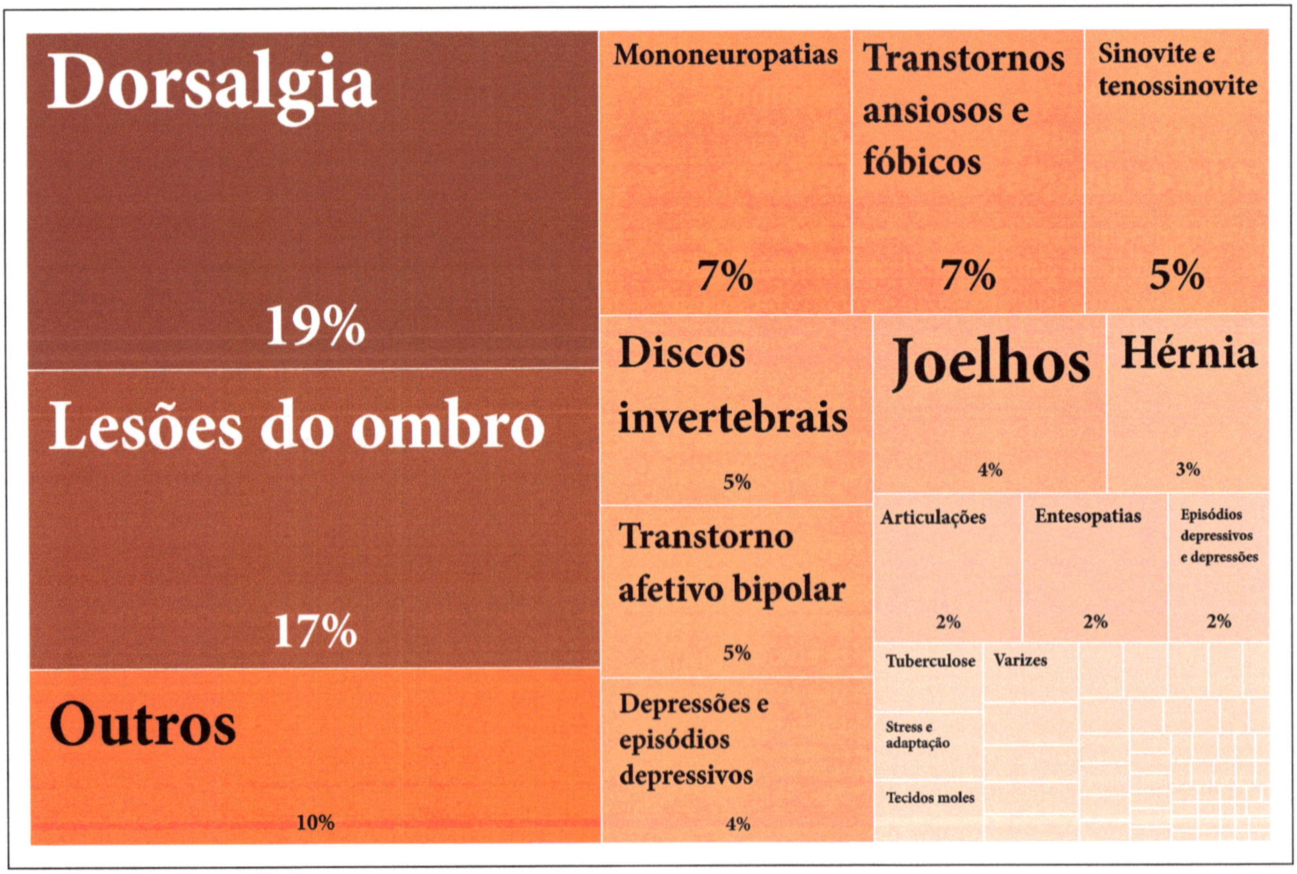

Figura 42.1. Afastamentos com os tipos de doenças mais frequentes registradas para afastamentos acidentários (B91) de 2020 a 2022.

Fonte: Observatório de Segurança e Saúde no Trabalho.[6]

econômico e legal das diferentes sociedades. Abrange doenças como as deficiências mentais, transtornos de personalidade, dependência de substâncias químicas, depressão, ansiedade e estresse. A depressão afeta 350 milhões de pessoas e estima-se que, em 201,0 seja a segunda maior causa de incapacitação no mundo. A ansiedade afeta 10 milhões de pessoas e o estresse é considerado uma epidemia mundial.[27]

Ao analisar os dados do INSS entre 2015 e 2020, é possível notar um aumento no percentual de casos de transtornos mentais e comportamentais de 8,43% para 12,45%. Em 2015, foram 45% dos casos no auxílio-doença comum (previdenciários), havendo crescimento para 84% dos casos acidentários. Essa elevação persistiu nos anos subsequentes, atingindo, em 2020, a marca de 53% dos casos previdenciários e 84% dos casos acidentários.[28]

Entre as 100 classificações do CID (Código Internacional de Doenças) referentes ao capítulo V, de transtornos mentais e comportamentais, três se destacaram mais intensamente com percentuais elevados entre os trabalhadores: F32 (episódios depressivos), F41 (transtornos ansiosos), e F43 (estresse grave e transtorno de adaptação).[28]

Esses transtornos são algumas das principais doenças relacionadas ao trabalho e são responsáveis por longos períodos de afastamento entre os trabalhadores brasileiros. As especificidades das situações laborais podem constituir-se como riscos psicossociais geradores de sofrimentos e adoecimentos, como os TMRT. Na base destes está a organização, condições e relações de trabalho, pois nela inserem-se os fatores psicossociais de riscos, conforme a modalidade da gestão organizacional, o contexto ocupacional, as especificidades das relações de trabalho, o conteúdo das tarefas, as características do ambiente de trabalho, a modalidade de interação entre pessoa-tarefa, a jornada laboral, as discriminações e violências no trabalho (assédio moral, assédio sexual, risco de morte, ameaças e traumas na ocupação).[29]

Nesse rol de agravos estão presentes as metas excessivas a serem cumpridas, a fadiga por excesso de trabalho e sobrecarga, acúmulo de atividades/funções, ausência de pausas, falta de autonomia, ritmo de trabalho acelerado e/ou sob forte pressão, modalidades de remuneração decorrentes dos modos de contratação, posturas e equipamentos inadequados, dificuldades de acesso à hidratação, alimentação e aos sanitários, disponibilidade de serviços de SST e outras formas de assistência, participação na integração e treinamentos, modos de avaliação de desempenho, formas de comunicação, acesso e uso de tecnologias/informação, natureza das demandas laborais, relações sociais e intersubjetivas predominantes, conteúdo das tarefas, entre outros. Essas agentes e FPT, quando se tornam risco, devem ser transformados prioritariamente e prevenidos por meio da observação e análise sistemática dos processos de trabalho pela equipe do SESMT, a fim de reorganizar os processos de trabalho que levem em consideração a compatibilidade das tarefas/atividades com as condições humanas e suas necessidades.[29]

Gestão do cuidado em saúde: um referencial teórico para implantação das medidas preventivas e de controle em saúde ocupacional sob a ótica multiprofissional

A Gestão do Cuidado em Saúde (GCS) tem como premissa estabelecer quem será cuidado e quem realizará esse cuidado. Consequentemente, deve-se pensar nesse trabalhador que será cuidado em seu contexto de trabalho. O cuidado em saúde é sempre interdependente de uma teia de relações que se compõem de múltiplos domínios, os quais serão apresentados a seguir. Neste capítulo, considera-se que esses diversos domínios estão relacionados às medidas de prevenção e controle em saúde ocupacional por meio de uma abordagem multiprofissional, semelhante a uma cascata, na assistência ao trabalhador. A seguir, serão descritos os domínios da GCS proposta por Cecílio,[13] conforme apresentado na Figura 42.2.

Os seis domínios da gestão do cuidado em saúde são apresentados a seguir conforme suas especificidades, para a melhor compreensão do planejamento das estratégias direcionadas às medidas de prevenção e controle em saúde ocupacional.[13]

1. O **domínio individual** é apresentado na Figura 42.2 no nível central, pois envolve o cuidado de si, demonstrando que a pessoa pode buscar e tem capacidade para conduzir seu processo de vida por meio de escolhas e de sua autonomia. O ***protagonista desta dimensão é cada um de nós***. Ressalta-se que cada pessoa está inserida no processo de produção e consumo e que historicamente nosso modo de vida é determinado, o que nos interliga ao **nível estrutural.**[b,13]

b O nível estrutural é uma dimensão no qual diferentes elementos se inter-relacionam, seja entre si ou com o todo. As estruturas podem ser exemplificadas como: os conceitos, as leis, as normas e os princípios que regulam a experiência de pertencimento ao mundo, no qual a pessoa fundamenta sua consciência.[30]

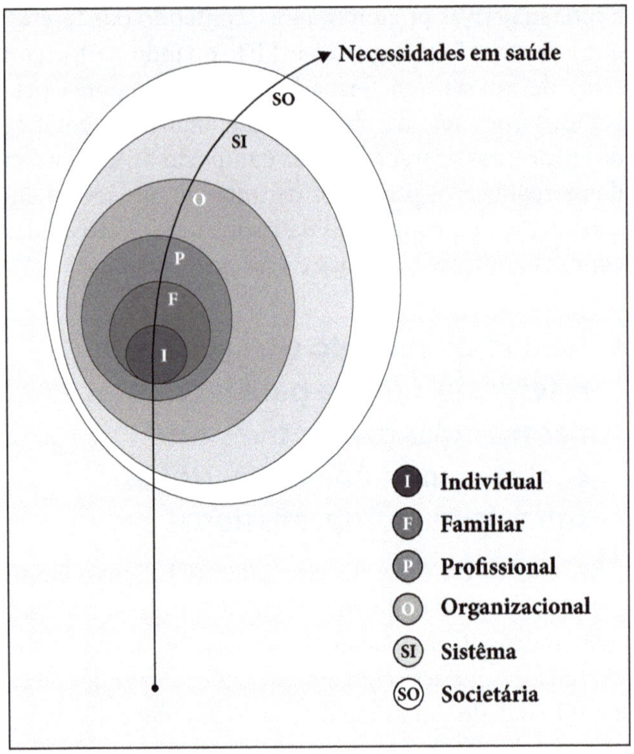

Figura 42.2. Os domínios da gestão do cuidado em saúde.

Fonte: Cecílio.[13]

2. O **domínio familiar** trata do cuidado relacionado à rede de apoio como a família, amigos e/ou colegas. Esse domínio é central no cuidado em saúde e está interligado com os domínios organizacional e profissional, sendo esses responsáveis pelo cuidado.[13]
3. O **domínio profissional** está relacionado à equipe de saúde para com a pessoa. Nesse domínio são elencados três elementos que permitem gerar um cuidado de qualidade à pessoa. O primeiro deles é a competência técnica atrelada à experiência e à formação do mesmo, o segundo a postura ética e o terceiro a formação de vínculo entre o profissional de saúde e a pessoa.[13]
4. O **domínio organizacional,** fazendo uma analogia ao trabalho dos conceitos apontados por Cecílio,[13]as empresas apresentam uma divisão técnica e social do trabalho, por meio de: trabalho em equipe, comunicação, gerenciamento, organização do processo laboral e supervisão das atividades. Nesse domínio, a equipe de saúde ocupacional e os empregadores são os protagonistas.
5. O **domínio sistêmico** é aquele que busca formar redes de cuidado, a fim de proporcionar à equipe de saúde e às pessoas formas de construir um cuidado integral.[13]
6. O **domínio societário** busca fomentar o desenvolvimento de políticas públicas a fim de garantir às pessoas sua cidadania, seu direito à saúde e seu acesso aos bens de consumo.[13]

O domínio individual da gestão do cuidado em saúde para as medidas preventivas e o controle ocupacional sob a ótica multiprofissional

O ser humano tem a capacidade de organizar ações defensivas, sejam elas individuais ou coletivas, a fim de proteger-se de efeitos nocivos que geram sofrimento ou possam prejudicar sua saúde. Entretanto, a minimização do sofrimento é proporcional à eficiência das estratégias defensivas desenvolvidas por ele e à sua própria percepção da realidade laboral.[31] Destaca-se que as defesas (proteção, adaptação, exploração[c]) são desenvolvidas de modo processual, buscando meios de lidar com as injustiças presentes no trabalho e/ou com situações que impelem o trabalhador a coadunar com práticas contrárias à ética e/ou fazê-lo tolerar o sofrimento. Essas defesas, quando usadas de maneira contínua e em excesso, podem trazer prejuízos aos trabalhadores.[33] É importante que o trabalhador possa compreender seu processo de trabalho e buscar ajuda quando se sentir em sofrimento, bem como a equipe de SST deve estar atenta a essa realidade marcada por conflitos e opressões no âmbito laboral.

Perante esse cenário complexo, em 2020, no Brasil, houve a atualização da Lista de Doenças Relacionadas ao Trabalho (LDRT) após 21 anos da publicação da primeira lista oficial, em 1999. Na nova LDRT, ocorreu o acréscimo de 165 códigos diagnósticos, totalizando 347. Destes, o capítulo cinco, referente aos TMC, foi um dos que mais teve acréscimos. Contudo, essa nova lista foi revogada pelo próprio Ministério da Saúde, que retrocedeu e manteve a primeira versão. Contrariamente a essa decisão, o Conselho Nacional de Saúde, junto com a Secretaria da Saúde da Bahia, manteve

c Defesas de proteção são mecanismos desenvolvidos pelo trabalhador cuja finalidade é proteger-se do sofrimento proveniente das atividades laborais. As defesas de adaptação são ações criadas pelo trabalhador com intuito de adaptar-se conscientemente e inconsciente à organização do trabalho. As defesas de exploração estão atreladas às ações de adaptação, cujo foco é estimular o trabalhador a cumprir a produção por meio da exploração da organização do trabalho.[31,32]

a LDRT de 2020 como guia para o SUS.[34] No entanto, graças às mudanças de contexto político no país e à intensa movimentação de lideranças sindicais, sanitárias e do campo da Saúde do Trabalhador, em 27 de novembro de 2023, a Lista de 2020 foi publicada, tornando-se vigente em nosso país.[55] Isso demonstra tanto o caráter dinâmico do processo saúde-doença e trabalho, assim como seus riscos, mas sobretudo as forças que atuam para reconhecer ou não as doenças relacionadas ao trabalho, o que interfere diretamente na prevenção destas como um desafio premente a ser enfrentado em nível mundial e nacional.[4]

Considerando os três agravos relacionados ao trabalho que este capítulo irá abordar, a seguir, serão apresentadas as medidas preventivas e de controle em saúde, a nível individual e coletivo.

Para a **PAIRO**, faz-se necessário que o trabalhador compreenda a importância dos exames admissionais e periódicos e que os realizem dentro do prazo solicitado. Um dos exames necessários é a audiometria clínica admissional, por exemplo, que deve ser adotada como padrão-ouro para a comparação da avaliação de futuras perdas auditivas de trabalhadores, pois ajudam a avaliar a velocidade de evolução, os tipos de comprometimentos encontrados nos exames, além de outras utilidades. Nesta perspectiva da SST, é importante agir estimulando a criação de espaços de participação e debates, que permitam aos próprios trabalhadores o protagonismo tanto no reconhecimento dos riscos (perda auditiva) à sua saúde quanto na definição de ações a serem adotadas em defesa de sua saúde.[35]

Nos **DORT**s, o protagonista de seu próprio cuidado é o trabalhador e esse deve participar na identificação de medidas preventivas e de controle, como:

- Aprender sobre os riscos associados às suas tarefas no trabalho, incluindo aqueles que podem causar DORT. Isso pode incluir a leitura de materiais fornecidos pelo empregador, participação em sessões de capacitação e diálogos com um supervisor ou representante de saúde e segurança;
- Participar da avaliação do ambiente de trabalho para identificar potenciais riscos, como posturas desfavoráveis, movimentos repetitivos, levantamento de peso e organização do trabalho. Além disso, observar e apoiar colegas de trabalho para verificar se implementaram medidas para prevenir DORT.
- Utilizar equipamentos e ferramentas adequadas para minimizar o risco. Isso inclui o uso de equipamentos, como cadeiras e mesas com dimensões adequadas, dispositivos de levantamento de carga e ferramentas com alças ou empunhaduras que atendam critérios ergonômicos de usabilidade.
- Fazer pausas regulares e realizar exercícios de alongamento pode ajudar a reduzir o risco de DORT.
- Relatar preocupações e questões vivenciadas sobre o ambiente de trabalho ou equipamentos ao supervisor ou representante de SST. Essa ação pode favorecer a adoção de medidas apropriadas para a prevenção.

Nos **TMRT**, é crucial desenvolver estratégias que visem não apenas prevenir o adoecimento, mas, sobretudo, aprimorar as condições de saúde, segurança, convívio e bem-estar no trabalho. Isso pode ser alcançado por meio de ações que demonstrem valorização e reconhecimento profissional, proporcionando um ambiente adequado e harmonioso, promovendo empatia entre os colegas, oferecendo amparo psicossocial e apoio a atividades de lazer.[36]

Nesse contexto, a escuta e o acolhimento humanizados, atentos às singularidades da pessoa que trabalha e às suas necessidades em saúde, são fundamentais. Essas práticas não apenas facilitam a expressão das queixas para além da patologia, mas também situam as relações com a ocupação em direção à intervenção no processo de trabalho, tanto em termos individuais quanto coletivos. Reconhecer a experiência subjetiva e objetiva do trabalhador, erigida em sua relação com a atividade diária, é essencial para compreender o próprio processo saúde-doença e sofrimento. Os trabalhadores, na vivência do trabalho real, podem oferecer insights valiosos construídos no dia a dia da atividade, ampliando os horizontes para os profissionais de SST. Além de detectar riscos, perigos, desconfortos e constrangimentos em sua ocupação, os trabalhadores são fundamentais na proposição e implementação de mudanças para tornar a atividade mais compatível com suas realidades. Canais de diálogo, comunicação e trocas de informações entre diferentes níveis hierárquicos, bem como entre trabalhadores, profissionais de SST e gestão, são indispensáveis para envolvimento coletivo nos pontos sensíveis e críticos da atividade, assim como naqueles protetivos e a serem aprimorados. A rotina de trabalho, procedimentos, normas e todos os aspectos da organização, condições e relações de trabalho devem receber atenção permanente para identificar os FPT. Os trabalhadores desempenham um papel crucial na elaboração e aplicação de medidas preventivas e de controle em SST.

Experiências de gestão participativa no processo de análise e transformação do trabalho, na gestão dos riscos, e em etapas decisórias de planejamento e efetivação de mudanças, envolvendo diretamente os trabalhadores, são diretrizes para a transformação coletiva do ambiente de trabalho, visando torná-lo mais saudável e seguro, tanto em termos de sustentabilidade quanto de viabilidade dos resultados. Resultados mais promissores são alcançados quando políticas e práticas em SST garantam espaços de participação direta dos trabalhadores referentes às necessidades vividas no exercício da atividade, com o envolvimento da direção das empresas e instituições, onde todos estejam integrados e comprometidos com a SST, criando uma cultura preventiva e promotora de saúde no local de trabalho.[4]

O domínio familiar da gestão do cuidado em saúde para as medidas preventivas e o controle ocupacional sob a ótica multiprofissional

O trabalhador, de modo geral, está inserido em um núcleo familiar, no qual sofre influências e exerce influência em comportamentos, pensamentos e em vivências ao adoecimento, sofrimento, dor e pressões sociais. Sua participação na família é um aspecto crucial a ser considerado ao avaliar o surgimento de doenças relacionadas ao trabalho.

No contexto econômico e político dos últimos quatro anos, observa-se alterações significativas na organização do processo de trabalho. Essas mudanças fragilizam as relações laborais, intensificam a precarização das condições e relações de trabalho, aceleram o ritmo da atividade e aumentam a rotatividade de pessoal, gerando insegurança entre os trabalhadores.[37] O aumento do trabalho informal, subempregos e terceirizações tem contribuído para a incerteza dos trabalhadores formais quanto à manutenção do emprego.

Essa realidade resulta em fatores de estresse e riscos psicossociais, levando os trabalhadores a aceitar metas inalcançáveis e a se submeter a exigências institucionais para preservar o empregado, muitas vezes sem reivindicar seus direitos ou revelar adoecimento/sofrimento devido ao medo de perder o trabalho.

Neste contexto, os trabalhadores tendem a dedicar mais horas ao trabalho, sacrificando o tempo destinado à sua família. Esse conflito trabalho-família torna-se incompatível com as demandas de ambos os lados,[38] abrangendo três domínios: no tempo, na tensão e no comportamento, conforme demonstrado na Figura 42.3.

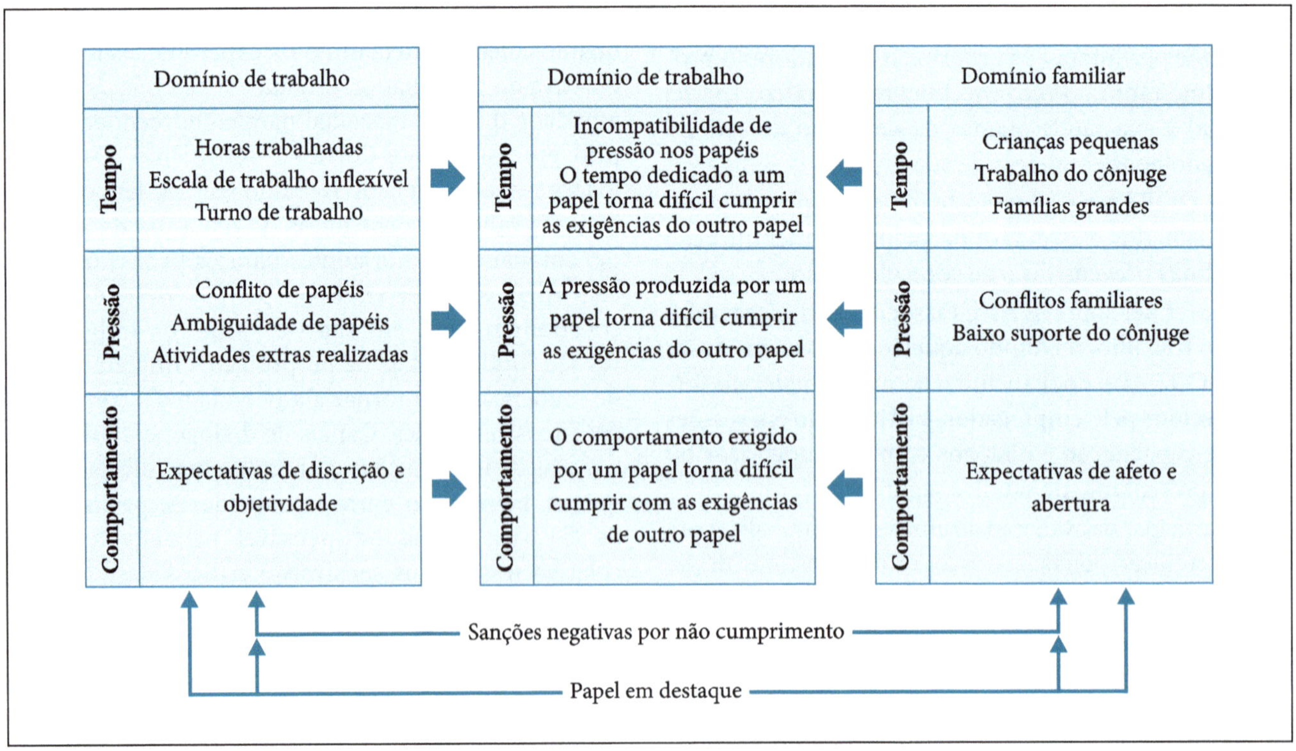

Figura 42.3. Incompatibilidade de pressões entre o trabalho e a família.

Fonte: Miranda et al.[39] Adaptada de Greenhaus & Beutell.[38]

O **conflito baseado no tempo** ocorre quando o tempo dedicado ao trabalho interfere no convívio familiar, ou vice-versa. Por exemplo, seum trabalhador tem uma jornada semanal de 44 horas, com oito horas diárias, e é pai ou mãe, o cuidado com os filhos exigirá suporte familiar para atender às demandas domésticas nos períodos em que estão ausentes em casa. É relevante destacar que a maioria das escolas não oferece turno integral, gerando preocupações sobre os filhos durante o contraturno.

Para prevenir adoecimentos, é necessário estabelecer uma flexibilização no horário de trabalho, organizar as férias dos trabalhadores em períodos que coincidam com as férias escolares, promover convênios com creches e escolas, ofertar convênios médicos, psicológicos e odontológicos, e propor ações que possam reduzir os conflitos por falta de tempo.

O **conflito baseado na tensão** é decorrente de ações que afetam o desempenho do trabalhador no convívio familiar, causando desgaste emocional, fadiga e irritabilidade. Nesse caso, o trabalhador não dispõe dos meios necessários para organizar o tempo, gerando situações conflitantes entre o trabalho e a família. O trabalhador pode acabar trazendo suas vivências e angústias decorrentes da sua atividade laboral para sua vida pessoal, compartilhando essas experiências com seus familiares, o que pode resultar em alívio ou sofrimento, dependendo do papel que o trabalho exerce em sua vida.

Por último, o **conflito baseado no comportamento** está relacionado às expectativas devido à incompatibilidade de suas atitudes em relação ao que o outro espera. Por exemplo, o trabalhador pode ser exigido a ter autoconfiança e estabilidade emocional no trabalho, enquanto sua família espera que ele tenha um comportamento mais caloroso e afetuoso.

O domínio profissional da gestão do cuidado em saúde para as medidas preventivas e o controle ocupacional sob a ótica multiprofissional

A observação multiprofissional é um espaço privilegiado para o desenvolvimento pessoal e profissional, proporcionando um momento em que cada profissional de saúde permite a si mesmo um olhar diferenciado, complementar e enriquecedor sobre suas práticas de ensino. Vários estudos têm destacado a eficácia da observação de pares, mostrando que essa é uma metodologia válida e profícua, não apenas nos diferentes ciclos de ensino,[40] mas especialmente em diversas áreas interdisciplinares. Para isso, é crucial não apenas incentivar a articulação entre diferentes atuações profissionais, mas também institucionalizar dispositivos que permitam construir uma rede interna colaborativa e participativa, estabelecendo rotinas e procedimentos compartilhados.

Nesse sentido, podem ser estabelecidos fluxos de acolhimento e acompanhamento de casos de maneira conjunta, fluxos de detecção e monitoramento de riscos, bem como medidas preventivas interativas, além da construção interdisciplinar, em nível local, de protocolos e prioridades de ação, considerando a natureza e gravidade do risco, com ênfase em ações de promoção de saúde. As principais dificuldades a serem superadas residem na viabilidade de realizar diálogos e aproximações horizontalizadas entre saberes-fazeres, como forma de construir experiências compartilhadas e coordenadas, transformando os tradicionais modos isolados de trabalhar e se relacionar entre os nichos profissionais.

Em relação à **PAIRO**, o trabalhador passa por cuidados com diversos profissionais de saúde até chegar à avaliação audiológica. Essa avaliação compreende uma bateria de exames, como audiometria tonal por via aérea, audiometria tonal por via óssea, logoaudiometria e imitanciometria. É fundamental que esses exames sejam realizados sob condições específicas estabelecidas pela Portaria Nº 19, da Norma Regulamentadora Nº 7 (NR-7), como o uso de cabina acústica, equipamento calibrado e repouso acústico de 14 horas. A audiometria tonal, sendo um exame subjetivo, demanda a qualificação de um **fonoaudiólogo** para a sua realização. Essas condições são fundamentais para que o exame seja confiável, principalmente considerando-se que a audiometria tonal é um exame subjetivo.[41]

Garantir que a execução e interpretação dos exames estejam nas mãos de profissionais competentes é essencial para cuidados preventivos e medidas de controle, sendo crucial a colaboração dos trabalhadores com profissionais de sua confiança, livres do controle patronal.[35]

Quanto às **DORT**, é necessário repensar estratégias de assistência ao trabalhador, implementando programas sociais que visem proporcionar acesso à educação durante sua jornada de trabalho e oferecendo uma alimentação adequada. O apoio de **assistentes sociais** é crucial para identificar as reais necessidades dos trabalhadores em questões sociais. A relação entre DORTs e sobrepeso destaca a importância da consultoria de um

nutricionista para adequar a alimentação ao processo de trabalho. Além disso, o **enfermeiro do trabalho** pode desempenhar um papel crucial ao identificar trabalhadores com doenças crônicas e comunicar à nutricionista para garantir uma alimentação adequada.

Em situações de repetitividade na atividade de trabalho, quando não é possível eliminá-la, é recomendável a rotatividade de trabalhadores e a implementação de intervalos de descanso e ginástica laboral, orientados por fisioteraupeutas durante a jornada de trabalho.

O **fisioterapeuta** desempenha um papel fundamental na prevenção de agravos à saúde do trabalhador, colaborando com a equipe na gestão do cuidado (Figura 42.4).

A intervenção do **enfermeiro do trabalho** está na identificação dos riscos e agravos causados pelas condições de trabalho e hábitos de vida. A enfermagem atua em três vertentes principais: assistência, ensino e gestão. No campo da saúde ocupacional, o papel do enfermeiro do trabalho pode estar relacionado à gestão do SESMT, nas atividades de educação permanente e educação em saúde e na assistência integral ao trabalhador. Neste contexto, o enfermeiro do trabalho busca contribuir com as ações de promoção à saúde e a prevenção do adoecimento, seja relacionado ao trabalho ou não. Seu papel ainda pode estar associado ao registro, monitoramento e análise de indicadores de saúde, como a taxa de absenteísmo, os registros de doenças e acidentes relacionados ao trabalho e a taxa de adimplência aos exames periódicos. Já as ações de educação permanente e em saúde são práticas frequentes nos SST, visando orientar e educar os trabalhadores por meio de campanhas educativas e cursos que atendam à demanda dos trabalhadores e das instituições. E, por fim, a assistência integral ao trabalhador é realizada por meio de consultas de enfermagem que visam acolher o trabalhador e escutar suas queixas para melhor compreensão das medidas a serem tomadas.

A atuação do **psicólogo no âmbito da SST** deve estar alinhada com perspectiva da integralidade em saúde, atentando para as necessidades e singularidades nos diferentes ciclos de vida presentes na história ocupacional dos trabalhadores. Desse modo, é imprescindível reconhecer as vulnerabilidades e os marcadores sociais da diferença atuantes no trabalho, como gênero, raça, etnia, classe, idade, escolaridade, deficiência, orientação sexual etc. A interseccionalidade entre esses pode gerar discriminações, estigmas e violências que operam tanto na esfera organizacional quanto na de cuidado.

Agir no combate das opressões, modalidades de violência e discriminação no/pelo trabalho é fundamental para fortalecer a SST. Atuar com formação, informação, sensibilização e elaboração de ações institucionais, voltadas para trabalhadores e gestores, para a construção de uma cultura organizacional pautada tanto no respeito e dignidade da pessoa humana quanto na promoção de um ambiente de trabalho seguro e saudável é uma via promissora que permite abarcar diferentes instâncias de cuidado, vigilância em saúde e prevenção de agravos. Torna-se imperativa a atenção ao longo da carreira (da integração à preparação para aposentadoria), remetendo às diferentes etapas da vida dos trabalhadores, com o objetivo de desenvolver práticas promotoras de saúde para intervir no processo de trabalho patogênico. Isso inclui a identificação e avaliação dos riscos psicossociais, o reconhecimento de agravos e a elaboração, junto aos trabalhadores e outros profissionais, de medidas protetivas em SST.

PREVENÇÃO PRIMÁRIA, SECUNDÁRIA E TERCIÁRIA DA SAÚDE DO TRABALHADOR

Avaliação	Ação ergonômica	Capacitação	Tratamento	Acompanhamento
• Participação nos exames admissionais e periódicos	• Análise ergonômica do trabalho • Intervenção formativa	• Medidas preventivas para evitar lesões e agravamentos, exercícios, uso de EPIs	• Tratamento de lesões ocupacionais • Orientações e apoio no retorno ao trabalho	• Trabalhadores com lesões crônicas

Figura 42.4. Participação do fisioterapeuta na gestão do cuidado.

Fonte: Elaborada pelos autores do capítulo.

Destaca-se também o acompanhamento sistemático de trabalhadores no processo de retorno ao trabalho (readaptação/reabilitação) a fim de adequar a atividade às suas necessidades, evitando agravamentos e cronificação de suas condições de saúde. Enfim, cada uma dessas instâncias requer do profissional em psicologia uma compreensão ampliada e atuante na transformação do processo de trabalho, ultrapassando a dinâmica intrapsíquica, circunstanciando o trabalho em sua dimensão psicossocial como um determinante central no processo saúde-doença e sofrimento, devendo estar atento à organização do trabalho, suas condições e relações estabelecidas e seus efeitos sobre os trabalhadores. Esta via abre um leque ampliado de atuação multiprofissional e interdisciplinar para elaborar e participar de estratégias de cuidado, prevenção e ação vinculadas às vivências singulares e coletivas dos trabalhadores, atuando diretamente nos FPT.

Já o **terapeuta ocupacional** no cenário da SST contribui para possibilitar que o trabalhador otimize seu desempenho ocupacional. A atuação de terapeutas ocupacionais age diretamente nas habilidades individuais do trabalho (físicas, processuais, mentais/psíquicas e de interação), e as funções e estruturas do corpo destes estão de acordo com o posto ocupado e do trabalho realizado, bem como nas habilidades coletivas do trabalho (que envolvem aspectos relacionados ao contexto da influência do trabalho/emprego, questões profissionais vinculadas à influência social do trabalho na vida, bem como na interface do trabalho em equipe).

O profissional visa resgatar a independência e autonomia do trabalhador, especialmente em situações como as relacionadas a DORT, que comprometem essas capacidades. Ele busca reconectar o trabalhador às suas habilidades e ressignificar o seu "fazer". Para alcançar esse objetivo, são utilizadas diferentes abordagens:

1. Educação em saúde: conscientização e orientação em processos saudáveis, incorporando significados ao trabalho e suas correlações com outras áreas ocupacionais da vida.
2. Promoção, prevenção e reabilitação: desenvolvimento de ações de bem-estar e saúde mental, impactando diretamente na funcionalidade do movimento, nas queixas de dor e nas adequações organizacionais e cognitivas necessárias para o desenvolvimento do trabalho.

O profissional utiliza ferramentas provenientes da ergonomia para análises e ajustes na vida de trabalho. Além disso, a Psicodinâmica do Trabalho é empregada para compreender aspectos psíquicos e subjetivos mobilizados pelas relações e pela organização do trabalho. A terapia ocupacional também pode atuar na indicação e confecção de órteses adequadas para cada caso, visando a prevenção de deformidades, na inclusão e permanência de pessoas com deficiência no ambiente do trabalho, facilitando o processo de inserção profissional e focando nas habilidades profissionais, além de adequar o trabalhador ao contexto produtivo.

Nesse contexto, atua-se nos ajustes ambientais, físicos e organizacionais adequados à capacidade laboral, no retorno ao trabalho com uma intervenção que se integra com Previdência Social, lideranças, saúde ocupacional e recursos humanos para proporcionar acolhimento e readaptação no ambiente laborativo, evitando agravos e afastamentos. Além disso, outros aspectos relacionados às cooperativas de trabalho, questões de justiça social e trabalho, bem como questões de gênero e diversidade no trabalho, podem ser temas conduzidos especificamente com a intervenção de terapeutas ocupacionais.

O domínio organizacional da gestão do cuidado em saúde para as medidas preventivas e o controle ocupacional sob a ótica multiprofissional

As medidas preventivas para a **PAIRO** no âmbito organizacional incluem a avaliação do trabalhador pela equipe da saúde ocupacional, por meio de uma análise clínica, histórico laboral e visita ao posto de trabalho. É crucial observar de maneira multiprofissional e detalhar a exposição, buscando estabelecer relações entre a exposição e os sinais e sintomas. Nesse contexto, a anamnese ocupacional como é considerada um instrumento fundamental para identificar o risco. Para confirmar a existência de alterações auditivas, a realização da avaliação audiológica é essencial.

Um dos cuidados que a equipe multiprofissional deve ter é na orientação sobre a necessidade de repouso auditivo, necessário à existência da Mudança Temporária de Limiar (MTL), que ocorre após exposição ao ruído e pode ser confundida com uma PAIRO, sendo usada como diagnóstico diferencial. Embora ambas tenham o mesmo agente etiológico, com possibilidade de ocorrência no ambiente de trabalho, possuem características diferentes, como os traumas acústicos. A intensidade sonora capaz de provocar trauma acústico é de 120 dB (NA) ou 140 dB (NPS), originando-se de explosões de fogos de artifício, disparos de armas de fogo, ruído de motores a explosão e alguns tipos de máquinas de grande impacto.[42] Portanto, o diagnóstico deve abranger a avaliação clínica e ocupacional, seguida pela avaliação audiológica, podendo ser realizada em qualquer nível de atenção à saúde do SUS.[41]

Para controlar os ruídos ocupacionais no ambiente de trabalho, capazes de afetar a segurança dos trabalhadores, existem medidas para controlar e minimizar esses efeitos, como:

a) Controle na fonte ruidosa, verificando a possibilidade de modificá-la ou excluir a fonte de ruídos.
b) Controle na trajetória, utilizando barreiras e isolamento acústico para atenuar o ruído e reduzir seu efeito no trabalhador.
c) Controle na equipe/trabalhador, quando não é possível eliminar ruídos tecnicamente, torna-se necessário o uso de Equipamentos de Proteção Individual (EPIs).

Lembrando que, de acordo com a NR-6, os empregadores são obrigados a fornecer gratuitamente os EPIs. Na sua impossibilidade, a exposição pode ser controlada a partir de medidas coletivas e/ou individuais que ajudam a reduzir os níveis de ruído que atingem o trabalhador.[19-21] As medidas de proteção devem ter caráter prioritariamente coletivo, abrangendo o controle da emissão na fonte principal de exposição, a propagação do agente no ambiente de trabalho e ações no nível administrativo. No entanto, a medida mais comum tem sido de caráter individual, referente ao uso do equipamento de proteção auditiva.[19,20,43]

O conhecimento sobre o ambiente de trabalho ruidoso pode ser obtido por meio de visita ao local, avaliação de laudos técnicos da empresa e informações sobre fiscalizações, além do relato do trabalhador. Até o momento, não existe tratamento para PAIRO. Conforme relatado por Pedroso & Gonçalves,[44] além da notificação que inicia o processo de vigilância em saúde, é fundamental acompanhar a progressão da perda auditiva por meio de avaliações audiológicas periódicas, realizadas em serviços conveniados da empresa ou na rede pública de saúde, nos níveis de atenção secundária ou terciária.

Nos **TMRT**, a gestão dos riscos psicossociais envolve complexidade, situando-se em um processo dinâmico sem uma metodologia/estratégia única. Contudo, existem aspectos fundamentais a serem perseguidos:[45]

1. Identificar, avaliar e monitorar os riscos psicossociais no trabalho para priorizar medidas de prevenção e proteção aos trabalhadores expostos, buscando eliminá-los ou mitigá-los.
2. Integrar e articular a atuação profissional dos integrantes do Serviço Ocupacional.
3. Agir nos níveis de prevenção primária, secundária e terciária em relação aos riscos psicossociais, estabelecendo ações no nível individual e coletivo.
4. Prevenir por meio de ações focadas nos fatores de risco e nas ocorrências críticas, destacando a importância de construir medidas de prevenção em diferentes níveis organizacionais, a fim de implementar ações locais pela equipe de SST, alinhadas com práticas de gestão que fortaleçam e implementem melhorias e transformações nos locais de trabalho.

Nesta exposição, destacam-se os níveis de prevenção no Quadro 42.2, com o objetivo de orientar ações a serem desenvolvidas por cada organização, de acordo com sua realidade.

Gerir os riscos psicossociais é uma prerrogativa para a gestão dos riscos de **DORT**. Dada a sua natureza multicausal, adicionam-se a este conjunto de estratégias a avaliação ergonômica, capacitação, adaptação do ambiente de trabalho às necessidades individuais (bancada, equipamentos, entre outros), monitoramento da saúde dos trabalhadores pela equipe multidisciplinar e uma política de prevenção, algumas das quais previstas na NR-17.

Os níveis de prevenção do DORT, listados no Quadro 42.3, entrelaçam-se com os níveis de prevenção dos fatores de riscos psicossociais no trabalho (Quadro 42.2). Essa interligação pode favorecer a concepção de ações a serem implementadas por cada organização, considerando suas especificidades.

Os DORT, TMRT e PAIRO são considerados agravos do trabalho e estão sujeitos à notificação compulsória pelo Sistema de Informação de Agravos de Notificação (SINAN). O monitoramento desses casos é crucial para a implementação de medidas tanto individuais quanto coletivas destinadas à proteção aos trabalhadores.

O domínio sistêmico da gestão do cuidado em saúde para as medidas preventivas e o controle ocupacional sob a ótica multiprofissional

O adoecimento relacionado ao trabalho permanece como um sério problema de saúde pública no Brasil. Apesar dos esforços para criar legislação que proteja e

Quadro 42.2. Níveis de prevenção dos fatores de riscos psicossociais no trabalho

Nível de prevenção	Objetivos	Ações em SST
Prevenção primária	• Eliminar ou reduzir os fatores de risco psicossociais e promover ambientes de trabalho saudáveis • Evitar alterações adversas na saúde e aprimorar o bem-estar do trabalhador • Evitar a ocorrência de doença ou outro efeito adverso na saúde do trabalhador	• Identificar e avaliar os fatores de risco psicossocial existentes no local de trabalho • Propor ao empregador medidas que evitem, extinguem e mitiguem a exposição profissional • (In)formar os trabalhadores os fatores de risco psicossocial a que estão expostos, os seus efeitos na saúde e as medidas e comportamentos a adotar para os prevenir
Prevenção secundária	• Realizar a detecção precoce de necessidades de saúde mental dos trabalhadores • Auxiliar a recuperação e o tratamento adequado dos trabalhadores • Impedir a progressão, duração e/ou gravidade da doença ou de outro efeito nocivo (diminuição da prevalência da doença) • Minimizar as implicações na capacidade de trabalho	• Identificar e avaliar a(s) situação(ões) de exposição profissional • Corrigir as condições de trabalho que levaram à exposição profissional • Proceder à detecção precoce de necessidades de saúde mental visando a interrupção da evolução da situação/doença, a cura e/ou a redução das consequências mais graves da doença • Garantir o adequado encaminhamento do trabalhador, sempre que necessário, e acompanhar a intervenção terapêutica associada
Prevenção terciária	• Participar na reabilitação e recuperação dos trabalhadores • Evitar complicações e/ou o agravamento do estado de saúde do trabalhador • Evitar recidivas da doença mental ou morte precoce • Minimizar as implicações na capacidade de trabalho	• Acompanhar a reabilitação clínica • Indicar ao trabalhador a necessária readaptação do posto de trabalho • Recomendar medidas para a reabilitação profissional • Contribuir para a reintegração profissional e para a reabilitação psicossocial e profissional

Fonte: Adaptado de Portugal.[45]

Quadro 42.3. Níveis de prevenção dos fatores de riscos de DORT

Nível de prevenção	Objetivos	Ações em SST
Prevenção primária	• Eliminar ou reduzir os fatores de risco e promover ambientes de trabalho saudáveis • Evitar alterações adversas na saúde e aprimorar o bem-estar do trabalhador • Evitar a ocorrência de doença ou outro efeito adverso na saúde do trabalhador	• Identificar e avaliar os fatores de risco existentes no local de trabalho • Propor ao empregador melhoria das condições de trabalho • Adaptar do ambiente de trabalho às necessidades individuais de cada trabalhador • Análise ergonômica do trabalho considerando o trabalhador como protagonista • Capacitar os trabalhadores para identificar os sintomas e fatores de risco da DORT • Implementar pausas regulares e atividades físicas ou de descanso durante o trabalho
Prevenção secundária	• Identificar a ocorrência de DORT nos trabalhadores • Auxiliar a recuperação e no tratamento adequado dos trabalhadores • Impedir a progressão, duração e/ou gravidade da doença ou de outro efeito nocivo (diminuição da prevalência da doença) • Minimizar as implicações na capacidade de trabalho	• Identificar e avaliar a(s) situação(ões) de exposição profissional • Identificar precocemente os sintomas de DORT • Encaminhar para tratamento médico especializado • Adaptar o ambiente de trabalho às necessidades individuais de cada trabalhador • Adotar medidas que minimizem a sobrecarga nas áreas afetadas • Corrigir as condições de trabalho que levaram à exposição profissional • Garantir o adequado encaminhamento do trabalhador, sempre que necessário, e acompanhar a intervenção terapêutica associada
Prevenção terciária	• Participar na reabilitação e recuperação dos trabalhadores • Evitar complicações e/ou o agravamento do estado de saúde do trabalhador • Evitar recidivas de DORT • Minimizar as implicações na capacidade de trabalho	• Acompanhar a reabilitação clínica • Indicar ao trabalhador a necessária readaptação do posto de trabalho • Recomendar medidas para a reabilitação profissional • Contribuir para a reintegração profissional e para a reabilitação psicossocial e profissional • Adaptar o ambiente de trabalho às necessidades individuais de cada trabalhador

Fonte: Elaborado pelos autores do capítulo.

ampare os trabalhadores, os casos ainda persistem, indicando a necessidade urgente de pensar em medidas eficazes de prevenção e controle. Este subcapítulo aborda os três principais agravos e as medidas para monitorar esses casos pelos SESMT e, posteriormente, pela vigilância em saúde do trabalhador do SUS.

É crucial que os SESMT sigam as legislações trabalhistas e previdenciárias vigentes no país. A legislação trabalhista brasileira está hierarquicamente dividida em Constituição Federal do Brasil, Consolidação das Leis Trabalhistas (CLT) e Normas Regulamentadoras (NR).

Ressalta-se que na Constituição Federal brasileira, os direitos dos trabalhadores são assegurados nos artigos 6º e 7º, conforme detalhado a seguir:[46]

> *Art. 6º São direitos sociais a educação, a saúde, o trabalho, o lazer, a segurança, a previdência social, a proteção à maternidade e à infância, a assistência aos desamparados.*
> *Art. 7º São direitos dos trabalhadores urbanos e rurais [...]*
> *XXII. redução dos riscos inerentes ao trabalho por meio de normas de saúde, higiene e segurança;*
> *XXIII. adicional de remuneração para atividades penosas, insalubres ou perigosas, na forma de lei;*
> *XXVIII. seguro contra acidentes de trabalho, a cargo do empregador, sem excluir a indenização a que este está obrigado, quando incorrer em dolo ou culpa;*
> *XXXIII. proibição de trabalho noturno, perigoso ou insalubre a menores de dezoito e de qualquer trabalho a menores de dezesseis anos, salvo na condição de aprendiz [...].*

A CLT desempenha um papel crucial ao regulamentar as relações trabalhistas e proteger os direitos dos trabalhadores. No entanto, em 2017, a Reforma Trabalhista (Lei nº 13.647 de 13 de julho de 2017), promoveu mudanças que geraram insegurança e prejudicaram a saúde e segurança dos trabalhadores, incluindo aspectos como trabalho intermitente, intervalo intrajornada de 30 minutos, férias fracionadas, entre outros (Brasil).[47] Essas transformações repercutiram nos modos de trabalho e no próprio processo de trabalho, somando-se às mudanças previdenciárias e à terceirização irrestrita das atividades. Tais alterações impactam os fatores de risco, incluindo os psicossociais, ao modular as relações laborais, os modos de gestão e as situações de trabalho, interferindo, assim, nos distintos agravos relacionados ao trabalho.

Adicionalmente, as NRs, destinadas a estabelecer ambientes laborais seguros e saudáveis, também sofreram modificações nos últimos quatro anos. Destacam-se a NR-4: Serviço Especializado em Segurança e Medicina do Trabalho (SESMT), NR-5: Comissão Interna de Prevenção de Acidentes (CIPA), NR-7: Programa de Controle Médico de Saúde Ocupacional (PCMSO), e NR-9: Avaliação e Controle das Exposições Ocupacionais a Agentes Físicos, Químicos e Biológicos.[7] Nesse, é imperativo que o SESMT baseie suas ações baseadas nas Normas Regulamentadoras da CLT,[48] bem como em normas da Organização Mundial da Saúde (OMS) e da Organização Internacional do Trabalho (OIT).

As legislações apresentadas neste subcapítulo devem garantir um ambiente de trabalho seguro e saudável, visando a minimização ou redução do risco de acidentes e doenças relacionadas ao trabalho. Para tal, é essencial formar uma rede de atenção no local de trabalho, por meio da interação efetiva da CIPA e do SESMT. Esses serviços devem fiscalizar as ações das empresas, implantar e monitorar as medidas propostas no PCMSO e no PGR.

A participação ativa da CIPA na prevenção de acidentes e doenças relacionadas ao trabalho é crucial. Seus representantes, compostos por trabalhadores e empregadores, buscam identificar os riscos laborais, desenvolver ações preventivas e analisar as condições e ambientes de trabalho para caracterizar os riscos à segurança e à saúde dos trabalhadores.[7] Ressalta-se que a CIPA é formada por representantes dos trabalhadores e do empregador.

Enquanto isso, os profissionais do SESMT têm a responsabilidade de reconhecer os riscos ocupacionais e aplicar seus conhecimentos para proteger a saúde dos trabalhadores. Além de colaborar na elaboração de projetos para novas instalações e manter uma relação eficiente com a CIPA, devem promover atividade de educação continuada para prevenir acidentes e doenças relacionadas ao trabalho, entre outras medidas.[7] Como discutido anteriormente, a inclusão de outros profissionais na equipe do SESMT, como psicólogos, fisioterapeutas, terapeutas ocupacionais, assistentes sociais, nutricionistas e fonoaudiólogos, pode contribuir para garantir atenção integral ao trabalhador.

A Figura 42.5 foi elaborada para ilustrar a rede de atenção à SST nos serviços.

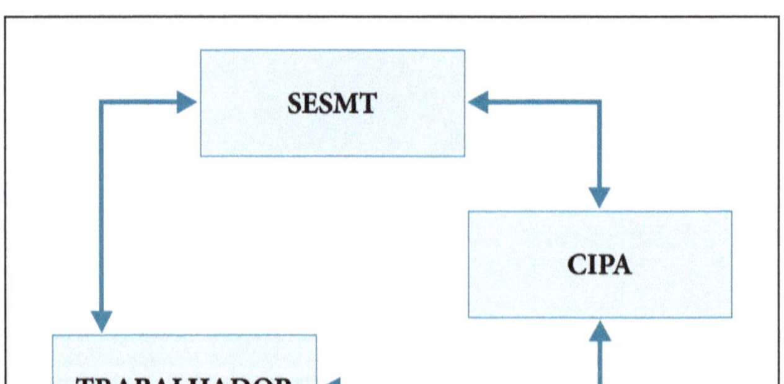

Figura 42.5. Rede de atenção à SST nas organizações.

Fonte: Elaborada pelos autores do capítulo.

Diante do exposto, destaca-se a significativa importância da vigilância de agravos relacionados ao trabalho pelos SESMT. O SESMT desempenha um papel crucial na promoção da saúde e na proteção dos trabalhadores durante o exercício de sua atividade laboral. É fundamental ressaltar que, de acordo com a NR-04, as ações visando garantir a saúde dos trabalhadores devem ser conduzidas pelo SESMT, com o objetivo de monitorar o estado de saúde dos trabalhadores e prevenir adoecimentos relacionados ao trabalho.[7] Além disso, é obrigatória a notificação por parte do SESMT de todos os acidentes e doenças relacionadas ao trabalho que ocorram no ambiente laboral,[49] conforme descrito na nota técnica nº 33/2022-CGSAT/DSAST/SVSA/MS:[7]

> *Orienta a Rede Nacional de Atenção Integral à Saúde do Trabalhador (Renast) sobre a notificação compulsória das Doenças e Agravos Relacionados ao Trabalho (Dart) do Sistema de Informação de Agravos de Notificação (Sinan) pelos Serviços Especializados em Segurança e Medicina do Trabalho (SESMT).*[49]

A gestão do cuidado em saúde torna-se indispensável quando respaldada pela perspectiva da vigilância em saúde do trabalhador. Essa abordagem possibilita a notificação e registro eficientes de agravos, estabelecendo indicadores de saúde essenciais para a intervenção em processos de trabalho patogênicos. Dessa forma, é possível proteger coletivamente os trabalhadores e implementar medidas corretivas de maneira eficaz.

O domínio societário da gestão do cuidado em saúde para as medidas preventivas e o controle ocupacional sob a ótica multiprofissional

No domínio societário, é crucial destacar as políticas públicas que visam garantir a saúde e segurança dos trabalhadores brasileiros. A Constituição Federativa do Brasil, promulgada em 1988, desempenha um papel central nesse contexto. No Art. 200, que delineia as competências do SUS, o inciso 2º destaca a execução de "ações de vigilância sanitária e epidemiológica, bem como as de saúde do trabalhador". Além disso, o inciso 8º ressalta a necessidade de "colaborar na proteção do meio ambiente, nele compreendido o do trabalho".[46]

Por sua vez, a Lei Orgânica da Saúde (8.080/1990) aborda, no Art. 6º, a execução de diversas ações de saúde, incluindo a saúde do trabalhador. Em seu 3º parágrafo, a lei define o conceito de saúde do trabalhador como[50]

> *um conjunto de atividades que se destina, através das ações de vigilância epidemiológica e vigilância sanitária, à promoção e proteção da saúde dos trabalhadores, assim como visa à recuperação e reabilitação da saúde dos trabalhadores submetidos aos riscos e agravos advindos das condições de trabalho, abrangendo:*
> *I – participação, no âmbito de competência do Sistema Único de Saúde (SUS), em estudos, pesquisas, avaliação e controle dos riscos e agravos potenciais à saúde existentes no processo de trabalho;*
> *III – participação, no âmbito de competência do Sistema Único de Saúde (SUS), da normatização, fiscalização e controle das condições de produção, extração, armazenamento, transporte, distribuição e manuseio de substâncias, de produtos, de máquinas e de equipamentos que apresentam riscos à saúde do trabalhador;*
> *IV – avaliação do impacto que as tecnologias provocam à saúde;*
> *V – informação ao trabalhador e à sua respectiva entidade sindical e às empresas sobre os riscos de acidentes de trabalho, doença profissional e do trabalho, bem como os resultados de fiscalizações, avaliações ambientais e exames de saúde, de admissão, periódicos e de demissão, respeitados os preceitos da ética profissional;*
> *VI - participação na normatização, fiscalização e controle dos serviços de saúde do trabalhador nas instituições e empresas públicas e privadas;*
> *VII - revisão periódica da listagem oficial de doenças originadas no processo de trabalho, tendo na sua elaboração a colaboração das entidades sindicais; e*
> *VIII - a garantia ao sindicato dos trabalhadores de requerer ao órgão competente a interdição de máquina, de setor de serviço ou de todo ambiente de trabalho, quando houver exposição a risco iminente para a vida ou saúde dos trabalhadores.*

A Rede Nacional de Atenção Integral à Saúde do Trabalhador (Renast) é uma estrutura essencial no Sistema Único de Saúde. Seu objetivo é definir diretrizes na regulação, na pactuação de estratégias e no apoio político, financeiro e técnico em saúde do trabalhador, através da implementação da assistência, vigilância, prevenção e promoção da saúde dos trabalhadores. Os Centros de Referência em Saúde do Trabalhador (CEREST) complementam essa rede ao estabelecer uma estrutura de vigilância à saúde dos trabalhadores, utilizando vigilância epidemiológica e sanitária, apoiando a atenção primária de saúde, bem como os serviços de média e alta complexidade para atender trabalhadores com suspeita de doença relacionada ao trabalho, em níveis estaduais como regionais.[51]

É importante salientar que, somente em 2012, 24 anos após a promulgação da Constituição brasileira, foi estabelecida uma política pública nacional para amparar a saúde do trabalhador no Brasil. A Política Nacional de Saúde do Trabalhador e da Trabalhadora foi instituída pela Portaria nº 1.823/2012, delineando diretrizes para a prevenção e vigilância de acidentes e doenças relacionadas ao trabalho a serem seguidas pelos governos federal, estadual, municipal e por empresas públicas e privadas. Por meio dessa política, os profissionais do SUS têm a responsabilidade de garantir a assistência aos trabalhadores, fiscalizar os processos produtivos em parceria com a iniciativa privada, sociedade organizada e população, fortalecendo assim as estratégias de prevenção e integração dos trabalhadores no SUS.[52]

Ao analisar esse conjunto legislativo que garante as ações de saúde e segurança dos trabalhadores, compreende-se a importância do papel do SUS no desenvolvimento de estratégias de vigilância epidemiológica e no ambiente de trabalho, bem como na assistência à saúde dos trabalhadores. A prevenção e a promoção da saúde dos trabalhadores são premissas fundamentais, e, por isso, é imperativo considerar os trabalhadores como sujeitos ativos das ações do SUS.[39]

Compreender e conhecer as políticas públicas de saúde do trabalhador é imprescindível para assistir aos trabalhadores, uma vez que esses eles têm direitos garantidos tanto no âmbito previdenciário quanto trabalhista. Outros órgãos que possuem políticas de SST estão ilustrados na Figura 42.6.

É relevante observar, na Figura 42.6 apresentada, que os diversos Ministérios brasileiros desempenham funções distintas e compartilhadas relacionadas à saúde e segurança do trabalhador. O Ministério do Trabalho e Emprego, em colaboração com o Ministério da Justiça e da Economia, pauta-se pelas legislações trabalhistas e é responsável por fiscalizar as relações de trabalho, garantindo o cumprimento das leis vigentes, como descanso, férias, jornada de trabalho, contratos, entre outros.[53] Por sua vez, o Ministério da Previdência Social assume a responsabilidade pelo pagamento de benefícios em casos de afastamento do trabalho para os trabalhadores formais, além de benefícios sociais. Dentre os benefícios concedidos, incluem-se o auxílio-doença, acidentário, salário-maternidade, aposentadoria, entre outros.[53]

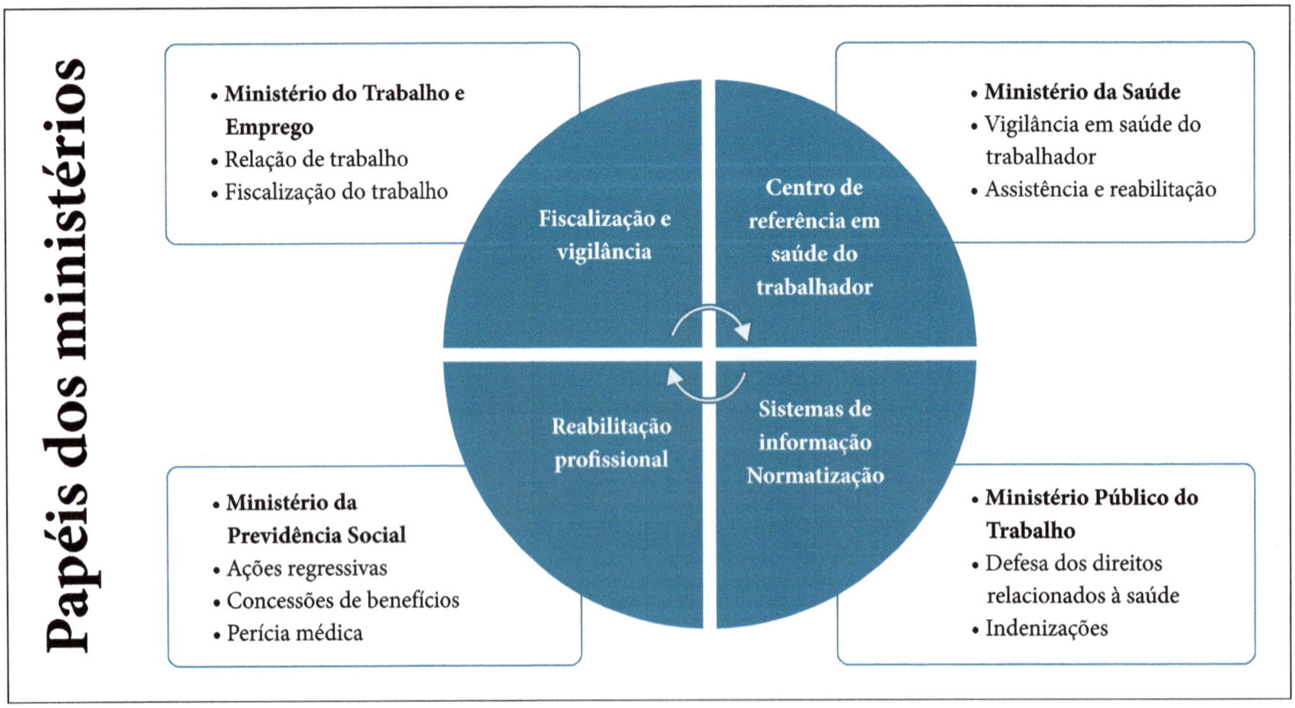

Figura 42.6. Esquema panorâmico da atuação multisetorial em Saúde do Trabalhador.

Fonte: Adaptada de Miranda, FMD; 2020.[54]

Considerações finais

À luz do exposto, é possível entender o local de trabalho como um ambiente privilegiado para a construção de ações preventivas e promoção da saúde. Nesse sentido, a equipe multiprofissional do SESMT deve ser expandida para assegurar a saúde e segurança dos trabalhadores, especialmente diante dos alarmantes números de doenças e agravos relacionados ao trabalho decorrentes de processos laborais inadequados. O olhar de uma equipe multiprofissional e interdisciplinar pode estabelecer ações que visem à detecção precoce e à avaliação dos riscos, com o objetivo de aprimorar as medidas de controle.

Reconhecemos o desafio atual de intensificar ações preventivas em empresas e instituições, sejam elas públicas ou privadas, para proteger os trabalhadores de agravos, especialmente no que diz respeito aos fatores psicossociais no trabalho. Para isso, é essencial avançar além da esfera individual, buscando medidas protetivas coletivas que impactem diretamente nos fatores de risco do processo de trabalho causadores de estresse, sofrimentos e adoecimentos.

Ressaltamos que a garantia da proteção contra os riscos e agravos na ocupação, em direção a um ambiente de trabalho seguro, saudável e digno é um direito humano fundamental que deve ser buscado no cotidiano laboral. O aprimoramento das medidas preventivas encontra na multiprofissionalidade e interdisciplinaridade bases indispensáveis para a construção de ações locais contínuas, em conjunto com a experiência dos trabalhadores.

Acreditamos que, após a leitura deste capítulo, seja possível compreender a importância da implementação da Gestão do Cuidado em Saúde para garantir a implementação de medidas preventivas e de controle em prol da saúde dos trabalhadores.

Referências

1. Pereira MJB, Fortuna CM, Mishima SM, Almeida MCP, Matumoto S. A enfermagem no Brasil no contexto da força de trabalho em saúde: perfil e legislação. Rev Bras Enferm. 2009;62(5):771-7.
2. Schulte PA, Delclos GL, Felknor SA, Streit JM, McDaniel M, Chosewood LC et al. Expanding the focus of occupational safety and health: lessons from a series of linked scientific meetings. Int J Environ Res Public Health. 2022;19(22):15381.
3. Areosa J. Riscos psicossociais e saúde mental: uma perspectiva multidisciplinar. In: Schmidt MLG, Rumin CR (Org.). Psicologia e saúde no trabalho: da teoria à prática. São Paulo: FiloCzar; 2023.
4. Organização Internacional do Trabalho – OIT. Riscos emergentes e novas formas de prevenção num mundo de trabalho em mudança. Genebra: OIT; 2010. Disponível em: https://www.ilo.org/wcmsp5/groups/public/---europe/---ro-geneva/---ilo-lisbon/documents/publication/wcms_718134.pdf (Acesso em: 21 mar. 2024).
5. International Labour Organization – ILO. Safety in numbers Pointers for a global safety culture at work. Geneva: ILO; 2003. Disponível em: www.ilo.org/publns. (Acesso em: 23 mar. 2023).
6. Observatório de segurança e saúde no trabalho. Despesa – INSS. 2023. Smartlab. Disponível em: https://smartlabbr.org/sst/localidade/0?dimensao=despesa. (Acesso em: 23 mar. 2023).
7. Brasil. Ministério do Trabalho e Previdência. Gabinete do Ministro. Portaria nº 2.318, de 03 de agosto de 2022. Aprova a nova redação da Norma Regulamentadora nº 04 – Serviços Especializados em Segurança e Medicina do Trabalho. Disponível em: https://www.gov.br/trabalho-e-previdencia/pt-br/composicao/orgaos-especificos/secretaria-de-trabalho/inspecao/seguranca-e-saude-no-trabalho/sst-portarias/2022/portaria-mtp-no-2-318-nova-nr-04.pdf. (Acesso em: 14 mar. 2023).
8. Antunes R. Coronavírus: O trabalho sob fogo cruzado (Pandemia Capital). São Paulo: Boitempo Editorial; 2020.
9. Organização Internacional do Trabalho – OIT. Prima-EF: orientações do modelo europeu para a gestão de riscos psicossociais: um recurso para empregadores e representantes dos trabalhadores. Brasília: SESI; 2011.
10. Molinié A-F. Queixa. Laboreal. 2010;6(1):69–71.
11. Barros-Duarte C, Cunha L, Lacomblez M. INSAT: uma proposta metodológica para análise dos efeitos das condições de trabalho sobre a saúde. Laboreal. 2007;3(2):54-62.
12. Organização Mundial da Saúde – OMS. Constituição da Organização Mundial da Saúde (OMS/WHO). 1946. Disponível em: http://www.direitoshumanos.usp.br/index.php/OMS-Organização-Mundial-da-Saúde/constituicao-da-organizacao-mundial-da-saude-omswho.html. (Acesso em: 31 jul. 2023)
13. Cecilio LCO. Apontamentos teórico-conceituais sobre processos avaliativos considerando as múltiplas dimensões da gestão do cuidado em saúde. Interface (Botucatu). 2011;15(37):589-99.
14. Brey C, Miranda FMD, Haeffner R, de Castro IRDS, Sarquis LMM, Felli VE. O Absenteísmo entre os trabalhadores de saúde de um hospital público do sul do Brasil. Revista de Enfermagem do Centro-Oeste Mineiro. 2017;7:e1135.
15. Sancinetti TR, Soares AVN, Lima AFC, Santos NC, Melleiro MM, Fugulin FMT, et al. Nursing staff absenteeism rates as a personnel management indicator. Rev Esc Enferm USP. USP. 2011;45(4):1007-12.
16. Antunes ED, Bridi LT, Santos M, Fischer FM. Part-time or fulltime teleworking? A systematic review of the psychosocial effects of telework from home. Front Psychol. 2023;14:1065593.
17. Silva JLL, Costa FS, Souza, RF, Sousa JL, Oliveira RS. O ruído causando danos e estresse: possibilidade de atuação para a enfermagem do trabalho. Avances en enfermería. 2014;32(1):124-38.
18. Lusk SL, Hagerty BM, Gillespie B, Caruso CC. Chronic effects of workplace noise on blood pressure and heart rate. Arch Environ Occup Health. 2002;57(4):273-81.
19. El Dib RP, Atallah ÁN, Andriolo RB, Soares BGDO, Verbeek J. A systematic review of the interventions to promote the wearing of hearing protection. Sao Paulo Med J. 2007;125:362-9.

20. Nelson DI, Nelson RY, Concha-Barrientos M, Fingerhut M. The global burden of occupational noise-induced hearing loss. Am J Ind Med. 2005;48(6):446-58.
21. Concha-Barrientos M, Campbell-Lendrum D, Steenland K. Occupational noise: assessing the burden of disease from work-related hearing impairment at national and local levels. In: Pruss-Ustun A et al. (Orgs.). Environmental Burden of Disease Series, n. 9. Geneva: World Health Organization; 2004.
22. Abreu RMD, Gonçalves RMDA, Simões ALA. Reasons attributed by professionals of an Intensive Care Unit for the absence at work. Rev Bras Enferm. 2014;67(3):386-93.
23. Costa BR, Vieira ER. Risk factors for work-related musculoskeletal disorders: a systematic review of recent longitudinal studies. Am J Ind Med. 2010;53(3):285-323.
24. Barboza MCN, Milbrath VM, Bielemann VM, Siqueira HCH. Doenças osteomusculares relacionadas ao trabalho (DORT) e sua associação com a enfermagem ocupacional. Rev Gaúcha Enferm. 2008;29(4):633-8.
25. Andersen LL, Thorsen SV, Flyvholm MA, Holtermann A. Long-term sickness absence from combined factors related to physical work demands: prospective cohort study. European Journal of Public Health. 2018;28(5):824-9.
26. Brasil. Ministério da Saúde. Secretaria de Vigilância em Saúde. Departamento de Vigilância em Saúde Ambiental e Saúde do Trabalhador. Dor relacionada ao trabalho: lesões por esforços repetitivos (LER): distúrbios osteomusculares relacionados ao trabalho (DORT). Brasília: Ministério da Saúde, 2012.
27. Assunção AA, Abreu MNS. Fatores associados a distúrbios osteomusculares relacionados ao trabalho autorreferidos em adultos brasileiros. Rev Saude Publica. 2017;51(Supl 1):10s.
28. Federação dos Trabalhadores do Ramo Químico (FETQUIM) da CUT do Estado de São Paulo. Crescem afastamentos por depressão, ansiedade e outros transtornos mentais. Disponível em: http://fetquim.org.br/noticias/crescem-afastamentos-por-depressao-ansiedade-e-outros-transtornos-mentais-1f69/. (Acesso em: 14 mar. 2023).
29. Bahia. Secretaria da Saúde do Estado. Superintendência de Vigilância e Proteção da Saúde. Diretoria de Vigilância e Atenção à Saúde do Trabalhador. Centro Estadual de Referência em Saúde do Trabalhador. Lista de Doenças Relacionada ao Trabalho do Estado da Bahia/Secretaria da Saúde. Sesab/Suvisa/Divast/Cesat. Salvador: Sesab/Suvisa/Divast/Cesat; 2021.
30. Tillich P. A concepção de homem na filosofia existencial. Rev Abordagem Gestalt. 2010;16(2):229-34.
31. Dejours C. Subjetividade, trabalho e ação. Revista Produção. 2004;14(3):27-34.
32. Oliveira JN, Mendes AM. Sofrimento psíquico e estratégias defensivas utilizadas por desempregados: contribuições da psicodinâmica do trabalho. Temas em Psicologia. 2014;22(2):389-99.
33. Medeiros SND, Martins SR, Mendes AM. Sofrimento e defesa: análise psicodinâmica do trabalho de monitoramento aéreo de trânsito. Trivium-Estudos Interdisciplinares. 2017;9(1):74-90.
34. Silva-Junior JS, Bandini M, Baêta KF, Dias EC. Atualização 2020 da Lista de Doenças Relacionadas ao Trabalho no Brasil. Rev Bras Saude Ocup. 2022;47:e11.
35. Ferreira LP, Silva MAA. Distúrbio de Voz Relacionado ao Trabalho: Conquistas e Desafios na América Latina. São Paulo: Sintropia; 2022. Disponível em: https://www.pucsp.br/laborvox/dicas_pesquisa/downloads/ebooks/Disturbio-de-Voz-Relacionado-ao-Trabalho-Conquistas-e-Desafios-na-America-Latina.pdf#page=108. (Acesso em: 28 mar. 2023).
36. Trindade LL, Bordignon M, Ferraz L, Amestoy SC. Satisfação profissional e qualidade no cuidado em oncologia: visão dos profissionais da saúde. Revista de Pesquisa Cuidado é Fundamental Online. 2015.
37. International Labour Organization – ILO. Promoting employment and decent work in a changing landscape-International Labour Conference, 109th Session 2020. Geneva: ILO; 2020.
38. Greenhaus JH, Beutell NJ. Sources of conflict between work and family roles. Academy Management Review.1985;10:76-88.
39. Miranda FMD, Brey C, Santana LL, Khalaf DK. Qualidade de vida no trabalho do trabalhador de saúde em oncologia. In: Kalinke LP, Marcondes L (Org.). Qualidade de Vida em Oncologia. Campo Grande – MS: Editora Life; 2019.
40. Duarte C, Sanches T, Miranda JP, Batista M. A observação interdisciplinar como contributo para o desenvolvimento pessoal e profissional. In: Cavaco C, Costa F, Marques J, Viana J, Marreiros R, Faria AR, et al. A Educação e os Desafios da Sociedade Contemporânea: contributos da investigação. Atas do XXIX Colóquio da AFIRSE Portugal. AFIRSE Portugal e Instituto de Educação da Universidade de Lisboa: 2022;772-8. Disponível em: https://repositorio.ul.pt/bitstream/10451/57460/1/A_observa%c3%a7ao_interdisciplinar.pdf. (Acesso em: 04 abr. 2023).
41. Brasil. Ministério da Saúde. Secretaria de Vigilância em Saúde. Departamento de Vigilância em Saúde Ambiental e Saúde do Trabalhador. Perda auditiva induzida por ruído (PAIR). Brasília: Ministério da Saúde; 2006.
42. Morata TC, Zucki F (Org.). Saúde auditiva – Avaliação de Riscos e Prevenção. São Paulo: Plexus; 2010:9.
43. Kim Y, Jeong I, Hong O. Predictors of Hearing Protection Behavior Among Power Plant Workers. Asian Nurs Res. 2010;4(1).
44. Pedroso HC, Gonçalves CGDO. Percepção e conhecimento dos profissionais da saúde da atenção primária sobre notificação da perda auditiva induzida pelo ruído em Curitiba-Paraná. CoDAS. 2016;28(5):575-82.
45. Portugal. Ministério da Saúde. Direção-Geral da Saúde. Programa Nacional de Saúde Ocupacional. Divisão de Saúde Ambiental e Ocupacional. Direção de Serviços de Prevenção da Doença e Promoção da Saúde. Guia técnico n.º 3: vigilância da saúde dos trabalhadores expostos a fatores de risco psicossocial no local de trabalho. Lisboa: Direção-Geral da Saúde; 2021.
46. Brasil. Constituição da República Federativa do Brasil de 1988. Brasília, DF: Senado Federal; 1988.
47. Brasil. Ministério da Previdência Social. Anuário estatístico da Previdência Social 2017. Brasília, DF: MPS; 2017.
48. Brasil. Segurança e Medicina do Trabalho – Lei nº 6514, de 22 de dezembro de 1977. 60 ed. São Paulo: Editora Atlas; 2007.
49. Brasil. Ministério da Saúde. Secretaria de Vigilância em Saúde e Ambiente. Departamento de Vigilância em Saúde Ambiental e Saúde do Trabalhador. Coordenação-Geral de Vigilância em Saúde do Trabalhador. Nota técnica nº 33 de 23 de março de 2023. Orienta a Rede Nacional de Atenção Integral à Saúde do Trabalhador (RENAST) sobre a notificação compulsória das Doenças e Agravos Relacionados ao Trabalho (DART) do Sistema de Informação de Agravos de Notificação (Sinan) pelos Serviços Especializados em Segurança e Medicina do Trabalho (SESMT).

50. Brasil. Presidência da República. Casa Civil. Subchefia para Assuntos Jurídicos. Lei nº 8.080 de 19 de setembro de 1990. Diário Oficial da União. 20 set. 1999.
51. Brasil. Portaria nº 2.728, de 11 de novembro de 2009. Dispõe sobre a Rede Nacional de Atenção Integral à Saúde do Trabalhador (RENAST) e dá outras providências. Diário Oficial da União. 12 nov. 2009.
52. Brasil. Ministério da Saúde. Portaria nº 1.823, de 23 de agosto de 2012. Institui a Política Nacional de Saúde do Trabalhador e da Trabalhadora. Diário Oficial União. 24 ago. 2012.
53. Brasil. Ministério da Saúde. Secretaria de Vigilância em Saúde. Departamento de Saúde Ambiental, do Trabalhador e Vigilância das Emergências em Saúde Pública. Nota Informativa Nº 94/2019. Orientação sobre as novas definições dos agravos e doenças relacionados ao trabalho do Sistema de Informação de Agravos de Notificação (Sinan). Disponível em: https://renastonline.ensp.fiocruz.br/sites/default/files/arquivos/recursos/nota-informativa-n.-942019-dsastesvsms.pdf. (Acesso em: 28 mar. 2023).
54. Miranda FMD. A saúde do trabalhador sob o enfoque da vigilância em saúde. Curitiba: InterSaberes, 2020. 230 p.
55. Brasil. Ministério da Saúde. Portaria GM/MS Nº 1.999, de 27 de novembro de 2023. Altera a Portaria de Consolidação GM/MS Nº 5, de 28 de setembro de 2017 para atualizar a Lista de Doenças Relacionadas ao Trabalho (LDRT). Brasília: Diário Oficial da União; 29 nov. 2023.

43

Instrumentos Úteis nas Práticas em Saúde do Trabalhador

Rosane Härter Griep
Fernando Ribas Feijó

- Introdução
- Avaliação do ambiente psicossocial do trabalho
- Avaliação da violência no trabalho
- Escalas de interface vida-trabalho
- Instrumentos para avaliação da saúde mental
- Questionário Nórdico de Sintomas Musculoesqueléticos
- Considerações finais

Introdução

O mundo do trabalho está em constante transformação, o que torna cada vez mais desafiador avaliar a saúde e o bem-estar dos trabalhadores. Com a complexidade das relações de trabalho e saúde na atual conjuntura social-política-econômica global, é necessário um olhar amplo e uma abordagem multidimensional que inclua novas possibilidades de avaliação.

O trabalho do modelo operário/fabril, pós-Revolução Industrial, vem, em grande medida, dando lugar a novas modalidades de trabalho, a partir de um dinâmico processo de transformação. O avanço cada vez mais rápido da tecnologia, com aumento da automação, da robótica, da tecnologia da informação, do aprendizado de máquina e da inteligência artificial, cria novos trabalhos na área de tecnologia e programação, ao mesmo tempo em que gera desemprego, precarização e desvalorização de antigas ocupações, com extinção de milhões de postos de trabalho. Tal processo se dá em uma conjuntura de reestruturação produtiva e flexível, que se aprofundou nas últimas duas décadas, em um contexto político global de avanço das políticas neoliberais.

A consequência desse cenário resulta em intensas perdas de direitos trabalhistas, com desestruturação do arcabouço legal que amparava os trabalhadores, além de redução drástica da seguridade social. Ao mesmo tempo, dissemina-se e aprofunda-se a ideologia gerencialista, na qual o trabalho é avaliado somente pelo cumprimento de metas e resultados. Isso ocorre em um momento histórico no qual o trabalho formal perde espaço ou deixa de existir em alguns contextos, em um processo de acentuação da flexibilização do trabalho, com crescimento do trabalho informal, parcial, temporário, *free-lance* e baseado na entrega de determinados produtos. A emergência de empresas de compartilhamento com essas características consolida, assim, o fenômeno social da "uberização" do trabalho, com a geração de trabalhos desprovidos de qualquer perspectiva de proteção social e trabalhista, sob a égide de uma falsa ideia de "empreendedorismo". A pandemia de COVID-19 exacerbou essa situação, tornando o trabalho remoto mais comum e intensificando a carga de trabalho. Isso pode ter graves consequências para a saúde mental e física dos trabalhadores, além de romper as barreiras entre casa e trabalho.

Todos esses aspectos avançam em uma conjuntura, por um lado, de transição demográfica, envelhecimento populacional e postergação da aposentadoria, e, por outro, de transição epidemiológica, que no caso brasileiro, ainda faz coexistir as doenças crônicas não transmissíveis com as doenças infecciosas emergentes e reemergentes. Além disso, os aspectos socioeconômicos e ambientais permeiam e influenciam a saúde, tanto no contexto de moradia, acesso aos serviços de saúde e qualidade de vida no trabalho.

Diante desse cenário, é essencial adotar abordagens mais amplas e multidimensionais para avaliar a saúde e o bem-estar dos trabalhadores e implementar políticas que garantam seus direitos trabalhistas e sociais. Os instrumentos clássicos de avaliação da saúde do trabalhador no contexto ocupacional podem não ser suficientes para uma avaliação mais global da saúde. Dentre esses, destacam-se:

a) A avaliação clínico-ocupacional, que tradicionalmente engloba a anamnese e história ocupacional, além do exame físico e exames complementares.
b) Avaliação das exposições ocupacionais, englobando os riscos químicos, físicos, biológicos, ergonômicos, psicossociais e da organização do trabalho.
c) A identificação, registro e notificação dos acidentes, doenças e outros agravos relacionados ao trabalho, dentre outros aspectos relevantes para a avaliação dos riscos à saúde.
d) A avaliação dos riscos presentes no ambiente de trabalho e estabelecimento de medidas de prevenção e proteção, com a implementação de programas de gerenciamento de riscos ocupacionais, entre outros.
e) A implementação do Programa de Controle Médico de Saúde Ocupacional (PCMSO) com a realização de exames ocupacionais nos trabalhadores, com maior atenção para aqueles expostos a riscos ocupacionais.
f) Os mapas de risco, com representação gráfica dos riscos presentes no ambiente de trabalho.

Reconhecemos a importância e a utilidade dos instrumentos e ações clássicos da medicina do trabalho e da higiene ocupacional na prática cotidiana do médico do trabalho. No entanto, esse capítulo pretende apresentar outros instrumentos e escalas que possibilitam avaliar e diagnosticar o perfil epidemiológico e as condições laborais e de saúde de trabalhadores e trabalhadoras de forma mais abrangente. Esse instrumental considera a avaliação em diferentes perspectivas, englobando, entre outros aspectos, a percepção daqueles que trabalham em relação aos diferentes aspectos do trabalho, além da sua relação com a vida pessoal/familiar que estão relacionados ao processo saúde-doença.

O capítulo aborda, então, as principais escalas e instrumentos, disponíveis e adaptados para o português brasileiro, utilizados para a avaliação do trabalho e sua relação com a saúde. Destacam-se no texto as diferentes perspectivas da avaliação psicossocial do trabalhador: avaliação de estressores ocupacionais considerando o ambiente psicossocial do trabalho, a interface trabalho-vida pessoal, o assédio/violência e a saúde mental e física.

Avaliação do ambiente psicossocial do trabalho

Modelo de desgaste psicológico/alta exigência no trabalho

O modelo de desgaste psicológico, proposto por Robert Karasek[1] no final da década de 1970, é amplamente utilizado em diversos países, inclusive no Brasil, para investigar a associação entre o estresse psicossocial no trabalho e desfechos de saúde.

O modelo tem como hipótese central que o desgaste psicológico não resulta de um único aspecto do ambiente de trabalho, mas dos efeitos combinados de duas situações: as demandas psicológicas, definidas como exigências psicológicas que o trabalhador enfrenta na realização das suas tarefas, e a amplitude de decisão (controle), que inclui o uso de habilidades e a autoridade decisória sobre o processo de trabalho. Embora sejam dimensões que de forma independente podem afetar a saúde e bem-estar dos trabalhadores, o modelo postula que a combinação de altas demandas e baixo controle gera o chamado trabalho de 'alta exigência' ou alto desgaste (*job strain*).

O modelo ainda pressupõe que existe um efeito positivo do estresse em situações de elevada demanda psicológica e alto controle, denominado 'trabalho ativo', que estaria relacionado à motivação, aprendizado e um padrão de enfrentamento positivo diante das situações de estresse. Por outro lado, a escassez simultânea de demanda psicológica

Quadro 43.1. Síntese das escalas apresentadas neste capítulo, em relação ao número de itens e dimensões, autores originais e autores que adaptaram as escalas para o português falado no Brasil

Modelo/escalas	Número de itens	Autores originais	Estudos de adaptação transcultural da versão brasileira
Modelo demanda-controle e apoio social (*Job Content Questionnaire – JCQ*)	20	Karasek,1979[1] Karasek et al., 1998[3]	Araújo & Karasek, 2008[4] Santos et al., 2007[5]
Questionário de demanda-controle-apoio social (*Demand, Control, Social Support Questionnaire - DCSQ*)	17	Theorell, 1988[6]	Alves et al., 2004[8] Hökerberg et al., 2010[10] Griep et al., 2009[9]
Desequilíbrio esforço-recompensa e excesso de comprometimento	23	Siegrist, 1996[11]	Chor et al., 2008[13] Silva & Barreto, 2010[14]
Desequilíbrio esforço recompensa no trabalho doméstico e excesso de comprometimento	23	Sperlich et al., 2012[15]	Vasconcellos et al., 2016[16]
Stanford Presenteeism Scale (SPS-6)	6	Koopman et al., 2002[19]	Paschoalin et al., 2013[20]
Conflito trabalho-família (ELSA-Brasil)	4	Frone et al.,1992[31]	Pinto et al., 2016[33]
Conflito trabalho-família	10	Netemeyer et al.,1996[35]	Aguiar & Bastos, 2013[34]
Enriquecimento trabalho-família	18	Carlson et al., 2006[37]	Gabardo-Martins et al., 2016[38]
Gerenciamento de limites entre o trabalho e a vida pessoal	13	Kossek et al., 2012[40]	Fernandes et al., 2023[41]
Questionário de Atos Negativos Revisado (NAQ-r)	22	Einarsen, 1997[24] Einarsen, 2009[21]	Maciel & Gonçalves, 2004[22] Silva, Aquino & Pinto, 2017[23]
Self Reporting Questionnaire (SRQ-20)	20	Harding et al., 1980[43]	Mari & Williams, 1986[44]
Patient Health Questionnaire (PHQ-9 e PHQ-8)	9 8	Kroenke, 2001[45]	Santos, 2013[46] Lua, 2022[47]
Escala de depressão, ansiedade e estresse (DASS-21)	21	Lovibond & Lovibond, 2004[48]	Vignola & Tucci, 2014[49] Martins et al., 2019[50]
Generalized Anxiety Disorder (GAD-7)	7	Spitzer et al., 2006[51]	Moreno et al.[52]
Maslach Burnout Inventory (MBI)	22	Maslach & Jackson, 1981[53]	Carlotto, 2007[54]
Questionário Nórdico de Sintomas Musculoesqueléticos	11	Kuorinka et al.,1987[55]	Pinheiro et al., 2002[56] Barros & Alexandre, 2003[57]

Fonte: Elaborado pelos autores.

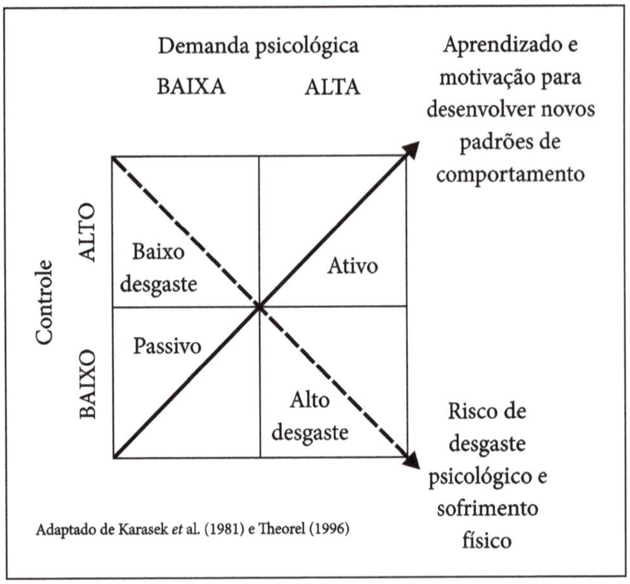

Figura 43.1. Diagrama ilustrativo adaptado do modelo de demanda-controle.

Fonte: Adaptada de Karasek et al. (1981) e Theorel (1996).

e controle levariam ao 'trabalho passivo', relacionado à desmotivação, diminuição de aprendizado e perda de habilidades adquiridas. Já a combinação de baixa demanda e alto controle representaria o trabalho de 'baixo desgaste', que é a situação de menor exposição a estressores psicossociais e menor risco à saúde. O esquema representativo do modelo demanda-controle de Karasek pode ser observado na Figura 43.1.

Posteriormente, foi acrescentada uma terceira dimensão ao modelo: o apoio social de colegas e chefes no trabalho.[2] O modelo passou também a pressupor o efeito direto do baixo apoio social sobre a saúde, além de potencializar o efeito negativo da exposição ao trabalho de alta exigência (*iso strain*).

Existem duas escalas do modelo demanda-controle-apoio social disponíveis e devidamente adaptadas para o português brasileiro. Uma delas faz parte do *Job Content Questionnaire*,[3-6] cujos detalhes e permissões de uso podem ser obtidos no site http://www.jcqcenter.org. A outra é uma versão resumida desenvolvida por Theorell,[6] denominada *Demand-control-social support* (DCSQ). Ambas as escalas são amplamente utilizadas no Brasil, apresentam vantagens e desvantagens, bem como diferentes formas de análise,[7,8] e tiveram avaliações psicométricas avaliadas.[9,10]

Modelo de desequilíbrio esforço-recompensa

O modelo de desequilíbrio esforço-recompensa (DER), desenvolvido por Siegrist (Figura 43.2),[11] é baseado na ideia de reciprocidade social. O modelo afirma que a falta de reciprocidade entre os esforços dispendidos e as recompensas recebidas (apoio e respeito recebido por colegas no trabalho, salários adequados, possibilidade de promoções, estabilidade no emprego e *status* social) provoca reações de estresse com consequências adversas para a saúde.[11,12] Segundo o autor, o desequilíbrio esforço-recompensa no trabalho é frequente nas seguintes condições: dependência devido à falta de alternativas no mercado de trabalho; escolha estratégica em termos de investimentos antecipados para aumentar as perspectivas futuras de carreira; e o supercomprometimento do trabalhador, um padrão motivacional de desempenho e realização excessivos relacionados ao trabalho.

O modelo DER inclui três dimensões: "esforço", "recompensa" e "excesso de comprometimento" em um questionário composto por 23 itens. Dois estudos independentes adaptaram a escala para o Português do Brasil,[13,14] e outro estudo apresentou resultados psicométricos.[9]

Modelo desequilíbrio esforço-recompensa adaptado para o ambiente doméstico e familiar

Mais recentemente, autoras alemãs[15] propuseram uma adaptação para o ambiente doméstico e familiar do modelo desequilíbrio esforço-recompensa. A escala foi adaptada para o português brasileiro e apresentou propriedades psicométricas adequadas.[16]

A ideia da adaptação do modelo DER para o ambiente doméstico e familiar se baseia em diversos resultados de estudos que apontam efeitos negativos sobre a saúde da sobrecarga de trabalho doméstico entre as mulheres. Apesar das evidências de que o trabalho doméstico pode ser fonte de adoecimento e desgaste, até recentemente não havia instrumentos específicos para avaliação do estresse psicossocial decorrente do trabalho doméstico. Segundo as autoras,[15] o trabalho doméstico e familiar, assim como o trabalho profissional, tem identidade social e pode ser igualmente penoso ou gratificante, implicado em custos e ganhos. No entanto, as demandas do trabalho doméstico podem ser menos óbvias, já que as tarefas domésticas básicas são consideradas responsabilidades "naturalmente" femininas. As recompensas, em geral, são de natureza emocional, como o reconhecimento social do papel de mãe e de esposa e o afeto dos filhos e do marido.

O DER doméstico é composto por 23 itens baseados nas demandas das mulheres em relação ao ambiente

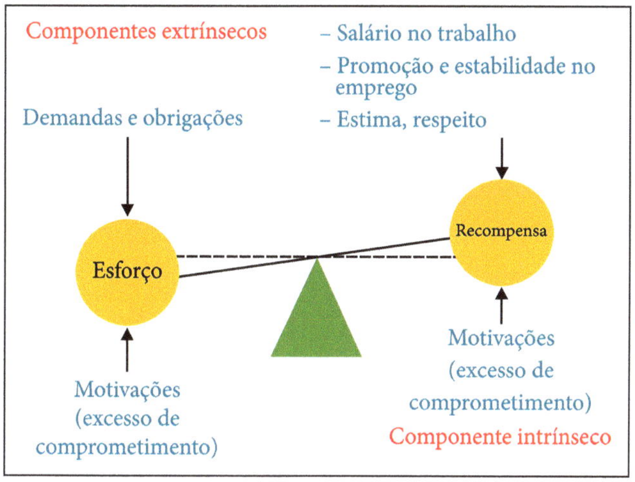

Figura 43.2. Apresentação gráfica do Modelo de desequilíbrio esforço-recompensa (DER), adaptado de Siegrist.[11].

doméstico diário e está dividido em três dimensões: esforço – oito itens referentes à sobrecarga de trabalho e tarefas domésticas; recompensa – 11 itens divididos em quatro subdimensões (valor intrínseco da família e do trabalho doméstico, estima social, reconhecimento do cônjuge ou companheiro e afeto dos filhos); e supercomprometimento – quatro itens referentes ao componente de natureza pessoal (esforço intrínseco), que avalia a capacidade da mulher de se afastar dos afazeres domésticos e familiares.

Inventário de Trabalho e Risco de Adoecimento

Com a Psicodinâmica do Trabalho e os estudos de Christophe Dejours acerca do papel da organização do trabalho na ocorrência de sofrimento psíquico, novas abordagens passaram a ser propostas para o estudo da relação entre trabalho e saúde. Objetivando incorporar aspectos dessa abordagem teórica da Psicodinâmica do Trabalho, o Inventário de Trabalho e Risco de Adoecimento (ITRA) foi proposto no Brasil[17] para avaliar algumas dimensões da interrelação trabalho e processo de subjetivação. Sua primeira versão, de 2003, foi posteriormente aprimorada e atualizada em 2005 e 2007.

O instrumento tem como objetivo investigar o trabalho e os riscos de adoecimento decorrentes das atividades laborais. Para tal, se propõe a avaliar quatro dimensões complementares:[17]

a) Descrição do **contexto** de trabalho, que é avaliado pela Escala de Avaliação do Contexto de Trabalho (EACT). Essa escala mensura as condições de trabalho, organização do trabalho e relações socioprofissionais.
b) Descrição das **exigências** (físicas, cognitivas e afetivas), que são avaliadas pela Escala de Custo Humano do Trabalho (ECHS).
c) Descrição do **sentido** do trabalho, através da Escala de Indicadores de Prazer e Sofrimento no Trabalho (EIPST).
d) Descrição dos **efeitos** do trabalho para a saúde, avaliando danos físicos e psicossociais, por meio da Escala de Avaliação dos Danos Relacionados ao Trabalho (EADRT).

Os dados mensurados pelo inventário buscam permitir uma análise da realidade mais visível e compartilhada pela maioria dos trabalhadores de um grupo. O instrumento não possibilita uma visão aprofundada dos fatores subjetivos mais complexos que interferem no processo de adoecimento de trabalhadores, porém, busca ser uma forma de representação do real vivido por eles.

Presenteísmo no trabalho

O presenteísmo é a prática de um indivíduo trabalhar mesmo estando doente ou enfrentando algum problema físico ou psicológico. Trata-se de um fenômeno estudado mais recentemente e pouco percebido, embora seja muito presente nas organizações de trabalho. Interfere negativamente na produtividade e no desempenho do trabalhador, uma vez que o indivíduo que permanece trabalhando sem condições adequadas de saúde não consegue desempenhar satisfatoriamente suas atribuições e pode comprometer a saúde dos demais membros da equipe.

Para trabalhadores envolvidos no cuidado, permanecer trabalhando sem condições físicas e psicológicas pode resultar na redução da capacidade de concentração e do nível de atenção. Por exemplo, no caso de serviços de assistência à saúde, o trabalhador em presenteísmo pode representar um risco para aqueles que estão sob seus cuidados, podendo contribuir para a transmissão nosocomial de vírus respiratórios ou outras doenças transmissíveis.[18]

Dentre os instrumentos disponíveis no português brasileiro, destaca-se o *Stanford Presenteeism Scale* (SPS-6)[19,20] por avaliar exclusivamente o presenteísmo, além de ser um instrumento curto (6 itens) e de fácil aplicação por meio de autopreenchimento. A escala busca captar a relação entre o presenteísmo, problemas de saúde e a produtividade entre os trabalhadores, avaliando até que ponto concordam com as afirmações que descrevem como seu estado de saúde pode ou não afetar seu trabalho. A escala mede as habilidades dos trabalhadores para se concentrarem e executarem o trabalho na presença de algum problema de saúde, por meio de dois fatores: finalizar o trabalho e evitar distração. O primeiro fator está relacionado às causas físicas, enquanto o segundo refere-se aos aspectos psicológicos.

Avaliação da violência no trabalho

A Convenção nº 190 da Organização Internacional do Trabalho, de 2019, estabeleceu novas normas globais visando a eliminação da violência e do assédio no mundo do trabalho. Essa convenção surgiu em um momento em que a violência no ambiente de trabalho vem crescendo, sendo mais identificada e reportada em todo o mundo. Trabalhadores de todas as categorias convivem diariamente com a violência, que pode estar associada a características do contexto laboral, incluindo empregos que envolvem contato direto com pessoas, atendimento ao público e, na área da segurança pública, à violência urbana e comunitária. Além disso, há outras formas de violência, como as de gênero, sexual, racial, e outras violências psicológicas e/ou físicas direcionadas a minorias.

No Brasil, em particular, situações de risco para violência também ocorrem em contextos como o trabalho docente e o trabalho em saúde, o que está relacionado ao contexto de iniquidades socioeconômicas da população.

Avaliar, monitorar e acompanhar o contexto laboral para prevenção e controle da violência é um grande desafio. Mensurar cada tipo específico de violência no trabalho ainda é um campo em aberto da saúde do trabalhador e da saúde coletiva, exigindo um esforço compartilhado entre profissionais de saúde, o sistema de saúde, o sistema de seguridade, organizações, Estado e instituições de pesquisa para tornar a avaliação desse fenômeno nos ambientes de trabalho factível.

Os principais elementos para avaliar os diferentes tipos de violência nos locais de trabalho abrangem ações qualitativas e complexas, incluindo mecanismos de acompanhamento médico-ocupacional e de monitoramento e controle de riscos ambientais. No entanto, é também possível que o médico do trabalho utilize questionários e avaliações específicas de situações de violência, com base em inquéritos que incluam perguntas sobre a percepção de violência em diferentes contextos e situações. Perguntas sobre vitimização direta, indireta ou observação de violência devem ser adaptadas conforme cada contexto ocupacional.

O campo do conhecimento que mais avançou no desenvolvimento e aplicação de instrumentos específicos para avaliação da violência, foi o da saúde mental, com ênfase na mensuração de aspectos da organização do trabalho e das violências psicológicas, sendo que alguns já foram testados e são amplamente replicados globalmente.

Assédio moral no trabalho

O assédio moral no ambiente de trabalho tem ganhado relevância e magnitude crescente ao longo das últimas décadas, principalmente devido à reestruturação produtiva do capitalismo. Os novos modelos de gestão do trabalho, que combinam características tayloristas/fordistas com os modelos japoneses de produção (conhecidos como modelos "toyotistas"), buscam a máxima eficiência do trabalhador. Isso resulta no aumento da intensidade do trabalho, na captura da subjetividade dos indivíduos em prol dos valores das empresas e organizações, e na redução dos "poros" da jornada. Esse processo estimula, por um lado, a cooperação plena dos indivíduos nos processos de produção, e, por outro lado, acentua a competitividade entre trabalhadores e subgrupos de trabalho. Isso se reflete na redução dos valores de coletividade e na priorização de desempenhos individualizados, em que a avaliação do trabalho é realizada apenas com base na quantificação e monetização do produto final do trabalho.

Esse contexto cria um campo fértil para situações de sobrecarga, conflitos, disputas e, em muitos casos, violência psicológica. Esta última pode ser praticada de forma sistemática, com diferentes níveis de gravidade, mas sempre com a intenção de estabelecer uma relação de poder assimétrica e, em algumas situações, com alguma finalidade não necessariamente explícita (como maior cobrança, exigência, ou tentativa de inferiorização, submissão ou mesmo exclusão do indivíduo assediado do ambiente de trabalho).

Portanto, a avaliação e o monitoramento qualificados e fidedignos da ocorrência e exposição dos trabalhadores a situações de assédio moral devem fazer parte da prática cotidiana do médico do trabalho e das organizações. Isso não apenas como uma forma de monitorar as condições de trabalho, mas também para prevenir e promover a saúde, que deve necessariamente basear-se no acompanhamento dos fatores psicossociais do trabalho e da cultura organizacional. Além da avaliação de características relacionadas aos estressores psicossociais do trabalho em geral, é possível mensurar e avaliar o assédio moral no ambiente laboral.

Questionário de Atos Negativos – revisado

O principal instrumento de mensuração do assédio moral no ambiente de trabalho é o Questionário de Atos Negativos revisado (NAQ-r). Esse instrumento é amplamente utilizado para fins de pesquisa e teve sua primeira versão desenvolvida na Noruega durante a década de 1990. Posteriormente, foi atualizado e validado, com avaliação de sua estrutura fatorial e propriedades psicométricas, demonstrando alta consistência interna[21] tanto na Europa como nos estudos de validação no Brasil.[22,23]

O NAQ-r consiste em 22 itens, com perguntas sobre experiências de comportamento hostil classificadas em uma escala de frequência tipo *Likert* de 5 pontos (nunca, de vez em quando, mensalmente, semanalmente e diariamente). Esse questionário avalia atos negativos sugestivos de assédio moral ao longo dos últimos seis meses, sem menção direta ao termo "assédio moral". As perguntas referem-se a comportamentos diretos e indiretos.

De acordo com o critério operacional de Leymann, frequentemente utilizado na literatura, considera-se um caso de assédio moral quando o indivíduo vivencia pelo menos um ato negativo em frequência mínima semanal nos últimos seis meses. Outros autores sugerem o uso de dois atos regulares ou a utilização de escores com pontos de corte predeterminado (p. ex., 33 para assédio ocasional e 45 para assédio frequente).[24]

Recomenda-se que, após as perguntas do Questionário de Atos Negativos, seja apresentada uma definição de assédio moral no trabalho ao participante da pesquisa, questionando diretamente se o indivíduo considera que foi exposto ao fenômeno e por quanto tempo. Essa medida visa avaliar o critério subjetivo de exposição ao assédio moral, sendo considerada positiva a resposta afirmativa às questões específicas.

O questionário está disponível para uso livre para fins não comerciais, sendo necessário apenas entrar em contato com os pesquisadores do grupo e concordar com os termos sugeridos (https://www.uib.no/en/rg/bbrg/44045/naq).

Escalas de interface vida-trabalho

O trabalho e a família são domínios considerados essenciais na vida adulta. Nas últimas décadas, esses sistemas passaram por mudanças significativas, influenciadas principalmente pela entrada das mulheres no mercado de trabalho, pelo aumento de casais com dupla renda e pelo amplo uso de tecnologias da informação e comunicação, permitindo o trabalho em qualquer hora e lugar. Isso torna cada vez mais difusos os limites entre trabalho e vida pessoal.

A expansão do trabalho para além dos espaços e horários tradicionais dificulta a manutenção dos limites entre vida profissional e familiar. As dificuldades em conciliar esses dois domínios sujeitam os trabalhadores a desafios que podem afetar sua saúde e bem-estar, com impactos diferenciados por gênero.[25] Mesmo sendo atividades fundamentais para o bem-estar da família e da sociedade como um todo, a maior carga de tarefas de cuidados com os filhos e/ou ascendentes e das tarefas domésticas ainda tende a sobrecarregar as mulheres trabalhadoras, muitas vezes em atividades invisíveis e desvalorizadas.[26,27]

No Brasil, os desafios de conciliar trabalho e domínios familiares são agravados pela significativa desigualdade de gênero e pela insuficiência de políticas públicas destinadas a reduzir os conflitos entre trabalho e família, especialmente para mulheres em empregos de menor remuneração.[28] Esses obstáculos são exacerbados pela ausência de políticas específicas de apoio.

Os esforços para realizar atividades cotidianas em distintos papéis sociais se apresentam de maneira diferenciada para homens e mulheres, influenciando suas prioridades no cuidado próprio e nos comportamentos de saúde.[29]

Em muitas profissões, principalmente aquelas que possibilitam o teletrabalho, a distinção entre espaço-tempo de trabalho e vida pessoal torna-se um desafio crescente. Nesse contexto, surgiram escalas que buscam mapear o estresse oriundo dessa configuração. Nesta seção, apresentamos escalas que abordam a interface entre trabalho, família e vida pessoal, especificamente adaptadas para o contexto brasileiro.

O conflito trabalho-família

O conflito trabalho-família (CTF) é definido como o embate entre papéis nos quais as demandas das esferas do trabalho e da família são, em algum aspecto, inconciliáveis.[30,31] O CTF, portanto, surge quando os esforços para atender às demandas do trabalho interferem na habilidade de atender às demandas da família, ou vice-versa,[31] sendo um fenômeno bidirecional.

Na literatura, encontramos evidências de associação entre o CTF e o aumento do consumo de álcool, hábitos alimentares menos saudáveis, diminuição da atividade física, ganho de peso/obesidade, exaustão, enxaqueca, ansiedade, depressão e distúrbios do sono, entre outros desfechos de saúde.[32]

Ainda não há consenso na literatura sobre o melhor instrumento para mensurar o CTF. Alguns estudos utilizam itens isolados, enquanto outros propõem escalas que nem sempre contemplam os diferentes aspectos do conflito. Embora o estudo do CTF e seus efeitos sobre a saúde dos trabalhadores não seja recente em investigações epidemiológicas internacionais, estudos brasileiros na área da saúde emergem, sobretudo, com a publicação da adaptação transcultural de quatro itens oriundos de uma escala internacional, aplicados no Estudo Longitudinal de Saúde do Adulto (ELSA-Brasil).[33] Este questionário consiste em três itens para a mensuração do CTF na perspectiva bidirecional (dois itens da direção do trabalho para a família e um item da família para o trabalho) e um item sobre a percepção da falta de tempo para cuidado pessoal e lazer devido às demandas domésticas e de trabalho.

Outra escala amplamente utilizada no contexto organizacional, com evidências psicométricas adequadas na versão brasileira,[34] é baseada no instrumento proposto por Netemeyer, Boles & McMurrian.[35] Este instrumento é composto por dez itens, divididos em dois fatores: Interferência do Trabalho na Família e Interferência da Família no Trabalho, a serem respondidos em escalas tipo Likert de 6 pontos, variando de "discordo totalmente" (1) a "concordo totalmente" (6).

Escala de enriquecimento trabalho-família

Por outro lado, na perspectiva de benefício mútuo entre as inter-relações de trabalho e família, alguns autores reconhecem que a combinação dessas duas demandas pode gerar efeitos positivos para o trabalhador.[36] Dessa maneira, o trabalho pode beneficiar a família ao melhorar a qualidade de vida pessoal, enquanto a família pode beneficiar o trabalho ao reduzir o estresse e melhorar a qualidade de vida no ambiente profissional.

Nessa abordagem, Carlson et al.[37] desenvolveram um instrumento destinado à avaliação do enriquecimento trabalho-família. A escala é composta por 18 itens, divididos em duas subescalas (Enriquecimento do Trabalho para a Família e Enriquecimento da Família para o Trabalho), cada uma englobando três dimensões. Essa escala foi adaptada para o português brasileiro.[38]

Escala de gerenciamento de limites entre o trabalho e vida pessoal

Desenvolvida por Kossek et al.,[39,40] a escala de gerenciamento de limites entre o trabalho e a vida pessoal foi recentemente adaptada para o português brasileiro.[41] A falta de gerenciamento desses limites está associada a problemas de saúde, de forma direta ou indireta, dependendo da percepção subjetiva e das condições de vida do trabalhador. Estudos indicam que preferências por papéis altamente segregados e situações cotidianas de alta interferência dos papéis do trabalho na vida pessoal (e vice-versa), podem gerar estresse e adoecimento.[39,40]

A maioria dos estudos internacionais aborda o tema na visão das áreas de psicologia organizacional e do impacto na força de trabalho. No Brasil, o tema também ainda é pouco estudado e com enfoque nas áreas organizacionais e de gestão de pessoas.

A versão brasileira da escala "indicadora de trabalho-vida" (*work-life indicator*) é composta por 13 itens distribuídos em três dimensões:[41] a) Aspectos da Vida Pessoal invadindo o Trabalho (cinco itens); b) Aspectos do Trabalho invadindo a Vida Pessoal (cinco itens); e c) Controle de Limites percebidos (três itens). Os itens têm cinco categorias de resposta, com escala tipo Likert, variando de concordo totalmente (1) a discordo totalmente (5). Essas três dimensões, em conjunto, permitem avaliar perfis de integração ou segmentação do trabalho em relação à vida pessoal, além de características de controle no gerenciamento desses perfis.

Instrumentos para avaliação da saúde mental

Os Transtornos Mentais Comuns (TMC), também conhecidos como Distúrbios Psíquicos Menores, constituem um conjunto de agravos à saúde mental que não se enquadram em um diagnóstico psiquiátrico específico. O termo TMC foi criado em 1992 por Goldberg & Huxley[42] para descrever condições de saúde mental muito presentes no cotidiano, destacando-se quadros de depressão e ansiedade associados a sintomas como fadiga, insônia, irritabilidade, déficit de memória, concentração comprometida e queixas somáticas. Esses agravos têm impacto significativo em termos de custos sociais e econômicos, gerando considerável incapacidade laboral e demanda recorrente por serviços de saúde.

Em virtude do contexto econômico, social e laboral, os problemas de saúde mental têm crescido entre os trabalhadores. Devido à sua alta prevalência e à incapacidade funcional que acarretam, levando a longos períodos de afastamento do trabalho, risco de aposentadoria precoce e maior mortalidade, esses transtornos são considerados importantes questões de saúde pública e ocupacional. A seguir, apresentamos alguns dos principais instrumentos para a avaliação da saúde mental.

Self Reporting Questionnaire

O *Self Reporting Questionnaire* (SRQ-20) é um dos instrumentos mais amplamente utilizados na literatura para o rastreamento de Transtornos Mentais Comuns. Este questionário foi desenvolvido por Harding et al.[43] e validado no Brasil por Mari e Willians.[44] Consiste em 20 questões, com respostas binárias "sim" e "não", abordando os sintomas mais frequentes e comuns nos principais diagnósticos em saúde mental, especialmente nos transtornos depressivos e ansiosos. Cada resposta positiva contribui um ponto para o escore total do instrumento. Posteriormente, a soma dos pontos provenientes das respostas afirmativas é realizada, e a partir de um ponto de corte pré-definido, o desfecho é dicotomizado.

O ponto de corte para a identificação dos Transtornos Mentais Comuns é um tema discutido na literatura científica, podendo variar de acordo com as características do grupo investigado. Conforme o estudo de validação do instrumento, sugerem-se pontos de corte diferentes para homens (7/8) e mulheres (5/6) para a identificação dos casos de TMC.[44]

Patient Health Questionnaire

A depressão é um dos desfechos mais prevalentes em saúde mental, com alta morbidade na população. Em diversos cenários, profissionais de saúde têm optado por avaliar periodicamente os trabalhadores, possibilitando estimar a magnitude do problema da depressão e identificar casos precocemente para abordagens coletivas e individuais de saúde. Embora a entrevista clínica por pessoal treinado seja considerada o método padrão-ouro para avaliar a depressão, a necessidade de uma avaliação rápida e de baixo custo levou ao desenvolvimento de instrumentos específicos para o rastreamento, entre os quais o *Patient Health Questionnaire* (PHQ)[45] se destaca por sua aplicabilidade.

O PHQ-9, um instrumento validado no Brasil,[46] é utilizado para o rastreamento de sintomas depressivos e identificação de indivíduos em risco de desenvolver depressão. Originalmente composto por 9 questões baseadas nos critérios diagnósticos para depressão maior do Manual Diagnóstico e Estatístico de Transtornos Mentais (DSM IV), o PHQ-9 pode ser autoaplicado ou administrado por meio de entrevista sem interferência no seu desempenho. Cada pergunta oferece 4 opções de respostas (com pontuação de 0 a 3) de acordo com a frequência dos sintomas nas últimas duas semanas, período utilizado no diagnóstico dos episódios depressivos maiores. A pontuação total de 0 a 27 auxilia a estimar a gravidade do quadro, embora a literatura sugira a utilização de um algoritmo para identificação dos casos de Episódio Depressivo Maior, seguindo os critérios diagnósticos do DSM, que apresenta alta especificidade e baixa sensibilidade. Para o rastreio de sintomas depressivos (sem foco no diagnóstico específico), recomenda-se a utilização do escore total, com um ponto de corte de 10 ou mais pontos.

Recentemente, tem-se discutido a supressão de uma das perguntas relacionadas à ideação suicida do questionário, dado que esse sintoma é pouco frequente e não teria grande interferência no diagnóstico. Assim, o PHQ-8 foi validado no Brasil, revelando-se um instrumento unidimensional, com boa validade e confiabilidade, apresentando propriedades satisfatórias para avaliar depressão na população brasileira.[47]

Escala de depressão, ansiedade e estresse (DASS-21)

A depressão é um transtorno de humor caracterizado por humor deprimido e perda de interesse em atividades, a ansiedade, uma reação ao estresse com sentimentos de preocupação, nervosismo, irritabilidade ou mal-estar, e o estresse, uma sensação de tensão emocional ou física causada por qualquer evento ou pensamento que deixa as pessoas preocupadas, com raiva ou nervosas. Esses distúrbios emocionais são frequentes, com grandes prejuízos nas esferas pessoal, social e profissional.

O instrumento *Depression Anxiety Stress Scale* (DASS) (versão curta) é uma escala de 21 itens (DASS-21) de autorrelato, dividida em três subescalas (depressão, ansiedade e estresse), com categorias de resposta do tipo Likert, variando de 0, "não se aplica a mim em tudo", a 4, "se aplica a mim muito, ou a maior parte do tempo". Desenvolvida por Lovibond & Lovibond,[48] a escala parte do pressuposto de que as diferenças entre os escores de sintomas de depressão, ansiedade e estresse verificados indicam o grau de alteração clínica, compreendida como nível de gravidade.

A DASS-21 foi traduzida e validade para o português do Brasil.[49,50] As pontuações da escala são calculadas somando os pontos de cada dimensão e multiplicando por 2, de forma a ponderar pela pontuação da escala original (DASS-42), sendo posteriormente categorizadas em cinco grupos: normal, leve, moderado, grave e extremamente grave.[48-50]

Generalized Anxiety Disorder

Dentre os problemas de saúde mental, os transtornos ansiosos ocupam lugar de destaque, e o Brasil é reconhecido como um dos países com maior prevalência de ansiedade no mundo. A atividade laboral pode ser uma significativa fonte de ansiedade, devido às diversas exposições psicossociais ao longo das jornadas de trabalho. Diante da atual realidade do mundo do trabalho, esse tema ganha ainda mais relevância.

Para avaliar a ansiedade generalizada, um dos instrumentos mais amplamente utilizados é o *Generalized Anxiety Disorder 7-item* (GAD-7), desenvolvido, testado e validado por Spitzer et al.,[51] de acordo com os critérios do Manual Diagnóstico e Estatístico de Transtornos Mentais (DSM-IV). A tradução para a língua portuguesa e o estudo de validação, que analisou suas propriedades psicométricas, incluindo a estrutura fatorial e confiabilidade no contexto brasileiro, foram publicados por Moreno et al.[52] em 2016.

O questionário é composto por sete itens, dispostos em uma escala de quatro pontos: 0 (nenhuma vez) a 3 (quase todos os dias), resultando em uma pontuação que varia de 0 a 21. Ele mede a frequência de sinais e sintomas de ansiedade nas últimas duas semanas. O escore igual ou maior que 10 indica transtorno de ansiedade generalizada.

Maslach Burnout Inventory

A síndrome de *burnout* é um fenômeno psicossocial que ocorre como resposta crônica a estressores no ambiente de trabalho, sendo também descrito como um sentimento de fracasso e exaustão causado por um excessivo desgaste de energia e recursos. O termo foi inicialmente utilizado nos Estados Unidos da América em estudo sobre comportamentos associados a um processo de adoecimento, manifestando-se por meio de fadiga, depressão, irritabilidade, aborrecimento, sobrecarga de trabalho, rigidez e inflexibilidade. Conhecida também como a Síndrome do Esgotamento Profissional, essa condição resulta, particularmente, de situações de trabalho desgastantes que demandam muita competitividade e/ou responsabilidade.

O instrumento mais utilizado para avaliar *burnout* é o *Maslach Burnout Inventory* (MBI), desenvolvido por Christina Maslach e Susan Jackson.[53] Inicialmente com 47 itens e 10 fatores, o instrumento foi atualizado e reduzido, ganhou novas versões e passou por testes adicionais de validação, que apresentaram boa consistência interna.[54] O *burnout* é compreendido e avaliado a partir de três dimensões:

- Exaustão emocional, caracterizada pela falta de energia e entusiasmo, com sentimento de esgotamento de recursos.
- Despersonalização, situação em que o profissional passa a tratar os seus pares e a organização como objetos, podendo desenvolver insensibilidade emocional.
- Baixa realização profissional, relacionada à infelicidade e insatisfação com o trabalho, com uma tendência do trabalhador a se autoavaliar negativamente.

Existem atualmente várias versões do MBI, sendo duas delas bastante utilizadas em estudo empíricos. A original, *Human Service Survey* (HSS), é mais adequada para prestadores de serviços, enquanto uma versão mais recente, *General Survey* (GS), pode ser aplicada em diversas profissões.[54] Detalhes adicionais sobre o uso do inventário podem ser encontrados no site da empresa Mind Garden, que adquiriu os direitos de uso em 2010.

Questionário Nórdico de Sintomas Musculoesqueléticos

As queixas musculoesqueléticas destacam-se como uma das ocorrências mais frequentes no ambiente de trabalho. Para avaliação dessas condições, existe um questionário amplamente utilizado em todo o mundo que pode ser valioso na prática diária do médico do trabalho: o Questionário Nórdico de Sintomas Musculoesqueléticas (QNSM).

Elaborado por Kuorinka et al.,[55] trata-se de um instrumento de vigilância dos distúrbios musculoesqueléticos, adequado para triagem nos serviços de saúde ocupacional. O QNSM é validado e demonstra boa confiabilidade para a população brasileira.[56] Este questionário autoaplicável é composto por uma figura da vista posterior do corpo humano, dividido em nove regiões anatômicas: região cervical, ombros, região torácica, cotovelo, punho/mãos, região lombar, quadril e coxas, joelho, tornozelos e pés.[57]

Na figura, o participante deve indicar a ocorrência de dores ou desconfortos vivenciados nos últimos 12 meses anteriores à aplicação do questionário e nos últimos sete dias. Além disso, deve informar se, em decorrência do sintoma osteomuscular, houve incapacidade funcional em atividades cotidianas e se foi necessária a consulta com um profissional de saúde nos últimos 12 meses.

Consideram-se casos positivos de dor musculoesquelética os entrevistados que indicarem dor na região correspondente, conforme a indicação na figura, levando em consideração o período de ocorrência do sintoma.

Considerações finais

Além dos instrumentos clínico-epidemiológicos e de gestão comumente utilizados no dia a dia do médico do trabalho em organizações e serviços de saúde, observa-se uma vasta diversidade de ferramentas cientificamente referendadas, validadas e úteis para a prática da medicina do trabalho. Esses instrumentos aplicam-se tanto para realizar diagnósticos situacionais das condições de trabalho e saúde, quanto para implementar ações de vigilância, monitoramento do contexto de trabalho e descrição do perfil epidemiológico dos trabalhadores.

Este capítulo resumiu alguns dos principais instrumentos utilizados na medicina do trabalho, saúde do trabalhador e estudos epidemiológicos no campo da saúde ocupacional. O processo de avaliação da saúde por meio de instrumentos de aferição e escalas é dinâmico, e muitos desses instrumentos passam por avaliação periódica e aprimoramento ao longo do tempo. O objetivo do capítulo não é esgotar as opções e aplicabilidades dessas ferramentas, mas sim apresentar diferentes possibilidades e perspectivas de seu uso.

Por serem ferramentas que possibilitam a elaboração de um diagnóstico contextual da relação trabalho-saúde, incluindo objetivamente a percepção do trabalhador na mensuração de aspectos centrais da organização do trabalho, além da capacidade de rastreamento de diferentes agravos de saúde relacionados ao trabalho, é crucial estimular uma compreensão mais ampla e o uso desses instrumentos entre os profissionais que atuam na saúde do trabalhador. A utilização dessas ferramentas amplia as possibilidades de compreensão de diversas questões relevantes para a medicina do trabalho, qualificando a atuação e a capacidade de intervenção em diferentes contextos ocupacionais e contribuindo para garantir solidez técnica e metodológica na prática do médico do trabalho.

Referências

1. Karasek RA. Job demand, job decision latitude, and mental strain: implications for job redesign. Adm Sci Quart. 1979;24:285-308.
2. Johnson JV, Hall EM, Theorell T. Combined effects of job strain and social isolation on cardiovascular disease morbidity and mortality in a random sample of the Swedish male working population. Scand J Work Environ Health. 1989;15:271-9.
3. Karasek R, Brisson C, Kawakami N, Houtman I, Bongers P, Amick B. The Job Content Questionnaire, (JCQ): an instrument for internationally comparative assessments of psychosocial job characteristics. J Occup Health Psychol. 1998;3(4):322-55.
4. Araújo TM, Karasek R. Validity and reliability of the job content questionnaire in formal and informal jobs in Brazil. Scand J Work Environ Health. 2008;6:52-9.
5. Santos KOB, Araújo TM, Carvalho FM, Karasek R. The job content questionnaire in various occupational contexts: applying a latent class model. BMJ Open. 2017;7(5):e013596.
6. Theorell T, Perski A, Akerstedt T, Sigala F, Ahlberq-Hulten G, Svensson J et al. Changes in job strain in relation to changes in physiological state: A longitudinal study. Scand J Work Environ Health. 1988;14(3):189-96.
7. Alves MGM, Hökerberg, Yara HM, Faerstein E. Tendências e diversidade na utilização empírica do Modelo Demanda-Controle de Karasek (estresse no trabalho): uma revisão sistemática. Rev Bras Epidemiol. 2013;16:125-36.
8. Alves MGM, Chor D, Faerstein E, Lopes CS, Werneck GL. Short version of the "job stress scale": a Portuguese-language adaptation. Rev Saude Publica. 2004;38(2):164-71.
9. Griep RH, Rotenberg L, Vasconcellos AG, Landsbergis P, Comaru CM, Alves MG. The psychometric properties of demand-control and effort-reward imbalance scales among Brazilian nurses. Int Arch Occup Environ Health. 2009;82(10):1163-72.
10. Hökerberg YH, Aguiar OB, Reichenheim M, Faerstein E, Valente JG, Fonseca MJ, Passos SR, et al. Dimensional structure of the demand control support questionnaire: a Brazilian context. Int Arch Occup Environ Health. 2010;83(4):407-16.
11. Siegrist J. Adverse health effects of high effort low reward conditions at work. J Occup Health Psychol. 1996;1:27-43.
12. Siegrist J, Starke D, Chandola T, Godin I, Marmot M, Niedhammer I, et al. The measurement of effort-reward imbalance at work: European comparisons. Soc Sci Med. 2004;58:1483-99.
13. Chor D, Werneck GL, Faerstein E, Alves MGDM, Rotenberg L. The Brazilian version of the effort-reward imbalance questionnaire to assess job stress. Cad Saude Publica. 2008;24:219-24.
14. Silva LS, Barreto SM. Adaptação transcultural para o português brasileiro da escala effort-reward imbalance: um estudo com trabalhadores de banco. Rev Panam Salud Publica. 2010;27(1):32-6.
15. Sperlich S, Peter R, Geyer S. Applying the effort-reward imbalance model to household and family work: a population-based study of German mothers. BMC Public Health. 2012;12:1-12.
16. Vasconcellos IR, Griep RH, Portela L, Alves MG, Rotenberg L. Transcultural adaptation to Brazilian Portuguese and reliability of the effort-reward imbalance in household and family work. Rev Saude Publica. 2016;50:34.
17. Mendes AM, Ferreira MC. Inventário sobre Trabalho e Risco de Adoecimento- ITRA: Instrumento auxiliar de diagnóstico

de indicadores críticos no trabalho. In: Mendes AM (Eds.). Psicodinâmica do trabalho: teoria, método e pesquisas. São Paulo: Casa do Psicólogo; 2007:111-16.

18. Homrich PHP, Dantas-Filho FF, Martins LL, Marcon ER. Presenteeism among health care workers: literature review. Rev Bras Med Trab. 2020;18(1):97-102.
19. Koopman C, Pelletier KR, Murray JF, Sharda CE, Berger ML, Turpin RS, et al. Stanford Presenteeism Scale: health status and employee productivity. J Occup Environ Med. 2002;44(1):14-20.
20. Paschoalin HC, Griep RH, Lisboa MTL, Mello DCBD. Adaptação transcultural e validação para o português brasileiro do Stanford Presenteeism Scale para avaliação do presenteísmo. Rev Lat Am Enfermagem. 2013;21:388-95.
21. Einarsen S, Hoel H, Notelaers G. Measuring exposure to bullying and harassment at work: Validity, factor structure and psychometric properties of the Negative Acts Questionnaire-Revised. Work Stress. 2009;23(1):24-44.
22. Maciel RH, Gonçalves RC. Pesquisando o assédio moral: a questão do método do Negative Acts Questionnaire (NAQ) para o Brasil. In: Soboll LAP (Org.). Violência psicológica e assédio moral no trabalho. São Paulo: Casa do Psicólogo; 2008:167-85.
23. Silva IV, Aquino EML, Pinto ICM. Características psicométricas do Negative Acts Questionnaire para detecção do assédio moral no trabalho: estudo avaliativo do instrumento com uma amostra de servidores estaduais da saúde. Rev Bras Saúde Ocup. 2017;42:e2.
24. Einarsen S, Hoel H, Zapf D, Cooper CL. Methodological Issues in the Measurement of Workplace Bullying. In: Einarsen SV, Hoel H, Zapf D, Cooper CL (Eds.). Bullying and Harassment in the Workplace: Theory, Research and Practice. 3 ed. New York: CRC Press; 2020:235-65.
25. Bilodeau J, Marchand A, Demers A. Work, family, work-family conflict and psychological distress: a revisited look at the gendered vulnerability pathways. Stress Health. 2020;36:75-87.
26. Hirata H. Mudanças e permanências nas desigualdades de gênero: divisão sexual do trabalho numa perspectiva comparativa. São Paulo: Friedrich-Ebert-Stiftung. 2015;7:4-9.
27. Vitória BA, Ribeiro MT, Carvalho VS. The work-family interface and the COVID-19 pandemic: A systematic review. Front Psychol. 2022;13:914474.
28. Instituto Brasileiro de Geografia e Estatística – IBGE. Mulheres dedicam mais horas aos afazeres domésticos e cuidado de pessoas, mesmo em situações ocupacionais iguais a dos homens. Agência IBGE Notícias (26 abr. 2019). Disponível em: https://agenciadenoticias.ibge.gov.br/agencia-sala-de-imprensa/2013-agencia-de-noticias/releases/24266-mulheres-dedicam-mais-horas-aos-afazeres-domesticos-e-cuidado-de-pessoas-mesmo-em-situacoes-ocupacionais-iguais-a-dos-homens (Acesso em: 26 jul. 2023).
29. Griep RH, Silva-Costa A, Chor D, Cardoso LDO, Toivanen S, Fonseca MDJMD, et al. Gender, work-family conflict, and weight gain: four-year follow-up of the Brazilian Longitudinal Study of Adult Health (ELSA-Brasil). Cad Saude Publica. 2022;38(4):EN066321.
30. Carlson DS, Kacmar KM, Williams LJ. Construction and initial validation of a multidimensional measure of work-family conflict. J Vocat Behav. 2000;56(2):249-76.
31. Frone MR, Russell M, Cooper ML. Antecedents and outcomes of work-family conflict: testing a model of the work-family interface. J Appl Psychol. 1992;77(1):65-78.
32. Borgmann LS, Rattay P, Lampert T. Health-related consequences of work-family conflict from a european perspective: results of a scoping review. Front Public Health. 2019;7:189.
33. Pinto KA, Menezes GM, Griep RH, Lima KT, Almeida MC, Aquino EM. Work-family conflict and time use: psychometric assessment of an instrument in ELSA-Brazil. Rev Saude Publica. 2016;50:39.
34. Aguiar CVN, Bastos AVB. Tradução, adaptação e evidências de validade para a medida de conflito trabalho-família. Avaliação Psicológica. 2013;12(2):203-12.
35. Netemeyer RG, Boles JS, McMurrian R. Development and validation of work-family conflict and family-work conflict scales. J Appl Psychol. 1996;81(4):400-10.
36. Greenhaus JH, Powell GN. When work and family are allies: a theory of work-family enrichment. Acad Manage Rev. 2006;31:72–92.
37. Carlson DS, Kacmar M, Wayne JH, Grzywacz JG. Measuring the positive side the work-family interface: development and validation of a work-family enrichment scale. J Vocat Behav. 2006;68(1):131-64.
38. Gabardo-Martins LMD, Ferreira MC, Valentini F. Evidences of validity of the scale of work-family enrichment in Brazilian samples. Psicologia Teoria e Prática. 2016;18:100-12.
39. Kossek EE. Managing work-life boundaries in the digital age. Organ Dyn. 2016;45(3):258-70.
40. Kossek EE, Ruderman MN, Braddy PW, Hannum KM. Work-nonwork boundary management profiles: A person-centered approach. J Vocat Behav. 2012;81(1):112-28.
41. Fernandes JDA, Souto EP, Rotenberg L, Moreno AB, Aguiar OB, Fonseca MJM, et al. Adaptação transcultural e validação da escala "indicadora de trabalho-vida" (work-life indicator) para uso no Brasil: Estudo Longitudinal de Saúde do Adulto (ELSA-Brasil). Rev Brasil Saude Ocup. 2023;48:edepi3.
42. Goldberg D, Huxley P. Common Mental Disorders: A Biosocial model. London: Tavistock/Routledge; 1992.
43. Harding TW, Arango MV, Baltazar J, Climent CE, Ibrahim HHA, Ladrido-Ignacio L, et al. Mental disorders in primary health care: a study of their frequency and diagnosis in four developing countries. Psychol Med. 1980;10(2):231-41.
44. Mari JJ, Williams P. A validity study of a psychiatric screening questionnaire (SRQ-20) in primary care in the city of São Paulo. Br J Psychiatry. 1986;148:23-6.
45. Kroenke K, Spitzer RL, Williams JB. The PHQ-9: validity of a brief depression severity measure. J Gen Intern Med. 2001;16:606-13.
46. Santos IS, Tavares BF, Munhoz TN, Almeida LSP, Silva NTB, Tams BD, et al. Sensibilidade e especificidade do Patient Health Questionnaire-9 (PHQ-9) entre adultos da população geral. Cad Saúde Pública. 2013;29(8):1533-43.
47. Lua I, Freitas KS, Teixeira JRB, Reichenheim ME, Almeida MMG, Araújo TM. Measurement of depression in the Brazilian population: validation of the Patient Health Questionnaire (PHQ-8). Cad Saúde Pública. 2022;38(6):e00176421.
48. Lovibond SH, Lovibond PF. Manual for the Depression Anxiety Stress Scales. 4th ed. Sydney: Psychology Foundation; 2004.

49. Vignola RCB, Tucci AM. Adaptation and validation of the depression, anxiety and stress scale (DASS) to Brazilian Portuguese. J Affect Disord. 2014;155:104-9.
50. Martins BG, Silva WRD, Maroco J, Campos JADB. Escala de Depressão, Ansiedade e Estresse: propriedades psicométricas e prevalência das afetividades. J Bras Psiquiatr. 2019;68:32-41.
51. Spitzer RL, Kroenke K, Williams JB, Löwe B. A brief measure for assessing generalized anxiety disorder: The GAD-7. JAMA Internal Medicine. 2006;166:1092-7.
52. Moreno AL, Sousa DA, Souza AMFLP, Manfro GG, Salum GA, Koller SH, et al. Factor structure, reliability, and item parameters of the Brazilian-Portuguese version of the GAD-7 questionnaire. Trends in Psychology/Temas em Psicologia. 2016;24(1):367-76.
53. Maslach C, Jackson SE. The measurement of experienced Burnout. J Organ Behav. 1981;2(2):99-113.
54. Carlotto MS, Câmara SG. Propriedades psicométricas do Maslach Burnout Inventory em uma amostra multifuncional. Estudos de Psicologia. 2007;24(3):325-32.
55. Kuorinka I, Jonsson B, Kilbom A, Vinterberg H, Biering-Sorensen F, Andersson G, et al. Standardized Nordic questionnaires for the analysis of musculoskeletal symptoms. Appl Ergon. 1987;18(3):233-37.
56. Pinheiro FA, Troccoli BT, Carvalho CV. Validity of the Nordic Musculoskeletal Questionnaire as morbidity measurement tool. Rev Saude Publica. 2002;36(3):307-12.
57. Barros EN, Alexandre NM. Cross-cultural adaptation of the Nordic musculoskeletal questionnaire. Int Nurs Rev. 2003;50(2):101-8.

44

Vigilâncias em Saúde dos Trabalhadores e das Trabalhadoras

Tarcísio Márcio Magalhães Pinheiro
Fátima Sueli Neto Ribeiro
Luiz Osvaldo Rodrigues

- Introdução
- Vigiar e vigilância: significados
- Vigilância em Saúde Pública
- Saúde do trabalhador e a vigilância
- A Vigilância em Saúde do Trabalhador no SUS
- Avanços, estagnações e retrocessos
- Possibilidades e alternativas
- Desafios e perspectivas
- Expectativas e utopias

Introdução

Este capítulo pretende abordar e refletir sobre algumas dimensões das chamadas 'Vigilâncias em Saúde dos Trabalhadores e Trabalhadoras'. O título proposto procura inicialmente chamar a atenção para a pluralidade, tanto do objeto (vigilâncias em saúde) quanto dos sujeitos (trabalhadores/trabalhadoras). Práticas e ações de vigilância em saúde do trabalhador(a) são fundamentais para a Saúde Pública e Saúde Coletiva. Este texto se coloca no marco teórico-metodológico do campo da Saúde do(a) Trabalhador(a), compreendido aqui como distinto do campo da Saúde Ocupacional e da Medicina do Trabalho.[1] Trata-se, pois, de paradigmas com perspectivas, posicionamentos e visões de mundo diferentes. Por sua vez, entende-se que, apesar de haver uma certa matriz na construção do referido campo na Saúde do(a) Trabalhador(a), há também uma rica diversidade e particularidades, em uma trajetória histórica de continuidades e rupturas, avanços e retrocessos, seja no plano internacional, seja no nacional.

A Vigilância em Saúde do(a) Trabalhador(a) (VISAT) ganhou um destaque maior no Brasil com a criação do Sistema Único de Saúde (SUS) em 1988. Desde então, são atribuições constitucionais e cabe ao SUS desenvolver ações assistenciais e de vigilância em Saúde do(a) Trabalhador(a) de forma universal e integrada. Os conflitos da vigilância e na vigilância parecem dar o tom das trajetórias das vigilâncias em Saúde do(a) Trabalhador(a).[2] No pano de fundo destes conflitos, encontram-se as relações capital-trabalho, vivenciadas socialmente pelos trabalhadores, empregadores e o Estado, de forma dialética e em processo, nas suas dimensões técnicas-científicas e políticas. A vigilância se constitui em um campo de práticas e saberes de saúde complexo e marcado por contradições e lutas. A vigilância em saúde e suas práticas têm sido mais empregadas pelos Estados, governos e trabalhadores do que pelos empregadores.

Vigiar e vigilância: significados

O verbo *vigiar* e o substantivo *vigilância* não têm sua origem no âmbito da saúde. Foram historicamente incorporados à área da saúde, mais especificamente à área de saúde do trabalhador. O verbo *vigiar* tem diversos significados. Segundo o dicionário Aurélio,[3] pode significar: observar atentamente, observar ocultamente, espreitar, velar por; procurar, campear; tomar cuidado, cuidar, estar sentinela, estar alerta, precaver-se, acautelar-se. Outros significados também são referidos: zelar, espiar, controlar, fiscalizar, patrulhar, verificar, guardar, rondar. Pode-se perceber um sentido na linha do cuidado, do zelo, e outro na linha do espreitar, do espiar. Se esses sentidos não chegam a ser plenamente antagônicos, significam intencionalidades diferentes. Os usos do verbo *vigiar* e do substantivo *vigilância* inicialmente tiveram (e têm) um grande emprego não só singular, mas também institucional e social, sobretudo se observarmos as dimensões espirituais/religiosas e militares/segurança. Pode-se exemplificar aqui com os conhecidos "vigiai e orai" e "estar em sentinela". Fica-se, por ora, na concepção geral de que vigiar é se "manter atento e alerta para agir".

A utilização do termo "vigiar" (verbo transitivo direto, transitivo indireto, intransitivo e pronominal) traz à tona algumas perguntas/preocupações imediatamente:

QUEM VAI VIGIAR? VIGIAR QUEM? VIGIAR O QUE? POR QUE VIGIAR?

PARA QUE VIGIAR? COMO VIGIAR? ONDE VIGIAR? QUANDO VIGIAR?

Importante destacar alguns verbos e ações próximos a vigiar/vigilância, que por vezes são incorporadas às ações de vigilância. Monitorar/Monitorização refere-se a medir/medição contínua dos efeitos de uma intervenção. Auditar/Auditoria refere-se a verificar/verificação da qualidade de uma intervenção. Controlar/Controle diz respeito a intervenções para diminuir ou eliminar determinadas condições.

Posto este entendimento mais geral e inicial, como chegam à saúde os primeiros conceitos e concepções de vigilância em saúde? Como se deu a transposição desses usos nas esferas religiosas e militares para as esferas da Saúde Pública e Coletiva, e posteriormente para a Saúde do Trabalhador?

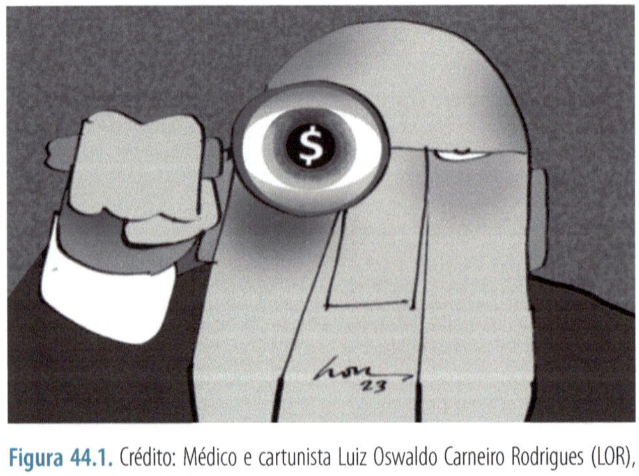

Figura 44.1. Crédito: Médico e cartunista Luiz Oswaldo Carneiro Rodrigues (LOR), especial para este capítulo.

Vigilância em Saúde Pública

A literatura nos informa que as primeiras ações de vigilância em saúde pública (vigilância executada pelo Estado) ocorreram na Idade Média, por volta do século XIV, em territórios europeus.[4] Estas ações buscavam identificar pessoas (viajantes, trabalhadores) com quadros ou suspeitas de doenças infecciosas oriundas de regiões onde grassavam epidemias ou "pestes", num contexto de estados autoritários e escassos direitos sociais. Os conhecimentos e ações da época para o enfrentamento de epidemias se restringiam a práticas baseadas em quarentenas (isolamento, por vezes forçado por 40 dias), cuidados sintomáticos e paliativos. Havia lacunas importantes quanto à etiologia, prevenção, diagnóstico e tratamento.

Os mecanismos de transmissão das infecções não eram conhecidos e havia pouca capacidade de intervir significativamente no curso das epidemias. O impacto na saúde das populações (agravos, mortes e sequelas) e na economia (perdas na produção e no comércio) traziam grandes apreensões e crises para os governantes, produtores, comerciantes, trabalhadores e para a sociedade como um todo da época. Além da abordagem restritiva para as pessoas, havia também o confisco e retenção de mercadorias e cargas, o que proporcionava um tensionamento ainda maior nas já tumultuadas relações entre saúde, sociedade e economia

À luz dos conceitos atuais de vigilância, estas foram as primeiras modalidades de "vigilância em saúde" e que se constituíram num misto de procedimentos estatais sanitários, epidemiológicos e de saúde do trabalhador. A dimensão do trabalho começa então a se fazer presente na vigilância em saúde pública das epidemias, assumindo um papel importante na determinação e distribuição do processo saúde-doença na população.

Os trabalhos de Bernardino Ramazzini (1633-1714) no início do século XVIII vão estabelecer um marco importante para a abordagem e identidade das doenças dos trabalhadores. As relações entre doença e trabalho começam a ser estabelecidas pelo considerado "pai" da Medicina do Trabalho.[1] Por sua vez, a vigilância no trabalho vai se tornar mais evidente anos depois, na Alemanha de Bismark, quando acidentes de trabalho passam a fazer parte das estatísticas e notificações oficiais. A famosa matriz da vigilância "coletar, analisar e intervir" tem sua origem nesta ocasião com a polícia médica estatal alemã.[4] A Revolução Industrial dos séculos XVIII e XIX trouxe mudanças significativas nas relações Saúde & Trabalho.

Na indústria têxtil inglesa da década de 1830 nasce a Medicina do Trabalho capitalista. No início do século XX temos a emersão da Saúde Ocupacional e em meados do século XX nasce a Saúde do Trabalhador.[1] E são nestes dois grandes paradigmas, de formas diferentes, que a vigilância vai se estruturar e se consolidar. Diga-se de passagem, que concomitantemente a este desenvolvimento no interior campo saúde & trabalho, há toda uma construção da vigilância em saúde pública com grandes destaques para as vigilâncias epidemiológica, sanitária e mais recentemente para a vigilância ambiental. São trajetórias próximas que se retroalimentam, se aproximam, se distanciam e se especificam.

O Quadro 44.1 traça uma síntese dos principais paradigmas explicativos do processo saúde-doença ao longo da história, num processo de evoluções, involuções, rupturas e coexistências.

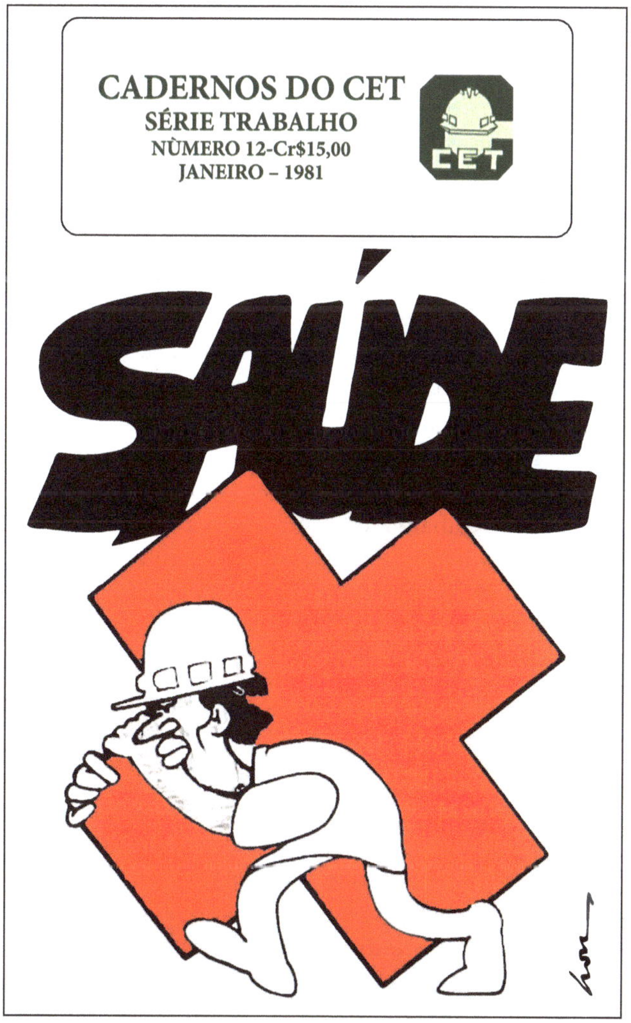

Figura 44.2. Crédito: Médico e cartunista Luiz Oswaldo Carneiro Rodrigues (LOR).

Quadro 44.1. Vigilância em saúde e seus paradigmas explicativos do processo saúde-doença

Paradigma	Objeto	Método	Ação
Contágio	Indivíduo exposto/doente	Observação clínica	Isolamento e quarentena (genérico)
Unicausalidade	Indivíduo doente/infectado	Identificação do agente ou da causa única	Prevenção e tratamento (específicos)
Multicausalidade	Saúde e agravos no indivíduo e no ambiente	Identificação dos agentes e das causas múltiplas (fatores de riscos)	Prevenção e tratamento (múltiplos)
Determinação social	Saúde e agravos no indivíduo, no ambiente e na sociedade	Identificação de determinações sociais (causa das causas)	Promoção da saúde, prevenção e tratamento (múltiplos e sociais)

Fonte: Elaborado pelos autores.

A Saúde Ocupacional adota prioritariamente o paradigma da Multicausalidade, enquanto a Saúde do Trabalhador privilegia a Determinação Social,[5] como visto no Capítulo 1 deste livro. Este capítulo opta por enveredar pelos caminhos teóricos-metodológicos da Saúde do Trabalhador.

Saúde do trabalhador e a vigilância

A Saúde do Trabalhador tem sua origem no Movimento Operário Italiano, na década de 1960. Este movimento tem seu berço nos sindicatos e movimentos de trabalhadores e contava com o apoio de alguns setores do Estado e universidades. Tratava-se de um movimento de questionamento à postura das empresas quanto à saúde e segurança dos seus trabalhadores e em busca de alternativas melhores para os trabalhadores. Alguns princípios eram organizadores deste movimento: "saúde não se delega", "saúde não se vende", "é fundamental o saber do operariado" e "o trabalhador é sujeito e não objeto de ação empresarial ou do estado".[6] Era um momento muito particular, pós Segunda Guerra Mundial, onde se presenciava a ascensão dos movimentos sindicais de trabalhadores europeus, além de algumas reformas sanitárias e de sistemas de saúde mais progressistas e universais em curso. Foi um período de forte empoderamento sindical e de profundas críticas ao paradigma da tradicional Saúde Ocupacional.

Neste contexto, começava a ganhar importância a luta, não somente pelos cuidados assistenciais aos trabalhadores por parte dos Estados, mas também advinham propostas de não apenas remediar os males, mas intervir de forma a dimensioná-los melhor e, preferencialmente, evitá-los nas suas origens nos ambientes de trabalho. Estratégia preciosa para a implementação da vigilância em saúde do trabalhador, sobretudo no tocante à organização e às condições de saúde e segurança no trabalho. Na década de 1980, a Saúde do Trabalhador projetada na Itália chega ao Brasil e encontra eco e espaço junto ao recente movimento sindical brasileiro do ABC paulista, no chamado Novo Sindicalismo Brasileiro e em diversos setores públicos, em associações profissionais e universidades. É interessante frisar que, desde seus primórdios, a saúde do trabalhador brasileiro defendia, estrategicamente, a oferta de cuidados assistenciais públicos e ações de vigilância sobre processos e ambientes do trabalho.

A vigilância pedia passagem. Além das lutas históricas nos setores trabalho e previdência social, começava-se a lutar pela saúde do trabalhador no setor da saúde pública. O setor saúde passa a ser reivindicado para atuar de forma mais protagonista e ampla nas relações de saúde e trabalho, antes mesmo da criação do Sistema Único de Saúde (SUS). É importante resgatar que este movimento de luta e resistência ocorre no contexto de ditadura militar, ameaçador, violento, onde ocorreram grandes restrições aos direitos civis, com ruptura democrática e perseguição aos sindicatos e movimentos populares. O Brasil chamava a atenção internacional e acumulava recordes de acidentes e doenças no trabalho. Assim nascia a "Saúde do Trabalhador no Brasil". Não se quer aqui desconhecer as valorosas lutas pregressas dos trabalhadores pela saúde, mas naquele momento, atingia-se um outro patamar mais incisivo, estruturado e reivindicativo.

A Vigilância em Saúde do Trabalhador no SUS

O fim da ditadura militar em 1985 e o início da Nova República inauguram um período de intensa mobilização social e sindical que ganha uma nova roupagem com a promulgação da Constituição de 1988. Mudanças importantes ocorrem no quadro institucional referente à abordagem e ao cuidado da saúde dos trabalhadores, bem como às intervenções sobre os processos e ambientes de trabalho. A nova constituição retira da Previdência Social a dimensão assistencial e a transfere para o SUS, mantendo o seu caráter segurador indenizatório. Passa a ser atribuição do SUS cuidar das ações de "saúde do trabalhador" (assim denominadas na Constituição, e não por acaso ao invés de saúde ocupacional), incluindo as ações de vigilância epidemiológica e sanitária no trabalho.

Neste novo rearranjo institucional, se a questão assistencial fica bem clara (caberia ao SUS fazer a assistência à saúde ao trabalhador), quanto às ações de intervenção nos ambientes de trabalho passa a haver uma sobreposição/concorrência entre o SUS e o Ministério do Trabalho, e no interior do próprio SUS. A Constituição determina que caberia ao SUS fazer vigilância e ao Ministério do Trabalho fazer fiscalização. Quais as diferenças e proximidades entre fazer vigilância e fazer fiscalização? Pode parecer picuinha conceitual, mas na prática ocorreram (e ocorrem) uma série de conflitos intersetoriais a respeito de qual era o órgão competente para intervir nos processos e ambientes do trabalho. Estas querelas acontecem sobretudo quando se tratava de intervir nos locais onde existem somente trabalhadores assalariados, uma vez que este território é tradicionalmente um campo de atuação do Ministério do Trabalho.

Vasconcellos[7] sintetiza as diferenças entre as duas vertentes: uma *contratual-previdenciária*, conduzida pelo Ministério do Trabalho e Emprego e pela Previdência Social, consolidada, de forte caráter normativo fiscal e reparador financeiro dos danos, limitada a grupos de trabalhadores formais; altamente centralizada e com baixíssimo nível de intervenção; totalmente dependente das corporações profissionais tradicionalmente responsáveis pela condução técnica das práticas (medicina do trabalho e engenharia de segurança).[7] E outra vertente *epidemiológico-sanitária*, de caráter universalista e vinculada ao controle social, conduzida pelo Ministério da Saúde e as instâncias do SUS (estados e municípios), ainda não consolidada no próprio sistema de saúde; ser ideológica e democrática, considerando os trabalhadores e suas representações como protagonistas na condução dos processos da política nacional, o que gera incompreensões e resistências intra e intersetoriais; ser contra-hegemônica às corporações técnicas; possuir capacidade operacional fortemente descentralizada e ilimitada no seu alcance.[6]

O setor informal da economia, que sempre teve um peso importante na força de trabalho brasileira, e por vezes até majoritário, passaria a ser objeto de atuação da Saúde do Trabalhador do SUS. Havia, pois, uma ampla lacuna em relação às normas/regras de saúde e segurança no trabalho informal. Um desafio novo no cenário nacional posto a cargo do recém-criado SUS. Esta divisão com suas sobreposições acaba por gerar mais conflitos do que uma complementariedade e unidade de ações nos ambientes de trabalho. Se as regras e normas regulamentadoras do Ministério do Trabalho já eram bem conhecidas e definidas, havia uma lacuna normatizadora para orientar as novas ações de vigilância em Saúde do Trabalhador no SUS. A despeito destas lacunas regulamentadoras crescem numericamente e territorialmente os programas de saúde do trabalhador e as práticas de vigilância. É um processo dinâmico, heterogêneo e voltado para as causas dos agravos com experiências muito particularizadas e regionais.[2,7]

Por outro lado, como foi dito, havia uma série de conflitos intrasetoriais marcados por concepção e objetivos distintos em torno do vocábulo *vigilância* e seus objetivos. Assim é que, nos anos 1990, um intenso e profícuo debate envolvia a polissemia da vigilância da saúde, vigilância à saúde, vigilância em saúde, vigilância em saúde coletiva ou vigilância em saúde pública. As diferenças bastante relacionadas aos objetos de cada uma, como doenças infecciosas, crônicas degenerativas, violência etc., também denotavam práticas voltadas para o controle de causas e riscos, ou situação de saúde, ações de prevenção e controle integrados ou separados em etapas operacionais. Em geral balizados pelo instrumental da epidemiologia, geografia e demografia.

No histórico da construção operacional dos sistemas de vigilância brasileiros houve uma fragmentação e desarticulação entre os subsistemas vigilância epidemiológica e vigilância sanitária, que se estruturam de forma autônoma e independente. Seguindo este modelo geral, fragmenta se a integralidade da saúde do trabalhador também em dois subsistemas: vigilância epidemiológica em saúde do trabalhador e vigilância sanitária em saúde do trabalhador.[7] Nem mesmo a normatização da Vigilância em Saúde, implementada no SUS a partir de 2018, foi capaz de superar os subsistemas, posto que a estratégia não era rever as concepções de saúde ou sua determinação/determinantes, mas aproximar estruturas e objetos mantendo seu constructo e seu *modus operandi*.

Agravos e eventos em saúde de um lado, agentes infecciosos, riscos e ambientes/organização do trabalho de outro. Ainda havia um outro grande problema: a desarticulação entre as ações assistenciais e as de vigilância no SUS. A nova perspectiva de que a assistência e a vigilância fossem lados da mesma moeda, um alimentando ao outro. Na realidade, não ocorria de forma harmônica e funcional. Neste momento, o modelo de atenção do SUS não consegue superar a grande assimetria histórica das políticas públicas que centralizaram suas ações e financiamento na dimensão assistencial, em detrimento da dimensão da vigilância. Esta segmentação acaba por afastar e enfraquecer as ações de vigilância em saúde do trabalhador. É importante frisar que a despeito desta assimetria no financiamento interno, o SUS desde o seu nascedouro, enfrenta grave e estrutural problema de importante subfinanciamento, que é insuficiente diante de sua natureza, enquanto um sistema de saúde universal e público, num país continental e de profunda desigualdade social.

Na trajetória histórica do SUS, a portaria do Ministério da Saúde nº 3120 de 1998[7], ainda hoje vigente, trouxe orientações nacionais sobre o que seria ou deveria ser a Vigilância da Saúde do Trabalhador (VISAT) no SUS. Estas orientações se mostram fundamentais e necessárias para se avançar na construção de um sistema integrado e federativo. O Quadro 44.2, a seguir, apresenta uma síntese de conteúdo da portaria do Ministério da Saúde nº 3.120 de 1998.[8]

Esta portaria é um marco para a VISAT no SUS e trouxe importantes contribuições para a sua concepção, metodologia e efetivação.[7] Define a VISAT como uma ação contínua de coleta, análise e pesquisa, trazendo consigo a questão da intervenção em processos e ambientes de trabalho.[8] Ao mesmo tempo, avança também em sintonia com o conceito constitucional de saúde, incorporando os aspectos tecnológico, sociais, epidemiológico e da organização do trabalho.[8] É um olhar para além do aspecto biomecânico do trabalho. Os princípios gerais do SUS são observados e reforçados, destacando-se os aspectos de controle social e perspectiva social transformadora, dimensões centrais para a Saúde do Trabalhador. Em seus objetivos, destaca-se o conhecer a realidade da saúde do trabalhador, visando intervir e avaliar a intervenção nas diversas dimensões do processo saúde-doença-trabalho. As estratégias visavam aproveitar e articular as ações de VISAT já em desenvolvimento nos programas municipais, estaduais e nacionais, enfatizando mais uma vez a participação dos trabalhadores. A matriz metodológica para intervenção nos ambientes de trabalho prevê etapas de planejamento, inspeções, análise, estudos/pesquisas e monitoramento. Todo esse processo metodológico seria desenvolvido por técnicos, lado a lado dos trabalhadores.[7] A questão da construção e manutenção de sistemas de informação para utilização da VISAT também é explicitada e tratada como um nó crítico importante para a vigilância.

Quadro 44.2. Síntese esquemática da Portaria 3.120/98

Categoria	Descrição
Conceituação	"Uma atuação contínua e sistemática, ao longo de tempo, no sentido de detectar, conhecer, pesquisar e analisar fatores determinantes dos agravos à saúde relacionados aos processos e ambientes de trabalho, em seus aspectos tecnológico, social, organizacional e epidemiológico, com a finalidade de planejar, executar e avaliar intervenções, sobre estes aspectos, de forma a eliminá-los ou controlá-los".
Princípios	• Universalidade • Integralidade das ações • Pluri-institucionalidade • Controle social • Hierarquização e descentralização • Interdisciplinaridade • Pesquisa-Intervenção • Caráter transformador
Objetivos	• Conhecer a realidade de saúde da população trabalhadora • Intervir nos fatores determinantes de agravos à saúde da população trabalhadora • Avaliar o impacto das medidas adotadas para a eliminação, atenuação e controle dos fatores determinantes e agravos à saúde • Subsidiar a tomada de decisões dos órgãos competentes • Estabelecer sistemas de informação em saúde do trabalhador
Estratégias	• Aproveitamento de estruturas institucionais de saúde do trabalhador já existentes • Colegiado com participação de trabalhadores, sindicatos e instituições públicas • Constituição de equipes multiprofissionais para a execução de ações interdisciplinares e pluri-institucionais • Estabelecimento de prioridades para a ação • Critérios: base sindical, ramo produtivo, território e epidemiológico (eventos-sentinela)
Metodologias	• Preparação • Intervenção (inspeção/fiscalização) • Análise de processo • Inquéritos • Mapeamento de riscos • Estudos epidemiológicos • Acompanhamento do processo
Informações	• Mortalidade (sistema de informação sobre mortalidade/SIM) • Comunicação de Acidente de Trabalho (CAT) • Morbidade (sistema individual de notificação de agravos/SINAN; CAT; fichas, prontuários de atendimentos ambulatoriais (SIA/SUS) e de internações (SIH/SUS) na rede de serviços de saúde • Cadastro de Estabelecimentos, Relatórios de Inspeção, Termos de Notificação e fichas de vigilância

Fonte: Elaborado pelos autores.

Uma segunda portaria do Ministério da Saúde a ser enfatizada é a Portaria 1.823, de 23 de agosto de 2012,[9] que instituiu a Política Nacional de Saúde do Trabalhador e da Trabalhadora (PNSTT) e tratou da VISAT. Em seu artigo 8º, sobre os objetivos da PNSTT, ela preconiza:

> *São objetivos da Política Nacional de Saúde do Trabalhador e da Trabalhadora: I – fortalecer a Vigilância em Saúde do Trabalhador (VISAT) e a integração com os demais componentes da Vigilância em Saúde, o que pressupõe:*[9]
> *a. identificação das atividades produtivas da população trabalhadora e das situações de risco à saúde dos trabalhadores no território.*
> *b. identificação das necessidades, demandas e problemas de saúde dos trabalhadores no território.*
> *c. realização da análise da situação de saúde dos trabalhadores.*
> *d. intervenção nos processos e ambientes de trabalho.*
> *e. produção de tecnologias de intervenção, de avaliação e de monitoramento das ações de VISAT.*
> *f. controle e avaliação da qualidade dos serviços e programas de saúde do trabalhador, nas instituições e empresas públicas e privadas.*
> *g. produção de protocolos, de normas técnicas e regulamentares.*
> *h. participação dos trabalhadores e suas organizações.*

Esta portaria segue a mesma direção da Portaria nº 3.120/98 e destaca a VISAT dentro da PNSTT.

O Quadro 44.3 apresenta algumas dentre as várias possibilidades, modalidades e características de VISAT, reportando enfoques diferentes de origens de demandas, agentes sociais, concepções, métodos e instrumentos.

Quadro 44.3. Possibilidades/Modalidades de VISAT

Âmbito	Individual e coletivo (singular, particular, geral)
Foco/Objeto	Determinação, Exposição, Efeito/Agravo e Procedimento
Modalidades	Processos e Ambientes de Trabalho (VPAT) – Vigilância da situação de saúde (VSS)
Nível de atenção	Primário, secundário e terciário
Nível de cuidado	Promoção, Prevenção, Tratamento e Reabilitação
Método de busca	Passivo (notificações) e ativo (investigação de casos/suspeitas)
Origem da demanda	Epidemiológico (evento-sentinela, taxas/índices de morbimortalidade), e denúncias (trabalhadores, imprensa, cidadãos)
Esfera executora	União, Estado, Município

Fonte: Elaborado pelos autores.

Avanços, estagnações e retrocessos

A Saúde do Trabalhador, com uma nova forma de intervenção nos ambientes de trabalho, buscou superar tanto o enfoque reducionista de causa-efeito quanto o conceito de determinação do processo saúde-doença. Entendia-se que a VISAT deveria abarcar não apenas os riscos e os agravos/efeitos à saúde, mas também o processo de trabalho e os determinantes de tais condições, com vistas à promoção da saúde. Essa forma de vigilância valoriza a subjetividade e o saber dos trabalhadores e busca ser um instrumento de transformação social articulado ao contexto social.[3]

Na perspectiva de ampliação da compreensão do processo trabalho-saúde-doença, a VISAT apropriou-se de diferentes abordagens explicativas dos processos de trabalho e das relações sociais que deles decorrem, articulando a epidemiologia, a saúde coletiva, a psicologia social, a psicodinâmica do trabalho e as concepções da ergonomia franco-belga, entre outras.[10] Além dos métodos, a incorporação progressiva de profissionais das áreas biomédicas, sociais e tecnológicas imprimiu um referencial de mudanças significativo e progressivo. Cabe destacar a fundamental participação da representação dos trabalhadores não como participantes do processo, mas como atores fundamentais com um saber próprio. Assim, princípios básicos da VISAT preveem a intra e intersetorialidade, a interprofissionalidade, a participação ativa dos trabalhadores e atuação na determinação do processo e na organização do trabalho de forma não promotora de saúde.

A *intrasetorialidade*, princípio do SUS e da Saúde do Trabalhador, tem sido apontada como um grande entrave para as ações da VISAT. Os motivos pelos quais a Vigilância Epidemiológica, Sanitária, Ambiental e tantas outras Vigilâncias não se articulem estão inicialmente vinculados à fragmentação dos objetos e à falta de interlocução das ações. Mesmo sob a proposta de Vigilância em Saúde, na prática dos serviços, a prevenção e a promoção da saúde se dividem em objetos isolados de competências bem definidas e não integrativas. Assim, a vigilância Epidemiológica possui como estratégia notificar um agravo relacionado ao trabalho, mas pouco dialoga com a Vigilância Sanitária para desencadear a investigação do mesmo agravo que pode estar relacionado. Por exemplo, a notificação de um acidente perfurocortante no ambiente hospitalar, evento tão comum nos serviços de saúde e objeto valioso do Programa HIV/AIDS, não faz relação com o programa de Saúde da Mulher ou com os Centros de Referência em Saúde do Trabalhador. Logo, um mesmo agravo deveria desencadear ações de várias estruturas intra-SUS e não é articulado para isso.

Outra questão fundamental é a *intersetorialidade*. Princípio que reconhece as competências de órgãos e estruturas diferentes, mas conclama para que o tema da Saúde do Trabalhador seja enfrentado de forma conjunta e articulada entre elas. Neste caso, a dificuldade é ainda maior porque, mesmo sob o mesmo objeto, as competências estabelecidas pelas diferentes estruturas do Estado delimitam atitudes, responsabilidades e princípios éticos distintos. Assim, a tradicional sobreposição de competências das ações de saúde do trabalhador no Ministério da Saúde e no Ministério do Trabalho está relacionada às ações de vigilância pelo SUS, cuja responsabilidade é promover a saúde, prevenir a morbimortalidade e reduzir riscos e vulnerabilidades na população trabalhadora, realizadas de forma contínua. Por outro lado, a fiscalização do trabalho, descrita como uma inspeção, refere-se à exigência do cumprimento da legislação trabalhista, realizada por auditores fiscais do Ministério do Trabalho. A abrangência das ações nitidamente limita as ações dos fiscais ao conjunto de normas regulamentadoras, enquanto a ação de vigilância ultrapassa essa limitação e avança na implementação de medidas que interferem na determinação dos agravos. Esse entendimento é travestido de interpretações, a depender das instâncias que analisa e, muitas das vezes, reduzem a vigilância a parâmetros legais que não atuam nos riscos e cargas do processo ou ambientes de trabalho.

Essa divisão conflituosa de competência histórica foi discutida por Vasconcellos[7] e pode ser resumida em alguns pontos:

1. O conflito de competências é suscitado com base numa aliança tácita entre a tecnocracia estatal da área do trabalho (e secundariamente da previdência) e os setores econômicos hegemônicos das elites empresariais brasileiras.
2. O fundamento político e metodológico internacional do mecanismo tripartite de negociação parte da falsa premissa de que o Estado é árbitro e, portanto, neutro.
3. O conflito de competências tem sua raiz em motivações combinadas entre o corporativismo, a tecnocracia e setores empresariais contrários à democratização das relações de trabalho, especialmente no empoderamento dos trabalhadores.
4. Surge com a preocupação de setores empresariais estarem sujeitos a novas formas de controle dos riscos, que estabelecem à saúde e ao ambiente, regras mais abrangentes que as tradicionalmente estabelecidas e por eles avalizadas.

Esses quatro pontos ilustram as dificuldades do Ministério do Trabalho em compreender e incorporar a dimensão sanitária das repercussões do trabalho na vida, a inclusão do saber dos trabalhadores e a investigação que deve levar em conta aspectos ligados às áreas humana e social, além da tradicional perspectiva biomédica e de engenharia.

Ao assumir a regulação dos ambientes e processos de trabalho exclusivamente através de normas legais pactuadas, a instituição redunda na omissão (proposital) da ampla e contínua diversidade da organização, da incorporação tecnológica e de novos insumos que não podem ser acompanhados por decretos legais. Resultam desse viés as limitações, inclusive do Ministério Público, que também toma por base a regulamentação redigida e consolidada nos instrumentos legais. A contraposição a esse método não desmerece os parâmetros e normas, mas avança na compreensão das especificidades e na velocidade de mudança de cada ambiente de trabalho, que é estabelecido a partir da análise conjunta de um corpo técnico agregado ao saber do trabalhador.

Durante a pandemia e com o nítido esvaziamento institucional do Ministério do Trabalho, o Ministério Público passou a demandar muitas ações do campo da Saúde do Trabalhador do SUS. As respostas a essas demandas quase nunca resultam no fortalecimento da área no interior do SUS, tampouco facilitavam o *modus operandi* a partir dos princípios da área de Saúde do Trabalhador. Apenas em locais onde a VISAT já se encontrava consolidada e amadurecida alguns avanços foram conseguidos. Em geral, foi um período em que o aparato legislativo demandou respostas do poder executivo sem a correspondente compreensão de suas peculiaridades, e os serviços passaram a atuar com "peritos" para as situações de processos e denúncias.

A *intersetorialidade*, que demanda atualização, compreensão da dinâmica dos ambientes e processos de trabalho, subjetividades e condutas culturais e não verbais são objeto de trabalho da vigilância do SUS, mas de difícil apreensão por outros setores legalistas onde a força do modelo capitalista expressa a tensão entre equidade e acumulação.

Outro ator institucional fundamental e pouco debatido nas ações de VISAT são as Universidades, particularmente as públicas. A presença das universidades é fundamental nas ações, posto que nunca seria possível imaginar um quadro técnico tão amplo de profissionais que abarcasse todos os processos produtivos e todas as dimensões (tecnológica, biomédica, social e humanas) da relação entre trabalho e a vida dos trabalhadores, da família e seus impactos no território.

Este conjunto de pessoal, habitualmente competente e atualizado, está disponível nas Universidades, motivo pelo qual sua participação nas ações de VISAT é oportuna, desejável e necessária. Para além da disponibilidade de pessoal, ações conjuntas com o poder público são excelentes estratégias pedagógicas para o desenvolvimento de itinerários formativos adequados ao modelo de intervenção na determinação dos agravos e suas repercussões locais e ampliadas. Dificuldades relacionadas às dinâmicas internas da Universidade, seu limitado compromisso com a situação dos trabalhadores, o modelo de ensino tradicional e pouco flexível e a falta de demanda pelos serviços de saúde têm dificultado a inserção das Universidades neste processo. Atualmente, a necessária incorporação das atividades de extensão universitária no currículo acadêmico pode ser uma porta de diálogo importante para viabilizar essa articulação institucional.

Resulta das limitações institucionais que as estruturas se tornam autorreprodutoras, competem por legitimidade social, mas terminam voltadas para si mesmas por meio da construção de mecanismos corporativos, distanciados dos compromissos fundamentais de promoção da cidadania e da saúde.

As legislações que regulamentam a VISAT adotam uma concepção abrangente de saúde relacionada ao processo de produção e consideram a diversidade, a complexidade e o surgimento de novas formas de adoecer, ultrapassando o aspecto normativo tratado pela fiscalização tradicional. Apesar deste avanço nas definições, não fica claro nas portarias vigentes como se darão as ações de VISAT e não são assegurados os meios para sua realização, como recursos materiais, humanos e formação profissional. Não especificam a quem cabe e como serão realizados o planejamento e a avaliação de tais práticas em cada território. Mesmo com os avanços e as conquistas dos últimos anos, mantém-se um distanciamento entre a realidade prática da VISAT e o disposto nas políticas e normatizações que tratam desse tema e que prescrevem o trabalho a ser realizado pela equipe dos serviços.[10]

Possibilidades e alternativas

A vitalidade da área de Saúde do Trabalhador tem se manifestado através de estratégias diversas para ampliação, atualização e operacionalização da VISAT. A revisão conduzida de Silva et al.[11] identificou cinco categorias necessárias para essa estratégia: descentralização das ações de vigilância; vigilância em saúde e trabalho em rede, processos educativos, análise territorial e participação social.

A descentralização das ações de VISAT sobre os processos produtivos reforça a responsabilidade do município e sugere a padronização técnica das atividades. Nesse sentido, propõe-se a implementação de ações de complexidade diferenciada, como discutido por Ribeiro,[12] recomendando ações básicas focadas em processos de trabalho situados em territórios delimitados e com baixa complexidade tecnológica, como trabalho informal domiciliar ou de subsistência, a serem realizadas pela equipe de Saúde da Família. A complexidade secundária compreende os programas de saúde e as vigilâncias sanitárias e epidemiológicas, abordando a transversalidade das informações relacionadas a condições e processos de trabalho em outras estruturas do SUS. Já o nível de complexidade avançado ou terciário representa intervenções que seguem os princípios da legislação da VISAT, articulando instituições e desenvolvendo-se com o movimento social e intervenções éticas de impacto, organizadas e coordenadas pela equipe da VISAT.

A *vigilância em rede*[11] enfatiza o papel da atenção básica na coordenação do cuidado, ordenando a rede de atenção à saúde e o processo de trabalho da vigilância em saúde, demandando sua integração. A priorização do território tem motivado ações da VISAT a partir da atenção primária, focadas em acidentes e processos de trabalho prioritários para o território, como o trabalho rural. É importante destacar que, dada a complexidade das ações, não se pode transferir as responsabilidades apenas para a equipe da atenção básica. Necessariamente, o corpo técnico dos Centros de Referência precisa estruturar atividades matriciais de apoio às ações de VISAT pactuadas na atenção primária.

No que diz respeito aos processos educativos, estes são considerados essenciais para a execução das atividades de VISAT. No entanto, muitas vezes falta uma política de Educação Permanente nos municípios e a valorização das iniciativas individuais de qualificação, capacitação e aperfeiçoamento profissional.[11] Os processos educativos devem promover uma abordagem coletiva do processo saúde-doença, fomentando ações para além do controle e acompanhamento individual, visando criar uma cultura de prevenção e promoção da saúde associada à participação comunitária. Este modelo foi discutido por Vasconcellos et al.,[13] com base em longas experiências de formação em VISAT, e analisado sob uma perspectiva de passos para uma pedagogia que, articulando as formulações do movimento operário com a educação permanente do SUS, demonstra aspectos relevantes desse método.

Cabe destacar os seguintes aspectos: o conhecimento adquirido é centralizado, igualmente, no instrutor e no grupo; a ênfase recai sobre o campo da prática, mais do que na teoria, cujo resultado é a transformação da realidade; o método contribui para a mudança de práticas.[13] Os autores ressaltam que o ponto-chave do método é a capacitação conjunta dos agentes públicos com os trabalhadores, o que harmoniza tanto o princípio do controle social do SUS quanto viabiliza o trabalhador como sujeito ativo e central das ações.

No que diz respeito à análise territorial,[11] é fundamental reconhecer que conhecer o território favorece a identificação de problemas de saúde e torna mais ágeis as ações preventivas e de controle das doenças. O espaço ou território, na perspectiva da VISAT, precisa ser explorado como uma categoria epidemiológica potencial, destacando-se as contradições entre a verticalidade dos fluxos hegemônicos e a perversidade dos processos de exclusão social, de onde podem emergir novas linguagens e códigos, muito além da identificação de riscos e doenças. Boaventura Santos[17] considera que a partir do mundo popular, de seus vínculos profundos e cotidianos com o espaço-corpo, solidificados na luta pela sobrevivência, se constituirão outras finalidades destinadas a recompor o sentido e as normas de utilização de objetos e técnicas, segundo os interesses da vida local.

Em contraposição à análise territorial, Leão & Vasconcellos[14] discutem a estratégia mais recente dos arranjos produtivos descentralizados, que se consubstanciam no conceito de *cadeia produtiva*, abrangendo uma série de atores, instituições, operações e atividades relativas à produção, distribuição, consumo e descarte de bens e serviços, desde a etapa inicial à final. Essas cadeias atravessam tanto o meio urbano como rural, trazendo problemas sócio sanitários como o deslocamento precário de trabalhadores, queimadas, exploração do trabalho de crianças, exposição a animais peçonhentos e outras situações de vulnerabilidades.

Esse tema explicita a limitação da VISAT no que tange a seus métodos ainda focados na organização taylorista tradicional do modelo industrial. A organização do trabalho rural, trabalho informal e, mais recentemente, o trabalho organizado por 'plataformas digitais' têm acrescido questões e novas dimensões à vida, ainda não assimiladas pela área da saúde, nem pela VISAT, mas que estão gerando sucessivas cascatas de vulnerabilidades sociossanitárias.

Para a VISAT, nas Cadeias Produtivas,[14] a primeira questão que se impõe é a da legislação das competências sanitárias restritas à dimensão municipal. A possibilidade de extrapolação dos riscos para outros municípios, para a comunidade, e a geração progressiva de vulnerabilidades demandam a incorporação desse conceito e o desenvolvimento de estratégias de monitoramento que articulem a saúde, segurança, ambiente e direitos humanos, numa visão solidária, de interdependência e de cooperação.[14]

O processo de 'plataformização' do trabalho, evidenciado inicialmente entre os motoristas Uber, mas já presente na educação, na saúde e em diversos outros processos de trabalho – processo de 'uberização' – posto que as relações de trabalho são individualizadas e invisibilizadas, assumindo a aparência de "prestação de serviços" e obliterando as relações de assalariamento e de exploração no trabalho.

As empresas promotoras da 'uberização' ou 'empresas-aplicativo' transferem os custos da produção, os riscos e a responsabilidade para os trabalhadores autônomos engajados e disponíveis para o trabalho. Na prática, essa transferência é gerenciada por *softwares* e plataformas *online* com pouca materialidade, mas altíssima visibilidade.

Guerra & Duarte[15] indicam que as 'plataformas' são mediadores que moldam as ações que as atravessam e as relações das quais participam. Através do gerenciamento algorítmico, organizam o processo de 'plataformização' do trabalho, num regime de vigilância definido, automatizado, distribuído e interativo, baseado na coleta e no processamento de dados. Tais processos implicam arranjos sociotécnicos, onde agências humanas e não humanas se acionam continuamente. Assim, ao lado da precarização do trabalho e transformações nos modos de exploração de mão-de-obra, a mediação algorítmica do aplicativo também se constitui em um ator político que tanto realiza um controle sobre corpos que administra, buscando otimizar sua produtividade, quanto é convocado a agir em movimentos que tensionam este controle e o subvertem, ainda que pontualmente. Composto

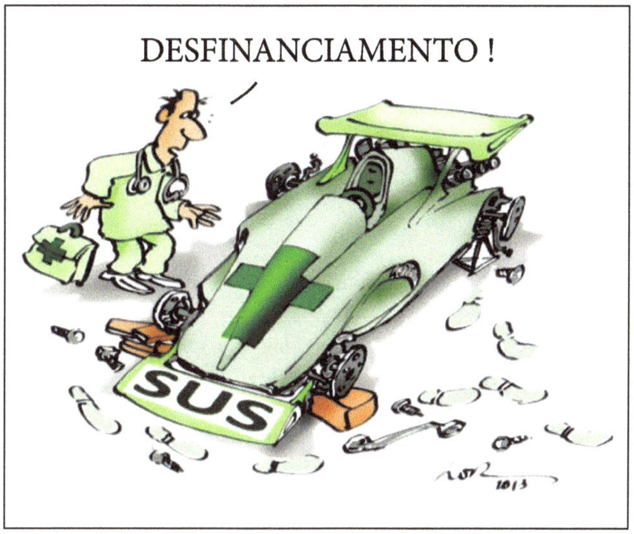

Figura 44.3. Crédito: Médico e cartunista Luiz Oswaldo Carneiro Rodrigues (LOR), especial para este capítulo.

assim, um regime de vigilância que difere do paradigma disciplinar e integra a lógica da "vigilância distribuída", ubíqua, reticular e heterogênea.[15]

Essa caracterização da organização algorítmica do trabalho em plataforma já sinaliza para a VISAT novas dimensões de ações, que não mais estão focados na identificação do trabalho prescrito, mas na compreensão da programação dos algoritmos de gerenciamento das plataformas.

A categoria Controle Social[11] remonta ao princípio paradigmático fundamental do campo de Saúde do Trabalhador. Sem essa referência ativa e atuante, a VISAT pode ser considerada uma "quase" vigilância, com incompletudes que a remetem para as Vigilâncias Epidemiológicas ou Sanitárias, ou às Vigilâncias vigentes no marco da Saúde Ocupacional.

Desafios e perspectivas

Neste cenário de precarização progressiva e complexificada do trabalho na sociedade moderna, além de estratégias que amplificam o controle por inteligência artificial e a intensificação do uso de tecnologia e internet das coisas, que se associam ao conceito de indústria 4.0, os instrumentos de monitoramento dessa dinâmica no campo da Saúde Coletiva não têm acompanhado com a mesma velocidade as mudanças e a incorporação tecnológica.

Já se constitui num consenso que a VISAT carece de indicadores para avaliar o impacto de suas ações. Mais do que isso, para projetar as novas dimensões de demandas que afloram. Isso seguramente contribui para a sua invisibilidade no SUS e a falta de reconhecimento institucional e social.

Uma metodologia que abarque o caráter multidimensional e as relações entre o modo de vida e a saúde tem sido aprimorada desde os anos 1990 e está sintetizada por Breilh[16] na sua proposta de *monitoreo* em três dimensões (geral, particular e individual) e no multiculturalismo crítico. Jaime Breillh propõe uma Matriz de Processos Críticos que "*não prescinde dos instrumentos técnicos e de toda riqueza operacional que a Epidemiologia acumulou*",[16] mas assimila seletiva e criticamente, sob controle das lógicas das ausências de Boaventura Santos[17] o intercâmbio horizontal entre o saber científico e o social, neste caso dos trabalhadores.

Como alternativa aos modelos cartesianos de redução da realidade vivida em categorias estáticas da análise epidemiológica, Breilh[16] propõe uma *matriz* que almeja delinear a dinâmica vital em categorias nodais que permita explicar a determinação social da saúde como um processo complexo, cujas dimensões estão no nível da Sociedade, considerados *Domínio Geral*; no nível das Classes Sociais ou relações de gênero e etnia, considerada *Domínio Particular*, e fatores individuais ligados ao estilo de vida, expressão fenotípica e genótipo, subjetividade etc., considerada *Domínio Individual*.

O *domínio geral*, mais amplo e complexo, corresponde à lógica da acumulação e à política e cultura hegemônica que a ancoram. O *domínio particular* da reprodução das classes sociais é atravessado por relações de gênero e etnoculturais, cujas relações podem envolver cooperação ou exploração e dominação. As classes sociais desse *domínio particular* são coletivos caracterizados por um modo de vida semelhante, que condiciona padrões específicos de exposição e vulnerabilidade. E o *domínio individual* a que pertencem os indivíduos e famílias dessas classes sociais, com seus estilos de vida e cotidiano pessoal. Os indivíduos existem com seus corpos, fenótipo e genótipo, vida psíquica e formas de espiritualidade. A vida pessoal plena implica condições individuais de sustentabilidade, liberdade (soberania), solidariedade e segurança, conforme ilustrado na Figura 44.4.

A perspectiva da realidade, neste contexto de concatenação e de processos integrados, pretende superar o empirismo cartesiano e deixar de reduzir a saúde a um conjunto de causas e fatores de risco a partir de informações fragmentadas das pessoas. O modelo incorpora subjetividades, ambiente e os direitos à saúde, para além da individualidade biológica e psíquica,

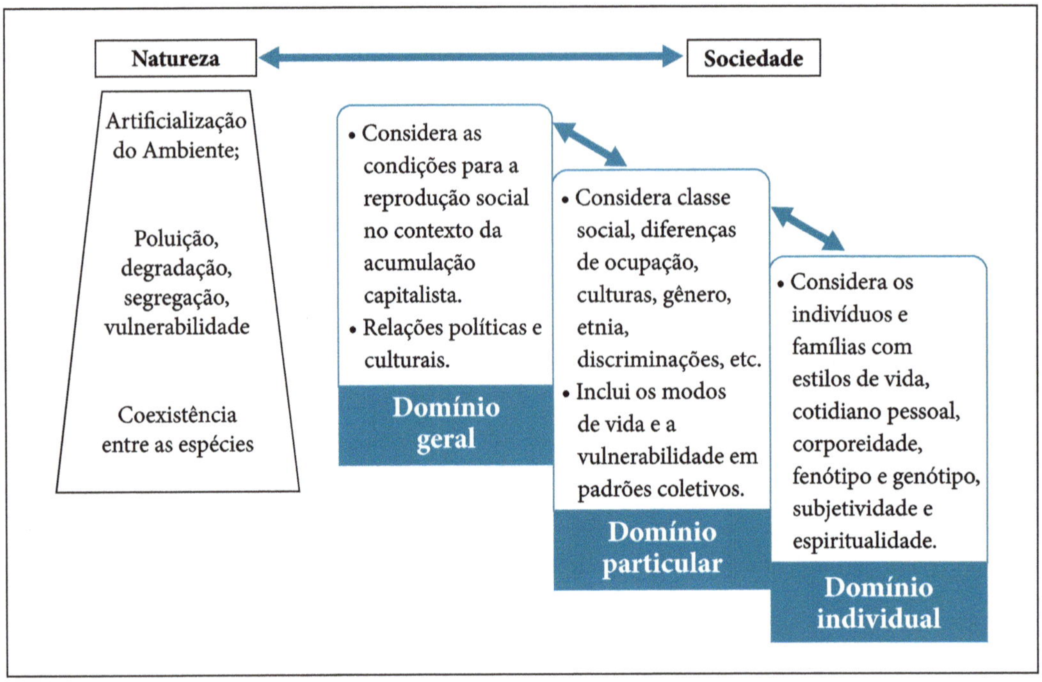

Figura 44.4. Categorias da determinação social da saúde em domínios: (G) Geral, (P) Particular e (I) Individual.

Fonte: Tradução livre e adaptação de Breilh.[16]

ressignificando radicalmente o mundo da saúde para investigar seu substrato determinante. Seus recortes fornecem elementos que localizam as informações clínicas, da saúde coletiva e do cenário macrossocial, assumindo uma inter-relação entre as categorias, de uma forma dinâmica, e num movimento que valoriza cada dimensão e as relações estabelecidas na sociedade com o ambiental/natureza que se afetam mutuamente.

Tomando por base os novos fundamentos ontológicos e epistemológicos como ponto de partida e lógica alternativa para formular novos horizontes e conteúdo para a construção participativa dos direitos à saúde, Breilh[16] recomenda formular os princípios e requisitos de uma vida plena e justa a partir do pensamento acadêmico crítico nas ciências sociais e da vida, como o pensamento emancipatório indígena e popular.

Propõe ultrapassar foco em doenças e considerar um conjunto de propostas de vida saudável a partir de uma perspectiva mais centrada nas lutas pelo direito à saúde, do movimento latino-americano de Medicina Social/Saúde Coletiva, nos Fóruns de Saúde e no saber ancestral (Bem Viver). Essa proposta se consolida no modelo dos 4S's da vida e a metodologia metacrítica como ferramentas.[16]

Mantendo a perspectiva do processo saúde-doença, mas ampliando as referências para elementos que propõem uma vida digna, são considerados os quatro "S": A *sustentabilidade* (direitos humanos e da natureza, de forma a romper com as visões unilaterais e eurocêntricas), a *soberania* (processos coletivos e autônomos nos espaços comunitários, com tomada de decisões próprias), a *solidariedade* (estrutura social e produtiva, pautada na vida e no bem comum) e a (bio) *segurança*/viver saudável (modos de vida consolidados e aperfeiçoados em diferentes espaços socioculturais que proporcionem qualidade de vida). São novos parâmetros que devem ser construídos para fins de análise, nos espaços onde se produz saúde, ou seja, nos espaços de produção, consumo, organização, construção da cultura, e nas relações com a natureza. Esses espaços se reproduzem nas dimensões: singular, particular e geral.

A aplicação desse método foi descrita em Gomes et al.[18] e culmina em uma *matriz* construída com o grupo social a partir das informações descritas no Quadro 44.4.

Resultam da aplicação e análise dessa *matriz* importantes parâmetros que apontam estratégias que consideram – mas ultrapassam – o *modelo biomédico* e suas categorias isoladas. Ao assumir como meta uma vida saudável, neste modelo estão incorporadas a sustentabilidade, soberania e solidariedade, pois essas são condições para a estruturação do modelo de vida capaz de promover saúde.[18]

Quadro 44.4. Matriz de processos críticos para o direito à saúde organizados nos 4 'S segundo processos protetores e destrutivos

Dimensões	Processos protetores			Processos destrutivos		
	Geral	Particular	Singular	Geral	Particular	Singular
Sustentabilidade						
Soberania						
Solidariedade						
Segurança						

Fonte: Gomes et al.[18]

Para estar em sintonia com uma *bioética crítica*,[16] as estratégias de vigilância devem ultrapassar o *modelo biomédico* e colocar como primeiro objeto as complexas consequências éticas resultantes dos processos concretos de reprodução social e condições de saúde em coletivos, com os estilos de vida e espaços de vida socialmente determinados. Para cumprir seu desafio de proteger as pessoas, deve proteger as comunidades, colocando no centro a ética da gestão privada e pública dos espaços urbanos e rurais, servindo a proteção dos grupos vulneráveis no trabalho, consumo alimentar, educação, lazer, organização comunitária e desenvolvimento social, cultural e espiritual.[16]

O autor[16] reconhece tratar-se de um desafio complexo, mas indispensável, para o qual a *epidemiologia crítica* tem papel fundamental com suas bases e o compromisso de uma mudança radical de pensamento, e ação vinculada ao desenvolvimento dos direitos e da ética.

No Brasil, a incorporação da produção desses valores[4,5,7,12,16,17] e tantos outros tem se configurado em uma proposição que não é exclusiva da área de Saúde do Trabalhador, mas parte de sua concepção original de *participação*. Trata-se da *Vigilância Popular em Saúde*, que parte do princípio de reconhecimento do saber popular sobre a vida, a corporeidade e estratégias de sobrevivência e autoproteção que se relaciona, mas não é dependente do Estado.

A construção de uma *Vigilância Popular em Saúde*, como uma necessidade social, emerge da crítica aos modelos formais de Vigilância, onde o Estado tem dificuldades de executar políticas de proteção e prevenção na saúde, e o setor privado não possui interesse em áreas periféricas que não dispõem de renda para custear esses serviços,[19] além do modelo autoritário que não promove uma Vigilância como prática de cidadania, mas como tutela do Estdo.[12]

A proposta surge através de movimentos sociais em conflito com grandes empreendimentos, resultado da reprodução do capital em países periféricos (conjuntura), buscando como metodologia a construção horizontal entre saberes técnico-científicos com os saberes populares, para formação de uma nova racionalidade para saúde das coletividades, como alternativa aos modelos de saúde pública atual (estrutura).[19]

As ações de *vigilância popular em saúde* (VPS) se ampliaram na pandemia, a partir das estratégias de ação e de promoção da saúde, na construção de respostas aos desafios colocados no enfrentamento da Covid-19.

Uma síntese das questões teóricas está descrita em Machado et al.[20] e apresenta a VPS como um movimento autônomo em relação ao Estado e as instituições governamentais, através da potencialização dos processos autônomos desenvolvidos nos territórios, que devem interferir nas ações e políticas públicas e contaminá-las. Além de não ser capturado ou institucionalizado em sua integralidade. A VPS caracteriza-se como espontânea e horizontal, e desafia a vigilância institucional, centralizada, hierarquizada, verticalizada, com processos de trabalho protocolizados que engessam iniciativas mais autônomas dos profissionais da saúde.[20]

O diálogo entre as redes populares de produção de conhecimento e de informação e as instituições do Estado demanda o reconhecimento dos saberes e das informações produzidos nos territórios e sua incorporação aos *sistemas de informação em saúde* oficiais (ou institucionais), além do reconhecimento dos moradores como sujeitos-especialistas do lugar e não como meros informantes. O desafio, portanto, está em estabelecer uma relação entre os dois sistemas de vigilância, o popular e o institucional, sem perder o caráter instituinte da vigilância popular, enclausurando-a nas amarras burocráticas ou na tutela institucional.[20]

Os autores[20] concluem pelo aprimoramento da concepção de Vigilância como uma ação de intervenção comunicativa em duplo sentido, da *informação para ação* e da *ação para informação*. A *intervenção* é a chave estruturante da VPS, a conexão entre a comunidade e os profissionais da saúde, com vistas à produção conjunta de informações apropriadas dos problemas do território, de forma a orientar as estratégias de intervenção e de comunicação.

Expectativas e utopias

As Vigilâncias em Saúde do Trabalhador, agora bem esclarecidas na pluralidade de seus métodos, abordagens e objetos, são similares nos princípios que as diferenciam das demais. Caracterizam-se pela evolução no âmago do SUS, universal, integral sob controle social e com equidade. Ainda que se configurando *vigilante*, a partir de recortes biomédicos de corpos e vidas inicialmente afetadas por doenças infecciosas, atualmente, encontra-se submersa em todos as tipologias e características que não apenas abreviam a vida, mas fundamentalmente geram sofrimento para a pessoa, a família e todo o grupo social. Por força do aspecto dominante da área da saúde, os parâmetros para acompanhar a progressão e o agravamento das situações individuais e coletivas decorrentes do trabalho são de natureza biomédica.

Ainda que a Vigilância seja chamada de Saúde, seu referencial é a identificação de doenças, sintomas e quadros, mesmo precoces. Nem a incorporação do trabalhador como ator dinâmico do processo de VISAT abalou a hierarquia técnica e o discurso hegemônico de que o adoecimento e o acidente são os parâmetros absolutos a serem vigiados no espaço de trabalho.

Naturalmente porque a incorporação do trabalhador nas práticas da área não se fez acompanhar do empoderamento do seu saber, mas apenas uma validação dos objetos a serem monitorados para fins de classificação dos ambientes mais ou menos insalubres, segundo a identificação de doenças, acidentes ou outros agravos.

Quando a VISAT incorpora dimensões intersetoriais, saberes múltiplos sobre o corpo, a sociedade e as tecnologias, ela não está promovendo apenas a maior efetividade do trabalho como recurso de reprodução social dos corpos, das classes e dos grupos.[21] Ela está verdadeiramente orientada para a promoção de vidas felizes a partir da atuação do trabalhador no cotidiano do seu labor.

Reiteradas análises demonstram que o trabalho molda o homem, dada sua imersão diária, sua relação emocional e a dedicação de boa parte da vida. Se assim o é, esta, também, deve ser a óptica das ações de vigilância: organizar e estruturar um trabalho capaz de promover felicidade e vida digna aos trabalhadores, num processo emancipatório.

A ruptura do modelo que se limita à identificação de agravos, ainda hegemônico, requer reformas radicais nos sistemas de informação, nos pactos legais e na forma como a sociedade vai se organizar a partir de seus sistemas produtivos. O *monitoreo* participativo de Breilh,[16,18] a vigilância popular[19,20] e as estratégias de vigilância progressiva[12,13,21] apontam possibilidades.

Ainda que a sociedade se transforme tão radicalmente como hoje, passando de um modelo industrial ou agroexportador para uma sociedade do capital 4.0 embasado nos recursos tecnológicos avançados, na internet das coisas e nas decisões baseadas em *big datas* e algoritmos, duas dimensões se mantêm: a exploração do trabalho aprofundada pela precarização dos vínculos e redução de direitos, e a tônica da geração de mais-valia.

Enquanto a VISAT não estabelecer vínculos diretos e explícitos entre o aumento do acidente de trabalho e a uberização; e enquanto acidentes ampliados não forem diretamente e epidemiologicamente conectados às falhas gerenciais na cultura de segurança de um empreendimento, não será suficiente uma vigilância de óbitos e agravos individuais, mesmo que estes sejam milhares.

Métodos multidimensionais de captação do cenário social são viáveis e requerem novos indicadores e sistemas mais ampliados, capazes de apontar as várias dimensões sociais, particular e individual em qualquer modelo de acompanhamento das condições sanitárias. As questões relativas às discriminações e vulnerabilidades por gênero, raça, cor, etnia, além do combate ao assédio moral e sexual, ao racismo estrutural e ao trabalho escravo precisam ser enfrentadas pela VISAT.

Na essência destes métodos se situa a nova dimensão do saber individual, seja do ambiente, do corpo, dos processos de trabalho e das estratégias para o enfrentamento de riscos ou de pandemias. Considerar esse saber no âmago das informações epidemiológicas, numa perspectiva de promoção de vidas felizes e ampliação das condições ambientais e ocupacionais favoráveis à vida, são novos e promissores referenciais que se apresentam como utopia para que a área da saúde realmente seja protagonista de promoção de condições de saúde e não apenas de mensuração progressiva de doenças.

Referências

1. Mendes R, Dias EC. Da medicina do trabalho à saúde do trabalhador. Rev Saude Publica. 1991;25(5):341-9.
2. Pinheiro TMM, Dias EC, Moura-Corrêa MJ, Merlo ARC. A vigilância em Saúde do Trabalhador no Sistema Único de Saúde: a vigilância dos conflitos e os conflitos da vigilância. In: Moura-Corrêa MJ, Pinheiro TMM, Merlo ARC (Org.). Vigilância em Saúde do Trabalhador no Sistema Único de saúde: teorias e práticas. Belo Horizonte: Coopmed; 2013:61-78.
3. Ferreira ABH. Novo dicionário da língua portuguesa. Rio de Janeiro: Nova Fronteira, 1986.
4. Pinheiro TMM. A vigilância em Saúde do Trabalhador no Sistema Único de Saúde: a vigilância do conflito e o conflito da vigilância. [Tese do Doutorado]. Campinas: Unicamp; 1996.
5. Ribeiro FSN, Pinheiro TMM. A Epidemiologia e a área de Saúde do Trabalhador. Rev Bras Saúde Ocup. [Internet]. 2024;49:edepi18. https://doi.org/10.1590/2317-6369/20322pt2024v49edepi18.
6. Oddone I, Ré A. Ambiente de trabalho: a luta dos trabalhadores pela saúde. São Paulo: Hucitec; 2020.
7. Vasconcellos LCF. Saúde, trabalho e desenvolvimento sustentável: apontamentos para uma política de Estado. [Tese]. Rio de Janeiro: Escola Nacional de Saúde Pública Sérgio Arouca; 2007.
8. Brasil. Ministério da Saúde. Portaria Nº 3.120, de 01 de julho de 1998. Aprovação da Instrução Normativa de Vigilância em Saúde do Trabalhador no Sistema Único de Saúde. Brasília Diário Oficial da União. 14 jul. 1998.
9. Brasil. Ministério da Saúde. Portaria Nº 1.823, de 23 de agosto de 2012. Institui a Política Nacional de Saúde do Trabalhador e da Trabalhadora. Diário Oficial da União. 24 ago. 2012.
10. Daldon MTB, Lancman S. Vigilância em Saúde do Trabalhador: rumos e incertezas. Rev Bras Saude Ocup. 2013;38(127):92-106.
11. Silva CMSC, Junges JR, Barbiani R, Schaefer R, Nora CRD. Processo de trabalho na vigilância em saúde no Brasil: uma scoping review. Cad Saude Colet. 2021;29(4):604-15.
12. Ribeiro FSN. Metodologia progressiva e integrada de vigilância em saúde do trabalhador. In: Moura-Corrêa MJ, Pinheiro TMM, Merlo ARC (Org.). Vigilância em Saúde do trabalhador no Sistema Único de Saúde. Belo Horizonte: Coopmed; 2013:145-77.
13. Vasconcellos LCF, Almeida CVB, Guedes DT. Vigilância em saúde do trabalhador: passos para uma pedagogia. Trab Educa Saude. 2009;7(3):445–62.
14. Leão LHC, Vasconcellos LCF. Cadeias produtivas e a vigilância em saúde, trabalho e ambiente. Saude Soc. 2015;24(4):1232-43.
15. Guerra A, Duarte FCP. Trabalho plataformizado, assimetrias e vigilância: notas sobre as ações e tensionamentos da mediação algorítmica no trabalho dos motoristas Uber. VI Simpósio internacional LAVITS 2019 – Assimetria e Invisibilidades – vigilância, gênero e raça. Disponível em: https://lavits.org/wp-content/uploads/2019/12/REVISADO-LAVITS-GUERRA-A.-DUARTE-F.-Trabalho-plataformizado-assimetrias-e-vigila%CC%82ncia-notas-sobre-as-ac%CC%A7o%CC%83es-e-tensionamentos-da-mediac%CC%A7a%CC%83o-algori%CC%81tmica-no-trabalho-dos-motoristas-Uber-1.pdf (Acesso em: 31 jul. 2023)
16. Breilh J. Critical Epidemiology and the People's Health. New York: Oxford University Press; 2021.
17. Santos BS, Meneses MP (Orgs.). Epistemologias do Sul. São Paulo; Editora Cortez; 2010.
18. Gomes WS, Gurgel IGD, Fernandes SL. Determinação social da saúde numa comunidade quilombola: análise com a matriz de processos críticos. Serviço Soc Soc. 2022;(143):140-61.
19. Arjona FBS. O espaço da/na vigilância popular em saúde: construção teórica inicial. História, natureza e espaço. Rev Eletr Hist Natur Esp. 2017;6(2):1-15.
20. Machado JMH, Pivetta F, Silva JFS, Bonetti OP. Vigilância popular em saúde em tempos de pandemia: proposta de um caminho. In: Covid-19 no Brasil: cenários epidemiológicos e vigilância em saúde. Rio de Janeiro: Observatório Covid-19 Fiocruz, Editora Fiocruz; 2021:397-411.
21. Vasconcellos LCF. Vigilância em Saúde do Trabalhador: decálogo para uma tomada de posição. Rev Brasil Saude Ocup. 2018;43(supl 1):e1s.

45

Avaliação da (In)Capacidade para o Trabalho e a (Re)Integração Laboral

João Silvestre Silva-Junior
Cristiane Helena Gallasch

- Introdução
- Capacidade para o trabalho
- Incapacidade para o trabalho
- Incapacidade e deficiência
- Estratégias de gestão do retorno ao trabalho
- Considerações finais

Introdução

A capacidade para o trabalho desempenha um papel crucial na vida das pessoas e no funcionamento da sociedade. Conhecer sua definição, fatores que a influenciam e seu impacto no bem-estar individual e coletivo pode auxiliar as equipes responsáveis pela gestão da saúde dos trabalhadores a estruturar programas de manutenção da inserção profissional e da reintegração laboral.

Ao longo da vida produtiva do trabalhador, podem ocorrer episódios de redução do nível da saúde por uma deficiência temporária ou permanente que desenvolvem situações de incapacidade. O conceito de incapacidade é heterogêneo e reflete a diferença de percepção entre o modelo biomédico e o modelo psicossocial. O modelo biomédico busca explicar a incapacidade como um problema individual que deve ser resolvido por meio do cuidado da saúde. O modelo psicossocial busca explicá-la como um problema de inserção social.[1,2]

Entender a justificativa para a promoção de ambientes de trabalho inclusivos e desenvolver estratégias para apoiar indivíduos com diversas aptidões na conquista de empregos significativos pode minimizar episódios de absenteísmo ou promover o retorno ao trabalho em prazo mínimo e de forma sustentada. As adaptações e readaptações funcionais desempenham um papel crucial na promoção da inclusão no ambiente de trabalho, garantindo o bem-estar e a produtividade dos trabalhadores. Pessoas com adoecimentos, limitações e deficiências podem requerer modificações, ajustes e apoios que lhes permitam o desempenho das suas tarefas de trabalho de forma eficaz.

Neste capítulo, serão abordados os conceitos da capacidade, aptidão e incapacidade para o trabalho; as estratégias de avaliação e a interface previdenciária dos benefícios por incapacidade laborativa; os aspectos de funcionalidade e deficiência; e as estratégias de (re) adaptação funcional e retorno ao trabalho.

Capacidade para o trabalho

A capacidade de trabalho engloba várias dimensões que, em conjunto, determinam se um indivíduo é capaz de se envolver em atividades produtivas, por meio da realização de tarefas e atividades de produção de bens, prestação de serviços ou outras contribuições significativas para a sociedade. O conceito propõe uma ampla gama de habilidades, competências e atributos que permitem que as pessoas participem do mercado de trabalho, seja em ambientes remunerados ou não remunerados. É um conceito dinâmico que muda ao longo do tempo, à medida que a saúde, as demandas do trabalho e as circunstâncias pessoais de um indivíduo se modificam.

A capacidade de trabalho não é determinada apenas pelas capacidades físicas ou cognitivas, mas também incorpora aspectos emocionais e psicológicos fundamentais da vida humana, contribuindo para a realização pessoal, estabilidade financeira e bem-estar da sociedade. No entanto, a capacidade de trabalhar não é um conceito estático e pode variar entre os indivíduos com base em seu nível de saúde, aptidões e demandas do trabalho.[3-5]

As capacidades físicas, como mobilidade, destreza e funções sensoriais, influenciam significativamente a capacidade de uma pessoa se engajar em diferentes ocupações. Fatores que podem afetar a dimensão física da capacidade de trabalho incluem deficiências, doenças crônicas, lesões e o processo de envelhecimento.

As capacidades cognitivas desempenham um papel fundamental na compreensão e execução de tarefas, tomada de decisões, aprendizado de novas habilidades e adaptação a ambientes de trabalho em constante mudança. Fatores que influenciam a dimensão cognitiva da capacidade de trabalho englobam inteligência, memória, atenção, concentração, funções executivas e habilidades de aprendizado.

A dimensão emocional da capacidade de trabalho concentra-se no bem-estar emocional e na regulação de um indivíduo em relação às atividades relacionadas ao trabalho. Contempla aspectos como motivação, engajamento, resiliência e capacidade de gerenciar o estresse e as emoções no ambiente de trabalho. Fatores emocionais podem impactar significativamente a produtividade, satisfação no trabalho e desempenho no trabalho de um indivíduo. A inteligência emocional, a autoconsciência e as habilidades interpessoais desempenham papéis importantes nessa dimensão.

A dimensão psicológica da capacidade de trabalho considera o bem-estar psicológico e a saúde mental de um indivíduo no contexto do trabalho. Integram essa dimensão aspectos como autoestima, autoeficácia, motivação, satisfação no trabalho e aspirações de carreira. Fatores psicológicos influenciam significativamente a atitude de uma pessoa em relação ao trabalho, o engajamento no emprego e a satisfação geral obtida com o trabalho. Condições de saúde mental, como ansiedade ou depressão, podem impactar a dimensão psicológica da capacidade de trabalho.

O conceito ampliado de capacidade para o trabalho destaca que o indivíduo possui uma condição favorável resultante da harmonia entre recursos humanos, que abrangem as demandas físicas, mentais e sociais do trabalho, e a interação com o gerenciamento, cultura organizacional, comunidade e ambiente de trabalho.[6] Essa capacidade é construída seguindo um modelo denominado como "Casa da Capacidade para o Trabalho", conforme Figura 45.1.

Neste modelo hierárquico, a base sustentadora é o estado de saúde e a funcionalidade e, portanto, sua manutenção é fundamental para garantir a competência profissional para lidar com as exigências do trabalho, localizada no segundo nível desse modelo. Em um terceiro nível, são necessários valores, atitudes e motivação, pois estes são responsáveis por influenciar o equilíbrio entre os recursos pessoais e o trabalho. Por fim, no quarto nível, encontram-se as características da organização do trabalho.[6] Cada componente exerce influência sobre os demais e do entorno, o que pode acarretar impactos positivos ou negativos na capacidade para o trabalho.[3,4,8]

Fatores que influenciam a capacidade de trabalho

O estado de saúde é um fator-chave que influencia a capacidade de trabalho, uma vez que indivíduos com condições de saúde agudas ou crônicas podem ter

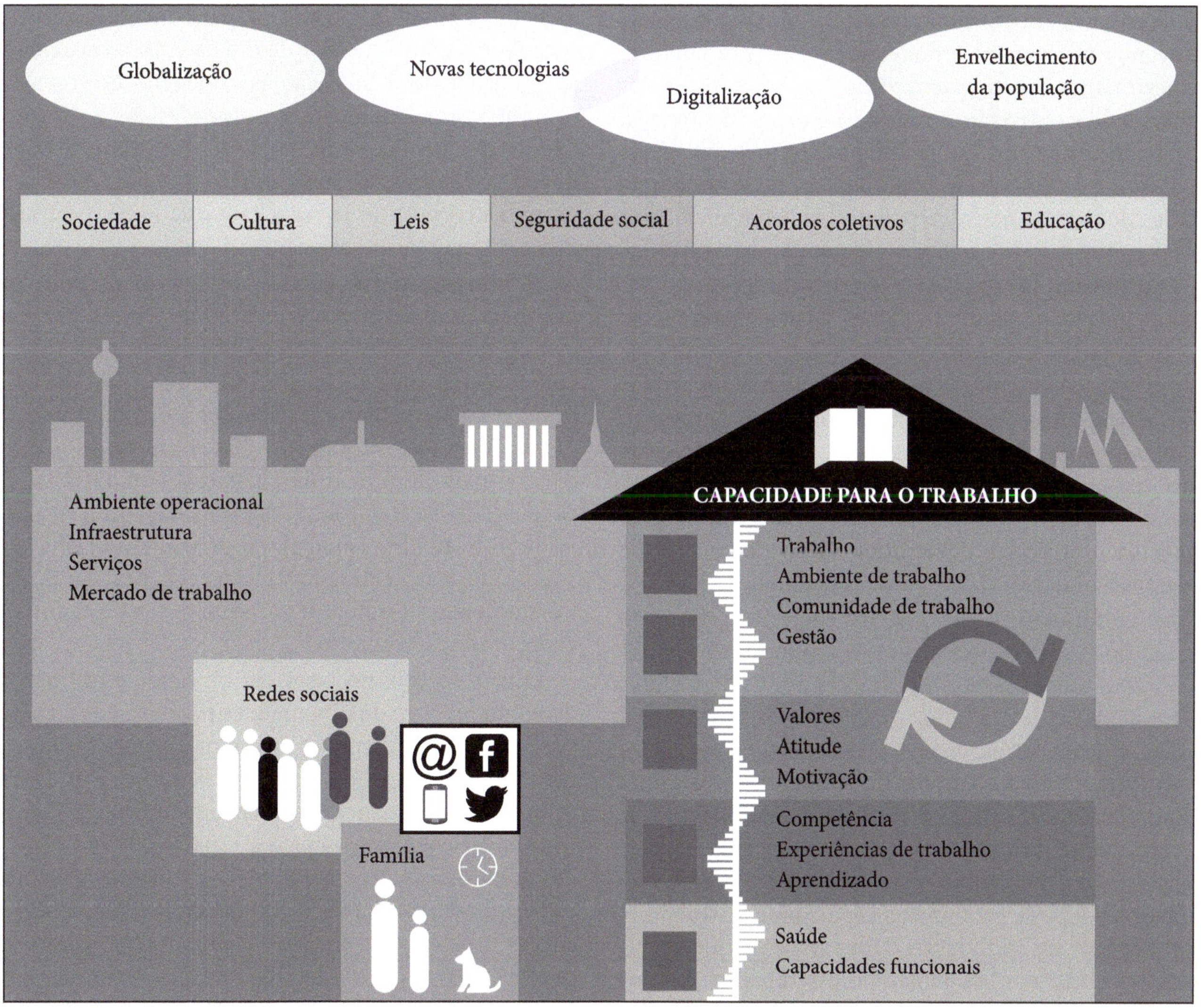

Figura 45.1. Modelo da casa da capacidade para o trabalho.

Fonte: Martimo.[7]

dificuldades para desempenhar suas tarefas de trabalho. Por exemplo, trabalhadores com dores nas costas podem ter dificuldade em realizar tarefas físicas exigentes, enquanto aqueles com depressão podem ter dificuldade em se concentrar e se manter motivados no trabalho. Comportamentos de risco para a saúde, como o tabagismo, a ingestão de álcool e o sedentarismo exercem efeitos deletérios sobre a capacidade para o trabalho.[3]

Características pessoais, como idade, gênero, escolaridade e personalidade, também podem afetar a capacidade de trabalho.[3] A idade é um fator-chave que influencia a capacidade de trabalho, já que trabalhadores mais idosos, em decorrência de aspectos fisiológicos do envelhecimento, podem ter mais dificuldade em realizar tarefas físicas exigentes. O gênero também pode influenciar a capacidade de trabalho, já que as mulheres podem enfrentar mais barreiras sociais para o avanço na carreira e podem ser mais propensas a experimentar conflitos entre trabalho e família. A escolaridade é outro fator importante que pode afetar a capacidade de trabalho, já que indivíduos com níveis mais altos de escolaridade podem ter mais oportunidades de avanço na carreira e podem estar mais bem preparados para lidar com as demandas do trabalho.

Tais demandas exercem influência fundamental sobre a capacidade para o trabalho. As demandas físicas incluem tarefas que exigem esforço físico, como levantar carga, movimentos repetitivos, posturas inadequadas, entre outros. As demandas cognitivas abrangem tarefas que exigem esforço mental, como solução de problemas ou tomada de decisões. As demandas emocionais do trabalho compreendem tarefas que exigem trabalho emocional, como lidar com reclamações de clientes ou lidar com colegas de trabalho difíceis.

A cultura organizacional da empresa, o suporte social dos supervisores e pares e a autonomia no trabalho são todos fatores importantes que podem afetar a capacidade de trabalho. A cultura organizacional refere-se aos valores, crenças e normas que moldam o comportamento das pessoas no ambiente de trabalho. Uma cultura organizacional positiva pode promover a capacidade de trabalho, criando um senso de pertencimento e motivação entre os trabalhadores. O suporte social pode promover a capacidade de trabalho, fornecendo aos indivíduos os recursos de que precisam para lidar com as demandas do trabalho. A autonomia no trabalho refere-se ao grau de controle que os indivíduos têm sobre suas tarefas e horários de trabalho. Altos níveis de autonomia no trabalho podem promover a capacidade de trabalho, permitindo que os indivíduos participem dos processos de tomadas de decisão e adaptem suas tarefas de trabalho às suas habilidades e preferências.

Mensuração da capacidade para o trabalho

A ferramenta mais utilizada para avaliar a capacidade de trabalho é o Índice de Capacidade para o Trabalho - ICT (*Work Ability Index*), que foi adaptado e validado para o português falado no Brasil.[9]

É um questionário autoadministrado com objetivo de detectar alterações de saúde e direcionar medidas preventivas precocemente, a partir da percepção do próprio trabalhador sobre o desgaste resultante das cargas físicas e mentais do trabalho, mediado por características do trabalhador.[10-12] É composto por sete itens que avaliam a capacidade para o trabalho atual e comparada com a melhor de toda a vida, a capacidade para o trabalho em relação às exigências do trabalho, o número atual de doenças autorreferidas e diagnosticadas por médico, a perda estimada para o trabalho devido a doenças, as faltas ao trabalho por doenças, o prognóstico próprio sobre a capacidade para o trabalho, e os recursos mentais.[9]

A pontuação total varia de 7 a 49, sendo que pontuações mais altas indicam uma melhor capacidade de trabalho. A interpretação do ICT requer considerar a pontuação do indivíduo em relação à população de referência. Valores normativos estão disponíveis para diferentes faixas etárias e ocupações, possibilitando uma avaliação comparativa da capacidade de trabalho. Uma pontuação mais baixa pode indicar uma capacidade de trabalho reduzida, sugerindo a necessidade de intervenções ou ajustes no ambiente de trabalho para melhorar ou manter a capacidade de trabalho.

O uso do ICT nos serviços de saúde é útil para a detecção precoce de dificuldades para exercer o trabalho e facilita intervenções direcionadas para promover uma força de trabalho saudável e produtiva. O ICT permite analisar tendências, avaliar intervenções e identificar fatores que influenciam a capacidade de trabalho em indivíduos e organizações. O estudo populacional pode apontar para áreas que requerem treinamento ou ajustes no local de trabalho e elaborar estratégias para reter e desenvolver os trabalhadores.

Também pode ser útil em programas de reintegração laboral para avaliar a capacidade de trabalho de um indivíduo após uma lesão ou doença, pois tem potencial para auxiliar na determinação do nível de capacidade funcional e no desenvolvimento de planos de reabilitação adequados. Por fim, pode ser um indicador para iniciativas de promoção da saúde dentro dos locais de trabalho. Ao identificar os fatores que influenciam a capacidade de trabalho, os empregadores podem implementar intervenções direcionadas para melhorar o bem-estar dos trabalhadores, prevenir problemas de saúde e promover ações de apoio.

Aptidão para o trabalho

A aptidão para o trabalho concentra-se especificamente no estado de saúde física e mental de um indivíduo em relação à sua capacidade de executar tarefas específicas do trabalho de forma segura e eficaz.[13,14] Indica, principalmente, se um indivíduo atende aos requisitos de saúde e funcionais necessários para desempenhar suas funções de trabalho sem representar riscos para si mesmo, para outras pessoas ou para o ambiente de trabalho. As avaliações de aptidão para o trabalho frequentemente envolvem exames médicos, avaliações de capacidades físicas e triagens para condições de saúde específicas ou deficiências.

Se a avaliação da capacidade é mais abrangente, pode proporcionar uma visão ampliada da condição do indivíduo para a inserção laboral no que tange à aptidão ao levar em consideração o estado de saúde e as capacidades funcionais do trabalhador em relação aos requisitos de seu trabalho. Promover a aptidão para o trabalho é de suma importância para garantir que os trabalhadores sejam fisicamente e mentalmente capazes de realizar suas tarefas de trabalho reduzindo o risco de acidentes e lesões no local de trabalho. Além disso, a aptidão está diretamente relacionada à maior probabilidade de desempenhar suas funções com eficiência e eficácia, contribuindo para o aumento da produtividade e qualidade do trabalho.

As leis trabalhistas brasileiras enfatizam a responsabilidade dos empregadores em fornecer um ambiente de trabalho seguro e saudável. Avaliar a aptidão para o trabalho está alinhado aos requisitos legais e promove a conformidade com a legislação de direitos humanos no trabalho. A Norma Regulamentadora nº 07, relativa ao Programa de Controle Médico de Saúde Ocupacional (PCMSO), estabelece a realização obrigatória dos exames médicos ocupacionais para avaliar a aptidão ou inaptidão para cargo específico, com emissão de um Atestado de Saúde Ocupacional (ASO).[15] Conforme a Convenção nº 161 da Organização Internacional do Trabalho (OIT), o objetivo desta avaliação é acompanhar a saúde dos trabalhadores a fim de assegurar a proteção frente aos riscos ocupacionais e contribuir para a adaptação do trabalho às aptidões física e mental do trabalhador.[16]

Apesar da importância da aptidão para o trabalho, existem vários desafios em sua avaliação e implementação no cenário brasileiro, como a falta de padronização por meio de protocolos e diretrizes, resultando em inconsistências nas avaliações entre diferentes organizações, setores e atividades. O conhecimento limitado de alguns empregadores e trabalhadores sobre o conceito de aptidão para o trabalho pode resultar em atenção inadequada às questões de saúde e segurança e até mesmo de acesso aos serviços de saúde, incluindo exames médicos e avaliações especializadas, principalmente para pequenas e médias empresas.

Para implementar efetivamente as avaliações de aptidão para o trabalho no cenário brasileiro, são necessárias práticas a serem incorporadas à cultura organizacional, como: desenvolvimento de políticas claras; colaboração com profissionais de saúde; programas de treinamento e conscientização; confidencialidade e não discriminação; e monitoramento e avaliação contínuos (Quadro 45.1).

Quadro 45.1. Práticas para implementação das avaliações da aptidão para o trabalho

Desenvolvimento de políticas claras	Os empregadores devem estabelecer políticas e diretrizes claras em relação às avaliações de aptidão para o trabalho, delineando as expectativas, procedimentos e responsabilidades tanto dos empregadores quanto dos trabalhadores
Colaboração com profissionais de saúde	Envolver profissionais de saúde, como médicos do trabalho e psicólogos, pode garantir avaliações precisas e recomendações adequadas de intervenções ou adaptações
Programas de treinamento e conscientização	Fornecer programas de treinamento e conscientização para empregadores e trabalhadores pode aumentar a compreensão e o conhecimento dos conceitos, direitos e responsabilidades relacionados à aptidão para o trabalho
Confidencialidade e não discriminação	Enfatizar a importância da confidencialidade e não discriminação nas avaliações de aptidão para o trabalho incentiva os trabalhadores a divulgar informações relevantes sobre saúde sem medo de consequências negativas
Monitoramento e avaliação contínuos	Monitorar e avaliar regularmente a eficácia das avaliações de aptidão para o trabalho pode identificar áreas de melhoria e garantir a conformidade contínua com as normas de saúde e segurança

Fonte: Elaborado pelos autores.

Envelhecimento funcional

O envelhecimento é um processo natural que afeta várias dimensões da capacidade de trabalho, incluindo a saúde física, as funções cognitivas e o bem-estar geral.[5,17,18] Portanto, é importante que os profissionais envolvidos no gerenciamento da saúde dos trabalhadores discutam suas repercussões na força de trabalho.

De forma crônica, os indivíduos podem experimentar uma diminuição da massa muscular, força e flexibilidade, o que leva a uma diminuição do desempenho físico e ao aumento da suscetibilidade a distúrbios musculoesqueléticos. Essas mudanças podem afetar a capacidade de trabalho, especialmente em ocupações que exigem esforço físico. Estratégias como intervenções ergonômicas, programas de exercícios físicos e adaptações no local de trabalho podem ajudar a mitigar os efeitos das mudanças no padrão musculoesquelético.

O envelhecimento frequentemente está acompanhado por mudanças na saúde cardiovascular, incluindo a diminuição da capacidade aeróbica e o aumento do risco de doenças cardiovasculares. Essas mudanças podem afetar a capacidade de um indivíduo de sustentar o esforço físico, impactando a capacidade de trabalho em empregos que exigem alto nível de aptidão cardiovascular. Promover a saúde cardiovascular por meio de programas de promoção da saúde com mitigação de comportamentos de risco pode apoiar a capacidade de trabalho em trabalhadores em idade mais avançada.

Quanto à saúde mental no trabalho, o envelhecimento está associado a mudanças na memória e na velocidade de processamento cognitivo, o que pode influenciar a capacidade de desempenhar ocupações que requerem processamento de informações complexas e tomada de decisões rápidas. Programas de treinamento, atividades de estimulação cognitiva e modificações no *design* do trabalho que acomodam as mudanças cognitivas relacionadas à idade podem ajudar a manter a capacidade de trabalho. Embora algumas funções cognitivas possam declinar com a idade, os trabalhadores com mais idade frequentemente possuem experiência e conhecimento valiosos que podem compensar as mudanças cognitivas. Eles podem se destacar em tarefas de solução de problemas e tomada de decisões que dependem de conhecimento acumulado ao longo dos anos. Promover a colaboração intergeracional, reconhecendo e valorizando a experiência desses trabalhadores, pode aumentar a produtividade coletiva em ambientes de trabalho diversificados em termos de idade.

Incapacidade para o trabalho

Ao longo da vida, o trabalhador vai desenvolvendo o que se pode chamar de potencial de trabalho, influenciado por sua condição física e mental, nível de instrução e experiências profissionais. Ao longo do histórico laboral, o trabalhador pode desenvolver doenças ou agravos que levam a situação de incapacidade. Tais cenários podem ser passíveis de tratamento e controle, sem repercussão para o cotidiano. Entretanto, algumas doenças levam a uma repercussão negativa sobre o potencial de desempenhar as tarefas diárias demandadas por sua função no mercado de trabalho.

Em uma adaptação do Modelo de Espectro de Resposta Biológica, proposto por Reis & Antunes,[19] observamos que os trabalhadores entram no mercado de trabalho em condições de exercer sua atividade laboral e, ao longo do tempo, por exposição a fatores de risco intralaborais e extralaborais, vão sofrendo impactos sobre a saúde. A tendência é subir para outras camadas da pirâmide, requerendo assistência e reabilitação, a fim de recuperar o nível de saúde suficiente para o exercício profissional. Vai caber aos profissionais dos serviços de saúde no trabalho atuar em prol da prevenção das doenças e agravos relacionados ao trabalho. Porém, considerando os aspectos de atenção integral, devem desenvolver ações preventivas frente aos demais determinantes sociais a fim de evitar, ou retardar, o processo de adoecimento do trabalhador (Figura 45.2).

Normalmente, situações classificadas como agudas apresentam sinais e sintomas mais proeminentes,

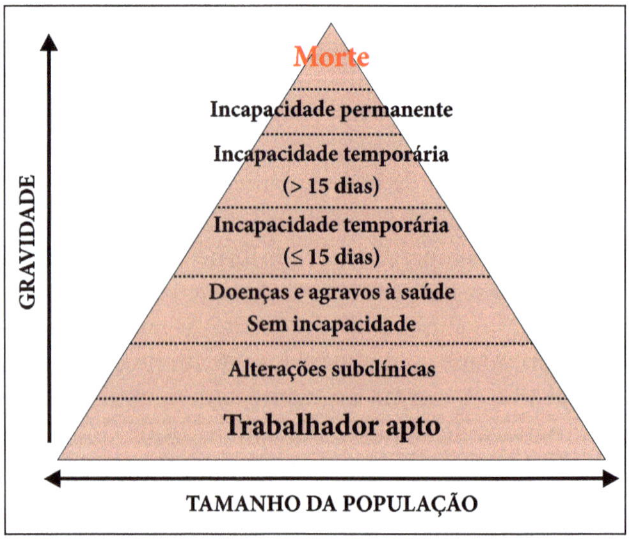

Figura 45.2. Modelo do espectro de resposta biológica.

Fonte: Adaptada de Reis & Arantes.[19]

podendo levar a alterações funcionais nos aparelhos ou sistemas de maneira mais evidente, dependendo de sua magnitude. Em casos crônicos, a manifestação clínica pode ser controlada, frequentemente apresentando períodos de remissão de sinais e sintomas, intercalados com outros períodos sintomáticos que podem resultar em impotência funcional e, consequentemente, incapacidade laboral. Isso explica e justifica porque muitas pessoas com diferentes doenças de evolução variável (sejam agudas ou crônicas), mesmo sob acompanhamento médico, conseguem continuar exercendo suas atividades laborais, proporcionando uma vida produtiva para a sociedade.

A incapacidade para o trabalho é um problema que afeta milhões de pessoas em todo o mundo e pode ser definida como a limitação ou a impossibilidade de realizar atividades laborais, devido a problemas de saúde, físicos ou psicológicos. Essa condição pode ter diversas causas e consequências, e representa um desafio para a saúde pública e para as políticas sociais.

Assim, o uso de indicadores e modelos teóricos contribui para a avaliação e intervenção nos casos de incapacidade para o trabalho.

Avaliação da incapacidade para o trabalho

A incapacidade laborativa varia de acordo com a condição médica, a ocupação do trabalhador e as atividades específicas que ele realiza. Avaliações físicas, neurocognitivas e psicossociais são habitualmente desenvolvidas conforme as demandas do trabalho prescrito para condições comuns ou com características especiais, como trabalho em altura e em espaço confinado.

É importante lembrar que a avaliação deve ser individualizada e considerar as particularidades de cada caso. Além disso, é importante considerar o ambiente de trabalho do indivíduo e o impacto desse ambiente em sua capacidade de desempenhar suas tarefas. A avaliação da incapacidade laboral é um processo complexo e desafiador, que requer uma abordagem multidisciplinar envolvendo profissionais de saúde, empregadores e especialistas em reabilitação. Além disso, a avaliação deve ser adaptada às necessidades e circunstâncias específicas do indivíduo, levando em conta seu ambiente de trabalho único, requisitos de trabalho e preferências pessoais.

Índice de incapacidade de Oswestry

Como instrumento de avaliação funcional que pode ser útil no cotidiano dos serviços de saúde, está adaptado para o português falado no Brasil o "Índice de Incapacidade de *Oswestry*" *(Oswestry Disability Index* – ODI), utilizado para avaliação funcional da coluna lombar, incorporando medidas de dor e atividade física.[20] A escala consiste em 10 questões versando sobre a intensidade da dor e o efeito sobre as atividades diárias. O ODI é classificado em incapacidade mínima (0–20%), incapacidade moderada (21%–40%), incapacidade severa (41%–60%), paciente que se apresenta inválido (61%–80%), e indivíduo restrito ao leito (81%–100%).

Guia para a avaliação da incapacidade permanente

A Associação Médica dos Estados Unidos da América (*American Medical Association*) publicou em 2021 a 6ª versão do seu *Guides to the Evaluation of Permanent Impairment* (Guia para a Avaliação da Incapacidade Permanente). Este material fornece critérios padronizados para avaliar e mensurar a extensão do impedimento ou incapacidade de um indivíduo resultante de condições médicas ou lesões. No Quadro 45.2, há alguns conceitos-chave utilizados no Manual para o contexto daquele país.[21]

Disability-adjusted life years

O DALY (*Disability-Adjusted Life Years*) é um indicador utilizado para medir o impacto combinado da mortalidade e da morbidade (incapacidade) de uma determinada doença ou condição de saúde em uma população.[22] Ele propõe uma métrica para quantificar o número de anos de vida saudável perdidos devido a uma doença ou lesão específica.

O cálculo do DALY é baseado na soma dos componentes Anos de Vida Perdidos por Mortalidade (*Years of Life Lost* – YLL) e Anos Vividos com Incapacidade (*Years Lived with Disability* – YLD) (Quadro 45.3).[22]

Quanto maior o valor do escore obtido com o uso do DALY, maior é o impacto negativo da doença ou condição na população estudada. A Organização Mundial da Saúde publica informes periódicos sobre o impacto da carga global das doenças.[22] O indicador é útil para comparar os diferentes cenários das diversas doenças e agravos à saúde, bem como é útil para avaliar a eficácia de intervenções e programas de saúde pública.

Ao calcular o DALY, o componente de "Anos Vividos com Incapacidade" (YLD) representa o número de anos em que uma pessoa vive com uma condição de saúde incapacitante, que pode afetar sua capacidade de trabalhar e desempenhar suas funções laborais

Quadro 45.2. Conceitos de avaliação da incapacidade da Associação Médica Americana (AMA), 2021

Impedimento (*Impairment*)	Qualquer perda, redução de uso ou anormalidade de estrutura ou função psicológica, fisiológica ou anatômica. É um termo médico usado para descrever o impacto da condição de saúde no corpo da pessoa.
Incapacidade (*Disability*)	Impossibilidade ou limitações para realizar certas atividades ou tarefas devido a um impedimento. O foco está nas consequências funcionais da condição de saúde.
Incapacidade Permanente (*Permanent Impairment*)	Quando o impedimento atingiu a máxima melhoria médica e provavelmente não mudará substancialmente no futuro, embora possa ser estável ou sujeito a mudanças temporárias.
Atividades de Vida Diária – AVDs (*Activities of Daily Living – ADLs*)	Tarefas fundamentais necessárias para o autocuidado e a vida independente, como tomar banho, se vestir, comer, ir ao banheiro, transferir-se e manter a continência
Atividades Instrumentais de Vida Diária – AIVDs (*Instrumental Activities of Daily Living – IADLs*)	Atividades mais complexas necessárias para a vida independente, como gerenciar finanças, cozinhar, fazer compras, usar transporte e realizar tarefas domésticas.
Impedimento da Pessoa como um Todo – IPT (*Whole Person Impairment – WPI*)	Impedimento global vivenciado por um indivíduo, levando em consideração todos os sistemas e funções do corpo afetados. Frequentemente, é expresso como uma porcentagem.
Atividades de Trabalho (*Activities of Work*)	Tarefas e funções específicas necessárias para desempenhar um determinado trabalho ou ocupação.
Atividades de Vida Diária-Trabalho – AVD-T (*Activities of Daily Living-Work – ADL-W*)	Capacidade funcional necessária para realizar as tarefas essenciais da própria ocupação ou emprego da pessoa
Atividades de Vida Diária-Geral – AVD-G (*Activities of Daily Living-General – ADL-G*)	Capacidade funcional necessária para realizar atividades de vida diária sem levar em conta fatores ocupacionais ou relacionados ao trabalho
Perda de Capacidade de Ganho – PCG (*Loss of Wage-Earning Capacity – LWEC*)	Avaliação do grau em que a habilidade de uma pessoa de ganhar salários é afetada pelo impedimento ou incapacidade.

Fonte: Traduzido de Rondinelli et al.[21]

normalmente. Portanto, o YLD do DALY é uma medida indireta da incapacidade laborativa associada a uma doença ou condição específica. Se uma doença ou condição de saúde levar a um grande número de YLD, isso pode indicar que ela está causando uma significativa incapacidade na população, o que pode ter implicações diretas na produtividade, no mercado de trabalho e nos sistemas de seguridade social.

Dessa forma, o DALY é um indicador útil para os profissionais de saúde e formuladores de políticas públicas, pois oferece uma perspectiva abrangente do impacto de uma doença na saúde da população, incluindo sua influência na capacidade laborativa e na qualidade de vida dos indivíduos afetados. Isso pode ajudar a orientar as prioridades de intervenções de saúde, políticas de prevenção e programas de reabilitação para melhorar a saúde e o bem-estar da população em geral.

Independentemente da causa, a incapacidade para o trabalho pode ter consequências graves. Em nível individual, além do processo de adoecimento físico e mental com redução da qualidade de vida e bem-estar, pode levar à perda de renda, aumento do risco de pobreza e exclusão social. Em nível social, pode levar a queda da produtividade das empresas, diminuição da capacidade competitiva da economia e aumento do custo do sistema de saúde e previdência social.

Modelo de Sherbrooke

O modelo da arena de prevenção de incapacidades para o trabalho, ou modelo Sherbrooke, foi proposto por Loisel et al.[23] para discussão da incapacidade relacionada aos distúrbios musculoesqueléticos sob uma perspectiva transdisciplinar. Atualmente, tem sido expandido para diversos outros quadros clínicos. Conforme indicado na Figura 45.3, a explicação do problema

Quadro 45.3. Componentes principais do DALY *(Disability-Adjusted Life Years)*

Anos de Vida Perdidos por Mortalidade (*Years of Life Lost* – YLL)	Refere-se à estimativa do número de anos de vida perdidos devido à morte prematura. É calculado subtraindo a idade de óbito da esperança de vida correspondente à idade em que a morte ocorreu. O YLL leva em consideração o fato de que mortes em idades mais jovens resultam em mais anos de vida perdidos em comparação com mortes em idades mais avançadas.
Anos Vividos com Incapacidade (*Years Lived with Disability* – YLD)	Este componente representa o número de anos em que uma pessoa vive com uma condição de saúde incapacitante. É calculado multiplicando a prevalência da doença ou condição pela ponderação da incapacidade associada a essa condição. A ponderação geralmente é obtida através de pesquisas que buscam medir o impacto negativo da condição na qualidade de vida.

Fonte: Elaborado pelos autores.

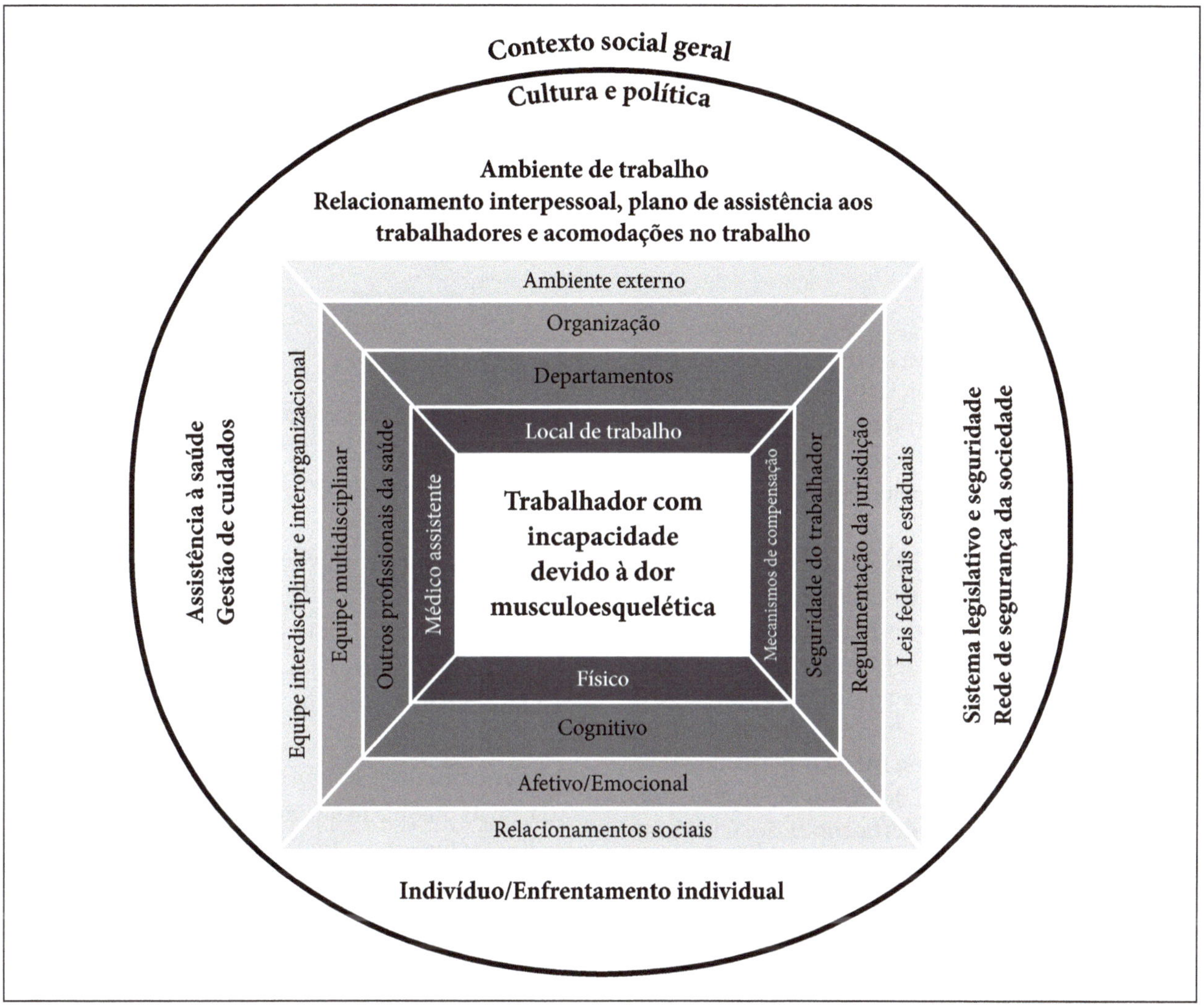

Figura 45.3. Modelo da arena de prevenção de incapacidade no trabalho.

Fonte: Mininel.[24]

da incapacidade para o trabalho não é diretamente vinculada a uma doença ou lesão, mas é resultado de uma interação de determinantes pessoais, socioeconômicos e ambientais.

Como as causas da incapacidade são diversas, sendo um problema multifatorial por uma desordem causal, relacionado às características individuais dos trabalhadores (físicas e mentais), aspectos ambientais que incluem os locais de trabalho e as organizações, o sistema de saúde, de seguridade social e as interações com os sujeitos das redes de atenção e apoio (*stakeholders*), devem ser abordadas em toda a sua diversidade. O modelo conceitual mostra o trabalhador no centro da discussão envolto por determinantes existentes em diferentes sistemas e em cada um deles havendo fatores em níveis mais proximais ou distais, que repercutem no processo da incapacidade, especialmente relacionada à ocorrência da dor.[23] Porém, a carga econômica para a sociedade, as limitações para o trabalho e o absenteísmo também são elencados como repercussões sociais significativas.

Diante desses desafios, é importante que sejam implementadas políticas e programas que busquem prevenir e tratar a incapacidade para o trabalho considerando as perspectivas individuais do trabalhador, do sistema envolvido no trabalho, do sistema de seguridade social e do sistema de saúde.[25] A prevenção pode ser alcançada por meio de medidas individualizadas, porém sendo necessário ampliar o alcance das ações para os demais sistemas, facilitando o acesso aos serviços de saúde e de proteção social, como a previdência, e melhorias nos ambientes e condições de trabalho.

Observa-se, assim, que a prevenção da incapacidade, assim como as ações para recuperação do trabalhador incapacitado, implicam em uma cooperação multiprofissional, com participação do trabalhador incapacitado, das organizações e sistemas de suporte envolvidos.

Incapacidade laboral e os benefícios da Previdência Social

A incapacidade laborativa é um tema de grande importância para fins previdenciários no Brasil. Ela é um dos requisitos para que o trabalhador possa requerer benefício junto ao Instituto Nacional do Seguro Social (INSS), que é responsável pelo sistema previdenciário brasileiro público.

A incapacidade laborativa é definida como a impossibilidade temporária ou permanente do trabalhador de realizar suas atividades habituais em decorrência de uma doença ou acidente, com diversos graus de comprometimento da capacidade de trabalho do segurado.[26,27] A avaliação da incapacidade laborativa é realizada por meio de exame médico-pericial realizado por servidor da carreira de Perito Médico Federal. Na caracterização pericial desta condição, é indicado que o médico estabeleça a repercussão em três dimensões quanto ao grau, à duração e à repercussão profissional. No Quadro 45.4 são apresentadas as categorias de cada dimensão.[28]

Conforme dados do Anuário Estatístico da Previdência Social,[29] entre 2017 e 2021, o motivo mais frequente para concessão de benefícios por incapacidade temporária para o trabalho (anteriormente denominado auxílio-doença) foram as lesões físicas

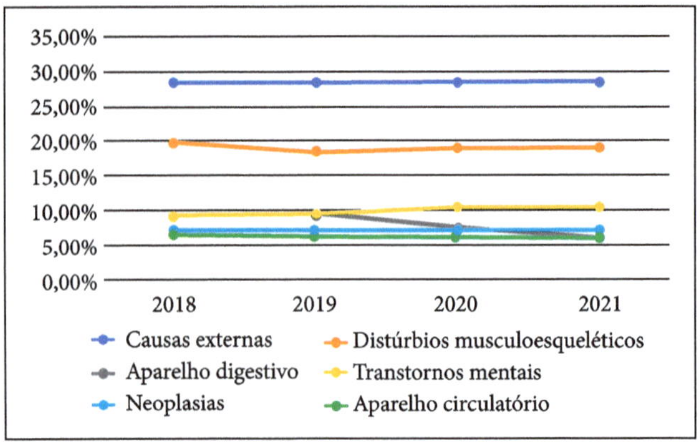

Gráfico 45.1. Percentual dos benefícios por incapacidade temporária concedidos pelo INSS no período entre 2017-2021 conforme os seis capítulos da CID10 mais frequentes.

Fonte: Anuário Estatístico da Previdência Social.[29]

ou acidentes, como quedas, cortes, fraturas, lesões e traumas, conforme pode ser visto no Gráfico 45.1. O segundo motivo mais frequente foram os distúrbios musculoesqueléticos, seguidos dos transtornos mentais e comportamentais. As doenças do aparelho digestivo tiveram uma redução na participação percentual ao longo do período, sendo suplantada pelas neoplasias e empatadas com as doenças cardiovasculares.

Conforme o Manual da Perícia Médica Previdenciária, o conceito de invalidez é:[28]

> *...incapacidade laborativa total, permanente ou com prazo indefinido, omniprofissional/multiprofissional e insuscetível de recuperação ou reabilitação profissional, em consequência de doença ou acidente.*

Quadro 45.4. Dimensões para avaliação da incapacidade laborativa para fins de concessão de benefícios da previdência social brasileira

Dimensões	Classificação	Descrição
Grau	Parcial	Limita o desempenho das atribuições do cargo, sem risco de morte ou de agravamento, embora não permita atingir a meta de rendimento alcançada em condições normais
	Total	Gera impossibilidade de desempenhar as atribuições do cargo, função ou emprego
Duração	Temporária	Para a qual se pode esperar recuperação dentro de prazo previsível
	Indefinida	É aquela insuscetível de alteração em prazo previsível com os recursos da terapêutica e reabilitação disponíveis à época
Profissão	Uniprofissional	Aquela que alcança apenas uma atividade, função ou ocupação específica
	Multiprofissional	Aquela que abrange diversas atividades, funções ou ocupações profissionais
	Omniprofissional	Aquela que implica na impossibilidade do desempenho de toda e qualquer atividade função ou ocupação laborativa, sendo conceito essencialmente teórico, salvo quando em caráter transitório

Fonte: Manual da Perícia Médica Previdenciária.[28]

Ainda aponta que para a indicação de aposentadoria por incapacidade permanente (anteriormente chamada de aposentadoria por invalidez), o Perito Médico Federal deverá[28]

> *considerar a gravidade e irreversibilidade da doença/lesão, a impossibilidade de se determinar um prazo de recuperação, sua repercussão sobre a capacidade laborativa, bem como a insuscetibilidade à reabilitação profissional.*

Quando observados os dados do Anuário sobre os benefícios de aposentadoria por incapacidade permanente, verifica-se que entre 2017 e 2021 houve uma mudança no motivo mais frequente de concessão (Gráfico 45.2). Os distúrbios musculoesqueléticos foram suplantados pelas doenças do aparelho circulatório a partir de 2021. A partir de 2020, as neoplasias assumiram a terceira posição, descolando das lesões por causas externas. Além disso, a ascensão persistente das doenças neurológicas leva ao empate na quinta posição com os transtornos mentais.

O INSS poderá, a qualquer tempo, convocar o segurado para nova avaliação médico-pericial, inclusive nos casos de implantação/reativação do benefício por incapacidade por decisão judicial.

A incapacidade laborativa permanente pode ter um impacto significativo na vida financeira e social dos indivíduos afetados, com diminuição da renda e aumento do custo dos cuidados médicos, o que pode desencadear problemas financeiros. Além disso, a incapacidade laborativa permanente pode levar ao isolamento social e à marginalização, prejudicando a qualidade de vida dos indivíduos afetados.

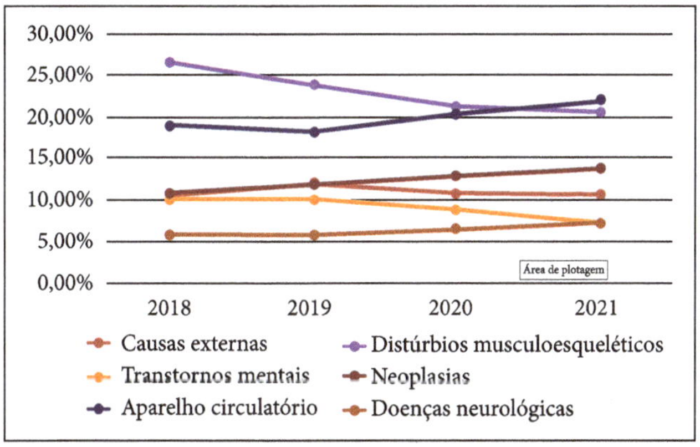

Gráfico 45.2. Percentual dos benefícios por incapacidade permanente concedidos pelo INSS no período entre 2017-2021 conforme os seis capítulos da CID10 mais frequentes.

Fonte: Infologo AEPS.[29]

Incapacidade e deficiência

A Classificação Internacional de Funcionalidade, Incapacidade e Saúde (CIF) é atualmente o modelo da Organização Mundial da Saúde (OMS) para saúde e incapacidade, constituindo a base conceitual para definição, mensuração e formulação de políticas nesta área.[1,2] A CIF classifica "domínios da saúde" e "domínios relacionados à saúde", que ajudam a descrever alterações ou mudanças na função e na estrutura corporal, o que uma pessoa com uma condição de saúde pode fazer em um ambiente padrão (seu nível de capacidade), assim como o que ela de fato faz no seu ambiente real (seu nível de desempenho). Estes domínios são classificados a partir de perspectivas do corpo, individuais e sociais, por meio de duas listas: uma lista de funções e estruturas corporais e uma lista de atividades e participação.[1,2]

O termo **funcionalidade** refere-se a todas as funções corporais, atividades e participação, enquanto incapacidade é um termo abrangente para "deficiências, limitação de atividades ou restrições à participação". Há também uma lista de fatores ambientais que interagem com todos estes componentes e que são muito importantes para determinar a funcionalidade/incapacidade de um indivíduo ao serem representados como barreiras ou facilitadores. A **incapacidade** pode ser melhor entendida como a interação negativa entre um indivíduo com uma determinada condição de saúde e os seus fatores contextuais (fatores ambientais e pessoais).[30] O modelo conceitual é apresentado na Figura 45.4.

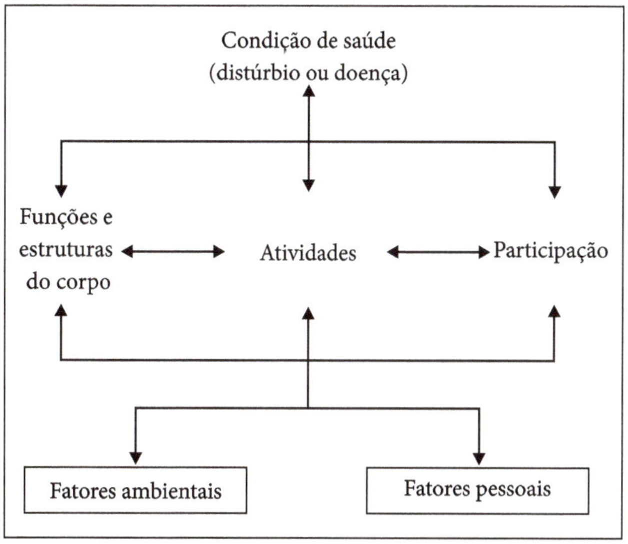

Figura 45.4. Modelo de interações entre os componentes da CIF.

Fonte: Di Nubila & Buchalla.[1]

A CIF é uma classificação abrangente e baseada em evidências, que inclui aspectos positivos e negativos do funcionamento humano, bem como as relações entre eles. A CIF descreve a saúde e o funcionamento humano em termos de domínios, como funções e estruturas do corpo, atividades e participação, e fatores ambientais. Cada domínio se desdobra em categorias, que são organizadas em um esquema hierárquico, no qual as categorias mais amplas incluem as categorias mais específicas. Isso permite que a CIF seja usada para descrever a saúde e o funcionamento humano em diferentes níveis de detalhe, desde uma visão geral até uma descrição muito detalhada sobre as habilidades, limitações e restrições do indivíduo. Por exemplo, o domínio sobre funções e estruturas do corpo avalia as alterações em aspectos mentais, sensoriais e musculoesqueléticos, entre outros. O domínio de atividades e participação descreve as dificuldades de vida diária, incluindo atividades físicas, sociais e ocupacionais. E o domínio de fatores ambientais avalia as barreiras que podem influenciar a saúde e o funcionamento humano, incluindo os fatores ambientais, relacionados ao sistema de saúde e à política, entre outros.

Tradicionalmente, a incapacidade no trabalho tem sido associada às limitações ou deficiências individuais que impedem a realização das tarefas de trabalho. No entanto, essa perspectiva muitas vezes está excessivamente focada no aspecto negativo e não leva em conta o fato de que pessoas com algum grau de incapacidade frequentemente podem contribuir significativamente para a força de trabalho. Uma perspectiva contemporânea é necessária, a fim de valorizar as habilidades invés de focar em suas limitações.

A visão tradicional da incapacidade no trabalho tem suas raízes no modelo biomédico de deficiência, que se concentra na condição clínica sem considerar os fatores sociais e ambientais mais amplos que podem contribuir para aprofundar a incapacidade laboral.

A pessoa com deficiência (PcD) é aquela que tem impedimentos de longo prazo, de natureza física, mental, intelectual ou sensorial que, em interação com diversas barreiras, pode ter obstruída sua participação plena e efetiva na sociedade, em igualdade de condições com as demais pessoas. O conceito está expresso no art. 1º da Convenção sobre os Direitos das Pessoas com Deficiência, aprovado pela Assembleia Geral da ONU, em 2006.

O modelo social de deficiência oferece uma perspectiva mais abrangente, que reconhece as barreiras sistêmicas que as PcD enfrentam e a necessidade de mudanças sociais e ambientais para promover a inclusão e participação na sociedade.[31]

Uma das características-chave do modelo social de deficiência é sua ênfase nos fatores sociais e ambientais que podem permitir ou impedir a participação na sociedade. Isso inclui o acesso à educação, cuidados de saúde, transporte e emprego, entre outras coisas. Políticas e práticas que promovem acessibilidade e inclusão nessas áreas podem ajudar a reduzir o impacto da deficiência na vida das pessoas, enquanto aquelas que não abordam essas questões podem perpetuar a exclusão e marginalização.[32]

Outra característica importante do modelo social de deficiência é o reconhecimento da diversidade dentro da comunidade de pessoas com deficiência. As pessoas com deficiência têm uma ampla gama de habilidades e necessidades, e as políticas e práticas precisam refletir essa diversidade. Uma abordagem centrada na pessoa em relação à incapacidade no trabalho reconhece que cada indivíduo é único e que suas habilidades e talentos podem ser utilizadas para contribuir com a força de trabalho. Isso requer uma mudança em relação à visão tradicional da incapacidade no trabalho como uma abordagem orientada para o déficit, que se concentra no que as pessoas não conseguem executar. Portanto, desafiar o estigma e a discriminação que as pessoas com algum grau de deficiência frequentemente enfrentam no ambiente de trabalho pode levar a uma cultura de trabalho mais positiva e inclusiva.

Além disso, uma abordagem centrada na pessoa exige o reconhecimento de que a incapacidade no trabalho não é uma condição estática, mas sim um processo dinâmico que pode mudar ao longo do tempo. O trabalhador pode ter períodos de incapacidade que limitam seu potencial de trabalhar, mas também pode ter períodos de remissão ou recuperação em que são capazes de participar plenamente da força de trabalho. Portanto, as políticas e práticas precisam ser flexíveis e adaptáveis, levando em conta as necessidades e habilidades em constante mudança das pessoas com deficiência.

Inclusão das pessoas com deficiência nos ambientes de trabalho

O modelo social de deficiência surgiu como uma alternativa ao modelo biomédico, que vê a deficiência como uma tragédia pessoal, uma deficiência individual que requer intervenção e reabilitação. O modelo social considera a deficiência como um produto das barreiras sociais e ambientais que as pessoas com deficiência enfrentam, em vez de uma característica inerente ao indivíduo.[31]

A partir dessa perspectiva, as barreiras que as PcD enfrentam ao acessar o emprego são vistas como resultado de discriminação social e falta de adaptação do local de trabalho. Portanto, o foco é criar uma sociedade mais inclusiva, onde haja oportunidades iguais para participação da força de trabalho na qual barreiras para inserção laboral sejam removidas.

A inclusão de pessoas com deficiência no local de trabalho é fundamental para criar um ambiente diversificado e equitativo, que valorize as contribuições e talentos de todos os indivíduos. Isso envolve a remoção de barreiras e a disponibilização de acomodações razoáveis para garantir igualdade de oportunidades de emprego.[32] A inclusão garante, além disso, a promoção do autorrespeito e autoestima desses indivíduos, promovendo o reconhecimento de seus direitos e suas potenciais contribuições à sociedade, além de garantir que indivíduos com deficiência tenham acesso igual a oportunidades de emprego, permitindo que eles contribuam com suas habilidades e conhecimentos para a força de trabalho.[33]

Pessoas com deficiência trazem perspectivas e experiências únicas, estimulando a criatividade e inovação na resolução de problemas e tomada de decisões. Além disso, a inclusão amplia o grupo de talentos, aproveitando uma ampla gama de habilidades, capacidades e perspectivas, o que pode aprimorar o desempenho geral da organização.

Desafios enfrentados por pessoas com deficiência, como estereótipos negativos e conceitos errôneos em torno das deficiências, podem levar a atitudes discriminatórias e criar barreiras para o emprego e avanço na carreira. Além disso, os obstáculos físicos, como edifícios e transporte inacessíveis, podem limitar a capacidade das PcD de acessar e circular efetivamente no local de trabalho. Portanto, é necessário promover as adaptações necessárias, como tecnologias assistivas, estações de trabalho adaptadas ou arranjos de trabalho flexíveis, que são essenciais para que as pessoas com deficiência desempenhem suas tarefas de forma eficaz.[34,35]

É necessário combater o capacitismo nesses ambientes, ou seja, as atitudes, crenças e inclinações que associam a deficiência à incapacidade, considerando as PcD necessariamente menos capazes ou aptas.[33]

Empregadores e colegas podem ter conhecimento e compreensão limitados sobre deficiências, levando à falta de consciência das necessidades e capacidades das pessoas com deficiência. Portanto, as organizações devem promover uma cultura inclusiva que valorize a diversidade, eduque os trabalhadores sobre deficiências e promova um ambiente de trabalho respeitoso e inclusivo para todos. Oferecer treinamento de conscientização sobre deficiência e programas de sensibilização para os trabalhadores pode ajudar a derrubar barreiras, desafiar estereótipos e promover comportamentos e interações inclusivas. Por fim, as organizações devem oferecer oportunidades de desenvolvimento profissional, mentoria e avanço na carreira para pessoas com deficiência, a fim de garantir seu sucesso e crescimento a longo prazo.

Estratégias de gestão do retorno ao trabalho

O absenteísmo por incapacidade é justificado quando o repouso é necessário para uma melhor recuperação clínica ou quando não é viável adaptar as condições de trabalho às limitações do trabalhador. No entanto, licenças prolongadas por motivos de saúde podem resultar na perda de habilidades profissionais, na diminuição da identidade social e da autoestima. Portanto, a interação com o trabalho deve ser vista como uma fonte de saúde, e o afastamento deve ser considerado uma situação potencialmente iatrogênica.[36]

A exclusão social do trabalhador doente afeta sua qualidade de vida, tanto do ponto de vista econômico quanto psicossocial, criando um ciclo de desgaste que perpetua o sofrimento e não contribui para a melhora da saúde. Os serviços de saúde do trabalhador devem incentivar a implementação de ações de prevenção, acolhimento, assistência e reabilitação para trabalhadores acometidos por doenças incapacitantes.

O retorno ao trabalho representa uma fase na trajetória natural das doenças em que se busca avaliar a retomada do vínculo com o trabalho, interrompido devido à incapacidade laboral, que pode ser resultado de uma complexa interação de fatores biopsicossociais. Nos casos de incapacidade para o trabalho, devem ser considerados os seguintes fatores:[36] diagnóstico e tratamento, avaliação do grau de incapacidade e planejamento do retorno ao trabalho.

No modelo brasileiro, a avaliação da incapacidade é realizada ao longo do tempo e apresenta um julgamento binário, ou seja, o trabalhador é considerado apto ou inapto para uma determinada função. No entanto, além dos fatores clínicos, é crucial considerar as questões organizacionais e logísticas que envolvem o trabalhador, a empresa e os serviços de saúde, pois são componentes essenciais no processo de retorno ao trabalho. A história natural de diversos agravos segue um curso longitudinal e heterogêneo, cuja avaliação resultará em conclusões que vão além do previsto pelo PCMSO na emissão do ASO.

Ausências de curta duração podem gerar retorno ao trabalho quando houver recuperação, mas também podem ser prolongadas para afastamentos de longa duração. Por outro lado, afastamentos prolongados podem resultar no retorno ao trabalho, mas também podem se estender até a invalidez permanente. No processo de mediação estão as políticas e práticas no ambiente de trabalho, os sistemas sociais e de saúde e a legislação vigente,[37] conforme descrito na Figura 45.5.

Como as recidivas de afastamento são relativamente frequentes, quanto mais sustentável e eficaz for a reinserção laborativa, maiores as chances de obter resultados positivos. Young et al.[38] sugerem etapas fundamentais para um bom gerenciamento e práticas no processo de retorno ao trabalho:

a) Avaliação da recuperação físico-mental do trabalhador durante o período de afastamento.
b) Cuidados na reintegração profissional na avaliação do retorno ao trabalho.
c) Manutenção da permanência no trabalho com avaliações subsequentes.
d) Incentivo ao progresso para realização plena das atividades laborais.

Considerando o Modelo da Arena de Prevenção de Incapacidades para o Trabalho proposto por Loisel et al.,[23] a abordagem dos casos de incapacidade deve ser transdisciplinar e abrangente para o gerenciamento e a reintegração de indivíduos ao ambiente de trabalho. Os princípios fundamentais giram em torno da intervenção precoce, prevenção e uma abordagem biopsicossocial.

A prevenção é um aspecto crucial pois, ao invés de focar apenas em abordar a doença incapacitante após ela ocorrer, o modelo incentiva medidas proativas para prevenção da incapacidade e promoção do bem-estar dos trabalhadores no ambiente de trabalho. Criar um ambiente de trabalho seguro e saudável pode reduzir significativamente o risco de quadros clínicos relacionados ao trabalho.

O modelo também preconiza uma perspectiva holística, considerando a interação entre fatores biológicos, psicológicos e sociais na experiência da incapacidade. Essa abordagem garante que os planos de reabilitação sejam adaptados para atender às necessidades específicas de cada indivíduo, levando em conta não apenas os aspectos físicos de sua condição, mas também o seu bem-estar emocional e social.

O sucesso do retorno ao trabalho depende de uma colaboração efetiva entre todas as partes interessadas envolvidas no processo de gerenciamento da incapacidade. Isso inclui o trabalhador, os profissionais de saúde, os empregadores, o pessoal de recursos humanos, o seguro previdenciário e, se necessário, os sindicatos.

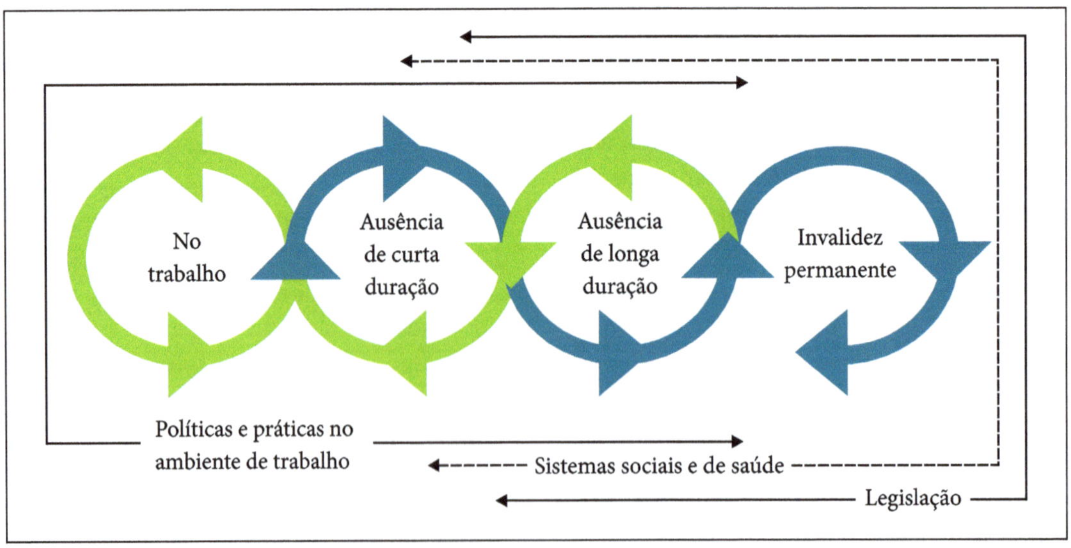

Figura 45.5. Processo trabalho-afastamento-retorno e fatores mediadores.

Fonte: Adaptada de Lund & Labriola.[36]

A comunicação aberta e a cooperação entre essas partes são essenciais para desenvolver e implementar um plano abrangente de retorno ao trabalho. O empoderamento do indivíduo incapacitado também é um pilar no processo, pois estimula a participação ativa de sua reabilitação e processo de retorno ao trabalho. Incentivar a autoeficácia e o envolvimento pode aumentar a confiança e motivação do trabalhador, levando a uma reintegração efetiva no ambiente de trabalho.

O Modelo preconiza que o trabalhador reassuma de forma gradual suas responsabilidades profissionais à medida que recupera suas capacidades funcionais. Esse processo ajuda a evitar recidivas ou novas lesões, garantindo um retorno ao trabalho bem-sucedido e sustentável. A atualização de 2020 da Norma Regulamentadora 07 (PCMSO) trouxe como novidade que:

> *7.5.9.1 No exame de retorno ao trabalho, a avaliação médica deve definir a necessidade de retorno gradativo ao trabalho.*[15]

Um elemento crítico do Modelo Sherbrooke é a criação de um ambiente de trabalho de apoio e adaptado, o qual pode ser obtido por meio da educação/orientação dos atores envolvidos. Os empregadores são incentivados a realizar os ajustes ou adaptações necessárias para facilitar a reintegração bem-sucedida do funcionário no ambiente de trabalho.

Readaptação e reabilitação profissional

A adaptação, readaptação ou acomodação profissional refere-se às modificações feitas no ambiente de trabalho e/ou nas práticas organizacionais e/ou nas tarefas de trabalho para permitir que indivíduos com habilidades e necessidades diversas participem plenamente da força de trabalho. Essas adaptações podem ser físicas, tecnológicas, procedimentais ou sociais, voltadas às necessidades específicas do indivíduo e de suas tarefas de trabalho. O objetivo é remover barreiras, melhorar a acessibilidade e garantir igualdade de oportunidades para todos os trabalhadores.

O primeiro passo é avaliar as necessidades individuais, de preferência em discussão multidisciplinar. Com base na avaliação, apontam-se as adaptações específicas para o posto de trabalho de cada trabalhador. A etapa da comunicação entre trabalhadores, gerentes, pessoal de recursos humanos e profissionais especializados deve ser clara para que todos os envolvidos possam entender as necessidades, os recursos disponíveis e as responsabilidades envolvidas. E, após a implantação, devem haver avaliações regulares e *feedback* dos trabalhadores a fim de avaliar a eficácia das acomodações e analisar a demanda por ajustes.

A reabilitação profissional é um importante instrumento para a inclusão social de pessoas com incapacidade. No Brasil, a reabilitação profissional é uma política pública garantida pela legislação previdenciária,[39] que visa à reintegração ao mercado de trabalho de pessoas que, por alguma razão, não podem exercer a mesma atividade laboral de antes ou precisam de suporte para entrar no mercado.

A reabilitação profissional tem como objetivo principal promover a reintegração de pessoas com limitações ao mercado de trabalho. Além disso, a reabilitação também busca: proporcionar a essas pessoas a oportunidade de desenvolver novas habilidades e competências para o exercício de atividades laborais; ampliar as oportunidades de emprego e de ascensão profissional, a partir do desenvolvimento de habilidades e competências em áreas de atuação em que o indivíduo tenha potencial; promover a inclusão social e a valorização da pessoa com deficiência no mercado de trabalho, combatendo o preconceito e a discriminação; reduzir o impacto financeiro e social das condições incapacitantes, tanto para o próprio indivíduo quanto para a sociedade.

Embora a reabilitação profissional seja um direito garantido por lei no Brasil, o acesso a este direito previdenciário apresenta diversos desafios que precisam ser resolvidos para garantir a sua efetividade. Um dos principais é a iniquidade na oferta de serviços no país, apesar do INSS alcançar todo o território nacional, o que gera longas filas.[40] Também, é necessário destacar:[39] a falta de recursos financeiros e materiais; a falta de profissionais capacitados; dificuldade de acesso ao mercado de trabalho do trabalhador em programa de reabilitação; e a dificuldade de comunicação entre o INSS, as empresas e os profissionais de reabilitação, o que pode levar a falhas no processo.

Considerações finais

A capacidade de trabalho é um conceito multifacetado que engloba aspectos físicos, mentais e sociais do trabalho. É influenciada por diversos fatores, incluindo o estado de saúde do indivíduo, as demandas do trabalho, o ambiente de trabalho e as características pessoais. Ao compreender os fatores que influenciam a capacidade de trabalho, empregadores e trabalhadores podem trabalhar juntos para promover um ambiente de trabalho saudável e produtivo.

O envelhecimento da força de trabalho apresenta desafios e oportunidades para a capacidade de trabalho dos trabalhadores com mais idade. Compreender as mudanças físicas e cognitivas relacionadas e suas implicações é essencial para promover um ambiente de trabalho inclusivo e sustentável para todas as faixas etárias.

Garantir uma avaliação adequada da aptidão física e mental dos trabalhadores é necessário para desenvolver as adaptações requeridas para o exercício profissional e manutenção do bem-estar dos trabalhadores. A inclusão de pessoas com deficiência no local de trabalho é fundamental para criar um ambiente de trabalho diversificado, equitativo e produtivo. É crucial para os empregadores promoverem uma cultura inclusiva que valorize e respeite as contribuições de todos os indivíduos, independentemente de suas habilidades.

As situações de incapacidade promovem um rompimento do relacionamento do trabalhador com o trabalho, demandando diálogo entre as diferentes partes envolvidas. A decisão de um gestor em realizar adaptação do posto de trabalho envolve a prescrição médica, a credibilidade do médico e do trabalhador, a presença de barreiras organizacionais e jurídicas, a cultura e disposição do gestor, fatores facilitadores organizacionais, como uma política de retorno ao trabalho.

Uma abordagem centrada na pessoa e baseada em evidências pode ajudar a promover resultados bem-sucedidos de retorno ao trabalho, ao considerar os aspectos físicos, psicológicos e sociais da incapacidade, na construção de uma cultura inclusiva e eficaz de prevenção da incapacidade e reintegração sustentada. Desta forma, estendendo seus benefícios tanto aos trabalhadores quanto aos empregadores, melhorando a produtividade, satisfação no trabalho e o bem-estar geral nos locais de trabalho.

Referências

1. Di Nubila HBV, Buchalla CM. O papel das Classificações da OMS – CID e CIF nas definições de deficiência e incapacidade. Rev Bras Epidemiol. 2008;11(2):324-35.
2. World Health Organization. International Classification of Functioning, Disability and Health (ICF). Geneva: WHO; 2001.
3. Martinez MC, Latorre MRDO, Fischer FM. Capacidade para o trabalho: revisão de literatura. Cien Saude Colet. 2010;15:1553-61.
4. Ilmarinen J. Work ability—a comprehensive concept for occupational health research and prevention. Scand J Work Environ Health. 2009;35(1):1-5.
5. Ilmarinen JE. Aging workers. Occup Environ Med. 2001;58(8):546-52.
6. Ilmarinen J. Towards a longer worklife! Ageing and the quality of worklife in the European Union. Helsinki: FIOH; 2005.
7. Martimo KP. Gestão dos Afastamentos Temporários e Reabilitações. In: Zetola P (Org.). Tratado de Gestão em Saúde do Trabalhador. Belo Horizonte, MG: Ergo; 2020:334.
8. Tuomi K, Ilmarinen J, Jahkola A, Katajarinne L, Tulkki A. Work ability index. Helsinki: FIOH; 1998.
9. Martinez MC, Latorre MRDO, Fischer FM. Validity and reliability of the Brazilian version of the Work Ability Index questionnaire. Rev Saude Publica. 2009;43:525-32.
10. Ilmarinen J, Tuomi K, Eskelinen L, Nygård C-H, Huuhtanen P, Klockars M. Background and objectives of the Finnish research project on aging workers in municipal occupations. Scand J Work Environ Health. 1991;17(Suppl 1):7-11.
11. Ilmarinen J. Aging and work. Occup Environ Med. 2001;58(8):546-51.
12. Kujala V, Remes J, Ek E, Tammelin T, Laitinen J. Classification on work ability index among young employees. Occup Med (Lond). 2005;55(5):399-401.
13. Frangos SA. Fitness for duty evaluations: What's in health and medical's black baG? Rev Bras Med do Trab. 2018;16:10-1.
14. Gochfeld M. Fitness for duty in hazardous occupations: Objective vs. subjective criteria. Am J Ind Med. 1999;36:666-8.
15. Brasil. Portaria SEPRT n.º 6.734, de 10 de março de 2020. Norma Regulamentadora nº 7 – Programa de Controle Médico de Saúde Ocupacional (PCMSO). Disponível em: https://www.gov.br/trabalho-e-emprego/pt-br/acesso-a-informacao/participacao-social/conselhos-e-orgaos-colegiados/comissao-tripartite-partitaria-permanente/arquivos/normas-regulamentadoras/nr-07-atualizada-2022-1.pdf (Acesso em: 03 ago. 2023)
16. Brasil. Convenção OIT 161 – Serviços de Saúde do Trabalho. Disponível em: https://www.ilo.org/brasilia/convencoes/WCMS_236240/lang--pt/index.htm (Acesso em: 03 ago. 2023)
17. Frontera WR. Physiologic changes of the musculoskeletal system with aging: a brief review. Phys Med Rehabil Clin N Am. 2017;28(4):705-11.
18. Ilmarinen J, Ilmarinen V. Work ability and aging. In: Finkelstein L, Truxillo D, Fraccaroli F, Kanfer R (Ed). Facing the challenges of a multi-age workforce: a use-inspired approach. New York: Taylor & Francis; 2015:134-156.
19. Reis P, Arantes EF. Contribuição da Gestão da Informação em Saúde para a Promoção da Saúde e Prevenção das Doenças. In: Mendes R (Org.). Patologia do Trabalho. 3 ed. São Paulo: Editora Atheneu; 2013:1725-78.
20. Vigatto R, Alexandre NMC, Correa Filho HR. Development of a Brazilian Portuguese version of the Oswestry Disability Index: cross-cultural adaptation, reliability, and validity. Spine. 2007;32(4):481-6.
21. Rondinelli RD, Genovese E, Katz RT, Mayer TG, Mueller KL, Ranavaya MI, et al. AMA Guides to the Evaluation of Permanent Impairment. 6th ed. Chicago: American Medical Association; 2021.

22. World Health Organization. WHO methods and data sources for global burden of disease estimates 2000-2019. Geneva: WHO; 2020.
23. Loisel P, Buchbinder R, Hazard R, Keller R, Scheel I, van Tulder M, et al. Prevention of work disability due to musculoskeletal disorders: the challenge of implementing evidence. J Occup Rehabil. 2005;15(4):507-24.
24. Mininel VA. Adaptação transcultural do Work Disability Diagnosis Interview (WoDDI) para o contexto brasileiro. São Paulo: Escola de Enfermagem, Universidade de São Paulo; 2010.
25. Loisel P, Durand MJ. Applying transdisciplinarity to the complexity of work disability prevention. PhD Disability Prevention Research and Training Centre. 2005.
26. Brasil. Lei nº 8.213, de 24 de julho de 1991. Dispõe sobre os Planos de Benefícios da Previdência Social e dá outras providências. Diário Oficial União. 14 ago. 1991. Disponível em: http://www.planalto.gov.br/ccivil_03/leis/l8213cons.htm (Acesso em: 03 ago. 2023)
27. Brasil. Decreto nº 3.048, de 06 de maio de 1999. Aprova o Regulamento da Previdência Social, e dá outras providências. Diário Oficial União. 07 mai. 1999. Disponível em: http://www.planalto.gov.br/ccivil_03/decreto/d3048.htm (Acesso em: 28 out. 2014.)
28. Instituto Nacional do Seguro Social. Manual da Perícia Médica Previdenciária. Brasília: INSS; 2018.
29. Brasil. AEPS Infologo. Disponível em: http://www3.dataprev.gov.br/infologo/inicio.htm (Acesso em: 03 ago. 2023)
30. Di Nubila HBV. Uma introdução à CIF: classificação internacional de funcionalidade, incapacidade e saúde. Rev Bras Saúde Ocup. 2010;35:122-3.
31. Oliver M. The Politics of Disablement. London: Macmillan Education UK; 1990.
32. Bickenbach JE, Chatterji S, Badley EM, Ustün TB. Models of disablement, universalism and the international classification of impairments, disabilities and handicaps. Soc Sci Med. 1999;48(9):1173-87.
33. Carvalho-Freitas MN, Santos JC. Capacitismo e inclusão: contribuições teórico-práticas da psicologia organizacional e do trabalho. São Paulo: Vetor Editora; 2023.
34. Bortman D, Locatelli G, Bandini M, Rebelo P. A inclusão de pessoas com deficiência: o papel de médicos do trabalho e outros profissionais de saúde e segurança. Curitiba, PR: ANAMT; 2015.
35. Bortman D, Locatelli G, Bandini M, Rebelo P. Equipes integradas para inclusão, acompanhamento e permanência das pessoas com deficiência no trabalho. Curitiba, PR: ANAMT; 2016.
36. Talmage JB, Melhorn JM, Hyman MH. AMA guides to the evaluation of work ability and return to work. Filadélfia: AMA; 2011.
37. Lund T, Labriola M. Sickness absence in Denmark–research, results, and reflections. SJWEH. 2009;(7):5-14.
38. Young AE, Roessler RT, Wasiak R, McPherson KM, Van Poppel MNM, Anema JR. A developmental conceptualization of return to work. J Occup Rehabil. 2005;15:557-68.
39. Miranda CB. Aspects of the current workers' rehabilitation scenario in Brazil: Strides and setbacks. Cad Saude Publica. 2018;34(8).
40. Miranda CB, Silva-Junior JS, Fernandes GA, Fischer FM. Trends in the cumulative incidence of vocational rehabilitation indicators in Brazil, 2007–2016. Int J Environ Res Public Health. 2020;17(11):1-8.

46

Política em Saúde do Trabalhador no Sistema Único de Saúde

Marco Antonio Gomes Pérez

- Introdução
- Capacidade para o trabalho
- Incapacidade para o trabalho
- Incapacidade e deficiência
- Estratégias de gestão do retorno ao trabalho
- Considerações finais

Construção da área de Saúde do Trabalhador no Brasil como uma área integrante da Saúde Pública

No início do século XX no Brasil, após a abolição da escravatura, intensificam-se as lutas sociais por melhores condições de trabalho. O fim das relações escravagistas de trabalho significou, definitivamente, que todos os trabalhadores do país passaram a ter o direito de vender sua força de trabalho e, com isso, a poder negociar seu valor de troca (salário), assim como negociar as condições em que ocorre o trabalho. Com o início da industrialização e o aumento da urbanização, e a entrada de trabalhadores imigrantes, com tradição de organização em sindicatos, forma-se no país uma massa de trabalhadores que passou a reivindicar a regulamentação que iria reger as relações do trabalho assalariado.

A história do Brasil, entre 1900 e 1930, é marcada por grandes mobilizações de trabalhadores urbanos que, em seus sindicatos, organizam diferentes formas de lutas por direitos trabalhistas, incluindo greves gerais, que exigiam regulamentação da jornada de trabalho, folgas semanais remuneradas, férias, regulamentação do trabalho de menores, entre outras pautas.

Em 1919, com o Decreto Legislativo Nº 3.724, surge a primeira regulamentação em lei referente a acidentes de trabalho, onde o empregador é obrigado a indenizar o trabalhador na ocorrência deste infortúnio, incluindo as doenças causadas pelo trabalho.

Em 1923, com a chamada "Lei Eloy Chaves", são regulamentadas as primeiras Caixas de Aposentadoria e Pensões (CAPs), em que os trabalhadores passam a ter garantia de meios de sobrevivência na velhice, após esgotada sua capacidade produtiva, por meio de pagamentos pensões mensais. A Lei Eloy Chaves é considerada a origem da Previdência Social no Brasil. Foi sobre esse alicerce que o sistema previdenciário cresceu até chegar ao modelo atual, que paga aposentadorias, pensões e outros benefícios a milhões de brasileiros, nos setores público e privado.

Após 1930, já na vigência do governo de Getúlio Vargas, todas as conquistas trabalhistas são consolidadas em um único código legislativo, a Consolidação das Leis do Trabalho (CLT), publicada em 1º de maio de 1943. Nela são regulamentadas as relações individuais e coletivas do trabalho, e os diversos direitos trabalhistas conquistados nas três primeiras décadas do século XX, abrangendo principalmente os trabalhadores urbanos. A exigência de trabalho saudável, que não gere danos à saúde, é considerada na CLT, uma vez que o seu capítulo quinto é todo voltado para a saúde e segurança no trabalho, então intitulada *Higiene e Segurança no Trabalho*.

Ainda na era Vargas, surgem os Institutos de Aposentadoria e Pensões, os IAPs, onde cada categoria de trabalhadores se organiza, junto com seus respectivos empregadores, e sob a intermediação do Estado, para o provimento de aposentadorias e outros benefícios previdenciários para a categoria profissional que abrange. Assim, surge o Instituto de Aposentadoria e Pensões dos Industriários (IAPI), dos Bancários (IAPB), dos Comerciários (IAPC), e assim por diante. Cabe ressaltar que os IAPs tinham níveis e padrões diferentes de cobertura e de prestação de serviços, sendo que as categorias de trabalhadores com maior poder de reivindicação poderiam ter institutos diferenciados em relação às demais, e que os trabalhadores, de forma organizada, participavam de sua gestão. Com o tempo, os IAPs passaram a prover também assistência médica para os trabalhadores de sua categoria. Assim, o trabalhador urbano, de acordo com a força de reivindicação da sua categoria, passa a ter acesso à aposentadoria, pensões e assistência à saúde. A assistência à saúde oferecida pelos IAPs foi o embrião do que mais tarde constituiu-se na assistência pública da saúde, hoje estruturada no SUS.

Em 1966, no regime militar, todos os IAPs são centralizados em um único instituto, o Instituto Nacional de Previdência Social (INPS). Em 1977, é instituído o Sistema Nacional de Previdência e Assistência Social (SINPAS), composto pelo Instituto Nacional de Previdência Social (INPS), o Instituto Nacional de Assistência Médica da Previdência Social (INAMPS) e o Instituto de Administração Financeira da Previdência e Assistência Social (IAPAS). A gestão do SINPAS se dá exclusivamente pelo governo federal, já não mais participando trabalhadores, nem empregadores, como ocorria com os IAPs.

Na década de 1970, os trabalhadores rurais começam a ser incorporados ao sistema de previdência social. Já na década de 1980, ainda sob os governos militares, a previdência social apresenta uma séria crise financeira, causada principalmente pelo seu modelo de prestação de assistência médica, que privilegiava sua execução por meio de repasse dos recursos públicos a prestadores privados, então conveniados com o INAMPS. Nesse período de grave crise em que se encontrava a saúde pública, incluindo o aparecimento de epidemias, como a epidemia de meningite na década de 1970, surgem movimentos sociais que vão lutar por ampliação e melhoria da assistência à saúde, considerando a *Saúde como um direito de todos*. Entre esses movimentos, podemos destacar o *Movimento de Reforma Sanitária* e o *Movimento Popular de Saúde*.

Em março de 1986, ocorre a 8ª Conferência Nacional de Saúde (8ª CNS), que configura a proposta de um sistema de saúde único, universal, que executasse as ações preventivas e curativas, com gestão descentralizada entre a União, estados, Distrito Federal e municípios, e com participação da sociedade na sua gestão. O modelo apontado na 8ª CNS servirá de inspiração para o Sistema Único de Saúde (SUS), instituído pela Constituição Federal de 1988.

No período subsequente à 8ª Conferência Nacional de Saúde, e ainda no ensejo do grande debate acerca da concepção da saúde como um *direito do cidadão e um dever do Estado*, defendido naquela Conferência, ocorreu entre os dias 1 e 5 de dezembro de 1986, a 1ª Conferência Nacional de Saúde do Trabalhador – 1ª CNST. Este evento constituiu um momento privilegiado para colocar em discussão estudos e propostas que vinham se desenvolvendo naquela década em relação à problemática da saúde dos trabalhadores. Esta Conferência, com a participação organizada de representantes de trabalhadores e de profissionais da saúde, significou um espaço político de grande relevância, no sentido de que a partir deste debate foi possível alinhar a ideia da *Saúde do Trabalhador estar imbuída no conceito do direito universal à saúde*, devendo assim constituir-se em um dos elementos da Saúde Pública, e estar na competência de ações do sistema público de saúde, que mais tarde configuraria o Sistema Único de Saúde (SUS).[1]

O Relatório Final da 1ª CNST[1] cita a Saúde do Trabalhador como um conceito amplo, afirmando que

> *o conceito de saúde do trabalhador não pode ser limitado apenas ao âmbito da fábrica, nem tão pouco à sua formulação estritamente biológica. É necessário que se entenda a saúde como determinada pelos processos sociais mais abrangentes, entendendo-a, portanto, como um conceito integral dinâmico, levando-se em conta que a saúde é determinada simultaneamente pelas condições de vida e pelas condições de trabalho.*

Neste caráter de integralidade das condições de vida e de trabalho, determinada por processos sociais, confirma-se a intersecção da Saúde do Trabalhador no âmbito da saúde pública e de seus determinantes. O Relatório apresenta um tema específico sobre uma Política Nacional de Saúde dos Trabalhadores, destacando que

> *... a política de saúde do trabalhador deve ser entendida dentro do contexto da política geral de saúde, fazendo parte dessa. A formulação da política fará parte, portanto, do Sistema Único de Saúde, sob o controle dos trabalhadores...*[1]

É destacada ainda a inclusão dos acidentes de trabalho e das intoxicações exógenas como agravos de notificação compulsória. Assim, podemos verificar que a concepção da Saúde do Trabalhador se dá junto com a concepção do próprio SUS, como uma de suas partes integrantes, destacando *o trabalho como um determinante da saúde*.

A Constituição Federal de 1988[2] incluiu a *saúde como um direito de todos e um dever do Estado*, e delineia o SUS nos artigos 196 ao 200, destacando suas competências e diretrizes de descentralização, atendimento integral e participação da comunidade. O reconhecimento do trabalho como um determinante da saúde, e da Saúde do Trabalhador como competência do SUS, estão presentes na Constituição Federal,[2] que, em seu artigo 200, inciso II, dita: "*... Ao sistema único de saúde compete executar... as ações de vigilância sanitária e epidemiológica, bem como as de saúde do trabalhador...*" e no inciso VIII deste mesmo artigo que compete também ao SUS "*... colaborar na proteção do meio ambiente, nele compreendido o do trabalho...*". Assim, a Saúde do Trabalhador está constitucionalmente conformada como uma área do SUS no mesmo nível da vigilância sanitária e da vigilância epidemiológica, e colaborar para a proteção do ambiente de trabalho faz parte de sua competência.

Definição da Saúde do Trabalhador na Lei Orgânica da Saúde (Lei 8.080, de 19 de setembro de 1990[3])

A Lei 8080/90,[3] em seu artigo 6º, parágrafo 3º, dispõe que:

> *Entende-se por saúde do trabalhador, para fins desta lei, um conjunto de atividades que se destina, através das ações de vigilância epidemiológica e vigilância sanitária, à promoção e proteção da saúde dos trabalhadores, assim como visa à recu-*

peração e reabilitação da saúde dos trabalhadores submetidos aos riscos e agravos advindos das condições de trabalho, abrangendo:
I – assistência ao trabalhador vítima de acidentes de trabalho ou portador de doença profissional e do trabalho;
II – participação, no âmbito de competência do Sistema Único de Saúde (SUS), em estudos, pesquisas, avaliação e controle dos riscos e agravos potenciais à saúde existentes no processo de trabalho;
III – participação, no âmbito de competência do Sistema Único de Saúde (SUS), da normatização, fiscalização e controle das condições de produção, extração, armazenamento, transporte, distribuição e manuseio de substâncias, de produtos, de máquinas e de equipamentos que apresentam riscos à saúde do trabalhador;
IV – avaliação do impacto que as tecnologias provocam à saúde;
V – informação ao trabalhador e à sua respectiva entidade sindical e às empresas sobre os riscos de acidentes de trabalho, doença profissional e do trabalho, bem como os resultados de fiscalizações, avaliações ambientais e exames de saúde, de admissão, periódicos e de demissão, respeitados os preceitos da ética profissional;
VI – participação na normatização, fiscalização e controle dos serviços de saúde do trabalhador nas instituições e empresas públicas e privadas;
VII – revisão periódica da listagem oficial de doenças originadas no processo de trabalho, tendo na sua elaboração a colaboração das entidades sindicais; e
VIII – a garantia ao sindicato dos trabalhadores de requerer ao órgão competente a interdição de máquina, de setor de serviço ou de todo ambiente de trabalho, quando houver exposição a risco iminente para a vida ou saúde dos trabalhadores. ...

Podemos enxergar nos dispositivos da Lei 8.080/90 que a Saúde do Trabalhador é definida por atividades de assistência, vigilância sanitária e epidemiológica, estudos, regulamentação, e comunicação de riscos, tendo em comum o trabalho como um determinante da saúde. Devido à complexidade das ações que compõem a área de Saúde do Trabalhador, sua execução ocorre por meio de diversas atividades no SUS, que incluem assistência individual ao trabalhador vítima de acidente ou doença do trabalho, vigilância dos agravos à saúde relacionados ao trabalho e dos ambientes de trabalho com riscos à saúde, assim de ações de promoção da saúde no trabalho. Essa complexidade resulta em diferentes formas de implementação dessas ações em diferentes serviços públicos de saúde, de acordo com a estrutura local do SUS em cada região do país.

Rede Nacional de Atenção Integral à Saúde do Trabalhador

Em março de 1994, período em que o SUS se estruturava nas esferas federal, estadual e municipal, ocorreu a 2ª Conferência Nacional de Saúde do Trabalhador (2ª CNST)[4-6] que aponta as diretrizes para uma política em Saúde do Trabalhador para o SUS. O relatório final da 2ª CNST[4] cita que

> *a integração dos Programas de Saúde do Trabalhador na estrutura do SUS, através da implantação dos Centros de Saúde do Trabalhador (CST) ou centros de Referência em Saúde do Trabalhador (CRST), deverá ser realizada com participação paritária das entidades sindicais e organizações populares na sua administração. O Centro de Referência em Saúde do Trabalhador é fundamental, devendo ter como pressuposto básico para o seu funcionamento pleno: a) a participação popular na implantação e no gerenciamento; b) a atuação nas 5 áreas básicas previstas: assistência, vigilância, pesquisa, formação de recursos humanos e orientação técnica a sindicatos e empresas; c) a integração com os outros serviços do SUS; e d) a adequação da infraestrutura.*[4,6]

Os primeiros Centros de Referência em Saúde do Trabalhador, com diferentes denominações, surgiram em algumas regiões do Brasil a partir da década de 1980 e foram considerados na 2ª CNST como serviços com o papel de integração das ações programáticas de Saúde do Trabalhador. Esse papel estratégico dos centros de referência foi reconhecido como estruturante para a implantação das ações em saúde do trabalhador no SUS. Em setembro de 2002, foi publicada a portaria GM/MS 1.679,[7] que dispõe sobre a Rede Nacional de Atenção Integral à Saúde do Trabalhador (RENAST), cuja estruturação se daria a partir de ações na rede de Atenção Básica e no então Programa de Saúde da Família (PSF), rede de Centros de Referência em Saúde do Trabalhador (CRST), hoje chamados de CEREST, e ações na rede assistencial de média e alta complexidade do SUS. Esta portaria previa repasse de recursos para a implantação de 130 Centros de Referência em Saúde do Trabalhador em todo o país, sendo o primeiro ato normativo do Ministério da Saúde que prevê recursos específicos para a Saúde do Trabalhador.[7] A RENAST foi ampliada entre 2005 e 2009, e hoje existem pouco mais de duzentos centros de referência em saúde do trabalhador em todo o país.

Conceitualmente, a RENAST é uma rede nacional de informação e práticas de saúde, organizada com o propósito de implementar ações assistenciais, de vigilância e de promoção da saúde no SUS, sob a perspectiva da Saúde do Trabalhador[8] e tem o Centro de Referência em Saúde do Trabalhador (CEREST) como seu polo irradiador e de suporte técnico-operacional. Entre outras atribuições, cabe ao CEREST articular a vigilância em saúde do trabalhador com ações de promoção e apoiar a organização e a estruturação da assistência de média e alta complexidade, no âmbito local e regional, para dar atenção aos acidentes de trabalho e aos agravos contidos na Lista de Doenças Relacionadas ao Trabalho, que constam na Portaria GM/MS nº 1.999, de 27/11/2023,[9] incluindo os agravos à saúde relacionados ao trabalho de notificação compulsória. A notificação compulsória obrigatória de agravos à saúde relacionados ao trabalho foi instituída pela Portaria do Ministério da Saúde Nº 777, em 2004. Atualmente, as Portarias Nº 204 e 205/2016 definem a Lista Nacional de Notificação Compulsória (Portaria de Consolidação Nº 4, de 28 de Setembro de 2017, anexo V, e Portaria de Consolidação Nº 5, de 28 de setembro de 2017, anexo XLIII).

Em 2005 ocorreu a 3ª Conferência Nacional de Saúde do Trabalhador (3ª CNST),[10] que se expressou na realização de 1.240 conferências e encontros diversos em todo o país, culminando com a etapa nacional, realizada em Brasília – DF, entre 24 e 27 de novembro daquele ano, que congregou de cerca de dois mil participantes. A 3ª CNST representou um momento ímpar tanto pela participação de três ministérios (Saúde, Trabalho e Emprego, Previdência Social) na sua convocação quanto, e principalmente, na ampla participação de diversos segmentos sociais em todas as suas etapas. O evento marcou discussões e resoluções importantes sobre as ações em Saúde do Trabalhador no SUS pela RENAST, sobre a incorporação da Saúde do Trabalhador nas políticas de desenvolvimento sustentável do país e sobre as ações intersetoriais do Estado para a garantia da saúde dos trabalhadores. A 3ª CNST contribuiu, decisivamente, para incluir a Saúde do Trabalhador como pauta de ações nas três esferas de gestão do SUS (federal, estadual e municipal).[10]

Política Nacional de Saúde do Trabalhador e da Trabalhadora no SUS[11]

Desde a década de 1990, e de forma mais incisiva durante a década de 2000, as ações em Saúde do Trabalhador no SUS vão se configurando a partir das diretrizes traçadas nas conferências nacionais de saúde do trabalhador. A 2ª CNST apontou as primeiras diretrizes de uma política para a área, e a 3ª CNST consolidou a estratégia da RENAST,[11] bem como a necessidade do alinhamento intersetorial da área com os setores do trabalho, da previdência e com as políticas de desenvolvimento sustentável. Dessa forma, a política para a área foi sendo construída com momentos de discussão com a sociedade e períodos de implantação de ações, até que em 2012 foi possível a publicação da Política Nacional de Saúde do Trabalhador e da Trabalhadora (PNSTT). Assim, para fortalecer a Saúde do Trabalhador no SUS, foi publicada em 2012 a Portaria 1.823,[12] consolidada posteriormente no Anexo XV da Portaria de Consolidação nº 2/2017, do Ministério da Saúde, a qual definiu a Política Nacional de Saúde do Trabalhador e da Trabalhadora (PNSTT) de acordo com princípios, diretrizes e estratégias a serem observadas pelas esferas municipais, estaduais, distrital e federal da gestão do SUS, com o objetivo de desenvolver a atenção integral à saúde do trabalhador.

Citamos a seguir quais são os objetivos e as estratégias da PNSTT, de acordo com a Portaria que a instituiu:[12]

> *I. Fortalecer a Vigilância em Saúde do Trabalhador (VISAT) e a integração com os demais componentes da Vigilância em Saúde;*
> *II. Promover a saúde e ambientes e processos de trabalhos saudáveis;*
> *III. Garantir a integralidade na atenção à saúde do trabalhador, que pressupõe a inserção de ações de saúde do trabalhador em todas as instâncias e pontos da Rede de Atenção à Saúde do SUS, mediante articulação e construção conjunta de protocolos, linhas de cuidado e matriciamento da saúde do trabalhador na assistência e nas estratégias e dispositivos de organização e fluxos da rede;*

IV. Ampliar o entendimento de que de que a saúde do trabalhador deve ser concebida como uma ação transversal, devendo a relação saúde-trabalho ser identificada em todos os pontos e instâncias da rede de atenção;
V. Incorporar a categoria trabalho como determinante do processo saúde-doença dos indivíduos e da coletividade, incluindo-a nas análises de situação de saúde e nas ações de promoção em saúde;
VI. Assegurar que a identificação da situação do trabalho dos usuários seja considerada nas ações e serviços de saúde do SUS e que a atividade de trabalho realizada pelas pessoas, com as suas possíveis consequências para a saúde, seja considerada no momento de cada intervenção em saúde; e
VII. Assegurar a qualidade da atenção à saúde do trabalhador usuário do SUS.

São estratégias da PNSTT:[12]

I. integração da Vigilância em Saúde do Trabalhador com os demais componentes da Vigilância em Saúde e com a Atenção Primária em Saúde;
II. análise do perfil produtivo e da situação de saúde dos trabalhadores;
III. estruturação da Rede Nacional de Atenção Integral à Saúde do Trabalhador (RENAST) no contexto da Rede de Atenção à Saúde;
IV. fortalecimento e ampliação da articulação intersetorial;
V. estímulo à participação da comunidade, dos trabalhadores e do controle social;
VI. desenvolvimento e capacitação de recursos humanos; e
VII. apoio ao desenvolvimento de estudos e pesquisas.

A portaria que dispõe sobre a PNSTT[12] inclui também as responsabilidades de cada esfera de gestão do SUS (federal, estadual e municipal) na sua execução, as atribuições dos CEREST e as suas formas de avaliação e monitoramento. A PNSTT, conforme o formato do texto da Portaria GM/MS Nº 1.823, foi amplamente discutida e validada na 4ª Conferência Nacional de Saúde do Trabalhador e da Trabalhadora (4ª CNSTT), ocorrida em 2014,[13] cujo eixo principal de discussões foi "A Implementação da Política Nacional de Saúde do Trabalhador e da Trabalhadora".[14]

Os processos produtivos na sociedade atual são extremamente dinâmicos, o que implica que os impactos desses processos sobre a saúde humana e ao meio ambiente também o são. Dessa forma, tal como tem demonstrado a história, as políticas públicas voltadas para esta área não podem ser estáticas e devem estar em evolução permanente.

Referências

1. Brasil. Ministério da Saúde. 1ª Conferência Nacional de Saúde do Trabalhador. 1986. Relatório Final. Disponível em: https://renastonline.ensp.fiocruz.br/sites/default/files/arquivos/recursos/1a_conf_nac_saude_trabalhador.pdf (Acesso em: 31 jul. 2023)
2. Brasil. Constituição da República Federativa do Brasil. Disponível em: https://www.planalto.gov.br/ccivil_03/constituicao/constituicao.htm (Acesso em: 31 jul. 2023)
3. Brasil. Lei nº 8.080, de 19 de setembro de 1990. Dispõe sobre as condições para a promoção, proteção e recuperação da saúde, a organização e o funcionamento dos serviços correspondentes e dá outras providências. Diário Oficial da União. 20 set. 1990.
4. Brasil. Ministério da Saúde. Secretaria de Vigilância Sanitária. Departamento Técnico Normativo. Divisão de Saúde do Trabalhador. 2ª Conferência Nacional de Saúde do Trabalhador: Relatório Final. Brasília/DF: Divisão de Saúde do Trabalhador; 1994.
5. Brasil. Ministério da Saúde. 2ª Conferência Nacional de Saúde do Trabalhador – 1994. Cadernos de Textos. Brasília/DF: Ministério da Saúde; 2002.
6. Brasil. Ministério da Saúde. 2ª Conferência Nacional de Saúde do Trabalhador – 1994. Anais. Brasília/DF: Ministério da Saúde; 2002.
7. Brasil. Ministério da Saúde. Portaria MS/GM Nº 1.679 de 19 de setembro de 2002. Dispõe sobre a estruturação da rede nacional de atenção integral à saúde do trabalhador no SUS e dá outras providências. Diário Oficial da União. 20 set. 2002. Disponível em: https://ftp.medicina.ufmg.br/osat/legislacao/Portaria_1679_12092014.pdf (Acesso em: 31 jul. 2023)
8. Dias EC, Hoefel MGL. O desafio de implementar as ações de saúde do trabalhador no SUS: a estratégia da RENAST. Ciênc. Saúde Col. 2005;10(4):817-827.
9. Brasil. Ministério da Saúde. Portaria GM/MS nº 1.999, de 27 de novembro de 2023. Altera a Portaria de Consolidação GM/MS nº 5, de28 de setembro de 2017 para atualizar a Lista de Doenças Relacionadas ao Trabalho (LDRT). Disponível em: https://www.in.gov.br/en/web/dou/-/portaria-gm/ms-n-1.999-de-27-de-novembro-de-2023-526629116 (Acesso em:30 mar 2024)
10. Brasil. Ministério da Saúde. Ministério do Trabalho e Emprego. Ministério da Previdência e Assistência Social. 3ª Conferência Nacional de Saúde do Trabalhador: "Trabalhar, sim! Adoecer, não!" (Coletânea de Textos). Brasília/DF: Ministério da Saúde; 2005.
11. Brasil. Ministério da Saúde. Gabinete do Ministro. Portaria nº 2.728, de 11 de novembro de 2009. Dispõe sobre a Rede Nacional de Atenção Integral à Saúde do Trabalhador (RENAST) e dá outras providências. Disponível em: https://bvsms.

saude.gov.br/bvs/saudelegis/gm/2009/prt2728_11_11_2009.html#:~:text=Disp%C3%B5e%20sobre%20a%20Rede%20Nacional,RENAST)%20e%20d%C3%A1%20outras%20provid%C3%AAncias. (Acesso em: 31 jul. 2023)

12. Brasil. Ministério da Saúde. Portaria MS/GM nº 1.823, de 23 de agosto de 2012. Institui a Política Nacional de Saúde do Trabalhador e da Trabalhadora. Diário Oficial da União. 24 ago. 2012. Disponível em: https://saude.es.gov.br/Media/sesa/CEREST/site%20-%20Portaria_1823_12_institui_politica.pdf (Acesso em: 31 jul. 2023)

13. Brasil. Ministério da Saúde. 4ª Conferência Nacional de Saúde do Trabalhador e da Trabalhadora. 2015. Relatório Final. Disponível em: https://conselho.saude.gov.br/images/Revistas/04Abr20_Relatorio_4cnstt_final.pdf (Acesso em: 31 jul. 2023)

47

Saúde de Trabalhadores e Trabalhadoras no Sistema Suplementar de Saúde

Guilherme A. Murta
Alberto José Niituma Ogata

- Contexto do Sistema de Saúde Brasileiro
- Uso racional de recursos em saúde suplementar
- Olhar técnico em saúde suplementar corporativa
- Conceitos e definições em saúde suplementar
- Análises de relatórios em saúde suplementar
- Análise preditiva
- Considerações finais

Contexto do Sistema de Saúde Brasileiro

O Brasil possui um sistema universal de saúde (Sistema Único de Saúde - SUS) e um sistema complementar, oferecido em caráter privado pelos planos de saúde. A compreensão do funcionamento do sistema de saúde brasileiro é muito importante para os gestores das empresas, pois a saúde se constitui num elemento fundamental para a gestão do capital humano.

Um país em que os cidadãos têm uma vida longa e saudável apresenta desempenho superior em relação a outro país com o mesmo produto interno bruto, mas cujos cidadãos são mais doentes e morrem mais precocemente.

A Constituição Federal do Brasil (1988) estabelece o direito à saúde e permite a constituição de um Sistema Nacional de Saúde. Impõe ao Estado o dever de conceder garantias à saúde, assegurando ao cidadão brasileiro acesso universal e igualitário às ações e serviços que visam à promoção, proteção e recuperação da saúde. Refere que a assistência à saúde é livre à iniciativa privada, podendo esta participar de forma complementar ao Sistema Único de Saúde (SUS).

O funcionamento dos planos privados de saúde passou a ser regulado a partir de 1998, por meio da Lei nº 9.656.[1] Em 2000, foi criada a Agência Nacional de Saúde Suplementar (ANS), que tem o papel de regulação, normatização, controle e fiscalização das operadoras de saúde. A ANS está sediada no Rio de Janeiro, com núcleos de atendimento em algumas capitais.

As operadoras de planos de saúde são classificadas de acordo com sua constituição e natureza, a saber:

- **Administradora:** é uma empresa que presta serviços, assumindo a negociação e administração de benefícios (entre eles, planos de saúde) dos funcionários de seus clientes. Diferentemente dos outros tipos de operadoras, não possui beneficiários nem rede própria, credenciada ou referenciada de serviços.
- **Autogestão:** opera com serviços de assistência à saúde para um grupo fechado, composto exclusivamente por empregados, aposentados, pensionistas ou ex-empregados de empresas, associações, fundações, sindicatos, entidades de classes profissionais e seus dependentes.
- **Cooperativa médica:** segue a mesma lógica de outras cooperativas. Médicos (cooperados) se unem para prestar serviços de saúde e, também, comercializar planos. Podem montar uma rede se serviços (hospitais, clínicas, laboratórios) própria ou contratar outros para atender seus beneficiários.
- **Filantropia:** hospital certificado como entidade beneficente de assistência social, que opera planos privados de assistência à saúde. Utilizam a rede própria para prestar seus serviços.
- **Seguradora especializada em saúde:** comercializa seguros de saúde e oferece, obrigatoriamente, reembolso das despesas médico-hospitalares ou odontológicas quando o beneficiário é atendido por um prestador de serviços não referenciado (dentro dos limites estabelecidos em contrato). Não podem ter rede própria.
- **Medicina de grupo:** neste grupo estão todas as operadoras que não se enquadram nas demais modalidades. O beneficiário faz uso de uma estrutura própria e/ou contratada pela operadora (médicos, hospitais, laboratórios e clínicas).

A ANS disponibiliza em seu sítio eletrônico (https://www.gov.br/ans/pt-br) informações importantes para os gestores das empresas. Um exemplo é a Sala de Situação, onde é possível consultar a regularidade do plano de saúde, sua abrangência geográfica, sua sanidade financeira, além das taxas de reclamações dos consumidores. Além disso, há um indicador importante em relação ao comprometimento do plano de saúde com os seus beneficiários através de um índice denominado IDSS (Índice de Desempenho da Saúde Suplementar).

Através da ANS podem ser obtidas informações importantes, como: cobertura de planos de saúde; qualidade de prestadores de saúde, como hospitais, clínicas e laboratórios; prazos máximos de atendimento e carências; reclamações, principalmente através de um instrumento denominado Notificação de Intermediação Preliminar (NIP); e regras para manutenção do direito de cobertura assistencial para aposentados e demitidos.

Em geral, as empresas contratam os planos de saúde através da modalidade coletivo-empresarial. Ela se distingue das demais modalidades como coletivo por adesão (contratado por pessoas jurídicas de caráter profissional, classista ou setorial, ou individual). Na contratação coletivo-empresarial, os reajustes não seguem o índice estabelecido pela ANS, mas é de livre negociação entre as partes, respeitando os termos do contrato.

É importante que os gestores das empresas estejam atentos ao contrato, que deve conter, de forma detalhada, os direitos e obrigações das partes, ou seja, a empresa e o plano contratado. Além disso, ter certeza de que a operadora e o plano a ser contratado são adequados para seus propósitos. Recomenda-se obter o número de registro (da operadora e do plano) e consultar as informações e avaliações disponíveis no site da ANS.

Da mesma maneira, as empresas, em geral, contratam os planos de saúde na segmentação mais ampla, ou seja, hospitalar com obstetrícia. Neste caso, há a inclusão do regime de internação hospitalar, que compreende atenção ao parto (inclusive ao recém-nascido por até 30 dias), às doenças listadas na Classificação Estatística Internacional de Doenças e Problemas Relacionados à Saúde (CID), da Organização Mundial da Saúde, e aos procedimentos determinados no Rol de Procedimentos e Eventos em Saúde, além daqueles definidos em contrato. Importante saber que há outras modalidades disponíveis, como ambulatorial, hospitalar sem obstetrícia, referência e odontológica.

A incorporação de novas tecnologias em saúde é um tema muito relevante. Ela ocorre de maneira contínua para diagnóstico e tratamento das diferentes doenças e pode trazer benefícios importantes para o aumento da expectativa de vida e da qualidade de vida das pessoas. Entretanto, pode levar a aumentos dos custos acima das taxas inflacionárias e resultar em incremento de valores custeados pelas empresas.

No Brasil, a Agência Nacional de Vigilância Sanitária (Anvisa) autoriza a utilização de novas tecnologias em medicamentos, materiais e equipamentos, para cuidados em saúde. A Agência Nacional de Saúde Suplementar (ANS) atua diretamente no processo de gestão de tecnologias na Saúde, de forma integrada à Anvisa e ao Ministério da Saúde, principalmente através da publicação periódica do Rol de Procedimentos e Eventos em Saúde.[2] Esta lista contém os procedimentos de cobertura mínima obrigatória que devem ser cumpridos pelos planos de saúde. Ela é a referência de cobertura para cada segmentação de planos de saúde (odontológica, ambulatorial, hospitalar com ou sem obstetrícia e plano referência) contratados pelos beneficiários, a partir de 02 de janeiro de 1999.

Finalmente, é muito importante que os gestores das empresas acompanhem a utilização do plano de saúde de maneira contínua e não somente nas ocasiões dos reajustes dos preços. Isso pode ser feito por meio de relatórios enviados periodicamente pelo plano de saúde, pelo acompanhamento contínuo pela equipe de saúde da empresa ou da consultoria contratada. Sabemos que a cada vez que um beneficiário utiliza um serviço do plano de saúde (p. ex., consulta, exames, internação) ocorre um sinistro. A soma dos sinistros dividida pelos valores pagos pela empresa oferece um percentual denominado **sinistralidade**.

A cobrança de uma coparticipação do beneficiário é uma modelagem de plano na qual o contratante tem uma mensalidade menor, mas o beneficiário paga um valor à parte pela realização de um procedimento ou evento (consultas, exames, tratamentos).

O preço do plano é estabelecido pelas operadoras de planos de saúde levando em conta:

- Os sinistros (uso do plano).
- Os custos administrativos e comerciais.
- A contratação de resseguros para garantir que a assistência não seja interrompida por falta de recursos.
- Impostos; margem de lucro da empresa, quando esse for o caso (há tipos de operadoras, como as filantrópicas e as de autogestão, que não objetivam lucro).

Uso racional de recursos em saúde suplementar

Muitas vezes, os trabalhadores e seus familiares utilizam os serviços oferecidos pelos planos de saúde de maneira indiscriminada e equivocada. Algumas vezes, podem ocorrer fraudes, como a cessão da carteira de beneficiário para alguém não coberto pelo plano ou solicitar ao prestador que divida o valor de um recibo em mais de um documento para reembolso. Para contribuir com a sustentabilidade em saúde suplementar, é importante que os beneficiários sejam orientados a seguir fluxos e boas práticas a fim de utilizar de maneira equânime e racional.

O primeiro passo é educar os beneficiários para que assumam uma atitude proativa no cuidado da saúde, realizando o acompanhamento médico periódico, cuidando do seu estilo de vida, buscando realizar a prevenção de doenças (p. ex., através da vacinação) e tendo um prontuário pessoal de saúde, com as anotações de suas consultas, medicamentos em uso e exames.

Algumas medidas de controle e gestão do uso podem ser adotadas, como a coparticipação (cobrança de uma parte do valor do serviço), autorização prévia, auditorias de internações e contas médicas. Os empregadores devem ter uma postura proativa para conhecer os mecanismos adotados pelas operadoras e participar em sua gestão.

Os ambulatórios médicos das empresas e as áreas de saúde ocupacional devem contribuir no acompanhamento da saúde dos trabalhadores, inclusive no que se refere à adesão aos tratamentos, garantindo que as pessoas tomem os medicamentos de acordo com a prescrição, que compareçam às consultas agendadas e reduzam os seus fatores de risco para doenças crônicas.

Olhar técnico em saúde suplementar corporativa

As empresas que disponibilizam planos de saúde para os trabalhadores enfrentam um desafio relevante de manter este importante benefício e garantir qualidade na prestação de serviços de saúde com sustentabilidade financeira para a empresa. No contexto relatado acima, observa-se que a dificuldade é expressiva em sistemas de saúde.

É bastante comum nas empresas que o assunto seja abordado por profissionais sem a expertise técnica mais adequada, e a atuação resume-se a discutir anualmente o valor de reajustes dos custos e, em alguns momentos, buscar outros fornecedores que permitam a continuidade financeira do fornecimento do benefício.

Entretanto, é uma oportunidade que deixa de ser aproveitada quando a gestão do processo não ocorre de maneira contínua com olhar técnico atento. É importante que a corporação conte com profissional(is) capacitado sobre o tema no que se refere não apenas à avaliação dos dados de utilização, mas também tenha maior alcance com uma visão de redes e avaliação preditiva de desfechos em relação à característica populacional corporativa.

Conceitos e definições em saúde suplementar

Com a finalidade de discutir aspectos técnicos de gestão de carteira de saúde corporativa, é imprescindível ter conhecimento sobre alguns conceitos e definições que se seguem. São fundamentos técnicos e de mercado devem ser considerados pelo profissional ao proceder com uma avaliação de sinistros em Saúde Suplementar. A ordem em que os parâmetros estão dispostos não segue uma relação alfabética, mas sim uma sequência lógica.

As explicações são bastante simples e diretas, suficientes para o manejo cotidiano. Caso haja demanda por um maior aprofundamento de conceitos, sugere-se buscar informações nos sites da Agência Nacional de Saúde Suplementar (ANS), Instituto de Estudos de Saúde Suplementar (IESS) ou através de outras fontes reconhecidas como robustas.

Dados sigilosos

O acesso e o manejo de dados entre a operadora de saúde e a empresa (saúde corporativa) devem seguir os pré-requisitos legais de acordo com a Lei Geral de Proteção de Dados. Inclusive, mesmo antes do dispositivo legal, a manipulação de dados de saúde já tinha o atendimento ao sigilo dos dados, principalmente quando se tratava da identificação de indivíduos. Caso esses pontos não tenham sido contemplados, não é possível avançar no manejo de dados.

Sinistro total

Sinistro total é a soma de todos os sinistros em um determinado período.

Prêmio total

Soma de todos os prêmios, em um dado período.

Prêmio *per capita*

Prêmio *per capita*, também conhecido como ticket médio, é o valor da remuneração por beneficiário que a empresa paga mensalmente. O prêmio per capita médio é calculado dividindo o prêmio total pelo número de beneficiários em um mesmo período. A palavra "prêmio" é utilizada como sinônimo de receita, sob o ponto de vista da operadora de saúde.

Sinistro *per capita*

Sinistro *per capita* é o valor de custo por beneficiário. O sinistro per capita médio é calculado dividindo o sinistro total pelo número de beneficiários em um mesmo período. A palavra "sinistro" é utilizada como sinônimo das palavras "custo, despesa e sinistro".

Diferença entre a receita total e sinistro total

A diferença entre a receita total e sinistro total (R-C) é calculada pela subtração do prêmio total pelo sinistro total. Pode ser calculada em períodos fracionados, por exemplo, mensalmente.

Sinistralidade

Sinistralidade é a divisão do sinistro total pelo prêmio total, expressa em porcentagem, em um dado período. Este indicador é frequentemente utilizado como critério comparativo, seja entre empresas, seja entre operadoras de saúde. Entretanto, trata-se de um conceito inadequado, pois refere-se simplesmente ao resultado posterior a uma dada divisão de dois valores (sinistro e prêmio). Para ter um entendimento mais nítido do significado, o mais interessante seria optar por trabalhar com a média do prêmio per capita e média do sinistro per capita do período estudado e, a partir disso, calcular a sinistralidade. Vejamos alguns exemplos:

Na Tabela 47.1, nota-se que a Empresa A tem uma sinistralidade de 128,57%, mesmo gastando apenas R$ 140,00. Por outro lado, no caso da Empresa B, se o sinistro per capita for o mesmo da empresa A (R$ 180), mas o prêmio for equivalente ao indicado pelo IESS (R$ 367,67), teremos uma sinistralidade de apenas 48,96%.

Assim, fica claro que apenas o valor da sinistralidade não é um dado suficiente para comparação, nem mesmo possibilita afirmações sobre o desempenho de uma carteira. Na visão do autor, o principal indicador é o sinistro per capita, tanto para comparações, quanto para o acompanhamento do desempenho financeiro da carteira.

Break even point ou break even

Break even point, ou simplesmente *break even* (BE), é o ponto de equilíbrio entre prêmios e os sinistros em um contrato de seguro ou plano de saúde. No mercado, esse ponto de equilíbrio geralmente varia de 70% a 80%, e valores diferentes desses fogem à regra estabelecida.

Por exemplo, em um contrato em que o *break even* seja de 70%, o ponto de equilíbrio do contrato corresponde a 70% do valor do prêmio. Para calcular o saldo entre receita e despesa, considera-se que o BE realiza o cálculo (BE prêmio total) menos o sinistro total. Nesse caso, se o *break even* for de 70%, a fórmula deve considerar o BE = 0,7. O resultado financeiro superior ao saldo acima servirá como uma das principais bases para o cálculo dos reajustes propostos pelas operadoras de saúde.

Tabela 47.1. Prêmio, sinistro e sinistralidade

	Prêmio *per capita*	Sinistro *per capita*	Sinistralidade
IESS (14/09/2020)	R$ 367,76	R$ 306,11	83,24%
Empresa A	R$ 140,00	R$ 180,00	128,57%
Empresa B	R$ 367,67	R$ 180,00	48,96%

Fonte: Elaborada pelos autores.

Reajuste

A elevação do prêmio per capita, de um período de vigência para outro, indicada pela operadora e expressada através de um percentual, é conhecida como reajuste do prêmio. O cálculo do reajuste é baseado no desempenho da carteira em questão.

Para identificar o desempenho da carteira, os principais parâmetros são o saldo previamente explanado – (BE × prêmio total) – sinistro total – e a variação do custo médico-hospitalar (VCMH).

Em períodos de final de vigência de contrato, empresas abrem ao mercado a oportunidade para as operadoras de saúde concorrentes apresentarem a melhor proposta. Não é incomum que o indicador de maior influência na escolha corporativa esteja diretamente relacionado ao menor ticket médio ofertado. Entretanto, isso não é garantia de sustentabilidade, já que o valor pode ser insuficiente para manter-se no BE.

Há estratégias puramente comerciais para a redução do sinistro per capita, entre elas o *downgrade*, ou ainda por características contratuais (cláusulas sobre aporte e reajustes).

Algumas empresas buscam negociações com reajustes fixos. Por exemplo, 10% de reajuste de um período de vigência para outro, em havendo renovação contratual. Outras preferem modelos combinados com parte fixa e outra variável, como no caso de 5% mais o Índice Nacional de Preços ao Consumidor Amplo (IPCA) do período.

Um modelo que parece promissor, mas é bastante raro no mercado atual, é o de reajuste baseado em desempenho (*pay for performance*), com riscos compartilhados.

Aporte

Aporte é uma condição firmada em contrato, que indica um parâmetro a partir do qual será necessário ressarcir a operadora dos prejuízos financeiros, geralmente ocorrendo ao fim da vigência contratual.

> ***Por exemplo:*** *um contrato está chegando ao final de sua vigência. O BE firmado é de 70%, sendo que o prêmio total é de R$ 100 mil e o Sinistro*

total de R$ 150 mil, ou seja, o BE estaria em R$ 70 mil e o gasto foi de R$ 80 mil acima do valor de sustentabilidade. Assim, matematicamente, a empresa precisaria depositar esses R$ 80 mil negativos do saldo resultante como aporte.

Variação do custo médico-hospitalar

É a variação do custo médico-hospitalar (VCMH) per capita das operadoras de saúde, calculada com base em dois períodos consecutivos de 12 meses.

Parâmetro(s)

Parâmetro(s) refere-se a um padrão com propósito de comparar situações ou realidades, especialmente no contexto de indicadores de saúde e/ou boas práticas. Entre os parâmetros quantitativos e indicadores variados que são abordados com maior frequência ao avaliar sinistralidade em saúde suplementar corporativa, destacam-se:

- Dados da região ou país.
- Dados da carteira de uma operadora de saúde.
- Dados de empresas em plantas industriais ao redor do mundo.
- Dados de indústrias do mesmo seguimento.
- CNAE (Classificação Nacional de Atividades Econômicas).
- Dados oficiais ou de institutos com representatividade no setor (ANS, IESS).

Alguns desses parâmetros estão exemplificados de maneira ilustrativa tendo como base o relatório do Instituto de Estudos de Saúde Suplementar (IESS) sobre "Análise Especial do Mapa Assistencial da Saúde Suplementar no Brasil entre 2013 e 2018".[3]

Beneficiários ofensores do sinistro

É o termo utilizado no mercado para os beneficiários que totalizam os maiores custos dentro do sistema de saúde. Porém, há críticas a esta nomenclatura por entender que adquire um tom agressivo. Afinal, tomamos como princípio de que os beneficiários utilizam os serviços de saúde quando estão doentes e vulneráveis, diferentemente do termo "ofensor", que pode ter uma conotação ruim.

Gatekeeper

No contexto de saúde suplementar, o termo *gatekeeper* refere-se aos beneficiários que precisam passar por uma consulta médica com uma determinada especialidade (p. ex., Médico da Família) ou por algum procedimento específico antes de serem encaminhados para outra especialidade (p. ex., cardiologista) ou para determinado serviço de saúde. Em português, alguns autores e profissionais também utilizam o termo "porteiro" como sinônimo.

Atenção primária à saúde

Segundo a Secretaria de Atenção Primária à Saúde do Ministério da Saúde é definida como:

> *A Atenção Primária à Saúde (APS) é o primeiro nível de atenção em saúde e se caracteriza por um conjunto de ações de saúde, no âmbito individual e coletivo, que abrange a promoção e a proteção da saúde, a prevenção de agravos, o diagnóstico, o tratamento, a reabilitação, a redução de danos e a manutenção da saúde com o objetivo de desenvolver uma atenção integral que impacte positivamente na situação de saúde das coletividades. (...) devendo se orientar pelos princípios da universalidade, da acessibilidade, da continuidade do cuidado, da integralidade da atenção, da responsabilização, da humanização e da equidade. Isso significa dizer que a APS funciona como um filtro capaz de organizar o fluxo dos serviços nas redes de saúde, dos mais simples aos mais complexos. No Brasil, a Atenção Primária é desenvolvida com o mais alto grau de descentralização e capilaridade, ocorrendo no local mais próximo da vida das pessoas.*[4]

Compreender a APS vai além da simples figura do "médico da família". Envolve diversos atores e a avaliação do contexto de atuação, da comunidade atendida e da gestão em saúde. Neste contexto, a resolutividade é superior a 75% dos casos, sem a necessidade de encaminhamento para outra especialidade médica.

Empresas que adotam como estratégia de sustentabilidade a "implementação de um ambulatório de medicina da família", sem qualquer outra ação associada, provavelmente terão poucas chances de sucesso. Isso muitas vezes resulta apenas em um local de consultas para situações agudas, sem estabelecer o importante vínculo com os beneficiários. Torna-se um produto de venda, mas não garante o propósito pelo qual a APS foi estruturada.

Equidade

Equidade é um conceito amplo, mas amplamente difundido na área da saúde populacional, que abrange uma série de características, como: atender o indivíduo de acordo com suas necessidades específicas; oferecer recursos de maneira proporcional às indicações técnicas de cada paciente; evitar o excesso de exames, bem como a omissão de exames necessários; selecionar, dentre todos os recursos disponíveis, aqueles que são indicados para cada caso; não deixar de solicitar procedimentos mesmo que tenham alto custo, quando o diagnóstico precoce e o tratamento podem resultar em melhores desfechos para o paciente; e evitar a solicitação excessiva de exames laboratoriais para casos não complexos, sem justificativa técnica adequada.

Para muitos, a equidade também está relacionada ao uso racional dos recursos do sistema de saúde, evitando desperdícios, sobrediagnósticos (*overdiagnosis*), sobretratamento (*overtreatment*) e excesso de uso (*overuse*), o que pode prejudicar o paciente e sobrecarregar desnecessariamente o sistema de saúde.

Data de utilização

Corresponde ao momento em que o procedimento (consulta, exame complementar, internação, terapia, entre outros) foi realizado.

Data de faturamento

Refere-se ao momento em que o custo da utilização foi enviado para pagamento à fonte pagadora. Geralmente, há um intervalo entre a data de utilização e a data de faturamento, que pode ser de pelo menos 30 dias nos melhores cenários, e, em alguns casos, ultrapassar os 60 dias no mercado.

Quanto maior o intervalo entre essas datas, maior a dificuldade de compreensão do sinistro e menos recursos disponíveis para garantir uma assistência eficaz em casos complexos.

Carteira de beneficiários

Carteira de beneficiários refere-se ao número de beneficiários, incluindo titulares, dependentes, e, quando aplicável, agregados e inativos, de cada empresa ou corporação. O termo também pode ser utilizado para descrever o conjunto de unidades de carteiras de empresas, como a carteira "empresas acima de mil vidas" de uma operadora de saúde ou a carteira de uma consultoria de saúde em uma determinada região.

Hiperutilizadores

Hiperutilizadores são os beneficiários que realizam um grande número de consultas médicas. É importante ressaltar que, geralmente, os hiperutilizadores não estão entre os beneficiários com os maiores sinistros.

Doenças crônicas não transmissíveis

Doenças crônicas não transmissíveis (DCNT) incluem condições como diabetes, hipertensão arterial e asma, entre outras. De acordo com Murta, o conceito de patologia crônica abrange um conjunto de condições clínicas, habitualmente relacionadas a múltiplas causas, com prognóstico incerto.[5] Essas doenças são caracterizadas por um início gradual e uma duração longa ou indefinida, com mudanças no curso clínico ao longo do tempo e períodos de agudização.[5]

De forma geral, esses períodos são considerados como a doença em si, ao passo que as fases em que a patologia não se manifesta com sintomas (em estado silente) pode passar a impressão de plena saúde. Mas não é! Além de ter impacto negativo na qualidade de vida dos indivíduos, as DCNT podem gerar também maiores complicações, com sequelas definitivas, ou até mesmo provocar a morte prematura, em alguns casos.

A prevenção das DCNT é realizada principalmente através da promoção da saúde, com modificações nos hábitos de vida e a redução de fatores de risco modificáveis, como a prática de atividades físicas, alimentação saudável, controle do peso corporal e cessação do tabagismo.

O Ministério da Saúde elaborou o Plano de Ações Estratégicas para o Enfrentamento das Doenças Crônicas Não Transmissíveis (DCNT),[6] que aborda dimensões centrais como vigilância, informação, avaliação e monitoramento, promoção da saúde, e cuidado integral. Esses aspectos envolvem muito mais do que um atendimento pontual em determinadas áreas. É importante destacar que a atenção à saúde deve estar preparada para atender todas as pessoas e realizar o acompanhamento continuado dos casos.

Em relação à prevalência das doenças crônicas, há uma correlação epidemiológica que demonstra que quanto maior a faixa etária, maior a prevalência das doenças crônicas, como fica claro no estudo da ANAHP.[7] Na Figura 47.1, podemos perceber que a progressão da idade é acompanhada pelo aumento da prevalência de doenças crônicas, de tal forma que acima dos 64 anos, apenas 21% da população não tem o diagnóstico de doença crônica. Isso indica que o sinistro per capita tende a aumentar com o avançar da idade, conforme observado em estudos epidemiológicos.

Coordenação do cuidado

O termo saúde geralmente é associado à ausência de sintomas característicos de doenças, o que pode não demandar necessariamente uma avaliação médica. No entanto, quando os sintomas se manifestam, é comum que o indivíduo busque tratamento médico para encontrar a cura. Entretanto, essa não deve ser a única forma de cuidar da saúde, especialmente em casos de DCNT. Nessas situações, a jornada de saúde do indivíduo deve começar antes mesmo da manifestação dos sintomas, visando à prevenção e ao cuidado contínuo.

A ideia de que consultórios médicos e hospitais são a "porta de entrada de pacientes doentes" é um fenômeno cultural instituído que precisa ser revisto. Esse conceito é algo unânime, mas não é usual. Deve haver mudança tanto no *mindset* dos profissionais de saúde quanto os pacientes para que efetivamente ocorra um acompanhamento da saúde e do bem-estar, mesmo na ausência de sintomas.

Para que isso seja operacionalmente viável, uma possível estratégia, na situação em que o paciente fica internado no hospital ou após o tratamento ambulatorial de uma situação aguda, é aproveitar o momento da alta médica para que o paciente receba informações sobre a importância da continuidade do acompanhamento da sua própria saúde, objetivando uma vida genuinamente saudável e longeva. Esse processo passa também pela conscientização e engajamento da equipe de saúde no modelo, de forma a influenciar positivamente o paciente, gerando um cuidado coordenado.

Paralelamente, o sistema de saúde precisa estar preparado para trabalhar com indicadores e com ferramentas que permitam o monitoramento e acompanhamento efetivo. Havendo desvio, a equipe precisa ser alertada a entrar em contato com o indivíduo, oferecendo o alinhamento do propósito de qualidade de vida e bem-estar. Assim, o paciente será empoderado com conhecimento e amparado por uma equipe de saúde, tendo assim maiores chances de manter-se saudável. Caso isso não ocorra, toda a harmonia conceitual proposta aqui será infrutífera, perdendo-se oportunidades relevantes de mudança durante a realização de uma alta médica tradicional.

Dessa forma, o acompanhamento efetivo de uma equipe de saúde de referência (dedicada e que crie vínculos) acaba sendo um modelo profícuo para incentivar o estilo de vida saudável dos pacientes, prevenir patologias, manter o seguimento programado de doenças e, quando necessário, ser ágil na intervenção médica ao atender situações agudas.

A experiência do profissional de saúde e do paciente, bem como os desfechos clínicos, formam um ciclo virtuoso que propicia um cuidado integral e integrado, gerando benefício para todos. Esse conjunto de fatores e fluxos compõe a efetiva coordenação do cuidado.

Marcha da sinistralidade

De acordo com Murta,[8] é um termo que buscar sinalizar a existência de casos complexos que podem cursar

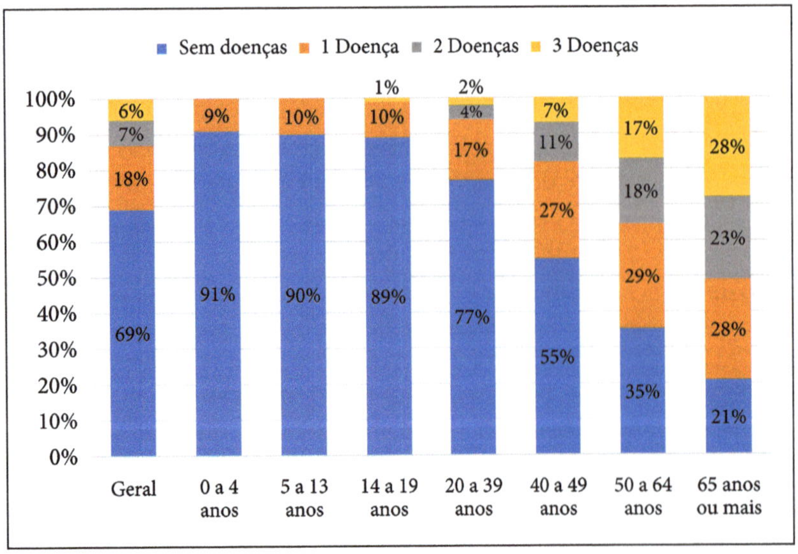

Figura 47.1. Distribuição de doenças crônicas por faixa etária no Brasil.

Fonte: ANAHP.[7]

com manifestações variadas e, possivelmente, progressivas. É um processo análogo ao que pode ocorrer na história natural de doenças alérgicas, como no caso da dermatite atópica, quando em um mesmo paciente, ao longo do tempo, pode evoluir para rinite e asma.

Um exemplo que evidencia a progressão da sinistralidade é o indivíduo diabético e hipertenso, que não utiliza o plano de saúde para acompanhamento e, em geral, não é rastreado (não usuário), sendo internado de forma recorrente com intervalos de meses ou anos. O que pode acontecer é que, em determinado momento, esse indivíduo seja internado, por exemplo, por hipoglicemia associada ao uso inadequado de insulina. Recebe tratamento e depois alta. No entanto, mesmo após esse evento que trouxe sofrimento, esse paciente persiste em não utilizar o sistema de saúde suplementar e acaba mais uma vez internado pelo mesmo motivo. Novamente, recebe tratamento e depois a alta.

Sem que nada se altere no cuidado desse paciente, as internações tendem a se repetir ao longo do tempo, desta vez por pico hipertensivo e, na vez seguinte, por infarto agudo do miocárdio (IAM) ou por indicação de hemodiálise por insuficiência renal crônica (IRC). Resumindo: houve a progressão do adoecimento do paciente, que perdeu em qualidade de vida e acabou sofrendo consequências mais graves (como IAM e IRC), sendo essa uma situação que poderia ser evitada caso houvesse a oferta e acompanhamento de equipe multiprofissional – idealmente antes, mas certamente após a primeira internação e controle terapêutico. Isso sem contar o custo econômico que não precisaria onerar o sistema.

Regra dos 3% a 5%

A "regra dos 3% a 5%" é um conceito destacado por Murta,[8] indicando que em carteiras de beneficiários com mais de 1.500 pessoas, é esperado que 50% dos custos estejam concentrados entre 3% e 5% da população dos beneficiários. Este não é um fenômeno isolado, mas sim um padrão comum nas carteiras das empresas de saúde suplementar.

O exemplo apresentado na Tabela 47.2 ilustra um cenário hipotético em que os 3% dos beneficiários são suficientes para ultrapassar 50% dos custos, conforme previsto pela regra.

Por outro lado, em casos em que menos de 3% dos beneficiários sejam responsáveis por mais de 50% dos custos, é provável que haja uma concentração não usual de custos. Quanto mais baixo o percentual,

Tabela 47.2. Exemplo hipotético da aplicação da regra dos 3% a 5%

Nº médio de vidas	% vidas	Sinistro	% sinistro
1634	100	R$ 3.186.785,85	100,00%
49	3	R$ 1.600.210,85	50,21%

Fonte: Elaborada pelos autores.

menor a dispersão e maior a concentração de custos em poucos casos. Nessas situações, mesmo um manejo médico bem conduzido pode não ser suficiente para o equilíbrio contratual, indicando a gravidade dos casos.

Entretanto, quando mais que 5% dos beneficiários concentram mais de 50% do sinistro, é indicativo de dispersão de custos. Nesses casos, temos algumas possibilidades de avaliação: a primeira é quando o custo *per capita* é identificado como adequado ou baixo. Nesse caso, a tendência é que a carteira esteja com ótimos resultados, visto que não há caso que destoe de forma acentuada dos demais. Entretanto, o mais comum é haver um custo *per capita* alto, o que significa que, mesmo que se desconsidere do cálculo algum caso de grande impacto, boa parte do restante da carteira ainda irá demandar recursos acima do esperado, na média distribuída entre os diversos beneficiários. Assim, ações que tenham como objetivo administrar apenas um segmento de indivíduos podem não ser suficiente para alcançar a sustentabilidade. Esse é um desafio bastante grande, o qual demanda uma combinação de ações e o acompanhamento atencioso desse tipo de carteira.

Perfil epidemiológico

É o levantamento do *status* de saúde da população. Deve incluir a identificação dos fatores de risco e a relação das doenças presentes.

Análises de relatórios em saúde suplementar

Relatório de utilização mensal

Em geral, quando a operadora de saúde encaminha à empresa o relatório periódico de sinistralidade, ou mesmo realiza a apresentação do conteúdo por meio de slides, o que se vê com mais frequência é um demonstrativo com os dados gerais, tabulados com os quantitativos da Receita, Despesa e Vidas, ao longo dos meses.

Entretanto, mais importante do que simplesmente obter essas informações, é saber interpretá-las. Analisar e sintetizar os dados, transformando-os em informações, é um trabalho que ajuda, inclusive, na construção de argumentos, caso seja necessário solicitar maior detalhamento, a partir da lógica empregada.

É importante compreender todas as pontas relativas à análise da planilha para que, em conjunto com o cenário global, as informações façam sentido. Apenas com esse entendimento, poderemos estar mais seguros na tomada de decisão e nos planos de ação.

Os dados sobre as despesas, distribuídas ao longo dos meses, precisam ser ponderados dentro do conceito previamente explicado, relacionado à data de faturamento e à data de utilização, e de quando foi a referência. Quanto maior o intervalo entre a data da utilização e a data do faturamento, maior a dificuldade de manejo. Caso esse intervalo seja demasiado (acima de dois meses), haverá muita dificuldade de intervir nos casos de alto sinistro, a fim de influenciar positivamente os resultados globais.

Utilização ambulatorial e internação

Outro ponto importante a ser considerado é a proporção de utilização ambulatorial e de internação. De forma geral, quanto maior for a proporção de procedimentos ambulatoriais realizados (em relação aos de emergência/urgência), mais saudável será a população e/ou mais consciente estará sobre a necessidade de acompanhamento contínuo de saúde, controlando fatores de risco modificáveis e doenças crônicas, e evitando buscar prontos-socorros e internações hospitalares sem uma real necessidade.

Tabela 47.3. Exemplo hipotético de relação faixa etária *versus* nº de vidas

Faixa etária	Vidas	%
01 – 0 a 18 anos	510	20,08%
02 – 19 a 23 anos	180	7,09%
03 – 24 a 28 anos	275	10,83%
04 – 29 a 33 anos	420	16,54%
05 – 34 a 38 anos	438	17,24%
06 – 39 a 43 anos	295	11,61%
07 – 44 a 48 anos	212	8,35%
08 – 49 a 53 anos	160	6,30%
09 – 54 a 58 anos	40	1,57%
10 – Acima de 59 anos	10	0,39%

Fonte: Elaborada pelos autores.

É evidente que casos pontuais, com causas imprevistas, podem acontecer mesmo em populações saudáveis, como a ocorrência de politraumas e diversas patologias sem causa aparente. Por outro lado, um pré-natal adequado pode evitar um parto prematuro e reduzir o tempo prolongado em UTI neonatal.

Faixa etária

As faixas etárias dos contratos comercializados atualmente devem ser estruturadas conforme o disposto no artigo 2º da Resolução Normativa nº 63/2003,[9] a saber: 0 a 18 anos; 19 a 23 anos; 24 a 28 anos; 29 a 33 anos; 34 a 38 anos; 39 a 43 anos; 44 a 48 anos; 49 a 53 anos; 54 a 58 anos; e 59 anos ou mais.

A tendência é de que as patologias sejam mais prevalentes e os custos sejam maiores à medida que há progressão da faixa etária.

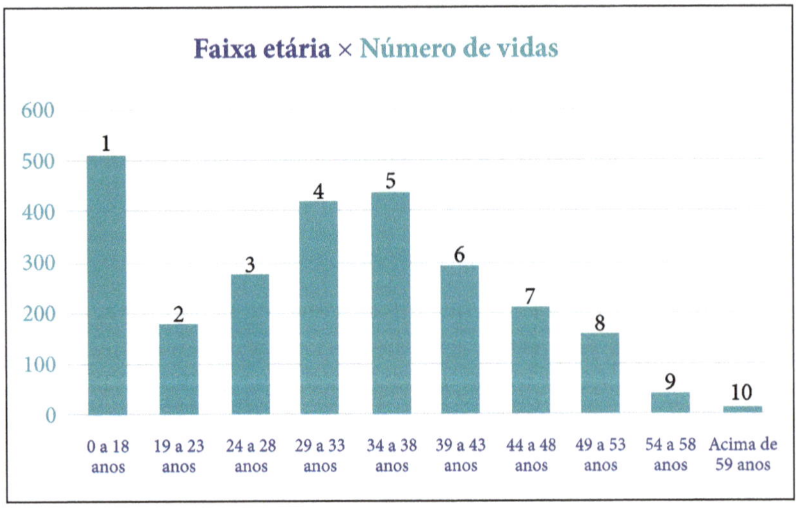

Figura 47.2. Faixa etária *versus* % de vidas em colunas.

Fonte: Elaborada pelos autores.

Gráfico típico em empresas

Segundo Murta,[8] a distribuição etária nas empresas é denominada como "Pirâmide Padrão", por apresentar uma tendência média de diminuição do número de beneficiários de uma carteira, a partir de uma base maior. Ela é composta por uma larga base de sustentação, como observado na primeira faixa etária, apesar de haver uma queda mais intensa na segunda e, na sequência, uma retomada de crescimento a partir da terceira. No exemplo, observa-se que por volta da quinta faixa etária há um platô, relacionado à faixa contígua da quarta ou sexta, em que se observa uma progressiva redução. Quanto mais próximo for o ápice desse platô ao da faixa etária de jovens, maior será a sustentabilidade financeira da carteira de beneficiários; por outro lado, quanto mais distante, o efeito será de menor sustentabilidade.

Análise preditiva

A avaliação preditiva consiste em antecipar desfechos sobre casos que ainda não ocorreram. O conceito de previsibilidade de desfechos é extremamente valorizado, porém, enfrenta dificuldades técnicas para se concretizar na prática de mercado. O motivo para isso é fornecer as melhores condições de atendimento à saúde para o beneficiário e, ao mesmo tempo, ter ciência sobre a tendência de custos futuros. Por exemplo, ter a informação da alta hospitalar em tempo real permite iniciar as ações de contato da equipe de saúde de referência para manter o vínculo com o beneficiário, visando a melhor condição de prevenção e promoção da saúde pós-alta, além de evitar reinternações.

Além disso, identificar situações com previsão de tratamento prolongado ajuda a iniciar a coordenação do cuidado a longo prazo, disponibilizando recursos compatíveis para melhor amparar o paciente, bem como providenciar maior conforto, esclarecimento e, consequentemente, reduzir a necessidade de comparecer a consultas (ou pronto atendimento) para receber orientações.

Em paralelo, os serviços de saúde, como hospitais (que utilizam métricas de previsibilidade do tempo de terapêutica), têm a possibilidade de identificar desvios de padrões na utilização de procedimentos e, assim, buscar o detalhamento do caso, que pode estar sendo conduzido corretamente, mesmo em caráter de exceção, ou identificar inadequações do processo a serem retificadas.

O resultado dos procedimentos, ligados à previsibilidade de desfechos, gera benefício para todos, desde a melhora na experiência do paciente e qualidade do atendimento até a consequência do processo, que culmina na redução dos custos.

Considerações finais

A gestão em saúde suplementar corporativa é um desafio bastante relevante, especialmente considerando o cenário atual com elevações consecutivas e significativas do VCMH. A partir das técnicas relatadas, é possível uma leitura fundamentada sobre a situação de utilização de recursos em saúde suplementar corporativa, bem como apontar como pode ser direcionada uma gestão mais efetiva.

Cada cenário é único, e por isso não há uma conduta homogênea a ser aplicada a todas as organizações. Será necessário ao profissional capacitado realizar uma avaliação global das bases de informações e uma análise crítica para então propor medidas condizentes com a situação em questão, visando gerar os melhores resultados possíveis.

Referências

1. Brasil. Lei nº 9.656, de 3 de junho de 1998. Dispõe sobre os planos e seguros privados de assistência à saúde. Diário Oficial da União. 04 jun. 1998.
2. Ministério da Saúde. Agência Nacional de Saúde Suplementar. O Rol de Procedimentos e Eventos em Saúde. Disponível em: https://www.gov.br/ans/pt-br/acesso-a-informacao/participacao-da-sociedade/atualizacao-do-rol-de-procedimentos#:~:text=O%20Rol%20de%20procedimentos%20e%20eventos%20em%20sa%C3%BAde%20%C3%A9%20uma,sem%20obstetr%C3%ADcia%2C-%20refer%C3%AAncia%20ou%20odontol%C3%B3gico. (Acesso em: 13 jul. 2023)
3. Minami B. Análise Especial do Mapa Assistencial da Saúde Suplementar no Brasil entre 2013 e 2018. São Paulo: Instituto de Estudos de Saúde Suplementar; 2021. Disponível em: https://www.iess.org.br/sites/default/files/2021-04/ES26-AN%C3%81LISE%20ESPECIAL%20DO%20MAPA%20ASSISTENCIAL%20DA%20SA%C3%9ADE%20SUPLEMENTAR%20NO%20BRASIL%20ENTRE%202013%20E%202018.pdf (Acesso em: 13 jul. 2023)
4. Brasil, Secretaria de Atenção Primária à Saúde do Ministério da Saúde. Disponível em: http://aps.saude.gov.br/smp/smpoquee (Acesso em: 09 mar. 2023)
5. Murta GA. Doenças Crônicas Não Transmissíveis (DCNT). In: Mendes R (Org.). Dicionário de Saúde e Segurança do Trabalhador. Novo Hamburgo: Editora Proteção; 2018:409-411.
6. Brasil. Ministério da Saúde. Secretaria de Vigilância em Saúde. Departamento de Análise de Situação de Saúde. Plano de ações estratégicas para o enfrentamento das doenças crônicas não transmissíveis (DCNT) no Brasil 2011-2022. Brasília: Ministério da Saúde; 2011.

7. Associação Nacional de Hospitais Privados – ANAHP. Livro Branco Brasil Saúde 2019: Saúde & cuidados do amanhã – Caderno de Propostas. Disponível em: https://www.anahp.com.br/publicacoes/livro-branco-brasil-saude-2019/ (Acesso em: 13 jul. 2023)
8. Murta GA. Avaliação e manejo prático da sinistralidade em saúde suplementar – uma visão corporativa. Curitiba: Editora Ecocidade; 2020.
9. Agência Nacional de Saúde Suplementar. Formação de preços e aumentos por mudança de faixa etária. Disponível em: https://www.gov.br/ans/pt-br/arquivos/acesso-a-informacao/transparencia-institucional/pareceres-tecnicos-da-ans/pareceres-economico-financeiros/2014-formacao-de-precos-e-faixa-etaria.pdf (Acesso em: 13 jul. 2023)

48

Gestão da Saúde de Trabalhadores e Trabalhadoras

Alexander Buarque
Paulo Robeto Zétola
Adriana Jardim Arias

- Introdução
- Introdução à gestão estratégica e liderança
- Gestão funcional da saúde na empresa
- Gestão da cultura de saúde no trabalho
- Abordagem integrada e integral da saúde do trabalhador
- Modelos de Sistema de Gestão em Saúde e Segurança do Trabalho
- Ferramentas da gestão estratégica e da qualidade
- Gestão dos indicadores
- Plano de contingência e de atendimento a emergências e primeiros socorros
- Considerações finais

Introdução

A participação do médico do trabalho na gestão da saúde dos trabalhadores tem impactos diretos no desempenho, no engajamento e nos resultados das organizações. A construção de estratégias proativas elaboradas a partir do diagnóstico, das avaliações de riscos, do monitoramento da saúde ocupacional e de programas de promoção à saúde permitem criar um ambiente de trabalho seguro, saudável e favorável ao bem-estar dos trabalhadores.

Para isso o médico do trabalho deve se posicionar como líder, devendo exercer influência para transformar o ambiente de trabalho com o envolvimento de líderes e trabalhadores, englobando ações de apoio e assistência aos profissionais, como o acesso a serviços médicos de qualidade, exames periódicos, cuidados com a saúde mental, orientações sobre ergonomia e prevenção de lesões, além de treinamentos específicos para garantir a segurança no exercício das atividades laborais.

O desenvolvimento de competências de liderança e gestão é essencial na saúde do trabalho, na promoção do cuidado individual e coletivo de todos que contribuem para a saúde e segurança dos trabalhadores.[1,2] O olhar individual e coletivo associado ao posicionamento estratégico permite maior potencial de êxito na proposição de intervenções nos processos de trabalho, que se traduzem em melhorias reais na redução dos sintomas, adoecimento e perspectivas de trabalho digno e com conteúdo.

Introdução à gestão estratégica e liderança

A *gestão estratégica* é um processo que envolve formulação, implementação e monitoramento de estratégias organizacionais, com o objetivo de alcançar vantagem competitiva e atingir metas em longo prazo. É um processo dinâmico e emergente que envolve uma combinação de planejamento formal e tomada de decisões adaptativas. É um processo contínuo de aprendizado e ajuste à medida que a organização interage com o seu ambiente. Ela é tradicionalmente dividida em três níveis de planejamento: estratégico, tático e operacional (Figura 48.1).[3]

A gestão estratégica enfatiza a importância do envolvimento de todos os níveis da organização na formulação e implementação da estratégia, além de fornecer ferramentas para identificar estratégias de crescimento e direcionar as ações organizacionais por meio de planejamento estratégico, missão, valores, visão e objetivos estratégicos.[3,4] Esses são os principais conceitos aplicados na gestão estratégica, conforme demonstrado na Tabela 48.1.

Como exemplo, o médico do trabalho que realiza as atividades diárias e cotidianas no ambulatório da empresa (exames médicos ocupacionais, atendimentos a acidentes de trabalho e acompanhamentos clínicos etc.) tem atuação, majoritariamente, no contexto **operacional,** enquanto o médico coordenador do PCMSO (na elaboração de planejamentos e controles médicos, monitoramento biológico, programando ações de saúde etc.) atua no nível **tático** e, por fim, o médico atuante na construção de políticas, normas, procedimentos e

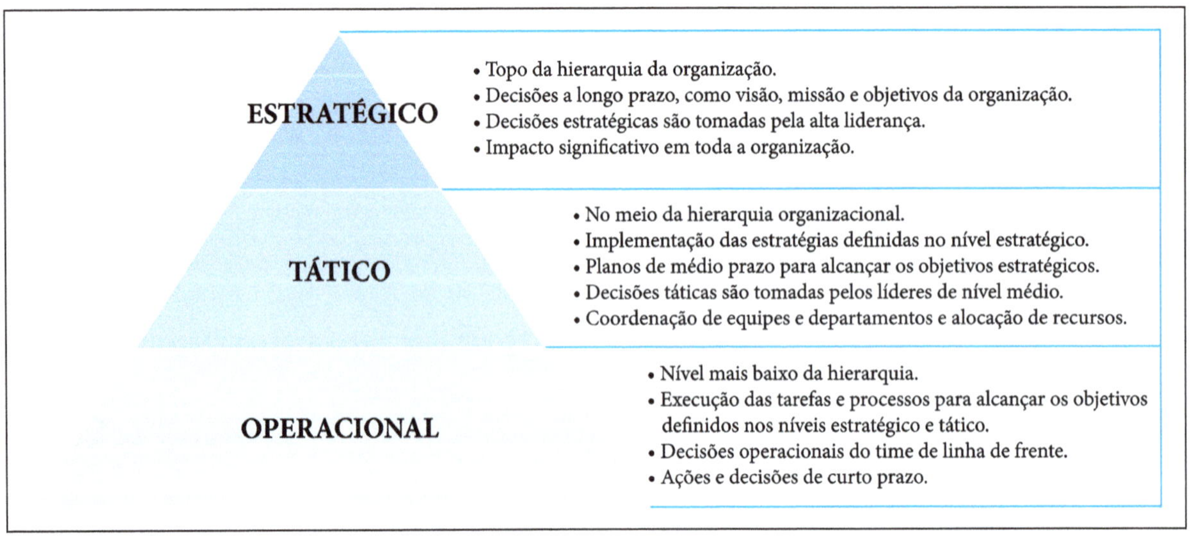

Figura 48.1. Diferentes níveis do planejamento nas organizações.

Fonte: Adaptada de Bateman & Snell.3

Tabela 48.1. Principais conceitos aplicados na gestão estratégica

O que	O que é	Para que serve
Planejamento estratégico	Processo sistemático de estabelecer metas e objetivos organizacionais a longo prazo e desenvolver planos de ação para alcançá-los	O planejamento estratégico envolve análise do ambiente externo e interno da organização, definição da direção estratégica, formulação de estratégias e alocação de recursos.
Missão	É a razão de ser da organização, sua finalidade fundamental	A declaração de missão descreve a função da organização para o mercado, de forma a justificar seus lucros do ponto de vista dos acionistas e da sociedade. Ela fornece uma base para a definição dos objetivos estratégicos e orienta as atividades da organização.
Visão	É uma imagem futura desejada da organização	A visão descreve o que a organização pretende alcançar a longo prazo e fornece uma direção clara. Ajuda a definir os objetivos estratégicos e orientar as decisões e ações da organização
Valores	São crenças e princípios fundamentais que guiam o comportamento e as decisões da organização	Os valores organizacionais representam os padrões éticos e culturais que a organização valoriza. Eles influenciam a cultura organizacional e ajudam a estabelecer uma identidade distintiva
Objetivos estratégicos	São metas de longo prazo que a organização pretende alcançar para realizar sua visão e cumprir sua missão	Os objetivos estratégicos são específicos, mensuráveis, alcançáveis, relevantes e com prazo determinado. Eles são referenciais para guiar a estratégia e guiam a alocação de recursos e as atividades da organização
Balanced scorecard (BSC)	É um sistema de medição e gestão estratégica	O BSC visa traduzir a estratégia organizacional, sua missão, visão e valores em objetivos e indicadores claros em diferentes perspectivas

Fonte: Adaptada de Mintzberg, Ahistrand & Lampel;[4] e Lobato, Ahistrand & Lampel.[6]

projetos e com responsabilidade para definir os rumos da saúde dentro de uma organização com atuação global, nacional ou regional, ou mesmo uma unidade de negócios com orçamento definido, atua no nível **estratégico**. Cabe compreender que em organizações de pequeno porte ou com baixo nível de maturidade na cultura de saúde e SST, estes níveis podem ser assumidos por apenas um profissional.

Estes conceitos devem envolver todas as áreas dentro da organização. Sendo assim, a saúde também está conectada com a estratégia com maior ou menor proximidade. Ela pode ser a própria estratégia da organização (p. ex., empresa de saúde do trabalho), parte de uma estrutura funcional (p. ex., diretoria de saúde, segurança e meio ambiente) ou a própria estrutura funcional da empresa (diretoria ou gerência de saúde). Para Mintzberg, Ahistrand & Lampel,[4] a gestão estratégica é então dividida em níveis dentro da organização (Figura 48.2).

A gestão estratégica funcional refere-se ao processo de planejamento, implementação e controle das atividades e recursos de uma área funcional específica em uma organização (p. ex., recursos humanos, qualidade, saúde e/ou segurança, financeiro, produção, jurídico etc.), alinhada com os objetivos estratégicos gerais da empresa. Essa abordagem visa otimizar o desempenho e a eficiência das áreas funcionais por meio da definição de metas, alocação de recursos adequados, monitoramento de indicadores-chave de desempenho e adaptação às mudanças do ambiente empresarial. Assim, a estrutura de saúde dentro da empresa se apresenta como parte do desdobramento de estratégias em uma camada operacional, tática ou estratégica funcional, a depender da maturidade estabelecida (Figura 48.3).

Assim, o gestor ou líder em saúde na empresa, que ocupa cargo de liderança, deverá ocupar um cargo de gerente ou diretor médico. Ele é responsável por cerca de cinco principais linhas de atuação:[7]

1. Desenvolvimento de políticas corporativas, procedimentos e projetos de saúde.
2. Supervisionar as unidades de negócio no âmbito da saúde, bem como desdobrar as políticas e procedimentos padrão entre os médicos e times de saúde da empresa.

ESTRATÉGIA CORPORATIVA

Nível mais elevado da estratégia empresarial e está relacionada com o negócio nos quais se decide competir, determinando a diversificação.

ESTRATÉGIA COMPETITIVA OU DO NEGÓCIO

Estratégia utilizada para a unidade de negócio.

ESTRATÉGIA FUNCIONAL

A forma como cada unidade funcional da empresa relaciona a estratégia com o nível tático da organização. Deve cobrir todas as áreas da empresa.

Figura 48.2. Níveis da estratégia corporativa em estratégia funcional.

Fonte: Adaptada de Mintzberg, Ahistrand & Lampel;[4] e Lobato, Ahistrand & Lampel.[6]

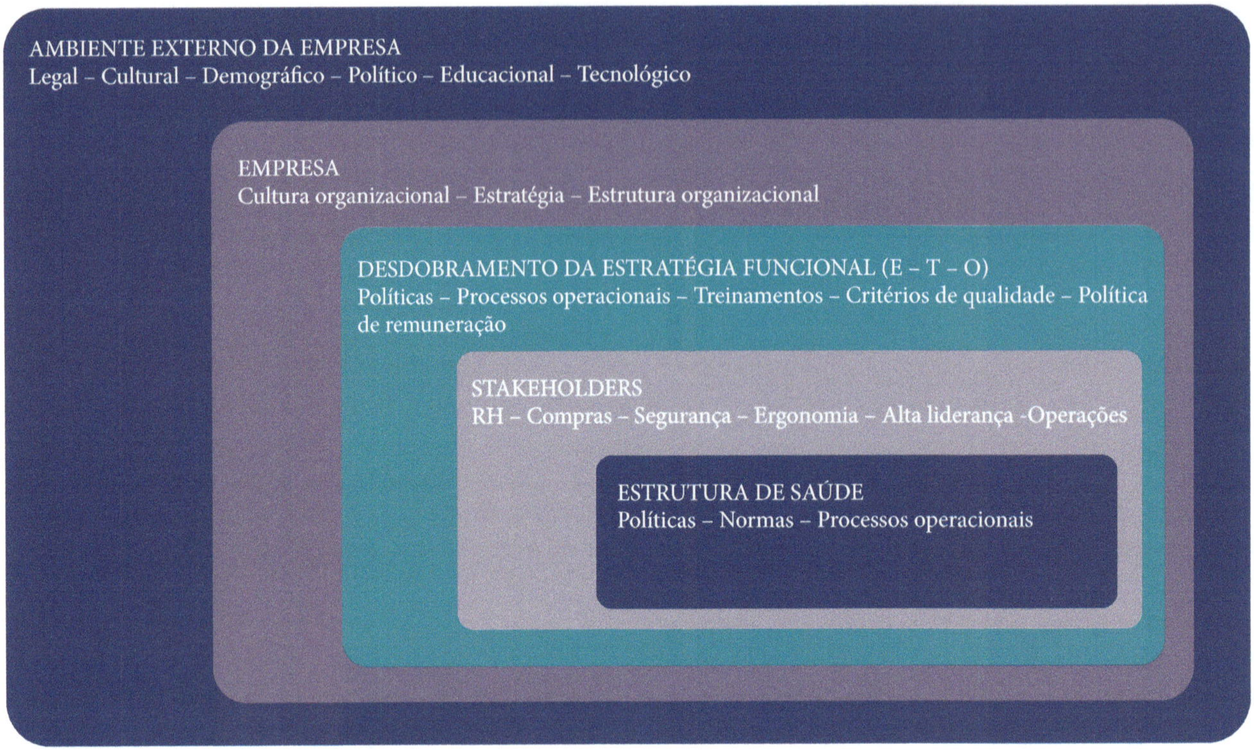

Figura 48.3. A estratégia funcional da medicina do trabalho no ambiente da empresa.

Fonte: Elaborada pelos autores, a partir de Zétola[9] e Lobato et al.[5].

3. Avaliar e desenvolver os processos de saúde dentro do *Sistema de Gestão de Saúde e Segurança do Trabalho* (SGSST) e realizar auditorias internas ou avaliações de eficácia de sua implementação.
4. Realiza a comunicação e o treinamento técnico para a equipe de saúde.
5. Posiciona de forma a reportar-se direta ou indiretamente a tomadores de decisão.

Exercer a liderança no campo da saúde do trabalhador requer o desenvolvimento contínuo de competências, que podem ser aprimoradas de diversas maneiras. Mas esse processo não escapa de um contínuo estudo técnico e científico, a fim de obter uma visão do todo, dentro dos diversos processos do serviço de saúde que se está conduzindo. E isso envolve assumir responsabilidades e desenvolvimento de maturidade e competências transversais.[1]

Gestão funcional da saúde na empresa

A *gestão de saúde,* como vimos, pode ser exercida, diretamente, como área funcional, ou como parte de uma gestão integrada com as mais diversas áreas (p. ex., saúde, segurança e meio ambiente e/ou qualidade; saúde e bem-estar; saúde e recursos humanos etc.).

Cabe ao gestor de saúde construir uma visão clara da condição atual do serviço de saúde e do grau de maturidade em SST na empresa. Essa análise inicial deve considerar:

1. O contexto da organização (atividade da empresa, riscos envolvidos nas atividades, objetivos estratégicos, sua missão, visão e valores, processos estabelecidos, cultura da empresa etc.).
2. Ambientes externos (cenário político, geolocalização, cultura local etc.).
3. Organização do trabalho (organograma, processo de trabalho, diretrizes e políticas institucionais, e padrão administrativo).
4. Cultura de saúde e segurança (nível de reatividade, cumprimento de normas e legislação ou se existe o desenvolvimento implícito de uma conscientização prevencionista, políticas de saúde e segurança do trabalho e processos já estabelecidos, documentados e treinados).
5. Estruturação das equipes e qualidade dos serviços de saúde existentes (existência de dados estruturados e indicadores, processos, infraestrutura, insumos, equipamentos etc.).

Essa análise inicial é ponto central do planejamento das ações e estratégias de saúde na empresa, e parte de um sistema de gestão. Seus resultados são base para a definição, junto com a alta diretoria, de uma política de SST estruturada e adequada, bem como é fonte inicial para a preparação da futura documentação do serviço. Em geral, esse processo pode durar de semanas a meses, dependendo da complexidade e do tamanho da empresa. Deve-se estabelecer um prazo para a construção de um primeiro documento que, normalmente, não ultrapasse 3 meses, e deve seguir com o planejamento dos próximos anos.

Uma boa prática como parte desta análise é a criação de listas de verificação ou *checklists*, apontando eventuais não conformidades, com a criação de itens e subitens, o que possibilita uma análise da extensão do cumprimento das normas, inclusive podendo-se definir porcentagens que possam servir de indicadores de maturidade do processo.

Este trabalho norteará todo o formato dos trabalhos do médico gestor e sua equipe, sendo dotado das informações que são base para a criação de um planejamento que deve conter, no mínimo, com base nas orientações da Organização Internacional do Trabalho (OIT):[8]

1. Estar em conformidade com a legislação nacional.
2. Servir de base para a tomada de decisões sobre a implementação do serviço.
3. Servir como referência inicial para avaliar a melhoria contínua do sistema de gestão da SST da organização.

E vale reiterar que este planejamento estratégico funcional é parte de um processo evolutivo, que passa por revisões e atualizações periódicas que deve considerar o tempo estimado para consolidar os planos estabelecidos com os recursos disponíveis, e o grau de consolidação e o posicionamento da liderança de saúde junto à alta diretoria.

A política de SST ou de saúde existente na empresa (ou instituição), sua missão, visão e valores, como parte do desdobramento da estratégia, recursos destinados para a área, são os elementos que, em geral, fazem o delineamento do compromisso da empresa com a saúde do trabalhador. Cabe também, ao gestor, avaliar se tais elementos da estratégia são apenas formalidade, ou uma aplicação efetiva que se materializará em ações reais.

A política constitui a espinha dorsal do SGSST, ajuda a motivar a cultura prevencionista em todos os níveis da empresa, e deve incluir o compromisso com as condições de trabalho seguras e saudáveis, bem como ser **apropriada ao propósito, tamanho e contexto da organização e à natureza específica de seus riscos de SST**. É no momento da sua elaboração que a empresa demonstrará maior ou menor compromisso em garantir que a SST seja uma prioridade estratégica para a organização, ao lado de todos os outros objetivos do negócio. E ela é o resultado do que a empresa enxerga em termos de estrutura, de reconhecimento e de valores (e da imagem da sua marca), devendo estar em consonância com a sua estratégia social.[9]

Algumas perguntas, conforme destaca Zétola,[9] ajudarão no direcionamento inicial como gestor, ajudando a definir, por exemplo, o nível de complexidade para o atendimento em saúde, necessário ao serviço (Tabela 48.2).

Ainda nesta fase inicial, o passo seguinte é conhecer, de forma aprofundada, o processo produtivo da empresa, considerando que a SST deve estar atrelada à rotina da empresa. É a partir dessa ação que o gestor em saúde começa a construir uma base de informações para a compreensão dos processos existentes na organização como um todo. Deve-se revisar os riscos ocupacionais e correlacioná-los com as demandas do serviço, sendo parte propositiva de melhorias efetivas para o sistema de gestão e dos programas a serem elaborados. A inclusão dos fatores psicossociais do trabalho na análise de riscos deve ser explorada e deve ser motivo de atenção, já que ela pode auxiliar na correlação do aumento constante das demandas, maior competitividade, pressão administrativa e busca por resultados.

Normas regulamentadoras nacionais são excelentes balizadoras do caminho que está sendo trilhado com o serviço. Dentre elas estão as normas do Ministério do Trabalho, Ministério da Saúde e INSS e eventuais programas dos quais a empresa participe, como aqueles acordados com os sindicatos. Assim, é importante

Tabela 48.2. Indagações pertinentes para com seu superior hierárquico, sobre o serviço de SST
1. O que estou assumindo?
2. Quais são minhas responsabilidades?
3. Quais são as entregas que preciso fazer?
4. Quais prazos?
5. Como é feito o trabalho atualmente?
6. Qual o orçamento?
7. Qual o interesse da empresa?
8. Existe uma estratégia social que envolva a área de saúde?
9. Qual a cultura de SST na empresa?

Fonte: Zétola[9]

implementar mecanismos de controle e verificação do grau de cumprimento desses requisitos, principalmente os que constam na legislação.

Com isso, o médico, mesmo em posição de liderança, deve conhecer e dominar *in loco* os riscos a que o trabalhador está exposto para poder estruturar normas e procedimentos e avaliar criticamente a documentação já existente. A multidisciplinaridade e a busca de informação por meio de "pessoas-chave", sem dúvida alguma, são essenciais nessa jornada.

Gestão da cultura de saúde no trabalho

A *cultura organizacional* é um conjunto de hábitos e crenças estabelecidos a partir de normas, valores, atitudes e expectativas compartilhados pelos membros de uma organização[10] e que é moldada pela história compartilhada, pela estabilidade dos membros do grupo e pela intensidade emocional das experiências vividas.[11] Ela representa um conjunto de pressupostos básicos criados pelo grupo para lidar com os desafios externos e internos. Esses pressupostos são transmitidos aos demais membros como a forma correta de perceber, pensar e sentir sobre esses desafios.

As empresas que possuem uma cultura organizacional comprometida com a saúde e o bem-estar dos trabalhadores promovem um ambiente de trabalho saudável e, ao mesmo tempo, contribuem para o sucesso e a sustentabilidade dos negócios,[12] e o médico do trabalho e demais profissionais de saúde têm papel importante em assessorar tecnicamente empregadores, dirigentes sindicais, autoridades e formadores de opinião sobre questões de saúde. Os médicos do trabalho reforçam a autonomia e o poder de decisão dos trabalhadores, fornecendo orientações e suporte para a promoção de ambientes de trabalho saudáveis e seguros.

Liderança e *cultura* são elementos intrinsecamente ligados na gestão em saúde e segurança do trabalho. Os gestores desempenham um papel essencial na moldagem da cultura organizacional, buscando, constantemente, seu desenvolvimento, inspirando mudanças e corrigindo disfunções identificadas. Este líder tem potencial de exercer influência capaz de inspirar valores, administrar normas corporativas, formalizar processos e políticas internas, além de definir o perfil estratégico do sistema de gestão.

Pesquisas realizadas pela *European Agency for Safety and Health at Work* (EASHW)[13] revelaram que melhorias substanciais e contínuas em saúde e segurança no trabalho ocorrem quando há uma cultura de prevenção estabelecida, com a participação ativa de todos os trabalhadores e suas lideranças. A inspiração e a busca pela confiança e participação dos trabalhadores têm se mostrado abordagens mais eficazes para criar um repertório sólido e duradouro em saúde e segurança. Esse modelo é fortalecido pelas diretrizes propostas pela OIT em 2001,[8] que foram sistematizadas em 2018 pela norma ISO 45001.[14]

É possível estimular a realização das tarefas de acordo com novos critérios de saúde, segurança e conforto, a partir do engajamento de líderes e trabalhadores, gerar resultados positivos e promover uma dinâmica na qual o coletivo se sinta confortável e sem intimidação. Isso confirma as crenças e valores do gestor, que também são reconhecidos e compartilhados. O processo de formação cultural se desenvolve com o tempo, a partir do exemplo de liderança, e o reforço contínuo faz com que os trabalhadores percebam os novos comportamentos como parte da identidade coletiva.

Todas as lideranças, incluindo as intermediárias, desempenham papel crucial na gestão integrada de saúde e segurança no trabalho, especialmente no desempenho de suas equipes. Segundo Simard,[15] abordar sistematicamente os supervisores é estratégico para lidar com três grandes problemas no processo de mudança de comportamento: (1) resistência à mudança; (2) adaptação dos sistemas formais de gestão existentes para apoiar a mudança; e (3) modelagem da dinâmica política e cultural informal da organização.[15] No entanto, interagir nessa relação requer uma análise cuidadosa das representações construídas pelas lideranças e os trabalhadores sobre aspectos das oportunidades, remuneração, benefícios, treinamento, carreira, relações trabalhistas e ações voltadas à longevidade e produtividade do capital humano.

O gestor em saúde deve compreender a cultura organizacional e suas nuances a fim de estabelecer as conexões das ações e objetivos propostos com esta, evitando impor fórmulas rígidas e desconectadas da realidade.

Papel da comunicação na cultura organizacional

O médico do trabalho exerce o papel de interlocutor constante na sua atividade de rotina, independente da função. Entretanto, é na posição de liderança, como gestor em saúde, que ele assume maior responsabilidade em transmitir informações de maneira clara e precisa, tanto para sua equipe, como para os demais trabalhadores e alta direção, e para outras partes interessadas (comunidade, sindicato, prestadores de serviço, entre outros). Isso porque eventuais falhas na comunicação e a falta da devida compreensão de como desenvolver demandas podem gerar desalinhamentos do serviço, perda de prazos e uma série de outros erros relacionados com SST e baixo engajamento. Além disso, uma equipe que não estabeleça um bom diálogo entre seus membros passa a impressão de estar à deriva, com maior chance de surgirem erros, menor motivação e, consequentemente, o retrabalho.

Segundo a OIT,[8] devem existir procedimentos para receber, documentar e responder adequadamente às comunicações internas e externas relativas à SST, bem como assegurar a comunicação interna da informação sobre SST entre os níveis e as funções relevantes da organização.[8] A comunicação tem papel fundamental dentro do processo de saúde na empresa, já que é por ela que passam esclarecimentos, informes rotineiros e a educação continuada dos trabalhadores e da equipe. Desde informações simples, como uma eventual alteração no horário de funcionamento (p. ex., por causa de uma reforma), até um plano de contingência sobre como agir em casos de incêndio, dependem de uma comunicação adequada. Isso pode gerar otimização de processos, mais segurança, agilidade no trabalho e credibilidade. A boa comunicação influencia diretamente no relacionamento entre a área, a empresa e os trabalhadores.

Aspectos importantes na criação de estratégias para a promoção da cultura de saúde no trabalho

O comportamento seguro e saudável está diretamente ligado à melhoria dos resultados da empresa em termos de maior desempenho, menor absenteísmo, redução de acidentes e motivação, dentre outros fatores, de forma sistêmica. Entretanto, a questão central é que o engajamento para uma mudança de cultura deve permear a organização em todos os níveis e entre os trabalhadores.

Autocuidado

É entendido como a capacidade de o trabalhador perceber suas próprias condições físicas e emocionais e as possíveis causas relacionadas com o desconforto (quando da sua existência) com o intuito de atuar sobre elas, de maneira saudável e benéfica. Segundo Orem,[16] pioneira na definição de autocuidado, tratam-se de ações dirigidas a si mesmo ou ao ambiente, a fim de regular o próprio funcionamento de acordo com seus interesses na vida, saúde e bem-estar.[16] A pessoa é o centro da mudança de sua própria vida e saúde, e isso implica pensar sobre seu estilo de vida atual e assumir hábitos saudáveis, relacionados com a alimentação, atividades físicas, lazer ou outras mudanças que promovam o bem-estar e evitem o aparecimento ou complicações de algumas doenças. Ainda sobre a definição de autocuidado, existem concepções no campo da SST, como a apresentada pela Fundação Ibero-americana de Saúde e Segurança Ocupacional (FISO),[17] que descreve a relação entre a capacidade de as pessoas escolherem de forma livre o comportamento seguro no trabalho e o conhecimento dos fatores de risco que podem afetar seu desempenho e/ou produzir acidentes ou doenças relacionadas com o trabalho.[17] Com isso, o autocuidado é peça fundamental na cultura de SST, sendo a base sobre a qual cada indivíduo adota comportamentos seguros no ambiente de trabalho, ao mesmo tempo em que contribui com o cuidado de seus colegas. Para o desenvolvimento do autocuidado é fundamental, então, que a melhor informação com base em evidências alcance os trabalhadores, em uma construção constante, contínua e sustentável.

Motivação para a mudança

Dentro de uma possível intervenção, podemos pensar na construção transteórica proposta por Prochaska & DiClemente,[18] que desenvolveram um modelo que descreve a *mudança* como um processo vivenciado em diferentes estágios de prontidão e motivação, dispostos em formato circular (Figura 48.4). Nessa linha, pessoas que se propõem a eliminar determinada conduta, como por exemplo, o tabagismo, passam pelas diferentes etapas, inclusive repetindo o processo diversas vezes antes de alcançar a estabilidade da mudança.[18] Esse modelo também considera a recaída como um acontecimento normal (o que não quer dizer que seja estimulado), mas é uma perspectiva realista para se evitar que haja a desmotivação ou desistências quando ela ocorrer. Também demonstra que em um estágio de pré-contemplação a pessoa ainda não está pronta para a mudança. Por ser um processo dinâmico, modificando-se com o tempo e com as diferentes circunstâncias, que compreende a motivação como um estágio interno de disposição para a mudança, que sofrerá influência também de fatores externos.

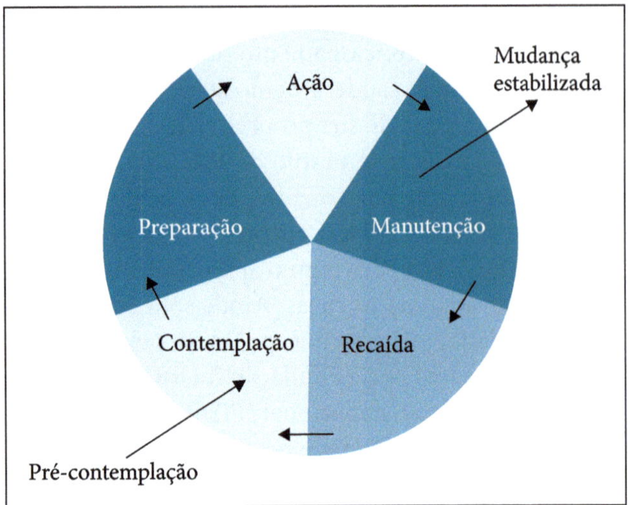

Figura 48.4. Estágios de motivação para a mudança.

Fonte: Adaptada de Prochaska & DiClemente.18

Exame periódico

Diversos são os momentos em que o profissional de saúde ou o médico está diante do trabalhador, mas a abordagem individualizada do *exame periódico* tem potencial valor. Assim como os demais exames ocupacionais, o *exame periódico* é parte obrigatória para todos os empregados no Brasil e envolve a realização da avaliação de saúde, o diagnóstico preventivo e a orientação quanto aos níveis dos fatores de risco a que os trabalhadores estão expostos no ambiente ocupacional. Apesar da exigência legal, seu potencial estratégico como ferramenta de construção de saúde é pouco valorizado e aplicado pelos médicos e empresas.[9,19] A partir da "escuta" durante o exame periódico, é possível traçar o perfil de saúde dos trabalhadores e realizar um trabalho diferenciado junto a cada indivíduo, o que pode significar, também, melhor embasamento dos programas de saúde e direcionamento adequado dos recursos da empresa. Além desses fatores, é também uma chance importante de se avaliar o clima organizacional, possíveis críticas e obtenção de um *feedback* das ações em saúde. Os dados estruturados e anonimizados oriundos dos exames ocupacionais permitem construir indicadores e o perfil de saúde da população trabalhadora e, assim, determinar aspectos de intervenção e propostas de promoção da saúde.

Para muitos autores e entidades, o *exame periódico* ou de *vigilância médica* tem papel diferente dos demais exames ocupacionais (admissional, retorno ao trabalho, demissional etc.), não tendo como foco principal o de definição de aptidão,[19] mas um conjunto de ações que incluem: anamnese detalhada sob os aspectos de sinais e sintomas específicos; exame físico com foco nos riscos e condições de saúde relacionados; registros de dados em prontuário; interpretação do monitoramento biológico; conhecimento prévio dos riscos, legislações e condições de trabalho, e correlacioná-los com os achados clínicos; formular diagnósticos diferenciais; avaliar o estado de saúde e exposição a riscos e propor recomendações, e aconselhar mudanças no estilo de vida e saúde.[19-21] Os médicos do trabalho devem ter uma base de conhecimento comparável à de um médico da atenção primária com foco no adulto, já que ele deve gerenciar amplo aspecto de condições de saúde, cuidados urgentes, além de determinar o impacto de uma condição de saúde na capacidade para o trabalho.[1,20,21]

Por exemplo, conhecer a população com doenças crônicas não transmissíveis (DCNT), indivíduos sedentários, fumantes, etilistas, com obesidade e sobrepeso, alimentação inadequada etc. e possibilitar o acompanhamento coordenado de cuidado, direcionamento a programas específicos ou o encaminhamento adequado na rede assistencial disponível.[9] Para isso o médico deve ser o catalisador da mudança de visão sobre o exame periódico, trazendo, além da obrigatoriedade, conteúdo, melhor desfecho e melhor experiência de cuidado.

Programas de incentivo à saúde

É a estruturação de um formato que pode ser chamado de "clube de saúde", onde o trabalhador avança no ciclo de mudança ao mesmo tempo em que desenvolve o autocuidado por meio de um sistema de pontuação e recompensas. A ideia é somar pontos para trocar por uma série de benefícios, como a isenção da coparticipação no plano de saúde, viagens, *checkups*, desconto em academia, brindes, entre outros, de forma que o indivíduo se sinta estimulado e interessado a entrar em um ciclo positivo. Ao longo do tempo, o novo comportamento se estabelece na rotina. Há casos em que se chega a tal nível de engajamento, que o hábito saudável adquirido na empresa se estende para todos os seus ambientes de convívio, o que acaba por estimular, também, de forma natural, os integrantes da sua família. De acordo com Wilde,[22] programas de incentivos relacionados com a SST, como o estímulo ao comportamento seguro, geram um efeito positivo não só na redução do número de acidentes, como também no aumento da produtividade, melhoria do clima organizacional, aumento da satisfação no trabalho e melhora da relação entre gerências com suas equipes.[22] Modelos que estimulam um cuidado ativo de uns com os outros, com base na responsabilidade do autocuidado para o conjunto, elevam a frequência dos comportamentos seguros, o que reflete na cultura de SST. Já os modelos que focam na aplicação constante de penalidades, geralmente, geram efeitos colaterais.

Envolvimento dos trabalhadores

É imprescindível a participação dos trabalhadores em todas as etapas do planejamento do sistema de gestão em SST. Não existe eficácia na criação de regras, normas e intervenções no ambiente de trabalho se as partes interessadas – neste caso quem detém o "saber-fazer" do trabalho (os trabalhadores) – não estiverem envolvidas. Além disso, a comunicação deve ser clara e pelos canais apropriados, ou tais regras serão transgredidas na primeira ocasião em que o trabalhador tiver que optar entre entregar a "meta" ou utilizar o EPI, por exemplo. Pondo em termos mais simples, é como a questão do cinto de segurança: "ou a pessoa usa para não ser multada, ou porque sabe que pode sofrer um acidente, e que isso afetaria gravemente sua saúde", ou seja, na primeira chance em que não existir fiscalização, a pessoa dirigirá sem o cinto. Por isso, o envolvimento e a participação do time de saúde e do médico do trabalho nos diversos comitês, com representatividade dos trabalhadores fomentando discussões e trazendo ideias mais conectadas às suas necessidades, é fundamental para construir uma estratégia e garantir maior apoio destes. Esses comitês não devem se restringir a grupos obrigatórios por norma, como a CIPA (Comissão Interna de Prevenção de Acidentes), mas também comitês de saúde, ergonomia, bem-estar, diversidade, equidade e inclusão etc.

Além disso, é fundamental o uso de ferramentas para identificar a percepção dos trabalhadores sobre as iniciativas de saúde, possibilidades de melhoria e novas necessidades oriundas das modificações dos processos de trabalho e de sua qualidade de vida no trabalho. Para isso, existem diversas ferramentas para se conhecer a opinião dos trabalhadores, como pesquisas de satisfação (anônimas ou semianônimas) sobre ações, enquetes e questionários com perguntas específicas sobre tópicos relacionados à saúde e ao bem-estar para obter respostas e *insights* diretos. Reuniões e *workshops* para mudança e estabelecimento de novas rotinas fazem parte do processo.

Alta liderança

Como parte importante da estratégia, é o envolvimento dos principais atores na empresa, que tenham função estratégica e de poder (representantes da alta direção), áreas técnicas e *expertise* (área de saúde/médica, benefícios, recursos humanos, consultores, comunicação/*marketing*) ou influenciadores (cipeiros, pessoas naturalmente engajadas com as diversas temáticas de saúde, sindicatos, representantes de setores da empresa).[23] O envolvimento das lideranças das empresas em todos os níveis da organização é fator importante em todas as fases do processo de implementação e gestão. É fundamental estabelecer um diálogo com a liderança da organização, demonstrando, de forma estratégica, os benefícios a serem atingidos, que dependem, porém, do compromisso formal e do envolvimento da alta liderança. Para seu sucesso, cabe ao médico criar métodos de orientação e treinamento na busca conjunta para a melhoria contínua, pois, de outra forma, pode-se tornar um conflito permanente entre uma liderança que está preocupada em produzir; o médico gestor, que está preocupado com a saúde do trabalhador; e a direção, que exige resultados mais expressivos em SST, sem entender direito o processo. Por isso, as ações e estratégias de saúde devem estar integradas com a missão, visão e valores da empresa e seus objetivos estratégicos de forma a não comprometer sua sustentabilidade. Desta forma, identificar a missão, visão e valores da própria área, a partir do desdobramento funcional das estratégias da empresa, pode contribuir para deixar seus objetivos claros e de longo prazo para a alta liderança.[24]

Maturidade da cultura de saúde e segurança na empresa

A *curva de Bradley* da DuPont é uma ferramenta que auxilia e simplifica o trabalho no entendimento das mudanças de atitude e ação que devem ocorrer ao longo do tempo para desenvolver uma cultura de segurança madura nas empresas, através da conscientização e proatividade dos trabalhadores empregados. É importante destacar o papel da segurança colaborativa, em que há um cuidado mútuo entre todos, sendo esse o estágio avançado (e ideal) da participação dos trabalhadores. Um exemplo de atuação nesse sentido é o caso das seguradoras que trabalham com orientação para evitar riscos ocupacionais nas empresas. Sua principal função é fazer o seguro contra acidentes, mas também ensinam como evitá-los, inclusive, baseiam-se em ferramentas de análise, como a *curva*

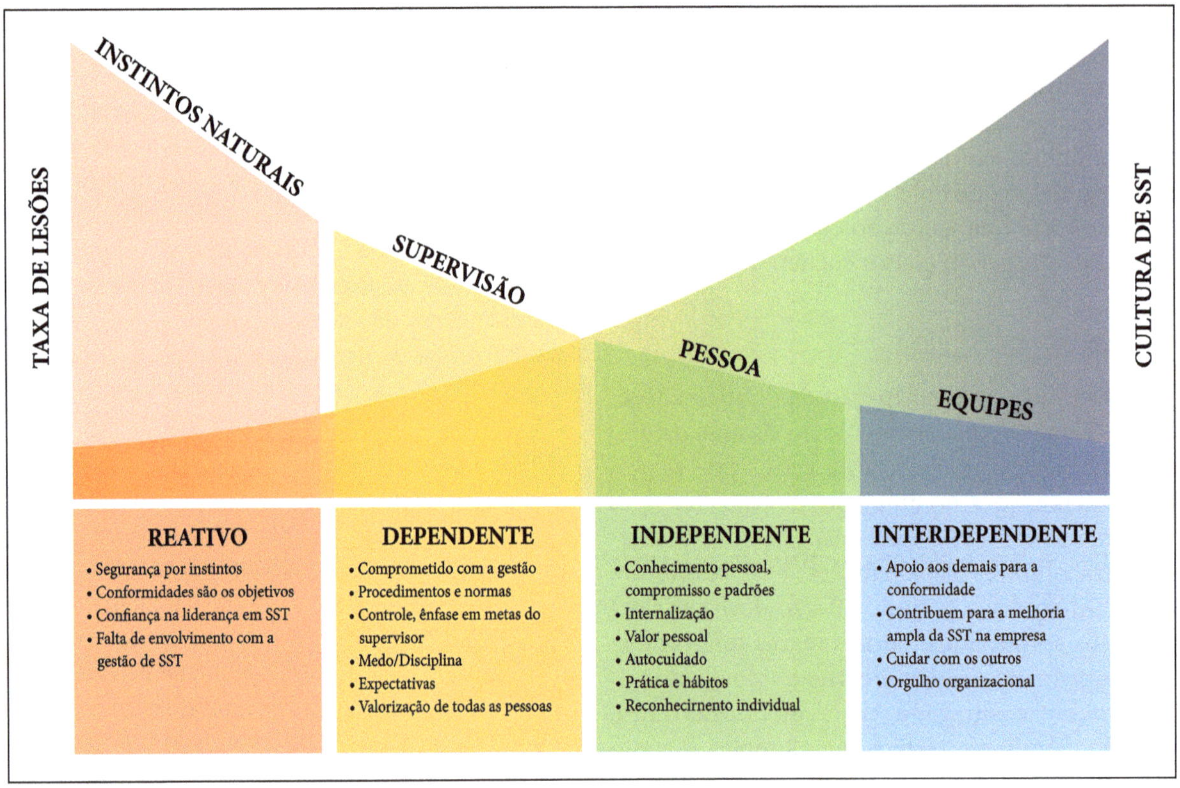

Figura 48.5. Curva de Bradley.

Fonte: Adaptada e traduzida da Dupont, 2017.

de Bradley (Figura 48.5), que demonstra o "grau de amadurecimento da cultura de SST", dividido em quatro níveis:

1. **Estágio reativo:** os trabalhadores não se responsabilizam, acreditando que segurança é algo determinado mais pela sorte do que por planejamento, e que "fatalidades acontecem";
2. **Estágio dependente:** os trabalhadores têm um entendimento de que segurança quer dizer apenas "seguir regras";
3. **Estágio independente:** os integrantes da organização entendem sua responsabilidade com a própria segurança; e
4. **Estágio interdependente:** além de cuidar da própria segurança, sentem que também têm um papel no cuidado com os outros, acreditando que a verdadeira melhoria em SST só pode ser alcançada na forma de cuidado mútuo.

CDC Health Scorecard

O *CDC Health Scorecard* é uma ferramenta desenvolvida pelo *Centers for Disease Control and Prevention* (CDC) dos Estados Unidos, que tem como objetivo ajudar os empregadores a avaliar se implementaram intervenções ou estratégias de promoção da saúde com base em evidências em seus locais de trabalho, visando melhorar a saúde e o bem-estar de seus trabalhadores.[59] Aborda aspectos de promoção de ambientes de trabalho saudáveis, prevenção de doenças crônicas, segurança do trabalho e outros fatores relacionados com a saúde. O questionário pode ser usado para avaliar o desempenho da empresa e identificar áreas de melhoria em relação à saúde dos trabalhadores empregados.

Total Worker Health®

Total Worker Health® (TWH) é uma iniciativa do *National Institute for Occupational and Safety* (NIOSH)[60] dos Estados Unidos, definida por políticas, programas e práticas que integram a proteção contra os riscos à segurança e à saúde relacionados com o trabalho, com a promoção de esforços de prevenção de lesões e doenças, para promover o bem-estar do trabalhador. O questionário do (TWH),

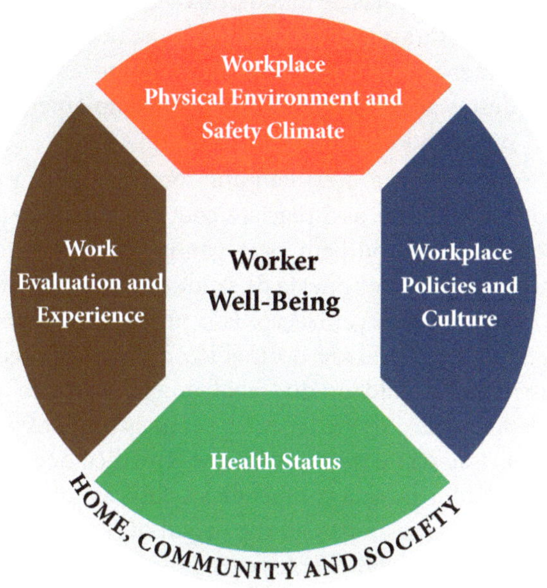

Figura 48.6. Os 5 domínios do bem-estar dos trabalhadores.

Fonte: NIOSH, 2021.[60]

Worker Wellbeing Questionnaire (WellBQ) (https://www.cdc.gov/niosh/twh/wellbq/default.html) é um questionário de autorrelato que permite aos trabalhadores fornecer informações sobre 5 domínios: (Figura 48.6):[61]

1. Avaliação e experiência de trabalho.
2. Políticas e cultura no local de trabalho.
3. Ambiente físico no local de trabalho e clima de segurança.
4. Estado de saúde.
5. Lar, comunidade e sociedade.

Destina-se a ajudar pesquisadores, empregadores, trabalhadores, profissionais e formuladores de políticas a entenderem o bem-estar dos trabalhadores e a direcionarem intervenções para melhorar o bem-estar dos trabalhadores.

Questionário de autoavaliação da ABQV

O ***Questionário de Autoavaliação da ABQV*** (https://abqv.org.br/questionario/) é uma iniciativa da Associação Brasileira de Qualidade de Vida (ABQV), que permite conhecer a situação atual e devolver um *feedback* organizado e o aprendizado contínuo em promoção de saúde e bem-estar corporativo.[62]

Abordagem integrada e integral da saúde do trabalhador

Para Buarque,[24] nas organizações, a falta de cooperação entre os atores da saúde leva à baixa confiança nos serviços ocupacionais, ineficiência e menor racionalidade no uso dos recursos.[24] De um lado temos um sistema de saúde suplementar fragmentado e focado na doença, episódico e reativo, com baixa racionalidade e efetividade em seu uso, baixa ênfase na promoção e prevenção de doenças ou na abordagem da atenção primária, que gera um impacto crescente nos custos médico-hospitalares, incidindo diretamente sobre o custo da folha de pagamento. De outro, apesar da consistente regulamentação em saúde e segurança no Brasil, ainda prevalece o modelo binário "apto" ou "inapto" e com foco apenas no monitoramento de fatores de riscos ocupacionais.

Por isso, o modelo de atenção à saúde do trabalhador deve considerar os múltiplos determinantes de saúde relacionados com os agravos à saúde e adotar práticas ligadas à **visão integral do trabalhador**. Também, **uma abordagem integrada** da proteção e promoção da saúde na empresa pode beneficiar trabalhadores e empregadores. Esforços integrados podem melhorar o ambiente de trabalho físico e organizacional. Voltados à proteção, promoção e gestão integrada da saúde, monitoramento, orientação e aconselhamento de fato, não somente nos exames ocupacionais, mas estendendo-se às demais práticas de saúde e bem-estar nos diversos ambientes de trabalho.[24]

Sorensen & Barbeau,[25] como parte de iniciativa do NIOSH, revisaram e agruparam em quatro razões lógicas a justificativa para que a abordagem da saúde ocupacional seja integrada com as ações assistenciais e de promoção de saúde no ambiente de trabalho:[25]

1. **O risco de adoecimento da força de trabalho é potencializado pela exposição conjunta a riscos ocupacionais e hábitos que trazem risco para doenças crônicas**

   Os efeitos dos riscos relacionados com os hábitos de vida e dos riscos no ambiente de trabalho não são independentes. Assim, num ambiente onde exista a exposição a substâncias químicas (p. ex., benzeno) pode ocorrer a transformação destes agentes em agentes mais perigosos, por conta do hábito de fumar. Também existe associação entre o cigarro e ambientes de trabalho estressantes ou com baixa autonomia.

2. **Trabalhadores mais expostos a condições de riscos ocupacionais são aqueles que mais comumente possuem comportamentos e hábitos de risco para a saúde**

   Aqueles trabalhadores que ocupam cargos operacionais têm, normalmente, a possibilidade de ocupar posições no trabalho que envolvem exposição mais elevada aos riscos ocupacionais. Portanto, expõem-se mais ao risco de acidentes e doenças. Quando avaliamos a prevalência de obesidade, tabagismo, hábitos não saudáveis de alimentação, uso abusivo do álcool, nível de escolaridade e acesso aos recursos de saúde, normalmente encontramos os piores resultados nestas condições. A adição destes fatores leva ao maior absenteísmo destes trabalhadores e, também, adoecimentos relacionados com a saúde mental, doenças osteomusculares e baixa satisfação no trabalho.

3. **A integração de ações de promoção de saúde com as ações de saúde e segurança no trabalho podem aumentar o engajamento e a efetividade nos trabalhadores de alto risco**

   Além disso, programas que integram mensagens sobre riscos do trabalho e comportamentos relacionados com o risco podem aumentar as motivações dos trabalhadores para fazerem mudanças no comportamento em saúde. Há evidências, do campo de comunicação de risco, de que as pessoas colocam a maior prioridade sobre os riscos ocupacionais, riscos que são involuntários, fora do controle pessoal ou indetectáveis, do que as mudanças de comportamento em saúde pessoal, e podem sentir que os benefícios das mudanças de comportamento de saúde individuais são insignificantes diante das exposições aos riscos no local de trabalho. Existe, também, menor envolvimento e compromisso das lideranças nesses temas.

4. **A integração de ações de promoção de saúde, com as ações de saúde e segurança no trabalho, pode beneficiar a organização e o ambiente organizacional de forma mais abrangente e com o uso mais racional dos recursos**

   As ações de promoção de saúde no ambiente de trabalho reduzem os custos diretos (custos de assistência médica) e indiretos (perdas de produtividade e absenteísmo). Programas que também englobam o bem-estar dos empregados, a gestão de afastamentos, a assistência ao empregado e a medicina do trabalho têm mostrado resultado em economias de longo prazo na utilização e gastos com assistência médica, e reduções no afastamento por doença. Assim, o custo-efetividade destas ações e programas já está amplamente demonstrado na literatura.

Sendo assim, a ação conjunta entre programas de saúde ocupacional, assistenciais, com programas de promoção de saúde ou bem-estar ganha ainda mais força quando conecta a estratégia de saúde de forma funcional aos objetivos da organização. Isso perpassa pela necessidade de proximidade do médico e da equipe, como construção do cuidado do trabalhador e, portanto, pela necessidade de o serviço médico ser mais resolutivo. Reforça a visão da necessidade de que o médico que assiste o trabalhador possua competências clínicas fundamentais, com foco na empatia; a capacidade de ser resolutivo; e a de fazer aconselhamentos e recomendações individuais e coletivas e de forma longitudinal.[1,20,21]

Gestão da saúde populacional

A *gestão da saúde populacional* (GSP) é definida pelo formato da distribuição dos resultados de saúde dentro de uma população, os determinantes que influenciam a distribuição, e as políticas e intervenções que afetam estes determinantes. Populações podem ser definidas de forma geográfica ou por grupos, de acordo com alguns elementos comuns (p.ex., empresa, etnia, condições clínicas, organização provedora etc.).[26] Por esse motivo, a abordagem populacional é utilizada dentro das organizações para promover um entendimento da saúde da população; incentivar discussões e engajamento dos principais interessados (prestadores de serviços de saúde, profissionais de saúde pública, planos de saúde, empregadores e formuladores de políticas); e para disseminar estratégias destinadas a melhorar a saúde da população. Com isso, contribuir para o desenvolvimento de pessoas e populações saudáveis que criam forças de trabalho produtivas e comunidades prósperas.[27] Ela se baseia em quatro pilares: (1) gerenciamento do cuidado, (2) qualidade e segurança, (3) saúde pública e (4) políticas de saúde.[26]

Gestão da saúde suplementar

A Lei nº 8.080/90 regula, em nosso país, as ações e serviços de saúde executados isolada ou conjuntamente. Ela institui o Sistema Único de Saúde (SUS), assim como determina a possibilidade de complementariedade por parte da iniciativa privada.[28] A saúde suplementar refere-se ao conjunto de serviços e coberturas de saúde oferecido por empresas privadas (no âmbito da assistência médica, hospitalar, odontológica, psicológica e farmacêutica), conhecidas como "operadoras" de planos de assistência à saúde ou "seguradoras" de saúde.[29] Essas operadoras atuam como intermediárias entre os prestadores de serviços de saúde (hospitais, clínicas, laboratórios etc.) e os beneficiários dos planos, fornecendo acesso a uma ampla gama de serviços médicos e assistenciais. Na gestão da *saúde suplementar* em uma empresa existem alguns pontos principais a serem considerados:

a) Contratação e negociação de planos de saúde.
b) Comunicação e orientação aos trabalhadores empregados.
c) Gestão de contratos e pagamentos.
d) Monitoramento da qualidade dos serviços.
e) Promoção da saúde e prevenção de doenças. A gestão dos planos ou operadoras tem como subsídio técnico, muitas vezes, o médico do trabalho, com a participação de comitês de saúde e análises de indicadores.

Modelos de Sistema de Gestão em Saúde e Segurança do Trabalho

O que é um sistema de gestão em SST e qual seu objetivo?

Um *sistema* é um conjunto de partes coordenadas para realizar um conjunto de finalidades. Este termo é utilizado em diversas áreas, todas as vezes em que se deseja referir ao conjunto de partes que de alguma maneira estejam interligadas (p. ex., sistema circulatório, sistema bancário).[43] A administração de um sistema faz o planejamento e a gestão, considerando os objetivos globais, o ambiente, os recursos e os componentes. Contudo, quanto maior e mais abrangente for a organização, maior a probabilidade de que os procedimentos precisem ser escritos e formalizados em processos claros, a fim de garantir a responsabilidade de cada um. Este processo de sistematização, onde se explica detalhadamente quem, onde, como e quando as coisas são feitas é conhecido como um **sistema de gestão**. De acordo com a OHSAS,[36]

> um **sistema de gestão** é um conjunto de elementos inter-relacionados utilizado para estabelecer, executar e alcançar políticas e objetivos de diversas ordens, a partir de atividades de planejamento, responsabilidades, práticas, procedimentos, processos e recursos.[36]

A aplicação de um **sistema de gestão em saúde e segurança do trabalho** (SGSST) baseia-se em critérios relevantes da área, em normas e em comportamentos. O objetivo principal de um SGSST é estabelecer uma estrutura para identificar e gerenciar perigos, avaliar riscos e analisar e aproveitar oportunidades para implantação de melhorias.[32] Os resultados almejados ao implementar esse sistema são: evitar danos relacionados com o trabalho, problemas de saúde dos trabalhadores, e fornecer um ambiente de trabalho seguro e saudável.[30,43] Portanto, é de extrema importância que as organizações identifiquem os perigos, minimizem os riscos à saúde e segurança e tomem medidas eficazes de prevenção e proteção.[31]

Quando essas medidas são aplicadas por meio do SGSST, elas melhoram o desempenho em saúde e segurança ocupacionais. Um sistema de gestão pode ser ainda mais eficaz e eficiente ao abordar, antecipadamente, as oportunidades de melhoria do desempenho em saúde ocupacional e segurança do trabalho e do trabalhador (Figura 48.7).[30,31]

Dentre os diversos modelos de sistemas de gestão em SST existentes, citam-se como os mais utilizados pelas organizações as normas **BS 8800** (de origem inglesa, criada pela *British Standards Institution* e publicada em 1996); a **ILO-OSH** (norma reconhecida pelos governantes, empregadores e trabalhadores e que teve por base a Convenção nº 155 da Organização Internacional do Trabalho – OIT);[30,31] a **OHSAS 18001,** elaborada em 1999 por um grupo de entidades internacionais e substituída pela **ISO 45001** em 2021;[32] e o **sistema DuPont** (programa de gestão voltado à segurança de processos e aos riscos operacionais). Normalmente, empresas ou corporações que possuem maior complexidade de suas atividades constroem seus próprios sistemas de gestão com base em normas já estabelecidas e perigos e riscos identificados.[33,34]

A *saúde no trabalho* abrange desde a promoção até a manutenção da saúde física e mental e do bem-estar social dos trabalhadores em todas as profissões. Neste contexto, a antecipação, a identificação, a avaliação e o controle dos riscos no trabalho que possam vir a prejudicar a saúde e o bem-estar dos trabalhadores são os princípios fundamentais do processo de avaliação e de gestão de SST. Consideramos que o *gerenciamento de riscos ocupacionais* (GRO) constitui um avanço para a gestão da Segurança e Saúde no Trabalho no Brasil.[35,36] É importante frisar que cabe à organização, na implementação do *Programa de Gerenciamento dos Riscos:*[47]

a) evitar os riscos ocupacionais que possam ser originados no trabalho.

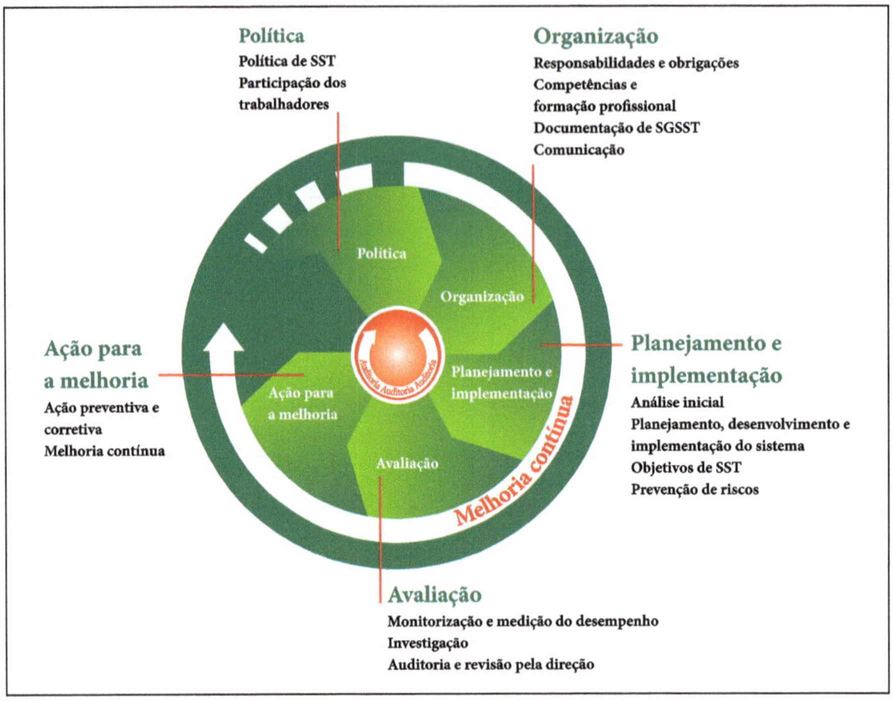

Figura 48.7. Linhas orientadoras sobre um SGSST. Um ciclo de melhoria contínua.

Fonte: OIT.[30,31]

b) identificar os perigos e possíveis lesões ou agravos à saúde.

c) avaliar os riscos ocupacionais indicando o nível de risco.

d) classificar os riscos ocupacionais para determinar a necessidade de adoção de medidas de prevenção.

e) implementar medidas de prevenção, de acordo com a classificação de risco e na ordem de prioridade estabelecida nas normas regulamentadoras.

f) acompanhar o controle dos riscos ocupacionais.

A implantação de um *sistema de gestão de SST* permite que uma organização gerencie seus riscos e aprimore seu desempenho em saúde e segurança do trabalho. Esse sistema de gestão pode auxiliar a organização a cumprir seus requisitos legais e outros requisitos aplicáveis. Esse sistema deve basear-se em dois princípios fundamentais: (1) melhoria contínua do sistema de gestão de SST; (2) melhoria contínua do desempenho de SST.[33]

O sucesso desse sistema depende da liderança, do comprometimento e da participação de todos os níveis e funções da organização. A eficácia e a capacidade de alcançar os resultados pretendidos de um sistema de gestão de SST dependem de vários fatores-chave,[30,33] como elencados a seguir:

- Liderança, comprometimento, responsabilidades e prestação de contas da alta administração.
- Desenvolvimento, liderança e promoção de uma cultura organizacional que apoie os objetivos pretendidos do sistema de gestão de SST.
- Comunicação transparente e eficaz.
- Consulta e participação dos trabalhadores e, quando aplicável, dos representantes dos trabalhadores.
- Alocar os recursos necessários para a manutenção e continuidade do sistema de gestão de SST.
- Políticas de SST compatíveis com os objetivos estratégicos gerais e a direção da organização.
- Processos efetivos para identificar perigos, controlar riscos de SSO e aproveitar oportunidades de SST.
- Avaliação contínua do desempenho e monitoramento do sistema de gestão de SST para melhorar o desempenho geral.
- Integração do sistema de gestão de SST nos processos de negócio da organização.
- Estabelecimento de objetivos de SST alinhados à política de SST e que considerem os perigos, riscos e oportunidades da organização.
- Implementação de um processo de gerenciamento de mudanças para evitar a introdução de novos perigos durante a avaliação.
- Análise de novos projetos para evitar a introdução de novos perigos.

- Realização de auditorias periódicas do sistema de gestão em saúde e segurança do trabalho.
- Atendimento dos requisitos legais e demais requisitos.

Todos os envolvidos, inclusive prestadores de serviços, ou mesmo motoristas para entregas com acesso eventual às instalações, devem seguir as diretrizes para evitar consequências prejudiciais. A implementação de mudanças requer uma análise inicial e a adoção do **ciclo PDCA** (***plan, do, check*** e ***act*** ou, em português, **planejar, fazer, verificar** e **agir**) para a melhoria contínua.[8,14,37]

Desenvolver um sistema de gestão em saúde e segurança do trabalho não requer, necessariamente, a certificação em normas como a ISO 45001, porém, por conta da similaridade entre sistemas de gerenciamento da qualidade (p. ex., ISO 9001) ou do meio ambiente (p. ex., ISO 14001), a implantação destes demonstra um passo à frente na maturidade da empresa, em termos do comprometimento da liderança, estabelecimento de política, planejamento, análise de desempenho, análise crítica por parte da direção, controle de documentos, comunicação, treinamento e demais etapas que as normas regulamentadoras (NR) brasileiras exigem de forma direta ou indireta. Por isso é comum a criação de um sistema de gestão integrado (SGI) com o objetivo de integrar todos os sistemas da empresa.[36,45] O próprio SGSST, na norma ISO 45001, possui versões específicas para outros temas ambientais como: ISO 45002 (Guia geral de implantação da ISO 45001); ISO 45003 (Diretrizes para um ambiente de trabalho saudável e seguro com foco no bem-estar psicológico).[32]

Certificações como a ISO 45001 são consideradas como formas de vantagem competitiva estratégica para as organizações, por demonstrarem ser ações de responsabilidade social e de valorização de sua força de trabalho.[43]

Implantação de um sistema de gestão em SST

O planejamento da implantação do SGSST inicia pela identificação dos perigos e riscos ocupacionais específicos presentes no ambiente de trabalho. Em seguida, determina-se quem está exposto e como esses trabalhadores podem ser afetados pela exposição a esses riscos identificados. Avaliam-se, então, qualitativa e quantitativamente, os riscos e decide-se sobre quais precauções tomar e em que momento, se imediatamente ou não, dependendo do grau de complexidade, abrangência e impacto sobre o ambiente e as pessoas expostas (**'Matriz de risco'**). Registram-se, por fim, os resultados obtidos deste monitoramento.[30,46] O processo de *avaliação de risco* é constituído pelas seguintes fases (Figura 48.8).

Com os perigos devidamente identificados e os riscos igualmente reconhecidos e classificados, a empresa elaborará o segundo documento-base de seu *Programa de Gerenciamento de Riscos*, que é o **plano de ação**, e, conforme o cronograma de ações criado (onde a empresa deverá dizer como irá administrar cada risco classificado em seu inventário de riscos, com todas as medidas de prevenção a serem introduzidas, mantidas ou aprimoradas, como também as formas de acompanhamento e aferição dos resultados desejados), implantam-se as **medidas de controle** necessárias, desde a eliminação ou substituição do risco, aplicação de medidas

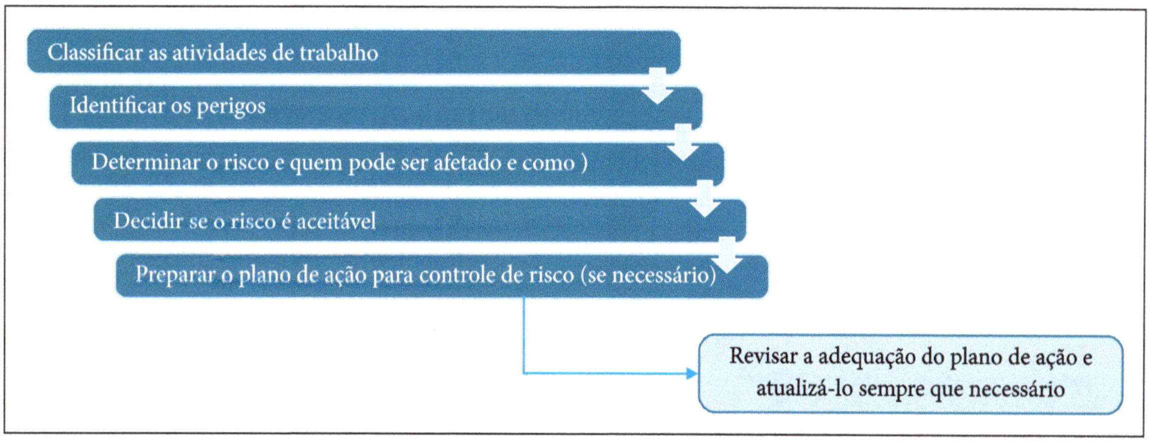

Figura 48.8. Fases da implantação do SGSST.

Fonte: Modificada pelos autores, a partir de ILO/OIT.[8,31]

de engenharia e/ou administrativas, chegando, por fim, à indicação do uso de equipamentos de proteção coletivos e individuais.[46]

O principal objetivo do processo de **ação corretiva** é eliminar as causas de problemas reais para evitar a recorrência desses problemas, sendo este um processo reativo, que é ativado depois de uma ocorrência de um evento indesejado (p. ex., um acidente). Este processo usa os princípios da *análise de causa raiz*, onde a causa precisa ser eliminada. A ação a ser implantada deve ser apropriada e proporcional ao impacto da não conformidade. Como parte do processo de ação corretiva, a efetividade da ação deve ser verificada para garantir que seja realmente corrigida.

Consideram-se como **ações preventivas** as implantadas para eliminar causas potenciais, evitando a ocorrência de possíveis não conformidades, ou seja, aplicadas a causas que nunca tenham gerado não conformidades ou causas possíveis de ocorrência futura de não conformidades potenciais.[32]

Lembrando, por fim, que os registros que demonstrem que o SGSST funciona de modo eficaz devem ser conservados, e se apresentarem legíveis e organizados, bem conservados e adequadamente identificados.

A implantação adequada de um *sistema de gestão de saúde e segurança no trabalho* (SGSST) traz diversas vantagens para uma organização, como: otimização de custos; prevenção de doenças e acidentes; redução de dias perdidos e custos com substituição de trabalhadores afastados; diminuição de perdas materiais e problemas de imagem da empresa; redução de custos com sinistralidade do plano de saúde; menor incidência de processos trabalhistas e cíveis; diminuição de ações regressivas e custos com tratamento de acidentes ou doenças; diminuição de retrabalhos causados por mudanças sem análise prévia e falta de medidas de prevenção, além de ganhos diretos de produtividade e benefícios relacionados com a qualidade de vida no trabalho e à melhoria do clima organizacional. A implantação do SGSST também contribui para a aplicação efetiva de normas regulamentadoras, garante a melhoria contínua, reduz acidentes e doenças relacionadas com o trabalho e demonstra o compromisso e os esforços da organização em atender ao sistema de gestão de saúde e segurança no trabalho.[37,38]

Monitoramento e controle do sistema de gestão em SST

Dentro de qualquer sistema de gestão, é ponto inconteste a necessidade do *monitoramento e medição de desempenho* para se avaliar o cumprimento de planos e estratégias traçadas. E como todo modelo de administração, o Serviço de SST também tem suas particularidades no funcionamento e estabelecimento de metas e indicadores para quantificar seu desempenho. Estes indicadores devem abranger aspectos econômicos e financeiros, de produção e qualidade, de gestão de pessoas, comunicação e categorias relacionadas com os treinamentos; bem como refletir o ambiente, acidentes e a política de SST.[31,36,45]

O *monitoramento e a medição do desempenho* devem permitir que se determine em que extensão a política e os objetivos de SST estão sendo implementados e os riscos controlados, além de incluir tanto monitoramento proativo como reativo e não se apoiar somente em estatísticas sobre acidentes, doenças e incidentes relacionados com o trabalho. O monitoramento proativo deve ser utilizado para verificar a conformidade das atividades de SST da organização e o controle de riscos; deve ser, inclusive, um dos pontos prioritários a se monitorar.[30-32]

Análise crítica pela administração

A análise crítica da alta direção é o momento de se apresentar o resultado do serviço, ou melhor, o balanço de tudo aquilo decorrente ou relacionado com o serviço de SST como uma etapa dentro de um ciclo de melhoria contínua. Esse momento deve-se repetir com certa regularidade, com pauta definida e apoiada em dados amplos e atualizados sobre o desenvolvimento do serviço. Esses indicadores devem ser interpretados à luz da política e de todos os objetivos e metas definidos para a SST na empresa, buscando-se entender quais ações obtiveram efeito ou atingiram resultados diferentes do esperado.[30,31]

Auditorias e inspeções do sistema de gestão de SST

Periodicamente, devem ser providenciadas auditorias destinadas a analisar e determinar se o sistema de gestão de SST atua na prevenção dos incidentes que possam ocasionar doenças e acidentes relacionados com o trabalho, e protegendo adequadamente e de forma eficaz a segurança e a saúde dos trabalhadores. É indicado estabelecer uma política e um programa de auditoria que forneçam indicações sobre a competência do auditor, assim como determinar previamente o escopo, a frequência, a metodologia das auditorias e a apresentação dos relatórios.[30] Na escolha e aplicação de um método de avaliação do sistema de gestão de SST, a organização deve considerar quais são os aspectos mais relevantes e quais características se aproximam mais do tipo de atividade realizada e dos riscos envolvidos, bem como seu porte e sua linha de atuação.[41]

A auditoria deverá compreender a avaliação do conjunto ou de uma parte dos elementos do sistema de gestão de SST na organização, e poderá incluir em seu escopo itens como: a política de SST, a participação dos trabalhadores, responsabilidades e obrigações, competências e capacitação, a documentação do sistema de gestão, comunicação, planejamento, desenvolvimento e implementação do sistema, medidas de prevenção e controle, gestão de mudanças, prevenção, preparação e atendimento a situações de emergência, aquisições de bens e serviços, gestão de terceiros, contratação, monitoramento e medição do desempenho, investigação e tratativas quanto a incidentes, acidentes e doenças relacionados com o trabalho e seus efeitos no desempenho de segurança e saúde, auditoria, análise crítica pela administração, ação preventiva e corretiva, boas práticas, melhoria contínua e quaisquer outros critérios ou elementos que possam ser apropriados.[39,40]

Ao final da avaliação da auditoria deve-se determinar e concluir se os elementos do sistema de gestão implementados são suficientemente eficazes para satisfazer à política e aos objetivos de saúde e segurança do trabalho da organização, e se são eficazes para promover a plena participação dos trabalhadores, como para dar respostas satisfatórias aos resultados das avaliações de desempenho em SST e de auditorias realizadas anteriormente, e se permitem que a organização alcance a conformidade com a legislação nacional, cumprindo os requisitos legais e as metas de melhoria contínua e de melhores práticas em SST, lembrando que os resultados e as conclusões da auditoria deverão ser comunicados a todos os responsáveis da organização.[39]

Gestão de mudanças

As mudanças são pontos recorrentes e por isso recomenda-se incluí-las dentro de um planejamento – a própria criação/atualização de um SGSST já deve ser encarada como uma mudança em si. É inerente ao ser humano resistir a alterações na rotina, principalmente quando as tarefas realizadas são exercidas há algum tempo e com certo grau de sucesso. O envolvimento e o treinamento de todas as partes interessadas devem auxiliar no sucesso da implementação de melhorias. É fundamental saber gerenciar as transformações e conseguir apresentá-las de forma adequada aos trabalhadores e superiores hierárquicos.[30,32]

Ferramentas da gestão estratégica e da qualidade

Planejamento estratégico é um processo contínuo e dinâmico que antecipa o futuro a partir de decisões presentes, que ajuda a organização a antecipar as mudanças e a se preparar de forma eficaz para eventos inesperados que possam vir a ocorrer.[4] Estas abordagens auxiliam as organizações na formulação, implementação e acompanhamento de suas estratégias. No que concerne à implementação das ferramentas de administração, especialmente o planejamento e a avaliação, os gestores enfatizam a relevância do planejamento no dia a dia da área de saúde.[44]

Algumas das ferramentas de gestão estratégica mais comuns incluem ferramentas da qualidade, que são recursos gráficos, numéricos e analíticos, utilizados de forma estruturada para facilitar a implementação da "qualidade total". Cada ferramenta geralmente está direcionada a uma área específica com o objetivo de medir, definir, analisar e propor soluções para os problemas que afetam o desempenho dos processos de trabalho. Essas ferramentas desempenham papel importante na busca pela melhoria contínua, permitindo a análise de problemas e a busca por soluções.[48]

Destacam-se, a seguir, algumas das principais ferramentas utilizadas pelas empresas.

PDCA

O conceito *plan-do-check-act* (PDCA) é um processo iterativo de gestão a quatro passos, utilizado pelas organizações para controlar e alcançar melhorias contínuas nos processos e produtos. Ele pode ser aplicado a um sistema de gestão, e a cada um de seus elementos individuais, da seguinte forma:[52,53]

- ***Plano/Planejamento*** (*Plan*): pilar mais importante do planejamento estratégico. É utilizado para identificar os perigos e avaliar os riscos de saúde e segurança ocupacionais, oportunidades na área e estabelecer objetivos e processos necessários para entregar resultados de acordo com a política de SST da organização.
- ***Fazer/Executar*** (*Do*): implementar os processos conforme planejado.
- ***Verificar*** (*Check*): monitorar e medir atividades e processos em relação à política e objetivos de SST, e reportar os resultados.

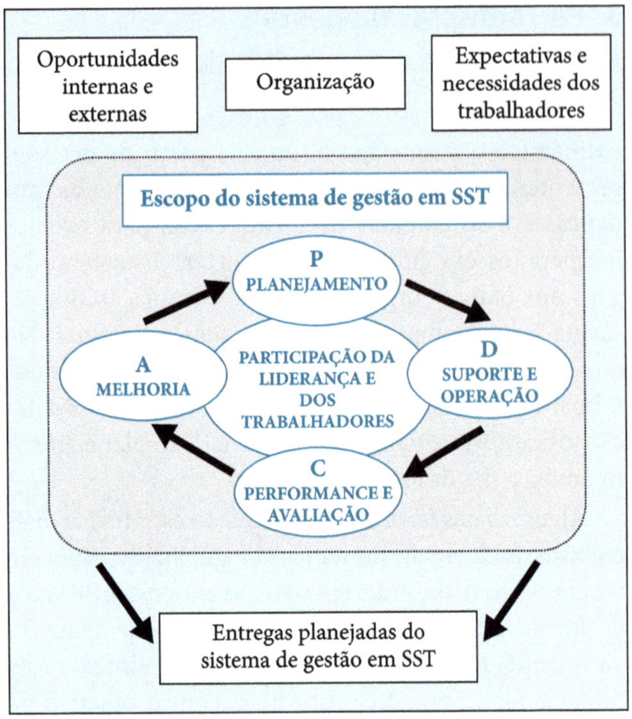

Figura 48.9. Escopo do sistema de gestão em SST.

Fonte: ISO 45001.[32]

- ***Agir*** (*Act*): tome medidas para melhorar continuamente o desempenho de SSO para alcançar os resultados pretendidos.

As novas normas de SST baseiam-se no conceito PDCA, que pode ser aplicado individualmente a cada um de seus elementos, fornecendo uma estrutura para que as organizações planejem e estabeleçam os objetivos e processos de SST necessários para assegurar os resultados determinados em sua política, como implementar, monitorar e tomar ações para a melhoria contínua e o alcance dos resultados pretendidos.[30] Tanto as normas brasileiras quanto as normas técnicas ISO incorporam o conceito PDCA em suas estruturas (Figura 48.9).

5W2H

Esta ferramenta é uma forma de organizar o pensamento e torná-lo mais acessível antes de implantar alguma solução. Trata-se de um acrônimo que corresponde às perguntas que se iniciam (em inglês) por: *Who*? (Quem?), *What*? (O quê?), *Where*? (Onde?), *When*? (Quando?), *Why*? (Por quê?), *How*? (Como?), *How much*? (Quanto custa?). Representam as principais perguntas que devem ser feitas, e respondidas ao investigar e relatar um fato ou situação, ou mesmo para elaborar um plano de ação,[48,49] e é comumente utilizado no resultado do acompanhamento de auditorias (Figura 48.10).[53]

Análise SWOT (*Strengths, Weaknesses, Opportunities, Threats* – Forças, Fraquezas, Oportunidades, Ameaças)

Essa ferramenta auxilia na identificação dos pontos fortes e fracos da organização, área ou projeto (fatores internos) e das oportunidades e ameaças do ambiente externo. A partir dessa análise é possível definir estratégias que maximizem os pontos fortes, minimizem as fraquezas, aproveitem as oportunidades e enfrentem as ameaças (Figura 48.11).[42]

Método dos 5W2H			
5W	**What**	**O Quê?**	Que ação será executada?
	Who	**Quem?**	Quem irá executar/participar da ação?
	Where	**Onde?**	Onde será executada a ação?
	When	**Quando?**	Quando a ação será executada?
	Why	**Por Quê?**	Por que a ação será executada?
2H	**How**	**Como?**	Como será executada a ação?
	How much	**Quanto custa?**	Quanto custa para executar a ação?

Figura 48.10. Método 5W2H.

Fonte: Marshall Junior et al.[48]

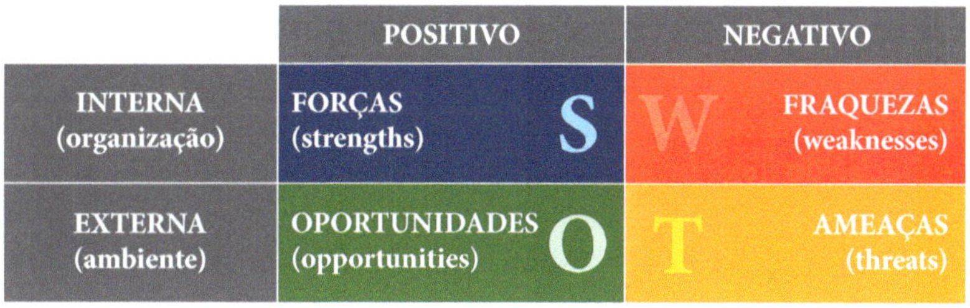

Figura 48.11. Análise SWOT.

Fonte: Escola Nacional de Administração Pública – ENAP.[42]

Matriz GUT

A Matriz GUT é uma metodologia para estabelecer prioridades na resolução de problemas, com fundamento em critérios de *gravidade* (representa a importância relativa da oportunidade de melhoria identificada); *urgência* (representa quão imediata deve ser a implementação das ações de melhoria) e *tendência* (representa a possibilidade de o problema identificado melhorar ou piorar ao longo do tempo).[51] A análise da matriz GUT envolve a determinação de pesos para cada um dos critérios de *gravidade*, *urgência* e *tendência* que devem ser multiplicados para determinar a priorização. Ela é muito utilizada na área de saúde e segurança para definir o impacto do risco e priorização de ações (Quadro 48.1).

Quadro 48.1. Significado dos pesos da Matriz GUT

Pesos	G – Gravidade	U – Urgência	T – Tendência
1	Irrelevante	Irrelevante	Tende a melhorar
3	Pouco grave	Pode esperar um pouco	Estável
5	Grave	Deve ser tratado em breve	Tende a piorar um pouco
7	Muito grave	Tratar com urgência	Tende a piorar muito

Fonte: Pacheco & Santos.[50]

Matriz de risco

A *matriz de risco* em SST é muito similar à *matriz GUT*, porém, são consideradas duas variáveis para o risco: sua **probabilidade** de acontecer e o potencial de **gravidade** da lesão, sendo que a matriz é estruturada pelos fatores de risco, de acordo com esses dois critérios: frequência e impacto. Normalmente são usadas três ou quatro cores, preenchendo-se em vermelho as áreas que representam perigos e que devem ser tratadas prioritariamente. Essa matriz vai se basear no histórico das lesões e de acidentes, geralmente dividido em postos ou grupos homogêneos (conjunto de trabalhadores suscetíveis aos mesmos riscos), uma vez que, dessa forma, a análise acaba sendo mais produtiva (Quadro 48.2).[9]

Quadro 48.2. Exemplo de matriz de risco

		CONSEQUÊNCIA				
		Desprezível 1	Menor 2	Moderada 3	Maior 4	Catastrófica 5
PROBABILIDADE (Frequência)	Quase certo 5	5	10	20	40	80
	Provável 4	4	8	15	32	64
	Possível 3	3	6	12	24	48
	Improvável 2	2	4	8	10	32
	Raro 1	1	1	4	8	16

Fluxograma

É uma técnica de representação gráfica que se utiliza de símbolos previamente convencionados, permitindo a descrição clara e precisa do fluxo ou sequência de um processo, bem como sua análise e redesenho. Um exemplo de seu uso é no desenho de um fluxograma de entrega de atestados.

Histograma

São estruturas utilizadas na estatística para a representação de dados e que ilustram como determinada amostra de dados ou população está distribuída, dispondo as informações de modo a facilitar a visualização da distribuição destes dados.

Gráfico de controle

Permite a distinção entre dois tipos de causa de variação, informando se o processo está ou não sob controle estatístico.

Diagrama de causa e efeito

Criado em 1943, é conhecido como *gráfico de espinha de peixe* ou *diagrama de Ishikawa*. Trata-se de um instrumento voltado à análise de processos produtivos, sendo sua forma similar à espinha de um peixe, onde o eixo principal mostra um fluxo de informações; e as espinhas, que para ele se dirigem, representam contribuições secundárias ao processo sob análise. Esta ferramenta auxilia a identificar a causa raiz. Considera métodos, materiais, meio ambiente, mão de obra, medidas e máquinas.

Listas de verificação (*checklist*)

São tabelas ou planilhas usadas para facilitar a coleta e a análise de dados, economizando tempo, eliminando o trabalho de se desenhar figuras ou escrever números repetitivos.

Método de análise e solução de problemas (MASP)

Método definido como prescritivo e sistemático para o desenvolvimento de um processo de melhoria contínua num ambiente organizacional, com base no ciclo PDCA. É um método gerencial utilizado tanto na manutenção como na melhoria dos padrões.[53]

Gestão dos indicadores

Na área de saúde, mesmo dentro da empresa, é necessário definir e monitorar os fatores causais e as inter-relações que se desenvolvem dentro da rotina do Serviço de Saúde capazes de determinar ações e priorizar intervenções a partir de **dados** de entrada (*input*) que, ao ser organizada, gera **informação**, que calculados gera um **indicador** que, ao ser analisado e interpretado por especialistas e partes interessadas, deve produzir **conhecimento** (Figura 48.12). O conhecimento divulgado por meios de comunicação adequados e eficientes é capaz de influenciar a tomada de decisão em saúde e produzir **ação**, de acordo com os interesses e impactos desejados pela organização.[54,55]

Quando bem estruturados, os indicadores são subsídios fundamentais para os profissionais da área de saúde, bem como para a alta liderança da empresa no processo de tomada de decisões. Dependendo da sua função, auxiliam no desenvolvimento de controles internos; na gestão de riscos e perigos; na avaliação de ações e processos; no conhecimento de perfil populacional; na percepção do trabalhador sobre o serviço e ações de saúde; no controle de custos de saúde na saúde suplementar etc. Além disso, representam o controle e o monitoramento de todo sistema de gestão e podem ser determinantes na otimização de custos e recursos, maior produtividade, rentabilidade e melhor desempenho organizacional.

> *Não se gerencia o que não se mede, não se mede o que não se define, não se define o que não se entende e não há sucesso no que não se gerencia.* William Deming (pioneiro nos estudos da qualidade)

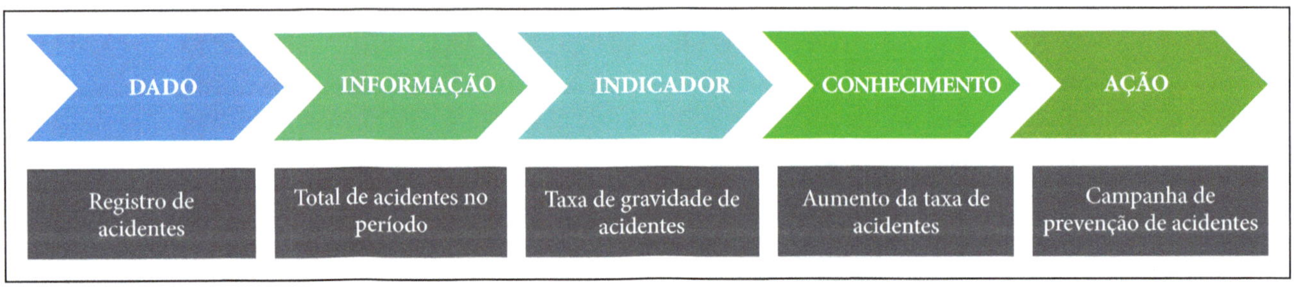
DADO
INFORMAÇÃO
INDICADOR
CONHECIMENTO
AÇÃO
Registro de acidentes
Total de acidentes no período
Taxa de gravidade de acidentes
Aumento da taxa de acidentes
Campanha de prevenção de acidentes

Figura 48.12. Processo desde o dado até a ação.

Fonte: Organização Pan-Americana da Saúde.[54]

Uma gestão eficiente se dá na escolha correta dos indicadores, na análise crítica de seus resultados e na elaboração de planos de ação frente às diversas condições identificadas. A seleção de indicadores de *processo* ou do *desempenho* deve ser feita de acordo com o porte e a natureza da atividade da organização e os objetivos de SST, e não deve se apoiar apenas em estatísticas de acidentes ou doenças.[8]

A construção dos indicadores que serão utilizados não deve partir da pergunta: "**Quais indicadores minha organização deve monitorar?**". A pergunta que deve ser feita é: "**Quais objetivos minha organização quer atingir?**". Quando se tem claro os objetivos a serem alcançados, identificam-se os efeitos que eles produzem e só assim é possível priorizar quais são os efeitos mais importantes. A partir destas informações elabora-se um indicador que meça o efeito desejado.[50]

Tabela 48.3. Atributos do indicador de saúde

Atributo	Significado
Mensurabilidade e viabilidade	Os dados devem estar disponíveis para mensuração e ser úteis para a finalidade a que se propõem
Validade	Capacidade do indicador mensurar o que pretende mensurar. Se a fonte de dados não é confiável, não há validade na informação
Oportunidade	Coleta em tempo hábil para que a informação possa auxiliar na tomada de decisão proposta
Reprodutividade	O indicador não pode ter qualquer viés por parte do observador
Sustentabilidade	Condições necessárias para a estimativa ser contínua
Pertinência e relevância	Capacidade de proporcionar informação adequada e útil
Compreensibilidade	Deve ser compreensível pelos responsáveis que tomam decisões ou realizam as ações

Fonte: Adaptada de OPAS.[54]

Tipos de indicadores

Os indicadores de SST podem ser classificados em *indicadores reativos* ou resultados (*lagging indicators*) e *indicadores proativos* ou de *desempenho* (*leading indicators*). Segundo a *Occupational Safety and Health Administration* (OSHA), os **indicadores reativos** podem alertar sobre problemas de uma determinada área ou processos associados à Saúde e Segurança Ocupacional, ou sobre a presença de riscos e perigos existentes, e ajudam na correção de rumos de um serviço. Exemplo disso são índices de acidentes de trabalho, taxa de gravidade e de frequência, fator acidentário de prevenção (FAP) e acidentes com afastamentos. Já os **indicadores proativos** mostram uma tendência de que algo poderá dar certo ou errado futuramente, como os comportamentos inseguros das pessoas, a falta do uso de EPIs, treinamentos, reuniões da CIPA, entre outros. Os indicadores do desempenho devem permitir que se determine se os objetivos de SST estão sendo implementados e os riscos controlados, bem como incluir tanto o monitoramento ativo como reativo e não se apoiar somente em estatísticas sobre acidentes, degradações da saúde, doenças e incidentes relacionados com o trabalho (Figura 48.13).[8]

Os indicadores de saúde devem possuir atributos que permitam servir aos avanços dos objetivos propostos (Tabela 48.3).[49]

Os indicadores também podem ser representados por números absolutos, porém, deve-se ter cuidado em identificar se estes são dados ou informações que não foram tratados, gerando informações absolutas inconsistentes, ou se podem ser expressos por meio de

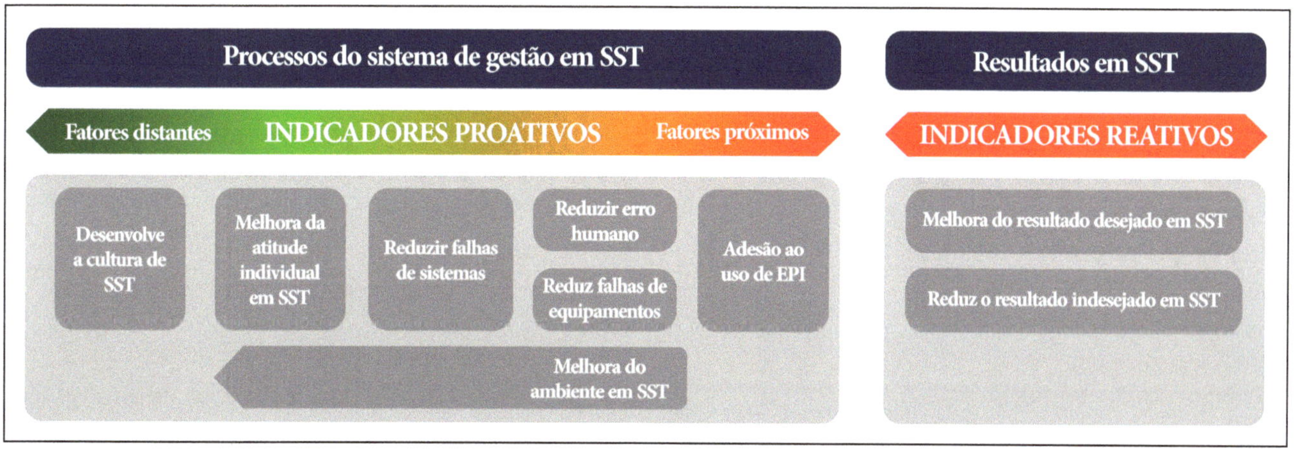

Figura 48.13. Relação entre os tipos de indicadores e o sistema de gestão de SST.

Fonte: Elaborada pelos autores, a partir de múltiplas fontes bibliográficas.

indicadores relativos (taxas ou índices). A Tabela 48.4 apresenta as unidades de medidas de indicadores divididas em indicadores simples e compostos.[51]

Definição dos indicadores

Um primeiro passo importante da gestão de indicadores está na compreensão de quais indicadores usar, e entender que existe uma prioridade nesta estruturação. Em suma, é importante concentrar-se naqueles que podem ocasionar mudanças significativas na redução dos adoecimentos e prevenção de acidentes no ambiente ocupacional, mas a análise dos indicadores de saúde vai além da simples identificação da *frequência* de um adoecimento na empresa. Essa verificação busca compreender, também, a *gravidade* dos danos decorrentes dessas doenças. A partir disso é possível identificar problemas potencialmente significativos e garantir que os controles de saúde sejam adequadamente priorizados. Um exemplo muito comum é a definição do número de acidentes como uma das referências, mas que deve ser usado conjuntamente com uma base de outros indicadores que vão funcionar como um termômetro para o serviço nesse sentido. Isso quer dizer que, se temos um desempenho satisfatório com diminuição de acidentes, é preciso mensurar também fatores que podem ter ocasionado a melhora, como a redução dos pontos críticos de ergonomia ou a diminuição do ruído no ambiente, ou a capacitação da equipe de SST para a identificação de problemas e atuação preventiva, entre outros exemplos, como aqueles apresentados pelos autores (Tabela 48.5).

Ainda que exista uma inclinação para escolher indicadores mensuráveis e objetivos, pois estes tendem

Tabela 48.4. Unidade de medida dos indicadores

Tipo		Definição	Exemplo de aplicação
Indicadores simples		Representam um valor numérico atribuível a uma variável	Total de empregados no setor
Indicadores compostos	Proporção ou coeficiente	É a divisão entre duas medidas, sendo o numerador o número de casos específicos e o denominador o número total do conjunto	$\text{Coeficiente de mortalidade} = \frac{\text{nº de óbitos}}{\text{população local}}$
	Porcentagem	Similar ao coeficiente, porém, multiplicando-se por 100	$\text{Percentual de empregados treinados} = \frac{\text{total de empregados treinados}}{\text{total de empregados}}$
	Razão ou índice	Razão entre dois números é a divisão entre duas médias de interesse	$\text{Índice de frequência de licenças} = \frac{\text{total de atestados}}{\text{total de empregados}}$
	Taxa	São coeficientes multiplicados por uma potência de 10 ou múltiplos	$\text{Taxa de gravidade de acidentes} = \frac{\text{Total de dias perdidos ou debitados}}{\text{Horas de exposição ao risco}} \times 10^6$

Fonte: Adaptada de Bahia.[51]

Tabela 48.5. Alguns exemplos de indicadores em SST

Indicadores reativos	Indicadores proativos
Acidentes de trabalho com e sem afastamento	Percentual de pessoas treinadas
Taxa de absenteísmo com menos de 15 dias	Taxa de adesão a programas de saúde
Afastamentos previdenciários por motivos relacionados e não relacionados com o trabalho	Total de visitas das equipes de SST e liderança às áreas de trabalho
Taxa de gravidade de acidentes de trabalho	Taxa de avaliações preventivas no ambiente de trabalho realizadas x planejadas.
Prevalência e incidência de doenças relacionadas com o trabalho	Frequência e efetividade das reuniões das comissões de SST ou com trabalhadores
Índice de frequência de atestados	Percentual de sugestões para aperfeiçoamentos implantados
Total de autuações relacionadas com o trabalho no ano	Taxa de atendimentos aos requisitos das auditorias de SST
Número de atendimentos emergenciais no período	Percentual de pessoas com acompanhamento em protocolos preventivos (Papanicolau, vacinação etc.)
Índice de frequência de absenteísmo	Relatórios da amostra sobre exposição pessoal
Total de hipertensos ou diabéticos mal controlados	Percentual de hipertensos ou diabéticos controlados ou acompanhados pelo time de saúde
Total de exames ocupacionais alterados	Percentual de atendimento de exames periódicos dentro do prazo
Total de desvios identificados	Total de ações ergonômicas implantadas

Fonte: Elaborada pelos autores.

a facilitar os cálculos e diminuir a margem de erro na interpretação dos dados, indicadores qualitativos também devem ser considerados adequados às necessidades da organização.[8] Considera-se que estes devem basear-se nos fatores de risco identificados na organização e devem dar suporte ao processo de avaliação da empresa, incluindo a análise crítica pela administração (p. ex., satisfação da qualidade do atendimento do serviço médico, por *Net Promoter Score* - NPS).

Representação visual de dados ou indicadores

Os indicadores e dados podem ser representados graficamente para facilitar a análise e a interpretação, muitas vezes, de um público que possui pouco domínio sobre o tema de saúde. Por isso é fundamental transformar os resultados em gráficos, mapas ou quadros comparativos para que o entendimento do que se quer comunicar seja natural, intuitivo e lógico. Deve-se evitar a utilização continuada dos mesmos gráficos e tabelas (p. ex., sempre colunas ou pizza), quando haveria outras formas de melhor representar a informação e transmitir a mensagem mais clara.[50]

Deve-se explorar as várias formas de representação dos dados ou indicadores: um gráfico de pirâmide etária pode ser útil para distribuição de faixas de idade e distribuídos por sexo. Um gráfico de Pareto pode representar absenteísmo por grupo de doenças. Gráficos de rede são uma excelente alternativa para representar atendimentos a requisitos distribuídos por grupos. Gráficos de cascata podem representar afastamentos e retornos ao trabalho ao longo dos meses (Figura 48.14).

Para se melhorar a informação a ser transmitida, os elementos gráficos que não auxiliam a interpretação das informações transmitidas devem ser eliminados, evitando saturação e distrações. A informação de maior relevância pode ser realçada.

Plano de contingência e de atendimento a emergências e primeiros socorros

O **plano de contingência em SST** é um conjunto de medidas de prevenção e reações (descritos em um documento), com uma estrutura estratégica e operativa, onde são propostos uma série de procedimentos alternativos ao funcionamento normal do serviço, a fim de retomar

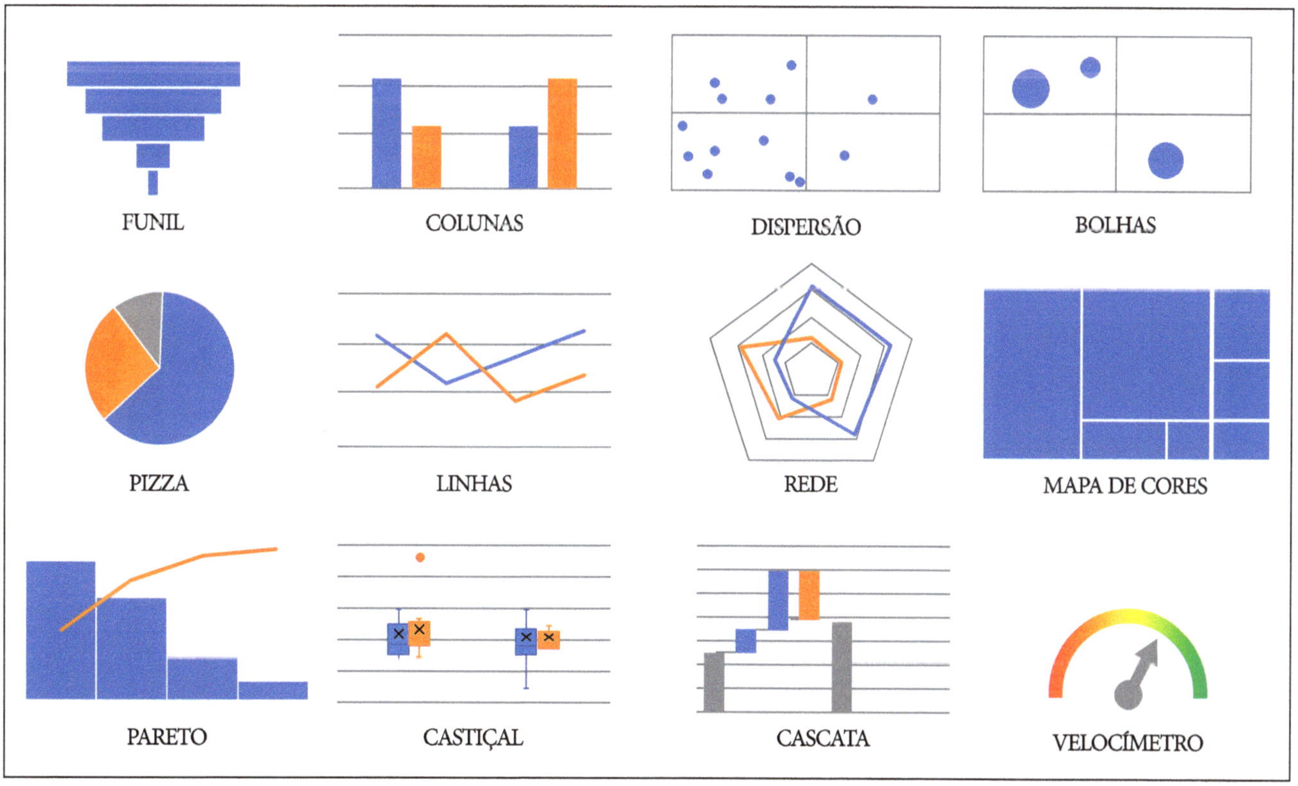

Figura 48.14. Representação gráfica de dados e indicadores.

Fonte: Elaborada pelos autores.

aos processos normais de trabalho após sua resolução. Sem um *plano de contingência*, as ações de correção e eliminação de problemas emergenciais tornam-se arriscadas e, muitas vezes, desorientadas, até mesmo porque são executadas em um momento de crise, não testadas e sem planejamento prévio.[9] O plano pode ter diversas nomenclaturas e acrônimos, como plano de atendimento às emergências (PAE), plano de emergências médicas e primeiros socorros (PEMPS), plano de resposta a emergências médicas (PREM) etc., porém, é importante compreender a abrangência das ações deste plano, e aqui daremos foco ao planejamento e estruturação da estratégia no atendimento médico e de primeiros socorros.

Os atendimentos de urgência e emergência são determinantes dentro de um serviço de SST. É a partir do levantamento de riscos que podem levar a ameaças imediatas (**emergência**) ou de futuro próximo (**urgência**). Perigos e acidentes podem estar mais ou menos presentes no trabalho – e na vida – principalmente quando tratamos de um coletivo, e uma das principais finalidades da atuação em saúde e segurança do trabalho é a preservação da vida. Essa é uma responsabilidade para a qual o serviço deve estar preparado, mesmo após períodos prolongados sem ocorrências. De acordo com a OIT, medidas de prevenção e de preparação e atendimento de emergência devem ser adotadas e mantidas na empresa. Essas ações devem identificar o potencial de ocorrência de acidentes e emergências, levando em conta o porte e a natureza da atividade da organização.[8]

Para se determinar as necessidades de um sistema, o planejamento para a prevenção, proteção e atendimento deve ser elaborado a partir da análise de riscos e de cenários de urgência e emergência identificados. A prestação de um serviço médico eficiente, de qualidade e bem-sucedido será essencial para que o serviço médico tenha implantado um plano de atendimento a emergências.[57]

A elaboração do plano de atendimento a emergências parte da realização da análise preliminar de risco (APR). Essa etapa consiste em identificar os possíveis perigos ou riscos e possíveis emergências que podem ocorrer no local de implantação.

Com base nos riscos identificados com potencial de gerar dano à pessoa, é possível identificar as emergências que podem ocorrer no ambiente de trabalho, assim como a definição das medidas de mitigação, prevenção, resposta e recuperação adequadas a cada caso (Figura 48.15).

Os cenários identificados a partir dos riscos da APR muitas vezes não contemplam todos os cenários possíveis a serem considerados. Aqueles que envolvam condições clínicas de saúde, desastres naturais, pandemias e outras situações que possam resultar em danos à integridade física das pessoas devem fazer parte do planejamento de emergência médica (Tabela 48.6).

Uma vez identificados os cenários que devem compor o plano de emergência médica, o próximo passo é avaliar as condições a serem implementadas no serviço médico. Essa análise permite compreender o contexto em que o serviço médico atual ou a ser implantado, e avaliar se estas atendem aos pontos fundamentais necessários ao funcionamento adequado do serviço. Alguns dos aspectos a serem considerados incluem (Tabela 48.7).

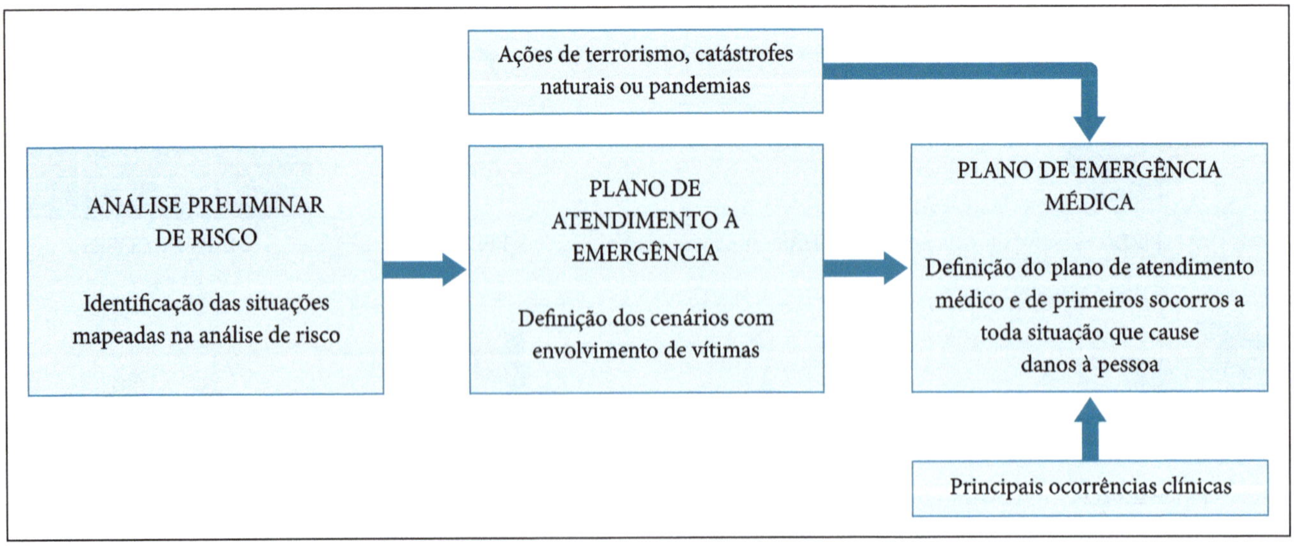

Figura 48.15. Definição dos cenários no plano de emergência médica.

Fonte: Elaborada pelos autores, a partir de múltiplas fontes bibliográficas.

Tabela 48.6. Cenários a serem considerados no plano de emergência médica

Cenários	Descrição	Plano de emergência médica
Principais ocorrências clínicas	O plano de atendimento a emergências deve considerar as principais ocorrências clínicas de emergência (infarto, acidente vascular cerebral, abdome agudo etc.)	Deve contemplar medidas imediatas, estabilização e transporte até o tratamento inicial ou final
Catástrofes naturais	Terremotos, furacões, inundações e incêndios florestais, desabamentos, representam um risco significativo para a população	Deve contemplar ações de resposta e evacuação em casos de ocorrência desses eventos, além de prever estratégias para lidar com os danos à saúde causados por eles
Ações de terrorismo	Diante das ameaças contemporâneas, é importante incluir no plano medidas de resposta a possíveis ações de terrorismo	Envolve o treinamento da equipe médica para lidar com emergências causadas por ataques terroristas, bem como a definição de protocolos específicos de segurança
Endemias e pandemias	A ocorrência de pandemias, como a recente crise global da COVID-19, exige a inclusão de medidas específicas no plano de emergência médica	É necessário estabelecer diretrizes para o controle de surtos, isolamento de casos suspeitos, proteção dos profissionais de saúde e capacidade de atendimento adequada para situações de grande demanda

Fonte: Adaptada de diversas fontes.[57-59]

Tabela 48.7. Aspectos necessários na avaliação da implantação do plano de emergência médica

Aspecto	Descrição
Localização geográfica da empresa	Condições climáticas e sazonais; acessos às frentes de trabalho; acidentes geográficos; comunicação; condições de estradas que cortam a região até o destino do tratamento definitivo
Localização e dimensionamento do serviço médico	A proximidade em relação às pessoas e à saída é um ponto essencial a ser analisado. Um ambulatório localizado em um local de fácil acesso pode desempenhar papel fundamental no atendimento rápido e eficiente às emergências. A estrutura deve ser adaptada às necessidades do apoio a ser prestado (infraestrutura, equipamento, insumos, equipe etc.). Deve considerar, por exemplo, deslocamentos internos e acessos de ambulância para a sala de emergência
Capacidade técnica dos hospitais definidos como referência para evacuação médica	Disponibilidade de serviço de emergência de funcionamento permanente; capacidade de acolhimento de vítimas; recursos humanos, materiais e diagnósticos; especialidades existentes; banco de sangue; centro cirúrgico; radiodiagnóstico; número de leitos disponíveis; serviço de terapia intensiva; proximidade de heliporto. Podem ser obtidos do banco de dados hospitalares governamentais, no caso do Brasil, pelo DATASUS e/ou visita técnica
Das unidades de apoio móveis governamentais e principais autoridades públicas	Corpo de Bombeiros, SAMU, Defesa Civil, Instituto de Criminalística, Polícia Civil, Vigilância Sanitária e Epidemiológica. Emprega-se a lógica da regionalização e hierarquização da rede
Tempos de atendimento e deslocamento	Do cumprimento de chegada do primeiro atendimento ao local do evento, e do transporte do paciente até o local de atendimento emergencial referenciado mais próximo em tempo suficiente
Meios de transporte	Definição do meio de transporte (terra, ar, água) sem prejuízo da qualidade de tratamento (condição clínica, prognóstico e cuidados necessários) durante o deslocamento, e que seja seguro para todos os envolvidos no processo, considerando os recursos disponíveis
Avaliação de acessos e pontos de referência	Definição dos locais para regaste de vítimas, considerando a localização do serviço médico e postos avançados de saúde. Deve-se adotar rotina para garantir que os acessos e bloqueios aos pontos de resgate estejam livres, permitindo rotas de regaste e evacuação médica
Comunicação	Deve-se estabelecer um fluxo de comunicação em casos de emergências e articulado com o plano de atendimento à emergência. O fluxo e as orientações da comunicação devem ser divulgados a todos
Protocolos	Estabelecimento de protocolos de emergência médica como START (*Simple Triage and Rapid Treatment*) para atendimento de múltiplas vítimas ou Protocolo Internacional de Manchester
Formação e treinamento da equipe	A equipe de profissionais deve ser suficiente e capacitada para realizar o atendimento inicial em todos os cenários identificados no plano de emergências médicas
Simulados	Devem ser realizados, periodicamente, exercícios simulados e treinamentos específicos para todos os cenários, obedecendo um ciclo de planejamento, execução, registro e avaliação. Após todo simulado deve seguir uma reunião de análise crítica para avaliar, entre outros: a eficácia das ações planejadas e executadas durante a simulação; tempo de ação de resposta; eficácia dos recursos materiais e humanos; integração das equipes; uso do sistema de comunicações e disponibilidade dos equipamentos

Fonte: Adaptada de diversas fontes.[57-59]

É essencial estabelecer uma jornada de trabalho para a equipe de saúde que garanta a cobertura adequada e contínua do serviço médico (somente em horário administrativo ou em turnos, ou dias de finais de semana). Os serviços oferecidos pelo serviço médico são variados e devem ser alinhados às necessidades da população atendida, considerando a necessidade de internalização de atendimentos especializados ou de ambulância própria. Esses serviços devem ser planejados com base nas demandas e características da região de atuação.

Montar uma equipe qualificada e competente é fundamental para o sucesso do serviço médico. É necessário estabelecer critérios de seleção e contratação de profissionais capacitados, além de oferecer treinamentos e atualizações periódicas. A formação da equipe deve contemplar médicos, enfermeiros, técnicos em enfermagem e demais profissionais necessários para garantir um atendimento de qualidade.

Considerações finais

É a partir da construção coletiva e com base em sólido conhecimento científico, junto com trabalhadores, empregadores e líderes sociais, que diretrizes, políticas e processos, avaliação e gestão de riscos, análise dos resultados e sua divulgação poderão garantir a efetividade técnica, tanto da prevenção e promoção da saúde quanto da rotina assistencial, ou frente a acidentes ampliados.

A equipe de saúde e, em especial, o médico do trabalho são continuamente desafiados a revisitar suas práticas. A legislação e as normas brasileiras são constantemente atualizadas. Não somente aquelas que têm relação direta com as normas de saúde e segurança, mas tudo aquilo que interfere na relação do trabalho com empregado ou trabalhador, e que geram impacto sobre a saúde, a percepção da atividade de trabalho e, consequentemente, na saúde e no desempenho. Os profissionais de saúde são normalmente contratados em função de suas **competências básicas**. Porém, no processo de entrevista objetiva-se compreender, também, as **competências transversais** (inteligência emocional, proatividade, comunicação adequada, liderança, planejamento, flexibilidade, resiliência etc.).

Ao desenvolver essas competências transversais, os médicos do trabalho poderão desempenhar um papel crucial na gestão da saúde nas organizações, contribuindo assim para a melhoria da qualidade de vida no trabalho, integrando, sistematicamente, as ações de saúde, e gerando bem-estar dos trabalhadores – características essenciais à construção ativa de um ambiente de trabalho seguro, saudável e de desempenho eficiente.

Referências

1. Dias EC, Chiavegatto C, Faria Oliveira RB, Bandini M. Competências essenciais requeridas para o exercício da Medicina do Trabalho. São Paulo: Associação Nacional de Medicina do Trabalho; 2018.
2. Mori K, Nagata M, Hiraoka M, Kudo M, Nagata T, Kajiki S. Surveys on the competencies of specialist occupational physicians and effective methods for acquisition of competencies in Japan. J Occup Health. 2015;57(2):126-41.
3. Bateman T, Snell S. Administração: construindo vantagem competitiva. São Paulo: Atlas; 1998.
4. Mintzberg H, Ahlstrand B, Lampel J. O processo da estratégia. 4. ed. São Paulo: Bookman; 2006.
5. Lobato DM, Moysés Filho J, Torres MC, Rodrigues MRA. Gestão estratégica. São Paulo: Editora FGV; 2017.
6. Mintzberg H, Ahlstrand B, Lampel J. Safári de estratégia: um roteiro pela selva do planejamento estratégico. São Paulo: Bookman Editora; 2009.
7. Mori K, Nagata T, Kajiki S, Hino Y, Nagata M. Functions and positions of corporate occupational health managers in company-wide occupational health management. Sangyo Eiseigaku Zasshi. 2013;55(4):124-31.
8. International Labour Office – ILO. Guidelines on occupational safety and health management systems, ILO-OSH 2001. Geneva: ILO; 2001.
9. Zétola P. Tratado de gestão em saúde do trabalhador. Belo Horizonte: Editora Ergo; 2019.
10. Chiavenato I. Gestão de pessoas: o novo papel dos recursos humanos nas organizações. Rio de Janeiro: Elsevier; 2010.
11. Schein EH. Cultura organizacional e liderança. São Paulo: Atlas; 2009.
12. Fabius R, Phares S. Companies that promote a culture of health, safety, and wellbeing outperform in the marketplace. J Occup Environ Med. 2021;63(6):456-61.
13. European Agency for Safety and Health at Work – EU-OSHA. The importance of good leadership in occupational safety and health. Agência Europeia para a Segurança e Saúde no Trabalho, OSHwiki. Disponível em: https://oshwiki.eu/wiki/The_importance_of_good_leadership_in_occupational_safety_and_health (Acesso em: 31 jul. 2023)
14. Associação Brasileira de Normas Técnicas – ABNT. NBR ISO 45001:2018. Sistema de Gestão de Saúde e Segurança Ocupacional, requisitos com orientação para o uso. 2018.
15. Simard M. Safety culture and management. In: Saari J (Ed.). Safety policy and leadership, ILO Encyclopedia of Occupational Health and Safety. 4th ed. Geneva: International Labour Office; 1998. V. 2. p. 59.7-59.11.
16. Orem DE. Nursing: concepts of practice. 4th ed. St Louis (USA): Mosby Year Book Inc.; 1991.
17. Fundación Iberoamericana de Seguridad y Salud Ocupacional – FISO. Disponível em: http://fiso-web.org/Content/files/articulosprofesionales/3749.pdf. (Acesso em: 31 jul. 2023)

18. Prochaska JO, DiClemente CC. Stages and processes of self-change of smoking: toward an integrative model of change. J Consult Clin Psychol. 1983;51(3):390-95.
19. Ladou J, Harrison R. Current medicina ocupacional e ambiental: diagnóstico e tratamento. 5. ed. Porto Alegre: AMGH; 2016.
20. Cloeren M et al. (Ed.) American College of Occupational and Environmental Medicine's Occupational and Environmental Medicine Competencies – 2014: ACOEM OEM Competencies Task Force*. J Occup Environ Med. 2014;56(5):e21-e40.
21. Mori K, Nagata M, Hiraoka M, Kudo M, Nagata T, Kajiki S. Surveys on the competencies of specialist occupational physicians and effective methods for acquisition of competencies in Japan. J Occup Health. 2015;57(2):126-41.
22. Wilde JS. Safety incentive programmes (60). In: Saari J (Ed.). Safety Programs, ILO Encyclopedia of Occupational Health and Safety. 4th ed. 2011. Disponível em: https://www.iloencyclopaedia.org/part-viii-12633/safety-programs/item/993-safety-incentive-programmes. (Acesso em: 15 jul. 2023).
23. Simurro SAB, Ogata AJN. Temas avançados em qualidade de vida: gestão de programas de qualidade de vida, manual prático para profissionais brasileiros. Londrina: Midiograf; 2015.
24. Ogata AJN, Murta G, Buarque A, Bahia E. Gerenciamento de programas de qualidade de vida na medicina do trabalho. In: Programas de Qualidade de Vida: promoção de saúde e indicadores em organizações de trabalho. Ciclo 3. Porto Alegre: Artmed Panamericana; 2021:49-94.
25. Sorensen G, Barbeau E. Steps to a healthier US workforce: integrating occupational health and safety and worksite health promotion: state of the science. Washington, DC: National Institute for Occupational Safety and Health; 2004.
26. Nash DB, Skoufalos A, Fabius RJ, Oglesby WH. Population health: creating a culture of wellness. Burlington, EUA: Jones & Bartlett Learning; 2019.
27. Aliança para a Saúde Populacional – ASAP. Guia de dados e indicadores para gestão de saúde corporativa. Disponível em: https://mailchi.mp/88935a72889a/guia-de-dados-e-indicadores-para-gesto-de-sade-corporativa. (Acesso em: 31 mar. 2024)
28. Brasil. Lei nº 8.080, de 19 de setembro de 1990. Dispõe sobre as condições para a promoção, proteção e recuperação da saúde, a organização e o funcionamento dos serviços correspondentes, e dá outras providências. Diário Oficial da União. 20 set. 1990.
29. Brasil. Lei nº 9.656, de 3 de junho de 1998. Dispõe sobre os planos e seguros privados de assistência à saúde. Diário Oficial da União. 3 jun. 1998.
30. Organização Internacional do Trabalho – OIT. Sistema de Gestão da Segurança e Saúde no Trabalho: Um instrumento para uma melhoria contínua. Turim, Itália: OIT; 2011.
31. Fundação Jorge Duprat Figueiredo de Segurança e Medicina do Trabalho. Diretrizes sobre Sistemas de Gestão da Segurança e Saúde no Trabalho. São Paulo: Fundacentro; 2005.
32. International Organization for Standardization – ISO. NBR ISO 45001 – Sistema de gestão de saúde e segurança ocupacional – Requisitos; 2018.
33. Amorim MF. Análise de modelos e práticas de gestão de segurança do trabalho: o caso da construção civil. InterfacEHS. 2015;10(1):45-58.
34. Franz LAS, Amaral FG, Arezes PMFM. Modelos de gestão da segurança e saúde no trabalho: uma revisão sobre as práticas existentes e suas características. Rev Bras Saúde Ocup. 2008;33(118):138-54.
35. Brasil. Ministério do Trabalho e Emprego. Norma Regulamentadora 01 (NR01) – Disposições Gerais e Gerenciamento de Riscos Ocupacionais. Portaria SEPRT n.º 6.730, de 09 de março de 2020.
36. Oliveira OJ, Oliveira AB, Almeida RA. Gestão da segurança e saúde no trabalho em empresas produtoras de baterias automotivas: um estudo para identificar boas práticas. Revista Produção. 2010;20(3):481-90.
37. Fonseca IF, Fermam RKS. Sistema de Gestão de Segurança e Saúde no Trabalho: uma proposta de avaliação da conformidade para a Administração Pública Federal Brasileira. Revista Eletrônica Sistemas & Gestão. 2015;10(1):16-28.
38. Ribeiro da Silva EHD, Ribeiro ALW, Ferreira JV, Ávila FA. Os sistemas de gestão em segurança e saúde no trabalho em auxílio à prevenção de acidentes e doenças ocupacionais. In: XXXII Encontro Nacional de Engenharia de Produção. 2012.
39. Associação Brasileira de Normas Técnicas. Diretrizes para Auditorias de Gestão da Qualidade e/ou ambiental. NBR ISO 19011:2012. Rio de Janeiro: ABNT; 2012.
40. International Labour Office. Audit Matrix for the ILO Guidelines on Occupational Safety and Health Management Systems, ILO-OSH 2001. Geneva: International Labour Office; 2013.
41. Bortolosso H, Lorenzi Rossi S, Pelegrini G, Dalcanton F, Castella MF. Métodos de auditoria de sistemas de gestão de segurança e saúde no trabalho: uma revisão sistemática da literatura. Ingeniería Industrial. Actualidad y Nuevas Tendencias. 2017;18:45-58.
42. Escola Nacional de Administração Pública – ENAP. Gestão da Estratégia com uso do BSC. Módulo 4: Etapas do Planejamento Estratégico. Diretoria de Desenvolvimento Gerencial Coordenação Geral de Educação a Distância; 2013.
43. Albuquerque Segundo CC, Souza SE. A nova ISO 45001:2016 e suas contribuições. Disponível em: https://www.aedb.br/seget/arquivos/artigos15/38922442.pdf. (Acesso em: 02 jul. 2023).
44. Lorenzetti J, Lanzoni GMM, Assuiti LFC, Pires DEP, Ramos FRS. Gestão em saúde no Brasil: diálogo com gestores públicos e privados. Texto Contexto Enferm. 2014;23(2):417-25.
45. Cicco F. Sistemas integrados de gestão: agregando valor aos sistemas ISO 9000. Disponível em: https://www.qsp.org.br/artigo.shtml. (Acesso em: 02 jul. 2023).
46. Camargo R. Atualização das NRs: Do monitoramento de três riscos para a gestão de todos os riscos. São Paulo: APMT; 2021. Disponível em: https://apmtsp.org.br/atualizacao-das-nrs-do-monitoramento-de-tres-riscos-para-a-gestao-de-todos-os-riscos/ (Acesso em: 31 mar. 2024)
47. Peinado HS. Manual orientativo de Segurança e Saúde no Trabalho (SST) para os canteiros de obras de edificações. Brasília: Câmara Brasileira da Indústria da Construção (CBIC); 2021. Disponível em: https://cbic.org.br/wp-content/uploads/2022/03/anexo-30-manualsst.pdf. (Acesso em: 02 jul. 2023).
48. Marshall Junior I, Cierco AA, Rocha AV, Mota EB, Amorim SL. Gestão da Qualidade. 10. ed. Rio de Janeiro: FGV; 2010.
49. Meira RC. As ferramentas para a melhora da qualidade. 2. ed. Porto Alegre: SEBRAE/RS; 2003.

50. Pacheco GC, Santos LC. Gestão da qualidade em serviços. 2. ed. Palhoça: UnisulVirtual; 2012.
51. Bahia LO. Guia referencial para construção e análise de indicadores/Leandro Oliveira Bahia. Brasília: Enap; 2021.
52. Silva ER et al. Gestão hospitalar: Aplicação do ciclo PDCA como estratégia de combate da COVID-19 em unidades de urgência e emergência. Res Soc Dev. 2021;10(1):e37910110652.
53. Meireles TO, Sila KT, As LLF. A importância da adoção do Método de Análise e Solução de Problemas (MASP) utilizando o ciclo PDCA na gestão em serviços de saúde. Boletim Informativo GEUM. 2014;5(3):12-22.
54. Organização Pan-Americana da Saúde. Indicadores de saúde. Elementos conceituais e práticos. Washington, DC: OPAS; 2018.
55. Fundação Nacional de Qualidade – FNQ. Sistema de Indicadores. 2018. Disponível em: https://fnq.org.br/comunidade/wp-content/uploads/2018/12/n_3_sistema_de_indicadores_fnq.pdf. (Acesso em: 15 jul. 2023).
56. Fracasso BV, Libânio CS, Amaral FG. Indicadores de desempenho e performance em sistemas de gestão em saúde e segurança do trabalho: uma revisão sistemática de literatura. Revista S&G. 2021;16:3.
57. Dajer AJ. First aid and emergency (14). ILO Encyclopedia of Occupational Health and Safety. 4. ed. 2011. Disponível em: https://www.iloencyclopaedia.org/part-ii-44366/first-aid-a-emergency-medical-services/item/118-first-aid. (Acesso em: 15 jul. 2023).
58. Centro Europeu de Prevenção e Controle das Doenças – ECDC. HEPSA – instrumento de autoavaliação da preparação para emergências na área da saúde – guia do utilizador. Estocolmo: ECDC; 2018. Disponível em: https://www.ecdc.europa.eu/sites/default/files/documents/HEPSA-health-emergency-preparedness-self-assessment-tool-user-guide-PT.pdf. (Acesso em: 15 jul. 2023).
59. Centers for Disease Control and Prevention – CDC. Worksite Health ScoreCard: An assessment tool to promote employee health and well-being. Atlanta: U.S. Department of Health and Human Services; 2019.
60. Chari R, Chang CC, Sauter SL, Sayers ELP, CerullyJL, Schulte P, et al. Expanding the paradigm of occupational safety and health: a new framework for worker well-being. J Occup Environ Med. 2018;60(7):589-93.
61. Chari R, Chang CC, Sauter SL, Petrun Sayers EL, Huang W, Fisher GG. NIOSH worker well-being questionnaire (WellBQ). Cincinnati, OH: U.S. Department of Health and Human Services, Centers for Disease Control and Prevention, National Institute for Occupational Safety and Health, DHHS (NIOSH); 2021.
62. Associação Brasileira de Qualidade de Vida – ABQV. Questionário de autoavaliação da maturidade dos Programas de Qualidade de Vida. Disponível em: https://abqv.org.br/questionario/. (Acesso em: 15 jul. 2023).

49

Participação Social de Trabalhadores e Trabalhadoras na Promoção e Defesa de sua Saúde e Segurança do e no Trabalho

José Reginaldo Inácio

- Considerações (conceituais) à participação social laboral
- Conceitos preliminares em SST
- Participação coletiva do trabalhador nas relações negociais e sua relação com os determinantes sociais de saúde (DSS)
- Da participação social de trabalhadores e trabalhadoras, por meio de negociações coletivas, visando à promoção e à defesa de sua saúde e segurança do e no trabalho
- Algumas contradições aos pactos social e laboral
- Das limitações e considerações finais da participação laboral: do acordado ao legislado em SST

Considerações (conceituais) à participação social laboral

Que circunstâncias permitem que os homens possam desempenhar seus papéis sociais sem perceber por completo o sentido dos mesmos?[1]

Sob que "circunstâncias" se dá a participação social da classe trabalhadora na promoção e defesa de sua saúde e segurança do e no trabalho (SST), no ambiente onde o exerce? Responder a essa questão, raciociná-la a partir da aporia lançada por Carcova,[1] contribui para delimitar a fundamentação básica dada a esse capítulo.

Para isso é importante estabelecer a base conceitual mínima adotada. Afinal, a própria "participação social da classe trabalhadora" traz nela o componente coletivo mobilizador para uma ação que só existe quando é sentida e compreendida, como comum, a situação que degrada a dignidade e a condição humana individual de quem trabalha.

Sentimento e compreensão que só alcançam caráter comum nos ambientes onde sedimentos dessa situação se concentram e se fundem num bloco sólido de resistência, com tamanho e peso suficientes, formando uma base consistente para que suporte ações vigorosas para a desorganização da ordem vigente.

Gohn, em suas "Teorias sobre a Participação Social",[2] analisa a "participação segundo três níveis básicos"[a], dos quais optamos por adotar como abordagem conceitual seu "terceiro nível". Desse nível é possível observar a formação de uma base constitutiva para suster estruturas determinantes à participação social de trabalhadoras e trabalhadores. Daí, por certo, é identificável, dentre estas estruturas, o sindicato, ambiente onde se desencadeiam as principais ações para a promoção e defesa da saúde e segurança do trabalhador e da trabalhadora.

Por ser exatamente esse o "nível" em que, segundo Gohn,[2] a participação social, suas práticas, "relaciona-se com o processo social propriamente dito; tratam-se das ações concretas, engendradas nas lutas, movimentos e organizações, para realizarem algum intento", que o vinculamos à ação sindical porque é nela que pode ser mais bem observada, no curso da história, a contar da Revolução Industrial, a participação da trabalhadora e do trabalhador como "um meio viabilizador fundamental" para defender e promover condições dignas de trabalho, das quais assegurar a saúde e a segurança está entre as principais.

Rodriguez,[3] ao definir a "participação dos trabalhadores em SST: conceitos e práticas", também propicia argumentos atinentes à conceituação ora adotada, ao considerar os níveis:

a) **Informação:** é o nível mínimo indispensável (a desigualdade informativa torna impossível a participação).
b) **Consulta:** contar com o ponto de vista dos trabalhadores, porém, mantendo o poder de decisão.
c) **Negociação:** acordos específicos sobre questões que vinculam as partes (p. ex., convenções coletivas).
d) **Codecisão:** mediante estruturas paritárias de decisão (máxima implicação dos trabalhadores).

Pois, de seu referente conceitual à "participação social", pode-se suster, como base definida, a ação sindical, logo, ao defini-la enquanto ato do trabalhador e da trabalhadora, também é pertinente considerar que tais níveis evidenciam etapas desenvolvidas pelo sindicalismo na maior parte das suas atividades, visto que a informação, principalmente, a partir da consulta à base, torna o processo negocial – nos seus diversos ambientes, inclusive nas estruturas paritárias onde as deliberações têm impacto na vida de quem trabalha – mais identificado com a realidade laboral se nas decisões prioritárias houve a participação coletiva.

Mesmo considerando como básica nossa fundamentação, evitando maior aprofundamento às questões conceituais da "participação social", é importante inteirar que não adotamos a conceituação mais circular e frequente no debate da saúde, em que a participação social ganha expressão a partir da Lei Federal nº 8.142/1990, demarcando a relevância das conferências e os conselhos de saúde como instâncias do poder instituinte social, determinantes na elaboração de diretrizes definidoras das políticas de saúde (Sistema Único de Saúde – SUS) no Estado brasileiro.

a De acordo com Gohn[2], são esses os três níveis: "O primeiro apresenta um alto grau de ambiguidade e varia segundo o paradigma teórico em que se fundamenta. O segundo, dado pelo nível político, geralmente é associado a processos de democratização (em curso ou em lutas para sua obtenção), mas ele também pode ser utilizado como um discurso mistificador em busca da mera integração social de indivíduos, isolados em processos que objetivam reiterar os mecanismos de regulação e normatização da sociedade, resultando em políticas sociais de controle social. O terceiro (as práticas) relaciona-se com o processo social propriamente dito; tratam-se das ações concretas, engendradas nas lutas, movimentos e organizações, para realizarem algum intento ou participar de espaços institucionalizados na esfera pública, em políticas públicas. Aqui a participação é um meio viabilizador fundamental."

Em síntese, fazendo um paralelo conceitual dos autores citados, tendo-os referenciado ao papel central do sindicato como representação – legítima e legal – da classe trabalhadora, cabe evidenciar que sua participação ativa na vida laboral é conquista coletiva acumulada em mais de um século de história e tem, na promoção da saúde e segurança, uma das bases instituintes de sua importância na regra constitucional, razão pela qual é assegurada, na Constituição Federal de 1988 (CF), em seu Art. 7º, XXVI, como sendo "direitos dos trabalhadores urbanos e rurais, além de outros que visem à melhoria de sua condição social: reconhecimento das convenções e acordos coletivos de trabalho", entendendo-se, por óbvio, como condições sociais fundamentais, prioritárias a quem trabalha, sua saúde e segurança, sem as quais as demais carecem de sentido, até mesmo ao próprio sistema ou processo de produção e/ou de serviço.

Na mesma Carta, no Art. 8º, III e VI, é reforçada a importância sindical laboral ao garantir que "ao sindicato cabe a defesa dos direitos e interesses coletivos ou individuais da categoria, inclusive em questões judiciais ou administrativas;" além do reconhecimento antevisto dos instrumentos coletivos, que também sustenta como "obrigatória a participação dos sindicatos nas negociações coletivas de trabalho; e, no Art. 10, assegura "a participação dos trabalhadores e empregadores nos colegiados dos órgãos públicos em que seus interesses profissionais ou previdenciários sejam objeto de discussão e deliberação".

Desse modo, mesmo sem entrar ou aprofundar em textos legais, portarias e normas específicas em SST, em suas diversas dimensões, resumidamente, a "participação social de trabalhadores e trabalhadoras", visando promover e defender sua própria saúde e segurança enquanto trabalham, será estimada a partir do processo negocial – Acordo Coletivo de Trabalho (ACT) ou Convenção Coletiva de Trabalho (CCT) – em que as cláusulas pertinentes à relação de trabalho são estabelecidas, em especial às concernentes a condições e ambientes de trabalho que versam sobre o tema em discussão.

Conceitos preliminares em SST

> *Hoje, o real, como palavra, como vocábulo, é utilizado essencialmente de maneira intimidante. Devemos nos preocupar constantemente com o real, obedecer a ele, devemos compreender que não podemos fazer nada contra o real, ou – os homens de negócios e os políticos preferem esta palavra – as realidades. As realidades são impositivas e formam uma espécie de lei, da qual é insensato querer escapar. Somos atacados por uma opinião dominante segundo a qual existiriam realidades impositivas a ponto de não se poder imaginar uma ação coletiva racional cujo ponto de partida subjetivo não seja aceitar essa imposição.*[4]

Antever ou levantar hipóteses, minimamente, no caso das ciências, traz consigo pretensões com influência em alguma realidade, seja para mantê-la ou para transformá-la. Assim, nessa reflexão não há intenção de mudar essa tendência, mas contribuir para alterar seu foco com outra visão da promoção e defesa em SST, principalmente quando se trata de uma prática "preventiva" utilitária ao capital e exercida exatamente por aqueles/as submetidos/as aos seus efeitos, trabalhadoras e trabalhadores.

Por isso optamos, primeiro, por algumas conceituações reflexivas acerca da condição ou do "estado" em que se dão a promoção e a defesa da SST. De tal modo definimos, sinteticamente, "estado" como condição, modo de ser ou situação. Dessa última noção aproxima-se especialmente o significado desse termo na expressão *estado de coisas* (grifo nosso), pela que se pode traduzir do alemão *Sachverhalto* e o inglês *state of affairs*,[5] ou seja, o "estado", a condição, o modo de ser, a situação em que se encontra determinado espaço ou ambiente (em nossa análise) para a realização ou o exercício do trabalho, onde o "acidente" (adoecimento, mutilação ou morte) é substância constituinte (condição, modo de ser ou situação) em seu processo.

Segundo, ao conceituar legalmente as "atividades penosas[b], insalubres ou perigosas" como referências ou parâmetros indicativos de uma realidade (mórbida e letal) tida como inerente ao ambiente de trabalho, o legislador admitiu a regulamentação de um "estado", ou seja, "uma condição, modo de ser ou situação", em que um contingente profissional pode ser e/ou estar submetido a ele, desde que se pactuem contratos sob alguma égide legal. Nesse sentido, o "estado" vigente dos diversos espaços onde o trabalho se realiza, na condição de insalubre e perigoso, "ele" está contido como determinante laboral.

b Para as atividades insalubres existe previsão legal na CLT e na NR 15, para a periculosidade na CLT e na NR 16, já para as atividades penosas ainda não houve a regulamentação prevista no Art. 7º, XXIII, da Constituição Federal de 1988.

Ao admitir o "insalubre" como algo que possa originar ou provocar algum tipo de doença, e o "perigoso" como aquilo que potencialmente implique risco acentuado à integridade física e mental, em virtude do contato, presença ou exposição e, além disso, que podem estar ou estão contidos em determinados ambientes de trabalho (*in*)devidamente regulamentados, então esse "estado", enquanto preceito legal, confirma que é possível sustentar o "acidente" (adoecimento, mutilação ou morte), a morbidade e a letalidade como substância constituinte (condição, modo de ser ou situação) do processo de trabalho.

Os próprios conceitos legislativos instituídos, tanto o da "insalubridade" quanto o da "periculosidade", descritos nos artigos 189 e 193 da CLT (Consolidação das Leis do Trabalho), expõem (ou organizam) em qual "estado" certas categorias profissionais são, estão ou estarão submetidas. Vejamos:

> *Insalubridade:*
> *Art. 189: Serão consideradas atividades ou operações insalubres aquelas que, por sua natureza, condições ou métodos de trabalho, exponham os empregados a agentes nocivos à saúde, acima dos limites de tolerância fixados em razão da natureza e da intensidade do agente e do tempo de exposição aos seus efeitos.*

> *Periculosidade:*
> *Art. 193: são consideradas atividades ou operações perigosas, na forma de regulamentação aprovada pelo Ministério do Trabalho e Emprego, aquelas que, por sua natureza ou métodos de trabalho, impliquem risco acentuado em virtude de exposição permanente do trabalhador a: I – Inflamáveis, explosivos ou energia elétrica; II – Roubos ou outras espécies de violência física nas atividades profissionais de segurança pessoal ou patrimonial. (Redação dada pela Lei n. 12.740, de 2012)*

Em relação à insalubridade, Saliba & Corrêa,[6] advertem que "o fato de não haver meios de se eliminar ou neutralizar a insalubridade significa que esta é inerente à atividade", ou seja, trata-se de um "estado" em que, por subordinação, o trabalhador no exercício de sua função está ou estará submetido ou exposto.

De outra forma, porém em estrita semelhança, possibilita-se afirmar que da mesma esteira de produção legislativa da qual veio à tona a inerência ao risco de trabalho, dela se expressa a advertência feita por René Mendes[c] ao Supremo Tribunal Federal:

> *Como pode ser observado, [os] textos legais utilizam-se, livremente, e sem qualquer constrangimento, termos como* ***"prejudiciais à saúde"***, ***"agentes nocivos"***, ***"níveis superiores aos limites de tolerância"***, *cujos conceitos anunciam – a priori –* ***nocividade*** *e* ***dano à saúde*** *de quem é obrigado a se submeter a tais "condições especiais de trabalho". Sob uma perspectiva médica, moral e bioética isto é inaceitável...*[7] *(Destaques do próprio autor)*

Igualmente, como ressalta Mendes,[7] também precisa ser inaceitável, entre trabalhadoras e trabalhadores, que essa perspectiva legal prevaleça "sem constrangimento" na relação negocial, inclusive consignada em instrumentos negociais (ACT e CCT).

E se trouxermos a inerência como trato legal, inclusive constitucional, o conceito de acidente de trabalho pressupõe o conceito de ambiente de trabalho, já que o legislador, ao gravar os "riscos [como] inerente[s] ao trabalho", por inépcia ou por opção representativa empresarial/econômica, com esse conceito (de ambiente de trabalho) estrutura (organiza) uma série de possíveis contingências gravosas, humana e socialmente, e, mesmo assim, aceita ou admite que possam ocorrer e/ou provocar efeitos/consequências/danos previsíveis ou não a quem trabalha. Daí, dos efeitos/consequências/danos, da extensão da gravidade, do acometimento físico e mental do trabalhador, surge o delimitador que dá a caracterização do (ou ao) acidente de trabalho[d], já que este só ocorre

c Em parecer técnico emitido em 13 de abril de 2023, elaborado na perspectiva da Saúde do Trabalhador, Saúde Coletiva e Epidemiologia Social – como subsídio à Ação Direta de Inconstitucionalidade (ADI 6.309) ajuizada pela Confederação Nacional dos Trabalhadores da Indústria (CNTI), no STF.

d A conceituação recorrente e reconhecida por "acidente" para efeito de análise nas esferas jurídica e da saúde e segurança do trabalho é aquela identificada a partir da expressão "acidente de trabalho", na Lei nº 8.213/91, em seus Art. 19, 20 e 21, dos quais restringimo-nos ao Art. 19: Acidente de trabalho é o que ocorre pelo exercício do trabalho a serviço da empresa ou pelo exercício do trabalho dos segurados referidos no inciso VII do art. 11 desta lei, provocando lesão corporal ou perturbação funcional que cause a morte ou a perda ou redução, permanente ou temporária, da capacidade para o trabalho; e ao Art. 20: Consideram-se acidente do trabalho, nos termos do artigo anterior, as seguintes entidades mórbidas: I – doença profissional, assim entendida aquela produzida ou desencadeada pelo exercício do trabalho pela exposição aos riscos, a partir da subordinação, ou da obrigação de fazer, de quem trabalha num ambiente onde sua atividade laboral é exercida. Ademais, a desorganização do ambiente de trabalho, ou, dito de outra forma, a organização dos riscos é a organização do acidente. A organização dos ambientes (perigosos, insalubres e penosos), equipamentos, produtos, desorganiza a efetividade da prevenção. Portanto, é a organização efetiva do "estado de acidente"[e] e do acidente *em si* que adoece, deforma, mutila e mata a quem trabalha.[8]

Em Lalande: "É inerente a um sujeito dado tudo o que lhe é essencial, ou pelo menos toda a determinação, toda a característica que não lhe pode ser retirada. 'Fraqueza inerente à natureza humana; vício inerente ao tema de uma obra'".[9] Já quando no texto legal firmado o risco é inerente ao trabalho e na lavra textual só é conferida essa inerência verbalizada à ação do trabalho vivo, humano, então, por dedução, é admissível dizer que o risco, como exemplifica a definição vocabular de Lalande, é uma fraqueza da natureza humana, vício inerente de quem trabalha, e, também, por que não, questionar se há algum sentido em qualquer esforço para a desconstrução teórica do ato inseguro.

Se, de fato, "é inerente a um sujeito dado tudo o que lhe é essencial", e acolhermos "o conceito de essência humana em Marx" elaborado por Sánchez Vázquez,[10] a essência humana é o trabalho, "sua realidade essencial", e se esta *essência* (o trabalho) só se realiza, adverte o autor, "[...] como trabalho oposto ao trabalho alienado, isto é, como trabalho criador que implica no homem reconhecer-se em seus produtos, em sua própria atividade e nas relações que contrai com os demais",[10] resta evidente, ao admitirmos o risco como inerente ao trabalho, que é do trabalho alienado que estamos dizendo, ou, então, aceitar que o trabalhador é em si o próprio hospedeiro do risco (de acidente, ergonômicos, químico, físico e biológico) em ação no ambiente de trabalho. Ou, ainda, se "risco e causa dependem apenas do momento", como diz Oliveira[11] em Parecer Técnico emitido ao STF[f], logo, por sua própria lógica dedutiva, "quando o acidente acontece, o risco passa a ser a causa", razão pela qual, da mesma linha de raciocínio, impõe-se *o imperativo capital da inerência risco trabalho*: o trabalhador é a causa do acidente, já que é em si hospedeiro do risco.

Em que pese a lógica dedutiva possa ser plausível se relacionada à inerência risco trabalho, contudo, essa lógica traz à tona o fracasso da prevenção ao declarar a incapacidade de eliminar ou neutralizar os riscos. De tal maneira, é imprescindível contrapor esse fracasso (essa incapacidade), substituí-lo com a graça da legitimidade (legalizada) qualquer ato que possa conduzir ao sentido mórbido e/ou letal do trabalho. A *inerência utilitária* serve a isso, risco e trabalho indivisíveis, intercambiáveis, como instrumento ativo das corporações do capital.

A relação expressa, conceitualmente, entre "estado" e "acidente", até incipiente em certa medida, permite admitir conceitos como uma elaboração daquele que observa certos fenômenos ou situações diante de um ambiente, condição ou realidade. Permite, também, identificar e dissociar, a partir deles, inconsistências que podem descaracterizar e/ou prejudicar análises atuais e/ou posteriores, *a priori* e/ou *a posteriori*, tendo como consequência resultados imponderáveis e desencadeadores de efeitos irreversíveis, no entanto, não porque se caracterizam como imprevisíveis, muito pelo contrário, já que são previsíveis e admitidos. Ao que se pode comprovar, do conceito legal, os "acidentes de trabalho" são previsíveis e a certeza da incapacidade de seu controle leva a pactos aos quais a sujeição ao risco tem se dado, via de regra, não pelos seus subscritores[g] (representantes do Estado, de empresas ou instituições públicas ou privadas), mas por aqueles (trabalhadoras e trabalhadores) que se subordinam ao labor, diuturnamente, no chão de fábrica,

peculiar a determinada atividade e constante da respectiva relação elaborada pelo Ministério do Trabalho e da Previdência Social; II – doença do trabalho, assim entendida aquela adquirida ou desencadeada em função de condições especiais em que o trabalho é realizado e com ele se relacione diretamente, constante da relação mencionada no inciso I.

e O "estado de acidente" se constitui como: "[...] ambiente ou condição ambiental, natural ou artificial, onde a integridade física e/ou mental está ameaçada com a existência imanente do perigo, do insalubre e/ou do penoso, com ou sem a exposição (ou ação) do trabalhador".[8]

f Diz o próprio parecerista que: o "Parecer Técnico apresenta os argumentos, no âmbito da engenharia, sobre a teoria de falha, que embasa a Aposentadoria por Condições Especiais do Trabalho – ACET e os consectários irracionais, além de inconstitucionais, introduzidos pela EC 103/2019 que alvejam de morte essa modalidade de aposentadoria, notadamente pelo piso etário e proibição da conversão do tempo subordinado a condições especiais."[11]

g Ulrich Beck,[12] (p. 336) acentua que: "Os benefícios e vantagens potenciais incidem sobre o "Nós" dos tomadores de decisão, independentemente do fato de, graças à sua posição de poder social, eles serem capazes de tomar tais decisões. Em contrapartida, o "Nós" daqueles que sofrem os efeitos colaterais consiste e surge de uma dupla exclusão: tais pessoas são excluídas dos benefícios potenciais da decisão e das condições sob as quais a decisão é tomada, e, por vezes, até mesmo da informação relativa aos efeitos sobre sua saúde ou chances de sobrevivência, contra os quais essas pessoas são indefesas".

nos canteiros de obra, no campo, nas estradas, no comércio, nas minas, enfim, nos ambientes e/ou espaços de produção ou de serviço.

Uma vez estabelecida uma conceituação básica, cabe, ao concluí-la, inteirar que, ao se relacionar "morbidade" e "letalidade" enquanto propriedades deletérias existentes, admitidas, a ponto de regulá-las em um ambiente de trabalho, acaba por se determinar um "estado" que confere características e condições determinantes a uma composição de causas promotoras de doenças, mutilações (invalidez ou sequela permanente) e/ou mortes.

O adoecimento, a mutilação e a morte se tornam parâmetros com os quais se estabelecem limites e/ou barreiras artificiais ou procedimentais instituídas, primeiramente, em projetos, manuais, regras, normas, leis, acordos ou convenções coletivas, desde o momento em que se reconhece, inclusive cientificamente, a existência ou a inexistência eficaz de algum tipo de controle ou prevenção que possa eliminar ou neutralizar o risco ou a exposição a ele. Seguidamente, são as sanções e as compensações as únicas medidas que restam e fazem parte dos limites de planejamentos, ações e pactos, que acabamos de citar, e significam a reincidência ou a submissão concernida, porém, agora regulamentada, à imponderável hipótese de precaução.

Com isso, passa-se a prever e/ou dispor de anteparos, dispositivos e/ou equipamentos destinados ao hipotético isolamento individual de um corpo, ou de suas partes. Primeiro, como se a vida nele existente (física e mentalmente) fosse neutra ou autômata, sem nenhum sentido ou sensibilidade. Depois, como se essa vida pudesse ser disposta ou posta, ou até mesmo integrada ou conectada como apêndice (dispositivo, equipamento ou máquina), sob qualquer condição ou situação, num ambiente ou local onde o perigo, o insalubre e/ou o penoso fazem parte e são realidades concretas definidas e incorporadas no processo produtivo ou no empreendimento como elemento vital à finalidade e/ou ao resultado, seja enquanto produto ou bem de consumo, material ou imaterial.

Participação coletiva do trabalhador nas relações negociais e sua relação com os determinantes sociais de saúde (DSS)

> *Um constitucionalismo do futuro, se quisermos levar a sério os direitos fundamentais e, sobretudo, pensar na sobrevivência da humanidade, deve ser um constitucionalismo não apenas estatal, mas também em relação aos poderes privados. Não somente liberal, mas também social, não somente de direito público, mas também de direito privado, que proteja os direitos fundamentais, mas também os bens fundamentais contra os bens letais.*[13]

De modo geral e ao mesmo tempo sintético, como ressaltam Akerman & Moysés,[14] sabemos que:

> *[...] os determinantes sociais da saúde compreendem "as condições em que as pessoas nascem, crescem, vivem, trabalham e envelhecem", e que são "moldadas pela distribuição de dinheiro, poder e recursos". Portanto, sabemos do impacto exercido por condições materiais de vida, incluindo emprego e renda, sobre a saúde das pessoas.*

CONDIÇÕES SOCIOECONÔMICAS, CULTURAIS E AMBIENTAIS GERAIS

Condições de Vida e Trabalho

Ambiente de trabalho	Desemprego
Educação	Água e esgoto
Produção agrícola e de alimentos	Serviços sociais de saúde
	Habitação

Rede Sociais e Comunitárias

Estilo de vida dos indivíduos

Idade, sexo e fatores hereditários

De forma similar, a amplitude da estrutura do sistema de negociações coletivas de trabalho, é uma forma demonstrativa do quanto a participação social da classe trabalhadora, por meio de suas entidades representativas, de suas "ações concretas, engendradas nas lutas, movimentos e organizações", para além de assegurar centralidade do trabalho nas relações sociais, dá mostras decisivas de seu papel na formulação de normas e políticas públicas com impacto direto nas condições socioeconômica, cultural e ambientais gerais enquanto DSS.

Com a Nota Técnica (NT) Nº 177 do Dieese,[15] que ressalta "A importância da organização sindical dos trabalhadores", pode-se antever sua relevância social da seguinte forma:

- Os sindicatos nascem como reação às precárias condições de trabalho e remuneração a que estão submetidos os trabalhadores no capitalismo.
- Uma dimensão indispensável da democracia é a existência de um Sistema de Relações de Trabalho democrático.
- A atuação dos sindicatos contribuiu decisivamente para que a Constituição de 1988 reservasse todo o Artigo 7º aos direitos dos trabalhadores.

- As negociações coletivas ampliam direitos garantidos por lei e avançam em novas conquistas para os trabalhadores.
- A instituição que melhor atua para assegurar o cumprimento dos direitos e denunciar os abusos é o sindicato.
- A atuação do movimento sindical tem sido decisiva na negociação de grandes temas nacionais.

Além disso é oportuna a ressalva feita, na NT 177, ao valor da participação social sindical ao mencionar que "a atuação dos sindicatos ganha relevância incontestável quando se observa a diversificada gama de temas e itens negociados e direitos inscritos nos acordos e convenções coletivas".

Para se ter uma dimensão dessa relevância, em levantamento recente, com o intuito de contrapor a acentuada aversão ao sindicalismo, tendo como base dados do Sistema Mediador – Ministério do Trabalho e Emprego (MTE), foram pactuadas pelo movimento sindical, em 12 anos, de 2010 a 2021, mais de 542 mil unidades de negociações favoráveis às classes trabalhadoras.[16]

Com "a prática de negociações coletivas", as entidades sindicais "que asseguram aos trabalhadores por elas representados a possibilidade de ampliar direitos garantidos por lei", de igual maneira o fazem, também, para "adquirir novas conquistas".[15] Diferentemente, a prática legislativa, de modo geral, raramente se fundamenta ou é realizada dessa forma.

E, quando ocorrem medidas legislativas favoráveis às classes trabalhadoras, geralmente, tem seu fundamento em cláusulas anteriormente negociadas pelo movimento sindical. A NT 177,[15] ao ressaltar a importância da açao sindical laboral, possibilita observar que "a própria legislação trabalhista, muitas vezes, promove a extensão a todos os assalariados de direitos [adquiridos pelos sindicatos] antes restritos a algumas categorias de trabalhadores, que os haviam conquistado em negociações coletivas específicas", como exemplarmente são destacados:

> *... os casos, entre outros, do 13° salário, inicialmente negociado como "abono natalício" e estendido a todos os trabalhadores em 1962[h], e de direitos inscritos na Constituição de 1988: redução da jornada de trabalho de 48 para 44 horas semanais; elevação do percentual de remuneração da hora extra para 50%; ampliação da licença-maternidade para 120 dias; criação da licença-paternidade de 5 dias; e do adicional de 1/3 sobre a remuneração das férias. Em outro capítulo da Carta Magna, foi estendido aos servidores públicos o direito de sindicalização e de greve, que, na prática, já eram exercidos por esses trabalhadores.[15]*

Para uma base mais atualizada da amplitude das negociações coletivas envolvendo a relação trabalho, é fundamental observar os dados do Sistema Mediador (MTE) (Tabela 49.1), pois estão registrados e vigentes (de 01/01/2022 a 31/12/2022) mais de meio milhão de **Instrumentos Coletivos (IC)** – cláusulas vinculadas a Acordos Coletivos de Trabalho (ACT) e a Convenções Coletivas de Trabalho (CCT);[16] estrato exemplar da capilaridade diversa das categorias profissionais organizadas em entidades sindicais, portanto, limitada à ação sindical formal[i] – reconhecida junto ao MTE – e que negocia no país.

Da síntese aludida aos dados mencionados, consideramos dispensáveis – visando permanecer restrito a essa análise – elaborações mais aprofundadas para relacionar a influência que a estrutura negocial vigente pode exercer e exerce nos DSS.

h Para se ter ideia da importância dessa conquista, estima-se que mais de 84 milhões de pessoas recebam, anualmente, o equivalente a 3% do Produto Interno Bruto (PIB) como 13° salário.

i Por ação sindical formal, compreende-se tão somente a representação classista relativa às trabalhadoras e aos trabalhadores que possuem vínculo empregatício formal de trabalho com carteira assinada, número que representa pouco mais de 1/3 da classe trabalhadora brasileira, segundo dados do IBGE:[17] população economicamente ativa (PEA): 107.257 mil; ocupada: 97.825 mil; empregada com carteira assinada (exclusive trabalhador doméstico): 36.688 mil.

Tabela 49.1. Instrumentos Coletivos Registrados e Vigentes – 01/01/2022 a 31/12/2022

Tipo de cláusula	Quantidade
Salário, reajustes e pagamento	69.014
Gratificação, adicionais, auxílios e outros	92.882
Contrato de trabalho – admissão, demissão, modalidades	50.578
Relações de trabalho – condições de trabalho, normas de pessoal e estabilidades	49.457
Jornada de trabalho – duração, distribuição, controle, faltas	78.594
Férias e licenças	17.749
Saúde e segurança do trabalhador	39.219
Relações sindicais	49.027
Disposições gerais (vigência; publicidade/divulgação; descumprimento de IC; multa/penalidade; solução de conflitos; manutenção de cláusulas; etc.)	65.590
TOTAL	512.110

Fonte: Sistema Mediador – MTE.

De modo objetivo, há um paralelo refletido e determinador, mesmo limitado pela égide capitalista, no qual os indicativos vigentes, demarcadores ao dito estado de bem-estar social, podem ser vistos como componentes reflexos, já que compõem, simultaneamente, tanto as pautas de reivindicações deliberadas em assembleias sindicais quanto os DSS, enquanto imperativos vitais à superação da realidade social e laboral.

Da participação social de trabalhadores e trabalhadoras, por meio de negociações coletivas, visando à promoção e à defesa de sua saúde e segurança do e no trabalho

> *[...] o que é menos conhecido é que a classe operária pode ser "desencaminhada", precisamente por suas próprias "vitórias", que podem apresentar-se também como um processo de integração ao capital. A "participação" nunca esteve ausente da estratégia da burguesia, e há veneno em seus "presentes".*[18]

A abrangência da ação sindical, a capilaridade diversa de sua participação como ente coletivo de representação da classe trabalhadora, confere a ela (ação sindical) um dinamismo diferenciado ao cunho social antevisto, o que faz das "condições socioeconômicas, culturais e ambientais gerais", no caráter mórbido da maioria de suas contradições, um elo mobilizador contínuo às determinações sociais da saúde.

No entanto, assim como advertem Akerman & Moysés[14] acerca dos vários níveis em que se operam os DSS, esta também é uma advertência fundamental para se planejar prioridades da ação sindical em SST. Isto porque, além de os "fatores estruturais subjacentes"[j], dito por eles, permearem o processo negocial, jamais pode ser ignorado que "se os fatores de risco explicam as causas das doenças nos indivíduos, os DSS explicam a distribuição das doenças na população", então, no caso da relação trabalho, a negociação coletiva acaba por explicar para quem, quando e onde é distribuída a exposição a riscos de acidentes ergonômicos, químicos, físicos e biológicos, suas potenciais consequências, e, inclusive, até mesmo, se esclarece, subliminarmente, o que é e como se dá a (falsa) equivalência entre a "prevenção à saúde e segurança" e a "prevenção (inevitável) à doença, à invalidez e/ou à morte" decorrente das condições e ambientes de trabalho, logo, onde, por subordinação e pacto estabelecido, produção e serviço se desenvolvem.

Agora, com o intuito de demonstrar o quanto a participação coletiva laboral, por meio do processo negocial, incorpora, direta e/ou indiretamente, a dimensão e os limites da promoção e defesa em SST, a seguir estratificamos e identificamos, a partir das cláusulas vigentes em ACT, registrados no Sistema Mediador (MTE): a) como tem sido considerada as intervenções sindicais visando à prevenção em saúde e segurança no ambiente de trabalho, b) se há prevalência preventiva nas negociações e c) o quanto ela pode estar relacionada com as atuais condições de trabalho.

Para isso foram considerados como amostra os instrumentos coletivos registrados e vigentes, especificamente vinculados a ACT, referentes ao ano de 2022 – de 01/01/2022 até 31/12/2022 – com ênfase nas cláusulas associadas aos grupos: Saúde e Segurança do Trabalhador (subgrupo: insalubridade); e Jornada de Trabalho – duração, distribuição, controle, faltas.[16]

Antes de seguir para a análise da estratificação mencionada, cabe ressaltar que o critério de inserção de cláusulas no sistema mediador afeta e tende a mascarar a aferição e o tratamento dos dados referentes à SST, pois, ao excluir a inserção de cláusulas relativas à "jornada de trabalho" e situações envolvidas nas "relações de trabalho" (assédios moral e sexual), dentre outras com implicações reais (diretas) à sanidade (física e mental) de quem trabalha, como parte do grupo "Saúde e Segurança do Trabalhador", além de comprometer a visão abrangente no foco de promoção e defesa em SST, também adultera sua lógica da prevenção.

Igualmente faz o legislador, em 2017, quando deixa perpetuar princípios e valores em SST do projeto autoritário de poder, decorrentes da Constituição Federal de 1967, da qual culminou a sequência de artigos do Capítulo V da CLT, do Art. 154 ao Art. 200, adicionados pela Lei 6.514/77.

Ao instituir a Lei 13.467/17, mais conhecida como "reforma trabalhista", deliberar que "o negociado prevalece sobre o legislado", e, simultaneamente, sublinhar um rol de itens não sujeitos a esse mandamento

j Quais sejam: "[...] como a política macroeconômica de um país; políticas públicas de educação, habitação, previdência social, dentre outras; e contextos culturais e institucionais mais amplos que moldam a distribuição de recursos na sociedade e a posição social das pessoas dentro dela."

e incluir nele os artigos referentes à SST, o parlamentar deixa, no mínimo, explícita, para não dizer intencional, controvérsia legislativa em dois artigos da CLT.

Primeiro, quando no art. 611-A, consigna que convenção e acordo coletivo de trabalho têm prevalência sobre a lei, se dispôs, por exemplo, sobre[19] jornada de trabalho, banco de horas, intervalo intrajornada, teletrabalho, regime de sobreaviso, grau de insalubridade e prorrogação da jornada em ambientes insalubres. Basicamente, tratam-se de normas de natureza ambiental e sanitária e, portanto, de ordem pública e inderrogáveis ao arbítrio das partes.

Segundo, se a negociação coletiva não poderia reduzir ou suprimir direitos relacionados com a segurança e a saúde dos trabalhadores, conforme art. 611-B, XVII, contraditoriamente, no seu "parágrafo único" consta que "regras sobre duração da jornada de trabalho e intervalos não são consideradas como normas de saúde, higiene e segurança do trabalho para os fins do disposto deste artigo".[19]

Controvérsia que permeia a disfunção legal estruturada numa finalidade já conhecida no alerta de Florestan Fernandes,[20] de que "nenhuma sociedade capitalista escapa ao dilema de postular normas ideais inconciliáveis com a realidade"; como se dissesse acerca da esquizofrenia[21] que viveríamos no Brasil, o desatino às formas de sanidade social já posto nos ditos países avançados, em que quanto menor a proteção maior ela é, mais protegida estará a classe trabalhadora, ou seja: "[...] o excesso de liberdade e de igualdade, a estabilidade, a jornada de trabalho de 40 horas etc. acarretariam o começo do fim".[20] Razão pela qual, numa expressão pervertida da proteção social do capital, "empresários e constituintes empenham-se em duros combates para proteger o Brasil [o seu povo, a classe trabalhadora] dessa ameaça", e, em 2017, foram exitosos. No que diz respeito à proteção social do trabalho, ficou claro: "Os trabalhadores podem ter direitos sociais, mas que sejam compatíveis com a reprodução do capital nas economias mais avançadas".[20]

Uma vez sinalizadas, antecipadamente, algumas ressalvas que suscitam limitações e contradições para ações efetivas em SST, inclusive no âmbito do Judiciário, resta evidente, da mesma forma, que há explícitas implicações a trabalhadoras e trabalhadores, sobretudo quanto à participação sindical nos processos negociais dos quais questões afetas às condições e ambientes de trabalho estão envolvidas.

Saúde e segurança do trabalhador

Do grupo SST, no período aludido de 2022, há registrado e vigente no sistema mediador, **um total de 27.655 instrumentos coletivos (IC)**, dos quais, para esse capítulo, restringimos à análise do subgrupo **Insalubridade (199 IC)**, e neste nos detemos às cláusulas que possam caracterizar o caráter preventivo contido nas negociações coletivas do trabalho, porém, com ênfase nas possíveis limitações e contradições derivadas desse processo.

Da insalubridade

Dos 199 instrumentos coletivos analisados, é significativo o número de ocorrências (64,82%) cuja compensação (adicional) para a exposição aos agentes insalubres é declarada; ou seja, em 129 cláusulas aparecem a previsão de adicionais indenizatórios para a permanência em ambientes onde a insalubridade existe. Consoante a essa condição, é importante compor à análise mais 11 cláusulas, pois nelas fica subentendida a alusão indenizatória à exposição a um ou mais agentes, insalubre ou periculoso, ao mencionarem que "as empresas devem cumprir o que determina a NR 15 (atividades e operações insalubres) e 16 (atividades e operações perigosas) e demais regulamentações do Ministério do Trabalho e Emprego", uma vez que nas referidas NR's estão assegurados adicionais que, no caso da exposição a condições de insalubridade (NR 15), de acordo com o item 15.2, variam entre 10% e 40%[k].

O segundo maior número de ocorrência (101 cláusulas, equivalente a 50,75%) entre as relativas à insalubridade, é o que prevê perícias (legal ou de comum acordo) e emissão de laudos e documentos (técnicos e legais) em geral (Laudo Técnico de Condições Ambientais do Trabalho – LTCAT, Programa de Prevenção de Riscos Ambientais – PPRA, Programa de Controle Médico de Saúde Ocupacional – PCMSO, Perfil Profissiográfico Previdenciário – PPP, atestados médicos

k Conforme item 15.2., "o exercício de trabalho em condições de insalubridade, de acordo com os subitens do item anterior, assegura ao trabalhador a percepção de adicional, incidente sobre o salário-mínimo da região, equivalente a: 15.2.1. 40% (quarenta por cento), para in salubridade de grau máximo; 15.2.2. 20% (vinte por cento), para insalubridade de grau médio; 15.2.3. 10% (dez por cento) para insalubridade de grau mínimo. 15.3. No caso de incidência de mais de um fator de insalubridade, será apenas considerado o de grau mais elevado, para efeito de acréscimo salarial, sendo vedada a percepção cumulativa.[22]

etc.), destinados, por exemplo, à avaliação de níveis de insalubridade, medidas de proteção, preenchimento de formulários por ocasião de cessação de contrato de trabalho ou desligamento, inclusive os relativos à aposentadoria especial para fins de comprovação junto à Previdência Social.

Sobre as 101 cláusulas relativas às emissões de laudos/documentos e as perícias, é pertinente apresentar três considerações:

A primeira deve-se ao número de ocorrências relativas à emissão de laudos e documentos após a cessação do contrato de trabalho (26 cláusulas, 25,74%), seja por demissão ou para fins de aposentadoria por condição especial de trabalho (insalubridade), o que denota certa prevenção – apesar de a exposição já ter sido consumada – com a possibilidade de implicações futuras decorrentes da exposição aos agentes insalubres, além do aspecto protetivo/preventivo social como a garantia da aposentadoria que, neste caso, assegura determinada redução do tempo de exposição ao risco no decurso da jornada aferida em anos sob condições (nada) "especiais de trabalho".

Quanto à segunda consideração, chama atenção a baixa incidência do caráter preventivo (em SST) das cláusulas. Desconsiderando o sentido genérico normativo do PPRA e PCMSO, resta evidente, atendendo estritamente ao recorte em análise (laudos e perícias), apenas 9 cláusulas (8,91%) dão ênfase à prevenção. Destas, pode-se citar, por exemplo: o compromisso das empresas de se buscar a redução ou eliminação das condições de insalubridade, procurando neutralizar os agentes insalubres; realização, por médicos do trabalho, de perícia nos locais de trabalho visando à detectação de eventual índice de insalubridade e, se constatada, que tomem as medidas necessárias para a redução ou eliminação da insalubridade no local de trabalho; participação do sindicato profissional para acompanhar as diligências de fiscalização das condições de saúde, higiene e segurança do trabalho, inclusive por intermédio de técnico de sua escolha; medidas de eliminação e/ou neutralização dos riscos, através de treinamentos, fornecimento de equipamentos de proteção coletiva (EPC) e equipamentos de proteção individual (EPI).

Já, na derradeira consideração, vem à tona o caráter indenizatório da sujeição laboral à insalubridade, porque em mais da metade das cláusulas (54), ou seja, em 53,47% delas, é possível constatar que há expressiva inversão em relação à segunda consideração. Se lá é baixa a incidência do caráter preventivo em SST, aqui a prevenção se dinamiza em caráter capital e perdulário (da vida).

O que diz respeito aos efeitos e consequências da baixa incidência preventiva ou de sua ineficiência, é priorizado. De tal maneira que a precaução dá lugar à indenização ou à compensação preventiva para o dano à saúde ou à integridade física e mental decorrente da exposição aos riscos – de acidente, ergonômico, químico, físico e biológico. O uso das perícias e laudos técnicos – para aferição do grau de insalubridade – ao que se constata na maioria das cláusulas para esse fim, é basicamente para mensurar as compensações (porcentagens) monetárias (pactuadas) fixadas nos adicionais de insalubridade.

Quanto maior prevenção, menor reparação. Se a legislação, as políticas públicas e até as negociações coletivas do trabalho priorizam a reparação, por consequência, na medida de sua amplitude e disseminação, menores ou nulas são ou serão as ações de prevenção.

A *falsa equivalência* de uma relação de inerência, em que o "risco e o trabalho" assumem traços de reciprocidade como se fossem égides de preservação com força constitucional, contribui para distorcer o sentido da prevenção. A conservação prescrita adquire forma estrita à "segurança jurídica", assumindo-se um grau nulo ou temerário de proteção à saúde ou à vida; de tal modo que, a "segurança material",[23] do corpo e da mente, de quem trabalha, a sua força de trabalho[I], notadamente é preterida na ordem legal e, de modo objetivo, a preocupação em evidência é "não desemparar o lesado e que os danos sofridos possam ser ressarcidos".[23] Assume-se o dano, os efeitos, em suma, as consequências da exposição aos agentes insalubres, periculosos e penosos, no corpo e na mente de quem trabalha.

As normas e/ou procedimentos reparadores, por meio da lógica dedutiva da presunção objetiva do dano, tendem a desorganizar as formas de proteção. A dimensão (ampliada) dos processos reparadores, como princípio de promoção de saúde e segurança, na realidade, ao admitir a exposição aos agentes insalubres e periculosos, que, inclusive, acentuam o lado penoso

I Assim como Marx:[24] "Por força de trabalho ou capacidade de trabalho compreendemos o conjunto das faculdades humanas físicas e mentais existentes no corpo e na personalidade viva de um ser humano, as quais ele põe em ação toda vez que produz valores-de-uso de qualquer espécie". Inteirando que a ausência desta força para a realização do trabalho significaria estarmos admitindo o homem desconstituído de sua condição humana.

do trabalho, igualmente, também pode admitir e implicar, direta ou indiretamente, no adoecimento, invalidez (parcial ou permanente) e/ou morte de quem trabalha.

O que queremos dizer sobre a tendência de "desorganizar a proteção" através de aparatos normativos se fundamenta, principalmente, na "contradição" que se acentua toda vez que uma espécie de "antítese prevencionista" é elaborada e colocada em uso ou experimento, mas, em geral, justamente por quem sequer esteve próximo ou envolvido na sua formulação.

Num aporte teórico adaptado do argumento de Luhmann[25] em questões iniciais para a estrutura parcial de suas ideias para conceituar a palavra "contradição",[25] é que, lançando mão de algumas delas, assim as reformulamos: "mas o que exatamente se tem em vista aqui, quando se fala de contradições [antíteses prevencionistas]? Trata-se, por exemplo, de uma contradição [uma antítese prevencionista] quando um sistema [de saúde e segurança laboral] pressupõe tanto uma prontidão para a [prevenção à saúde e à segurança] quanto uma prontidão para a [prevenção à doença, à invalidez e à morte], apesar de um [trabalhador não poder prevenir sua saúde – física e mental – e proteger] ao mesmo tempo [a integridade de sua vida quando se expõe, por subordinação, aos ambientes de trabalho onde os riscos de acidente, ergonômicos, químico, físico e biológico]? Há, em geral, critérios universais, segundo os quais é constatável se algo é ou não uma contradição [uma antítese prevencionista]? Ou será que isso também depende completamente do sistema, que gera contradições [antíteses prevencionistas] (o que quer que isso possa ser), a fim de possibilitar a formação de uma estrutura [sistêmica do capital]?".

Jornada de trabalho – duração, distribuição, controle, faltas

> *Ao conceito de* ***carga de trabalho*** *tem-se que acrescentar outro – o de* ***desgaste*** *– para que se possa reconstruir no pensamento uma representação coerente da relação entre o processo de produção e o nexo biopsíquico de uma coletividade de trabalhadores, ou seja, da forma específica de nela ocorrer o processo biológico e psíquico.*[26]

Conforme citado, a jornada de trabalho, sobretudo correlacionada à sua duração, distribuição e controle, tem "implicações reais (diretas) à sanidade (física e mental) de quem trabalha".

Com o agravante de que a jornada de trabalho foi o tema mais afetado pela Lei 13.467/17, levando-nos a inferir sobre o porquê de esta ser a segunda cláusula mais negociada (78.594) entre todos os instrumentos coletivos (ACT/CCT) registrados e vigentes, em 2022, dos 9 grupos dispostos no sistema mediador.[16]

Quanto às disposições desta Lei, como com a controvérsia antes mencionada, relativa aos artigos 611A e 611B, é relevante retomá-las, porque além das implicações lá elencadas e que aqui – no derradeiro artigo citado – é resumida com o contrassenso assim expresso: "se a negociação coletiva não poderia reduzir ou suprimir direitos relacionados com a segurança e a saúde dos trabalhadores, conforme art. 611-B, XVII, contraditoriamente, no seu 'parágrafo único' consta que 'regras sobre duração da jornada de trabalho e intervalos não são consideradas como normas de saúde, higiene e segurança do trabalho para os fins do disposto deste artigo'", outras são demonstradas e deixam em evidência o quanto a distribuição e a intensidade do tempo de trabalho agravam as condições de saúde e de vida no ambiente de trabalho e até fora dele.

Fato é que, sem a categoria "tempo" se esvaziam as determinações de quando, como e até onde se realiza o trabalho. O que torna ineficaz ou pervertida a concepção preventiva em SST. É como se não atentássemos para outras questões correlatas à dimensão ampliada do que significa o "tempo de exposição" – condições e ambientes – ao trabalho. De tal modo, ao refletir acerca da dimensão tempo de trabalho, de como ela está na gênese da relação trabalho, chama a atenção a nova "forma" de inserção, dita como "formal", do trabalhador no mercado de trabalho instituída na referida legislação: o "contrato de trabalho intermitente" (art. 452A da CLT) – é bom não perder de vista do que se trata essa modalidade de contrato de trabalho, em que a degradação das condições e proteção social do trabalho é bem simbolizada na experiência britânica do contrato zero-hora,[27] que aqui usa a máscara do trabalho intermitente e cria uma série de óbices à organização laboral, cuja matriz de flexibilização aprofunda a precariedade da terceirização irrestrita (Lei 13.429/17), e não somente.

Com a Lei nº 13.467/17 há impacto direto do negociado sobre a distribuição da jornada de trabalho (mesmo se antes ilícito/irregular), a contar de sua intensidade, que vai da prorrogação – tácita forma/dia (banco de horas, por exemplo) de sua compensação e/ou conveniência (patronal) – ao turno ininterrupto; da limitação/redução, seja do intervalo intrajornada seja do descanso semanal remunerado, até ao aumento significativo das horas antissociais de trabalho etc., assim, embora derrogada a ilicitude mórbida da exploração e do desgaste provocado sobre o corpo e a mente de quem trabalha sujeito às conformações temporais legalizadas, contrapô-las é condição primordial à promoção e defesa em SST.

No entanto, desde o amadurecimento da modernidade, observa Giddens,[28] "o dinheiro põe entre parênteses o tempo (porque é um meio de crédito) e, também, o espaço (pois o valor padronizado permite transações entre uma infinidade de indivíduos que nunca se encontraram fisicamente)".

Com o tempo de trabalho colocado "entre parênteses", em uma lógica que degrada a sua concepção, em que o dinheiro e a sobrevivência de quem trabalha são (des)balanceados, o caráter predatório e intercambiável da jornada laboral ganha sustentação por meio de uma temporalidade estranhada.

Postone,[29] quando ressalta que "a duração da jornada de trabalho não constitui um problema enquanto for determinada 'naturalmente', do nascer ao pôr do sol", no entanto, adverte sobre "o fato de ela ter se tornado um problema e ter sido determinada como resultado de uma luta e não que a tradição implica uma transformação no caráter social da temporalidade."[29] Isto é, acrescenta: "A luta sobre a duração da jornada de trabalho não só é, como observa Anthony Giddens, 'a expressão mais direta dos conflitos de classe na economia capitalista', como também expressa e contribui para a constituição social do tempo como medida abstrata de atividade."[29]

Já, aos tempos neoliberais, nota-se, com Gaulejac[30], que: "Nossas representações do tempo são prisioneiras de uma concepção entre um início e um fim. Elas se encontram, definitivamente, descoladas do tempo da vida humana", em outros termos, numa alusão *heideggeriana*, contrariam "o tempo originário" que "é finito".[31]

O que se constata ao analisar a diversidade de cláusulas pactuadas e permissivas à flexibilização da jornada de trabalho dá mostras de uma viabilidade lógica da precariedade intensiva, em que o ritmo e a intensidade de trabalho são legitimados; a exposição ao insalubre, ao periculoso e ao penoso adquirem uma dimensão estruturada de uma espécie de controle estranhado da (des)organização das condições e ambientes onde o bem-estar de quem trabalha é decomposto em valores adesivos à precificação da sanidade – física e mental – do trabalhador.

Dito de outra forma, como a possibilidade do uso exponencial da medida abstrata do tempo foi diversificada e teve a chancela estatal reforçada em 2017, a jornada de trabalho se tornou uma pauta utilitária prioritária do capital, uma vez que a lei deixou os freios e contrapesos de contenção de seus excessos ou irregularidades para o processo negocial, contudo, com flagrante desbalanço da equidade quando resta comprometida a autonomia sindical laboral (política e operacional) vigente à época, as negociações, em boa medida, perdem o centro de gravidade com o qual se poderia anular ou contrapor essa permissiva legal impositiva das corporações do capital editada pelo parlamento, cujo efeito decorre sob a égide negocial nos termos regidos por quem tem o domínio na relação capital trabalho.

Gaulejac[30] retrata o quanto as representações do tempo "obrigam os homens a sofrer a intensificação de um tempo abstrato, programado, ao contrário de suas necessidades", o que, de modo similar, é notado nas **52.105 cláusulas referentes à jornada de trabalho** – exclusivamente as negociadas em ACT – foi a presença de termos (firmados) com os quais são reforçados o uso do tempo abstrato. De uma forma ou de outra, pode-se dizer que há uma conformação alinhada com as adequações legisladas em 2017 e com as exigências da "nova razão de mundo".[32]

Em síntese, ao se apurar o maior número de cláusulas (26.970) divididas nos subgrupos: duração e horário; prorrogação/redução de jornada; compensação de jornada; intervalos para descanso; descanso semanal; turnos ininterruptos de revezamento; sobreaviso; e autorização de trabalho nos domingos e feriados; constata-se uma predileção de adequação ao tempo abstrato, assim como a conformação às horas antissociais de trabalho, isto é equivalente a 51,78% do total das tratativas envolvendo jornada de trabalho. Já o segundo maior número (23.472 cláusulas, ou 45,04%): "controle de jornada", "outras disposições sobre jornada" e "faltas", nada mais é do que o aspecto operacional da representação do tempo nas relações de trabalho, mas neste também é observável, entre as cláusulas, menções correlatas ao trabalho abstrato ou de seu efeito na distribuição de jornadas (p. ex., a empresa poderá, a seu critério e de acordo com as necessidades de seus negócios em atividades essenciais, efetuar a troca de dia de feriados, religiosos ou não; regime de trabalho em turnos; intervalo extra; hora noturna; retorno de afastamentos...).

Ao que se observa, há uma forma capilar de estruturação da jornada de trabalho espalhada nas 24 horas do dia, em todos os dias da semana, do mês e do ano, conformada à adequação de uma temporalidade, como diz Gaulejac,[30] que:

> *[...] leva a impor ritmos, cadências, rupturas que se afastam do tempo biológico, do tempo das estações, do tempo da vida humana. A medida abstrata do tempo permite desligá-lo das necessidades fisiológicas ou psicológicas: o sono, o alimento, a procriação, o envelhecimento etc.*[30]

O que, inclusive, pode ser realçado por Mendes,[7] ao notar que é uma situação "extremamente presente nos dias de hoje"; como ele observa, há "um envelhecimento precoce ou prematuro [que] está associado ao desgaste pelo trabalho excessivo e em condições adversas". Em nossa análise, é explícita a evidência de que, também, tal desgaste – por trabalho excessivo e condições adversas – tem estreita relação com a distribuição e intensificação da jornada.

Como ressalta Mendes,[7] "apesar de ser uma categoria ainda não muito reconhecida por muitos médicos, o desgaste pelo trabalho tem seu lugar e deve ser valorizado por todos nós", principalmente quando se tem ênfase de que este desgaste advém do dispêndio físico e mental dentro de uma jornada de trabalho, por conseguinte também é e tem valor fundamental no processo negocial laboral e precisa ser tratado como fator indissociável e determinante à SST, "posto que ele [o desgaste] está cada vez mais presente no mundo do trabalho contemporâneo. Especialmente presente no trabalho insalubre, [periculoso] e penoso!".

Algumas contradições aos pactos social e laboral

> *No estado de injustiça absoluta, "ler a mente do tirano" normalmente é substituído por observar normas e regras.*[33]

O papel político e institucional das entidades sindicais laborais para o enfrentamento das questões afetas à saúde e à vida do trabalhador está, de certo modo, razoavelmente, definido nas legislações nacionais e internacionais; contudo, ele acaba neutralizado pela própria ação sindical quando se pauta, tendencialmente, às prescrições normativas e deixa de lado o conflito vigoroso na busca pela conciliação mesmo se guiada para medidas extremas de sujeição laboral em ambientes onde o insalubre, o perigoso e/ou o penoso prevalecem.

Nestas condições de prevalência do risco ou da exposição ao "estado de acidente", há clareza de que os ambientes são locais "onde o direito e a moral [dominante] não são suficientes",[25] ou melhor, capazes, para mudar tal realidade, até porque os traços definidores de ação ou de comportamento assim intencionados são incompatíveis com a legitimidade dos fatos legais que constituem a negação do conflito na relação capital trabalho. Por isso, da parte daqueles que detêm o domínio dos ambientes de produção e/ou de serviço imersos em condições de risco, distensionar ou anular o conflito se torna articulação prioritária e os consensos e negociações coletivas, nesse sentido, servem a isso.

Se, como diz Luhmann,[25] "organizações especiais também podem surgir que veem sua tarefa em selecionar e valorizar conflitos particulares como socialmente significativos", e trouxermos sua abordagem às ações preventivas em SST, é preciso reaver o papel negocial sindical. Do contrário, é temerário afirmar, como cita o autor, que, de fato, "sindicatos cumprem de maneira mais ou menos frequente essa função" ao mencionar: "mesmo a semântica da discriminação", na relação trabalho, "assumiu exatamente essa função de valorização do conflito", pois no trato das relações em SST, sobretudo com a conformação da antítese prevencionista subsumida à inerência risco trabalho, o que ocorre é exatamente a sua desvalorização: neutralizar o efeito transformador social/laboral do conflito.

Como anular o efeito das leis, dos direitos corporativos dominantes na relação capital trabalho? Se existe legislação ou instrumento negocial que impede a exposição "laboral" ao risco (químico, físico, biológico, ergonômico e de acidente), ou que, de forma continuada, determina a sua extinção, aí estamos falando em garantia, direito à saúde e ao trabalho seguro e saudável, portanto, promovendo e defendendo essa condição. Diferente disso, estamos admitindo o adoecimento, a invalidez (temporária ou permanente) e a morte no ambiente de trabalho, mas não apenas como possibilidade.

Ao contrário disso, qualquer lei, norma, procedimento, regra, ACT, CCT, ou pacto social que assegure ao "capital" autonomia, poder, para impor a sujeição do/a trabalhador/a, por subordinação, à exposição a riscos de acidente, ergonômicos, químico, físico e biológico, o que estamos tratando é de garantias legais, de direitos ao "capital",[34] da justiça capitalista operante, para que, de modo seguro e saudável ao sistema, sob a tutela estatal, não corra o risco de ser responsabilizado pelos crimes contra a vida da classe trabalhadora: o adoecimento, a invalidez e a morte decorrentes do processo produtivo e/ou de serviço e em face das condições ambientais de trabalho. Nesse caso é a "justiça do capital": sujeição, indenização e reparação. Risco assumido, regulado, legitimado, como regra prescrita pelo capital, para o uso exclusivo do trabalho.

Evidente que não se pode ignorar o papel histórico do sindicalismo e de suas lutas para alterar as condições de morbidade e letalidade no ambiente de trabalho. Aliás, se, agora, analisamos tal situação, deve-se ao protagonismo de sindicalistas nesse enfrentamento. Contudo, aqui é oportuno frisar que não nos detemos à análise do papel histórico do movimento sindical na luta contra o "estado de acidente", mas em identificar, em parte das suas ações, as variáveis ou os possíveis limites que possam influenciar na sujeição da trabalhadora e do trabalhador a tais situações ou condições relatadas.

Sob essa ótica, o estudo do DIEESE,[35] em que menciona que no período de 2010 a 2012 foram registradas 46.806 cláusulas no Sistema de Acompanhamento de Contratações Coletivas (SACC-DIEESE), é esclarecedor. Destas cláusulas, 9.492 referiam-se a questões relativas à saúde do trabalhador e representam, em média, aproximadamente 20% do total de cláusulas registradas no SACC-DIEESE por ano. Apesar de a ressalva de tal estudo não abranger a análise de todas as cláusulas de saúde presentes no SACC-DIEESE, nele foram tratadas as garantias mais importantes. Aqui não nos detemos a elas, mas especificamente no que representam para essa análise.

Nesse sentido, optamos por somente apresentar algumas conclusões do estudo cujo enfoque revela limites cruciais a serem superados pela ação sindical, inclusive identificados na apreciação do conteúdo das cláusulas, antes citadas, colhidas diretamente no sistema mediador (MTE):

- As cláusulas relativas à saúde do trabalhador conquistadas nas negociações coletivas ainda são pouco desenvolvidas, muitas vezes tratando do tema de forma desarticulada, sem uma preocupação global com os fatores determinantes no processo saúde-doença.
- Muitas vezes, por sinal, as garantias presentes nos documentos são reproduções de garantias já determinadas por lei, que já impõe a sujeição ao risco. Por um lado, essa constatação demonstra o quanto ainda é preciso avançar e, ao mesmo tempo, evidencia o quanto é difícil negociar sobre este tema, dada a sua relação direta com a forma de organizar e gerir o trabalho, ou seja, a possibilidade de intervir no processo saúde-doença está diretamente relacionada com a capacidade de intervenção no trabalho.
- Ainda que entre 2010 e 2011 a propositividade das greves (284 greves) tenha sido predominante em relação à defensividade (243 greves), isso explicita um grande problema, ou seja, as cláusulas negociadas e a legislação não estão sendo cumpridas pelos empregadores. E aí, em lugar de se avançar, legaliza-se a condição.
- No que se refere ao conteúdo do processo de negociação coletiva, as cláusulas para inibir os determinantes do adoecimento e das doenças no trabalho ainda são pouco presentes. Por outro lado, cláusulas que tratam de adicionais de insalubridade e periculosidade muitas vezes aparecem como prioridade no processo negocial.
- O conteúdo dos instrumentos normativos trata a questão da saúde do trabalhador de forma fragmentada, como se ela fosse separada de outras questões. Por exemplo, como a questão da saúde é incluída na discussão das metas de produção? Como mais uma meta abusiva a ser atingida ou como uma ressalva de que as metas não podem ter impactos negativos para os trabalhadores, impondo o aumento do ritmo, da intensidade, do assédio e do estresse no trabalho?
- As cláusulas acordadas permanecem idealizadas e focadas mais na reparação e na compensação, em vez de se direcionar para as causas da morbidade e da letalidade no ambiente de trabalho.

De tais cláusulas, em que pesem aspectos determinantes da relação capital trabalho dispor a hipossuficiência ao último na relação negocial, o problema emergente para a transformação da realidade se deve à prevalência e à submissão à ordem, a um conjunto de leis (procedimentos, normas, regras, estatutos etc.) oriundas e gestadas em ou de um Estado democrático de direito capitalista, consequentemente contidas sob seu controle.

A dinâmica desse controle está ideologicamente condicionada à sustentação de um modelo de Estado em que a lógica neoliberal é pauta predominante. Dardot e Laval[32] enfatizam que "[...] o neoliberalismo não é apenas uma ideologia, um tipo de política econômica. É um sistema normativo que ampliou sua influência ao mundo inteiro, estendendo a lógica do capital a todas as relações sociais e a todas as esferas da vida",[32] por óbvio, na formulação das leis e das tratativas da relação capital trabalho não será diferente. Razão pela qual, independente de se ter como garantia a efetividade da justiça, há a expectativa da mera mitigação da injustiça como forma de se consagrar o ideário do direito capitalista.

Como estamos tratando da saúde e da vida no ambiente de trabalho, essências inalienáveis à condição humana, qualquer possibilidade de inutilizá-las significa ruptura plena com imperativos emancipatórios.

Negociações, leis, procedimentos e treinamentos que habilitem trabalhadores ao "estado de acidente", à sujeição aos agentes de risco e atos que podem provocar ou provoquem lesões, doenças ou morte, são ações condicionantes ao descarte humano,[36] ou, dito de outra forma, trata-se da desumanização da espécie humana a partir da reificação e da racionalidade capital.

Com Agnes Heller,[33] pode-se dizer que: "nessa situação, todas as expectativas se rompem. O nexo causal relativo entre agir de uma certa maneira e as consequências dessa ação é substituído por mera possibilidade e conjectura".[33] E o direito como compensação do capital, por si só, representa uma das formas de se negar a saúde e a vida, por conseguinte, a justiça, à maior parte da sociedade. Até por que no que diz respeito às normas e leis, relativas à saúde e segurança, com a habitualidade de certos setores empresariais em descumpri-las, "ninguém tem ideia se qualquer promessa será cumprida; ninguém pode saber se qualquer regra será aplicada".[33]

Afinal, "observar a lei não torna mais provável para alguém não ser executado ou preso; no máximo existe apenas uma possibilidade de isso acontecer", diz Heller.[33] Não é sem sentido a razão pela qual, ao se confluir as demandas e as decisões delas originárias, concernentes à saúde e ao ambiente do trabalho, ainda prevaleçam condições e situações de morbidade e letalidade.

Quando se observa a transcrição das súmulas e as decisões de vários tribunais sobre insalubridade e periculosidade[6] (Tabela 49.2) – decisões que servem de orientação a juízes de instâncias inferiores e a operadores do direito em geral[m] –, identifica-se a tendência prevalente de se garantir a exposição ao perigo e ao insalubre, desde que se repare o dano à saúde ou à vida do trabalhador por meio de compensações, indenizações ou aposentadorias por condições ditas como especiais de trabalho.

m Engels & Kautsky[37] já nos alertaram que "agora há também os assim chamados cientistas do direito, que fazem da jurisprudência uma profissão específica", fato que por reincidência se expandiu em todas as esferas do Judiciário e tem influenciado, sistematicamente, as ações de natureza coletiva e implicado na contenção e desmobilização dos sujeitos e instituições coletivas, principalmente sindicais, fazendo com que haja a proliferação continuada de decisões que acentuam a sujeição às diversas formas de exploração e degradação no ambiente de trabalho.

Tabela 49.2. Número de súmulas e decisões de vários tribunais sobre insalubridade e periculosidade

Tipo de decisão	Quantidade
Súmulas do Tribunal Superior do Trabalho relativas à insalubridade e periculosidade	25
Orientações Jurisprudenciais da Seção de Dissídios Individuais (TST) referentes à insalubridade e periculosidade – Enunciado N. 333	24
Súmulas do antigo Tribunal Federal de Recursos	04
Súmulas do Supremo Tribunal Federal relativas à insalubridade e periculosidade	04
Súmulas da Turma Nacional de Uniformização da Jurisprudência dos Juizados Especiais Federais (JEFS)	04
Jurisprudência relativa à insalubridade, periculosidade e prova pericial Insalubridade (61) Periculosidade (61) Prova pericial (23)	145
Total	206

Fonte: Elaborada pelo autor.

Equivocadamente, de tal modo, pode-se concluir que boa parte do sindicalismo tem se pautado, sob essa orientação, na tabulação ou na defesa de suas reivindicações e cláusulas, seja em acordos coletivos ou processos judiciais concernentes à saúde e segurança ocupacional.

Cabe evidenciar que das 206 decisões, a única decisão jurisprudencial (TRT, 3ª T., RO 06168/92, rel. Juiz Antônio Álvares da Silva, MG de 17.1.95), à qual se poderia atribuir alguma intervenção judiciária exigindo prevenção ou eliminando a possibilidade da exposição ao risco, aponta para a legitimidade ou legalidade de transações em acordos coletivos de trabalho com previsão constitucional, mesmo não mencionando o objeto ou a cláusula, por dedução, face à inaplicabilidade de demandas ou decisões preventivas analisadas, é prudente não a caracterizar dessa forma.

Duas outras jurisprudências, relativas à prova pericial, justificam ser mencionadas, porém, não para caracterizá-las como instrumentos de prevenção. Uma identificou que os empregados não usavam EPI e o juiz, de igual forma, em seu ato decisório, asseverou que nesse caso é correto "afirmar que o reclamante não o usava também" (TRT/SP, 1ª T., RO 5.094/90.9, Ac. 17.324/91, rel. Juiz José Serson), ou seja, a prática e o costume diário não coadunam com a realidade, seja do fornecimento ou do uso de equipamentos de proteção, prevalecendo, assim, por conivência ou necessidade empresarial aos seus resultados.

A outra se refere à confirmação, em diligência pericial, se há insalubridade em determinado local de trabalho já desativado (Processo 01592-1993-038-01-00-2

RO – Data de Publicação: 4.7.2006 – DORJ – Turma: 4 – Relator: Dóris Castro Neves – TRT 1ª Região). Ora, após a desativação fica evidente que a insalubridade foi fator incidente e adoecedor no ambiente. No entanto, no momento de seu efeito não se fez nada para alteração da causa em si. Somente após a saída do ambiente e cessada a atividade se tomou alguma medida, mas não para se eliminar o risco, e sim uma compensação por ter sido exposto a ele. Evidência real de que o ambiente de trabalho saudável e a vida de quem nele exerceu sua profissão são irrelevantes, ao ponto de restar uma única reparação em valores pecuniários, já que o agente causador, assim como o ambiente onde ele estava, não mais existe.

Nesse ponto é importante nos atermos à consideração de Engels & Kautsky,[37] porque nela se expressam os riscos de qualquer ação cuja prioridade consiste em delimitá-la à busca de direitos condicionados à ordem estabelecida pelo capital.

> *Assim, descemos tanto que só nos restaram palavras de ordem. Primeiro, são eliminadas a síntese histórica e o conteúdo de todo o movimento, para dar lugar à simples "filosofia do direito", e, em seguida, essa filosofia do direito fica reduzida a palavras de ordem que, confessadamente, não têm nenhum valor prático! Tanto barulho por nada.*
> *O sr. professor revela, então, que todo o socialismo se reduz juridicamente a apenas três palavras de ordem, a três direitos fundamentais. Ei-los:*
> *1. o direito ao produto integral do trabalho;*
> *2. o direito à existência;*
> *3. o direito ao trabalho.*
> *O direito ao trabalho é apenas reivindicação provisória, "a primeira fórmula desajeitada, que sintetizava as reivindicações revolucionárias do proletariado", e, portanto, não vem a propósito nesta discussão. Em contrapartida, fica esquecida a reivindicação de igualdade, que dominou todo o socialismo revolucionário...*[37]

De forma resumida, pode-se dizer que as multas, sanções, indenizações, sentenças e/ou penas para crimes e infrações à saúde, ao ambiente e à vida do trabalhador como instrumentos estatais fomentadores do "estado de acidente", até mesmo porque não têm só o caráter de uma reivindicação provisória, de um freio às lutas revolucionárias e transformadoras da realidade, são, efetivamente, sinais pedagógicos para se reincidir em tais práticas. Primeiro, pelo valor irrisório das multas e indenizações, segundo, pela inércia fiscalizatória dos órgãos competentes, terceiro, pela eterna possibilidade de um acordo judicial, de um termo de ajuste de conduta e a difícil criminalização de pessoas físicas (CPF), quando raramente ela ocorre, geralmente, são direcionadas às pessoas jurídicas.[22,38,39]

Das limitações e considerações finais da participação laboral: do acordado ao legislado em SST

> *A coação à conformidade e a pressão pelo consenso crescem. A "falta de alternativa" é um analgésico político. A política paliativa não é capaz de visões ou de reformas penetrantes. Ela prefere tomar analgésicos de curto efeito, que apenas aceleram disfunções e rejeições. A política paliativa não tem qualquer coragem para a dor. Desse modo [só] o igual avança.*[40]

A abrangência da legislação e das normas, em especial às concernentes ao ambiente e às condições de trabalho, especialmente quando se diz respeito ao exercício profissional em condições especiais, ela se limita aos trabalhadores empregados; uma proteção social limitadora, por si só, porque não protege a ampla maioria daqueles que estão trabalhando no país.

Segundo Silva,[41] essa limitação acompanha outro problema também relacionado com a SST, ou seja:

> *Em relação ao perfil de acidentes, mortes e adoecimentos relacionados com o trabalho, são, em geral e sob consenso, destacados dois problemas que ainda carecem de resolução e que, como tais, dificultam a definição de prioridades para o planejamento e a implementação de ações focais: primeiro, a qualidade e a consistência das informações sobre o quadro de saúde dos trabalhadores; segundo, o caráter parcial das informações, cobrindo, sobretudo, o mercado formal de trabalho.*[41]

Igualmente, Oliveira[39] aponta que:

> *Em que pese a nova ordem jurídica dada pela CRFB-88 ter submetido às relações trabalhistas as égides dos direitos sociais com os ramos sanitário, previdenciário, assistencial, ambiental e tributário (direitos públicos), [...] há uma forte inclinação do ramo do Direto Trabalhista em direção ao direito privado, quase civilista, dado que as obrigações trabalhistas normalmente são pactuadas mediante contrato, segundo o princípio de que o contrato faz lei entre as partes.*[39]

E, em mesmo sentido, porém conexo ao exposto por Silva,[41] Oliveira[39] acrescenta que "contribui para a redução da importância do Direito do Trabalho (CLT) na hierarquia dos ramos do direito a pequena parcela da população por ele alcançada, que nesse âmbito é reduzida a menos de 1/3 da População Economicamente Ativa – PEA deste país" [hoje pouco mais de 1/3, dados de abril de 2023[n]], "aplicando-se apenas àqueles que possuem carteira assinada (empregado)".

Se aqui identificamos o caráter relacional limitativo das legislações ditas preventivas, seus aspectos permissivos e de coerção social,[42] indutores da sujeição ao "estado de acidente", também é notável que os pactos estabelecidos destinados à relação capital trabalho (acordos, convenções e contratos coletivos, leis, normas, sentenças, pareceres e termos técnicos ou de ajuste de conduta etc.) e as compensações, penas e indenizações deles derivados, são amplamente restritivos ao mundo do trabalho exclusivamente para a parcela da população trabalhadora empregada sob a égide contratual celetista, ou seja, trata-se de uma legislação parcial, discriminatória, portanto, tendente a intensificar as contradições sociais às quais preceitua combater: desde a precarização e a degradação das condições e ambientes do trabalho, até as formas mais vis de exclusão, desigualdade e injustiça social.

Como tem se dado a "participação social de trabalhadoras e trabalhadores na promoção e defesa em SST" e o alcance dessa iniciativa é determinante para se saber o quanto a efetividade do ato, de fato, contribui para a promoção e defesa da saúde e segurança no ambiente de trabalho.

Em uma simples alteração à menção epigráfica de Carcova:[1] "Que circunstâncias permitem que [trabalhadoras e trabalhadores] possam desempenhar seus papéis sociais sem perceber por completo o sentido dos mesmos?", é possível antever certo limite para o entendimento das "circunstâncias" que articulam a promoção e defesa da SST.

Gramsci,[43] em sua "Concepção dialética da história", confere certo elemento que pode circunstanciar parte do extrato de sustentação e prática em SST vigente:

> *Quando a concepção do mundo não é crítica e coerente, mas ocasional e desagregada, pertencemos simultaneamente a uma multiplicidade de homens-massa, nossa própria personalidade é composta de maneira bizarra: nela se encontram elementos dos homens das cavernas e princípios da ciência mais moderna e progressista; [...] O início da elaboração crítica é a consciência daquilo que somos realmente, isto é, um 'conhece-te a ti mesmo' como produto do processo histórico até hoje desenvolvido, que deixou em ti uma infinidade de traços recebidos sem benefício do inventário. Deve-se fazer, inicialmente, esse inventário.*[43]

O benefício do inventário, em se tratando de SST, não se pode restringir à normatização de indenizações e/ou reparações a danos, cujas obrigações compensatórias são regramentos que passam pelo pacto abortivo da efetividade ética preventiva e é simultaneamente concordância com a precificação da saúde e da vida do trabalhador – elemento intercambiável e descartável na relação capital trabalho. Como se essa concordância fosse ato enunciado, com planos contingenciais estratificados e com o aceite devidamente subscrito nos termos do inventário. Caso assim prevaleça, é como se o relato ou relatório do acidente de trabalho passasse a ser uma parte ou forma de inventário do que sobra (corpo e/ou mente, apto ou não, inteiro ou em parte, pedaço ou resíduo...) para (ou de) quem trabalha e se acidenta ou adoece exposto à determinada condição ou ambiente de produção ou serviço.

Quem participa, quando é chamado e em que condições se dá o papel social da classe trabalhadora em SST, também diz muito se, realmente, se promove e defende saúde e vida no ambiente de trabalho.

Demarcar o limite daquilo que é promoção e defesa em SST, ter claro o que é prevenir para, assim, ao fazê-lo, o ato preventivo – em si – não esteja entre as hipóteses potenciais de risco e subverta a concepção protetiva condicionando-a para uma relação na qual o estado e a condição mórbida e letal prevaleçam no vácuo profundo da inerência risco trabalho.

Indenizar, restaurar, reabilitar... ou investir, construir, habilitar... É fundamental determinar qual é exatamente a finalidade da prevenção em SST: se é prevenir para manter "a saúde e a vida" ou se é prevenir – lançando mão de análises contingenciais (pesquisas, pareceres, notas técnicas, estatísticas de morbidade ou de letalidade...), seja pela ausência ou pela impossibilidade do controle de riscos em certas condições e ambiente de trabalho – para admitir "a doença, a invalidez e a morte".

n Conforme dados do IBGE (2023):[17] População economicamente ativa (PEA): 107.257 mil; ocupada: 97.825 mil; empregada com carteira assinada (exclusive trabalhador doméstico): 36.688 mil.

A ação sindical tende a ser anulada em seu poder político enquanto e como capacidade de influenciar decisão dos coletivos representados e na relação trabalho, se se deixar limitar numa forma restrita do "controle social", que na definição de Giddens e Sutton[44] são todos "os mecanismos formais e informais e controles internos e externos que funcionam para gerar conformidade".

Se a ação/participação sindical se reduzir a uma conformidade com a condição de inerência legal, em que a prevenção à saúde e à vida dá lugar à sua negação, tornando-se um instrumento preferencial para uso dos agentes do adoecimento, da deformação, da mutilação e/ou da morte de quem trabalha, então, de fato, é nula.

Referências

1. Carcova CM. A opacidade do direito. São Paulo: LTr; 1998.
2. Gohn MG. Teorias sobre a participação social: desafios para a compreensão das desigualdades sociais. Caderno CrH. 2019;32(85):63-81.
3. Rodriguez CA. Participação dos trabalhadores em SST: conceitos e práticas. In: Mendes R (Org.). Dicionário de saúde e segurança do trabalhador: conceitos, definições, história, cultura. Novo Hamburgo: Proteção Publicações; 2018:860-1.
4. Badiou A. Em busca do real perdido. Belo Horizonte: Autêntica Editora; 2017.
5. Abbagnano N. Dicionário de filosofia. 5. ed. São Paulo: Mestre Jou; 2007.
6. Saliba TM, Corrêa MAC. Insalubridade e periculosidade: aspectos técnicos e práticos. São Paulo: LTr; 2016.
7. Mendes R (Org.). Parecer sobre a inadmissibilidade técnica e científica da exigência de idades mínimas (55, 58 e 60 anos), para fruição do direito à 'aposentadoria por condições especiais de trabalho', introduzida pela EC 103/2019. Emitido em: 13 abr. 2023.
8. Inácio JR. Sindicalismo e ética: (re)ação, sanidade e trabalho. Belo Horizonte: Crisálida; 2012.
9. Lalande A. Vocabulário técnico e crítico da filosofia. São Paulo: Martins Fontes; 1996.
10. Vázquez AS. Filosofia da práxis. São Paulo: Expressão Popular; 2007.
11. Oliveira PRA. Parecer Técnico: ADI nº 6309 – STF. Emitido em: 10 abr. 2023.
12. Beck U. Sociedade de risco: rumo a uma outra modernidade. São Paulo: Editora 34; 2010.
13. Ferrajoli L. Por uma Constituição da Terra. Única alternativa realista à catástrofe que ameaça o futuro da humanidade. Entrevista especial com Luigi Ferrajoli. Disponível em: https://www.ihu.unisinos.br/623209-interesse-publico-equivale-sempre-e-cada-vez-mais-ao-interesse-universal-da-humanidade-entrevista-especial-com-luigi-ferrajoli. (Acesso em: 31 jul. 2023)
14. Akerman M, Moysés SJ. O uso espúrio do conceito de determinantes sociais da saúde. Disponível em: https://www.abrasco.org.br/site/noticias/especial-coronavirus/o-uso-espurio-do-conceito-de-determinantes-sociais-da-saude-artigo/47516/. (Acesso em: 31 jul. 2023).
15. Departamento Intersindical de Estatística e Estudos Socioeconômicos – DIEESE. Nota Técnica Nº 177. A importância da organização sindical dos trabalhadores. São Paulo: DIEESE; 2017.
16. Ministério do Trabalho e Emprego. Subsecretaria de Relações do Trabalho – SRT. Sistema de Negociações Coletivas de Trabalho – MEDIADOR. Disponível em: http://www3.mte.gov.br/sistemas/mediador/ConsultarInstColetivo.
17. Instituto Brasileiro de Geografia e Estatística – IBGE. Dados: PNAD Contínua – Divulgação: abril de 2023 – Trimestre móvel: jan-fev-mar/2023. Disponível: https://ftp.ibge.gov.br/Trabalho_e_Rendimento/Pesquisa_Nacional_por_Amostra_de_Domicilios_continua/Mensal/Quadro_Sintetico/2023/pnadc_202303_quadroSintetico.pdf. (Acesso em: 20 mai. 2023).
18. Eldeman B. A legalização da classe operária. São Paulo: Boitempo; 2016.
19. Zilmara Alencar Consultoria Jurídica. Departamento Intersindical de Assessoria Parlamentar – DIAP. Face sindical da reforma trabalhista: Lei 13.467, de 13 de julho de 2017. Brasília: ZAC/DIAP, 2017:216-7.
20. Fernandes F. Pensamento em ação: o PT e os rumos do socialismo. São Paulo: Globo; 2006.
21. Viana MT. Livrem-nos da livre negociação: aspectos subjetivos da reforma trabalhista. Belo Horizonte: RTM; 2018.
22. Saliba TM, Pagano SCRS. Legislação de segurança, acidente do trabalho e saúde do trabalhador. São Paulo: LTr; 2015.
23. Oliveira SG. Indenizações por acidente do trabalho ou doença ocupacional. São Paulo: LTr; 2019.
24. Marx K. O capital: crítica da economia política. 2. ed. Rio de Janeiro: Civilização Brasileira; 2002.
25. Luhmann N. Sistemas sociais: esboço de uma teoria geral. Petrópolis: Vozes; 2016.
26. Laurell AC, Noriega M. Processo de produção e saúde: trabalho e desgaste operário. São Paulo: Hucitec; 1989.
27. Maeda P. A Era dos zero direitos: trabalho decente, terceirização e contrato zero-hora. São Paulo: LTr; 2017.
28. Giddens A. Modernidade e identidade. Rio de Janeiro: Zahar; 2002.
29. Postone M. Tempo, trabalho e dominação social: uma reinterpretação da teoria crítica de Marx. São Paulo: Boitempo; 2014.
30. Gaulejac V. Gestão como doença social: ideologia, poder gerencialista e fragmentação social. São Paulo: Ideias & Letras; 2007.
31. Heidegger M. Ser e tempo – parte II. Petrópolis: Vozes; 2001.
32. Dardot P, Laval C. A nova razão do mundo: ensaio sobre a sociedade neoliberal. São Paulo: Boitempo; 2016.
33. Heller A. Além da justiça. Rio de Janeiro: Civilização Brasileira; 1998.
34. Tardeli EA. Justiça do capital: violência estrutural nas relações de trabalho. Belo Horizonte: RTM; 2017.
35. Departamento Intersindical de Estatística e Estudos Socioeconômicos – DIEESE. A saúde do trabalhador no processo de negociação coletiva no Brasil. Nº 76. São Paulo: DIEESE; 2015.
36. Dejours C. A banalização da injustiça social. Rio de Janeiro: Fundação Getúlio Vargas; 2007.

37. Engels F, Kautsky K. O socialismo jurídico. São Paulo: Boitempo; 2012.
38. Oliveira PRA. Nexo Técnico Epidemiológico Previdenciário - NTEP, Fator Acidentário de Prevenção - FAP: um novo olhar sobre a saúde do trabalhador. São Paulo: LTr; 2010.
39. Oliveira PRA. Uma sistematização sobre a saúde do trabalhador: do exótico ao esotérico. São Paulo: LTr; 2011.
40. Han B. Sociedade Paliativa: a dor hoje. Petrópolis: Vozes; 2021.
41. Silva RG. A construção do perfil nacional da segurança e saúde do trabalhador: elementos e subsídios. In: Chagas AR, Salim CA, Servo LMS. Saúde e segurança no trabalho no Brasil: aspectos institucionais, sistemas de informação e indicadores. Brasília: Ipea; 2011.
42. Durkheim E. Sociologia e filosofia. Rio de Janeiro: Forense-Universitária; 1970.
43. Gramsci A. Concepção dialética da História. In: Iasi ML. Ensaios sobre consciência e emancipação. São Paulo: Expressão Popular; 2011.
44. Giddens A, Sutton PW. Conceitos essenciais da Sociologia. São Paulo: UNESP; 2017.

50

Para Além da Patologia: O Trabalho Pode Promover Saúde?

Marcia Bandini
Marco Akerman
Ana Claudia Camargo Gonçalves Germani
Valmir Zulian Azevedo

- Introdução
- Ambientes de trabalho saudáveis
- Trabalho como promotor da saúde?
- Trabalho, políticas públicas de saúde e participação social
- Trabalho e subjetividade
- Trabalho e sociedade
- Objetivos do desenvolvimento sustentável e trabalho: não fragmentar dá trabalho!
- Considerações finais (ou reflexões para o futuro)

Introdução

Ao longo dos 49 capítulos anteriores, o livro *Patologia do Trabalho* foi dedicado a discutir a nocividade do trabalho e sua relação com o sofrimento, o adoecimento e a morte de trabalhadoras e trabalhadores no Brasil. Dessa forma, é interessante que a proposta dos organizadores do livro seja incluir um capítulo de encerramento que discuta uma perspectiva bastante diferente do conjunto da obra, onde o trabalho se revele como potencial promotor da saúde.

Qual o sentido do trabalho na vida das pessoas? Que lugar o trabalho ocupa na felicidade das pessoas que trabalham? Que aspectos influenciam a percepção positiva de um trabalho? É possível almejar um trabalho que seja promotor, produtor, operador de saúde? De que saúde estamos falando?

A partir de questões como essas, dedicamo-nos a esse ousado capítulo de fechamento do livro começando pela busca de modelos teóricos e práticos disponíveis na literatura, mas também partindo de nossas experiências e vivências pessoais e profissionais.

Cabe esclarecer que este capítulo não é dedicado a discorrer detalhadamente sobre programas ou ações de promoção da saúde eventualmente adotadas por empregadores nas organizações, ainda que se reconheça que ambientes de trabalho são espaços propícios para tais intervenções. Existe vasta literatura sobre programas de promoção da saúde e de bem-estar *(wellbeing)* adotados especialmente por organizações de médio e grande portes e que podem ser consultadas por pessoas interessadas no tema. Ainda assim, apresentamos dois modelos conceituais – dos Centros de Controle e Prevenção de Doenças (*Centers for Disease Control and Prevention*), nos Estados Unidos, e da Organização Mundial de Saúde (OMS) – que propõem padrões mínimos, mas também abrangentes, e que podem ser úteis para profissionais de saúde, empregadores, trabalhadoras e trabalhadores.

Na sequência, trazemos reflexões sobre a sutil diferença, ou nem tanto, entre proteção, prevenção e promoção da saúde, bem como elencamos os principais marcos regulatórios e de políticas públicas de interesse para o capítulo que podem servir de subsídio para promover a saúde de trabalhadores e trabalhadoras. A relação entre trabalho e subjetividade é discutida na parte seguinte.

Aspectos sociais e econômicos do trabalho são apresentados, incluindo algumas experiências de políticas e ações afirmativas que, a despeito de suas limitações ou tímidos avanços, têm-se apresentado como propostas para inclusão social de grupos vulnerabilizados ou historicamente discriminados. Por fim, os autores discutem o trabalho na perspectiva do desenvolvimento sustentável.

Sabemos que nosso texto poderá suscitar debates acalorados e, até mesmo, eventuais discordâncias. Talvez este seja mesmo nosso objetivo ao apresentar novas ideias e perspectivas: ampliar os horizontes e convidar as pessoas que vivem o trabalho e/ou de seu trabalho a pensar em possibilidades de fazer diferente. Acreditamos que promover saúde no trabalho é, fundamentalmente, promover um **trabalho operador de saúde**. Que seja possível desenvolver formas de trabalhar que sejam seguras, saudáveis e dignas; um trabalho que faça sentido e traga satisfação; e, por que não, que contribua para tornar as pessoas mais felizes na vida.

Em *Pedagogia da Esperança*,[1] Paulo Freire proclamou que:

> *...É preciso ter esperança, mas ter esperança do verbo esperançar; porque tem gente que tem esperança do verbo esperar. E esperança do verbo esperar não é esperança, é espera. Esperançar é se levantar, esperançar é ir atrás, esperançar é construir, esperançar é não desistir! Esperançar é levar adiante, esperançar é juntar-se com outros para fazer de outro modo...*

Esperancemos, portanto!

Ambientes de trabalho saudáveis

Organização Mundial da Saúde

Em 2010, a Organização Mundial da Saúde (OMS) publicou o documento "Ambientes de Trabalho Saudáveis: um Modelo para Ação: para empregadores, trabalhadores, formuladores de política e profissionais", que teve como referências orientadoras a "Estratégia Mundial de Saúde Ocupacional para Todos", de 1996; a Convenção da Organização Internacional do Trabalho (OIT) nº 187 sobre o Marco Promocional para a Segurança e Saúde no Trabalho, de 2006 (ainda não ratificada no Brasil; Carta de Bangkok para a Promoção da Saúde em um Mundo Globalizado; e o plano "Saúde dos Trabalhadores: Plano de Ação Global (PAG), de 2007.[2]

Para a OMS, um ambiente de trabalho saudável é aquele em que os trabalhadores e os gestores colaboram para um processo de melhoria contínua da proteção e promoção da segurança, saúde e bem-estar de todos os trabalhadores, e para a sustentabilidade do ambiente de trabalho tendo em conta as questões de segurança e saúde no ambiente físico de trabalho; questões de segurança, saúde e bem-estar no ambiente psicossocial de trabalho, incluindo a organização do trabalho e cultura da organização; os recursos para a saúde pessoal no ambiente de trabalho; e o envolvimento da organização na comunidade para melhorar a saúde dos trabalhadores, de suas famílias e outros membros da comunidade.

No **ambiente físico de trabalho**, os problemas normalmente incluem perigos químicos: (p. ex., solventes, pesticidas, amianto, sílica, fumaça de cigarro); físicos: (p. ex., ruídos, radiações, vibrações, calor excessivo, nanopartículas); biológicos: (p. ex., hepatite B, malária, tuberculose, mofo, falta de água potável, banheiros e instalações sanitárias); aspectos ergonômicos (p. ex., processos que exigem força excessiva, posturas desconfortáveis, tarefas repetitivas, levantamento de objetos pesados); perigos mecânicos (p. ex., perigos oferecidos pelas máquinas relacionados com engrenagens, guindastes, empilhadeiras); perigos relacionados com a energia (p. ex., perigos dos sistemas elétricos, quedas de alturas); perigos relacionados com a condução de veículos (p. ex., dirigir durante tempestade de neve ou de chuva, ou, ainda, conduzir veículos com o qual não possua experiência ou que não tenha manutenção adequada), dentre outros que precisam ser identificados para que medidas protetoras eficientes sejam adotadas a fim de prevenir acidentes e doenças associadas ao trabalho.

Os **aspectos psicossociais do trabalho** envolvem a cultura organizacional, bem como atitudes, valores, crenças e práticas cotidianas da empresa que afetam o bem-estar mental e físico dos trabalhadores. Alguns exemplos incluem, mas não estão limitados, a organização do trabalho deficiente (p. ex., problemas com a demanda de trabalho, pressão com relação ao cumprimento de prazos, flexibilidade nas decisões, recompensa e reconhecimento, apoio dos supervisores, clareza do trabalho, concepção do trabalho, comunicação deficiente); cultura organizacional (p. ex., falta de políticas, normas e procedimentos relacionados com a dignidade e o respeito para com todos os trabalhadores, assédio e intimidação, discriminação de gênero, estigmatização em decorrência da condição relacionada com o vírus da imunodeficiência humana (HIV), a intolerância à diversidade étnica ou religiosa, a falta de apoio a estilos de vida saudáveis; estilo de gestão de comando e controle (p. ex., ausência de consultas e negociações com os trabalhadores, ou de comunicação recíproca, ou gestão do desempenho de forma respeitosa); falta de condições para um equilíbrio entre vida profissional e familiar; medo da perda de emprego relacionado com fusões, aquisições, reorganizações ou em razão de mercado de trabalho/economia.

Os **recursos para a saúde pessoal no ambiente de trabalho** referem-se aos serviços de saúde, informação, recursos, oportunidades, flexibilidade, e outros ambientes de apoio que uma organização proporciona aos trabalhadores para apoiar ou incentivar seus esforços em melhorar ou manter estilo de vida saudável, bem como de acompanhar e apoiar sua saúde física e mental. Alguns exemplos de questões relativas a esse tema envolvem a inatividade física como resultado de longas horas de trabalho, a má alimentação pela falta de acesso a lanches e refeições saudáveis no trabalho, permissão de fumar no trabalho, dentre outros.

Merece destaque a importância que a OMS dá ao **envolvimento das organizações nas comunidades** nas quais operam e que são potencialmente impactadas por aquelas. Para a OMS, essa dimensão se refere às atividades nas quais uma organização pode participar na sociedade onde atua, ou conhecimentos e recursos que possam prover para apoiar o bem-estar físico e social de uma comunidade. Alguns exemplos de como proporcionar apoio e recursos envolvem atividades de controle de emissões de poluentes e produções limpas nas operações, incluindo transparência no compartilhamento de informações com a sociedade em geral; uso sustentável dos recursos hídricos na comunidade; ampliação da assistência integral à saúde dos trabalhadores para suas famílias; extensão de ações de saúde para trabalhadores terceirizados, autônomos, ou contratados de pequenas empresas; instituir políticas de igualdade de gênero no local de trabalho para proteger e apoiar as mulheres, ou políticas de proteção para outros grupos vulneráveis, mesmo quando não sejam legalmente obrigatórios; trabalhar em parceria com as comunidades na melhoria do território do entorno; dentre outras ações possíveis.

Como princípios fundamentais para alcançar tais objetivos, a OMS elenca:

1. **Compromisso da liderança** com base em valores fundamentais, integrados aos objetivos e metas da organização, com manifestação concreta desse compromisso, demonstrado por meio do desenvolvimento e adoção de uma política integral firmada pela autoridade máxima da organização e claramente comunicada a todos os trabalhadores, incluindo terceirizados, autônomos, ou contratados de pequenas empresas.

2. **Participação ativa dos trabalhadores e seus representantes** garantindo que os trabalhadores afetados possam estar sempre envolvidos em todas as etapas de um processo, desde o planejamento até a avaliação. Trabalhadores e seus representantes não devem ser simplesmente "consultados" ou "informados" sobre o que está acontecendo, mas devem ser ativamente envolvidos, com espaço para contribuições. Considerando o desequilíbrio de poder nas relações entre trabalhadores e liderança, é fundamental que existam formas coletivas de expressão, mais fortes do que as manifestações individuais. Por isso, a organização em sindicatos, associações ou outras formas de representação deve ser estimulada e garantida como direito, conforme previsto no artigo 23 da Declaração Universal dos Direitos Humanos.[3]
3. Para promover um processo vivo na promoção de ambientes de trabalho saudáveis, recomenda-se que, periodicamente, seja conduzida uma **análise das lacunas** para avaliar "qual é a situação agora?" em comparação com qual seria a condição desejada, e então desenvolver um plano para diminuir as lacunas entre o que se executa e o que se almeja.
4. A troca de experiência é uma ação essencial ao reconhecer que nem todas as pessoas, nem mesmo profissionais especializados, possuem o conhecimento e as ferramentas necessárias para abordar determinadas questões prioritárias. Por isso, é importante **aprender com os outros**. Para tal, pode-se recorrer a *sites* da Organização Internacional do Trabalho (OIT), OMS e seus centros colaboradores, pesquisadores de universidades, sindicatos e afins, outras organizações, no próprio país ou fora dele.
5. Para que haja **sustentabilidade** das ações e intervenções é preciso garantir processos de avaliação continuada e garantias de que as iniciativas adotadas nos ambientes de trabalho saudável sejam integradas ao plano estratégico de uma organização e, não apenas, de um grupo de trabalho isolado.
6. Finalmente, a OMS destaca a **importância da integração** das ações entre diferentes representantes e espaços organizacionais, em uma busca constante de objetivos comuns, ainda que certos grupos tenham metas distintas em relação aos objetivos de uma organização. Isso pode ser particularmente difícil considerando que os indicadores de uma organização tendem a priorizar os resultados econômicos. Assim, a OMS recomenda que vários elementos relativos a um ambiente de trabalho saudável sejam identificados, avaliados e divulgados em diferentes níveis de uma organização, para se contrapor aos interesses exclusivos de desempenho financeiro. A saúde e a segurança de trabalhadoras e trabalhadores devem ser sempre aspectos a serem considerados em qualquer tomada de decisão, para que a vida e a saúde das pessoas sejam preservadas e tragédias sejam evitadas, como a que ocorreu em Brumadinho, em 2019, e que foi objeto de uma Comissão Parlamentar de Inquérito.[4]

O modelo conceitual proposto pela OMS é apresentado na Figura 50.1, incluindo um círculo virtuoso de se mobilizar e reunir pessoas e instituições de interesse para a promoção de ambientes de trabalho saudáveis; conduzir um diagnóstico situacional adequado, estabelecendo prioridades dimensionadas no tempo; planejar, executar e avaliar as ações propostas; conduzir uma análise crítica periódica a fim de aprimorar as ações, sempre considerando as dimensões abrangentes e necessárias.

Centros de controle e prevenção de doenças

Os Centros de Controle e Prevenção de Doenças (*Centers for Disease Control and Prevention* – CDC), nos Estados Unidos, são frequentemente utilizados como referência para informações e orientações técnicas de saúde, mesmo fora daquele país. Na área de saúde ocupacional (ou *occupational health*, termo internacionalmente aceito e adotado nos Estados Unidos), o CDC usualmente atua com apoio do *National Institute for Occupational Safety and Health* (NIOSH).

Mesmo sendo considerados como referência internacional, é preciso considerar que os modelos propostos pelo CDC e/ou NIOSH são propostos dentro de um cenário muito específico de condições de trabalho e de sistema de saúde norte-americanos. Por exemplo, enquanto no Brasil a livre associação profissional ou sindical é um direito previsto em Constituição Federal,[5] em seu artigo 8º que prevê, dentre outras atribuições, a obrigatoriedade de participação dos sindicatos nas negociações coletivas de trabalho, nos Estados Unidos, o *National Labor Relations Act* (NLRA)[6] simplesmente encoraja a negociação coletiva com participação de associação de trabalhadores.

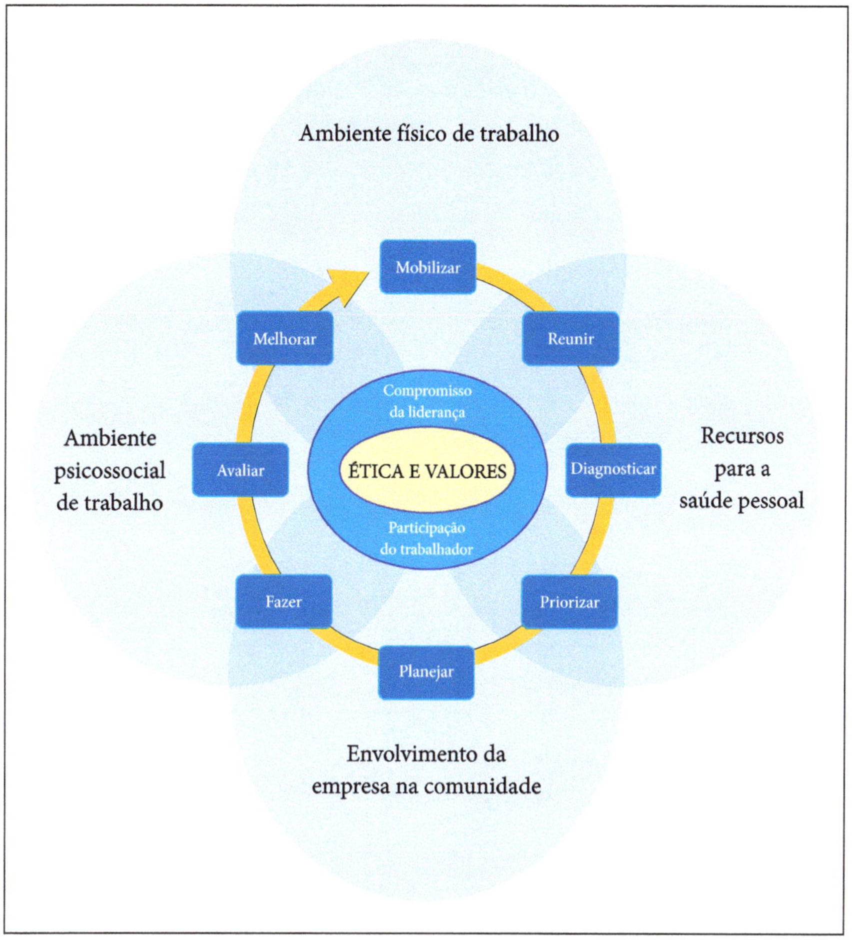

Figura 50.1. Modelo de ambiente de trabalho saudável da OMS: vias de influência, processo, e princípios essenciais.

Fonte: Organização Mundial do Trabalho (OMS).[2]

Outra diferença relevante de cenário é o sistema de saúde, público e universal no Brasil, ao contrário do modelo norte-americano que é baseado no seguro privado, comumente contratado por empregadores e com diferentes formatos de coparticipação dos empregados e seus familiares. É nesse cenário, sem Sistema Único de Saúde (SUS) ou regulamentação de uma Agência Nacional de Saúde Suplementar (ANS) ou sem uma Consolidação das Leis do Trabalho (CLT) que o CDC/NIOSH propõe um modelo conceitual para as organizações. Isso posto, é tão importante conhecer a proposta quanto ser capaz de usá-la criticamente dadas as significativas diferenças entre os países.

Para o CDC, promover saúde nos ambientes de trabalho engloba um conjunto coordenado e abrangente de estratégias que incluem programas, políticas, benefícios, suporte ambiental e organizacional, e vínculos com a comunidade do entorno, pensados para atender às necessidades de saúde e de segurança de todos os trabalhadores. Como exemplos de ações, o CDC cita educação em saúde, acesso a ambientes favoráveis para atividades físicas, ambientes livres de tabaco, incentivo à alimentação saudável, atenção integral à saúde de trabalhadores, ambientes de trabalho livres de ameaças à saúde e segurança, e garantias de meios para identificar e resolver problemas à medida que eles surjam.[7]

Para orientar empregadores, trabalhadores e profissionais, foi desenvolvido um instrumento orientador denominado *Centers for Disease Control and Prevention* (CDC) *Worksite Health ScoreCard* (HSC), que foi adaptado para o português em 2016.[8] A versão mais atualizada do (CDC) *Worksite Health ScoreCard*[7] é de 2019, em inglês. Nela, o instrumento orientador e de avaliação inclui 154 questões distribuídas em 18 módulos, conforme Quadro 50.1.

Quadro 50.1. Distribuição de questões do *Centers for Disease Control and Prevention* (CDC) *Worksite Health ScoreCard* (HSC), conforme módulo

Módulo	Número de questões orientadoras
Suporte organizacional	25
Uso de tabaco	8
Pressão arterial elevada	6
Colesterol alto	5
Atividade física	10
Controle de peso	4
Nutrição	14
Doenças cardiovasculares	12
Pré-diabetes e diabetes	6
Depressão	7
Estresse	7
Uso de álcool e outras substâncias	6
Sono e fadiga	6
Distúrbios musculoesqueléticos	7
Saúde e segurança no trabalho	9
Vacinas e doenças preveníveis	7
Apoio à saúde materna e aleitamento	7
Câncer	8

Fonte: CDC.[7]

Segundo o CDC, construir uma proposta de intervenções de promoção de saúde no trabalho envolve quatro passos, descritos adiante e disponíveis na Figura 50.2.

1. **Avaliação de demandas e necessidades:** deve ser específica para determinado ambiente ou organização, considerando as necessidades e expectativas de trabalhadoras, trabalhadores e liderança em diferentes níveis. Informações podem ser obtidas através de grupos focais, questionários ou outros instrumentos, de forma anônima ou não. A participação deve ser livre e o direito ao livre pensar deve ser garantido, sem nenhum tipo de represália.

> **NOTA DOS AUTORES**
> No Brasil, os exames médicos periódicos exigidos legalmente podem contribuir para o mapeamento do perfil de saúde de trabalhadoras e trabalhadores, contribuindo para a avaliação de demandas e necessidades.[9]

2. **Planejamento das ações:** exige uma estrutura básica de governança, de acordo com o tamanho da organização e as propostas identificadas anteriormente. Deve ser planejado com representação plural, de diversos níveis e grupos de trabalhadores. Deve considerar as necessárias ações a serem tomadas pela própria organização, evitando-se o foco somente nos indivíduos.
3. **Implementação das intervenções propostas:** melhorar a saúde requer uma abordagem ampla, que inclua os ambientes onde as pessoas trabalhem, vivam e se divirtam. Portanto, a saúde é resultado de ações pessoais, coletivas e ambientais. Na perspectiva do trabalho, recomenda-se identificar quais as oportunidades que podem ser adotadas como mudanças de ambientes, adoção de políticas, incentivo à organização de coletivos, combinando diferentes estratégias.
4. **Monitoramento de resultados:** é importante monitorar as intervenções e os resultados obtidos frente ao planejado. Indicadores devem ser definidos na fase de planejamento e os dados devem ser obtidos de maneira ética, com respeito às individualidades, ao sigilo e à confidencialidade. Essa fase deve fornecer diretrizes, recursos e ferramentas para melhorar ou revisar as ações propostas, sem nenhum tipo de discriminação.

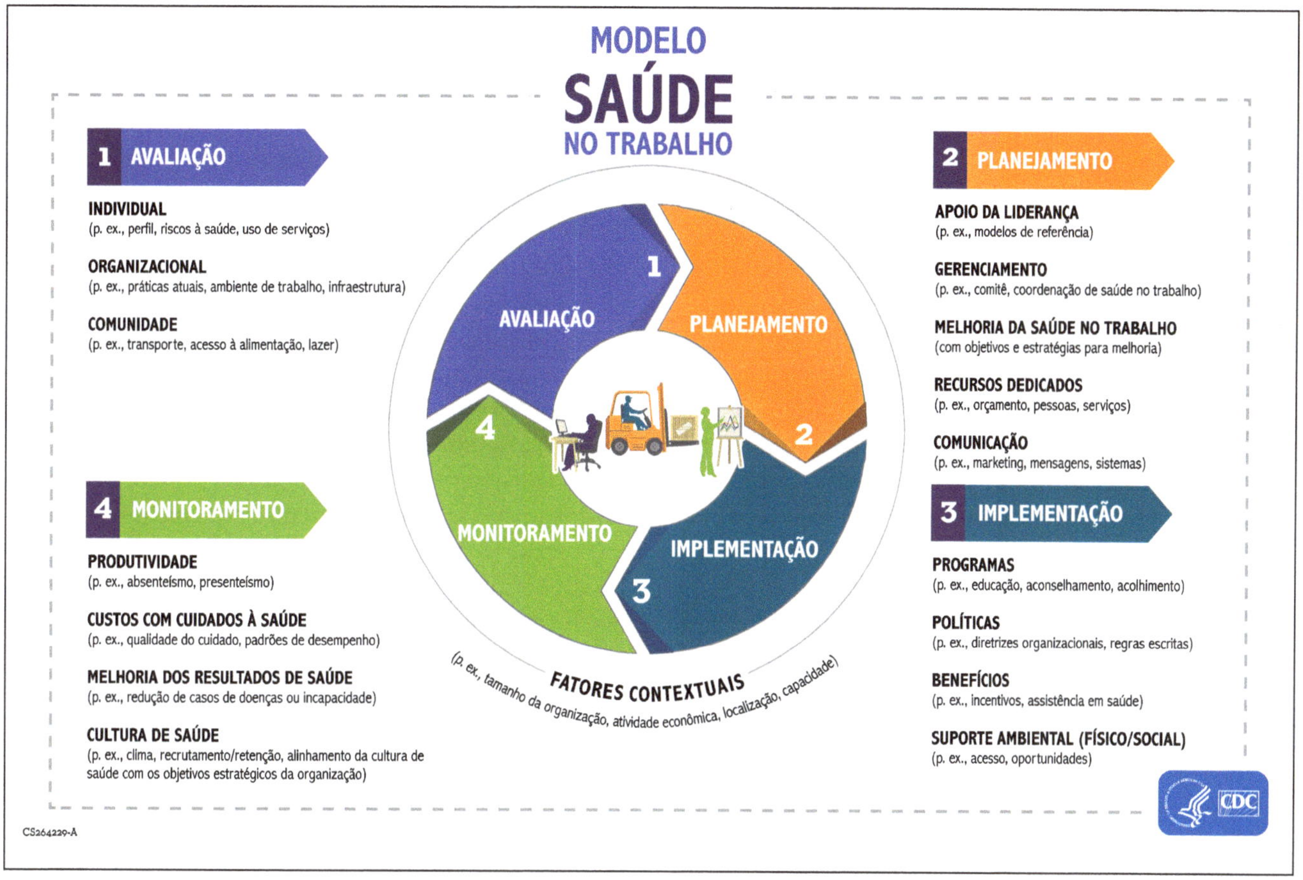

Figura 50.2. Modelo de saúde em ambientes de trabalho.

Fonte: CDC.[7]

Análise crítica

Ainda que os modelos apresentados sejam referenciais interessantes, destacamos pelo menos três pontos que merecem uma análise crítica: a abordagem voltada, predominantemente, para organizações de maior porte, não reprodutível em empresas pequenas; a exclusão de trabalhadores que não sejam formalizados; a relação direta que um dos modelos faz entre saúde e produtividade.

Microempresas e empresas de pequeno porte

No Brasil, microempresas (ME) é uma classificação de empresas que faturam até R$ 360 mil por ano e contratam até 9 pessoas no comércio e serviços ou até 19 pessoas no setor industrial. As empresas de pequeno porte (EPP) têm faturamento de R$ 360 mil a R$ 4,8 milhões e contratam entre 10 e 49 pessoas no comércio e serviços, ou de 20 a 99 pessoas na indústria ou construção. As ME e EPP representam quase 95% do total de empresas privadas do país e respondem por cerca de 54% de todos os empregos com carteira assinada. Em 2022, 66% dos microempresários trabalhavam em comércios ou indústrias, 21% em casa, 6% em outros estabelecimentos, e 6% na rua, feiras ou *shoppings*.[10]

Dificilmente os modelos preconizados por grandes organizações e propostos por entidades como a OMS e o CDC seriam reproduzidos nesse cenário brasileiro, ainda que seja possível considerar seus elementos estruturantes.

Trabalho informal e por conta própria

Em junho de 2023, o Brasil tinha um contingente de 99,8 milhões de pessoas ocupadas,[11] das quais 43 milhões eram trabalhadores formais – pouco mais de 40% da força de trabalho, segundo o Cadastro Geral de Empregados e Desempregados (Caged).[12] Em 2023, o número de microempreendedores individuais (MEI) alcançou o patamar de 15,1 milhões.[13]

Esses dados demonstram que a maior parte da força de trabalho no país está fora do padrão de "emprego com carteira assinada" e, a princípio, fora do alcance dos modelos apresentados anteriormente. Isso ressalta a importância de que a promoção da saúde no e/ou pelo trabalho seja uma proposta de políticas públicas mais abrangentes, como será discutido na parte 4 deste capítulo.

Saúde e produtividade?

O CDC e o NIOSH defendem que ações de saúde no trabalho podem melhorar ou aumentar a produtividade de uma organização, como demonstrado na Figura 50.2. Sem dúvida, essa relação existe, mas é complexa e para discuti-la recorremos a outro modelo norte-americano – o de Mecanismos de Relação entre Saúde, Produtividade e Lucro, do autor Michael O'Donnell.[14] Nele o autor apresenta vários fatores que podem estar associados a melhor desempenho no trabalho; dentre eles, o desejo de trabalhar, o clima organizacional, os relacionamentos interpessoais e a subjetividade dos trabalhadores interferem na dinâmica e no desempenho de trabalho. Dessa forma, defendemos que a relação entre saúde e produtividade deve ser relativizada e não utilizada como argumento central de ações de promoção da saúde no trabalho.[15] Trata-se de argumentação frágil, em especial na linha de defesa de retorno sobre investimento *(return on investment – ROI)*.

Proteger a saúde de trabalhadoras e trabalhadores, e prevenir doenças e agravos relacionados com o trabalho são deveres dos empregadores que detêm o controle do processo produtivo e, portanto, da geração de riscos para a saúde de quem trabalha. Promoção da saúde é um passo a mais e um direito previsto nos marcos legais que serão discutidos adiante.

Trabalho como promotor da saúde?

Propomos uma breve revisão de como o conceito de trabalho vem sendo socialmente construído na história da humanidade. A etimologia da palavra trabalho vem carregada de aspectos negativos. Sua origem vem do latim, *tripalium*, termo formado pela junção dos elementos *tri*, que significa "três", e *palus*, que quer dizer "madeira", que era um instrumento de tortura comumente usado em tempos remotos na região europeia.[16] Desse modo, originalmente, "trabalhar" significava "ser torturado" e aplicava-se aos escravos ou pobres, mas também, por extensão, às atividades físicas produtivas de camponeses, artesãos, agricultores, dentre outros da classe trabalhadora.

Na Grécia e, por muito tempo, o trabalho era desprezado pelas pessoas livres. Platão, por exemplo, considerava o exercício das profissões vil e degradante. No cristianismo, o trabalho pode ser visto como punição a partir da expiação da culpa de Adão, condenado a ganhar o pão com o "suor de seu próprio rosto". É somente a partir do século XIV que o trabalho passa a ter um significado próprio.

Conforme Albornoz,[17] "as razões para trabalhar estão no próprio trabalho e não fora dele ou em qualquer de suas consequências". É com o Renascimento e sua revolução cultural, econômica e política que o trabalho começa a se apresentar como uma condição de liberdade, em lugar da servidão ou escravidão, ainda que este caminho seja permeado de contradições. Portanto, a construção do conceito de trabalho apresenta-se em duas vertentes distintas. De um lado, uma dimensão negativa representada como punição, fardo, carga, algo esgotante para quem o realiza. De outro, uma dimensão positiva como espaço de criação, realização, crescimento pessoal, possibilidade de a pessoa construir a si mesma e marcar sua existência no mundo.[18]

Segundo Clot, é, ao mesmo tempo, pessoal, interpessoal, impessoal e transpessoal. O trabalho é resultante do conflito entre essas quatro dimensões que o constituem. Trabalhar é sair de si, inscrever-se em

> *uma história coletiva cristalizada em gêneros sociais em geral suficientemente equívocos e discordantes para que possam transformar-se a partir das novas experiências vivenciadas pelos trabalhadores, para que cada um deva 'dar sua própria contribuição' e sair de si.*[19]

Para Bourdieu, o trabalho contemporâneo restaura uma ordem conservadora e o atual reformismo de países que experimentam práticas neoliberais interferem em todos os segmentos da vida e com forte impacto sobre as políticas públicas.[20] Neste ponto, ressaltamos os impactos da adoção de práticas neo ou ultraneoliberais no Brasil, em especial a partir de 2016, e que claramente afetam políticas públicas.

Voltando aos autores clássicos, Canguilhem enfatiza que a principal característica do humano não é sua capacidade de adaptar-se ao meio, mas de criar um meio para (melhor) viver. O que caracteriza a saúde é justamente a possibilidade de criação e recriação de mundos, a capacidade de instituir novas normas de vida frente às "infidelidades do meio", ou seja, frente a um mundo sempre em transformação.[21]

Em estudo mais recente, Silva & Ramminger partem desta concepção de saúde para afirmar que o trabalho pode ser operador de saúde, sem que isso signifique tentar escamotear a nocividade dos modos de organização de trabalho hegemônicos na atualidade. Considerando as características predominantes nos modos de trabalhar contemporâneos, as condições adversas são perfeitamente evitáveis e devem ser enfrentadas para que o trabalho seja, de fato, um operador de saúde.[22]

Mas, afinal, quem é a classe trabalhadora hoje? Na perspectiva da sociologia do trabalho debatida por Antunes, a nova classe trabalhadora precisa abarcar a totalidade dos assalariados, homens e mulheres que vivem da venda da sua força de trabalho e não se restringindo aos trabalhadores manuais diretos; devemos incorporar a totalidade do trabalho social e coletivo, que vende sua força de trabalho como mercadoria, seja ela material ou imaterial, em troca de salário. E devemos incluir também o enorme contingente sobrante de força de trabalho que não encontra emprego, mas que se reconhece enquanto parte da classe trabalhadora desempregada.[23] Entendemos que é essa nova classe trabalhadora, mais ampla e difusa, que precisamos alcançar se quisermos encontrar meios de promover a saúde no trabalho ou promover um trabalho saudável para todos, de fato.

Prevenção de doenças e promoção da saúde

No livro "Promoção da saúde: conceitos, reflexões, tendências", Czeresnia discute a pequena mas radical diferença entre "prevenção" e "promoção" da saúde. Radical porque implica mudanças profundas na forma de articular e utilizar o conhecimento na formulação e operacionalização das práticas de saúde.[24]

Prevenir tem o significado de "preparar; chegar antes de; dispor de maneira que evite (dano, mal); impedir que se realize" e "exige uma ação antecipada, baseada no conhecimento da história natural da doença para tornar improvável sua ocorrência ou progresso". A base do discurso preventivo é o conhecimento epidemiológico moderno; seu objetivo é o controle da transmissão de doenças infecciosas e a redução do risco de doenças degenerativas ou outros agravos específicos. Os projetos de prevenção e de educação em saúde estruturam-se mediante a divulgação de informação científica e de recomendações normativas de mudanças de hábitos.

Promover tem o significado de "dar impulso a; fomentar; originar; gerar", um conceito bem mais amplo que prevenção, pois refere-se a medidas que "não se dirigem a uma determinada doença, mas servem para aumentar a saúde e o bem-estar gerais". As estratégias de promoção enfatizam a transformação das condições de vida e de trabalho que conformam a estrutura subjacente aos problemas de saúde, demandando uma abordagem intersetorial.[24]

Existe uma aproximação de conceitos que pode gerar confusão e indiferenciação entre as práticas quando a prevenção e a promoção se valem dos conceitos clássicos produzidos em saúde, como doença, transmissão e risco. No entanto, a promoção da saúde envolve o fortalecimento da capacidade individual e coletiva para lidar com a multiplicidade dos determinantes e condicionantes da saúde, neles incluído o trabalho. Promoção, nesse sentido, vai além de uma aplicação técnica e normativa, aceitando-se que não basta conhecer o funcionamento das doenças e encontrar mecanismos para seu controle. Essa concepção diz respeito ao fortalecimento da saúde por meio da construção de capacidade de escolha, bem como à utilização do conhecimento com o discernimento de atentar para as diferenças e singularidades dos acontecimentos.[24]

Na Carta de Ottawa, de 1986, representantes de 35 países assumiram que as ações de promoção da saúde deveriam resultar na redução das iniquidades em saúde, garantindo oportunidade a todos os cidadãos de fazerem escolhas mais favoráveis à saúde e serem protagonistas no processo de produção da saúde e melhora da qualidade de suas vidas. Portanto, a promoção da saúde consiste em um conjunto de estratégias e formas de produzir saúde, no âmbito individual e coletivo, visando atender as necessidades sociais de saúde e a melhora da qualidade de vida.[25] Se esta definição clareia o conceito de promoção da saúde e explicita a centralidade da produção da saúde como sua intencionalidade precípua, caberia aqui problematizar o conceito de saúde e contrastar *nuances* da promoção com a prevenção e a proteção.

Claro está que, primeiramente, há que se afastar do confortável conceito de saúde como ausência de doenças para se aproximar de uma concepção positiva de saúde, mais integrada, e que subsidie processos de transformação das condições de saúde. Há que se evoluir da hierarquia biodemográfica – célula, órgão, tecido, corpo, ambiente, para uma hierarquia sociocultural – sujeito, família, território, sociedade.[26] Neste sentido "saúde é mais do que você imagina", e promover saúde é incrementar potência de vida aos indivíduos e coletivos, enquanto os dispositivos da proteção se contrapõem à insegurança vivida por sujeitos e coletivos vulnerabilizados, e a ação preventiva busca mitigar danos e riscos que impeçam o desfrute pleno da saúde de indivíduos e populações.

Trabalho, políticas públicas de saúde e participação social

Ao longo dos últimos 50 anos, a promoção da saúde e, em particular, a promoção da saúde de trabalhadores e trabalhadoras, foram sendo protegidas em diversas políticas públicas no Brasil. Estão previstas na Constituição Federal de 1988, na Lei Orgânica da Saúde nº 8.080/1990 e em políticas de saúde que serão descritas adiante, com trechos em destaque (grifos nossos).

Constituição Federal e lei orgânica da saúde

> *Na Constituição Federal:*[5]
> *"A saúde é direito de todos e dever do Estado, garantido mediante políticas sociais e econômicas que visem à redução do risco de doença e de outros agravos e ao acesso universal e igualitário às ações e serviços para sua* ***promoção****, proteção e recuperação." (Art. 196, CF).*
>
> *"Ao sistema único de saúde (SUS) compete, além de outras atribuições, nos termos da lei: II – executar as ações de vigilância sanitária e epidemiológica, bem como as de* ***saúde do trabalhador****. (Art. 200, CF).*
>
> *No Sistema Único de Saúde (SUS):*[27]
> *Dentre seus objetivos (Art. 5):*
> *I – a identificação e a divulgação dos* ***fatores condicionantes e determinantes*** *da saúde;*
> *II – a* ***formulação de política de saúde*** *destinada a promover, nos campos econômico e social, a observância do disposto no § 1º do art. 2º desta lei [O dever do Estado de garantir a saúde consiste na formulação e execução de políticas econômicas e sociais que* ***visem à redução de riscos de doenças e de outros agravos*** *e no estabelecimento de condições que assegurem acesso universal e igualitário às ações e aos serviços para a sua* ***promoção****, proteção e recuperação.]*
>
> *Em seu campo de atuação (Art. 6):*
> *§ 3º Entende-se por saúde do trabalhador, para fins desta lei, um conjunto de atividades que se destine, através das ações de vigilância epidemiológica e vigilância sanitária, à* ***promoção e proteção da saúde dos trabalhadores****, assim como visa à recuperação e reabilitação da saúde dos trabalhadores submetidos aos riscos e agravos advindos das condições de trabalho.*
>
> *Nas atribuições da União, dos Estados, do Distrito Federal e dos Municípios (Art. 15):*
> *VI – elaboração de normas técnicas e estabelecimento de padrões de qualidade para* ***promoção da saúde do trabalhador****;*

Política Nacional de Promoção da Saúde[28]

Embora as diretrizes da promoção da saúde estejam previstas desde a adoção da Constituição Federal de 1988 e da criação do SUS, a "Política Nacional de Promoção da Saúde" (PNPS) só se tornou realidade em 2006, tendo sido revisada e aprovada pela Comissão Intergestora Tripartite (CIT) e pelo Conselho Nacional de Saúde em 2014, reconhecendo a importância dos condicionantes e determinantes sociais da saúde no processo saúde-doença e tendo como pressupostos a intersetorialidade e a criação de redes de corresponsabilidade que buscam a melhoria da qualidade de vida.[29]

A inclusão do trabalho nas diversas definições de determinantes sociais de saúde (DSS) é de particular interesse neste capítulo. Segundo Buss, DSS são as condições de vida e trabalho dos indivíduos e de grupos da população que estão relacionadas com sua situação de saúde. Para a Comissão Nacional sobre os Determinantes Sociais da Saúde (CNDSS), os DSS são os fatores sociais, econômicos, culturais, étnicos/raciais, psicológicos e comportamentais que influenciam a ocorrência de problemas de saúde e seus fatores de risco na população. A comissão homônima da Organização Mundial da Saúde (OMS) adota uma definição mais curta, segundo a qual os DSS são as condições sociais em que as pessoas vivem e trabalham.

A PNPS está organizada com valores, princípios, diretrizes, objetivos, eixos operacionais, temas prioritários e estratégicos.[31] Considerando a importância do trabalho como DSS, ambiente e/ou organização da vida de pessoas e coletivos, destacamos os trechos de maior interesse para discutir o papel do trabalho como promotor da saúde.

> *Nas diretrizes (Art. 5):*
> *I – o estímulo à cooperação e à articulação intra e intersetorial para ampliar a atuação sobre* ***determinantes e condicionantes da saúde****;*
> *II – o fomento ao planejamento de* ***ações territorializadas*** *de* ***promoção da saúde****, com base no reconhecimento de contextos locais e respeito às diversidades, para favorecer a construção de* ***espaços de produção social****,* ***ambientes saudáveis*** *e a busca da equidade, da* ***garantia dos direitos humanos*** *e da justiça social;*

Nos objetivos específicos (Art. 7):
V – apoiar o desenvolvimento de ***espaços de produção social e ambientes saudáveis****, favoráveis ao desenvolvimento humano e ao bem viver;*

Nos temas transversais (Art. 8):
I – determinantes sociais da saúde (DSS), equidade e respeito à diversidade, que significa identificar as ***diferenças nas condições e nas oportunidades de vida,*** *buscando alocar recursos e esforços para a redução das desigualdades injustas e evitáveis, por meio do diálogo entre os saberes técnicos e populares;*
II – ***desenvolvimento sustentável,*** *que se refere a dar visibilidade aos* ***modos de consumo e produção*** *relacionados com o tema priorizado, mapeando* ***possibilidades de intervir naqueles que sejam deletérios à saúde,*** *adequando tecnologias e potencialidades de acordo com especificidades locais, sem comprometer as necessidades futuras;*
IV – ambientes e territórios saudáveis, que significa relacionar o tema priorizado com os ***ambientes e os territórios de vida e de trabalho das pessoas e das coletividades****, identificando oportunidades de inclusão da promoção da saúde nas ações e atividades desenvolvidas, de maneira participativa e dialógica;*
V – ***vida no trabalho,*** *que compreende a inter-relação do tema priorizado com o* ***trabalho formal e não formal*** *e com os setores primário, secundário e terciário da economia, considerando os espaços urbano e rural e* ***identificando oportunidades de operacionalização na lógica da promoção da saúde*** *para ações e atividades desenvolvidas nos distintos locais, de maneira* ***participativa e dialógica;***

Nos eixos operacionais (Art. 9):
IV – participação e ***controle social,*** *que compreende a ampliação da representação e da inclusão de sujeitos na* ***elaboração de políticas públicas e nas decisões relevantes que afetam a vida*** *dos indivíduos, da comunidade e dos seus contextos;*

Nos temas prioritários (Art. 10):
VIII – promoção do ***desenvolvimento sustentável,*** *que compreende promover, mobilizar e articular ações governamentais, não governamentais, incluindo o setor privado e a sociedade civil, nos diferentes cenários, como cidades, campo, floresta, águas, bairros, territórios, comunidades, habitações, escolas, igrejas, empresas e outros, permitindo a* ***interação entre saúde, meio ambiente e desenvolvimento sustentável na produção social da saúde*** *em articulação com os demais temas prioritários.*

Muito se discute sobre como o trabalho pode ser um espaço para o planejamento e a implementação de programas e ações de enfrentamento ao uso do tabaco e seus derivados; alimentação adequada e saudável; práticas corporais e atividades físicas; promoção do desenvolvimento sustentável; o enfrentamento do uso abusivo de álcool e outras drogas; a promoção da mobilidade segura e sustentável; e a promoção da cultura da paz e de direitos humanos. De fato, é possível promover saúde nos espaços de trabalho, mas talvez o mais importante seja repensar como se trabalha na atualidade e de que maneiras podemos promover transformações para que trabalhar não seja sinônimo de adoecer e, sim, que traga satisfação e saúde para quem trabalha.

Em 2018, estudo que analisou os avanços e desafios da implementação da Política Nacional de Promoção da Saúde (PNPS) quanto às suas agendas prioritárias, apontou questões relacionadas com o trabalho dentre os aspectos críticos para a sustentabilidade da PNPS em tempos de crises. Segundo os autores, o aumento do desemprego, da precarização do trabalho, a quebra do pacto solidário da previdência social, a desmontagem ou sucateamento das políticas de proteção e inclusão social, a desregulamentação de leis que visam a proteção ambiental e o desenvolvimento sustentável, o rearmamento da sociedade, entre outras reformas conservadoras em curso, são indicativas das dificuldades para a implementação do Sistema Único de Saúde (SUS) e de políticas como a PNPS, mas também para garantir a democracia, a justiça social e a cidadania.[32] Assim, é preciso advogar/defender (*advocacy*) modelos que garantam um trabalho digno, saudável, seguro e com significado.

Política Nacional de Saúde do Trabalhador e da Trabalhadora[a33]

A Política Nacional de Saúde do Trabalhador e da Trabalhadora (PNSTT) define os princípios, as diretrizes e as estratégias a serem observados pelas três esferas de gestão do SUS, para o desenvolvimento da atenção integral à saúde do trabalhador, com ênfase na vigilância, visando à promoção e à proteção da saúde dos trabalhadores e à redução da morbimortalidade decorrente dos modelos de desenvolvimento e dos processos

a Ver Capítulo 46.

produtivos. Todos os trabalhadores, homens e mulheres, independentemente de sua localização, urbana ou rural, de sua forma de inserção no mercado de trabalho, formal ou informal, de seu vínculo empregatício, público ou privado, assalariado, autônomo, avulso, temporário, cooperativados, aprendiz, estagiário, doméstico, aposentado ou desempregado são sujeitos desta política.

Sua instituição é fruto da luta dos movimentos sociais e de trabalhadores desde a I Conferência Nacional de Saúde dos Trabalhadores (CNST), em 1986, mas é apenas a partir de 2012 que a PNSTT é adotada. Desde então, ações de vigilância em saúde do trabalhador têm avançado, ainda que timidamente. Nosso entendimento é que o hostil cenário político-econômico brasileiro, a partir de 2015, tornou-se quase um obstáculo para qualquer avanço significativo. Resta saber se o contexto atual, de retomada e reconstrução de políticas públicas, trará os avanços necessários e desejados.

A seguir destacamos trechos da PNSTT de interesse para este capítulo, com grifos nossos:

> *Art. 6º Para fins de implementação da PNSTT, dever-se-á considerar a articulação entre:*
> *I – as ações individuais, de assistência e de recuperação dos agravos, **com ações coletivas, de promoção**, de prevenção, de vigilância dos ambientes, processos e atividades de trabalho, e **de intervenção sobre os fatores determinantes da saúde dos trabalhadores;***
>
> *Art. 7º A PNSTT deverá **contemplar todos os trabalhadores** priorizando, entretanto, pessoas e grupos em situação de maior vulnerabilidade, como aqueles inseridos em atividades ou em relações informais e precárias de trabalho, em atividades de maior risco para a saúde, submetidos a formas nocivas de discriminação, ou ao trabalho infantil, **na perspectiva de superar desigualdades sociais e de saúde e de buscar a equidade** na atenção.*
>
> *Art. 8º São objetivos da PNSTT:*
> *V – incorporar a **categoria trabalho como determinante do processo saúde-doença** dos indivíduos e da coletividade, incluindo-a nas análises de situação de saúde e **nas ações de promoção em saúde**;*
>
> *Art. 9º São estratégias da PNSTT:*
> *V – estímulo à **participação da comunidade, dos trabalhadores e do controle social**, o que pressupõe:*
> *e) inclusão da comunidade e do controle social nos programas de capacitação e educação permanente em saúde do trabalhador, sempre que possível, e inclusão de conteúdos de saúde do trabalhador nos processos de capacitação permanente voltados para a comunidade e o controle social, incluindo grupos de trabalhadores em situação de vulnerabilidade, com vistas às ações de **promoção em saúde do trabalhador**;*
>
> *Art. 11. Ao SUS compete:*
> *X – promover (no âmbito nacional, estadual e municipal) a **articulação intersetorial** com vistas à **promoção de ambientes e processos de trabalho saudáveis** e ao acesso às informações e bases de dados de interesse à saúde dos trabalhadores.*

Apesar dos cenários desfavoráveis, as propostas em defesa da saúde dos trabalhadores e trabalhadoras chegaram fortalecidas à 17ª Conferência Nacional de Nacional, em 2023, cujo relatório serve de subsídio para a elaboração do Plano Nacional de Saúde e Plano Plurianual de 2024-2027.

Nossa experiência neste campo nos leva a crer que o incentivo para a participação social de movimentos sociais, associativos ou sindicais, parece ter sido uma forma de resistência e se apresenta como um caminho para fortalecer e implementar as propostas necessárias para transformar o trabalho de todos, seja nos espaços de participação existentes como, por exemplo, em Conselhos de Saúde, Comissões Intersetoriais de Saúde do Trabalhador e da Trabalhadora (CISTT), Conselhos Gestores dos Centros de Referência de Saúde do Trabalhador (CEREST); ou em espaços construídos pelo controle social.

Trabalho e subjetividade

Como vimos, o trabalho é um fenômeno complexo, multifacetado e polissêmico, podendo assumir diferentes conotações. Nesta parte do capítulo, trataremos do trabalho na perspectiva da subjetividade humana e do psiquismo.

Sentidos e significados do trabalho

São muitas as teorias que discutem os sentidos e significados do trabalho para as pessoas, individualmente ou em grupos, a coletividade e a organização social. Neste capítulo trazemos algumas.

Na perspectiva marxista, o trabalho pode ser compreendido como a capacidade de transformar a natureza para atender às necessidades humanas.[35] Para Codo, é por meio do trabalho que o ato de dar significado à natureza se concretiza; do mesmo modo a relação sujeito«objeto (S«O) é mediada pelo significado.[36]

Na discussão sobre sofrimento e prazer no trabalho, Dejours defende que o sofrimento se torna criativo quando atua como propulsor das mudanças por meio da mobilização subjetiva, que implica toda a personalidade, articulando, assim, as esferas afetiva, cognitiva e sensorial na construção de soluções dos problemas.[37] Dejours nomeia esse processo como inteligência prática, que é guiada pelo sofrimento *(pathos)*, com a meta de ultrapassá-lo. A autonomia para propor novas formas de organizar o trabalho mostra-se importante ao favorecer o exercício da inteligência prática, possibilitando que o sujeito crie novas formas, mais eficazes, de desempenhar suas tarefas. A flexibilidade é interessante à saúde psíquica dos trabalhadores. Quando o trabalho pode ser livremente organizado, os indivíduos podem exercitar diferentes habilidades psíquicas na situação de trabalho, descarregando tensões e equilibrando o aparelho psíquico. Assim, é possível transformar um trabalho fatigante em equilibrante e prazeroso.[38]

Conforme Frankl, as pessoas precisam de uma vida com sentido e um dos modos de se descobrir sentido na vida é "criando um trabalho ou praticando um ato [...]". No ambiente de trabalho, o indivíduo pode lidar com as mais diversas situações, onde o sujeito pode descobrir sua missão dentro daquele ambiente, ainda que haja sofrimento. É o que Frankl chama de sentido do trabalho.[39]

Estelle Morin define o sentido do trabalho como uma estrutura afetiva formada por significado, orientação e coerência. O significado refere-se às representações que o sujeito tem de sua atividade, assim como o valor que lhe atribui. A orientação é sua inclinação para o trabalho, o que ele busca e o que guia suas ações. E a coerência é a harmonia ou o equilíbrio que ele espera de sua relação com o trabalho.[40] Em 2001, Estelle Morin conduziu estudo que apontou 6 características principais para que um trabalho tenha sentido e significado:[41]

1. Ser feito de maneira eficiente e levar a algo, isto é, que o trabalho esteja organizado de maneira eficiente e tenha um resultado útil.
2. Ser satisfatório em sua realização, prazer e satisfação na realização das tarefas, dando oportunidade de responder a desafios e usar seu potencial com autonomia.
3. Ser moralmente aceitável e feito de maneira socialmente responsável.
4. Ser fonte de experiências de relações humanas satisfatórias, o que inclui encontrar pessoas de qualidade, desenvolver laços de afeição.
5. Garantir segurança e possibilitar autonomia. O trabalho está associado à noção de emprego e de receber um salário que permita a sobrevivência, atenda às necessidades básicas, provendo segurança e independência.
6. Também mantém as pessoas ocupadas. O trabalho ajuda a nortear o sentido de tempo das pessoas, ocupa o tempo da vida, evita o vazio e a ansiedade. Essas respostas estão direcionadas a uma organização do trabalho que possibilite a realização de um trabalho que tenha sentido para o sujeito que o execute, que seja realizado de forma autônoma, permita desenvolver competências e conhecer o desempenho, para poder, também, avaliar e fazer os ajustes necessários para melhorar a execução das tarefas.

Tolfo & Piccinini exploram três dimensões para discutir os sentidos e o significado do trabalho: individual, organizacional e social.[42] Na **dimensão individual**, encontra-se o trabalho que faz sentido e pode ser identificado com os valores morais (éticos) da pessoa, é prazeroso, possibilita valorização, desenvolvimento e crescimento, a pessoa sabe com que objetivo ele está sendo realizado e acredita naquilo que está fazendo. O fator financeiro também é referido, porém, com menos ênfase, sendo considerado apenas como complementar e não essencial para que o trabalho faça sentido. O principal enfoque diz respeito à liberdade financeira. Em contrapartida, um trabalho que vai contra os valores pessoais, que não possibilita crescimento nem seja reconhecido e valorizado pelas atividades que o indivíduo realiza em seu emprego é considerado um trabalho sem sentido.

Na **dimensão organizacional**, são apontados aspectos ligados à utilidade, organização do trabalho e relações interpessoais no ambiente de trabalho. Para um trabalho fazer sentido ele deve alcançar resultados, valor para a empresa ou para o grupo: ser útil; caso contrário é considerado improdutivo, perda de tempo e, portanto, sem sentido. O trabalho que faz sentido permite que o trabalhador tenha autonomia, possa exercer sua criatividade e pensar. A existência de desafios na execução da atividade é outro fator relevante. A partir do momento em que a tarefa se torna rotineira, burocrática, operacional e incapaz de instigar seu executor, influencia diretamente na definição de um trabalho que faz ou deixa de ter sentido para o sujeito. Ainda na dimensão organizacional, um trabalho que faz sentido é descrito como aquele realizado em um ambiente agradável, onde as relações interpessoais são positivas, e possibilita relações construtivas. O simples fato de poder trabalhar com pessoas, em meio a elas, confere sentido ao trabalho. Entretanto, a partir do momento em que a pessoa não encontra apoio e respaldo dos pares, o trabalho é visto como sem sentido.[42] Aqui, trabalho e promoção da saúde se encontram, pois "a promoção efetiva da saúde envolve o cultivo criativo do bem-estar físico, mental, social e espiritual. Os esforços de promoção da saúde produzem benefícios fracos e inconsistentes quando não envolvem as pessoas para expressar seus próprios objetivos e valores. Da mesma forma, a promoção da saúde tem sido ineficaz quando se baseia apenas na instrução sobre fatos relativos a um estilo de vida saudável ou se concentra na redução da doença em vez do cultivo do bem-estar".[43]

Na **dimensão social**, para que o trabalho faça sentido, ele deve ser capaz de contribuir e ser útil para a sociedade, comparando-se com o aspecto de utilidade abordado na dimensão organizacional. Porém, nesta dimensão, ele adquire maior amplitude: o trabalho contribui não apenas para o desenvolvimento do indivíduo, mas da sociedade em geral, o que foi bastante ressaltado pelos entrevistados na pesquisa conduzida por Estelle Morin, que sentem necessidade de realizar uma atividade que agregue valor tanto para eles quanto para a sociedade. Quando o trabalho não contribui, deixa de trazer benefícios para alguém e/ou para a sociedade, ele não faz sentido.[42]

Finalmente, consideramos a discussão proposta por Antunes sobre os sentidos do trabalho que nos coloca diante de uma contradição que pode, potencialmente, ser também libertadora. Isso porque se o sentido do trabalho que estrutura o capital acaba sendo desestruturante para a humanidade; em contrapartida, o trabalho que tem sentido estruturante para a humanidade é potencialmente desestruturante para o capital. E essa contraditória processualidade do trabalho, que emancipa e aliena, humaniza e sujeita, libera e escraviza, converte o estudo do trabalho humano numa questão crucial de nosso mundo e de nossas vidas neste conturbado século XXI, cujo desafio maior é dar sentido autoconstituinte ao trabalho humano e tornar nossa vida fora do trabalho também dotada de sentido.[44]

Satisfação no trabalho

Outro aspecto a se considerar é o que torna um trabalho gerador de satisfação para quem trabalha. Locke considera a satisfação no trabalho como uma função da relação percebida entre o que um indivíduo quer de seu trabalho e o que ele percebe que está obtendo. A satisfação no trabalho seria, então, um estado emocional prazeroso resultante da avaliação do trabalho em relação aos valores do indivíduo, relacionados com o trabalho. Insatisfação no trabalho seria um estado emocional não prazeroso, resultante da avaliação do trabalho como ignorando, frustrando ou negando os valores do indivíduo, relacionados com o trabalho. Assim, a satisfação e a insatisfação no trabalho não são fenômenos distintos, mas situações opostas de um mesmo fenômeno, ou seja, um estado emocional que se manifesta na forma de alegria (satisfação) ou sofrimento (insatisfação).[45-47]

Em estudo sobre satisfação e saúde no trabalho, Martinez & Paraguay apresentam uma visão geral sobre conceitos e modelos teóricos selecionados sobre satisfação no trabalho e abordando as relações desta com a saúde do trabalhador. Os referenciais teóricos selecionados resumem uma evolução das concepções no tema, desde aquelas que consideram o trabalhador apenas como reagindo mecanicamente a fatores externos, e a satisfação no trabalho existindo unicamente em função de salários, até concepções que contemplam a interação entre aspectos psicossociais no trabalho e as subjetividades, gerando níveis de satisfação que influenciam a saúde do trabalhador. Segundo as autoras, satisfação no trabalho tem sido definida de diferentes maneiras, dependendo do referencial teórico adotado. As conceituações mais frequentes referem-se à satisfação no trabalho como sinônimo de motivação, como atitude ou como estado emocional positivo, havendo, ainda, os que consideram satisfação e insatisfação como fenômenos distintos, opostos.[48] As autoras sugerem projetar e avaliar mudanças na concepção e organização do trabalho, em especial no que tange aos aspectos psicossociais. Alguns exemplos propostos no estudo são resumidos a seguir:

1. Garantir participação direta de trabalhadores de todos os níveis hierárquicos para discutir conteúdo e prioridades de mudanças.
2. Adotar formas de reconhecimento dos trabalhadores e seu trabalho, que os valorize por meio de incentivos ou recompensas – não necessariamente financeiras.

3. Aumentar a autonomia e o controle no trabalho exercidos pelos trabalhadores, com aumento das participações individual e coletiva em processos decisórios.
4. Enriquecer o trabalho, por meio de tarefas mais interessantes e complexas, que utilizem os conhecimentos e habilidades de que o trabalhador já dispõe e/ou a necessidade de aprendizagem e desenvolvimento de novos conhecimentos e habilidades, que signifiquem desafios dentro das expectativas dos trabalhadores.
5. Proporcionar possibilidades de desenvolvimento da carreira e de segurança no emprego.
6. Ampliar o suporte social para oferecer orientação ou encaminhamento adequado para questões ligadas à vida no trabalho ou afetada pelo trabalho.
7. Adotar melhorias das condições do ambiente de trabalho, com o envolvimento dos trabalhadores na priorização, definição, acompanhamento e avaliação dessas mudanças.
8. Adotar mudanças na organização do trabalho com melhorias do ambiente psicossocial, que correspondam às necessidades, expectativas e desejos dos trabalhadores.
9. Constituir uma das estratégias para a promoção da satisfação no trabalho e da saúde do trabalhador.

Dimensão psíquica do trabalho

Na dimensão psíquica, o trabalho desempenha um papel relevante no que se refere às emoções, seus destinos e suas representações, tanto para o indivíduo quanto para a coletividade. Segundo Freud, a pulsão sexual tem uma origem biopsíquica, variável de acordo com o desenvolvimento do indivíduo e que, no adulto, se integra e culmina com a genitalidade; uma determinada força ou intensidade cambiante de indivíduo para indivíduo e conforme a idade e o estado de saúde; um alvo ou objeto, parcial ou total, que também é mutável em relação à pessoa, gênero, espécie, obra com valor social; e uma finalidade, invariável, que é se satisfazer ou obter prazer.[49]

Neste referencial teórico, Freud escreve em uma nota no texto "O mal-estar na civilização":

> *Nenhuma outra técnica para a conduta da vida prende o indivíduo tão firmemente à realidade quanto a ênfase concedida ao trabalho, pois este, pelo menos, fornece-lhe um lugar seguro numa parte da realidade na comunidade humana. A possibilidade que essa técnica oferece de deslocar uma grande quantidade de componentes libidinais, sejam eles narcísicos, agressivos ou mesmo eróticos para o trabalho profissional e para os relacionamentos humanos a ele vinculados, empresta-lhe um valor que de maneira alguma está em segundo plano quanto ao de que goza como algo indispensável à preservação e justificação da existência em sociedade.*[50]

Nela o autor descreve o que se entende como processo de sublimação, em que a pulsão sexual, em vez de incidir sobre um objeto erótico, é redirecionada para um objeto e uma finalidade não sexual. Assim, o conjunto dos esforços de um indivíduo e/ou de muitos trabalhadores expresso em obras artísticas, desenvolvimento científico e tecnológico, organização política, econômica e sociocultural de nações e, também, em atividades esportivas, é resultado da sublimação da pulsão sexual. Neste sentido o trabalho, individual e coletivo, desempenha papel civilizatório e construtivo na sociedade humana, expressão do que Freud denominou, em sua última formulação do conflito pulsional, de pulsão de vida, em contraposição à pulsão de morte, em que predominam pulsões narcísicas, agressivas e eróticas mal elaboradas, e que podem se manifestar como barbárie, guerra, violência, desigualdade social e ameaça de destruição ambiental e da espécie humana.[51]

No âmbito individual, além da sublimação, as escolhas profissionais, a dedicação prazerosa e a realização pessoal através do trabalho são aspectos de um processo de identificação que se passa de modo inconsciente, em que o indivíduo assimila, total ou parcialmente, aspectos e atributos de outras pessoas – pais, parentes, professores, tutores – estruturando e diferenciando, assim, a sua personalidade. A identificação de indivíduos membros de um grupo, com um líder, "o Eu Ideal, que promete a todos o mesmo amor e os liderados abdicam de construir ideais próprios em troca de segurança, proteção e usufruto do amor entre iguais", é uma reedição do processo de identificação primário de cada um dos indivíduos.[52] Assim, no trabalho, nas organizações públicas e privadas, na relação entre líderes e liderados, são compartilhados valores, ideais, códigos de conduta, políticas e práticas. Assim, também expressam o processo de identificação os indivíduos que encarnam uma profissão, especialmente as que exigem especialização técnica, e não conseguem se imaginar exercendo outra atividade profissional; os que trabalham décadas em uma mesma instituição ou empresa e assimilam os seus valores de tal modo que, ao conhecerem outras pessoas ou falarem de si, necessariamente dizem o que fazem e onde trabalham.

Os que são conhecidos em determinada comunidade menos pelo nome do que pelo seu afazer profissional: a costureira, a professora, o padeiro, o pintor, o mecânico; os que trazem no nome um "*metier*" profissional: Carneiro, Ferreira, Zapatero, Tagliaferro, Müller (moleiro), Schneider (alfaiate). Outra situação que muito frequentemente expressa o processo de identificação é a do indivíduo que se aposenta e, por deixar de trabalhar e de se relacionar no trabalho, adoece, muitas vezes, mentalmente.

Também em Dejours, o tema da identidade passa a ocupar um lugar central, na transição teórica da psicopatologia para a psicodinâmica do trabalho. Esta é representada por meio de uma relação triangular entre trabalho, sofrimento e reconhecimento, em que este é uma espécie de realização social, em que o prazer oriundo do trabalho sobrepuja o sofrimento.[53]

Rezende levanta uma questão relevante do ponto de vista sociocultural, mas também psicanalítico, ao criticar a exploração do trabalho infantil, afirmando que o brincar - conceito desenvolvido por Winnicott - inclusive de trabalhar, é próprio do desenvolvimento da personalidade e da criatividade, do indivíduo na infância e que questões como maternidade, paternidade e trabalho dizem respeito a adultos, e entram na constituição de suas identidades.[54]

Deve-se considerar que o conflito pulsional é uma condição irredutível vivenciada pelo indivíduo, e o trabalho atua, por um lado, como um elemento da realidade que se impõe, através da necessidade de obter-se renda a fim de ter acesso aos bens e serviços indispensáveis à vida social e, por outro, atua como um regulador superegoico das relações humanas.[55]

Segundo Lancman & Ghirardi, o trabalho possui uma função psíquica, enquanto um dos grandes alicerces da constituição do sujeito e da sua rede de significados. Processos como reconhecimento, gratificação, mobilização da inteligência, além de estarem relacionados com a realização do trabalho, estão ligados à constituição da identidade e da subjetividade.[56] O trabalho assume um papel central na constituição da identidade individual e possui implicação direta nas diversas formas de inserção social dos indivíduos. Nesse sentido, o trabalho pode ser visto como fundamental na constituição de redes de relações sociais e de trocas afetivas e econômicas, base da vida cotidiana das pessoas.[57]

O confronto entre mundo externo do trabalho e mundo interno do trabalhador pode ser gerador de conflitos. Há uma contradição central entre a lógica das empresas, voltada para o lucro e para a produtividade, e a lógica do indivíduo, que tem angústias, desejos, medos e que busca manter sua saúde mental em meio a essa complexidade de relações. Assim, se por um lado o mundo do trabalho é gerador de sofrimento, por outro é também a oportunidade central de crescimento e de desenvolvimento psicossocial do adulto e pode se constituir em uma fonte de prazer e de desenvolvimento humano do indivíduo.[57]

Trabalho e sociedade

O trabalho também desempenha papel fundamental na estruturação da sociedade, fornecendo a base para a formação de grupos sociais e comunidades. Há tempos a dinâmica da relação entre o indivíduo e a sociedade tem sido discutida. No século XIX emergiram estudos sobre: a exploração dos trabalhadores, as condições precárias de vida, a burocracia, a natureza do poder e como ele se manifesta nas instituições sociais e a importância da coesão social e da solidariedade para o bem-estar das pessoas. Karl Marx (1818-1883), Émile Durkheim (1858-1917), Max Weber (1864-1920) e Michel Foucault (1926-1984) são apenas alguns dos estudiosos, mas talvez os mais conhecidos, que abordaram o tema na formação da organização social, nas relações de trabalho e dinâmicas sociais.

Mais recentemente, também a título de exemplo, podemos pontuar a ampliação do debate trazendo contribuições de duas sociólogas americanas para compreender questões relacionadas com gênero e raça. A primeira – Joan Acker (1924-2016) estudou questões de gênero em organizações e ambientes de trabalho, mostrando a distribuição desigual de poder, oportunidades e recursos.[58] Já Devah Pager focou sua pesquisa na compreensão do papel da raça no mercado de trabalho e as barreiras enfrentadas por minorias raciais para acessar oportunidades de emprego, partindo de pessoas, em sua maioria negras, ao saírem de uma experiência de encarceramento.[59]

Na esfera econômica, o trabalho é uma das principais fontes de geração de riqueza em uma sociedade. Historicamente, a produção de bens e serviços impulsiona o crescimento econômico e, consequentemente, o desenvolvimento. Nesse ponto, é válido abrir um breve parêntese para marcar a perspectiva do Nobel Amartya Sen sobre o desenvolvimento e um sentido amplo de trabalho, que inclui, mas extrapola, o trabalho remunerado.

Uma compreensão abrangente do trabalho vai além da compensação monetária e inclui outros aspectos da atividade humana que contribuem para o crescimento individual e social.[60] O recorte do trabalho remunerado é importante como fonte de geração de renda e meio essencial de subsistência econômica, mas vai além disso.

Discutir o papel do trabalho na inclusão (ou exclusão) social é particularmente importante em um país como o Brasil, construído como um sistema patriarcal e escravocrata de colonização patrimonialista. Não por acaso, portanto, a sociedade brasileira reproduz, na contemporaneidade, os modelos históricos de um trabalho precarizado.

O trabalho análogo à escravidão continua sendo um desafio no país. Desde 1995, quando foram criados os grupos especiais de fiscalização móvel do trabalho escravo (GEFM), até 2023, mais de 66 mil pessoas foram resgatadas, isto é, foram efetivamente retiradas do local de trabalho. Segundo a Subsecretaria de Inspeção do Trabalho (SIT), a maioria dos resgatados era de homens jovens, entre 18 e 44 anos, e 3% analfabetos. O Painel de Informações e Estatísticas da Inspeção do Trabalho no Brasil (disponível no *website* https://sit.trabalho.gov.br/radar/) é uma fonte importante de informações para enfrentamento do problema.

A seguir elencamos dados e fatos que ilustram as diferenças evitáveis e injustas vividas por alguns grupos populacionais no acesso e condições de trabalho. Primeiramente damos contornos a problemas associados à inclusão de pessoas com deficiência, desigualdades em relação a gênero e raça, entendida aqui como constructo sócio-histórico.

Estima-se que a população com deficiência no Brasil seja de 18,6 milhões de pessoas de 2 anos ou mais de idade, ou seja, 8,9% da população dessa faixa etária. Ao pensarmos nas pessoas que trabalham, notamos que 29,2% das pessoas com deficiência estavam incluídas na força de trabalho, enquanto entre as pessoas sem deficiência essa taxa foi de 66,4%. As pessoas com deficiência apresentaram rendimento médio real habitualmente recebido por mês relativo ao trabalho principal de $1.860, isto é, 30% menor quando comparado com o resultado do Brasil (R$ 2.652).[61]

Em 2019 o Brasil registrou 38,3 milhões de crianças e adolescentes (5 a 17 anos) em situação de trabalho, das quais 1,8 milhão estavam em situação de trabalho infantil (4,6%) e 706 mil ocupadas nas piores formas de trabalho infantil (LISTA TIP).[62]

No mesmo ano, segundo o IBGE, o nível de ocupação entre as mulheres negras (pretas ou pardas) com crianças de até 3 anos de idade no domicílio foi de menos de 50%; e entre as mulheres brancas, a proporção foi de 62,6%. Os percentuais para os dados das mulheres sem a presença de crianças nesta faixa etária foram de, respectivamente, 63% e 72,8%.[63]

Outro ponto importante é que o trabalho feminino vem sendo explorado, sobretudo na forma de trabalho doméstico, regulamentado apenas em 2015. No Brasil, estima-se 6,2 milhões de trabalhadores domésticos, dos quais 92% são mulheres e entre elas, 65% negras.[64] Segundo a Federação Nacional das Trabalhadoras Domésticas (Fenatrad), 72% das trabalhadoras domésticas não têm carteira assinada.[65]

Em contrapartida, nota-se uma pequena presença de mulheres (37,4%) nos cargos gerenciais (indicador que inclui cargos do setor público e privado).[63] Evidencia-se quão incipiente é a participação das mulheres em posições mais bem remuneradas e, potencialmente, com mais responsabilidades. Em 2022, estima-se que 1 mulher brasileira receba, em média, 78% do que ganha um homem, diferença que persiste em diferentes níveis de escolaridade.

O salário médio de trabalhadores negros é cerca de 45% menor do que brancos.[66] Em 2021, enquanto 32,7% das pessoas ocupadas brancas estavam em ocupações informais, entre as pretas esse percentual atingiu 43,4% e, entre as pardas, 47% em 2021. Mesmo negros com ensino superior ganham 31% menos que brancos e a ocupação de cargos gerenciais em empresas não chega a 1%.[66]

Diante desse breve panorama, fica marcado o desafio de incluir os grupos sub-representados no mercado de trabalho como uma forma de reparação dessas desigualdades. Nesse sentido, a adoção de políticas públicas promotoras de empregos e trabalho decente para grupos historicamente excluídos pode ser transformadora e inclusiva, contribuindo para uma sociedade mais justa. Elencamos algumas dessas iniciativas, a seguir, cientes de que são ações afirmativas ainda frágeis, mas não menos necessárias em um país tão desigual como o Brasil.

A Lei nº 8.213/1991, que ficou conhecida como "Lei de Cotas" para pessoas com deficiência, estabelece em seu artigo 93 que empresas com 100 ou mais empregados devem preencher uma parte das vagas com pessoas com deficiência.[66] Em 2015, a Lei Brasileira de Inclusão LBI (Lei nº. 13.146/2015), com capítulo específico ao trabalho, em termos de acesso e permanência.[68]

Segundo dados da Relação Anual de Informações Sociais (RAIS), do Ministério do Trabalho e Emprego, no ano de 2019, pessoas com deficiência ocupavam 1,09% das vagas de empregos formais.[69] Em 2020 a porcentagem era de 1,07% e a distribuição estoque por tipo de deficiência estava ocupada por 44,46% de pessoas com deficiência física; 17,89% com deficiência auditiva; 16,68% com deficiência visual; e 9,23% por indivíduos com deficiência intelectual.

Como uma resposta do mercado de trabalho aos marcos normativos, podemos citar a criação da rede empresarial de inclusão social para pessoas com deficiência (https://www.redeempresarialdeinclusao.com/). Trata-se de uma iniciativa nacional que envolve, atualmente, 46 empresas que, entre suas ações, debatem: o recrutamento e a seleção de pessoas com deficiência; a norma de fiscalização cumprimento da lei de cotas e o treinamento e qualificação profissional de pessoas com deficiência.[70] No que tange à melhor inclusão da mulher no ambiente de trabalho, podemos elencar o Programa Empresa Cidadã (Lei nº 11.770/2008),[71] que se destina a prorrogar por 60 dias a duração da licença-maternidade; o direito à pausa para amamentação e local para deixar o filho, e o afastamento de atividades insalubres (que ganhou uma nova aplicação durante a pandemia do COVID-19). Recentemente sancionada, a Lei nº 14.611/2023 dispõe sobre a igualdade salarial e de critérios remuneratórios entre mulheres e homens.[72] A reinvindicação de direitos das mulheres por entidades oficiais e do terceiro setor é crescente. Com o intuito de exemplificar sem esgotar, trazemos a iniciativa da Organização das Nações Unidas (ONU) Mulheres,[73] com relatórios específicos para a América Latina e Caribe e a OXFAM, organização da sociedade civil global, com núcleo no Brasil desde 2014, que lista ações divulgadas no *website* institucional, aqui reproduzidas, pensando no ambiente de trabalho:[74]

- Fortalecer coletivos e movimentos de mulheres e juventudes negras jovens que atuem para a superação das desigualdades sociais, de raça e gênero.
- Valorizar e disseminar narrativas de mulheres e juventudes negras, afirmando valores de justiça, solidariedade, equidade e diversidade.
- Desenvolver estratégias de engajamento e campanhas públicas que destaquem o contraste entre privilégios e direitos.

No âmbito global, posicionamento importante da OIT, com a publicação da Convenção Nº 190 da Organização Internacional do Trabalho (OIT) (ou simplesmente C190) estabeleceu novas normas globais com o objetivo de acabar com a violência e o assédio com base em gênero no mundo do trabalho. Até 2023 foi ratificada por 6 países (Argentina, Equador, Fiji, Namíbia, Somália e Uruguai).[75]

Na vertente da inclusão de pessoas pretas e pardas, podemos citar a Lei nº 12.990/2014, a Lei de Cotas em Concursos, que regulamenta as cotas públicas no Âmbito da Administração Pública Federal e reserva 20% das vagas existentes no edital para negros e pardos, para concursos que oferecem três vagas ou mais.[76] Tal normativa deve passar por revisão em 2024 e tem resultados ainda tímidos. São várias as razões apontadas por pesquisadores; uma delas é a não abertura de concursos durante o período de pandemia. De toda forma, no momento da escrita do capítulo, está em discussão a ampliação do escopo da legislação, incluindo paridade salarial entre negros, brancos e mulheres, bem como a inserção de cotas para pessoas indígenas.

Uma vez mais, entidades da sociedade civil desempenham papel significativo, como é o caso do Movimento Afro Presença (https://afropresenca.com.br/), resultado do Projeto Nacional de Inclusão de Jovens Negras e Negros Universitários no Mercado de Trabalho, promovido pelo Ministério Público do Trabalho.[77]

Paralelamente ao processo de inclusão das pessoas negras, cabe valorizar a importância de combater o racismo. Nesta direção temos a Lei nº 14.532 sancionada em 2023, que tipifica como crime de racismo a injúria racial. Dito de outra forma, enquanto o racismo é um crime contra a coletividade, a injúria era direcionada apenas ao indivíduo.[78]

Em direção semelhante, em 2019, o STF decidiu que a homofobia é um crime imprescritível e inafiançável. Na decisão, o STF entendeu que se aplicava aos casos de homofobia e transfobia a lei do Racismo (Lei nº 7.716/1989).[79] O artigo 20 da lei em questão prevê pena de 1 a 3 anos de reclusão e multa para quem incorrer nessa conduta. Há, ainda, a possibilidade de enquadrar uma ofensa homofóbica como injúria, segundo o artigo 140, §3º do Código Penal.

Por fim, cabe citar, mesmo que de forma breve, o grupo populacional formado pela população de lésbicas, *gays*, bissexuais, transexuais e travestis, *queer*, intersexuais, assexuais e pansexuais (LGBTQIAP+). São poucos os dados para dimensionar o desafio de inclusão e pertencimento no ambiente de trabalho. De acordo com o Observatório da Diversidade e da Igualdade de Oportunidades no Trabalho, da OIT e do Ministério Público do Trabalho, de 5.570 municípios brasileiros, apenas 21 (0,4%) possuem conselhos de direitos LGBTI.[80] O Fórum de Empresas e

Direitos LGBTI+, que celebrou 10 anos de existência em 2022, traz materiais que buscam apoiar avanços em ações inclusivas no meio corporativo (https://www.forumempresaslgbt.com/manuais-e-cartilhas).[81]

(Cons)Cientes de que a história é costurada a partir de rupturas e permanências, recuperamos a Declaração Universal dos Direitos Humanos (DUDH),[3] que celebra 75 anos:

> *Toda a pessoa tem direito ao trabalho, à livre escolha do trabalho, a condições equitativas e satisfatórias de trabalho e à proteção contra o desemprego. Todos têm direito, sem discriminação alguma, a salário igual por trabalho igual. Quem trabalha tem direito a uma remuneração equitativa e satisfatória, que lhe permita e à sua família uma existência conforme com a dignidade humana, e completada, se possível, por todos os outros meios de proteção social. Toda pessoa tem o direito de fundar com outras pessoas sindicatos e de se filiar em sindicatos para defesa dos seus interesses.*

Como forma de apresentar um horizonte à discussão do trabalho e sociedade (que desejamos), trazemos o conceito de trabalho digno, entendido como as aspirações de homens e mulheres no domínio profissional e abrangendo vários elementos: oportunidades para realizar um trabalho produtivo com uma remuneração justa; segurança no local de trabalho e proteção social para as famílias; melhores perspectivas de desenvolvimento pessoal e integração social; liberdade para expressar suas preocupações; organização e participação nas decisões que afetam suas vidas; e igualdade de oportunidades e de tratamento.[82]

Objetivos do desenvolvimento sustentável e trabalho: não fragmentar dá trabalho!

Essa ideia da Organização das Nações Unidas (ONU) de fixar metas para serem alcançadas pelos países do planeta Terra ganhou fama em 2000, com os objetivos de desenvolvimento do milênio (ODM),[83] que eram 8:

1. Erradicar a pobreza extrema e a fome.
2. Alcançar o ensino primário universal.
3. Promover a igualdade de gênero e empoderar as mulheres.
4. Reduzir a mortalidade infantil.
5. Melhorar a saúde materna.
6. Combater o HIV/AIDS, a malária e outras doenças.
7. Garantir a sustentabilidade ambiental.
8. Desenvolver uma parceria global para o desenvolvimento.

Com a consigna de "8 jeitos para mudar o mundo", a Agenda do Milênio, como ficou conhecida, tinha a ambição de varrer a pobreza do mundo e concentrou seus esforços nos países ditos em desenvolvimento. O Brasil foi bem-sucedido em cumprir suas metas ao final de 2015, com exceção do Objetivo 5 – "Melhorar a Saúde Materna", pois não conseguiu cumprir a meta de reduzir a mortalidade materna em 75%.[84]

Em 2015, em um contexto em que havia maior pressão para que a ONU enfrentasse a crise climática e a desigualdade social em todos os países do mundo, a Organização mobilizou seus 193 membros para firmarem a Agenda 2030, com 169 metas para 17 Objetivos de Desenvolvimento Sustentável (ODS) a serem alcançados até 2030.[85]

Quais são os 17 ODS?

1. Erradicação da pobreza: acabar com a pobreza em todas as suas formas, em todos os lugares.
2. Fome zero e agricultura sustentável: acabar com a fome, alcançar a segurança alimentar e melhora da nutrição, e promover a agricultura sustentável.
3. Saúde e bem-estar: assegurar uma vida saudável e promover o bem-estar para todos, em todas as idades.
4. Educação de qualidade: assegurar a educação inclusiva, equitativa e de qualidade, e promover oportunidades de aprendizagem ao longo da vida, para todos.
5. Igualdade de gênero: alcançar a igualdade de gênero e empoderar todas as mulheres e meninas.
6. Água limpa e saneamento: garantir disponibilidade e manejo sustentável da água e saneamento para todos.
7. Energia limpa e acessível: garantir acesso à energia barata, confiável, sustentável e renovável para todos.
8. Trabalho decente e crescimento econômico; promover o crescimento econômico sustentado, inclusivo e sustentável, emprego pleno e produtivo, e trabalho decente para todos.
9. Inovação de infraestrutura: construir infraestrutura resiliente, promover a industrialização inclusiva e sustentável, e fomentar a inovação.

10. Redução das desigualdades: reduzir as desigualdades dentro dos países e entre eles.
11. Cidades e comunidades sustentáveis: tornar as cidades e os assentamentos humanos inclusivos, seguros, resilientes e sustentáveis.
12. Consumo e produção responsáveis: assegurar padrões de produção e de consumo sustentáveis.
13. Ação contra a mudança global do clima: tomar medidas urgentes para combater a mudança climática e seus impactos (*).
14. Vida na água: conservação e uso sustentável dos oceanos, dos mares e dos recursos marinhos para o desenvolvimento sustentável.
15. Vida terrestre: proteger, recuperar e promover o uso sustentável dos ecossistemas terrestres, gerir, de forma sustentável, as florestas, combater a desertificação, deter e reverter a degradação da Terra e deter a perda da biodiversidade.
16. Paz, justiça e instituições eficazes: promover sociedades pacíficas e inclusivas para o desenvolvimento sustentável, proporcionar o acesso à justiça para todos e construir instituições eficazes, responsáveis e inclusivas em todos os níveis.
17. Parcerias e meios de implementação: fortalecer os meios de implementação e revitalizar a parceria global para o desenvolvimento sustentável.

Grande parte dos escritos sobre os ODS propõe a indivisibilidade dos 17 Objetivos e advoga a ação integrada entre eles: "*They are integrated and indivisible and balance the three dimensions of sustainable development: the economic, social and environmental*" (Eles são integrados e indivisíveis e equilibram as três dimensões do desenvolvimento sustentável: a econômica, a social e a ambiental).[86]

Entretanto, a cultura setorial e fragmentada das políticas públicas leva a ações focadas nos ODS que mais representam o respectivo setor.[87] Por exemplo, o Ministério da Saúde tende a concentrar recursos, tecnologias e pessoal mais no alcance do ODS 3, entendendo ser esta a sua missão e pelas seguintes metas será cobrado:

3.1. Até 2030, reduzir a taxa de mortalidade materna global para menos de 70 mortes por 100.000 nascidos vivos.

3.2. Até 2030, acabar com as mortes evitáveis de recém-nascidos e crianças com menos de 5 anos, com todos os países objetivando reduzir a mortalidade neonatal para pelo menos 12 por 1.000 nascidos vivos e a mortalidade de crianças menores de 5 anos para, pelo menos, 25 por 1.000 nascidos vivos.

3.3. Até 2030, acabar com as epidemias de AIDS, tuberculose, malária e doenças tropicais negligenciadas, e combater a hepatite, doenças transmitidas pela água, e outras doenças transmissíveis.

3.4. Até 2030, reduzir em um terço a mortalidade prematura por doenças não transmissíveis via prevenção e tratamento, e promover a saúde mental e o bem-estar.

3.5. Reforçar a prevenção e o tratamento do abuso de substâncias, incluindo o abuso de drogas entorpecentes e uso nocivo do álcool.

3.6. Até 2020, reduzir pela metade as mortes e os ferimentos globais por acidentes em estradas.

3.7. Até 2030, assegurar o acesso universal aos serviços de saúde sexual e reprodutiva, incluindo o planejamento familiar, informação e educação, bem como a integração da saúde reprodutiva em estratégias e programas nacionais.

3.8. Atingir a cobertura universal de saúde, incluindo a proteção do risco financeiro, o acesso a serviços de saúde essenciais de qualidade e o acesso a medicamentos e vacinas essenciais seguros, eficazes, de qualidade e a preços acessíveis para todos.

3.9. Até 2030, reduzir substancialmente o número de mortes e doenças por produtos químicos perigosos, contaminação e poluição do ar e água do solo.

3.a. Fortalecer a implementação da Convenção-Quadro para o Controle do Tabaco em todos os países, conforme apropriado.

3.b. Apoiar a pesquisa e o desenvolvimento de vacinas e medicamentos para as doenças transmissíveis e não transmissíveis, que afetam, principalmente, os países em desenvolvimento, proporcionar o acesso a medicamentos e vacinas essenciais a preços acessíveis, de acordo com a Declaração de Doha, que afirma o direito dos países em desenvolvimento de utilizarem plenamente as disposições do acordo TRIPS sobre flexibilidades para proteger a saúde pública e, em particular, proporcionar o acesso a medicamentos para todos.

3.c. Aumentar substancialmente o financiamento da saúde e o recrutamento, desenvolvimento e formação, retenção do pessoal de saúde nos países em desenvolvimento, especialmente nos países menos desenvolvidos e nos pequenos Estados insulares em desenvolvimento.

3.d. Reforçar a capacidade de todos os países, particularmente os países em desenvolvimento, para o alerta precoce, redução de riscos e gerenciamento de riscos nacionais e globais de saúde.

Claro que o MS e seus congêneres reconhecem a influência dos ODS 1, 2, 4, e 5, para ficar naqueles de correlação mais direta com a saúde, mas talvez falte aos setores metodologias, recursos, tecnologias, espaços, orçamentos, estímulos para a articulação intersetorial. Mas como ela, essa trabalhosa articulação intersetorial é urgente e imperativa diante da complexidade da determinação social, econômica, política, ambiental, cultural etc. sobre todos os eventos da vida humana, animal e vegetal!

Esforços de articulação têm sido sugeridos, mas nem sempre aplicados. Em 2016, na IX Conferência Global de Promoção da Saúde da OMS, realizada em Xangai, na China, a Figura 50.3, exposta em cartaz no estande da OMS, buscou, no círculo interno, apontar conexões possíveis entre a produção social da saúde e cada um dos 17 ODS.

Outro material produzido pelo CEPEDOC Cidades Saudáveis (https://www.cidadessaudaveis.org.br/cepedoc/), como resposta a um Edital do MS-OPAS para ativar a implementação da Política Nacional de Promoção da Saúde, sugeriu, em um "caderno de navegação" para gestores de políticas públicas e cidadãos, metodologias para trilhar a promoção da saúde nos ODS de modo articulado sem priorizar nenhum objetivo em especial.

Uma destas metodologias de conexão da PNPS com os ODS agrupa os 17 ODS em quatro eixos temáticos:

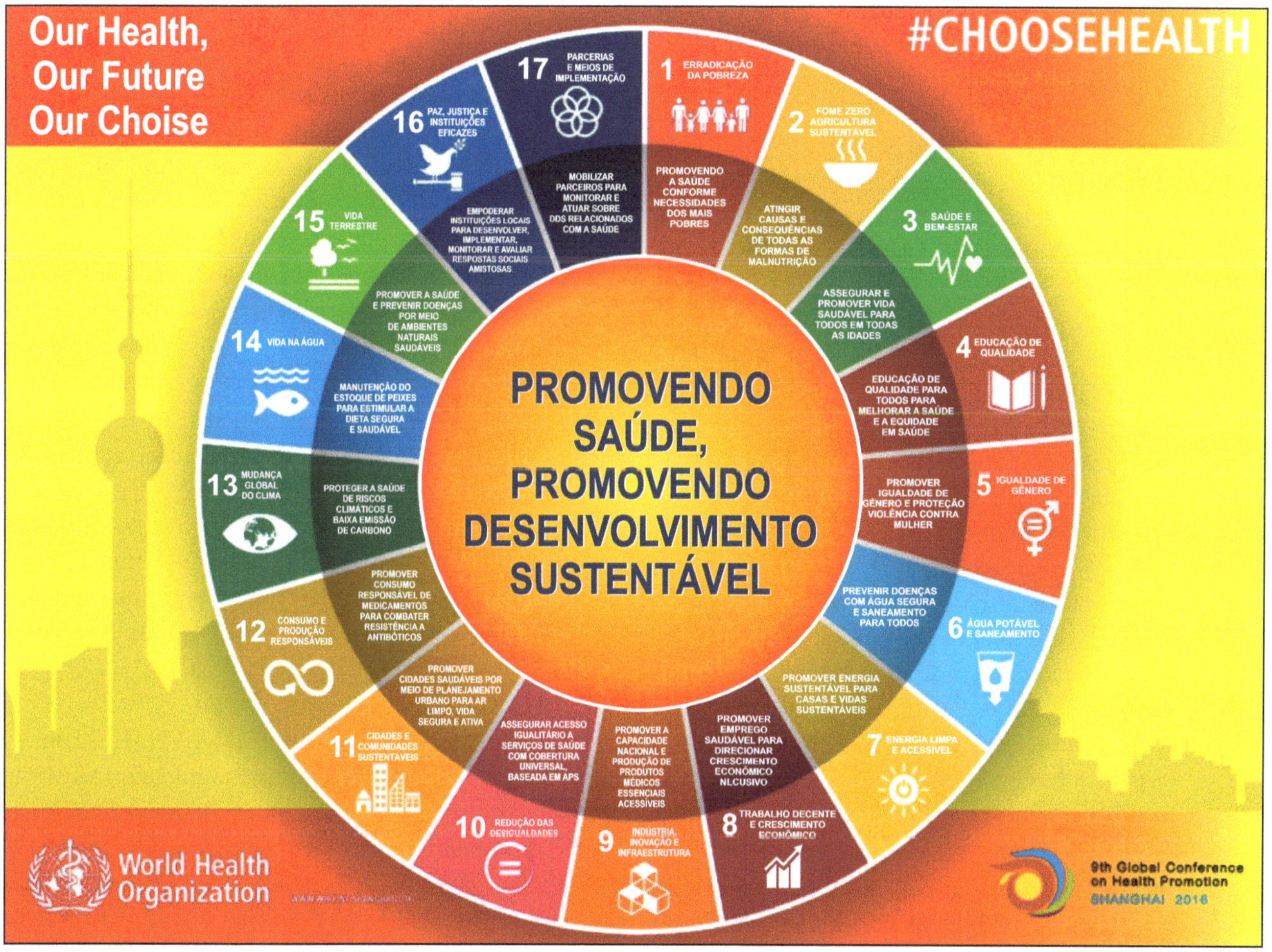

Our Health,
Our Future
Our Choise
#CHOOSEHEALTH
1 ERRADICAÇÃO DA POBREZA
PROMOVENDO A SAÚDE CONFORME NECESSIDADES DOS MAIS POBRES
2 FOME ZERO AGRICULTURA SUSTENTÁVEL
ATINGIR CAUSAS E CONSEQUÊNCIAS DE TODAS AS FORMAS DE MALNUTRIÇÃO
3 SAÚDE E BEM-ESTAR
ASSEGURAR E PROMOVER VIDA SAUDÁVEL PARA TODOS EM TODAS AS IDADES
4 EDUCAÇÃO DE QUALIDADE
EDUCAÇÃO DE QUALIDADE PARA TODOS PARA MELHORAR A SAÚDE E A EQUIDADE EM SAÚDE
5 IGUALDADE DE GÊNERO
PROMOVER IGUALDADE DE GÊNERO E PROTEÇÃO VIOLÊNCIA CONTRA MULHER
6 ÁGUA POTÁVEL E SANEAMENTO
PREVENIR DOENÇAS COM ÁGUA SEGURA E SANEAMENTO PARA TODOS
7 ENERGIA LIMPA E ACESSÍVEL
PROMOVER ENERGIA SUSTENTÁVEL PARA CASAS E VIDAS SUSTENTÁVEIS
8 TRABALHO DECENTE E CRESCIMENTO ECONÔMICO
PROMOVER EMPREGO SAUDÁVEL PARA DIRECIONAR CRESCIMENTO ECONÔMICO NLCUSIVO
9 INDÚSTRIA, INOVAÇÃO E INFRAESTRUTURA
PROMOVER A CAPACIDADE NACIONAL E PRODUÇÃO DE PRODUTOS MÉDICOS ESSENCIAIS ACESSÍVEIS
10 REDUÇÃO DAS DESIGUALDADES
ASSEGURAR ACESSO IGUALITÁRIO A SERVIÇOS DE SAÚDE COM COBERTURA UNIVERSAL, BASEADA EM APS
11 CIDADES E COMUNIDADES SUSTENTÁVEIS
PROMOVER CIDADES SAUDÁVEIS POR MEIO DE PLANEJAMENTO URBANO PARA AR LIMPO, VIDA SEGURA E ATIVA
12 CONSUMO E PRODUÇÃO RESPONSÁVEIS
PROMOVER CONSUMO RESPONSÁVEL DE MEDICAMENTOS PARA COMBATER RESISTÊNCIA A ANTIBÓTICOS
13 MUDANÇA GLOBAL DO CLIMA
PROTEGER A SAÚDE DE RISCOS CLIMÁTICOS E BAIXA EMISSÃO DE CARBONO
14 VIDA NA ÁGUA
MANUTENÇÃO DO ESTOQUE DE PEIXES PARA ESTIMULAR A DIETA SEGURA E SAUDÁVEL
15 VIDA TERRESTRE
PROMOVER A SAÚDE E PREVENIR DOENÇAS POR MEIO DE AMBIENTES NATURAIS SAUDÁVEIS
16 PAZ, JUSTIÇA E INSTITUIÇÕES EFICAZES
EMPODERAR INSTITUIÇÕES LOCAIS PARA DESENVOLVER, IMPLEMENTAR, MONITORAR E AVALIAR RESPOSTAS SOCIAIS AMISTOSAS
17 PARCERIAS E MEIOS DE IMPLEMENTAÇÃO
MOBILIZAR PARCEIROS PARA MONITORAR E ATUAR SOBRE DDS RELACIONADOS COM A SAÚDE
PROMOVENDO SAÚDE, PROMOVENDO DESENVOLVIMENTO SUSTENTÁVEL
World Health Organization
9th Global Conference on Health Promotion
SHANGHAI 2016

Figura 50.3. 17 Objetivos de desenvolvimento sustentável (ODS).

Fonte: Organização Mundial da Saúde (OMS).[85]

social (com os ODS 1, 2, 3, 4, 5, 16); saúde planetária (com os ODS 6, 7, 13, 14, 15); produção/consumo (com os ODS 8, 9, 10, 12); governança (com os ODS 11, 17). Esses quatro agrupamentos servirão como eixos temáticos para pensarmos intersetorialmente os ODS. "Metas promocionais" são selecionadas e relacionadas com os 17 ODS, em seus respectivos eixos temáticos, para buscar a conexão com todos os componentes da PNPS (Caderno de Navegação: Para Trilhar a Promoção da Saúde nos ODS, s/d – no prelo).

Assim como na saúde, o Ministério do Trabalho e Emprego (MTE) e seus congêneres setoriais também têm um ODS para chamar de seu: 8. Trabalho decente e crescimento econômico para promover o crescimento econômico sustentado, inclusivo e sustentável, emprego pleno e produtivo, e trabalho decente para todos, e suas respectivas metas:

8.1 Sustentar o crescimento econômico *per capita* de acordo com as circunstâncias nacionais e, em particular, um crescimento anual de pelo menos 7% do produto interno bruto [PIB] nos países menos desenvolvidos.

8.2 Atingir níveis mais elevados de produtividade das economias por meio da diversificação, modernização tecnológica e inovação, inclusive por meio de um foco em setores de alto valor agregado e dos setores intensivos em mão de obra.

8.3 Promover políticas orientadas para o desenvolvimento que apoiem as atividades produtivas, geração de emprego decente, empreendedorismo, criatividade e inovação, e incentivar a formalização e o crescimento das micro, pequenas e médias empresas, inclusive por meio do acesso a serviços financeiros.

8.4 Melhorar progressivamente, até 2030, a eficiência dos recursos globais no consumo e na produção, e empenhar-se para dissociar o crescimento econômico da degradação ambiental, de acordo com o plano decenal de programas sobre produção e consumo sustentáveis, com os países desenvolvidos assumindo a liderança.

8.5 Até 2030, alcançar o emprego pleno e produtivo e trabalho decente para todas as mulheres e homens, inclusive para os jovens e as pessoas com deficiência, e remuneração igual para trabalho de igual valor.

8.6 Até 2020, reduzir substancialmente a proporção de jovens sem emprego, educação ou formação.

8.7 Tomar medidas imediatas e eficazes para erradicar o trabalho forçado, acabar com a escravidão moderna e o tráfico de pessoas, e assegurar a proibição e a eliminação das piores formas de trabalho infantil, incluindo recrutamento e utilização de crianças-soldado, e até 2025 acabar com o trabalho infantil em todas as suas formas.

8.8 Proteger os direitos trabalhistas e promover ambientes de trabalho seguros e protegidos para todos os trabalhadores, incluindo os trabalhadores migrantes, em particular as mulheres migrantes, e pessoas em empregos precários.

8.9 Até 2030, elaborar e implementar políticas para promover o turismo sustentável, que gera empregos e promove a cultura e os produtos locais.

8.10 Fortalecer a capacidade das instituições financeiras nacionais para incentivar a expansão do acesso aos serviços bancários, de seguros e financeiros para todos.

8.a Aumentar o apoio da iniciativa de ajuda para o comércio [*Aid for Trade*] para os países em desenvolvimento, particularmente os países menos desenvolvidos, inclusive por meio do Quadro Integrado Reforçado para a Assistência Técnica Relacionada com o Comércio para os países menos desenvolvidos.

8.b Até 2020, desenvolver e operacionalizar uma estratégia global para o emprego dos jovens e implementar o Pacto Mundial para o Emprego da Organização Internacional do Trabalho (OIT).

Está claro que pensar na articulação intersetorial não exime os setores de cumprirem suas responsabilidades já estabelecidas. Sem dúvida, o MTE e seus congêneres podem contribuir muito para a produção de um trabalho digno, mas, como na saúde, muitas vezes há múltiplas determinações fora do setor que são barreiras e facilitadores para formatos laborais decentes e, mais ainda, para o crescimento econômico sustentável, inclusivo, com emprego pleno criativo e produtivo.

E como seria a conexão do "TRABALHO" com os 17 ODS para estabelecer coalisões intersetoriais? Uma breve pesquisa na literatura indexada identificou o artigo "*Sustainability, Work and Growth in the Context of SDG* 8" que ensaia diálogos com outros ODS e determinações outras fora do setor "Trabalho". Quatro artigos (Kreinin & Aigner;[88] Bilek-Steindl & Url;[89] Bohnenberger;[90] Peneder[91]) foram produzidos como resultado do *workshop* "Sustentabilidade, Trabalho e Crescimento" organizado pela plataforma temática da *Austrian Institute of Economic Research* (WIFO), "Sustentabilidade e Inclusão", realizado em março de 2021.

O encontro respaldou a premissa de que não se alcançam as metas do ODS 8 apenas com ação setorial, pois se requer ajustes em muitas áreas e que sinergias e compensações entre as diferentes metas dos ODS devem ser levadas em conta na produção do "trabalho digno e crescimento econômico sustentável...", bem como análise científica *aprofundada*, monitoramento contínuo e ação política. Enfatizamos, sem que o *workshop* tivesse dado o devido destaque, as múltiplas conexões, muitas vezes heterogêneas e contraditórias, pois uma abordagem de desenvolvimento sustentável requer a integração das questões ambientais e climáticas na esfera do emprego, bem como na produção e no consumo.

Os artigos publicados enfocam diferentes aspectos do ODS 8. Dois artigos abordam o monitoramento e a medição do ODS 8, ou seja, o desenvolvimento de uma proposta de novos subobjetivos, metas e indicadores a partir de uma perspectiva de decrescimento e o desenvolvimento de uma abordagem de previsão para indicadores atribuídos ao ODS 8. Outros aspectos abordados nesta edição especial incluem uma avaliação do potencial de diferentes políticas do mercado de trabalho para o emprego verde e uma análise econométrica na interseção do ODS 8 com eficiência energética (ODS 7), mudança tecnológica (ODS 9) e mudanças climáticas (ODS 13) que se concentra nos determinantes e efeitos da adoção de "economia de energia verde e tecnologias relacionadas".

Destacamos as contribuições de dois artigos que evidenciam que produzir "trabalho decente e crescimento econômico inclusivo vai além de exclusiva atuação setorial". Kreinin & Aigner[88] avançam em uma abordagem mais heterodoxa ao se diferenciar mais claramente do crescimento econômico e da produtividade em si e, ao contrário, se concentram em aspectos de bem-estar social e ambiental e criticam a dependência do crescimento econômico como produção de trabalho insustentável. Bohnenberger[90] faz uma abordagem inovadora que fornece uma ligação sistemática do emprego remunerado com as dimensões ambientais. Diferentes aspectos e definições de "empregos verdes", "tarefas verdes" e "trabalho sustentável" integrados em uma nova taxonomia de emprego sustentável no nível de análise, bem como ao nível dos impactos ambientais. O autor conclui que a conversão de plantas/negócios e a desmercantilização ambiental são as principais modificações para esverdear a produção e devem produzir outra legislação trabalhista ambiental, orientação vocacional e fontes alternativas de renda que promovam ocupações ambientalmente sustentáveis; e que estilos de vida de trabalho sustentáveis podem ser melhorados equalizando renda e tempo de trabalho.

Nossa pesquisa aponta para a necessidade da desfragmentação das ações e das políticas, e que a questão do trabalho vai para além do ODS 8, perpassando outros objetivos, mas, mais pode e deve ser feito. A título de exemplos: para a agricultura sustentável (ODS 2) é preciso discutir um modelo de produção de alimentos que seja seguro e um modelo de comercialização mais justos – afinal, como é possível que o Brasil seja o terceiro maior produtor de grãos do mundo e tenha 70 milhões de pessoas em situação de insegurança alimentar? O ODS 3 (Saúde e Bem-Estar) é outro exemplo porque cadeias produtivas insustentáveis produzem excesso de mortes por contaminação de produtos químicos em efluentes, emissões e resíduos não devidamente tratados. Isso sem falar dos acidentes do trabalho (2,6 milhões pela PNS 2019, nos últimos 12 meses anteriores às entrevistas da pesquisa). Políticas geradoras de emprego e trabalho digno podem contribuir para a erradicação da pobreza (ODS1) e a redução das desigualdades (ODS10).

A prova irrefutável de que cada ODS não está imune a efeitos extrassetoriais é o fato de que a pandemia da COVID-19 afetou a todos os ODS sem piedade. O relatório da CEPAL – Comissão Econômica para América Latina e o Caribe – "A América Latina e Caribe diante da pandemia de COVID-19: efeitos econômicos e sociais", divulgado no dia 3 de abril de 2020, alerta que a crise do COVID-19 coloca em risco o alcance da Agenda 2030 e seus objetivos. Esse relatório faz simulação para 72 séries estatísticas dos indicadores dos ODS e mostra que em 73% dos indicadores há problemas para alcançar os ODS até 2030 e estimula aos países analisar que impactos, específicos, a COVID-19 causará nas políticas públicas e que irão influenciar no alcance da Agenda 2030 nos países da região.[92]

Isso coloca dilemas sobre como seguir com a Agenda 2030. Há vozes que propõem recuos nas metas, enquanto outras dizem que nunca a ambição no alcance de seus propósitos se fez tão necessário.

A desigualdade social e econômica nos países do mundo e entre os países é um comum ético-político que precisa ser enfrentado. Os ODS carregam a mensagem de que se o mundo não cuidar de 17 temas estratégicos de forma articulada, como propunha a Agenda 2030, o destino comum da nossa sobrevivência no planeta estará comprometido. E não tratar todos os habitantes do planeta com a lente de equidade será uma falha moral.

Ailton Krenak tem expressado com sabedoria as necessidades e as urgências que se colocam para a humanidade:

> *...o nosso desejo é que possamos nos abrir para outros mundos onde a diversidade e a pluralidade também estejam presentes, sem serem caçadas, sem serem humilhadas, sem serem caladas. E que possamos também experimentar viver em um mundo no qual ninguém precisa ficar invisível... E que sejamos capazes também de reciprocidade, que é um lema que deveria estar presente entre aqueles que propõem que nos juntemos para pensar mundos.*[93]

E declara, com autoridade, que "O amanhã não está à venda".[94]

Considerações finais (ou reflexões para o futuro)

Concluímos este texto com a esperança de que os leitores tenham encontrado em nosso capítulo informações relevantes, reflexões inquietantes, e novas ou, minimamente, diferentes perspectivas para sonhar com um trabalho muito melhor e lutar por isso. Nada existe de ingênuo nessa proposta. Ela é possível e necessária, mas não será alcançada da noite para o dia, sem que haja mobilização da sociedade, das pessoas que trabalham, para desafiar o *status quo* do próprio sistema capitalista.

Desafiar para colocar o que neste lugar? A verdade é que ainda não sabemos por que todos nós nascemos e vivemos sob o sistema de culto ao capital. Sistema que vive uma crise estrutural desde seus primórdios, dada sua própria natureza de exploração do trabalho e, dessa forma, de destruição de sua força propulsora – a força de trabalho. Tais crises não são episódicas nem excepcionais e têm afetado a vida de milhões de pessoas, concentrando riquezas entre poucos cada vez mais ricos – os mesmos de sempre – e aprofundando a pobreza de muitos, globalmente.

A mais recente crise, deflagrada pela pandemia, escancarou a insustentabilidade do atual modelo de acumulação de riquezas e, pedagogicamente, demonstrou que a regulamentação do trabalho pelo mercado é uma invencionice. Como bem nos lembra Antunes, em sua recente obra *Capitalismo Pandêmico*, o atual estágio do capitalismo é "autofágico e destrutivo", sendo urgente inventar um novo modo de vida e de trabalho. Diz o autor, "ou mudamos o mundo ou o mundo vai acabar com a humanidade".[95] O que não sabemos é por quais caminhos poderemos mudar nosso mundo, incluindo o mundo do trabalho. No entanto, não temos dúvidas de que é preciso mudar para as próximas gerações, a começar pela nossa – aqui e agora!

Abrimos nosso capítulo com a proposta de "esperançar" e, para finalizá-lo, evocamos novamente Paulo Freire e sua ideia de uma pedagogia libertadora, que propunha "uma educação crítica, a serviço das transformações sociais, econômicas e políticas para a superação das desigualdades existentes no interior da sociedade"[96] – transformações que incluam as condições de trabalho. Educação como prática de liberdade, como defende *bell hooks* e de quem reproduzimos o trecho a seguir:

> *Nos últimos anos, meu trabalho tem se debruçado sobre o papel do amor no combate à dominação. Contemplar os fatores que levam as pessoas a lutar por justiça e a se empenhar em construir uma comunidade me instigou a pensar criticamente sobre o lugar do amor. Não importa se a questão é acabar com o racismo, o machismo, a homofobia ou o elitismo de classe — quando entrevisto pessoas sobre o que as leva a superar o pensamento e a ação dominadores, elas invariavelmente falam de amor (...) Para muitos desses indivíduos, o que os tem impulsionado na direção do pensamento crítico e da mudança é o envolvimento ativo com movimentos que lutam pelo fim da dominação.*[97]

Referências

1. Freire P. Pedagogia da esperança: um reencontro com a pedagogia do oprimido. Rio de Janeiro: Paz e Terra; 1992.
2. Organização Mundial da Saúde. Ambientes de trabalho saudáveis: um modelo para ação: para empregadores, trabalhadores, formuladores de política e profissionais. Brasília: SESI/DN; 2010.
3. Organização das Nações Unidas. Declaração Universal dos Direitos Humanos, 1948. Disponível em: https://www.ohchr.org/en/human-rights/universal-declaration/translations/portuguese?LangID=por. (Acesso em: 28 jul. 2023).
4. Brasil. Câmara de Deputados. Comissão Parlamentar de Inquérito. Rompimento da Barragem de Brumadinho, 2019. Disponível em: https://www2.camara.leg.br/atividade-legislativa/comissoes/comissoes-temporarias/parlamentar-de-inquerito/56a-legislatura/

cpi-rompimento-da-barragem-de-brumadinho/documentos/outros-documentos/resumo-do-relatorio-leitura-em-reuniao. (Acesso em: 25 jul. 2023).
5. Brasil. Constituição da República Federativa do Brasil de 1988. Brasília: Senado Federal; 1988.
6. United States of America. National Labor Relations Act (NLRA), 1935. Disponível em: https://www.nlrb.gov/guidance/key-reference-materials/national-labor-relations-act. (Acesso em: 26 jul. 2023).
7. Centers for Disease Control and Prevention. CDC Worksite Health ScoreCard: An Assessment Tool to Promote Employee Health and Well-Being. Atlanta: U.S. Department of Health and Human Services; 2019.
8. Soárez PC, Ciconelli RM, Pavin T, Ogata AJN, Curci KA, Oliveira MR. Cross-cultural adaptation of the CDC Worksite Health ScoreCard questionnaire into Portuguese. Rev Assoc Med Bras. 2016;62(3):236-42.
9. Ogata AJN, Bandini M. Gestão dos perfis de saúde. In: Zetola P (Org.) Tratado de gestão em saúde do trabalhador. Belo Horizonte: Editora Ergo; 2019:550-7.
10. Serviço Brasileiro de Apoio às Micro e Pequenas Empresas – SEBRAE. DataSebrae. Perfil do Dono de Pequena Empresa. Disponível em: https://datasebrae.com.br/perfil-do-pequeno-empresario/. (Acesso em: 25 jul. 2023).
11. Brasil. Instituto de Pesquisa Econômica Aplicada (IPEA). Carta de Conjuntura nº 60, nota no. 5 – 3º trimestre de 2023. Disponível em: https://www.ipea.gov.br/cartadeconjuntura/wp-content/uploads/2023/07/230714_cc_60_nota_5_indicador_mensal_mercado_trabalho_mai23.pdf. (Acesso em: 25 jul. 2023).
12. Brasil. Ministério do Trabalho. Estatísticas mensais do emprego formal, junho 2023. Disponível em: http://pdet.mte.gov.br/images/Novo_CAGED/2023/202306/1-sumarioexecutivo.pdf. (Acesso em: 25 jul. 2023).
13. Serviço Brasileiro de Apoio às Micro e Pequenas – SEBRAE. Brasil tem quase 15 milhões de microempreendedores individuais. Disponível em: https://sebrae.com.br/sites/PortalSebrae/artigos/brasil-tem-quase-15-milhoes-de-microempreendedores-individuais,e538151eea156810VgnVCM1000001b00320aRCRD. (Acesso em: 25 jul. 2023).
14. O'Donnell M. Mechanisms linking health, productivity and profit. Am J Health Promotion. 2000;14(4):215-7.
15. Bandini M. Impacto de ações de promoção da saúde incluídas no Programa de Controle Médico de Saúde Ocupacional de empresa do ramo alimentício [tese]. São Paulo: Faculdade de Medicina; 2007.
16. Trabalho. In: Dicionário Etimológico. Disponível em: https://www.dicionarioetimologico.com.br/trabalho/#:~:text=Tripalium%20era%20o%20nome%20de,%22%20significava%20%E2%80%9Cser%20torturado%E2%80%9D. (Acesso em: 22 jul. 2023).
17. Albornoz S. O que é trabalho. São Paulo: Ed. Brasiliense; 1994.
18. Riberio CVS, Leda DB. O significado do trabalho em tempos de reestruturação produtiva. Estud Pesqui Psicol. 2004;4(2):76-83.
19. Clot Y. Trabalho e poder de agir. Belo Horizonte: Fabrefactum; 2010.
20. Bourdieu P. Contrafógos: táticas para enfrentar a invasão neoliberal. Rio de Janeiro: Jorge Zahar Ed.; 1998.
21. Canguilhem G. O normal e o patológico. Rio de Janeiro: Forense Universitária; 1990.
22. Silva CO, Ramminger T. O trabalho como operador de saúde. Ciênc Saúde Coletiva. 2014;19(12):4751-8.
23. Antunes R. Afinal, quem é a classe trabalhadora hoje. Margem Esquerda – Ensaios Marxistas. 2008;7:55-61.
24. Czeresnia D, Freitas CM. Promoção da saúde: conceitos, reflexões, tendências. Rio de Janeiro: Editora Fiocruz; 2009:43-57.
25. Buss PM, Carvalho AI. Desenvolvimento da promoção da saúde no Brasil nos últimos vinte anos (1988-2008). Cien Saude Colet. 2009;14(6):2305-2316.
26. Almeida Filho N. O que é saúde. Rio de Janeiro: Editora Fiocruz; 2011.
27. Brasil. Lei nº. 8.080 de 19 de setembro de 1990. Dispõe sobre as condições para a promoção, proteção e recuperação da saúde, a organização e o funcionamento dos serviços correspondentes e dá outras providências. Diário Oficial da União. 20 set. 1990.
28. Brasil. Portaria MS/GM nº 2.446, de 11 de novembro de 2014. Redefine a Política Nacional de Promoção da Saúde (PNPS). Diário Oficial da União; 11 nov. 2014.
29. Rocha DG, Alexandre VP, Marcelo VP, Regiane R, Nogueira JD, Sá RF. Processo de Revisão da Política Nacional de Promoção da Saúde: múltiplos movimentos simultâneos. Cien Saude Colet. 2014;19(11):4313-22.
30. Buss PM, Pellegrini Filho A. A saúde e seus determinantes sociais. Physis. 2007;17(1):77-93.
31. Brasil. Ministério da Saúde. Política Nacional de Promoção da Saúde: PNPS. Anexo I da Portaria de Consolidação n 2, de 28 de setembro de 2017, que consolida as normas sobre as políticas nacionais de saúde do SUS. Brasília: Ministério da Saúde; 2018.
32. Malta DC, Reis AAC dos, Jaime PC, Morais Neto OL de, Silva MMA, Akerman M. O SUS e a Política Nacional de Promoção da Saúde: perspectiva resultados, avanços e desafios em tempos de crise. Ciênc Saúde Coletiva. 2018;23(6):1799-809.
33. Brasil. Ministério da Saúde. Portaria nº 1.823, de 23 de agosto de 2012. Institui a Política Nacional de Saúde do Trabalhador e da Trabalhadora. 2012. Disponível em: https://bvsms.saude.gov.br/bvs/saudelegis/gm/2012/prt1823_23_08_2012.htm. (Acesso em: 31 jul. 2023)
34. Barbosa A. Conferência Nacional de Saúde dos Trabalhadores, 1. 1 a 5 de dezembro de 1989, Brasília. Relatório Final. Brasília, DF: CNST, 1989. Disponível em: http://renastonline.ensp.fiocruz.br/recursos/relatorio-1a-conferencia-nacional-saude-trabalhador. (Acesso em: 28 jul. 2023).
35. Marx K. Os manuscritos econômicos e filosóficos. Textos filosóficos. Lisboa, Portugal: Edições 70; 1993.
36. Codo W. Um diagnóstico do trabalho (em busca do prazer). In: Tamayo A, Borges-Andrade J, Codo W (Eds.). Trabalho, organizações e cultura. São Paulo, SP: Cooperativa de Autores Associados; 1997:21-40.
37. Dejours C. Sofrimento e prazer no trabalho: a abordagem pela psicopatologia do trabalho. In: Lancman S, Sznelwar IL (Orgs.). Christophe Dejours: da psicopatologia à psicodinâmica do trabalho. Brasília: Paralelo 15; 2008.
38. Dejours C. Análise psicodinâmica das situações de trabalho e sociologia da linguagem. In: Lancman S, Sznelwar IL (Orgs.). Christophe Dejours: da psicopatologia à psicodinâmica do trabalho. Brasília: Paralelo 15; 2008.
39. Frankl VE. Em busca de sentido: um psicólogo no campo de concentração. Petrópolis: Editora Vozes; 1991.

40. Morin EM. La quête du sens au travail. Le papier a présenté dedans 9e Congrès international de 'l'Association de Psychologie du travail de langue française. Sherbrooke, France: Université de Sherbrooke; 1996.
41. Morin EM. Os sentidos do trabalho. Rev Adm Empres. 2001;41(3):8-19.
42. Tolfo SR, Piccinini V. Sentidos e significados do trabalho: explorando conceitos, variáveis e estudos empíricos brasileiros. Psicol Soc. 2007;19(spe):38-46.
43. Cloninger CR, Cloninger KM. People create health: effective health promotion is a creative process. Int J Pers Cent Med. 2013;3(2):114-22.
44. Antunes R. Os sentidos do trabalho: ensaio sobre a afirmação e a negação do trabalho. 2. ed. São Paulo: Boitempo; 2009.
45. Locke EA. What is job satisfaction? Organ Behav Hum Perform. 1969;4(4):309-36.
46. Locke EA. Job satisfaction. In: Gruneberg M, Wall T (Eds.). Social psychology and organizational behaviour. New York: John Wiley & Sons; 1984:93-117.
47. Locke EA, Whiting RL. Sources of satisfaction and dissatisfaction among solid waste management employees. J Appl Psychol. 1974;59(2):145-56.
48. Martinez MC, Paraguay AI. Satisfação e saúde no trabalho: aspectos conceituais e metodológicos. Cad Psicol Soc Trab. 2003;6:59-78.
49. Freud S. Os instintos e suas vicissitudes. In: Obras psicológicas completas de Sigmund Freud. Rio de Janeiro: Imago Editora; 1974.
50. Freud S. O mal estar na civilização. In: Obras psicológicas completas de Sigmund Freud. Rio de Janeiro: Imago Editora; 1974.
51. Freud S. Além do princípio do prazer. In: Obras psicológicas completas de Sigmund Freud. Rio de Janeiro: Imago Editora; 1974.
52. Costa JF. Psicanálise e contexto cultural: imaginário psicanalítico, grupos e psicoterapias. Rio de Janeiro: Editora Campus; 1989.
53. Dejours C, Jayet C. Psicodinâmica do trabalho: contribuições da escola dejouriana à análise da relação prazer, sofrimento e trabalho. São Paulo: Editora Atlas; 1994.
54. Rezende AM. Desenvolvimento e maturidade: por uma psicanálise de adultos. Campinas: Núcleo de Psicanálise de Campinas e Região, 2001.
55. Freud S. O Ego e o Id. In: Obras psicológicas completas de Sigmund Freud. Rio de Janeiro: Imago Editora; 1974.
56. Lancman S, Ghirardi MIG. Pensando novas práticas em terapia ocupacional, saúde e trabalho. Rev Ter Ocup. da USP. 2002;13(2):44-85.
57. Heloani R, Lancman S. Psicodinâmica do trabalho: o método clínico de intervenção e investigação. Prod. 2004;14(3):77-86.
58. Sayce S. Revisiting Joan Acker's work with the support of Joan Acker. Gend Work Organ. 2019;26(12):1721-9.
59. Pager D, Bonikowski B, Western B. Discrimination in a low-wage labor market: a field experiment. Am Sociol Rev. 2009;74(5):777-99.
60. Sen A. Desenvolvimento como liberdade. São Paulo: Companhia das Letras; 2018.
61. Instituto Brasileiro de Geografia e Estatística – IBGE. Pesquisa nacional por amostra de domicílios: PNAD Contínua 2019.
62. Brasil. Decreto nº 6.481, de 12 de junho de 2008. Regulamenta os artigos 3º, alínea "d", e 4º da Convenção 182 da Organização Internacional do Trabalho (OIT) que trata da proibição das piores formas de trabalho infantil e ação imediata para sua eliminação, aprovada pelo Decreto Legislativo nº 178, de 14 de dezembro de 1999, e promulgada pelo Decreto nº 3.597, de 12 de setembro de 2000, e dá outras providências. Diário Oficial da União. 23 out. 2008. Disponível em: https://www.planalto.gov.br/ccivil_03/_ato2007-2010/2008/decreto/d6481.htm. (Acesso em: 29 jul. 2023).
63. Instituto Brasileiro de Geografia e Estatística – IBGE. Estatísticas de gênero – indicadores sociais das mulheres no Brasil. Disponível em: https://biblioteca.ibge.gov.br/visualizacao/livros/liv101784_informativo.pdf. (Acesso em: 30 jul. 2023).
64. Departamento Intersindical de Estatística e Estudos Socioeconômicos (Dieese). Trabalho doméstico no Brasil. Disponível em: https://www.dieese.org.br/infografico/2022/trabalhoDomestico.pdf. (Acesso em: 29 jul. 2023).
65. Federação Nacional das Trabalhadoras Domésticas – Fenatrad. No Brasil, 72% dos trabalhadores domésticos não possuem carteira assinada. Disponível em: https://fenatrad.org.br/2019/05/21/no-brasil-72-dos-trabalhadores-domesticos-nao-possuem-carteira-assinada/. (Acesso em: 29 jul. 2023).
66. Instituto Brasileiro de Geografia e Estatística – IBGE. Pesquisa nacional por amostra de domicílios: PNAD: microdados. Rio de Janeiro: IBGE; 2019.
67. Brasil. Lei nº 8.213, de 24 de julho de 1991. Dispõe sobre os Planos de Benefícios da Previdência Social e dá outras providências. Diário Oficial da União. 14 ago. 1998. Disponível em: https://www.planalto.gov.br/ccivil_03/leis/l8213cons.htm. (Acesso em: 31 jul. 2023).
68. Brasil. Lei nº 13.146, de 6 de julho de 2015. Institui a Lei Brasileira de Inclusão da Pessoa com Deficiência (Estatuto da Pessoa com Deficiência). Diário Oficial da União. 07 jul. 2015. Disponível em: https://www.planalto.gov.br/ccivil_03/_ato2015-2018/2015/lei/l13146.htm. (Acesso em: 31 jul. 2023).
69. Brasil. Ministério do Trabalho. Relação Anual de Informações Sociais, 2021. Disponível em: http://pdet.mte.gov.br/rais?view=default. (Acesso em: 31 jul. 2023).
70. Rede empresarial de inclusão social pela empregabilidade das pessoas com deficiência. Disponível em: https://www.redeempresarialdeinclusao.com. (Acesso em: 31 jul. 2023).
71. Brasil. Lei nº 11.770, de 9 de setembro de 2008. Cria o Programa Empresa Cidadã, destinado à prorrogação da licença-maternidade mediante concessão de incentivo fiscal, e altera a Lei nº 8.212, de 24 de julho de 1991. Diário Oficial da União. 10 set. 2008. Disponível em: http://www.planalto.gov.br/ccivil_03/_ato2007-2010/2008/lei/l11770.htm. (Acesso em: 31 jul. 2023).
72. Brasil. Lei nº 14.611, de 3 de julho de 2023. Dispõe sobre a igualdade salarial e de critérios remuneratórios entre mulheres e homens; e altera a Consolidação das Leis do Trabalho, aprovada pelo Decreto-Lei nº 5.452, de 1º de maio de 1943. Diário Oficial da União. 04 jul. 2023. Disponível em: https://www.planalto.gov.br/ccivil_03/_ato2023-2026/2023/lei/L14611.htm. (Acesso em: 31 jul. 2023).
73. ONU Mulheres. Disponível em: https://www.onumulheres.org.br/. (Acesso em: 31 jul. 2023).
74. Oxfam Brasil. Desenvolvimento sustentável e desigualdade de gênero, 2020. Disponível em: https://www.oxfam.org.br/blog/desenvolvimento-sustentavel-e-desigualdade-de-genero/. (Acesso em: 31 jul. 2023).

75. Organização Internacional do Trabalho – OIT. Convenção sobre violência e assédio: Primeiro tratado internacional para enfrentar a violência e o assédio entra em vigor. Disponível em: https://www.ilo.org/brasilia/noticias/WCMS_806107/lang--pt/index.htm#:~:text=Até%20o%20momento%2C%20seis%20pa%C3%ADses%20ratificaram%20a%20Convenção,disposições%20da%20Convenção%20um%20ano%20após%20a%20ratificação. (Acesso em: 31 jul. 2023).
76. Portal Geledés. Cotas raciais no serviço público devem se espelhar em modelo de universidades. Disponível em: https://www.geledes.org.br/cotas-raciais-no-servico-publico-devem-se-espelhar-em-modelo-de-universidades/. (Acesso em: 31 jul. 2023).
77. Movimento Afro Presença. Disponível em: https://afropresenca.com.br. (Acesso em: 31 jul. 2023).
78. Brasil. Lei nº 14.532, de 11 de janeiro de 2023. Altera a Lei nº 7.716, de 5 de janeiro de 1989 (Lei do Crime Racial), e o Decreto-Lei nº 2.848, de 7 de dezembro de 1940 (Código Penal), para tipificar como crime de racismo a injúria racial, prever pena de suspensão de direito em caso de racismo praticado no contexto de atividade esportiva ou artística e prever pena para o racismo religioso e recreativo e para o praticado por funcionário público. Diário Oficial da União. 11 jan. 2023. Disponível em: https://www.planalto.gov.br/ccivil_03/_ato2023-2026/2023/lei/l14532.htm. (Acesso em: 31 jul. 2023).
79. Brasil. Lei nº 7.716, de 5 de janeiro de 1989. Define os crimes resultantes de preconceito de raça ou de cor. Diário Oficial da União. 09 jan. 1989. Disponível em: https://www.planalto.gov.br/ccivil_03/leis/l7716.htm. (Acesso em: 31 jul. 2023).
80. Organização Internacional do Trabalho – OIT. Projeto: promoção do trabalho decente para pessoas em situação de vulnerabilidade. Disponível em: https://www.ilo.org/brasilia/programas-projetos/WCMS_852960/lang--pt/index.htm. (Acesso em: 31 jul. 2023).
81. Fórum de empresas e direitos LGBTI+. Disponível em: https://www.forumempresaslgbt.com/o-forum. (Acesso em: 31 jul. 2023).
82. Organização Internacional do Trabalho – OIT. Trabalho digno. Disponível em: https://www.ilo.org/lisbon/temas/WCMS_650867/lang--pt/index.htm. (Acesso em: 31 jul. 2023).
83. Organização das Nações Unidas. Millennium development goals (MDGs). Disponível em: https://www.un.org/millenniumgoals/. (Acesso em: 31 jul. 2023).
84. Drezett J. Mortalidade materna no Brasil. Insucesso no cumprimento do quinto objetivo de desenvolvimento do milênio. Reprod Clim. 2013;3(28):89-91.
85. Organização das Nações Unidas. Objetivos de desenvolvimento sustentável. Disponível em: https://sdgs.un.org/goals. (Acesso em: 31 jul. 2023).
86. Organização das Nações Unidas. Objetivos de desenvolvimento sustentável. Agenda 20230. Disponível em: https://sdgs.un.org/2030agenda. (Acesso em: 31 jul. 2023).
87. Akerman M, Franco de Sá R, Moyses S, Rezende R, Rocha D. Intersetorialidade? IntersetorialidadeS! Ciênc Saúde Coletiva. 2014;19(11):4291-300.
88. Kreinin H, Aigner E. From "Decent work and economic growth" to "Sustainable work and economic degrowth": a new framework for SDG 8. Empirica. 2022;49:281-311.
89. Bilek-Steindl S, Kettner C, Mayrhuber C. Special Issue: sustainability, work and growth in the context of SDG 8. Empirica (Dordr). 2022;49(2):277-9.
90. Bohnenberger K. Greening work: labor market policies for the environment. Empirica. 2022;49(2):347-368.
91. Peneder M, Arvanitis S, Rammer C, Stucki T, Wörter M. Policy instruments and self-reported impacts of the adoption of energy saving technologies in the DACH region. Empirica. 2022;49(2):369-404.
92. Comissão Econômica para a América Latina e o Caribe – CEPAL. América Latina y el Caribe ante la pandemia del COVID-19. Efectos económicos y sociales. Informe Especial COVID-19. 2020. Disponível em: https://repositorio.cepal.org/bitstream/handle/11362/45337/4/S2000264_es.pdf. (Acesso em: 31 jul. 2023).
93. Krenak A. Sobre a reciprocidade e a capacidade de juntar mundo. In: Krenak A, Sivestrel H, Santos BS. O sistema e o antissistema: três ensaios, três mundos no mesmo mundo. São Paulo: Autêntica, 2021:63-78.
94. Krenak A. O amanhã não está à venda. São Paulo: Companhia das Letras; 2020.
95. Antunes R. Capitalismo pandêmico. São Paulo: Boitempo; 2022.
96. Freire P. Pedagogia do oprimido. São Paulo: Paz e Terra; 1974.
97. Hooks B. Escrever além da raça: teoria e prática. São Paulo: Editora Elefante; 2022.

Índice Remissivo

Obs.: números em *itálico* indicam figuras; números em **negrito** indicam tabelas e quadros.

A

Abrasão dentária, 585
Absorção,109
AcciMap, 309
Acelerômetro, localização do, *217*
Achados de medições ambientais, 155
Acidentalidade, 161
Acidente(s)
ampliados, 307, 314
do trabalho, **72**
conceito de, **71**
e desastres de causas externas, consequências tardias relacionadas ao trabalho, 683
métodos de análise de, 309
potenciais de, 307
vascular cerebral, 488
Acometimento pleural e asbestose inicial, *574*
Acúmulo(s)
anormais em células não neoplásicas, 86
de glicogênio, 87
de lipídios, 86
de proteínas, 87
intracelulares, 85
Adaptção, tipos de, *82*
Adicional de periculosidade, 175
Adoecimento
características macroeconômicas e microssociais das sociedades industriais e pós-industriais que repercutem sobre o, **159**
relacionado ao trabalho, 39
caracterização e categorização do, 59, 60, **74-75**
Afastamento com os tipos de doença, *740*
Agachamento, 274
Agente(s)
agressores, 79
antioxidantes, 80
asfixiantes, 198
biológico(s)
casos clínicos de exposição a, 253
matriz de agrupamento de, *250*
causadores das doenças infecciosas e parasitárias, 240
físico, principais características do, 231
infecciosos de virulência limitada, 94
nocivos, classificação dos, **176**
químico(s), 407
características do, 196
medidas de prevenção aos, 448
relacionados à neurotoxicidade celular e seus sítios de ação, **494**
Agravo(s) à saúde, 72
princípios gerais de prevenção dos, 717
relacionados ao trabalho, caminhos na avaliação e manejo de, **153**
Agressão celular, causas comuns de, 79
Agrotóxico(s), 407, 427, 443, 497, 643, 673, 677
associação entre, permitidos no Brasil e câncer, **408**
classes agronômicas e grupos químicos de, autorizados no Brasil, **498**
doenças do sistema nervoso relacionadas aos, 497
Alcoolismo, 464, 530
Aleatoriedade, 333
Alérgenos associados à dermatite alérgica de contato ocupacional, **620**
Alimentação, 204
do trabalhador noturno, 449
saudável do trabalhador, promoção da, 449
Ambiente(s) de trabalho saudável(is), 874, *877*
Amostra, inferência a partir da, 46

Análise
descritiva, 45
ergonômica do trabalho, 138
etapas, objetivos, ferramentas utilizadas e pontos de chegada da, **139**
para intervenção ergonômica, 140
questões mal compreendidas na abordagem da, 139
Anamnese ocupacional, 352, 353-354, 564, 577
Anemia(s), 427
aplástica, causas de, **430**
não associadas a atividades ocupacionais, 428
presentes na população geral, **428**
tipos de, defeitos celulares e fatores extracelulares, **428**
Angiogênese, 94
Angiossarcoma, 602
Anóxia, 79
Antracose, 86, 88
Antraz, 65
Aplasia, 82
Apoptose, 89
diferenças entre as mortes celulares por necrose e por, **89**
Aprendizado de máquina, 53
Aptidão
critérios oftalmológicos de, 512
para o trabalho, 791
Arritmias cardíacas, 556
Arsênio, 495, 642, 677
Articulações temporomandibulares, patologia das, 593
As doenças dos trabalhadores, de Bernardino Ramazzini, *9*
Asbesto (amianto), 205, 404, 406, 412, 560, 571-576
Asbestose, 572
exemplos de, *575*
Asma relacionada ao trabalho, 560
Diagnóstico de, *565*
Classificação de, *562*
substâncias e ocupações de risco para, **561**
Assédio
moral no trabalho, 762
moral nos ambientes de trabalho, roteiro de perguntas na investigação do, **461**
Assistência social, 709
Associações
identificadas entre substâncias químicas, obesidade, metabolismo da glicose e metabolismo dos lipídios, *443*
Astenopia, 515
Atenção Primária à Saúde (APS), 416, 464, 818
Atividade(s)
de trabalho, 135
insalubre, **172**
perigosas, **174**
Atrofias, 83
Audição, 521
Audiometria, 532
Auditiva
perda induzida por níveis de pressão, 525, 527, 534
Auditores fiscais do Ministério do Trabalho e Emprego, 410
Autólise, 80
Avaliação oftalmológica básica, 511

B

Bactérias, 240
Banco de horas, 184
Barotrauma, 228-230, 537
da orelha média, classificação de Teed para o, **538**
Bem-estar dos trabalhadores, os 5 domínios do, *835*
Benzeno, 400, 407, 426, 427, 430, 431, 675
Big data, 53
Bioestatística, 45
Biotransformação, 110
Bisfenóis, 444
Blefarite, 514
Bronquiolites ocupacionais, 563
Bronquíolos pulmonares, fatores extrínsecos que influenciam a função dos, *97*
Brucelose, 374
Bullying no trabalho, 279
Burnout (Ver Síndrome de Burnout)
Busca ativa, 152, 153

C

Cadeias produtivas, 187
do ferro e do aço, 188
Cãibras, 488
Cádmio, 642
Calcificação
distrófica, 87
metastática, 87
patológica, 87
Calor, medicamentos ou drogas ilícitas que aumentam o risco de condições clínicas relacionadas ao, **488**
Calor, trabalho em temperaturas extremas, 230-233, 488, 676
Campo(s)
e ondas eleromagnéticas gerados por equipamentos eletro/eletrônicos, 224
elétrico, 221, *223*
estacionários, 221
estáticos, 221
magnético, 221, **223**
Cana-de-açúcar, corte manual de, 186
Câncer, 100, 395-422
de pulmão, 571
fatores de risco ocupacional para, **416**
dez tipos de, mais incidentes para 2023, *397*
do limpador de chaminés, 9
no mundo e no Brasil, 396
ocupacional, 66
ocupacional do sistema respiratório, 580
relacionado ao trabalho
competências e/ou conribuições de diferentes atores

na vigilância do, 409
médico do trabalho, 409
perito médico federal do Ministério da Previdência Social, 410
procuradores do Ministério Público do Trabalho, 413
considerações importantes sobre o, 402
casos de, notificados entre 2007 e 2022 no Brasil, *403*
epidemiologia, 400
notificação dos casos de, 414
vigilância do, 401
sistemas de informação para, 414
tipo de neoplasia e período mínimo de latência para surgimento do, **400**
tipologias de, mais incidentes no Brasil e fatores de risco ocupacionais, **398-399**
Candidíase oral, 590
Capacidade
para o trabalho, 72, 788
Carboxi-hemoglobina, 80
Carbúnculo, 65
Carcinogênese, 119
etapas da, *102*
Carcinogênicos
classificações de, 120
limiar × limites, 120
Carcinógeno(s)
ocupacionais
agentes químicos, 407
de pulmão, **580**
poeiras minerais, 406
principais exposições a, 406
radiação ionizante, 406
radiação solar, 406
Carcinogenicidade, classificação segundo a IARC, **405**
Carcinoma broncogênico, 575
Carga(s)
de trabalho, 64
movimentação manual de, 269
CAS Registry, 206
Cascata de caspases efetoras, 90
Catarata, 516
Cavidade oral, alterações e patologias relacionadas ao trabalho, 583
CDC Health Scorecard, 834
Células de defesa, 80
Células-tronco somáticas, 84
Centro de Referência em Saúde do Trabalhador (CEREST), 146, 358, 360, 417, 418, 480, 684, 697, 700, 808, 809
Centros de controle e prevenção de doenças, 876
Ceratite, 514
fotoelérica, 515
Ceratodermias, 85
Ceratopatia *punctata* característica de ceratite fotoelétrica, *515*
Ceratose actínica, 85
Choques, 92
Chumbo, 429, 496, 642, 676
Chumbo branco, 9
Cicatrização, 93
Ciclo
circadiano, 439
de alimentação-jejum, 441
de trabalho, 267
reprodutivo, vulnerabilidade do, 671
CID-11 e o ciclo gravídico-puerperal, 664
Ciência de dados, 52, 53
Cinesiologia, 264
Cirrose, 601
Cistite, 644
Citotoxicidade dependente
de anticorpo, 95
de complemento citolítico, 96
Classe(s)
de risco em relação às características de risco individual e coletivo, *251*
trabalhadora
como vive, adoece e morre a, 69
conceito ampliado de, 182
Classe social, 4, 17
Classificação
de Oddone, **169**
de Ramazzini, 62
de Schilling, 68, 546
dos agentes nocivos, **176**
dos perigos à saúde humana, **197**
IARC de exposições humanas quanto ao risco cancerígeno, *101*, 120, 397, 403, 404, 405, 407 420, 571, 575, 580
Internacional de Funcionalidades (CIF), 698, 797, 798
Clorofórmio, 504
Coeficiente
de incidência de doenças e agravos relacionados ao trabalho, **42**
de incidência por intoxicação exógena relacionada ao trabalho, **42**
de mortalidade por acidente de trabalho, **42**
de partição sangue/ar de algumas substâncias a 37°C, **109**
Colestase, 601
Comitê da Lei dos Pobres, 12
Comunicação na cultura organizacional, papel da, 830
Conceitos matemáticos usados em medidas epidemiológicas, **41**
Condição(ões)
da gestação, parto, puerpério e período perinatal relacionadas ao trabalho, 649
hiperbáricas, 227
características das, 227
efeitos à saúde causados pelas, 228
limites de exposição ocupacional, 228
prevenção e controle, 230

Condições especiais de trabalho, 175
Condução térmica, 231
Conflito trabalho-família, 763
Conjuntivite, 514
Consequências tardias dos acidentes e desastres de causas externas, 683-648
Contratação
home office, 31
intermitente, 31
pessoa jurídica, 31
tempo determinado, 31
Convecção térmica, 231
Corpo estranho metálico aderido à córnea, *518*
Corpúsculos, 87
Cortisol, 440
COVID-19, 256, 390
Crescimento
celular, 82
com deformidades, 64
Cuidado, 60, 820
Cultura de saúde e segurança no trabalho, 830
Cumarínicos, 501
Curva
de Bradley, *834*
dose-resposta
de frequência acumulada em uma população, parâmetros toxicológicos na, *113*
individual, *112*

D

Dados
ciência de, 53
governança de, 55
integração de, 53
mineração de, 53
Dano alveolar difuso, 81
Data linkage, 53
De Morbis Artificum Diatriba, 8, 49, 60
Declaração Universal dos Direitos Humanos, **719**
Degeneração
glicogênica, 87
gordurosa, 86
hialina, 87
hidrópica, 80
Dengue, 379
estadiamento e condução de casos suspeitos de, fluxograma, *380*
Depósito de substância exógena anormal, 86
Dermatite
alérgica de contato, *621*
de contato, 618
Dermatose(s) relacionada(s) ao trabalho, 613-624
por agentes de natureza biológica, 616
por agentes de natureza física, 615
por agentes de natureza química, 617
por agentes mecânicos, 614
Descompressão, 228
Desgaste, 19, 63, 64, 73
Determinação social da saúde, paradigma da, 4
Determinantes sociais, 4
Diabetes *mellitus* tipo 2, 438
critérios laboratoriais para os diagnósticos de pré-diabetes e, **439**
Diagnóstico individual de DRT, 159
Diferenciação celular, 82
Direito(s)
fundamentais dos trabalhadores e trabalhadoras, 718
previdenciários, 60
sociais, 720
trabalhistas, 60
Discordâncias entre equipe de atenção, médico perito ou outros profissionais, **151**
Discrasias sanguíneas, 91
Displasias, 85
Disruptores endócrinos, 157, 438, 442-445
Dissulfeto de carbono, 503
Distúrbio(s)
da imunidade, 95
de voz relacionado ao trabalho, 543
do equilíbrio, 540
hemodinâmicos
choques, 92
edemas e hiperemias, 90
hemorragias, 91
infartos, 92
tromboses e embolias, 91
imunomediados, 98
neuropsiquiátrico crônico induzido por organofosfato, 500
túbulo-intersticiais, 642
Doença(s)
adquiridas pelas condições especiais em que o trabalho é realizado, 62
aterosclerótica, 556
autoimunes, 570
que se manifestam na cavidade oral, 591
autoimunitárias, 98
cardíaca isquêmica, 555
cardiovasculares,
relacionadas ao trabalho, 553
arritmias cardíacas, 556
hipertensão arterial, 555
Síndrome de Raynaud, 557
causadas por agentes químicos, 66
cerebrovasculares, 557
conceito de, 72
crônicas, distribuição por faixa etária no Brasil, *820*
crônico-degenerativas, 72, 819
da pele e do tecido subcutâneo relacionadas ao trabalho, 613

da reprodução e malformações congênitas relacionadas ao trablho, 669
da reprodução relacionadas ao trabalho, 670
de depósito lisossomal, 86
de Reiter, 98
de Sjögren, 98
de vias aéreas, 560
degenerativa, 72
descompressivas, 228
do aparelho geniturinário relacionadas ao trabalho, 639
do manguito rotador, 629
do olho relacionadas ao trabalho, 509
do ouvido relacionadas ao trabalho, 521
do sistema nervoso relacionada(s)
  a fatores de risco de natureza biológica, 504
  a fatores de risco de natureza física, 487
  a fatores de risco de natureza química, 493
  ao trabalho, 485
  aos agrotóxicos, 497
  aos metais, 494
  aos riscos físicos, **487**
  aos solventes orgânicos, 501, **502**
  relacionadas aos praguicidas, **499**
do sistema osteomuscular e do tecido conjuntivo relacionadas ao trabalho, 625
do trabalho
  atípicas, 147
  conceito, **71**
dos trabalhadores, 61, 65
  abordagem das, 60
e agravos relacionados ao trabalho
  recursos e instrumentos para, 352
  responsabilidades e desdobramentos da identificação de, 356, **358-360**
  vigiliância em saúde do trabalhador para, *704*
e outros agravos relacionados ao trabalho, importância da identificação das, 345
endócrinas, nutricionais e metabólicas
  diabetes *mellitus* não insulinodependente, 438
  hipotireoidismo, 438
  obesidade, 439
  relacionadas ao trabalho, 437
    abordagens corretivas e preventivas, 446
    abordagens de promoção da saúde, 449
    diagnóstico, 445
    etiopatogenia, 439
endócrinas, nutricionais e metabólicas relacionadas ao trabalho, 437
específica, 67
fundamentos da base patológica das, 78
glomerulares, 641
hematológicas relacionadas ao trabalho, 423
  linfomas, 424
hematológicas, **425**
  relacionadas ao trabalho, 423
    anemias, 427
    leucemias, 426
    linfomas, 424
    metemoglobinemia, 432
    plaquetomias, 430
    porfirias, 433
    relacionadas aos leucócitos, 431
hepática associada a tóxicos, padrões patológicos e características, 600
hepáticas relacionadas ao trabalho, 575-612
inerente a grupo etário, 72
inespecífica, 67
infecciosas e parasitárias relacionadas ao trabalho, 367
  brucelose 374
  COVID-19, 390
  dengue, 379
  febre amarela, 381
  hepatites virais, 388
  HIV/aids, 387
  leishmaniose tegumentar, 375
  leptospirose, 382
  malária, 383
  paracoccidiodomicose, 377
  segundo a LDRT atualizada em 2020, 369-370
  tétano, 385
  tuberculose, 371
monetização da, 173
neoplásica de comportamento biológico incerto, 100
ocupacionais de vias aéreas, como investigar, 564
oftalmológicas
  e riscos ocupacionais relacionados, **514**
  relacionadas ao trabalho, 513
organizadas segundo o órgão ou sistema-alvo, 66
originadas no processo de trabalho, 73
ou agravo relacionado ao trabalho
  orientações a partir da identificação de uma, 695
    assistência social, 709
    doença-incapacidade-funcionalidade al.em do diagnóstico, 697
    previdência social brasileira,706
    seguridade social no Brasil, 699
    social brasileira, 706
pleural pelo asbesto, 572
por descompressão, 92
por reações de hipersensibilidade, 578
profissionais, 62, 65, 67
  conceito, **71**
pulmonar crônica pelo berílio, 579
pulmonar obstrutiva crônica, 570
  fatores de risco para desenvolvimento, **563**
relacionadas ao trabalho, 68, 73
relacionadas com a sílica, 567
relacionadas com o asbeto, 571
renal
  mecanismos, 641

crônica, 644
adaptação do paciente às atividades laborais rotineiras, **645**
respiratórias relacionadas ao trabalho, 559
câncer ocupacional do sistema respiratório, 580
de vias aéreas, 560
por reações de hipersensibilidade, 578
pneumoconioses e doenças sistêmicas associadas à inalação de poeiras minerais, 567
Doença-incapacidade-funcionalidade além do diagnóstico, 697
Dor lombar (dorsalgia, lombalgia), 633, 740
Dor orofacial, 593
Dose-resposta
em substâncias sem limiar, 116
modelo de extrapolação linear para, *116*
quantal, *112, 113*
Doses NOAEL e LOAEL, 113

E

Ebulição, ponto de, 200
Edema celular, 80
Eritroleucoplasia, 590
Efeito
Lorrain-Smith, 81
Paul-Bert, 81
Elastografia transitória, 606
Embolia
gasosa, 92
gordurosa, 92
Êmbolos, 92
Emergências de saúde pública, planejamento frente às, 256
Empresas
digitais nativas, 29
tradicionais, 29
Empresas-plataforma, 30
Empurrar e puxar, 271
Encefalopatia
proposta de classificação, **504**
tóxica dos solventes, 502
Enregelamento, 233
Ensaio
clínico, **44**
comunitário, **44**
Entrevista clínica, perguntas para, **353-354**
Envelhecimento
funcional, 792
precoce, 63,72
Eosinofilia, 432
Epidemiologia, conceitos atualmente presentes no campo da, 53
Epistaxe, 91
Epitelioma maligno, 9
Equidade, 819
Equimose, 91
Era
bacteriana, 65
das Revoluções, 10
Ergonomia, 133, 134, 364, 662
brasileira, breve histórico, 136
da atividade como oportunidade para a medicina do projeto do trabalho, 133
de concepção, 140
Eritroplasias, 590
Erosão dentária, 586
Erro humano, 306
Escala
de depressão, ansiedade e estresse, 765
de dor psicológica, 480
de enriquecimento trabalho-família, 764
de interface vida-trabalho, 763
Esôfago de Barret, 85t
Esotropia, *512*
Espaço eletromagnético, *223*
Espécies reativas do oxigênio, 79
Espectro eletromagnético, 222, *224*
Esperança de vida, redução da, 63
Espoliação, 64
Estadiamento de Estocolmo, **215**
Estado de Bem-Estar Social, 28
Estase, 79
Esteato-hepatite, 601
agentes químicos associados à, **601**
esteatose hepática, 86
Esteatose, 81, 86, 601
hepática, 86
Estímulos tróficos, 83
Estomatites, 588
Estratégia corporativa em estratégia funcional, níveis da, *827*
Estratificação, perda de, 85
Estresse oxidativo, 80
Estudo
coorte, **44**
de associação entre adoecimento e Trabalho
abordagem clínico-epidemiológica para o, 145
de caso, **44**
ecológico, **44**
epidemiológicos, **43**
características, 44
síntese dos principais tipos de, **44**
experimentais × quase experimentais, 45
transversal, **44**
Evaporação, velocidade de, 201
Exaustão, 488
prematura, 64
Excreção das moléculas absorvidas, 110
Exotropia, *512*
Exposição
a carcinógenos ocupacionais, 406
a um agente químico

duração e frequência da, 106
efeitos locais e sistêmicos, 107
ao calor, 231
cancerígenas
trabalho noturno, 408
trabalho sedentário, 409
combinada com outros agentes presentes no ambiente de trabalho, 203
como identificar e avaliar, **154**
efeitos às, 156
história da, 154
indicadores biológicos de, 117
limites de, 114
ocupacional
avaliação técnica, 212
e desfechos, gavidez, 677
efeitos sobre a saúde causados pela, 212
limites, 212
Exsudação, 93
Externalização, 31

F

Fábrica capitalista, 286
Falha técnica, 306
Fator(es)
de risco
ambientais, 196
carcinogênicos ocupacionais, 405
de natureza química, 196
DORT, níveis de prevenção, **749**
carcinogênicos ocupacionais, 405
ocupacional, para câncer de pulmão, **416**
psicossociais no trabalho
descritos pelo PRIMA-EF, **460**
níveis de prevenção, **749**
relacionados com a empresa, 206
extrínsecos
alimentação, 204
capacitação para exercer a atividade,204
consumo de álcool, 205
consumo de medicamentos, 205
estado nutricional, 204
higiene pessoal, 205
intrínsecos
exposição prévia, 206
fatores genéticos, 206
idade, 205
obesidade, 206
sexo, 205
suscetibilidade individual, 206
que contribuem com o risco devido a agentes químicos, *196*
Febre amarela, 381
Fibroplasia, 94
Fibrose, 94
hepática, 601, 603
intersticial do pulmão, 560, 562, 572
Fígado, doenças relacionadas ao trabalho, 595-562
Financeirização, 28, 284, 296
Fluorados sintéticos, 444
Fluxo expiratório seriado, *566*
Força de trabalho, aniquilamento da própria, 64
Fordismo, 28
Fosfatase alcalina, 505
Fotoalergia, 98
Frequências
baixas, **222**
extremamente baixas, **222**
Frio, 233, 488
ocorrências nos ambientes de trabalho, 233
Ftalatos, 444
Funcionalidade, 797
Fungos, 240
Fusão, ponto de, 200

G

Gás
nitrogênio, 227
oxigênio, 227
General Anxiety Disorder, 766
Gengivite crônica, 587
Germes, 13
paradigma unicausal da teoria dos, 13
Gestação, parto, puerpério e período influência do trabalho sobre a, 655
Gestão
by stress, time compression, 31
da saúde
de trabalhadores e trabalhadoras, 825
populacional, 836
suplementar, 836
de indicadores, 844
de prestação de cuidado, participação do fisioterapeuta, *746*
do cuidado em saúde, domínios da, *742*
estratégica
conceitos aplicados na, 827
e liderança, 826
estratégica e liderança, 826
minimax, 31
o retorno ao trabalho, estratégias, 799
por objetivos, 31
Glicogênio, acúmulos de, 87
Globalização, 6, 26, 28,160, 732
Granulomas, 95
Gravidez, exposição ocupacional e desfechos adversos da, 677

H

Hematêmese, 91
Hematoma, 91
Hematopoiese, 424

Hematoquezia, 91
Hematose, 80
Hematúria, 91
Hemoglobinógeno, 88
Hemograma, valores de referência, **426**
Hemoperitônio, 91
Hemorragia, 91
Hemotórax, 91
Hemozoína, 88
Hepatectomia parcial, 84
Hepatite(s)
  tóxicas, 600, 601
  virais, 388, 391
Hepatotoxicidade ocupacional, investigação de, *609*, *610*
Hepatotoxinas, **597**
Heteroflexibilidade, 31
Heterólise, 89
Hidrocarbonetos policíclicos aromáticos, 444
Hiperbarismo, 230, 537
Hipercalcemia, 87
Hiperceratose focal, 589
Hiperemia, 90
Hiperestimulação metabólica, 83
Hiperplasia, 83
  fisiológica, 84
  patológicas, 84
  regenerativa, 84
Hipersensibilidade
  de tipo III, 96
  de tipo IV, 96
  do tipo I , 95
  do tipo II , 95
  doenças por reações de, 578
  reações de, 95
Hipertensão arterial, 555
Hipertrofia(s), 83
  compensatórias, 83
Hipoplasia, 82
Hipotermia, 233
Hipotireoidismo, 438
Hipóxia,79
HIV
  indicação de profilaxia pós-exposição (PEP) após possível exposição ao vírus, fluxograma, *389*
  risco de transmissão, **388**
HIV/aids, 387
Homeostase
  de oxirredução, 80
  redox, 80
Homeostasia
  tecidual, 79

I

Imitanciometria, 533
Imunidade, distúrbios da, 95
Imunização, programas de, 257
Imunodeficiências, 98
Incapacidade, 68
  e deficiência, 797
  para o trabalho, 792
Incidência, **42**
Incompatibilidade de pressões entre o trabalho e a família, *744*
Indicador(es)
  biológicos de exposição, 117
  de saúde do trabalhador, **42**
  de saúde, 41
  do sistema de gestão de SST, *845*
  em substâncias sem limiar, 115
    modelo de extrapolação linear para, *116*
  unidade de medida dos, *846*
Índice de proporção de AST/plaquetas, *607*
Indústria e saúde, 288
Infarto do miocárdio, 556
Infartos, 92
Infecção do trato urinário, 642
Inflamação
  aguda e crônica, 93
  aguda, 93
  crônica, 93
Ingestão hídrica, **643**
Insalubridade, 172, 861
Instrumento(s)
  para avaliação da saúde mental, 764
  úteis nas práticas em saúde do trabalhador, 757
Insuficiência renal aguda, 643
Integração de dados, 53
Intensificação do trabalho, 31, 186
Intervalo de confiança, 46
Intervenção
  ergonômica, 138
    construção social da, 141
  formativa, 162
Intoxicação
  pelo arsênio, 65
  pelo benzeno, 65
  pelo fósforo, 65
  por chumbo, 65
  por mercúrio, 65
Inventário de Trabalho e Risco de Adoecimento, 761
Irradiação térmica, 231
Isquemia, 79, 555

J

Job strain, 278
Jornada
  de trabalho, 184, 863
    prolongamento da, 64
  laboral, 184

L

Legalização da precarização do trabalho no Brasil, 177
Lei
da Saúde e Moral dos Aprendizes, 11
das Fábricas, 11
de Saúde Pública, 12
Geral de Proteção de Dados, 56
Leishmaniose tegumentar, 375
lesão de, *376*
Leptospirose, 382
LER/DORT, 625-633, 739
evolução do número de casos de, *627*
sintomas, **628**
Lesão(ões), 78
com displasia, 82
com metaplasia, 82
de leishmaniose tegumentar, *376*
hepática(s)
malignas, 502
padrões de, **606**
por hepatotoxinas ocupacionais ambientais, **599**
irreversíveis, 89
isquêmica, 79
macroscópicas, 79
microscópicas, 79
por acúmulos celulares e teciduais, 85
por processos adaptativos, 81
renal, classificação, **640**
subcelulares, 79
teciduais, 82
vesicobolhosas da cavidade oral, 592
Letalidade, **42**
Leucemias, 426
Leucocitose, 431
Leucopenia, 431
causas, **432**
Leucoplasias, 589
Limite de exposição ocupacional, 114
em diferentes instituições e países, **115**
baseado na saúde e no risco, 121
Linfocitose, 432
Linfomas, 424
associação entre infecções e, **426**
Linfopenia, 431
Linha
de montagem como simples transportadores, 296
de triagem de materiais recicláveis não taylorista, 297
Lipídios, acúmulos de, 86
Lipofucsina, 88
Líquen plano, 590
Lista
de doenças profissionais, 67, 68
de Doenças Relacionadas ao Trabalho, 71-73, 162, 241, 347, 354, 356, 368, 412, 456, 463, 525, 545, 671, 684
de precauções padrão, **255**
não exaustiva de atividades laborais e riscos biológicos associados, **247-248**
Litíase, 88
renal, 642
Lóbulos hepáticos, estrutura dos, *599*
Local
de exercício do trabalho, **184**
de funcionamento do empreendimento, **184**
de trabalho, 29, 184
Lógica, 333
Lombalgia (dor lombar, dorsalgia), 633, 740
Lúpus eritematoso, 591

M

Macrolesões, 118
Macromoléculas, 79
Mal dos caixões, 92, 227-230, 537-539
Malária, 383
distribuição dos casos positivos notificados na região extra-amazônica, *384*
Manganês, 428, 497
Manganismo, 497
Manifestações tardias dos acidentes e desastres de causas externas, 683-648
Manual de cargas, movimentação, 269
Maslach Burnout Inventary, 766
Matriz GUT, 843
Mecanismo
de adaptação, 78
de defesa, 78
Mediadores inflamatórios, 93
Medicamentos ou drogas ilícitas que aumentam o risco de condições clínicas relacionadas ao calor, **488**
Medicina do trabalho,142
no ambiente da empresa, esraégia funcional da, *828*
Médico do trabalho, 409
atividades pelo, fluxograma, *411*
Medida(s)
de morbidade, 41
de tendência central e dispersão, descrição e limitações, **46**
epidemiológicas, conceitos matemáticos usados em, **41**
Melanodermia, 88
Melanose, 88
Melatonina, 440
Melena, 91
Mercúrio, 110, 428, 496, 641, 677
Mesotelioma, 576
Metal(is)
doenças do sistema nervoso relacionadas aos, 494, **495**
pesados, 444
Metaplasia, 84
Metemoglobinemia, 432
substâncias químicas associadas, **433**
Métodos para análise de acidentes, 309

Metrorragia, 91
Miasmas, 5
Microlesões, 118
Micro-ondas, 221
Miliária rubra 488
Mineiro saindo de uma mina de carvão após um dia de trabalhoo, *49*
Mineração de dados, 53
Modelo
da casa da capacidade para o trabalho, *789*
de arena de prevenção de incapacidade no trabalho, 795
de demanda-controle, *760*
de desequilíbrio esforço-recompensa, 760, *781*
de desgaste psicológico/alta exigência no trabalho, **759**
de saúde em ambientes de trabalho, *879*
tridimensional na investigação de acidentes, *310*
Monitoramento
ambiental, 150
biológico, 117
Morbimortalidade de trabalhadores
brasileiros no século XXI, 49
epidemiologia aplicada à construção do perfil de, 40
Mortalidade proporcional ou por causa, **42**
Morte, 73
celular, 89
precoce, 63
relacionada ao trabalho, 39
Motivação para mudança, 832
Movimento sindical, 28, 853-871
Mudanças macropolíticas, impactos no trabalho e na saúde,**148**
Mutagênese, 118

N

Nanomateriais que influenciam na sua toxicidade, propriedades físicas e químicas dos, *202*
Necrose
celular , 89
isquêmica, 92
Neck-shoulder syndrome, 266
Neoplasia(s)
benignas, 100
benignas e cânceres, principais diferenças macro e microscópicas entre, **100**
malignas, 100
patogenia das, 82
relacionadas com o trabalho, 395-422
Neurastenia, 464
Neurite, 517
Neuropatia(s)
compressivas, 632
óptica por metanol, *517*
Neurotoxicidade crônica induzida por organofosforado, 500
Neutropenia, 431
Nexo
causal entre trabalho e adoecimeno, **69**
técnico epidemiológico previdenciário (NTEP), 162, 354, 462, 468
N-hexano, 503
Nocividade
ambiental, efeitos da, 67
do trabalho
devida a fatores de risco de natureza biológica, 239
abordagens corretivas, 251
abordagens de promoção da saúde, 257
caracterização do problema, 240
cenário de proteção dos(as) trabalhadores(as) na América Latina, 248
devida a fatores de risco de natureza química, 195
devida a fatores de risco de natureza física, 209
no capitalismo, 179
relacionada aos fatores de risco biomecânicos, organizacionais e psicossociais, 263
relacionada com o trabalho, 169
Nocivo
como o trabalho pode se tornar, 169
natureza do trabalho, 168

O

Obesidade, 206, 439
Óbito(s)
por acidente de trabalho, grupos da Classificação Brasileira de Ocupações com maior número de, **52**
por acidentes de trabalho e variação percentual, distribuição dos, **51**
Objetivos do Desenvolvimento Sustentável (ODS) e trabalho, 891-896
Obstrução em órgãos ocos, 83
Ocupações que mais adoecem e matam, **51**
Odontologia
do trabalho, 584
ocupacional, 584
Olho
anatomia do, *510*
relacionadas ao trabalho, doenças do, 509
seco, 515
Oligoemia, 79
Órbita, anatomia da, 510
Orelha humana, *522*
Organização Internacional do Trabalho (OIT), 65, 66, 148, 152, 355, 577, 725, 730, 829, 830, 831, 838, 874
Organização Mundial da Saúde (OMS), 68, 148, 396, 467, 738, 797, 874
Organoclorados, 501
Ortotropia, *512*
Osteólise, 88
Osteomielites dos maxilares, 586
Oxigênio singleto, 81

P

Pacto Internacional sobre Direitos Econômicos, Sociais e Culturais, **719**
Paracoccidioidomicose, 377
Paradigma
hipocrático, 6
mágico-religioso, 4, 6, 20
religioso, 6
unicausal da teoria dos germes, 13
Parkinsonismo e manganês, 496, 497
Parkinsonismo em trabalhador com idade inferior aos 40 anos, 152
Participação
dos trabalhadores, 854, 860
princípio da, 724
social, 854, 860
Partículas na escala namométrica, 201
Patient Health Questionnaire, 480
Patologia(s)
celular e tecidual, fundamentos de, 81
da solidão, 127
do trabalho, fundamentos de patologia geral para o entendimento da, 77
para além da, 873
sociais e do silêncio, 127
PDCA, 841
Pele, doenças relacionadas ao trabalho, 613-624
Pênfigo vulgar, 592
Penfigoides, 592
Pensamento social em saúde, 4, 20
Percloroetileno, 503
Perda(s)
auditiva(s)
classificação com relação à etiologia, **535**
induzida por níveis de pressão sonora elevados, 525
traçado característico de, *527*
atuação multiprofissional na prevenção, 739, 741, 747
da capacidade potencial, 64
Perguntas de um trabalhador que lê, 19
Periculosidade, 174
Perigo
ao meio ambiente, classificação dos, **199**
decorrentes das características físico-químicas e suas categorias, classificação, 199t
Periodontite, 587
Perito médico federal do Ministério da Previdência Social, 410
Peso, limites de, *272-274*
Pessoas com deficiência, inserção nos ambientes de trabalho, 798
Pigmentação patológica, 88
Pigmentos, 88
Piretrinas, 500
Piretroides, 500
Placas pleurais, *573*
Plano
de contigência, 256
de emergência médica, *848*
Plaquetopenia, 430
Plasmodium, medicamentos a serem prescritos de acordo com a espécie de, 385
Plataforma Brasil, 56
Pneumoconioses, 86, 567
Pneumonite de hipersensibilidade por fluidos de usinagem, 578
Pneumopatia por metal duro, 579
Poeiras minerais, 406
Polineuropatia tardia induzida por organofosfato, 500
Política
Nacional de Promoção da Saúde, 882
Nacional de Saúde do Trabalhador e da Trabalhadora (PNSTT), 126, 256, 329, 401, 729, 752, 797, 805, 809, 810, 883
Porfirias, 433
Postura de trabalho, 265
Praguicidas, doenças do sistema nervoso relacionadas aos, **499**
Precarização
conceito, 32
da saúde, 32
do trabalho no Brasil, medidas legais federais de flexibilização e modernização das relações de trabalho agravadoras do processo de, **177**
Precauções padrão, lista de, **255**
Presenteísmo, 27, 30
no trabalho, 761
Pressão(ões)
anormais, 227, 491
sonora, níveis de, 210, **526**
Prevenção
conceito, 722
de incapacidade, 60
de recidivas, 60
de sequelas, 60
dos agravos à saúde relacionados ao rabalho, 722
dos agravos à saúde relacionados aot rabalho, 722
normas legais e diretrizes técnicas internacionais, 725
princípios da rsponsabilidade, **745**
princípios norteadores, 722
quem são os responsávveis pela, 721
Previdência social brasileira,706
Princípios gerais de prevenção, 728
Princípios norteadores da prevenção
da dignidade da pessoa humana, 723
da participação, 724
da precaução, 723
da responsabilidade, 724
do poluidor-pagador, 724
Processo(s)
de transformação de dados em informações, 45
inflamatórios, 93
agudos e crônicos, diferenças entre, 94t

saúde-doença, 33
determinação social do, 65
dimensões individual e coletiva, 147
trabalho-afastamento-retorno e fatores mediadores, *800*
Procurador do Ministério Público do Trabalho, 413
Profissional de saúde da rede SUS, atuação dos, 416
Programa
de Gerenciamento de Riscos, 446
de saúde mental, ações de implementação de um, *467*
Proliferação celular, 82
Proporção
de preenchimento do campo
ocupação nas declarações de óbito, **42**
ocupação nas notificações de agravos e doenças relacionadas ao trabalho, **42**
de preenchimento do campo
acidente de trabalho nas declarações de óbito, **42**
Proteção ética aos indivíduos pesquisadores e instituições, 55
Proteínas, acúmulos de, 87
Proteinose alveolar secundária à inalação de poeiras de sílica, 87
Pterígio, 516
Púrpura trombocitopênica, 431

Q

Queilite actínica, 591
Queimadura química, 518
Questionário
de necessidades interpessoais, 480
nórdico de sintomas musculosqueléticos, 766

R

Radiação
ionizante, 81, 405, 490
associação entre alguns tipos e cânceres em seres humanos, **219**
avaliação técnicada exposição nos ambientes de trabalho, 220
características, 218
efeitos à saude causados pela exposição às, 218, 658, 679
limites da exposição ocupacional, 218
limites de dose anual, **219**
na gravidez, 658
nos ambientes de trabalho, 222
ocorrência nos ambientes de trabalho, 217
prevenção e controle, 220
não ionizantes, 221, 490
efeitos causados pela exposição às, 224
limites de exosição ocupacional, 224
solar, 406
Radical (is)
livres, 80
superóxido, 80
Radiofequência, 221, **222**
Rash cutâneo, 488
Razão, **41**
para pedidos de exames complementares, 155
Reabilitação, 60, 796, 801
Reação
citotóxica, 96
de hipersensibilidade, 95
Recuperação térmica fora do ambiente frio, **234**
Rede
de atenção à SST nas organizações, *750*
nacional de atenção integral à saúde do trabalhador (RENAST), 146, 418, 697, 702, 751, 808
Reestruturação, 27
global e profunda do capitalismo, 29
Reforma trabalhista, 26, 178
temas polêmicos modificados pela, **178**
Registro Hospitalar de Câncer no Brasil, percentuais médios de ausência de informação sobre ocupação no, **414**
Regra do 3% a 5%, 821
Reinserção, 60
Relação
dose-resposta, 112
entre o agravo à saúde e o trabalho, aspectos conceituais e legais, 348
saúde e trabalho, o que há de novo para pensar, 129
Relatório
de Inspeção do Trabalho, 355
de Vigilância aos Ambientes e Processos de Trabalho, 355
em saúde suplementtar, análises de, 821
Reperfusão tecidual, 79
Repetitividade, 267
Retardo de crescimento, 64
Retorno ao trabalho, 799
Retrocesso trabalhista, 178
Revolução Industrial, 13, 14, 291
novas exposições, novas doenças, 49
Rins e vias urinárias, 639-648
Risco(s), 19, 64
aceitável, 121
biológico, complicações neurológicas relacionadas ao, **505**
biomecânicos, 264
cancerígeno, classificação IARC de exposições humanas quanto ao, *101*
construção da aceitabilidade do risco, 339
prevenção de, 135
psicossociais, 29, 276, 455, 471
nocividade dos, 278
no trabalho, 33
indicadores, **34**
Ritmos biológicos, 439
Rolha hemostática, 91
Ruído(s), 489
conceito, 210, 526
de prensas, caso do, 297
dosimetria de, 212
estratégia de amostragem e o, 213
nos ambientes de trabalho, 210, 658

S

Satisfação no trabalho, 886
Saúde
coletiva, 40
concepção multicausal da, 4
concepção social da saúde, 16
construção da, 135
determinação social da, 16
determinação social em domínios, **782**
do trabalhador
conceito legal, 807
epidemiologia e a, 40
instrumentos úteis nas práticas em, 757
medidas de prevemção e controle na, 735
medidas de frequência e indicadores, 41
medidas epidemiológicas e indicadores de saúde comuns na, **42**
no âmbito do SUS, *701*
no nascimento do capitalismo, 7
perguntas úteis em, **151**
e tecnologia, 283
e trabalho, disputas e conflitos no campo da, 146
manufatura e, 286
mental
da trabalhadora, 663
instrumentos para avaliação, 764
no trabalho
ações de prevenção e promoção da, *447*
objetivos, **730**
para além dos fatores de risco, 135
pensamento social em , 4
pública
concepção social e centralidade do trabalho na, 4
no nascimento do capitalismo, 7
origens da concepção social na, 4
suplementar, 816
Saúde-doença, processo, 33
delineamentos epidemiológicos na compreensão do, 43
Segurança do e no trabalho, participação social de trabalhadores e trabalhadoras na promoção e defesa de sua saúde e, 853
Segurança sistêmica, 731
Seguridade social no Brasil, 699
Self-Reporting Questionnaire, 479, 765
Sentidos e significados do trabalho, 884
Serviço(s)
de saúde especializados em redes de atenção à saúde, **705**
de saúde no trabalho, funções do, **730**
do Sistema Único de Assistência Social , 710
Sílica, exposição à, 571
Silicose, , 65, 86, 568
acelerada, *570*
aguda, *570*
crônica, *569*
simples, *570*
Síncope, 488
Síndrome
de *burnout*, 36, 161, 464, 557, 766
de hipersensibilidade a múltiplas substâncias químicas, 98
múltiplas, fenômenos que ocorrem, *99*
de Raynaud, 557
do chapeleiro louco, 496
do pânico, 464
do túnel do carpo, 632
não relacionada ao trabalho, 152
dolorosa miofascial, 631
metabólica, 602
narcótica, 502
Sinistralidade, conceito, 817
Sistema(s)
de gestão em saúde e segurança do trabalho
fases da implantação, *839*
de informação em saúde, 47
de informação para câncer, 414
de informação para o campo da saúde do trabalhador, *487*
suplementar de saúde, saúde de trabalhadores e trabalhadoras no, 814
Único de Saúde (SUS), 126,358, 692, 696, 700, 703, 774, 813-824
Situação prática, dificuldade em, 156,157
Sobrecarga
biomecânica, 264
funcional, 83
Sofrimento, 73
Solventes orgânicos, doença do sistema nervoso
relacionadas aos, 501, **502**
doenças renais, 642
Subinfertilidade feminina e masculina, exposição ocupacional e, 673
Sublimação, 200
Substância(s)
densidade do vapor de algumas, *201*
químicas
pressão de vapor de várias, **200**
velocidade de evaporação de algumas, **201**
vias de introdução no organismo, 203
químicas obesogênicas, 443
relacionadas à porfiria hepática crônica e à porfiria cutânea tardia,434
Suicídio(s), 464
fatores envolvidos na produção do evento, *478*
instrumentos úteis para monitoramento do, 479
modelos de compreensão do, 478
relacionado ao trabalho, 471
ações de vigilância do, 481
realidade brasileira, 475
5W2H, *842*

T

Tabela(s)
de optotipos de Snellen, *511*
de Snellen e Wecker, notação da acuidade visual nas, **511**
Tarefa repetitiva, 267
Tautomeria, 118
Taxa, **41**
de incidência, **42**
de mortalidade geral ou por causa, **42**
de prevalência, **42**
metabólica média, 231
Taxonomia
do adoecimento relacionado ao trabalho, 67
proposta por Bernardino Ramazzini, 61
proposta por Ivar Oddone, 67
proposta por Richard Schilling, 68
Tecido(s)
mineralizados, alterações dos, 585
moles, alterações dos, 588
periodontais, alterações dos, 587
Técnica, apropriação e apropriabilidade da, 298
Tecnologia(s)
crítica à, 290
Digitais de Informação e Comunicação (TICD), 31
e saúde, 283
forma social da, 294
informáticas, 289
teoria crítica da, 292
Teletrabalho, 30
Temperaturas extremas, 230, 233, 488, 657
Tempo de trabalho, 184
Temporalidade, 44
Teoria
ambiental dos miasmas, 13
crítica da tecnologia, 292
da causalidade, 18
das coisas, 6
do germe, 13
do miasma, 6, 13
dos germes, 4
social da determinação da saúde, 18
Terceirização, 29
irrestrita, 178
Teste(s)
de contato positivo, *622*
de significância de hipóteses, 46
seriado de broncoprovocação inespecífica, *566*
Tétano, 385
condutas profiláticas para o, **386**
TLV para radiofrequência/micro-ondas, *225*
Tolueno, 503
Tomadas de decisões, momentos que envolvem, **151**
Total Worker Health, 834
Toxicidade
aguda, 111
de algumas substâncias, parâmetros de, **112**
valores de corte para as várias categorias de classe da, **197**
avaliação de, 111, 118
Toxicocinética, 108
representação pictórica das etapas da, *108*
Toxicodinâmica, 108, 110
Toyotismo, 127, 284, 296
Trabalho(s)
a domicílio, 184
análise ergonômica do, 138
análogo à escravidão, 187, 188
artesanal e saúde, 286
articulação de saberes em torno da atividade de, 138
centralidade do, 4
centralidade do, na vida social, 5
como enigma, 136
como o, pode se tornar nocivo à saúde, **170 -171**
como promotor da saúde, 880
conceito de, 181
condições especiais de, 175
contemporâneo, 25
esmaecimento da concretude objetiva do, 181
desenvolimento sustentável e, 891
divisão social do, 285
doenças e agravos relacionados ao, impotância da identificação das, 345
em ocupação, 181
em turnos, 441, 447
escravo no Brasil, setores econômicos mais frequentemente envolvidos no, **189**
e sociedade, 888
e subjetividade, 884
excesso de, 31
feminino, 64
hiperbárico, 228
impactos do, na saúde das pessoas, 147
infantil, 64, 188
insalubre, 172
intensificação do, 64, 186
invisível, 182
legalização da precarização do, 177
livre, 13
local de, 184
morfologias do, 69
na cana, **187**
na determinação das doenças, 8
na produção de bens e serviços, 181
na saúde, determinação social e cenralidade do, 3
nocivo, 168
classificação por fatores ambientais, 168
legislação no Brasil, 172
nos afazeres domésticos, 181
nova(s) morfologia(s) do, 69, 179, 185
operador de saúde, 874
parcelado, divisão do, 285

perigoso, 174
precário, 32
precarização do, 26, 32
psicopatologia do, 125
reconfigurações nos "locais" de, 29
relação entre aspectos macrossociais, saúde dos trabalhadores e atividade do, 26
repetitivo, 267
riscos psicossociais no, 33
satisfação no, 886
sem remuneração no cuidado de pessoas, 181
sentidos e significados do, 884
sob ar comprimido, **230**
social, divisão do, 285
submersos, **230**
tempo de, 184
tempo de, aumento velado do, 31
transformações no mundo do, **736**
transformações no mundo e na organização do, 25
tumores malignos relacionados ao, 395
voluntário, 181

Trabalhador(es)
brasileiros ainda adoecem e morrem em decorrência do trabalho, 48
decisões na atenção de saúde do, 150
e "trabalhadora", conceito ampliado de, 182
em situação de refúgio e migração, 327
em situação de rua, 327
invisíveis, 182
uberizados, 328

Transplante hepático, 608

Transtorno(s)
ansiosos, 464
cognitivo leve, 464
de estresse pós-traumático, 464
do ciclo vigília-sono, 464
mentais e comportamentais, **157**
mentais e suspeita de relação com o trabalho
investigação de casos individuais de, **465**
mentais relacionados ao trabalho, 455, 740
ações coletivas de intervenção e vigilância à saúde, 467
aspectos históricos, 457
dados epidemiológicos, 461
desafios para o estabelecimeno de causalidade, 462
estabelecimeno do nexo individual, 465
investigação dos principais, roteiro exemplificativo, **466**
mental orgânico, 464
orgânico de personalidade, 464

Traumas abertos oculares, 517

Tríade de Virchow, 91

Trombo(s)
brancos, 91
evolução do, 92
mistos, 91
murais, 91
sépticos, 92
vermelhos, 91

Tromboembolismo séptico, 92

Trombose, 91

Tuberculose, 371, 569
testagem e diagnóstico de, fluxograma, *373*

Tubulões pneumáticos, **230**

Tumores malignos relacionados ao trabalho, 395

U

Uma Fábrica em Detroit
detalhe, *16*
mural de Diego Rivera *15*

Unicidade da causa necessária e suficiente das doenças, 13

V

Valor de P, 46

Vapor, densidade do, 201

Verruga de fuligem, 9

Vibração(ões), 487
limites de exposição ocupacional (LEO) para, **216**
nos ambientes de trabalho, 214
ocupacionais, principais características das, 214

Vida, encurtamento do tempo de, 64

Vigilância(s)
à saúde, 117
do câncer relacionado ao trabalho
competências e/ou contribuições de diferentes atores na, 409
papel do controle social na, 419
em saúde
do trabalhador no (VISAT), 146, 355, 359, 697, 772-784
nos ambientes de trabalho, investigação da, **468**
possibilidades/modalidades de, **777**
dos trabalhadores e das trabalhadoras, 771
pública, 773
seus paradigmas explicativos do processo saúde-doença, **774**

Violência no trabalho, 762

Visão, 509

Volume gasoso e profundidade, proporção entre, *538*

Voz, distúrbio relacionado ao trabalho, 543

Vulnerabilidade do trabalhador ao adoecimento, 78, 326

X

Xenobióticos, 90
metabolismo de, 81

Y

Yellow flags, 634